Illustrierte Geschichte der Medizin

Prof. Dr. med. Richard Toellner

Illustrierte Geschichte der Medizin

Deutsche Bearbeitung unter
der fachlichen Beratung
des Instituts für Theorie und Geschichte der Medizin
an der Universität Münster,
Fachwissenschaftliche Beratung:
Priv.-Doz. Dr. Nelly Tsouyopoulos, Dr. Wolfgang Eckart
Prof. Dr. med. Axel Hinrich Murken, Dr. Peter Hucklenbroich

3

Genehmigte Sonderauflage

© Société française d'éditions professionnelles, médicales et scientifiques. Albin Michel-Laffont-Tchou, Paris 1978

Titel der Originalausgabe: Histoire de la Médicine, de la Pharmacie, de l'Art Dentaire et de l'Art Vé térinaire
Raymond Villey, Felix Brunet, Guillaume Valette, Jaques Rouot, Emmanuel Leclainche, Jean-Charles Sournia, Guy Mazars, Alain Briot, Henri-Roger Plénot, Gastone Lambertini, Jean Turchini, J. Theodorides

© Deutsche Ausgabe: Andreas & Andreas, Verlagsanstalt Vaduz, 1992
Genehmigte Sonderausgabe für Karl Müller Verlag, Erlangen, 1992

Nachdruck von Bildern und Texten – auch auszugsweise – nur mit ausdrücklicher Genehmigung von Andreas & Andreas, Verlagsanstalt Vaduz, gestattet

Redaktionelle Bearbeitung der deutschen Ausgabe: Rabe Verlagsgesellschaft mbH, Stuttgart
Redaktion: Rüdiger Werle / Ruth Werle, Peter Dirnberger

Übersetzung: Inge Fristel, Heidy Ganady, Michael Hesse, Marie-Pierre Hazera / Dieter Volgnandt, Hildegard Krug-Riehl, Monika Lell, Johannes Zwanzger

Fachliche Beratung: Institut für Theorie und Geschichte der Medizin der Universität Münster, Direktor: Prof. Dr. Richard Toellner
Fachwissenschaftliche Beratung: Priv.-Doz. Dr. Nelly Tsouyopoulos unter Mitarbeit von Bernhard Krabbe, Ulrich Scherzler, Horst Seithe und Judith Wilcox, Dr. Wolfgang Eckart unter Mithilfe von Isabell Magnus, Dr. Peter Hucklenbroich, Prof. Dr. med. Axel Hinrich Murken
Aktuelle Bearbeitung: Prof. Dr. Renè Hitz, Dr. Hans Ruedi Jäger

Printed in Spain

ISBN 3-86070-204-1

Geschichte der Medizin, der Pharmazie, der Zahnheilkunde und der Tierheilkunde

Band 1
Die Paläopathologie
Die altchinesische Medizin
Die Medizin in Mesopotamien
Die Medizin im Alten Ägypten
Die Medizin in den Weden
Die altiranische Medizin
Die Medizin bei den Griechen
Hippokrates — Mutmaßungen über seinen Lebenslauf
Hippokrates und die griechische Medizin des klassischen Zeitalters
Die griechische Medizin nach Hippokrates
Die Medizin in Rom: Galen
Die Spätantike und die byzantinische Medizin
Die Pharmazeutik in der Antike
Die Zahnheilkunde in der Antike
Die Tierheilkunde in der Antike

Band 2
Die arabische Medizin
Die klassische indische Medizin
Die japanische Medizin
Die präkolumbische Medizin
Die Schule von Salerno und die Universitäten von Bologna und Padua
Die französische Medizin im Mittelalter
Die französischen Schulen im Mittelalter
Die hebräische Medizin bis zum Mittelalter
Geschichte der Anatomie
Die Chirurgie bis Ende des 18. Jahrhunderts
Gynäkologie und Geburtshilfe vom Altertum bis zum Beginn des 18. Jahrhunderts
Die Kardiologie bis Ende des 18. Jahrhunderts
Geschichte der Neurologie

Band 3
Geschichte der Augenheilkunde
Geschichte der Kardiologie vom 19. Jahrhundert bis zur Gegenwart
Geschichte der Gynäkologie vom 18. Jahrhundert bis zur Gegenwart
Geschichte der Geburtshilfe vom 18. Jahrhundert bis zur Gegenwart
Geschichte der Urologie
Geschichte der Geschlechtskrankheiten
Geschichte der Hautkrankheiten
Stationäre Behandlung in Frankreich
Geschichte der Orthopädie und der Traumatologie
Die Pharmazeutik vom 3. Jahrhundert bis zur Gegenwart
Tierheilkunde vom Mittelalter bis Ende des 18. Jahrhunderts

Band 4

Geschichte der Magen-Darm-Heilkunde
Geschichte der Histologie
Geschichte der Embryologie
Geschichte der Psychiatrie
Zahnheilkunde vom Mittelalter bis zum 18. Jahrhundert
Geschichte der Altenpflege
Die pathologische Anatomie
Die Sozialmedizin
Geschichte der Radiodiagnostik
Geschichte der Radiotherapie
Die ansteckenden Krankheiten
Geschichte der Homöopathie
Gicht und Rheumatismus
Die traditionelle Medizin in Schwarzafrika
Geschichte der Psychoanalyse

Band 5

Geschichte der Arbeitsmedizin
Geschichte der Mikrobiologie
Allgemeine Geschichte der Kinderheilkunde von ihren Anfängen bis zum Ende des 18. Jahrhunderts
Geschichte der Kinderheilkunde im 19. und 20. Jahrhundert
Geschichte der Chirurgie vom Ende des 18. Jahrhunderts bis zur Gegenwart
Geschichte der Tropenkrankheiten
Geschichte der physikalischen Therapie und der Rehabilitation
Geschichte der Tiermedizin von der Mitte des 19. Jahrhunderts bis zur Gegenwart
Geschichte der Hals-, Nasen- und Ohrenheilkunde
Geschichte der Endokrinologie
Geschichte der Lungenheilkunde
Geschichte der Tuberkulose
Geschichte des Krebses
Geschichte der großen physiologischen Konzepte
Geschichte der plastischen und wiederherstellenden Chirurgie
Geschichte der Parasitologie
Geschichte der Militärmedizin

Band 6

Geschichte der Schiffahrtsmedizin am Beispiel der Schiffschirurgen
Geschichte der Luftfahrtmedizin
Die Zahnmedizin vom 18. Jahrhundert bis zur Gegenwart
Geschichte der Akupunktur
Geschichte der medizinischen Fachsprache
Geschichte der internationalen Gesundheitsbehörden
Geschichte der Endokrinologie nach dem Zweiten Weltkrieg
Lexikon
Register

Inhalt

1177 Geschichte der Augenheilkunde

Geschichte der Kardiologie im 19. und 20. Jahrhundert
1219 Geschichte der Techniken auf dem Gebiet der Kardiologie
1237 Geschichte der kardiovaskulären Krankheiten

Geschichte der Gynäkologie vom 18. Jahrhundert bis zur Gegenwart
1279 Die Gynäkologie im 18. Jahrhundert
1282 Die Gynäkologie im 19. Jahrhundert
1311 Die Gynäkologie im 20. Jahrhundert

Geschichte der Geburtshilfe vom 18. Jahrhundert bis zur Gegenwart
1325 Das 18. Jahrhundert
1338 Die erste Hälfte des 19. Jahrhunderts
1346 Die zweite Hälfte des 19. Jahrhunderts
1359 Die erste Hälfte des 20. Jahrhunderts
1382 Seit der Mitte des 20. Jahrhunderts

Geschichte der Urologie
1396 Von den Ursprüngen bis zur Renaissance
1409 Von der Renaissance bis zum 19. Jahrhundert
1422 Die Urologie im 19. Jahrhundert
1435 Die Urologie im 20. Jahrhundert

Die Geschichte der Geschlechtskrankheiten
1462 Die Geschichte der Gonorrhöe
1475 Die Geschichte der Syphilis
1483 Die Geschichte der Syphilis in Straßburg

1513 Geschichte der Dermatologie

Geschichte des Hospital- und Krankenhauswesens im deutschsprachigen Raum
1541
1544 Die ersten Hospitäler in frühchristlicher Zeit
1549 Die Etablierung der Hospitäler in der mittelalterlichen Stadtkultur
1553 Die Gründung von Lepra- und Pesthäusern
1555 Die Ausformung eigenständiger Bürgerspitäler in Mitteleuropa
1563 Die Hospitäler der Barmherzigen Brüder
1569 Die Pariser, Wiener und Berliner Entwürfe für moderne Großkrankenhäuser
1585 Deutsche Pavillonkrankenhäuser als Musteranstalten für die ganze Welt
1590 Neue Fachkliniken für junge klinische Disziplinen
1591 Das dezentralisierte Blockkrankenhaus
1594 Der Einfluß der Naturheilkunde auf das Krankenhaus: Das Terrassenkrankenhaus
1595 Das Hochhaus-Krankenhaus und der Beginn der Apparatemedizin
1596 Das kompakte Großkrankenhaus, das Klinikum oder das klinische Zentrum

1601 Die Geschichte der Orthopädie und der Traumatologie

Die französische Pharmazie vom 3. Jahrhundert bis zur Gegenwart
1669
1682 Die Arzneirohstoffe
1698 Die künstlichen Zubereitungen

1725 Die Veterinärmedizin vom Mittelalter bis zum Ende des 18. Jahrhunderts

1774 Bibliographie

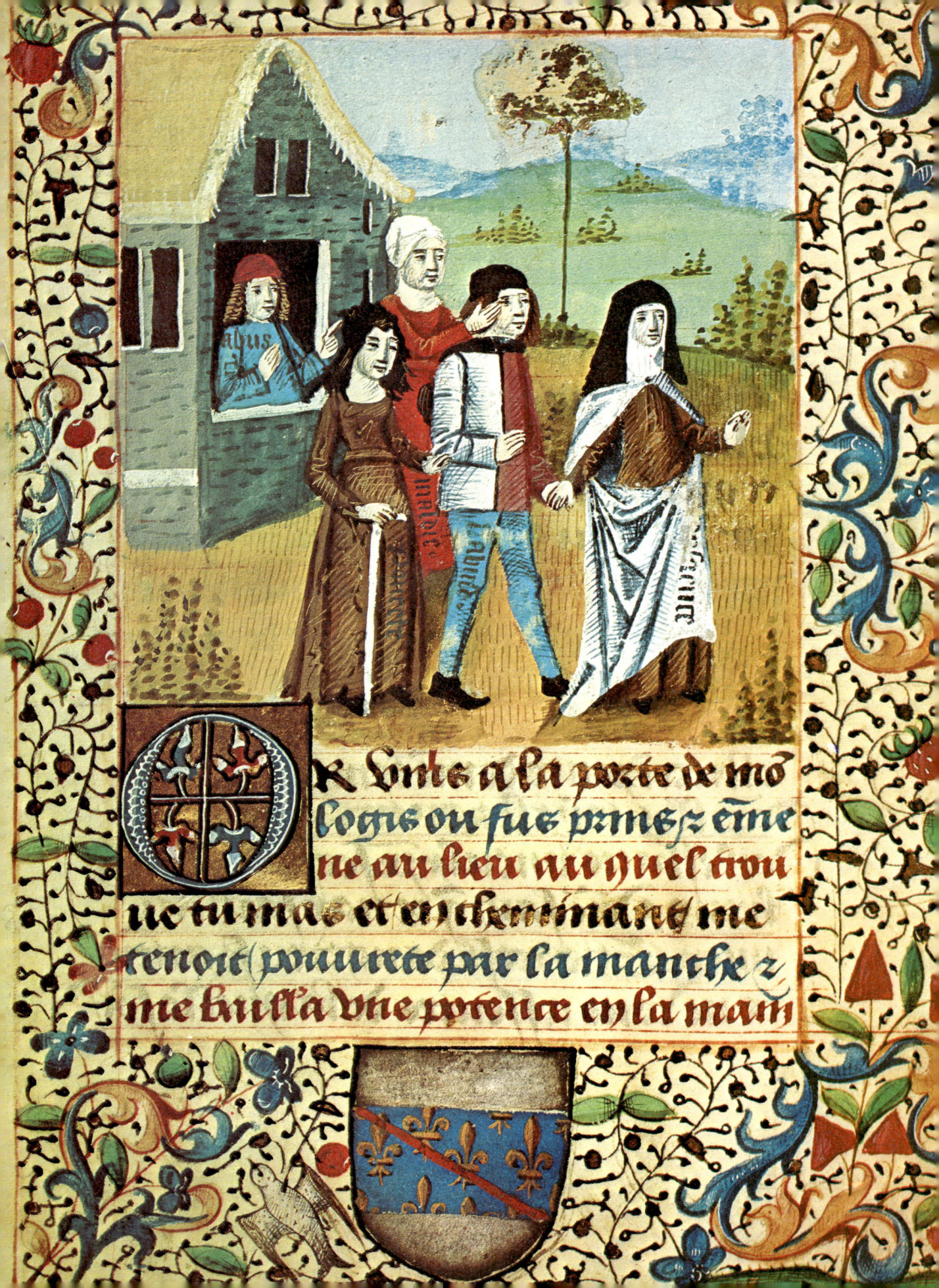

Or vins a la porte de mō
logis ou fus prinses ētre
ne au lieu au quel trou
ue tu mas et en cheminant me
tenoit pouurete par la manche z
me bailla vne potence en la main

Geschichte der Augenheilkunde

von Marc-Adrien Dollfus

Im Alten Ägypten

In Ägypten scheint die Augenheilkunde seit dem Alten Reich praktiziert worden zu sein. Die Kenntnisse dieser Epoche wurden über Jahrhunderte hinweg, bis zur Zeit Alexanders, bewahrt und wurden später den Griechen überliefert. Nur die Mesopotamier können auf eine ebensolange Vergangenheit in diesem Spezialgebiet zurückblicken.

Die griechischen Schriftsteller äußern sich anerkennend über die großen Fachkenntnisse der Ägypter auf dem Gebiet der Ophthalmologie, Homer und später Herodot deuten dies an.

Seit dem 3. Jahrhundert v. Chr. gibt es Schriften über die Heilung von Augenkrankheiten, die allerdings auch magische Praktiken beinhalten. Thot, der Gott der Wissenschaften, bezeichnet sich als »Arzt des Auges von Horus«, denn er hatte diesem, der Sage nach, sein Auge wieder eingesetzt, das ihm von Seth (Gott des Bösen) im Kampf herausgerissen worden war. Dieses Auge, das die Bezeichnung Udjat bekam, gilt als Glücksbringer und ist auf zahlreichen Bildern und Amuletten als Schutz gegen Augenkrankheiten dargestellt.

Wir kennen die ägyptische Ophthalmologie dank der verschiedensten Quellen ziemlich genau. Zu ihnen sind ebenso Werke von Schriftstellern der Antike zu zählen wie auch Bauwerke mit Malereien und Flachreliefs, in Gräbern gefundene Gegenstände und Mumien. Von größter Bedeutung sind jedoch die auf Papyrus geschriebenen medizinischen Texte. Herodot berichtet, daß Cyrus, der König der Perser, den Pharao bat, den »besten Arzt der Augen« von Ägypten zu Rate zu ziehen. An späterer Stelle bemerkt Clemens von Alexandrien, daß bei einer Zusammenfassung der Medizin in sechs Bände ein ganzer Band der Ophthalmologie gewidmet werden müßte.

Im Alten Reich, unter der 6. Dynastie (2600 v. Chr.), wird auf der Inschrift der Grabsäule von Pepi-Ankh-Ri dessen Titel folgendermaßen angegeben: »Pepi-Ankh-Ri, Fachgelehrter der königlichen Medizin, königlicher Augenarzt, Fachgelehrter für Darmerkrankungen, Magier und Weiser.« Aus derselben Zeit kennen wir Medu-Nefer, Hofaugenarzt, und Khuy, Augenarzt und Magier, der Augenmittel fand, die noch viele Jahrhunderte später im Abschnitt 419 des Papyrus *Ebers* erwähnt werden. Der Titel eines Augenarztes scheint zwar auf Bauwerken des Alten Reiches auf, verschwindet aber merkwürdigerweise vom Beginn des Mittleren Reiches an, obwohl der Titel eines »Arztes« weiterhin bestehen bleibt.

In Gräbern hat man nur selten und erst vor verhältnismäßig kurzer Zeit chirurgische Instrumente gefunden. Die einzige Ausnahme ist vielleicht ein Grab, das erst jüngst in der Nähe der Pyramiden entdeckt wurde und der Öffentlichkeit noch nicht zugänglich ist. Fläschchen für Augenmittel hingegen

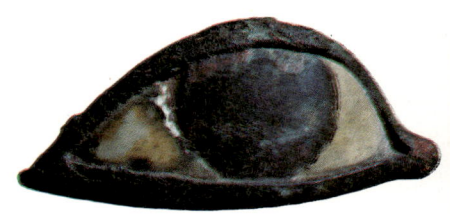

*Abbildung 1273
Künstliches Auge aus Email, mit Bronze eingefaßt; es befand sich wahrscheinlich in einer Statue. Ägypten. (Paris, Privatsammlung)*

*Abbildung 1272 (gegenüber)
Der Tanz der Blinden von Michault, 15. Jh. (Paris, Nationalbibliothek, franz. Ms. 1989, fol. 154)*

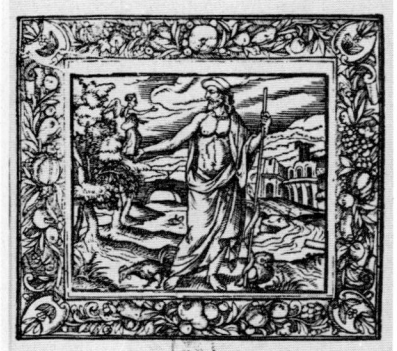

Abbildung 1274 (oben)
Äskulap. Holzschnitt aus den Emblemata... des ungarischen Arztes Sambucus. Anvers, 1564. (Paris, Nationalbibliothek, Kupferstichkabinett)
Äskulap, der römische Gott der Medizin, geht direkt auf den griechischen Gott Asklepios zurück, der seinerseits große Ähnlichkeit mit dem ägyptischen Gott Imhotep besitzt. Hippokrates und Galen geben offen zu, daß sie einen Teil ihres Wissens alten ägyptischen Werken verdanken, die sie in einem dem Gott Imhotep geweihten Tempel zu Rate gezogen hatten.

Abbildung 1275 (gegenüber)
Blinder Harfenspieler. Auf Fresken und Flachreliefs wurden sehr häufig blinde Musiker dargestellt, meist mit halbgeschlossenen, tiefliegenden Augen. Die Ägypter haben die Schwerfälligkeit der Züge und des Körpers, welche Blindheit mit sich bringt, schon sehr gut beobachtet. Grabmal von Paatenhemeb in Saqqara. (Holland, Leiden, Rijksmuseum)

sind keine Seltenheit. Einige tragen Aufschriften, die ihre therapeutische Anwendung angeben. Auf einem dieser Fläschchen, das im Louvre aufbewahrt wird, steht: »Gutes Antimon, gut für die Sehkraft, beseitigt die Entzündung und vertreibt den Schmerz.« Auf einem anderen, im British Museum, steht geschrieben: »Puder zur Einreibung der Augen während der Überschwemmungszeit.«

Einige Malereien und Flachreliefs stellen Blinde dar, aber auch medizinische Eingriffe und wahrscheinlich chirurgische Instrumente. Eines dieser Bilder, das leider sehr beschädigt ist, befindet sich im Grabmal von Ipy, in Deir el-Medineh (19. Dynastie, um 1200 v. Chr.). Es stellt mehrere Unfälle auf einer Baustelle dar. Man erkennt einen Augenarzt, der mit einem kielförmigen Instrument einen Eingriff am Auge eines Arbeiters vornimmt; neben ihm stehen ein Kästchen und ein Fläschchen mit Augentropfen. Ein anderes, jüngeres Flachrelief an einer Wand des Tempels von Kon-Ombo stellt wahrscheinlich chirurgische Instrumente dar, die bei der Heilung von Augenerkrankungen Verwendung gefunden haben könnten, aber es kann sich auch um Werkzeuge der Gold- und Silberschmiedekunst handeln.

Die Untersuchung von Mumien hat nicht viele Erkenntnisse gebracht, außer der einiger Gesichts- und Augenverletzungen und wahrscheinlich Trachomnarben (von der ägyptischen Körnerkrankheit stammend).

Die medizinischen Papyrus-Schriften enthalten zahlreiche Lehren. Die bekannteste ist der Papyrus *Ebers* und seine verschiedenen Abwandlungen (1500 v. Chr.). Er enthält zahlreiche Rezepte für Medikamente, darunter auch solche für Augen, aber nur wenige klinische Beobachtungen. Aller Wahrscheinlichkeit nach übernimmt er ältere Schriftstücke. Unter jenen sind die interessantesten der Papyrus von Kahun und jener von Edwin Smith. Sie stammen aus der 12. Dynastie (um 1700 v. Chr.). Im ersteren findet sich eine Beschreibung gonorrhoischer Bindehautentzündung und vielleicht der Iritis (Regenbogenhautentzündung) in Zusammenhang mit gynäkologischen Infektionen. Der zweite Papyrus ist eine Abhandlung über Brüche, vor allem des Schädels und er Wirbelsäule. Hier werden achtundvierzig klinische Beobachtungen mit therapeutischer und prognostischer Beschreibung, ohne jede magische Einwirkung, erwähnt. Diese Beobachtungen beschreiben Komplikationen und Augensymptome, die aus diesen Schädelbrüchen und -wunden entstehen, wie Subkonjunktivalblutung oder Bulbusabweichungen durch Augenmuskellähmungen. Der jüngere Papyrus *Ebers* enthält hundertfünfundsiebzig Abschnitte, darunter nur siebenundvierzig klinische Beobachtungen. In diesen werden Augenleiden beschrieben, unter denen man die Blepharitis (Lidrandentzündung), die Trichiasis (Haarkrankheit des Auges — »Einwärtskehrung der Wimpern«), das Ektropium (»Umstülpung des freien Randes eines Augenlids«), das Chalazion (Hagelkorn) und das Hordeolum (Gerstenkorn) wiedererkennt. Der Name »Fett im Auge« bezeichnet vielleicht das Pterygium (dreieckige Verdickung der Augenbindehaut) oder große, weiße Hornhautflecken. Man findet nur schwer eine Beschreibung des Stars, obwohl es im Kapitel 60, Abschnitte 14 bis 17, eine Anspielung auf das »Aufsteigen von Wasser in die Augen« gibt, das zur Blindheit führt. Die Avitaminosen der Augen sollen durch Einnehmen von roher Tierleber behandelt werden.

In diesen Texten wird keine echte Beschreibung chirurgischer Therapien gegeben. Nur die Wandmalerei aus dem Grabmal von Ipy zeigt einen Augenarzt, der ein Instrument verwendet, das aber vielleicht nur ein Stäbchen zum Auf-

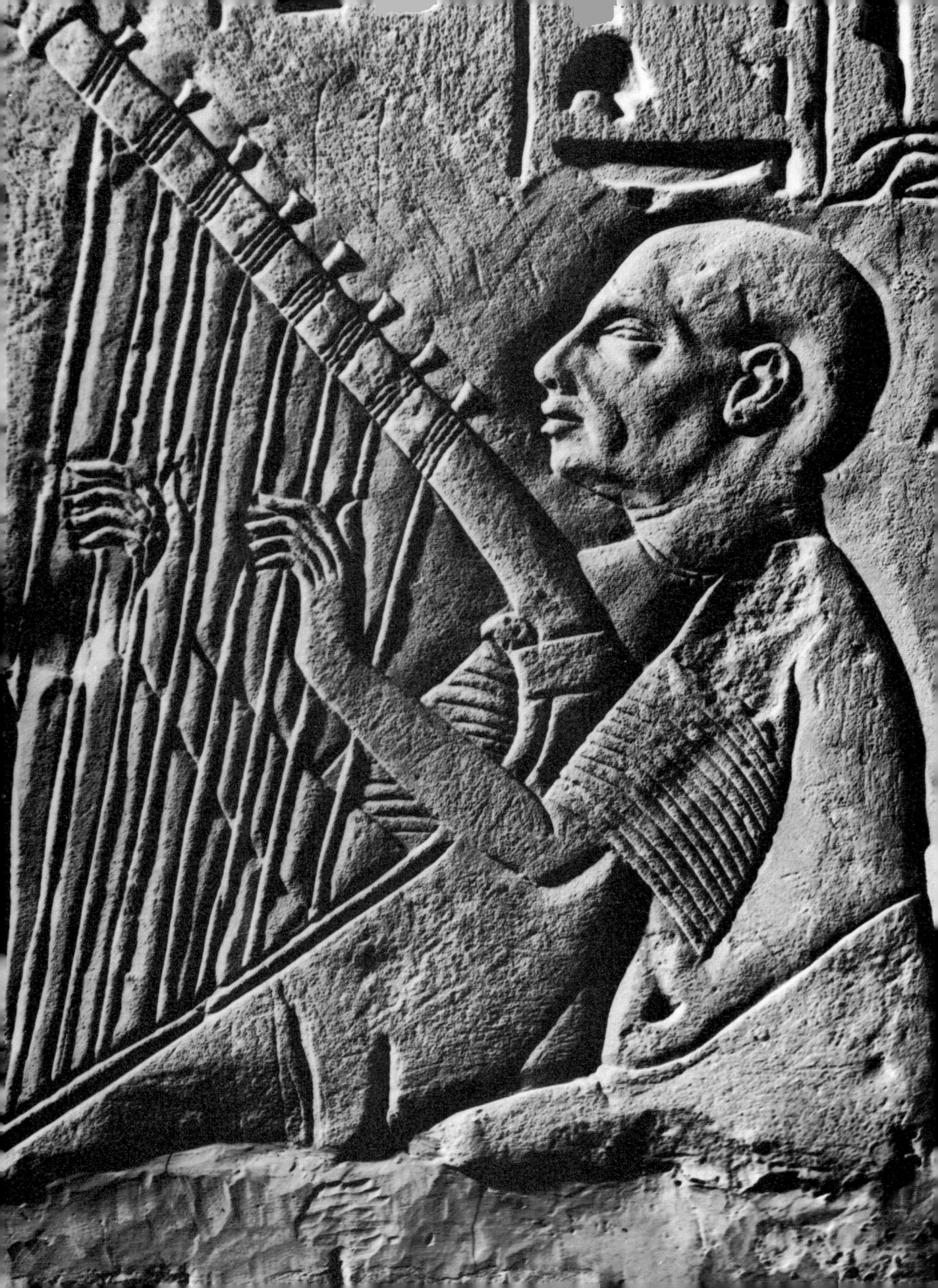

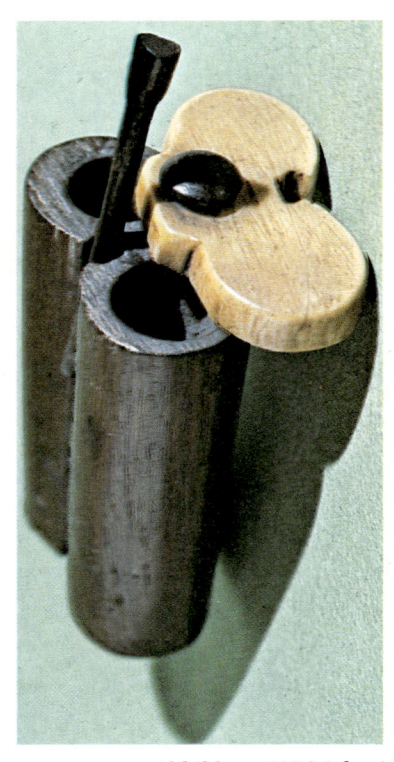

Abbildung 1276 (oben) Augenmittelfläschchen aus Holz mit Elfenbeindeckel und einem Stäbchen zum Auftragen des Mittels. Ägypten, Neues Reich (?) (Paris, Privatsammlung)

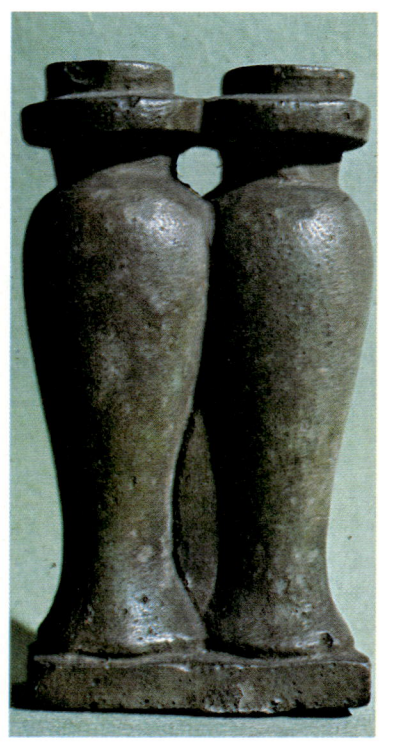

tragen einer Augensalbe ist. Es ist möglich, daß die Ägypter die Methode der Kauterisation (Gewebszerstörung durch Brenn- oder Ätzmittel) anwandten; allem Anschein nach nahmen sie keine operativen Entfernungen an Patienten vor und setzten keine Augenprothesen ein, obwohl sie sehr geschickt emaillierte Augen für die Bildhauerkunst und selbst als Ersatz für das durch die Mumifizierung veränderte Auge herstellten. Wahrscheinlich wurde der Starstich durchgeführt, aber dafür haben wir keine Beweise.

Die zahlreichen, im Papyrus *Ebers* angegebenen Augenarzneimittel zeigen die reiche Vielfalt der Rezeptesammlung des Alten Ägypten. Diese Augenmittel gab es in flüssiger und dickflüssiger Form, als Salbe oder als Lotion. Einige davon haben Spuren in den Fläschchen hinterlassen, die analysiert werden konnten.

Zur Herstellung dieser Augenmittel wurden alle Bereiche genützt. Aus dem Pflanzenreich kann man den Safran, die Rose, die Myrrhe, den Weihrauch, den Akazien- und den Sykomoregummi nennen. Aus dem Tierreich stammen vor allem Bindemittel: Schweine- und Gänsefett, Honig, Milch; aber auch die Leber, die Galle, das Hirn und das Blut von verschiedenen Tieren, ebenso wie Exkremente und Urin. Aus dem Mineralreich werden Kupfersulfate zur Behandlung von Konjunktivitis (Bindehautentzündung), Kupfer- und Eisenoxyde, Bleisalze und Meeressalze, Lapislazulipulver und Antimon (vor allem zum Schminken der Augenlider) verwendet. Viele dieser Rezepte wurden jahrhundertelang angewandt. Sie wurden von den Griechen in Alexandrien wiederaufgenommen, den Römern und Galliern weitergegeben und schließlich von den Arabern den Augenärzten des Mittelalters überliefert. Wir müssen feststellen, daß viele dieser medizinischen Grundstoffe bis heute Verwendung finden.

Die ägyptischen medizinischen Schriften vermitteln uns die therapeutischen und klinischen Kenntnisse der Ägypter; sie enthalten auch anatomisches und physiologisches Wissen.

Die verschiedenen Teile des Auges und seiner Anhangsgebilde haben unterschiedliche Bezeichnungen, ausgenommen natürlich die der inneren Teile. Das Weiße im Auge wird Sklera (Lederhaut) genannt. Einige Schriften weisen darauf hin, daß Beobachtungen der Iris (Regenbogenhaut) es erlaubten, das Geschlecht eines Fötus zu bestimmen. Die Pupille wurde *hoot amt irit* genannt, was sich mit »das junge Mädchen ist im Auge« übersetzen ließe und der Bezeichnung Pupille entspricht, die sich von *pupilla,* Puppe, oder dem griechischen κόρη, junges Mädchen, ableitet. Die Augenlider nannte man »Rücken des Auges«.

Die Physiologie war schon verhältnismäßig weit entwickelt. In dem Kapitel »Abhandlung über das Herz« des Papyrus *Ebers* heißt es: »Alle Herzgefäße sind in allen Gliedern und es gibt vier Gefäße in den Schläfen, die den beiden Augen Blut zuführen und dann alle Säfte produzieren, welche die Augen befeuchten. Die Öffnungen in der Nase sind Gefäße, die in die Augenhöhlen überleiten.«

Wir sehen also, daß die Ägypter seit den ältesten Zeiten das Okularsystem sehr gewissenhaft studiert haben. Wenn sie, klinisch gesehen, nur äußere Augenleiden behandelten, so verstanden sie es doch schon sehr bald, diese Krankheiten mit der allgemeinen Ätiologie (Krankheitsursachen) in Verbindung zu bringen. So erkannten sie den Zusammenhang zwischen Konjunktivitis und Ausfluß und von Subkonjunktivalblutungen infolge von Schädelbrüchen. Außerdem war ihre Pharmakologie auf einem allgemein gültigen

Grundwissen aufgebaut. Wir haben uns deshalb so ausführlich mit den ophthalmologischen Kenntnissen der Ägypter befaßt, weil wir sie im Laufe der klassischen Antike, im Mittelalter und selbst in der Neuzeit nur wenig verändert wiederfinden.

Abbildung 1277
(gegenüber, unten)
Doppeltes Augenmittelfläschchen aus glasiertem Ton. Ägypten. (Paris, Privatsammlung)

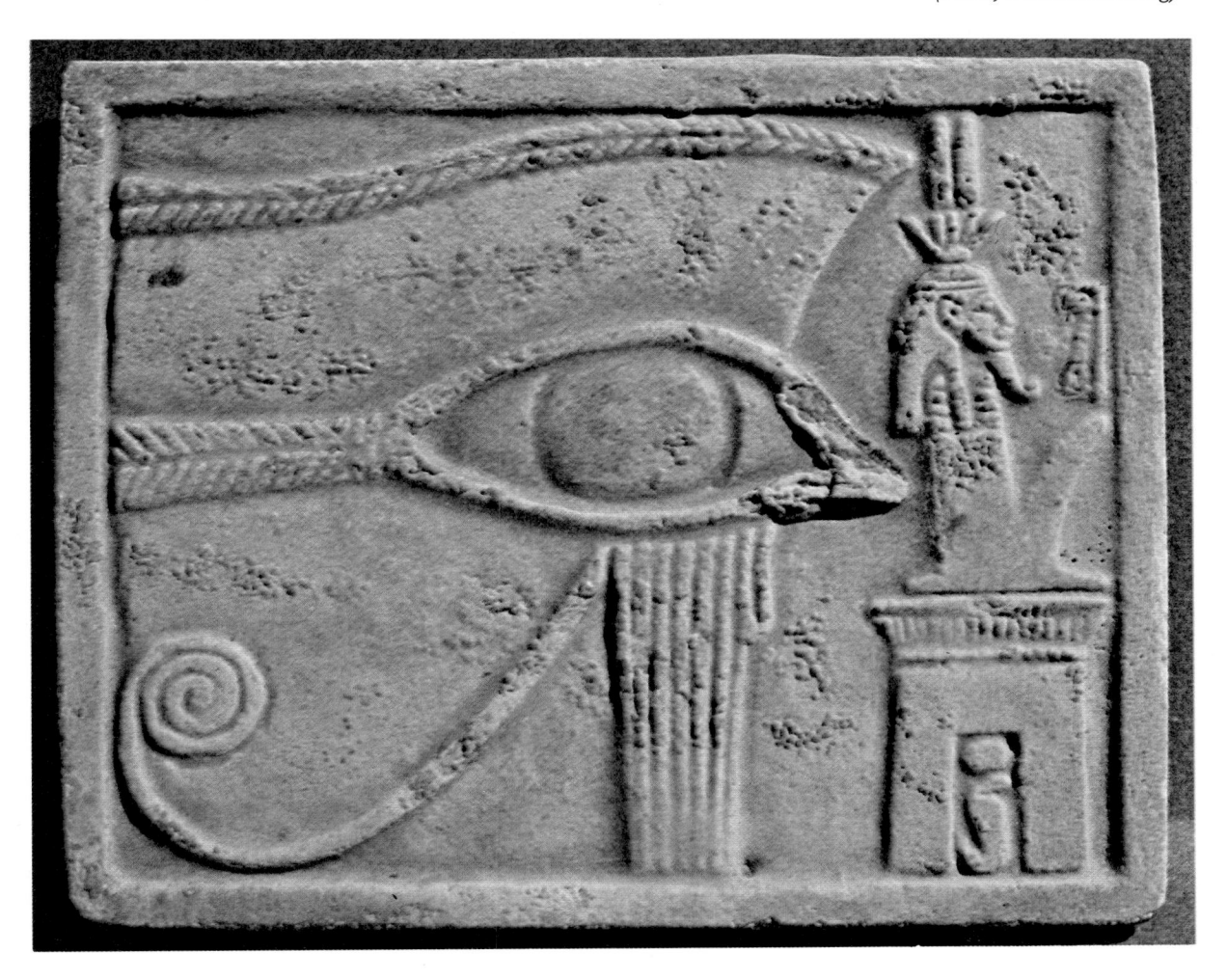

Die mesopotamische Ophthalmologie

Ungefähr zur gleichen Zeit wie in Ägypten entwickelte sich die Medizin und ihr Spezialgebiet Ophthalmologie auch im Mittleren Osten, in Mesopotamien. Zweifellos gab es Verbindungen zwischen diesen Ländern, die schon lange zuvor diplomatische, militärische und Handelsbeziehungen unterhalten hatten.

Wir besitzen aus Mesopotamien nur wenige bildliche Darstellungen, dafür wurden aber zahlreiche medizinische Schrifttafeln gefunden. Denken wir nur an einige Abschnitte auf der Gesetzessäule des Königs Hammurabi (1792 bis 1730 v. Chr.), welche die Ausübung der Medizin und der Augenheilkunde andeuten. Dank dieser verschiedenen Dokumente sind wir über die mesopotamische Pharmakopöe und die Verwendung von Augenheilmitteln zumindest bruchstückhaft unterrichtet. Im Gegensatz zu den alten Ägyptern scheinen die Mesopotamier den Ausübenden der Augenheilkunde keinen besonderen Titel verliehen zu haben. M. Labat zufolge unterschieden die Akkadier mehrere verschiedene Arten von Ärzten, nämlich jene, welche die Heilung durch Arzneimittel herbeiführten *(sipir bêl imti)*, andere, die mit dem Operationsmesser Ein-

Abbildung 1278 (oben)
Auge des Horus oder Udjat-Auge. Horus, dem Gott des Himmels, wurde von seinem Bruder Seth, dem Gott des Bösen, ein Auge ausgestochen, das ihm aber Thot, der Gott des Mondes, wieder einsetzte. Daher ist dieses Auge ein Symbol für die Unverletzbarkeit und Fruchtbarkeit. Ägypten, Neues Reich (?). (Paris, Privatsammlung)

griffe vornahmen *(urti maemassê),* und die Priester-Beschwörer und Magier. Im allgemeinen scheint die Magie bei der Behandlung von Kranken in Mesopotamien eine größere Rolle gespielt zu haben als in Ägypten.

Zahlreiche Schrifttafeln zeugen davon, daß die klinischen Untersuchungen sorgfältig durchgeführt wurden, so daß man häufig noch heute eine Diagnose der beschriebenen Krankheit erstellen kann. Die Krankheiten wurden den Körperteilen entsprechend eingeteilt, so unterschied man am Kopf die Erkrankungen des Schädels, des Gesichts, der Ohren und der Augen. Die Ätiologie entsprang einem »magischen Spektrum«, aber auch den meteorologischen Bedingungen: Dürre, Sandsturm, Staub und sogar Blütenstaub, der vor allem für die Konjunktivitis verantwortlich war. In diesem Fall wird das Auge als rot, blutig und tränend beschrieben. Bei Lebererkrankungen ist es gelb. Auch von Granulierungen oder Pusteln auf der Bindehaut oder den Lidern ist die Rede.

Wir haben schon festgestellt, daß die Pharmakopöe sehr reichhaltig ist. Eine Schrifttafel des Arztes Nabule gibt mehr als hundertfünfzig Namen von Medikamenten an, die aus den verschiedensten Bereichen stammen. Es wurden die-

Abbildung 1279
Tobias schenkt seinem Vater das Augenlicht wieder. Federzeichnung aus dem 17. Jh., nach Rembrandt.
(Paris, Bibl. für Angewandte Kunst)
Tobias und sein Vater lebten im 7. Jh. v. Chr. Die Bibel erzählt, daß der Vater als Gefangener nach Ninive kam und im Alter von 56 Jahren erblindete. Da er sich dem Tode nahe fühlte, schickte er seinen Sohn nach Medina, um von einem Verwandten eine Geldschuld einzutreiben. Tobias wurde von Azarias, der niemand anderer als der Erzengel Raphael war, geführt, konnte seinen Auftrag erfolgreich durchführen und heilte nach seiner Rückkehr seinen Vater, die Ratschläge des Engels befolgend.

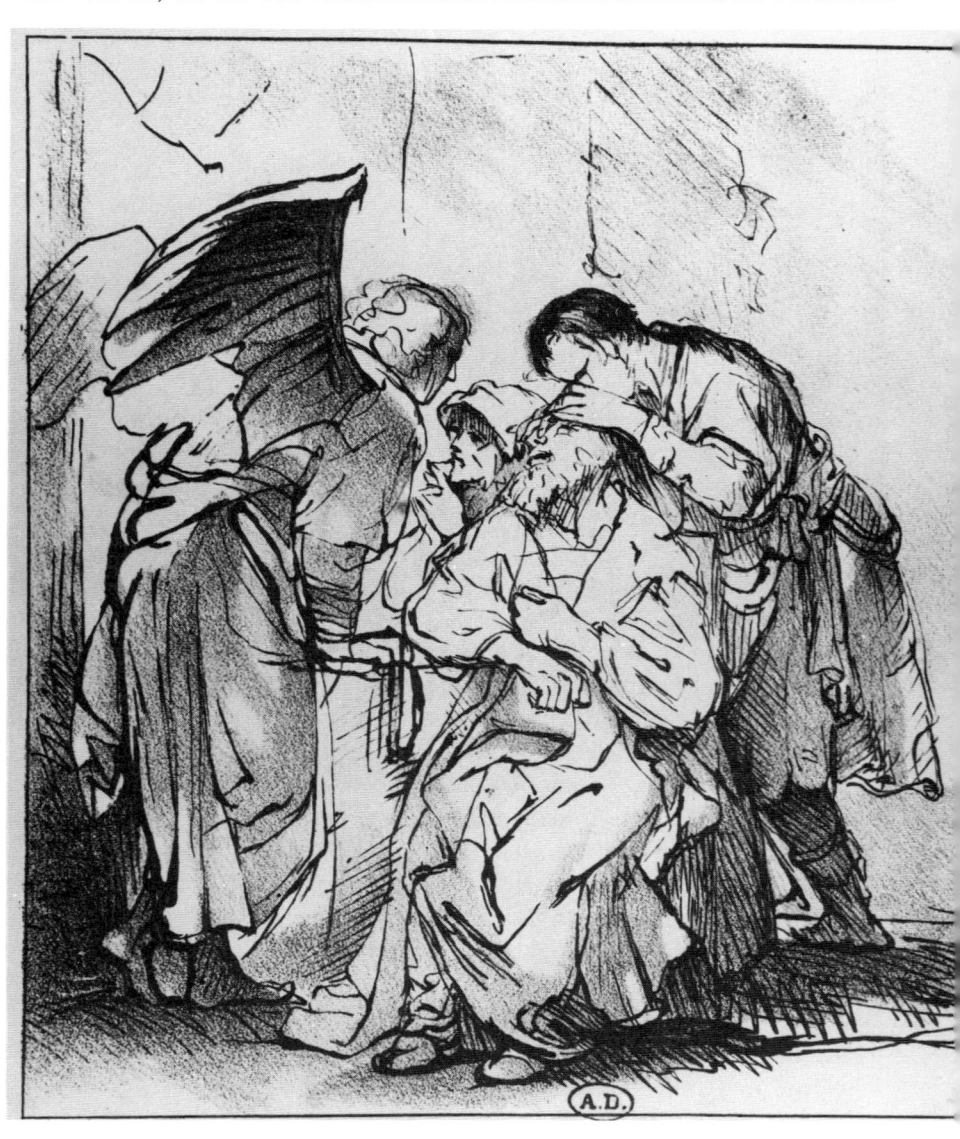

selben Grundstoffe verwendet wie in Ägypten. Man bediente sich offenbar schon einer fetten mineralischen Substanz, des Erdöls, zur Herstellung von Salben. In der Ophthalmologie wurde dem Kranken häufig verordnet, sich nicht dem Licht auszusetzen. Über die Möglichkeit chirurgischer Eingriffe bei Augenkrankheiten, vor allem beim Katarakt (Star), wird noch diskutiert. Diese Diskussion entfachte sich an der Auslegung eines medizinischen Ausdrucks, der in zwei berühmten Abschnitten, Nummer 215 und 218, des Gesetzbuches des Königs Hammurabi behandelt wird. Der Abschnitt Nummer 215 lautet folgendermaßen: »Wenn es einem Arzt, der eine freie Person wegen einer schweren Erkrankung mit einem Operationsmesser behandelt, gelingt, diese zu heilen; oder wenn er ihr mit dem Operationsmesser den *nakaptu* öffnet und das Auge heilt, so soll er zehn Silberschekel erhalten.« Nummer 218: »Wenn ein Arzt, der eine freie Person wegen einer schweren Erkrankung mit einem Operationsmesser behandelt, deren Tod verursacht; oder wenn er ihr mit dem Operationsmesser den *nakaptu* öffnet und der Kranke das Auge verliert, so soll dem Arzt eine Hand abgehackt werden.«

Dieser Ausdruck *nakaptu* wird von den Assyriologen verschieden ausgelegt. Trotz der Auffassung von R. Labat scheint festzustehen, daß es sich hier um die Trübung der Augenlinse und eine Starstichoperation handelt. Diese Meinung wird bestärkt durch den Text einer leider zerbrochenen Schrifttafel, der lautet: »Wenn das rechte oder das linke Auge einer Person von einem Schatten getrübt wird, mit dem Operationsmesser...«; an dieser Stelle ist die Tafel zerbrochen, aber es kann vermutet werden, daß eine Anleitung zur Staroperation gemeint ist.

Außerdem führt P. Herrero an, daß der Katarakt auch »schwerer Schatten« genannt wurde. R. Labat vertritt die Ansicht, daß die Akkadier noch andere Eingriffe durchgeführt haben, wie Inzisionen (Eröffnungen) von palpebralen und periokularen Abszessen.

Die medizinische Behandlung ist ähnlich wie im Alten Ägypten.

Nach P. Herrero ist es schwierig festzustellen, welche Kenntnisse die Akkadier genau besaßen; allein in der Anatomie hatten sie mehr als zehn Ausdrücke zur Bezeichnung der verschiedenen Teile des Auges und seiner Anhangsgebilde.

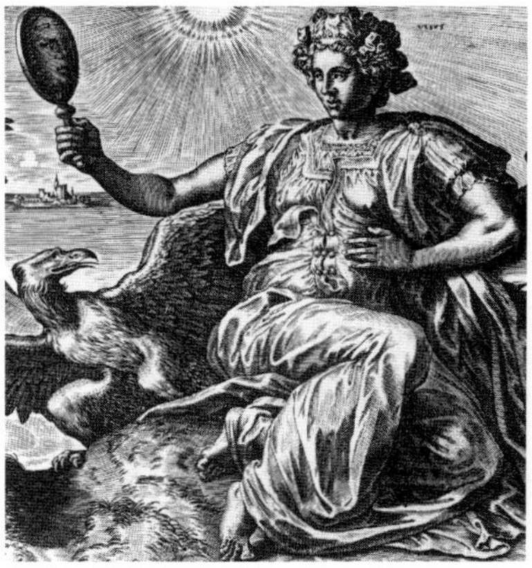

Abbildung 1280
Die Sehkraft. *Allegorischer Stich aus dem 17. Jh. nach dem flämischen Maler Frans Floris de Vriendt (1516—1570). (Paris, Bibl. für Angewandte Kunst)*

Im antiken Griechenland

Aus der ältesten Zeit der Antike weiß man nur wenig über die griechische Medizin und daher noch weniger über die Ophthalmologie. Diese wurde übrigens in Griechenland nie zu einem eigenen Spezialgebiet.

Um das 7. Jahrhundert v. Chr. entstanden medizinische Zentren, die Asklepiaden, riesige Anlagen, die Asklepios (Äskulap) geweiht waren. Sie vereinten medizinische Schulen, Kultstätten und oft in der Nähe einer Thermalquelle gelegene Heilzentren. Die bekanntesten waren jene von Pergamon und Epidauros. In den Ruinen von Epidauros wurden Inschriften und Votivbilder gefunden, die auf die Behandlung von Augenkrankheiten hinweisen. Auch Homer erwähnt in der *Ilias* Verletzungen, die zu Sehstörungen führten; so erblindete Hektor vorübergehend durch einen Schlag auf seinen Helm und verlor daraufhin das Bewußtsein.

Erst ein Jahrhundert später, im 6. Jahrhundert, erhielt die Untersuchung des Auges eine gewisse eigenständige Bedeutung. Alkmaion von Kroton sezierte Tiere und entdeckte dabei den Sehnerv und seine zum Gehirn führende Bahn. Ebenso wie die Ägypter dachte auch er, es handle sich um einen Kanal, der von einer Arterie und einer Vene begleitet werde. Er meinte, dieser Kanal leite die

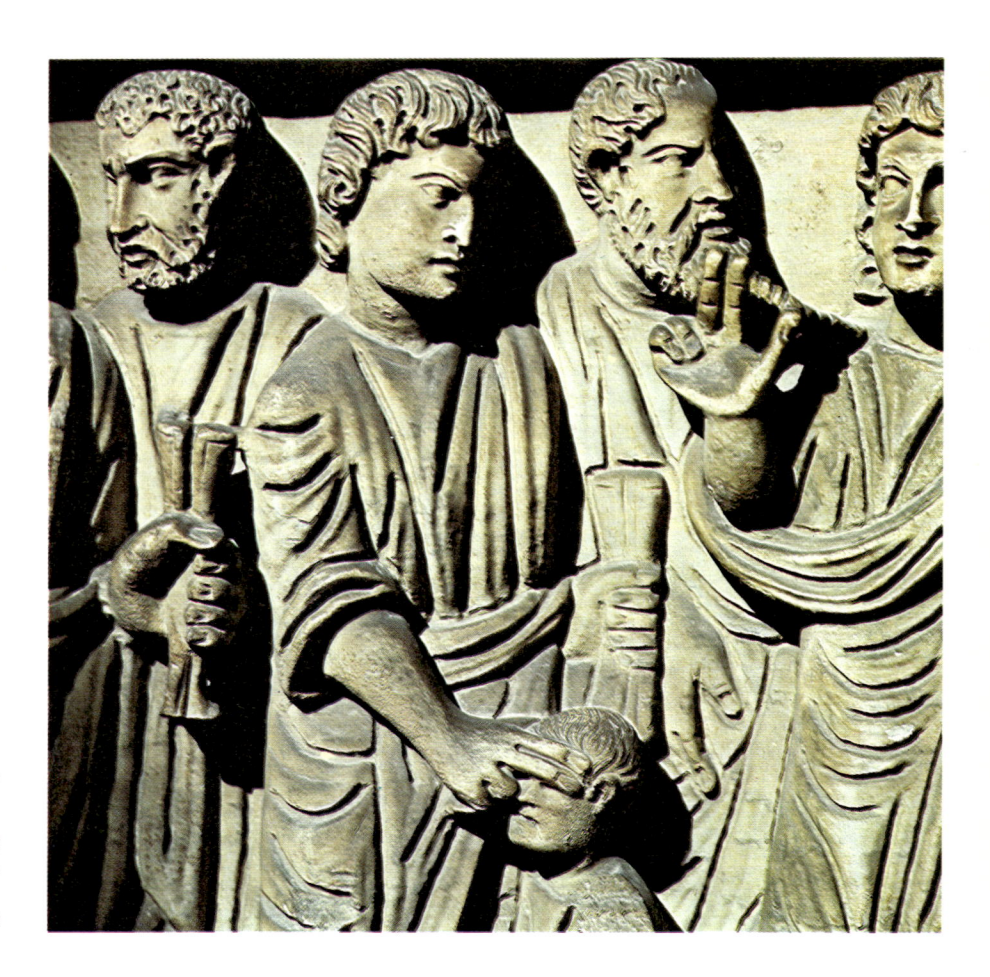

*Abbildung 1281
Heilung eines Blindgeborenen.
Ausschnitt aus dem Sarkophag
des Marcus Claudianus. Frühchristliche Kunst, 300 n. Chr.
(Italien, Rom, Nationalmuseum)*

Empfindungen zum Gehirn. Diese Hypothese, die auch von Hippokrates und Demokrit vertreten worden war, wurde von Aristoteles und den Stoikern verworfen. Sie waren der Auffassung, Empfindungen würden durch Zwischenschaltung des Herzens weitergeleitet. Alkmaion glaubte, daß beim Embryo der Kopf, als Sitz des Gehirns und daher auch der Empfindungen, als erstes gebildet würde.

Ende des 5. Jahrhunderts, um 460, wurde Hippokrates auf der Insel Kos geboren. Er wurde zu Recht »Vater der Medizin« genannt und schrieb eine Reihe von Werken, allerdings nicht alle, die ihm zugesprochen werden. Auch scheint er sich persönlich nie für Augenheilkunde interessiert zu haben. Ihm ist es zu verdanken, daß der Wert klinischer Untersuchungen anerkannt und die Medizin von ihrem magischen Ballast befreit wurde.

Einige seiner Schüler jedoch, wie Diogenes, Theophrast, Erasistratos und Euryphon, studierten die Augenheilkunde, sowohl vom anatomischen als auch vom physiologischen und klinischen Standpunkt aus.

Wie schon Alkmaion, so erwarben auch sie ihre Kenntnisse durch die Sektion von Tieren. Der Sehnerv gilt nicht mehr als Kanal, sondern als Tractus, ähnlich den anderen Leitungsbahnen des Organismus. Das Auge wird von zahlreichen kleinen Kanälen aus dem Gehirn versorgt; wenn diese sich verstopfen, verschwindet die Sehfähigkeit. In diesen hippokratischen Schriften wird das Auge schon als aus drei Schichten bestehend beschrieben, wobei die äußerste Schichte dick und die innerste außerordentlich dünn ist. Die Pupille ($\kappa\sigma\zeta\eta$) gilt als das Zentrum des Sehvermögens, von ihr führen die visuellen Empfindungen zum Gehirn. Die Augenlinse und die Augenkammer hingegen wurden noch nicht erkannt.

Klinisch gesehen wurden die Augenkrankheiten im großen und ganzen beschrieben, aber es handelt sich im allgemeinen nur um äußere Erkrankungen, wie Konjunktivitis oder Veränderungen des Lids. Diese Leiden werden in erster Linie meteorologischen Bedingungen zugeschrieben: Wind, Staub und Dürre.

Hippokrates beschreibt in seinem *Buch von den Volkskrankheiten* eine Konjunktivitisepidemie in Thasos, die im Frühling auftrat und im Herbst aufhörte; in seinen *Aphorismen* nennt er die Konjunktivitis eines Kindes im Zusammenhang mit dessen schlechtem Allgemeinzustand. In seinem zweiten Buch der *Prothetik* erwähnt er Hornhauterkrankungen und unterstreicht, wie wichtig die Tiefe des Geschwürs in bezug auf die Dicke der weißen Hornhautnarben sei.

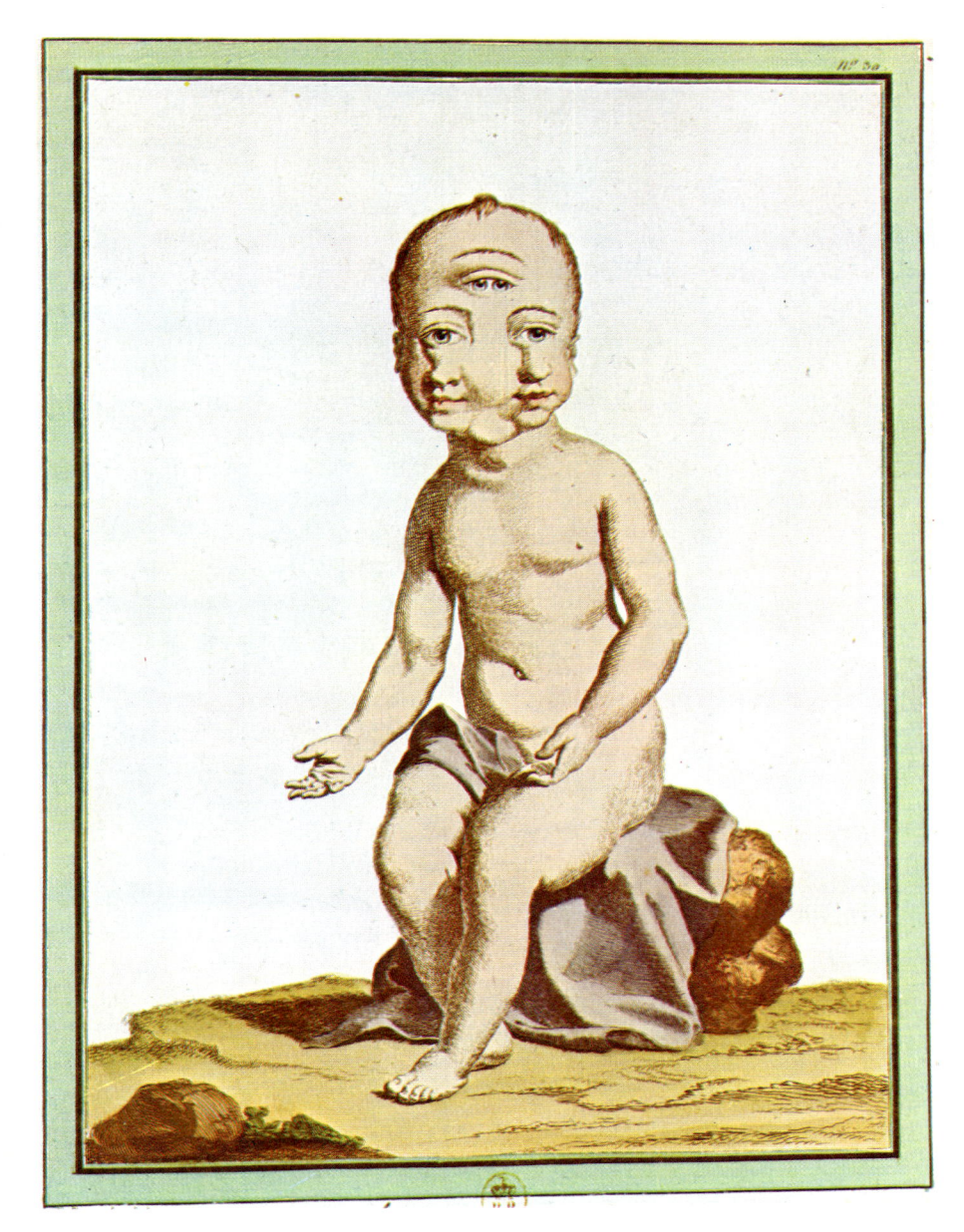

Abbildung 1282
Mißgestaltetes Kind mit drei Augen, einem dreifachen Kinn, zwei Nasen und zwei Mündern in einem Kopf. Es wurde im Januar 1775 geboren und von seinen Eltern in zahlreichen Städten vorgeführt. Dieses Bild vom August 1775 zeigt es noch lebend. Bemerkenswert ist, daß das mittlere Stirnauge zwei Augäpfel besitzt. Stich von F. Régnault, 1775.
(Paris, Nationalbibliothek, Kupferstichkabinett)

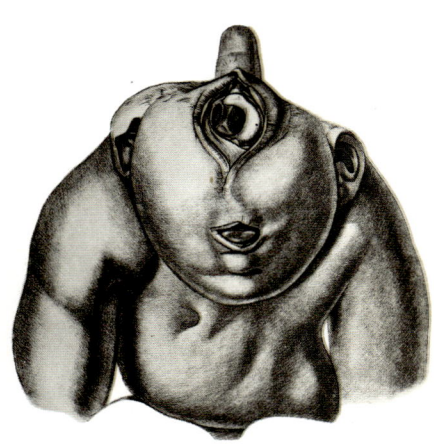

Abbildung 1283
Kyklop. F. A. von Ammon. Klinische Darstellungen der Krankheiten des menschlichen Auges. Berlin 1838. (Paris, Bibl. der Alten Med. Fakultät)
Der Kyklop, eine legendäre mißgestaltete Figur, die von Homer verewigt wurde, beschäftigte die Phantasie in der Antike. Obwohl sicher teilweise erfunden, geht seine Darstellung auf die Beobachtung wirklicher mißgestalteter Föten — wie etwa des hier abgebildeten — zurück. Die alten Griechen stellten sich den Kyklopen entweder als Riesen vor, der die kyklopischen Mauern der mykenischen Paläste errichtet hat, oder als Personifizierung phantastischer, aber gefährlicher atmosphärischer Phänomene, wie die Gestalt des Polyphem bei Homer.

Die römische und galloromanische Ophthalmologie

Souque weist darauf hin, daß Hippokrates im dritten Buch der *Volkskrankheiten* die Symptome der Augenmigräne mit Phosphen (Lichterscheinungen bei mechanischer Reizung der Netzhaut), gefolgt von Kopfschmerzen, Erbrechen und schließlich raschem Rückgang der Erscheinungen beschreibt.

In der alexandrinischen Zeit, etwa im 2. Jahrhundert, gründete Ptolemäus in Alexandrien eine bedeutende medizinische Schule, deren Bibliothek bis heute berühmt geblieben ist. Diese Schule, die sich ohne Zweifel auf das alte ägyptische Wissen stützte, war der Ursprung aller Kenntnisse über die Augenheilkunde der griechischen Medizin und somit auch der römischen Medizin, die sich dank des Zustroms griechischer Ärzte zu Beginn der christlichen Ära entwickelte.

In Alexandrien wurden unter Anleitung von Ptolemäus die ersten menschlichen Leichen seziert. Daher stammen auch bessere Kenntnisse der Anatomie des Auges.

Von den Ärzten, die auf Augenheilkunde spezialisiert waren, verdienen Herophilos, Erasistratos und vor allem Rufus aus Ephesos erwähnt zu werden.

Die alexandrinische Schule entdeckte als erste die Augenlinse und ihre Bedeutung für die Sehfähigkeit, man dachte aber damals, daß sie zum beobachteten Objekt Strahlen aussende.

Vom pathologischen Standpunkt aus handelt es sich hier, wie schon bei den vorherigen Kulturvölkern, in erster Linie um Beschreibungen und Behandlungen äußerer Augenleiden, wie Konjunktivitis und Keratitis (Hornhautentzündungen). Erst in einem Papyrus aus dem 3. Jahrhundert n. Chr., der in Ägypten gefunden wurde, wird zum erstenmal die Bezeichnung »Trachom« für eine schwere Konjunktivitis erwähnt.

Alle Deformationen des Augenlids werden beschrieben: Entropium (Lideinstülpung), Ektropium (Umstülpung des Lids nach außen), Symblepharon (Verwachsung der Lid- und Augapfelbindehaut), ebenso wie Neubildungen des Augenlids, gutartige (Chalazion, Hordeolum) und bösartige Epithelzellgeschwüre. Die griechisch-alexandrinischen Texte beschreiben auch den Tränenfluß und durch Dakryozystitis (Tränensackentzündung) entstandene Abszesse. Außer Hornhauterkrankungen gibt es noch keine genauen Gründe für Erblindung.

Die Therapie für Augenkrankheiten ist derjenigen ähnlich, die auf den medizinischen Papyrusblättern des Alten Ägypten überliefert wurde. Dank der griechischen Ärzte, die nach Rom kamen, entwickelte sich die Medizin und somit auch die Augenheilkunde zuerst in Italien und später in Gallien.

In Rom waren die ersten Ärzte bis zum Beginn der christlichen Ära meist Sklaven oder Freigelassene, häufig griechischer Herkunft, obgleich sich Cato der Ältere entschieden gegen die Aufnahme griechischer Ärzte gewandt hatte.

Plinius der Ältere widmete einige Kapitel seiner Schriften medizinischen Beobachtungen, allerdings beinhalten sie nur wenig über Augenheilkunde.

Auf einer Reihe von Grabsäulen, die in Italien, Spanien und Nordafrika gefunden wurden, befinden sich Titel wie medici ocularii, medici clinici und chirurgici ocularis. Dies bestätigt, daß es schon in den ersten Jahrhunderten n. Chr. das Spezialgebiet der Augenheilkunde gab. Einige dieser Fachärzte scheinen beträchtlichen Reichtum erworben zu haben, wie Publius Decimus Eros, dessen Grabsäule von bedeutenden Stiftungen zur Ausbesserung von lokalen

Straßen und von einem Herkulestempel erzählt. Andere hingegen wurden nicht immer hoch geschätzt, wie wir dem Epigramm des Dichters Martial entnehmen können: »Jetzt bist du Gladiator, früher warst du Augenarzt, du tust als Gladiator das gleiche, was du als Arzt tatest, jetzt wie früher stichst du den Leuten die Augen aus, oder du tötest sie.«

Um das 1. Jahrhundert lebte Celsus, der ein bemerkenswertes Lehrbuch der Medizin schrieb. Ein Großteil des fünften und des siebenten Buches ist der medizinischen oder chirurgischen Ophthalmologie gewidmet.

In diesen Büchern findet man hervorragende Beschreibungen von äußeren Erkrankungen des Auges und seiner Anhangsgebilde, einschließlich der Heilverfahren, sowie zahlreiche Rezepte für Augenheilmittel, die von den griechischen Spezialisten übernommen worden waren. Einige davon enthalten Substanzen, die immer noch verwendet werden und von denen Spuren in Tabletten und sogar in Augenheilmitteln gefunden wurden, die man ein oder zwei Jahrhunderte später in Gallien entdeckte. In seinem Werk gibt Celsus eine perfekte Beschreibung von Konjunktivitis und von Epitheliomen (aus Epithelzellen bestehende Geschwulst der Augenlider), von deren Operation er abrät, aus Sorge, sie zu verschlimmern. Ebenso rät er von chirurgischen Eingriffen bei Symblepharon und bei Pterygium ab, da sie rezidivieren.

Besondere Beachtung verdienen Celsus' Beschreibungen der chirurgischen Techniken. Der Starstich wird ganz genau erklärt, ebenso die postoperativen Komplikationen. Die Technik der Ausschälung des Chalazions von der Innen- oder Außenseite des Lids, je nach Lage, und vor allem die Techniken der Blepharoplastik (künstliche Lidbildung), die wahrscheinlich er entwickelt hat, sind noch heute gültig. Eine dieser Methoden trägt übrigens seinen Namen. Er weist dabei auf die Notwendigkeit hin, den Durchmesser der Hautteile präzise zu messen. Vielleicht hatten deshalb die galloromanischen Augenärzte einen Zirkel bei ihrem Besteck. Noch bemerkenswerter ist Celsus' Beschreibung von Pinzetten mit Zähnen oder stumpfen Enden, die entweder dazu benützt wurden, die Oberfläche der Haut, die operativ entfernt werden sollte, zu untersuchen oder um Gefäße in stark blutendem Gewebe abzuklemmen.

Abbildung 1284
Galloromanische Weihetafel mit Augen. Solche Votivbilder wurden sehr häufig in der Nähe von heiligen Quellen gefunden; sie wurden aus dünnen Metallplatten ausgeschnitten und mit einem Loch zur Befestigung versehen. Sie sind nicht größer als 5 cm.
(Paris, Museum für Geschichte der Medizin)

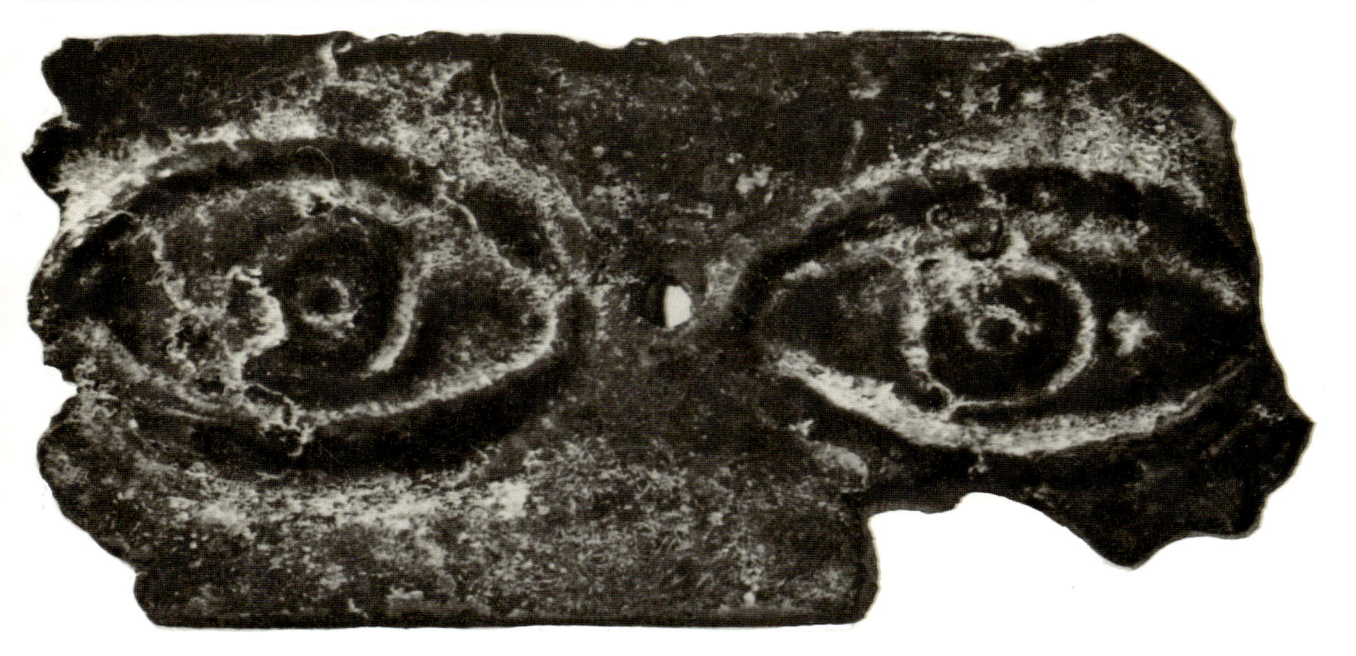

1187

Ungefähr ein Jahrhundert nach Celsus kam Galen (129—200) von Palermo nach Rom. Er war wahrscheinlich von der Schule in Alexandrien beeinflußt und führte als erster in Rom Sektionen durch, gab Anatomiekurse und unterrichtete anatomische Physiologie. Sein Einfluß reichte bis zum Beginn der Neuzeit.

Auf dem Gebiet der Ophthalmologie wies er darauf hin, daß die Sehnerven das erste Hirnnervenpaar bildeten, und er beschrieb bereits exakt das Chiasma opticum (Sehnervenkreuzung); das zweite Paar sei für die gemeinsame Augenmotorik verantwortlich, das dritte Paar bilde den Drillingsnerv. Er ahnte schon die Einteilung der Nerven in motorische und sensible. So beschreibt er auch die drei Schichten, die den Augapfel bilden und stellt eine Theorie über das Sehvermögen auf. Seine Auffassung läßt sich folgendermaßen umreißen: Die Linse nimmt die Lichtstrahlen auf, die durch Pupille und Hornhaut dringen, und leitet sie auf die Netzhaut und den Sehnerv, der dann die visuelle Empfindung dem Gehirn übermittelt.

Ungefähr zur gleichen Zeit wie Galen lebte Dioskurides, der in erster Linie Therapeut war, in der Augenheilkunde aber keine Neuerungen einführte. Er war der Ahnherr eines blühenden Geschlechts von Augenärzten, die in Gallien praktizierten.

Abbildung 1285
Stich aus dem Werk Naturselbstdruck, *1853. (Paris, Bibl. für Angewandte Kunst)*
Diese Pflanze verdankt ihren lateinischen Namen (bella donna, *schöne Frau) dem Gebrauch, den die römischen Frauen von ihr machten. Sie verwendeten den Saft der Frucht, um ihren Augen Glanz zu verleihen. Die Tollkirsche wurde von den Römern in Gallien eingeführt. In unserer heutigen Zeit findet vor allem das Alkaloid der Tollkirsche, das Atropin, wegen seiner pupillenerweiternden Wirkung in der Augenheilkunde Verwendung.*

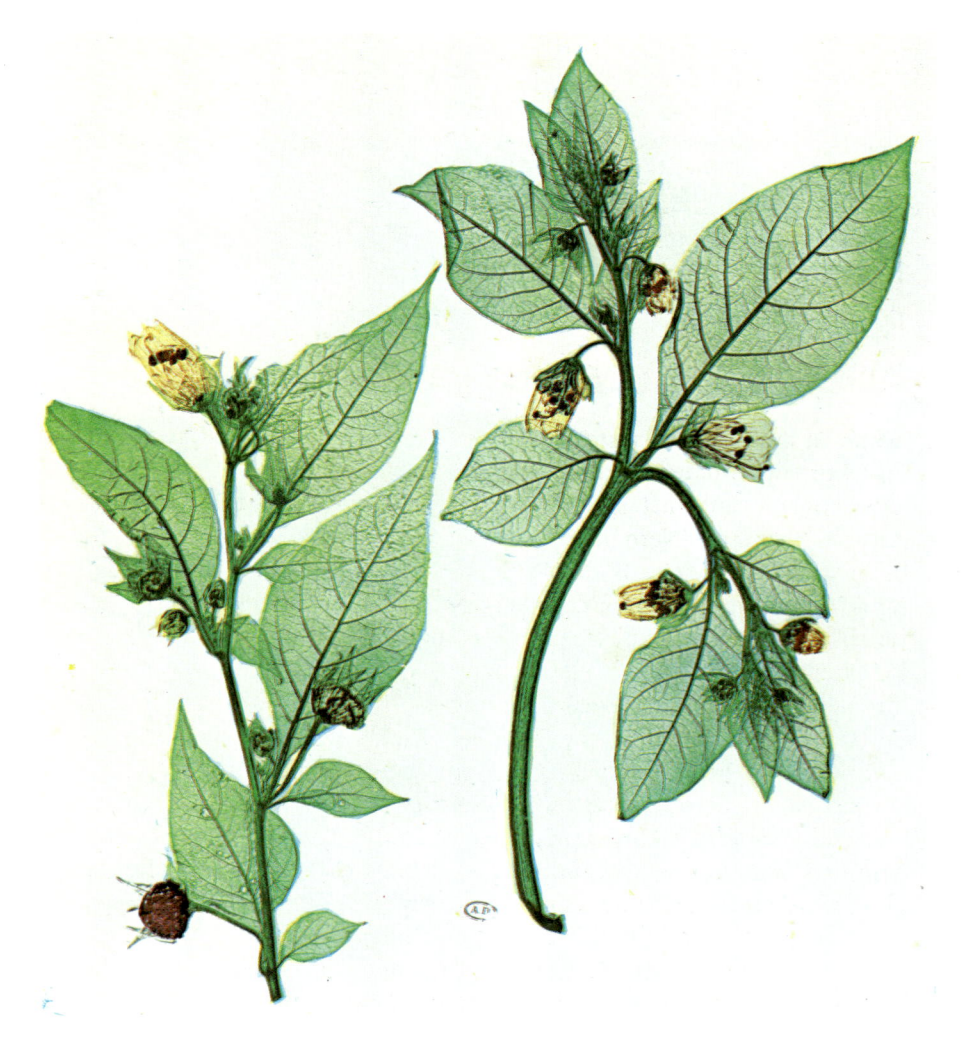

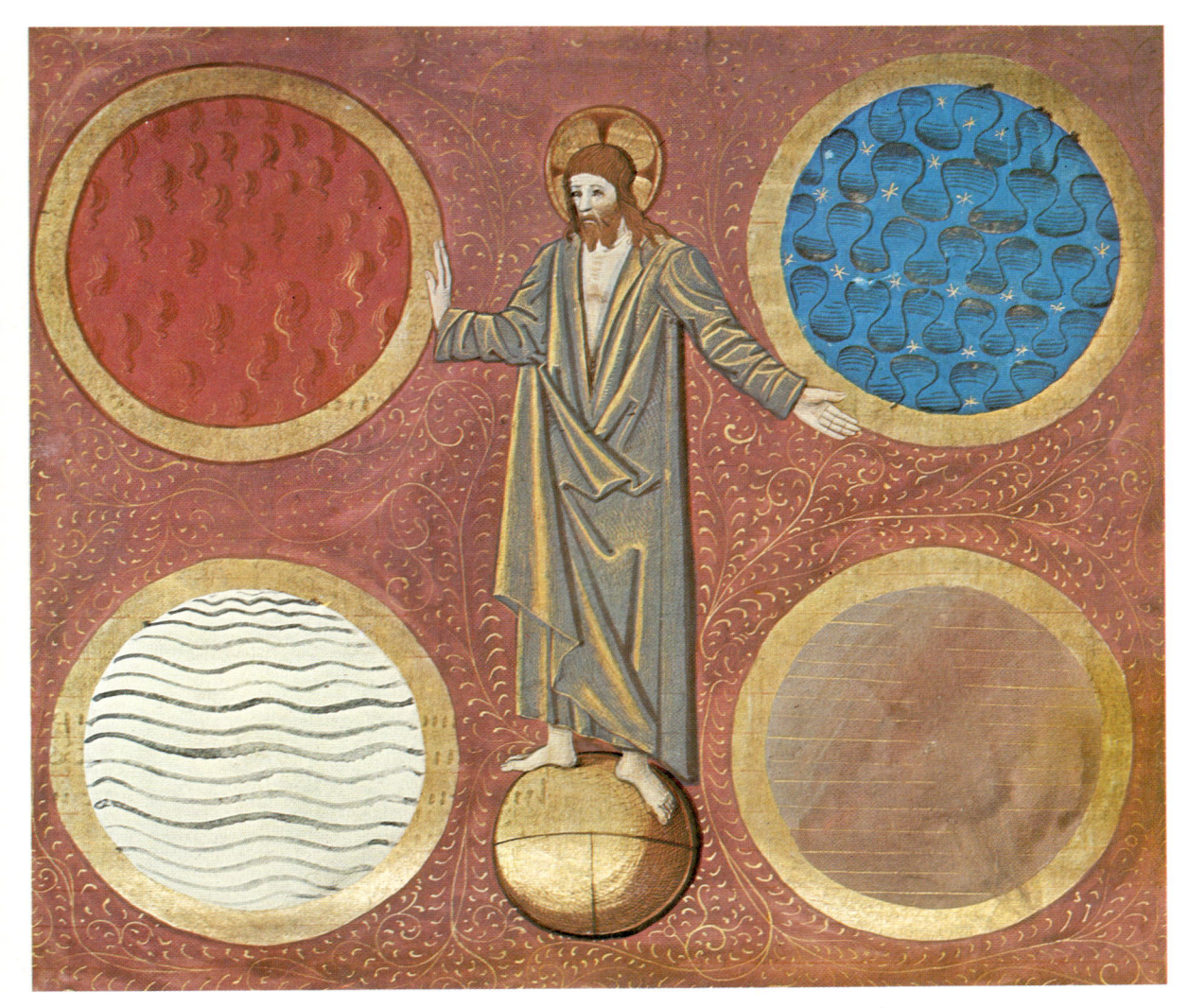

Kannten die Römer schon Refraktionsanomalien? Es scheint nicht, obwohl einige Linsen gefunden wurden. Erst im 14. Jahrhundert wurden Gläser für Weitsichtigkeit verordnet. Ein von Plinius stammender, falsch ausgelegter Text führte zur Annahme, Nero habe die Gladiatorenkämpfe durch einen geschliffenen Smaragd beobachtet. In der Tat handelte es sich nicht um einen Schliff zur Korrektur eines Brechungsfehlers, sondern er verwendete die grüne Farbe des Smaragds vermutlich dazu, die Lichtspiegelungen des Sandes in der Arena abzuschwächen.

Zu Beginn des 2. Jahrhunderts bis zum 3. Jahrhundert n. Chr. nahm die Augenheilkunde in Gallien, vor allem in Mittel- und Nordgallien und von der Loire bis zum Rhein, aus nicht geklärten Gründen einen erstaunlichen Aufschwung. Wir wissen deshalb so gut darüber Bescheid, weil es einige Skulpturen gibt, aber vor allem, weil »Stempel von Augenärzten« (mehr als zweihundertfünfzig sind uns bekannt) und sieben Bestecktaschen von Augenärzten gefunden wurden. Diese Stempel sind kleine, viereckige Platten aus hartem Stein, deren Oberfläche flach oder in der Mitte leicht eingebuchtet ist. Die vier Seiten tragen eingeritzte Inschriften, die gewöhnlich den Namen des Augenarztes, die Zusammensetzung des Augenmittels, seine therapeutische Indikation sowie

Abbildung 1286
Darstellung der vier Elemente nach dem Buch von den Eigenschaften der Dinge *von Bartholomäus dem Engländer, 15. Jh. (Paris, Nationalbibliothek, franz. Ms. 218, fol. 44 V°)*
Die gesamte Medizin des Altertums beruht auf dem Glauben, die Welt und alle Lebewesen bestünden aus den vier Grundelementen (Wasser, Luft, Erde, Feuer). Im Mittelalter wurde diese Vorstellung übernommen und sollte bis ins 18. Jh. und sogar noch darüber hinaus weiterbestehen.

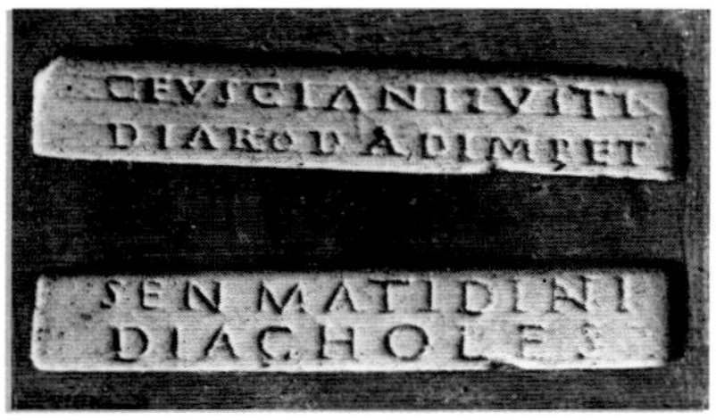

den Namen der Augenkrankheit angeben. Diese Stempel wurden auf die Augenheilmittel gedruckt. Es handelte sich um trockene oder teigartige Tafeln, die in verschiedenen Trägersubstanzen gebunden werden konnten. Einige von ihnen wurden in den Bestecktaschen der galloromanischen Augenärzte gefunden. Sie konnten analysiert werden. Als Bindemittel verwendete man Schweine-

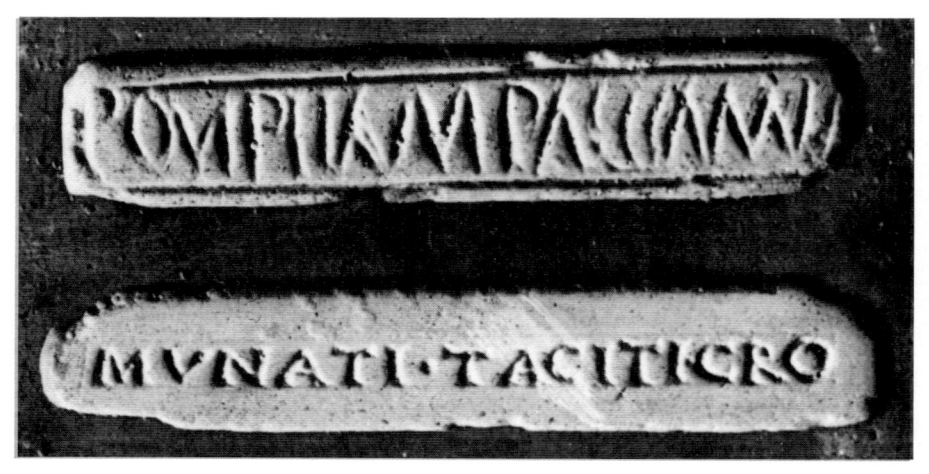

Abbildung 1287/88 (oben und rechts) Stempel römischer Augenärzte. (Frankreich Saint-Germain-en-Laye, Museum für nationale Altertümer)

fett, Honig oder Bienenwachs; die chemischen und organischen Elemente könnten heute ebensogut Verwendung finden: Zink-, Kupfer-, Zinn-, Quecksilber- und Arnikasalze; unter den auf den Stempeln angegebenen Bestandteilen für Augenheilmittel befinden sich auch Opium und Bilsenkraut. Die Inschriften sind meist in lateinischer, manchmal auch in griechischer Sprache abgefaßt. Zum Beispiel:

Marcelli dia liba [num] ad ci[catrices]
Dia liba [num] ad aspri[tudinem]
Nar[dinum] ad lipi[tudinem]

»Von Marcellus, Weihrauchmittel gegen Granulationen und Narben, Borstengrasmittel gegen Augenlidentzündung.«

In diesen sieben Bestecktaschen von Augenärzten befanden sich Brenneisen, Sonden, Pinzetten verschiedenster Art, Häkchen, Spatel und Operationsmesser. In einigen fand man auch Fläschchen für Flüssigkeiten, Waagen, kleine Mörser zur Herstellung der Zutaten und sogar Zirkel. In verschiedenen Teilen Galliens wurden auch Klammern zur Unterbrechung der Blutzirkulation gefunden, die darauf hinweisen, daß Celsus, von dem wir weiter oben berichtet haben, diese Gegenden bereist haben dürfte.

Außerdem zeigen einige Flachreliefs Szenen, die mit der Ausübung der Augenheilkunde zu tun haben. So zum Beispiel eine Darstellung auf der Säule von Montiers-sur-Sault, die sich im Museum von Bar-le-Duc befindet. Auf ihr ist ein Augenarzt abgebildet, der offensichtlich an einer Frau einen Starstich durchführt. Darunter wird die Untersuchung eines kranken Kindes dargestellt. An Kultstellen, Tempeln und heiligen Quellen wurden oft Votivtafeln mit Abbildungen von Augen und Skulpturen mit Darstellungen von Blinden gefunden.

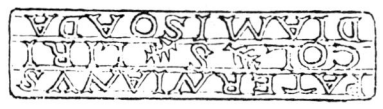

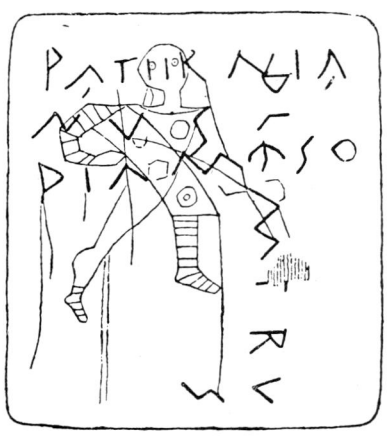

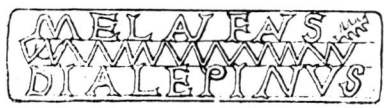

Abbildung 1289 Galloromanischer Siegelabdruck eines Augenarztes. Stich aus dem 19. Jh. (Paris, Bibl. für Angewandte Kunst)

Nach den Eroberungszügen, die vom 5. bis zum 8. Jahrhundert West- und Mitteleuropa verwüsteten, fiel die medizinische Wissenschaft und natürlich auch die Augenheilkunde lange Zeit in Dunkelheit zurück. Gewiß lebte sie damals in Klöstern und bei Heilpraktikern weiter.

In den arabischen oder zumindest den islamischen Ländern des Mittelmeerraumes und des Mittleren Ostens (Iran und Irak) hingegen entwickelten sich die von den Ägyptern, Mesopotamiern, Griechen und Römern erworbenen Kenntnisse weiter. So nahm die mittelalterliche Medizin dank der mohammedanischen Völker einen großen Aufschwung.

Eine große Anzahl von medizinischen, oft reich illustrierten Werken islamischer Ärzte blieb uns erhalten. Die ältesten sind arabische Übersetzungen griechischer Texte. Der Islam verbot den Ärzten die Sektion; daher konnte sich die Chirurgie aus religiösen Gründen kaum weiterentwickeln. Trotz dieses Verbots besaßen die Araber jedoch bedeutende Ärzte, sogar Augenärzte und hervorragende medizinische Schulen.

Vom 7. bis zum 11. Jahrhundert wurden mehrere Werke, die die Augenheilkunde zum Gegenstand hatten, vom Arabischen ins Lateinische übersetzt. Erstaunlicherweise war gegen Ende des 7. Jahrhunderts einer der ersten Spezialisten auf diesem Gebiet eine Frau namens Zeinab. Als bedeutende Mediziner des 8. Jahrhunderts wären Mesuë der Ältere (777—857) und Tabit Ben Qurra (gestorben 901), der in Bagdad lebte, zu nennen. Seit dieser Zeit gab es in Kairo eine Augenklinik.

Die alten islamischen Länder

Abbildung 1290
Heilige Lucia, Schutzpatronin der Blinden. Spanische Stickerei aus dem 16. Jh.
(Paris, Sammlung Pierre Marly)
Die heilige Lucia lebte von 283 bis 304 n. Chr. in Syrakus. Auf die Denunziation eines abgewiesenen heidnischen Freiers hin wurde sie festgenommen und erlitt den Märtyrertod. Auf Darstellungen trägt sie meist ihre Augen auf einem Tablett oder auf ihren Fingerspitzen, um an ihre Marter zu erinnern. Ihre Verehrung reicht weit in die Geschichte zurück.

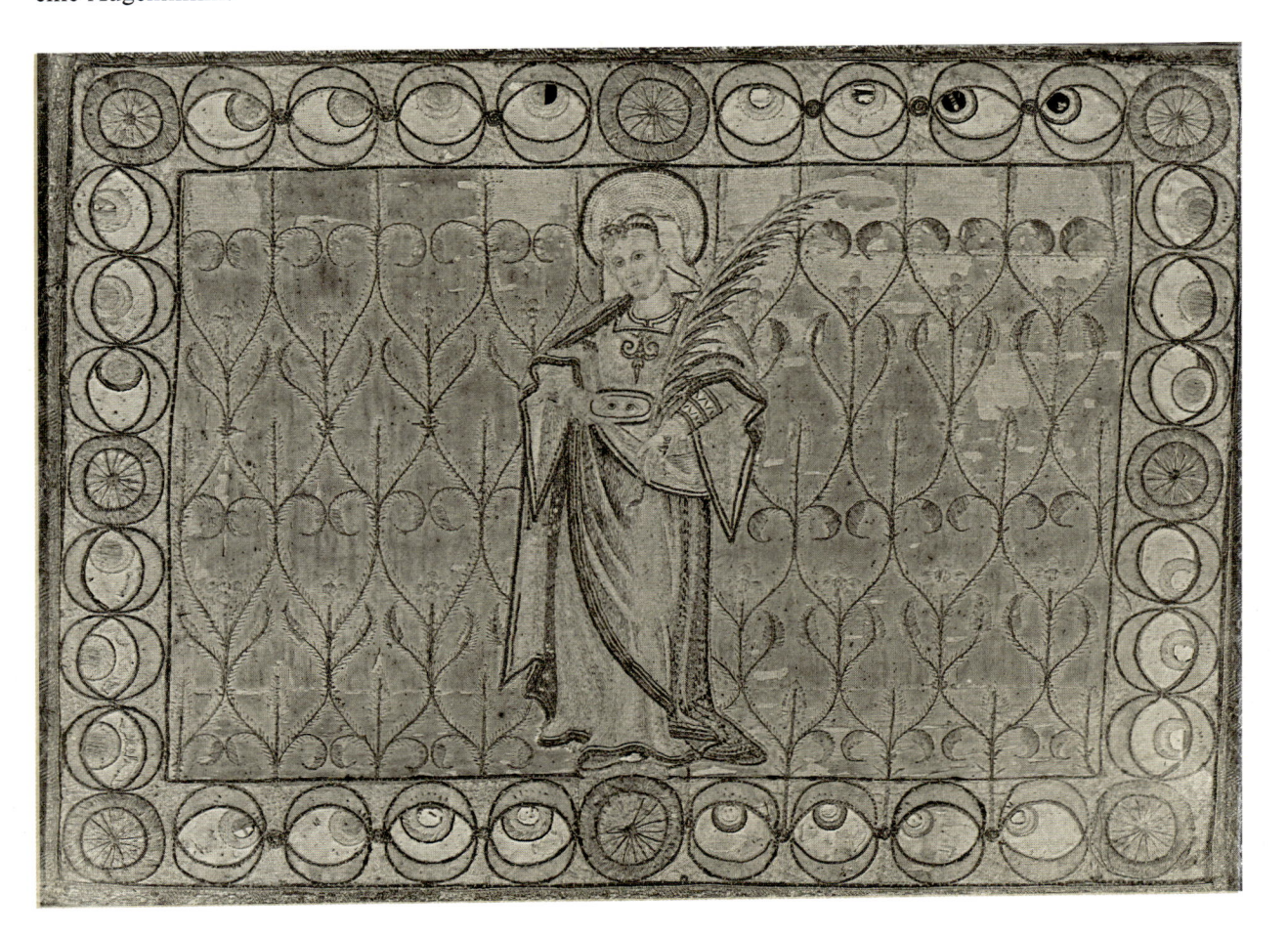

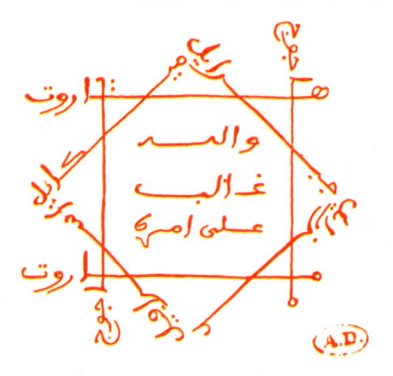

Abbildung 1291
In Marokko verwendeter Talisman gegen Augenentzündungen. Anfang des 20. Jh.s (Paris, Bibl. für Angewandte Kunst)

Europa im Mittelalter

Im 9. Jahrhundert verfaßte Ali Ben Isa (Jesus Hali) ein *Erinnerungsbuch für Augenärzte,* das stark von Galen und Paulus von Aegina beeinflußt war und drei Abschnitte umfaßte: »Anatomie und Physiologie«, »Die geschlechtsspezifischen Krankheiten« und »Die geschlechtsunabhängigen Krankheiten« (Erblindung, Nachtblindheit usw.).

Im 11. Jahrhundert schrieb Ammar Ben Ali al-Mausli, ein Ägypter aus Kairo, ein recht originelles Werk, und seit dem 12. Jahrhundert wird er als sehr erfahrener und guter Chirurg geehrt. Sein Buch befaßt sich mit mehr als fünfzig verschiedenen Augenkrankheiten und deren Behandlung. Bemerkenswert ist vor allem seine Beschreibung einer neuen Technik der Staroperation, die vom Stich stark abweicht; er entleert die Linse durch Absaugen (diese Anregung wurde vor kurzem in den Vereinigten Staaten wieder aufgegriffen). Vielleicht hatte schon er diese Idee übernommen. Er führte die Extraktion mit Hilfe einer Hohlnadel durch, die an der Seite eine Öffnung hatte. Das Absaugen besorgte ein Gehilfe mit dem Mund, während der Chirurg die Bewegungen der Nadel im Auge überwachte, um das gleichzeitige Ansaugen der glasigen Augenflüssigkeit zu vermeiden.

Etwas später lebte der Arzt Alhazen (Ibn-al-Haitam), der Theorien über die Sehkraft aufstellte und die Augenphysiologie und das Eindringen der Lichtstrahlen ins Auge untersuchte.

Sicherlich konnten nur dank dieser mohammedanischen Ärzte und Augenärzte die antiken Kenntnisse der Augenheilkunde bis zur heutigen Zeit übermittel werden und sich im 12. und 13. Jahrhundert weiterentwickeln.

Die erste große Schule der Medizin in Europa, die das gesamte medizinische Wissen vom 9. bis zum 11. Jahrhundert lehrte, war jene von Salerno. Sie belebte die antike Medizin wieder, und man konnte hier zum erstenmal alle Teilgebiete der Medizin, einschließlich der Chirurgie, studieren.

Einer der bedeutendsten Verfasser salernitanischer medizinischer Literatur war Constantinus Africanus, der in Karthago geboren und gestorben ist (1020 bis 1087). Auf seinen Reisen durch islamische Länder erwarb er sich großes Wissen. Eines seiner wichtigsten Werke über Augenheilkunde ist die lateinische Übersetzung des ophthalmologischen Lehrbuches von Hunain Ibn Ischay. Aus dem 12. Jahrhundert ist uns eine große Anzahl von Manuskripten überliefert, in denen aber nur die äußeren Erkrankungen des Auges beschrieben werden, ohne Berücksichtigung der chirurgischen Therapien.

Im 13. Jahrhundert unterrichtete Benevenutus Grapheus (auch Benvenutus Grassus genannt), ein Schüler der Schule von Salerno, in Montpellier und schrieb die *Practica oculorum.*

Grapheus war auch unter dem Namen Benevenutus von Jerusalem bekannt; seine Werke wurden durch Manuskripte aus dem 14. Jahrhundert verbreitet.

Die Schule von Salerno hatte großen Einfluß auf die medizinische Wissenschaft in Italien, Frankreich und England. Unter den Spezialisten der Augenheilkunde sind vor allem Alkoati und Zacharias zu nennen. Letzterer schrieb *De passionibus oculorum,* ein Werk, das unter dem Einfluß der griechischen Medizin stand.

Im 13. Jahrhundert gab es immer noch hauptsächlich Kompilationen griechischer Autoren ohne bedeutende eigenständige Neuerungen. Nennenswert wären jedoch Arnald von Villanova mit seinem Werk *Libellus confortationis visus* und vor allem Petrus Hispanus, der nicht nur Augenarzt war, sondern

1276 auch zum Papst Johannes XXI. gewählt wurde. Er schrieb die *Secreta contra egrotidinem oculorum* und ein *Liber oculorum,* in denen er die gesamten anatomischen, physiologischen und augentherapeutischen Kenntnisse seiner Zeit zusammenfaßte. In erster Linie fand er neue medizinische Behandlungsmethoden, wobei er die Volksmedizin mit der Zauberei verband, vor allem bei der Heilung von Tränendrüsenerkrankungen.

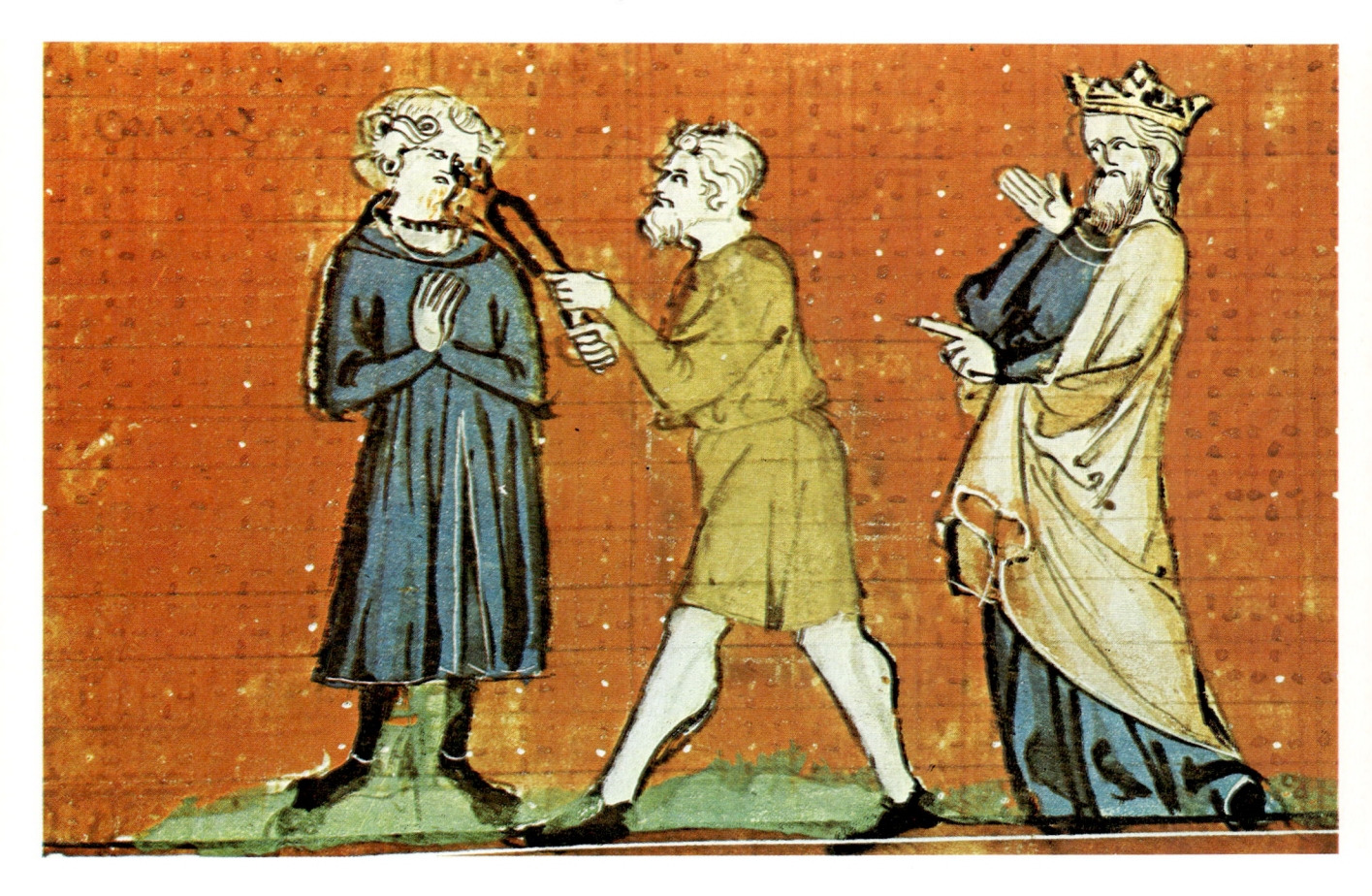

Im 14. Jahrhundert entwickelte sich die Augenheilkunde kaum weiter, man findet nur hin und wieder Anmerkungen in manchen Kapiteln medizinischer oder chirurgischer Werke. Zwei Verfasser solcher Bücher jedoch haben diesem Spezialgebiet wichtige Abschnitte gewidmet. Guy de Chauliac (geboren 1320), der noch auf Galen und die arabischen Autoren zurückgreift, und Jean Yperman (1281—1331) aus Ypres, der als erster in Flandern Chirurgie lehrte und von Benevenuto von Jerusalem beeinflußt war. In seinem Werk unterscheidet er sieben verschiedene Arten der Starkrankheit, von denen drei medizinisch oder chirurgisch heilbar sind. Ein Kapitel widmet er der Anatomie des Auges und das ganze zweite Buch den Augenerkrankungen, wobei er besonders die Ansteckungsgefahr bei Konjunktivitis hervorhebt. Er beschreibt zwar den Starstich, wendet sich aber heftig gegen die umherziehenden »Schlächter des Stars«, die ohne jede Vorsicht auf öffentlichen Plätzen operieren und dann spurlos verschwinden. Diese umherziehenden Augenärzte gab es bis zum Ende des 18. Jahrhunderts; unter ihnen waren jedoch auch einige geschickte Operateure, die recht beachtliche Werke schrieben.

Abbildung 1292
Szene einer Enukleation aus der Handschrift Les Romans de Godefroy de Bouillon et de Saladin et de tous les autres rois qui ont été outre-mer jusqu'à Saint-Louis qui dernièrement y fut *(»Die Erzählungen von Gottfried von Bouillon und von Saladin und von allen anderen Königen, die jenseits des Meeres waren, bis zum heiligen Ludwig, der erst vor kurzem dort weilte«), 15. Jh.*
(Paris, Nationalbibliothek, franz. Ms. 22495, fol. 214 Vº)

1193

Autre miracle dun enfant aueugle

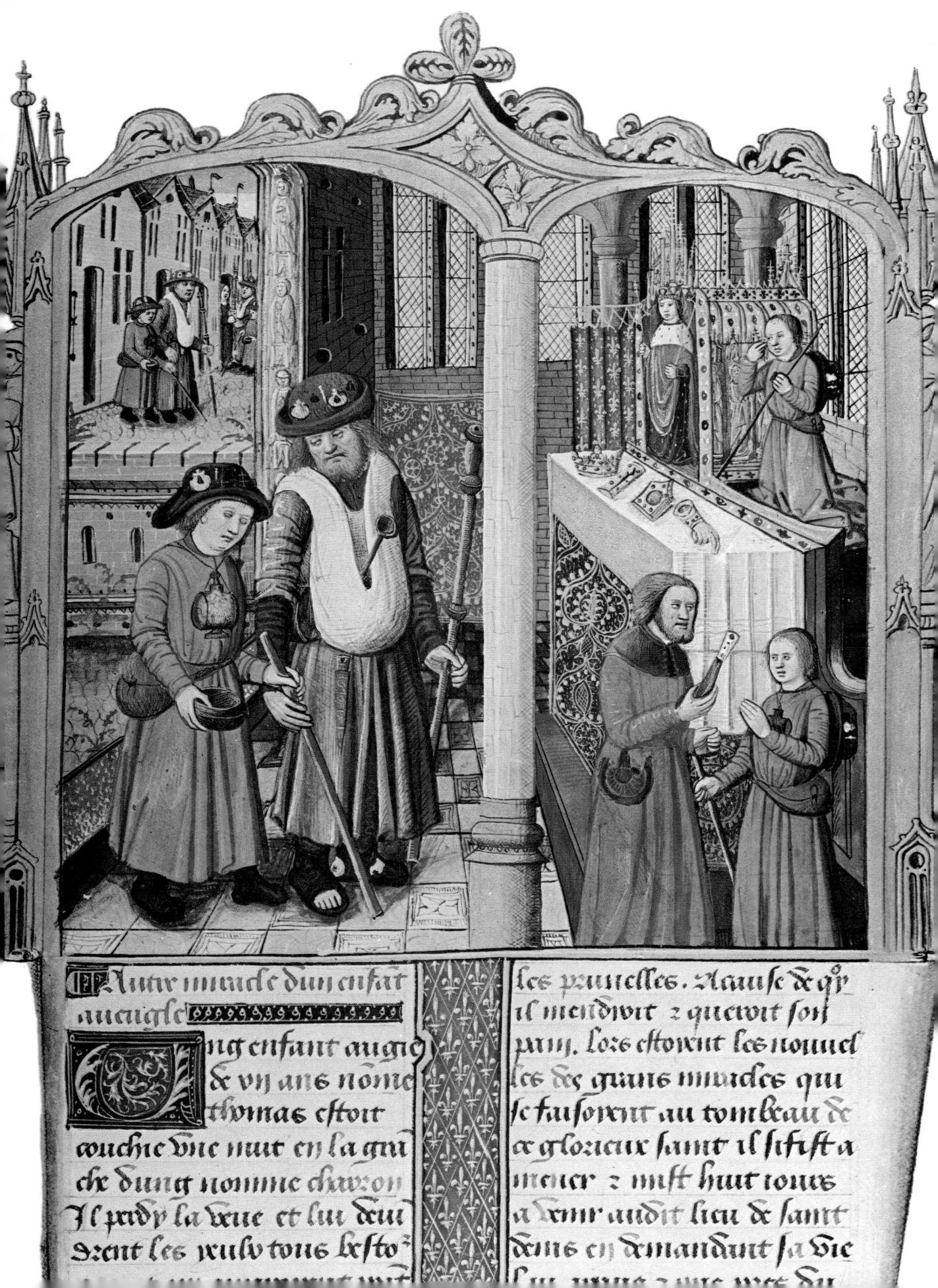

ng enfant aueugle
de vij ans nõme
thomas estoit
couchie vne nuit en la gui
che dung nõme chaẏon
Il pdy la veue et lui deui
erent les yeulx tous besto-

les prunelles. A cause de qͥ
il mendioit ⁊ quewit son
payn. Lors estoient les nouel-
les des grans miracles qui
se faisoient au tombeau de
ce glorieux saint il sifist a
mener ⁊ mist huit iours
a venir audit lieu de saint
denis en demandant sa vie

Ebenfalls im Mittelalter, genauer gesagt im 13. Jahrhundert, gründete Ludwig IX. der Heilige die erste Spitalseinrichtung für Blinde, das *Hospice des Quinze-Vingts.*

Im 13. und 14. Jahrhundert wurden zwar die klinischen und therapeutischen Kenntnisse nicht sehr weit vorangetrieben, doch an ihrer Stelle waren auf dem Gebiet der Physiologie des Sehens und der Optik durchaus nennenswerte Fortschritte zu verzeichnen.

Aus dem 13. Jahrhundert blieben uns drei Lehrbücher über Optik erhalten, die *Perspectiva communis* von Johanes Phtisanus, *die Optik* von Vitellion und vor allem die *Perspectiva* des englischen Mönchs Roger Bacon. Dieser war ein sehr guter Beobachter und der erste, der im Mittelalter auf die Kreuzung des Sehnervs hinwies. In seiner Theorie der Sinneswahrnehmung spricht er von einer intra-okularen Linse, kommt jedoch nicht auf den Gedanken, daß es sich dabei um die Sehlinse handeln könnte. Man kann allerdings sagen, daß er die Benützung von Brillen vorausgesehen habe, wenn er andeutet, daß alte Leute ein Vergrößerungsglas benötigten, um in der Nähe besser sehen zu können.

Wir haben schon darauf hingewiesen, daß im Altertum die Verwendung der Brille noch nicht bekannt war und daß die Legende der Brille Kaiser Neros nur auf einer falschen Deutung der Schriften des Plinius beruht. Wahrscheinlich stammt ihre Erfindung auch nicht aus China. Roger Bacon hatte zwar schon von der Verwendung eines Vergrößerungsglases beim Lesen gesprochen, aber erst seit dem 14. Jahrhundert verwenden Weitsichtige auch wirklich Brillen. Es gab jedoch ein Hindernis: man hatte noch kein absolut durchsichtiges Material gefunden. Zu Beginn benützte man Bergkristall und Aquamarin (Beryll); daher stammt auch das angelsächsische Wort *brill,* schließlich der alte französische Name »bérycles«, der dann zu »besicles« wurde. Offenbar fand man erst im venezianischen Glas ein Material von guter Durchsichtigkeit. Als einer der Erfinder der Brille kann um 1313 Alexander von Spira in Pisa gelten. Ihm ging 1280 Salvino von Armato voraus.

Die Verwendung von Brillen verbreitete sich ziemlich rasch, ebenso wie der Beruf des Optikers, der seit dem beginnenden 15. Jahrhundert in Venedig erwähnt wird. Ein Rezept spricht von »Steinen zum Lesen« und Herstellern von *ogliaros de vitro.* Man findet in Abrechnungen von Königen und bedeutenden Persönlichkeiten, aber auch in den Büchern der Geistlichkeit den Kauf von Brillen vermerkt. Die erste Darstellung von Brillen stammt aus dem 15. Jahrhundert; so zeigt das berühmte Triptychon von Van Eyck (1435) den Stiftsherrn Van de Paele mit Bandbrillen.

Seit dem 15. Jahrhundert wird das Tragen von Brillen allgemein gebräuchlich und nimmt rasch zu, ebenso die Anzahl der Brillenhändler. Es handelt sich vornehmlich um konvexe Gläser zur Korrektur der Presbyopie (Altersweitsichtigkeit). Seltsamerweise kann man nur schwer bestimmen, ab wann die Berichtigung der Myopie (Kurzsichtigkeit) durch konkave Gläser auftaucht, aber wahrscheinlich war es nicht vor Mitte des 18. Jahrhunderts, obwohl schon Kepler die Hypothese vertrat, daß sich beim Myopen das Bild vor der Retina bilde.

Die Korrektur von Astigmatismus durch zylindrische Gläser fand erst im Laufe des 19. Jahrhunderts Eingang; Kontaktlinsen kennt man seit Mitte des 20. Jahrhunderts.

Abbildung 1293 (gegenüber)
Heilung eines blinden Kindes. Livre des faiz de Monseigneur Saint Louis (»Buch der Taten des Monseigneur Ludwig des Heiligen«) von Henri de Perche, 15. Jh.
(Paris, Nationalbibliothek)
Diese Handschrift erzählt die Wunder, welche nach dem Tod des heiligen Ludwig auf seinem Grab geschahen. Hier wird ein Kind von sieben Jahren, Thomas genannt, dargestellt, das erblindet war und betteln mußte. Auf seine Bitte hin wurde es zum Grab des heiligen Ludwig geführt und erlangte hier das Augenlicht wieder.

Geschichte der Brille

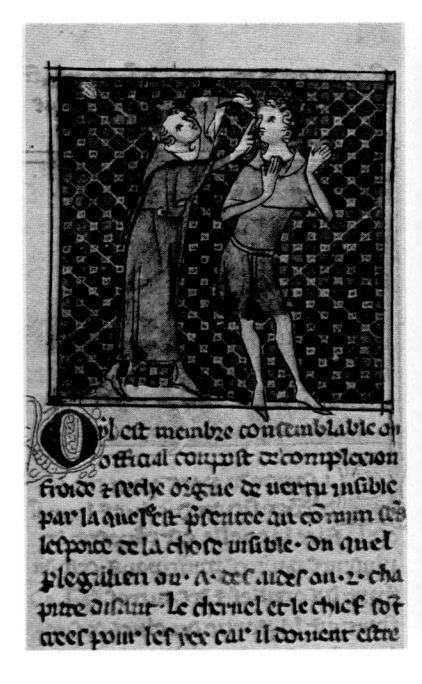

Abbildung 1294
Chirurgischer Eingriff am Auge. Operation eines Hornhautfleckes (?). Miniatur zur Illustration der Handschrift über Chirurgie von Henri de Mondeville aus dem 14. Jh.
(Paris, Nationalbibliothek, franz. Ms. 2030, fol. 17 V°)

Abbildung 1295
Die Brillen. Karikatur von Louis-Léopold Boilly (1761 bis 1845), Anfang des 19. Jh.s (Paris, Nationalbibliothek, Kupferstichkabinett)
Von der Lorgnette zum Zwicker, vom Fernrohr bis zur Brille — auf dieser satirischen Darstellung sind alle Verwendungsarten von Korrekturgläsern vereint.

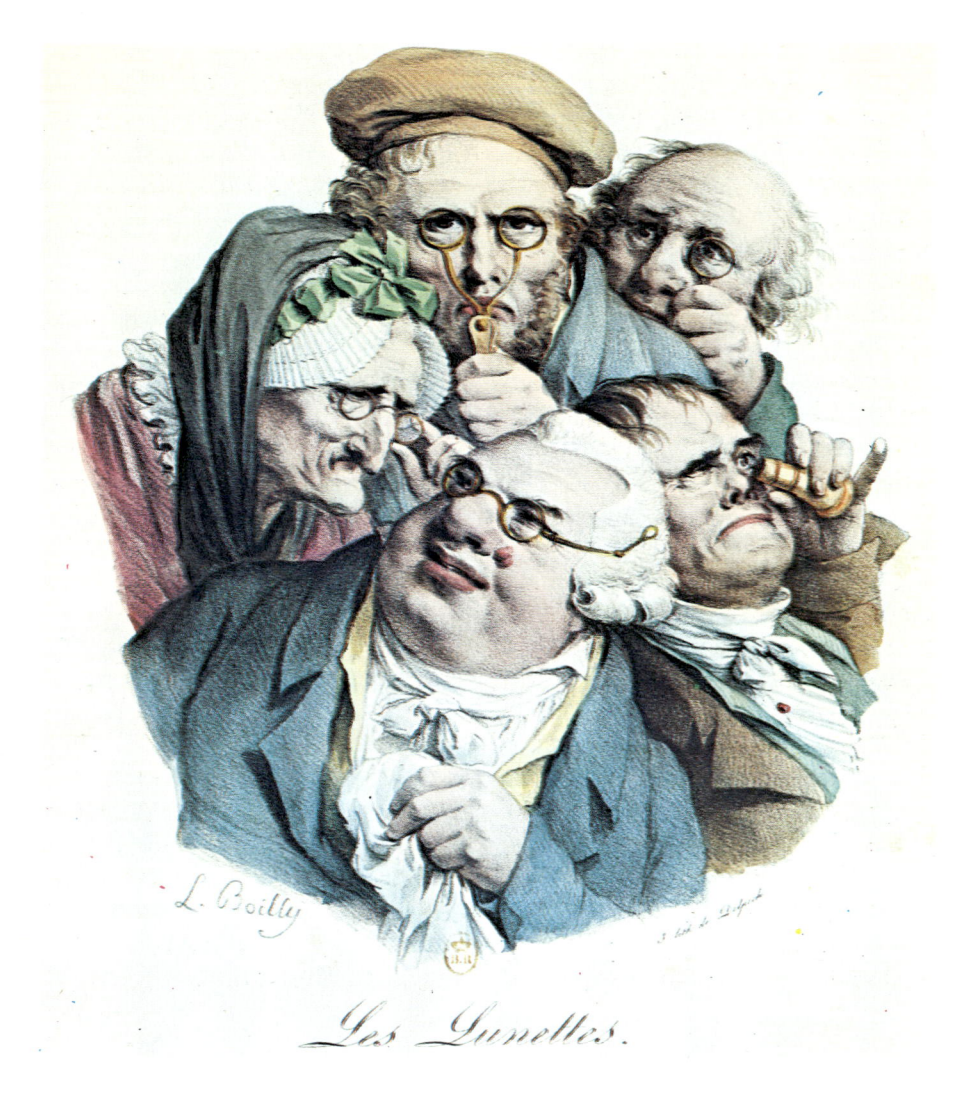

Das 16. und 17. Jahrhundert

Der klinischen Ophthalmologie war — wie in den vorangegangenen Jahrhunderten — nur ein geringer Fortschritt beschieden. Einen um so größeren Aufschwung nahmen die anatomische und die physiologische Augenheilkunde. Leonardo da Vinci untersuchte nicht nur die Anatomie des Augapfels, sondern auch seine Verbindungen zum Gehirn und die Physiologie der Sehfähigkeit, wovon viele seiner Manuskripte Zeugnis ablegen. Meibom beschrieb die Augenliddrüsen (1666), Ruysch wies nach, daß die Bindehaut keine Verlängerung der Hirnhaut ist und entdeckte außerdem die Ciliarkörper und die Zonulafasern sowie ihre Beziehung zur Chorioidea (Aderhaut). Die Augenmuskeln und der Glaskörper wurden von Falloppio mit großer Genauigkeit dargestellt. Kepler zeigte 1604, daß die Strahlen, die von verschiedenen Seiten in das Auge eindringen, durch die Linse auf der Netzhaut gesammelt werden, und stellte die Hypothese der Akkomodation auf. Diese gab Anlaß zu zahlreichen Untersuchungen; so befaßten sich unter anderen Descartes, Briggs und Scheiner damit.

Auch die Entwicklung der Augenchirurgie wurde vorangetrieben. Wenn sich auch Chirurgen wie Ambroise Paré kaum mit ihr auseinandersetzten, so sprach Fabricius von Aquapendente schon von der Verwendung von Augenprothesen.

Ab 1557 arbeiteten Lange und Bartich an einem Enukleationsverfahren des Bulbus (Ausschälung des Augapfels), indem sie mit Hilfe einer Schneidekürette eine echte Exenteratio bulbi (Herausnahme des Augapfelinhalts mit Erhaltung der Lederhaut) durchführten. Fabricius von Aquapendente verdanken wir die Verwendung von Augenschälchen für Augenbäder, aber auch die Kenntnis von der Trübung der Linse beim Star, die er bei alten Rindern beobachtete. Pierre Borel und Mariotte stellten fest, daß dies auch für den Menschen gelte (1651 und 1686). In Deutschland bestätigte Rolfinck die Hypothese der französischen Schule.

Das Zeitalter der Erneuerung

Am Ende des 17. und zu Beginn des 18. Jahrhunderts bricht ein neues Zeitalter für die Augenheilkunde an. Die Ophthalmologie wird als gesondertes Unterrichtsfach an den chirurgischen Schulen von Paris (1765) und wenig später auch von Montpellier (1788) eingeführt. Daviel wurde zum Leibaugenarzt von Ludwig XV. ernannt; ihm folgten die Brüder Grandjean.

Die Anatomie des Auges erforschten Ruysch, Haller und Fontana, der als erster wertvolle Untersuchungen über die Retina herausgab (1782). Zinn und Tenon beschrieben einerseits den Aufhängungsapparat der Linse, andererseits die Muskeln der Augenhöhle. Pourfour du Petit (1644—1741) untersuchte die Innervation der Iris durch den Halssympathikus. Auf dem Gebiet der Physiologie stellte Dalton (1797) die Theorie der Empfindung des Farbensehens auf, und Young untersuchte die Dispersion (verschiedene Brechung von Licht verschiedener Farben) und den Astigmatismus (1793).

Als wichtiger Vertreter der medizinischen Ophthalmologie muß Maître-Jan (1650—1730) genannt werden, der 1709 seine Abhandlung über den Katarakt und das Glaukom veröffentlichte. In diesem Werk findet man die erste Beschreibung einer Netzhautablösung, denn er bemerkt, daß nach einer Verletzung »eine Störung der inneren Teile des Auges« auftreten und daß die »Retina dann zerrissen und gequetscht« sein kann »und sogar ihre natürliche Stellung

Abbildung 1296
Eine Frau träufelt ein Augenheilmittel in das Auge eines Kranken. Miniatur aus dem 14. Jh. von Al-Hawi *oder* Liber continens *von Rhazes (850—923)*
Das Liber continens *ist eine arabische medizinische Enzyklopädie, die im Mittelalter oft in die lateinische Sprache übersetzt wurde.*
(Paris, Nationalbibliothek, lat. Ms. 6912, fol. 52 V°)

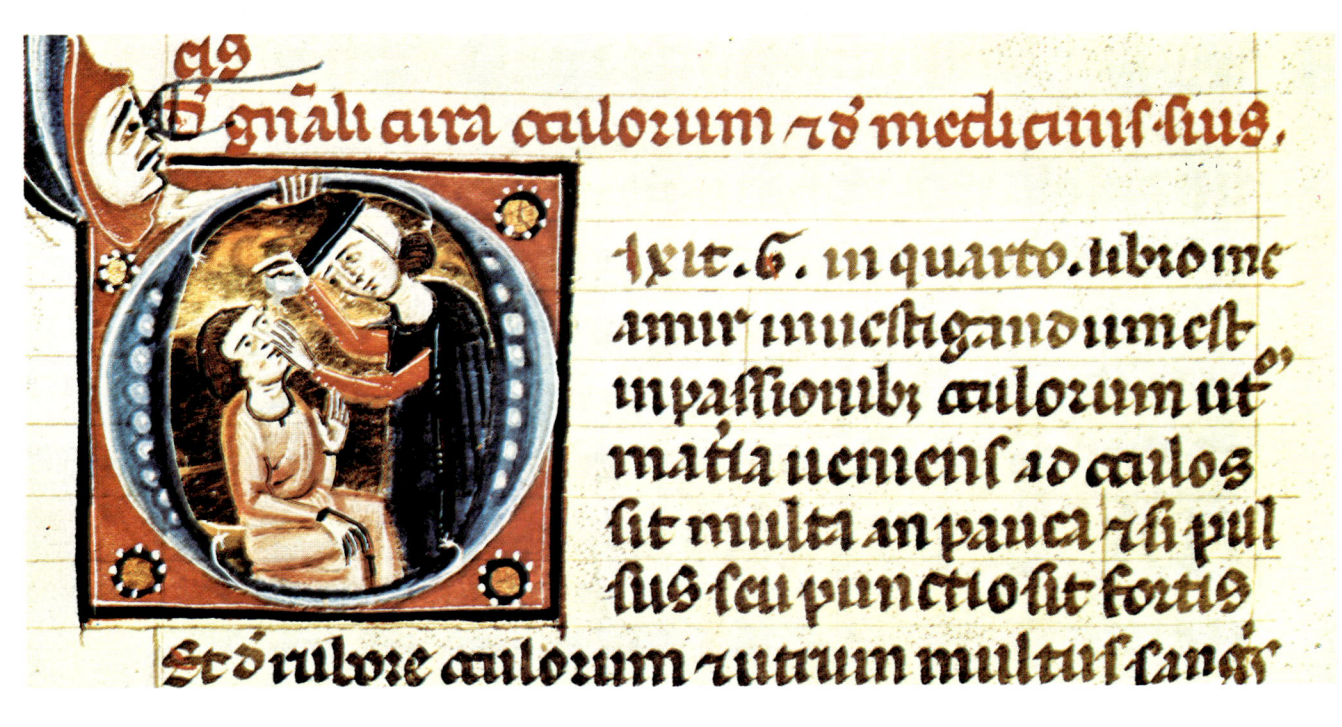

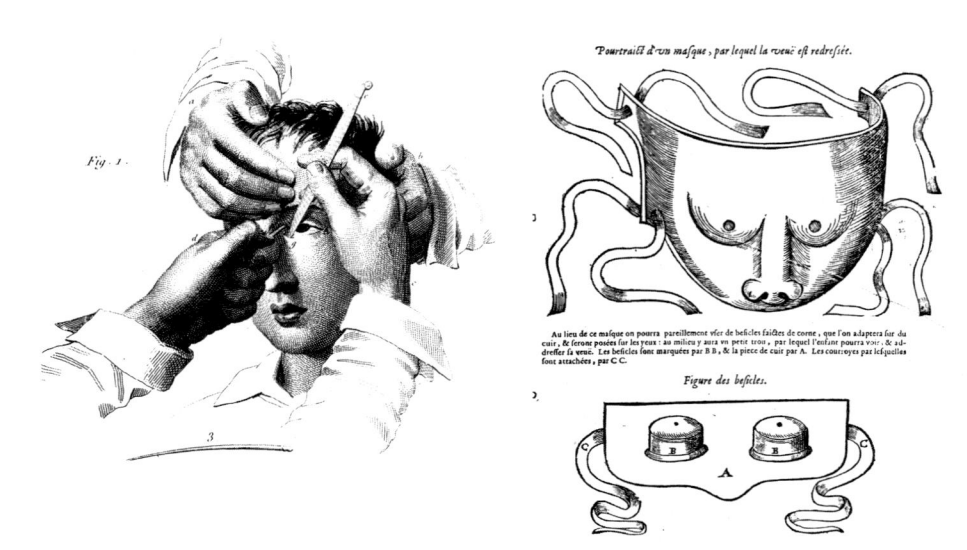

Abbildung 1297 (oben links) Operation der Tränenfistel. Stich aus Nouveaux Eléments de médecine opératoire *(Neue Elemente der Operationsmedizin) von A. L. M. Velpeau, Paris 1832. (Paris, Bibl. der Alten Med. Fakultät)*
Die Darstellung zeigt die zweite Operationsphase. Die Hohlnadel dringt in dem Maß weiter ein, in dem das Operationsmesser zum Ausgang zurückgezogen wird.

Abbildung 1298 (oben rechts) Ledermaske zur Korrektur des Strabismus bei Kindern. Abbildung aus den Werken von M. Ambroise Paré, *Paris 1575. (Paris, Bibl. der Alten Med. Fakultät)*
Diese Ledermasken zur Korrektur des Schielens bei Kindern enthalten keine Gläser, sondern sind nur von zwei Löchern durchbohrt. Da man damals über die Krankheitsursache und die Bedeutung der Augenmuskel für die Sehfähigkeit nicht Bescheid wußte, glaubte man an die Wirksamkeit dieser Masken.

Abbildung 1302 (gegenüber) Kataraktoperation. Stich aus dem Werk von Lorenz Heister: De cataracta, glaucomate et amaurosi tractatio, *Alfortii 1713. (Paris, Zentrum für ophthalmologische Dokumente der medizinischen Fakultät)*

verändert«. Die klinische Beobachtung bestätigte er durch die anatomische Beobachtung des Auges einer Kuh, das von einem »schwankenden Katarakt« befallen war. Er schloß daraus, daß der »schwankende Katarakt« beim Menschen nicht operierbar sei.

1722 erschien der *Nouveau traité des maladies des yeux* (Neues Lehrbuch für Augenkrankheiten) von Saint Yves, in dem wir viele vollständige Beschreibungen von Augenkrankheiten finden, unter anderem von den ersten alarmierenden Zeichen des chronischen Glaukoms, denen eine Schwächung der Sehkraft und eine Einengung des Gesichtsfeldes folgt. Saint Yves schrieb dies jedoch nicht einer Hypertension des Auges zu. Darauf wiesen erst die beiden englischen Augenärzte Taylor (1703—1772) und Woolhouse (1650—1734) hin, die den Augendruck durch Palpieren schätzten und feststellten, daß »die Überfüllung des Augapfels die Empfindung des unmittelbaren Sehorgans zerstört«. Sie empfahlen zur Behandlung dieser Hypertension die Punktion mittels eines Trokars (Instrument zur Entleerung von Flüssigkeiten aus Körperhöhlen). Diese Kenntnisse von der Bedeutung des Augenüberdrucks gerieten aber in Vergessenheit, bis sie von Demours dem Jüngeren 1818 wieder aufgegriffen wurden.

Zu Beginn des 18. Jahrhunderts wird das Spezialgebiet der Ophthalmologie in den verschiedenen Staaten West- und Mitteleuropas mehr und mehr verbreitet. Es wird nicht nur in Frankreich unterrichtet, sondern auch in Wien (1772), wo Platner und Heister vor allem die Anatomie des Auges studieren. In den Niederlanden publizierte Boerhaave eine ganze Reihe von Abhandlungen über die Augenheilkunde. Von einigen englischen Chirurgen, die versuchten, sich zu spezialisieren, erschienen ebenfalls Veröffentlichungen. In Italien entwickelte Anel (1679—1730) eine Methode des Katheterisierens der Tränenwege durch Sonden, die bis heute Verwendung findet. Die Erforschung der Pathologie der Tränenwege wurde einige Jahre später von Jean-Louis Petit und Le Cat (1752) weitergeführt.

Der wichtigste Fortschritt auf dem Gebiet der Augenchirurgie ist zwei großen Ärzten zu verdanken: Daviel und Pellier de Quensy. Jacques Daviel, in der Normandie geboren, war zuerst umherziehender Augenarzt und ließ sich dann in Marseille nieder, wo er 1745 zum erstenmal eine Linsenextraktion durchführte. Er schnitt die Hornhaut in der unteren Hälfte ein und vergrößerte bisweilen mit der Schere diesen Schnitt. Dann holte er, nachdem er die vordere

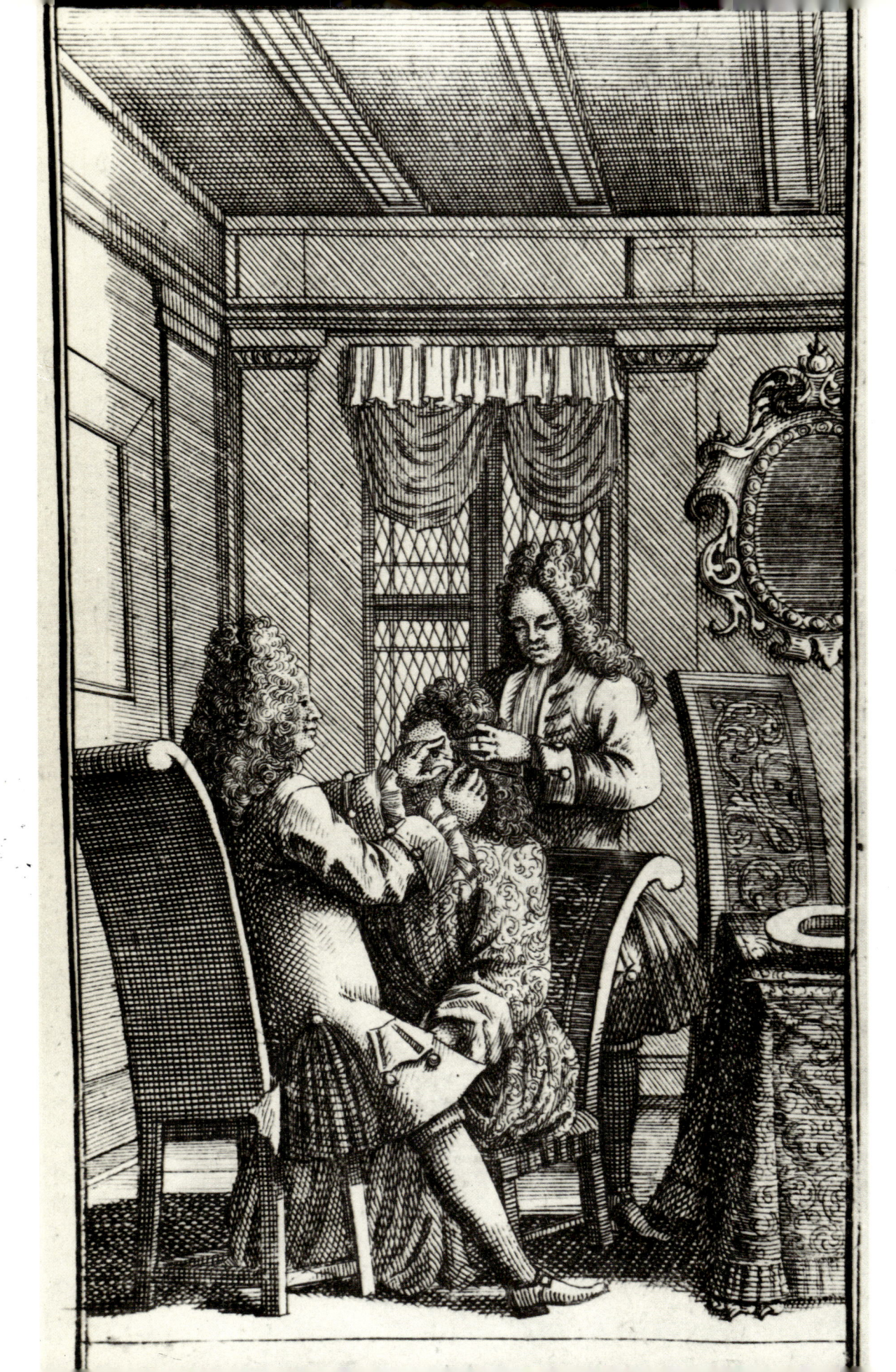

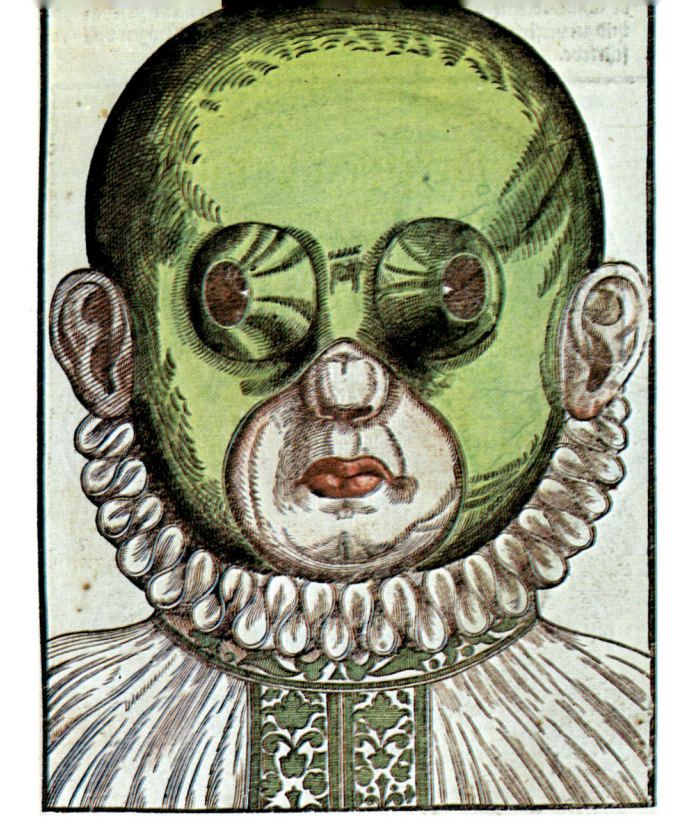

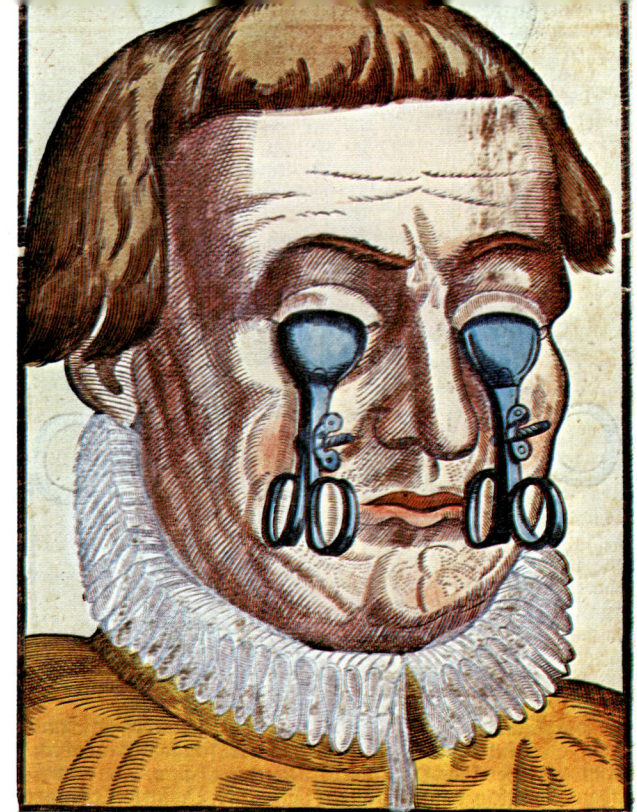

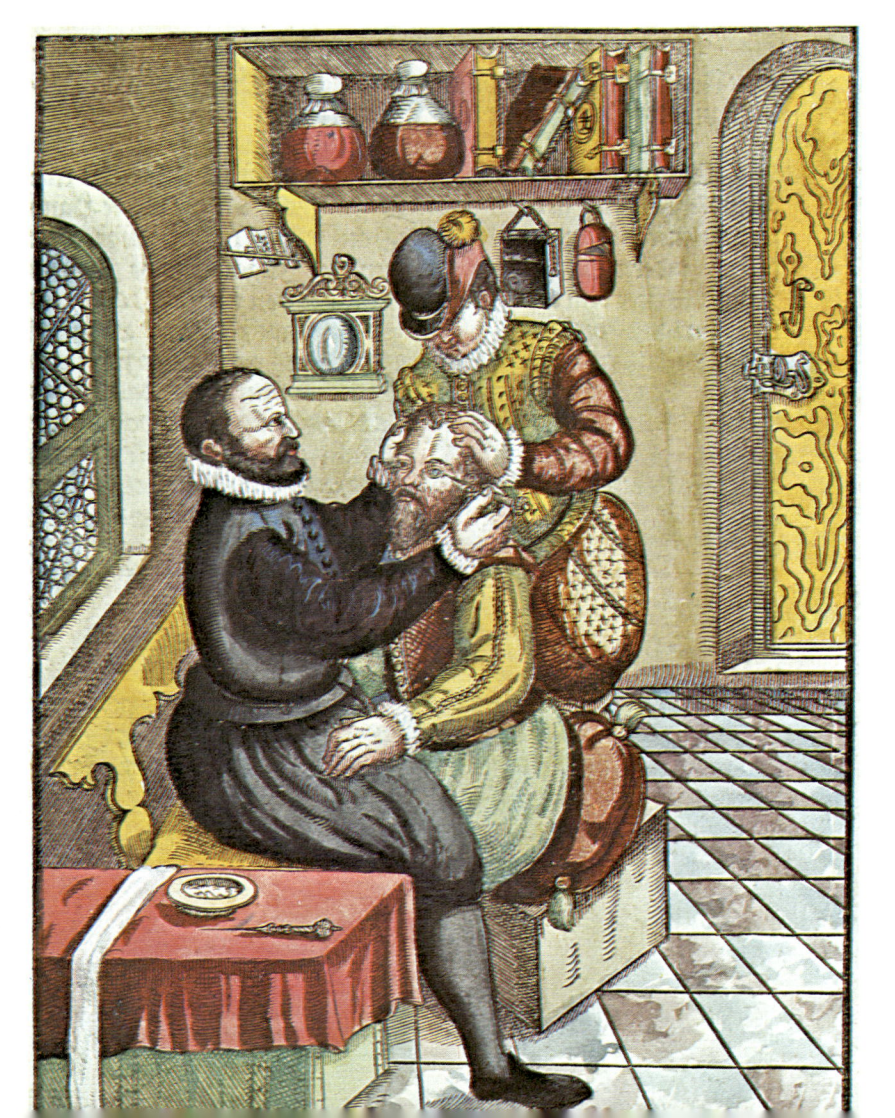

Abbildung 1299 (oben, links)
Eine andere Maske, die auf demselben Prinzip beruht, zur Korrektur des Strabismus. In diesem Fall wird die Maske nicht hinter dem Kopf zugebunden, sondern über den ganzen Kopf gezogen.

Abbildung 1300 (oben, rechts)
Behandlung eines Ektropion.

Abbildung 1301 (gegenüber)
Starstich.

Diese drei Stiche stammen aus dem äußerst seltenen Buch von Georg Bartisch: *Das ist Augendienst, Dresden 1583.*
(Paris, Zentrum für ophthalmologische Dokumente der medizinischen Fakultät)
Bartisch, Augenarzt des Herzogs August von Sachsen, vermittelt in seinem mit handbemalten Holzschnitten illustrierten Werk ein umfassendes Bild der Augenoperationen, die in der Renaissance durchgeführt wurden und von den in jener Zeit in der Ophthalmologie verwendeten Instrumenten.

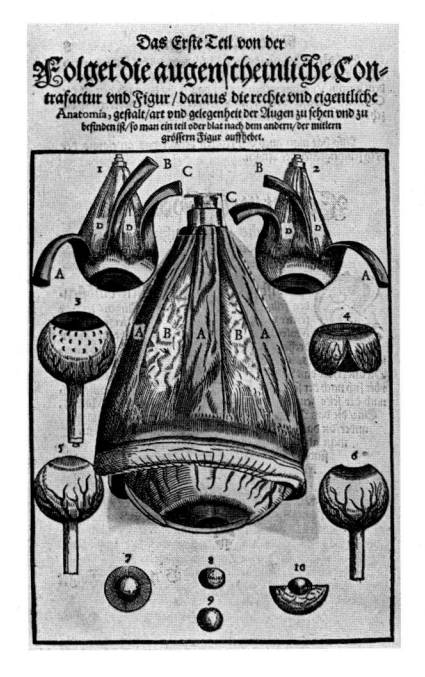

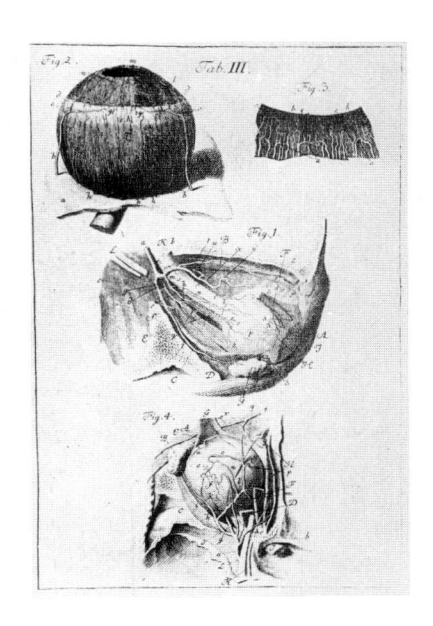

Abbildung 1303 (ganz links)
Anatomische Zeichnung aus dem Buch von Bartisch, das auf Seite 1233 erwähnt wird.
Die anatomischen Graphiken hat Bartisch meist selbst gezeichnet. Sie sind stark von Vesal inspiriert.

Abbildung 1304 (links)
Arterien und Venen des Auges. Stich aus dem Buch von J. G. Zinn: Descriptio anatomica oculi humani..., *Göttingen 1755. (Paris, Bibl. der Alten Med. Fakultät)*
Dem deutschen Anatomen Zinn (1727—1759) verdanken wir die Beschreibung der Sehne und des sogenannten Zinnschen Gefäßringes.

Linsenkapsel geteilt hatte, die Rindenmasse und den Kern des Katarakts heraus. Als er 1753 seine Technik und deren Ergebnisse veröffentlichte, konnte er auf hundertachtzig Erfolge bei zweihundertsechs durchgeführten Operationen hinweisen. Obwohl seine Methode anfangs nicht mit einstimmiger Begeisterung aufgenommen wurde, setzte sie sich doch schon bald mit einigen Veränderungen, wie dem Einschnitt der oberen Hälfte der Hornhaut, durch. Im großen und ganzen aber gilt er durch sein Verfahren und den Einsatz bestimmter Instrumente als der Begründer der Kataraktextraktionen, die schon bald die alte Methode des Starstichs verdrängte. Pellier de Quensy, Augenarzt in Montpellier und Zeitgenosse von Daviel, war ebenfalls ein geschickter Chirurg und trug viel zur Verbreitung der von Daviel entwickelten Methode der Linsenextraktion bei. Außerdem schrieb er Lehrbücher über die Augenheilkunde und die Augenchirurgie, wobei er die Techniken und die notwendigen Instrumente angab. In einem dieser Bücher beschrieb Pellier zum erstenmal seinen Versuch einer Hornhautübertragung an einem Tier. Er wollte das getrübte Hornhautzentrum herausnehmen und es durch eine genähte Glashornhaut ersetzen. Dieser Versuch mußte natürlich fehlschlagen.

Gegen Ende des 18. Jahrhunderts wurde nach der Ägyptenexpedition von Napoleon Bonaparte durch Soldaten, die vom Trachom befallen waren, diese schwere Augenkrankheit nach Europa eingeschleppt. Die granulierende Konjunktivitis, ein häufiger Grund für Erblindung, war sicher im Altertum und auch in den arabischen Ländern schon erkannt worden, aber durch ihr Eindringen in Europa wurde sie noch besser untersucht. Sie konnte jedoch auch hier erst im Laufe des 20. Jahrhunderts beherrscht werden und führt im Orient auch weiterhin noch häufig zur Blindheit.

Wir haben bereits darauf hingewiesen, daß seit 1765 in Frankreich, genauer in Paris und in Montpellier, Ophthalmologie unterrichtet wurde; durch die Revolution und die Neuordnung der medizinischen Studien wurde jedoch diese Entwicklung unterbrochen, und Wien übernahm die führende Rolle auf diesem Gebiet. Die Wiener Schule erlangte am Ende des 18., aber vor allem zu Beginn des 19. Jahrhunderts einen weltweiten Ruf und beeinflußte ganz Europa.

Unterricht und Krankenhausbehandlung im 19. Jahrhundert

Abbildung 1305
Die Augenheilquelle in Feplitzl. Stich aus der ersten Hälfte des 19. Jh.s
(Paris, Nationalbibliothek, Kupferstichkabinett)
Bis zur Entdeckung einer wissenschaftlichen, wirksamen Chemotherapie blieben Thermalquellen ein Allheilmittel für alle Krankheiten.

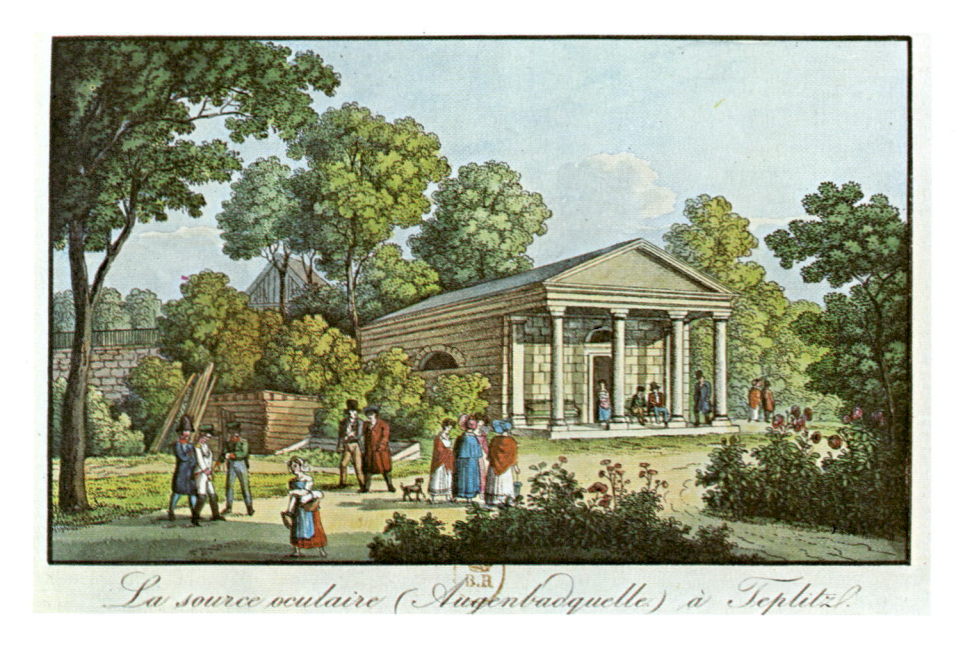

Abbildung 1306
Versuch einer Blindenschrift von Knie aus Breslau, Deutschland, 1837.
(Paris, Zentrum für ophthalmologische Dokumente der medizinischen Fakultät)

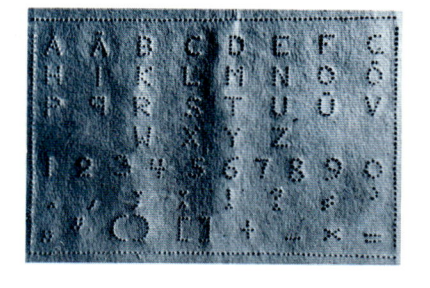

In Frankreich fand der Unterricht halboffiziell an Privatkliniken statt. Dort lehrten französische Augenärzte, wie zum Beispiel Parinaud, Parrent und Abadie, aber auch naturalisierte Franzosen wie Galezowski, de Wecker und Landolt.

Erst 1880 wurde in Paris ein Lehrstuhl für Ophthalmologie gegründet, den zuerst Panas und nach ihm Lapersonne einnahm. Ungefähr zur gleichen Zeit, 1881, wurde auf Anregung von Gambetta hin am Staatskrankenhaus von Quinze-Vingts eine ambulante Abteilung und eine für stationäre Behandlung eingerichtet. Zu Beginn des 20. Jahrhunderts trennte die öffentliche Fürsorge die Augenheilkunde von der allgemeinen Chirurgie und beschloß eine gesonderte Auswahlprüfung (1900). Unter dem Einfluß von Victor Morax, der sie als Bester absolvierte, baute die öffentliche Fürsorge eine moderne Abteilung für Ophthalmologie an das Krankenhaus Lariboisière an (1907). Wenig später entstand in Paris eine private Organisation für Konsultationen und Spitalversorgung: die ophthalmologische Stiftung Adolphe-de-Rothschild (1905).

Zu Beginn des 19. Jahrhunderts fing man übrigens schon an, sich Kenntnisse über Hilfeleistungen und Unterweisungen von Blinden anzueignen. Braille (1809—1852) entwickelte die Methode des Fingerlesens. Es wurden Schulen für junge Blinde gegründet, die auf der ganzen Welt Nachahmung fanden.

Im Laufe des 19. Jahrhunderts entwickelte sich die moderne Augenheilkunde auf allen Gebieten, anatomisch, physiologisch ... mit ihren praktischen Anwendungen: klinisch, medizinisch-chirurgisch und optisch. Wenn die Ophthalmologie vom gesamten medizinischen und chirurgischen Fortschritt im Laufe des 19. und 20. Jahrhunderts profitieren konnte, so haben doch auch rein ophthalmologische Erkenntnisse wichtige Anwendungsbereiche in der Allgemeinmedizin gefunden. Man mußte auf diese Entwicklung allerdings bis zum zweiten Drittel des 20. Jahrhunderts warten.

Das 19. Jahrhundert verdankte einen Großteil seiner Entwicklung auf diesem Gebiet der Erfindung des Augenspiegels von H. von Helmholtz (1851), eines Instruments, das als erstes die Endoskopie eines lebenden Organs erlaubte. Seither konnte man Verletzungen der Retina, der Aderhaut und des Sehnervs, ebenso wie die Trübung der transparenten Augenflüssigkeit direkt betrachten. Kurz nach Fertigstellung des Augenspiegels durch Helmholtz wurde dieser von Follin vereinfacht und handlicher gestaltet. Diese Untersuchungen des Augenfundus erwiesen sich als sehr bedeutend, nicht nur für die Diagnose von Augenkrankheiten, sondern auch, um andere Diagnosen aufzustellen und den Verlauf von anderen Krankheiten, vor allem von neurologischen und endokrinologischen, zu verfolgen.

Bald danach wurden Atlanten und Lehrbücher veröffentlicht, welche die Augenerkrankungen, eingeteilt nach verschiedenen Aspekten, zeigten. Wir nennen nur zwei davon: den Atlas von Graefe und, wenig später, jenen von Bouchut, *Ophtalmoscopie medicale et cérébroscopie* (medizinische Ophthalmoskopie und Cerebroskopie, 1876).

Die fortschreitenden Kenntnisse in der Ophthalmologie, schon vor der Erfindung des Augenspiegels und noch viel mehr danach, veranlaßten die Augenärzte, untereinander Verbindungen aufzubauen, und so entstanden Zeitschriften und naturwissenschaftliche Gesellschaften. Die *Annales d'oculistique* (Annalen der Augenheilkunde) erschienen 1838 zum erstenmal, die *Revue d'ophtalmologie* (Ophthalmologische Zeitschrift) im Jahr 1871 und die *Archives d'ophtalmologie* (ophthalmologische Archive) 1887. In Deutschland, England und Italien wurden ebenfalls Fachzeitschriften gegründet. Die französische augenärztliche Gesellschaft wurde 1883 ins Leben gerufen, die ophthalmologische Gesellschaft von Paris im Jahre 1888. Seit dem 19. Jahrhundert

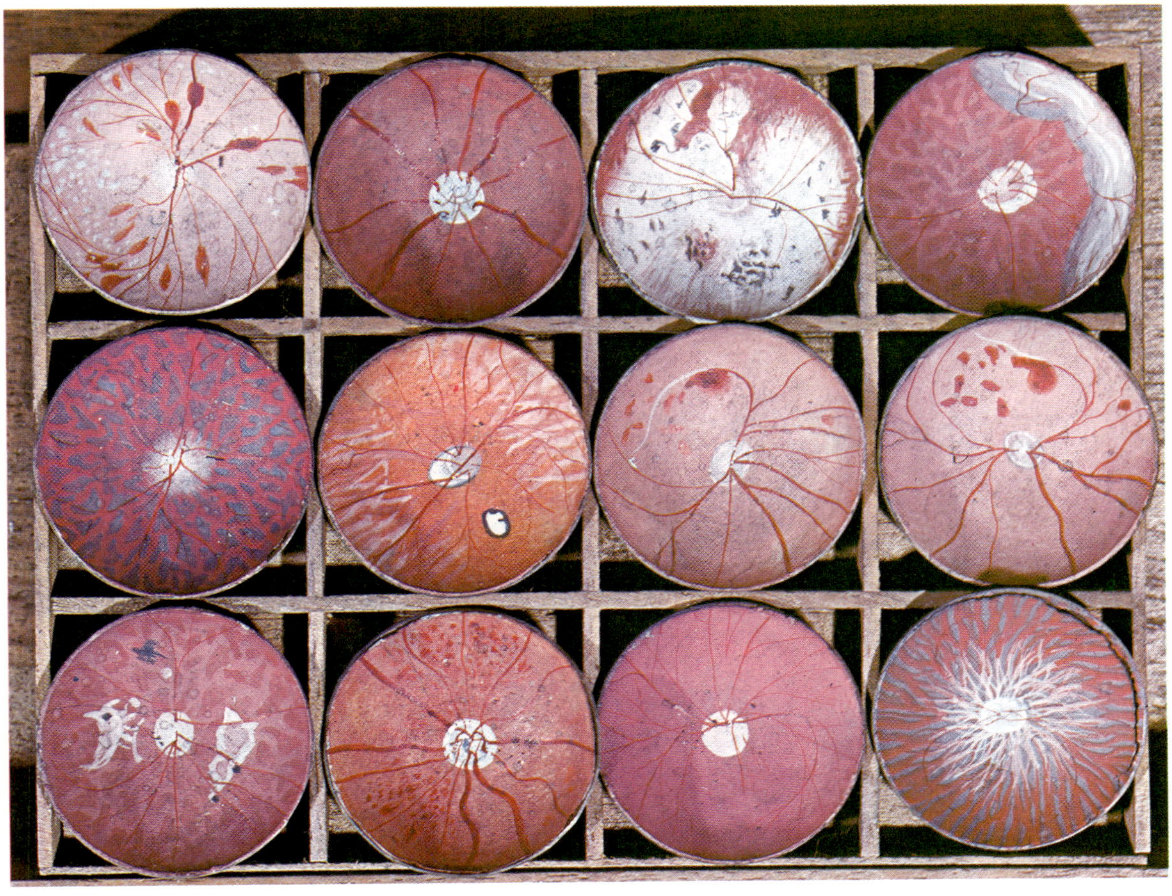

Abbildung 1307
Modelle des Augenfundus, die verschiedene pathologische Zustände zeigen und für die Unterweisung der Augenheilkunde bestimmt sind. 19. Jh.
(Paris, Museum für Geschichte der Medizin)

1203

werden auch internationale Kongresse für Augenheilkunde abgehalten, zu denen alle vier Jahre die Augenärzte der ganzen Welt kommen.

Da unser Raum beschränkt ist, greifen wir nur die wichtigsten Neuerungen auf dem Gebiet der Ophthalmologie im 19. und 20. Jahrhundert heraus.

Die Untersuchung des Auges

Wir haben schon die hervorragende Bedeutung des Augenspiegels nach Helmholtz erwähnt. Bei der ophthalmoskopischen Untersuchung wurde der Augenhintergrund beleuchtet und durch ein Vergrößerungsglas von + 12 Dioptrien betrachtet. So hatte man ein weites Beobachtungsfeld, aber ein umgekehrtes Bild der Retina. Durch Schrägstellung des Spiegels wurde es möglich, nach Erweiterung der Pupille die Netzhaut direkt und als aufrechtes Bild, vergrößert, aber dafür nur in einem kleinen Ausschnitt, zu beobachten. Erst in den ersten Jahren des 20. Jahrhunderts entwickelten Amerikaner, vor allem May, einen Augenspiegel, der mit einer kleinen elektrischen Lampe ausgestattet war, welche direkt den Fundus beleuchtete. Dieser Augenspiegel, durch den man ein aufrechtes Bild sieht und der heute fast ausschließlich verwendet wird, wurde oft nachgebaut und verbreitete sich besonders nach dem Ersten Weltkrieg. Eine noch perfektere Untersuchung des aufrechten Bildes der Retina wurde durch die Entwicklung von großen, auf Stativen stehenden Augenspiegeln, nach Modellen von Gullstrand und Thörner (1930—1931), möglich. Die Beleuchtung der Pupille durch das Handophthalmoskop und mit Hilfe eines flachen Spiegels erlaubte die Untersuchung der Lichtbrechung des Auges und die Berechnung des Ametropiegrades (Myopie, Hypermetropie, Astigmatismus) nur durch die Veränderung von Licht und Schatten in der Pupille (Skiaskopie — Schattenprobe). Dank dieser Pupillenuntersuchungen kann man

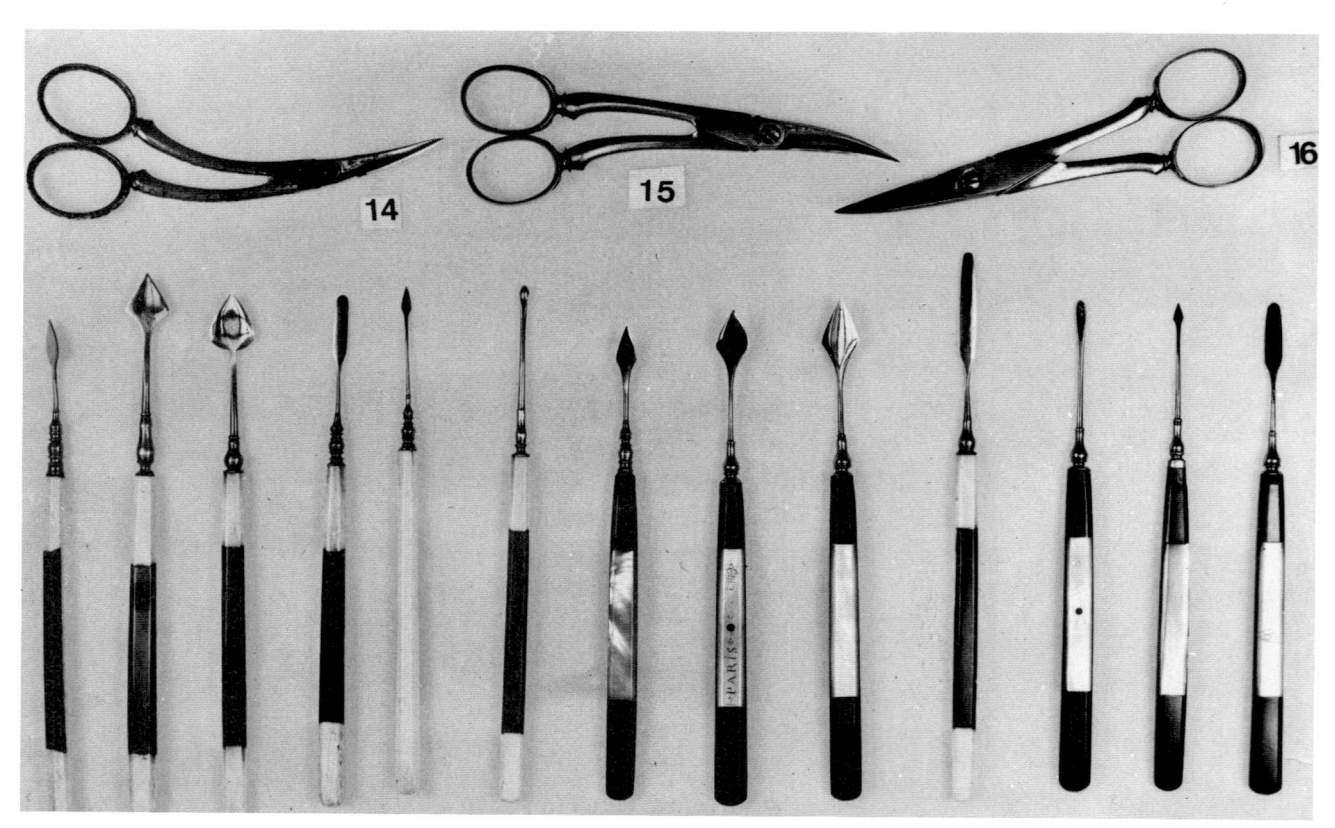

*Abbildung 1308
Bestecktasche von Daviel mit den Instrumenten für eine Staroperation. 18. Jh.
(Paris, Museum für Geschichte der Medizin)
Jacques Daviel (1696—1762) ersetzte den traditionellen Starstich durch die Operationstechnik der Linsenextraktion, die viel erfolgreicher und wirksamer war. Beim Starstich waren nämlich die postoperativen Komplikationen wegen der aufkommenden Infektion und der Gefahr des Wiederauftretens des Kataraktes oft verheerend.*

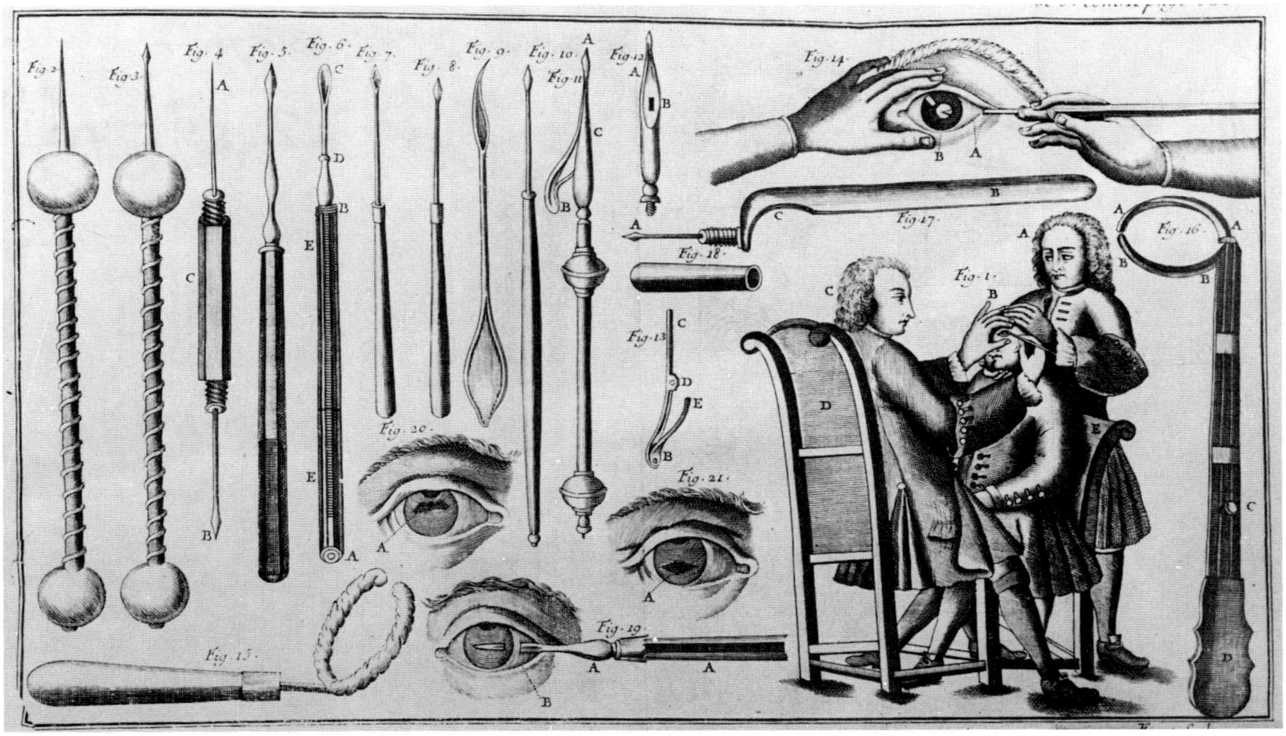

auch Störungen der Augenflüssigkeit erkennen und sogar einen Riß der Retina bei Netzhautablösung sehen.

Im zweiten Drittel des 20. Jahrhunderts wurde die Erforschung des Augeninneren noch durch die Kammerwinkeluntersuchung (Gonioskopie), die Trantas (1928) befürwortete, und mit Hilfe eines speziellen Kontaktglases von Koepee und Uribe Troncoso (1924—1925) vervollständigt.

Die Photographie des Augenfundus, die zum erstenmal 1862 von Noyès in New York versucht wurde, erlaubte es den Amerikanern viel später (1960), das Bild der Chorioretinitis (Ader- und Netzhautentzündung) festzuhalten. Daraus entstand dann die Technik der Fluoreszenzangiographie, die immer mehr perfektioniert wird. Bei intravenöser Einspritzung von Fluoreszein ist es möglich, die kleinsten normalen und pathologischen Gefäßbildungen in der Retina, der Aderhaut und den Sehnerven zu entdecken.

So wichtig auch die Untersuchung des Augenfundus ist, so muß sie doch durch die Erforschung der äußeren Augenhüllen und der transparenten Augenflüssigkeit begleitet werden.

Lange Zeit führte man nur direkte Untersuchungen mit Hilfe eines indirekt einfallenden Lichtstrahls durch. 1863 versuchte de Wecker Hornhautverletzungen mikroskopisch zu untersuchen, jedoch ohne wertvolle Ergebnisse. Erst 1911 ließ der Schwede Gullstrand eine Spaltlampe und das Biomikroskop bauen, das heute bei der augenärztlichen Untersuchung nicht mehr wegzudenken ist.

Die Röntgenaufnahme, 1895 von Röntgen erfunden, wurde schon sehr bald zur Erforschung des lebenden Auges eingesetzt, zuerst vor allem zur Auffindung und Lokalisierung von Fremdkörpern, die ins Auge eingedrungen waren, und um eine elektromagnetische Extraktion magnetisierbarer Fremdkörper zu versuchen.

Abbildung 1309
Darstellung der Instrumente, die für die Staroperation benötigt werden, des Kranken, der von einem Gehilfen festgehalten wird, und des Chirurgen, der zur Operation bereit ist. Stich zur Illustration der Institutiones chirurgicae *von Lorenz Heister. Amsterdam 1739. (Paris, Zentrum für ophthalmologische Dokumente der medizinischen Fakultät)*

1205

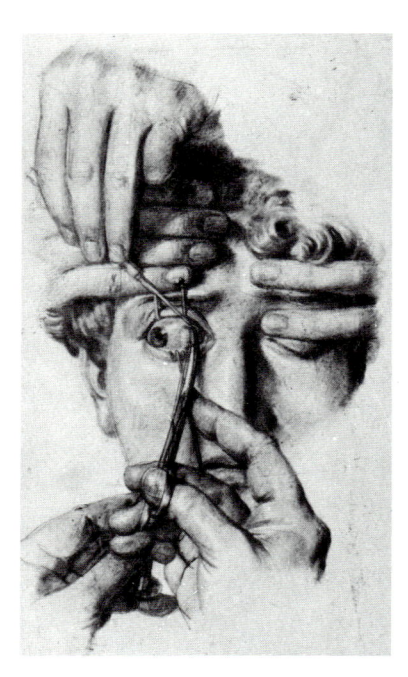

*Abbildung 1310
Schieloperation nach dem Verfahren von J. F. Dieffenbach (1792—1847). Originalzeichnung von N. H. Jacob (eines Schülers von David) für das Werk* Traité complet de l'anatomie de l'homme... *(Vollständiges Lehrbuch der menschlichen Anatomie) von J. B. Bourgery, 1832—1854.
(Paris, Bibl. der Alten Med. Fakultät, Ms. 81)
Johann-Friedrich Dieffenbach, Chirurgieprofessor in Berlin, entwickelte zahlreiche neue Operationsverfahren.*

*Abbildung 1311
Verschiedene im 19. Jh. angewandte Verfahren der Schieloperation. Figur 10 zeigt den Lidhalter von Charrière, Hersteller chirurgischer Instrumente, der im 19. Jh. sehr modern war.
J. B. Bourgery und Claude Bernard,* Traité complet de l'anatomie de l'homme..., *2. Auflage, Paris 1866—1871, Bd. VII.
(Paris, Bibl. der Alten Med. Fakultät)*

Die Erforschung der Augenhöhle durch Röntgenstrahlen bei Verletzungen oder Neubildungen wurde durch die intra-orbitale Injektion von Kontrastmitteln, darunter auch Lufteinspritzungen, wesentlich erleichtert (1955).

Seit ungefähr fünfzehn Jahren haben Forschungen nach neuen Methoden bei der Augenuntersuchung wertvolle Ergebnisse erzielt. Eine besonders wirkungsvolle Untersuchung in der Diagnose von okular-orbitalen Neubildungen erlauben die *Echographie* und die Verwendung von Radio-Isotopen (1954).

Erst gegen Ende des 19. Jahrhunderts begann sich eine wichtige Untersuchungsmethode durchzusetzen, nämlich die präzise Messung des Augendrucks, welche die Erkennung und die Verfolgung der Entwicklungsstadien des Glaukoms erlaubt.

Im 18. und zu Beginn des 19. Jahrhunderts wurde die Tonometrie (Spannungsmessung des Auges) anfangs digital durchgeführt. 1863 versuchte Donders diese Messung mit einem neuen Instrument. Die ersten Tonometer wurden 1872 von Snellen hergestellt, aber erst mit dem Gerät von Schiötz (1905) wurde die Tonometrie zu einer allgemein angewandten Praktik.

Seither wurden zahlreiche Methoden entwickelt, darunter jene von Paul Bailliart 1920. Seit 1970 kann bei dieser Messung eine größere Präzision mittels Aplanationstonometern in Verbindung mit dem Biomikroskop erzielt werden.

Neben der objektiven Untersuchung des Augapfels entwickelte sich im 19. und 20. Jahrhundert eine immer genauere Erforschung der Sehfunktionen.

Die Lichtbrechung und die Verschreibung von Brillen wurden sorgfältig beachtet. 1854 arbeitete v. Jaeger eine Leseprobetafel für Weitsichtigkeit mit immer größer werdenden Buchstaben aus. 1862 nahmen Snellen und Giraud Teulon als Meßeinheit für die Buchstaben einen Winkel von einem Grad an, unter dem sie gesehen werden. Monoyer führte Ende des 19. Jahrhunderts eine

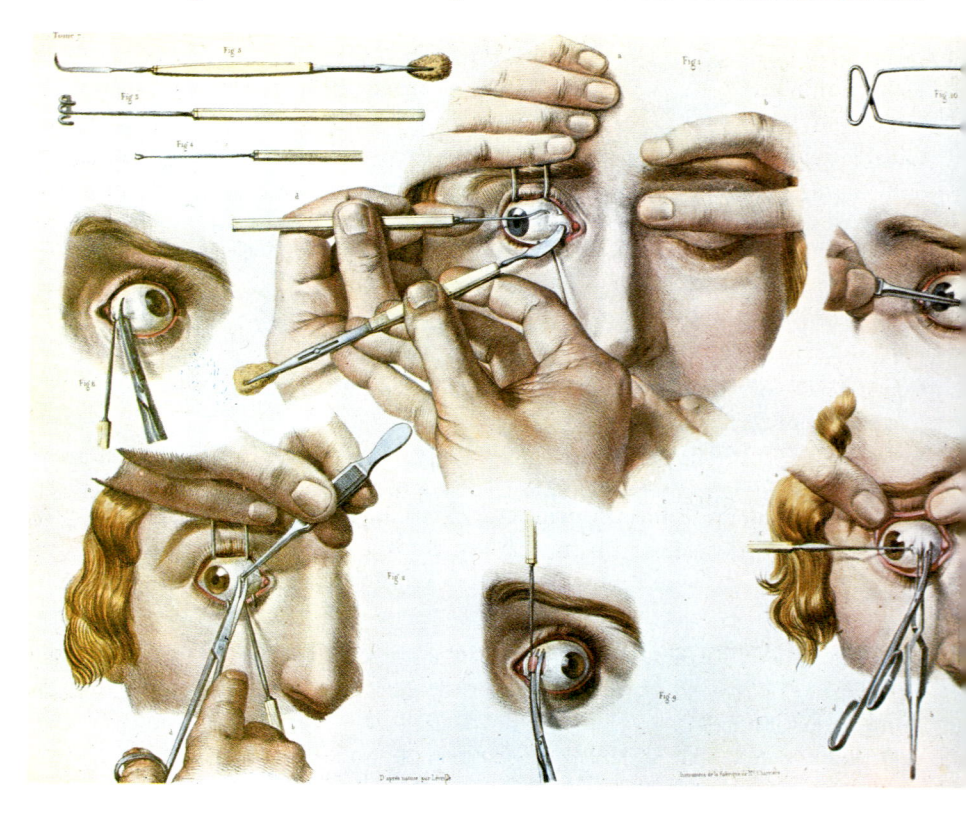

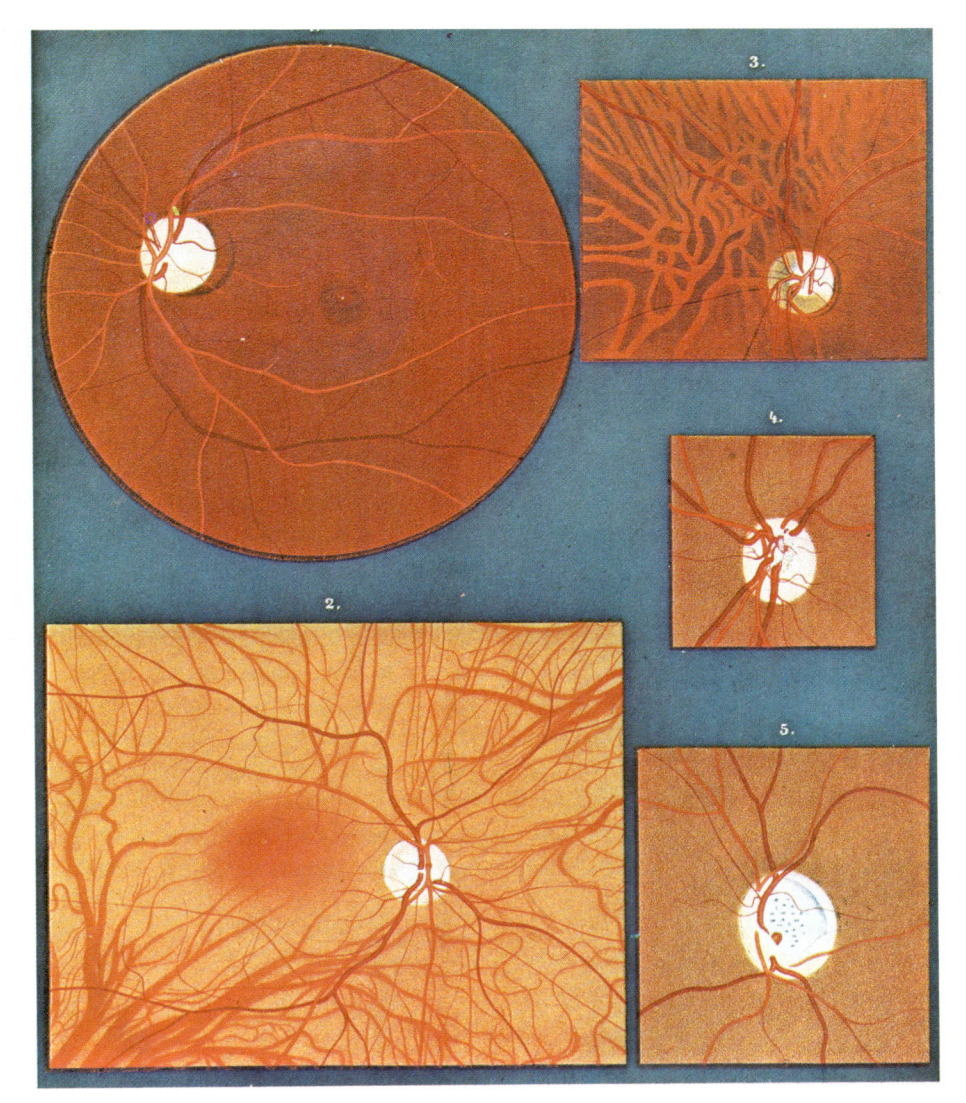

Abbildung 1312
Darstellung der normalen Augenfundi mit individuellen Farb- und Formabweichungen der Pupille. Figur 1 zeigt den Augenfundus eines schwarzhaarigen und schwarzäugigen Menschen, Figur 2 jenen eines blonden und blauäugigen. Stich aus dem Atlas d'ophtalmoscopie *(Atlas der Ophthalmoskopie) von R. Liebreich, Paris 1870. (Paris, Bibl. der Alten Med. Fakultät)*

Leseprobetafel mit Dezimalsystem ein. Die von ihm aufgestellten Sehzeichen haben verschiedene Formen: Buchstaben, unvollständige Ringe und Quadrate, Bilder für Analphabeten usw. Damals wurden auch Leseprobetafeln für Kurzsichtigkeit (Parinaud) und Skalenscheiben zur Korrektur von Astigmatismus (Parent) entwickelt.

Die Untersuchung und Messung der Refraktion und des Grades und der Bedeutung der Ametropie (Refraktionsanomalie) wurde von Guignet 1873 ausgearbeitet. Die Messung wurde durch Untersuchung des Schattens des auf die Oberfläche der Pupille projizierten Lichts durchgeführt (Skiaskopie), indem vor dem Auge, das untersucht wurde, ein Meßstab mit immer stärker werdenden Gläsern vorbeigeführt wurde (Skiaskopischer Meßstab von Parent). Der Hornhautastigmatismus wurde durch die Untersuchung mittels des Optometers von Javal bestimmt. In unserer heutigen Zeit jedoch haben die Refraktometer das Verschreiben von Brillen wesentlich erleichtert. Außerdem wurde, nach den ersten Korrekturversuchen der Ametropie durch Kontaktgläser (1882), diese Methode in den letzten Jahren, nach den Arbeiten von Haas in Deutschland und in Amerika, entscheidend verbessert. Die Ersetzung des Glases durch

Abbildung 1313 (oben) Halluzinationen aus dem Werk Mémoire sur les aveugles, la vue et la vision *(Erinnerungen über Blinde, die Sehkraft und die Vision) von A. G. Schwenger (Amsterdam 1800), die Erzählung über einen Nimbus, der von J. Haygarth, am 13. Februar 1780, in England beobachtet wurde. (Paris, Zentrum für ophthalmologische Dokumente der medizinischen Fakultät)*

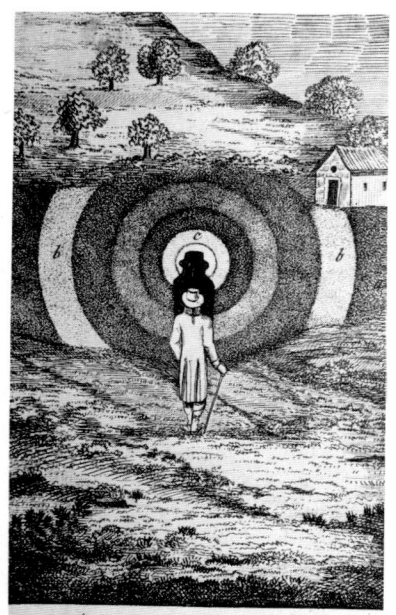

Kunststoff in Form feinster Hornhautlinsen, die fest oder biegsam sein können, hat Herstellung und Verträglichkeit wesentlich erleichtert.

Die Untersuchung des Gesichtsfeldes, das für die Ophthalmologie und für die Neurologie sehr wichtig ist, wurde in der zweiten Hälfte des 19. Jahrhunderts zunächst mittels des perimetrischen Bogens von Landolt durchgeführt. Aber bei dieser Methode konnte nicht genügend Genauigkeit hinsichtlich der Größe und der Hintergrundbeleuchtung des Bogens und des Zeigers erreicht werden. Erst in der ersten Hälfte des 20. Jahrhunderts, nach den von Ferree und Rand (USA) durchgeführten Arbeiten, kam es zu einer Festlegung von Gesetzmäßigkeiten bei der Erforschung des Gesichtsfeldes dank des Halbkugelperimeters von Goldmann aus Bern (1945). Dies wurde zum Ausgangspunkt für verschiedene andere Modelle. Gleichzeitig wurden präzise Untersuchungen der Zentralskotome und jener des übrigen Gesichtsfeldes durchgeführt.

Seit dem 18. Jahrhundert war das Farbsehen vom physiologischen Standpunkt aus untersucht worden, erst später aber konnte durch klinische Forschungen eine Methode zur einfachen Bestimmung verschiedener Farbsinnesstörungen entwickelt werden. Ein erster Versuch auf diesem Gebiet wurde mit Hilfe von farbigen Wollfäden durchgeführt, die der Kranke dem Farbspektrum gemäß anordnen sollte (Holmgren). Erst um 1930 erleichterten die Arbeiten von Pollack in Frankreich und vor allem die Erstellung pseudo-isochromatischer Farbtafeln von Ishi Hara die exakte Bestimmung dieser Farbsinnesstörungen beträchtlich. In den letzten Jahren wurde die Diagnose durch die Tests von Farnsworth noch genauer.

Gleichzeitig mit den klinischen Untersuchungen der Achromatopsie entwickelten sich auch dank der Adaptometer Methoden zur Analyse der Dunkeladaptation.

Alle diese Erforschungen der Sehfunktionen, der Sehschärfe und der Korrektur von Refraktionsanomalien, von Störungen beim Farbsehen und bei der Adaptation haben in den letzten vierzig Jahren mit der steigenden Zahl von Fahrzeuglenkern, Flugzeugpiloten und der Entwicklung der Marine und des Eisenbahnwesens stark an Bedeutung gewonnen, da das schnelle Erkennen optischer Signale bei verschiedenen Lichtverhältnissen immer wichtiger wird.

Die elektrische Untersuchung der Retina und ihre normale und pathologische Reaktion bei Lichtreiz *(Elektroretinographie)* wurde um 1940 von Granit und später von Karpe ausgearbeitet und seither von zahlreichen Forschern diesseits und jenseits des Atlantiks sowie in Japan weiterentwickelt.

Die Sehfunktionen wurden verständlicherweise besonders aufmerksam studiert, ebenso aber auch die Bewegungen des Augapfels und das Problem des Strabismus (Schielen), seine Ätiologie und Behandlung und seine Beziehung zur Behandlung einseitiger Schwachsichtigkeit, die so oft beim Schielen auftritt.

Die Ergebnisse dieser Untersuchungen konnten seit 1839 durch operative Eingriffe in die Praxis umgesetzt werden. Zu jener Zeit, ebenso wie in den vorangegangenen Jahrhunderten, beschränkte sich die Heilerziehung auf das Tragen einer Maske vor einem Auge. Aber die im 19. Jahrhundert immer genauer werdenden Kenntnisse der Physiologie der Augenbewegung, des binokularen Sehens und der oft einseitigen Refraktionsfehler beim Strabismus führten Ende des 19. Jahrhunderts und im 20. Jahrhundert zu dem Versuch, den Strabismus durch eine medizinische Behandlung zu bessern und zu heilen,

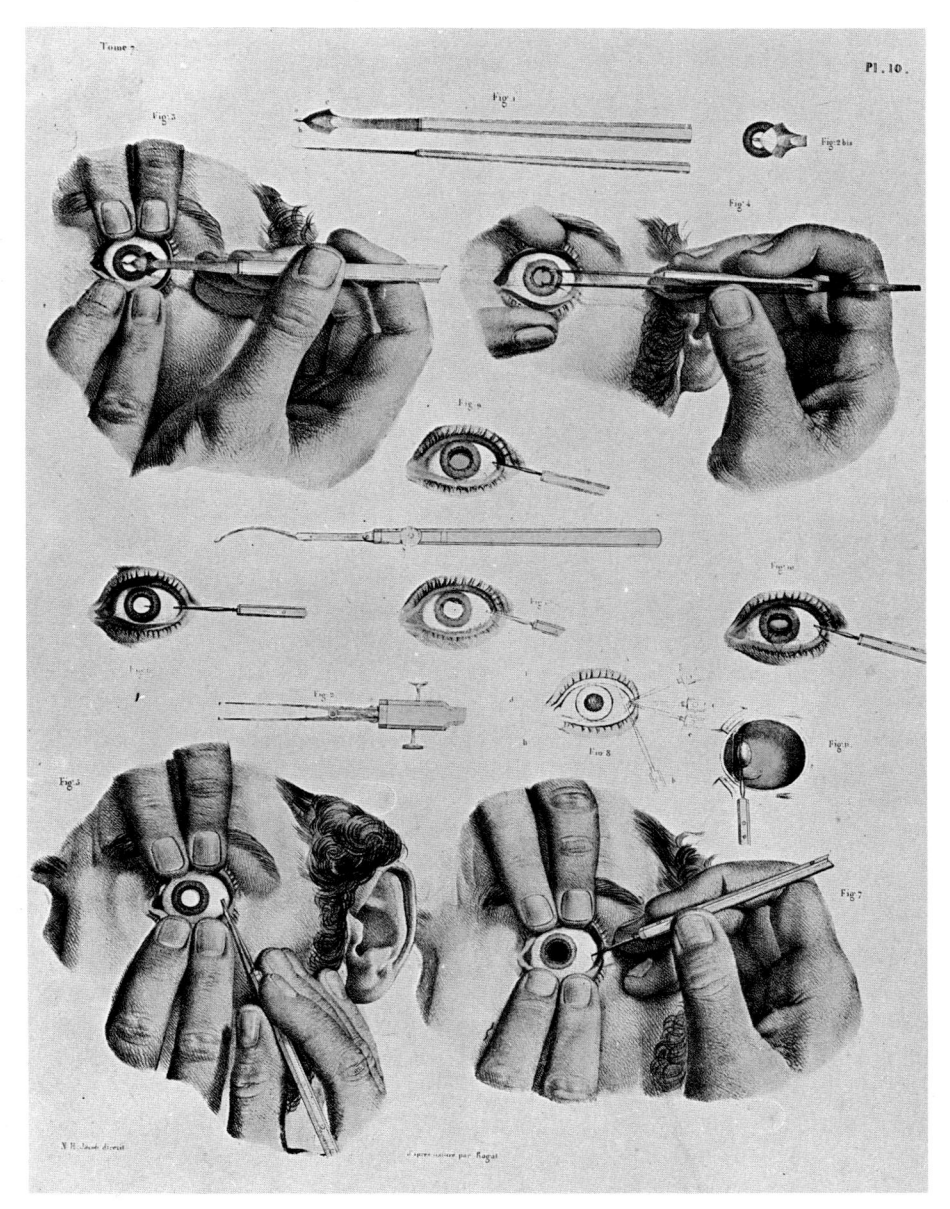

*Abbildung 1314
Operation des Kataraktes durch Extraktion und durch Stich der Linse. Die Figuren 1, 2, 3 und 4 zeigen das Extraktionsverfahren, die Figuren 5, 6, 7, 8, 9, 10 und 11 den Starstich. J. B. Bourgery und C. Bernard,* Traité complet de l'anatomie de l'homme... *2. Auflage, Paris 1866—1871, Bd. VII, Abb. 10. Obwohl Jacques Daviel schon im 18. Jh. erfolgreich Linsenextraktionen durchführte, behielt die Methode des Starstichs trotz postoperativ auftretender Komplikationen zahlreiche Anhänger unter den Chirurgen, so daß sie auch noch in der zweiten Hälfte des 19. Jh.s in einem Buch der Operationsmedizin erscheint. So war auch der berühmte Chirurg Guillaume Dupuytren (1777—1835) sein ganzes Leben lang ein Anhänger der Staroperation durch Stich der Linse.*

indem man eine präzise Korrektur der Ametropie und eine motorische Heilerziehung einsetzte, um die Rückkehr zu Binokular-Sehen zu erzielen. Im ersten Drittel des 20. Jahrhunderts versuchten zuerst Javal, dann Rémy mit seinem Diploskop und schließlich Cantonnet eine Heilung durch Augengymnastik. Ihre Versuche waren schon so gut wie vergessen, als in den vierziger Jahren in den Vereinigten Staaten von Amerika die Heilerziehung von Schielenden und Übungsbehandlungen für Schwachsichtige eine große Bedeutung erlangten. So entstand nach dem Zweiten Weltkrieg innerhalb der Augenheilkunde ein neues Spezialgebiet, die Orthoptik.

Bis 1830 hatte sich die medizinische Therapie in der Augenheilkunde kaum verändert. Mit der Entdeckung der pflanzlichen Alkaloide kam es zur ersten Veränderung. 1833 wurde Atropin, das Alkaloid der Tollkirsche, entdeckt, mit dessen Hilfe man die Adhäsionen der Regenbogenhaut bei *Iritis* vermeiden

Die medizinischen Behandlungen

*Abbildung 1315
Chromatische Untersuchung von Paul Signac (1863—1935) durch Anwendung der Theorien von Charles Henry (1859 bis 1926), dargelegt in seinem Werk* Cercle chromatique représentant tous les compléments et toutes les harmonies de couleur... *(»Chromatischer Kreis mit der Darstellung aller komplementären und aller harmonierenden Farben«), Paris, 1888. (Paris, Bibl. für Angewandte Kunst)
Die Arbeiten von M. E. Chevreul (1786—1889), die ihn dazu veranlaßten, 1839 das »Gesetz des Kontrastes der ungemischt nebeneinander gesetzten Farben« aufzustellen, wurden von Charles Henry weitergeführt; alle diese Forschungsergebnisse hatten einen großen Einfluß auf die impressionistische Kunst, Signac, Pissaro und Monet kannten die Arbeiten von Chevreul, die ihre Farbvorstellungen veränderten. Aber erst Seurat, der die Farbzerlegung in die impressionistische Palette einführte, verhalf der optischen Wissenschaft zum Eintritt in die Malerei.*

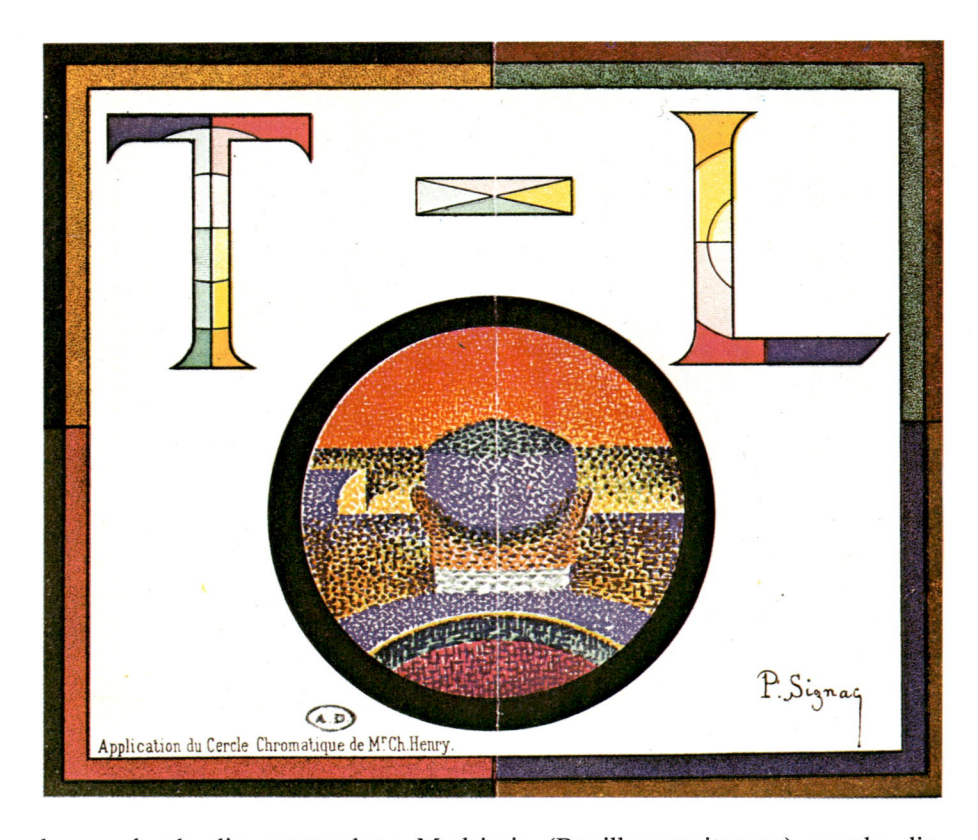

kann; durch die entstandene Mydriasis (Pupillenerweiterung) wurde die Extraktion des Stars erleichtert, und zwanzig Jahre später konnte man daher an die Untersuchung des Augenfundus herangehen. 1875 fanden Hardy und Gérard das Pilocarpin, das Alkaloid der Jaborandiblätter, ein stark wirkendes Myotikum (pupillenverengendes Mittel), das vor allem von unschätzbarem Wert für die Senkung des Augendrucks bei chronischem Glaukom ist. Schließlich wurde 1884 und 1890 die Verwendung von Kokain in die Augenheilkunde eingeführt. Durch Eintropfen dieses Mittels erreicht man eine Lokalanästhesie des Auges, und alle Eingriffe können schmerzlos durchgeführt werden. Um 1920 (Fromaget) wurde diese Operationsmethode noch durch die subkonjunktivale, retrobulbäre oder palpebrale Injektion einer Novocainlösung verbessert. Das war ein großer Fortschritt. Heute jedoch werden fast alle Eingriffe am Augapfel unter Narkose gemacht.

Die Entdeckungen von Pasteur erregten auch auf dem Gebiet der Therapie äußerer Augenerkrankungen und der chirurgischen Eingriffe am Auge großes Aufsehen. Ende des 19. Jahrhunderts zeigte Victor Morax die Bedeutung von bakteriologischen Untersuchungen der Tränensekrete und die Verwendungsmöglichkeiten gewisser mineralischer Salze als Heilmittel. Er war außerdem ein glühender Verfechter der Keimfreiheit bei Augenoperationen sowohl in bezug auf die Instrumente als auch auf den Chirurgen und den Operationssaal.

Einen zweiten großen Sprung nach vorne machte die medizinische Therapie der Ophthalmologie durch die Entdeckung der therapeutischen Wirkung von Sulfonamiden durch Domack, 1932. Im selben Jahr wurden sie bei gonorrhoischer Konjunktivitis, bis dahin einer häufigen Ursache für Blindheit, eingesetzt, wonach diese Krankheit innerhalb einiger Jahre zurückging. Die Sulfonamid-Therapie löste die Crédésche Prophylaxe, das Eintropfen einer Silbernitratlösung ins Auge gleich nach der Geburt, ab. Schließlich ermöglichte ab Juni 1944 die Entdeckung des Penicillins und der Antibiotika die Heilung der Thrombophlebitis des Sinus cavernosus, einer bis zu diesem Zeitpunkt immer tödlich verlaufenden Krankheit (Harvier und Dollfus). Nach dem Zweiten Weltkrieg verbesserte die Verwendung von Streptomycin und zahlreicher Antibiotika und schließlich die Corticoid-Therapie von Grund auf die Heilungsmöglichkeiten vieler Augenkrankheiten.

Vor allem dank der Entdeckungen von Pasteur und der allgemeinen Beachtung der Keimfreiheit entwickelten sich die chirurgischen Behandlungsmethoden im Laufe des 20. Jahrhunderts mit immer verfeinerteren Techniken. Der

Die chirurgische Therapie

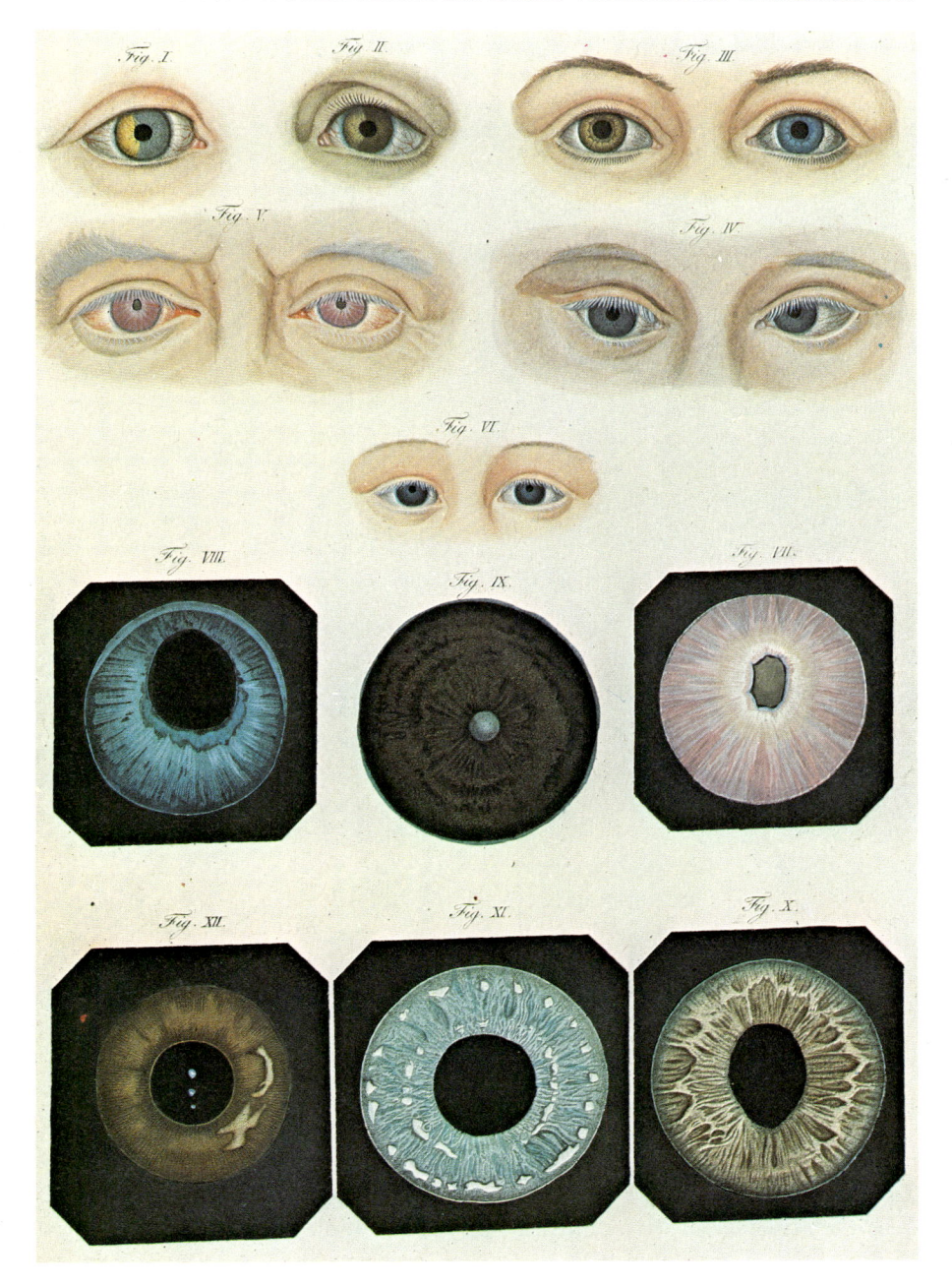

Abbildung 1316
Angeborene Veränderungen der Farbe und des Gewebes der Netzhaut. Friedrich-August von Ammon, *Klinische Darstellungen der Krankheiten des menschlichen Auges..., Berlin 1838.*
(Paris, Bibl. der Alten Med. Fakultät)

beschränkte Platz, der uns zur Verfügung steht, erlaubt nicht, die geschichtliche Entwicklung all dieser Erneuerungen zu beschreiben, unter denen die Schieloperation, deren ursprüngliche Versuche bis in die ersten Jahre des 19. Jahrhunderts zurückgehen, die aber erst im 20. Jahrhundert verbreitet wurde, zahlreiche technische Diskussionen bei Kongressen auslöste.

Chronischer Tränenfluß, der seit Anel mit dem Durchziehen von Sonden behandelt wurde, gab Anlaß zu chirurgischen Versuchen zur Wiederherstellung eines Durchgangs zwischen dem Tränensack und der Nase. Unter den schon zu Beginn der christlichen Ära von Celsus empfohlenen Operationen wäre jene von Totti im ersten Viertel des 20. Jahrhunderts anzuführen, vor allem aber die *plastische Dakryozystotomie* (operative Wiederherstellung eines Tränenwegs) von Dupuy-Dutemps und Bourguet, die 1922 beschrieben wurde und bis heute die wirkungsvollste Intervention zur Heilung der Epifora ist.

Abbildung 1317
Staroperation, wie sie heute durchgeführt wird, durch Extraktion der Linse, die man auf dem Foto von einer Pinzette gehalten sehen kann.

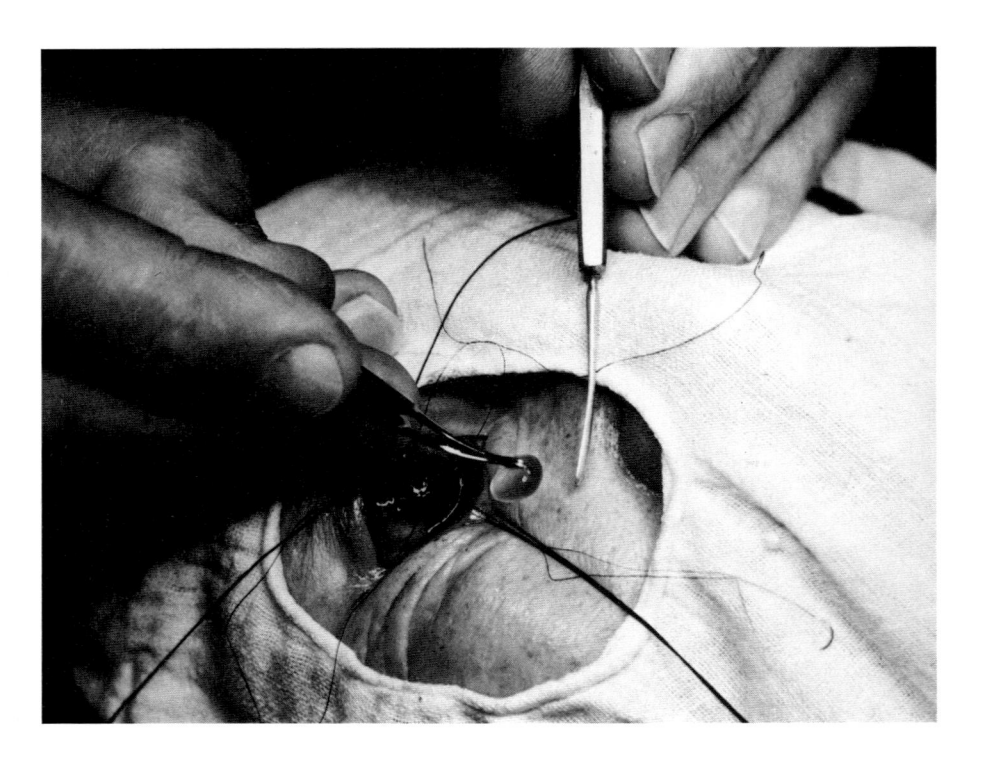

Vor allem infolge von Kriegsverwundungen und Verkehrsunfällen, aber auch von chirurgischen Behandlungen von Lidverformungen, hat sich die plastische Chirurgie der Augenlider in den letzten dreißig Jahren sehr stark entwickelt. Mit der palpebralen Autoplastik (Imre, Budapest 1930) durch gestielte oder freitransplantierte Gewebe haben amerikanische und europäische Chirurgen ausgezeichnete ästhetische und funktionelle Resultate erzielt. Auch auf diesem Gebiet erlaubt die Verwendung von Kunststoffen die Wiederherstellung stark zerstörter Augenhöhlenknochen.

Vier schwere Krankheiten, die zur Blindheit führten, können durch die Entwicklung der Ophthalmologie im 19. und 20. Jahrhundert geheilt werden: Katarakt, Glaukom, Netzhautablösung und Hornhauttrübung.

Die Staroperation, die seit dem frühesten Altertum zuerst durch Stich ausgeführt wurde, machte durch die von Daviel entwickelte Methode der Linsenextraktion einen bedeutenden Fortschritt. Diese Operation wurde jedoch ohne Anästhesie und ohne Rücksicht auf Keimfreiheit praktiziert und führte daher häufig zu schweren Komplikationen. Diese beiden Mängel konnten zwar gegen Ende des 19. Jahrhunderts behoben werden, aber die Operationsdauer entsprach noch immer der von Daviel angegebenen. Im ersten Drittel des 20. Jahrhunderts milderte die von E. Kalt empfohlene und praktizierte Naht des Hornhautlappens bedeutend die Gefahren eines Wiederaufbrechens des Hornhautschnittes. In den zwanziger Jahren erdachte Baraquer aus Barcelona die Durchführung der Extraktion der ganzen Linse mit Hilfe eines Saugstabes. Zur selben Zeit begann sich die intrakapsuläre Extraktion der Linse mittels einer Pinzette zu entwickeln, aber der Widerstand der Zonula führte in manchen Fällen zu Komplikationen, bis in den sechziger Jahren J. Baraquer der Jüngere die Wirkung von Alphachymotrypsin entdeckte, das die Zonulafasern selektiv auflöst und die Linsenextraktion sehr erleichtert. Seit Einsatz des Kryo-Extraktors wurde durch die allgemeine Verwendung der Mikrochirurgie durch Mikroskope die Staroperation noch sicherer.

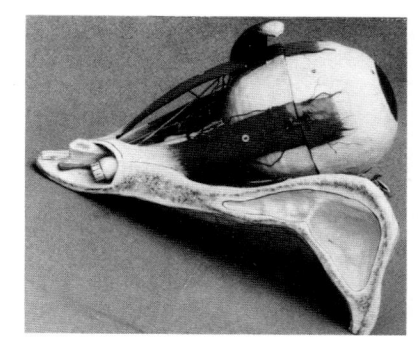

Abbildung 1318
Moderne anatomische Darstellung des Auges. Innere laterale Ansicht. In der Mitte kann man den rechten inneren Muskel erkennen und unten den Sinus frontalis.

Die Behandlung des Glaukoms umfaßt die Behandlung des akuten Glaukomanfalls und die des chronischen Glaukoms. Die Behandlung des akuten Glaukoms, das immer zur Blindheit führte, wurde durch die von Graefe 1856 entwickelte Iridektomie völlig verändert. Diese Notoperation führte jedoch beim chronischen Glaukom nicht immer zur Heilung.

Critchett (1858) und de Wecker (1872) versuchten eine Fistulierung der Wunde herbeizuführen, um das Wiederauftreten einer Hypertension zu vermeiden, aber die Ergebnisse waren enttäuschend. Gegen Ende des 19. Jahrhunderts erlaubte die Entdeckung des Pilocarpin eine ziemlich wirksame Behandlung des chronischen Glaukoms. Die Idee eines fistulierenden Eingriffs jedoch, der ein echtes Sicherheitsventil gegen die intra-okulare Hypertension schaffen sollte, beschäftigte Felix Lagrange (aus Bordeaux) weiterhin, und so erfand er 1906 die sklerektale Iridektomie, die ein ständiges Ausfließen des Kammerwassers unter die Bindehaut und die Regulierung des Augendrucks gewährleistet. Auf dem Prinzip dieser Erfindung beruhen alle fistulierenden Erneuerungen, die in technischen Details mehr oder weniger abgewandelt wurden (Elliott). Um 1935 beschrieb Holth die Methode der Iridenkleisis, die einigen Erfolg hatte, aber heute kaum mehr verwendet wird.

Abbildung 1319
Schnitt, der die drei Schichten der Netzhaut zeigt; von außen nach innen sind es folgende: 1. die Schicht der zapfen- und stäbchenförmigen Zellen, 2. eine Schicht bipolarer Neuronen und 3. eine Schicht multipolarer Neuronen.

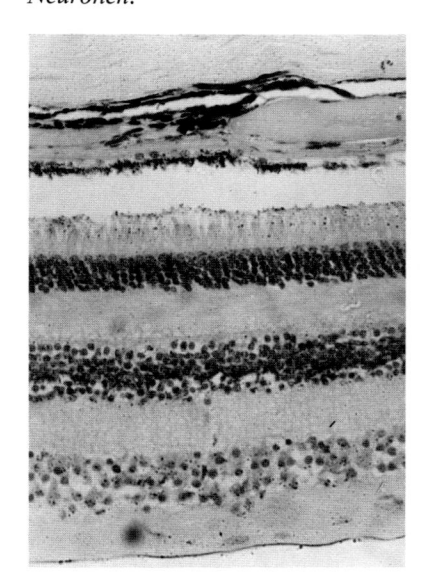

Die Netzhautablösung war klinisch seit dem 18. Jahrhundert bekannt, aber bis 1920 existierte noch keine Therapie, und die Prognose blieb sehr unsicher. Die einzige Behandlung bestand in völliger Bettruhe mit verbundenen Augen; allerdings kehrte die Krankheit zurück, sobald der Kranke von seinem Lager aufstand. Zu Beginn des 20. Jahrhunderts wurden subkonjunktivale Injektionen des Reizstoffes Zyonidquecksilber empfohlen, um die Retina mit der Innenfläche des Augapfels zu verbinden. Um 1920 führte G. Sourdille (aus Nantes) Punktionen des Augapfels auf Höhe der Netzhautablösung zusätzlich zur Subkonjunktivalinjektion von Zyanidquecksilber im Verhältnis 1:1000 durch. Dieses Verfahren wurde einige Male unter großem Aufsehen wieder aufgegriffen. Zur gleichen Zeit jedoch entdeckte Gonin (aus Lausanne) die entscheidende Bedeutung des Netzhautrisses in der Entwicklung der Netzhautablösung und somit die Notwendigkeit, diesen Riß zu schließen, um eine Heilung herbeizuführen. Trotz des Mißtrauens zahlreicher Augenärzte ent-

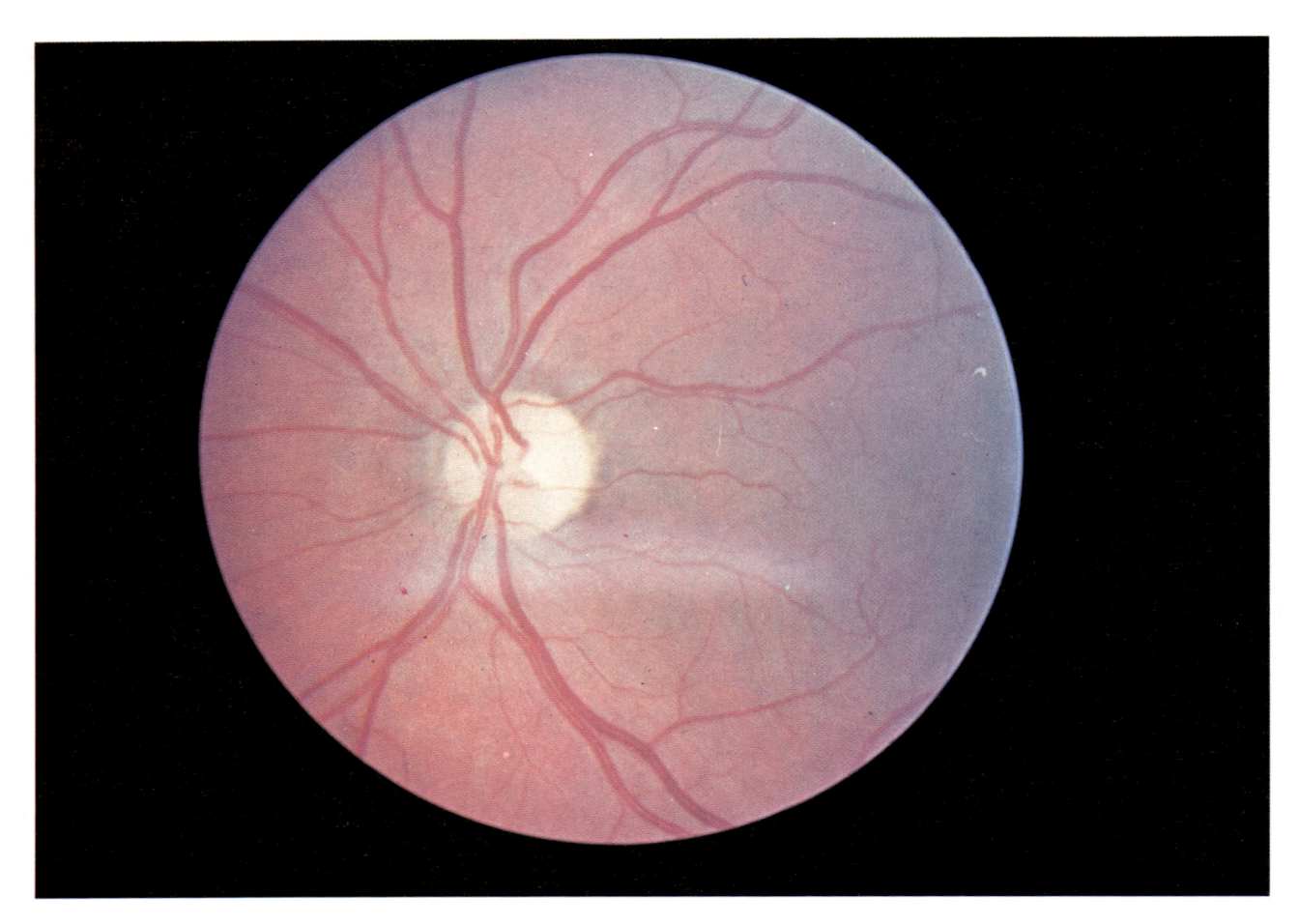

Abbildung 1320
Optische Atrophie

wickelte und praktizierte er Techniken, welche innerhalb und außerhalb des Augapfels zur Schließung des Risses durch Hitzekauterisation führten. Auf diesem Prinzip bauen alle Operationen der Netzhautablösung auf, und es konnte in siebzig Prozent aller bis dahin unheilbaren Fälle eine Heilung erzielt werden. Anfangs schloß Gonin die Risse durch Kauterisation mit dem Thermokauter von Paquelin. 1928 veröffentlichte er die ersten Ergebnisse, aber erst 1932 fand seine Methode Verbreitung. Sie wurde rasch vervollkommnet. Vewe (aus Utrecht) erreichte durch Diathermokaustik die Verstopfung des Risses; Guist praktizierte 1932 in Wien eine externe chemische Kautersation durch sklerale Trepanationen. Die »Operation nach Gonin« verbreitete sich in Europa sehr rasch unter dem Einfluß von Lindner in Österreich, Amsler in der Schweiz, Arruga in Barcelona, in Frankreich von Frau Schiff Wertheimer, Paufique in Lyon, der die externe Kauterisation perfektionierte, Veil und Dollfus in Paris, Jendelize in Nancy und Léon Coppez in Belgien, der die Temperaturkontrolle der Diathermikaustik verbesserte, um Verbrennungen zu vermeiden.

Ab 1932 trat Lindner in Wien für eine Verkürzung des Augapfels durch operative Entfernung der Lederhaut ein, um die Netzhaut näher heranzurücken und gleichzeitig den Riß zu schließen. Die Vorstellung von einer Annäherung der Retina an die Innenwand des Augapfels wurde von Paufique (1947) durch Schaffung einer Lederhauttasche erfolgreich verwirklicht. Seither gibt es zahlreiche Techniken, die diese Taschenbildung durch Einsatz von

Kunststoffen auf oder in die Lederhaut (Scheppens in Boston usw.) oder durch Kreisnaht des Augapfels (Arruga, 1960) erlauben. Die Kauterisation des Risses kann dank der Photokoagulation von Mayer-Schwikerath (aus Essen) mit größter Genauigkeit durchgeführt werden. In letzter Zeit setzt man auch die Kryokoagulation (auf externem Weg) ein, die schon ohne viel Erfolg von Prosper Veil (1935) und von Bietti in Rom (1934) versucht worden war.

Der erste Versuch einer Keratoplastik (Hornhautübertragung) wurde, wie schon gesagt, 1789 von Pellier de Quensy unternommen. Wir können hier die versuchten Hornhauttransplantationen von Dieffenbach (1831), die er an Tieren und Menschen mit einem übertragenen Gewebe tierischen Ursprungs durchführte, nicht ausführlich beschreiben. Einen weiteren Versuch unternahm von Hippel 1883; seine Technik wurde 1911 von Magitot wieder aufgegriffen, der einigen Erfolg damit hatte. Er wies darauf hin, daß man nur menschliches Gewebe zur Transplantation verwenden dürfe, da das tierische Transplantat aus biologischen Gründen von Menschen nicht vertragen werde.

Aber erst im zweiten Drittel des 20. Jahrhunderts mehren sich die Transplantationsversuche, mit Filatov in Odessa, Castrovieja, Paton und MacLean in den Vereinigten Staaten, Franschetti in Genf und G. P. Sourdille in Nantes. Es handelt sich dabei um eine totale Keratoplastik durch Überpflanzung oder einen Lamellenschnitt; dazu muß bemerkt werden, daß nur noch Transplantate menschlichen Ursprungs verwendet werden. Seit 1948 erlaubt ein Gesetz, das zuerst in Frankreich beschlossen und bald darauf von anderen Ländern übernommen wurde, die Hornhaut von Leichen abzulösen. In den Vereinigten Staaten und in Frankreich entstehen »Augenbanken«.

In der heutigen Zeit ist die Keratoplastik, deren Nähte dank der Mikrochirurgie leichter durchgeführt werden können, ein häufig und erfolgreich angewandter Eingriff.

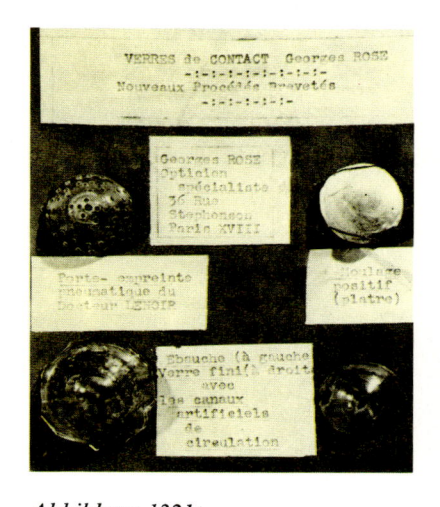

Abbildung 1321
Die ersten Kontaktgläser um 1940.
(Paris, Museum für Geschichte der Medizin)

Seit der Entdeckung der Röntgenstrahlen und der Kenntnis ihrer biologischen Auswirkungen auf das Wachstum von Zellneubildungen wurde in Norwegen versucht, die Röntgentherapie auf Lidepitheliome anzuwenden. Die Behandlung von Lidtumoren nahm seit 1933, als in der Stiftung Curie zum erstenmal Beratungen auf dem Gebiet der Augenkrebsforschung abgehalten wurden, einen großen Aufschwung. Die zuerst angewandte Curietherapie mit Radium- oder Emanationsnadeln (Frau Laborde am Krankenhaus von Villejuif und Dr. Paulin in der Stiftung Curie, nach dem Zweiten Weltkrieg) wurde durch die Röntgentherapie und die von Baclesse und Dollfus empfohlene intrakavitäre Radiumtherapie ersetzt. Angesichts der positiven Ergebnisse konnten die chirurgischen Eingriffe, das Entfernen des Tumors und die Autoplastik, ziemlich rasch durch die Röntgentherapie abgelöst werden.

Auch die Behandlung des Retinoblastoms (im frühen Kindesalter auftretender bösartiger Tumor der Netzhaut) wurde dank der ständig wachsenden Erkenntnisse auf dem Gebiet der Krebsforschung verbessert, und zwar sowohl durch die ionisierende Strahlung, Kobalt 60, mittels der Scheiben von Stallard (New York), als auch durch die Röntgentherapie, alleine oder in Verbindung mit der Chemotherapie (Reese, Baclesse, Bétatron, Stiftung Curie). So hat sich in den letzten dreißig Jahren die Therapie der bösartigen Neubildungen des Auges beträchtlich verändert, und meistens wurden sehr ermutigende Ergebnisse erzielt.

Die Tumoren der Augen und der Lider

Fig. 1.

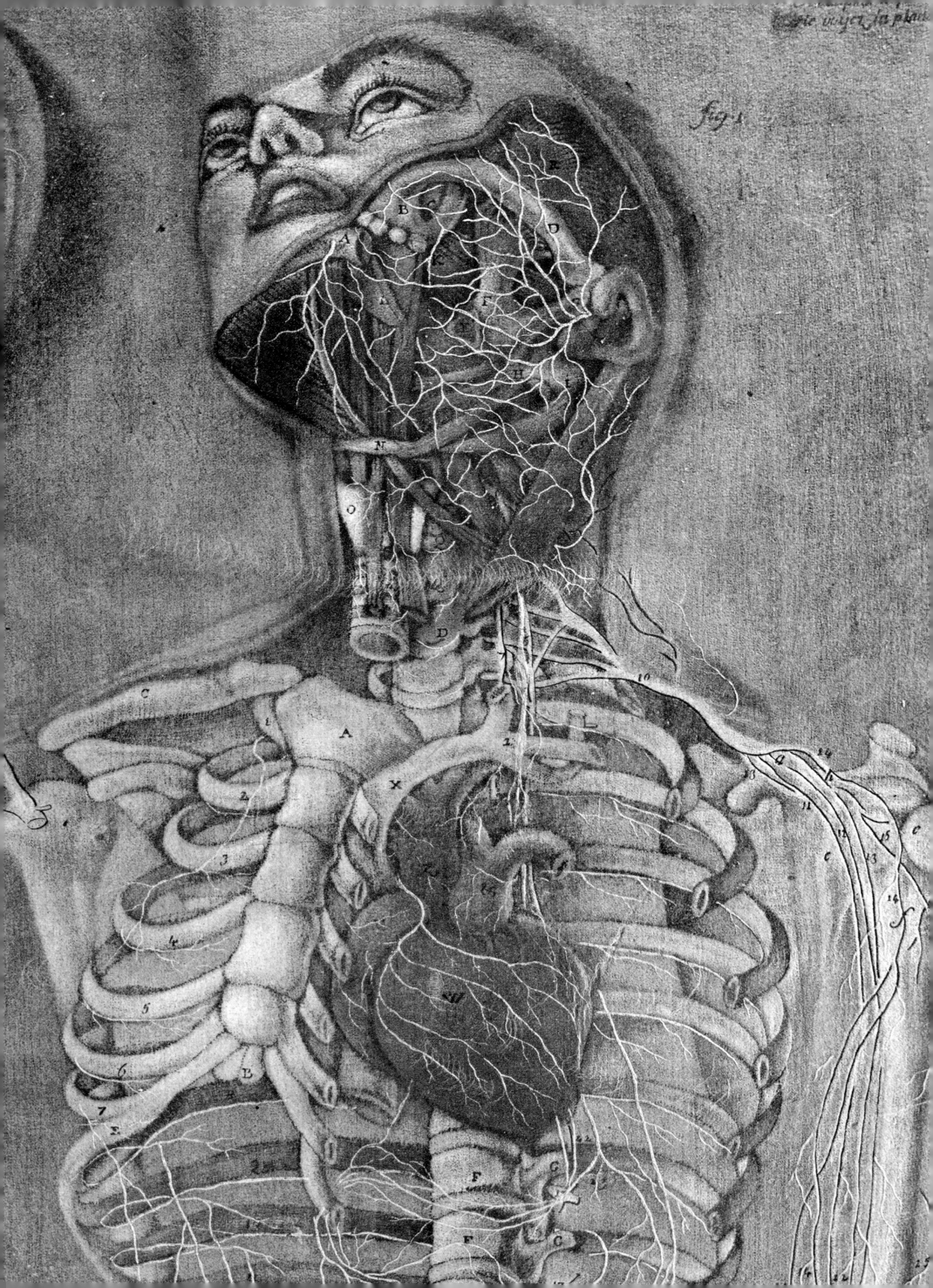

Geschichte der Kardiologie im 19. und 20. Jahrhundert

von Roger Rullière

Im Jahre 1800 hatte man zwar mit Hilfe der Sektionen schon die wichtigsten Herzfehler identifiziert, aber man war noch nicht in der Lage, sie am lebenden Kranken zu erkennen und zu behandeln.

Im 19. Jahrhundert wurde ein wesentlicher Beitrag zur Begründung der modernen Medizin durch die Entwicklung von Untersuchungsmethoden geleistet. Zuerst bediente man sich der präkordialen Palpation und Perkussion (Untersuchung durch Betastung und Beklopfung der Gegend vor dem Herzen) (1808), einer Technik, die später weniger praktiziert wurde. Dennoch unterstrich sie die Notwendigkeit der Erkennung von physischen Zeichen zur Erstellung einer Diagnose. Nur wenig später (1819) machte man die geniale Entdeckung der Auskultation (Abhorchen der im Körper entstehenden Schallzeichen), die nicht nur die Ärzte im 19. Jahrhundert beschäftigte, sondern die bis heute in verbesserter Form bei Herzuntersuchungen unerläßlich geblieben ist. Schließlich wurde die Mechanokardiographie (1865) und die Phonokardiographie (1894) entwickelt, da die Notwendigkeit einer objektiven Registrierung von Phänomenen immer deutlicher zutage trat.

Das 20. Jahrhundert beginnt mit der kurz zuvor gemachten grundlegenden Entdeckung der Röntgenstrahlen (1895) und — nur wenige Jahre später — der Elektrokardiographie (1903). Der Erfolg und das weite Anwendungsfeld dieser Neuerungen sind bekannt. Es folgten zahlreiche verfeinerte wirkungsvolle Techniken wie die der Angiokardiographie (1931), des Herzkatheterismus (1941), der Echokardiographie (1954) und der Koronararteriographie (1962), die präzise klinische Diagnosen ermöglichten. Schließlich haben kühne chirurgische Versuche (1933—1948), die durch den extrakorporalen Kreislauf noch aussichtsreicher wurden (1955—1960), eine Entwicklung herbeigeführt, die von den intrakardialen Plastiken (1960) bis zur Herztransplantation (1967) reicht.

Für den Historiker ist es jedoch relativ schwierig, diese Entwicklung zu beschreiben. Durch den gewonnenen Abstand ist es zwar verhältnismäßig einfach, die großen Daten und die Neuerer des 19. Jahrhunderts hervorzuheben, aber schon in der ersten Hälfte des 20. Jahrhunderts stößt man auf eine Vielzahl von Problemen und sieht sich in den Jahren 1950—1975 einer Unmenge von Veröffentlichungen gegenüber, die von so zahlreichen Autoren und aus so vielen medizinischen Zentren der ganzen Welt stammen, daß man leicht

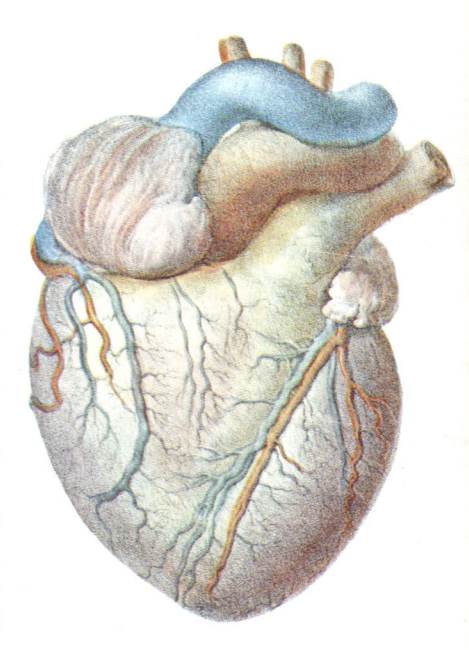

Abbildung 1323 (oben)
Herz eines Erwachsenen mit Gefäßdarstellung in seiner natürlichen Größe gezeichnet.
J. B. Bourgery und C. Bernard, Traité complet de l'anatomie de l'homme..., Paris 1866—1871, Bd. IV.
(Paris, Bibl. d. Alten Med. Fakultät)

Abbildung 1322 (gegenüber)
Anatomischer Stich aus dem Buch L'Exposition anatomique de la structure du corps humain von J. Gautier d'Agoty, Paris 1759. Die Rippen wurden teilweise entfernt, um das Herz in situ zu zeigen.
(Paris, Bibl. d. Alten Med. Fakultät)

den Boden unter den Füßen verliert. Das Heer der Autoren und die umfangreichen Bibliographien zwingen den Historiker mangels des nötigen Abstandes eine gewisse Auswahl zu treffen. Damit läuft er aber Gefahr, sich gegenüber dem, was in Zukunft Bestand haben wird, zu täuschen. Deshalb bitten wir um größte Nachsicht bei der Beurteilung der jüngeren Entwicklung dieser Geschichte der Kardiologie, vor allem bei den oft umstrittenen Daten, denn zwischen der Entdeckung und ihrer Veröffentlichung kann eine längere Zeitspanne liegen.

Da die Kardiologie dank neuer Techniken einen beachtlichen Aufschwung genommen hat, schien es uns richtig, diese Untersuchung in zwei große Abschnitte zu teilen:

Der erste umfaßt das Entstehen klinischer und paraklinischer Entdeckungen und deren Beitrag zur Untersuchung und Behandlung kardiovaskulärer Krankheiten, der zweite gibt eine systematische Beschreibung der Geschichte der einzelnen Herz- und Gefäßerkrankungen, entsprechend den großen nosologischen Kapiteln.

Abbildung 1324
Herz-Situs aus De humani corporis fabrica libri septum *von Andreas Vesal (1514—1564).*

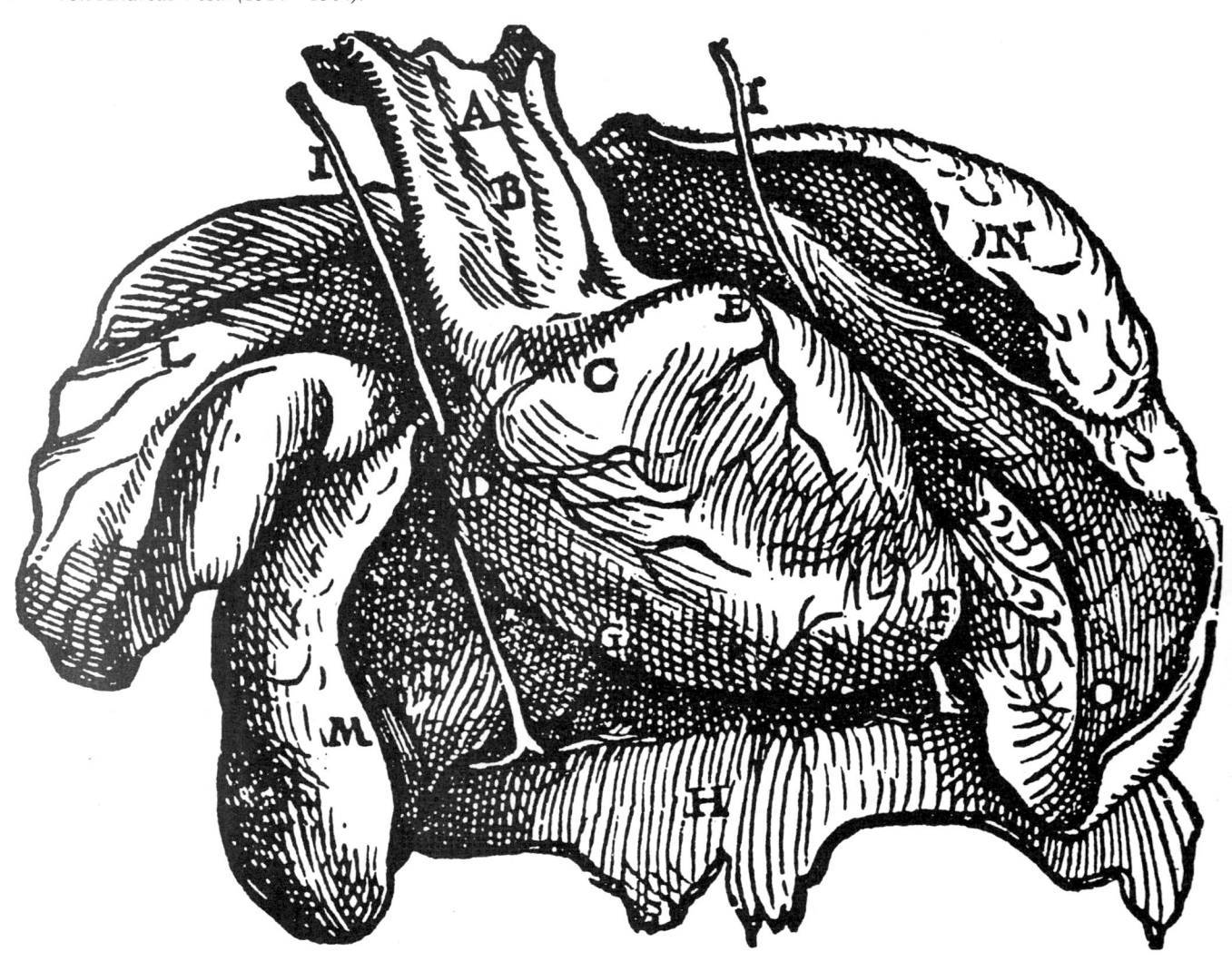

Geschichte der Techniken auf dem Gebiet der Kardiologie

Die klinischen und paraklinischen Techniken sind der Grundstein für den medizinischen Fortschritt. Im 19. Jahrhundert trugen fast ausschließlich Ärzte dazu bei, im 20. Jahrhundert fordern diese Neuerungen jedoch die Mitarbeit von Physikern. Dazu kommt noch das Problem der Kosten. Das Hörrohr von Laennec war zwar noch billig, aber je komplizierter die Apparate werden, desto schwieriger wird bei den hohen Preisen die Kommerzialisierung, und auf diese Weise konnte und kann die allgemeine Verbreitung einer Methode immer noch auf Hindernisse stoßen.

Klinische Entdeckungen

Abbildung 1325 (oben)
Der Baron Jean Nicolas Corvisart des Marest. Stich aus dem 19. Jh. nach einem Gemälde von Gérard. Corvisart zog durch seine sichere Diagnose die Bewunderung der Zeitgenossen auf sich.

Abbildung 1326 (unten)
Als Corvisart das Buch herausbrachte, dessen Titelseite hier abgebildet ist, stand er mit der ganzen Bedeutung seiner Persönlichkeit hinter dieser neuen klinischen Methode und trug viel zu ihrer Verbreitung bei.

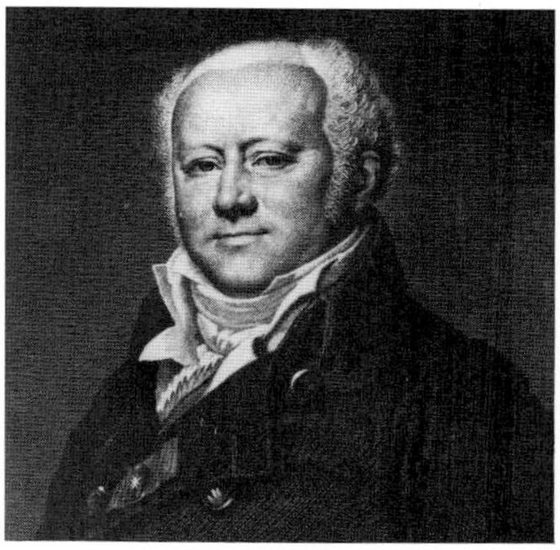

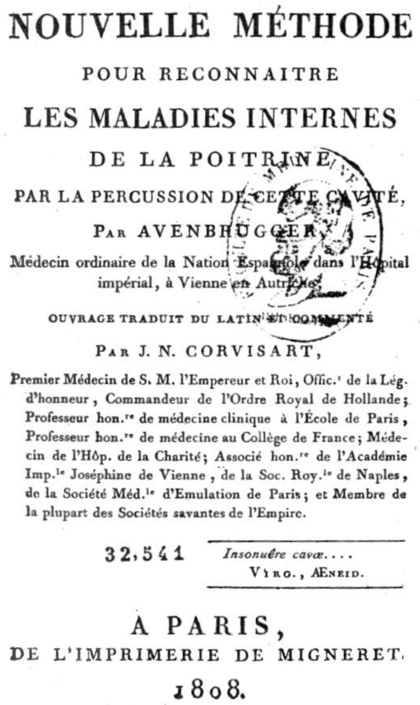

NOUVELLE MÉTHODE
POUR RECONNAITRE
LES MALADIES INTERNES
DE LA POITRINE,
PAR LA PERCUSSION DE CETTE CAVITÉ,
PAR AVENBRUGGER,
Médecin ordinaire de la Nation Espagnole dans l'Hôpital impérial, à Vienne en Autriche;
OUVRAGE TRADUIT DU LATIN ET COMMENTÉ
PAR J. N. CORVISART,
Premier Médecin de S. M. l'Empereur et Roi, Offic.r de la Lég. d'honneur, Commandeur de l'Ordre Royal de Hollande; Professeur hon.re de médecine clinique à l'École de Paris, Professeur hon.re de médecine au Collège de France; Médecin de l'Hôp. de la Charité; Associé hon.re de l'Académie Imp.le Joséphine de Vienne, de la Soc. Roy.le de Naples, de la Société Méd.le d'Emulation de Paris; et Membre de la plupart des Sociétés savantes de l'Empire.

32,541

Insonuêre cavæ....
VIRG., ÆNEID.

A PARIS,
DE L'IMPRIMERIE DE MIGNERET.
1808.

Die Einführung der Palpation und der Perkussion in die klinische Kardiologie verdanken wir vor allem zwei aufsehenerregenden Büchern von J. N. Corvisart: *Essai sur les maladies et les lésions organiques du cœur et des gros vaisseaux* (Untersuchung der organischen Krankheiten und Verletzungen des Herzens und der großen Gefäße, 1806) und *La Nouvelle Méthode pour reconnaître les maladies internes de poitrine par la percussion de cette cavité* (neue Methode zur Erkennung der inneren Brustkrankheiten durch die Perkussion dieser Höhle, 1808). Dieses letzte Werk, welches das *Inventum novum* (1761) von Auenbrugger bekannt macht, ist eigentlich nur eine reich mit sachdienlichen Kommentaren versehene Übersetzung, in der die Lungenkrankheiten einen wesentlich größeren Platz einnehmen als die kardiologischen Probleme. Der *Essai* von 1806 hingegen ist eine umfangreiche, eigenständige Abhandlung der Kardiologie, in der Corvisart jede Seite zur Darlegung seiner hämodynamischen Vorstellung nützt. Er differenziert schon genau zwischen den Hypertrophien und den Dilatationen der Herzkammern, die er noch aktive und passive Aneurysmen nennt; er unterscheidet zwischen dem Aneurysma dissecans der Aorta und dem Aneurysma verum; er analysiert die Herzrupturen und die Rupturen der Cordae tendineae traumatischen und infektiösen Ursprungs; er weist auf die pathologischen Veränderungen der Herzklappen eines alten Rheumatikers hin. Schließlich beschreibt er unter der Bezeichnung präkordiales »Rumpeln« bei Mitralstenose dasselbe, das Laennec später Katzenschnurren nennen sollte, und stellt am Puls ein »Vibrieren« bei Aortenklappenstenose fest.

Die Auskultation bleibt weiterhin eine wesentliche und allgemein angewandte Methode. Im *Traité de l'auscultation médiate* (Abhandlung über die indirekte Auskultation, 1819) erfindet Th. R. Laennec gleichzeitig eine Methode und ein Instrument, »ein Hörrohr«, das später zum Stethoskop wird. Seine Symptomatologie der Atemwege ist zwar fehlerlos, nicht aber jene der Herztöne, denn Laennec nahm an, der zweite Ton käme aus den Herzvorhöfen. Jedenfalls beschreibt er die »Geräusche der Vorhöfe und der Kammern«, die Andral 1829 einfach Geräusche nennt, und ordnet sie den beiden Herzbewegungen zu. Er läßt es bei dieser Beobachtung bewenden, aber seine geniale Entdeckung wird allgemein gebräuchlich, und die Symptomatologie der Auskultation führt im Laufe des 19. und 20. Jahrhunderts, wie man weiß, zu präzisen Diagnosen. So werden der Reihe nach untersucht: das perikardiale Reibgeräusch (Collin, 1824), das systolische Geräusch der Mitralinsuffizienz (Hope, 1830), das Flint-Geräusch (1862), die Symptomatologie der Mitralstenose (vom

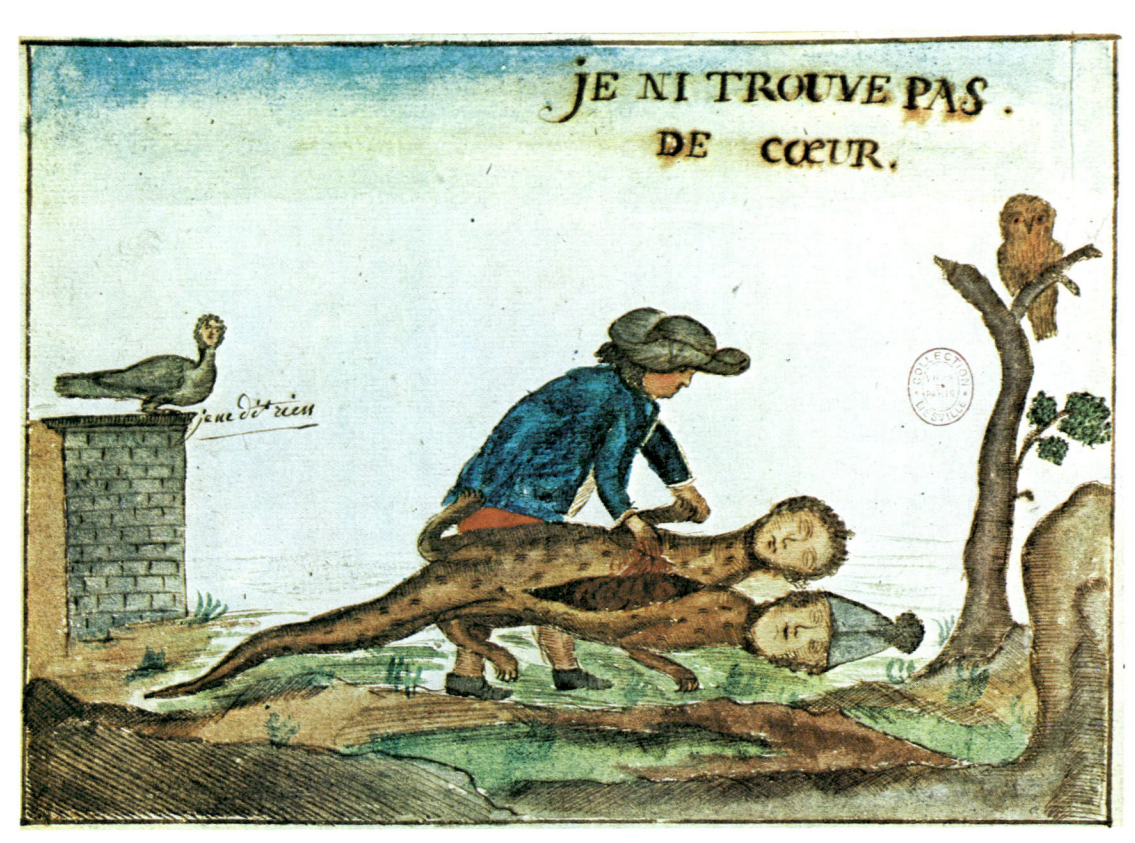

*Abbildung 1327
Der Dritte Stand, über die zweiköpfige Hydra gebeugt, die den Klerus und den Adel symbolisiert, versucht umsonst deren Herz zu finden. Karikatur aus der Revolutionszeit, August 1789.
(Paris, Museum Carnavalet)*

Williams-Zeichen, 1839, bis zur Durozier-Erkrankung, 1862), der Galopprhythmus (beobachtet von Bouillaud, von Potain 1885 analysiert) usw. Inzwischen erklärt Marey 1863 in seinem Buch *Physiologie médicale de la circulation du sang* (Medizinische Physiologie des Blutkreislaufes) physikalisch und physiopathologisch die Veränderungen der Töne und die Entstehung der Geräusche und bestätigt so die hämodynamische Vorstellung bei Herzerkrankungen. Dies führt dazu, daß die Ärzte bedeutende klinische Parameter richtig beurteilen: den arteriellen und venösen Druck und die Kreislaufzeit.

Nach den ersten Versuchen von Vierordt (1855) beschäftigt sich Potain zwischen 1889 und 1900 hauptsächlich mit der Messung des Arteriendrucks beim liegenden Kranken. Sein Luft-Puls-Manometer mißt jedoch nur den systolischen Blutdruck. Einen entscheidenden Fortschritt verdanken wir Riva-Rocci (1890), der mit Hilfe seiner aufblasbaren Gummimanschette die Palpationsmethode empfiehlt, Korotkow (1905), der die Auskultationsmethode durchsetzt, und schließlich Pachon (1909), der die Ergebnisse durch die Verwendung des Oszillometers verbessert. Bahnbrecher der Messung des Venendrucks sind Moritz und Tabora (ab 1910), aber erst Eyster (1926) und Villaret und seine Schule (1930) machen diese Untersuchungsmethode für den klinischen Gebrauch möglich.

Die Kreislaufzeit, ein Maßstab für Herzleistung, wurde zuerst von Bornstein (1912), Koch (1922) und Blumgart (1927) untersucht. Ab 1931 schlägt Winternitz die bittere Decholinlösung zur Schätzung der Kreislaufzeit Armvene — Zunge vor (Decholin-Test), und 1924 verwendet Hitzig Äther, um die Kreislaufzeit Armvene — Lunge zu bestimmen. 1936 verbinden Lian und Facquet diese Versuche und benutzten Äther, ein Saccharinat und Fluoreszein. Ab 1941 verdrängt jedoch die Anwendung des Herzkatheters diese unzuverlässigen Methoden.

Es ist verständlich, daß aus technischen Gründen die kardiovaskuläre Mechanokardiographie vor der Phonokardiographie entwickelt wurde.

Die Mechanokardiographie hatte zwei wichtige Wegbereiter: Ludwig (1847) und Vierordt (1855). Aber ihr eigentlicher Bahnbrecher ist Marey mit seiner Untersuchungstrommel, die ihm die Aufzeichnung des ersten Apexkardiogramms ermöglichte (1865). Das Interesse wendet sich nun merkwürdigerweise dem Jugularispuls zu, den Friedreich noch im selben Jahr beschreibt, während 1867 Potain das Jugulogramm seiner Schwester veröffentlicht. Aber erst im Jahre 1882 analysiert und benennt François Franck die verschiedenen Erscheinungen dieser Kurven. Technische Unzulänglichkeiten bleiben weiterhin bestehen; eine große Verbesserung in der Zuverlässigkeit der Kurven wird mit der Einführung der elektrischen Übertragung, die früher durch Luft geschah, von Bock-Thoma erreicht (1910). Zahlreiche Veröffentlichungen erscheinen bis zum Durchbruch eines neuen technischen Fortschritts durch das Kristallmikrophon (Miller und White, 1941). Das Interesse der Kardiologen scheint sich zu erschöpfen, als die Ära des Katheterismus anbricht, aber es wird lange nach Otto Franck, durch die Entdeckung der Polygraphie mit synchroner Aufzeichnung (Snellen, 1961; Hartmann, 1962—1964; Benchimol und Dimond, 1960—1966), wieder geweckt.

Die Phonokardiographie hat ihren Ursprung schon in den Werken von Einthoven und Gelük (1894) und jenen von Weiss (1909). Aber erst durch den Triodenverstärker von H. B. Williams (1920) wurde diese Methode praktisch

Die Mechano- und die Phonokardiographie

Abbildung 1328
Verschiedene Hämmer und Plessimeter, darüber der direkt arbeitende Sphygmograph von Marey, der von Breguet konstruiert wurde.
(Paris, Museum für Geschichte der Medizin)

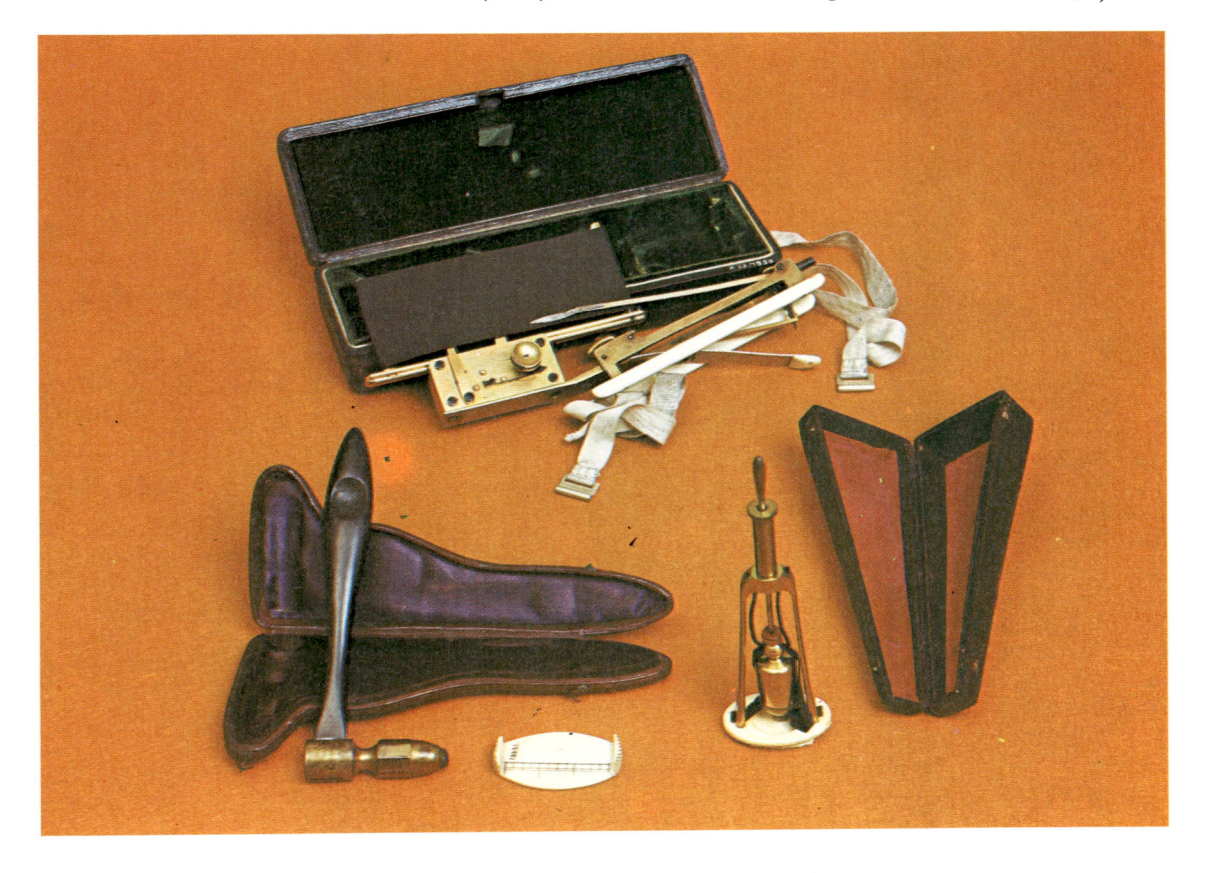

anwendbar und zuverlässig. Die technische Unzulänglichkeit bleibt jedoch bestehen, bis Laubry, Rimbaud und Calo das piezoelektrische Mikrophon (1934) und Lian und Minot die Phonokardiographie mit Leuchtschirm (1936) einführen und durchsetzen. Diese Methode wird noch erweitert durch die Spektral- und die endogene Phonokardiographie und die synchrone phonokardiographische Aufzeichnung (1961).

Die kardiovaskuläre Röntgenologie

Am 8. November 1895 findet Röntgen die sogenannten Röntgenstrahlen, aber er verkündet der Welt seine Entdeckung erst am 28. Dezember in Würzburg. Unserer Meinung nach beginnt an diesem Tag für die Medizin das 20. Jahrhundert, wenn man an die Umwälzungen durch die Symptomatologie denkt, die zur Schaffung der Radioskopie und der Röntgenaufnahmen führten. Die Bahnbrecher der kardiovaskulären Röntgenologie sind Williams (1896) und vor allem A. Béclère, der zusammen mit Oudin und Barthélemy am 5. Februar und am 14. Mai 1897 die Nützlichkeit dieser Methode zur Entdeckung von Aneurysmen der Aorta und am 14. Dezember 1900 zur Erkennung angeborener Herzleiden betont. Ab 1905 tritt Köhler für das Teleröntgenogramm ein, das zur Bestimmung des Herz- und Aortenvolumens und zum Vergleich der aufeinanderfolgender Bilder besonders wirkungsvoll ist.

In der Zeit zwischen den Kriegen (1918—1939) setzt sich die Beschreibung der meisten Erkenntnisse aus der Röntgenologie in der Kardiologie durch.

Innerhalb von zwanzig Jahren wird eine Symptomatologie aller Herzerkrankungen ausgearbeitet.

Wenig später, 1939, zeugt das Buch von Laubry, Cottenot, Routier und Heim de Balsac von der zuverlässigen Technik der kardiovaskulären Röntgenologie. Es ist eine Zusammenfassung ihrer zwanzigjährigen Arbeit und wird durch das Werk von H. Roesler aus dem Jahr 1943 bestätigt.

Die Angiographie und die Angiokardiographie sind eine entscheidende Weiterentwicklung der einfachen röntgenologischen Methoden. Im Jahre 1927 führen Egas Moniz und 1928 Dos Santos die Extremitätenarteriographie ein. Derselbe Dos Santos entwickelt 1938 die Phlebographie. Die Angiokardiographie der rechten Herzkammern und des arteriellen pulmonalen Gefäßnetzes wird ab 1931 von Egas Moniz, Carvalho und Lima durchgeführt und schließlich von Ameuillé 1936 wieder aufgegriffen. Einen wesentlichen Fortschritt er-

Abbildung 1329/30 (unten und gegenüber) Kurven eines normalen Elektrokardiogramms. Man beachte die regelmäßige und klare Linienführung, im Gegensatz zu jener bei akuter Vorhoftachykardie. Auf der 1. und 3. Zeile sieht man ganz deutlich eine normale Kurve, die plötzlich von einem Tachykardieanfall unterbrochen wird, während Zeile 2 fortdauernde Anfälle zeigt. H. Wallace-Jones und Mitarbeiter, An Elementary Atlas of Cardiography, *Bristol 1948. (Paris, Bibl. d. Alten Med. Fakultät)*

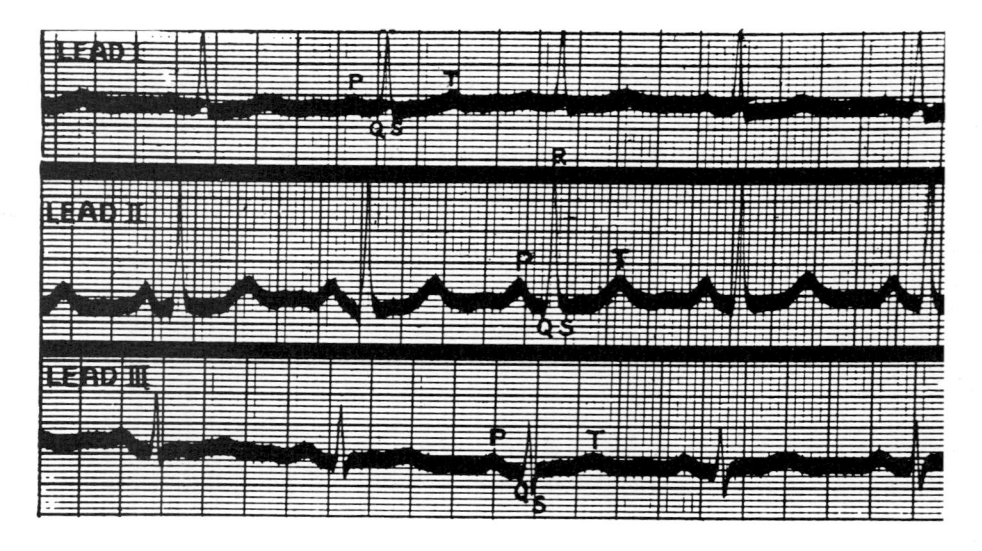

reichen Castellanos (1938) einerseits und Robb und Steinberg (1939) andererseits durch Serien-Angiographien. Eine weitere Entwicklung verdanken wir Chavez, der 1946 mit einer Sonde von Cournand die Vorzüge der selektiven Angiokardiographie aufzeigt. 1951 schlägt Jönsson die Aortographie vor. Zwei entscheidende Neuerungen verleihen der Angiokardiographie eine einzigartige Schärfe: die Verwendung des Films und des retrograden arteriellen Weges (Seldinger, 1953).

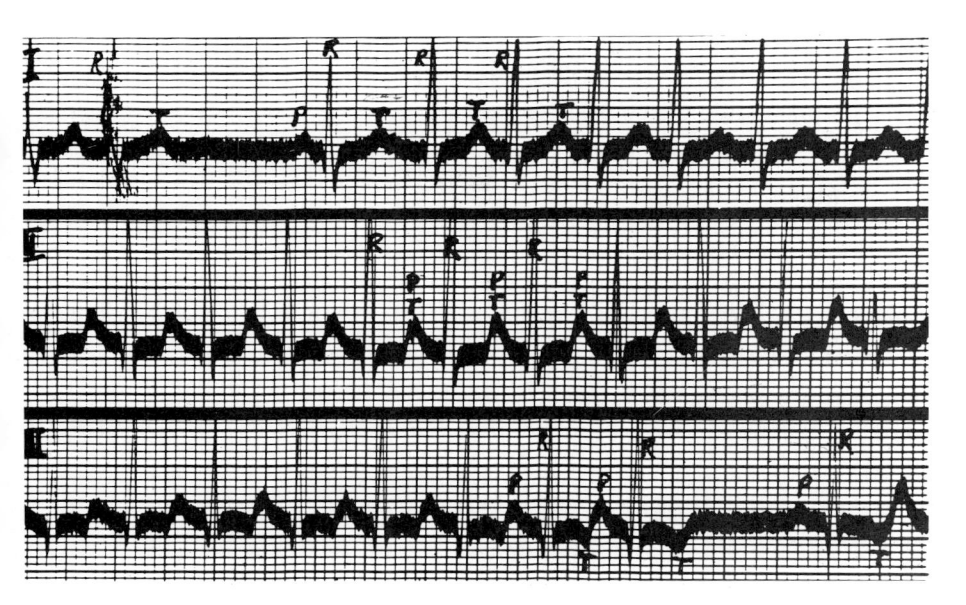

Die Koronararteriographie, die eine spezifische Chirurgie der Herzkranzgefäßerkrankungen ermöglichte, hatte zwei bedeutende Pioniere: Castellanos (1942) und Radner (1945). Aber erst zwei Jahre später wurde die Aortokoronarographie auch wirklich klinisch verwendet. Leider erlaubte diese Globalmethode infolge der Überlagerungen keine genaue Unterscheidung. Einen bedeutenden Fortschritt brachte die selektive Koronarographie vom Oberarm und später transkutan vom Oberschenkel aus. Dadurch wurde diese Untersuchung verläßlich und fast unschädlich.

Die Elektrokardiographie und die Vektorkardiographie

Das erste menschliche Elektrokardiogramm wurde 1887 von Waller aufgezeichnet, die klinische Elektrokardiographie jedoch beginnt eigentlich erst mit Einthoven und wird in der Folge hauptsächlich von den Schulen von Lewis, von Wilson und schließlich von Sodi Pallares durchgeführt.

Die Arbeiten von W. Einthoven ziehen sich durch fünfzehn Jahre hindurch. Ab 1903 führt er ein Galvanometer mit Kabel ein und schlägt dazu einen Verstärker mit Bildschirm vor. Er analysiert die drei Ableitungen und benennt die Wellen der aufgezeichneten Kurven. 1912 stellt er ein Gesetz über sein elektrokardiographisches Dreieck auf ($D_2 = D_1 + D_3$) und berechnet die elektrische Achse. 1915 beschreiben Cohn und Fraser die elektrokardiographischen Auswirkungen von Digitalis. Seit 1915 bemüht sich T. Lewis um die Elektrophysiologie bei der Elektrokardiographie, Fahr beschreibt die Schenkelblocks (1920) und Pardee die Kurvenveränderungen, die einen akuten Koronarverschluß anzeigen (1920). Wenckebach und Winterberger veröffentlichen 1927 das erste Buch zu den Arrhythmien. Wolff, Parkinson und White beginnen die Beschreibung der Syndrome der vorzeitigen Kammererregung (1930).

Abbildung 1332 (gegenüber) Großer Ausschnitt, der die oberflächlichen Venen des Halses, die aus dem Herzen entspringenden Gefäßstämme, den Venenplexus der Harnblasen, des Uterus und seiner Adnexe zeigt. G. Breschet, Recherches... sur le système nerveux... (1828) (Paris, Bibl. d. Alten Med. Fakultät)

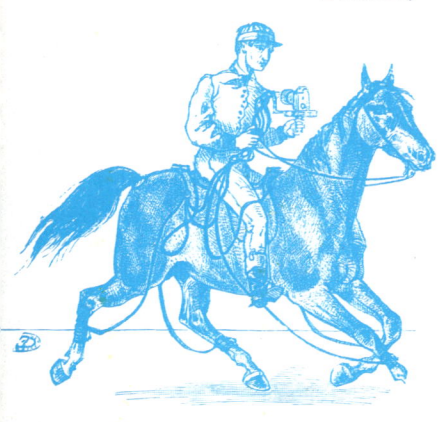

Abbildung 1331 (oben) Ein trottendes Pferd, das mit verschiedenen »Untersuchungs«-Apparaten ausgerüstet ist. Der Reiter trägt einen Geschwindigkeitsmesser. Aus La Machine animale von J. Marey, Paris 1873. Marey, der sich als »Ingenieur des Lebens« verstand, war »mit Claude Bernard darüber einig, daß die Bewegung die wichtigste Tat sei, da alle anderen Funktionen sie benötigten, um durchgeführt werden zu können«. Er ist der Begründer einer neuen Physiologie, die auf einer möglichst präzisen Aufzeichnung der hintereinander ablaufenden Körperfunktionen innerhalb eines ebenfalls exakt gemessenen Zeitraumes beruht.

Die Herzkatheter

F. N. Wilson führt ab 1932 diese Arbeiten weiter und bereichert die Ableitungen durch die Verwendung der Sammelelektrode, die es ermöglicht, die unipolare Extremitätenableitung und die ersten Brustbandableitungen aufzuzeichnen (1932—1934). Mit der Zunahme der verschiedenen Ableitungen kommt es auch zu einer gewissen Verwirrung bei ihrer Benennung und den Schaltungen, so daß eine Nomenklatur notwendig wird. Sie wird vom Ausschuß der American Heart Association (1938—1942) aufgestellt.

Ab 1940 führt die mexikanische Schule mit Sodi Pallares und Cabrera eine rationelle und systematisierte Darstellung der Aufzeichnungen ein, die sich auf die Daten der externen Elektrokardiographie und bald auch schon der der inneren Herzkammer stützt. Sodi Pallares vervollständigt die drei Achsen von Bayley, indem er die drei durch die unipolare Extremitätenableitung bestimmten Achsen hinzufügt (1945). Zur gleichen Zeit weist Ashman auf den ventrikulären elektrischen Gradienten hin, während Myers die elektrische Lokalisierung der Myokardinfarkte präzisiert (1948/49). Seither gibt es eine Unmenge von Büchern über die Elektrokardiographie. Die Vektorkardiographie, eine Ergänzungsmethode zum EKG, die auf der Registrierung der elektrischen Herzphänomene auf drei Ebenen beruht, wurde 1920 entdeckt (Mann). Zwei Bücher, das eine von Duchosal und Sulzer (1949), das andere von Grishmann und Scherlis (1952), welche die Vektorkardiographie behandeln, sind klassisch geworden. Die Autoren sind allerdings nicht einer Meinung über die zu verwendenden Ableitungen und Schaltungen. Das schadet der Verbreitung dieser Methode, und daher veröffentlicht die American Heart Association 1958 ihre Empfehlungen und versucht allgemeine Verwendungsrichtlinien durchzusetzen.

Die Elektrokardiographie der inneren Herzkammern wird 1945 von Lenègre und Maurice eingeführt. Aber erst durch die Arbeiten von Scherlag (1969), Damato (1969), Puech (1970) und Coumel (1970) wird die Aufzeichnung des Hisschen Bündels zur allgemein verwendeten Untersuchungsmethode. Sie trägt übrigens ab 1970 viel zum Fortschritt in der Bestimmung der Herzrhythmusstörungen bei.

Master verhilft dem Belastungs-EKG zu einem großen Fortschritt, indem er vorschlägt, die Belastung zu dosieren und sie kontinuierlich mit den Herzreaktionen zu vergleichen. Sein »Zweistufentest« ermöglicht es ihm, das EKG vor und sofort nach der Herzbelastung zu vergleichen (1942—1970).

Die Verbreitung der Oszillographie in den Überwachungszentren innerhalb der letzten zwanzig Jahre, die kardiovaskuläre Intensivpflege mit ständiger elektrokardiographischer Kontrolle und der Möglichkeit, ein EKG auf Distanz oder während vierundzwanzig Stunden auf tragbaren Tonbändern aufzunehmen, können schließlich das Bild vom ungeheuren Aufschwung dieser jungen Methode vervollständigen.

Denkt man an die seit dem 18. Jahrhundert vor allem von S. Hales (1833) durchgeführten Katheterversuche an Tieren, so ist es verwunderlich, daß sie erst im ersten Drittel des 20. Jahrhunderts am Menschen angewandt wurden. Den ersten Schritt verdanken wir Forssmann, der 1929 den Mut hatte, sich selbst über eine Vene des Arms eine Ureteren-Sonde einzuführen, sie bis in sein Herz vorzuschieben, um dann ein Röntgenbild von der im rechten Vorhof liegenden Sonde zu machen: der »rechte« Katheterismus beim Menschen war technisch möglich.

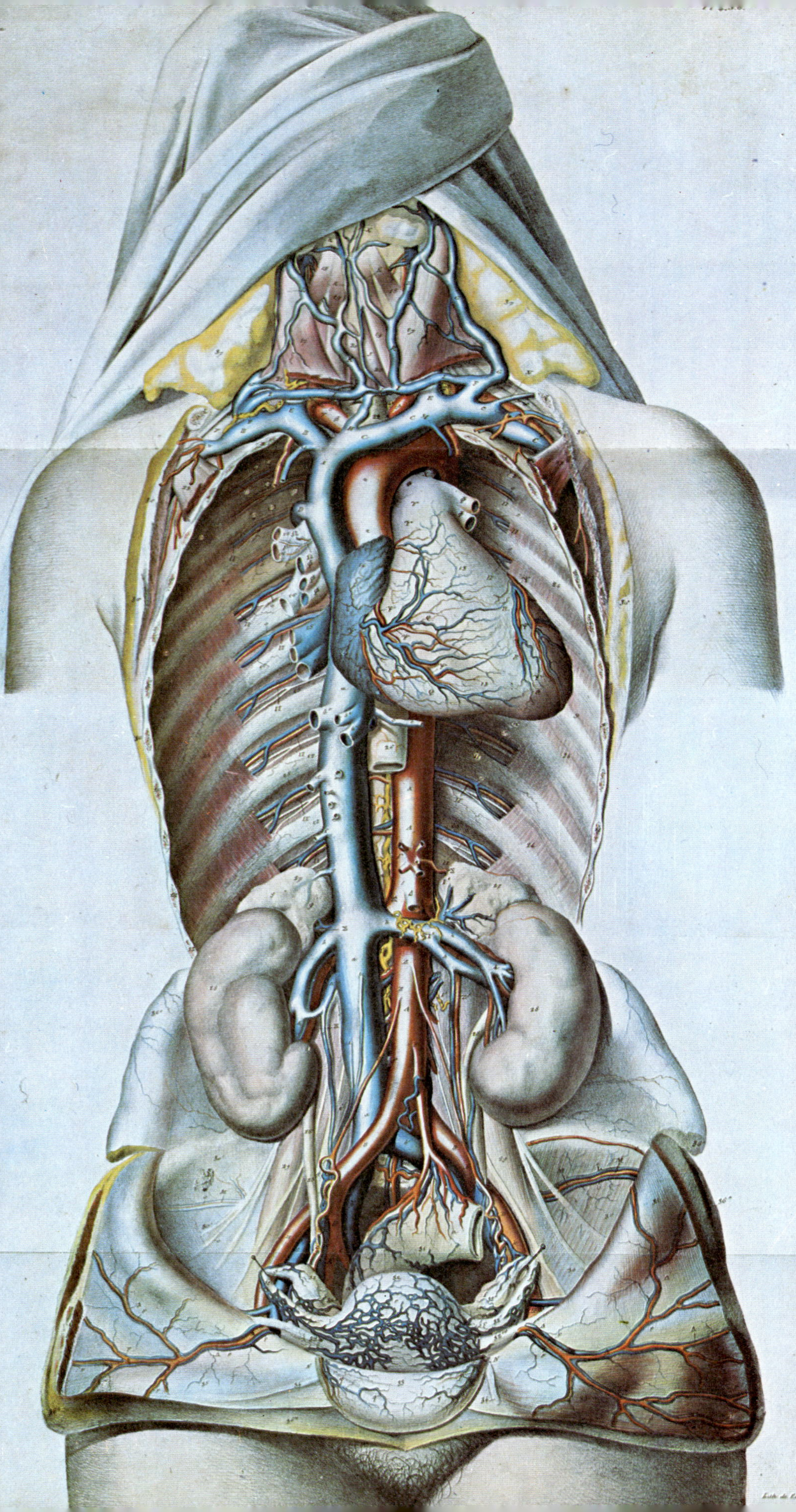

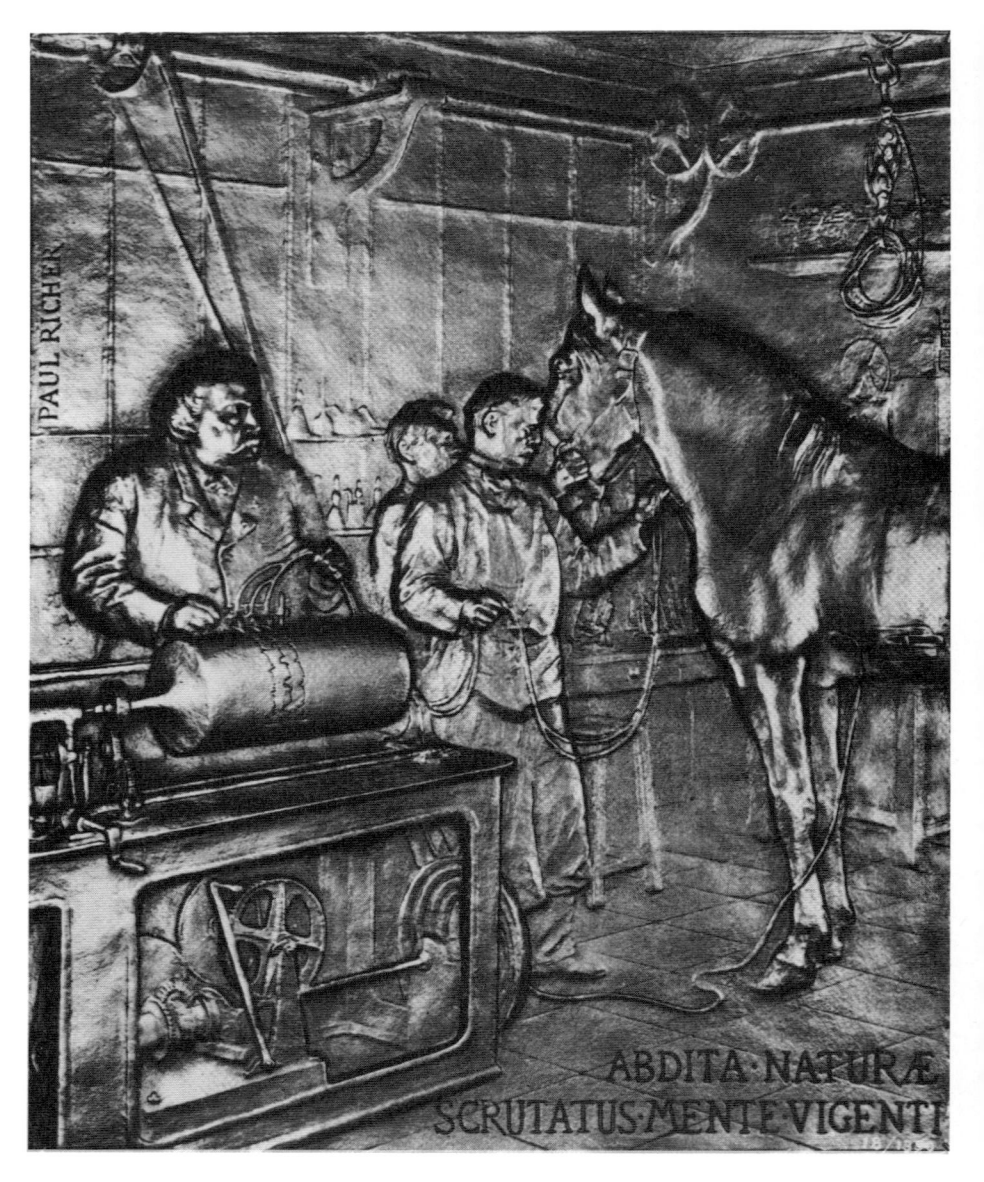

*Abbildung 1333
Darstellung der ersten Versuche des Herzkatheterismus mit graphischer Aufzeichnung der Herzschläge. 1863.
(Frankreich, Saint-Julien-en-Beaujolais, Museum Claude Bernard)
Auguste Chauveau (1827—1917) aus Lyon und Jules Marey (1830 bis 1904) führten in das Herz eines lebenden Pferdes zwei kleine Gummiampullen ein, welche die Vorhof- und Ventrikeltätigkeit auf einen Kardiographen übertrugen.*

Der klinische Aufschwung dieser neuen Methode ist das Werk von Cournand und von Ranges, die ihre sämtlichen Anwendungsbereiche aufzeigten (1941). Diese Neuerer fanden schon bald mit McMichael und seinen Mitarbeitern (1944) in Großbritannien und mit Lenègre und Maurice (1944) in Frankreich ihre Anhänger. Zwischen 1946 und 1949 erschienen zahlreiche Veröffentlichungen in der ganzen Welt. 1949 konnte Cournand die große Hilfe des rechten Katheters für die Diagnose von angeborenen Herzfehlern aufzeigen. Im gleichen Jahr vereinfachte Fitzpatrick die Methode, indem er den Gebrauch eines »Einschwemmkatheters« ermöglichte.

Die Entwicklung des Katheterismus der linken Herzkammer war viel mühsamer. Ab 1947 wurde er von Hellems, Dexter und Haynes an einem Hund von der Karotis aus verwirklicht: Die Idee des retrograden Arterienkatheters war geboren. 1950—1951 führten Gibert-Quéralto, Zimmerman und Steinberg diese Methode von der A. humeri, A. radialis oder der Karotis aus am Menschen durch. Dabei gab es aber so viele und schwere Unfälle, daß dieses Verfahren eingestellt werden mußte. Einige versuchten nun transbronchiale Punktionen der linken Kammer durchzuführen, andere erreichten die linke Kammer durch den hinteren Brustkorb oder punktierten sie durch den vorderen Brustkorb. Die wesentliche Wende beim linken Katheterismus brachte die Entdeckung des retrograden Schenkelweges durch Seldinger (1953).

Diese Verfahren ermöglichen die Druckmessung und die Abnahme von Blutproben, welche die Berechnung des Shuntvolumens und der Klappenoberflächen bei Stenosen erlaubten. Vor allem aber waren sie für die Abschätzung der Herzleistung durch Tracer von größter Bedeutung. Der physiologische Tracer ist Sauerstoff. Cournand führte ab 1941 diese Berechnung mit der Fickschen Formel durch. Schon bald wurden Farbstoffe als Tracer verwendet. Nylin (P_{32}, 1950) und Mc Intyre (I_{131}, 1951) schlugen radioaktive Indikatoren vor, die aber rasch von der Thermodilutionsmethode abgelöst wurden.

Einige andere Techniken

Viele andere Untersuchungsmethoden wären erwähnenswert, um das große Können der Techniker und die ungeheure Vielfalt der den Kardiologen zur Verfügung stehenden Methoden aufzuzeigen. Wir möchten nur drei davon hervorheben.

Die Ballistokardiographie, von Henderson 1905 erfunden und 1936 von Isaac Starr verbreitet, konnte niemals eine ebensogroße Bedeutung in der ganzen Welt erlangen wie die vorher angeführten Methoden.

Die Szintigraphie hingegen ist in vollem Aufschwung begriffen, sei es die der Kammern, die des Herzmuskels oder beider zusammen.

Die Echokardiographie ist die Methode mit der jüngsten Vergangenheit und zweifellos mit der vielversprechendsten Zukunft. Ihr Prinzip basiert auf der Verwendung von Ultraschall. Sie wurde von Dussik (1942) zum erstenmal in der Kardiologie verwendet, aber erst Edler und Hertz, die 1954 die verschiedenen Ultraschallechos analysierten und aufzeigten, inwieweit sie zur Diagnose von Mitralstenosen Anwendung finden könnten, begründeten ihren Aufschwung. Seither haben sich zahlreiche Veröffentlichungen mit den zukünftigen Anwendungsmöglichkeiten dieser Methode befaßt.

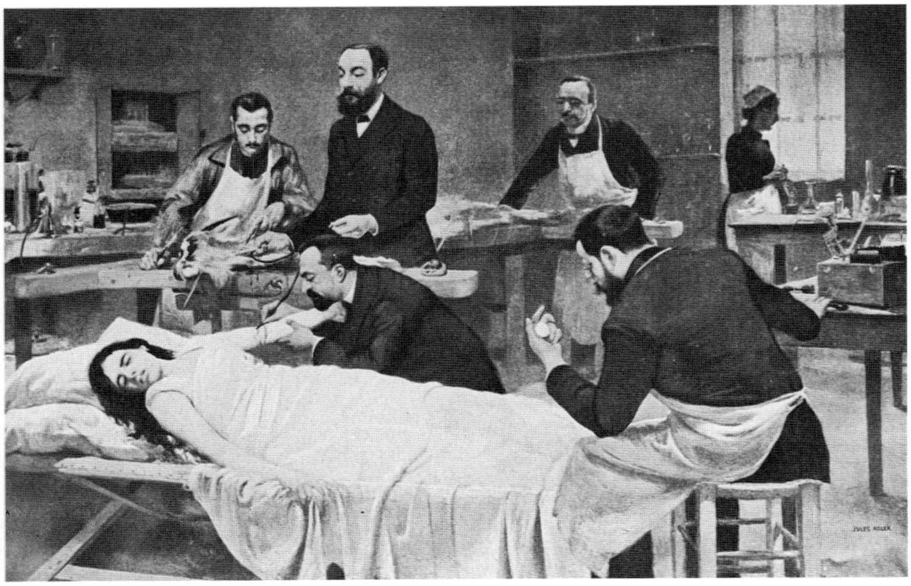

Abbildung 1334
Transfusion von Ziegenblut. Gemälde von Jules Adler (1865 bis 1952), entstanden um 1890 auf Bestellung von Dr. Bernheim, der 1894 eine Einrichtung für tierische Impfstoffe schuf. (Paris, Sammlung der Alten Med. Fakultät)
Es ist nicht bekannt, ob Bernheim, als er dieses berühmte Bild bei Adler in Auftrag gab, eine von ihm durchgeführte Operation verewigen wollte oder ob es sich um eine frei zusammengestellte Szene handelt.

1227

Die Technik des Dopplereffektes, die mit Hilfe von Ultraschall vaskuläre Strömungen mißt, wird eine ähnlich erfolgreiche Laufbahn erleben wie die Echokardiographie. Ihre Anwendung ist sehr hilfreich zur Auffindung von Stenosen der Karotiden und zur Erkennung von Erkrankungen der Aortenklappen.

Die medizinische Therapie

Neben den Fortschritten in der Diagnose der Herzkrankheiten entwickelten sich auch die medizinischen Therapien, von einigen Ausnahmen abgesehen, im 19. und 20. Jahrhundert. Zwei wichtige Voraussetzungen sind für ihren Aufschwung verantwortlich: Einerseits führten 1845 Rynd und 1854 Wood parenterale Injektionen zur Applikation von Morphium ein, die durch die Verwendung von Glasspritzen bald vereinfacht wurden; auf der anderen Seite entstand die pharmazeutische Großindustrie.

Die Wirksamkeit von Diäten bei Herzkrankheiten veranlaßte Karell 1866, eine Milchkur gegen Ödeme zu empfehlen. 1901 entdeckten Achard und Loeper die entscheidende Rolle des Salzes bei Wasserretention und somit die Wirkungslosigkeit der Milchkur; 1925 wies Blum darauf hin, daß nicht das Chlorion, sondern das Natriumion dafür verantwortlich sei.

Das wichtigste Cardiacum ist noch heute Digitalis. Es wurde schon 1785 von Whitering gelobt und hatte im 19. Jahrhundert ein wechselhaftes Schicksal — von den einen mit Begeisterung, von anderen nur mit Zurückhaltung verwendet. Da sich das Digitalisblatt schlecht hält, war es ein großer Fortschritt, als es 1869 Nativelle gelang, Digitalis zu kristallisieren.

Im Jahre 1887 verhilft Fraser dem von Hary und Gallois entdeckten Strophantin zur klinischen Verwendung. Schließlich isoliert Arnaud 1888 das Quabain, das 1915 von Vaquez empfohlen wird.

Die Diuretika wurden erst später entdeckt. Zwar kannte man die diuretische Wirkung von Kaffee schon früh, aber das von Runge und Pelletier 1819 isolierte Koffein konnte nur schwer angewendet werden. Deshalb rät Southey ab 1877 zu einem Abzugsrohr (Drain), das unter die Haut eingeführt wurde, um die Flüssigkeit von Ödemen abzuleiten, falls der Kranke nicht urinieren konnte.

Abbildung 1335 (unten links) Direkter Sphygmograph von Dr. Dudgeon. Während das Sphygmometer die Arterienschläge nur sichtbar macht, zeichnet der Sphygmograph diese Pulsationen auf.

Abbildung 1336 (unten rechts) Sphygmophon. Das Sphygmophon ist ein Gerät, das zur Auskultation der physiologischen und pathologischen Geräusche der Arteria radialis verwendet wird. Ende des 19. Jh. (Paris, Museum für Geschichte der Medizin)

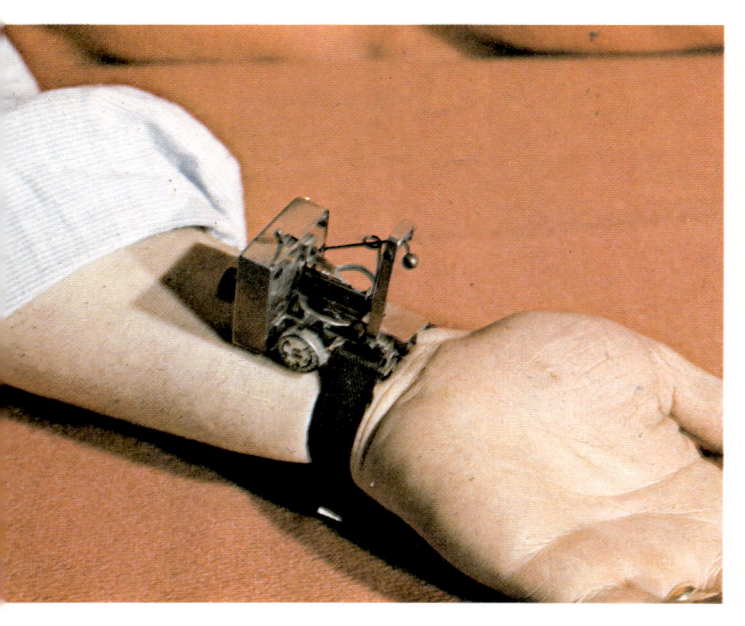

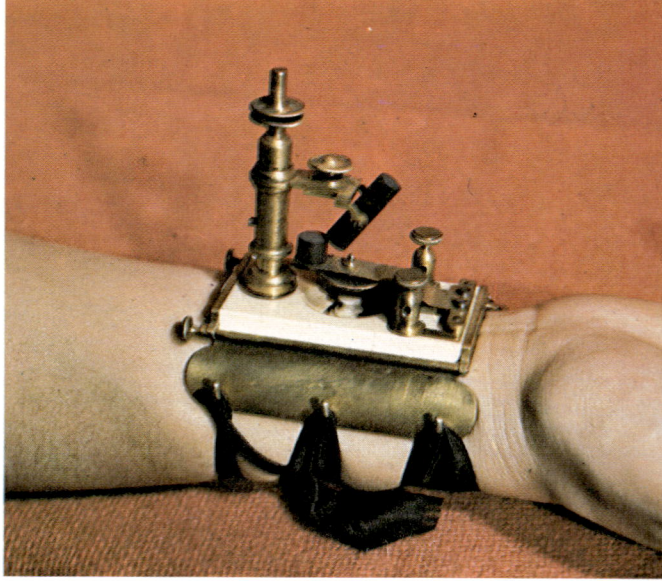

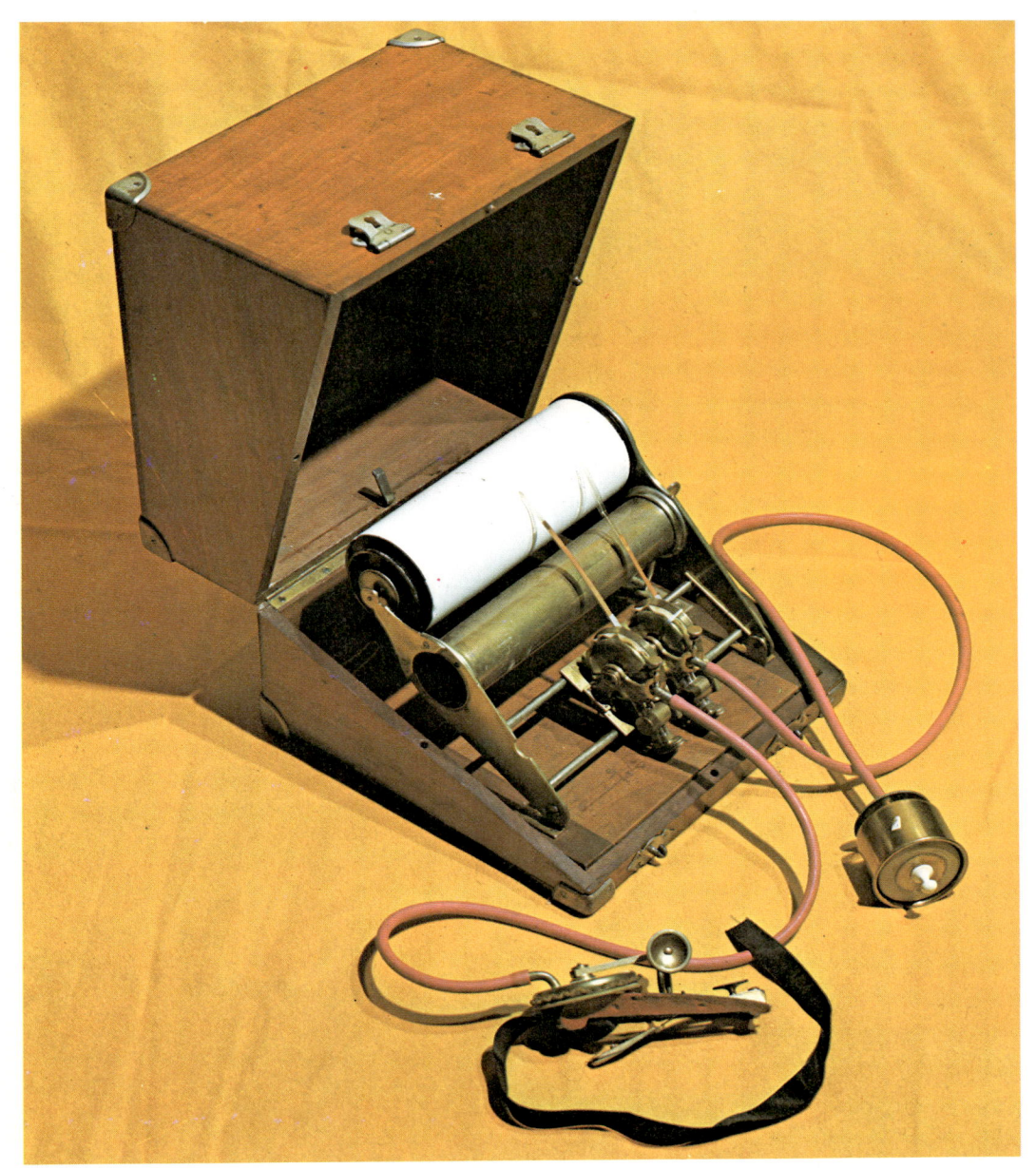

1887 empfiehlt von Schröder das Theobramin. Die diuretische Wirkung von Quecksilber wird 1919 von Vogl aufgezeigt; 1928 wird Mercurophyllin empfohlen. Ab 1950 werden alle diese Diuretika durch oral einzunehmende Medikamente ersetzt: Acetazolamide und vor allem Chlorothiazide. Diese stehen am Anfang einer lange Reihe von Diuretika, unter denen sich das Furosemid und die Etacrynsäure als besonders stark wirksam erweisen.

Inzwischen gibt es eine Unmenge von Antiarrhythmika. Atropin, das man seit 1833 kennt, wird erst Anfang des 20. Jahrhunderts bei Bradykardie verwendet (Chauffard, Vaquez, Gallavardin, um 1910). Die Chininsalze, die 1820 isoliert wurden, werden in Form von Chinidin erst 1914 von Wenckebach und Frey verwendet, der 1918 ihre Wirkung zur Verminderung der absoluten Arrhythmie angibt. Das Procainamid wird ab 1949 (Mark) klinisch eingesetzt. Ajmalin, das 1931 isoliert werden kann, findet erst im Jahr 1960 Eingang in die

Abbildung 1337
Transportabler Polygraph von Dr. Marey. Dieses Gerät ermöglicht die Übertragung eines Arterienschlages auf Distanz. Durch Aufzeichnung einer langen Kurvenlinie auf den Drehzylinder sind Irregularitäten erkennbar, die bei einer kürzeren Kurve unbemerkt bleiben könnten. Es kann gleichzeitig der Pulsschlag mehrerer Arterien oder der Arterienpuls gemeinsam mit dem Herzpulsieren aufgezeichnet werden.

Kardiologie, das Chlor-Acetyl-Ajmalin erst 1974. Das Diisopyramid wird 1962 von Mokler, das Bretyliumtosylat 1965 von Lévêque und das Amiodaron 1969 von Charlier eingeführt. Aber diese Liste ist noch lange nicht erschöpfend.

Die Antikoagulantien haben die kardiologische Therapie um einen entscheidenden Schritt weitergebracht, so vor allem Heparin, das 1916 von Mc Lean entdeckt, 1918 von Howell und 1929 von Best untersucht wurde. Erst 1938 wurde es von Jorpes und Murray zum erstenmal einem Menschen zu therapeutischen Zwecken verabreicht.

Die Dicumarine wurden 1941—1942 von Shapiro am Menschen erprobt, das Phenyl-Indan-Dion folgte kurz darauf (Meunier, Mentzer und Molho, 1946). Zahlreiche Cumarinderivate und das subkutan applizierte Calciumheparin wurden den Kardiologen zur Verfügung gestellt. All das verbesserte die Behandlung thrombembolischer Krankheiten und vor allem die der Phlebitis und der Koronarerkrankungen von Grund auf.

Die Infektionsbekämpfung und die Cortison-Therapie haben den Verlauf von bakterieller Endokarditis und von akutem Gelenkrheumatismus grundlegend verändert. Das Sulfamidochrysoidin von Domagk steht am Beginn einer langen Reihe von Sulfonamiden. Das Penicillin, das mit dem Namen Fleming verbunden ist, das Streptomycin (Waksman, 1944), das Chloramphenicol, das Aureomycin, das Terramycin, das Amphotericin, das Tetracyclin, das Colistin und viele andere Antibiotika ermöglichen die Prävention oder die Behandlung postoperativer Infektionen.

Hench und Kendall zeigen 1949 die Wirkung von Cortison bei akutem Gelenkrheumatismus auf. Hinzu kommen schließlich noch die Hydrocortisone und besonders die Kortikoide, die leichter anwendbar sind.

Mittel gegen Angina pectoris fand man erst ein Jahrhundert nach ihrer Beschreibung. 1867 wies Brunton auf die Wirksamkeit von Amylnitrit hin, 1879 führte Murrell Trinitroglycerin ein, ein Trinitrin, das immer noch das am schnellsten wirkende Mittel bei pect-anginösen Schmerzen ist. Nach dem Zweiten Weltkrieg wurden die Khelline befürwortet, Monoamino-

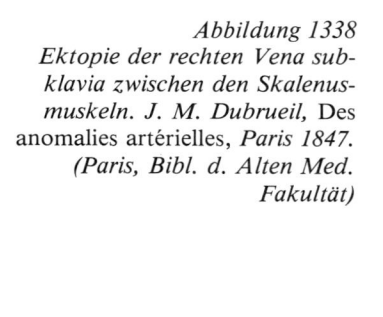

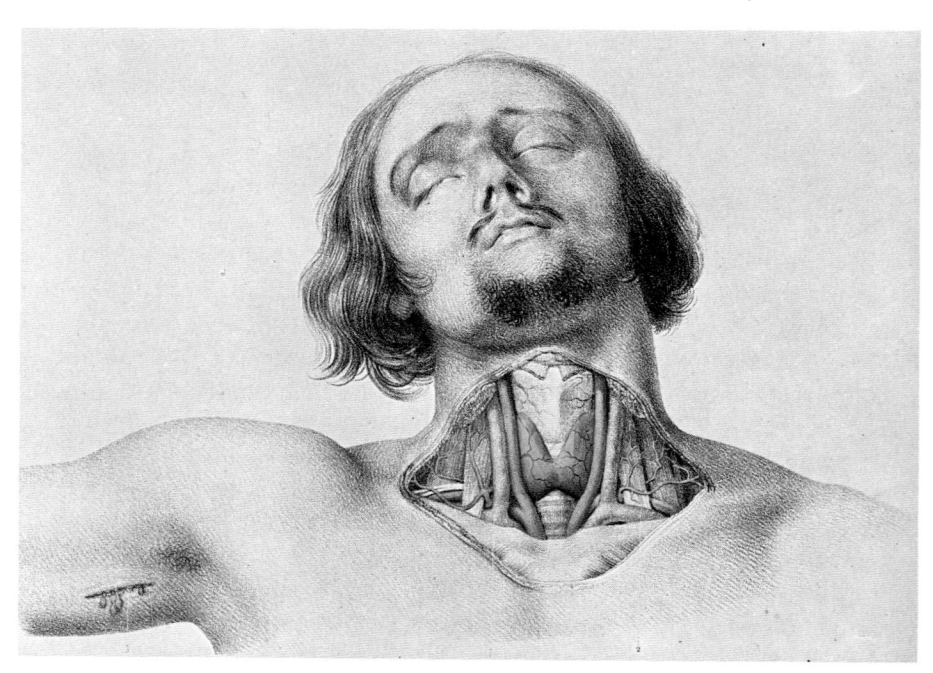

Abbildung 1338
Ektopie der rechten Vena subklavia zwischen den Skalenusmuskeln. J. M. Dubrueil, Des anomalies artérielles, *Paris 1847. (Paris, Bibl. d. Alten Med. Fakultät)*

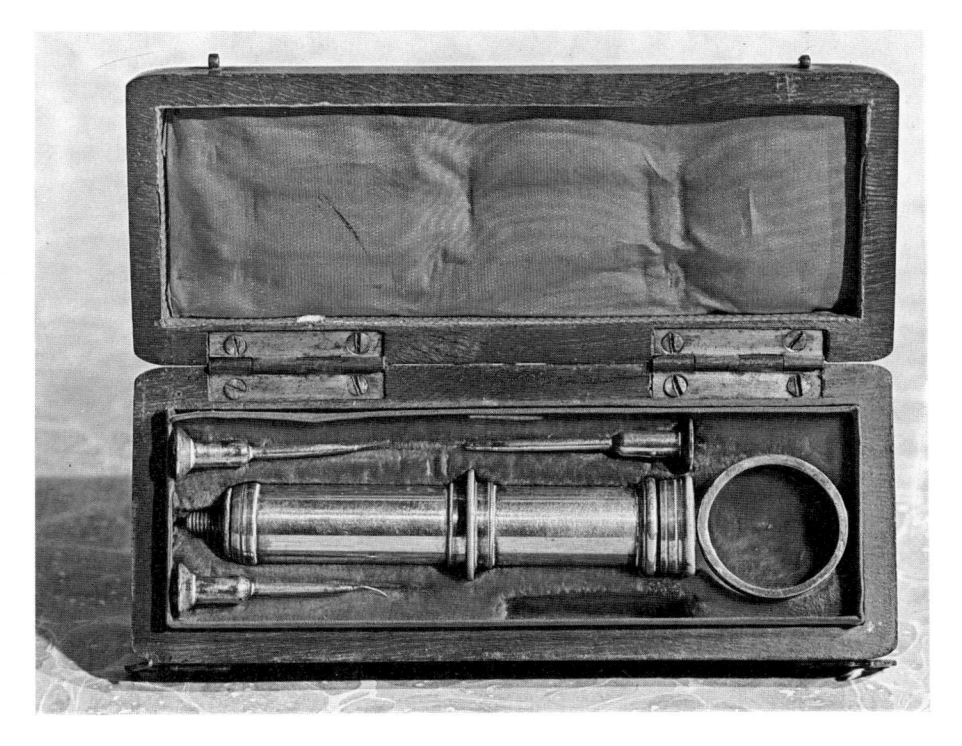

Abbildung 1339
Spritze von Charles Pravaz (1791—1853). Diese Spritze öffnete den Weg für die parenterale Therapie. Sie war mit einer von Pravaz erfundenen Hohlnadel versehen, die die Injektion von medikamentösen Lösungen in das Gewebe erlaubte.
(Paris, Museum für Geschichte der Medizin)

oxydasehemmer, die Pentanitrite, die Dipyridamole und schließlich die Amiodarone (1968) und das Perhexilinmaleat (1969).

Zahlreiche andere Medikamente wären noch nennenswert: das Morphium, das seit 1840 klinisch verwendet wird und zuerst bei Lungenödemen angeraten wurde; das von Houde 1885 isolierte Spartein, das in der Zwischenkriegszeit sehr häufig angewandt wurde, seither aber überholt ist; das von Kossel 1888 befürwortete Theophyllin, das gegen funktionelle Herz-Lungen-Erkrankungen häufig herangezogen wurde und noch immer wird; das Acetylcholin, das seit 1904 bekannte Noradrenalin, das bei einem Kollaps um 1955 erwähnt wird und seither etwas in Vergessenheit gerät; das weithin zur Lokalanästhesie verwendete Novocain; das Isoproterenol und schließlich die Antihypertensiva.

Die lange, keineswegs erschöpfende Liste der Medikamente, welche der Kardiologie, der Reanimation und der Chirurgie zur Verfügung steht, hat natürlich die Prognose der kardiovaskulären Erkrankungen völlig verändert und chirurgische Erfolge zugelassen, ohne die, wie wir sehen werden, die geschickte Handführung des Operateurs vergeblich gewesen wäre.

Die Herzchirurgie

Die ersten Versuche der Herzchirurgie wurden bei Herzverwundungen durchgeführt. Lange Zeit hielt man sie für unvermeidlich zum Tode führend. Als die mutigen Versuche von Dominique Larrey (1810) und von Dupuytren (1820), die Herzwunde des Herzogs von Berry zu operieren, fehlschlugen, waren viele, auch bedeutende Ärzte, davon überzeugt, es sei ratsamer, bei Herzverwundungen nichts zu unternehmen. Einige Chirurgen waren jedoch gegenteiliger Ansicht, und die von Rehn 1896 durchgeführte Naht war ein sensationeller Erfolg. Es war also doch möglich! Man konnte sich in der Chirurgie an das Herz heranwagen. Das beflügelte die Phantasie; Delorme faßte die Dekortikation bei konstriktiver Perikarditis ins Auge (1898), während Sir Brunton 1901 die Kommissurotomie der Mitralstenose vorschlug.

Nuit funeste du 14 février 1820

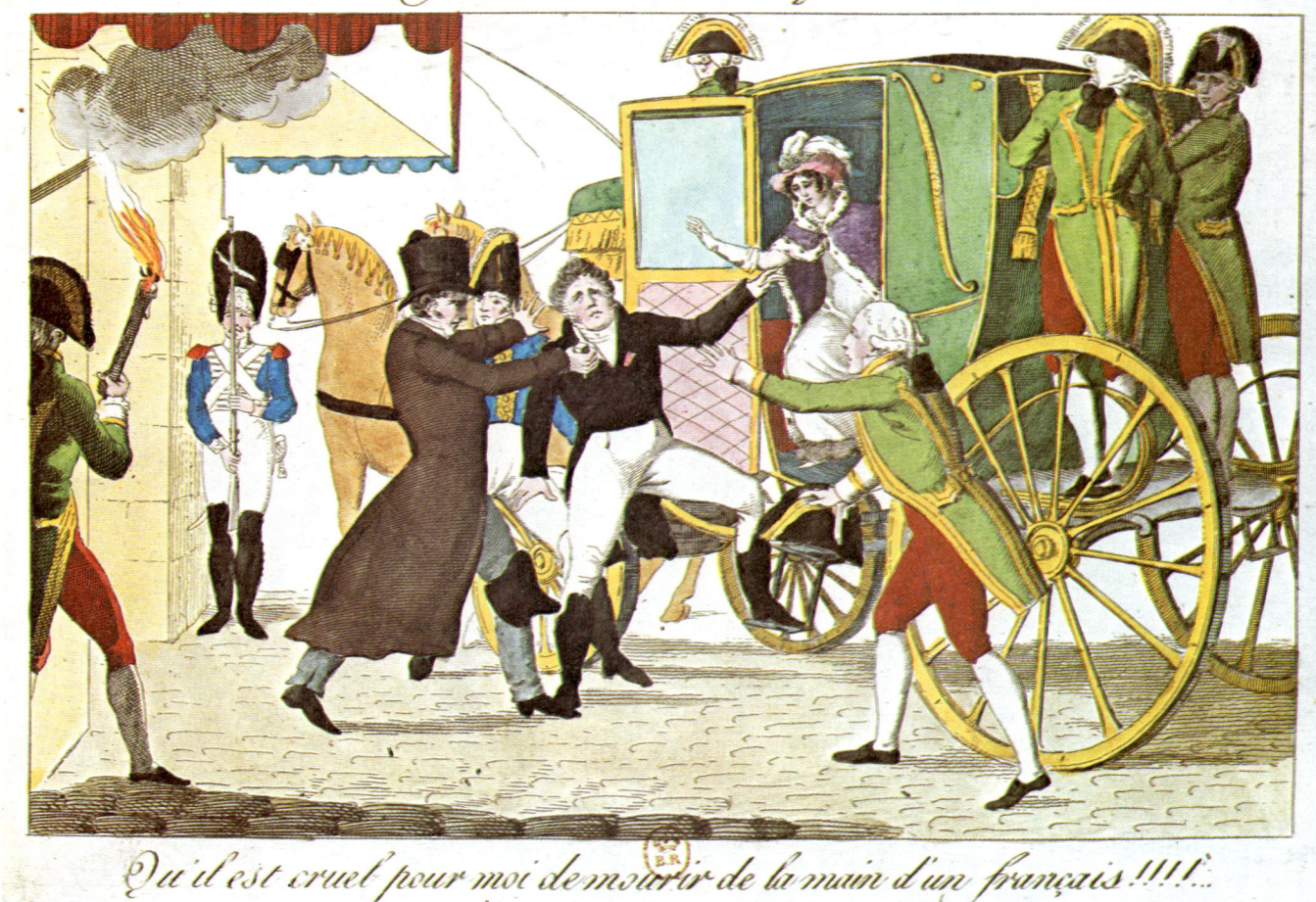

Qu'il est cruel pour moi de mourir de la main d'un français !!!!

*Abbildung 1340
Volkstümliche Darstellung der Ermordung des Herzogs von Berry am 14. Februar 1820 vor der Oper.
(Paris, Nationalbibliothek, Kupferstichkabinett)
Obwohl der Mörder den Herzog von Berry rechts traf, war der Dolchstoß doch so heftig und tief, daß er die rechte vordere Lungenpartie und den rechten Herzvorhof durchbohrte. Da sich das Blut sofort im Brustraum ausbreitete, versuchte Dupuytren die Wunde zu erweitern, um das Abfließen des Blutes zu ermöglichen, aber er konnte nur sein Unvermögen konstatieren und der Agonie des Herzogs von Berry beiwohnen.*

Die ersten Eingriffe bei Klappenerkrankungen bestätigten den mutigen Chirurgen, daß sie die ihrer Geschicklichkeit würdigen Mittel noch nicht besaßen. So mißlang 1912 der Versuch von Tuffier, eine Aortenstenose zu öffnen. Ebenso erlitt Doyen im selben Jahr einen Mißerfolg, als er versuchte, eine Pulmonalstenose aufzusprengen. Hingegen konnte Souttar am 6. Mai 1925 mit der ersten Kommissurotomie über den Vorhof einen unglaublichen Erfolg verbuchen. Doch obwohl der Patient fünf Jahre überlebte, waren die Ärzte noch nicht überzeugt. Inzwischen gab es bei der operativen Behandlung der Pericarditis constrictiva bahnbrechende Neuerungen durch den Vorschlag von Brauer (1902), eine Freilegung durch Rippenentfernung herbeizuführen, und durch Schmieden, der 1918 die erste Dekortikation durchführte.

Da das Mißtrauen weiterhin groß blieb, war die Operation bei geschlossenem Herzen auf die großen Gefäßstämme und daher auf angeborene Herzerkrankungen beschränkt. Am 28. August 1938 unterbindet Gross einen persistierenden arteriellen Kanal. Eine wesentliche Neuerung stellt zwischen 1939 und 1945 die Herstellung von Penicillin und von Heparin dar, die nun zur Bekämpfung der zwei Hauptübel in der Chirurgie, der Infektion und der thrombembolischen Erkrankungen, eingesetzt werden. Crafoord (am 19. Oktober 1944) und

Gross (am 6. Juli 1945) gelingen bei Aortenisthmusstenose eine Resektion und End-zu-End-Anastomose. Am 29. November 1944 führen Blalock und Taussig erfolgreich eine Anastomose zwischen Arteria subclavia und Arteria pulmonalis bei einer Fallotschen Tetralogie durch. Nach weiteren vier Jahren wagt man sich dann endlich an das Herz selbst heran: Bailey gelingt am 10. Juni 1948 und Harken am 16. Juni desselben Jahres eine Mitralkommissurotomie nach dem Prinzip von Souttar. Alle diese Operationen bei geschlossenem Herzen werden noch dreißig Jahre später durchgeführt, oft mit verbesserten Techniken, die wir hier jedoch nicht mehr einzeln anführen. Im selben Jahr operiert Brock, der von der Mitralkommissurotomie beeinflußt ist, eine angeborene Pulmonalklappenstenose durch Valvulotomie. Zehn Jahre später beginnt die Chirurgie des auriculoventrikulären Blocks durch epikardiale Stimulation über den thorakalen (Chardack, 1960) und später über den epigastrischen Weg (Hirsch und Wosschutte, 1964). Gleichzeitig entwickelt sich die Chirurgie der Koronarerkrankungen, die durch zervikothorakale Sympathektomie 1906 (Jonnesco) begonnen wurde. Sie wird durch die intramyokardiale Einpflanzung der Arteria mammaria interna (Vineberg), die koronare Thrombendarteriektomie (Bailey, 1951) und schließlich die Desobliteration des Coronarostiums (Dubost, Lenègre und Maurice, 1959) verbessert. Diese Operationsmethoden verschwinden jedoch, als Favaloro einen Bypass mittels Saphenatransplantat vorschlägt, zuerst koronarokoronar und dann aortokoronar (1968).

Abbildung 1341
Plötzliche Apoplexie. Humoristischer Stich aus dem Album comique de pathologie pittoresque, *Paris 1823.*
(Paris, Bibl. d. Alten Med. Fakultät)

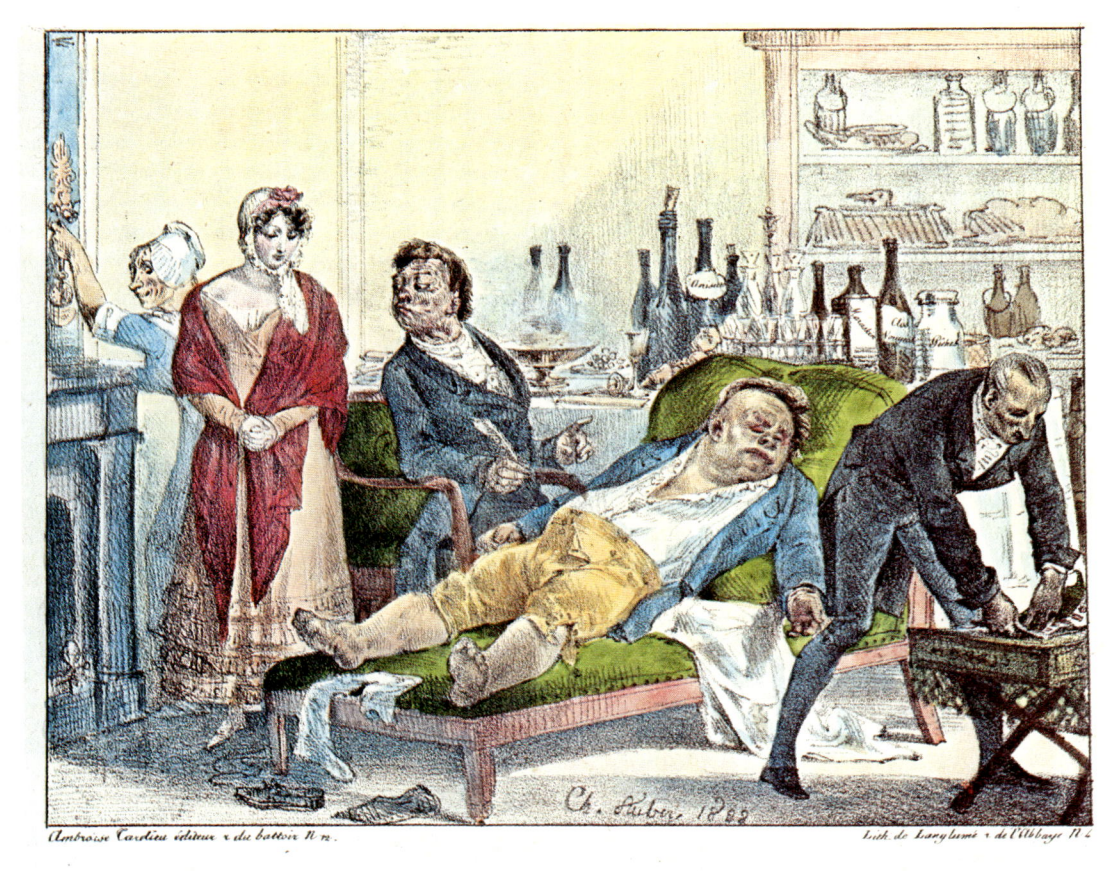

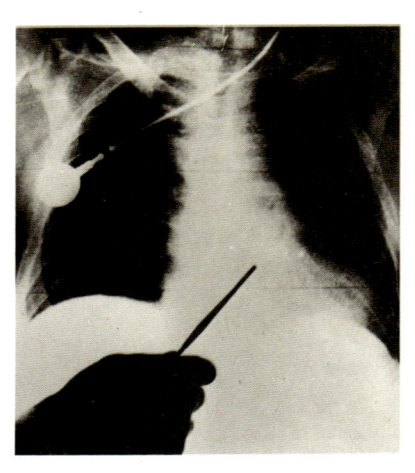

Abbildung 1342
Erste Röntgenaufnahme der ersten Herztransplantation von Prof. Christian Barnard in Kapstadt, Südafrika, am 3. Dezember 1967. Die Spitze des Zeigestabs weist auf die Lage des transplantierten Herzens. Der Patient überlebte die Operation 17 Tage und starb dann an Pneumonie.

Die Chirurgie am eröffneten Herzen blieb lange Zeit ein Traum. Es schien ganz klar, daß die meisten angeborenen und erworbenen Kardiopathien nur auf diese Weise behoben werden könnten. Die erste Neuerung auf diesem Gebiet verdanken wir Bigelow und Boerema in den Jahren 1945—1950. Beide kamen auf den Gedanken, die metabolischen Bedürfnisse der Organe zu senken, um die Operationszeit zu verlängern. Bigelow wollte dies durch ein Eisbad erreichen, Boerema durch Einfrieren des Blutes. John Lewis (am 2. September 1952) und Swan (am 3. Januar 1953) gelang dank dieser Methode die Korrektur eines Vorhofseptumdefektes. Wenig später stellte sich Lillehei einen gekreuzten Blutkreislauf vor, um die Sauerstoffversorgung des Patienten während eines Eingriffes sicherzustellen. Am 26. März 1954 zeigte er, daß sein genialer Einfall wohlbegründet war. Doch die Gefahren für den »Spender« schreckten viele ab, und so sollte die künstliche Herz-Lungen-Maschine schon bald diese Methode ablösen.

Ab 1931 entwickelte Gibbon die Idee der Herz-Lungen-Maschine. Die Schwierigkeit bestand darin, eine Pumpe (das Herz) und einen Oxygenator (die Lunge) herzustellen. Vor allem die Entwicklung eines Oxygenators blieb lange Zeit ein ungelöstes Problem. Erst am 6. Mai 1953 gelang Gibbon die Operation eines Vorhofseptumdefektes an einem achtzehnjährigen Mädchen. Allerdings waren sein erster und zweiter Versuch zuvor schon fehlgeschlagen. 1955, ein besonders wichtiges Jahr, lösten ihn zwei Chirurgen ab: Kirklin, der weiterhin sein Vertrauen in die noch zu komplizierte Maschine von Gibbon setzte, und Lillehei, der den genialen Bubble-Oxygenator von De Wall übernahm. Seit diesem Zeitpunkt nimmt die Chirurgie bei eröffnetem Herzen einen echten Aufschwung. Die Methode wird nur noch durch Koronarperfusion während der Operation verbessert, manchmal in Verbindung mit Hypothermie, wobei die viscerale Temperatur bis auf 15 Grad oder sogar 10 Grad sinkt. Das war ein entscheidender Beitrag von Sealy, Drew und Dubost (1959).

Alles oder fast alles ist also möglich geworden. Die Operationsdauer ist kein Problem mehr. Die zahlreichen Überwachungssysteme während der Operation

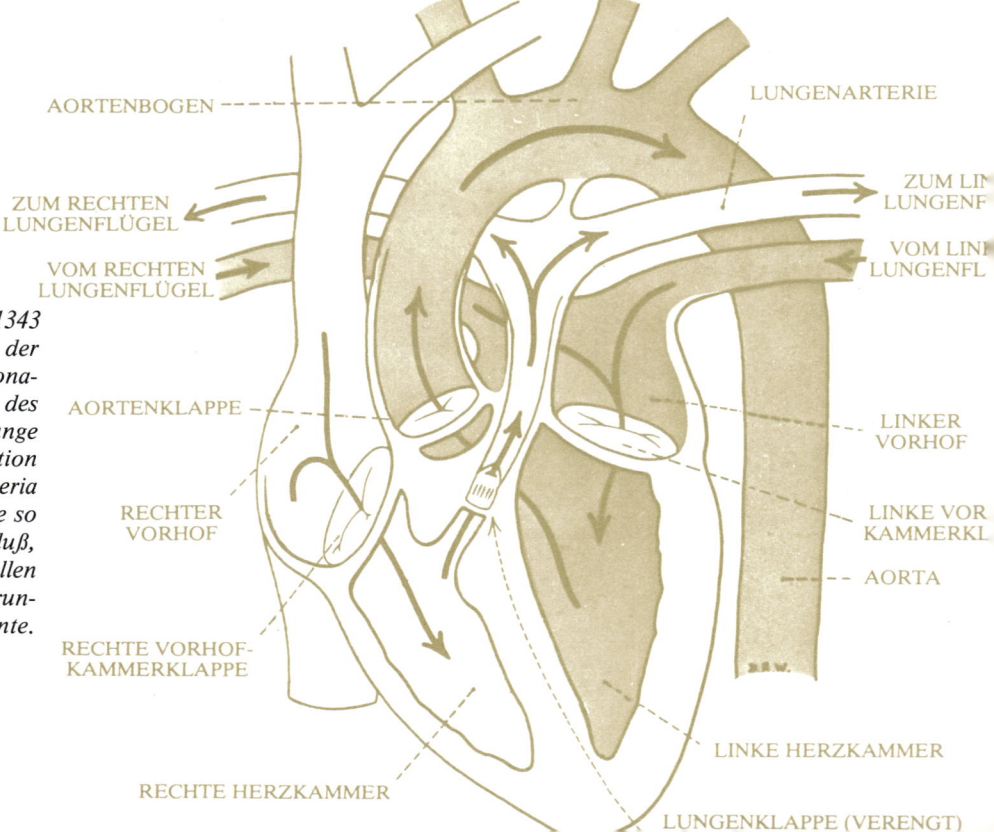

Abbildung 1343
Anatomisches Schema der Stenose einer Arteria pulmonalis, welche den Rückfluß des venösen Blutes in die Lunge behindert. Bei der Operation öffnete der Chirurg die Arteria pulmonalis und ermöglichte so den normalen Weiterfluß, indem er, in diesem speziellen Fall, atheromatöse Ablagerungen entfernte.

AORTENBOGEN
LUNGENARTERIE
ZUM RECHTEN LUNGENFLÜGEL
ZUM LINKEN LUNGENF[LÜGEL]
VOM RECHTEN LUNGENFLÜGEL
VOM LINKEN LUNGENFL[ÜGEL]
AORTENKLAPPE
LINKER VORHOF
RECHTER VORHOF
LINKE VORKAMMERKL[APPE]
AORTA
RECHTE VORHOF-KAMMERKLAPPE
LINKE HERZKAMMER
RECHTE HERZKAMMER
LUNGENKLAPPE (VERENGT)

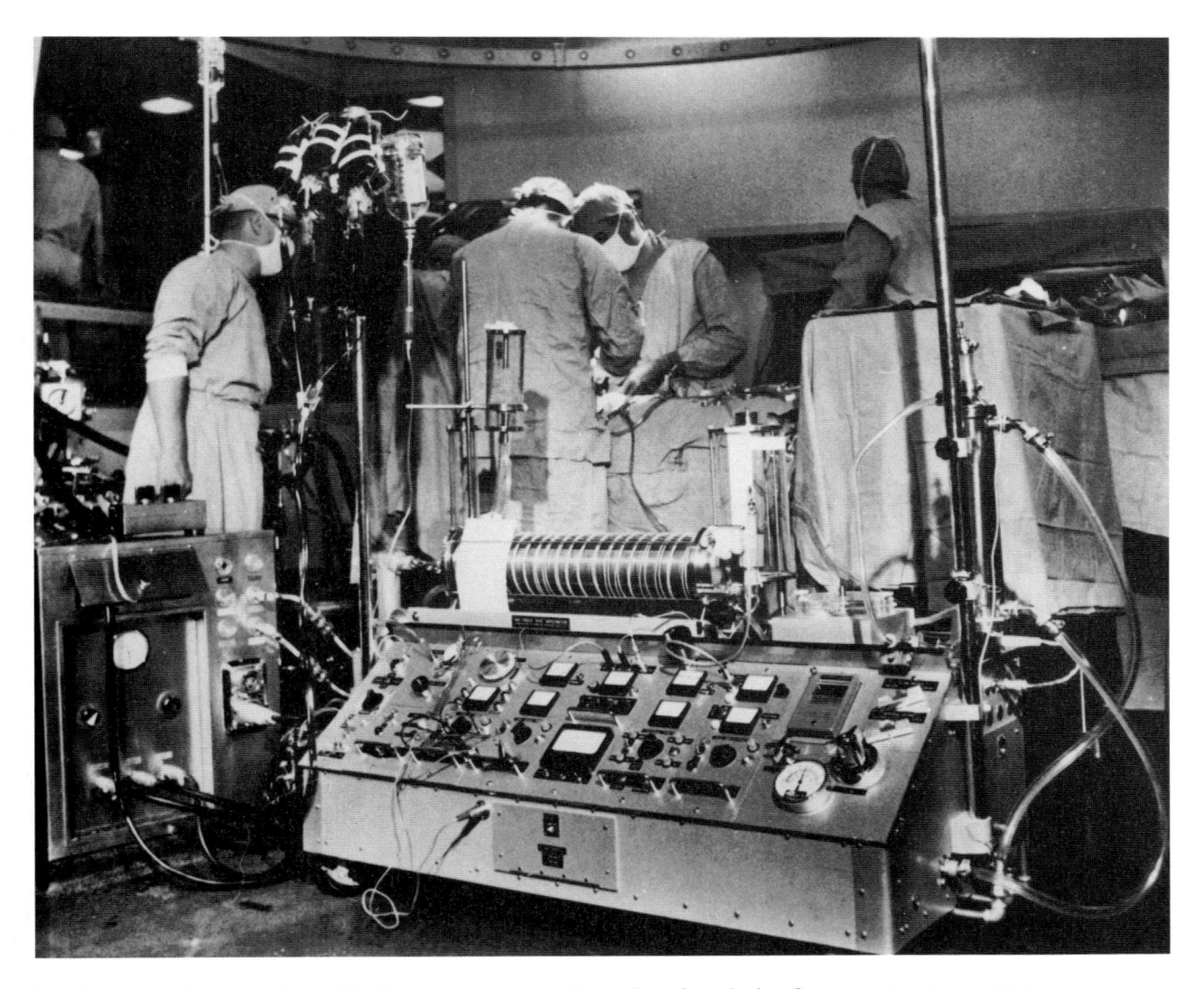

bewahren vor Katastrophen. Die Versorgung vor, während und nach der Operation wird immer besser. All das erfordert natürlich einen großen Aufwand an Geräten, Personal und eine beständige Zusammenarbeit von Fachkräften aller Spezialgebiete, der Hämodynamik, der Reanimation, der Biologie und der Gerinnung.

In rascher Folge kommt es nun zu weiteren Entwicklungen und Erfindungen: Synthetische Prothesen, künstlichen Klappen in Kugel- oder Scheibenform und Heterotransplantationen. 1960 setzen Harken und Starr die ersten Prothesen ein, der eine an der Aortenklappe, der andere an der Mitralklappe. Es wird noch nach der bestmöglichen Prothese gesucht, und zahlreiche Klappen in Kugel- oder Scheibenform erscheinen auf dem Markt. Ab 1962 wagt man es, mehrere künstliche Klappen in das Herz einzusetzen (Starr).

Der jüngste chirurgische Erfolg gelang am 3. Dezember 1967 mit der Herztransplantation von Barnard, einem Schüler von Shumway, dessen experimentelle Arbeiten einen entscheidenden Beitrag leisteten. Heute herrschen im Lager der Kardiologen zwei entgegengesetzte Auffassungen vor. Erst in der Zukunft wird sich erweisen, ob sich der Herzersatz durch Transplantation oder jener durch Einpflanzung eines künstlichen Herzens durchsetzen wird.

Abbildung 1344
Operation bei eröffnetem Herzen mit extrakorporalem Kreislauf. Der Chirurg kann am stillgelegten und trockenen Herzen operieren, da die Herz-Lungenmaschine die Sauerstoffsättigung des Blutes, die Kreislauffunktion und die Atmung übernimmt. Der vor kurzem erzielte Fortschritt durch eine Qualitätsverbesserung der Membranen, welche die Sauerstoffversorgung des Blutes durchführen, konnte die Leistung dieser Geräte noch erhöhen.

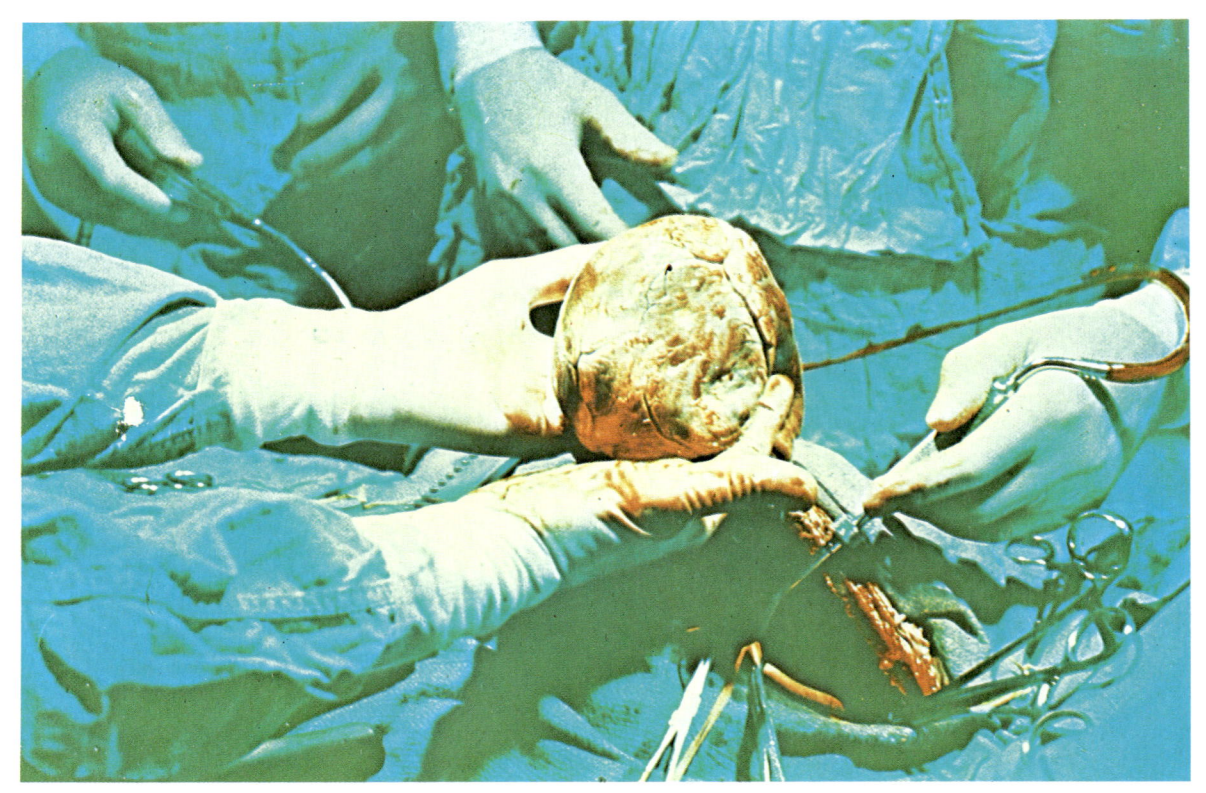

Abbildung 1345 Herztransplantation, durchgeführt von Dr. Benton Cooley im Krankenhaus von Houston, Texas, 1968. Obwohl diese Chirurgie Herztransplantation genannt wird, betrifft sie nicht das ganze Organ. Die hintere Wand der Vorhöfe, die Venenmündungen und der Keith-Flack-Knoten werden an ihrem Platz belassen. Die für die hämodynamischen Phänomene der Vorhöfe verantwortliche Erregung gelangt über die Vorhofwand zum Aschoff-Tawara-Knoten.

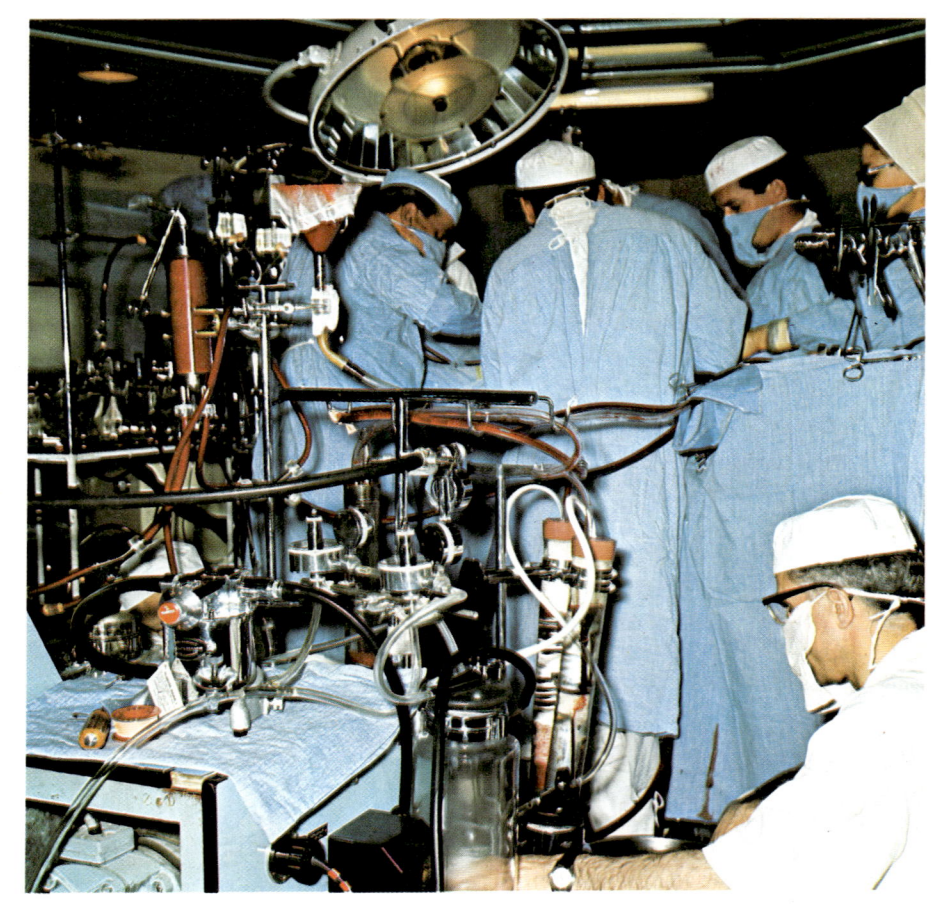

Abbildung 1346 (rechts) Operation bei eröffnetem Herzen. Links erkennt man die Geräte für den extrakorporalen Kreislauf.

Geschichte der kardiovaskulären Krankheiten

Die kardiovaskulären Krankheiten waren zwar in den vorangegangenen Jahrhunderten großteils bekannt, aber erst im 19. und 20. Jahrhundert wurden Mittel zu ihrer klinischen Diagnose und chirurgischen Behandlung gefunden. Diese Errungenschaften ergänzten sich, indem Fortschritte auf dem einen Gebiet wieder andere ermöglichten, immer in dem Maße, in dem Untersuchungstechniken, neue Medikamente und Möglichkeiten zur teilweisen oder ganzen Behebung von Anomalien gefunden wurden.

Angeborene Anomalien wurden auf die verschiedenste Art und Weise anatomisch und klinisch identifiziert.

Galen wies zwar schon auf den offenen Ductus Botalli hin, aber erst im Laufe des 19. Jahrhunderts wurden alle Anomalien des Herzens und der großen Gefäße anatomisch und teilweise auch klinisch abgegrenzt: angeborene Anomalien der großen Gefäße oder der Herzkranzgefäße, das Fehlen einer oder mehrerer Herzkammern, Verbindungen der Herzkammern untereinander, Klappenfehlbildungen, komplexe Mißbildungen usw.

Zwischen dem Ersten und Zweiten Weltkrieg erkannte man die Notwendigkeit, alle verschiedentlich gemachten Untersuchungen neu zu ordnen. 1921 veröffentlichten Laubry und Pezzi ein bedeutendes Lehrbuch der kongenitalen Mißbildungen. 1936 stellt Maud Abbott eine Bestandsaufnahme von Fehlbildungen anhand von tausend Fällen auf, die sie in einem Atlas zusammenfaßt. Leider geht man bei all diesen Untersuchungen zu deskriptiv vor, da der Medizin noch die Basis fehlt. 1937 kann White schreiben: »Es gibt keine einzige medizinische oder chirurgische Abhandlung der kongenitalen Herzanomalien.« Fünfzehn Jahre danach hat sich die Situation völlig geändert, denn in der Diagnose wird der schon beschriebene Fortschritt erzielt, und die Entdeckung der Antibiotika und der Antikoagulantien zur gleichen Zeit ermöglicht den Kampf gegen die zwei größten Gefahren bei Operationen: die Infektion und die Thrombembolie. 1947 schreibt Helene Taussig ein Buch, das sich grundlegend von jenem von Maud Abbott unterscheidet, da es auf der Pathophysiologie, den modernen diagnostischen Methoden und den Vorbedingungen der rekonstruktiven Chirurgie beruht, die allerdings erst in Anfängen vorhanden sind und sich auf die großen Gefäße und den extrakardialen Eingriff beschränken.

Am 26. August 1938 gelingt es Gross, einen arteriellen Kanal zu unterbinden. Am 19. Oktober 1944 führt Crafoord eine Resektion und eine End-zu-End-Anastomose einer Aortenisthmusstenose durch. Auf Anregung von Helene Taussig hin verbindet Blalock am 29. November 1944 eine linke Arteria subclavia mit einer linken Lungenarterie, um die Zyanose bei Tetralogie abzuschwächen.

Erst vier Jahre später wagt man sich an das Herz selbst heran. Brock, von der Mitralkommissurotomie beeinflußt, führt eine Kommissurotomie der Pulmonalklappe durch, um eine angeborene Pulmonalstenose zu beheben (1948). Wie wir schon gesehen haben, erlauben die Hypothermie und der extrakorporale Kreislauf (1955—1960) von nun ab nicht nur Palliativmaßnahmen, sondern eine echte Heilung der meisten angeborenen Herzmißbildungen: das Einsetzen von Plättchen zum Verschluß von Septumdefekten, operative Eingriffe

Die angeborenen Herzmißbildungen

bei eröffnetem Herzen bei gewissen Stenosen, die Einsetzung von Klappenprothesen, ja sogar von künstlichen Gefäßen und von Heterotransplantaten zur Erreichung einer besseren Hämodynamik. Wir haben schon erwähnt, daß die Zusammenarbeit von verschiedenen Fachgruppen, in denen die Reanimation eine entscheidende Rolle spielt, bei schwirigen Operationen die anfänglich hohe Mortalität wesentlich senkt. Noch 1937 wagt sich White diese Entwicklung nicht einmal vorzustellen oder zu erhoffen. Und doch operiert man in dieser im vollen Aufschwung begriffenen Chirurgie seither sogar Fehlbildungen bei Neugeborenen und Säuglingen.

Die akute rheumatische Herzerkrankung und die bakteriellen Endokarditiden

Wir verdanken die Erkennung der »akuten rheumatischen Herzerkrankung« großteils Bouillaud, der 1835 sein Lehrbuch der Herzerkrankungen und 1836 eine klinische Abhandlung über den Rheumatismus publizierte. Er identifiziert und benennt die Endokarditis, beschreibt die rheumatische Perikarditis und stellt Richtlinien über die Erscheinungsformen des Rheumatismus und die Häufigkeit ihrer kardialen Komplikationen auf. 1876 beschreibt Besnier die Myokarditis, die schon 1824 von Itard erwähnt worden war. 1868 bestätigt die französische Schule mit Trousseau, Besnier, Hanot und Bouchard, daß der Gelenkrheumatismus eine eigenständige Krankheit ist, während Potain die Symptomatologie der Auskultation verbessert, indem er die Veränderungen der Herztöne bei akuter Endokarditis präzisiert. 1904 leitet Aschoff mit der Beschreibung der rheumatischen Knötchen die histologische Darstellung der Eigenheiten dieser Krankheit ein, der später noch zahlreiche anatomisch-pathologische Studien gewidmet werden. Die Streptokokkenätiologie und die Pathophysiologie der Herzkrankheiten werden erst viel später erkannt.

Im letzten Drittel des 19. und im ersten des 20. Jahrhunderts stellen vor allem die Pädiater eine Liste klinischer Aspekte der akuten rheumatischen Herzerkrankung auf. Armand Trousseau weist auf einen bösartigen Herzrheumatismus hin. 1924 untersuchen Cohn und Swift die elektrokardiographischen Veränderungen bei akuter rheumatischer Herzerkrankung. Drei inzwischen klas-

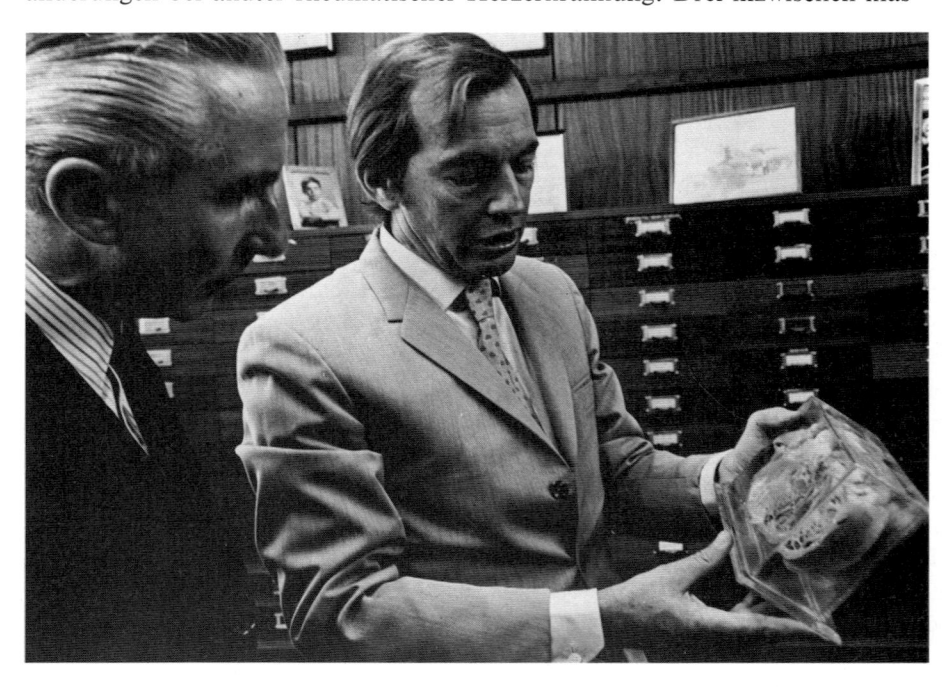

Abbildung 1347 (rechts)
Prof. Barnard zeigt französischen
Journalisten das Herz von B ...

Abbildung 1349 (gegenüber)
Jean-Baptiste Bouillaud (1796
bis 1881). Stich aus dem 19. Jh.
(Paris, Museum für Geschichte
der Medizin)

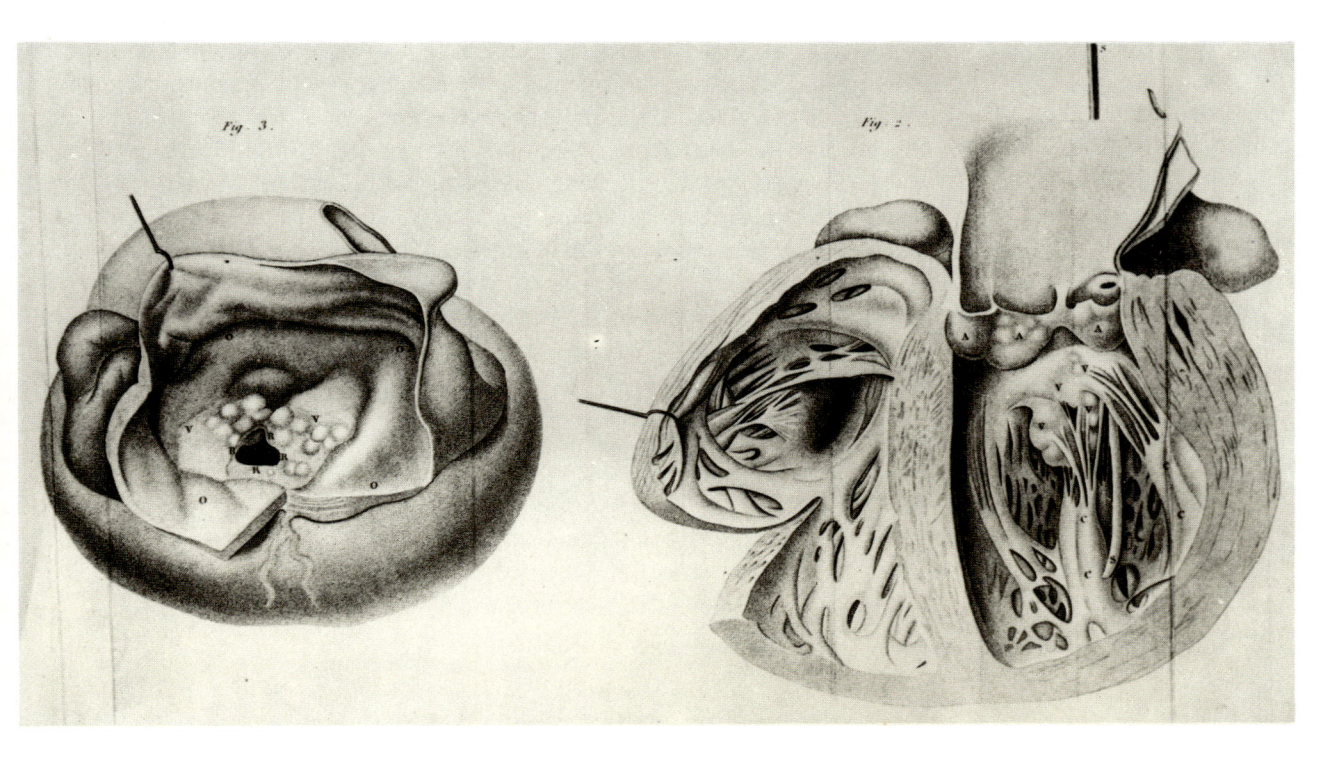

sisch gewordene Bücher erscheinen in Frankreich: 1947 das von Lutembacher, 1949 jenes von Grenet und 1955 das von Debré und seinen Mitarbeitern.

Mit der Behandlung des Rheumatismus und seinen kardiologischen Komplikationen wurde erst im letzten Viertel des 19. Jahrhunderts begonnen. Stricker (1876) und See befürworteten das Natriumsalicylat. Erst zwischen 1940 und 1950 konnte durch die Entdeckung des Penicillins gegen die auslösenden Streptokokken sowie des Cortisons und der Corticoide ein entscheidender Fortschritt erzielt werden. Heute sind Therapie und Prophylaxe schon so weit verbessert, daß der akute Gelenkrheumatismus und die valvulären Komplikationen, früher sehr gefürchtete Folgeerscheinungen, selten geworden sind.

Schon 1841 unterschied Bouillaud klinisch zwischen der infektiösen und der rheumatischen Endokarditis. Senhouse Kirkes identifizierte diese beiden Erkrankungen 1852. 1870 zeigen Wenge und Heiberg Keime auf. Einige Jahre später erkennt Grancher, daß diese Keime im Blut zirkulieren, und ihm gelingt die erste positive Blutkultur. Zwischen 1885 und 1908 erreicht William Osler durch ununterbrochene Arbeit einen so entscheidenden Erfolg, daß man dieser Krankheit seinen Namen beifügt. Er stellt einen umfassenden Katalog der verschiedenen klinischen Aspekte von der perakuten bis zu den Lentaformen einerseits und von der Symptomatologie andererseits auf, wobei er besonderen Wert auf die Splenomegalie, die Hautzeichen, die falschen Panaritien und erworbene und angeborene Herzfehler legt, die besonders infektionsanfällig sind. Er betont die Nützlichkeit von Blutkulturen, sieht aber voraus, daß es auch negative Blutkulturen geben kann. Im selben Jahr zeigt Schottmüller, daß der am häufigsten isolierte Keim ein besonderer Streptokokkus ist, welcher dem Nährboden seine grüne Farbe verleiht; daher nannte er ihn *Streptococcus viridans* (vergrünender Streptokokkus).

Trotz des Fortschritts in der Diagnose blieb die Prognose erschreckend schlecht. In der Zeit zwischen den beiden Weltkriegen wird eine Liste der ver-

Abbildung 1348
Anatomischer Stich aus Traité clinique des maladies du cœur *von J. B. Bouillaud, Paris, 1835.*
(Paris, Bibl. der Alten Med. Fakultät)
Die Darstellung rechts zeigt den linken dilatierten und hypertrophierten Ventrikel, die verdickten Aortenklappen und die ebenfalls verdickte Mitralklappe. Im Stich links sieht man den linken erweiterten Vorhof mit dem sehr verengten Orificium.

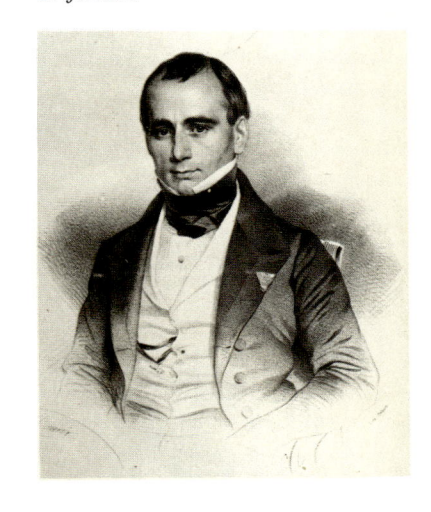

antwortlichen Keime aufgestellt, die Semiotik wird vervollständigt und klinische Aspekte einbezogen. Zwischen 1948 und 1953 werden die ersten sehr erfolgreichen Ergebnisse der antibiotischen Therapie gemeldet, aber einige Jahre darauf folgt die Desillusionierung, obwohl es immer mehr Antibiotika gibt. Es gelingt zwar, ziemlich viele Fälle zu heilen, einige andere bakterielle Formen aber sind oder werden resistent. Zur gleichen Zeit wagt man eine chirurgische Behandlung: 1940 unterbindet Gross einen Ductus arteriosus; 1960 schlagen Starr und Edwards den Einsatz einer Prothese vor, um nach medizinischer Heilung die anatomischen Schäden und ihre hämodynamischen Auswirkungen zu

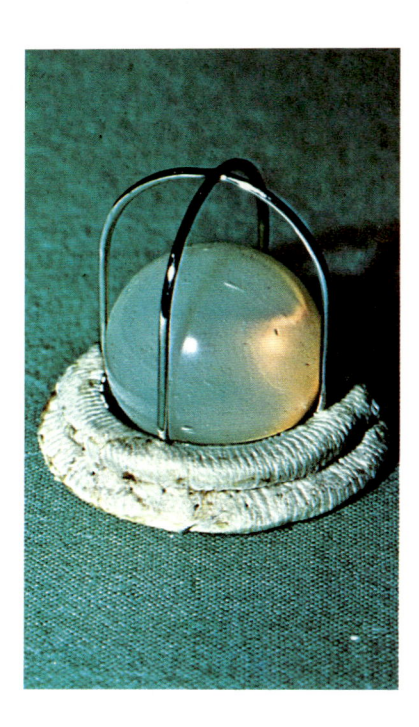

*Abbildung 1350 (oben)
Klappenprothese von Dr. Albert Starr (1969). Hergestellt aus einer Silikonkugel, eingeschlossen in einen nichtoxydierbaren Stahlkäfig und gehalten von einem Teflonfixierungsring, der mit Teflonfäden umwickelt ist.*

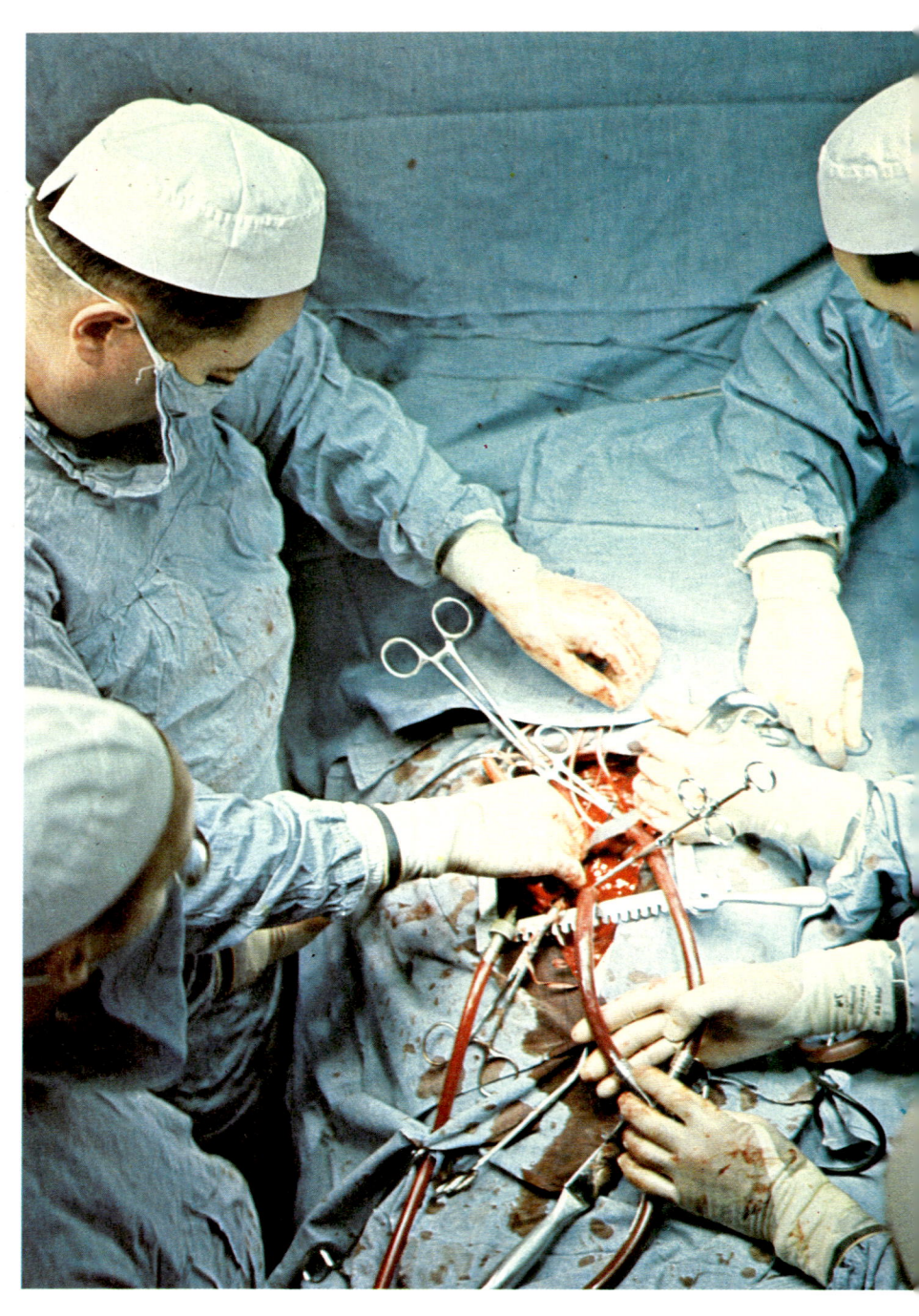

*Abbildung 1351 (rechts)
Operation am eröffneten Herzen im Krankenhaus von Broussais, Paris.*

bekämpfen. 1961 versuchen Kay und Dubourg einen Eingriff in der infektiösen Phase bei bislang therapieresistenten Formen.

Anfang des 19. Jahrhunderts erlaubte die pathologische Anatomie schon die Identifizierung der Klappenerkrankungen. Die Mitralstenose, die Mitral- und Aorteninsuffizienz, die Aortenstenose und die Trikuspidalerkrankungen wurden schon sehr gut beobachtet. Am Ende des 20. Jahrhunderts waren jedoch die klinischen Diagnosen, die Ätiologie und natürlich die Therapie noch immer ungelöste Probleme.

Die Herzklappenerkrankungen

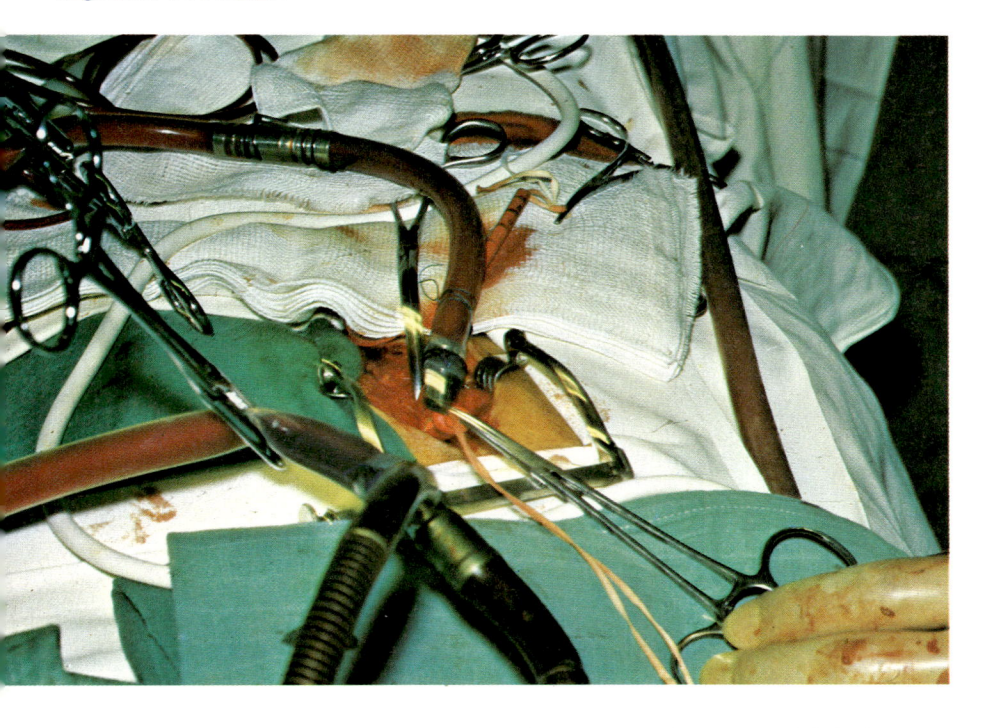

Abbildung 1352
Einsetzung einer künstlichen Mitralklappe. Eine zehnjährige Erfahrung bestätigt, daß diese Klappe verläßlich und zufriedenstellend arbeitet.

Die Mitralstenose wurde zum erstenmal von Corvisart 1806 klinisch angedeutet mit dem präkordialen »Schwirren«, das sein Schüler Laennec später Katzenschnurren nannte (1819). Die Symptomatologie der Auskultation macht langsam Fortschritte.

Die Symptomatologie der Röntgendiagnostik wird im ersten Drittel des 20. Jahrhunderts ausgearbeitet. Owen und Fenton beschreiben 1901 die nach rechts vorne ausgebuchtete linke Herzkammer. 1921 entdeckt Klason die Verkalkung der Mitralis. Das Elektrokardiogramm der Mitralstenose gibt Anlaß zu einer Reihe von Veröffentlichungen, vor allem von Master und Berliner.

Mit den zahlreichen Komplikationen, vor allem den Embolien, beschäftigen sich Duroziez und Huchard (1899). Die Zwischenfälle bei graviden Herzkranken veranlassen Peter zu seinen drakonischen Gesetzen (1871) (»Mädchen ohne Ehemann, Frauen ohne Schwangerschaft, Mütter ohne Stillen«). Die ödemartige Mitralstenose bei kleinem Vorhof wird 1921 von Gallavardin erkannt.

Die Angiokardiographie und der Herzkatheter eröffnen das Zeitalter der Hämodynamik. Die Echokardiographie der Mitralklappe (Edler und Hertz, 1954) erweist sich als wertvolle diagnostische Methode. Ohne Zeit zu verlieren, wagt sich nun die Chirurgie an die Stenose heran, und Bailey führt, wie schon beschrieben, die erste Kommissurotomie bei geschlossenem Herzen durch

*Abbildung 1353
Multipel fortgeschrittene Aneurysmen im oberen Mesenterialsystem. Stich aus dem Werk von Karl von Rokitansky,* Über einige der wichtigsten Krankheiten der Arterien, *Wien 1852. (Paris, Bibl. d. Alten Med. Fakultät)*

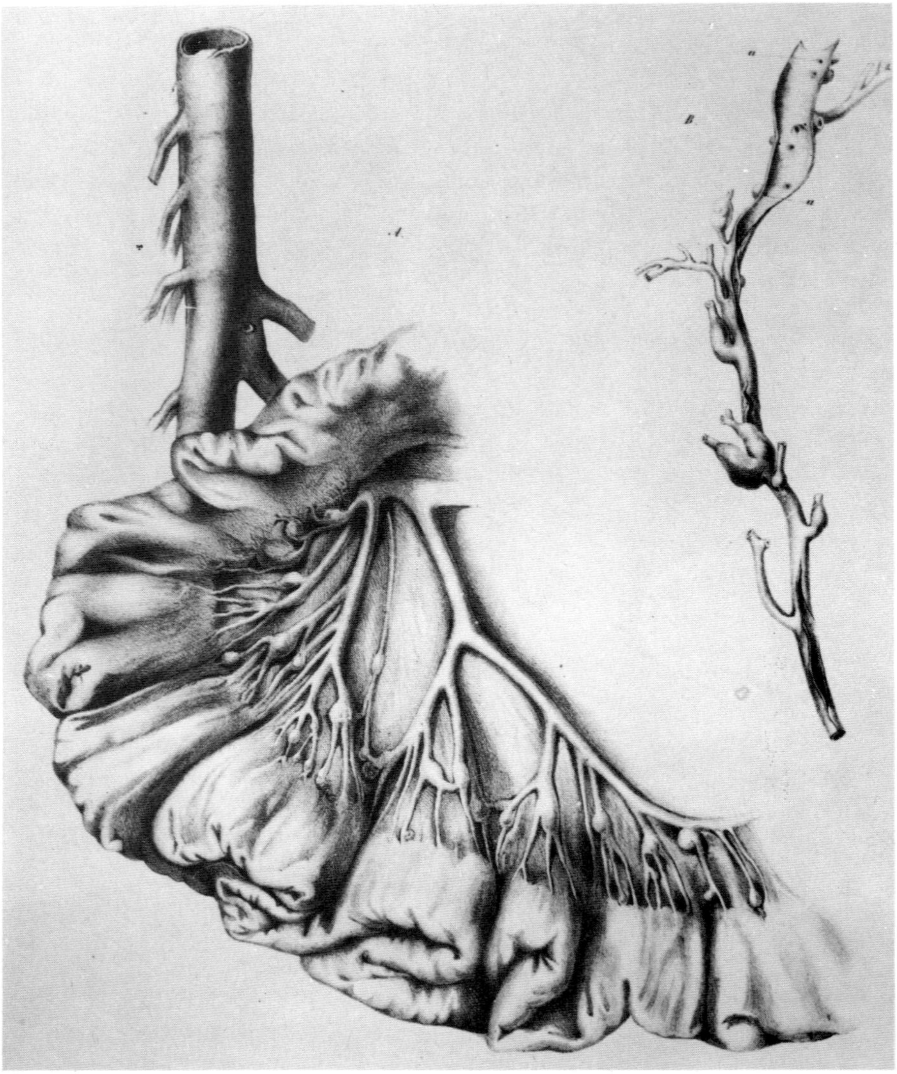

*Abbildung 1354 (unten)
Karl von Rokitansky (1804 bis 1878). Medaille aus dem 19. Jh. (Paris, Museum für Geschichte der Medizin)
Dieser österreichische Arzt ist einer der bedeutendsten Anatomen und Pathologen des 19. Jh.s. Er erklärt, bei seinen Forschungen 30 000 Autopsien durchgeführt zu haben. Seine Werke über pathologische Anatomie beweisen, daß seine medizinischen Kenntnisse seiner Zeit weit voraus waren.*

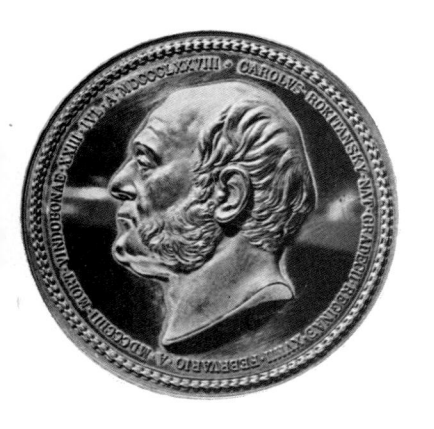

(1948). Die Entwicklung des extrakorporalen Kreislaufs und die Herstellung von Prothesen erlaubt nun einerseits den Klappenersatz (Starr, 1960) und andererseits schon bekannte Behandlungsmethoden, aber am eröffneten Herzen.

Die Mitralinsuffizienz, die von Senac erahnt und von Corvisart (1806) und Laennec (1819) festgestellt wurde, konnte klinisch erst nach Entdeckung des systolischen Geräusches über der Spitze erkannt werden. Gallavardin (1927) fand heraus, daß in gewissen Fällen dieses Geräusch getrennt vom ersten Ton auftritt. Der röntgenologische Aspekt der Mitralinsuffizienz wurde von Routier (1936), Crawford (1939) und Lenègre (1942), der die systolische Erweiterung des linken Vorhofes betonte, aufgezeigt. 1952 wird plötzlich das Interesse für die Mitralinsuffizienz wieder erweckt. Drei verschiedene Aspekte werden in Angriff genommen: die Hämodynamik, die Angiographie und die pathologische Anatomie.

Die Hämodynamik der Mitralinsuffizienz wird in den fünfziger Jahren des 20. Jahrhunderts präzisiert. Seither gilt die selektive Angiographie des linken

Ventrikels als eine wesentliche Untersuchung, denn sie erlaubt die Feststellung der Strömungsbedingungen an der Mitralis. Inzwischen konnte man dank der anatomischen Arbeiten auch die Pathophysiologie der Krankheit bestimmen. Man weiß nun, daß gewisse Mitralinsuffizienzen funktioneller Natur sind, wie Laennec schon festgestellt hatte, und daß andere mit dem akuten rheumatischen Fieber in Verbindung stehen, wie Bouillard gezeigt hatte. Aber es wird nachdrücklich darauf hingewiesen, daß die Unmöglichkeit des Klappenschlusses infolge einer bakteriellen Endokarditis (Edwards und Burchell, 1958) durch eine Ruptur der Cordae tendineae auftritt, wie Corvisart schon gezeigt hatte und die von Frothingham 1934 bestätigt und von Bailey und Hickham (1944) neu bekräftigt worden war. Sie tritt infolge einer Ruptur der Papillarmuskeln vor allem nach einem Myokardinfarkt (Askey, 1950) auf.

Durch diese Kenntnisse der pathologischen Anatomie werden chirurgische Eingriffe möglich. Die Operationen am eröffneten Herzen erlauben dank der Pathophysiologie die Korrektur der Insuffizienz. Lillehei (1957) und Wooler (1962) empfehlen eine Raffung des Klappenringes, falls die erste und entscheidende Ursache eine Dilatation des Mitralringes ist. Lillehei (1958) und McGoon (1960) zeigen, wie eine Valvuloplastik hergestellt werden kann, das heißt, eine Wiederherstellung der Klappe. Starr schlägt 1960 eine Kugelprothese vor, falls eine zu große Zerstörung weder den Einsatz einer Valvuloplastik noch den einer Annularplastik erlaubt. Obwohl es heute verschiedene Methoden und eine große Anzahl von Prothesen gibt, haben sich die Indikationen jedoch kaum verändert.

Die klinische Diagnose der Aorteninsuffizienz verdanken wir Hodgkin, der zwischen 1827 und 1829 ein Doppelgeräusch des Herzens feststellte. Der wichtigste Wegbereiter auf diesem Gebiet ist Hope, der schon 1831 das entscheidende periphere Zeichen beschreibt, nämlich den hüpfenden Puls. Ende des 19. und zu Beginn des 20. Jahrhunderts versucht man vor allem, den Sitz und die Fortleitung des diastolischen Geräusches, die Bedeutung und die Ursache des systolischen sogenannten Begleitgeräusches und die eventuellen Veränderungen der beiden Herzgeräusche zu präzisieren. 1945 zeigen Lequime und Denolin die komplizierten Formen der Angina pectoris auf, die schon 1922 von Gallavardin beschrieben wurden. Da man lange auf den linken Herzkatheter warten mußte (nach 1950), war der Katheterismus etwas enttäuschend. Hingegen erlaubte es die selektive Angiographie des oberen Sigmoideums auf retrogradem Weg, die Strömungsverhältnisse zu erkennen und ihre Bedeutung abzuschätzen.

Merkwürdigerweise wurden die ersten chirurgischen Eingriffe bei Aorteninsuffizienz bei geschlossenem Herzen durchgeführt. 1951 hatte Hufnagel die geniale Idee, nach dem Abgang der linken Subclavia eine Prothese in die Aorta einzusetzen. Bald darauf löste jedoch die Operation bei eröffnetem Herzen diese Methode ab, und Harken und Starr (1960) setzten eine kugelförmige Klappe in die Aortenöffnung ein.

Die Aortenstenose, insbesondere ihre verkalkte Form, beschäftigte die Ärzte, vor allem Anatomen wie Vesal, schon lange. Corvisart (1806) und Hodgson (1815) vervollständigen ihre Beschreibung. Bemerkenswert ist, daß Corvisart eine Diagnose auf Grund des Pulsschlags aufstellte, der seiner Meinung nach ein charakteristisches Schwirren aufwies, das vermutlich dem vibrierenden Plateau im Karotidogramm entspricht. Zuverlässiger war die Auskultation; auf sie stützte sich Zencker, der 1831 das systolische Geräusch an der Herzbasis beschrieb. Zwischen 1909 und 1937 widmet Gallavardin dieser Erkrankung zahl-

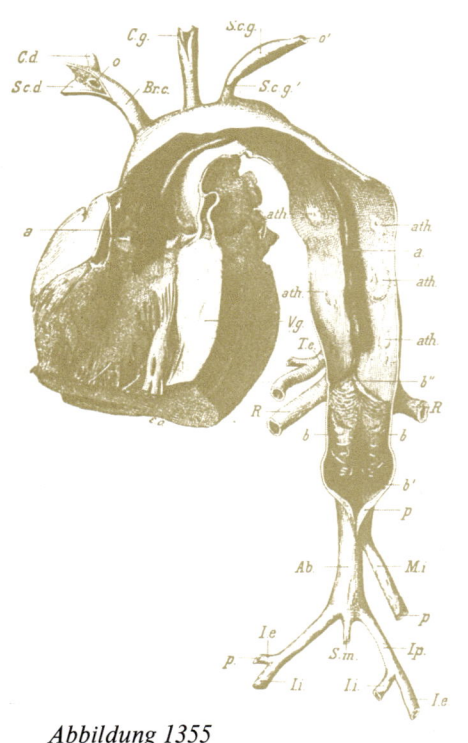

Abbildung 1355
Thrombaortitis obliterans mit Verengung der abdominalen Aorta, der Subklavia und des Truncus brachiocephalicus. Stich aus Traité clinique des maladies de cœur, *von J. Huchard, Paris 1899. (Paris, Bibl. d. Alten Med. Fakultät)*
Dieser 46jährige Patient wies eine Claudicatio intermittens der oberen und unteren Extremitäten und ein völliges Fehlen des Pulsschlages an allen erreichbaren Arterien (außer an der Halsschlagader) auf. Er starb nach zwei Jahren.

1243

reiche klinische Arbeiten. Viele von 1936 bis 1949 erscheinenden Werke beschreiben, wie man röntgenologisch die Verkalkung der Aorta erkennt und die Belastungssynkopen und ihren Auslösemechanismus analysiert, wobei die damit verbundene Angina pectoris und ihre Gefahren besonderes Gewicht haben.

Bailey versucht 1950 eine chirurgische Behandlung, indem er eine direkte Kommissurotomie der Aorta durchführt. Die Operation verläuft nicht zufriedenstellend, sie ist sogar bei verkalkten Formen sehr gefährlich, da man eine Kalkembolie befürchten muß. Man erkennt, daß diese Krankheit nur durch eine Operation am eröffneten Herzen behoben werden kann, und schon bald wird die Einsetzung einer Prothese (Starr, 1962) als ideale Operation angesehen. Ab 1963 versucht Takeda die Indikationen für einen Eingriff abzugrenzen, denn die Mortalität scheint von vornherein ziemlich hoch.

Linhart (1967) und Di Matteo (1971) diskutieren über die Aussichten einer präoperativen Koronarographie und einer Revaskularisation des Myokards bei Angina pectoris, da diese verhältnismäßig häufig zusammen mit einer Koronarsklerose auftritt.

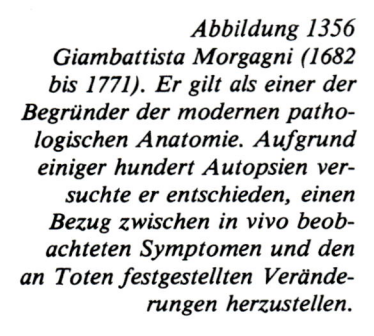

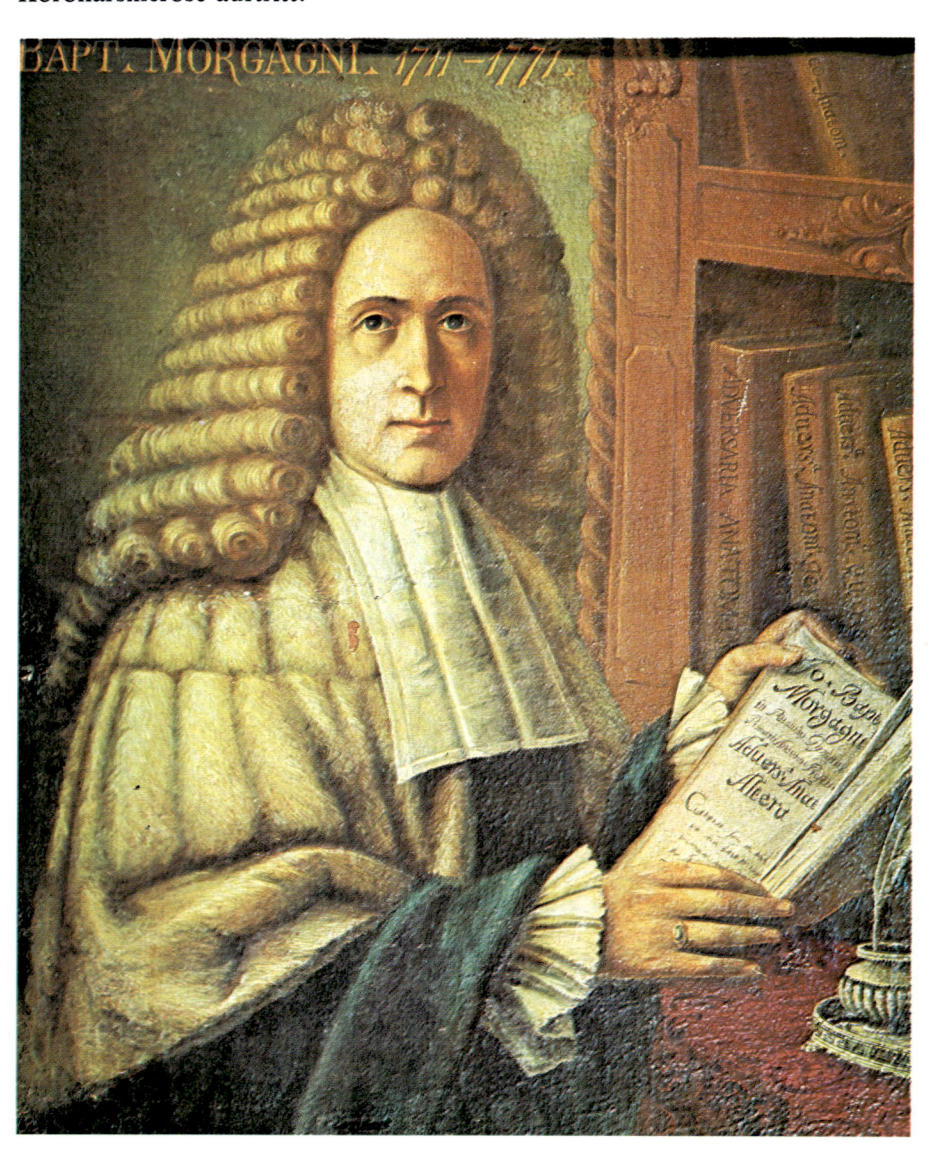

Abbildung 1356
Giambattista Morgagni (1682 bis 1771). Er gilt als einer der Begründer der modernen pathologischen Anatomie. Aufgrund einiger hundert Autopsien versuchte er entschieden, einen Bezug zwischen in vivo beobachteten Symptomen und den an Toten festgestellten Veränderungen herzustellen.

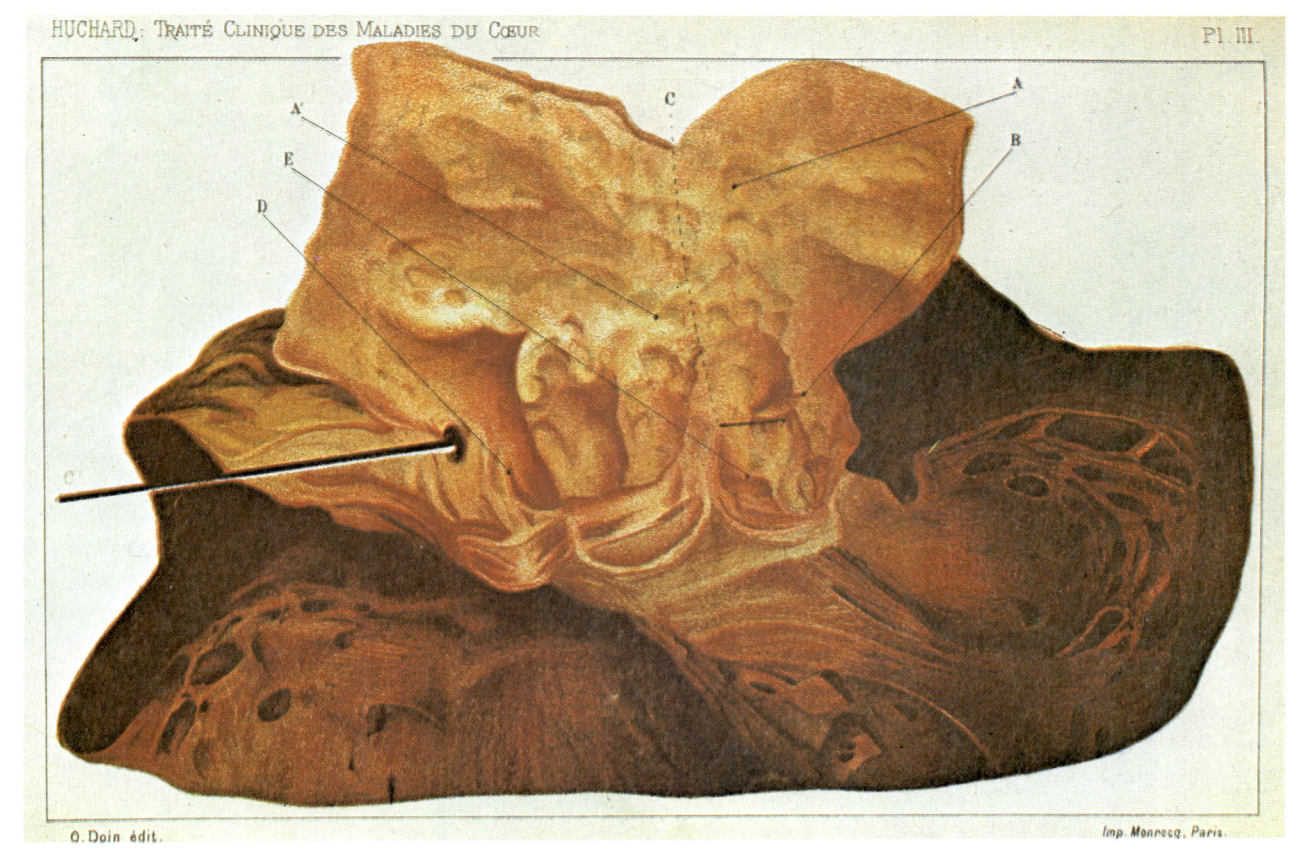

Die Trikuspidalerkrankungen wurden schon sehr früh beobachtet und erkannt; die Insuffizienz von Lancisi (1728) und Senac (1749) und die Stenose von Morgagni (1761). 1806 veröffentlicht Corvisart die Beobachtung einer gleichzeitigen Mitral- und Trikuspidalstenose. Die Symptomatologie der Auskultation dieser Erkrankung wird 1824 von Bertin festgelegt, der das Geräusch bei Trikuspidalstenose beschreibt. Gendrin (1842) und Potain (1867) unterscheiden zwischen organischer und funktioneller Insuffizienz. Zwischen 1860 und 1910 gibt es zahlreiche anatomische und mechanographische Untersuchungen. Die ersten zeigen wie Leudets Dissertation (1888) die Häufigkeit von Mitralerkrankungen bei Trikuspidalstenose. Die mechanographischen Studien betonen die Wichtigkeit des Lebervenenpulses, dem Potain (1867) und Huchard (1903) ihre Aufmerksamkeit widmen. Nach 1930 erscheinen klinische Arbeiten über Symptomatologie und Auswirkungen von Trikuspidalerkrankungen.

Ab 1948 bricht zuerst das hämodynamische und dann das chirurgische Zeitalter an. Die Besonderheiten der intrakardialen Druckkurven bei Trikuspidalinsuffizienz werden von Cournand (1948) aufgezeigt, jene der Stenose werden von Ferrer, Cournand (1953) und anderen beschrieben. Die Trikuspidalchirurgie beginnt mit einer Kommissurotomie von Trace (1952), aber ihre Ergebnisse sind enttäuschend. Ab 1964 ermöglicht die Operation am eröffneten Herzen die viel erfolgreicheren Eingriffe mittels Plastiken und Prothesen, wie Starr (1964), Lillehei (1966) und Rochu (1966) zeigen. Sehr bald schon erkennt man die Notwendigkeit, einen gleichzeitigen Eingriff an beiden Segelklappen durchzuführen, wenn beide erkrankt sind. Nach 1970 wird der Ring von Carpentier zu einer wertvollen Anwendung bei Trikuspidalinsuffizienz.

Abbildung 1357
Angina pectoris. Illustration aus dem Traité clinique des maladies du cœur et de l'aorte *von J. Huchard, Paris 1899.*
(Paris, Bibl. d. Alten Med. Fakultät)
Bei A und A' kann man Atherome beobachten, bei B eine atherometöse Plaque, welche die linke Koronaröffnung versperrt, die man bei C sieht und die schon fast völlig obliteriert ist.

Die ischämischen Kardiopathien

Das Buch von J. O. Leibowitz, *The History of Coronary Heart Disease* (1970), ist die beste Abhandlung, die in letzter Zeit auf diesem Gebiet erschienen ist. Die medizinischen Schulen der ganzen Welt befassen sich ausführlich mit den Koronarerkrankungen, so daß es fast unmöglich ist, unter den zahlreichen zeitgenössischen Autoren einige wenige auszuwählen, die in diesem Kapitel genannt werden können.

Anfang des 19. Jahrhunderts sind die wichtigsten klinisch-anatomischen Aspekte dieser Krankheit bekannt: Morgagni (1761) und andere entdeckten die Koronar- und Myokardschäden, Heberden beschrieb 1768 meisterhaft die Angina pectoris, und Jenner (1768) und Parry (1799) zeigten die Beziehungen zwischen Schmerz und den Koronarerkrankungen auf. Die koronare Arteriosklerose, ihre Ursachen, ihre Auswirkungen und ihre thrombotischen Komplikationen werden bis heute analysiert.

Die Arbeiten von Scarpa (1804) und Lobstein (1833) trugen viel zur makroskopischen und später auch mikroskopischen Anatomie der koronaren Arteriosklerose bei. Um 1852 interessierte sich Virchow nicht nur für parietale Läsionen, sondern auch für die Blutgerinnsel, welche die Kranzgefäße obstruieren. Auch die Myokardschäden zogen die Aufmerksamkeit auf sich: Hodgson berichtete 1815 von einer Herzruptur; Peacock analysierte 1846 die Aspekte der lokalisierten parietalen Aneurysmen. Zu einem wesentlich späteren Zeitpunkt entstanden durch die Gegenüberstellung der elektrokardiographischen Zeichen und der Koronarerkrankungen die Arbeiten von Wearn (1923), Himbert und Lenègre (1957).

Schon bald ahnte man die Gründe und Faktoren, welche die Arteriosklerose auslösen. Vogel (1843) und Rokitansky (1846) entdeckten Cholesterin in den atheromatösen Plaques. Einige Autoren bekundeten daraufhin ihre Ansicht, daß der Fettstoffwechsel und daher auch die Ernährungsgewohnheiten diese Krankheit begünstigten. Die krankheitsfördernde Wirkung von Tabak, die in den letzten Jahren so stark betont wird, wurde schon 1848 von Graves und

Abbildung 1358
Das Herz von oben gesehen. Man sieht die Aortenöffnung mit den drei Semilunarklappen.

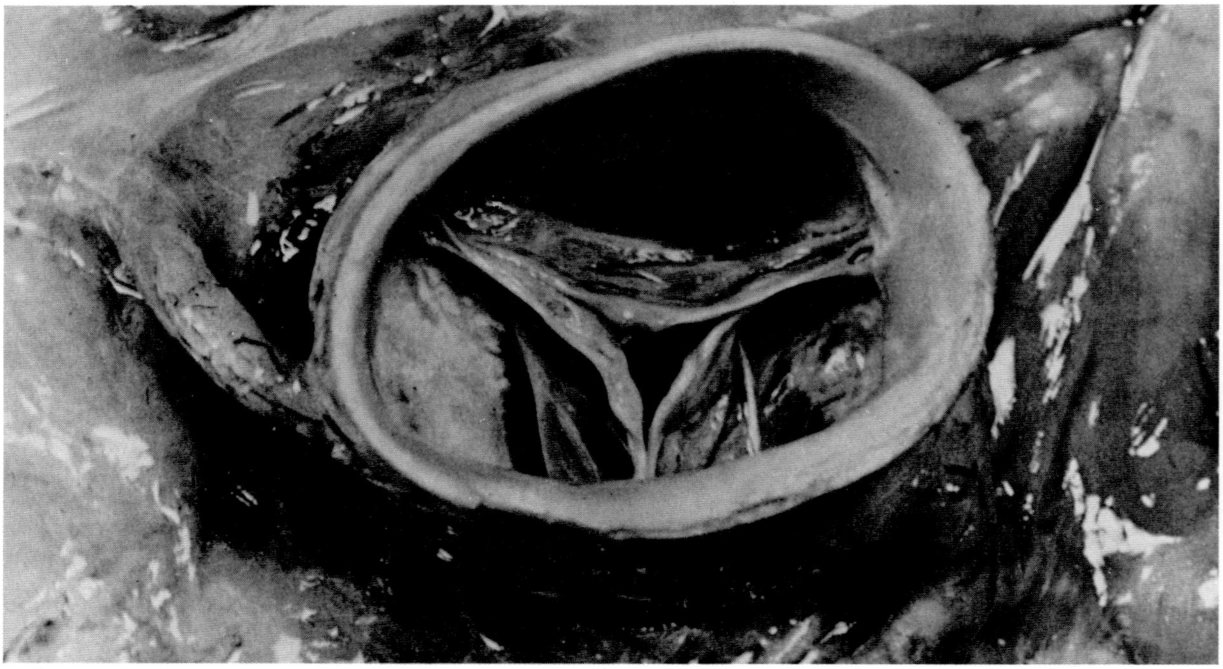

später von Huchard (1899) hervorgehoben. Alle anderen Risikofaktoren wurden zu prophylaktischen Zwecken nacheinander präzisiert.

Die Angina pectoris, die gegen Ende des 19. Jahrhunderts schon sehr gut dargestellt wurde, blieb im Laufe des 20. Jahrhunderts eine sehr häufige und schwere Erkrankung. Schon Hall hatte 1842 auf die Gefahr eines plötzlichen Herztodes hingewiesen. Es gibt aber noch immer keine neue diagnostische Möglichkeit, man beschränkt sich weiterhin ausschließlich auf anamnästische Grundlagen. Man erkennt leichtere, schwere und tödliche Formen, wie man jedoch sehen wird, gibt es noch immer keine separate Beschreibung ihrer gefährlichsten Form, des Myokardinfarktes.

Die von Einthoven 1903 entwickelte Elektrokardiographie stellt schließlich die Basis für eine objektive Diagnose dar. Bousfield zeichnet 1918 das erste Elektrokardiogramm bei Infarkt auf. Bis zur Entwicklung der präkordialen Ableitungen erfüllen jedoch die drei Frontalableitungen nicht die Erwartungen. Master stützt sich auf die Theorie einer ischämischen Ursache der Krankheit, schlägt einen Belastungstest vor und zeigt ab 1942 die vom EKG zu erwartenden Möglichkeiten auf. Prinzmetal (1959) grenzt nach Scherf (1933) und Broustet (1948) eine besondere Form der Angina pectoris ab, die durch plötzliche Anfälle mit oft komplizierenden Rhythmusstörungen charakterisiert ist.

Schließlich gibt die Koronarographie die Möglichkeit, die Koronarschäden *in vivo* zu beurteilen: diesen entscheidenden Fortschritt verdanken wir der selektiven Koronarographie vom Oberarm und perkutan vom Oberschenkel aus. Einerseits bestätigen diese röntgenologischen Analysen von Läsionen und ihrer Lokalisierung die vorangegangenen Obduktionen, vor allem von Himbert und Lenègre (1957); andererseits erlauben sie die Feststellung chirurgischer Möglichkeiten der Revaskularisation durch Anastomosenbildung zwischen der Aorta und den Koronargefäßen oder zwischen Koronargefäßen.

Der Myokardinfarkt wird im 20. Jahrhundert als eigene Krankheit erkannt. Liest man Beschreibungen aus dem 19. Jahrhundert, so bemerkt man, daß sich

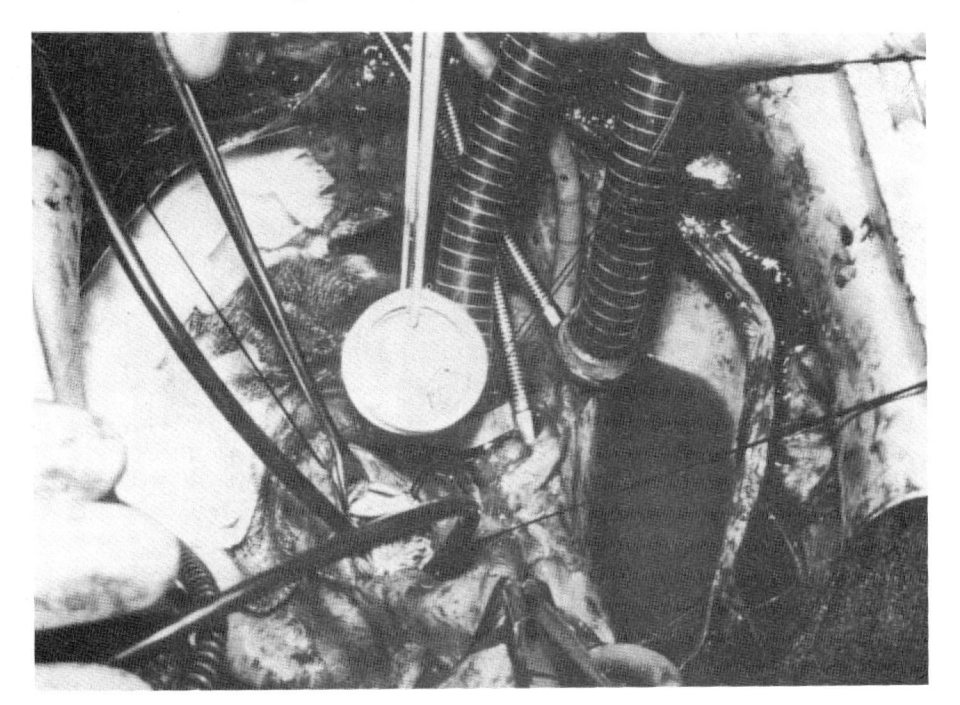

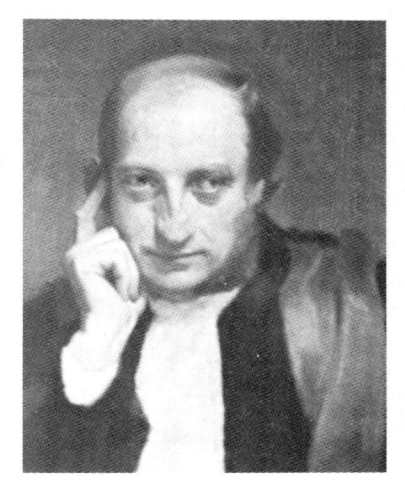

Abbildung 1359
Carl Potain (1825—1901).
(Paris, Museum für Geschichte der Medizin)
Die Arbeiten von Potain sind beispielgebend für Klarheit und Präzision. Er beschreibt den Kreislauf der Jugularisvenen und untersucht klinisch ihre Anomalien. Wir verdanken ihm auch die Erfindung des Sphygmomanometers zur Blutdruckmessung.

Abbildung 1360
Einsetzen der Klappenprothese nach Björck auf Höhe der Mitralis.

Abbildung 1361 (gegenüber) Mitralöffnung des linken Ventrikels.

einige Autoren dieser Auffassung schon näherten. So berichtet Latham 1846 von achtunddreißig Fällen schwerer Angina pectoris, darunter jener des berühmten Thomas Arnold, und rückblickend kann man mit Sicherheit sagen, daß es sich wohl um eine akute Koronarthrombose handelte. Ein Infarkt konnte lange Zeit nur durch Autopsie erkannt werden. Bis zum Beginn des 20. Jahrhunderts war das Wort Infarkt synonym mit einer tödlichen anatomischen Erkrankung.

Die klinische Beschreibung dieser Krankheit beginnt mit Obrastzow und Straschenko 1909, aber erst die Veröffentlichung von Herrick 1912 bringt den entscheidenden Fortschritt. Dieser Autor grenzt nosologisch die akute Koronarthrombose ab, er beschreibt die schmerzhafte Symptomatik und den gewöhnlich auftretenden Druckabfall, und er stuft vier klinische Formen ab: den plötzlichen Tod, den frühen Tod nach einigen Minuten intensiver Schmerzen des Thorax mit Schock, den späten Herztod nach einem vorherigen schweren oder abgeschwächten klinischen Bild und schließlich die nicht tödlichen Formen, die im allgemeinen durch abgeschwächte, aber lange anhaltende pektanginöse Schmerzen charakterisiert sind.

Die elektrokardiographische Aufzeichnung des Infarktes macht der relativen Ungenauigkeit der einfachen klinischen Symptomatologie ein Ende und erlaubt es, seine semiologische Beschreibung zu erweitern. Jede Kurvenveränderung, jede Spitze und Abweichung der verschiedenen Ableitungen sind signifikant für die Myokardnekrose, ihre Lage und ihre Ausdehnung. Die Namen von Pardee, Parkinson und Wilson sind mit dieser Symptomatologie verbunden.

Die biologischen Zeichen der Nekrose waren Jahre hindurch auf die Leukozytose und die erhöhte Blutsenkungsgeschwindigkeit beschränkt. Ein entscheidender Fortschritt wurde auf diesem Gebiet im Jahr 1954 gemacht: La Due und Wroblewsky zeigen, daß die Oxalsäure-Transaminase in den ersten Tagen nach dem Infarkt steigt. Die weiteren enzymatischen Untersuchungen vervollständigen die diagnostischen Mittel, die absolut notwendig sind, wenn elektrokardiographisch die Nekrose nicht nachgewiesen werden kann, wie zum Beispiel bei rudimentären oder rezidivierenden Mikroinfarkten oder in Verbindung mit einem Linksschenkelblock.

Die von Carr 1963 eingeführte Myokardszintigraphie scheint die topographische Diagnose bei einigen Streitfällen ergänzen zu können, auf diesem Gebiet müssen allerdings noch weitere Fortschritte gemacht werden, und zweifellos liegt in den hohen Kosten für Apparate und Untersuchungen ein beträchtliches Hindernis für den Aufschwung.

Die Behandlung von Koronarerkrankungen ließ lange auf sich warten. 1867 zeigt Brunton die Wirkung von Amylnitrit auf pektanginöse Schmerzen. Mehr als zehn Jahre später schlägt Murrel (1879) die Verwendung von Nitroglycerin vor, dem Trinitrit, das bis heute das am schnellsten wirkende Medikament bei Angina pectoris ist, so daß man es bei unklaren Fällen sogar zur Differentialdiagnose heranzieht. In der Folge werden eine Reihe von Behandlungsmethoden vorgeschlagen — unter Berücksichtigung der Ätiologie — wie die Korrektur eines Diabetes oder einer Fettstoffwechselstörung im Hinblick auf Koronarerweiterung und Senkung des Sauerstoffbedarfs der Herzmuskelfasern. So wurden Khellin und seine Derivate, Pentanitrite, die Monoaminooxidasehemmer und später noch das Propranolol und die anderen Betarezeptorenblocker, das Amiodaron und das Perhexilinmaleat empfohlen.

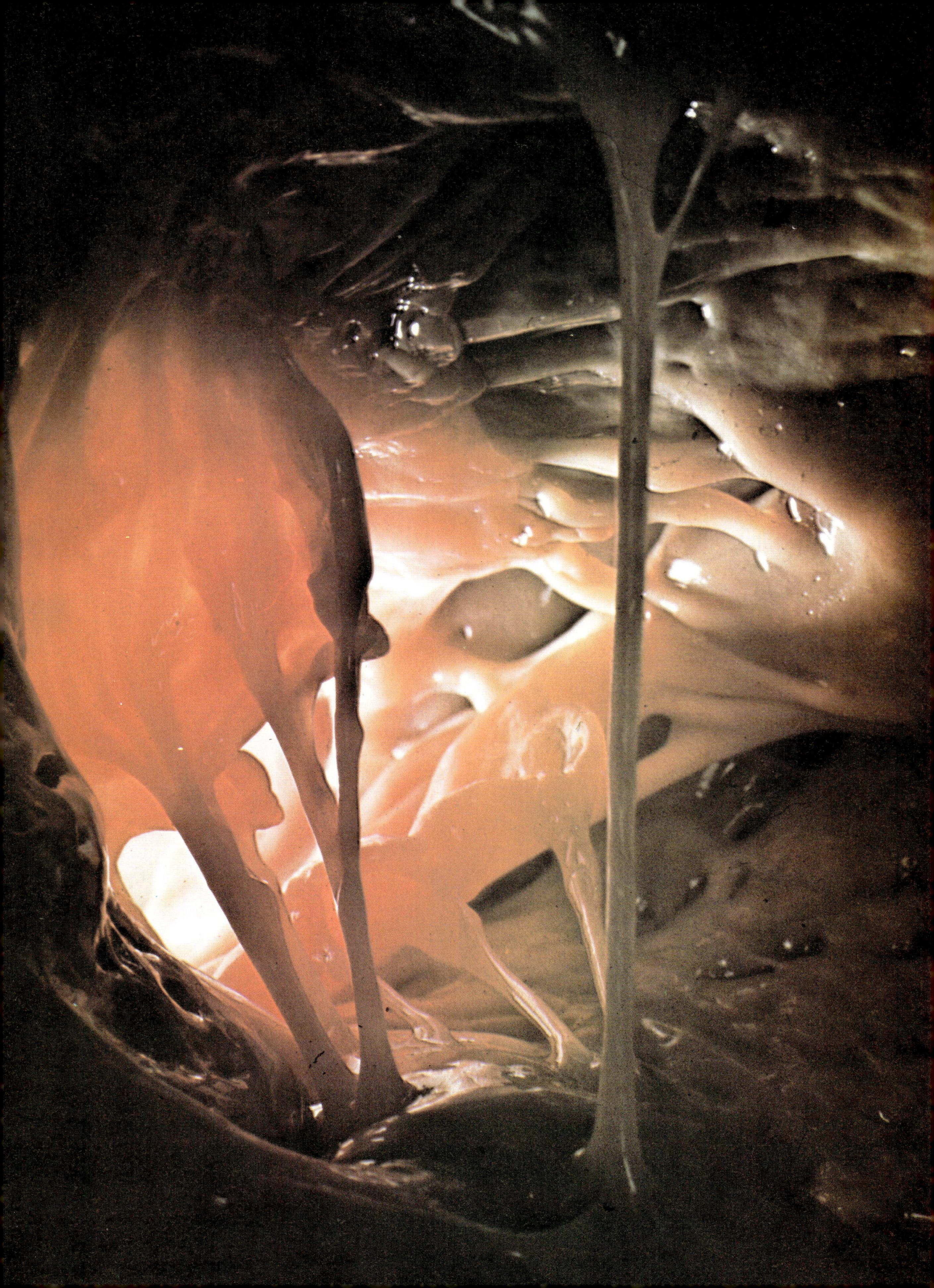

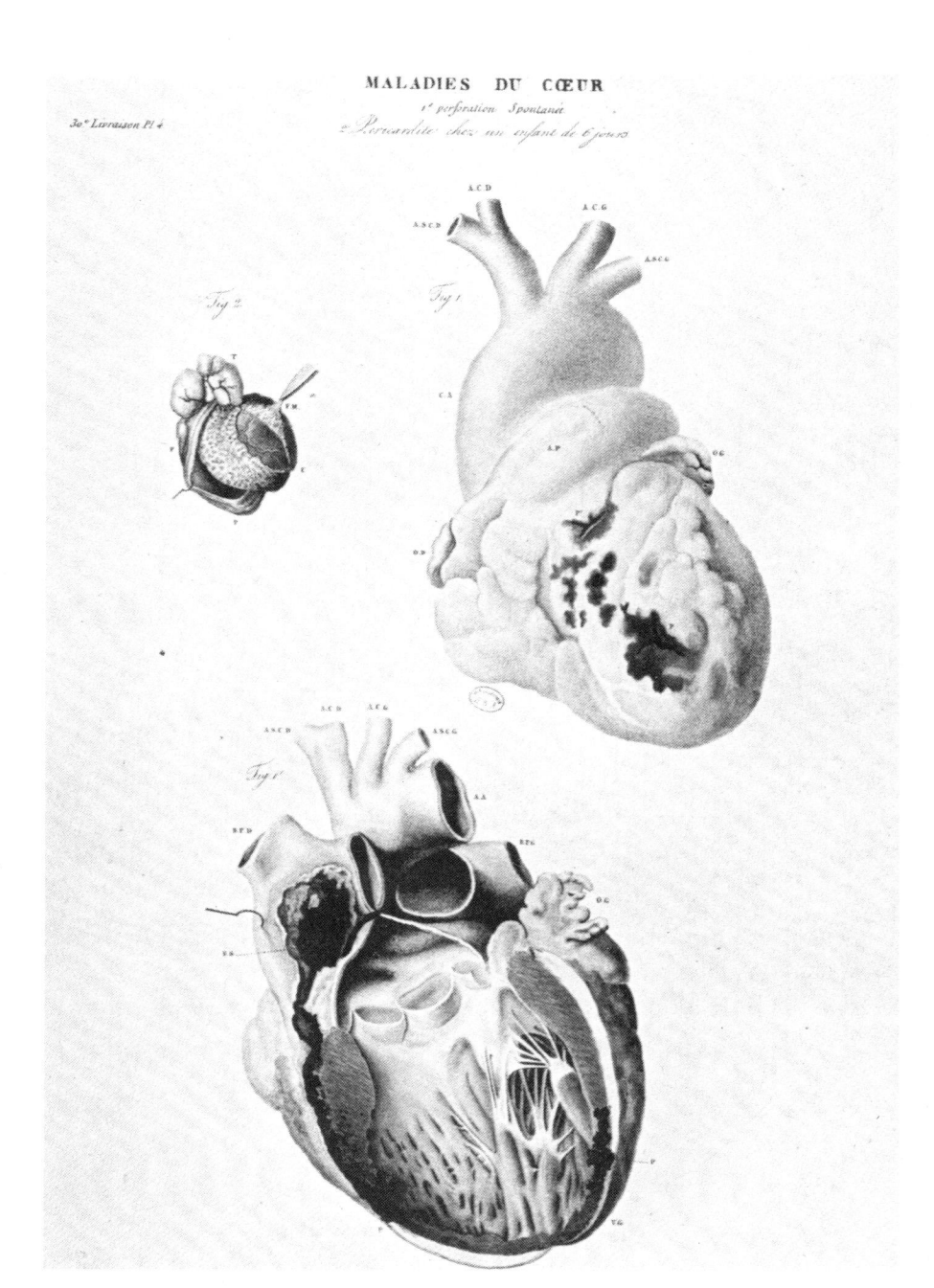

*Abbildung 1362
Fig. 1 und 1' zeigen eine plötzliche Herzruptur bei einer 86jährigen Frau, die, J. Cruveilhier zufolge, plötzlich starb. Fig. 2 stellt eine pseudomembranöse Perikarditis bei einem Neugeborenen dar, das nach sechs Tagen starb.* Anatomie pathologique du corps humain, *Paris 1828—1842. (Paris, Bibl. d. Alten Med. Fakultät) Dieser Atlas der pathologischen Anatomie wird durch die bemerkenswerte Qualität der Illustration zu einem der schönsten medizinischen Bücher.*

Die Antikoagulantien führen zwischen 1942 und 1948 eine Wende in der Therapie herbei. Sehr bald erkennt man schon die vorbeugende, ja sogar heilende Wirkung von Heparin bei Koronarthrombosen. Bei der Behandlung von Syndromen mit Infarktgefahr bleibt es unerreicht und ist auch bei der Therapie des Infarktes selbst weiterhin sehr nützlich. Nachdem Heparin ein Vierteljahrhundert lang häufig verwendet wurde, mußten viele Ärzte zugeben, daß es statistisch gesehen nicht immer erfolgreich war. In den letzten Jahren wurden neue Richtlinien durch die Fibrinolytika und die Plättchenaggregationshemmer geschaffen. Die Fibrinolytika mit der Streptokinase (nach 1959) und der Urokinase scheinen in der akuten thrombotischen Phase des Infarktes besser zu wirken als Heparin, aber die hohen Kosten dieser Behandlung beschränken wesentlich ihre allgemeine Verwendung. Die Plättchenaggregationshemmer, Acetylsalicylsäure und vor allem Dipyridamol, geben Anlaß zu berechtigter Hoffnung beim Einsatz als Präventivmaßnahme, es fehlt allerdings noch an Statistiken, um ihre Überlegenheit nachzuweisen.

Bei Koronarinsuffizienzen, die medizinisch nicht behandelt werden konnten, nahm man schon früh Zuflucht zur Chirurgie. Am Anfang, ab 1916, schlägt Jonnesco die zervikothorakale Sympathektomie vor. 1935 hofft Beck durch Reizung des Perikards neue oberflächliche Myokardgefäße zu schaffen. Da die Revaskularisation des Myokards eine vernünftige pathophysiologische Lösung zu sein scheint, pflanzt Vineberg 1946 eine Arteria mammaria interna in den Herzmuskel ein. Gegen pektanginöse Schmerzen hat er damit einen fünfundsiebzigprozentigen Erfolg. Um die Koronarphysiologie voranzutreiben, schlägt Bailey folgerichtig 1951 die koronare Thrombendarterektomie vor. 1959 führt Charles Dubost, auf Rat von Lenègre und Maurice hin, eine Desobliteration des Koronarostiums bei einem Fall syphilitischer Aortitis mit Angina pectoris durch. Aber alle diese Eingriffe werden überholt, als 1968 Favaloro vorschlägt, mit einem Saphenatransplantat koronarokoronare und schließlich aortokoronare Bypasses zu bilden. Von nun an hängt eine Operation von der klinischen Toleranz und der proximalen oder distalen Lage der Krankheit ab, die Chirurgen stellen jedoch ohne Zögern während einer Operation mehrere Anastomosen her.

Dieses therapeutische Kapitel über Koronarerkrankungen können wir aber nicht schließen, ohne auf die Veränderungen im Bereich der Notfallmedizin innerhalb der letzten zehn Jahre hinzuweisen. Die Notwendigkeit eines sofortigen Eingriffs bei akuter Koronarthrombose veranlaßte die Mediziner in aller Welt, mobile Rettungseinheiten zum Transport und zur Reanimation zu schaffen, um die Zeit bis zur Hospitalbehandlung abzukürzen. Es wurden zahlreiche Herzintensivstationen gegründet, die mit perfekten Überwachungs- und Behandlungsmöglichkeiten ausgestattet sind. Die temporäre Kreislaufstützung mit einem pulsierenden Aortenballon erlaubt es, vor kurzem noch hoffnungslose Fälle zu retten. Die zunehmende Bedeutung intrakardialer Sonden ermöglicht die Prävention und Behandlung der gefürchteten akuten auriculoventrikulären Blöcke. Dank der Verbindung dieser verschiedenen Methoden konnte die Mortalität drastisch gesenkt werden.

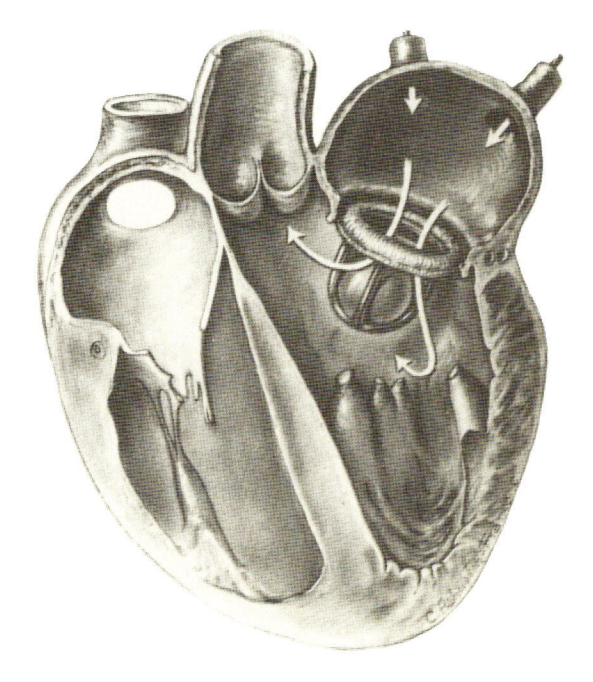

Abbildung 1363
Anatomisches Schema der künstlichen Mitralklappe im Herzen. Ihr Öffnen und Schließen wird durch den Herzschlag reguliert.

Die Perikarditiden

Die Herzbeutelerkrankungen waren seltsamerweise bei weitem die ersten Herzleiden, die abgegrenzt wurden. Galen, Avenzoar, Lower, Vieussens, Senac und Morgagni erkannten zwar schon die akute und die chronische Perikarditis, aber zu Beginn des 19. Jahrhunderts war die Symptomatologie noch bescheiden und hauptsächlich auf Thoraxschmerzen und verstärkte präkordiale Dämpfung bei Perkussion beschränkt (Auenbrugger, 1761).

Die klinischen Erkennungszeichen der akuten Perikarditis wurden durch Collins Beschreibung (1824) des perikardialen Reibegeräusches bereichert. Im 19. Jahrhundert beschäftigt man sich in erster Linie mit der Ätiologie: so entdeckte Bouillaud die Aspekte der rheumatischen Perikarditis, Cruveilhier jene der tuberkulösen.

Einen neuen diagnostischen Beitrag erbringt Holmes zwischen 1920 und 1924 auf dem Gebiet der Röntgenologie, indem er alle Zeichen analysiert, die eine röntgenologische Diagnose erlauben. Zur gleichen Zeit bringt Oppenheimer eine Beschreibung aller elektrokardiographischer Veränderungen heraus (1923). Die Herzbeutelpunktion, die eine spezifische Diagnose ermöglicht, wurde schon sehr früh von Desault erdacht (1798), aber erst viel später praktiziert. Potain (um 1870) und später Marfan und Dieulafoy arbeiteten ihre Technik aus.

Abgesehen von der entlastenden Punktion ließ die Therapie lange auf sich warten. Die rheumatische Perikarditis spricht schlecht auf Natriumsalicylat an, reagiert aber sehr sensibel auf die Verwendung von Cortison (1949) und Corti-

*Abbildung 1364
Hydroperikarditis. Illustration aus der* Anatomie pathologique du corps humain *von Jean Cruveilhier, Paris 1828—1842.
(Paris, ibd.)*

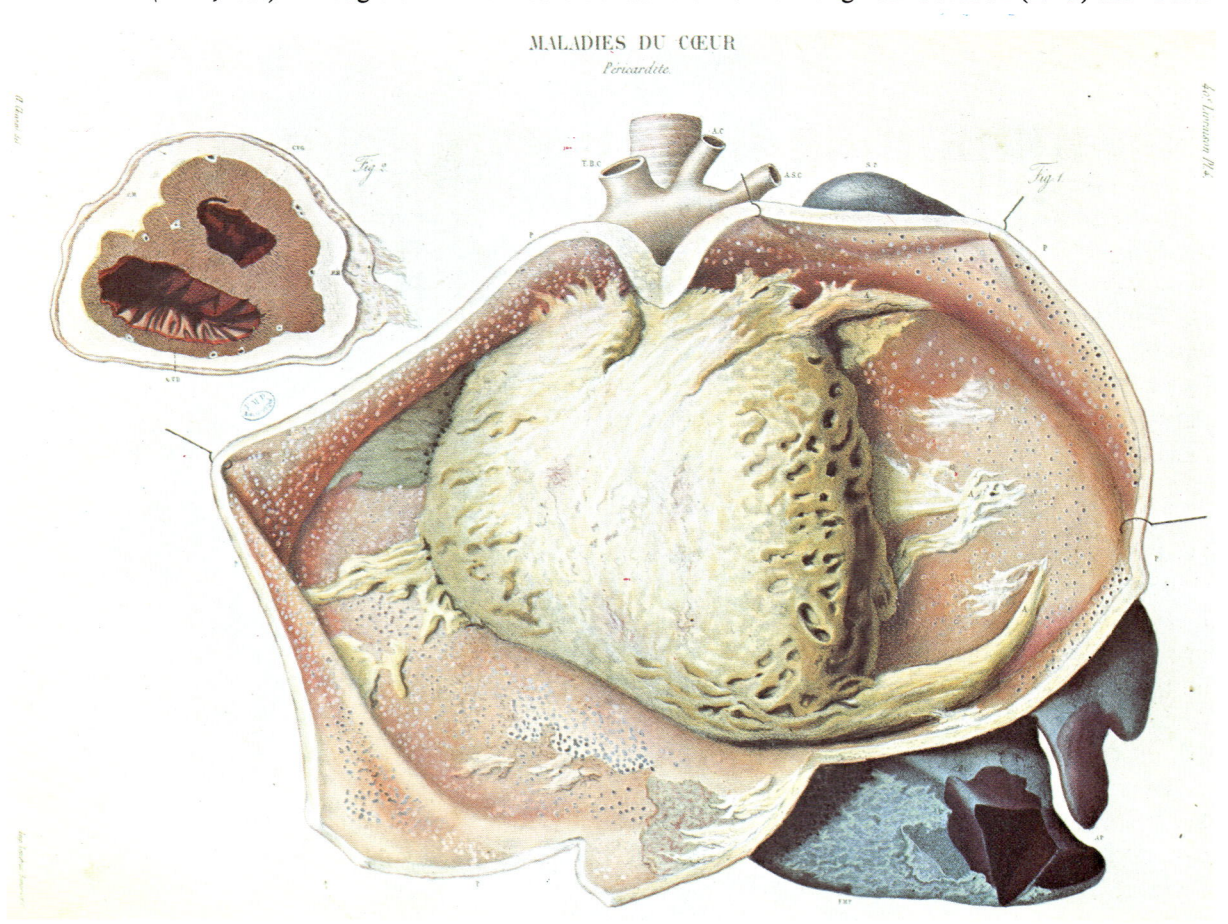

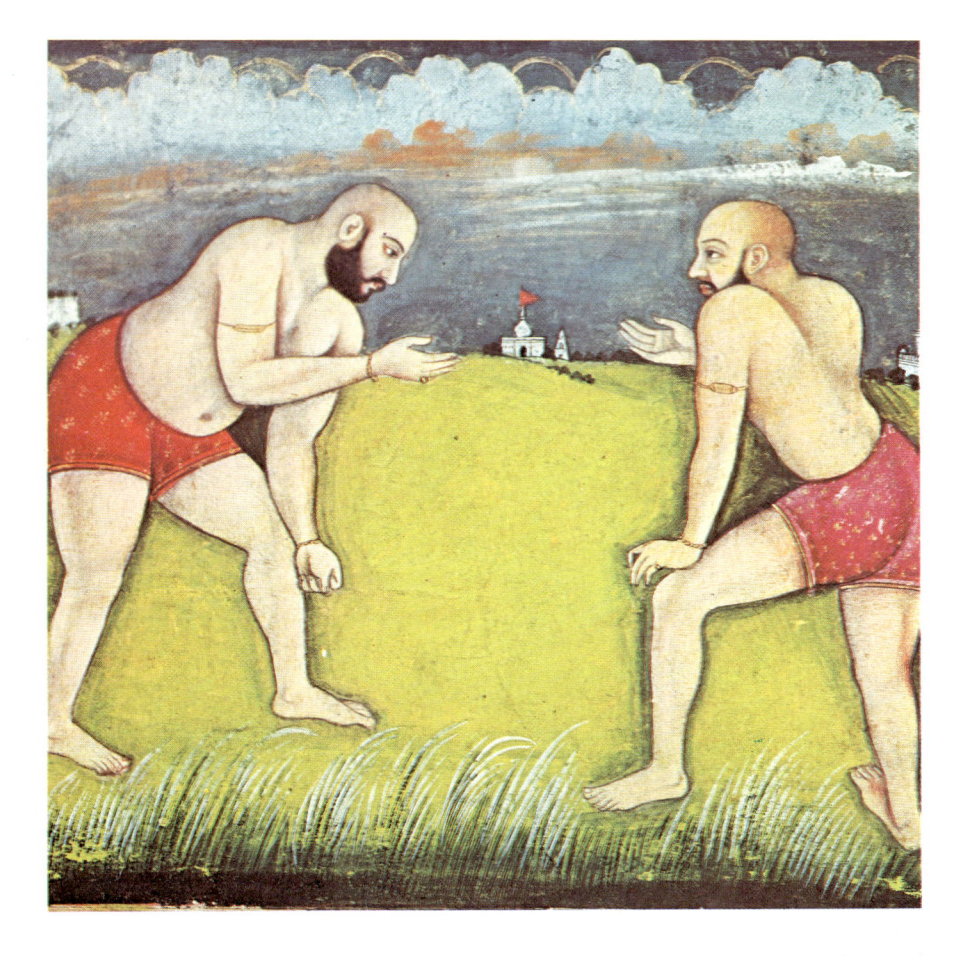

Abbildung 1365
Kämpfer. Mongolische Epoche, 15. Jh.
(Paris, Sammlung Soustiel)
Dank der Ausarbeitung genauer Tests kann das Belastungs-EKG die Belastung dosieren und die Herzreaktionen vergleichen.

coiden. Die Prognose der tuberkulösen Perikarditis, früher hoffnungslos und unausweichlich zur Constrictio führend — wenn sie nicht gleich tödlich verlief —, konnte durch die Tuberkulostatika und in Verbindung mit Corticoiden wesentlich gebessert werden. Die Behandlung der vereiterten Perikarditis wurde durch die antibiotische Therapie aussichtsreicher.

Die Perikarditis constrictiva ist seit Lower (1669) bekannt, der die Pathophysiologie der Herztamponade schon ganz genau erfaßte. Die Erkennung der Adiastolie hat sich jedoch erst dank Chevers (1842) durchgesetzt. Wenig später, zwischen 1893 und 1896, wurde die Symptomatologie der chronischen Perikarditis constrictiva beschrieben. Dazu trug Hutinel bei (1893), der vom kardiohepatitischen Syndrom der tuberkulösen Ätiologie sprach, und Pick (1896), der von nur drei Beobachtungen ausgehend endgültig die peripheren Zeichen der Adiastole entdeckte. Auf klinischer Ebene wendet sich die Aufmerksamkeit einem dritten Herzton bei der Auskultation zu, den Laubry 1925 postsystolischen Galopp nennt. Picquet weist in seiner Arbeit (1939) auf das Ansteigen des venösen Drucks im Arm hin. White, Schur und andere erbringen die ersten elektrokardiographischen Beweise.

Die entscheidende Wende in der Symptomatologie verdanken wir den Herzkathetern. Ab 1946 unterstreichen Bloomfield und Cournand die Charakteristik der rechten intraventrikulären Druckkurve, die sich durch ein »Dip-Plateau« bemerkbar macht, ein Dip, das im Jugulogramm und im Hepatogramm registriert wird, während das Apexogramm eine umgekehrte Kurve zeigt. 1951 beschäftigen sich Gonin, Froment und Gravier mit der tuberkulösen Epikarditis mit nur kurz dauernder Constriction. 1956 widmet Acar den elektrokardiographischen und hämodynamischen Aspekten dieser Krankheit eine Arbeit. 1962 bringt Saint-Pierre eine umfassende Studie über subakute und chronische Perikarditis constrictiva heraus.

Zu Beginn des 20. Jahrhunderts versuchte man zum erstenmal die Perikarditis constrictiva chirurgisch zu beseitigen. Brauer schlug vor, in einer Parietaloperation die Perikardschale durch eine Rippenfensterung zu entfernen. 1918 wagte Schmieden eine Dekortikation, die von Delorme 1898 erdachte Perikardektomie. In Frankreich war die Zurückhaltung ziemlich groß, und so mußte man bis 1939 warten, bis Santy den ersten derartigen Eingriff vornahm. Die Entdeckung der Tuberkulostatika (Streptomycin, Isoniacide) und der weniger entscheidenden Corticoide veränderte die Operationsbedingungen und die Indikationen wesentlich. Es erwies sich, daß gewisse subakute Constrictionen durch medikamentöse Behandlung abgeschwächt, ja sogar geheilt werden können. Dank einer tuberkulostatischen Vorbehandlung und einer wesentlichen Verbesserung der Hämodynamik durch moderne Diuretika wurden die Operationsrisiken so weit gesenkt, daß 1967 Soulié bestätigen konnte, daß die Mortalität bei Operationen nur noch an die zehn Prozent betragen würde. Diese Zahl konnte in den folgenden zehn Jahren noch weiter gesenkt werden.

Die thrombembolischen Erkrankungen

Abbildung 1366 (gegenüber) Anatomische Abbildung der Wiederherstellung des Kreislaufs durch Kollateralenbildung bei Verschluß der Femoralarterie. **Luigi Porta,** Delle alterazioni patologiche delle arterie per la legatura e la torsione..., *Mailand 1845. (Paris, Bibl. d. Alten Med. Fakultät) Porta stützt sich auf mehr als 200 Tierversuche, als er als erster experimentell die Gesetzmäßigkeit des kollateralen Kreislaufs aufzeigt und ihn definitiv kodifiziert. Vor ihm wagte man es aus Angst vor einer möglicherweise auftretenden Gangrän nicht, die großen Arterienstämme zu unterbinden. Bei einem Aneurysma der Arteria poplitea zum Beispiel zog man eine Amputation vor, um dieser Gefahr auszuweichen.*

Erst sehr spät, in der Mitte des 19. Jahrhunderts, erhält man Kenntnis von der Lungenembolie, obwohl die klinischen Zeichen der Phlebitis und des Lungeninfarktes schon erkannt waren. Die Bezeichnung »Phlebitis« wurde 1818 von Breschet eingeführt. Ihre Endung bringt klar zum Ausdruck, daß diese Ärzte der infektiösen Ursache und dem entzündlichen Verlauf einen vorrangigen Platz einräumten (Hunter, 1793; Ribes, 1816; Dances, 1828). Aber erst Virchow konnte in seinen Arbeiten zeigen, daß die Venenthrombose der eigentlichen Phlebitis vorausgeht. Vulpian war der Ansicht, daß eine äußere Venenverletzung die auslösende Ursache sei. Trotzdem richtet sich von nun an die Aufmerksamkeit auf die Gerinnungsphänomene, und Pitres analysiert 1875 die Struktur des Thrombus. Widal widmet 1889 eine Arbeit der puerperalen Phlebitis und beschreibt 1928 in einem Buch die Symptomatologie und die Präventionsmöglichkeiten der postoperativen Phlebitis. 1934 weist Homans auf die Anfangszeichen, vor allem auf die Wadenschmerzen bei Dorsalflexion des Fußes hin. 1938 berichtet Grégoire von der blauen Phlebitis, die mit arteriellen Durchblutungsstörungen einhergeht. Zwischen 1939 und 1941 stellen Ochsner und De Bakey zwei pathophysiologische Aspekte der Phlebitis fest: die Phlebothrombose mit nicht adhärentem Thrombus und großer Emboliegefahr und die Thrombophlebitis mit ihrem adhärenten Thrombus, Entzündung der Wand und den nachfolgenden Komplikationen. 1938 schlägt Dos Santos die Phlebographie vor, die bei der Entdeckung und Lokalisierung der Phlebitis der Beckenvenen und der tiefen Beinvenen eine entscheidende Rolle spielt.

Der Lungeninfarkt, eine nicht obligatorisch auftretende Komplikation der Pulmonalembolie, wird anatomisch schon 1775 von Haller beschrieben. Laennec widmet ihr 1819 unter dem Namen Lungenapoplexie eine lange Abhandlung. 1940 verfassen Hampton und Castleman eine vollständige Beschreibung der Symptomatologie. Die Frage nach der Entstehung der Lungenapoplexie bleibt jedoch noch im dunkeln: Virchow, Conheim und Welsh versuchen ihre Entwicklung zu erfassen; zwischen 1940 und 1946 setzt Fontaine diese Studien

Fig. 1

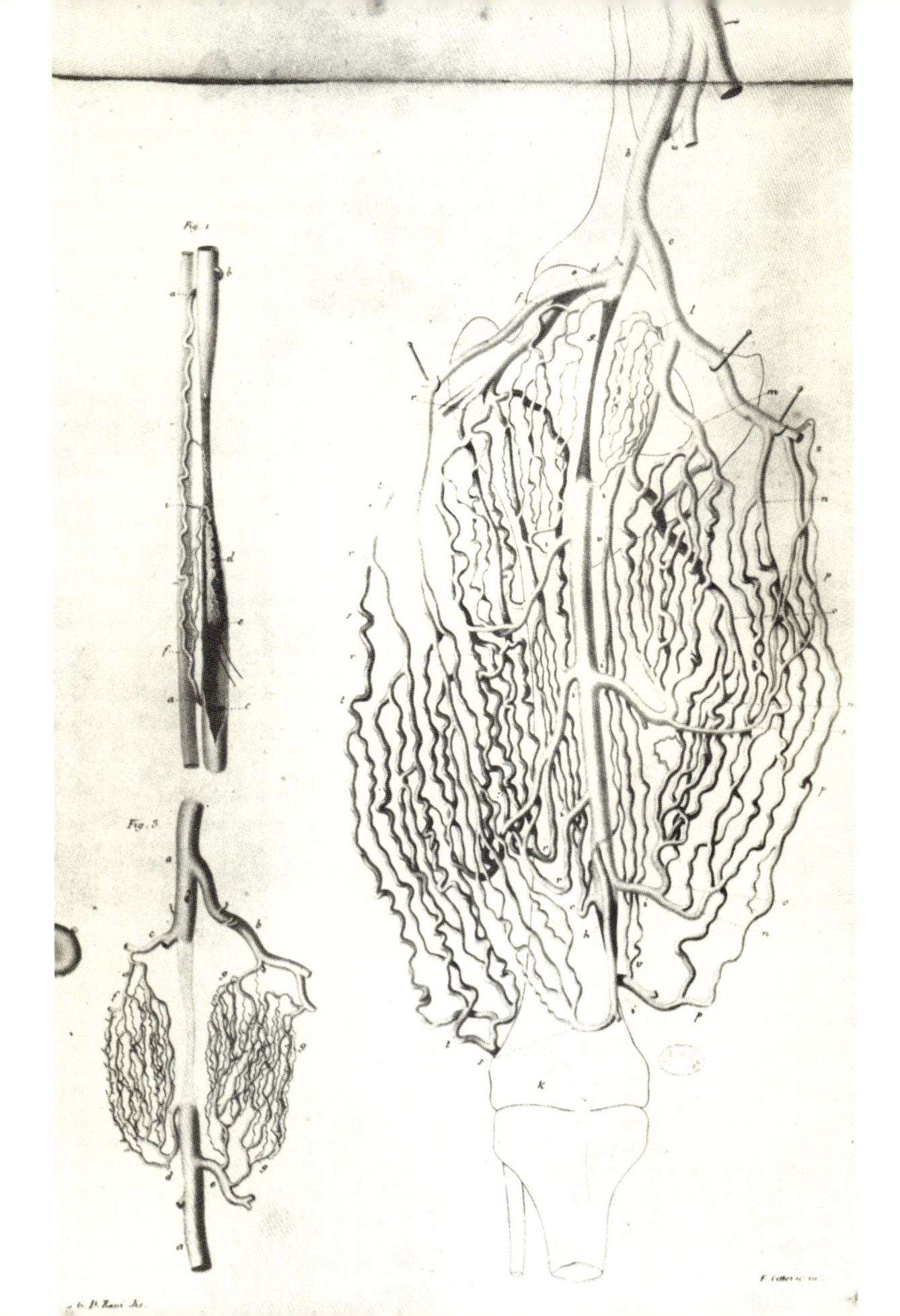

Fig. 3

fort. Aber schon bald bemerkt man, vor allem dank der Verwendung von Antikoagulantien und der nötigen diagnostischen Mittel, daß die Pulmonalembolie weitaus häufiger auftritt als der Lungeninfarkt, der aus diesem Grund zu einer Komplikation der Thrombembolie erklärt wird.

Die Lungenembolie, die Van Swieten (1745) zum erstenmal beschrieb, ist, wie schon erwähnt, seit Virchow gut bekannt. Guichard widmet ihr 1878 eine Abhandlung. Ihre klinische Untersuchung verdanken wir in erster Linie White, der zusammen mit Mc Ginn die Bezeichnung »akutes Cor pulmonale« prägt.

Lenègre beschäftigt sich 1949 mit den Thrombosen des Herzens und zeigt, daß die Pulmonalembolie einen erhöhten Druck in der Lungenarterie zur Folge

Abbildung 1367
Phlebitis. Anatomie pathologique du corps humain *von J. Cruveilhier, Paris 1828 bis 1842.*
(Paris, Bibl. d. Alten Med. Fakultät)
Auf dieser Abbildung kann man eine schwere Entzündung der Venenstämme erkennen, die aber noch nicht auf die Kollateralvenen übergegriffen hat.

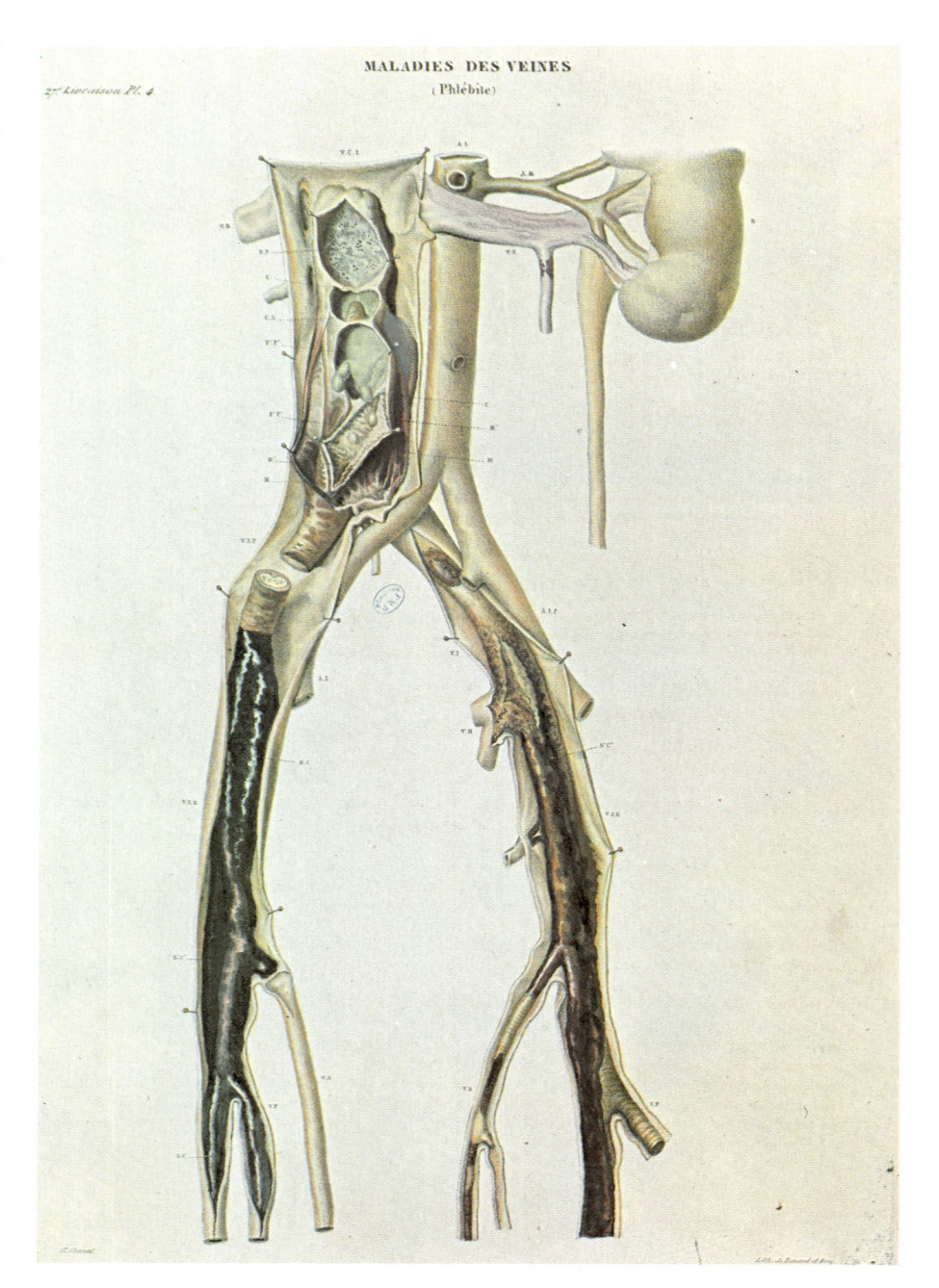

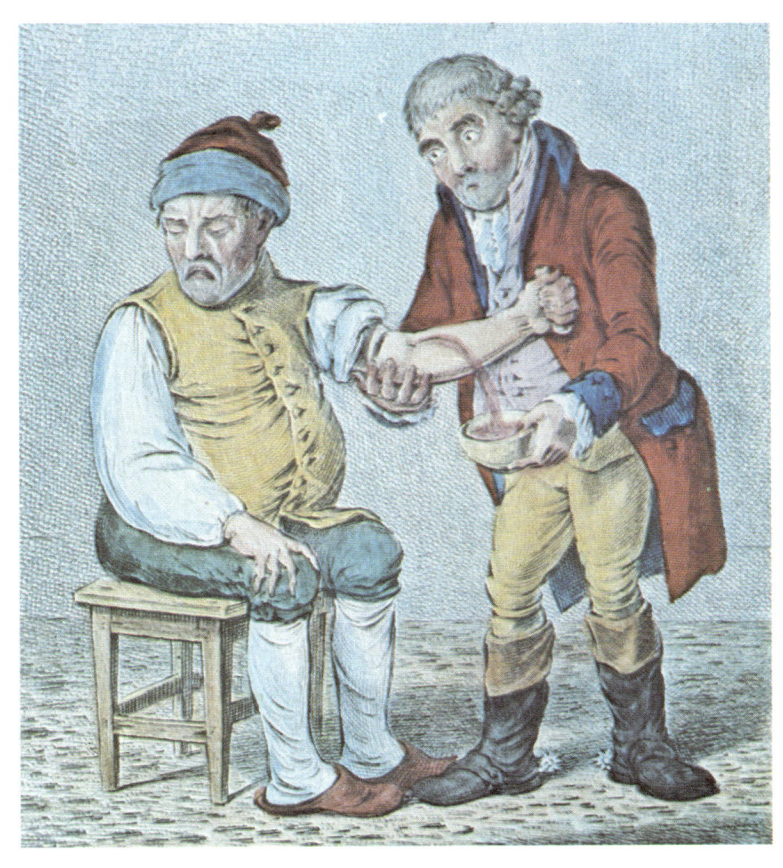

Abbildung 1368
Aderlaß. Englische Karikatur von Gillray, Anfang des 19. Jh.s. (Paris, Pharmazeutenschaft, Sammlung Bouvet)

hat. Nach und nach wird die EKG-Diagnostik erweitert, und es werden immer mehr röntgenologische Emboliezeichen erkannt: arterieller Gefäßabbruch, Zwerchfellhochstand, verminderte Gefäßzeichnung. 1950 weisen Lenègre und Hatt auf die Möglichkeit der Pulmonalangiographie hin. 1964 schlägt Wagner die sogenannte Perfusionsszintigraphie vor. 1961 entdeckt Wacker den Anstieg der Serum-Laktat-Dehydrogenase bei Pulmonalembolie.

Die medizinische Behandlung der Thrombembolien ändert sich zwischen 1940 und 1944 mit der Einführung der Antikoagulantien völlig. Bis dahin hatte man bei allen Phlebitiden eine strikte Bettruhe von vierzig Tagen verordnet und sich auf eine symptomatische Behandlung der Lungenveränderungen beschränkt. Die Verwendung von Heparin führte eine grundlegende Wende herbei. Nun befürwortete man das Aufstehen des Phlebitis-Kranken, nachdem er einige Tage mit Heparin behandelt worden war, und eine anschließende Umstellung auf Cumarinderivate zur Vermeidung eines Rezidivierens. Ebenso konnte man einer postoperativen Phlebitis vorbeugen, indem man den Patienten frühzeitig aufstehen ließ und ihn sobald wie möglich systematisch mit Antikoagulantien behandelte. Die postoperativen Thrombosen und solche, die als Folge geburtshilflicher Komplikation entstanden, gingen deutlich zurück, ebenso die Thrombosen des Herzens, vor allem während der strengen Bettruhe bei Myokardinfarkt. Heparin wurde bei den meisten Pulmonalembolien bevorzugt verordnet, und die Fibrinolytika erwiesen sich in der Folge als besonders wirksam bei massiven Pulmonalembolien.

Die chirurgische Behandlung der Thrombembolie hatte zwei Ziele: einerseits die lokale Behandlung der Embolien; andererseits ihre präventive Behandlung

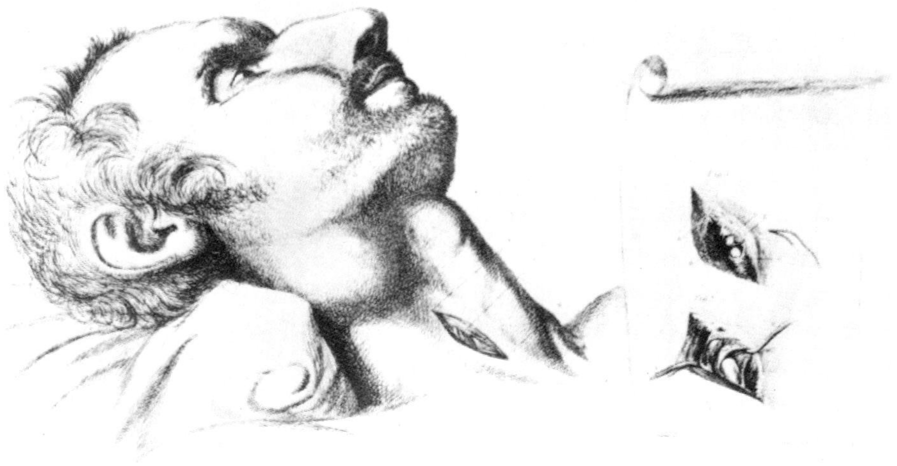

*Abbildung 1369
Aneurysma der Karotis und Einschnitt, um die Arteria carotis abzubinden. Charles Bell,* Illustrations of the Great Operations of Surgery, London 1821.
Die Heilung des Aneurysma war ein großes Problem der Gefäßchirurgie des 19. Jh.s. Aneurysmen, die damals wegen ihres syphilitischen Ursprungs häufiger waren als heute, stellten die Chirurgie vor große Schwierigkeiten. Erst die Arbeiten von Luigi Porta, die experimentell die Gesetzmäßigkeiten des kollateralen Kreislaufs beschrieben, gaben den Chirurgen die Gewißheit, daß sie die großen Arterienstämme abbinden konnten, ohne eine Gangrän zu riskieren.

durch proximales Abbinden der Gefäße. 1907 versuchte Trendelenburg durch Thorakotomie einen Embolus aus einer Lungenarterie zu entfernen. Es wurde ein Mißerfolg. Die ersten Erfolge konnte Kirschner 1924 verzeichnen, aber erst auf Crafoord (1952) folgte eine Reihe von positiven Ergebnissen. Tourniaire und Tartulier stellten 1954 eine Liste der Indikationen dieser risikoreichen Operationen auf. Daraus geht hervor, daß einige Phlebitiden unter Antikoagulantienbehandlung weiterhin zu Embolien neigten. Das war die entscheidende Indikation, zuerst zum Abbinden der Oberschenkelvenen, dann zum Abbinden oder zur Abknickung der tiefen Beinvenen. Heute empfehlen einige Ärzte beim Abklingen der schweren Pulmonalembolie systematisch diese letztgenannte Intervention, um das Wiederaufflammen zu vermeiden.

Chronische Herz-Lungen-Erkrankungen

Den Ausdruck *Cor pulmonale* verwendete zum erstenmal White 1931 in der ersten Auflage seines berühmten Buches. Die Kenntnis von der Reaktion des Herzens auf Erkrankungen der Lunge ist allerdings schon alt. Lower deutet dies bereits 1669 an, Vieussens und Senac weisen darauf hin, und Corvisart und Laennec bestätigen diese Auffassung. Bald darauf kann gezeigt werden, daß das Emphysem, die Lungenfibrosen und einige tuberkulöse Formen durch Herzinsuffizienz kompliziert werden können. 1901 hält Ayerza einen sensationellen Vortrag über das »schwarze Herz«, über den syphilitischen Ursprung aber gehen die Meinungen merkwürdigerweise immer weiter auseinander. Es dauert lange, bis sich die Kenntnis der arteriellen pulmonalen Hypertonie durchsetzt. Vieussens (1715), Hope (1832) und Virchow (Mitte des 19. Jahrhunderts) führen periphere atheromatöse Gefäßerkrankungen als Ursache an. Da man noch nicht in der Lage ist, am lebenden Kranken die Beweise zu erbringen, gibt Brenner 1935 eine Aufstellung der anatomischen Kriterien der arteriellen Hypertonie der Lunge heraus. Zwischen 1945 und 1960 kommt es durch die Einführung des Herzkatheters, die Ventilationsversuche, die arterielle Gasanalyse und schließlich die Angiographie zu einem entscheidenden Fortschritt bei der klinischen, röntgenologischen und hämodynamischen Untersuchung des Syndroms und seiner Aufgliederung je nach Ursache in zahlreiche klinische Formen. 1952 beschäftigen sich Lenègre und Gerbaux mit dem chronischen, durch Embolien ausgelösten Cor pulmonale. 1956 zeigt Burwell ein Cor pulmo-

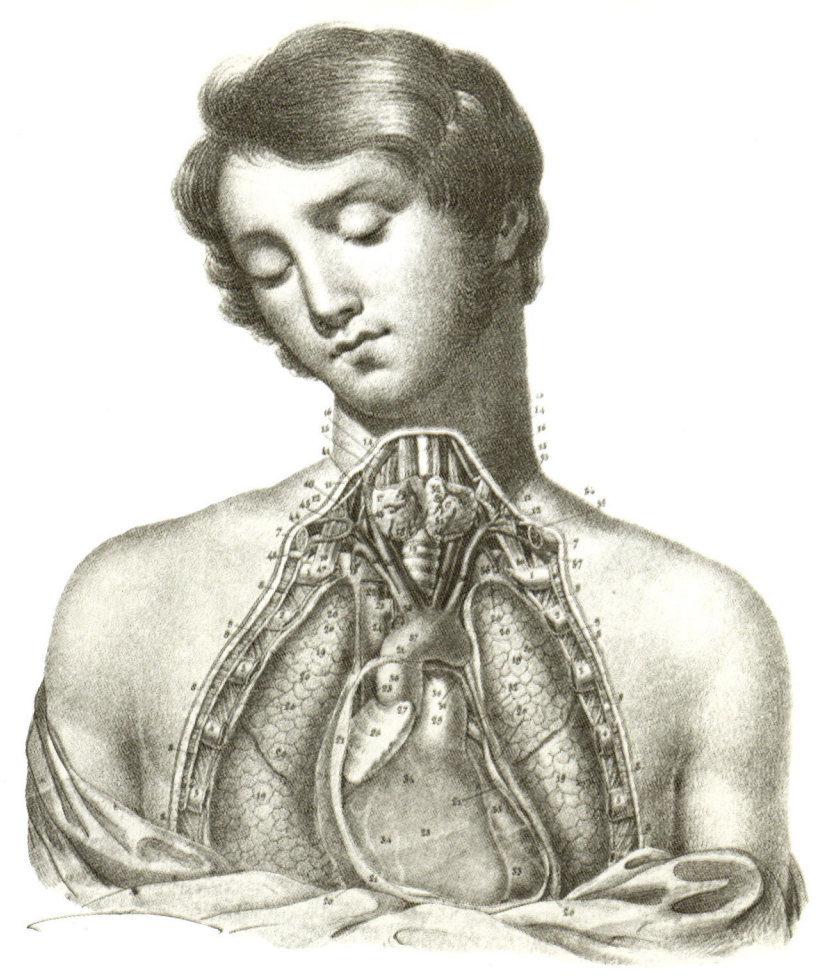

Abbildung 1370
Anatomischer Stich aus dem Manuel d'anatomie descriptive *von Jules Cloquet, Paris 1825. (Paris, Museum für Geschichte der Medizin)*
Dieser hervorragende Stich, der die »Lage des Herzens und der Aorta am Leichnam eines 24jährigen Mannes« zeigt, läßt die Emotion des Künstlers erahnen, der meinte, dieser junge Tote sei im Zustand der Gnade.

nale bei massiver Fettleibigkeit auf, das er Pickwicker Syndrom nennt, während Turiaf die Sekundärformen bei asthmatischen Krankheiten analysiert. 1957 indentifiziert McGuire die primäre pulmonale Hypertonie, bei der sich keine Störung der Ventilation oder thrombembolische Krankheiten nachweisen lassen. Nun macht sich die Gefahr bemerkbar, den Begriff des Cor pulmonale chronicum mißbräuchlich auf alle möglichen Erkrankungen ausdehnen zu wollen. Dies veranlaßte den Expertenausschuß der Weltgesundheitsorganisation, 1963 eine genaue Definition der Erkrankungen herauszugeben. So wird es möglich, die in den letzten zwanzig Jahren angehäuften Arbeiten zusammenzufassen, und das schlägt sich in zwei in Frankreich erscheinenden Büchern nieder: das eine stammt aus der Feder von Rourniaire und Tartulier (1964), das andere haben Broustet, Bricaud und Cabanieu verfaßt. Nun wendet sich die Aufmerksamkeit den Behandlungsmethoden zu. Die zufriedenstellende arterielle Sauerstoffsättigung gilt als vordringlich. Einen entscheidenden Fortschritt bringt die Verwendung von Antibiotika, von Heparin, von Diuretika, die Oxygentherapie, der Einsatz von Respiratoren und die Schaffung von Zentren zur kardiorespiratorischen Reanimation, die es erlauben, schwierige Stadien zu überwinden und das Leben von Kranken mit respiratorischer Insuffizienz, die von einer Herzinsuffizienz bedroht sind, zu verlängern.

Die verschiedenen Kardiomyopathien

Die Kenntnis der Kardiomyopathie, das heißt, der einfachen Herzmuskelerkrankung, erreichte man durch die Feststellung, daß gewisse Fälle von Herzvergrößerung und darauffolgender Herzinsuffizienz nicht durch den akuten arteriellen Rheumatismus, die Coronarsklerose, die vaskuläre Syphilis, die

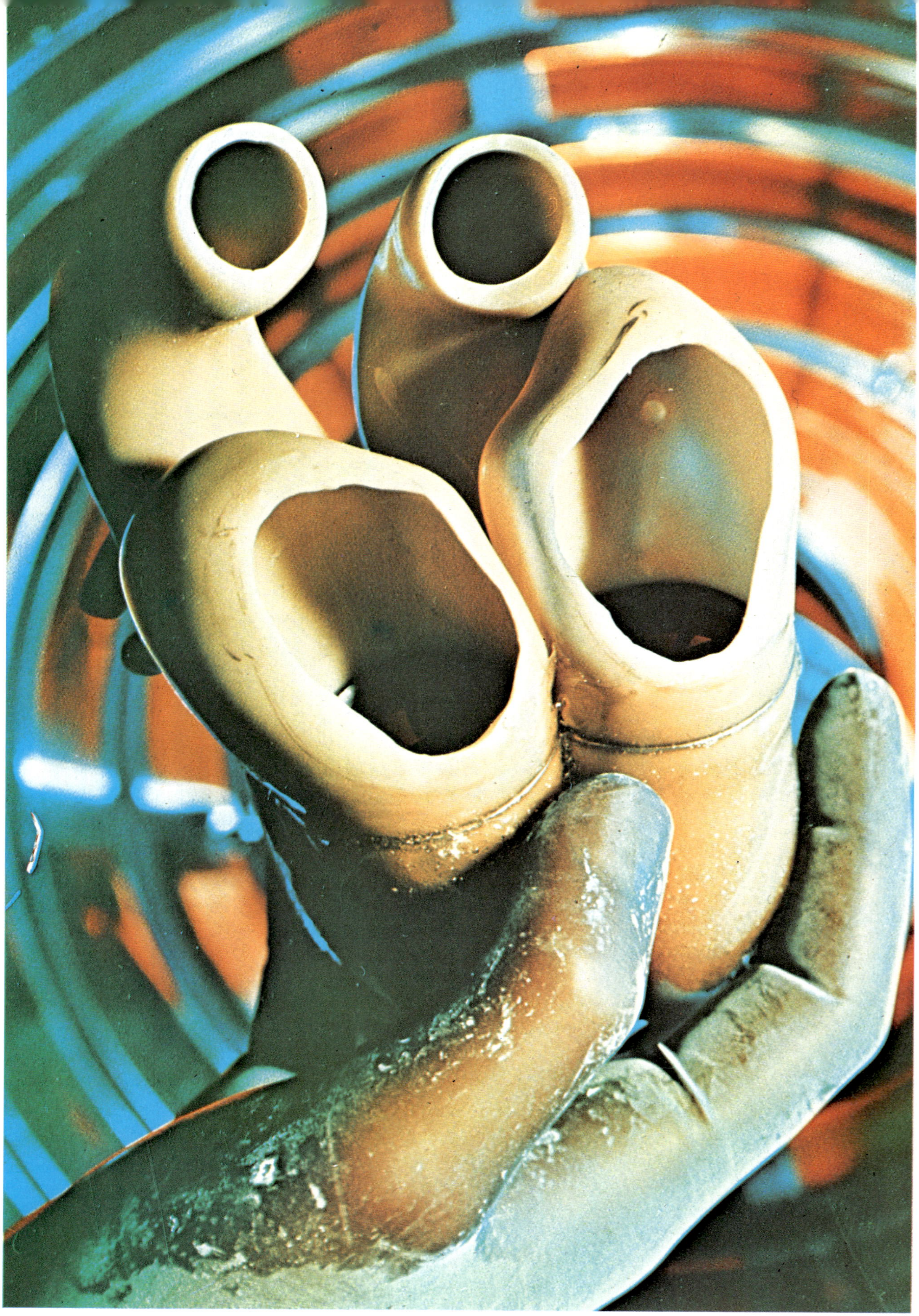

arterielle Hypertonie oder durch angeborene Anomalien erklärt werden konnten. Die Herzmuskelerkrankungen sind eine Art nosologisches Sammelsurium, ein Mosaik mit einem ziemlich monotonen klinischen Aspekt, aber einer vielfältigen Ätiologie. Einige davon werden nach und nach als eigenständige Krankheiten erkannt.

Die sogenannten sekundären Kardiomyopathien sind schon seit langem bekannt; so bei Hämochromatose (seit Ende des 19. Jahrhunderts), die Amyloidose, die Wicks 1856 bemerkte, und bei Beriberi, das von den Japanern im 19. Jahrhundert beschrieben wurde. Mit dem Auftreten der Corticoid-Therapie begann man auch die Kollagenosen zu erkennen, die wie eine Landkarte mit noch vielen weißen Flecken war, die nach und nach erforscht wurden: 1888 wurde die Panarteritis nodosa beschrieben, dann der Lupus erythematodes und schließlich die kardiale Lokalisation bei Dermatomyositis und die Sklerodermie. Viele andere Erscheinungsformen des Gesamtbildes der einfachen Herzinsuffizienzen wurden eine nach der anderen abgegrenzt, darunter, in letzter Zeit, die obstruktive Kardiomyopathie.

Die obstruktiven Kardiomyopathien waren seit 1869 von Liouville beobachtet worden, der von einer Subaortenstenose spricht. Hallopeau nimmt dafür die Bezeichnung Aortenventrikelstenose an. Später (1952) weist Davies auf die Möglichkeit von familiären Fällen hin, während Teare die Gefahr eines plötzlichen Herztodes betont.

Erst 1958 wird die obstruktive Kardiomyopathie von Soulié, Degeorges, Caramanian und Joly endgültig definiert, die ihre hämodynamische Differentialdiagnose gegenüber der Aortenklappenstenose erarbeiten. Damit ist der Grundstein gelegt, und in weniger als zehn Jahren wird alles über ihre Diagnose und fast alles über ihre Behandlung gesagt, während die Ätiologie noch unbestimmt bleibt.

1963 zeigen Hollister und Goodwin die elektrokardiographischen Zeichen auf. 1966 bestimmt die Schule von Lenègre den klinischen Standort, die elektrokardiographischen Zeichen, die angiographischen und die hämodynamischen Verhältnisse. Im selben Jahr (1966) betont Cherian die Wirksamkeit der Betarezeptorenblocker und Bigelow jene der Ventrikulotomie. 1972 erscheint die eindrucksvolle Monographie von Sterba, welche seine fünfzehnjährigen Erfahrungen beinhaltet. Wenig später wird der Vorschlag laut, statt einer Entlastung durch Ventrikulotomie, die Mitralis durch eine scheibenförmige Klappe zu ersetzen, da die subvalvuläre Mitralis zu oft Anomalien aufweise.

So wird also das Gebiet der Kardiomyopathien begrenzt. Aber das von Laubry vor dem Zweiten Weltkrieg aufgestellte Bild der Myokardien ist immer noch gültig. Man kann zwar hämodynamische Nuancen präzisieren und mittels der Koronarographie die Weite der Koronarien aufzeigen, aber es bleibt das Unvermögen, die Ursache zu ergründen und dem unaufhaltsamen Fortschreiten entgegenzutreten. Der relative Mißerfolg der Herztransplantationen hat die Hoffnung auf eine Therapie bei dieser seltsamen, aber offenbar immer häufiger auftretenden Kardiopathie zerstört.

Abbildung 1371 (gegenüber) Künstliches Herz mit den Herzkammern und -arterien, entworfen von Dr. William Kolff aus Cleveland (Ohio).

Die Herzrhythmusstörungen

In der Geschichte der Herzrhythmusstörungen kann man drei Epochen unterscheiden. Während der ersten, klinischen, die bis zum Ende des 19. Jahrhunderts reicht, werden die Störungen durch Anomalien des Pulses, der Herzauskultation und später durch das Mechanogramm identifiziert. Im zweiten Abschnitt, zu Beginn des 20. Jahrhunderts (1903), werden sie mit Hilfe des

Elektrokardiogramms festgestellt. Die dritte, pathophysiologische, beginnt mit der Analyse der Überleitungsströmungen (1945) und jener des Hisschen Bündels und seiner Verzweigungen (1969).

Aber das Verständnis dieser Phänomene wäre unvollständig, könnte man sich nicht auf die Beschreibung der spezifischen Hisschen Gewebe stützen, die wir Purkinje, His junior, Tawara, Keith und Flack verdanken, und später, was die Verzweigungen der Hisschen Bündel und ihre Verletzungen betrifft, Lenègre (1957).

Die Extrasystolen — der Begriff stammt von Marey (1877) — wurden von Mackenzie (1902) auf den mechanographischen Kurven untersucht. Ihre elektrokardiographische Identifizierung erleben wir erst später (Lewis, Vaquez, Gallavardin). Traube führt 1850 die Bigeminuszeichen an, und Gallavardin zeigt 1926 die Gefahren der salvenartig interponierten und der polymorphen Extrasystolen auf.

Die Tachykardien wurden nach und nach angeführt. So wurden hintereinander die Schrittmacher-Tachykardie, von der man später erkennen sollte, daß sie vom Sinusknoten ausgeht, die paroxysmale Tachykardie mit plötzlichem Beginn und Aufhören, deren Ursprung gewöhnlich supraventrikulär ist, und die ventrikuläre Tachykardie definiert. Gallavardin stellte die harmlose ventrikuläre Tachykardie den schweren Endphasen der fortgeschrittenen Kardiopathien gegenüber.

Hinter dem von Beau und Bouillaud angedeuteten *Delirium cordis* verbergen sich wahrscheinlich das Vorhofflimmern und das Vorhofflattern, sehr häufige Rhythmusanomalien. 1903 spricht Herring von einem »ständig irregulären Puls«. Die elektrokardiographischen Zeichen des Vorhofflimmerns werden endgültig von Rothberger, Winterberg und schließlich von Lewis (1909) präzi-

Abbildung 1372
Dieses kleine Mädchen hat sein Spiel unterbrochen, um seinen Herzschrittmacher neu aufladen zu lassen. Der Schrittmacher soll 10 bis 20 Jahre ohne Versagen funktionieren und kann Energie für acht Wochen speichern. Vorsichtshalber wird er jede Woche neu aufgeladen. Ohne die Auflademöglichkeit von außen müßte der Kranke alle zwei Jahre operiert werden, um neue Batterien einzusetzen.

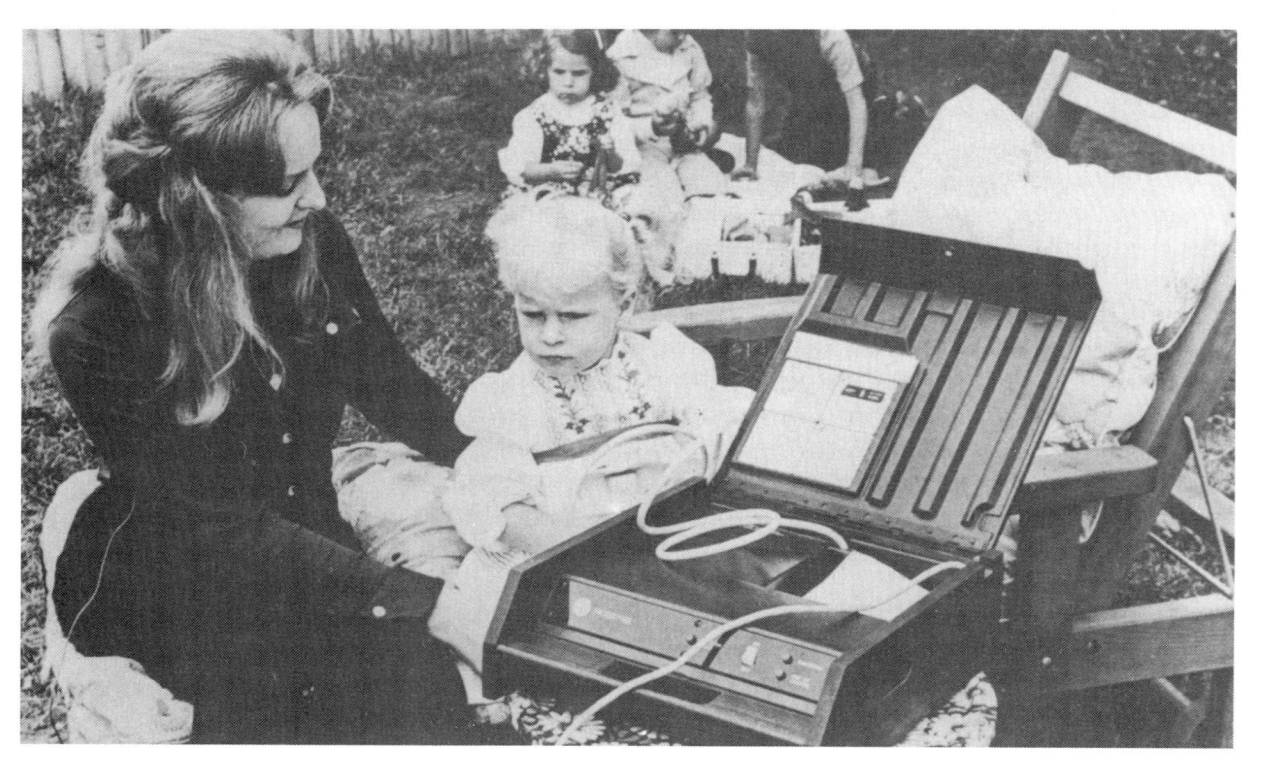

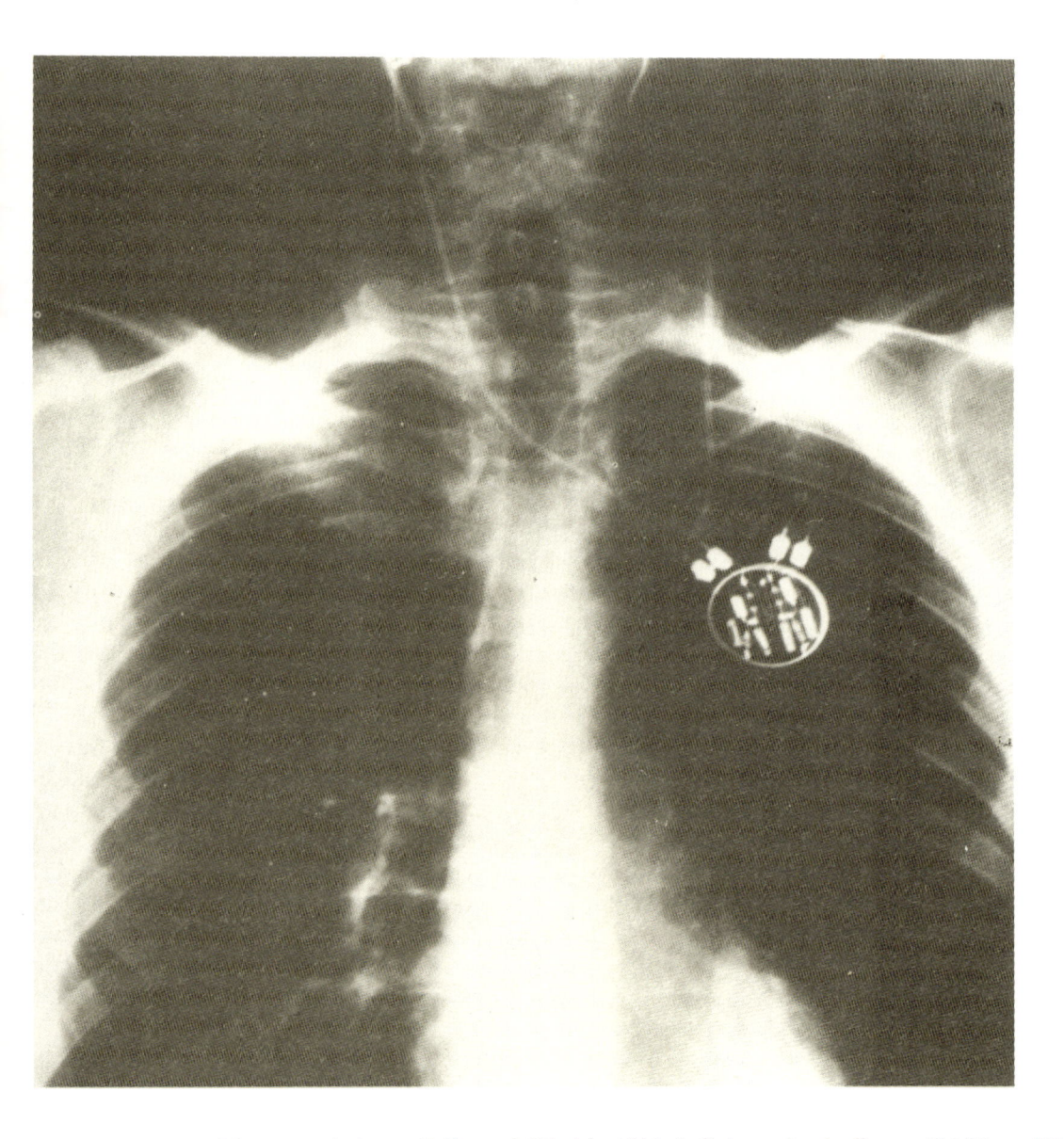

siert. Das Vorhofflattern wird von Jolly und Ritchie 1911 definiert. Auch die verschiedenen Bradykardien werden erkannt: die Bradykardie des Herzens bei Gelbsucht (1864), jene, deren Ursprung der Karotis sinus ist (1930), der sinoaurikuläre Block (1906), der Knotenrhythmus und der reziproke Rhythmus.

Der aurikoventrikuläre Block wurde von Burnet (1691), Morgagni (1761) und Spens (1792) beschrieben. Nach 1900 werden die Feinheiten der Auskultation behandelt: aufeinanderfolgende Systolen und verstärkte Herztöne. 1921 zeigen Kerr und Bender, daß einige Synkopen mit ventrikulären paroxysmalen Tachykardien verbunden sind. In den letzten zehn Jahren werden die Hämiblocks des linken Astes des Hisschen Bündels und die Gefahren des totalen Blocks des rechten Astes mit dem linken Hämiblock beschrieben.

Seit einigen Jahrzehnten führen die Vielfalt der Antiarrhythmika, das Studium des endoventrikulären Elektrokardiogramms (nach 1945), die Einführung des Elektroschocks (um 1960) und die Schrittmacher zur Begründung eines neuen kardiologischen Teilgebietes, der Rhythmuskardiologie. Hier

Abbildung 1373
Gerät zur Kontrolle des nervösen Einflusses auf das Herz. Diese Röntgenaufnahme ermöglicht es, das unter der Thoraxhaut eingesetzte Empfangsgerät zu sehen, das die elektrischen Reize von einem außen an der Brust angebrachten Sender empfängt. Dieser Empfänger gibt dann die Reize an die beidseitig des Halses gelegenen Nerven der Sinus carotis weiter und kontrolliert die Herztätigkeit.

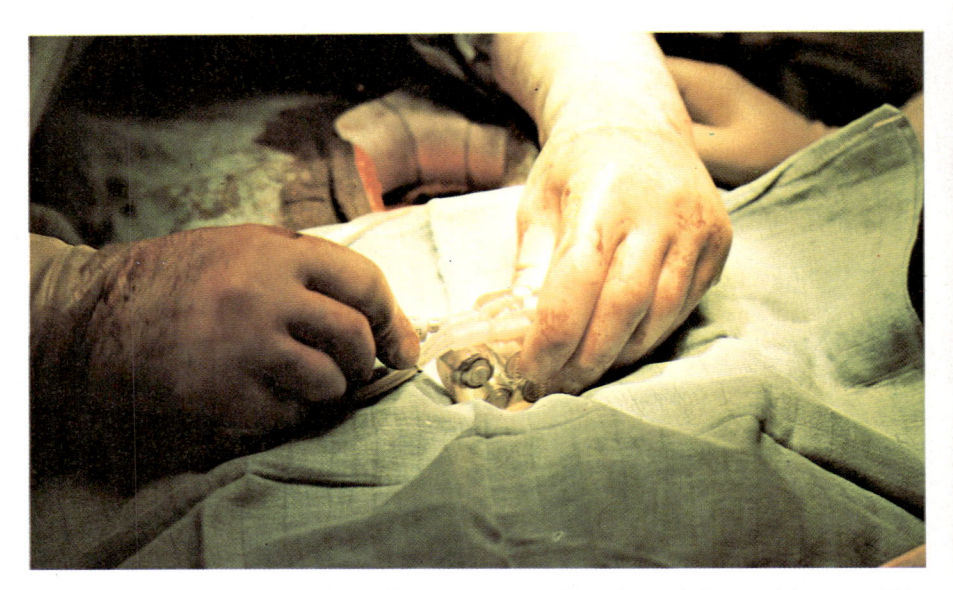

*Abbildung 1374 (rechts)
Einsetzen eines Herzschrittmachers.*

*Abbildung 1375 (gegenüber)
Herzschrittmacher.*

ragen in Frankreich vor allem die Namen von Puech und Coumel hervor. Die Pathophysiologie der Arrhythmien stützt sich in erster Linie auf eine alte, teilweise in Vergessenheit geratene Kenntnis, die wir Lewis verdanken, nämlich der des kreisenden Impulses, während die Mehrzahl der Störungen bisher einem ektopischen Reizherd zugeschrieben wurde.

Wir können hier die Geschichte der schon hochentwickelten Antiarrhythmika nicht ausführlich beschreiben, daher begnügen wir uns damit, die großen Daten in der Entwicklung des Elektroschocks und der Schrittmacher in Erinnerung zu bringen. Der Elektroschock, der in der Lage sein soll, eine Rhythmusstörung zu verringern, ist experimentell schon seit langem, nämlich seit 1889 (Prévost und Batelli), bekannt. Aber seinen großen Aufschwung begründeten 1961 Alexander und später Bouvrain und Jouve, die zeigten, daß der Wechselstrom die ventrikulären und supraventrikulären Tachykardien und einige ventrikulären Fibrillationen reduzieren kann. 1962 beschrieb Lown die Vorzüge des Gleichstroms.

Die Herzschrittmacher wurden zuerst extern angewandt, das heißt, durch transthorakale Reizung (Zoll, 1952). 1958 schlug Furman eine transvenöse Sonde zur Stimulierung vor. 1960 implantierten Chardack und Johannson durch Thorakotomie Elektroden direkt auf das linke ventrikuläre Epikard. 1964 konnten Hirsch und Wosschute den Beweis erbringen, daß die Thorakotomie durch epigastrische Zugänge vermeidbar ist. Gleichzeitig verbesserte der technische Fortschritt die Schrittmacher, die zuerst mit fixer Frequenz konstruiert und dann mit vorhofgesteuertem Rhythmus durch P-Wellen stimuliert wurden. Einen neuen Abschnitt in dieser Entwicklung markieren die Demand-Schrittmacher. Auch eine Verbesserung der Batterien wurde erzielt und die Dauer ihrer Wirksamkeit verlängert (Lithiumbatterie, Atombatterie von Laurens). Zur gleichen Zeit wurden die Indikationen zur Einsetzung von Schrittmachern jeden Tag vorangetrieben.

Die arterielle Hypertonie

Die Geschichte der Erkrankungen durch Bluthochdruck beim Menschen beginnt erst im 20. Jahrhundert. Der Grund dafür liegt in der bereits dargestellten Tatsache, daß die Messung des arteriellen Drucks lange Zeit nur experimentell durchgeführt wurde.

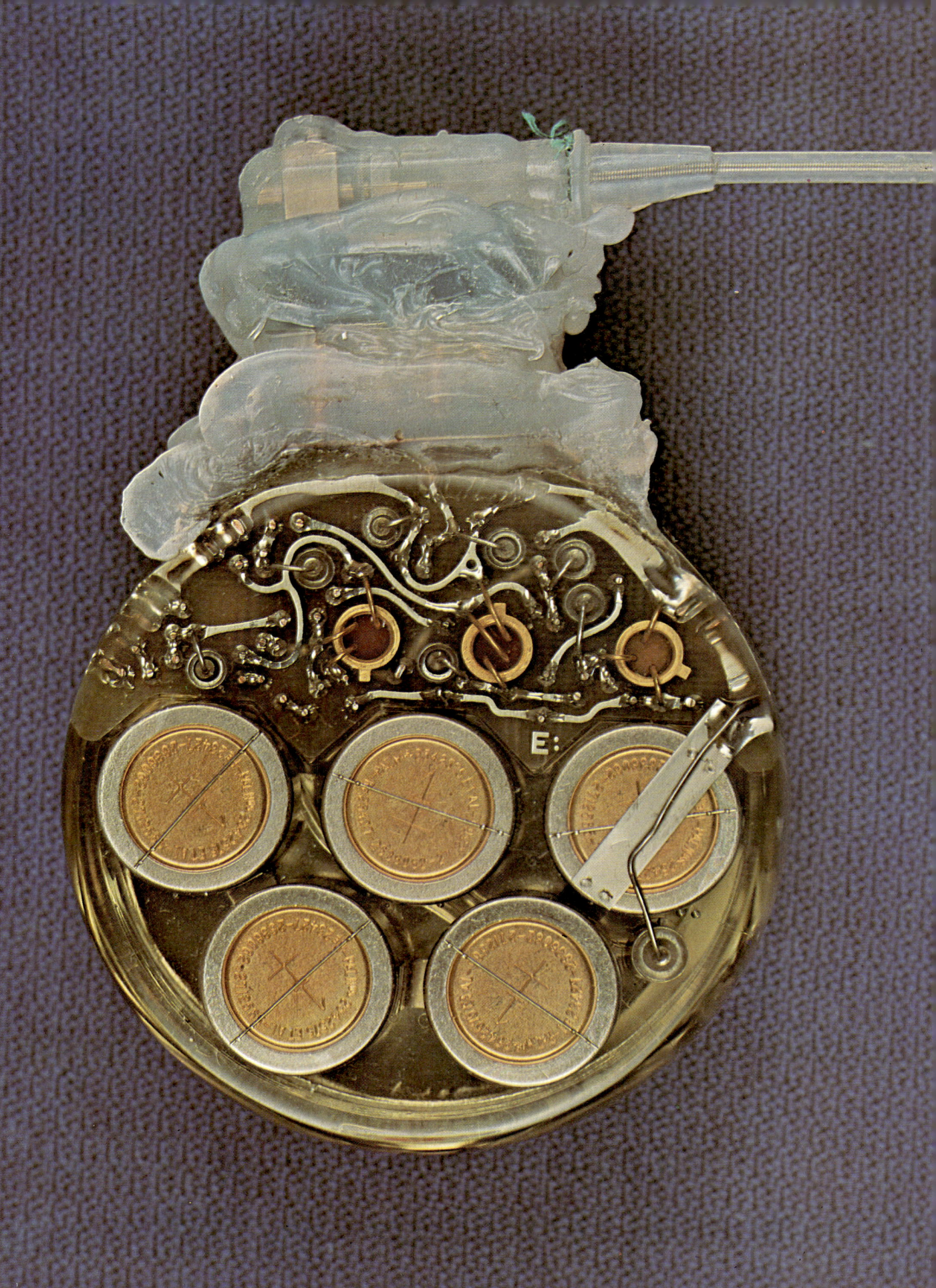

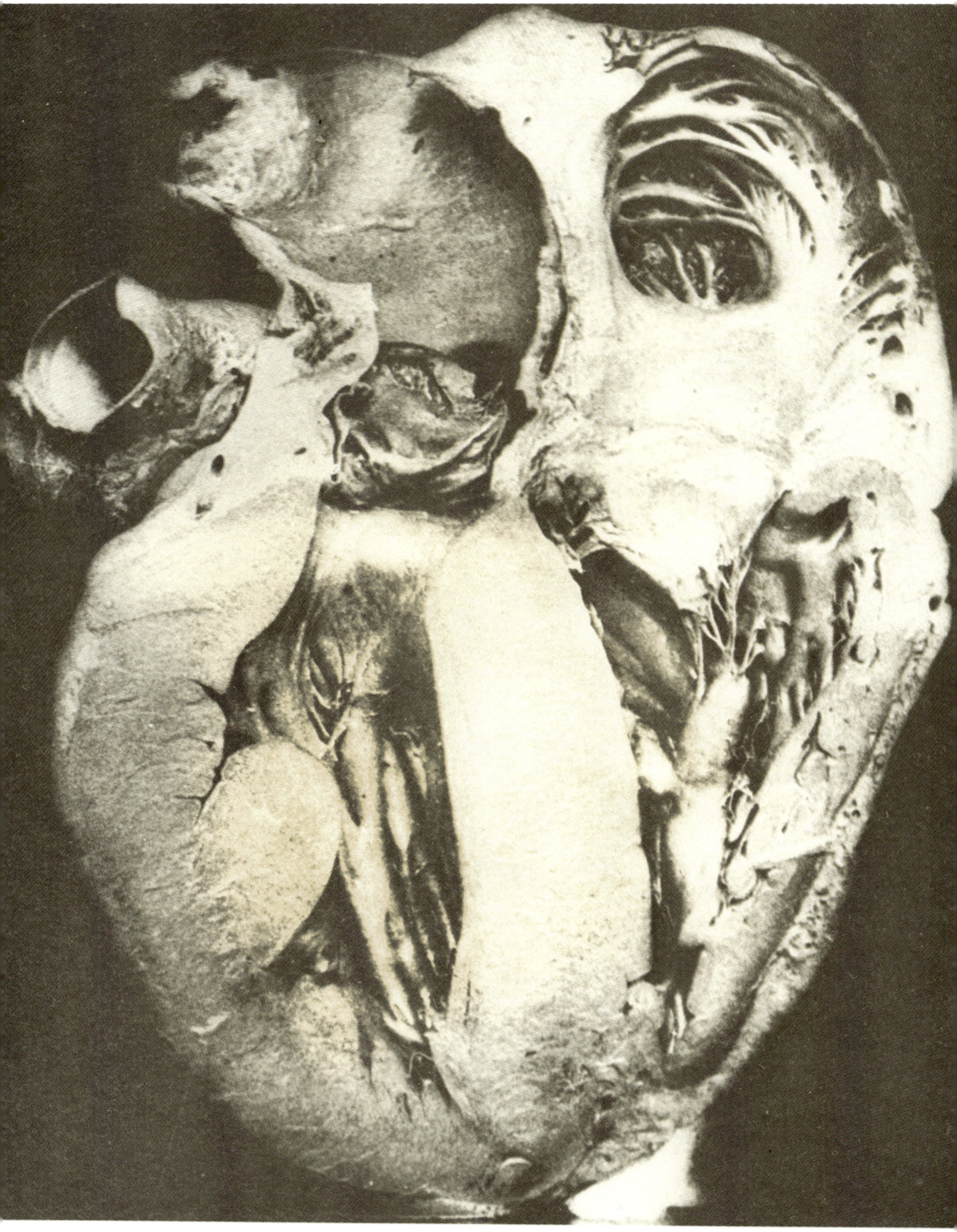

Im 19. Jahrhundert entdeckt Bright (1836) schon einen möglichen Zusammenhang zwischen renalen Erkrankungen und Kreislaufsymptomen. Zwischen 1889 und 1900 befürwortet und verwendet Potain sein Luft-Sphygmometer. Aber erst Riva Rocci erfindet mit seiner pneumatischen Armmanschette ein wirklich praktisches Gerät (1890), und Korotkow verhilft der systolisch-diastolischen Druckmessung durch Auskultation zur Geltung (1905).

In den ersten zwanzig Jahren des 20. Jahrhunderts erweitern sich die Kenntnisse der klinischen Symptomatologie der Hypertonie wesentlich, aber auch die der renalen Insuffizienz, vor allem dank Widal, der die kardiovaskulären Syndrome der Nephritis beschreibt, Dieulafoy, der die cerebrosensorische Symptomatologie betont, und Volhard und Fahr, welche die sogenannten bösartigen Formen des Syndroms isolieren. 1913 veröffentlichen Janeway und Brunton eine Statistik über hundertachtundfünfzig Hypertonuspatienten. In dieser werden die meisten diagnostischen Bedingungen beschrieben und die kardialen, cerebralen und renalen Gefahren der Krankheit hervorgehoben. Ab 1920 versucht man die Ursachen zu ergründen, denn man erkennt schon bald, daß die Hypertonie ein Syndrom ist.

Zuerst wendet sich die Aufmerksamkeit der Rolle des Nervensystems und des Nebennierenmarks zu. In der Tat berichten 1922 Labbé, Tinel und Doumer von Hochdruckkrisen bei Phäochromozytom. Man denkt analog, daß zahlreiche Hypertonien mit erhöhtem Sympathikotonus zusammenhängen. Daraus ergibt sich auch die chirurgische Behandlung der Hypertonie durch Resektion des Splanchnikus, des dorsalen (Peet, 1933) und später des dorsolumbalen Sympathikus (Smithwick, 1940). Die Nebenniere wird von neuem untersucht, als Cushing (1932) das Syndrom, das bei erhöhtem Cortisonspiegel auftritt, beschreibt und Conn (1955) den primären Hyperaldosteronismus bei bestimmten Nebennierenadenomen. Aber weder die sympathische Dysregulation noch die Nebennierenadenome oder die Aortenisthmusstenose können einen Großteil der Hypertonien erklären, die daher als »essentiell« bezeichnet werden.

Der schon lange erahnten Bedeutung der Niere wird man sich dank Goldblatt voll bewußt, der an einem Experiment zeigt, daß eine renale Ischämie eine arterielle Hypertonie zur Folge hat (1934). Man greift nun nach und nach auf die Werke von Tigerstedt und Bergman zurück, die schon 1898 festgestellt hatten, daß Nebennierenextrakte hypertensive Wirkung haben, was auf eine von der Nebenniere sezernierte Substanz, das Renin, zurückgeführt wurde. Seither, zwischen 1938 und 1946, erklären Page, Houssay, Fasciolo und Braun Menendez das Reninangiotensin-System sowohl experimentell als auch biochemisch und pathophysiologisch. Andererseits führen die zunehmenden Untersuchungsmethoden der Nierenvaskularisation, vor allem die Arteriographie (nach 1955, auf retrogradem Weg) und das Isotopen-Nephrogramm (Taplin und Winter, 1956) zu wesentlich besseren Erkenntnissen auf dem Gebiet der Hypertonie renovaskulären Ursprungs. Die chirurgischen Versuche scheinen die entscheidende Rolle der Nieren zu bestätigen, denn Butler zeigt 1937, daß die Nephrektomie einer atrophen Niere die Hypertonie korrigiert. Viel später scheinen das zuerst die Operationen von arteriellen Obstruktionen, von Transplantationen und aortarenalen Bypasses anhand langer Statistiken zu bestätigen (Milliez). Goldblatt wagte 1958 die Behauptung, daß »alle Hypertonien im wesentlichen renal bedingt« seien. In Wirklichkeit wurde man aber durch die große Anzahl von frühen oder späten Fehlschlägen in der renovaskulären Chirurgie der Hypertonien — übrigens nach den fehlgeschlagenen Opera-

Abbildung 1376 (gegenüber) Längsschnitt des Herzens, der eine Hypertrophie des linken Ventrikels bei chronischer Nephritis zeigt. Photographie aus dem Atlas der pathologischen Anatomie des Herzens... *von G. Schmorl, München 1899. (Paris, Bibl. d. Alten Med. Fakultät)*

tionen des Sympathikus — dazu gezwungen, diese Stellungnahme, die dazu neigte, die arterielle Hypertonie zu einer organischen Krankheit zu erklären, nochmals zu überdenken. Erst ab 1960 erkannte man, daß der arteriellen Hypertonie eine Blutdruck-Fehlregulierung zugrunde liegt und nicht ein Nierenleiden. Dieses Umdenken wurde durch eine wirksame symptomatisch-medizinische Behandlung und die Entdeckung des Zusammenwirkens von Renin und Aldosteron herbeigeführt. 1960 und in den darauffolgenden Jahren zeigen Laragh, Genest, Gross und Tobian, daß sich die Reninsekretion und die Sekretion des Aldosterons gegenseitig steuern. 1962 bestätigen die ersten Blutproben auf Renin klinisch, daß bei renovaskulärer Hypertonie der Reningehalt steigt, während er beim Conn-Syndrom absinkt. Andererseits führt die steigende Anzahl hypotensiver Medikamente (Ganglioplegika 1950, Hydalazin und Reserpin zwischen 1950 und 1960, Saluretika, Guanethidin und Alphamethyldopa zwischen 1960 und 1970, Clonidin und Betablocker nach 1970) zu der Ansicht, daß die symptomatische Behandlung in allen Fällen anwendbar sei, ohne Rücksicht auf die Ursache der Hypertonie. Von nun an wendet sich das Interesse den Systemen zu, welche den arteriellen Druck regulieren (Guyton, 1966): das hämodynamische System (Druck, Leistung, Volumen), die nervösen Kontrollsysteme (Sympathikus, Katecholamine) und die Hormonsysteme (Renin, Aldosteron, ADH, Prostaglandine, Bradykine usw.).

Einige Gefäßerkrankungen

Anatomen und Ärzte beschäftigten sich bereits seit langem mit den Aortenaneurysmen. 1823 widmet ihnen Bouillaud eine Dissertation, 1856 schreibt Broca eine Abhandlung. Seit dem Aufkommen der Röntgenologie zeigt Béclère auf (1896/97), welche Möglichkeiten diese Methode bei der Erkennung von inneren Aneurysmen bietet. Vor allem nach 1951 bringt die Aortenangiographie einen entscheidenden diagnostischen Fortschritt. Über die Ätiologie der Aortenaneurysmen gingen die Meinungen sehr auseinander. Viele Jahrhun-

Abbildung 1377
Beginn der Mönckeberg-Sklerose. Aufsicht auf die Aortenöffnung. Die Mönckeberg-Sklerose, deren Ursprung unbekannt ist, ist durch eine primäre verkalkte valvuläre Aortenstenose gekennzeichnet. Die Verkalkung beginnt auf der Aortenklappoberfläche, während die Klappränder frei bleiben.

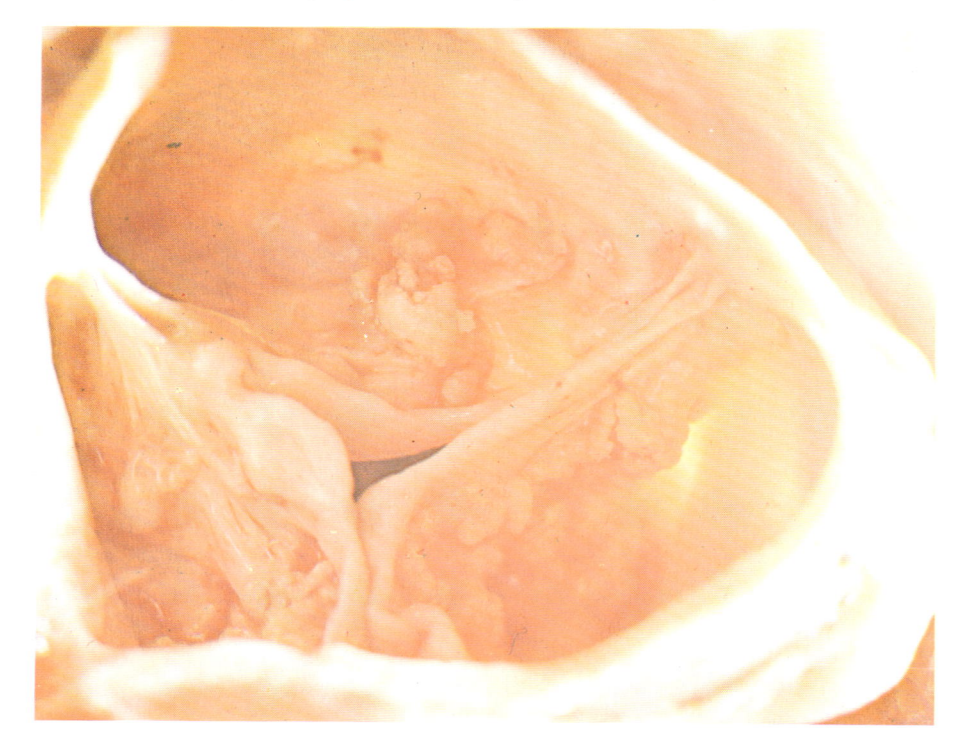

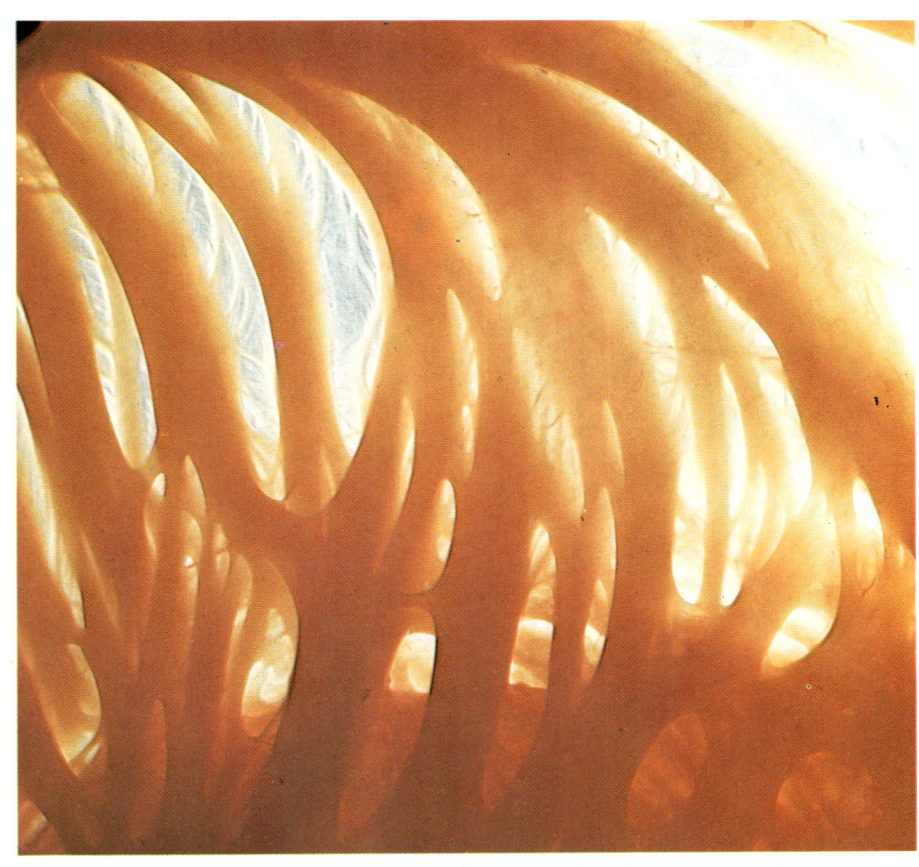

Abbildung 1378
Auricula cordis dextra. Die Herzohren sind an der Spitze der Vorhöfe gelegene Anhangsgebilde.

derte hindurch schloß sich die überwiegende Mehrheit der Auffassung von Fernel und Paré an, die diese Krankheit nur der Syphilis zuschrieben. Laennec (1819) und wenig später auch Marjolin begannen zu erkennen, daß auch die Arteriosklerose dafür verantwortlich sein könnte. Die Entdeckung des Treponema durch Schaudinn (1905) und die der serologischen Reaktion der Syphilis durch Wassermann (1906) erlaubten eine bessere Definition der wirklichen Bedeutung der Syphilis. Es konnten auch noch andere Ätiologien gefunden werden, die für Aneurysmen verantwortlich sind: Verletzungen (Crisp, 1874), Infektionen (mykotische Aneurysmen von Osler, 1885). Nach und nach wurde das Aneurysma dissecans beobachtet und klar vom Aneurysma verum unterschieden.

Das Aneurysma dissecans der Aorta wurde bereits von Sennert (1628) festgestellt. Von Laennec (1826) stammt seine Bezeichnung. Aber erst 1856 gelingt Swaine und Latham die erste klinische Diagnose. Nach 1940 kann Rogers in der Literatur nur dreiunddreißig Fälle einer am lebenden Kranken erstellten Diagnose finden; aber alles ändert sich mit der Möglichkeit, die Aorta sichtbar zu machen. Die ersten Dokumente der Venenangiographie stammen aus dem Jahr 1948, die erste linke Angiographie wurde 1956 erstellt. Die anfänglichen operativen Versuche bei Aortenaneurysmen waren Fehlschläge: Astley Cooper (1817), Moore (1864), Tuffier (1901), der einen Mißerfolg verbuchte, nachdem er eine Ligatur des Aneurysmahalses vorgenommen hatte, und Kümmel (1914). Die ersten Erfolge bei Aneurysmen gelingen bei Koarktation (Resektion durch Alexander, 1943, menschliches Transplantat durch Swann, 1950). Schließlich gelingt Charles Dubost (1951) die Resektion eines sackförmigen syphilitischen

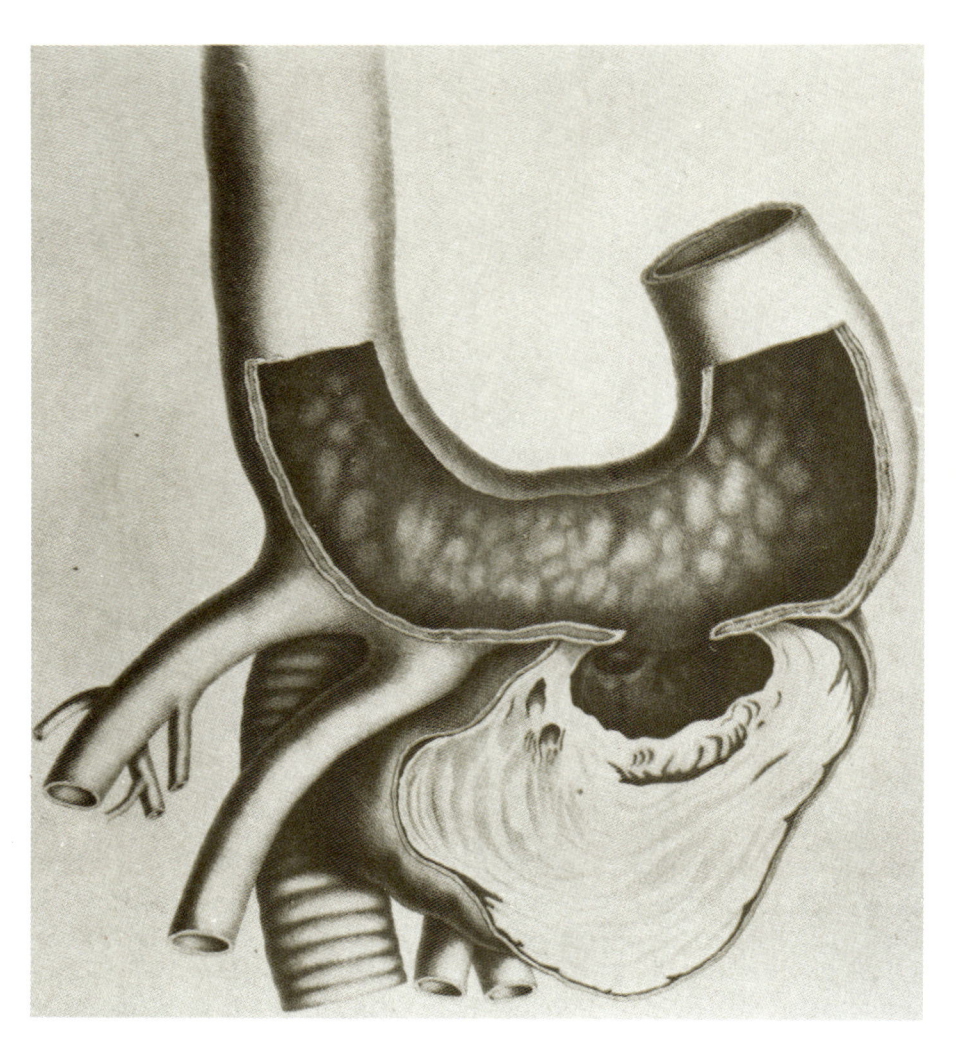

*Abbildung 1379
Aneurysma des Aortenbogens.
Joseph Hodgson,* Engraving
Intended to illustrate some of
the Diseases of Arteries,
London 1815.
*(Paris, Bibl. d. Alten Med.
Fakultät)*

Aneurysmas und vor allem auch die erste Resektion eines abdominellen Aneurysmas und die Transplantation einer konservierten Aorta. Diesen Eingriff überlebte der Patient neun Jahre. Für das Aneurysma dissecans schlägt Paulin 1948 eine Umscheidung und Johns 1953 eine Naht vor. 1955 führen De Bakey, Cooley und Creech vierzehn Resektionen mit Transplantation durch, wovon sieben Fälle überleben.

Die Raynaud-Krankheit wurde 1862 erkannt. In seiner Arbeit beschreibt Raynaud nämlich die »lokale Asphyxie und die symmetrische Gangrän der Extremitäten«. Er stützt sich auf die letzten Werke von Claude Bernard über die vasomotorischen Nervengeflechte und weist auf den Gefäßspasmus, verursacht durch eine Dysregulation des Sympathikus, als Krankheitsursache hin. Er nimmt an, daß sie im Rückenmark entsteht, da die Störungen symmetrisch auftreten. Diese revolutionäre Vorstellung, daß eine funktionelle Störung sekundär zur Erkrankung führen kann, während man bisher allgemein der Ansicht war, der Verlauf sei umgekehrt, führt zu Reaktionen. 1913 ziehen Bret und Chalier und 1925 auch Gallavardin und Bernheim daraus den Schluß, die Engstellung der kleinen Arterien seien das *primum movens* der Asphyxiekrisen. Auf der anderen Seite findet eine Zergliederung der Raynaudschen Krankheit statt, die Thrombangiitis obliterans (Leo Burger) und die Akrodynie (Chardon) werden abgegrenzt, und nach und nach erkennt man ihre möglichen Ursachen (die Halsrippe, Skalenussyndrom, traumatische Arterienschädigung durch Krücken, Kryoglobuline usw.). Schließlich kommt es zu einer Übereinstimmung bei der Beschreibung des Raynaudschen Phänomens und der Raynaudschen Syndrome. Unter Berücksichtigung ihrer Ätiologie wird der Name Raynaudsche Krankheit nur jenen Fällen zugesprochen, die Raynaud selbst vasomotorische Neurose nannte (Langeron und Croccel, 1960). Die medikamentöse und chirurgische Therapie bleibt jedoch ungewiß, obwohl Veillet und Thibaudet schon ab 1917 die zervikale Sympathektomie befürworten und Stojanovitch 1954 für die Gangliektomie des dritten linken dorsalen sympathischen Ganglion eintritt.

Die Krankheit von Horton, die Arteriitis temporalis, wurde schon 1890 von Hutchinson erkannt, der bei einem achtzigjährigen Mann strangartig verdickte und schmerzhafte Temporalarterien bemerkte. Aber wenn Horton das Patronat zuerkannt wird, so deshalb, weil er mit Magath und Brown 1932 und 1934 dieser Erkrankung die Bezeichnung Arteriitis temporalis gab und darauf hinwies, daß es in der Folge zu schweren Augenerkrankungen kommen kann. Erst Gilmour (1941) machte eine histologisch wichtige Entdeckung, nämlich die der Riesenzellen in der Arterienwand der Temporalarterien. Zahlreiche spätere Untersuchungen weisen auf die mögliche Ausbreitung im Verlauf der Krankheit auf andere Kopfarterien hin. Die Syndrome des Aortenbogens, die durch proximale Verengung der großen Arterienstämme des Aortenbogens gekennzeichnet sind, gaben schon früh Anlaß zu Veröffentlichungen wie jener von

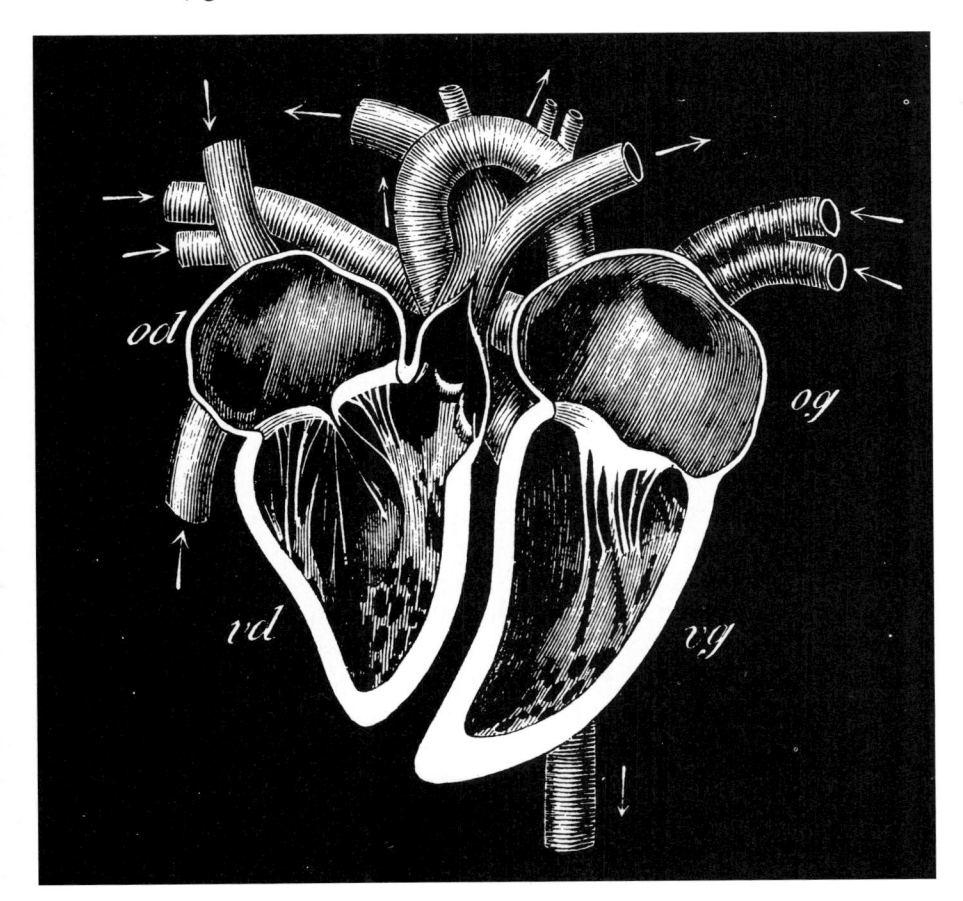

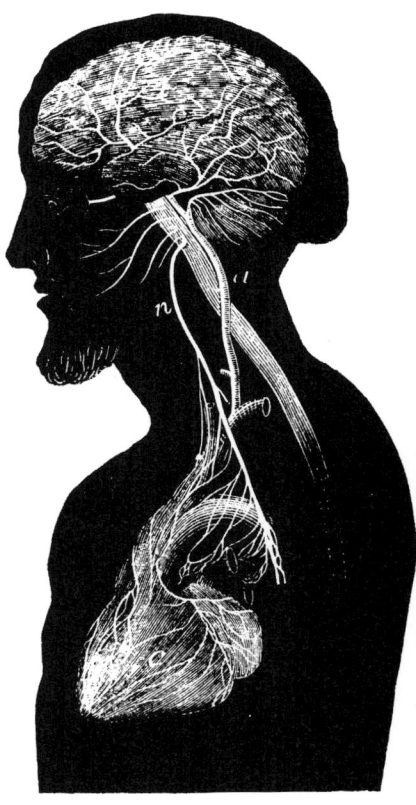

Abbildung 1380/81
Anatomische Zeichnungen von Claude Bernard zur Illustration einer seiner Vorlesungen an der Sorbonne.
(Frankreich, Saint-Julien-en-Beaujolais, Museum Claude Bernard)

Davy (1839) über den Ursprung der Syphilis oder der von Savory (1856) und von Takayasu (1908), die beide junge Mädchen »ohne Puls« beschreiben. Aber das Interesse an dieser Krankheit erwacht erst mit Martorell (1944) und vor allem mit Frövig (1946), der die Beschreibung von Takayasu wieder hervorholt und die Bezeichnung Aortenbogensyndrom prägt. 1960 entdeckt Contorni und ein Jahr darauf Reivich eine unvollständige Form des Syndroms mit einer proximalen Verengung der Subklavia und Versorgung des distalen Anteils der Subklavia durch retrograden Blutstrom in der Vertebralis, das »Subklavia-Entzugs-Syndrom«. Die Chirurgie der Aortenbogensyndrome wurde 1956 von Davis (1956) begonnen und 1962 von De Bakey verbessert.

Die obliterierenden Arterienerkrankungen der unteren Extremitäten

Klinisch kennt man erst seit kurzem die Symptome und Zeichen der arteriellen Verschlüsse der unteren Extremitäten. Man war schon sehr früh auf die Gangrän gestoßen, aber lange Zeit beschränkte man sich auf die Unterscheidung zwischen trockener und feuchter Gangrän, die man senil nannte, ohne nach weiteren Gründen zu forschen. Zu ihrer Bekämpfung schlug man eine Amputation vor, die eine hohe Mortalität zur Folge hatte, was aber niemanden verwunderte.

Die ersten klinischen Stadien der Krankheit wurden von zwei Veterinären aus der Schule von Alfort erkannt: J. F. Bouley wies 1831 auf das Hinken — Claudicatio — eines Pferdes hin, bei dem er Gerinnsel in der Arteria femoralis entdeckte. Sein Sohn, H. Bouley, kam 1856 auf dieses Symptom zurück und unterstrich die rasche Verschlechterung, das Absinken der Temperatur im befallenen Bein und das Aussetzen des arteriellen Pulses im unteren Teil des hinkenden Fußes. 1858 beobachtete J. M. Charcot bei einem Kranken namens Lefébure schmerzhafte Wadenkrämpfe, die beim Gehen auftreten und bei Ruhigstellung wieder abklangen. Er beschreibt dabei ein traumatisches Aneurysma durch einen Embolus in der Arteria iliaca, die obliteriert, und den dadurch entstandenen Kollateralkreislauf. Endlich war die intermittierende »Claudicatio« beim Menschen und ihre Pathophysiologie erkannt. Während der nächsten fünfzig Jahre wurden kaum klinische Fortschritte erzielt. Es tauchten allerdings zahlreiche Meinungsverschiedenheiten hinsichtlich der Lage des parietalen Entzündungsherdes und der Art der obliterierenden Gerinnsel auf. Man erkannte, daß manche Thrombosen in Wahrheit Embolien waren, daß aber die meisten Thrombosen durch parietale Läsionen entstanden. Der häufigste Grund für Arterienerkrankungen schienen zuerst Entzündungen zu sein. Potain und Vulpian gaben typhoides Fieber als Grund für Arteriitis an. Charcot, Fournier, Podres und Hutchinson räumten der syphilitischen Arteriitis einen großen Platz ein. Endlich kehrte man zur ursprünglichen Erkenntnis zurück und bestätigte, daß die häufigste Ursache für Arteriitis die Arteriosklerose ist. Allerdings stellte von Winiwarter schon 1879 fest, daß entzündliche Formen bei Arterien und Venen auftreten, aber erst 1906 grenzte Leo Burger die Thrombangiitis obliterans bei jugendlichen Patienten ab, die später zwar in Frage gestellt wurde, die Kenntnis von einer Entzündung aber wieder wachrief und den Streit über Arterienspasmen auslöste.

Ab 1913 widmet René Leriche einen großen Teil seiner Arbeiten diesem Problem. Mit seinen Schülern, vor allem Stricker, Orban und Fontaine, zeigt er auf, daß die Läsionen meistens umschrieben sind und daß es häufig zu Verengungen der tiefen Beckenarterien und der Aortenäste kommt. Er legt den klinischen Grundstein, indem er für die systematische Palpation der großen

*Abbildung 1382 (gegenüber)
Henri Louis Vaquez (1860 bis 1936) und sein Assistent; Gemälde von Vuillard, um 1917.
(Paris, Museum d. Öffentl. Fürsorge)
Henri Vaquez beschäftigte sich mit allen Gebieten der Kardiologie und der Phlebologie. Er entwickelte die röntgenologische Untersuchung des Herzens und der Aorta und bereicherte 1923 die Pathologie mit der Kenntnis der partiellen Herzinsuffizienz.*

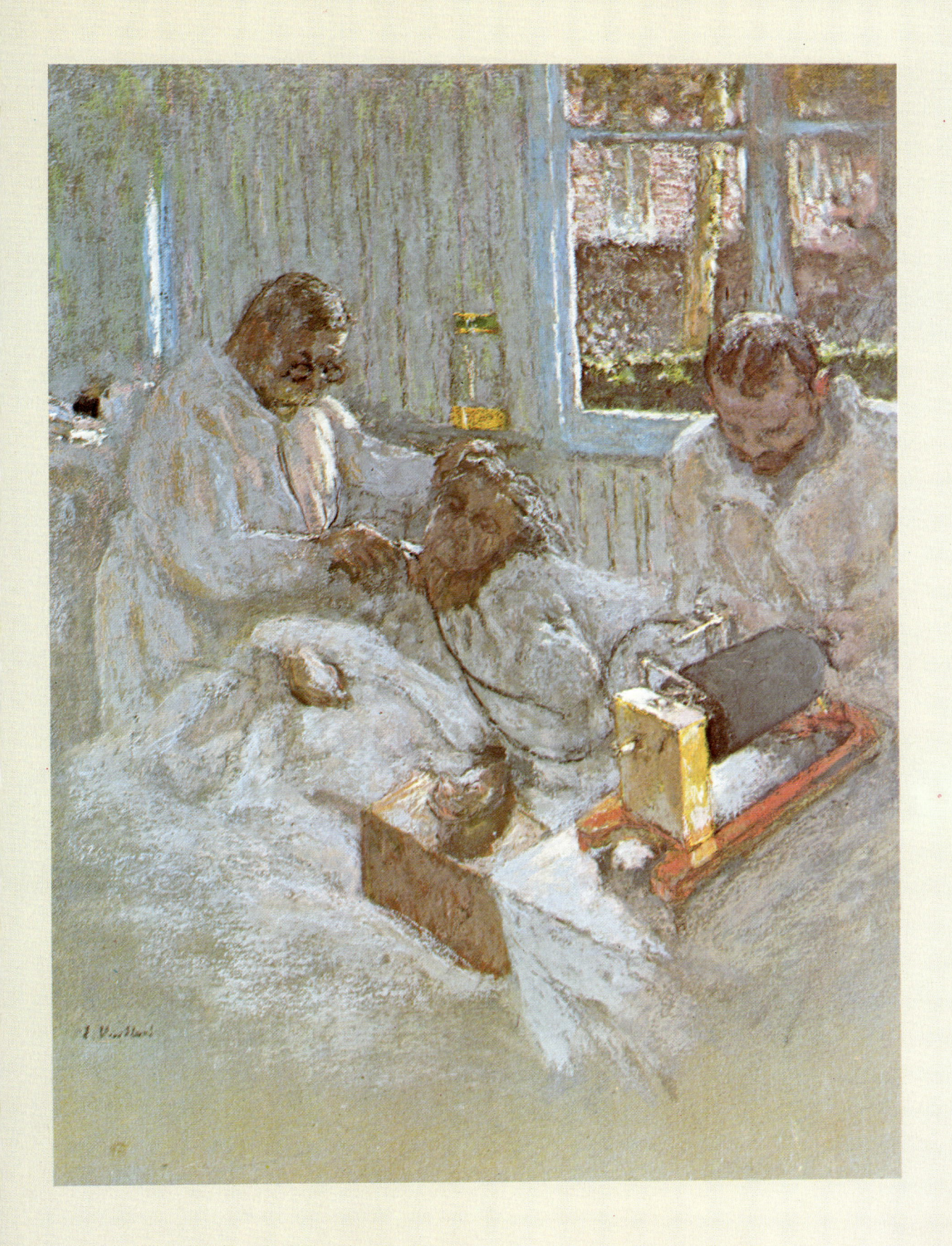

*Abbildung 1383
Gangrän durch Arterienobliteration. Der Fuß ist ausgetrocknet und verändert. Illustration aus der* Anatomie pathologique du corps humain *von J. Cruveilhier, Paris 1828—1842, Bd. V. (Paris, Bibl. d. Alten Med. Fakultät)*

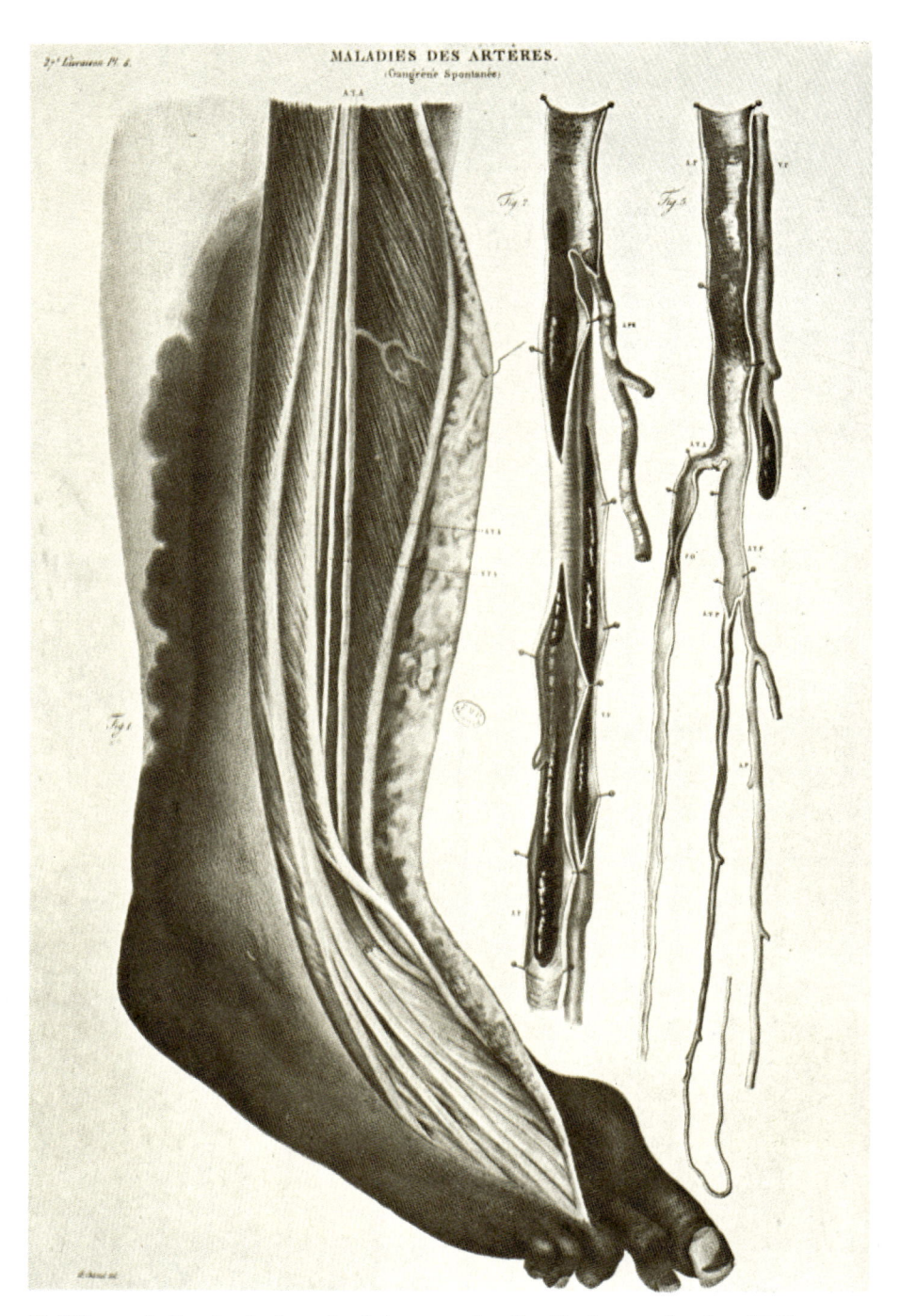

Gefäße und die abschnittweise Messung der Oszillationen eintritt. 1946 grenzt er eine besondere Form ab, die das Leriche-Syndrom genannt wird — eine Einengung der Aortenteilung begleitet von Impotenz. Zusammen mit Fontaine entdeckt er vier klinische Stadien der Arteriitis: sie reichen von der latenten Arteriitis bis zur Gangrän und schließen die Claudicatio und Schmerzen des Dekubitus ein, die schon Vasquez beschrieben hatte. Er schlägt eine Operation zur funktionellen Verbesserung vor. Ab 1913 führt er periarterielle Sympathektomien durch. Ab 1924 zieht er Lumbal-Sympathektomien oder die von Oppel 1921 empfohlene Entfernung der linken suprarenalen Ganglien vor. Um 1930 beweist er durch experimentelle Beobachtungen, daß eine arterielle Obliteration zu Spasmen der benachbarten Gefäße führt, und er empfiehlt die Arteriektomie der thrombosierten Arterien. Diese Betonung der nervösen Reflexe und des sympathischen Nervensystems erlauben es ihm, die Operationstechnik durch die Einführung von Novocain-Infiltrationen in den periarteriellen oder lumbalen Sympathikus und durch intraarterielle Injektionen von vasodilatatorischen Mischungen entscheidend zu verbessern.

Das Sichtbarmachen des Arteriennetzes in vivo ist ein bedeutender Fortschritt in der Diagnose der Arteriitis. Die Arteriographie wird 1927 von E. Moniz, die direkte Aortographie 1929 von Dos Santos vorgeschlagen, aber diese Techniken werden erst ab 1935 richtig entwickelt. Von diesem Zeitpunkt an wird bei dieser Erkrankung das Hauptaugenmerk auf die anatomischen Verhältnisse gelegt, und die spastischen Phänomene werden vernachlässigt. Das veranlaßt J. Cid. Dos Santos 1946 dazu, die Endarteriektomie zu empfehlen. Das war der Beginn der rekonstruktiven Eingriffe, und zehn Jahre später werden Venentransplantationen und Bypasses mit synthetischem Material durchgeführt, falls die anatomischen Bedingungen eine Endarteriektomie nicht zulassen. Zwischen 1957 und 1962 führt De Bakey eintausendzweihundertundacht derartige Operationen aus. Sogar Glied-zu-Glied-Anastomosen, wie beispielsweise axillofemoral, werden durchgeführt.

Daneben werden auch die medizinisch-therapeutischen Mittel entwickelt. Dies ist auf die Verwendung der Antikoagulantien, der Fibrinolytika bei akuten Thrombosen und der immer zahlreicheren Vasodilatantien zurückzuführen. Auch der Beitrag der Antidiabetika und der Medikamente zur Senkung des Cholesterinspiegels ist von großer Bedeutung. Zahlreiche Publikationen weisen auch darauf hin, wie wichtig es ist, das Rauchen einzustellen, eine Bedingung *sine qua non* für die Wirksamkeit der Behandlung.

So wurden in der Kardiologie von 1800 an größere Fortschritte erzielt, als seit ihren Anfängen möglich war, die ja bis zur Zeit von Harvey und Lower zurückreichen.

Aber in der heutigen Zeit ist die Gegenwart schon wieder eine rasch alternde Vergangenheit. Das Tempo wird immer schneller. Glaubte man nicht schon 1939 mit den klinischen Errungenschaften, der Röntgenologie und der Elektrokardiographie den Gipfel erreicht zu haben? Und wie weit liegt das bereits zurück! Man kann ohne weiteres annehmen, daß künftig vielleicht in weniger als einem Vierteljahrhundert zahlreiche Abschnitte zu diesen Kapiteln hinzukommen und die vorliegenden vielleicht neu überarbeitet werden müssen.

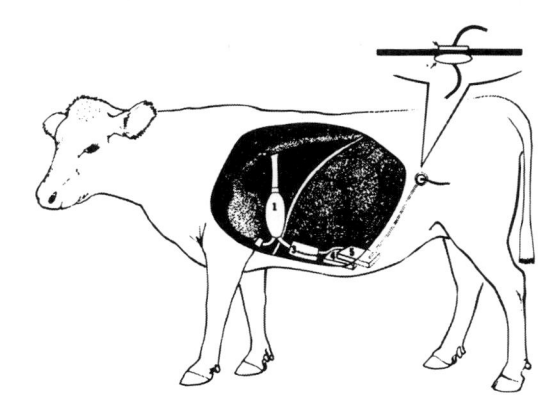

Abbildung 1384
Ein in eine Kuh eingepflanztes Herzunterstützungssystem. Mit den Hinterbeinen verbundene Kabeln übertragen die Energie auf das Gerät, das die Insuffizienz des Herzens ausgleicht. Diese Experimente öffnen den Weg zur Verwirklichung von künstlichen Herzen, die noch heute viele ungelöste Probleme mit sich bringen.

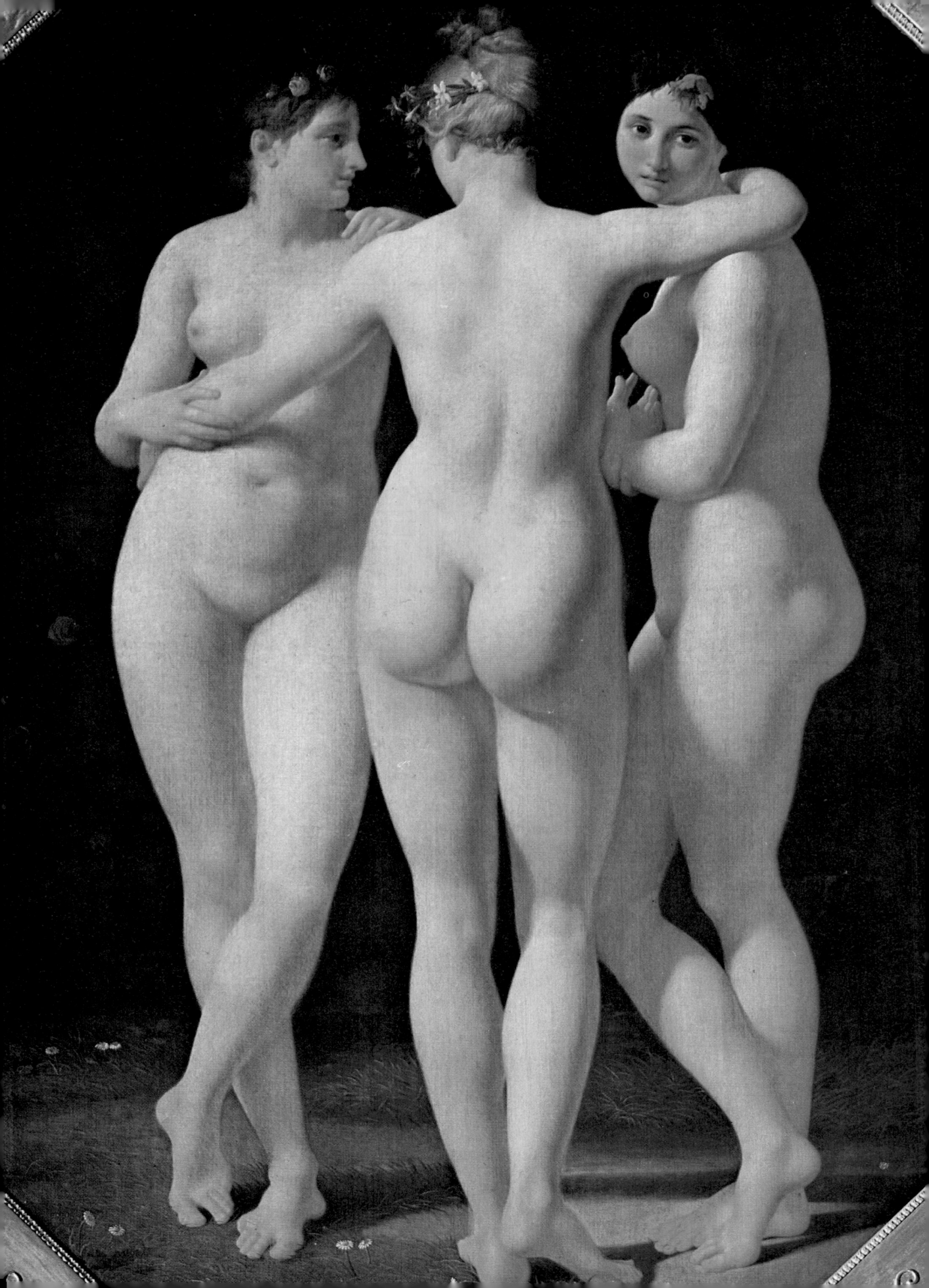

Geschichte der Gynäkologie vom 18. Jahrhundert bis zur Gegenwart

von Pierre Muller

In unserer Zeit sind die Gynäkologie und die Geburtshilfe als zwei sich ergänzende Bereiche in einem wohlgegliederten Spezialgebiet zusammengefaßt. Beide werden von den gleichen Fachärzten ausgeübt, die gleichzeitig Chirurgen, Allgemeinmediziner und Geburtshelfer sind, und können sich dadurch harmonisch entwickeln, da alle Fortschritte, die in dem einen Bereich erzielt werden, auch dem anderen zugute kommen.

Aber das war nicht immer so, obwohl es schon in weit zurückliegenden Zeiten sehr erfahrene Frauen gab — seit drei bis vier Jahrhunderten auch Männer —, die großartige Geburtshelfer wurden und diese Kunst wesentlich weiterentwickelten. Die Gynäkologie, wie wir sie heute verstehen, gibt es erst etwa seit Beginn des 18. Jahrhunderts. Bis zu dieser Zeit waren die Diagnose und die Behandlung der Frauenkrankheiten fast unverändert von antiken und mittelalterlichen Medizinern übernommen worden.

Vor ungefähr vierzig Jahren schrieb der hervorragende französische Gynäkologe Jean-Louis Faure zu Recht: »Die echte Gynäkologie — darunter verstehe ich die Wissenschaft, welche die ernsthafte Untersuchung und Heilung von Frauenkrankheiten zum Ziel hat — ist kaum ein Jahrhundert alt, ich würde sogar sagen, es gibt sie erst seit sechzig Jahren.« Demzufolge entstand die eigentliche moderne Gynäkologie, die chirurgische wie auch die medizinische, erst zwischen 1840 und 1880.

Nach einem sehr kurzen Überblick über die Gynäkologie am Ende des 17. Jahrhunderts werden wir einige Vorläufer im 18. Jahrhundert erwähnen und dann ausführlich das »große Jahrhundert« der modernen Gynäkologie, das 19. Jahrhundert, behandeln, bevor wir schließlich auf die wichtigsten Richtlinien der Gynäkologie im 20. Jahrhundert eingehen.

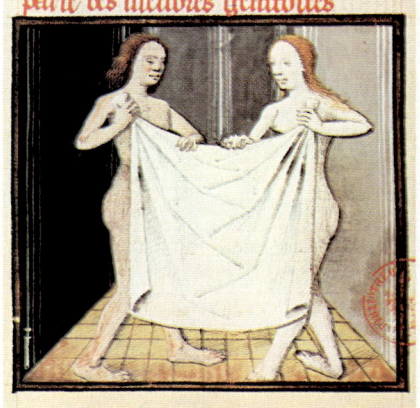

Abbildung 1386 (oben) Miniatur zum Kapitel »Les Membres génitoires«, Livre des propriétés des choses (»Buch von den Eigenschaften der Dinge«), von Bartholomäus dem Engländer, 15. Jh. (Paris, Nationalbibliothek)

Abbildung 1385 (gegenüber) Die drei Grazien von Jean-Baptiste Régnault (1754—1829) (Paris, Louvre)

Ende des 17. Jahrhunderts

Im Laufe des 17. Jahrhunderts wurden die ersten chirurgischen Versuche in der Gynäkologie — merkwürdig genug — auf einem ausnehmend schwierigen Gebiet unternommen, das noch heute Probleme aufwirft, nämlich bei der Behandlung von Vesikovaginalfisteln. Das ist eine besonders unangenehme, aber leider infolge komplizierter Geburten sehr häufig auftretende Erkrankung.

Hier sollen nur zwei Chirurgen angeführt werden, die sich mit diesem ersten gynäkologisch-chirurgischen Problem befaßten: Hendrick Van Roonhuyze schreibt in einer der ersten Abhandlungen über operative Gynäkologie, die 1663 publiziert und 1676 unter dem Titel *Medico-Chirurgical Observations* (medizinisch-chirurgische Beobachtungen) ins Englische übersetzt wurde, man müsse die Vesikovaginalfisteln zuerst mit einem Spekulum darstellen, dann die Fistelränder freilegen und schließlich die Enden mit einer Schwanenfeder zusammenhalten, um sie zu verschließen. Vielleicht hat Van Roonhuyze selbst

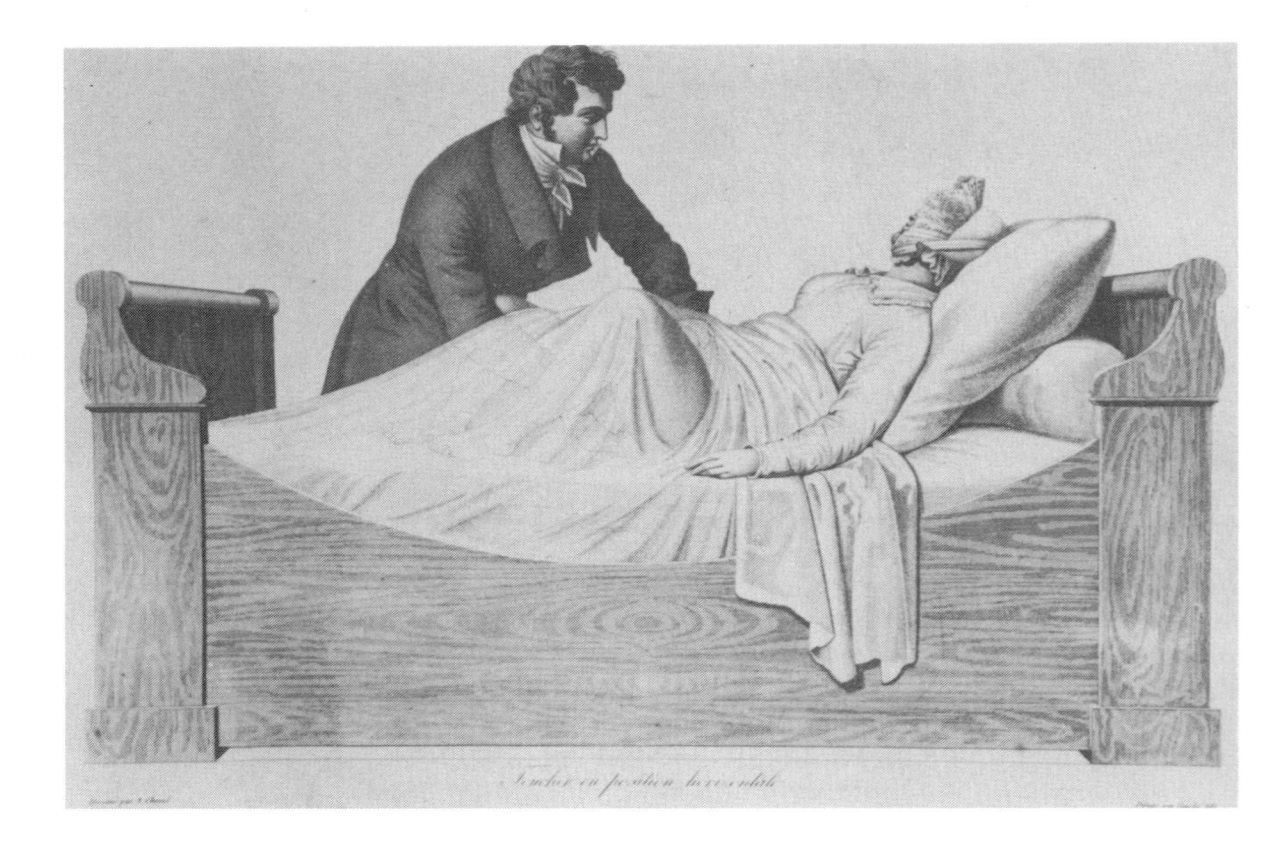

diese Operationsmethode nie angewandt, wir wissen aber aus einem postumen Bericht von 1752, daß Johann Fatio 1675 und 1684 wahrscheinlich diese Technik durchführte. Da man die Asepsis, Antisepsis und Anästhesie noch nicht kannte, die Operationen bei schlechtem Einblick durchgeführt wurden und man weder entsprechende Instrumente noch ein spezielles Nahtmaterial besaß, konnten nur wenige Chirurgen bei Versuchen, diese Fisteln zu behandeln, Erfolge erzielen. Seit dem 17. Jahrhundert wurde hin und wieder eine Amputation des Gebärmutterhalses vorgenommen, der bei einem Prolaps stark vorgestülpt war, und trotz der denkbar schlechten Bedingungen gab es keine schwerwiegenderen Zwischenfälle.

Die Gynäkologie im 18. Jahrhundert

An erster Stelle soll hier Jean Astruc (1684—1766) genannt werden. Er behandelte Ludwig XV. und wird in einem Brief Friedrichs des Großen an Voltaire als der einzige Arzt bezeichnet, den der König konsultieren könne. Sein *Traité des maladies des femmes* (Abhandlung über die Frauenkrankheiten) erschien zwischen 1761 und 1765 und hatte weit über die Grenzen Frankreichs hinaus großen Erfolg, obwohl er selbst zugab, »niemals Geburtshilfe geleistet zu haben«.

Astrucs gynäkologischen Werke sind von unterschiedlichem Wert; einige Kapitel über den Prolaps, die er »die Blasenhernien« und »die Rektumhernien« nennt, und andere, welche Infektionen der Adnexen behandeln, sind zweifellos interessant. Allerdings beweist seine Vorstellung, daß alle gynäkologischen Erkrankungen auf Anomalien des lymphatischen Systems des Uterus zurückzuführen seien, wie dogmatisch man zu jener Zeit noch war.

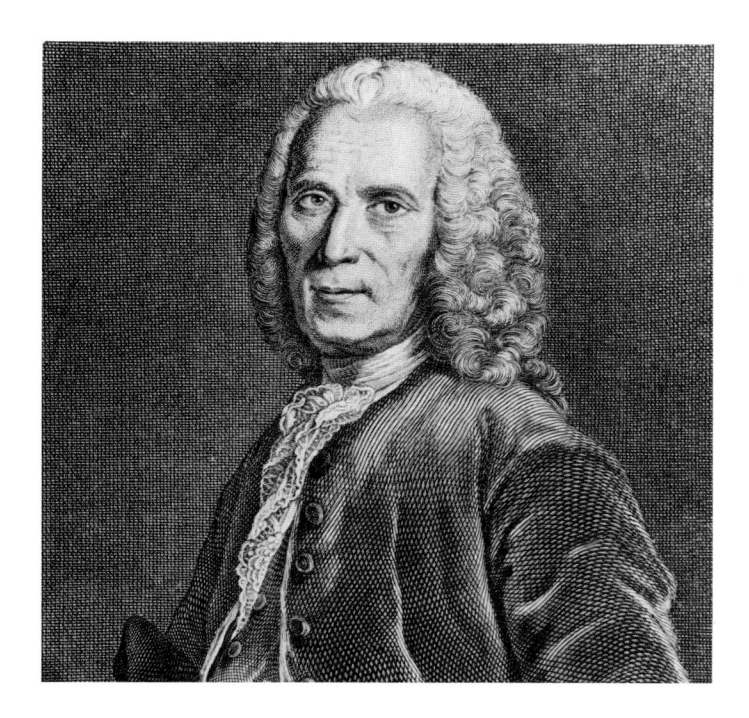

Nicolas Puzot (1686—1763), der von Ludwig XIV. geadelt wurde, war Geburtshelfer und Gynäkologe. Er empfahl die bimanuelle Palpation und erklärte, welche Schlüsse man daraus ziehen könne. Diese Untersuchungsmethode, die noch wertvoller war als das Spekulum, wurde 1753 von Puzot in Frankreich erfunden und von Levret und Baudelocque ausgeübt, lange bevor Kiwisch, Veit und Schultze sie »wiederentdeckten«.

Die nichtchirurgischen Methoden

Abbildung 1388 (links)
Jean Astruc. Stich von 1756 nach einem Porträt von L. Vigée.
(Paris, Museum f. Geschichte d. Medizin)
Astruc, einer der letzten Vertreter der aus dem Mittelalter übernommenen Büchermedizin, war eher Theoretiker und Schreibtischarzt als Praktiker und von schönen Beweisführungen mehr angetan als von praktischen Forschungen. Zu Beginn des 18. Jh.s setzte sich eine neue Medizin, die der »Beobachtung«, durch und verbannte diese medizinische Mentalität endgültig in die Vergangenheit.

Abbildung 1387 (gegenüber)
Abtasten in horizontaler Lage. Stich zur Illustration des Buches Les Nouvelles Démonstration d'àccouchemens *von J.-P. Maygrier, Paris 1822. Die gynäkologische Untersuchung Anfang des 19. Jh.s wurde unter dem Leintuch durchgeführt, um die Genitalien vor den Augen des Arztes zu verbergen. Dadurch war eine Früherkennung von Organerkrankungen unmöglich.*

Aber zu jener Zeit wurde diese Methode durch die Tatsache behindert, daß die Ärzte nur im Notfall Frauen der Unannehmlichkeit einer inneren Untersuchung aussetzten, und selbst dann blieben die Genitalien der Patientin durch ein Leintuch vor den Augen der Spezialisten verborgen.

Die ersten chirurgischen Erfolge

1. *Die menschliche Gynäkologie.* Im August 1701 gelang es dem Schotten John Houston, eine große Ovarialzyste, wahrscheinlich ein mucoides Kystadenom, durch Laparotomie ohne Resektion des Ovariums zu entfernen. Die achtundfünfzigjährige Patientin überstand den Eingriff ohne Schwierigkeiten und lebte in bester Gesundheit bis Oktober 1714, als sie aus unbekannter Ursache im Alter von einundsiebzig Jahren und zehn Monaten starb.

Abbildung 1389 (rechts)
Der Freund der Frauen oder Briefe eines Arztes über den Einfluß der Bekleidung der Frauen auf ihre Sitten und ihre Gesundheit und über die Notwendigkeit, regelmäßig in ihren üblichen Gewändern zu baden, *von P.-J. Marie de Saint-Ursin, Paris 1805.*
(Paris, Nationalbibliothek)
Dieses Bild, das der Kaiserin Josephine gewidmet war, spiegelt die Aufmerksamkeit wider, die man Ende des 18. Jh.s der Hygiene schenkte.

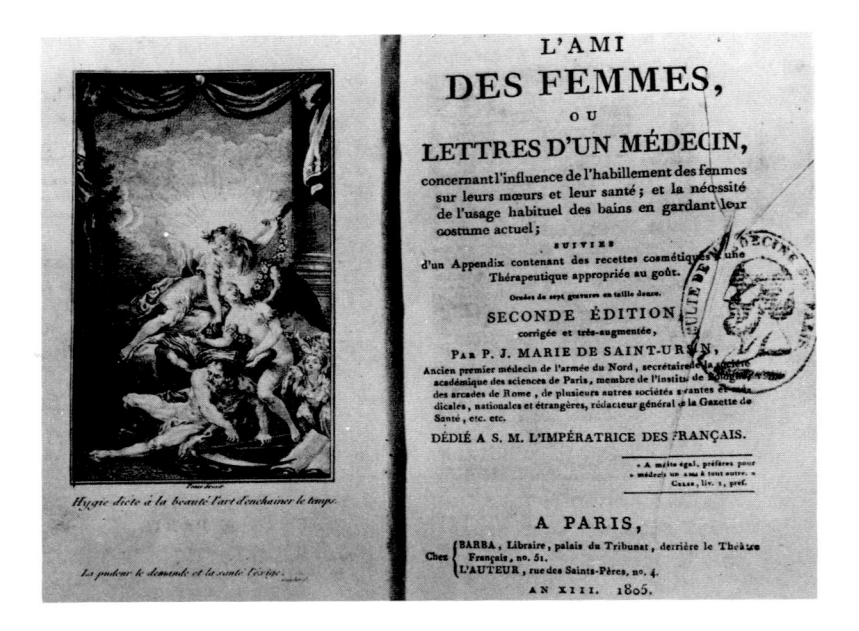

Abbildung 1390 (gegenüber)
Anatomische Darstellung der weiblichen Genitalien und des oberen Gefäßsystems von J. Gautier d'Agoty aus der Anatomie générale des viscères et de la névrologie, *Paris 1754.*
Die Abbildungen in diesem Buch sind von großer Schönheit und für die damalige Zeit bemerkenswert exakt hinsichtlich der anatomischen Darstellung der Organe in ihrer natürlichen Größe.

Lorenz Heister (1683—1758) war einer der bemerkenswertesten Chirurgen seiner Zeit, der durch seine Schriften, besonders seine *Chirurgie,* bekannt wurde; diese systematische chirurgische Abhandlung umschloß auch die Gynäkologie, die noch kein eigenständiges Spezialgebiet war. Sein Werk erschien 1718 zuerst in deutscher Sprache mit vielen weiteren Auflagen und dann in lateinischer, englischer, spanischer, französischer, italienischer und holländischer Übersetzung. Heister ließ ein Instrument bauen, um die von Karzinom befallenen Brüste zu amputieren und führte diese Operation auch einige Male erfolgreich durch.

2. *Die experimentelle Gynäkologie.* Obwohl alle Ärzte überzeugt waren, daß eine Hysterektomie nicht zu überleben sei, vertrat Joseph Cavallini, der 1768 bei graviden Hündinnen und Schafen erfolgreich den Uterus extirpirt hatte, die bemerkenswert prophetische Ansicht, daß künftige Generationen in der Lage sein würden, die Gebärmutter komplikationslos aus dem menschlichen Körper zu entfernen.

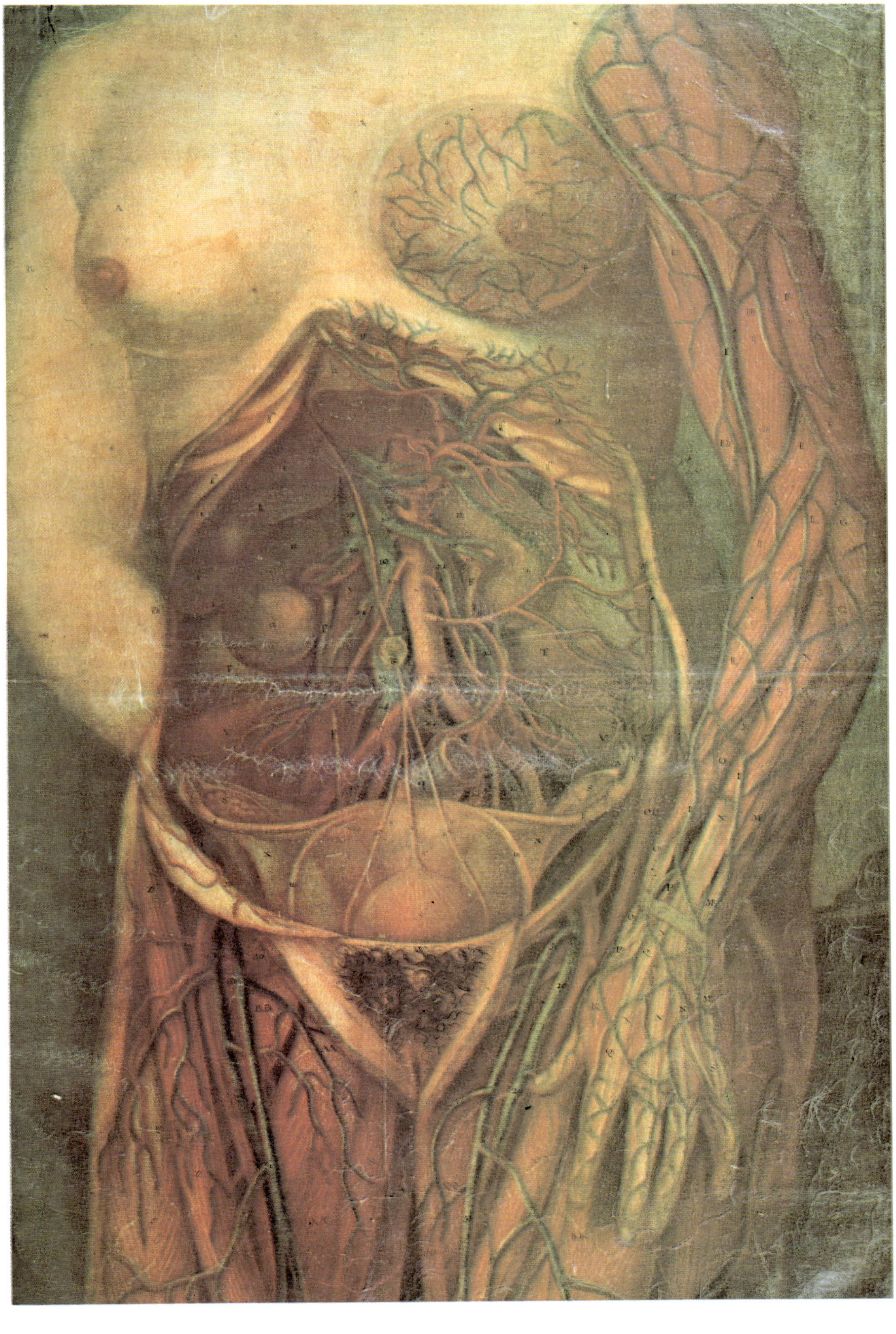

Die Gynäkologie im 19. Jahrhundert

In der ersten Hälfte des 19. Jahrhunderts setzten sich neue Erkenntnisse durch, die der chirurgischen Gynäkologie zu einem großen Aufschwung verhalfen. Dazu kamen noch die ersten Erfahrungen auf dem Gebiet der Anästhesie, der Bakteriologie, der Anti- und Asepsis und schließlich der mikroskopisch-pathologischen Anatomie, die der Gynäkologie einen wichtigen Platz innerhalb der chirurgischen Fachgebiete einräumten.

Die Entwicklung der Techniken

1. *Die Ovarektomie.* Die moderne gynäkologische Chirurgie begann 1809, einige Tage vor Weihnachten, als Mrs. Jane Todd Crawford zu Pferd den schicksalhaften Weg zu Dr. Ephraim McDowell antrat. Diese junge Frau hatte eine fast sieben Kilo schwere Ovarialzyste. Dr. McDowell operierte und heilte sie. Es war dies die erste erfolgreiche Ovarektomie in den Vereinigten Staaten. Man sagt, daß sich vor dem Haus, in dem die Operation stattfand, eine Menschenmenge versammelt hatte, die bereit war, den Chirurgen im Fall eines Mißlingens zu lynchen.

E. McDowell (1771—1830) wurde in der Grafschaft Augusta geboren, die später Rockbridge County (Virginia) genannt wurde; er studierte Medizin bei Dr. Alexander Humphries aus Staunton und später bei dem berühmten John Bel in Edinburgh (Schottland). Er begann in Danville (Kentucky) zu praktizieren, mehr als eintausendfünfhundert Kilometer vom nächsten Krankenhaus entfernt, und versorgte zu Pferd ein Gebiet von mehreren hundert Quadratmeilen. Bei James K. Polk, der später Präsident der Vereinigten Staaten wurde, entfernte er einen Blasenstein. McDowell war auch einer der ersten Gründer und Verwaltungsratsmitglieder des Center College. Seine erste historische Tat war die an Mrs. Crawford durchgeführte Ovarektomie. Er gilt als Begründer der abdominalen Chirurgie in den Vereinigten Staaten; 1879 wurde eine Statue von ihm im McDowell Park in Danville, wo er bis 1830 gelebt hatte, aufgestellt.

Nathan Smith führte 1822 die zweite Ovarektomie durch; Alban Smith nahm diesen Eingriff ab 1827 mehrmals vor. Nach einer siebzehnjährigen Pause begann W. L. Atlee 1844 die Reihe seiner bewundernswerten Operationen; bis 1871 hatte er zweihunderteinundsiebzig durchgeführt.

Da die Europäer nicht gerade die besten Beziehungen zur Neuen Welt unterhielten, geriet man hier etwas ins Hintertreffen. 1824 versuchte Lizars einige Ovarektomien, aber erst 1843 bemühten sich Clay, Walsh und Baker Brown nachdrücklich um diese chirurgische Möglichkeit und veranlaßten auch Sir Thomas Spencer Wells zu zahlreichen erfolgreichen Operationen. Von vierhundertvierzig Eingriffen, die er durchführte, waren vierundsiebzig Prozent erfolgreich, ein für die damalige Zeit hervorragender Prozentsatz. 1865 und 1872 veröffentlichte er zahlreiche Auflagen seines berühmten Werkes *Maladies des ovaires* (Erkrankungen der Eierstöcke). Erst nach einer langen Zeit des Zweifelns begann er Ovarialzysten zu operieren. Einige Jahre zuvor hatte er geschrieben: »Während des ganzen vorigen Jahrhunderts verharrten die Chirurgen zitternd am Ufer der Ovarialgewässer.« Außerdem hatte er von einem Eingriff abgeraten.

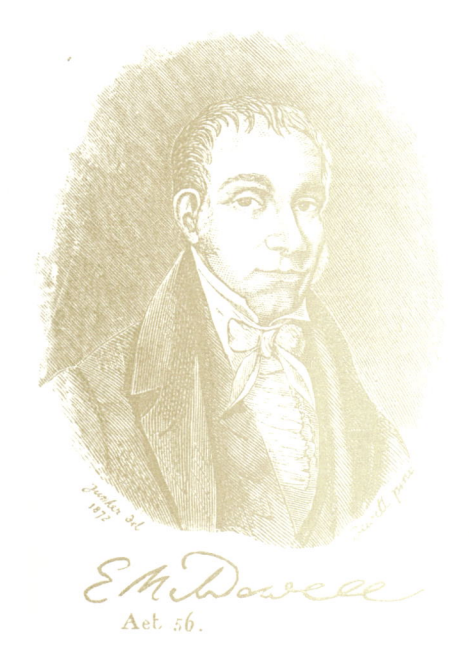

In Frankreich wurde die erste Entfernung eines Ovarialtumors am 1. Mai 1844 von einem Landarzt, Dr. Roch Woyerkowsky, in Quingey (Doubs) vorgenommen. Ein von Dr. H. K. Wagner nach Erinnerungen von Dr. F. Jayle ge-

Abbildung 1391
Ephraim Mac Dowell (1771 bis 1830), im Alter von 56 Jahren. Er wurde der Vater der abdominalen Chirurgie genannt.
T. Spencer Wells, Diseases of Ovaries... London 1872.

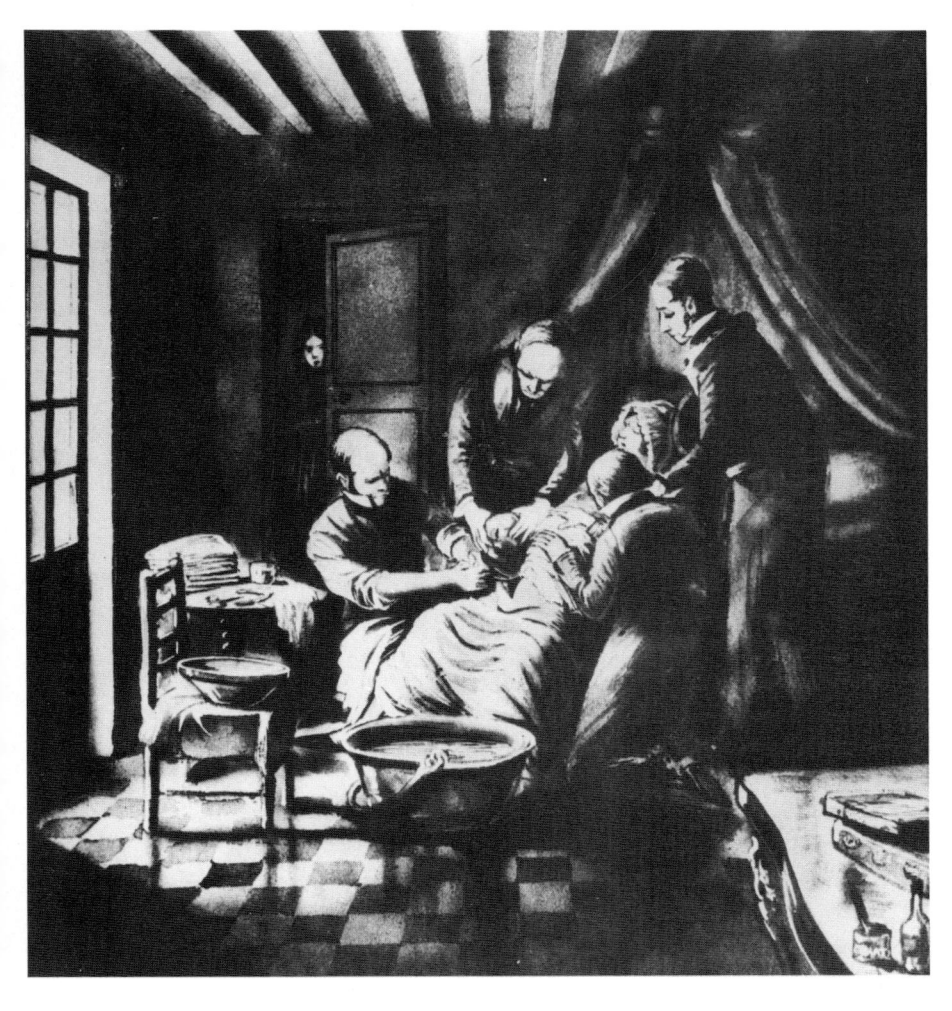

Abbildung 1392
Die erste Entfernung eines Ovarialtumors in Frankreich wurde am 1. Mai 1844 von Dr. Woyerkowsky durchgeführt. Der Erfolg der damaligen Chirurgen erklärt sich dadurch, daß die Ovarialzyste oft aus der Abdominalhöhle entfernt werden konnte, ohne daß der Arzt seine Instrumente oder Hände einführen mußte. So entging die Patientin der gefürchteten postoperativen Infektion, die damals sehr häufig war.

maltes Aquarell erinnert an diesen historischen Eingriff. Einige behaupteten, daß dieser Ovarialtumor fast vier Kilogramm gewogen hätte, andere sprachen von sechs; das Abdomen der Patientin enthielt dreißig Liter Aszites. Die Operation dauerte acht Minuten. Die Patientin wurde wieder völlig gesund und gebar danach noch zwei Kinder auf natürlichem Weg.

Die vorhandenen Unterlagen, die von Aszites und einem soliden Aufbau des Tumors sprechen, lassen darauf schließen, daß es sich nicht um ein Ovarialkystom, sondern um ein Fibrom gehandelt hat. Obwohl der Hydrothorax noch nicht bekannt war, kann man annehmen, daß ein Meigs-Syndrom vorlag, was die kurze Operationsdauer und den guten Heilerfolg teilweise erklären würde. Seltsamerweise hatte die medizinische Akademie von Paris die Ovarektomie im selben Jahr (1844) verurteilt.

Nélaton (1807—1873) war von den Erfolgen von Spencer Wells so beeindruckt, daß er nach London ging, um seinen Operationen beizuwohnen. Als er zurückkehrte, beschloß er, Ovarektomien durchzuführen, da sie in England eine Heilung erzielten. Er operierte in einem eigens dafür eingerichteten Haus in Meudon, weit von den üblichen Zentren entfernt, was zu Recht als ungünstig angesehen wurde. Seine ersten neunzehn Patientinnen starben eine nach der anderen, und das »Haus des Verbrechens« wurde geschlossen. »In Meudon bringen die Ärzte ihre Instrumente, ihr Verbandzeug und vor allem ihre

Hände, ihre vergifteten Hände mit, und der Tod kommt mit ihnen« (Jean-Louis Faure). Trotzdem bleibt Nélaton bedeutsam für die Entwicklung der gynäkologischen Chirurgie in Frankreich.

2. *Die vaginale Chirurgie.* Abgesehen von der Ovarektomie war die chirurgische Gynäkologie in den beiden ersten Dritteln des 19. Jahrhunderts gezwungenermaßen auf vaginale Eingriffe beschränkt: besonders die Heilung der Vesikovaginalfisteln und des Prolaps. Jahrhundertelang hatten die Ärzte gegen die Vesikovaginalfisteln angekämpft und ihre Erfindungsgabe mit der Schaffung unzähliger neuer mechanischer Apparate und chirurgischer Techniken erschöpft. Sie versuchten immer noch vergeblich, diese bedauernswerten Frauen, die bei der Geburt einen Einriß erlitten hatten, zu heilen. Diese konnten sich nach und nach selbst nicht mehr ertragen, da sie dem Uringeruch, der ständig von ihnen ausging, nicht entkommen konnten.

*Abbildung 1393
Madame Récamier (1777—1849)
von Gérard.
(Paris, Museum Carnavalet)
Madame Récamier, die eine berühmte Schönheit des beginnenden 19. Jh.s und eine Freundin von Mme. de Staël war, erschien ihren Zeitgenossen als Archetyp der Weiblichkeit.*

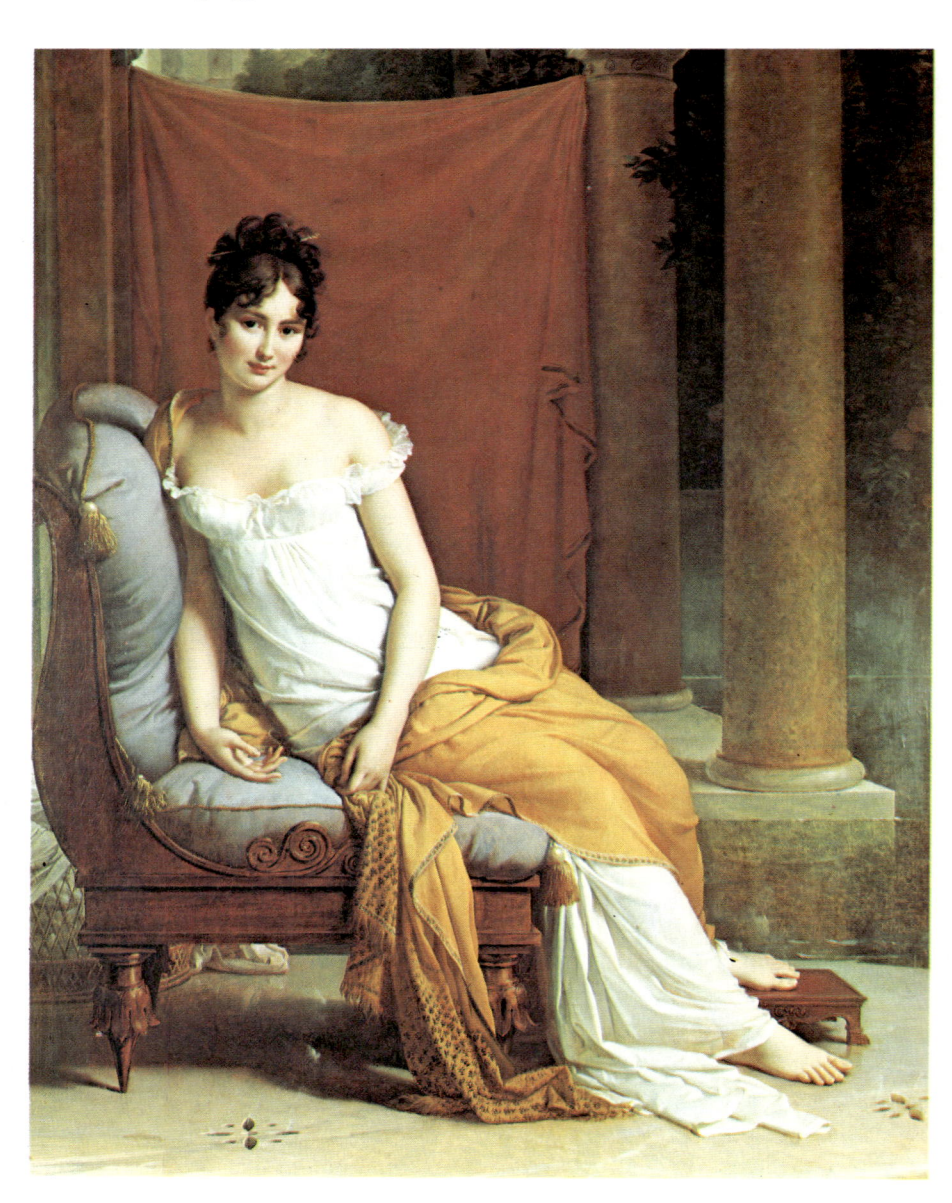

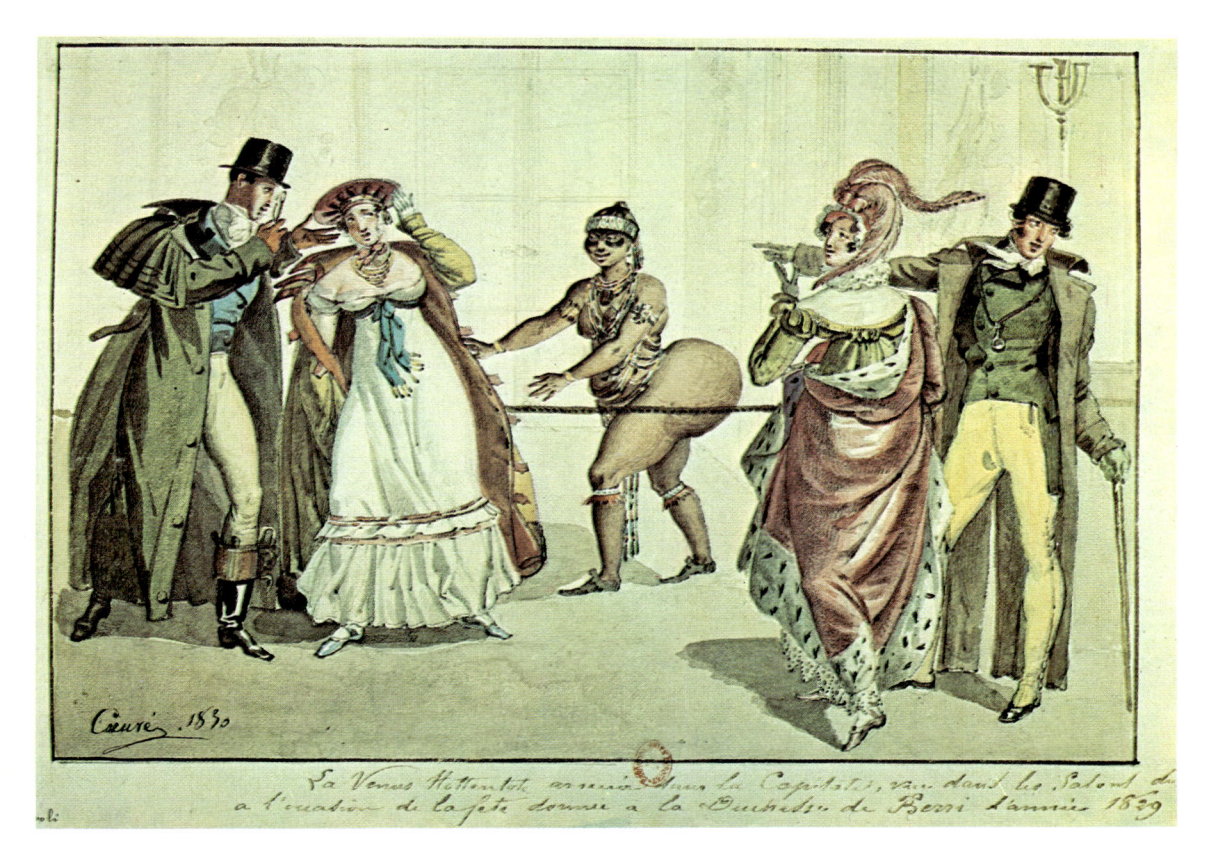

James Marion Sims (1813—1883) entwickelte 1849 eine chirurgische Heilmethode der Vesikovaginalfisteln unter Verwendung von drei Elementen: der Knieellenbogenlage, des Spekulums und von Silberfäden. Sims wurde in Hanging Rock in der Grafschaft Lancaster (South-Carolina) geboren und studierte kurze Zeit bei Jones Churchill, dem dort ansässigen Chirurgen. Er besuchte vierzehn Wochen lang einen Kurs am Medical College von Charleston und setzte dann seine Studien am Jefferson Medical College von Philadelphia fort, die er 1835 abschloß. Wenig später betrieb er eine chirurgische Praxis in Montgomery (Alabama) ein; dort machte er seine ersten Erfahrungen und konnte bei der Behandlung der Vesikovaginalfisteln endlich einen Erfolg verzeichnen.

1845 begann Sims seine inzwischen legendär gewordenen chirurgischen Versuche an Sklavinnen: Anarcha, Betsy und Lucy. Nachdem die ersten vierzig Versuche mißlangen, arbeitete Sims hartnäckig an einer zufriedenstellenden Technik bei der Behandlung der Vesikovaginalfisteln, die er dank drei Faktoren erreichte: 1. der Naht mit Silberfäden, 2. der wiederentdeckten Knieellenbogenlage und 3. dem Vaginalspekulum, dem später sein Name beigefügt wurde.

1852 berichtete er von seinem ersten historischen Erfolg, 1853 zog er nach New York, gründete das Woman's Hospital, verbreitete die Silbernahtstiche und erwarb bald als erstklassiger Gynäkologe einen internationalen Ruhm. Sims und seine Mitarbeiter, Thomas, Addis Emmet, E. R. Peaslee und T. Gaillard Thomas erzielten im Woman's Hospital hervorragende Ergebnisse bei der Behandlung von Vesikovaginalfisteln und bei plastischen Vaginaloperationen: die Gynäkologie war ein chirurgisches Spezialgebiet geworden. Sims, der stolz,

Abbildung 1394
Aquarell Anfang des 19. Jh.s. Darstellung einer Hottentottenfrau als Attraktion eines Festes, das für die Herzogin von Berry 1829 gegeben wurde. (Paris, Nationalbibliothek, Kupferstichkabinett)
Eine Buschfrau, die »Hottentotten-Venus« genannt wurde und 1816 in Paris starb, hatte die Gesellschaft unterhalten und die Neugierde der wissenschaftlichen Kreise erregt. Der Rassencharakter, der nicht pathologisch, sondern den Hottentotten und Buschmännern Südafrikas zu eigen ist, ist bei Frauen besonders stark ausgeprägt. Diese Fettansammlungen werden als sehr begehrenswerte Schönheitszeichen angesehen.

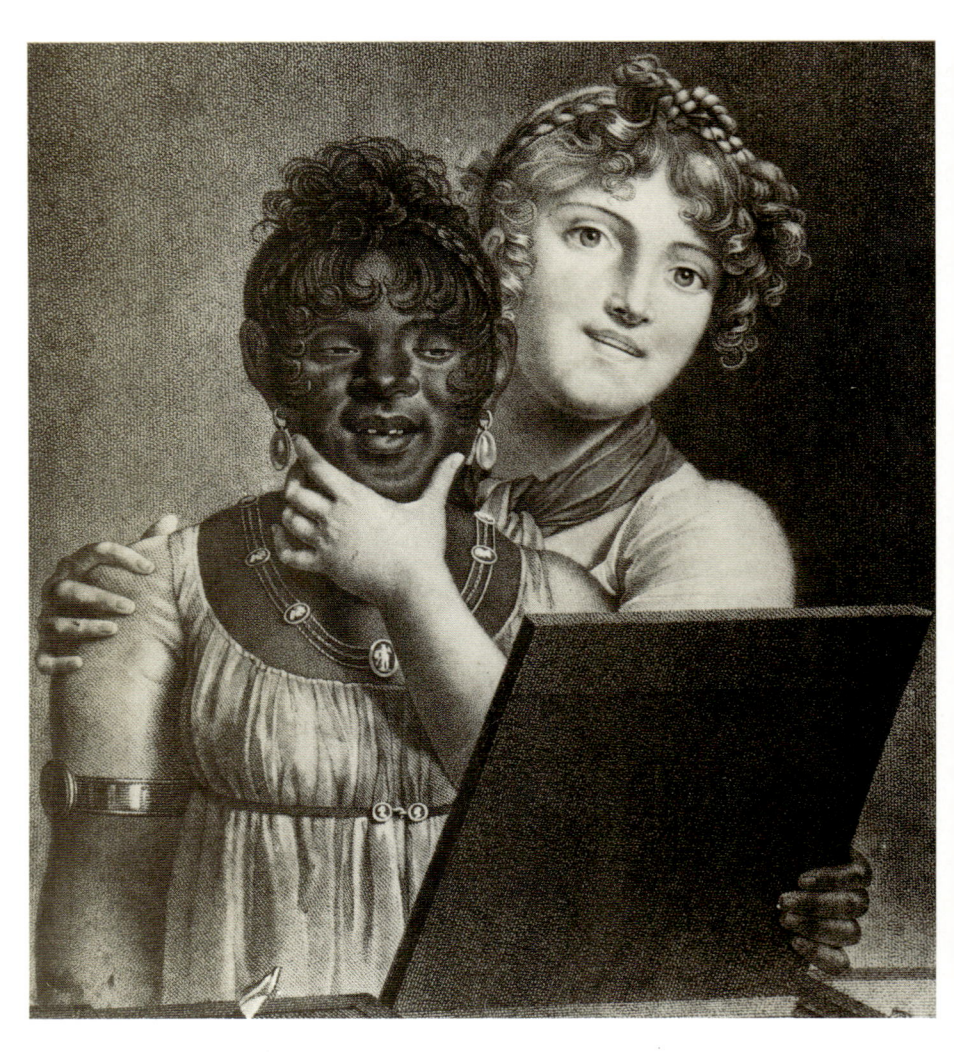

*Abbildung 1395
Weiße Frau mit ihrer schwarzen
Sklavin. Amerikanischer Stich,
Anfang des 19. Jh.s.
(Paris, Bibl. des Arts décoratifs)
Marion Sims konnte zuerst bei
der Behandlung von Sklavinnen
eine Technik entwickeln, die bei
Vesikovaginalfisteln, dem
Schreckgespenst der Chirurgen,
zufriedenstellende Resultate ermöglichte.*

reizbar und unbeeinflußbar war, zog sich nach einer Meinungsverschiedenheit mit dem Direktionsrat des Krankenhauses aus dem Woman's Hospital zurück. Dieser verlangte eine Regelung, welche die Annahme krebskranker Patienten verweigert und die zugelassene Besucheranzahl in den chirurgischen Abteilungen beschränkt.

Von 1875—1876 war Sims Präsident der American Medical Association und unternahm einige Reisen ins Ausland, bei denen er von mehreren europäischen Regierungen Auszeichnungen erhielt und zum Ehrenmitglied zahlreicher wissenschaftlicher Gesellschaften ernannt wurde. In den Vereinigten Staaten gilt er als Vater der amerikanischen Gynäkologie; in New York wurde ihm an der Ecke Fünfte Avenue und 103. Straße eine Statue errichtet.

Aber trotz der wesentlichen Fortschritte, die einige bemerkenswerte Männer erzielten, wurden in der ersten Hälfte des 19. Jahrhunderts in den Vereinigten Staaten nur sehr wenige gynäkologische Operationen durchgeführt. Zwischen 1848 und 1851 fand zum Beispiel im Krankenhaus von New York keine einzige derartige Operation statt. Noch fünfundzwanzig Jahre später, im Jahr 1874, stellte man im Presbyterianer-Krankenhaus von New York anhand genau geführter Eintragungen aller gynäkologischen Fälle fest, daß sie alle medikamentös und kein einziger chirurgisch behandelt worden waren.

Mitte des 19. Jahrhunderts waren Vesikovaginalfisteln geburtshilflichen Ursprungs wesentlich häufiger als heute.

Velpeau (1795—1867) beklagte sich in seiner *Chirurgie opératoire* (Operative Chirurgie): »Das Abtragen der Ränder einer Öffnung, bei denen man nicht weiß, wie man sie fassen soll, das Schließen mit Faden und Nadel, obwohl man keine sichtbaren Stützpunkte besitzt, und das Agieren auf einer beweglichen Scheidewand zwischen zwei unsichtbaren Höhlen, scheint einzig dazu da zu sein, der Patientin unnötige Schmerzen zu verursachen.«

Wegen unzulänglicher technischer Mittel verzichtete man auf Eingriffe bei Blasenfisteln, bis Jobert de Lamballe 1854 zahlreiche Operationen mit Hauttransplantaten gelangen. 1852 hatte er sein *Traité des fistules vésico-vaginales* (Abhandlung über Vesikovaginalfisteln) veröffentlicht, im selben Jahr, in dem das *American Journal of Medical Sciences* über den Eingriff von Sims berichtet hatte. Angesichts der erfolgreichen Operationen von Jobert de Lamballe versuchten auch andere Chirurgen diesen Eingriff, aber er mißlang immer.

Während dieser Zeit entwickelte Sims Technik und Instrumentarium, die sich seither kaum verändert haben.

1858 war sein Schüler Bozeman nach Frankreich gekommen und verbreitete hier mit großem Erfolg die Methode seines Lehrers. 1861 kam Marion Sims selbst. Die jungen Chirurgen von damals, besonders Verneuil, waren von dieser Technik begeistert und setzten sich nach Kräften dafür ein, sie allgemein bekanntzumachen.

Der Vater der modernen chirurgischen Gynäkologie in Frankreich war zweifellos Récamier (1774—1852). Als junger Mann half er seinem Onkel, der Chirurg am Krankenhaus von Belley war, begleitete dann als chirurgischer

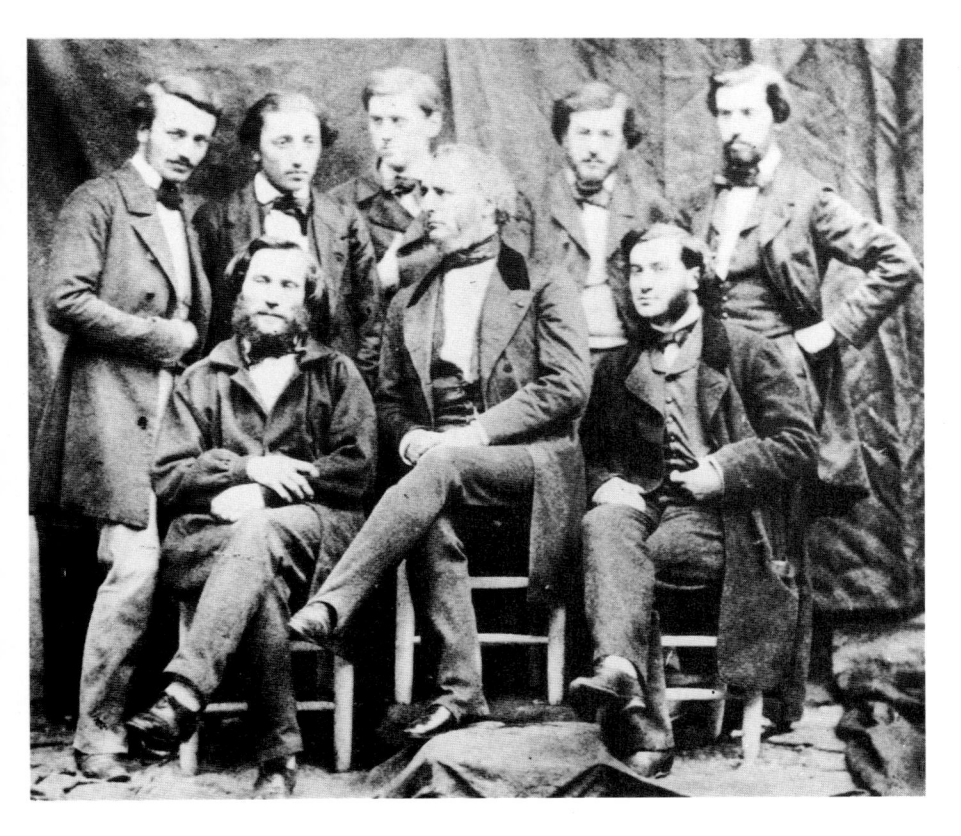

Abbildung 1396
Der Chirurg Antoine Jobert de Lamballe (1799—1867) inmitten seiner Studenten.
(Paris, Nationalbibliothek, Kupferstichkabinett)

Assistent die Armee, als diese den Aufstand von Lyon niederschlug, und machte im Krankenhaus von Bourg die Bekanntschaft mit Bichat. Nach seiner Gefangenschaft auf Korsika durch die Engländer (er war auf dem Kriegsschiff *Ça ira* als Stabsarztadjutant) kehrte er nach Toulon zurück. Dort wurde er ein Freund von Larrey, und schließlich ließ er sich in Paris nieder. Als man ihn 1807 zum Chefarzt des städtischen Krankenhauses *Hôtel-Dieu* ernannte, propagierte er die Verwendung des metallenen zylindrischen Vaginalspekulums, das es ermöglichte, die Gebärmutter und den Uterushals zu sehen und somit Kausterisationen und Amputationen des Gebärmutterhalses und später auch vaginale Hysterektomien durchzuführen. 1824 war er nach Sauter der zweite, der bei einem Cervixkarzinom die vaginale Hysterektomie erfolgreich praktizierte. Er erfand 1846 die Kürettage, wobei er sich einer langstieligen Kürette bediente, und behandelte damit die »Endometritis«. Récamier befürwortete auch die Kolpotomie bei der Behandlung von Beckenabszessen, und er untersuchte sorgfältig das Cervixkarzinom. 1826 wurde er in das Collège de France aufgenommen und lehrte mehr, als er publizierte. Er starb, achtundsiebzigjährig, im Jahr 1852.

In der ersten Hälfte des 19. Jahrhunderts befaßten sich die deutschen Gynäkologen vor allem mit dem Problem des Cervixkarzinoms, und da man damals die abdominale Chirurgie des Beckens noch nicht kannte, interessierten sie sich besonders für den vaginalen Weg.

Osiander (1759—1822), Professor in Göttingen, war ein vollkommener Gynäkologe und Geburtshelfer. Er war ein hartnäckiger Verfechter der Geburtszange. In der Gynäkologie führte er als erster 1801 eine Amputation des von Krebs befallenen Uterushalses durch und leitete somit die zukünftige vaginale Hysterektomie ein.

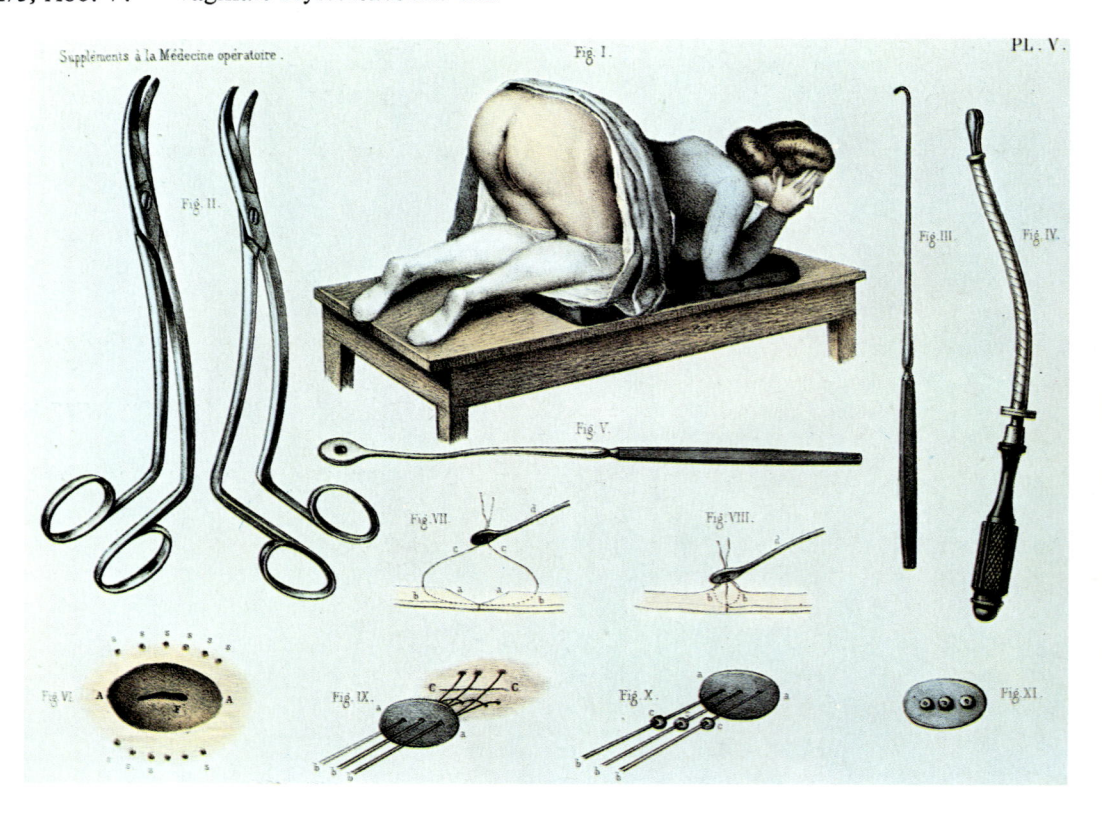

Abbildung 1397 Operation einer Blasenfistel bei einer Frau. Lagerung der Patientin nach Bozemann. Stich aus dem Traité complet de l'anatomie de l'homme... *von J.-B. Bourgery und C. Bernard, 2. Aufl., Paris 1866—1871, Bd. VII/3, Abb. V.*

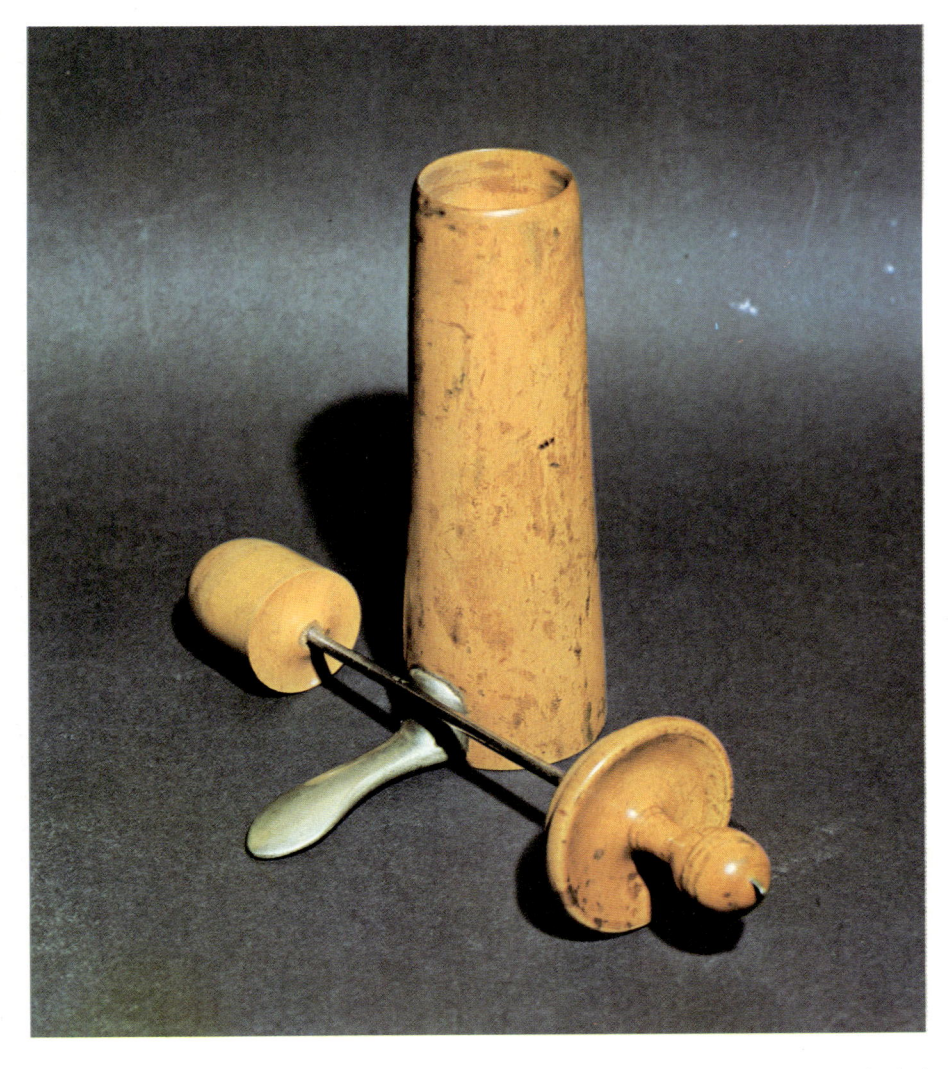

Abbildung 1398 (links)
Vaginalspekulum von Récamier.
(Paris, Museum f. Gesch. d. Medizin)
Das Spekulum, das Récamier 1812 im Hôtel-Dieu, dem Städt. Krankenhaus sozusagen wiedererfand, war schon seit dem Altertum bekannt und verwendet; man fand es in den Ruinen von Pompej. Außer der Einführung des Spekulums in die praktische Medizin des 19. Jh.s. verdanken wir Récamier auch die Erfindung eines scharfen Löffels, der für die von ihm »Kürettage« genannte Operation bestimmt war.

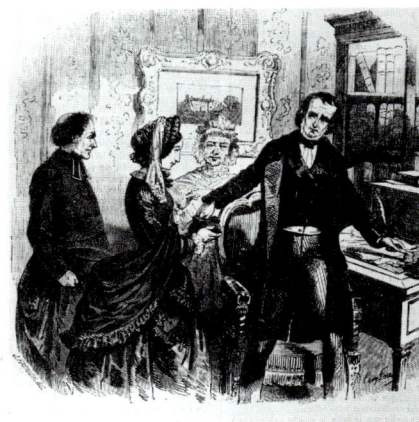

Abbildung 1399 (oben)
Joseph Anthelme Récamier gibt den Zehnt seines Einkommens den Armen. Illustration aus dem Musée des familles, 1852. (Paris, Nationalbibliothek)

Sauter aus Konstanz praktizierte 1822 die erste vaginale Hysterektomie bei einem Cervixkarzinom. Nach dieser einzigartigen Heilung verliefen elf weitere Operationen, die in gleicher Weise durchgeführt wurden, tödlich, doch die vollständige Liste der Mißerfolge wurde sicher nie veröffentlicht. Zwanzig Jahre später, 1843, führte Langenbeck (1810—1887) dieselbe Operation durch.

Trotz der hervorragenden Leistungen auf dem Gebiet der Technik einiger bemerkenswerter Ärzte in der ganzen Welt war die Operationsstatistik katastrophal, und der Grund dafür ist auch verständlich. Die Haupttodesursache waren Infektionen, deren Ursache zu jener Zeit noch unbekannt war und die später als typisch für die Zeit vor Pasteur und Lister erkannt wurden. Das zweite große Handikap war, daß man die Anästhesie noch nicht verwendete. Heute kann man sich nur schwer vorstellen, daß die Frauen damals abdominale und sogar vaginale Eingriffe ohne Narkose ertrugen; die Chirurgen hatten nur die Möglichkeit, so schnell wie möglich zu operieren: Der Schmerz war so zwar nicht behoben, aber zumindest verkürzt.

Eine dritte Schwierigkeit bestand darin, daß bei der Laparotomie die Eingeweide beim horizontal liegenden Patienten den Zugang zu den Genital-

Bilanz der ersten Hälfte des 19. Jahrhunderts

*Abbildung 1400
Entfernung einer Ovarialzyste durch Spencer Wells. Illustration aus dem Werk* Diagnostic et traitement chirurgical des tumeurs abdominales, *Paris 1886. (Paris, Bibl. d. Alten Med. Fakultät)
In der zweiten Hälfte des 19. Jh.s hatten die operativen Eingriffe noch handwerklichen Charakter. Der Operationstisch bestand hier aus zwei zusammengeschobenen Küchentischen, die Flüssigkeit wurde in einem Holzbottich gesammelt. Obwohl die Anästhesie noch primitiv war, wurde sie doch häufig verwendet.*

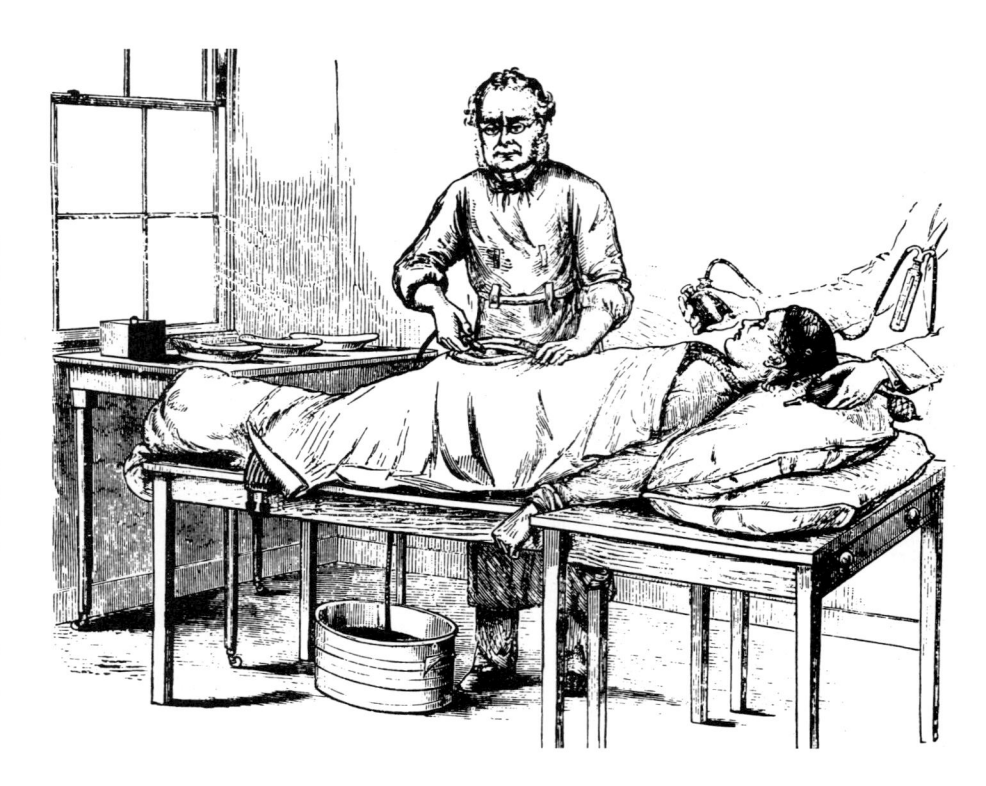

organen stark behinderten, um so mehr, da der Schmerzreflex zu einer Kontraktion der abdominalen Muskeln führte (dem sog. »Pressen«), welche die Eingeweide durch die Operationsöffnung hinauszudrängen versuchten.

Und dennoch starben nicht alle Patienten! Das Resultat der verschiedenen Chirurgen wies große Unterschiede auf. Wir haben schon erwähnt, daß alle Ovariotomien, die Nélaton durchführte, tödlich verliefen, während jene von Spencer Wells in London und von Koeberlé in Straßburg oft gelangen. Beide Chirurgen legten nämlich besonderen Wert auf Sauberkeit! Koeberlé folgte einem genialen Einfall und kochte seine Instrumente und Tücher vor jeder Operation aus. Der Tod dürfte also oft genug durch Infektion herbeigeführt worden sein.

Eine andere Besonderheit, die man heute leicht erklären kann, liegt darin, daß eigentlich nur eine einzige abdominale gynäkologische Operation Aussicht auf Erfolg hatte: die Ovarektomie, obgleich zahlreiche Eingriffe auf vaginalem Weg eine Heilung zur Folge hatten. Heute versteht man, daß die großen Operationen des Uterus und seiner Adnexen auf abdominalem Weg nicht gelingen konnten, solange Pasteur und Lister die Chirurgie noch nicht von der postoperativen Infektion befreit hatten. Bei Ovarialzysten hingegen konnten die Eingriffe erfolgreich verlaufen. Dabei vermochte man das Kystom oft aus dem Abdomen zu entfernen, ohne daß der Chirurg gezwungen war, seine Instrumente oder vor allem seine Hände einzuführen, Handlungen, die fast unausweichlich zu tödlichen Infektionen führten. Der Einschnitt der Wand, die Punktion des Kystoms, seine Entfernung und die Ligatur des langen und biegsamen Stiels erfolgten sozusagen außerhalb des Bauchraums der Patientin, die ganz natürlich genas, wie wir heute sehen. Bei schwierigen Operationen — die übrigens damals häufig vorkamen, da man nur fortgeschrittene Fälle operierte —, wenn Verwachsungen gelöst und Intestinalschlingen verlagert werden mußten, und dies alles ohne die Hämostaseverfahren, die wir heute kennen, entstand fast unausweichlich eine Infektion, und dieser Eingriff verlief dann tödlich. Da die meisten Gefahren bei der Eröffnung der Peritonealhöhle entstanden, blieben Operationen auf vaginalem Weg, außer der Hysterektomie, die keine Berührung mit dem Peritoneum erforderte, im allgemeinen harmloser, zumindest blieben die Patienten am Leben.

Wesentliche Neuerungen

1. *Die Anästhesie.* Um 1850 fand das erste Ereignis von unabschätzbarer Reichweite für die gesamte Chirurgie statt: »Das Geheimnis der Anästhesie war der Welt eröffnet worden« (Jean-Louis Faure).

Alle gynäkologischen Eingriffe, abdominale Ovarektomien und vaginale Operationen, die man wegen der Schmerzen, die sie der nicht unter Narkose stehenden Patientin verursachten, nur äußerst selten durchführte, wurden immer häufiger. Diese »kleine« Gynäkologie, wie es Jean-Louis Faure ausdrückte, entwickelte sich in den Vereinigten Staaten und in England besonders schnell und schließlich auch in Deutschland und Frankreich.

2. *Die Antisepsis und die Asepsis.* Zwei Männern ist diese zweite, wichtigste Neuerung zu verdanken.

Abbildung 1401
Eine Laparotomie im Krankenhaus Broca, Ende des 19. Jh.s. Vorne erkennt man Prof. Pozzi (1846—1918).
(Paris, Bibl. d. Alten Med. Fakultät)

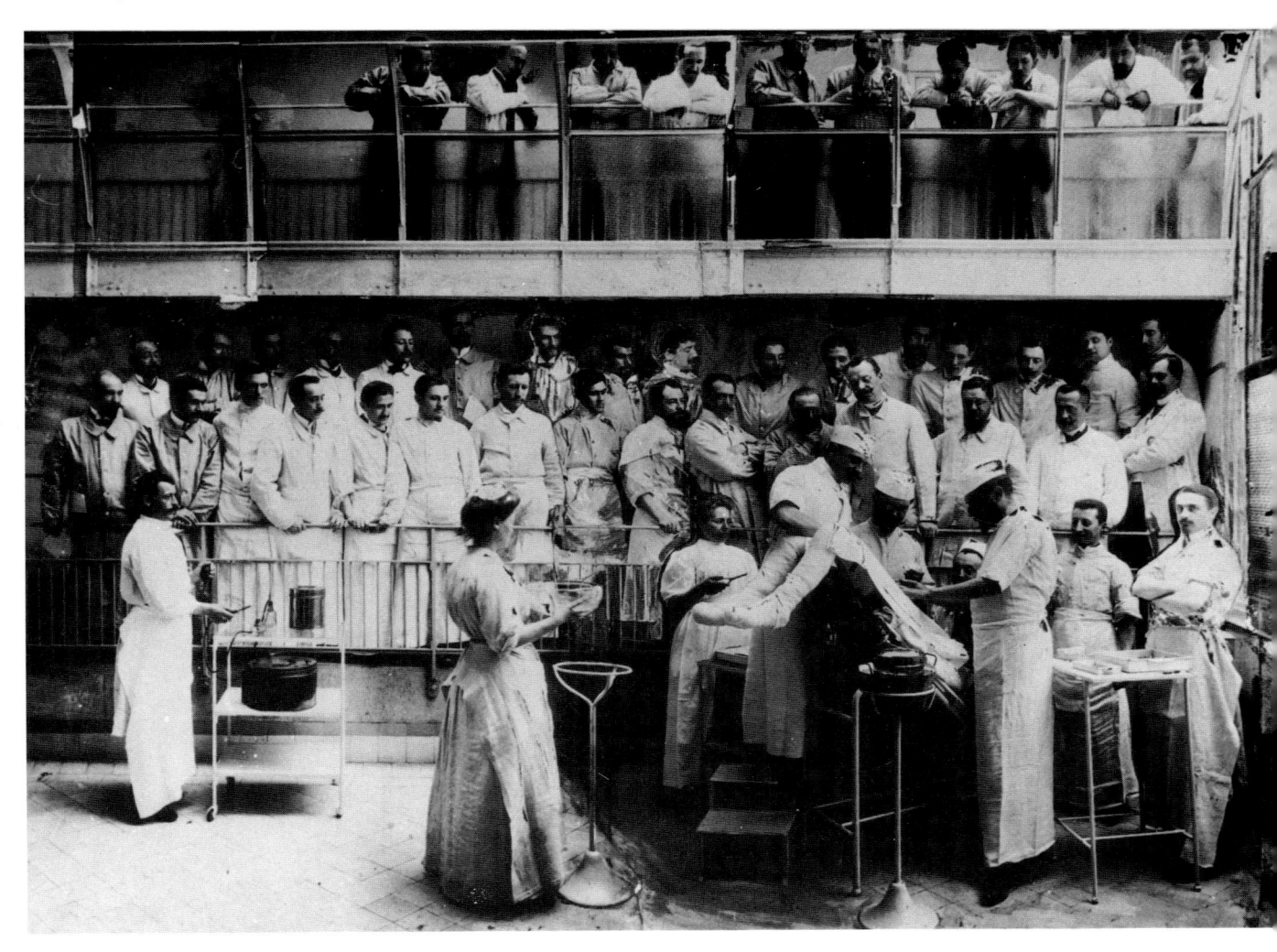

Louis Pasteur (1822—1895) entdeckte 1860 den Streptokokkus in den Lochien einer an Puerperalfieber leidenden Frau. 1879 zeigte er im Verlauf einer berühmt gewordenen Sitzung der medizinischen Akademie auf, daß der hämolysierende Streptokokkus die Hauptursache für die Infektion darstellt.

Joseph Lister (1827—1912), Professor für Chirurgie in Glasgow, verwendete ab 1865 Phenol als Antiseptikum. Als er im selben Jahr erfuhr, daß Pasteur in der Luft Bakterien entdeckt hatte, die für die Verwesung verantwortlich sein könnten, operierte er in einem mit Phenol gereinigten Saal.

Die Mortalität bei Operationen sank drastisch. Die Ideen von Lister fanden jedoch nicht die Zustimmung von Simpson, während Tarnier in Paris schon seit mehreren Jahren die Auffassung vertrat, daß Ansteckung die Hauptursache für die puerperale Infektion sei.

3. *Die Schräglagerung.* Die dritte wichtige Erfindung, welche alle Techniken der »großen« Gynäkologie grundlegend änderte, wurde 1890 von Friedrich Trendelenburg (1844—1924) in Bonn gemacht. Dieser einfache und bescheidene Mann wies auf die Vorteile der Schräglagerung hin, die bei der Operation einen guten Einblick in den Beckenboden gewährleistet. Die neue Methode brachte mit einem Schlag eine radikale Änderung der Chirurgie des Beckens. Natürlich gab es Vorbehalte, aber schon bald waren alle überzeugt, es wurden

Abbildung 1402
Der unersetzliche Verlust.
Lithographie nach Deveria.
(Paris, Pharmazeutenschaft, Samml. Bouvet)

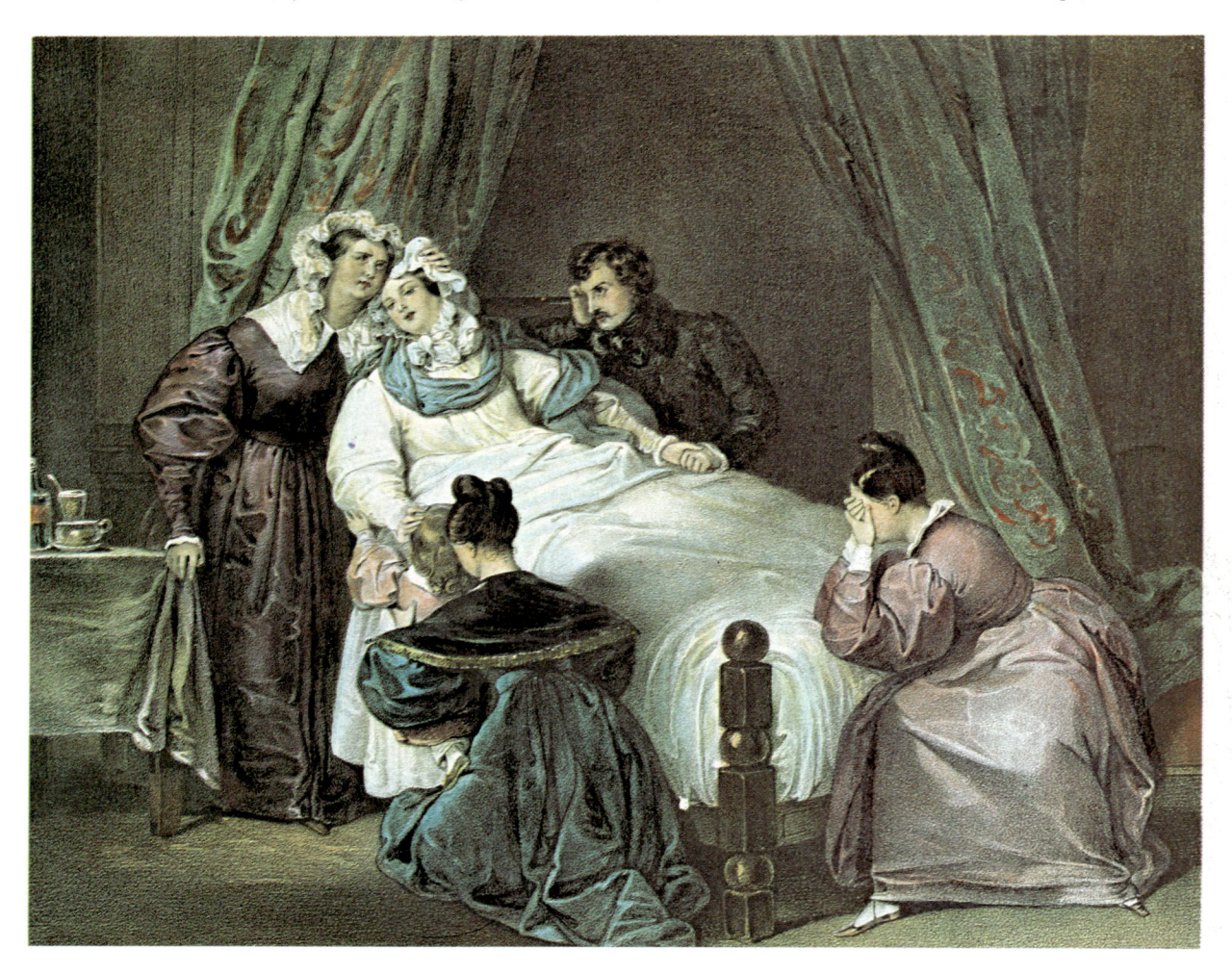

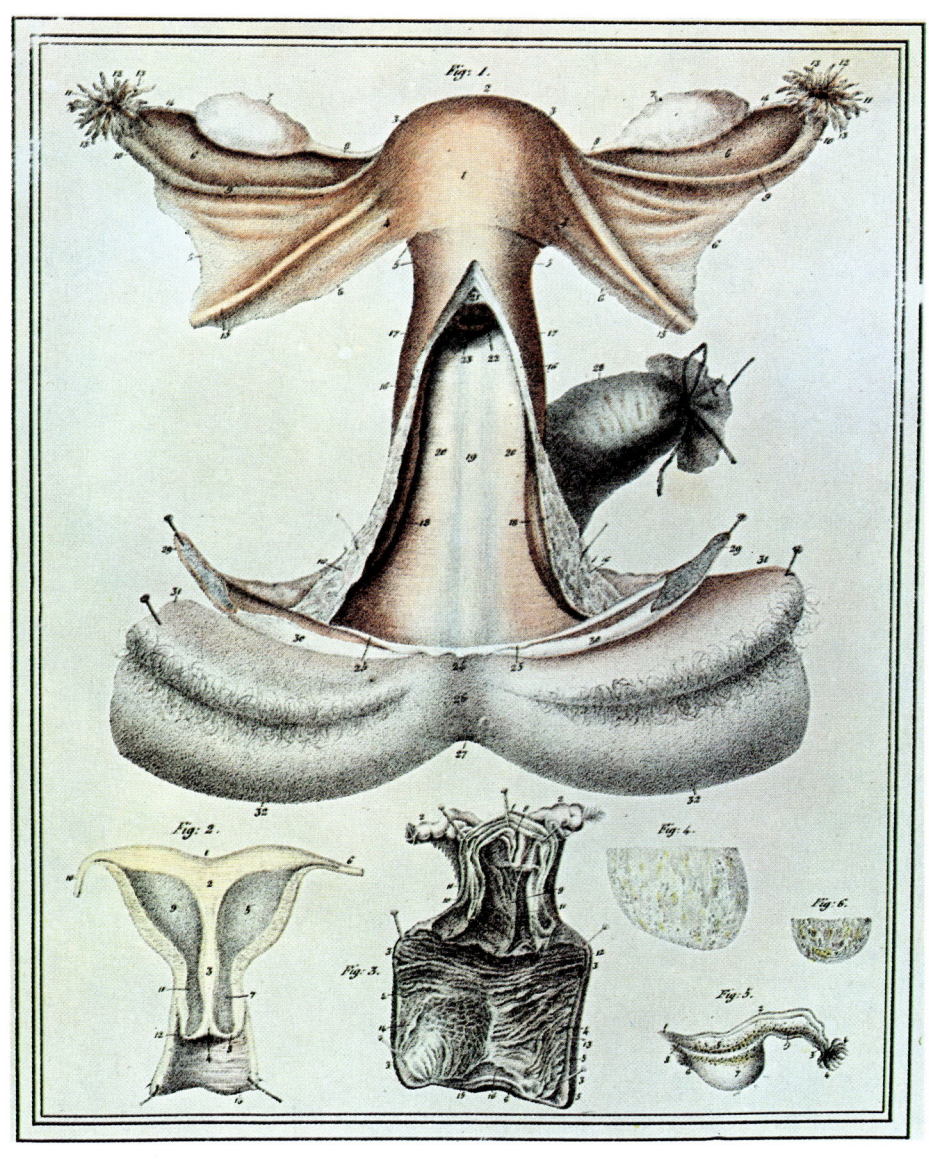

Abbildung 1403
Genitalien einer 25jährigen
Frau, Vorderansicht. Manuel
d'anatomie descriptive *von Jules*
Cloquet, Paris 1825.
(Paris, Bibl. d. Alten Med.
Fakultät)

zahlreiche Operationsstühle entwickelt, und die Trendelenburgsche Lagerung verbreitete sich über die ganze Welt. Gleichzeitig erreichte die Technik der großen Gynäkologie unter dem Einfluß einiger bedeutender Chirurgen in kurzer Zeit einen »Perfektionsgrad, der nicht mehr zu überbieten sein wird« (Jean-Louis Faure).

In Wirklichkeit hat Trendelenburg die Schräglagerung wiederentdeckt. Allem Anschein nach wurde sie seit dem Jahr 40 v. Chr. zur Reposition bei Eingeweideprolaps verwendet. Schließlich fand man in einer Handschrift aus dem Jahr 1300 mit dem Titel *Ars chirurgica* (oder *Post mundi fabricam*) von Roger aus Salerno und Roland aus Parma eine Illustration, welche die Behandlung einer Inguinalhernie zeigt. Die Patientin liegt auf dem Rücken auf einer 45 Grad geneigten Platte, mit dem Kopf nach unten und den Füßen oben in Bügeln befestigt. Diese Schräglagerung, welche den Kopf und die Brust nach unten verlagert und das Becken hebt, läßt die Eingeweide zum Diaphragma absinken und erleichtert so den Zugang zu den Beckenorganen.

In einer Handschrift von Caspar Stromayr aus dem Jahr 1559 gibt es ebenfalls ein Bild, das die Schräglagerung zeigt. Schließlich sieht man auf einem Holzschnitt in einer Studie von Willy Meyer, der 1884 zum erstenmal die Trendelenburgsche Lagerung beschreibt, einen Assistenten, der die Beine der Patientin auf ihre Schultern drückt, um das Becken zu heben. Ende des 19. Jahrhunderts erlaubten die meisten Operationsstühle diese Schräglagerung.

Daß Trendelenburg die Schräglagerung nur wiederentdeckte, mindert nicht sein Verdienst; ebenso verdanken wir Récamier die Wiederverwendung des Spekulums, das Jahrhunderte lang vergessen war.

Die Entwicklung der chirurgischen Techniken

1. *Die Hysterektomie.* Die erste erfolgreiche abdominale Hysterektomie wurde in den Vereinigten Staaten im Juni 1853 von Walter Burnham aus Lowell, Massachusetts, durchgeführt. Alle Eingriffe, die vor der Einführung der Anästhesie und der Asepsis versucht wurden, bei denen die Geschwindigkeit die Hämostase ersetzen mußte, waren Mißerfolge.

In Schottland bezeichnete der berühmte Sir James Young Simpson (1811 bis 1870) die abdominale Hysterektomie noch 1863 als eine »in der Chirurgie nicht vertretbare Operation«.

Professor Hartemann erinnert daran, daß Simpson, Professor in Edinburgh, eher Geburtshelfer war als Gynäkologe. Bei der Geburt trat er 1847 für die Verwendung von Chloroform als Betäubungsmittel ein.

Für die Gynäkologie ließ er eine Vollmetallsonde anfertigen, die unserem heutigen Hysterometer sehr ähnlich ist und deren Vorzüge er folgendermaßen lobt: »I. Die Sonde verbessert beträchtlich unsere Möglichkeiten, eine perfekte und präzise Tastuntersuchung des Fundus und des Uterushalses durchzuführen ... indem man dem Organ genügend Widerstand zur digitalen Untersuchung gibt und die Lage dieser Partien so verändert, daß sie erreichbar werden. II. Die vorherige Einführung der Sonde erleichtert und vereinfacht die Sichtuntersuchung des Uterushalses durch das Spekulum ... Nach dieser, bei Bedarf mit Sonde durchgeführten Tastuntersuchung beläßt man sie in der Uterushöhle, benützt sie als Führung und läßt das am Uterus liegende Ende des Spekulums, das röhren- oder klingenförmig sein kann, auf seinem Stiel entlanggleiten, bis das Instrument völlig eingeführt ist ... III. Dank der Verwendung dieser Uterussonde kann man bei vielen Fällen pelviner, hypogastrischer oder abdominaler Tumoren feststellen, ob sie in Verbindung mit dem Uterus sind oder nicht.«

In Frankreich gelang Koeberlé in Straßburg, zehn Jahre nach Burnham, 1863 die erste abdominale Hysterektomie, nachdem er vorher bei zahlreichen Ovarektomien Erfolg gehabt hatte. Vor ihm haben einige Chirurgen, die schon Fibrome entfernt hatten, diese Technik erst nach diagnostischen Irrtümern und Überraschungen im Verlauf der Operation angewandt, und die Folgen waren immer tödlich, so daß alle, wie auch Simpson, dachten, dieser Eingriff sei nicht durchführbar. Man glaubte in der Tat, der Fibromstiel könne nicht wie jener der Ovarialzyste herausgeholt werden. Er wird vom Uterushals, seinen Vaginalansätzen und den dort zuführenden Gefäßen gebildet, das alles tief im Becken, fast unerreichbar, so daß lange, schwierige und gefürchtete Eingriffe innerhalb des Bauchfells notwendig waren. Koeberlé umging diese schwerwiegenden Hindernisse, indem er den Stiel mit einem metallenen Knotenzug

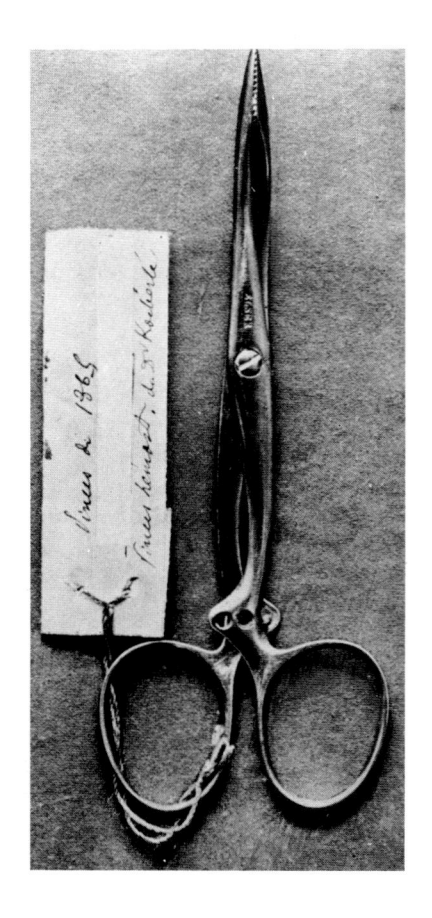

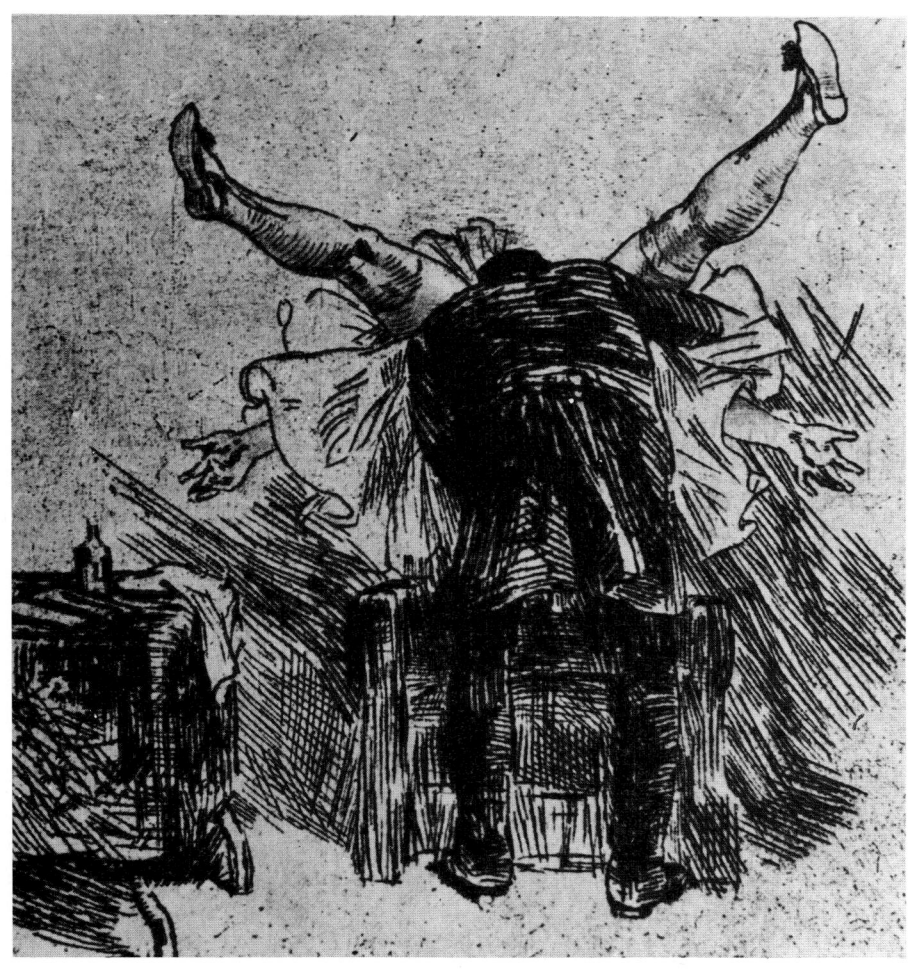

*Abbildung 1405 (links)
Humoristische Darstellung vom Ende des 19. Jh.s, die die Wiedereinführung der schrägen, sogenannten Trendelenburgschen Lagerung illustriert. (Paris, Museum f. Gesch. d. Medizin)*

*Abbildung 1404 (gegenüber)
Klinkenpinzette von Koeberlé (1865). Die Sperre ist auf der 3. Klinke. R. Pichevin,* Le Docteur Koeberlé et son œuvre, *Straßburg 1914.
Koeberlé war ein hervorragender Chirurg und Vertreter von absoluter Sauberkeit. Daher gelang ihm die erste abdominale Hysterektomie. Wir verdanken ihm auch die Erfindung der Pinzetten zur Blutstillung mit Druckabstufung, die hier abgebildet ist. Durch sie konnte er alle Hämatome und die meisten Ligaturen vermeiden.*

*Abbildung 1406 (unten)
Praxis eines Gynäkologen zu Beginn des 20. Jh.s. Illustration aus* La Gynécologie *von F. Jayle, Paris 1918.
(Paris, Bibl. d. Alten Med. Fakultät)*

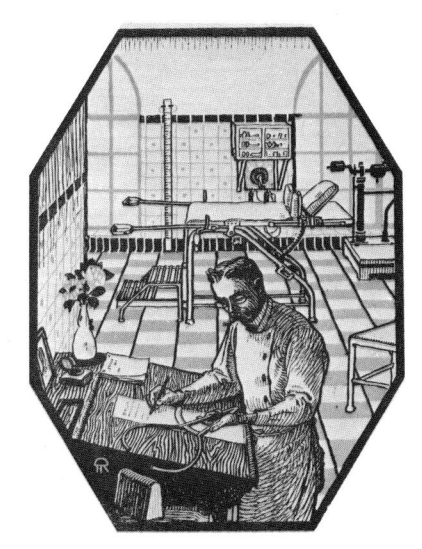

abband und den Stumpf in der Wand fixierte, in der er, nach Entfernung des Uterustumors, von transversalen Klammern, die unter dem Knotenzug angebracht waren, gehalten wurde. Diese Technik wurde dreißig Jahre hindurch als abdominale Hysterektomie bei Fibromen angewandt und war die erste, die Jean-Louis Faure 1894 durchführte. Koeberlé war also dank einer exakten und strengen Blutstillung erfolgreich bei einer Operation, die vor ihm in Frankreich immer fehlgeschlagen war.

Nach dem Krieg von 1870 kam Straßburg zu Deutschland, und der verzweifelte Koeberlé dachte einige Zeit daran, diese Chirurgie, in der er es zur Meisterschaft gebracht hatte, aufzugeben. Schließlich arbeitete er doch weiter und starb 1915 im Alter von siebenundachtzig Jahren.

Koeberlé hatte in Paris einen nicht weniger bemerkenswerten Rivalen in der Person von Péan (1830—1898), der 1869 die erste erfolgreiche Hysterektomie in Paris durchführte. Er war ein Mann, der fast unbewußt chirurgisches Talent besaß. Koeberlé führte diese Operation zwar als erster durch und gab auch Anweisungen, wie sie erfolgreich eingesetzt werden könnte, aber Péan steht das Verdienst zu, ihre ungeheure Entwicklung gewährleistet zu haben. Er verbesserte sie dreißig Jahre hindurch unaufhörlich in seiner Station im Krankenhaus von Sain-Louis, wo er triumphale Stunden erlebte. Chirurgen aus allen Teilen der Welt kamen, um ihn operieren zu sehen, unter den Chirurgen von Paris

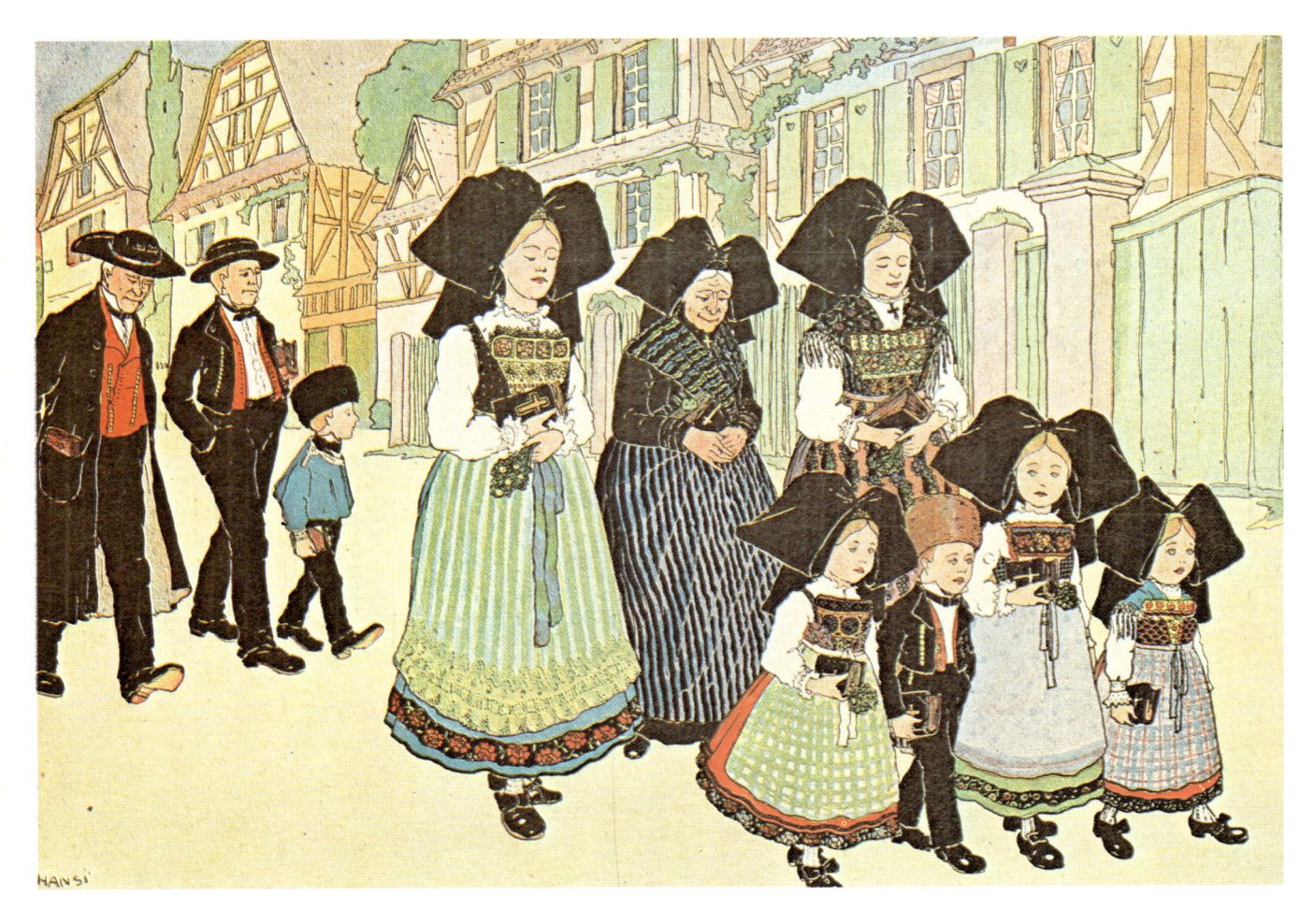

Abbildung 1407 (oben)
Der Kirchgang. Illustration von Hansi zu Mon village...
(Paris, Bibl. f. Angewandte Kunst)

Abbildung 1408 (unten)
Eugène Koeberlé, 1862. Illustration aus dem schon genannten Werk von Roland Pichevin.

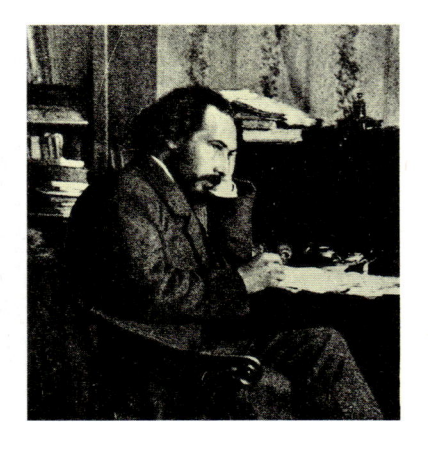

jedoch war er kaum bekannt, obwohl zwanzig Jahre hindurch die Technik der Fibromchirurgie nur in der Praxis von Péan weiterentwickelt wurde.

Er arbeitete ohne Unterlaß und verbesserte vor allem seine Doktrin der präventiven Hämostase, die er mittels extra konstruierter Pinzetten verschiedenster Formen und Ausmaße immer häufiger durchführte. Diese Perfektionierung der Hämostase ist eines seiner größten Verdienste und jenes, worauf er mit Recht am stolzesten war.

Um 1875 war Péan noch voller Tatkraft, aber trotz des Fortschrittes in der Antisepsis und der technischen Verbesserungen, die er in der abdominalen Fibromhysterektomie eingeführt hatte, war er nicht völlig zufrieden. Er war vielmehr der Ansicht, diese Operation sei noch zu gefährlich, als daß sie routinemäßig durchgeführt werden könnte. Da er bei Operationen auf vaginalem Weg eine große Erfahrung besaß — er folgte dabei Amussat, der dreißig Jahre vor ihm die gleiche Methode verwendet hatte —, führte er die Enukleation von Fibromen mittels dieser Technik aus. Er fühlte intuitiv, daß dieser schmale und schwierige Zugang durch die Vagina eine Sicherheit gegen Infektionen darstellte, während beim abdominalen Weg das Bauchfell zu sehr allen Kontaminationen ausgesetzt war.

Vor einer Myomektomie auf vaginalem Weg, die ab 1840 hin und wieder von einigen Chirurgen praktiziert wurde, erweiterte man den Uterushals mit Metallinstrumenten oder Dehnungsstiften, die mehrere Tage im Organ belassen wurden, falls ein großer Tumor vorlag. Die Operation selbst bestand in einem Einschnitt der Tumorkapsel von unten, einem Herausziehen mittels eines Tenaculums (einer Art von Zange) und einer stufenweisen Ausschneidung der Masse, während die Uteruskontrakton das Austreten des Tumors in die Vagina ermöglichen sollte.

1880 begann Péan eine ganze Reihe von vaginalen Hysterektomien durch stückweises Herausschneiden. Auf diese Weise konnte er auf vaginalem Weg Fibrome, die bis zum Nabel reichten, Stück für Stück herausholen. Sicherlich war seine Auffassung richtig, denn die vaginale Hysterektomie durch Zerstückelung, deren Nachteil in technischen Schwierigkeiten lag, senkte die Mortalität bei der chirurgischen Behandlung von Fibromen beträchtlich. Die von Péan gewöhnlich durchgeführten Operationen auf vaginalem Weg hatten über zehn Jahre hinaus einen großen Einfluß auf die Entwicklung der Uteruschirurgie und besonders auf die Behandlung von Infektionen benachbarter Gewebe, die zur damaligen Zeit der wichtigste Teil der Beckenchirurgie waren.

Zwischen 1875 und 1890, als die abdominale Hysterektomie noch ziemlich gefährlich war, ist der Erfolg verständlich, den die Kastrationsmethode von Battey und Alfred Hegar (1830—1914) hatte, die mittels einer künstlichen Menopause bisweilen die Rückbildung der Fibrome herbeiführte. Falls ihnen eine Operation als zu riskant erschien, erreichten sie Verbesserungen durch die vaginale Hysterektomie durch Zerstückelung, die sich durchzusetzen begann. Diese Technik wurde später von Segond (1851—1912), Doyen (1859—1916) und Jean-Louis Faure (1863—1944) perfektioniert. Faure kodifizierte zahlreiche gynäkologische Eingriffe. Noch im Jahr 1938 bemühte er sich, die Vorteile der vaginalen Hysterektomie durch Zerstückelung, die seit mehr als dreißig Jahren aufgegeben worden war, nicht völlig der Vergessenheit anheimfallen zu lassen. Von 1898 bis 1905 führte er immer präzisere Richtlinien für die ab-

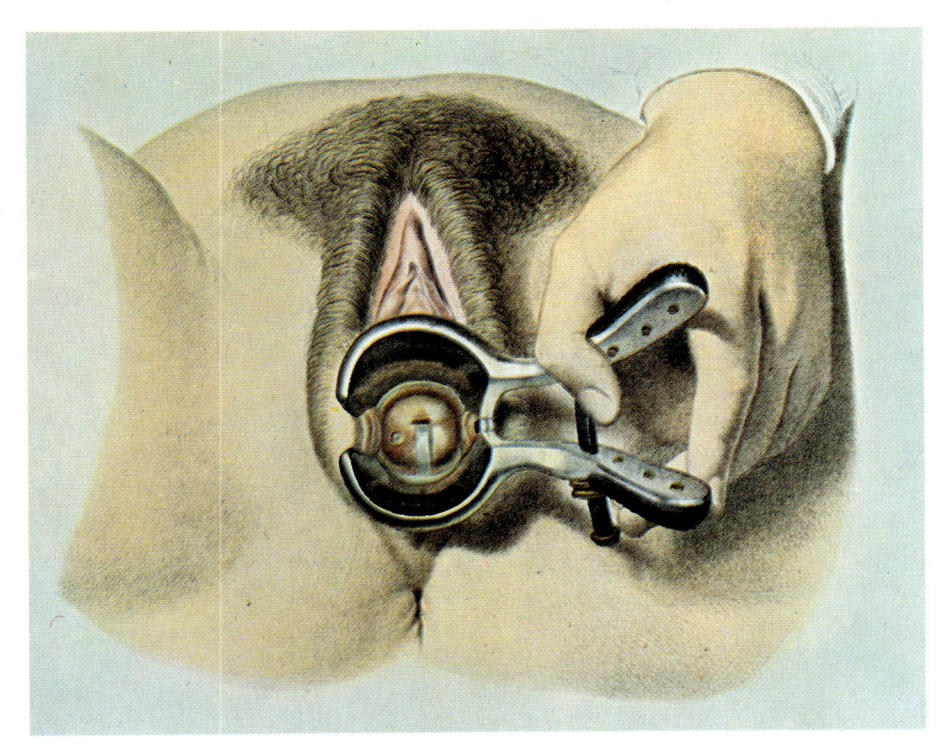

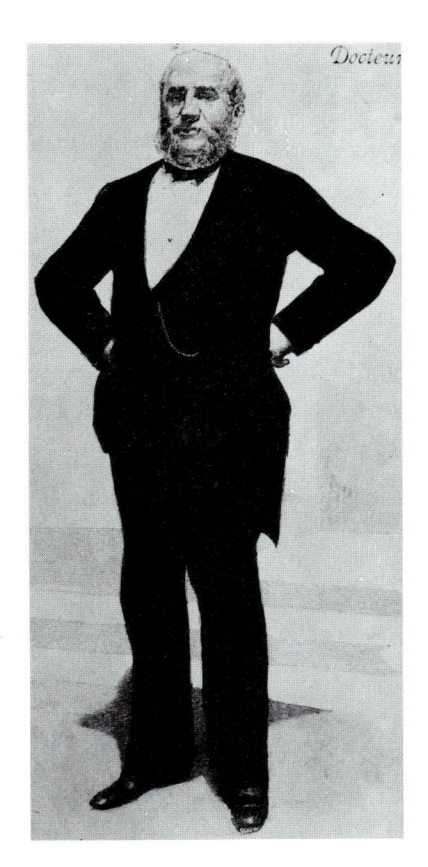

Abbildung 1409 (oben)
Prof. Jules Péan (1830—1898).
Stich von Florian, Ende des 19. Jh.s.
(Paris, Museum Carnavalet)

Abbildung 1410
Untersuchung des Uterushalses mit einem Spekulum, aus dem Traité complet des maladies vénériennes *von Philippe Ricord, Paris 1851.*
(Paris, Bibl. d. Alten Med. Fakultät)

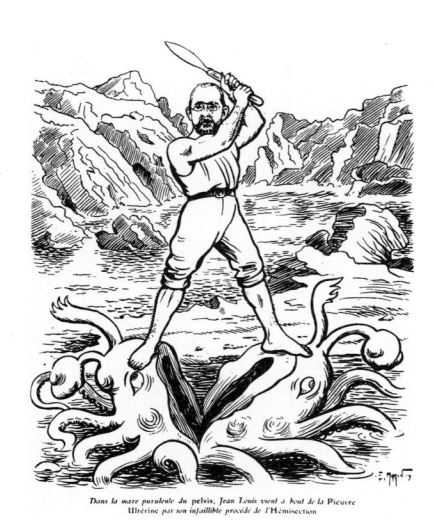

*Abbildung 1411
Karikatur zur Illustration des Gerüchtes, wie Prof. Jean-Louis Faure »auf der Uteruskrake, die er mit seiner unfehlbaren Technik der Hemisektion spaltet, auf dem Eitersee des Beckens einhergleitet«. Äskulap, 1923, Nr. X.
(Paris, Bibl. d. Alten Med. Fakultät)*

dominale Hysterektomie ein, und er erfand neue Verfahren, wie die vordere und hintere Uterusdekollation und vor allem die Hemisektion, die bei schwierigen Fällen von adhärenter Salpingitis unschätzbare Dienste leistet. 1906 veröffentlichte er ein Buch über die Hysterektomie mit Betonung auf verschiedene Verbesserungen, die er im Laufe seiner hervorragenden Karriere eingeführt hatte.

2. *Die Chirurgie der adnexen Infektionen.* Der Tag, an dem Robert Lawson Tait in England im Jahr 1873 seine erste Salpingitisoperation durchführte, ist denkwürdig, denn einerseits lernte man seither die Entwicklung der adnexen Infektionen kennen, andererseits eröffnete dieser Eingriff den Chirurgen unbegrenzte Möglichkeiten. Er wies auch darauf hin, daß ektopische Schwangerschaften die Ursache für alle pelvinen Hämatozelen seien. 1883 empfahl und praktizierte er einen vorzeitigen Eingriff bei Eileiterschwangerschaft, entweder im Augenblick der Ruptur oder, wenn durch präzise Diagnose möglich, vor dem Auftreten innerer Hämorrhagien. Als Vertreter der Asepsis und der Antisepsis gelang es ihm, bei seinen gynäkologischen Eingriffen, deren Technik er verbesserte, die Mortalität sehr niedrig zu halten. Robert Lawson Tait ist zweifellos einer der größten Gynäkologen gegen Ende des 19. Jahrhunderts.

Ihm ist es zu danken, daß die Behandlung chronischer Salpingitis durch Laparotomie allgemein anerkannt wurde. Die Technik blieb allerdings noch fünfzehn Jahre lang unvollkommen, denn die Trendelenburgsche Lagerung war noch nicht bekannt. Außerdem traten in der Folge der Operation, wenn die Läsionen noch nicht völlig abgeklungen waren, häufig Peritonealinfektionen auf, die immer schwierig, häufig sogar tödlich verliefen. Die Chirurgen jener Zeit hingegen, die schon grauenhafte Häufungen von Todesfällen miterlebt hatten, waren von einer Sterberate um fünfzehn bis zwanzig Prozent begeistert, die ihnen äußerst niedrig erschien, denn sie sahen nur die vielen Erfolge, die sie für großartig hielten.

Péan selbst war mit diesem Prozentsatz nicht zufrieden. Er vertrat die Ansicht, daß man die Patientin ohne Gefahr einer Peritonalinfektion, die fast immer durch falsche Membrane und Verwachsungen kompliziert wurde, heilen könnte, falls es gelänge, die Adnexe auf vaginalem Weg zu entfernen, indem man gleichzeitig den behindernden Uterus herausschnitt und rundherum die infizierten Taschen eröffnete. Dies nannte er Uterus-Adnexe-Kastration. Wieder einmal gaben ihm die Tatsachen recht. Als er seine Operation bekanntmachte und die Mortalität dabei mit zwei bis drei Prozent angab, wollte ihm niemand glauben, obwohl dies völlig zutraf.

1888 sah Segond bei einer Operation von Péan zu, verstand sie, nahm sie an, erklärte sie und brachte sie zahlreichen Chirurgen bei. Im selben Jahr stellte sich Doyen, der gerade ein ausgezeichnetes Verfahren der vaginalen Hysterektomie durch vordere Hemisektion beschrieben hatte, nachdrücklich auf die Seite von Péan und Segond und der Anhänger des vaginalen Wegs, während viele andere Chirurgen für die Laparotomie eintraten. So entstand der zehnjährige Streit über die Behandlung von Salpingitis zwischen den Vaginalisten und den Laparotomisten. Aber im Lauf der letzten zehn Jahre des 19. Jahrhunderts ging man langsam von der Antisepsis zur Asepsis über, die Geräte im Operationssaal wurden erneuert, Sterilisierungsapparate wurden entwickelt, und die Unterweisung des gesamten medizinischen und paramedizinischen Personals wurde nach und nach vervollkommnet.

Es ist unbestreitbar, daß zu Beginn die vaginale Hysterektomie weniger gefährlich war, aber mit dem Fortschritt der Technik und der Asepsis verminderten sich die Risiken der abdominalen Hysterektomie immer mehr, so daß um 1900 die Mortalität bei beiden Methoden gleich groß war und ungefähr bei fünf Prozent lag. Als der vaginale Weg nicht mehr den größeren Vorteil bot, hörte bald jede Diskussion darüber auf und alle gingen zur Laparotomie über.

Doyen, dessen Verfahren der vaginalen Hysterektomie durch vordere Hemisektion eine bedeutende Vereinfachung der Technik von Péan darstellte, befaßte sich schon bald mit der abdominalen Hysterektomie und arbeitete unter der Bezeichnung subseröse Dekortikation eine geschickte und schnelle Technik aus, die nur entfernt an die progressive Sektion der breiten Ligamente von oben nach unten erinnerte. Er entwickelte zur Entfernung des oberen Schambeins ein ausgezeichnetes Gerät, das seinen Namen trägt und das viele französische Gynäkologen noch heute verwenden.

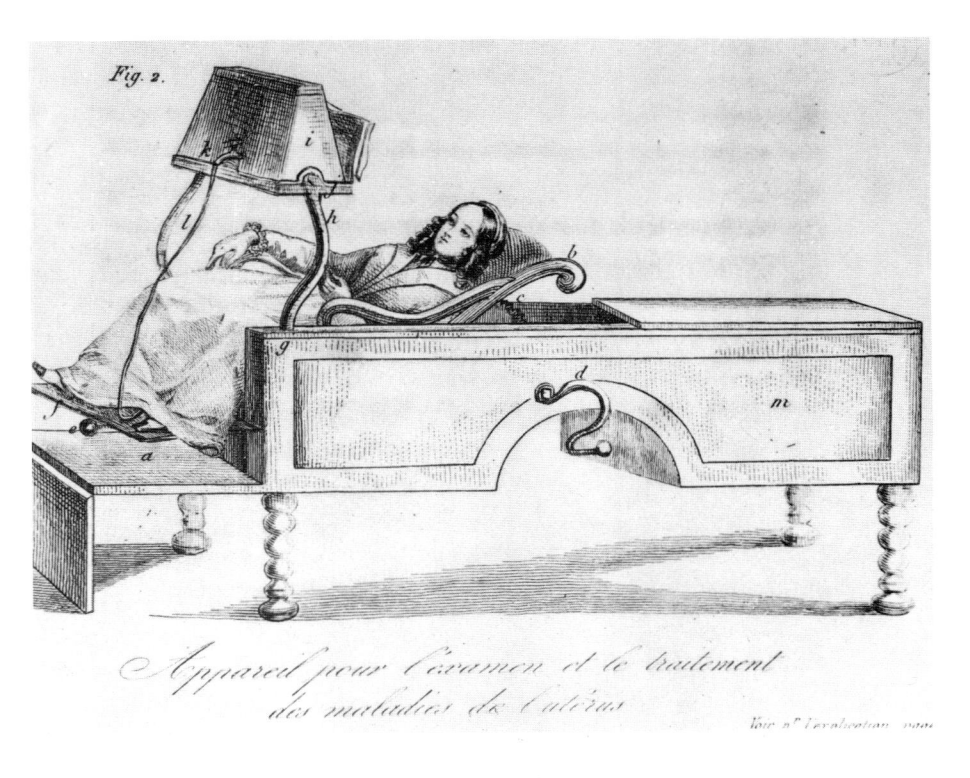

Abbildung 1412
»Apparat zur Behandlung der Uteruserkrankungen.« E. Matthieu, Etudes cliniques sur les maladies des femmes, *Paris 1874.*
(Paris, Bibl. d. Alten Med. Fakultät)

Um 1895 konzipierte H. A. Kelly aus Baltimore, einer der hervorragendsten Gynäkologen der Vereinigten Staaten, die Hysterektomie durch Transversalschnitt, ein logisches, einfaches und rationelles Verfahren, das bei den meisten dieser Operationen indiziert ist. Er verhalf auch der supravaginalen Hysterektomie zu Ehren, die in Frankreich besser unter dem Namen subtotale Hysterektomie bekannt ist. Anstatt den Uterushals durch Zerschneiden seiner vaginalen Einmündung zu entfernen, wird er in Höhe des Isthmus abgetrennt. Das ist eine wesentlich einfachere und harmlosere Methode als die totale Hysterektomie. Sie wurde sehr rasch von den meisten Gynäkologen in der ganzen Welt übernommen und hatte bis zur Mitte des 20. Jahrhunderts großen Erfolg; seither wurde sie fast überall wieder aufgegeben. Segond brachte diese Operationstechnik von Kelly durch Transversalschnitt unter dem Namen *amerikani-*

sches Verfahren von Amerika nach Europa. Sie wurde von einigen französischen Gynäkologen übernommen.

Auf dem Gebiet der Genitalinfektion grenzte Pierre Delbet (1861—1957) neben anderen Entdeckungen die verschiedenen Erscheinungsformen der Phlegmone der breiten Ligamente ab und beschrieb ihre Behandlung. S. Pozzi (1846—1918), ein Zeitgenosse von Doyen, mit dem er eine bewundernswerte Geschicklichkeit und ein weltweites Ansehen, beides sehr beneidet, teilte, veröffentlichte 1890 ein Buch mit dem Titel *Traité de gynécologie clinique et opératoire* (Abhandlung der klinischen und operativen Gynäkologie). Dieses Werk umfaßt in eintausendeinhundertzwanzig Seiten die gesamten gynäkologischen Kenntnisse jener Zeit. Unglücklicherweise wurde er ermordet, ebenso wie ein Jahr darauf sein fast gleichnamiger Kollege Bossi, der Erfinder eines Gerätes zur zervikalen Erweiterung, das bei der Geburtshilfe verwendet wurde.

3. *Die Chirurgie der Uterusverlagerungen.* Im Laufe des 19. Jahrhunderts wurde eine Vielfalt von Eingriffen zur Behandlung von Prolaps vorgeschlagen: Schröpfen der Vagina oder partielle Kolpopexie, Naht der großen Lippen oder Amputation des Uterushalses, verschiedene Arten von Kolporrhaphie, rektale

Abbildung 1413
Prof. Samuel Jean Pozzi (1846 bis 1918). Karikatur von Moloch, in Chanteclair, *1909, Bd. X.*
(Paris, Bibl. d. Alten Med. Fakultät)
Obwohl Pozzi Professor der klinischen Gynäkologie an der Medizinischen Fakultät von Paris war, praktizierte er noch eine für das 19. Jh. typische Allgemeinchirurgie. Wir verdanken ihm die Entwicklung zahlreicher Verfahren, sowohl auf dem Gebiet der Gynäkologie als auch der Gastroenterologie und der Urologie. Er fand einen tragischen Tod, als ein Verrückter ihn in seiner Praxis ermordete.

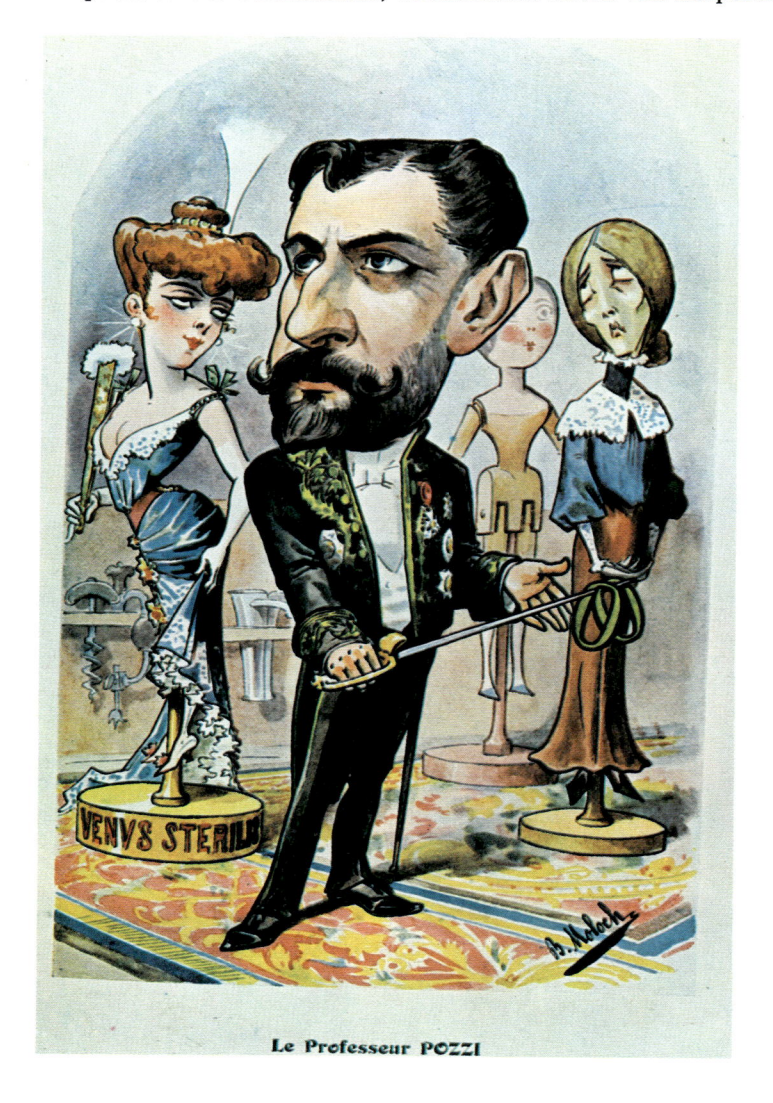

oder vesikovaginale Interpositio oder vaginale und abdominale Hysterektomien.

Wir haben gesehen, daß hie und da schon vereinzelt Amputationen des Uterushalses durchgeführt wurden; in Frankreich wurde Huguier zum Vater der Prolapsoperation, indem er 1860 die Verlängerung des supravaginalen Teils des Halses beschrieb und erfolgreich einige Amputationen des verlängerten und manchmal hypertrophen Halses durchführte.

1823 hatte Gérardin aus Metz den Vorschlag gemacht, bei großem Prolaps die Vagina abzutrennen. Neugebauer aus Warschau versuchte 1867 eine Operation durch Schleimhautabtragung und Kupferdrahtnaht der vorderen und hinteren Scheidewand. Le Fort (1829—1893) führte in Frankreich im November 1876 seine erste Operation aus, die er in seiner ersten Veröffentlichung in der chirurgischen Gesellschaft von Paris, am 4. Februar 1877, partielle Kolpokleisis nannte.

Da seine Technik der von Neugebauer ähnlich ist, spricht man in den meisten Ländern von der Neugebauer-Le-Fort-Operation, während in Frankreich dieser Eingriff Le-Fort- oder Lefort-Operation genannt wird. Er erklärt seine Technik im *Handbuch der Operationsmedizin* von Malgaigne (9. Auflage)

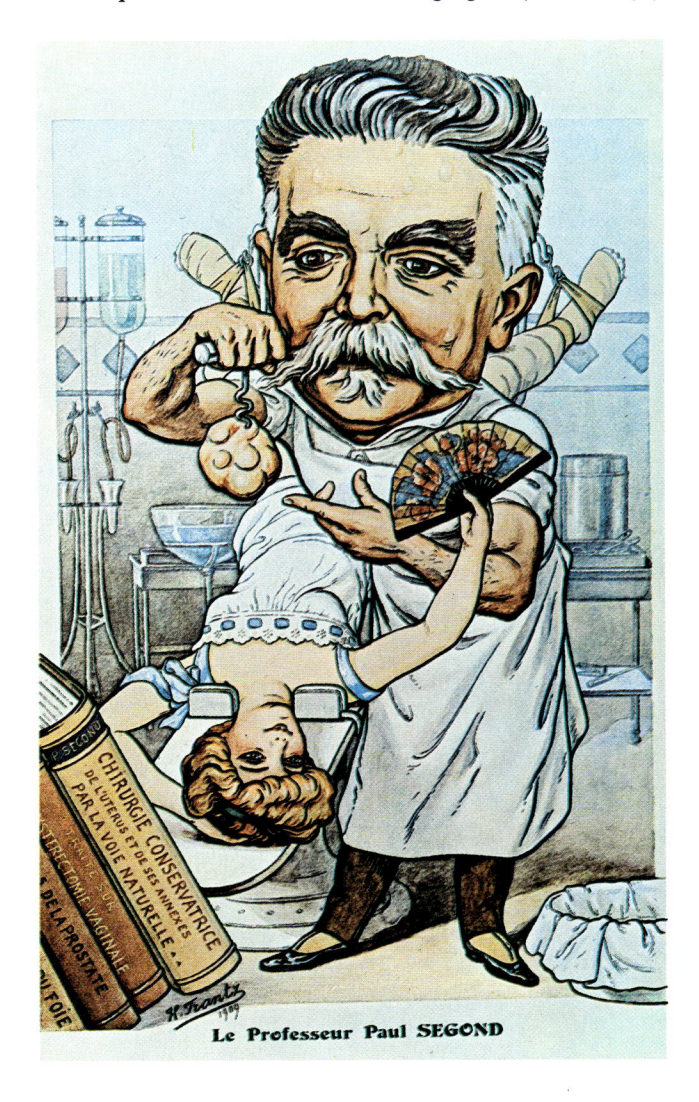

Abbildung 1414
Karikatur von Prof. Paul Segond (1851—1914). Er war einer der Begründer des gynäkologischen Unterrichts in Paris, Anfang des Jahrhunderts.

1889, aber sie wurde wieder aufgegeben. Später wurde diese Operation in veränderter Form von Jean-Louis Faure aufgegriffen, und sie behielt bis zur Mitte des 20. Jahrhunderts in Frankreich Anhänger.

Alvin Mackenrodt (1859—1925) leistete in Deutschland einen wichtigen Beitrag zum Verständnis des Uterusprolaps mit seinen anatomischen Studien des Halteapparates, die 1895 veröffentlicht wurden. Er erkannte die Bedeutung der Hauptligamente, die seither im deutschen Sprachraum Mackenrodt-Ligamente genannt werden. Dank dieser Arbeiten kam William Edward Fothergill (1865 bis 1926) einige Jahre später auf den Gedanken, diese Strukturen zu verwenden, um die von ihm entwickelte Technik auszuführen, die seither nach der Stadt, in der er als Gynäkologe tätig war, Manchester-Fothergill-Operation genannt wird.

Die Techniken der Interpositio wurden Ende des 19. Jahrhunderts völlig ausgearbeitet. Die rektovaginale Interpositio, die erstmals 1894 von W. A. Freund vorgeschlagen wurde, kam praktisch nie zur Anwendung.

Die Interpositio uteri vesico-vaginalis hingegen erfreute und erfreut sich immer noch bei den Gynäkologen in Deutschland, Österreich und den Vereinigten Staaten großer Beliebtheit, während sie in Frankreich fast unbekannt geblieben ist. Sie besteht darin, nach vorderer Kolpektomie den Uterus nach vorne zu schieben und ihn in der vorderen Scheidenwand über der zurückgedrängten Blase einzulagern. So kommt die Blase auf die hintere Uteruswand zu liegen; der Uterus wird so zum Träger der hinteren Blasenwand. Die anatomischen Zusammenhänge sind dadurch völlig verändert, und genau das ist der schwerwiegendste Vorwurf, den man dieser Technik machen kann. Sie bestand schon seit achtzig Jahren, als Watkins diese Operation 1898 zum erstenmal in Chicago durchführte, seine Veröffentlichung stammt jedoch erst aus dem darauffolgenden Jahr, demselben, in dem auch Wertheim (1864—1920) und Schauta (1849—1919) ihre ersten Arbeiten über Interpositio publizierten. Von da an begann ein langer und heftiger Streit um die Vaterschaft dieses Operationsverfahrens; zwanzig Jahre später schrieb Wertheim in seiner *chirurgischen Behandlung des Prolaps durch Interpositio und Extirpation des Uterus* ein

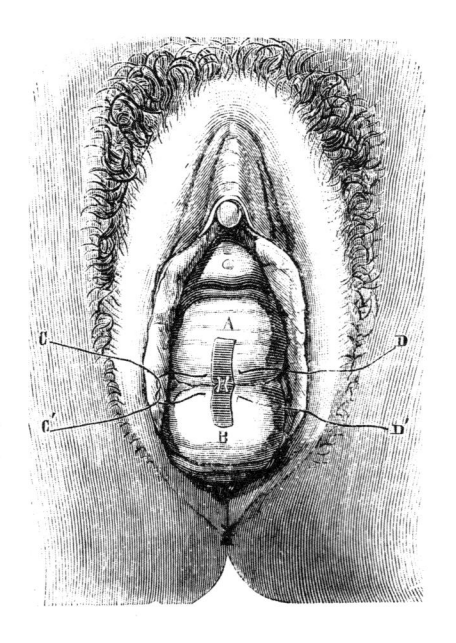

Abbildung 1415
Abbildung einer Verengung der Vagina bei Uterusprolaps von Léon Le Fort (1829–1893) aus seiner 1877 erschienenen Untersuchung Bulletin géneral de thérapeutique.
(Paris, Bibl. d. Alten Med. Fakultät)

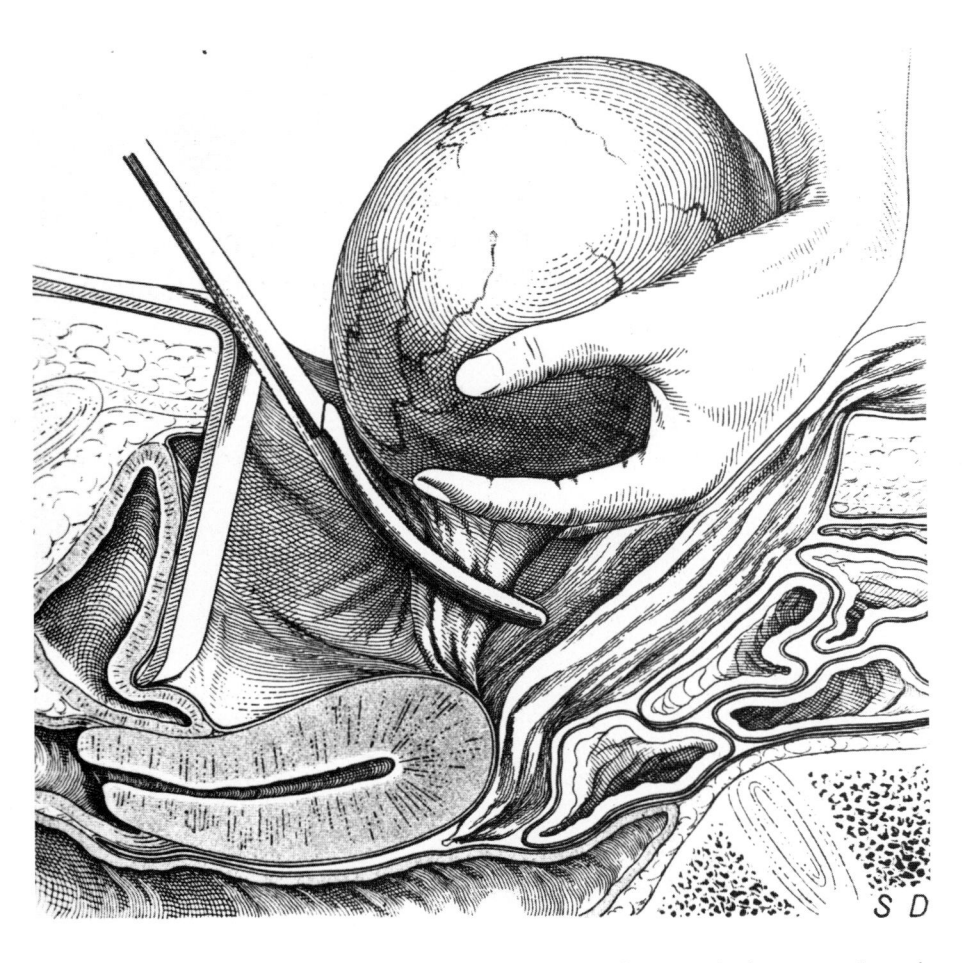

*Abbildung 1416
Operation einer Ovarialzyste.
Die Zyste wird an ihrem Stiel abgetrennt und entfernt. Illustration aus dem* Traité de gynécologie médico-chirurgicale *von J. L. Faure und A. Siredey, Paris 1914.
(Paris, Bibl. d. Alten Med. Fakultät)*

mehrere Seiten umfassendes leidenschaftliches Plädoyer, mit dem er zu beweisen hoffte, daß er der Erfinder der Interpositio uteri vesico-vaginalis sei.

Im Augenblick jedenfalls spricht man in Europa von der Schauta-Wertheim-Operation, während sie in den Vereinigten Staaten nach Watkins benannt ist. Man neigt jedoch überall dazu, die drei Urheber zu vereinen und diese Technik als Watkins-Schauta-Wertheim-Operation zu bezeichnen.

In den letzten Jahren des 19. Jahrhunderts wurden auch zwei grundlegende Techniken in der Prolapsbehandlung entwickelt:

In Frankreich erklärte Bouilly 1896 in seinem Bericht an den 10. Französischen Chirurgenkongreß die hintere Kolorrhaphie oder Kolpoperineorhaphie zu einer wesentlichen Behandlungsmethode bei Prolaps. Diese über achtzig Jahre alte Behauptung stimmt immer noch.

Er war jedoch ein Gegner des abdominalen Weges bei der Prolapsbehandlung, denn er hielt diesen Eingriff für nebensächlich und nur bei außergewöhnlicher Indikation für anwendbar.

P. Muller aus Bern führte 1896 zum erstenmal eine echte totale Kolpektomie durch, jedoch ohne Hysterektomie, indem er, nach Verbindung des Rektums mit der Blase, anstelle der Vagina einen hohen bindegewebigen Halteapparat herstellte, der den Uterus in seine normale Stellung zurückdrängt und dort hält. Dieser Eingriff hatte den großen Nachteil, daß er den Zugang zum Uterus versperrte, so daß die Diagnose bei eventuell auftretendem Cervix- oder Korpuskarzinom unmöglich wird.

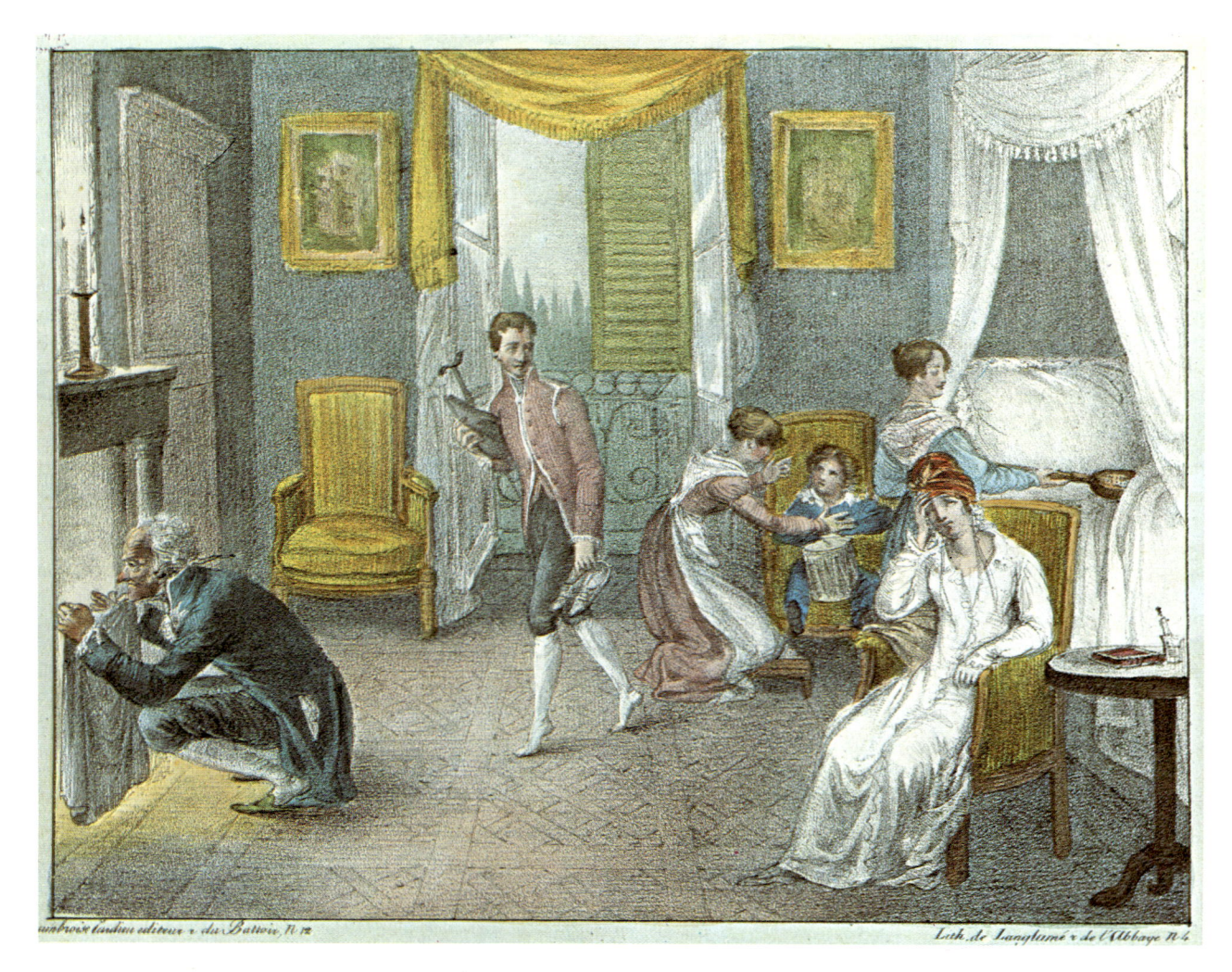

Abbildung 1417
Die Migräne, *aus dem* Album comique de pathologie pittoresque, *Paris 1823.*
(Paris, Bibl. der Alten Med. Fakultät)
Obwohl die Migräne in jedem Alter, bei Frauen und Männern auftritt, hielt der Volksglaube sie doch für eine sogenannte »weibliche« Krankheit, und sie wurde als solche oft verlacht und karikiert.

Die Überzeugung von Galen, demzufolge die Uterusverlagerungen der Hauptgrund für Beschwerden bei Frauen sind, die lange Zeit vergessen oder unbekannt war, wurde Mitte des 19. Jahrhunderts wieder aufgegriffen, und alle Krankheiten wurden nun als vom Uterus verursacht ausgelegt.

Ein Großteil der gynäkologischen Praxis konzentrierte sich damals auf Korrektur der Retroflexio uteri und der Retroversio uteri durch Einführung verschiedener Instrumente in die Vagina und den Uterus.

Das Scheidenpessar ist eines der ältesten medizinischen Instrumente. Es gab Pessare aus Holz, Leder, Glas, aus Metall, Gummi und Plastik, in allen Arten und Größen.

Hugh Lenox Hodge (1796—1873), der eines der gebräuchlichsten Modelle erfand, sprach im Namen des Großteils seiner Kollegen, als er 1860 erklärte: »Die mechanische Behandlung der Uterusverlagerung durch intravaginale Unterstützung ist wesentlich — *sine qua non* — zu ihrer völligen Heilung; damit der Uterus mittels Pessaren aus entsprechendem Material, Größe und Form wieder ohne Schwierigkeiten in seine normale Lage gebracht und *in situ* festgehalten werden kann; damit die lokalisierten Beschwerden, Schmerzen usw., die Leukorrhoe, Menorrhagie, Dysmenorrhoe und alle anderen unzähligen direkten und indirekten Symptome spinaler oder cerebraler Irritation, vor

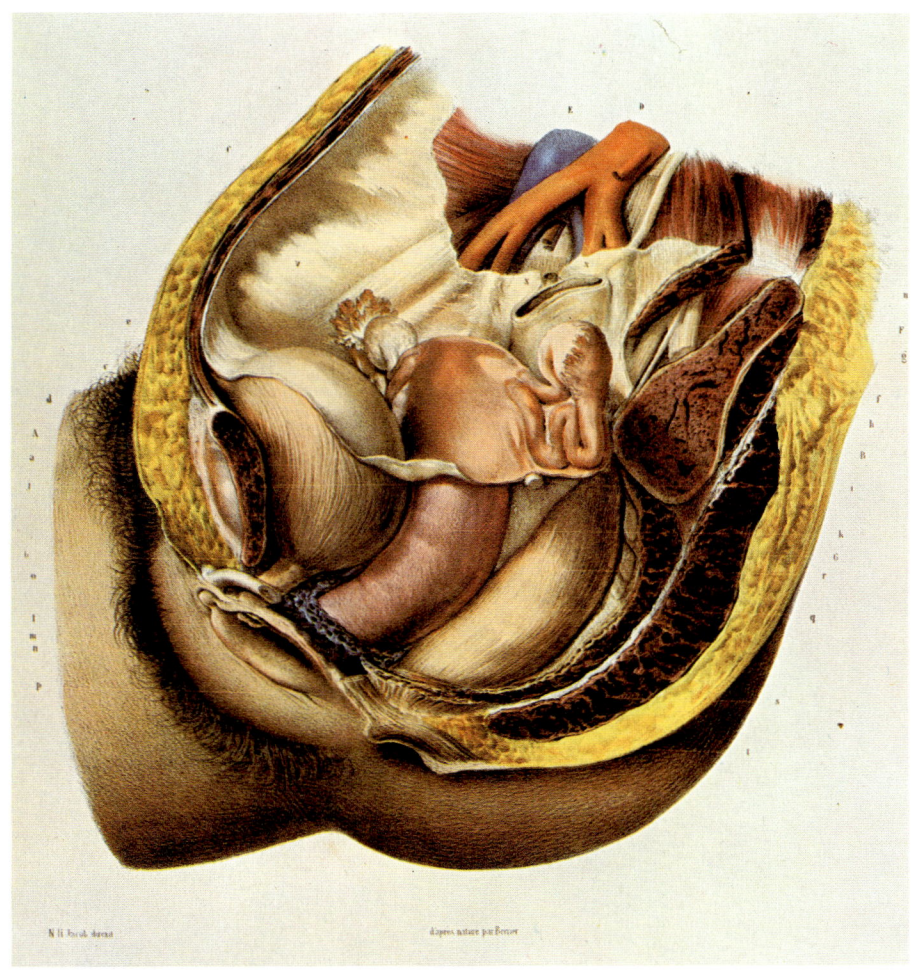

Abbildung 1418
Situs der Genital- und Harnorgane der Frau, Sagittalschnitt. Illustration aus dem Traité complet de l'anatomie de l'homme... *von J.-B. Bourgery und C. Bernard, 2. Aufl., 1866 bis 1871, Bd. V, Abb. 66. (Paris, Bibl. d. Alten Med. Fakultät)*

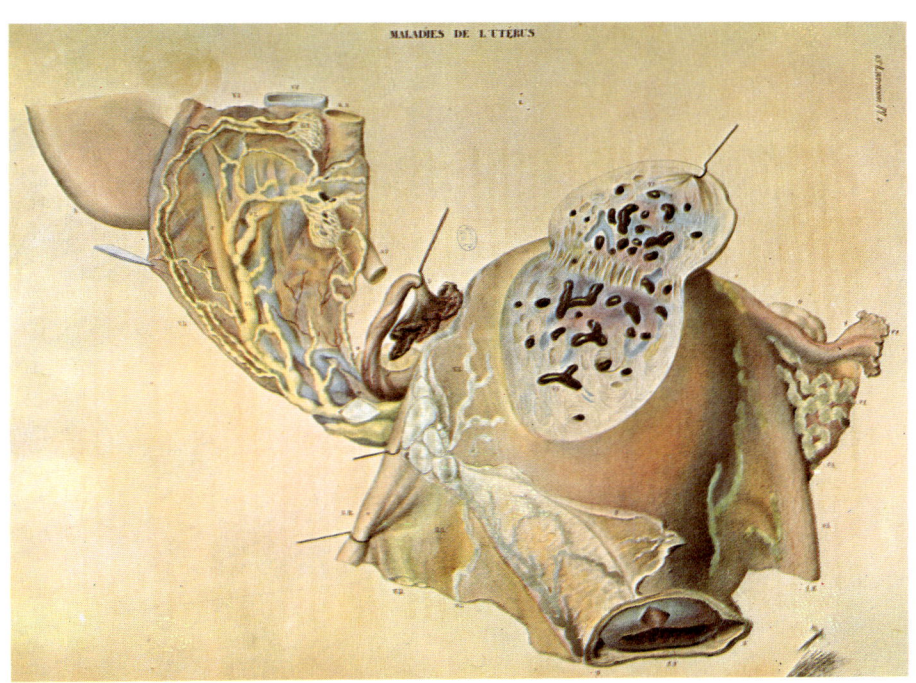

Abbildung 1419
Uterus einer Frau, die fünf Tage nach einer Geburt an Puerperalfieber gestorben ist. Stich aus der Anatomie pathologique du corps humain *von J. Cruveilhier, Paris 1828—1842. (Paris, Bibl. d. Alten Med. Fakultät)*
Das Puerperalfieber, der Schrecken der Krankenhäuser, verursachte auf den Gebärstationen eine hohe Mortalität. Da man die mikrobielle Infektion noch nicht kannte, blieb die Ätiologie unverständlich und die Therapie wirkungslos.

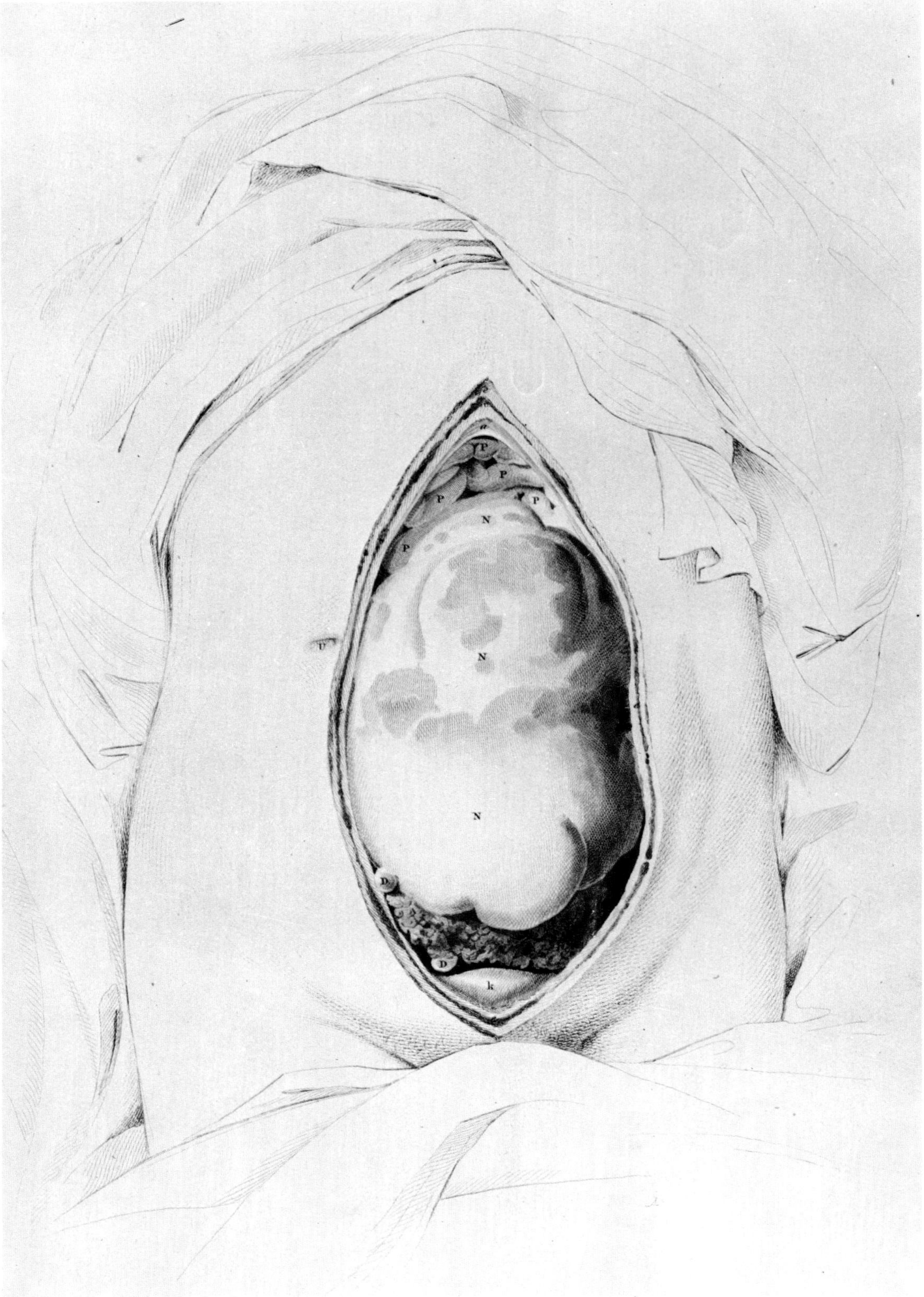
P
P
P
P
N
P
N
N
D
D
k

allem Neuralgien, Migränen, nervöse Erkrankungen, des Kehlkopfs, der Lungen, des Herzens, des Magens, der Gedärme, ebenso wie die Spasmen, Krämpfe und Konvulsionen in den meisten Fällen beseitigt werden können; damit sich der Intellekt und der Geist der Kranken über die niedrigsten Zustände der an Melancholie grenzenden Depression erheben kann und von extremen manischen Erregungen befreit werde; damit schließlich die gesamte Struktur auf diese Weise erneuert werden kann.«

Später, im 19. Jahrhundert und zu Beginn des 20. Jahrhunderts, während der Zeit, die einige »das finstere Zeitalter der Operationsfurore« nannten, entwickelten einige bedeutende Gynäkologen vielfältige chirurgische Verfahren zur Behandlung von Rückverlagerung des Uterus.

C. Frédéric Fluhmann meinte, »die runden Ligamente seien über, unter und durch die breiten Ligamente gefaltet, gebunden, plissiert, geflochten, gesteckt, eingepflanzt und hinten am Uterus befestigt«. John Clarence Webster (1863 bis 1950) entwickelte eine Uteropexie mittels der runden Ligamente, die durch die Öffnung im breiten Ligament gezogen und auf die Rückseite des Uterus genäht wurden. In Deutschland beschrieb Baldy genau die gleiche Technik, die vor allem in Deutschland und Österreich verwendet und in diesen Ländern Baldy-Franke-, Webster-Baldy- oder Webster-Baldy-Franke-Operation genannt wird. M. William Alexander (1844—1919) aus Liverpool führte als erster 1881 eine von Alquié aus Montpellier seit 1840 konzipierte Operation durch. Dieses Verfahren war eines der besten jener Zeit und bestand darin, die runden Ligamente in den Leistenkanal über die Faszie zu ziehen, zu falten und dort zu befestigen. Glaubt man ihrem Erfinder, so war diese Operation durch Aufhängung ungeheuer populär. Als Alexander 1911 einmal anläßlich eines Besuchs von einem Chirurgen, der dieser Operation beiwohnen wollte, seine vier Assistenten in den Norden, Osten, Süden und Westen der Stadt schickte, um eine geeignete Patientin zu finden, kamen sie unverrichteter Dinge zurück und erklärten, daß man in ganz Liverpool keine Frau finden könne, deren Uterus nicht schon durch die Alexandersche Operation eine Lagekorrektur erfahren hätte!

In Frankreich arbeitete Doleris, ein Schüler von Tarnier, in Paris eine Ligamentopexie aus, die lange Zeit sehr modern war. Dabei wurden die runden Ligamente durch die abdominale Wand gezogen, auf der Faszie fixiert, über der Medianlinie gekreuzt und verbunden; wenn der Uterus zu wenig gegen die Wand gezogen wurde, konnte sich dazwischen ein Hohlraum bilden, in den sich eine Darmschlinge verlagern und stranguliert werden konnte, was man dann »Ring des Todes« nannte.

Die Technik von Pellanda war der von Doleris sehr ähnlich, nur mit dem Unterschied, daß die runden Ligamente vor den rechten Abdominalmuskeln, aber hinter der Faszie vereint und befestigt wurden.

4. *Die gynäkologische Krebsforschung.* Nach Sauter (1822), Récamier (1824) und Langenbeck (1843), welche die vaginale Hysterektomie erfolgreich zur Behandlung eines Cervixkarzinoms angewandt hatten, beschrieb Czerny in Deutschland 1879 nochmals zusammenfassend diesen Begriff.

Ein Jahr zuvor, am 30. Januar 1878, hatte Wilhelm Alexander Freund (1833—1918) in Breslau zum erstenmal den Versuch einer abdominalen Hysterektomie bei Collumkarzinom unternommen. Es handelte sich dabei um eine totale Hysterektomie samt Entfernung der Anhangsgebilde und eines Teils der breiten Ligamente.

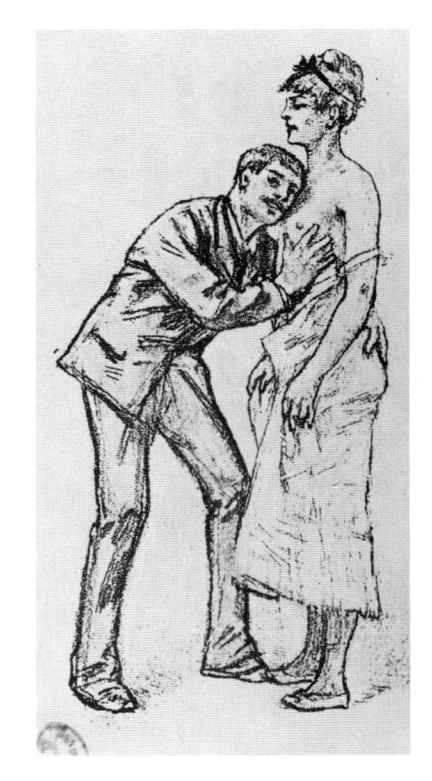

Abbildung 1421
Auskultation *von F. Rops. Illustration für die* Sonnets du docteur *von G. Casumet, 1893. (Paris, Nationalbibliothek)*

Abbildung 1420 (gegenüber) Ovarialtumor, wie er nach abdominalem Einschnitt zu sehen ist. Stich aus Observation of Extraction of Diseased Ovaria *von John Lizars, Edinburgh 1825. (Paris, Bibl. der Alten Med. Fakultät)*

Abbildung 1422 (gegenüber) Gallertiges, multilokuläres Kystadenom, an einer 69jährigen Frau beobachtet, die nach mehrfacher Punktion starb, denn man hatte geglaubt, es handle sich um Aszites. Illustration aus der Anatomie pathologique du corps humain... *von Jean Cruveilhier, Paris 1828 bis 1842. (Paris, Bibl. d. Alten Med. Fakultät)*

Die anderen Errungenschaften des 19. Jahrhunderts

Eine Ausweitung der Technik von Freund durch Entfernung der Beckenlymphknoten wurde 1895 von Emil Reis, einem Schüler Freunds, vorgeschlagen. Diese erweiterte Operation wurde im selben Jahr erstmals von John G. Clark im John-Hopkins-Krankenhaus in Baltimore durchgeführt. 1898 faßte Ernst Wertheim (1864—1920) aus Wien endgültig die totale erweiterte Hysterektomie mit Lymphadenektomie zusammen, die seinen Namen trägt und die er am 16. November 1898 zum erstenmal ausführte. Sie wird noch heute von zahlreichen Gynäkologen angewandt.

Obwohl die vaginale Hysterektomie heute gegenüber der abdominalen nicht mehr den Vorteil hat, ungefährlicher zu sein, ist die Wiener gynäkologische Schule ihr in zahlreichen Fällen treu geblieben und operiert noch heute nach der von Schauta ausgearbeiteten Technik.

Am Ende des 19. Jahrhunderts, 1895, entdeckte Wilhelm Conrad Röntgen (1845—1929) die Röntgenstrahlen, welche die diagnostischen und therapeutischen Methoden aller medizinischer Gebiete revolutionierten.

Drei Jahre später wiesen Pierre Curie (1859—1906) und Marie Curie (1867 bis 1934) auf die cancerolytische Wirkung von Radium hin. Sie müssen als Wegbereiter der Radiotherapie des Cervixkarzinoms angesehen werden. Erst am Anfang des 20. Jahrhunderts begann man die Röntgenstrahlen und Radium bei der gynäkologischen Krebsbehandlung einzusetzen.

Zwei anatomische Entdeckungen scheinen besonders wichtig zu sein:

In England beobachtete Robert Lee (1793—1877), ein bekannter Gynäkologe, 1841 das berühmte parauterine Ganglion, das seinen Namen erhielt. Seine Beschreibung wurde erst viel später von dem Deutschen Frankenhäuser (1832—1894) wieder aufgegriffen. In Frankreich identifizierte Cloquet (1790 bis 1883) den meist mit seinem Namen bezeichneten Lymphknoten, der bei einer Vulvektomie bei Vulvakarzinom entfernt werden muß. Zwei seltene klinische Syndrome wurden erstmals bemerkt:

In Frankreich wies Demons 1887 auf das gleichzeitige Auftreten eines soliden Ovartumors, eines Aszites und eines Hydrothorax hin, doch dieses Syndrom wurde erst 1934 von Meigs in den Vereinigten Staaten beschrieben. Man bezeichnet es daher als Demons-Meigs-Syndrom. In Deutschland vervollständigte Frommel (1854—1912) 1882 die von Chiari (1817—1854) vierzig Jahre früher gegebene Beschreibung eines endokrinologischen Syndroms, das eine Uterushyperinvolution, Amenorrhoe und Gallaktorrhoe verbindet, das heute unter der Bezeichnung Chiari-Frommel-Syndrom bekannt ist.

Über venerische Erkrankungen wurden drei wichtige Faktoren bekannt: Noggerath (1827—1895), deutscher Autor und Professor in New York, widmete seine Aufmerksamkeit 1872 den gynäkologischen Komplikationen der weiblichen Blennorrhoe; Neisser (1855—1916) aus Deutschland beschrieb 1879 die Gonokokken; Donné (1801—1878) entdeckte das *Trichomonas vaginalis,* über das in den letzten Jahren viel geschrieben wurde und das zur Entwicklung einer wirksamen lokalen und allgemeinen Chemotherapie führte.

Johann Pfannenstiel (1862—1909) in Deutschland erfand und verbreitete 1897 seinen suprapubischen Querschnitt; dieser wird von zahlreichen Gynäkologen der ganzen Welt vielfach verwendet. Schließlich kann Prenant in Frankreich als echter Vorläufer der gynäkologischen Endokrinologie bezeichnet werden: Er hatte bereits im Jahre 1898 vermutet, daß der Gelbkörper eine endokrine Drüse sei.

MALADIES DE L'OVAIRE (kyste)

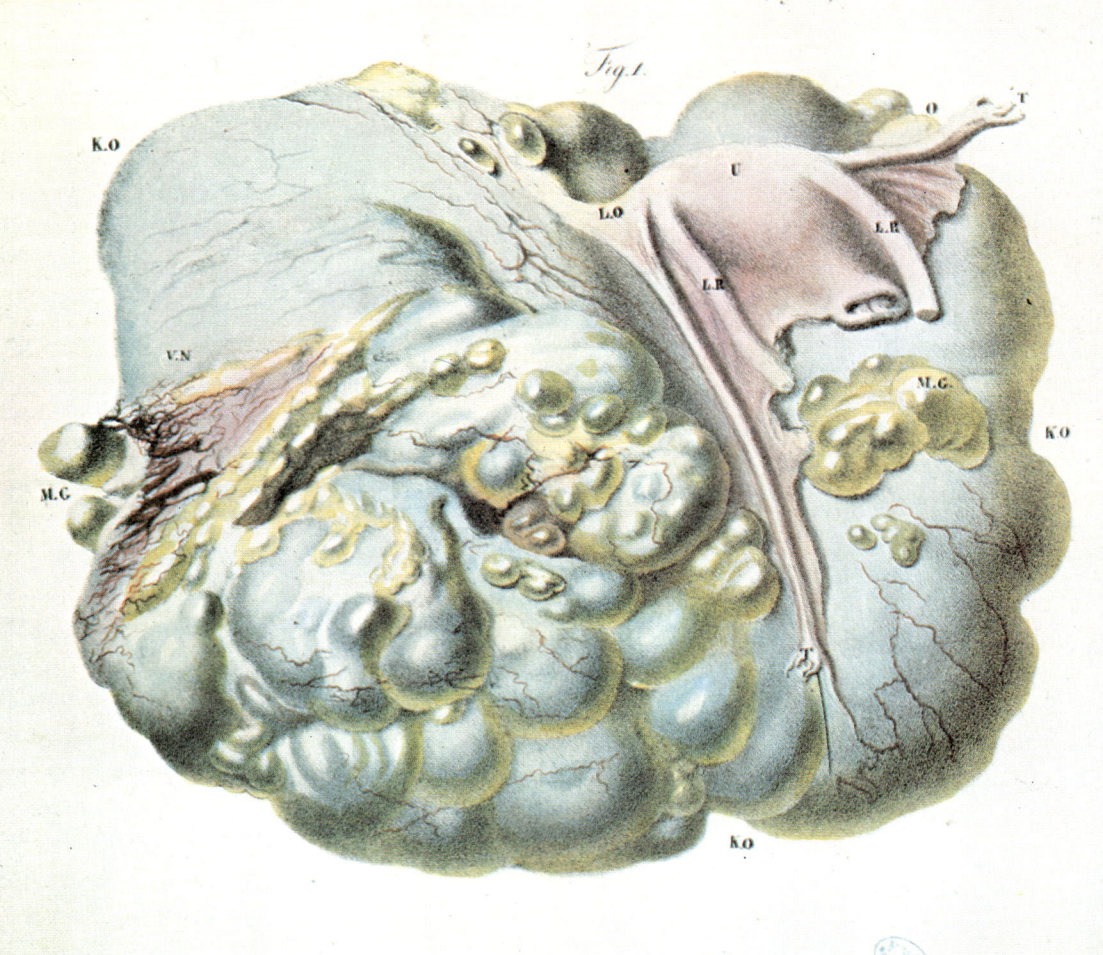

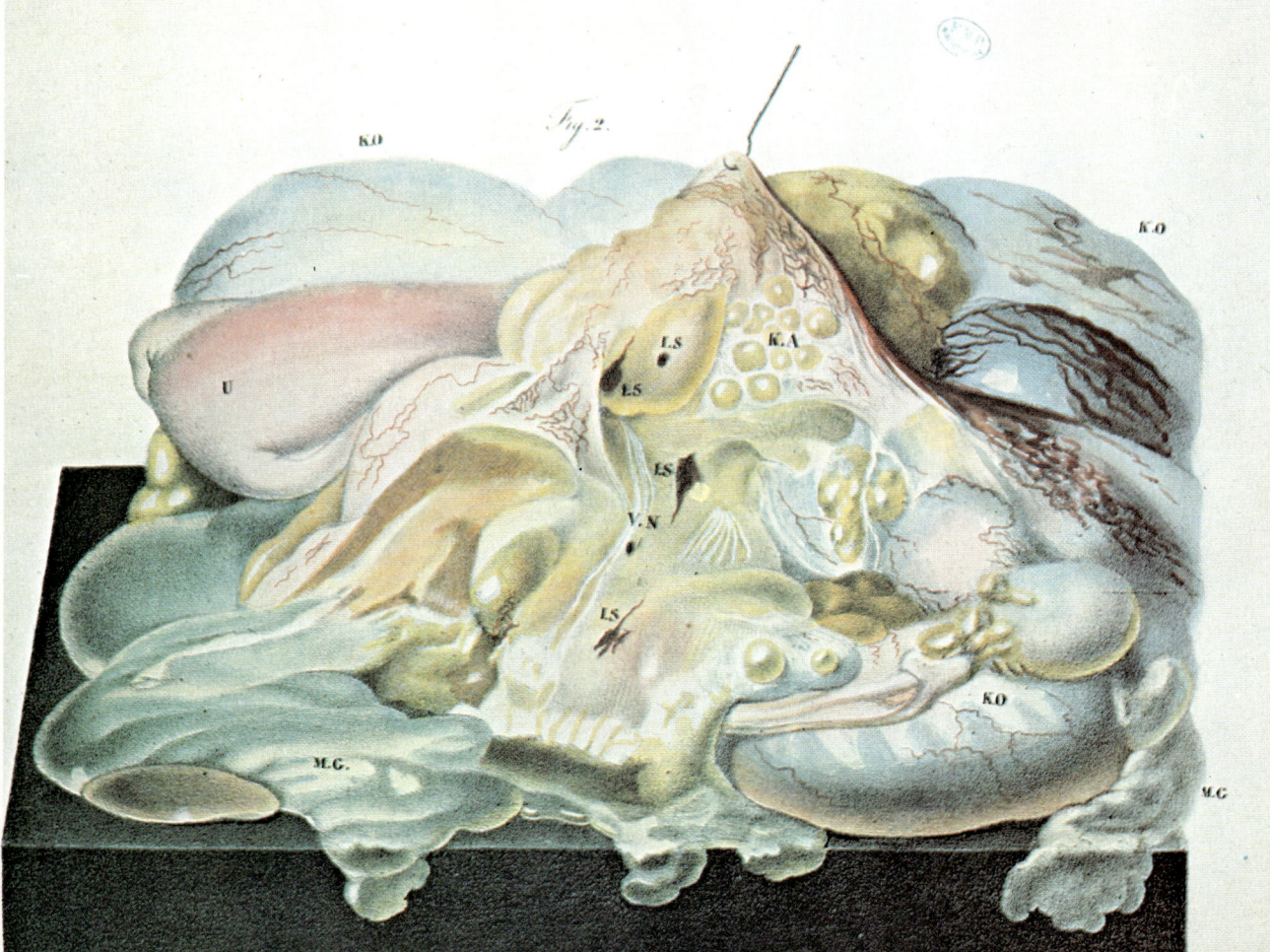

Fig. 1.

Fig. 2.

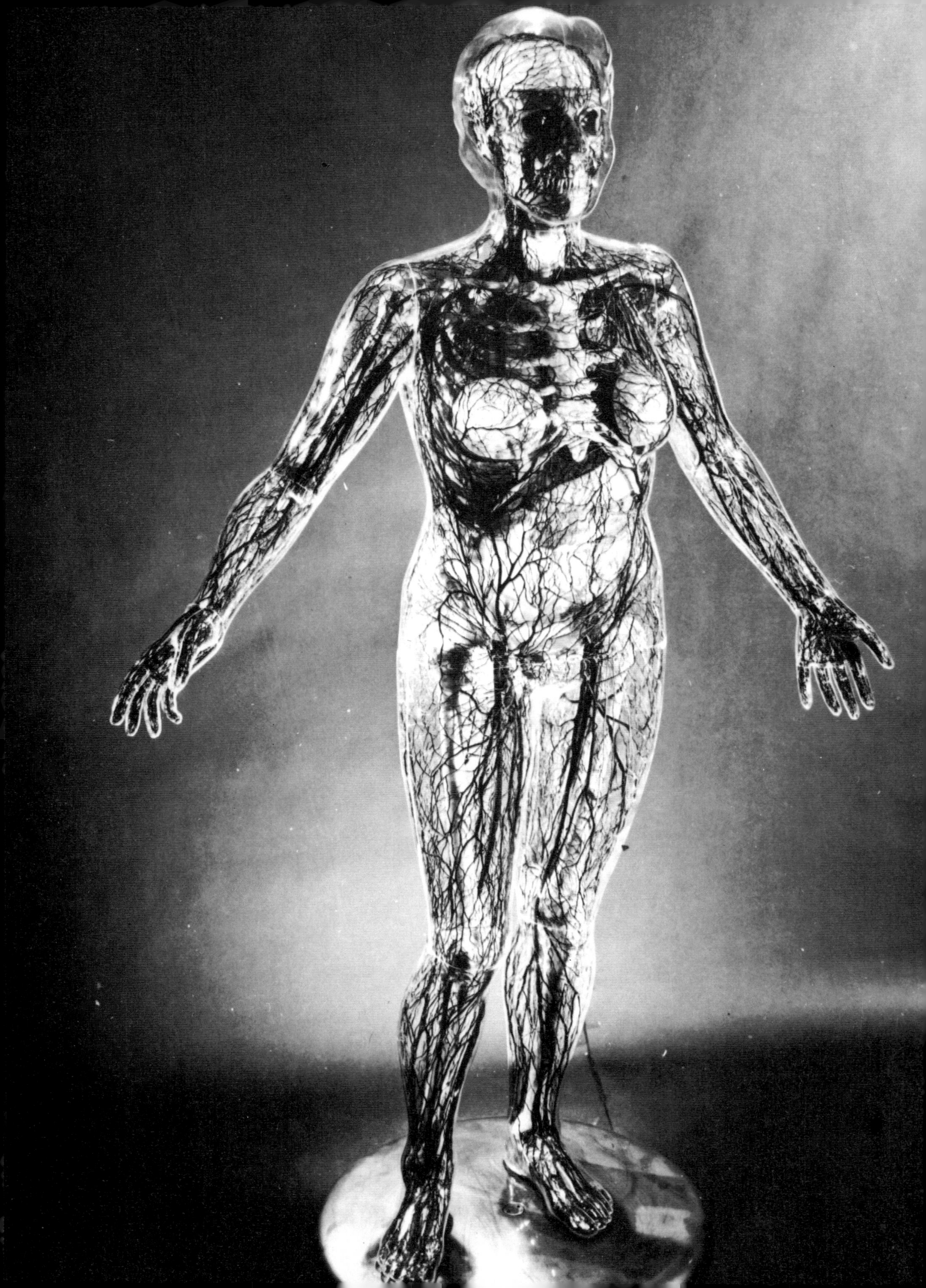

Die Gynäkologie im 20. Jahrhundert

Trotz ihres gewaltigen Aufschwungs in der zweiten Hälfte des 19. Jahrhunderts war die Gynäkologie im Jahre 1900 auf die chirurgische Heilung der weiblichen Genitalerkrankungen beschränkt. Die Chirurgie befaßte sich ausschließlich mit der Entfernung kranker Organe und Tumore. Ursprünglich war sie mit der Allgemeinchirurgie verbunden, von der sie sich nach und nach löste, um sich der Geburtshilfe anzunähern; so entstand das umfassende Spezialgebiet Gynäkologie/Geburtshilfe, das sich mit den Erkrankungen der schwangeren und nichtschwangeren Frau befaßt.

Im 20. Jahrhundert entwickelte sich die Gynäkologie vorwiegend in drei Richtungen weiter: in der Perfektionierung der chirurgischen Gynäkologie, der Entwicklung von Untersuchungsmethoden, dem Entstehen und der raschen Ausbreitung der medizinischen Gynäkologie.

Die Entwicklung der chirurgischen Gynäkologie

1. *Die Perfektionierung der entfernenden Chirurgie.* Am Anfang des Jahrhunderts steht die Veröffentlichung von zahlreichen deutschen Arbeiten über Ovarialtumore und ihre Behandlung. Kahlden (1859—1903) beschreibt kurz vor seinem Tod die Tumoren der Granulosazellen; Kruckenberg (1871—1946) macht auf die Ovarmetastasen bei Magen-Darm-Karzinom aufmerksam, beidseitige Tumoren von teils solidem, teils zystischem Aufbau, die seither allgemein unter der Bezeichnung *Kruckenberg-Tumor* bekannt sind. Brenner, 1877 geboren, gibt eine Beschreibung besonderer Ovarialtumoren, die seinen Namen tragen. 1907 berichtete er in Frankfurt am Main über drei Beobachtungen an diesen Tumoren. Dann reiste er nach Südafrika, blieb dort bis nach dem Ersten Weltkrieg und brach alle Beziehungen zu seinen deutschen Freunden und Lehrern ab. Als Prof. Harold Speert aus New York — der 1973 eine illustrierte Geschichte der Gynäkologie und der Geburtshilfe veröffentlichte — für sein Werk *Essays in Eponymy,* das 1958 erschien, eine Biographie von Brenner schreiben wollte, ließ er ihn suchen und fand ihn in Johannesburg, wo er immer noch als Gynäkologe arbeitete. Brenner war völlig überrascht, als er erfuhr, daß die Ovarialtumoren, die er fünfzig Jahre zuvor beschrieben hatte, seinen Namen trugen.

Robert Meyer (1864—1947) verdanken wir bedeutende anatomische und pathologische Arbeiten über Ovarialtumoren, deren Klassifizierung bis heute noch nicht ganz geglückt ist.

Unter den neuen, zu Beginn des 20. Jahrhunderts entwickelten Techniken sei hier nur die Abhandlung von Basset aus Paris (1912) erwähnt. In ihr findet sich eine Beschreibung der Vulvektomie mit Lymphknotenausräumung bei Vulvakarzinom.

Die zu Ende des 19. Jahrhunderts ausgearbeiteten Techniken hatten verschiedene Schicksale: Einige wurden verbessert und ihre Indikationen erweitert, andere wurden nach und nach völlig aufgegeben und durch neue chirurgische Methoden ersetzt, wieder andere wurden nicht mehr verwendet, da inzwischen die nichtchirurgischen Methoden ihren Siegeszug antraten.

Die Hysterektomie bei Fibromen wurde zu Beginn des Jahrhunderts kurzfristig von der Röntgenbestrahlung verdrängt, deren Ergebnisse ursprünglich als glänzend erschienen. Aber schon bald hatte man den Eindruck, daß die bestrahlten Frauen später für Uteruskarzinome anfällig seien, und daher gab man

Abbildung 1423 (gegenüber) »Die transparente Frau«, 20. Jh. Anatomische Plastikfigur mit den verschiedenen Organen; sie können eines nach dem anderen erleuchtet werden, während eine Bandaufnahme Erklärungen dazu gibt und die Funktionen und Bedeutungen beschreibt.

1311

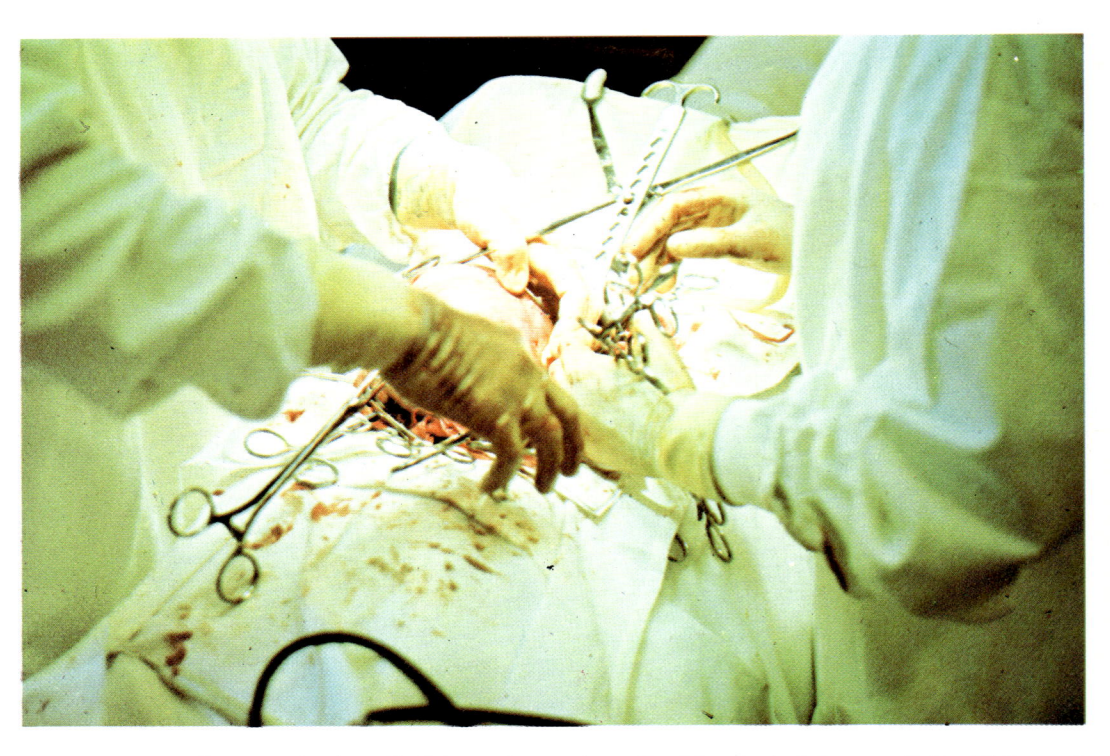

Abbildung 1424 Hysterektomie bei Uterusfibrom.

diese Methode auf. Schon eine geringe Strahlendosis führte zu Infertilität, und außerdem wurde die Bestrahlung oft schlecht vertragen.

Nun begann sich eine Kontroverse zwischen den Anhängern der »subtotalen« und der totalen Methode zu entwickeln. Die ersteren waren der Ansicht, daß es zur Erreichung eines guten Ergebnisses besser sei, die einfachste Technik zu verwenden. Die letzteren verteidigten ihre Auffassung mit der Sorge um die Patientin, die man nicht der Gefahr einer späteren Entwicklung eines Uteruskarzinoms aussetzen dürfe.

Während der ersten Hälfte des Jahrhunderts wurde die subtotale Methode weit häufiger angewandt, seither wurde sie jedoch nach und nach von fast allen Gynäkologen aufgegeben.

Aber alle diese Techniken der Fibromoperationen werden wesentlich seltener angewendet, seit man das Stoppen der Menorrhagie und manchmal sogar die Rückbildung bestimmter Fibrome durch langdauernde orale Einnahme synthetischer Progesterone erreichen kann, die im allgemeinen bemerkenswert gut vertragen werden.

Robert Schröder, 1884 geboren, konnte 1919 zeigen, daß die meisten hämorrhagischen Metropathien infolge glandulärzystischer Hyperplasie des Endometriums auftreten. Pol Bouin (1870—1962) hatte schon vorher auf die endokrine Aktivität des Gelbkörpers hingewiesen und mit Ancel aus Nancy 1909 das Phänomen der Uterusschleimhautveränderungen unter Einfluß des Gelbkörpers beschrieben. Später konnte Courrier aus Straßburg, ein Schüler von Bouin und außergewöhnlich experimentierfreudiger Arzt, die Follikelhormone entdecken, gleichzeitig mit Allen und Doisy aus den Vereinigten Staaten (1923/24). Dank dieser verschiedenen aufeinanderfolgenden Arbeiten kam man zur Erkenntnis, daß die Myofibrome des Uterus auf ein manchmal absolutes, meist aber relatives Überwiegen von Follikelhormonen zurückzuführen seien, die durch eine Progesteronbehandlung neutralisiert werden müssen.

Seit der ersten totalen erweiterten Hysterektomie, die am 16. November 1898 durchgeführt, aber erst 1900 bekanntgemacht wurde, war die Technik der Hysterektomie bei Cervixkarzinom sechzig Jahre lang verändert und verbessert worden. Die wichtigsten Beiträge dazu leisteten deutsche, österreichische, nordamerikanische und japanische Ärzte.

Die bei weitem am häufigsten durchgeführten Operationen auf abdominalem Weg waren jene von Wertheim 1900 und 1911, Latzko in Deutschland 1919, Mackenrodt in Deutschland 1905, Meigs in den Vereinigten Staaten 1954, Mackenrodt, Latzko und Meigs 1954, Antoine in Österreich 1954, Antoine und Palmrich 1960 und von Magara in Japan, ebenfalls 1960.

Eine in Nordamerika entwickelte Technik ist noch nennenswert, die bei nicht invasivem Karzinom angewandt wird und weniger »erweitert« ist als die vorangegangenen. Sie wurde von Te Linde und Galvin empfohlen.

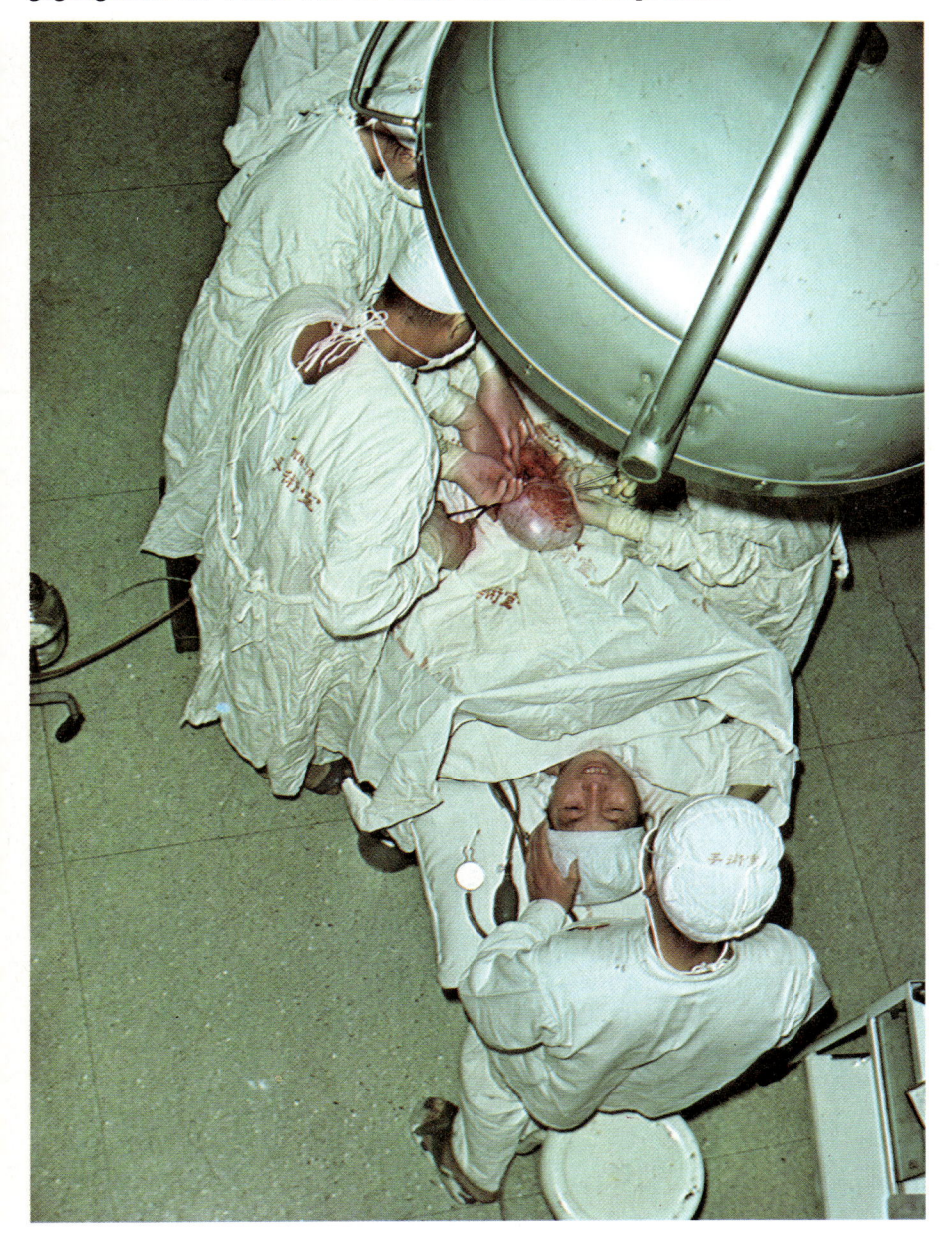

Abbildung 1425
Entfernung einer Ovarialzyste unter Akupunktur-Narkose.

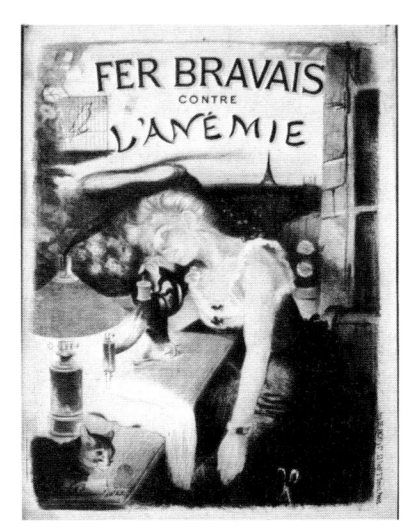

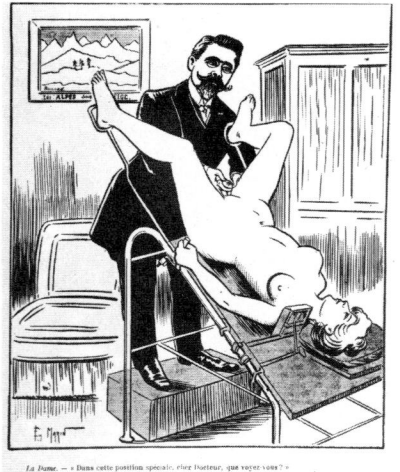

Alle diese Operationen wurden abdominal durchgeführt.

Die vaginalen Eingriffe werden außer in Österreich und manchmal in Deutschland kaum mehr verwendet. Eine einzige Technik ist noch häufig in Gebrauch: es ist eine Verbindung der Operationen von Schuchardt (1901), von Schauta (1904) und von Amreich (1924).

Seit 1910 wird der Chirurgie des Cervixkarzinoms der Platz ernsthaft von der Curie-Therapie und der Radiumtherapie streitig gemacht, die zu ausgezeichneten Ergebnissen führen. Einige Ärzte geben die Chirurgie völlig auf, andere verbinden diese beiden Methoden.

Heute sind sich fast alle einig, nur bei Stadium 1 zu operieren, mit oder ohne vorheriger Kobalttherapie, und spätere Stadien zu bestrahlen, ohne die Chirurgie zur Hilfe zu nehmen.

1950 schlug Brunschwig in New York zur chirurgischen Behandlung des Cervixkarzinoms im 3. und 4. Stadium Techniken durch größere Abtragungen, mit mehr oder weniger radikalem operativen Entfernen der Blase und des Rektums vor.

Die unmittelbaren Ergebnisse schienen befriedigend zu sein, man erkannte jedoch schon bald, daß der Patient nur kurze Zeit überlebte, und diese Methode wurde fast überall rasch wieder aufgegeben.

2. *Die Entwicklung der rekonstruktiven Chirurgie.* Wir haben schon gesehen, daß es für die Uterusretroversion schon vor Ende des 19. Jahrhunderts Techniken zur direkten Fixation des Uterus oder zur Aufhängung mittels runder Ligamente gab. Während der ersten Hälfte dieses Jahrhunderts wurden sie ziemlich häufig verwendet, traten dann aber fast überall zugunsten der Douglas-Abtrennung, die in Frankreich von B. Jamain propagiert wurde, in den Hintergrund.

Bis 1923 verwendete man in Frankreich beim Uterusprolaps jüngerer Frauen die aus dem Jahr 1898 stammende Technik von Bouilly. Sie bestand in einer vorderen und hinteren Kolporrhaphie mit hoher Amputation des Halses. Bei älteren Frauen mit fortgeschrittenem Prolaps zog man Operationen durch Abtrennung der Vagina vor, nach Art von Le Fort. 1923 beschrieb Labhardt aus Basel eine neue Methode der subtotalen Kolpoperineokleisis, durch die man gewisse Erfolge erzielen konnte.

1919 machte Halban aus Österreich seine hohe Vesiskofixation bekannt, die einen größeren Halt bei der Heilung von Zystozelen sicherstellt.

Auf einem Chirurgenkongreß 1923 stellten Begouin und Savariaud die von Walther ausgearbeitete französische dreiteilige Operation vor. Sie bestand 1. aus einer vorderen und hinteren Kolporrhapie, 2. aus einer Amputation des Halses und 3. einer Ligamentopexie. Diese Operation wurde auf zwei Wegen, perineal und abdominal, vorgenommen und für junge Frauen empfohlen, die weiterhin gebärfähig bleiben wollten.

Die Methode der Abtrennung von der Vagina wurde noch zwanzig Jahre lang häufig bei älteren Frauen mit fortgeschrittenem Prolaps verwendet.

1947 schlugen Magendie und seine Mitarbeiter aus Bordeaux eine dreiteilige Dammoperation vor, die nur von unten her durchgeführt wurde: 1. die Reposition der Blase, 2. die Beseitigung des hypertrophen Halses mit Wiederaufrichten des Uterus und 3. die Wiederherstellung des perineovaginalen Beckenbodens. Dieser Eingriff kann in jedem Alter durchgeführt werden, ist aber eher für eine Frau bestimmt, die noch Geschlechtsverkehr wünscht.

Abbildung 1426 (oben)
Werbeplakat für ein Medikament gegen Anämie, Anfang des Jahrhunderts.
Vor Einführung der Laboranalyse des Blutes empfahl man gegen Anämie alten Wein und Eisenpräparate.
(Paris, Plakatmuseum)

Abbildung 1427 (unten)
Die Frau: »Lieber Herr Doktor, was sehen Sie bei dieser Speziallagerung?«
Der Gynäkologe: »Bis in den Grund Ihrer Seele, liebe gnädige Frau!«
(beiseite): »Tota mulier in utero.«
Karikatur aus der Gynécologie *von F. Jayle, Paris 1918.*
(Paris, Museum für Geschichte der Medizin)

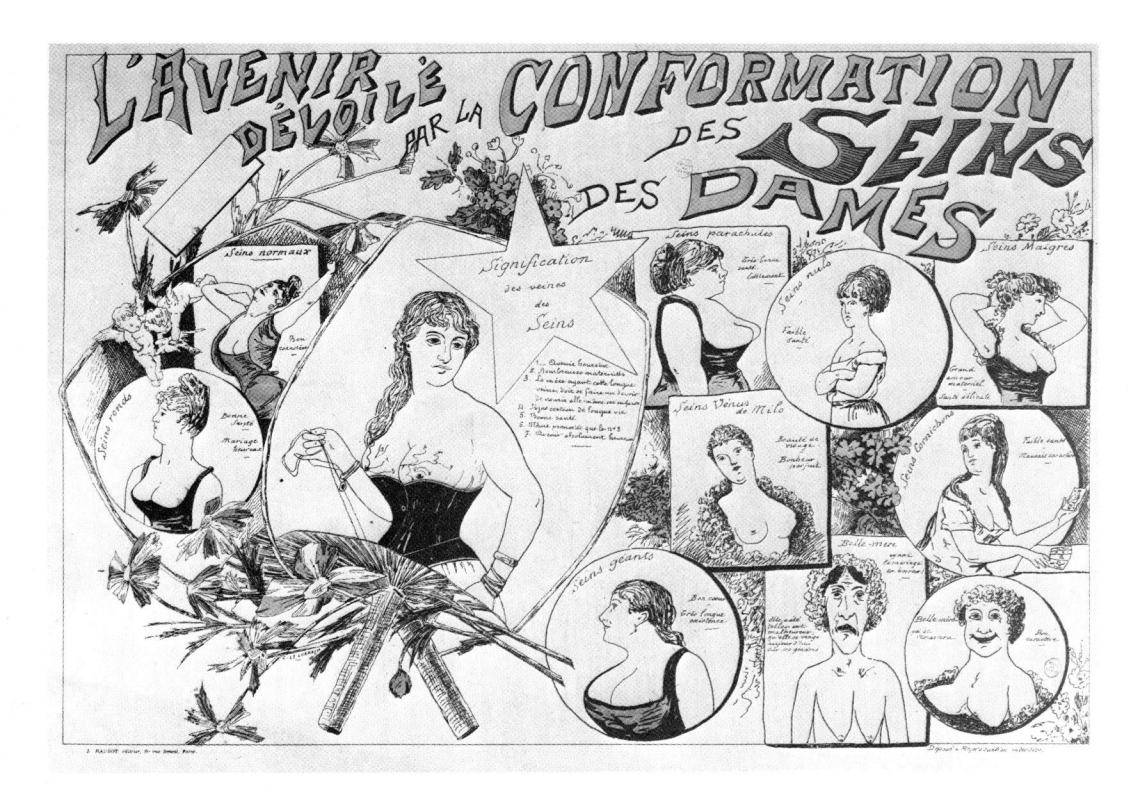

*Abbildung 1428
Humoristischer Stich, Ende des 19. Jh.s. Hier wird den »feinen« Vergnügungen der Belle Epoque freier Lauf gelassen.*

Für ältere Frauen mit Prolaps dritten Grades empfahl Rouhier auf der französischen Gynäkologensitzung 1954 seine Technik der Kolpohysterektomie, die für einen Prolaps dritten Grades bei älteren, ja sogar sehr alten Frauen besonders geeignet ist. Heute verwendet jeder Arzt nur noch zwei Techniken: eine für junge Frauen, wie die dreiteilige Dammoperation oder die sogenannte Manchester-Operation, und eine andere für Frauen in der Menopause, wie die Kolpohysterektomie, von der es einige verschiedene Arten gibt, die aber alle der Technik von Rouhier ähnlich sind. Die Hysteroplastik oder Metroplastik besteht darin, die zweigeteilte Uterushöhle beim Uterus bifidus und besonders aber beim Uterus duplex zu vereinen. Diese Eingriffe werden nur dann empfohlen, wenn hintereinander zwei oder drei unfreiwillige Aborte oder eine primäre Sterilität von mehreren Jahren, von der man noch keine genaue Ätiologie kennt, vorliegen.

Straßmann-Operation Nr. 3. — Nach transversalem Einschnitt des Uterusfundus wird die Scheidewand mit langen Scheren getrennt und die Operationswunde in anteroposteriorer Richtung geschlossen.

Diese 1907 entwickelte Technik wird noch heute häufig verwendet. Die Erfolge sind zufriedenstellend.

Die Bret-Palmer-Operation. — Dieser Eingriff, der von Bret 1959 erfunden und von Palmer 1962 übernommen wurde, sieht einen Sagittalschnitt des Uterus vor, ein Durchtrennen der beiden Hemischeidewände und schließlich eine Naht des Uterus in derselben Richtung, in der ursprünglich der Einschnitt erfolgte. Diese Operation bringt dieselben, oft sogar bessere Ergebnisse als die Straßmann-Operation. Besonders das anatomische Resultat bei Hysterographie ist erfolgreicher.

Die Schaffung einer künstlichen Vagina wird bei Vaginalatresie, die Geschlechtsverkehr unmöglich macht, vorgeschlagen, nachdem unblutige

1315

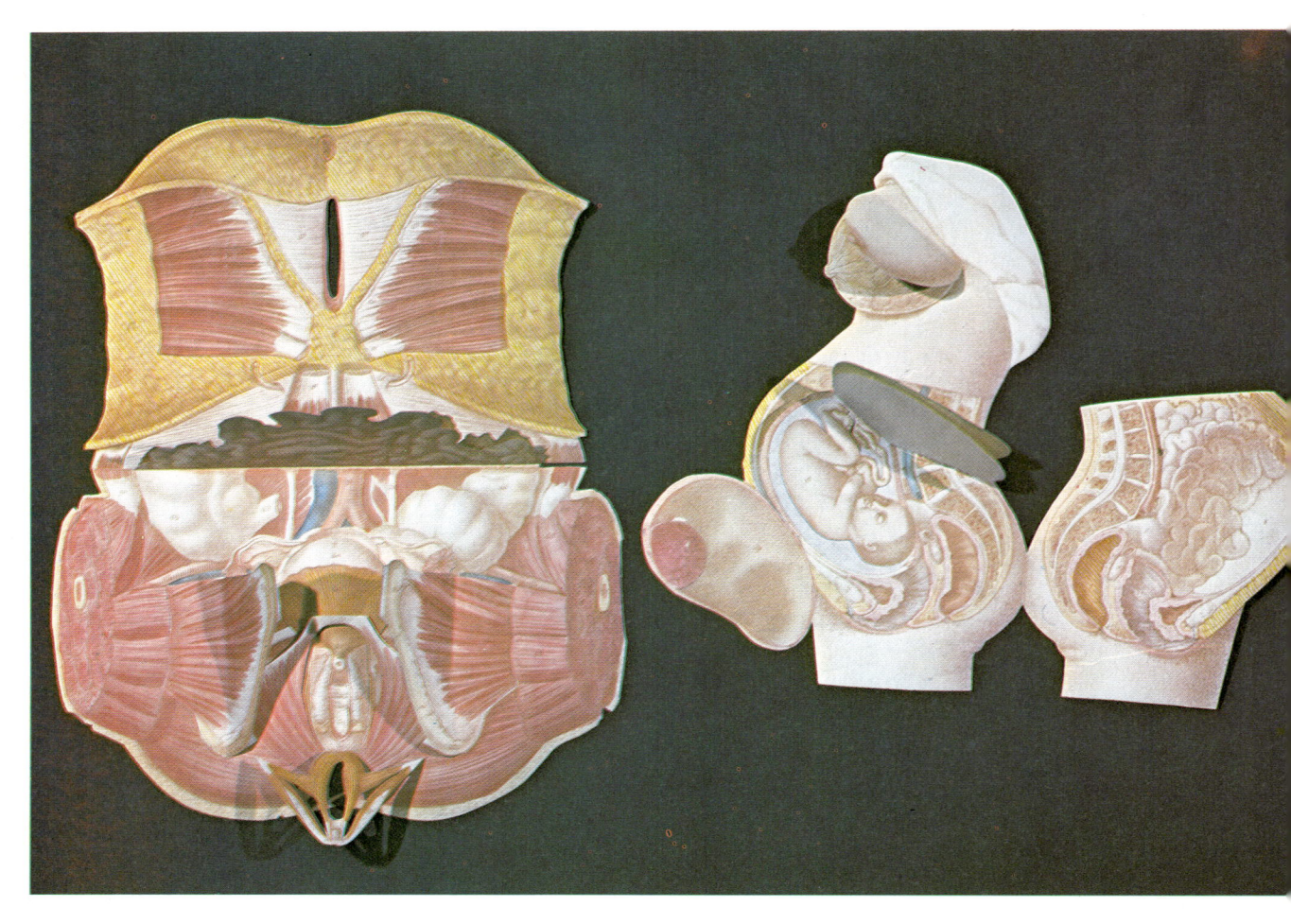

Abbildung 1429
Anatomische Darstellungen aus
La Génération humaine *von*
G. J. Witkowski, Paris 1883.
(Paris, Museum f. Gesch. d. Medizin)

Methoden, wie jene von Franck, fehlgeschlagen sind, oder wenn kein Uterus vorhanden ist, wie beim Syndrom von Rokitansky, Kuster und Hauser, das letzterer 1960 beschrieben hat. Man kann sich mit einer intervesikorektalen Spaltung und einer Deckung durch Hauttransplantate begnügen, wie Beck 1900, Franck und Geist 1927, Grad 1932, Cordier, Thoyer-Rozat und Käser erst vor kurzem vorschlugen. Bloch aus Lausanne propagierte 1948 eine peritoneale Kolpoplastik.

Einige Ärzte rieten, die künstliche Vagina mittels Intestinalschleimhaut auszukleiden. Erwähnenswert ist die Rektalplastik oder Schubert-Operation 1936 und der von Albrecht 1911 erfundene und von Ruge 1913 veränderte Sigmoideingriff, der seit ungefähr zwanzig Jahren unter dem Namen Schmid-Operation bekannt ist. Diese Interventionen werden nur selten ausgeführt, denn die Risiken sind größer als die erreichbaren Ziele. Eine weitere wieder aufgegebene Methode ist die Ileumplastik oder Baldwin-Mori-Operation.

Wenn sich oberhalb der Vaginalatresie ein funktionsfähiger Uterus befindet, muß sofort nach dem Einsetzen der Menstruation eine künstliche Vagina geschaffen werden, um den Uterus mit der permeabel gewordenen Vagina zu verbinden. In diesem Fall muß die Operation von Kazancigil aus dem Jahr 1956, Hysterovestibulostomie genannt, durchgeführt werden.

Die reparativen Eingriffe an der Tube bestehen in dem Versuch, bei Sterilität durch Infektion banaler Keime die Eileiter wieder permeabel zu machen.

Falls diese Infektion tuberkulöser Genese ist, darf keine Desobliteration der Tube durchgeführt werden. Palmer, der französische Urheber, hat sehr große Erfahrung auf diesem Gebiet, da er fast alle Arten von Tubenstenosen erfolgreich operierte, indem er Salpingolysen, Salpingostomien, Ampullo-uterine Implantationen und einige andere weniger bekannte Eileiterplastikoperationen durchführte. Vor kurzem versuchte die Mikrochirurgie die Eileiter unter besten Voraussetzungen wieder permeabel zu machen, und die ersten Ergebnisse dieser Spitzenchirurgie erwiesen sich als vielversprechend. Aber es ist natürlich noch zu früh für eine endgültige Beurteilung dieser neuen Methode.

3. *Die Entwicklung der erhaltenden Chirurgie.* Ihr Bestreben ist es, bei Eingriffen nur das pathologische Gewebe zu entfernen und zu versuchen, die Funktion des betroffenen Organs zu erhalten.

Die Myomektomie am Uterus ermöglicht die Beseitigung der Myofibrome, wobei ein funktions- und menstruationsfähiger Uterus erhalten bleibt, bei dem gewöhnlich Schwangerschaften noch möglich sind.

Ab 1927 wurde der Engländer Victor Bonnet (1887—1953) zu einem Verfechter dieses Eingriffs. Louros aus Athen, der eine eigene Technik der Myomektomie entwickelte, ist ebenfalls ein großer Anhänger der konservativen Methode.

Zwischen 1935 und 1939 beschreiben Stein und Löwenthal in den Vereinigten Staaten das Syndrom, das ihren Namen trägt. Es zeigt vergrößerte polyzystische Ovarien ohne spontane Ovulation. Diese beiden Ärzte empfehlen als Behandlung einen keilförmigen Einschnitt an beiden Ovarien, wodurch fast in allen Fällen, zumindest temporär, die Ovulation und sogar die Möglichkeit zur Schwangerschaft wieder hergestellt wird.

Abbildung 1430
Sagittalschnitt des Ovariums.

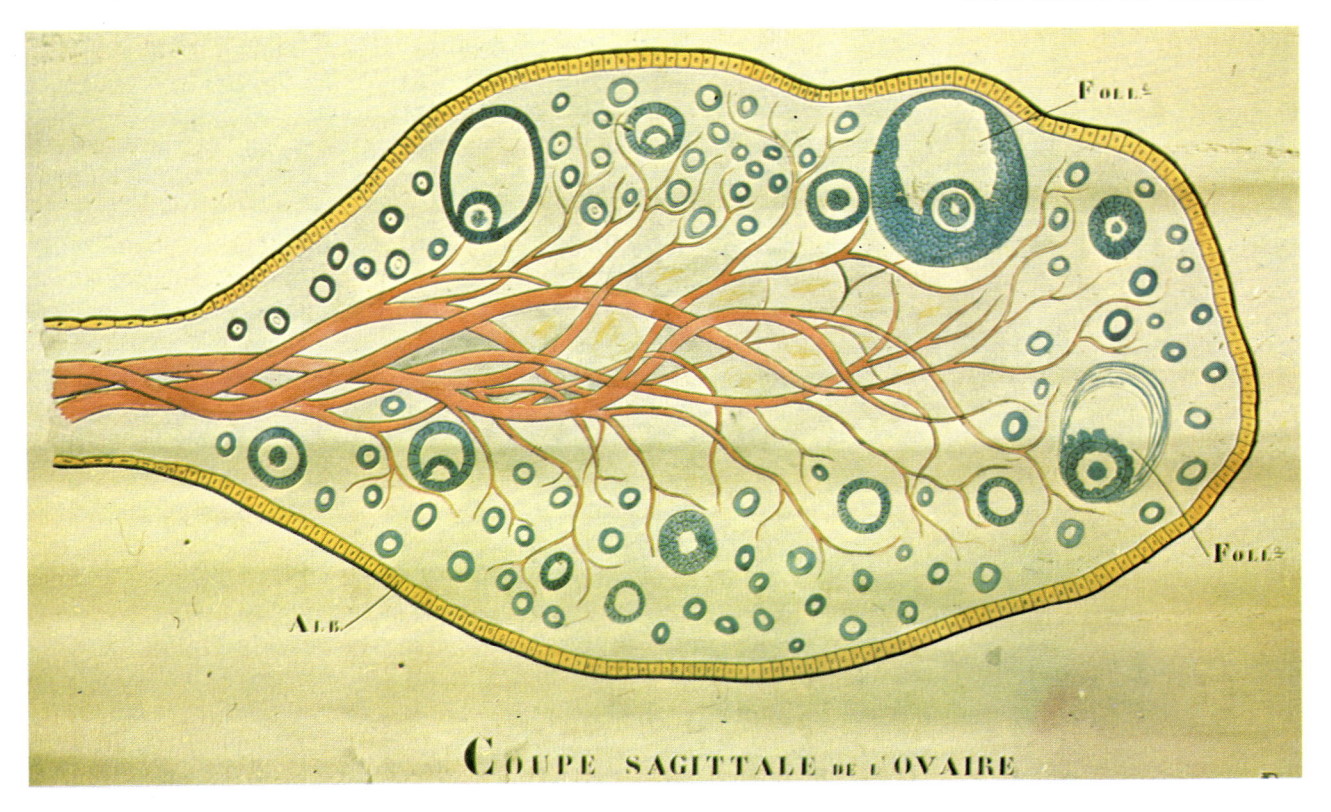

4. *Die Entwicklung der funktionellen Chirurgie.* Hierbei handelt es sich um Operationen zur Behebung von Schmerzen und in gewissen Fällen sogar zur Unterbindung einer normalen Funktion.

Cotte aus Lyon schlug die Resektion des präsakralen Nervengeflechtes vor, um eine hartnäckige Dysmenorrhoe zu heilen. Trotz einiger Erfolge veranlaßte doch die große Anzahl von Mißerfolgen die Gynäkologen, diese Technik aufzugeben.

Es gibt einige Sterilisationsmethoden, darunter jene von Irving aus den Vereinigten Staaten (1924) und eine jüngere von Madlener und Pomeroy, die zahlreiche Anhänger hat, obwohl sie etwas weniger zuverlässig ist als jene von Irving. Aldridge beschrieb 1934 in den Vereinigten Staaten eine Methode zur temporären Sterilisation. Seit einigen Jahren ist die zölioskopische Sterilisation weit verbreitet. Bei der Zölioskopie ist es auch möglich, auf beide Eileiter eine Klammer zu setzen mit der Hoffnung, die Durchlässigkeit mit dem Entfernen dieser Klammer wieder sicherstellen zu können.

Die Entwicklung der Untersuchungsmethoden

Abbildung 1431
Vor der Operation. *Gemälde von Gervex, 1887. Vorne erkennt man Prof. Péan. (Paris, Bibl. des Arts décoratifs)* Zwischen dieser Szene und der vorher gezeigten Operation der Ovarialzyste liegen nicht einmal 100 Jahre. Nichts könnte die Veränderungen in der Medizin und ihre neuen Erkenntnisse besser zeigen, als der Vergleich dieser so entgegengesetzten Bilder.

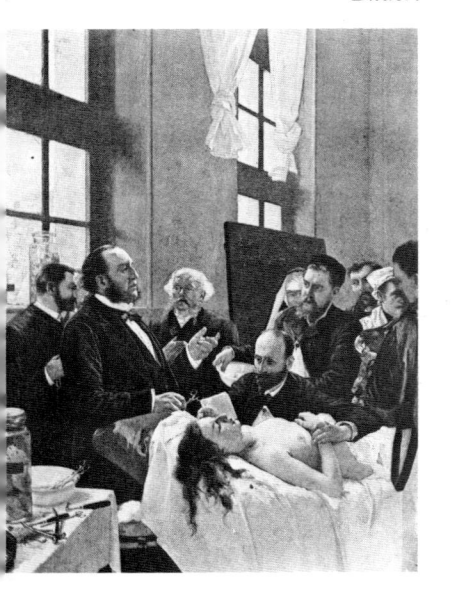

Während zu Ende des 19. Jahrhunderts Untersuchungsmethoden einzig klinischer Art waren und sich auf eine bimanuelle gynäkologische Untersuchung, vielleicht verbunden mit rektalem Abtasten, auf die Einführung eines Spekulums und manchmal eines Hysterometers beschränkten, entstanden im Laufe des 20. Jahrhunderts zahlreiche paraklinische Methoden, die man in zwei Gruppen einteilen kann: die eine zur Entdeckung anatomischer Anomalien, die andere zum Aufspüren funktioneller Störungen mit meist hormonalem Ursprung.

Jede dieser Techniken hat ihre Geschichte, die berichtenswert wäre, aber wir können sie nur aufzählen und den Leser auf die vielen Arbeiten verweisen, die sich mit den verschiedenen Verfahren befassen. Die erste Gruppe umfaßt die endoskopischen und die radiologischen Methoden.

1. *Die endoskopischen Methoden* — a) Die von Nitze 1879 vorgeschlagene Zölioskopie untersucht endoskopisch die abdominalen und pelvinen Organe. Sie wurde von Kelling 1901 in einem Tierversuch erprobt und 1911 von Jacobaeus am Menschen durchgeführt. Renon führte sie 1913 in Frankreich ein. Sie wurde 1928 von Kalk in Deutschland, Ruddock und Hope 1937 in den Vereinigten Staaten und von Palmer in Frankreich verbessert, der eine Kanüle empfahl, um durch Einblasung den Uterus zu mobilisieren. Fourestier, Vulmière und Gladu, die 1952 eine Optik mit kaltem Licht entwickelten, trugen ebenfalls zu ihrer Perfektionierung bei. Seit dieser Zeit wurde die gynäkologische Zölioskopie von der Mehrzahl der Gynäkologen übernommen.

Einerseits erlaubt sie die Untersuchung der inneren Genitalorgane und hat somit die diagnostische Laparotomie fast ganz verdrängt, andererseits ermöglicht sie seit 1964 die zölioskopische Operation, die Palmer mit seiner ersten Biopsie des Ovariums während einer Zölioskopie einleitete. Inzwischen wird die zölioskopische Sterilisation allgemein verwendet, vor allem in den angelsächsischen Ländern, aber auch in Frankreich.

b) Die von Pantaleoni 1869 zum erstenmal durchgeführte Hysteroskopie ist die älteste endoskopische gynäkologische Methode, aber sie wird nach mehr als einem Jahrhundert noch immer nicht bei Routineuntersuchungen eingesetzt. Der Grund dafür sind bedeutende technische Schwierigkeiten, die bis heute noch nicht endgültig überwunden werden konnten.

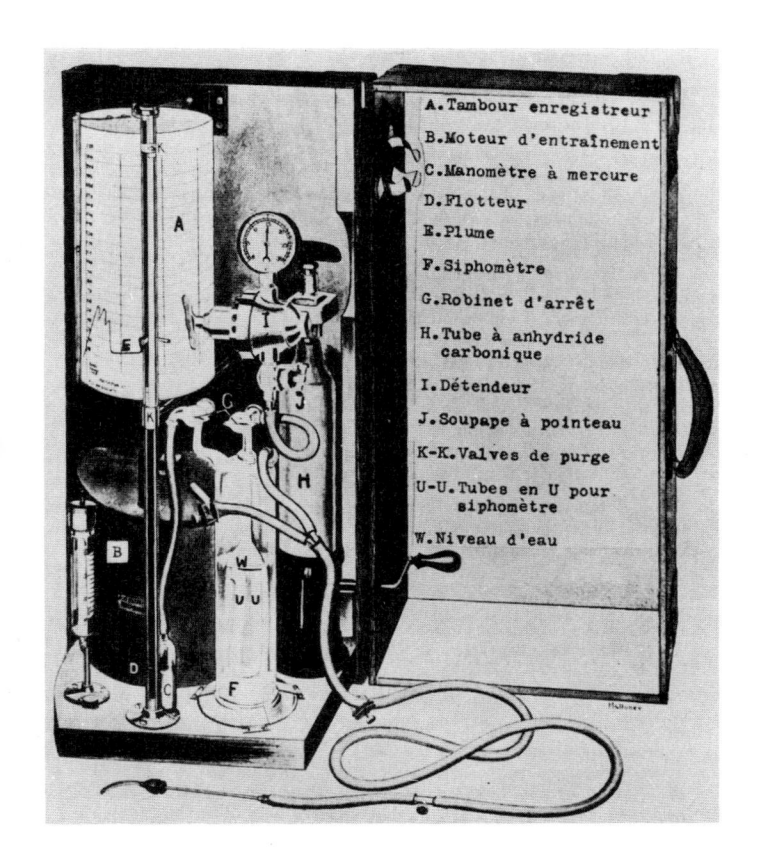

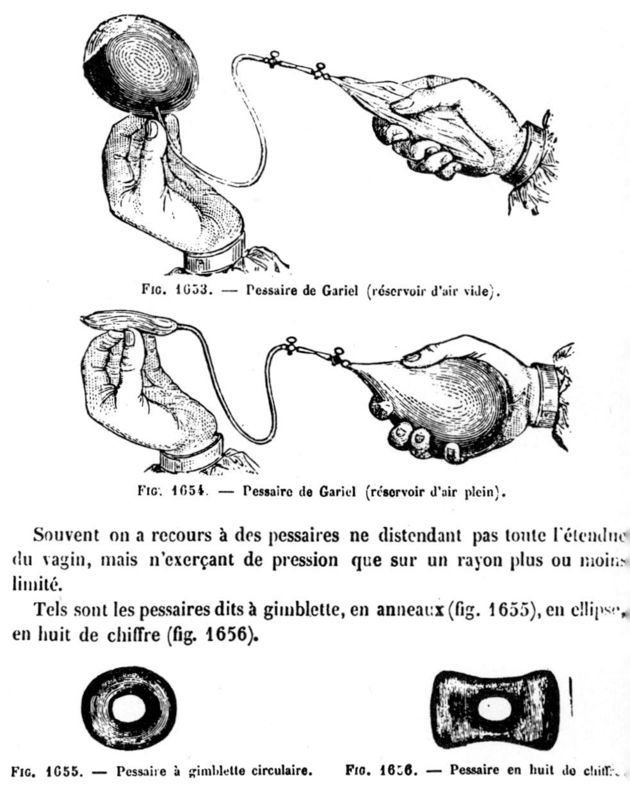

c) 1925 erfand Hinselmann aus Hamburg die Kolposkopie. Sie erlaubt die Untersuchung des Uterushalses dank eines optischen Systems mit variabler Vergrößerung. Schiller beschrieb 1927 den Lugoltest, der es ermöglicht, die normale Zervikalschleimhaut von der pathologischen zu unterscheiden. Dieser Test wurde ursprünglich in den deutschsprachigen Ländern entwickelt: Meswerdt in Deutschland schrieb eine Abhandlung, die ins Französische übersetzt wurde, und Wespi, ein deutschsprachiger Schweizer, machte die photographische Technik allgemein anwendbar. In Frankreich veröffentlichten Bret und Coupez 1960 einen Bericht, in dem sie die Möglichkeit der Ausweitung dieser Methode auf Schwangerschaftsuntersuchungen darlegten.

2. *Die röntgenologischen Methoden.* Die Hysterosalpingographie, röntgenologische Darstellung des Uteruskavums und der Tuben nach Injektion eines Kontrastmittels, wurde 1924 von Portret in Paris, dann von Carlos Heuser in Buenos Aires und wenig später von Pierre Mocquot und Claude Béclère in Paris durchgeführt. Als Kontrastmittel wurde zuerst Lipiodol verwendet, dann wasserlösliche organische Verbindungen mit Polyvinylpyrrolidon. Seit einiger Zeit benützt man bei der Hysterosalpingographie Kontrastverstärker, Röntgenbildverstärker und Fernsehdurchleuchtung in einem hell erleuchteten Saal.

Diese Methode ist unter den Gynäkologen sehr verbreitet und ein Bestandteil der Routineuntersuchung bei jeder Sterilitätsdiagnose. Das HSG kann noch durch Pertubation mittels eines Gases (CO_2) in das Uteruskavum und Kynogramm erweitert werden, um die Durchgängigkeit der Eileiter zu beurteilen.

Diese Technik wurde 1919 von Rubin erfunden. 1925 ersetzte er die einfache manometrische Kontrolle durch Aufzeichnung der Druckveränderungen auf

Abbildung 1432 (oben, links) Darstellung des ersten Modells des Tubeninsufflationsapparates mit Kymographen, der von I. C. Rubin entwickelt wurde. Illustration zu seiner Untersuchung: Insufflation utérotubaire, *Paris 1950. (Paris, Bibl. d. Alten Med. Fakultät) Die Quecksilbersäule zeigt den Druck im Inneren der Tuben und des Uterus.*

Abbildung 1433 (oben, rechts) Ein Pessar zur Heilung des Uterusprolaps. G. Gaujot und E. Spillmann, Arsenal de la chirurgie contemporaine, *Paris 1872. (Paris, Bibl. d. Alten Med. Fakultät) Dieses Pessar konnte nur wirkungsvoll eingesetzt werden, wenn der Prolaps nicht auf eine Uterushalshypertrophie oder eine andere organische Erkrankung zurückging.*

1319

Abbildung 1435 (gegenüber) Totale Hysterektomie.

einen Zylinder und entwickelte so die Kymographie bei uterotubarer Insufflation (in angelsächsischen Ländern Rubin-Test genannt).

In Frankreich wurde diese Technik zuerst 1930 von J. Dalsace und 1934 von L. Bonnet eingeführt, der 1937 ein Gerät entwickelte, das seinen Namen trägt.

Die anderen röntgenologischen Methoden hingegen werden wenig verwendet:

— die einfache Gas-Pelvigraphie besteht in einer röntgenologischen Untersuchung nach Erzeugung eines Pneumoperitoneums;

— die Gynäkographie steht, gemäß der Beschreibung von Arens und Stein 1927, in Verbindung mit der HSG und der Gas-Pelvigraphie;

— die transuterine Phlebographie wurde von Guilhem und Beaux 1954 vorgeschlagen; sie scheint für die Diagnose der pelvinen Varikozele von Bedeutung zu sein.

Die zweite Gruppe umfaßt die *endokrinologischen Methoden*.

a) Die Temperaturkurve, die ein prämenstruelles Ansteigen der Basaltemperatur zeigt, wurde in Frankreich 1937 durch Palmer eingeführt. Die hormonabhängige Zytologie, die J.-M. Pouchet 1847 erahnte, kam erst fast hundert Jahre später in Gebrauch, dank der Arbeiten von Papanicolaou, die er mit Stockardt begann und 1933 abschloß. Die zytohormonale Diagnose ist zu einer Routineuntersuchung geworden, um den Hormonhaushalt der Frau bei verschiedenen physiologischen und pathologischen Zuständen festzustellen.

b) Die ambulant vorgenommene Endometriumbiopsie mit der Novak-Kanüle, die 1937 von Palmer in Frankreich eingeführt wurde, hat die bioptische Kürettage bei der gynäkologischen Endokrinologie ersetzt.

Die Hormonausscheidung während vierundzwanzig Stunden im Harn und seit kurzem auch die radioimmunologische Plasmaspiegelbestimmung der Hormone des Ovars und der Gonadotropine werden vielfach angewandt. Der Zervikalschleim, der von den Drüsen im Uterushals hergestellt wird, scheint für die Lebensfähigkeit und die Migration der Spermien bis in das Uteruskavum von Bedeutung zu sein.

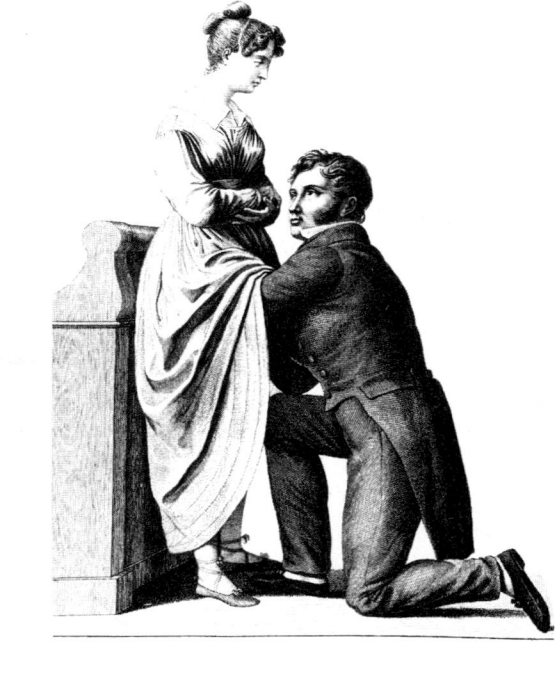

Abbildung 1434 »Abtasten der stehenden Frau.« Die hervorragenden Stiche der Sammlung von J.-P. Maygrier bezaubern uns zwar noch heute durch ihre Anmut, doch sie zeigen auch die sehr geringen Kenntnisse im Vergleich zur oft unerbittlichen Präzision der Informationen, die wir von den modernen funktionellen Untersuchungsmethoden erhalten. Les Nouvelles Démonstrations d'accouchemens, *Paris 1822. (Paris, Bibl. d. Alten Med. Fakultät)*

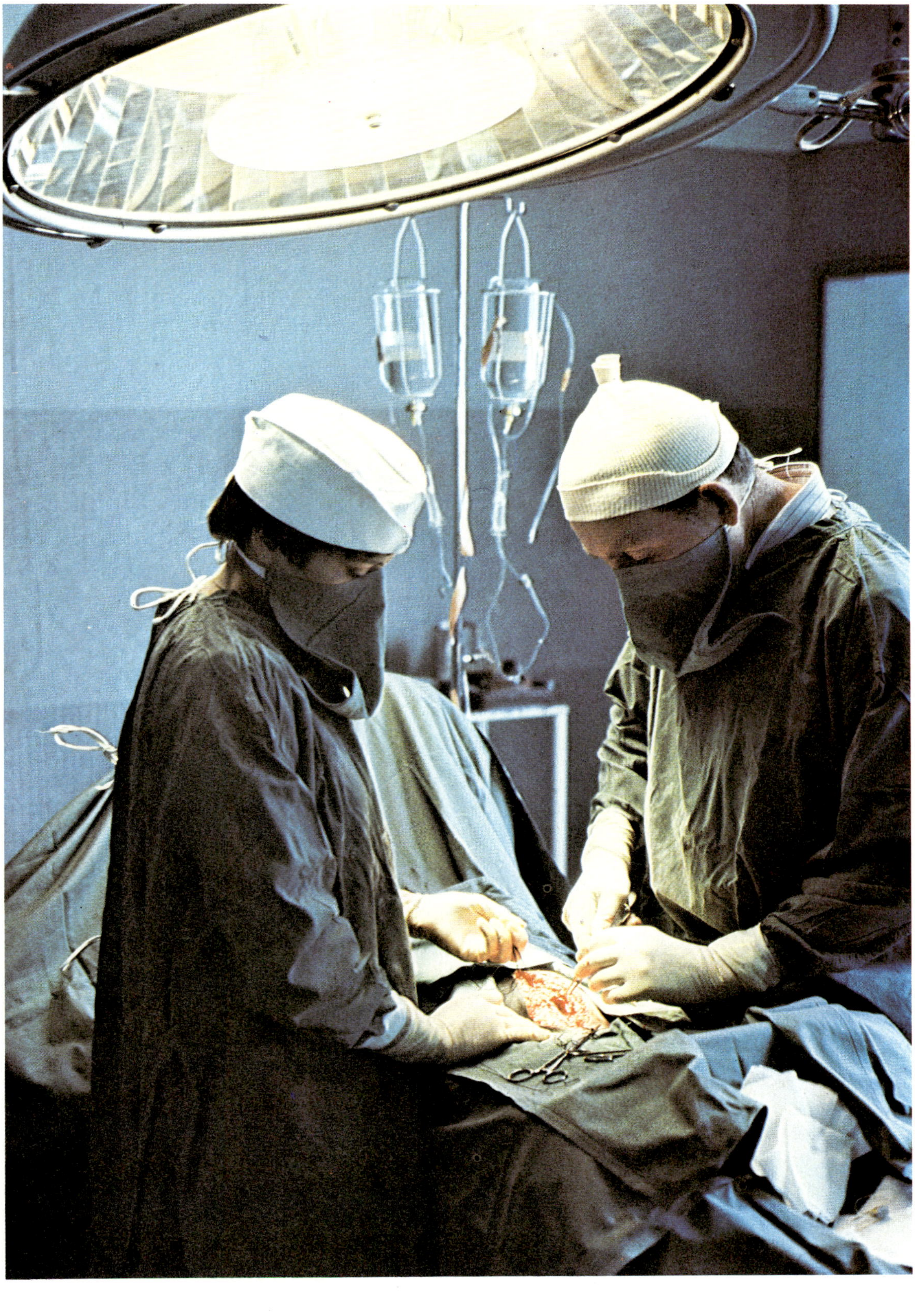

Der Zervikalschleim wurde zuerst 1837 von Deune erwähnt, von Smith 1855 untersucht und von Seguy und Vimeux systematisch erforscht und seine Funktion präzisiert. Seguy und Simonnet entdeckten 1933 die Beziehung zwischen dem Zervikalschleim und der Ausscheidung der Östrogene im Harn. Moricard zeigt 1936 die Bedeutung der Follikelhormone für die Produktion des Zervikalschleims auf, und Palmer weist auf die hemmende Wirkung des Progesterons hin. Der 1910 entwickelte Sims-Huhner-Test besteht darin, in der präovulatorischen Phase nach der ausgeführten Kohabitation Zervikalschleim auf das Vorhandensein beweglicher Spermien hin zu untersuchen.

Entstehen und Aufstieg der medikamentösen Gynäkologie

Trotz der riesigen Ausweitung der Kenntnisse auf den Gebieten der Gynäkologie und der Geburtshilfe sind beide in den meisten Ländern eine Einheit geblieben. In Frankreich ist seit ungefähr dreißig Jahren eine medikamentöse Gynäkologie im Entstehen, die ständig anwächst und vielleicht einmal ein eigenes Spezialgebiet werden könnte.

Ihr Tätigkeitsfeld ist sehr weit gesteckt und entspringt mehreren Faktoren:

Eine große Anzahl von Krankheiten, die noch vor vierzig Jahren ausschließlich in das Gebiet der chirurgischen Gynäkologie fielen, können heute bemerkenswert gut durch medikamentöse Behandlung geheilt werden. Dazu drei Beispiele:

1. Die Genitalinfektionen: Salpingitis, Adnexitis, Endometritis und Pelveoperitonitis, die früher eine erste Laparotomie in der akuten Phase notwendig machten, die sich im wesentlichen auf eine Drainage beschränkte, und eine zweite Laparotomie einige Monate darauf, bei der die inzwischen chronischen Infektionsherde entfernt wurden.

Heute können alle diese Infektionen im allgemeinen ohne chirurgische Eingriffe dank der Antibiotika und entzündungshemmender Medikamente geheilt werden.

Das gleiche gilt für Genitaltuberkulose, die allerdings heute sehr selten geworden ist.

2. Die Endometriose konnte nur sehr schwierig, oft gar nicht, je nach ihrer Lage, chirurgisch behandelt werden. Heute kann mit langdauernder, hochdosierter Progesterontherapie eine bemerkenswert gute Heilung erzielt werden.

3. Die Menorrhagien bei Myofibromatose, die oft durch Hysterektomie behandelt wurden, können heute ebenfalls häufig durch eine intensive und langfristige Progesterontherapie gestoppt werden; außerdem kommt es oft zu einer Rückbildung des Tumors, und man kann oft eine Hysterektomie vermeiden.

Schließlich stellt die Pathologie des hormonalen hypothalamo-hypophysoovarialen Regelkreises den wichtigsten Teil der medikamentösen Gynäkologie dar. Ihr Gebiet umfaßt die Sterilität bei Anovulation, zahlreiche Arten von Amenorrhoe und Regelstörungen, ebenso wie die orale Kontrazeption, deren Verschreibung und Überwachung einen wichtigen Teil der medizinischen Tätigkeit der Gynäkologen ausmachen.

Zur medikamentösen Gynäkologie gehören schließlich auch das große Gebiet der gynäkologischen Psychosomatik und die Sexologie, die Dyspareunie, die Frigidität und Anomalien im Sexualverhalten.

Natürlich ist diese Aufzählung nicht vollständig, sie soll nur auf das ausgedehnte Gebiet der medikamentösen Gynäkologie hinweisen und ihre Anerkennung durch Berufsorganisationen und Spezialisten der Gynäkologie und Geburtshilfe legitimieren. Die beiden ersten medizinischen Gynäkologen in

Abbildung 1436
Diese Abbildung »zeigt die Vorderansicht der Brust einer jungen Frau, die gerade entbunden hat und drei Tage danach gestorben ist. Die Milchgänge sind von der Milch erweitert«. Figur 5 zeigt einen Vertikalschnitt der Brustwarze. Zwei der Milchgänge sind mit Wachs injiziert. Anatomische Abbildung aus dem Manuel d'anatomie descriptive *von Jules Cloquet, Paris 1825. (Paris, Bibl. d. Alten Med. Fakultät)*

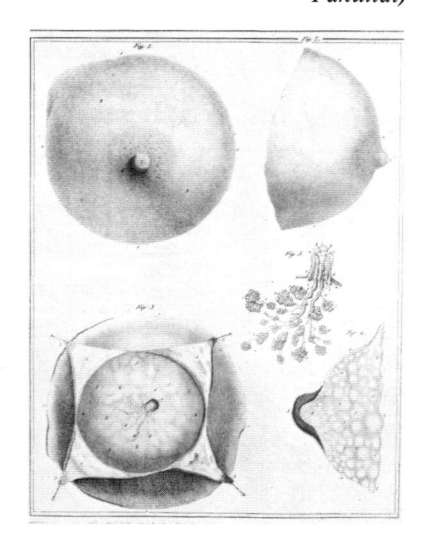

Frankreich waren Dr. J. E. Marcel und Dr. Maurice Fabre, beide inzwischen verstorben, die auf ihrem Gebiet zusammen das erste Buch mit dem Titel *Gynécologie médicale* (Medizinische Gynäkologie) herausgegeben haben. Sie waren aktive Verfechter dieser neuen Art gynäkologischer Behandlung, die es bis jetzt nur in Frankreich gibt: Dr. A. Netter, Professor am Collège de médicine, ist ihr Vertreter.

Die Brüste

Im 19. Jahrhundert entstanden zahlreiche Arbeiten über Brusterkrankungen, vor allem von Ärzten, die in unserer kurzen Bibliographie genannt sind. Es gab aber nur wenige wirkliche Entdeckungen. Das 20. Jahrhundert brachte auf dem Gebiet der Chirurgie neue Techniken, die erweiterten Mastektomien mit Lymphknotenausräumung der Achselhöhlen zur Heilung von Karzinomen, eine heute umstrittene Technik, und Schönheitsoperationen, vor allem zur Verkleinerung von Brüsten, die als zu umfangreich befunden werden. Bei Mammaatrophien und Brustamputationen verwenden einige Chirurgen Silikonplastiken.

Obwohl die meisten Frauen, die über abnorme Empfindungen oder Größe der Brust beunruhigt sind, einen Gynäkologen oder einen Allgemeinpraktiker aufsuchen, fällt das ebenso in den Zuständigkeitsbereich der Endokrinologie, der Krebsforschung und der plastischen Chirurgie. Laktationsstörungen fallen in das Gebiet des Pädiaters.

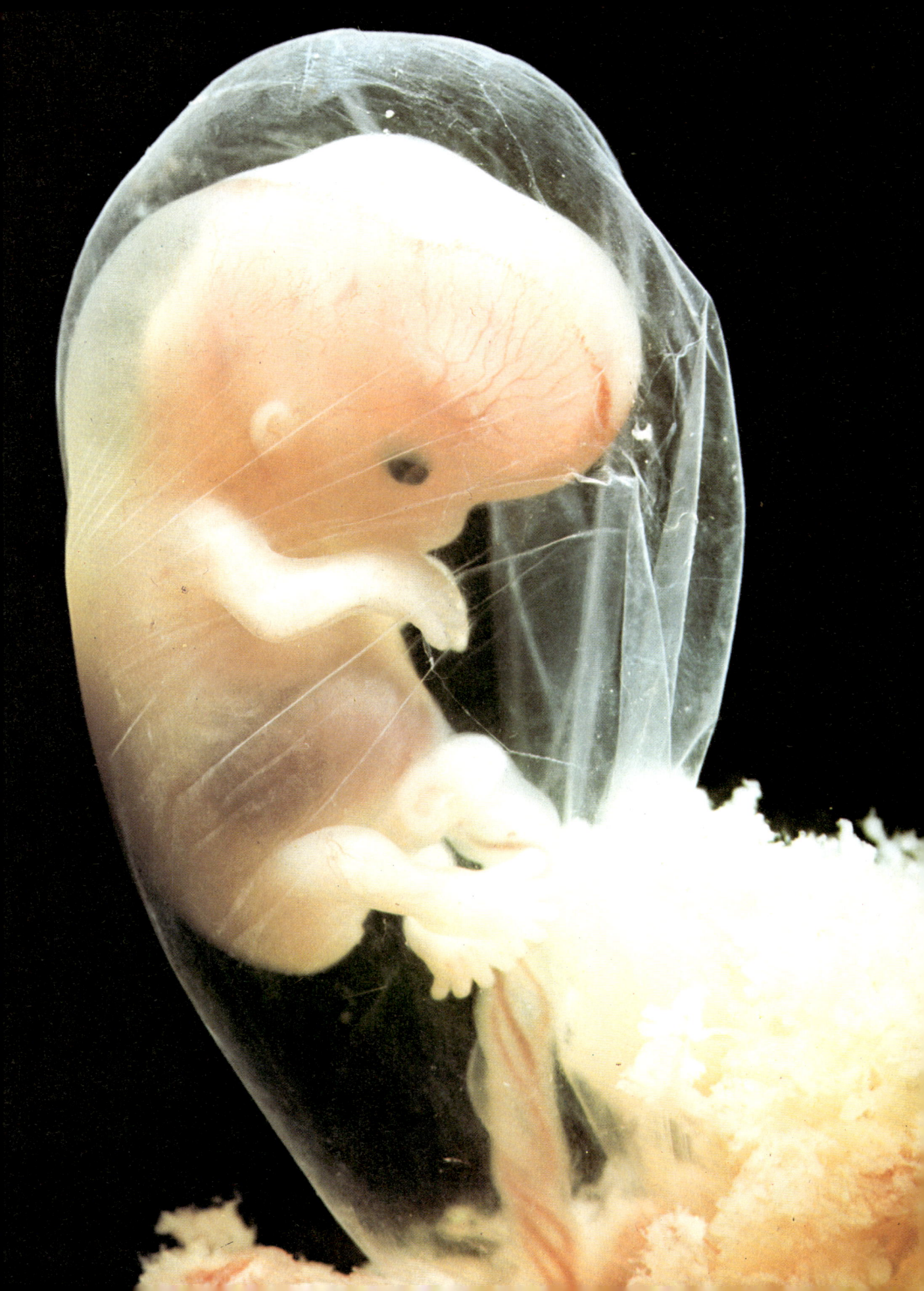

Geschichte der Geburtshilfe vom 18. Jahrhundert bis zur Gegenwart

von Jean Hartemann

Das 18. Jahrhundert

Das 18. Jahrhundert stellte für die Geburtshilfe eine glückliche Epoche dar. Endlich löste sie sich aus ihrer engen Bindung an die Chirurgie. Zwar rekrutierten sich die Geburtshelfer immer noch ausschließlich aus dem Chirurgenstand, fortan handelt es sich jedoch ausschließlich um Spezialisten. Der Geburtshilfe als Wissenschaft kam diese Entwicklung sehr zugute. Ohne die Verdienste mancher Hebammen in den größeren Städten schmälern zu wollen, müssen wir einmal offen aussprechen, daß echte Fortschritte in der Geburtshilfe erst erzielt wurden, seit eine Reihe von Chirurgen sich nicht mehr nur für erschwerte Entbindungen, sondern auch für den normalen Geburtsvorgang zu interessieren begannen und ihn zum Gegenstand ihrer Forschungen machten. Währenddessen bürgerte sich allmählich die alte Gewohnheit der Aristokratie, zu Entbindungen aus Sicherheitsgründen professionelle Geburtshelfer hinzuzuziehen, allgemein ein. Manchen Ärzten allerdings mißfiel diese Entwicklung.

So erschien 1708 das bekannte Pamphlet *Traité de l'indécence aux hommes d'accoucher les femmes,* in dem die von Männern ausgeübte Geburtshilfe als unanständig dargestellt wird. Autor des anonymen Artikels war der Arzt Hecquet, der 1712 Dekan der Medizinischen Fakultät Paris wurde. Dieses für heutige Begriffe ziemlich törichte Plädoyer hat die Entfaltung der vornehmlich von Männern ausgeführten Geburtshilfe natürlich nicht verhindern können.

Levret, der noch ganz dem 18. Jahrhundert angehört (1703 bis 1780), war zu seiner Zeit die beherrschende Gestalt der französischen Geburtshilfe. Wir können ihn außerdem als Bindeglied zwischen der geheimen Geschichte der Zangengeburt und ihrer offiziellen Phase ansehen. 1751 bediente sich Levret eines Forceps, den er selbst bedeutend verbessert hatte. Die wichtigste Änderung bestand aus der »Beckenkrümmung« der Löffel. Sie setzte sich bei allen folgenden Zangenmodellen durch. Levret empfahl außerdem, die beiden Schenkel des Instruments scherenartig über ein Schloß zu verbinden. Er war auch der Autor zweier wichtiger Abhandlungen: 1753 erschien *L'Art des accouchemens démontré par des principes de physique et de mécanique* (über

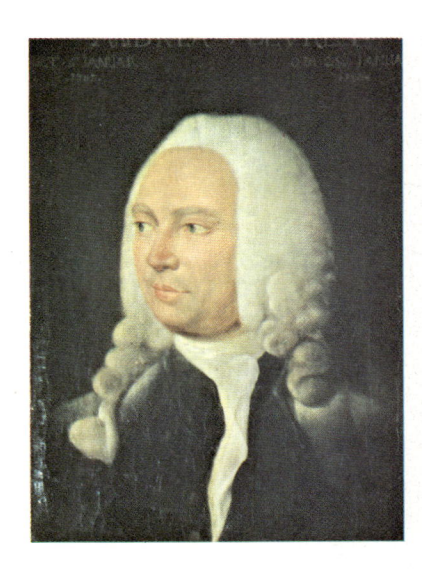

*Abbildung 1438
Der Chirurg André Levret (1703 bis 1780).
(Paris, Museum für Geschichte der Medizin)*

In Frankreich

*Abbildung 1437
(gegenüberliegende Seite)
Sieben Wochen alter Fötus.*

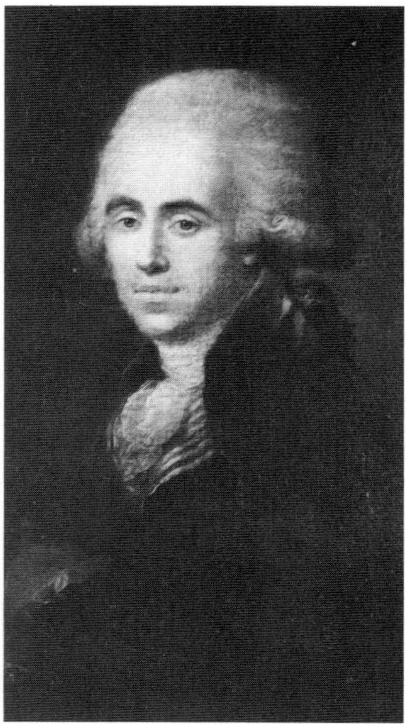

physikalische und mechanische Aspekte des Geburtsvorgangs); das Werk *Observations sur les causes et les accidents de plusieurs accouchemens laborieux* (über erschwerte Entbindungen) hatte er schon sechs Jahre zuvor veröffentlicht. Besonders ausführlich behandelt der Autor in seinen beiden Büchern natürlich die Zangengeburt, ihre Merkmale und Techniken. Insbesondere betont er, man habe zunächst in der Nabel-Steißbein-Achse nach unten und dann waagrecht zu ziehen. Zur Entwicklung des Kopfes solle man die schrägen Beckendurchmesser ausnutzen, »so wie es uns die Natur vormacht«. Überdies erklärt der Autor Begriffe wie *Beckeneingangsebene, kleines Becken* und *Beckenausgangsebene*. Sicherlich benutzte Levret seine verlängerte Geburtszange (die man im englischen Sprachraum »long French forceps« zu nennen pflegte) auch selbst; mit ihr konnte man noch sehr hoch gelegene Fötusköpfe fassen, obwohl dies nicht ganz ungefährlich gewesen sein dürfte. Damals hat der lange Forceps dennoch gute Dienste leisten können, da die Schnittgeburt zu dieser Zeit sehr riskant war. Diese billigte Levret im übrigen auch nur in zwei Fällen: wenn ein ausgereifter Fötus außerhalb des Uterus, nämlich in der Bauchhöhle, läge (wie er meinte, handle es sich dann nicht um einen Kaiser-, sondern um einen Magenschnitt!) oder wenn das Becken so verformt wäre, daß die reife Frucht offensichtlich den Engpaß nicht überwinden könne. Levret zitiert eine Statistik Simons, die über vierundsechzig erfolgreiche Kaiserschnitte berichtet; allein die Hälfte davon soll an dreizehn Frauen mehrfach vorgenommen worden sein. Levret kommentiert, sie seien alle überflüssig gewesen. Wahr ist auf jeden Fall, daß wir die Zahl der Mißerfolge nicht zu wissen bekommen. Andere bemerkenswerte Arbeiten Levrets haben das rachitisch verformte Becken und die verschiedenen Lagen des Mutterkuchens zum Thema. Bei Vorhandensein einer placenta praevia (d. h., wenn der Mutterkuchen vor dem inneren Muttermund liegt) empfahl er, die Entbindung wegen der Blutungsgefahr künstlich zu beschleunigen. Weiterhin machte sich Levret dadurch verdient, daß er im Gegensatz zu früheren Ansichten erkannte, daß der Embryo während der Geburtsarbeit passiv bleibt und der Muttermund bis zum Beginn der Wehen die Gebärmutter zu verschließen hat.

Noch vor Levret hatte dessen älterer Zeitgenosse Nicolas Puzot (1686 bis 1763) auch bei Hämorrhagien infolge vorzeitiger Plazentalösung die künstliche Entbindung zunächst nicht wagen wollen. Statt dessen hatte er leider eine Zeitlang mit weniger drastischen Mitteln wie dem Aderlaß (!) experimentiert, bevor er am Ende das Einreißen der Eihüllen als empfehlenswert erachtete. Diese Methode ist noch heute unter der Bezeichnung »Puzotscher Handgriff« gültig. In der Abhandlung *Traité des accouchemens* rät Puzot außerdem, den Damm während der Ausstoßung mit der Hand vor dem Einreißen zu schützen. Minutiös beschreibt er den normalen und anormalen Bau des Beckens; er warnt davor, die Entbindung künstlich zu forcieren, wenn dafür keine Notwendigkeit bestehe.

Sigault hatte sich seit 1768 mit dem Gedanken getragen, das für die natürliche Niederkunft zu enge Becken durch einen Schamfugenschnitt zu erweitern. 1777 praktizierte er dann die erste Symphyseotomie, die durchaus von Erfolg gekrönt zu sein schien, zumal die Patientin Souchot zuvor vier Totgeburten gehabt hatte. Zu Ehren Sigaults (und seines Assistenten Leroy) ließ die Pariser Medizinische Fakultät eine silberne Gedenkmünze prägen. Außer Bewunderern fanden sich jedoch auch Kritiker. Unter anderem lehnte Baudelocque diese Operation entschieden ab — vielleicht wegen der Behinderungen, welche, wie

Abbildung 1439
Jean-Louis Baudelocque (1746 bis 1810).
(Paris, Sammlung der Alten Med. Fakultät)
Baudelocque verdanken wir die Richtigstellung vieler irrtümlicher Ansichten über den Geburtsmechanismus und die Erfindung eines Beckenzirkels zum Bestimmen der Beckenmaße.

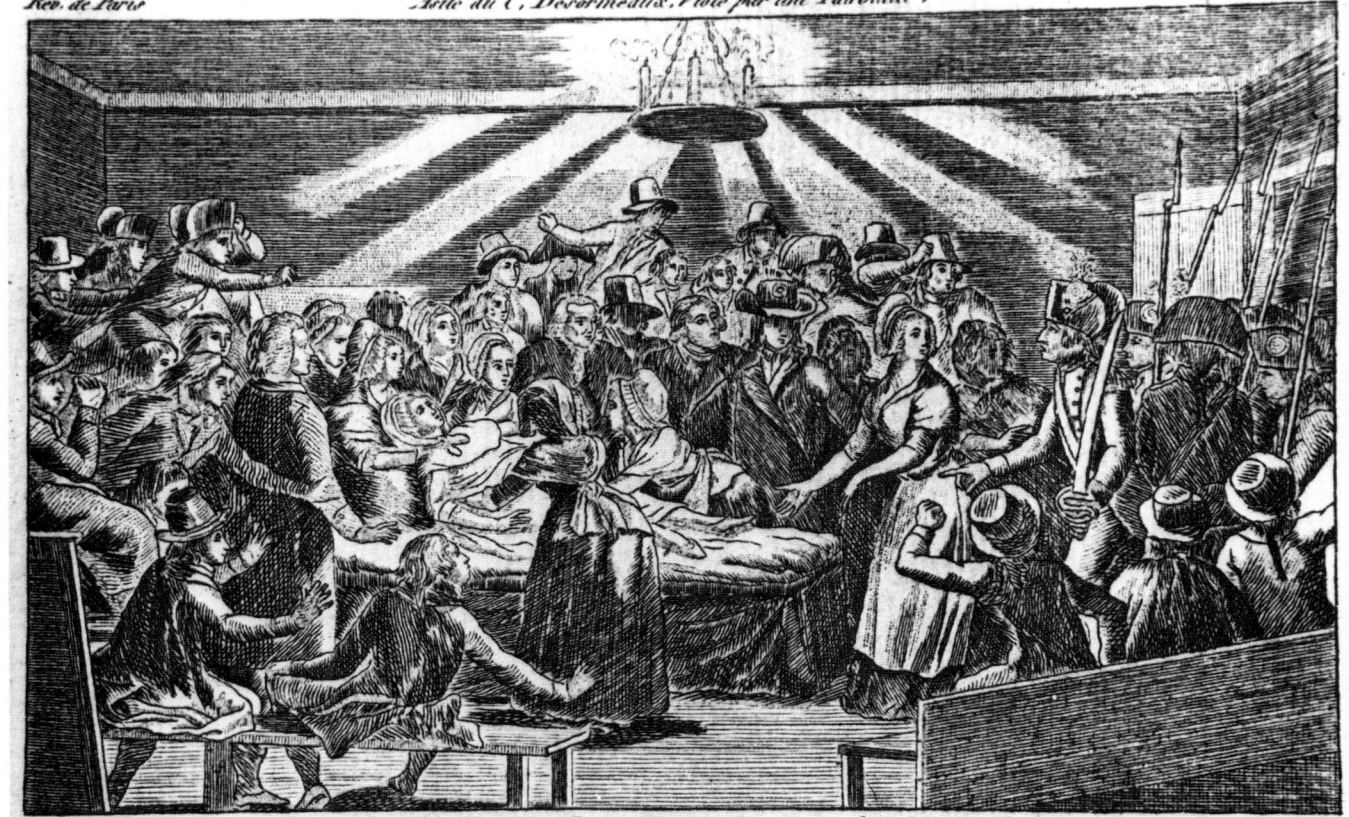

Rév. de Paris
Asile du C. Désormeaux, Violé par une Patrouille.
N°. 188. P. 343.
La Nuit du Dimanche 27 Janvier 1793, une Patrouille, entendant parler un peu fort dans la Maison du C. Désormeaux, professeur d'accouchemens, force la porte Cochère et celle de la Salle ou se trouvoit au milieu des Elèves une femme dans les plus grandes douleurs. une des sages-femmes donna un soufflet au commandant.

Abbildung 1440
Die Pflegeanstalt des Bürgers Désormeaux wird gewaltsam von einer Patrouille betreten. *Die Bildunterschrift lautet: Sonntagnacht, am 27. Januar 1793, stürmte plötzlich eine Streife in das Haus des Chirurgen Désormeaux, Professor für Geburtshilfe, während dieser gerade im Beisein seiner Schüler und mehrerer Hebammen eine Frau entband. Eine Hebamme gab dem Kommandanten eine Ohrfeige (Museum Carnavalet).*

sich zehn Monate später herausstellte, die Patientin Souchot erlitten hatte. Trotzdem übernahmen viele Chirurgen in Frankreich und anderen Ländern (außer England) die neue Technik. Da sich dann aber doch Mißerfolge einstellten, gab Sigault sie schließlich auf — nicht jedoch Leroy. (Ungefähr hundert Jahre später kam die Symphyseotomie noch einmal vorübergehend in Mode). Leroy wurde nun von Baudelocque attackiert, und zwar nicht nur, weil er an einem Verfahren festhielt, welches der Meister ablehnte. Vor allem warf ihm Baudelocque vor, er betreibe »geistige Leichenschändung«. Damit war gemeint, daß Leroy sich die Entdeckungen Solayrès' zunutze machte; mitgeteilt hatte sie ihm nämlich einmal unvorsichtigerweise sein Gegner selbst.

Solayrès de Renhac (1737—1772), seines Zeichens »docteur en médecine et en chirurgie de la faculté de Montpellier et de la Société royale des sciences de la même ville«, lehrte eine Zeitlang Anatomie und Chirurgie in Montpellier, bevor er nach Paris ging, um dort mit großem Erfolg ein privates Geburtshilfeseminar zu gründen. Als erster beschrieb er bis ins kleinste Detail den normalen und den krankhaften Geburtsvorgang. Solayrès starb im Alter von fünfunddreißig Jahren an Schwindsucht.

Jean-Louis Baudelocque (1745—1810), der Lieblingsschüler Solayrès', war sicherlich der berühmteste Geburtshelfer des 18. Jahrhunderts. Er hinterließ uns zwei Werke, an denen wir ermessen können, wie positiv sich seine Lehr-

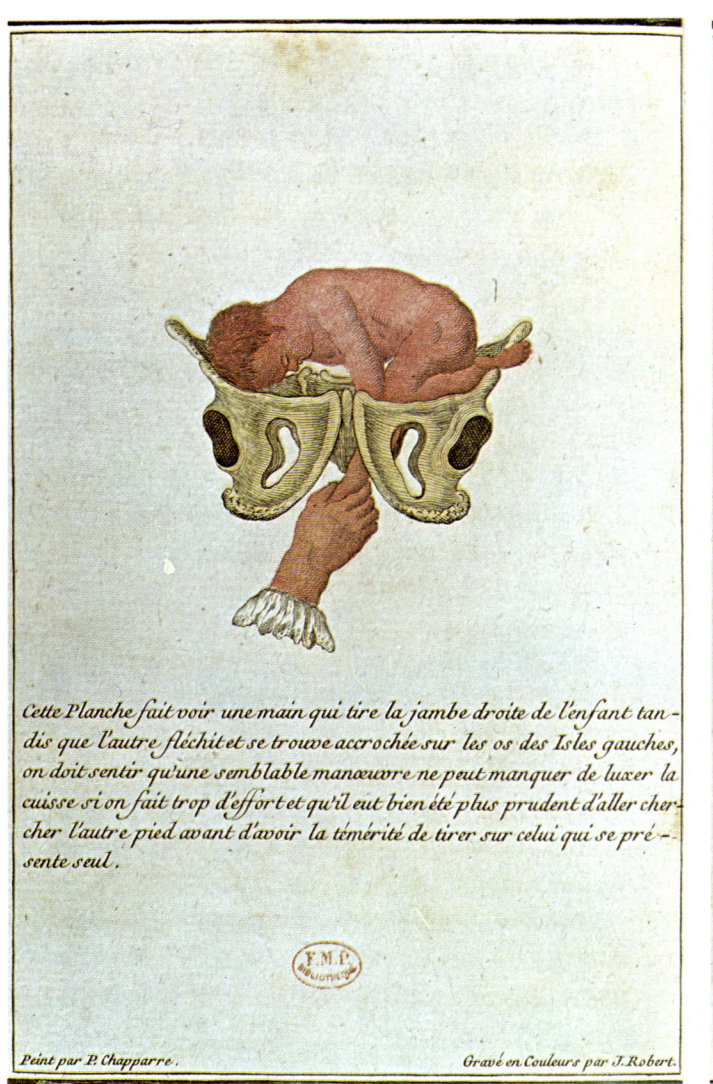

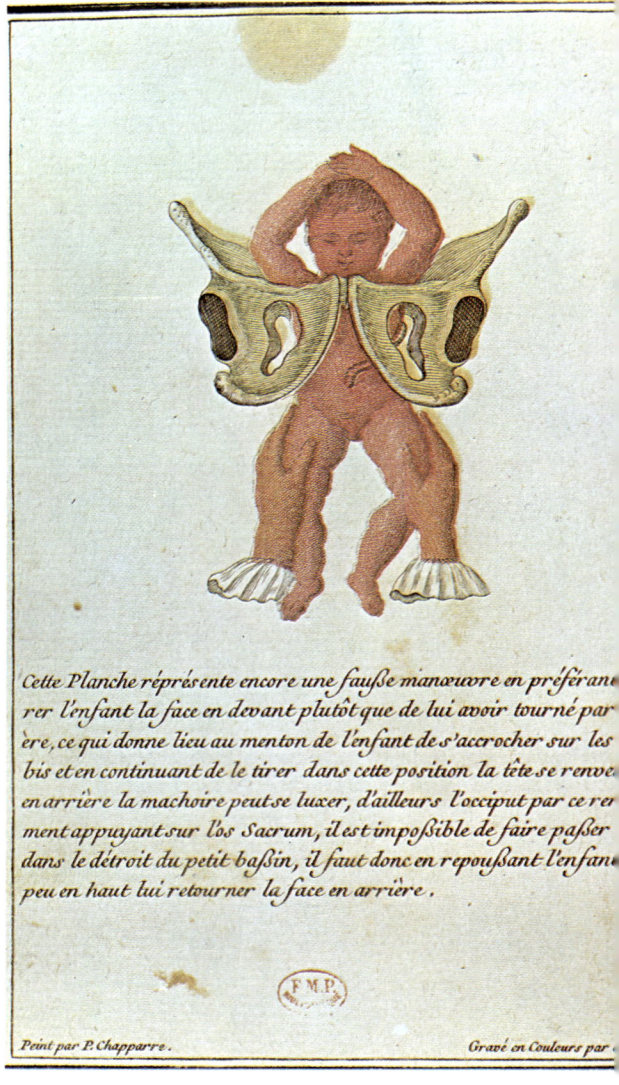

Cette Planche fait voir une main qui tire la jambe droite de l'enfant tandis que l'autre fléchit et se trouve accrochée sur les os des Isles gauches, on doit sentir qu'une semblable manœuvre ne peut manquer de luxer la cuisse si on fait trop d'effort et qu'il eut bien été plus prudent d'aller chercher l'autre pied avant d'avoir la témérité de tirer sur celui qui se présente seul.

Peint par P. Chapparre.   Gravé en Couleurs par J. Robert.

Cette Planche réprésente encore une fausse manœuvre en préférer l'enfant la face en devant plutôt que de lui avoir tourné par ère, ce qui donne lieu au menton de l'enfant de s'accrocher sur les bis et en continuant de le tirer dans cette position la tête se renve en arrière la machoire peut se luxer, d'ailleurs l'occiput par ce rement appuyant sur l'os Sacrum, il est impossible de faire passer dans le détroit du petit bassin, il faut donc en repoussant l'enfan peu en haut lui retourner la face en arrière.

Peint par P. Chapparre.   Gravé en Couleurs par

Abbildung 1441 (oben, links) Darstellung eines falschen geburtshilflichen Handgriffs. Wenn man, wie hier, nur an einem Bein zieht, droht der Schenkel ausgerenkt zu werden. Im vorliegenden Falle hätte man lieber den zweiten Fuß suchen sollen, um dann an beiden gemeinsam zu ziehen. Illustration aus: Abrégé des accouchements von Angélique Le Boursier du Coudray, Paris 1783. (Paris, Bibl. der Alten Med. Fakultät)

tätigkeit ausgewirkt und wie sehr er die Geburtshilfe vorangebracht hat. Sein erstes Buch, nämlich *Principes sur l'art des accouchemens* (zu deutsch: Grundsätze der Entbindungskunst), erschien 1775 mit dem Untertitel: »in Fragen und Antworten für die Hebammenanwärterinnen«. Das zweite, 1781 in zwei Bänden erschienene Werk fand sowohl in Frankreich als auch in anderen Ländern, vor allem aber in Deutschland, großen Widerhall. Der Autor untersucht darin hauptsächlich die normale Geburt. In seiner Einführung gelang ihm eine prachtvolle Würdigung seines Lehrmeisters. Leider beging er in diesem langen Vorwort, das eine sinnreiche Zusammenfassung seiner Studie darstellt, eine bedauernswerte Ungeschicklichkeit. Während er nämlich zu Recht drei seiner geistigen Väter besonders herauszustellen suchte, ließ er sich dazu hinreißen, so manchen anzuschwärzen, der es bestimmt nicht verdient hatte. Dies gilt insbesondere für den berühmten Deventer, einen großen Geburtshelfer des vorangehenden Jahrhunderts. Wenn Baudelocque jedoch Mauriceau als »Ersten unter allen« rühmt und anfügt, mit Smellie und Levret breche das »brillanteste Zeitalter der Geburtshelferkunst« an, können wir ihm ohne Einschränkung beipflichten. Bei seinen Untersuchungen über das normale und rachitische Becken bewies Baudelocque immer den richtigen Instinkt. Um den geraden inneren Beckendurchmesser festzustellen, verfiel er auf die Idee, den entsprechenden äußeren (heute auch »Baudelocqueschen« genannten) Durchmesser mit einem großen Zirkel zu messen und den geraden danach zu berechnen. Auf diese Weise blieb den Frauen über Generationen eine Menge der damals nicht gerade beliebten Scheidenuntersuchungen erspart. Gewissenhaft erforschte Baudelocque den Geburtsmechanismus. Noch heute bekommen Hebammen und Medizinstudenten gleich zu Beginn ihrer geburtshilflichen Kurse den Namen des Meisters zu hören, denn man hat ihn dem normalen Plazentalösungsmodus angefügt (»Baudelocquescher Mechanismus«).

Gemäß den Lehren seiner Vorgänger, insbesondere seines geschätzten Vorbilds Solayrès, und in der Absicht, eine möglichst perfekte Klassifikation aufzustellen, ermittelte er schließlich anstatt der ursprünglich vorausgesehenen fünfundzwanzig Kindslagen im Uterus vierundneunzig. Dabei war ihm von Anfang an klar, daß er auf Kritik stoßen würde, jedoch hat er wohl kaum geahnt, daß ausgerechnet eine seiner Hebammenschülerinnen zu Beginn des folgenden Jahrhunderts seine Lagen auf gut zwei Dutzend zusammenstreichen würde. Er verbesserte die Griffe zur Wendung des Kindes im Mutterleib und die Handhabung des Forceps. Dabei entwickelte er ein neues Zangenmodell, das noch länger als das Levretsche war; mit ihm sollte man auch die widerspenstigsten Köpfe so hoch wie möglich fassen können. Dieser heutzutage übrigens

Abbildung 1442 (gegenüber, rechts)
Ein anderer fehlerhafter Handgriff. In dieser Lage könnte das Gesicht am Schambein festhaken und steckenbleiben. Diese Illustration stammt aus demselben Werk wie die vorige. Solange die Schnittgeburt für die Mütter noch lebensgefährlich war, sah man sich bisweilen allein auf geburtshilfliche Handgriffe angewiesen, um eine erschwerte Entbindung glücklich abzuschließen.

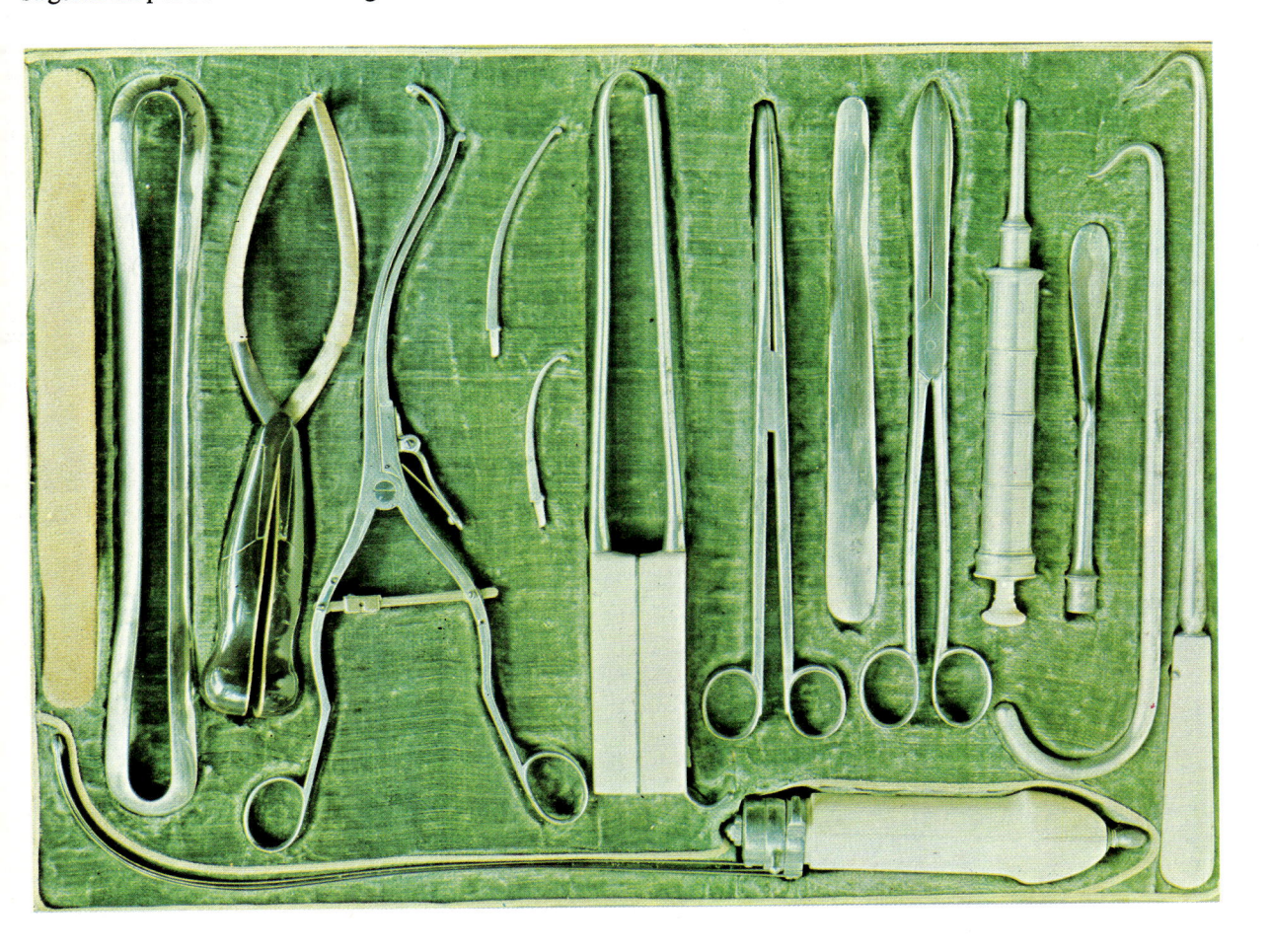

Abbildung 1443
Geburtshilfliches Besteck aus dem 18. Jh., u. a. Forceps, Kraniotom nach Smellie, Beckenzirkel nach Stein.

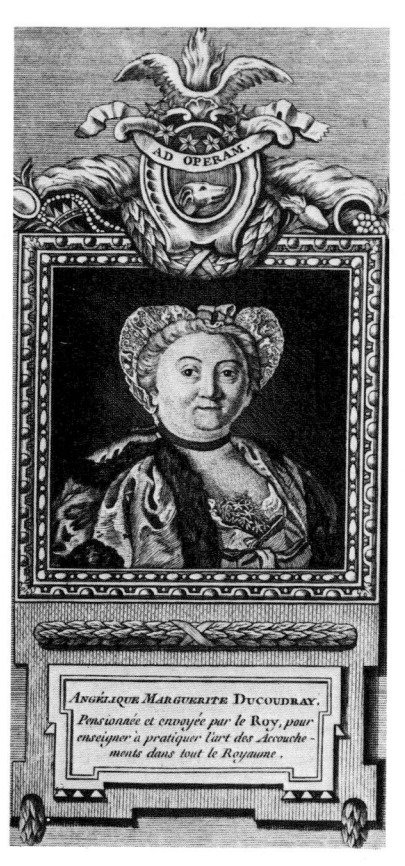

*Abbildung 1444
Angélique Le Boursier du Coudray. Titelkupfer ihres vorgenannten Buches. Die Geburtshilfe des 18. Jh.s befand sich in einem erbärmlichen Zustand. Ihre Ausübung war unwissenden Hebammen vorbehalten, deren Ausbildung die Ärzte verschmähten. Die Chirurgen gaben sich schon gar nicht mit der Geburtshilfe ab. Beunruhigt über diese Situation und die daraus resultierende hohe Sterblichkeit, ermutigte Ludwig XIV. Madame du Coudray, über Land zu reisen, um überall die Hebammen zu schulen.*

In den anderen Ländern

überholte Forceps mag immerhin als Indiz dafür dienen, daß Baudelocque nicht der »Bauchaufschlitzer« war, als den der gehässige Sacombe (1760 bis 1822) ihn in seinen diffamierenden Artikeln hinstellte; in Wahrheit führte Baudelocque Kaiserschnitte nur in Notfällen durch. Was man ihm zu Recht vorwerfen könnte, ist seine Verteufelung der Symphyseotomie gegenüber dem Kaiserschnitt. Hatte er schließlich nicht sogar über dieses Thema seine Dissertation abgefaßt? Aber Sigaults Operation gefiel ihm eben nicht — oder war es vielleicht Sigault selbst, der ihm mißfiel? Jedenfalls hinterließ er eine sehr eingehende Schilderung der zeitgenössischen Schnittentbindung: Man schneidet entlang der weißen Linie am Unterleib, eröffnet die Gebärmutter (die nicht genäht wird, da die »Vereinigung der Natur vorbehalten bleibt«) und vernäht die äußere Operationswunde mit »Schlaufknoten, die man nach Bedarf lockern oder zuziehen kann«; die Lochien laufen dabei anfangs durch die Operationswunde und anschließend durch den vorsichtshalber künstlich erweiterten Muttermund und die Scheide aus. In dieser ausgiebigen Darstellung vermissen wir nur Angaben über die Sterblichkeitsrate. Die künstliche Frühgeburt, die zu seiner Zeit in England praktiziert wurde, lehnte Baudelocque ab. Wir dürfen auch nicht vergessen, daß er als erster darauf hinwies, die Atemwege eines nicht von selbst atmenden Neugeborenen seien zu reinigen, bevor man ihm Luft in die Lunge bliese. Die »Mund-zu-Mund-Beatmung« des Säuglings hatte einige Jahre früher Antoine Petit erdacht.

Baudelocque war ein überaus talentierter Lehrmeister. Seinen Unterricht hielt er in der Maternité von Port-Royal ab, in der auch Hebammen ausgebildet wurden (daher stammte die Idee zu seinem ersten Buch). So groß war sein Ruhm, daß Studenten und erfahrene alte Geburtshelfer gleichermaßen herbeiströmten. Eine Besonderheit seiner Kurse bestand darin, daß sie nicht nur Theorie, sondern auch Praxis vermittelten. Außer den Demonstrationen im Kreißsaal gab es Vorführungen an Puppen. Aus dem Vorwort der dritten Ausgabe des Baudelocqueschen Hebammenbuches können wir entnehmen, daß man anscheinend Puppen sehr häufig im Unterricht verwendete.

Man darf sich fragen, ob diese Lehrmethode nicht von Madame Le Boursier du Coudray, einer verdienten Hebamme, aufgebracht worden war. 1759 veröffentlichte sie das hervorragende Geburtshilfebuch *Abrégé de l'art des accouchemens*. Es wurde noch mehrfach neu aufgelegt, unter anderem 1773, »bereichert mit kolorierten Kupferstichen«. Im Vorwort beschreibt sie ihre selbsterfundene »machine-mannequin« aus Seide, ein sogenanntes »Phantom«, welches sie — zusammen mit einer Babypuppe — »auf Geheiß und mit einer Pension des Königs versehen« mit sich auf die Reise nahm, »um im ganzen Königreich die Entbindungskunst zu lehren«.

Unsere Galerie hervorragender französischer Geburtshelfer des 18. Jahrhunderts schließt mit den Namen Jean Astruc und Deleurye.

England. Neben Frankreich ist dieses Land gewiß dasjenige, in dem die Geburtshilfe des 18. Jahrhunderts die bedeutendsten Fortschritte erzielte und über die angesehensten Geburtshelfer verfügte.

William Smellie (1697—1763) war der »große Meister der britannischen Obstetrik«. Seine Karriere begann relativ bescheiden. Von 1720 bis 1739 wirkte er zunächst in seiner schottischen Heimatstadt Lanark als Arzt. Da ihn die Geburtshilfe besonders verlockte, ging er, um seine Kenntnisse auf diesem Gebiet zu erweitern, nach London und anschließend nach Paris. Er kehrte nach

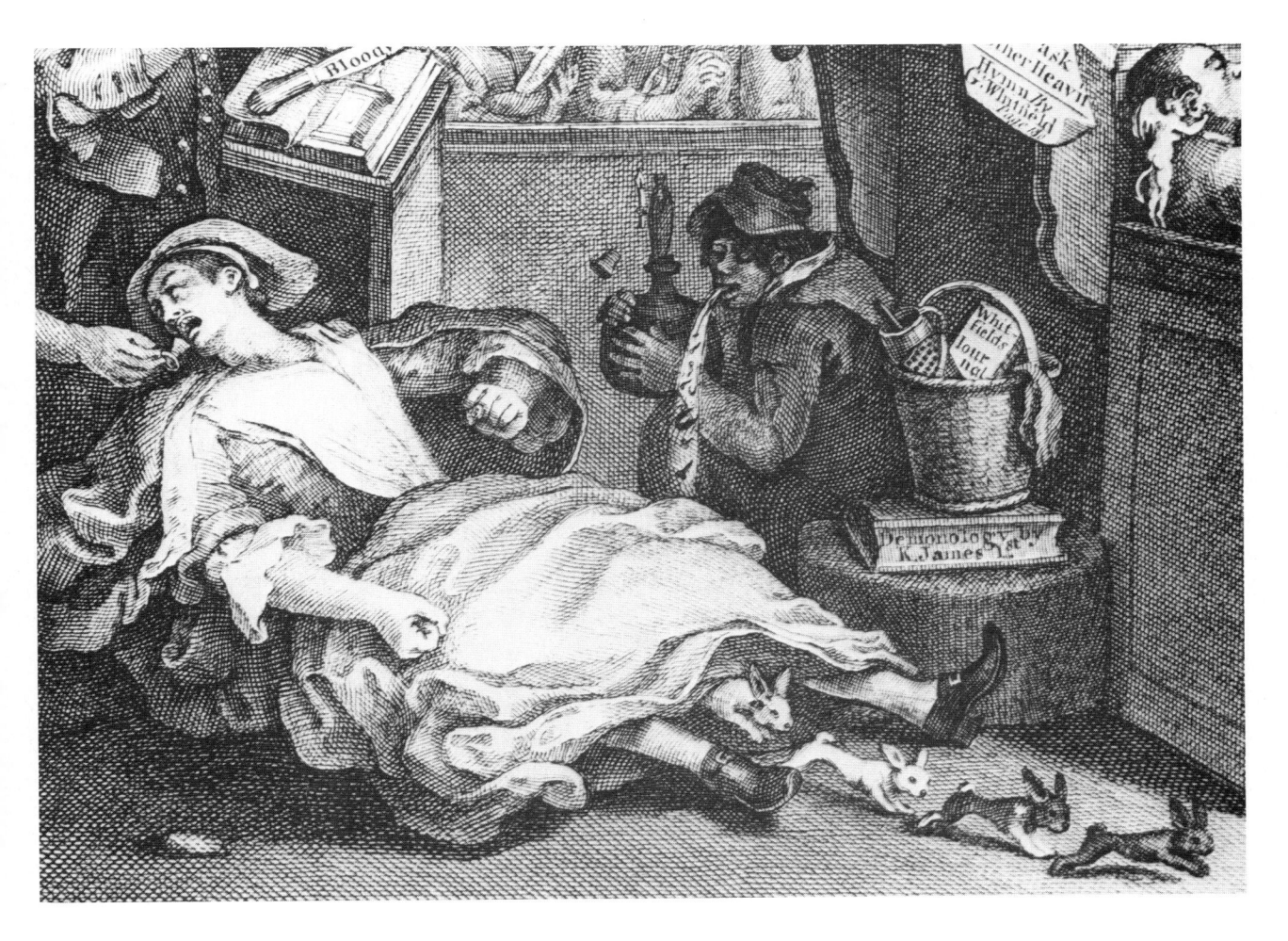

London zurück, um dort als aktiver Geburtshelfer, aber mehr noch in der Lehre tätig zu werden. Als gesuchter Spezialist, hauptsächlich wohl aufgrund seiner überragenden Anatomiekenntnisse, unterrichtete er in einem Jahrzehnt Tausende von Hörern in allen Fragen der Geburtshilfe.

Er maß als erster den geraden Beckendurchmesser direkt durch eine manuelle Scheidenuntersuchung. Die Lage des Fötus prüfte er durch Abtasten der Suturen und Fontanellen, die ihm verrieten, wie weit das Kind vorangekommen war. Das rachitische Becken und seine verschiedenen Verformungen waren ihm wohlbekannt, und im Gegensatz zu Hunter zögerte er nicht, für zu stark verengte Becken die Schnittgeburt zu empfehlen. Das geburtshilfliche Instrument, das seine größte Aufmerksamkeit fand und für dessen Verwendung er sich bedingungslos einsetzte, war der Forceps. Er prüfte mehrere Modelle, bis er sich schließlich für diejenige Zange entschied, die man den »Smellieschen Forceps« nannte. Sie ähnelte stark der Levretschen, zumal sie auch die Schädel- und Beckenkrümmungen besaß, aber die Löffel waren noch länger. Wir wissen im übrigen, daß Smellie die Schnittgeburt nicht grundsätzlich ablehnte, aber sie nur dann praktizierte, wenn das Kind nicht einwandfrei mit dem Forceps entwickelt werden konnte. Smellies Instrument litt allerdings an dem einen Mangel — den auch sein nicht minder berühmter Fachkollege John Burton (1697 bis 1771) betonte —, daß die Löffel mit Lederstreifen umwunden waren, die oftmals eine Infektion verursacht haben dürften. Smellie wollte nämlich den

Abbildung 1445
Mary Toft bringt im September 1726 Kaninchen zur Welt. Stich des ausgehenden 18. Jh.s. (Paris, Nationalbibliothek, Kupferstichkabinett)
Im Einvernehmen mit dem örtlichen Geburtshelfer hatte die ungebildete Frau eines armen Tuchmachers aus Surrey diesen Schwindel ersonnen. Bevor er aufflog, war er selbst König Georg I. zu Ohren gekommen.

Frauen die Kälte und Härte des Metalls, aber auch die Beunruhigung durch das metallische Klicken beim Hantieren mit dem Instrument ersparen. Davon abgesehen war er einer der Geschicktesten mit dem Forceps. Bei Steißlagen praktizierte er den Mauriceauschen Handgriff; eventuell zog er den Kopf dann mit der Zange nach, um die Austreibung zu vollenden. Halten wir auch fest, daß er endgültig den alten Glauben widerlegte, der Embryo drehe sich im Laufe des achten Monats; selbst Levret hatte noch diese Ansicht vertreten.

Smellies Buch, das fünfzehn Jahre nach seinem Tod ins Französische übersetzt wurde, erlangte große Berühmtheit. Es schildert darin unter anderem die Anwendung von Netzen zum Fassen des Fötuskopfes, bezeichnet sie aber als kompliziert. Nicht ohne einige Überraschung finden wir in seinem Werk auch den Bericht über eine Austreibung, die durch einen Muskelwulst (der Gebärmutter) verhindert wurde. Den Kontraktionsring beschrieb erst später Bandl.

William Hunter (1718—1783) arbeitete eine Zeitlang mit Smellie in London an anatomischen Studien. Später wurden die beiden auf dem Gebiet der Geburtshilfe zu Gegnern. Hunters eigener großer Fehler bestand aus seinem übertriebenen Konservatismus in geburtshilflichen Fragen. So behauptete er, der Forceps habe mehr Schlechtes als Gutes bewirkt. Im übrigen sei sein eigener »immer mit Rost bedeckt«. Es drängt sich die Frage auf, wie er unter diesen Umständen die Schädlichkeit des Forceps überhaupt beurteilen konnte.

Da er gewöhnlich jede Neuheit ablehnte, wies er natürlich auch Sigaults Symphyseotomie weit von sich, und die gesamte englische Obstetrik folgte ihm getreu nach. Nicht einmal der Kaiserschnitt fand vor seinen Augen Gnade — durchaus zu Recht, wenn man seine Gefährlichkeit für die Mütter im 18. Jahrhundert berücksichtigt. Die künstlich beschleunigte Geburt erschien ihm selbst dann nicht förderlich, wenn es bei der Entbindung zu Hämorrhagien kam; diese Haltung kostete der Gräfin von Suffolk das Leben. »William Hunter, ein großer Anatom, aber mittelmäßiger Geburtshelfer«, so urteilte kürzlich Dumont über ihn. Zur Obstetrik trug er dadurch bei, daß er zeigte, wie der

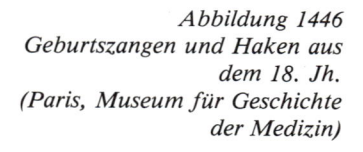

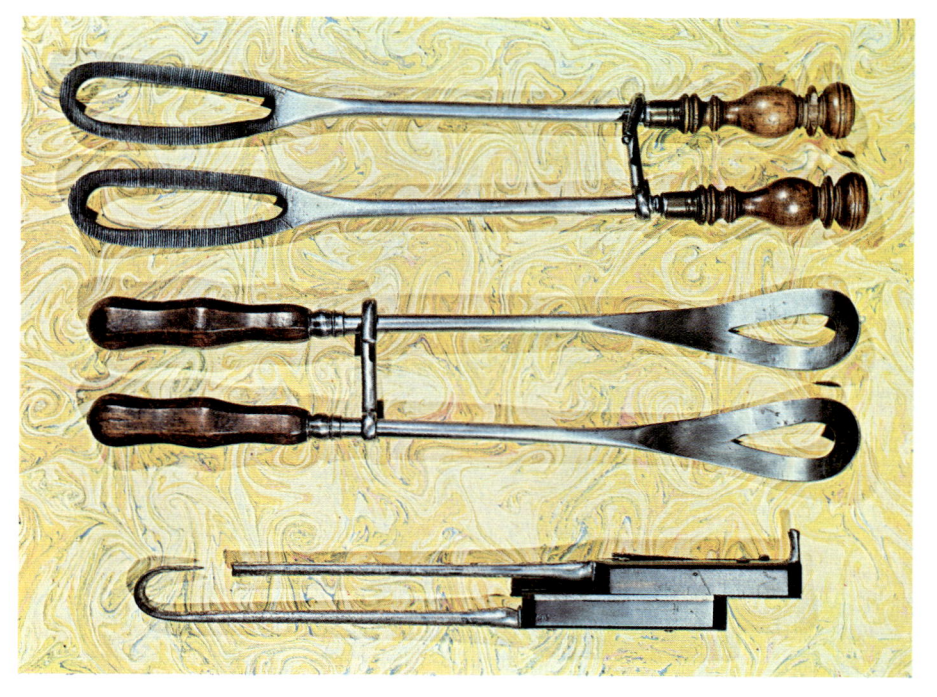

*Abbildung 1446
Geburtszangen und Haken aus dem 18. Jh.
(Paris, Museum für Geschichte der Medizin)*

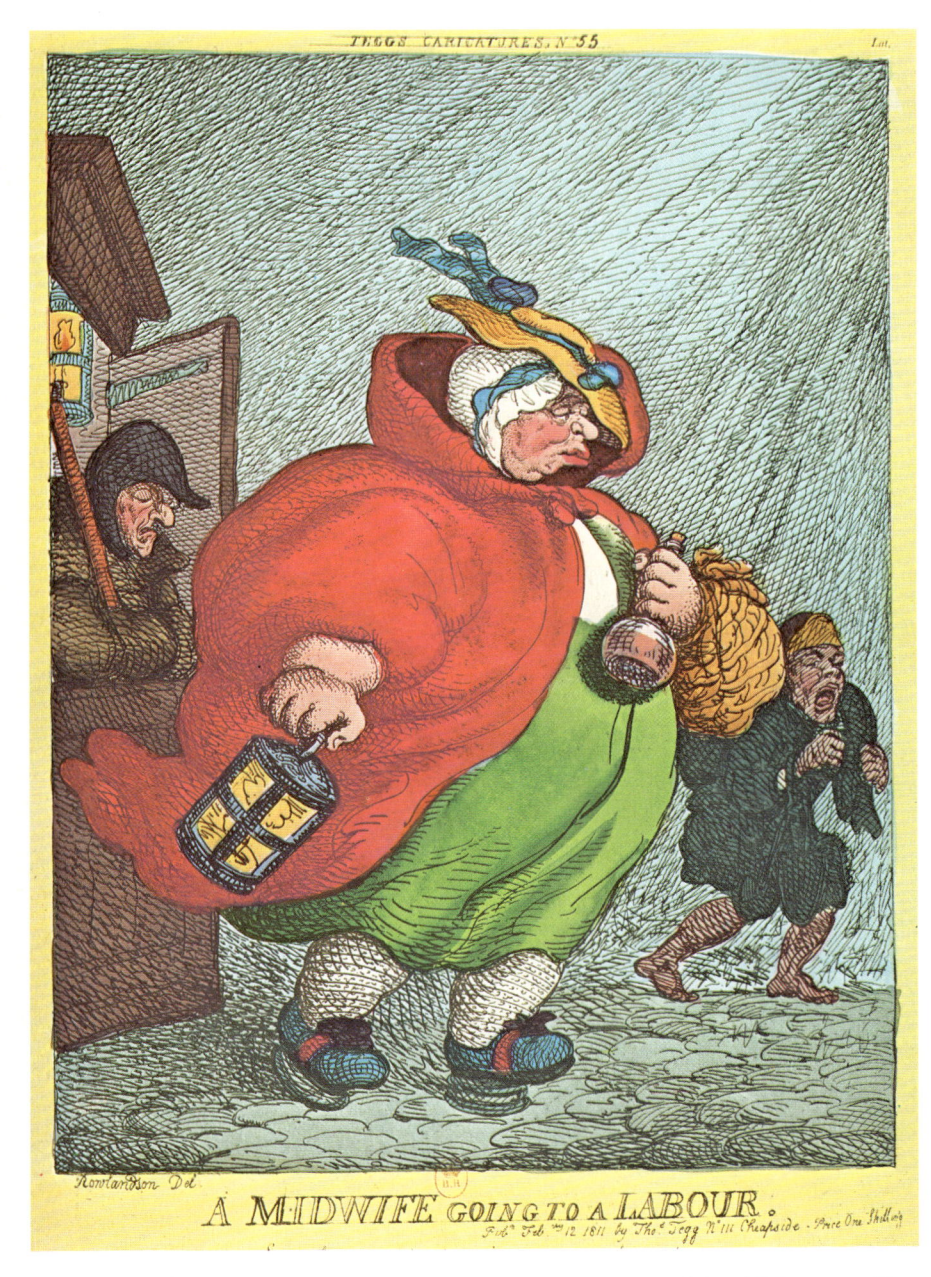

Abbildung 1447
Eine Hebamme begibt sich zu ihrer Kundin. Karikatur von Thomas Rowlandson, 1811. (Paris, Nationalbibliothek, Kupferstichkabinett)

mütterliche und kindliche Kreislauf zusammenhängen; er identifizierte und benannte die *Decidua reflexa* bzw. *capsularis* und untersuchte die embryonale und fötale Entwicklung unter strukturellen Gesichtspunkten. 1774 veröffentlichte er mit seinem Bruder John das hervorragende, wundervoll illustrierte Buch *The Anatomy of the Human Gravid Uterus*.

Denman (1733—1815) kannte man vor allem durch seine künstlich eingeleiteten Frühgeburten; er praktizierte sie vorbeugend, wenn ihm die vollständige Fruchtausreifung wegen eines zu engen Beckens problematisch erschien. Auf diese Weise wurde die Mutter geschont, und auch für das Kind bestand Aussicht zu überleben. Mit diesem Verfahren setzte er sich in Gegensatz zu Guillemeau, nach dessen altem Rezept man entweder eine Abtreibung vornahm und den Fötus somit aufgab oder eine forcierte Entbindung machte, die dem Kind

Pl. XVI

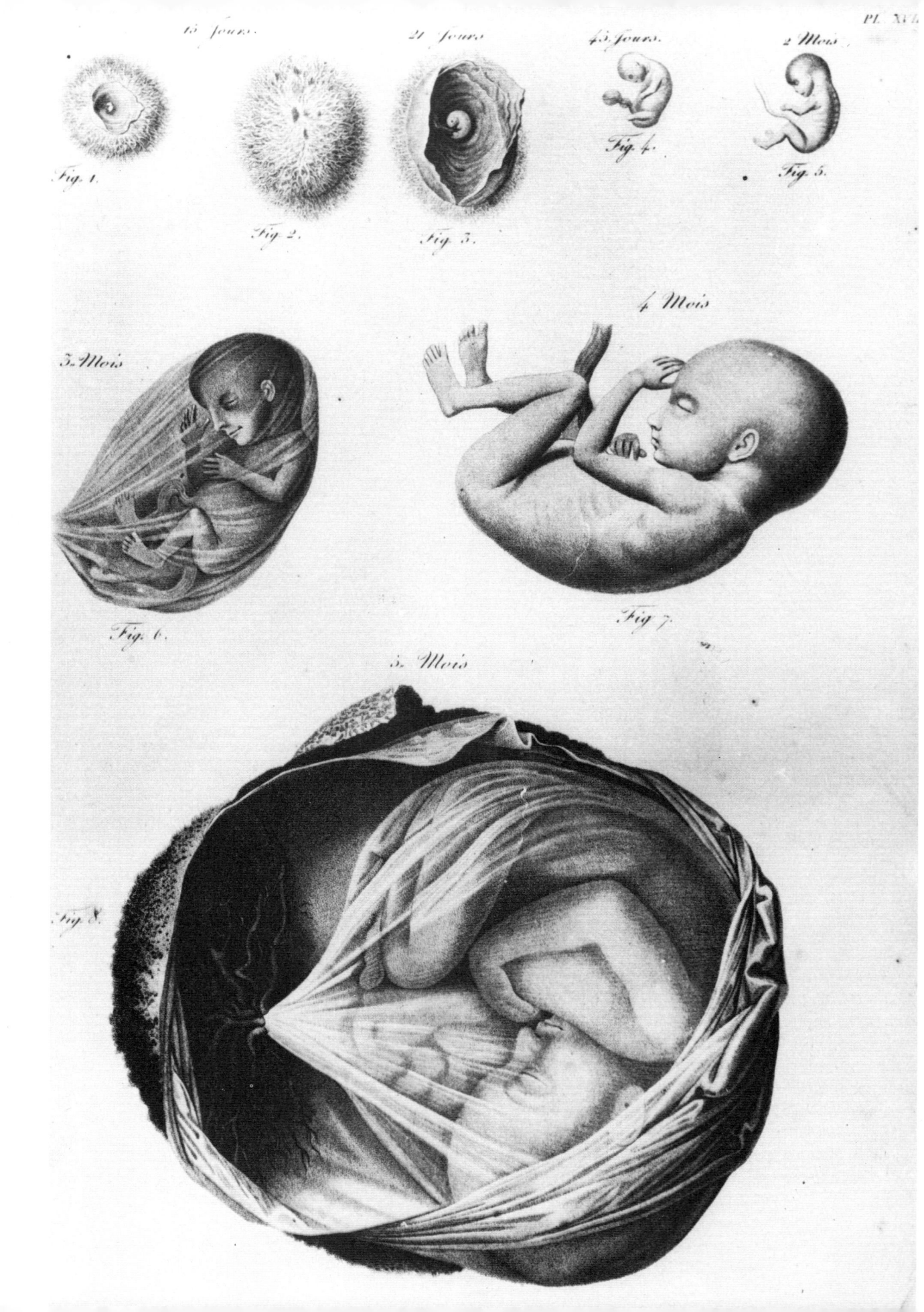

15 Jours.   21 Jours.   45 Jours.   2 Mois.

Fig. 1.   Fig. 2.   Fig. 3.   Fig. 4.   Fig. 5.

3. Mois   4 Mois

Fig. 6.   Fig. 7.

5. Mois

Fig. 8.

auch nicht viel mehr Chancen ließ. In Band II seines Werks berichtet Denman, er versuche solche künstlich eingeleitete Frühgeburt auch bei Frauen, die ihr Kind einmal oder mehrfach durch einen Spontanabort verloren hatten. Zur Erregung der Wehen solle man den Fruchtsack einreißen. In Frankreich wurde diese Methode von Baudelocque heftig kritisiert, und sie konnte sich dort nicht einbürgern. Denmans Name ist uns im übrigen wegen seiner konservativen Eklampsiebehandlung bekannt. Er verfocht die Ansicht, daß ein ausgiebiger Aderlaß gleich zu Beginn der Schwangerschaftskrämpfe, nötigenfalls zusätzlich noch einige kleinere Blutentnahmen in der Nähe des Kopfes (z. B. aus der Jugularvene), in vielen Fällen Rettung versprach. Das Antreiben der Wehen hielt er deshalb nicht für sinnvoll, weil die Krampfanfälle auch nach Abstoßung der Frucht andauern könnten. Nur sehr selten, wenn die Geburtswege schon gut erweitert seien, dürfe man als letztes Mittel die Gebärmutterhöhle leeren. Deman gebührt darüber hinaus das Verdienst, schon 1768 die Übertragbarkeit des Puerperalfiebers vermutet zu haben.

Einige andere englische Geburtshelfer schlugen, zumindest zeitweise, ebenfalls den richtigen Weg ein. Charles White (1728—1813) war ein Pionier der Asepsis und ordnete die Reinigung der Kreißsäle und Krankenzimmer an; er isolierte infizierte Frauen und ließ die Wöchnerinnen sich frühzeitig im Bett aufsetzen und so bald wie möglich aufstehen. Er beschrieb außerdem die puerperale Phlebitis. Alexander Gordon (1752—1799) lieferte 1795 den Bericht über eine Puerperalfieberepidemie in Aberdeen. Wallace, Leake, Chapman und Osborn sind ebenfalls bedeutsame Namen. Dies gilt ebenso für Maubray, der gegen 1720 als erster Engländer »öffentlicher Geburtshilfeprofessor« geworden sein soll. Zu zitieren bliebe schließlich noch die berühmte Dubliner Geburtshilfe mit Mosse (1712—1759) und Fielding Ould (1710—1789); letzterer schwor auf die als »englische Position« bekannte Seitenlage der Gebärenden.

Die deutsche Geburtshilfe. Johann-Georg Roederer (1726—1763), geboren in Straßburg, gilt als der erste große Vertreter der deutschen Geburtshilfe. Studiert hat er dieses Fach in Paris, England und Leiden (Holland). 1751 wurde er Professor in Göttingen. Auf dem Gebiet der Anatomie und Geburtshilfe erforschte er hauptsächlich den Kreislauf des Fötus, den Geburtsmechanismus und das Problem, wann ein Fötus als »ausgereift« oder »frühgeboren« zu bezeichnen sei. Er veröffentlichte ein wichtiges Lehrbuch für die Studenten, nämlich seine *Elementa artis obstreticae in usum praelectionum academicarum* (1753).

Interessant erscheint uns in Roederers Buch das lange Plädoyer für die Entbindung im Bett. Die in Deutschland beliebten Stuhlmodelle für Kreißende lehnte er sämtlich ab. Nur Deventers Stuhl fand Gnade vor seinen Augen. In seinem Werk bespricht er außerdem die über den normalen Termin hinaus verlängerte Schwangerschaft — nicht jedoch ohne einiges Zögern; er erklärt sie für selten, gibt aber an, er habe eine solche einmal im zehnten Monat glücklich vollbringen gesehen. Auch dürfen wir nicht unerwähnt lassen, daß er die Bedeutung der Beckendurchmesser und der Kräftewirkungen bei der Wehentätigkeit betonte. Er starb im Alter von siebenunddreißig Jahren an Typhus.

Roederers bevorzugter Schüler Georg Stein (1731—1803), der im übrigen auch bei Levret studiert hatte, entwickelte sich in der zweiten Hälfte des 18. Jahrhunderts zum größten deutschen Geburtshelfer. Er vervollkomnete

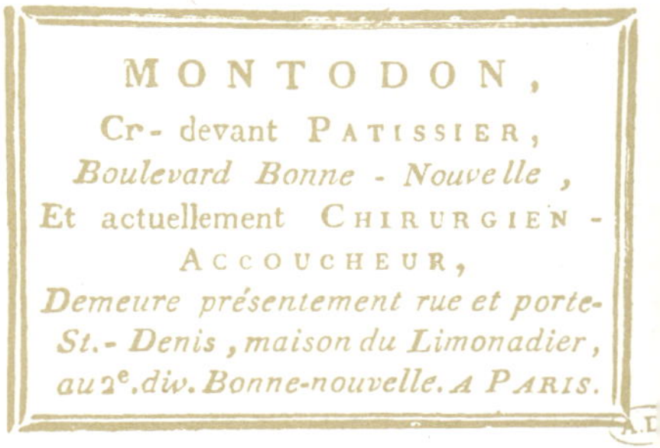

Abbildung 1449
Anzeige vom Ende des 18. Jh.s.
(Paris, Bibl. des Arts Décoratifs)
Die leichte »Umschulung« vom Konditor zum Geburtshelfer beweist, wie wenig Achtung und Interesse man der Geburtshilfe entgegenbrachte. Sie galt eher als handwerkliche denn medizinische Tätigkeit, jedenfalls eines Arztes unwürdig.

Abbildung 1448 (gegenüber)
Entwicklung des Fötus von der 2. Woche bis zum 5. Monat.
Illustration aus: Nouvelles démonstrations d'accouchemens *von J.-P. Maygrier, Paris 1822. (Paris, Bibl. der Alten Med. Fakultät)*

die geburtshilflichen Operationen und wußte sehr genau die Durchmesser des Beckens und des Fötuskopfes zu messen.

Friedrich Benjamin Osiander (1759—1822) war wie Roederer Professor in Göttingen und vielleicht der eifrigste Verfechter der Zangengeburt. Nach Angaben Dumonts soll er in 1016 von insgesamt 2540 Fällen den Forceps für die Entbindung benutzt haben. Innerhalb einer Serie von 175 aufeinanderfolgen-

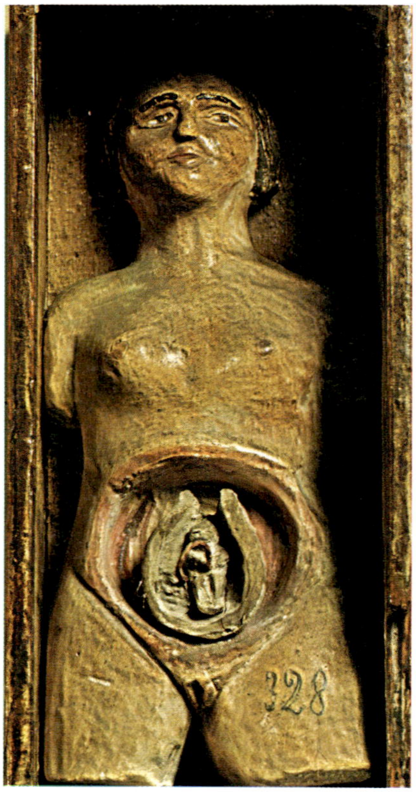

Abbildung 1450
Diese Statuette zeigt einen Fötus im Mutterleib. Wahrscheinlich handelt es sich um die Darstellung einer toten Wöchnerin. Ende 17. oder Anfang 18. Jh. (Paris, Museum für Geschichte der Medizin)

den Anwendungen soll sich kein einziger Zwischenfall ereignet haben. Levrets Zange hatte er noch mehr verlängert, dabei aber zu Unrecht die gefensterten Löffel durch massive ersetzt (ähnlich dem Palfijnschen Modell).

Der dritte große Vertreter der deutschen Geburtshilfe war der Wiener Professor Bauer (1751—1835), welcher der natürlichen Geburt den Vorzug gab. Als einer der ersten hegte er den Verdacht, das Kindbettfieber sei ansteckend. Klein, sein Schüler und Nachfolger, glaubte nicht an die Kontagiosität. Bei ihm arbeitete als Assistent Semmelweis, von dem im folgenden noch die Rede sein wird.

Bedeutsam ist außerdem die Tatsache, daß die Straßburger Schule, die sich im frühen 18. Jahrhundert meisterlicher Wissenschaftler wie Jakob Fried und Scheid, Fried junior und Roederer rühmen konnte, die Ideen der französischen Geburtshelfer Deutschland zutrug. Des öfteren sollte sie in der Zukunft noch den geistigen Austausch zwischen den beiden Ländern fördern.

Italien. Neben seinen Arbeiten auf dem Gebiet der pathologischen Anatomie beschäftigte sich der Gelehrte Morgagni (1682—1771) auch mit geburtshilflichen Problemen wie dem wiederholten Abort oder dem Schamfugenriß bei Schwangeren. Spallanzani (1729—1799) gelang im Tierversuch die künstliche Befruchtung. Andere berühmte italienische Geburtshelfer waren Vespa (1759 bis 1804) und Asdrubali (1756—1832); letzterer schrieb eine hervorragende geburtshilfliche Abhandlung.

Dänemark. Der berühmte Geburtshelfer Mathias Saxtorph (1740—1800) wußte außerordentlich geschickt mit dem Forceps umzugehen. 1772 teilte er mit, welche Technik ihm am wirkungsvollsten erschien: Man zieht mit dem Forceps kräftig in der Nabel-Steißbein-Achse nach unten; dabei drückt die rechte Hand oberhalb des Schlosses von oben nach unten, während die linke Hand entgegengesetzt auf die Schenkel einwirkt. In den angelsächsischen Ländern nennt man das Verfahren gern den »Saxtorphschen Handgriff«, in Frankreich eher den »Pajotschen«. Im folgenden Jahrhundert hat Pajot diese Methode nämlich noch einmal beschrieben, denn zufällig eignete sie sich vorzüglich für Pajots selbstentwickelten Forceps.

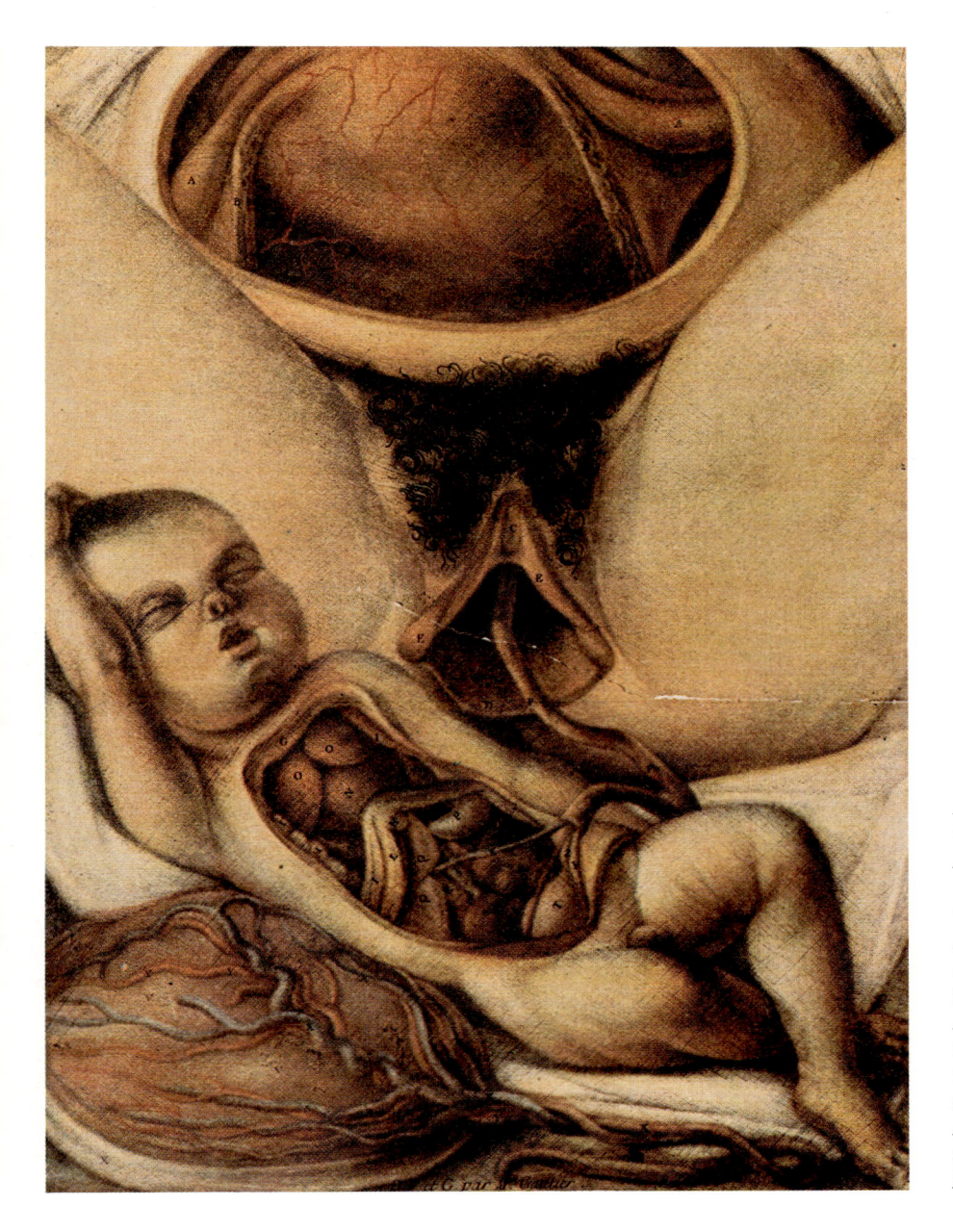

Abbildung 1451
Über dieses großformatige Anatomielehrbild, das aus dem Werk Anatomie générale des viscères et de la névrologie, *Paris 1754, stammt, erklärte Jacques Gautier d'Agoty: »Dies ist meines Erachtens die erste Darstellung des natürlichen Geburtsakts. Als Motiv diente mir dafür eine zwei Stunden nach der Entbindung gestorbene Frau.«*
(Paris, Bibl. der Alten Med. Fakultät)

Die erste Hälfte des 19. Jahrhunderts

In Frankreich

Im 19. Jahrhundert, zumindest in der ersten Hälfte, mußte Frankreich das ihm seit Mauriceau in der Geburtshilfe zustehende Primat wieder abgeben. Dennoch gibt es eine Reihe achtbarer Namen und sogar eine entscheidende französische Entdeckung zu nennen.

Antoine Dubois (1756—1837) erwarb sich viel Ruhm, als er Kaiserin Marie-Louise entband. Ursprünglich hatte Napoleon für diese Entbindung Baudelocque als Geburtshelfer gewählt, doch war dieser kurz vor der kaiserlichen Hochzeit verstorben. Die Entbindung stellte sich dadurch als erschwert heraus, daß das Kind eine Steißlage vorwies und die Mutter zum erstenmal gebar. Bei dieser Gelegenheit soll übrigens Napoleon seinen berühmten Ausspruch: »Retten Sie die Mutter!« getan haben. Seine Haltung gereicht ihm um so mehr zur Ehre, als er sich sehnlichst einen Thronfolger wünschte und vielleicht ahnte, daß es sich um einen Knaben handelte. In Anbetracht der Steißlage hätte Dubois dies durch eine Scheidenuntersuchung vielleicht feststellen können. Die Austreibung schloß mit Anlegen der Geburtszange am nachfolgenden Kopf. Mit Hilfe Corvisarts, der bei der Entbindung assistierte, gelang es Dubois, das Kind wiederzubeleben. Zum Dank machte man ihn zum Baron. Interessant erscheint in diesem Zusammenhang, daß Dubois, bevor er sich der Geburtshilfe zuwandte, Feldchirurg gewesen war und als solcher am Ägyptenfeldzug teilgenommen hatte. Es erscheint daher durchaus möglich, daß Bonaparte ihn dort kennengelernt hatte. Zum Nachfolger Baudelocques ernannt, bewährte sich Dubois sowohl an der Maternité (dem Wöchnerinnenheim) von Port-

Abbildung 1452 Zwillingsschwangerschaft. Fig. 1 zeigt beide Föten in Kopflage, Fig. 2 das eine Kind in Kopf- und das zweite in Fußlage. Illustration aus: Atlas complémentaire de tous les traités d'accouchements *von A. Lenoir, M. See und S. Tarnier, Paris 1865. (Paris, Bibl. der Alten Med. Fakultät)*

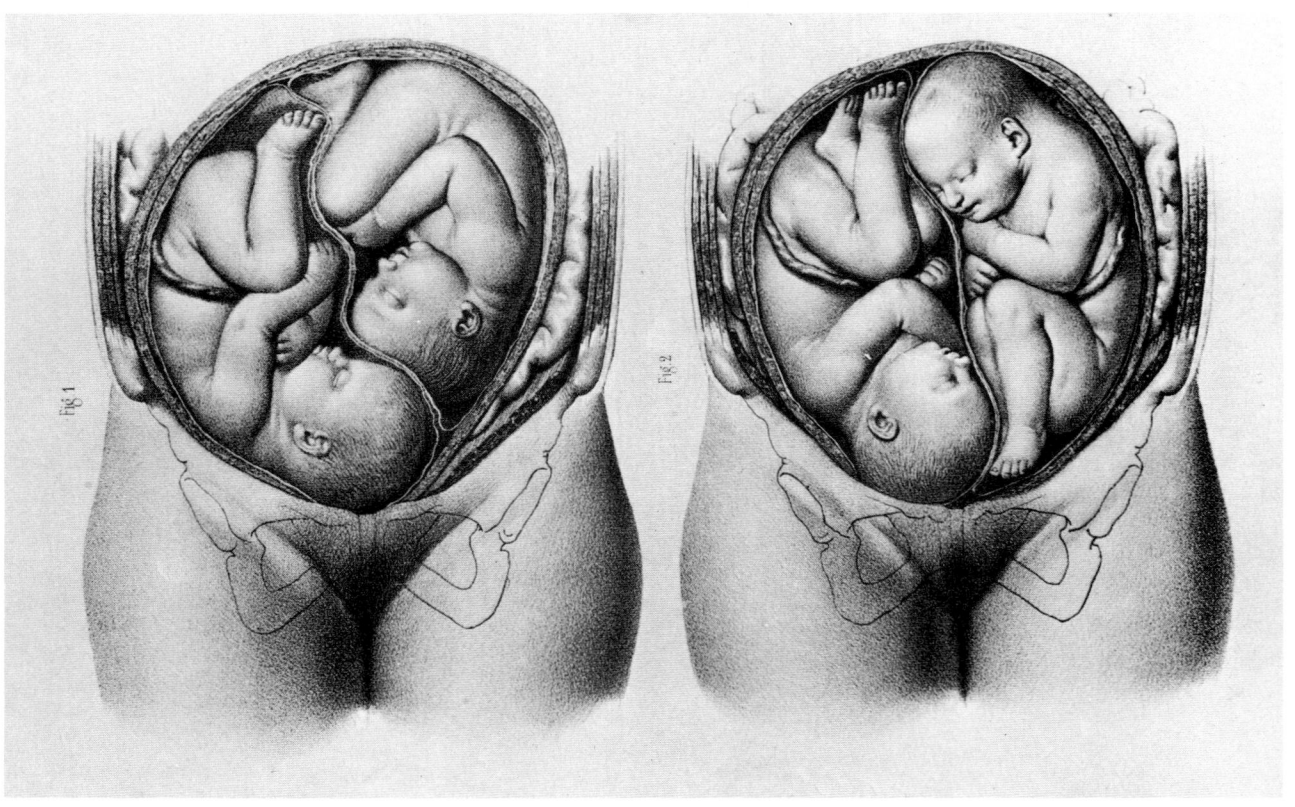

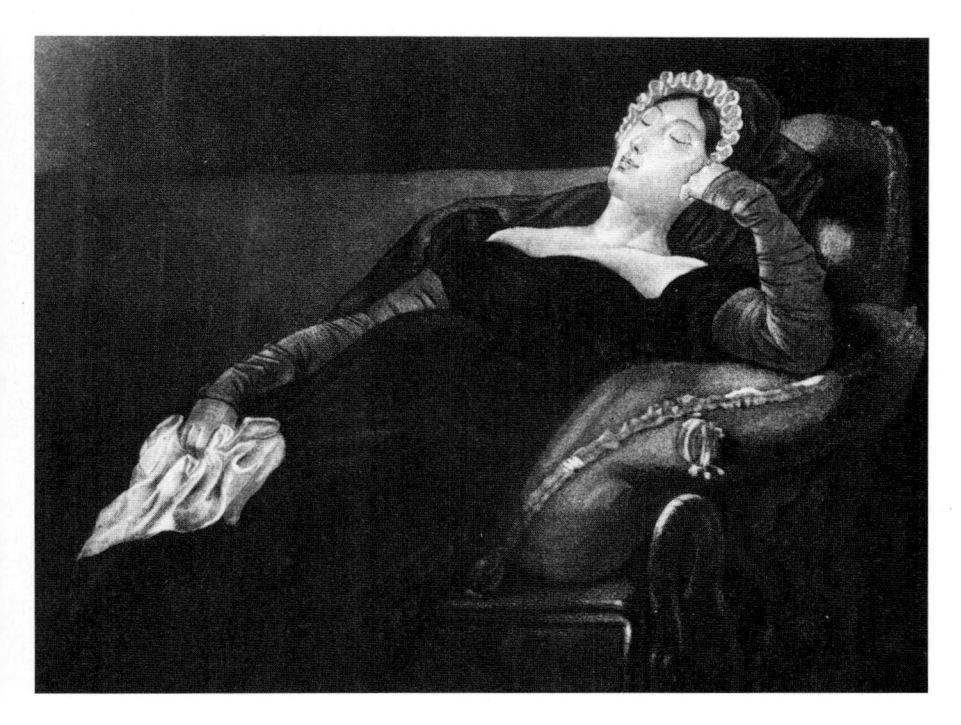

*Abbildung 1453
Die Herzogin von Berry, eingeschlafen oder träumerisch, während sie das »durch wunderbare Fügung gesandte« Kind, nämlich den künftigen Grafen von Chambord, erwartet. Nach einem Stich des beginnenden 19. Jh.s.
(Paris, Museum Carnavalet)*

Royal als auch an der Pariser Medizinischen Fakultät als ausgezeichneter Lehrmeister.

Ein anderer durch adelige Geburten zu Berühmtheit gelangter Geburtshelfer war Deneux (1767—1846). Namentlich brachte er sämtlichen Nachwuchs der Herzogin von Berry zur Welt.

Andere wurden vor allem wegen ihrer Schriften bekannt. Dies trifft besonders für Velpeau zu (1795—1867), der 1835 das hervorragende geburtshilfliche Traktat *Traité d'accouchement* veröffentlichte. Nachdem er sich erfolglos um einen Lehrstuhl für Geburtshilfe bemüht hatte, wandte er sich der Chirurgie zu, in der er noch Überragendes leisten sollte. In seiner Eigenschaft als Chirurgieprofessor veröffentlichte er ein Buch über die Krankheiten der weiblichen Brust *(Traité des maladies du sein et de la région mammaire,* 1842).

Joseph Alexis Stolz (1803—1896) wirkte als Professor für Geburtshilfe und Dekan der Medizinischen Fakultät von Straßburg. Sicherlich unter dem Einfluß des benachbarten Deutschland, in dem die englischen Methoden der künstlichen Frühgeburt in Gebrauch waren, führte er diese in Frankreich ein. Um die Geburt einzuleiten, benutzte er einen »präparierten Schwamm«, eine deutsche Technik zur Erweiterung der Geburtswege. In Dezeimeris, Paul Dubois (1795—1871), dem Sohn Antoine Dubois', und Velpeau fanden sich noch andere Nachahmer dieses Verfahrens.

Stolz verließ Straßburg im Anschluß an die Niederlage von 1870/71 und gewann in Nancy seinen Posten als Dekan und seinen Lehrstuhl für Gynäkologie und Obstetrik zurück. Er war ein Geburtshelfer erster Klasse. Auch Flament und Lobstein lehrten in Straßburg die Obstetrik. Schweighauser empfahl dort, zum Schutze des Damms die Zangenlöffel abzulegen, sobald das Kind an der Scham erscheine. Bei der Präsentation des Fötus mit dem Gesicht voran ließ er der Natur möglichst freien Lauf.

Maygrier (1771—1834) schätzen wir hauptsächlich wegen seines Buches *Nouvelles démonstrations d'accouchements* (1822—1827), das sehr eindrucks-

Abbildung 1454
Die Geburt des Königs von Rom, 1811.
(Paris, Museum Carnavalet)
Diese in ganz Europa angekündigte, sehnlich erwartete Geburt erwies sich schließlich als problematisch. Das Kind lag mit dem Steiß nach unten, und so mußte Antoine Dubois, Kaiserin Marie-Louises Geburtshelfer, es erst auf die Füße wenden, um dann den Kopf mit dem Forceps nachzuziehen.

volle Kupferstiche enthält. Schon 1813 hatte er ein Geburtshilfebuch herausgegeben. Sein 1807 veröffentlichtes Werk *Manuel de l'anatomiste* war das Ergebnis einer langjährigen früheren Tätigkeit als Professor für Anatomie und Physiologie. Als erster wagte er es, die vierundneunzig Kindslagen des großen Baudelocque auf achtundvierzig zu reduzieren. Geburtshilfliche Abhandlungen schrieben außerdem Capuron (1767—1850), Moreau (1789—1862) — ihm gelang ein ansehnlicher Atlas — und Cazeaux (1808—1862), der ein Traktat über die Entbindung veröffentlichte.

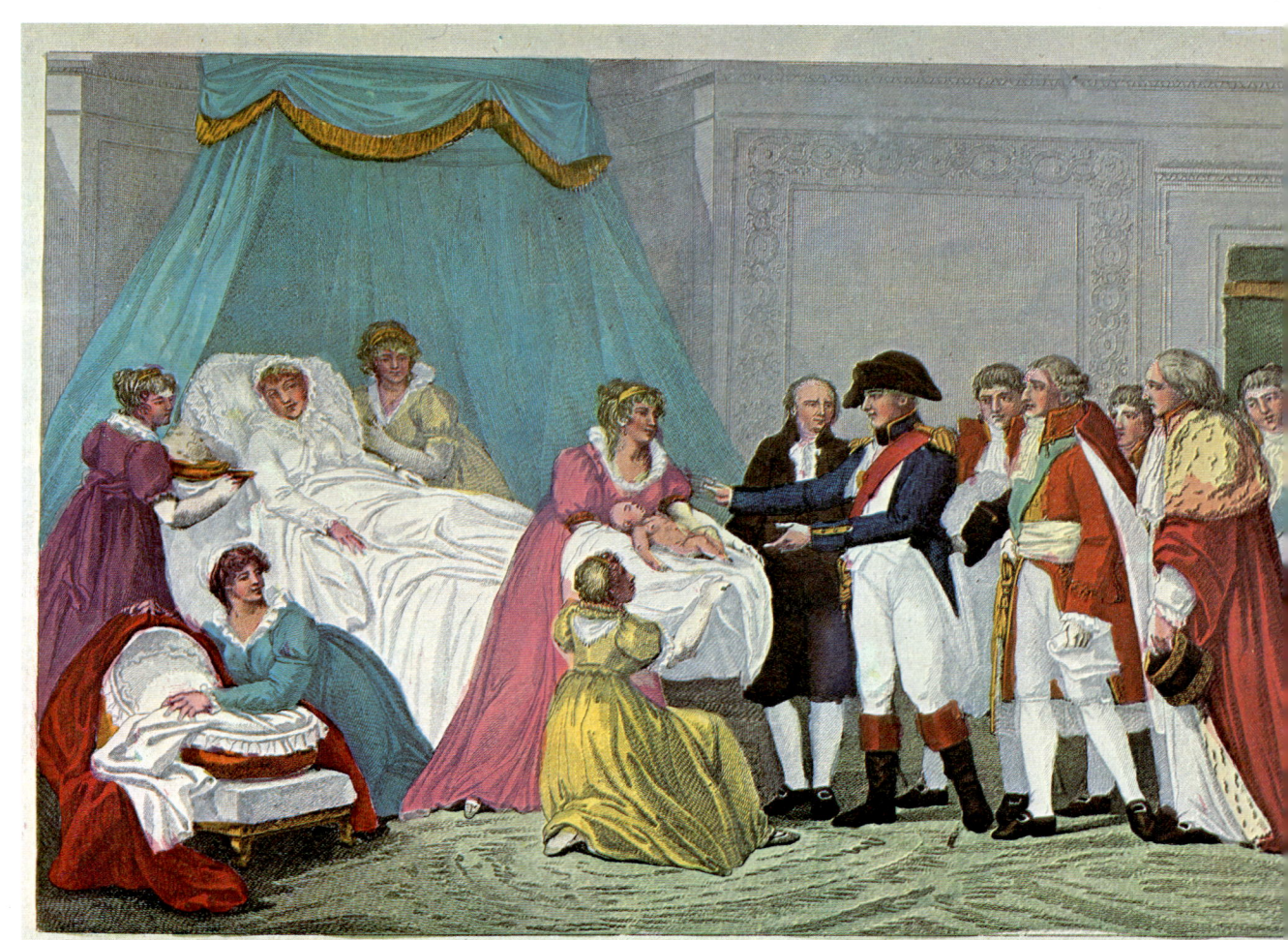

Obwohl sich die Zahl der Geburtshelfer, die nun nicht mehr unbedingt Chirurgen mit oder ohne Spezialausbildung sein mußten, ständig mehrte, führten in der ersten Hälfte des 19. Jahrhunderts auch einige Hebammen schwierige Entbindungen durch. Die einfachen Geburten blieben ohnehin noch lange ihr Privileg, außer in Familien des Adels oder der bürgerlichen Oberschichten. Die überragende Hebamme dieser Epoche war in Frankreich Marie-Louise La Chapelle (1769—1821), die Tochter der Madame Dugès (die es im Pariser Hôtel-Dieu bis zur Hebammenoberin brachte). Marie-Louise heiratete 1792 einen Chirurgen des Hôtel-Dieu. Ihr Gatte starb schon bald darauf, so daß die junge Madame La Chapelle das berühmte Krankenhaus kaum noch verließ. Sie stand dort zunächst ihrer Mutter zur Seite. Nach deren Tod folgte sie ihr ins Amt der Hebammenvorsteherin (1797). 1802 wurde auf Betreiben des Ministers Chaptal die Hebammenschule der Pariser Maternité gegründet. Das Personal unterstand dem leitenden Chirurgen und Geburtshelfer (bis 1810 war es Baudelocque, dann Antoine Dubois), dem Madame La Chapelle zur Hand ging. Sie konnte nun ihr Talent voll entfalten; mit viel Geschick verstand sie unter anderem den Forceps anzulegen (denken wir nur an ihre »Spiraldrehung«, die man beim Einführen des zweiten Löffels vollziehen sollte). 1814 wurden die in der ehemaligen Abtei von Port-Royal de Paris gelegenen Räume der Wöchnerinnenklinik und der angeschlossenen Hebammenschule bedeutend erweitert. Zu dieser Zeit faßte die La Chapelle ihre jahrelang sorgfältig niedergeschriebenen Beobachtungen in diversen Veröffentlichungen zusammen. Ihre Arbeiten *(Pratique de l'art des accouchements)* wurden von ihrem Neffen André Dugès in einem dreibändigen Werk zusammengestellt. Ein einziger Band erschien 1820, gerade noch vor ihrem frühen Tod. Baudelocques vierundneunzig Kindslagen reduzierte sie auf zweiundzwanzig; außerdem zeigte sie, daß die Gesichtslage meistens eine unproblematische Geburt verspricht. Als geburtshilfliche Autorin hatte sie eine Rivalin, nämlich Madame Boivin (1773—1841), die bereits 1812 ein *Mémorial de l'art des accouchements* veröffentlicht hatte. Die Boivin war etwas jünger als Madame La Chapelle und spielte neben ihrer Kollegin an der Pariser Maternité als Hebammenaufseherin eine nicht unbedeutende Rolle. Ihr 1817 neu aufgelegtes, wundervolles Werk enthält eine Fülle von Abbildungen, denn sie meinte: »Was man vor Augen hat, bleibt leichter in der Erinnerung.« An der Herstellung der Bildtafeln hatte Fr. Chaussier, ein vorübergehend an der Maternité beschäftigter Anatomie- und Physiologieprofessor, mitgewirkt.

Die Auskultation der kindlichen Herztöne können wir als die wichtigste französische Entdeckung der ersten Hälfte des 19. Jahrhunderts betrachten. Alles begann 1819, als Laennec das Stethoskop erfand. Ein Landsmann und Freund Laennecs, Dr. Alexandre Lejumeau de Kergaradec (1788—1877), bediente sich sehr gern des neuen Geräts, um die Lungen seiner Patienten abzuhorchen. Bei der Untersuchung einer Schwangeren kam ihm plötzlich die Idee, sein Stethoskop auf ihren Bauch zu setzen, in der Annahme, das Kind im Fruchtwasser plätschern hören zu können.

Erst gegen Ende der Schwangerschaft bemerkte er eines Tages ein Klopfen, das ihm wie das Ticken einer Uhr erschien und viel schneller als der mütterliche Pulsschlag war. Damit wurde nun eine neue ärztliche Errungenschaft, nämlich das Abhorchen des Fötusherzens, Realität. Am 26. Dezember 1821 gab Lejumeau de Kergaradec der Medizinischen Akademie seine Entdeckung bekannt.

Anerkennen müssen wir auf alle Fälle, daß er den Geburtshelfern dieses Verfahren erst richtig nahebrachte. Er erläuterte ihnen, welche Möglichkeiten sich für die Schwangerschaftserkennung und die gesundheitliche Überwachung des Kindes daraus ergäben. Als erster hat in Wirklichkeit jedoch nicht er den kindlichen Herzschlag wahrgenommen, sondern ein findiger Schweizer Chirurg namens Mayor (1779—1855). Ein Redakteur der Bibliothèque universitaire de Genève (Bd. II, S. 248, Nov. 1818) hat uns dies in einem Artikel überliefert; es geht darin vor allem um die Frage, wie man gegen Ende der Schwangerschaft erkennen könne, ob der Fötus tot oder lebendig sei (wahrscheinlich, um vor einer Embryotomie sicherzugehen). Anscheinend war sich Dr. Mayor der Bedeutung seiner Entdeckung nicht bewußt und konnte sie daher auch nicht

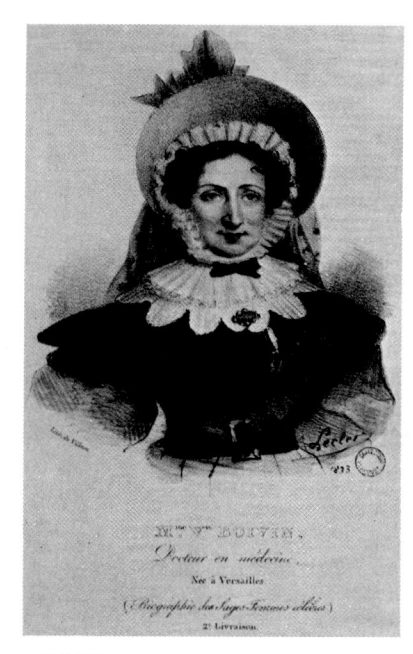

Abbildung 1455
Marie-Anne Boivin (1773 bis 1841). Porträt aus der Biographie des sages-femmes célèbres *von Lecler, Paris 1833.*

bewerten. Im übrigen ist denkbar, daß Laien ohne jegliche medizinische Kenntnisse schon vor der Erfindung des Stethoskops ähnliches bemerkt hatten, indem sie ihr Ohr auf den Bauch einer hochschwangeren Frau legten. Vor Mayor und Lejumeau de Kergaradec berichtete 1680 der Arzt Legoust aus Niort in der Mundart des Limousin, ein Dr. Marsac habe das Herz des Fötus schlagen gehört.

Kergaradecs Entdeckung verbreitete sich schnell über die ganze Welt. Besondere Aufmerksamkeit brachte man ihr in Deutschland entgegen. In Frankreich begrüßte sie vor allem Velpeau, der zu dieser Zeit noch im Dienst der Geburtshilfe stand. 1838 erschien die Dissertation des Geburtshelfers Depaul (1811 bis 1882). Ihr Titel, *De l'auscultation obstétricale étudiée surtout comme moyen de diagnostic des présentations et positions du fœtus* (zu deutsch etwa: Die Auskultation als Mittel zum Erkennen der Kindslagen), überrascht den modernen Leser vielleicht ein wenig, aber die Palpation war damals auch in der Obstetrik noch kaum entwickelt. 1847 erschien Depauls hervorragendes Werk *Traité théoretique et pratique d'auscultation obstétricale,* das entgegen den Unterstellungen Trousseaus (angeblich konnte Trousseau seinen Kollegen nicht ausstehen) wesentlich mehr enthält als lediglich die Zweitausgabe seiner Dissertation.

Die wichtigsten Geburtshelfer der anderen Länder

In *Deutschland* tat sich neben Osiander und Bauer, die auch jetzt noch Furore machten, Naegele (1778—1851) als Geburtshelfer hervor. Vornehmlich kennt man ihn natürlich wegen seiner Beschreibung des »schrägverengten Beckens«, dem man seitdem den Namen seines Entdeckers beigegeben hat. Diese angeborene Beckenmißbildung ist sehr selten, gleichwohl aber etwas verbreiteter als das »Robertsche Becken« (ein kurz darauf beschriebenes, sozusagen »doppeltes« Naegelesches Becken).

Abbildung 1456
Zeichnung von der Maternité de Port-Royal gegen Ende des 19. Jh.s. Seit der Revolution bis heute befindet sich die »Maternité« in der Abtei von Port-Royal de Paris, eines der letzten Pariser Klöster. Die Gebäude sind noch fast in ihrem ursprünglichen Zustand erhalten.

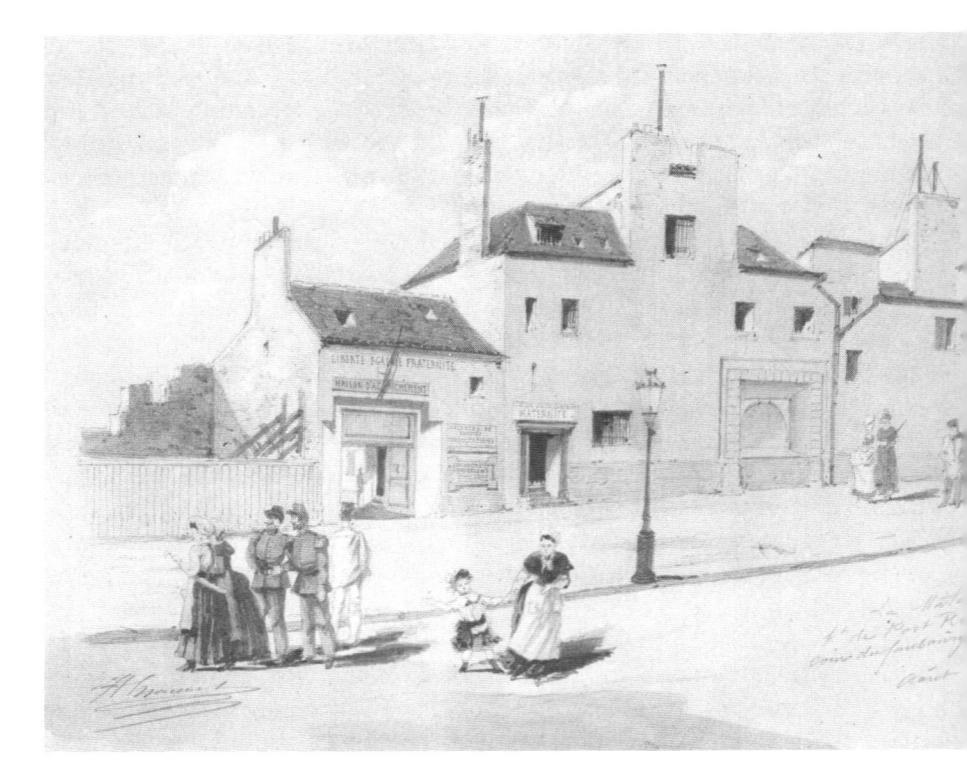

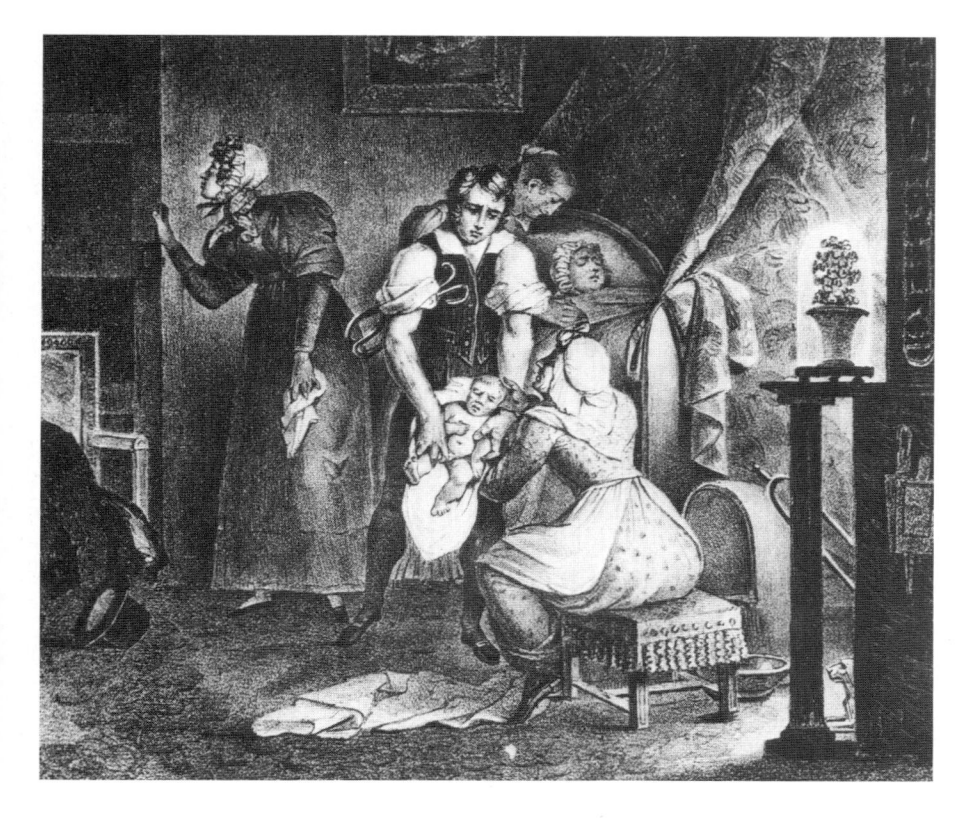

Abbildung 1457
Eine Entbindung. Stich aus der ersten Hälfte des 19. Jh.s. (Paris, Nationale Pharmazeutenschaft, Sammlung Bouvet)

Naegeles Berühmtheit beschränkt sich keineswegs auf seinen anatomischen Fund. Er besaß ein unerschöpfliches Wissen. Während seiner Zeit als Professor in Heidelberg nannte man ihn gern den »Euklid der Geburtshilfe«. Besonders gründlich untersuchte er den normalen Geburtsmechanismus, die Beckenneigung und die Beckenfehler.

Auch andere deutsche Geburtshelfer interessierten sich für das Becken, insbesondere Michaelis (1798—1848), der eine sehr wichtige, erst posthum erschienene Monographie über dieses Thema schrieb. Im Alter von vierundfünfzig Jahren hatte er sich, an einer Psychose leidend, eines Tages vor eine Lokomotive geworfen. Seine Arbeiten publizierte sein Freund und Mitarbeiter Litzmann (1815—1890). Michaelis kennen die Maler im Zusammenhang mit der »Michaelischen Raute«; diese Figur muß man sich durch die Vertiefungen gezogen denken, welche über den beiden hinteren oberen Darmbeinstacheln liegen und bei manchen Frauen deutlich erkennbar sind.

Siebold (1810—1861) veröffentlichte 1845 den *Versuch einer Geschichte der Geburtshülfe* (1891—1892), der später von F.-J. Herrgott ins Französische übersetzt wurde. Ritgen (1787—1867) empfahl wieder die Symphyseotomie, welche man seit Sigaults und Leroys Versuchen vernachlässigt hatte; er verband seinen Namen mit einem Handgriff zum Dammschutz. Erwähnung verdient schließlich noch die *Carussche Achse;* Carus hat sie im Jahre 1820 beschrieben; es handelt sich dabei um den Weg, den der Fötuskopf zurückzulegen hat.

Großbritanniens berühmtester Geburtshelfer war Sir J. V. Simpson (1811 bis 1870), Professor an der Universität Edinburgh. Er verbesserte den Forceps und erdachte die erste geburtshilfliche Saugglocke, die den Namen *air-tractor* bekam. Was ihn jedoch ab 1847 weltweit bekannt machte, war die Anwendung des Chloroforms zum Narkotisieren Kreißender. Einige Jahre später (1853) ließ er die Queen Viktoria dieser Wohltat teilhaftig werden, als sie den Prinzen Leopold gebar, der allerdings nicht ihr erstes, sondern bereits ihr siebentes Kind war! Dieser Umstand kam natürlich insofern um so gelegener, als die Narkose nicht stark sein brauchte, um dennoch Wirkung zu zeigen. Simpsons Unternehmung erregte viel Aufsehen, und die neue »Narcose à la reine« sollte noch eine steile Karriere machen.

Abbildung 1458
Königin Victoria mit dem Prinzen von Wales. Nach einer Miniatur von Robert Thoburn. (Paris, Nationalbibliothek, Kupferstichkabinett)

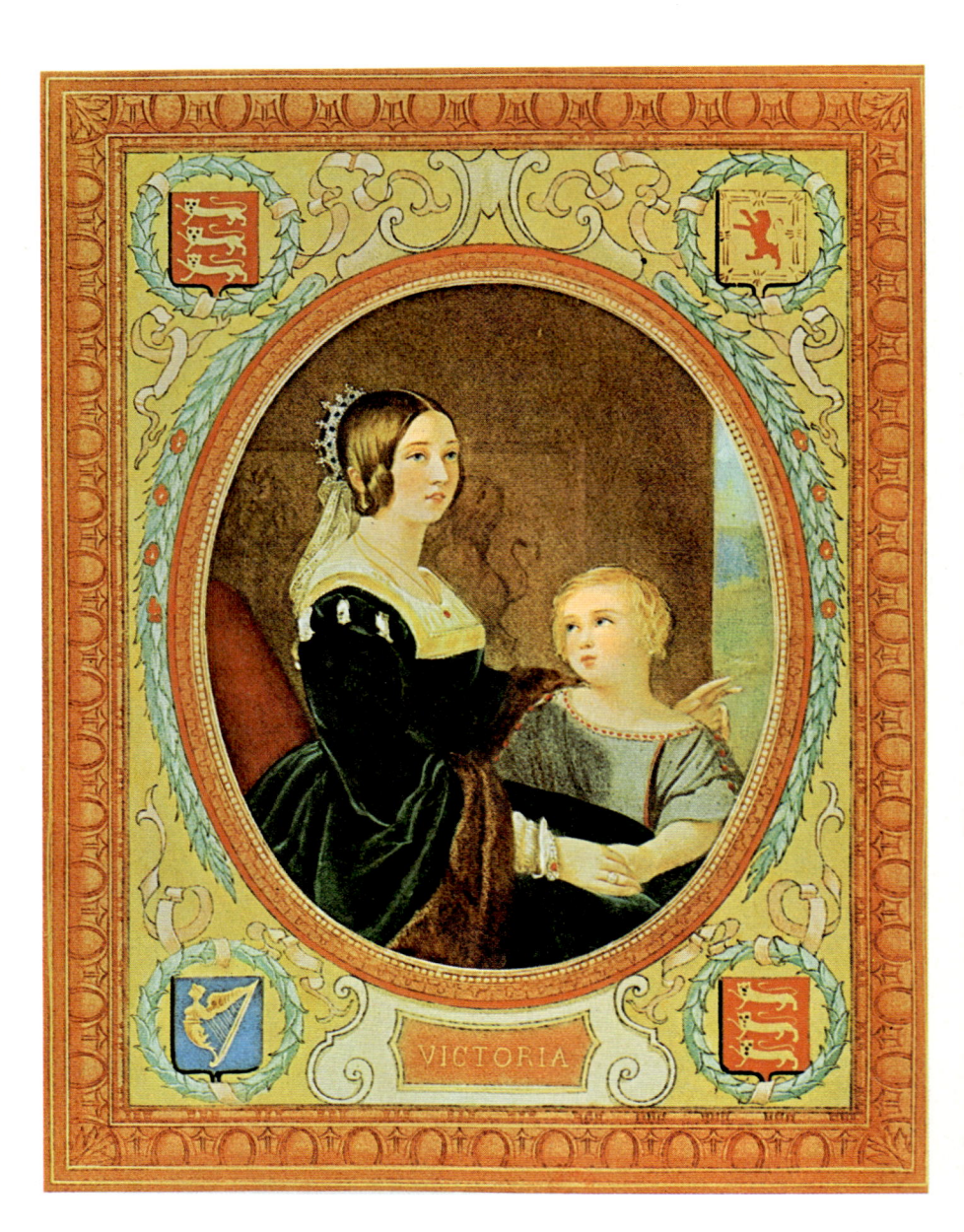

Semmelweis' Ideen, auf die wir im folgenden noch eingehen werden, scheint Simpson anfangs mißbilligt zu haben; indes schrieb er einmal, ein chirurgischer Eingriff bringe »tödliche Gefahren, mehr noch als für die englischen Soldaten auf dem Schlachtfeld bei Waterloo«.

In Dublin entdeckte Montgomery (1797—1859) als erster, daß sich am Schwangerschaftsbeginn auf der Brustdrüse kleine Schwellungen bilden; sie wurden anschließend nach ihm benannt. Noch heute berücksichtigt man sie gelegentlich für die Schwangerschaftsdiagnose. Außerdem machte Montgomery darauf aufmerksam, daß Glieder des Fötus von Eihautsträngen abgeschnürt werden können. Die höchste Auszeichnung verdient die Dubliner Schule eher aber vielleicht für die Initiative von R. Collins, der in seiner von 1826 bis 1833 geleiteten Klinik strenge prophylaktische Maßnahmen gegen die Puerperal-

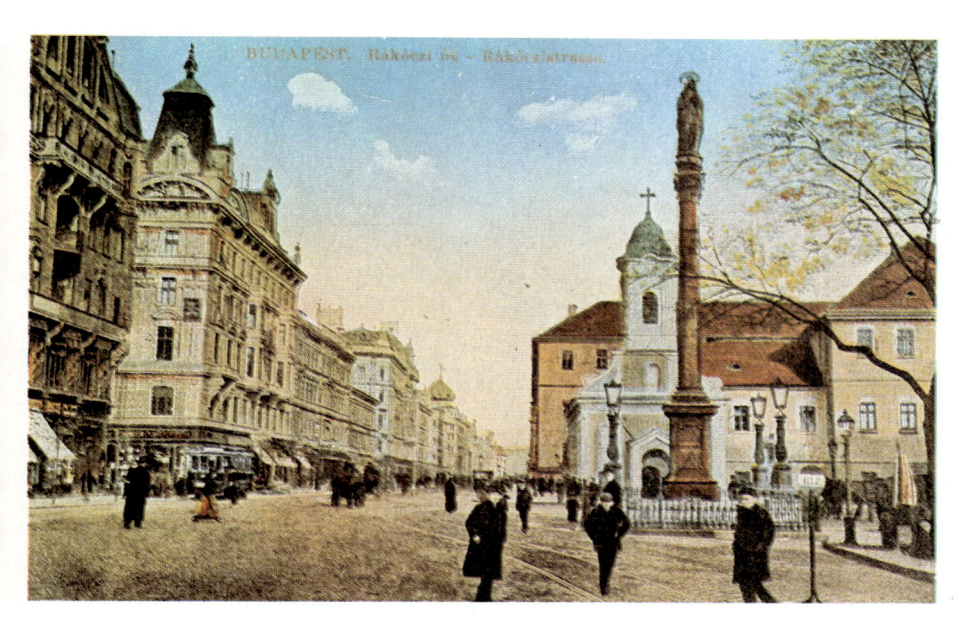

Abbildung 1459
Sankt-Rochus-Kapelle und -Spital in Budapest. Postkarte vom Anfang des 20. Jh.s. (Paris, Privatsammlung)
In diesem Krankenhaus war Semmelweis tätig, bevor er 1865 in eine Wiener Irrenanstalt eingewiesen wurde. Obwohl er, gemäß dem damaligen Stand der Medizin, die eigentlichen Infektionsursachen nicht kennen konnte, hatte er bemerkt, daß das Kindbettfieber den Kreißsälen fernblieb, wenn sich die Ärzte vor der Untersuchung Schwangerer sorgfältig die Hände desinfizierten. Anstatt ihm nachzueifern, ließ man ihn alle möglichen Verfolgungen erleiden, so daß er schließlich dem Wahnsinn verfiel.

infektion ergriff. 1835 konnte er bekanntgeben, daß seit der angeordneten Desinfektionspflicht 10 785 Entbindungen mit nur einem einzigen infektionsbedingten Todesfall stattgefunden hatten.

Die *Vereinigten Staaten*. In dieser Epoche machte allmählich auch eine amerikanische Medizin von sich reden. In der Geburtshilfe tat sich Channing (1786—1878) als Professor an der damals bereits berühmten Harvard-Universität hervor. Ein Jahr nach Simpsons Chloroformnarkosen behandelte er fünfhunderteinundachtzig Kreißende erfolgreich mit Äther. Auch er ahnte den ansteckenden Charakter des Puerperalfiebers; gleichsam als Vorgriff auf bevorstehende Ereignisse in Europa löste seine Hypothese prompt heftige Reaktionen aus. Zu seinen Gegnern zählten auch renommierte Geburtshelfer wie Meigs (1792—1869) und Hodge (1796—1873).

Hugh Hodge kennt die Nachwelt vor allem wegen seines Pessars. Holmes (1809—1894) rügte 1843 die Kontagiositätsverleugner; unerschrocken wagte er zu behaupten, die Puerperalinfektion werde »häufig durch die Ärzte und Krankenschwestern von einer Patientin auf die andere übertragen«. Um zu tadeln, daß jemand nach Kontakt mit einer Infizierten andere Wöchnerinnen versorgte, bedurfte es damals einigen Mutes. Auch Kneeland interessierte sich ab 1846 für diese Fragen, ohne jedoch um die Forschungen von Holmes oder Semmelweis zu wissen.

Die zweite Hälfte des 19. Jahrhunderts

Der Kampf gegen die Puerperalinfektion

Der in der zweiten Hälfte des 19. Jahrhunderts zäh geführte, aber schließlich Erfolg zeigende Kampf gegen die Kindbettinfektion hatte eigentlich schon früher begonnen, aber erst seit dem Martyrium eines Semmelweis gewöhnte man sich weltweit an den Gedanken, daß es mit der Kontagiosität tatsächlich etwas auf sich haben könne. Zu den Vorkämpfern auf diesem Gebiet zählten folgende Vertreter des 18. Jahrhunderts: die Engländer Denman (1768), Ch. White (1773) und Alexander Gordon (1795); der Wiener Bauer (Kleins Lehrmeister), der die Zeit um die Jahrhundertwende mitprägte; außerdem der Schotte R. Collins (1835) und die oben besprochenen Amerikaner als Vertreter des beginnenden 19. Jahrhunderts.

Als Ignaz Philipp Semmelweis (1818—1865) 1846 mit achtundzwanzig Jahren als Assistent in die Klinik von Professor Klein (1788—1856) in Wien eintrat, war er aus Mangel an Fremdsprachenkenntnissen darauf angewiesen, das Problem der Puerperalinfektion allein anzupacken. Die amerikanischen Arbeiten kannte er zum Beispiel nicht. Zwischen Klein und ihm entbrannte ein erbitterter Streit, da der Chef die Meinungen seines Untergebenen nicht dulden wollte. Semmelweis hielt jedoch an seinen Überzeugungen fest, so daß es

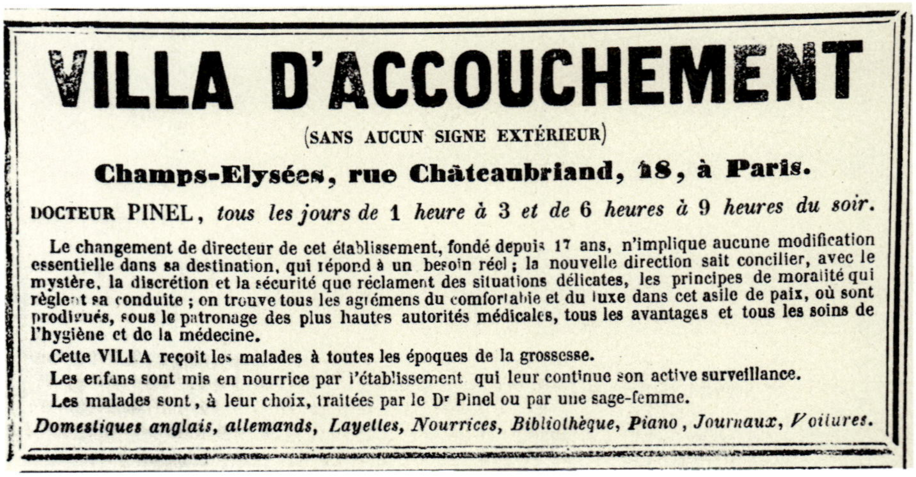

VILLA D'ACCOUCHEMENT

(SANS AUCUN SIGNE EXTÉRIEUR)

Champs-Elysées, rue Châteaubriand, 18, à Paris.

DOCTEUR PINEL, *tous les jours de* 1 *heure à* 3 *et de* 6 *heures à* 9 *heures du soir.*

Le changement de directeur de cet établissement, fondé depuis 17 ans, n'implique aucune modification essentielle dans sa destination, qui répond à un besoin réel; la nouvelle direction sait concilier, avec le mystère, la discrétion et la sécurité que réclament des situations délicates, les principes de moralité qui règlent sa conduite; on trouve tous les agrémens du comfortable et du luxe dans cet asile de paix, où sont prodigués, sous le patronage des plus hautes autorités médicales, tous les avantages et tous les soins de l'hygiène et de la médecine.

Cette VILLA reçoit les malades à toutes les époques de la grossesse.

Les enfans sont mis en nourrice par l'établissement qui leur continue son active surveillance.

Les malades sont, à leur choix, traitées par le Dr Pinel ou par une sage-femme.

Domestiques anglais, allemands, Layettes, Nourrices, Bibliothèque, Piano, Journaux, Voitures.

Abbildung 1460
Werbung für eine private Entbindungsklinik, 19. Jh. Erschienen in: Charivari.
(Paris, Nationalbibliothek, Kupferstichkabinett)
Außerehelichen Geburten gegenüber zeigte die Gesellschaft des 19. Jh.s keine Toleranz. Solche Etablissements standen daher reichen Frauen zur Verfügung, wenn sie ihr Kind diskret gebären und zurücklassen wollten. Für das einfache Volk bestand in Frankreich bis 1861 offiziell die Möglichkeit, Säuglinge an Klöster oder Heime abzugeben, indem man sie einfach in den am Eingang angebrachten, »Tour« genannten Drehschrank setzte.

schließlich zum Bruch kommen mußte. Daß das Kindbettfieber, wie Semmelweis vermutete, auf Ansteckung beruhte, erschien um so abwegiger, als man den Schuldigen schon längst gefunden glaubte, nämlich die Entzündung. Klein meinte insbesondere, es seien die ungeschickten Untersuchungen durch die Studenten dafür verantwortlich zu machen. Zwar entstand der Konflikt zwischen Lehrmeister und Schüler gegen Ende der fünfziger Jahre des 19. Jahrhunderts, aber die Meinung von Semmelweis stand zu diesem Zeitpunkt schon seit langem fest. Er hatte nämlich beobachtet, daß die Sterblichkeit in der den Studenten zugänglichen Klinik besonders hoch war (1842 soll sie sogar 31,3 Prozent betragen haben). In der Klinik von Professor Bartch, in der man nur die Hebammen ausbildete, lag sie viel niedriger. Semmelweis schrieb diesen Unterschied der Tatsache zu, daß die in der Entbindungsklinik ein- und ausgehenden Studenten ebenfalls im Anatomiesaal an Sektionen teilnahmen. Einer ihrer

Professoren, Kolletschka, hatte sich 1846 mit einem Sektionsinstrument verletzt und starb daran. Seine Infektion zeigte dieselben klinischen Symptome wie die Puerperalinfektion. Dieser Zusammenhang erschien Semmelweis so »sonnenklar«, daß er nicht mehr weitersuchte. Die Hebammen hatten im Gegenteil keinen Zutritt zum Sektionssaal und nahmen im übrigen viel seltener Scheidenuntersuchungen an den Kreißenden vor. Im Laufe des Jahres 1847 konnte Semmelweis die Sterbeziffer auf Kleins Station dadurch erheblich senken, daß er die Studenten anwies, sich die Hände mit Chlorwasser zu waschen. Man betrachtet ihn daher heute als Begründer der prophylaktischen Antisepsis in der Geburtshilfe. 1850 teilte er seine Erfahrungen zum erstenmal der Öffentlichkeit mit; seine Hauptschrift *Über die Ätiologie des in den Gebäranstalten endemischen Puerperalfiebers* erschien 1848. In der Zwischenzeit hatte er sich auf deutscher Seite außer seinem Lehrmeister Klein auch Scanzoni und Breisky zu Feinden gemacht. Obgleich ihm einige ihre Unterstützung zuteil werden ließen, unter anderem Hebra, Rokitansky und sein Freund Skoda, floh er schließlich vor den Wiener Intrigen, um mehr oder weniger ein Leben im Elend zu fristen. In seiner Zuflucht erfuhr er eines Tages, warum sich sein Freund Michaelis das Leben genommen hatte: Michaelis fühlte sich schuldig am Tod seiner Cousine im Wochenbett, weil er sie entbunden hatte, ohne die ihm wohlbekannten Vorsichtsmaßnahmen zu ergreifen; zuvor war er nämlich überdies

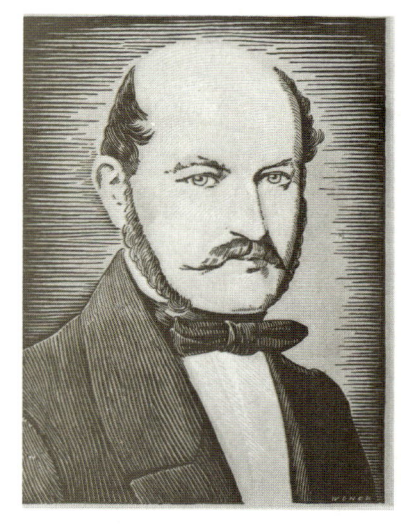

Abbildung 1461
Ignaz Philipp Semmelweis (1818 bis 1865).
(Paris, Museum für Geschichte der Medizin)

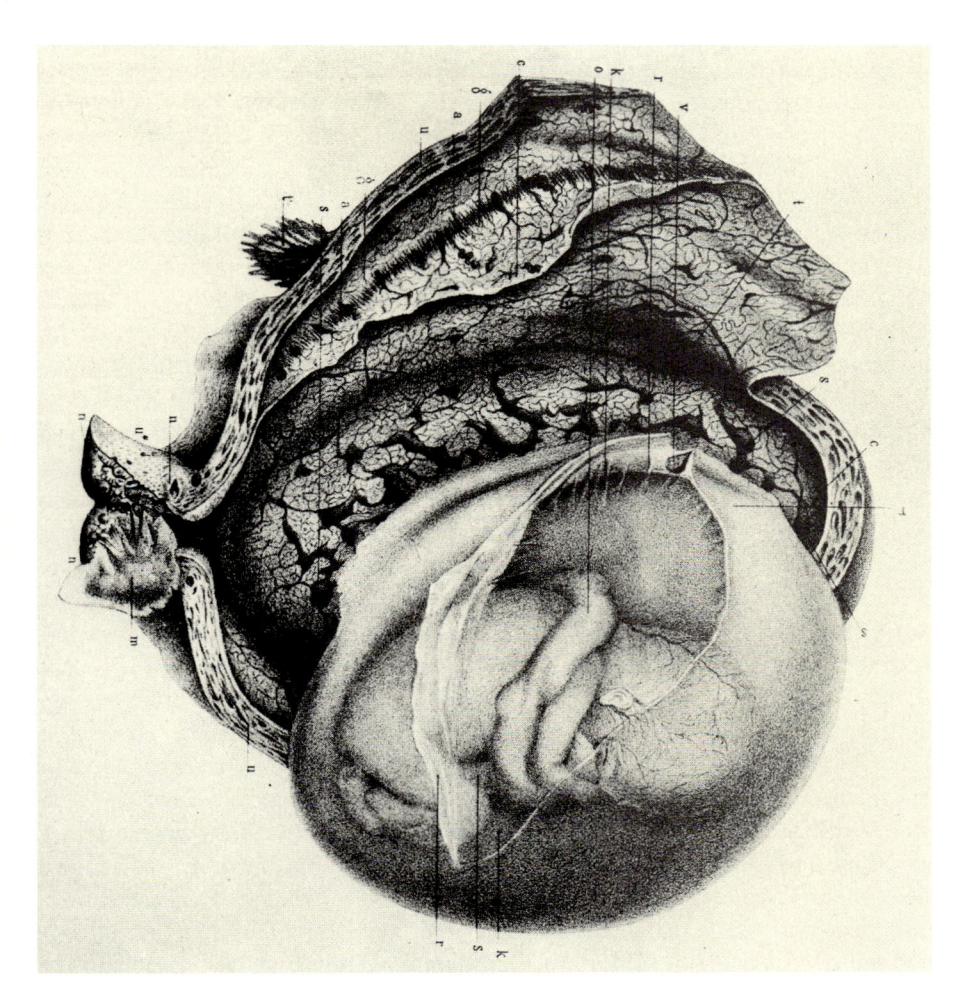

Abbildung 1462
Schwangerenuterus mit vier Monate altem Fötus. Illustration aus: Atlas complémentaire de tous les traités d'accouchements *von A. Lenoir, M. See und S. Tarnier, Paris 1865.*
(Paris, Bibl. der Alten Med. Fakultät)

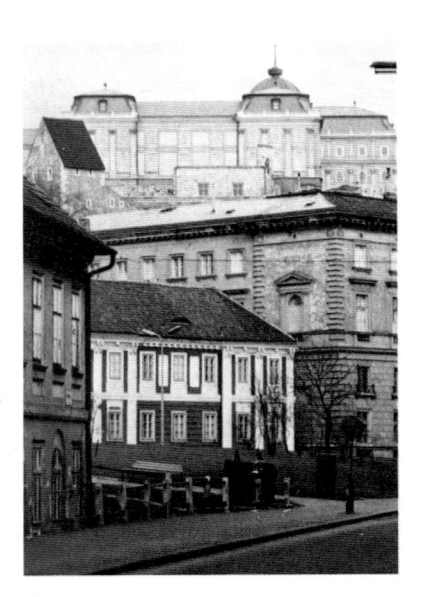

Abbildung 1463
Der Palais-Royal. Vorn erkennt man Semmelweis' Haus, in dem heute das Museum für Geschichte der Medizin untergebracht ist.

auf Visite bei fiebernden Wöchnerinnen gewesen. Als Semmelweis dies hörte, verließ ihn schlagartig seine »dumpfe Gleichgültigkeit«; von nun an ließ er sich nicht mehr beirren. Während er nun auf seine Nominierung als Professor für Geburtshilfe an der Universität seiner Geburtsstadt Pest wartete, nahm er intermittierend seine Tätigkeit als Geburtshelfer wieder auf; die Unterbrechungen nützte er, um an seinem Buch zu schreiben. Auf seiner neuen Pester Station brachte er es rasch fertig, die Wöchnerinnensterblichkeit auf 0,75 Prozent zu reduzieren! Für die Epoche grenzte diese Rate geradezu an ein Mirakel. Wie früher ordnete er die Händedesinfektion mit Chlorwasser und die Isolierung der fiebernden Wöchnerinnen an. Die meist überflüssigen Scheidenuntersuchungen an Kreißenden schränkte er drastisch ein. Schneller noch als seine Erfolge verbreitete sich jedoch die Animosität einheimischer und ausländischer Geburtshelfer. In der Tat war Semmelweis ein schwieriger Charakter — »ungeschickt in zwischenmenschlichen Beziehungen«, wie Céline schrieb. Unablässig titulierte er seine Widersacher als »Mörder«; unablässig forderte er, der Mord müsse nun endlich aufhören.

Er plakatierte die Mauern von Pest eigenhändig mit Pamphleten, in denen er die Frauen davor warnte, einen Arzt zur Entbindung zu rufen, da der Tod ihnen dann gewiß sei. Im übrigen ergriff auch Paul Dubois in Frankreich gegen Semmelweis Partei; 1858 auf dem Pariser Kongreß bedachte er ihn mit so ätzendem Spott, daß er ihn völlig der Lächerlichkeit preisgab. Auch Vorträge in Pest und Erfolge im Kampf gegen die Puerperalinfektion konnten die Ärzte nicht überzeugen; man hörte nicht auf, ihn zu bedrängen. Am Ende fiel der Bedauernswerte in geistige Umnachtung. In der Dissertation *La Vie et l'œuvre de Semmelweis* (1924) vertraut uns (der unter dem Pseudonym Céline berühmt gewordene Schriftsteller) Destouches an, daß Semmelweis bei einem seiner Anfälle in den Sektionssaal von Pest stürzte, mit dem Skalpell in einer verwesten Leiche herumstocherte und sich dabei einen tiefen Schnitt zufügte. Sein alter Freund Skoda brachte ihn nach Wien; dort, in einer Irrenanstalt, starb er zwei Monate später, nämlich am 13. August 1865, an den Folgen der »Leichenvergiftung«. Angeblich ohne von Semmelweis' Entdeckungen gehört zu haben, verfolgte Tarnier (1828—1897) in Paris ähnliche Ziele, wenn auch mit etwas Verspätung. Auch er hielt das Puerperalfieber für eine infektiöse Krankheit, wie wir in seiner 1857 erschienenen Dissertation *Recherches sur l'état puerpéral et sur les maladies des femmes en couches* bestätigt finden. Er fordert darin die Trennung der gesunden von den infizierten Frauen. Erst 1870 kam man seinem Anliegen nach, und in der Folge sank die Mortalität bei unveränderten Therapiegewohnheiten von 9,3 Prozent auf 2,5 Prozent. Nachdem Coze und Feltz im Blut von Wochenbettfieberkranken Bakterien entdeckt hatten, vor allem aber auf Grund der Arbeiten Listers und Pasteurs, begann man, Kompressen mit Karbollösung anzuwenden: die Sterbeziffer ging dadurch auf 0,31 Prozent zurück. Tarniers in Paris erzielte Ergebnisse sind in der Dissertation von Doléris (1852—1938) aus dem Jahre 1880 aufgeführt. Tarnier, aber auch Pinard, Budin, Just und Lucas-Championnière (1843—1913) erprobten nun Scheiden- oder Gebärmutterinjektionen mit Sublimatlösung. Tarniers 1890 veröffentlichtes Buch *L'Antisepsie en obstétrique* stellt eine Synthese seiner gesamten Forschungsarbeiten auf diesem wichtigen Gebiet dar. Erst im Laufe der ersten Hälfte des 20. Jahrhunderts sollte die schreckliche Puerperalinfektion fast gänzlich beseitigt werden. Zu verdanken haben wir es den Sulfonamiden (Domagk 1935) und in noch größerem Maße dem Penicillin, das 1928 von Fleming entdeckt und 1940/41 von Florey und Chain in die Therapeutik eingeführt wurde.

Abgesehen von der wichtigen Stellung, die Tarnier wegen seiner Arbeiten über die Puerperalinfektion zukommt, erwarb er sich vielleicht noch mehr Ruhm, indem er den Forceps verbesserte. Die Levretsche Geburtszange versah er zusätzlich mit einem indirekten Zugmechanismus, der dem Fötusschädel mehr Spielraum läßt. Unsere modernen Geburtszangen sind nach demselben Prinzip konstruiert, obwohl ihre Form noch zweckmäßiger geworden ist; nicht nur jeder spezialisierte Geburtshelfer, sondern auch mancher Landarzt besitzt solch ein Instrument. Da Tarnier einer Epoche entstammte, in der man die Leibesfrucht bei ungünstigem mütterlichem Beckenbau noch zu zermalmen pflegte, erdachte er auch ein solches Instrument. Förderlich war neben seinen zahlreichen geburtshilflichen Arbeiten auch seine Idee, beim ersten Verdacht auf Eklampsie eine reine Milchdiät zu verschreiben; Schwangerschaftskrämpfe waren zu seiner Zeit ein recht häufiges Übel. Zu erwähnen bleibt uns schließlich noch sein berühmtes Buch *Traité de l'art des accouchements,* welches er zusammen mit seinem Schüler Chantreuil und nach dessen Tod mit Budin abfaßte.

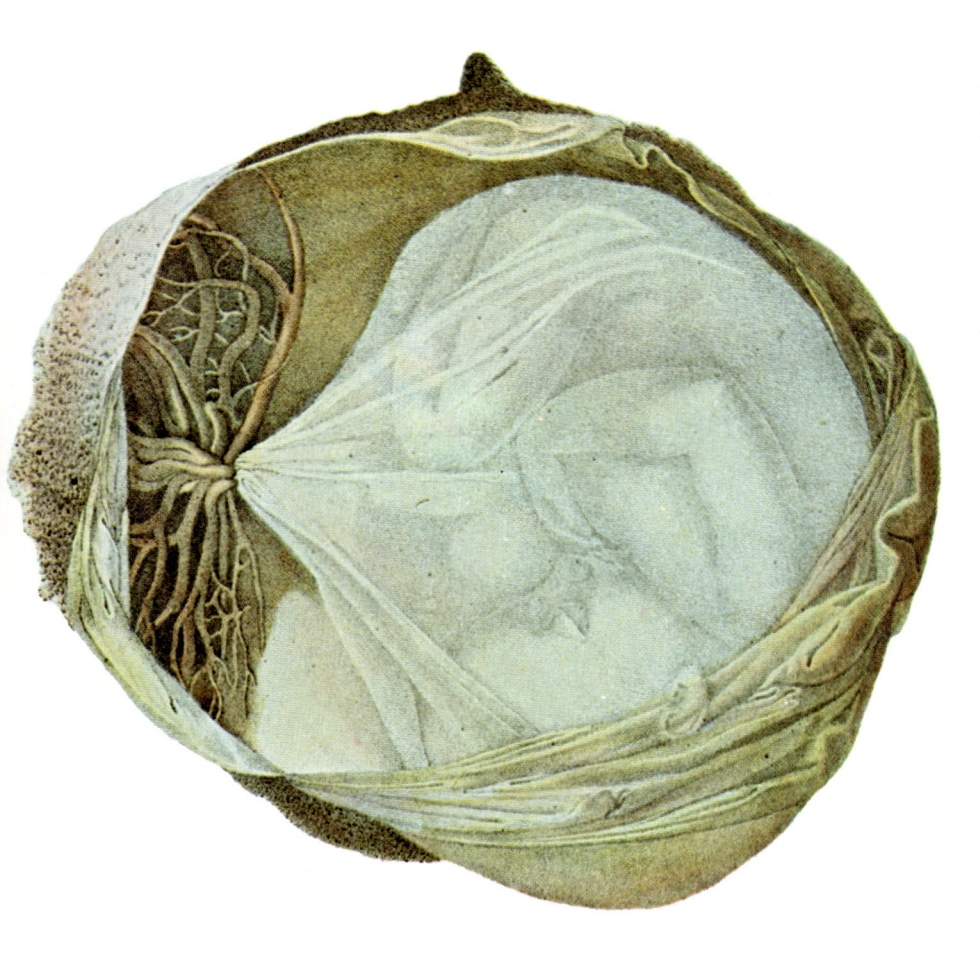

Abbildung 1464
Fünf Monate alter Fötus mit seinen Hüllen. Fehlgeburt infolge von Gewalttätigkeiten gegen die Mutter. Stich aus: Manuel d'anatomie descriptive von J. Cloquet, Paris 1825, Bd. V.
(Paris, Bibl. der Alten Med. Fakultät)

Adolphe Pinard

In unserer Aufzählung darf Pinard (1844—1934) zu Recht den zweiten Platz hinter Tarnier beanspruchen. Tarniers talentiertester Schüler war nur sechzehn Jahre jünger als sein Lehrer, aber während der erstere ganz dem 19. Jahrhun-

Abbildung 1465 (unten, links) Operationen an der toten Frucht. *Fig. 1: Perforieren des Kopfes. Fig. 2: Vergrößerung des Loches mit einer Zange. Stich aus:* Nouvelles Démonstrations d'accouchemens *von J.-P. Maygrier, Paris 1822. Da der Kaiserschnitt wegen der zu erwartenden Septikämie eine tödliche Gefahr bedeutete, mußte man einen abgestorbenen Fötus, der nicht ausgestoßen werden konnte, stückweise herausbringen.*

Abbildung 1466 (unten, rechts) Operationen an einem Fötus mit Wasserkopf und allgemeiner Wassersucht. Fig. 1: Eingriff mit einem Haken. Fig. 2: Eingriff mit einem Mittelding aus Haken und Geburtszange.

dert angehörte, wurde aus Pinard, der ein Alter von einundachtzig Jahren erreichte, ein Vermittler zwischen zwei Jahrhunderten. Seinen ersten wichtigen Beitrag zur Geburtshilfe leistete er, indem er gleichsam »entdeckte«, welchen Nutzen eine gekonnte *Unterleibspalpation* brachte. Er zeigte, daß sich die Kindslage *in utero* durch alleiniges Abtasten des mütterlichen Bauches feststellen ließ. Auf damals noch gefährliche Scheidenuntersuchungen konnte man daher verzichten. 1878 legte er seine Methode im *Traité du palper abdominal* fest. Er stellte darin überdies einen aus der Palpation abgeleiteten Kunstgriff vor, mit dem man die Kindslage von außen her korrigierte. Nach Pinard betonte auch der Deutsche Christian Gerhard Leopold (1846—1911) die Vorteile der Unterleibspalpation an Schwangeren. Lévy-Solal vereinigte die äußere Wendung mit der »Trendelenburgschen Lagerung«, namentlich bei Föten, die mit dem Steiß im Beckeneingang festsaßen. Zielscheiben für Pinards kämpferische Aktivitäten bildeten unter anderem die künstliche Frühgeburt und das Anlegen des Forceps hoch oben am Beckeneingang. Auch die Embryotomie an einer Frucht, deren Absterben man nicht sicher festgestellt hatte, stand auf seiner schwarzen Liste. In Anbetracht all dieser Gefahren für das Kind wandte sich Pinard der Symphyseotomie zu, da der Kaiserschnitt vor dem 20. Jahrhundert noch kaum zu verantworten war. Nach einer langen Zeit der Vergessenheit

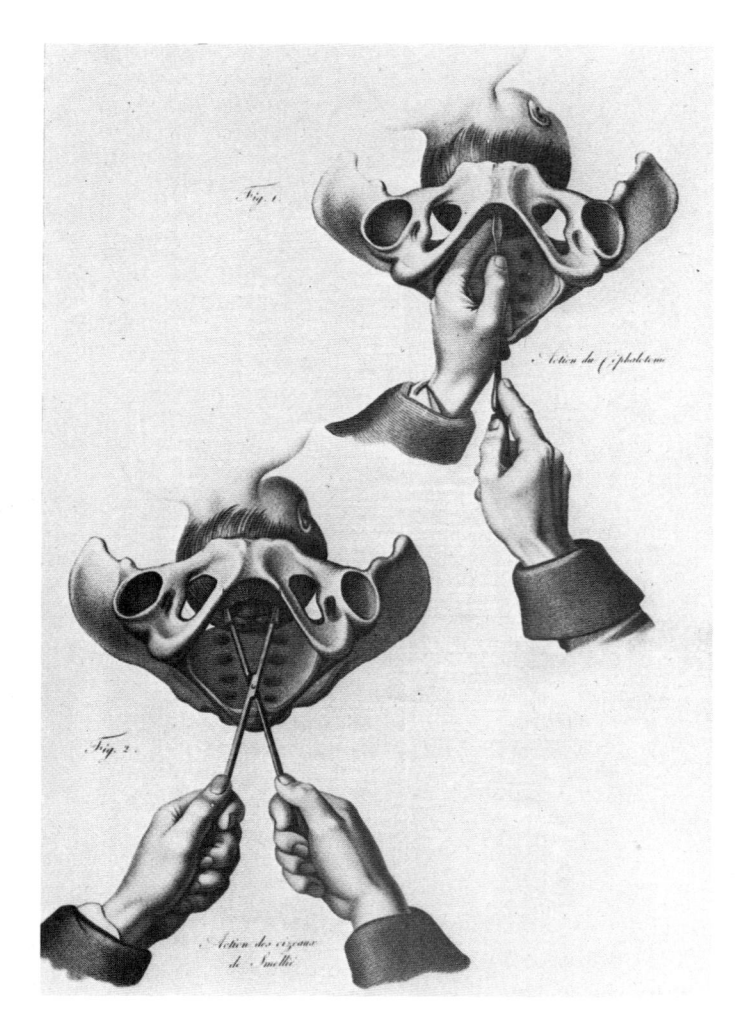

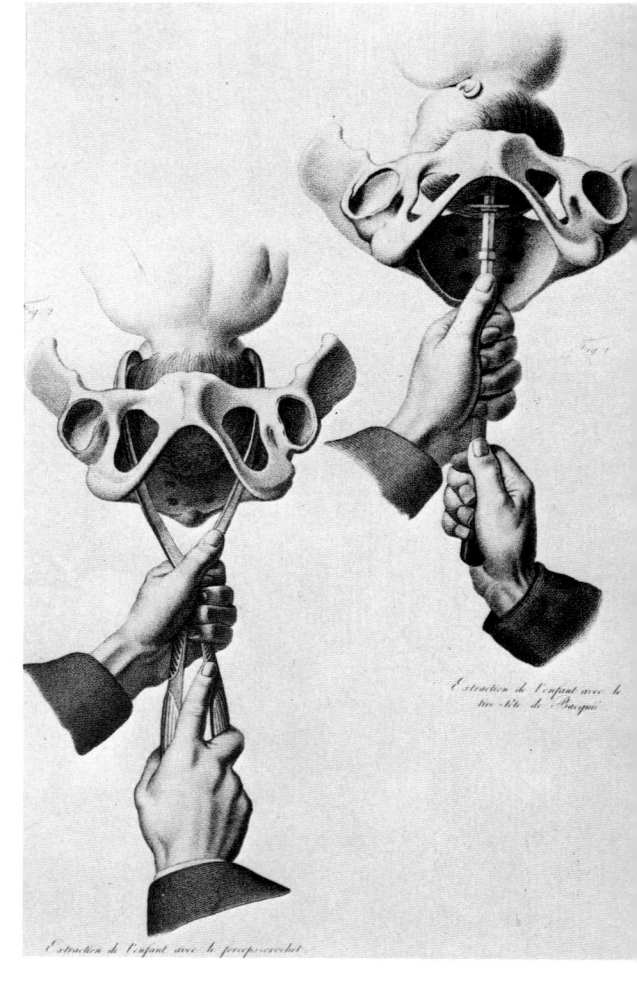

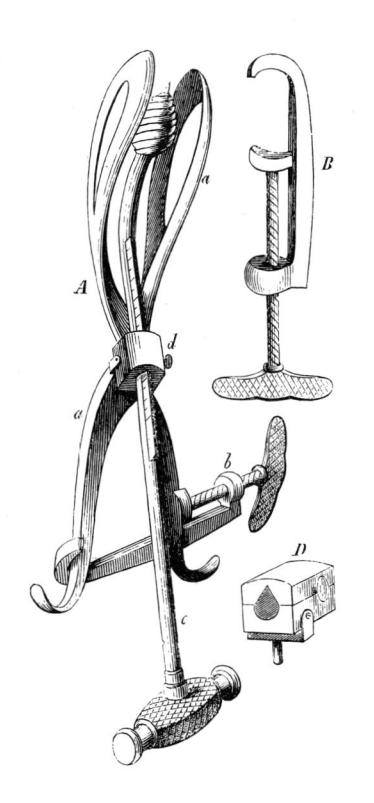

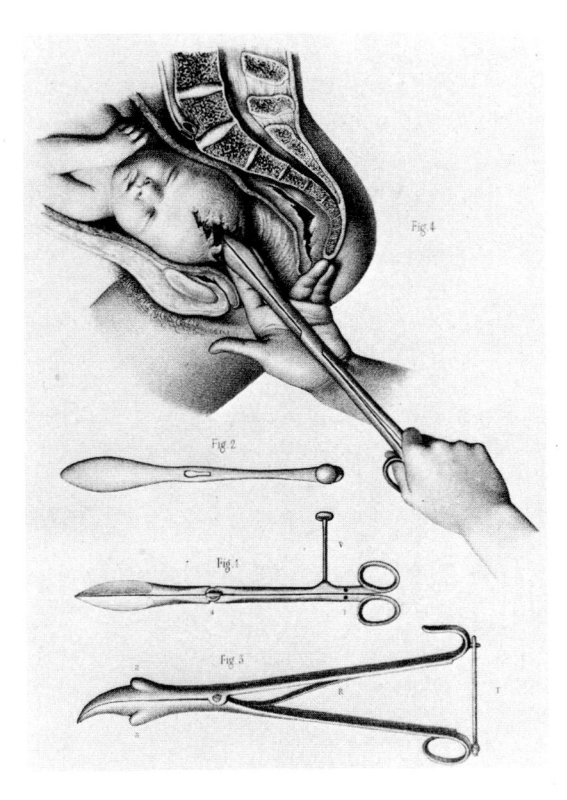

Abbildung 1467 (ganz links) Kephalotrib nach Lullini. Auch dieses Instrument diente zu solchen Eingriffen. Stich aus: Arsenal de la chirurgie contemporaine *von G. Gaujot und E. Spillmann, Paris 1872. (Paris, Bibl. der Alten Med. Fakultät)*

Abbildung 1468 (links) Perforation des Schädels mit einer Zange nach Smellie. Fig. 1: ein abgewandeltes Modell, Fig. 2 und 3: ähnliche Zangenmodelle. Illustration aus dem bereits zitierten Atlas *von A. Lenoir. (Paris, Bibl. der Alten Med. Fakultät) Diese Notoperation geschah in zwei Etappen. Man leerte zunächst die Hirnkapsel, um sie anschließend zu zermalmen.*

war die Symphyseotomie von den Italienern Morizani und Spinelli wiederentdeckt worden. Pinards Handeln stand in völliger Übereinstimmung mit einer laizistischen Moralauffassung, die sein ganzes Wesen bestimmte. In seinen geburtshilflichen und sozialmedizinischen Schriften kommt diese Einstellung immer wieder deutlich zum Ausdruck. Er war im wahrsten Sinne des Wortes ein Kinderfürsorger und wünschte, die Geburt eines Kindes solle das Glück einer Familie bedeuten, anstatt ein noch tieferes materielles Elend heraufbeschwören. Zahllose Reformen, die aber zum Teil erst später durchgesetzt wurden, waren sein Werk, zum Beispiel die vorehelichen ärztlichen Untersuchungen und der Mütterschutz (letzterer sollte vor allem Frühgeburten vermeiden helfen). Selbst in seinen überaus beliebten Vorlesungen suchte er immer wieder die angehenden Ärzte davon zu überzeugen, daß für den Schutz des Säuglings sowie des ungeborenen Lebens zu sorgen sei. Leidenschaftlich verteidigte er das Stillen des Säuglings an der Brust (das er »maternité du sein« nannte) ferner das Belassen des Neugeborenen bei der Mutter und die ärztliche Nachsorge für das Kind. Nach Pinards Ausscheiden aus dem Krankenhaus- und Universitätsdienst im Alter von fünfundsiebzig Jahren ließ er sich über zwei Legislaturperioden zum Abgeordneten von Paris wählen. Er tat es in der Hoffnung, aus dieser Position heraus mehr für Mutter und Kind erreichen zu können. Er konnte jedoch seine Vorstellungen nicht durchsetzen, so daß er sich entmutigt aus der Politik zurückzog.

Pinards Schule brachte viele bedeutende Geburtshelfer hervor. Zu ihnen gehörte Varnier (1859—1902), der mit dem Anatomen Farabeuf (1841—1910) zahlreiche Studien über den Geburtsmechanismus lieferte; Couvelaire (1873 bis 1948), Pinards Nachfolger auf dem Lehrstuhl für Geburtshilfe, wurde insbesondere für seine hervorragenden Arbeiten über die uteroplazentäre Apoplexie

Abbildung 1469 Professor Adolphe Pinard (1844 bis 1934).

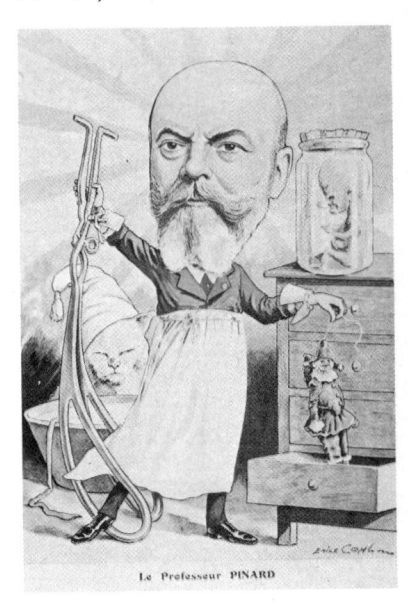

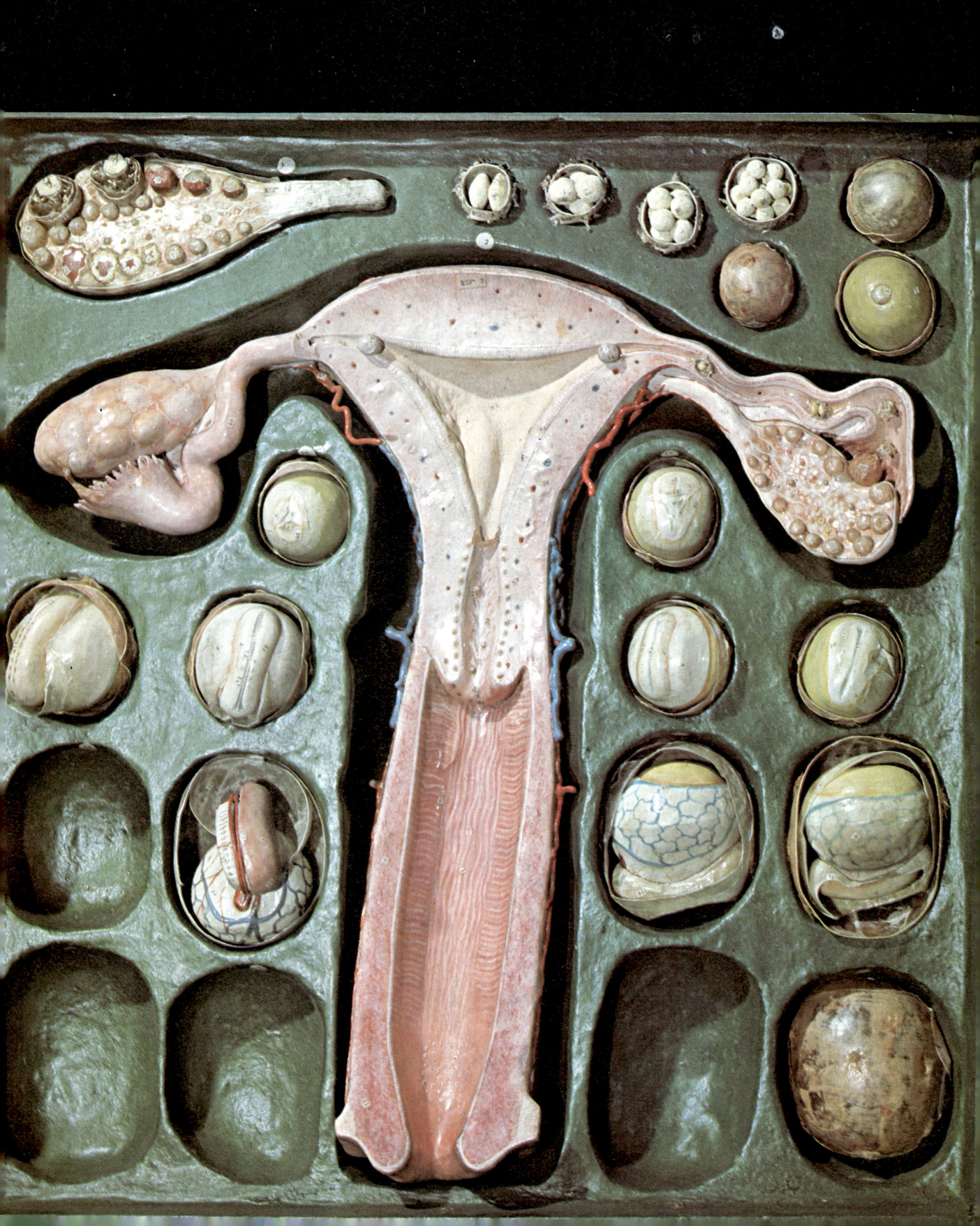

bekannt (man nennt sie heute übrigens auch »Couvelairesche Krankheit«). Auf Fruhinsholz (1876—1963), Professor an der Clinique obstétricale in Nancy und ebenfalls Schüler Pinards, werden wir im Kapitel über das 20. Jahrhundert zurückkommen.

Als Geburtshelfer der zweiten Hälfte des 19. Jahrhunderts muß auch Pajot (1816—1896) gebührend gewürdigt werden. Er war zwölf Jahre älter als Tarnier und wurde von seinem Kollegen etwas in den Schatten gestellt. So gewiß man ihn in dieselbe Kategorie wie Tarnier und Pinard einzureihen hat, erwies man ihm zu seinen Lebzeiten sicher nicht alle Ehrungen, die er verdiente. In der Widmung für Pajot, die dem voluminösen Buch seines Schülers Witkowski vorangestellt ist, zollt dieser Autor seinem Meister uneingeschränktes Lob. Er bescheinigt ihm darin, daß ihm wegen seiner »brillanten und gewissenhaften Unterweisung... unbestreitbar eine erstrangige Stellung« in der Geburtshilfe gebührt. Tatsächlich war Pajot ein erstklassiger Dozent, und von Generation zu Generation gibt man seine »Aphorismen« weiter, von denen uns Dumont eine Auswahl anbietet. Tarniers Forceps gefiel Pajot überhaupt nicht — gerade wegen der Zugvorrichtung, deren Nutzen indes alle Geburtshelfer allmählich anerkannten. So entwickelte er seinerseits eine kleine Geburtszange — aber natürlich ohne Zugsystem; noch heute benutzt man sie für schnelle Extraktionen am Ende des Ausstoßungsvorgangs. Pajot fügte seinem Forceps eine genaue Gebrauchsanweisung bei, und man muß sagen, daß sein Verfahren sehr dem »Saxtorphschen« ähnelte. In Frankreich pflegt man es dennoch als »manœuvre de Pajot« zu bezeichnen. In der ihm eigenen bissigen Art zog Pajot über die Schnittgeburt her, die ihm unvertretbar erschien. Über ihre Adepten äußerte er einmal, sie hätten die »Mentalität von Wilden, die den Baum fällen, um die Frucht zu bekommen«. Folgerichtig machte er sich viele Feinde. Mancher erkannte trotz allem seinen Wert, und der aufrichtige Pinard charakterisierte ihn folgendermaßen: »Dynamisch, ungezwungen, imposante Erscheinung, verblüffend offenes Mienenspiel.« Halten wir noch fest, daß Pajot die berühmte Akkomodationstheorie begründete, nach welcher man die Kindslagen im Uterus erklärt.

Das Becken. Der Frage des Beckenbaus ging man in dieser Periode besonders intensiv nach. 1854 beschrieb Kilian (Bonn) zum erstenmal das spondylolisthetische (d. h. durch Wirbelgleiten verformte) Becken. In seiner Habilitationsschrift von 1869 beschäftigte sich Guéniot mit den aus der angeborenen Hüftluxation resultierenden Mißgestaltungen. Gusserow zeigte, daß das Becken durch die Auswirkungen der Skoliose auf die Kompensationskurven verformt werden kann. Als Grundlage für die Beckenmessung war Pinards 1871 veröffentlichte Inauguraldissertation über Beckendeformitäten gedacht. 1874 bestand Didier, ein Schüler Stolz', in Nancy sein Examen mit einer Arbeit über die Kyphose im Kreuzbeinbereich. F.-J. Herrgott beschrieb das durch Wirbelsäulentuberkulose deformierte Becken. Litzmann zeigte, warum letzteres unter obstetrischen Gesichtspunkten günstiger als alle anderen Beckenfehler ist. Michaelis vermutete eine mögliche Abweichung der kindlichen Scheitelbeineinstellung von der normalen Führungslinie. 1879 zeigte Leopold, wie Kyphose und Skoliose sich auf das rachitische Becken auswirken. Breisky lieferte eine eindrucksvolle und umfassende Beschreibung des Kyphosebeckens, und Chantreuil wies nach, daß Kyphose und Rachitis sich am kyphotischen Becken mehr

Pajot

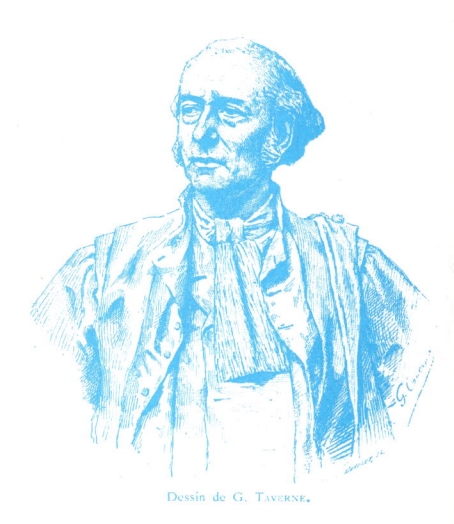

*Abbildung 1471
Professor Charles Pajot (1816 bis 1896).*

Die wichtigsten geburtshilflichen Probleme

*Abbildung 1470 (gegenüber)
Nachgemachte weibliche Fortpflanzungsorgane aus Pappe, vorgesehen als Lehrmittel für den Anatomie-Unterricht. Um 1830.
(Paris, Museum für Geschichte der Medizin)*

Pl. XXXIII.

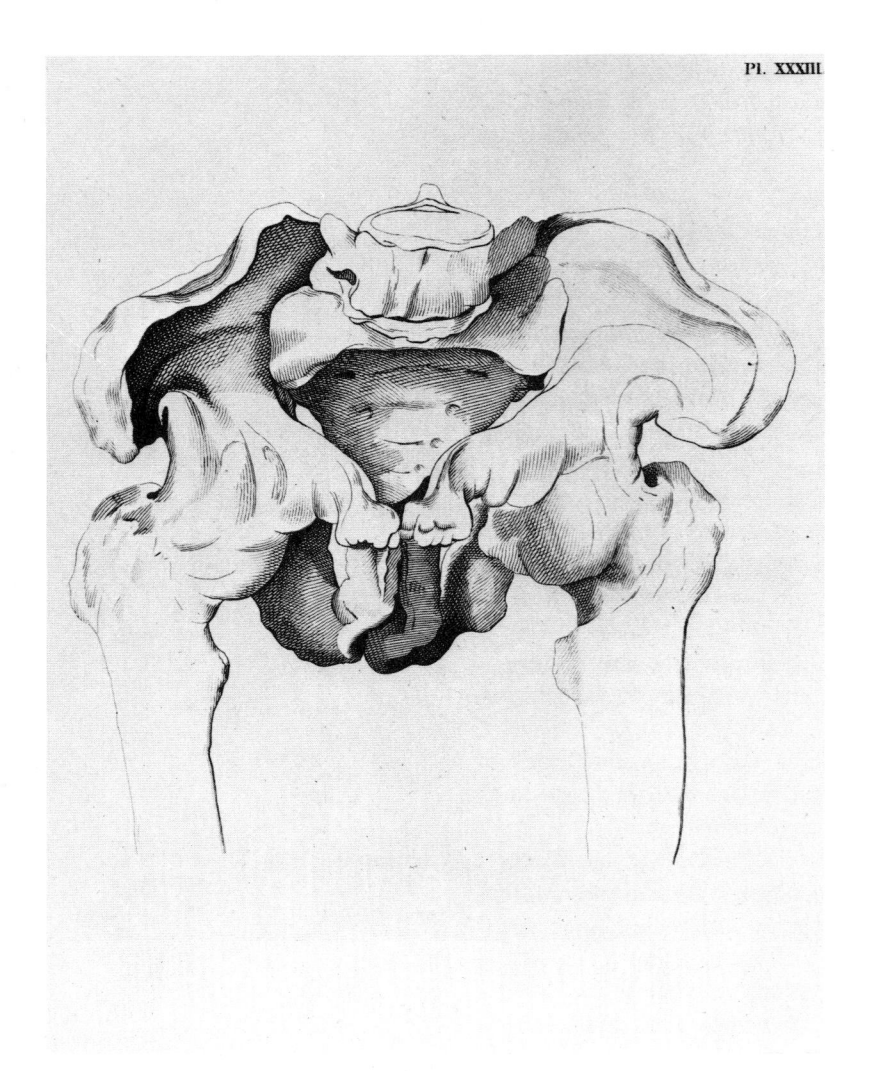

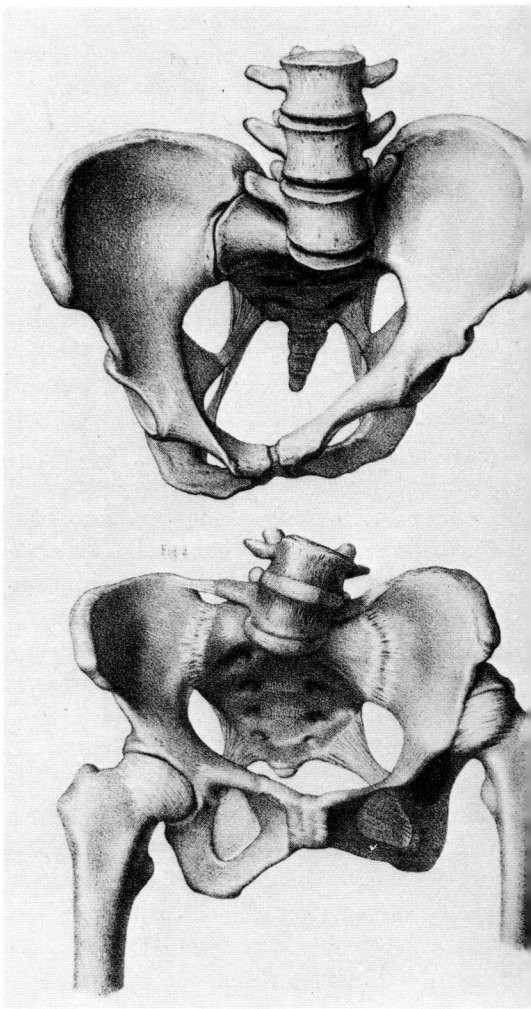

Abbildung 1472 (oben, links) Rachitisches Becken. Illustration aus De l'orthomorphie *von J.-M. Delpech, Paris 1828.*

Abbildung 1473 (oben, rechts) Angeborene Beckenmißbildungen. Schräg verschobenes Becken. Illustration aus: Atlas complémentaire de tous les traités d'accouchements *von A. Lenoir.*
Wegen der schnellen Urbanisierung und des schlechten Ernährungszustandes gewisser Bevölkerungskreise war die Rachitis im 19. Jh. überaus verbreitet. Sie bildete die Ursache für viele erschwerte Geburten, denn solche verengten Knochenringe kann der Fötusschädel natürlich nicht überwinden.

oder minder ausgleichen können. 1879 stellte Champetier de Ribes sehr zutreffend dar, wie ein Fötus mit nachfolgendem Kopf in den Beckeneingang eintritt; bei dieser Gelegenheit erwähnte er außerdem den später nach ihm benannten Handgriff. Dieser Autor entwickelte überdies einen Ballon, mit dem man bei vorliegender Plazenta die Hämorrhagien durch Zusammendrücken der Adern stillen sollte; seine Technik ist heute natürlich überholt. 1882 legte Neugebauer seine Dissertation über die Genese des durch Wirbelgleiten oder Wirbelsäulentuberkulose mißgestalteten Beckens vor. Sehr erleichtert wurde die Beckenexploration, als die Röntgenuntersuchung aufkam. Gegen Ende des 19. Jahrhunderts führte W. Albert diese präzisere Beckenmeßtechnik in Deutschland ein, Budin und Varnier machten sie in Frankreich bekannt. Über die modernen Explorationstechniken wird im Kapitel über das 20. Jahrhundert berichtet werden.

Interessant erscheint in diesem Zusammenhang noch, daß P. C. Budin (1846 bis 1907) seit seiner Dissertation über die »Umstände, welche die Deformation des Fötuskopfes während der Austreibung begünstigen«, speziell an diesem Themenkreis arbeitete, insbesondere über den vorzeitigen Eintritt des Kopfes in das verengte Becken. 1898 wurde er zum Professor an der geburtshilflichen

Klinik der Pariser Fakultät ernannt; gleich Pinard verdankt ihm Frankreich eine Unmenge sozialer Kinderfürsorgemaßnahmen (wie z. B. die »gouttes-delait« — Austeilung von Milch an die Säuglinge Bedürftiger —, die Mütterberatung usw.)

Die Palpation. Auf die Bedeutung der Untersuchungen Pinards für die geburtshilfliche Nutzung der Palpation wurde bereits hingewiesen. Der Gerechtigkeit halber müssen wir jedoch anfügen, daß schon vor ihm Geburtshelfer durch Abtasten der Bauchdecke zu erkennen suchten, ob eine Patientin schwanger war. Roederer gelang auf diese Weise die differentialdiagnostische Abgrenzung des schwangeren Uterus von Unterleibstumoren. 1820 bemühte sich Wigand, die genaue Kindslage, Zwillings- oder Bauchhöhlenschwangerschaften durch Palpation festzustellen. 1839 zeigte F.-J. Herrgott in seiner Doktorarbeit, was und wie man an Schwangeren durch Palpation diagnostizieren konnte. Mattei widmete 1855 der Palpation eine ausführliche Abhandlung. In der Diagnosestellung und der Erfindung von Handgriffen, die Abhilfe bringen konnten, hat jedoch niemand Pinard das Wasser gereicht.

Die äußere Wendung. Die Korrektur der Kindslage mit äußeren Handgriffen steht und fällt mit der Exaktheit der Palpation und konnte daher nur vom meisterlichen Pinard (1878) zufriedenstellend beschrieben werden. Auch auf dieses Gebiet hatte man sich schon in früheren Zeiten vorgewagt. So empfahlen Wigand und Hohl (1843) sowie C. Braun (1857), die »äußere Wendung« durch Einführen eines Zeigefingers in die Gebärmutterhöhle zu unterstützen.

Der Forceps. Lange blieb die Levretsche Geburtszange in Frankreich und anderen Ländern das ideale Instrument, um einen widerspenstigen Fötus zur Welt zu holen. Man warf ihr allerdings vor, den Kopf zu sehr zusammenzupressen und beim Ziehen nicht der Beckenachse zu folgen. Aus diesem Grund erprobte man die Möglichkeit, den Fötusschädel mit verschiedenen Netzmodellen zu fassen (z. B. mit dem »Sericeps« von J. Poullet, Lyon, oder dem »obstetrischen Extensor« von John Evans, Chicago). Auch der Forceps selbst wurde des öfteren abgewandelt. Nach Devraigne soll es 1838 schon einhundertvierundvierzig verschiedene Modelle gegeben haben. Wie viele seitdem noch hinzukamen, kann uns hier nicht interessieren; wir beschränken uns vielmehr darauf, einige unmittelbar vor Tarniers Epoche konstruierte Typen zu schildern. Hermann (Bern) trennte Zug- und Greiffunktion des Instruments voneinander (1844). Der Zug setzte bei seinem Forceps am unteren Teil der Löffel an. Chassagny (Lyon) erfand eine Zange mit parallelen Schenkeln; zwischen den Löffeln hindurch lief eine »Schlinge«, an der man zog. Auch Laroyenne und Hubert (Löwen) erdachten technische Verbesserungen; Moralès vergrößerte 1871 die Beckenkrümmung. Dann trumpfte Tarnier mit seinem Forceps auf, der noch heute als klassisch gilt, und zu guter Letzt produzierte Poullet eine Kombination aus dem »Tarnierschen« und »Chassagnyschen« Forceps.

Die Embryotomie. Unverständlich mag auf den ersten Blick erscheinen, daß im 19. Jahrhundert so viele renommierte Geburtshelfer Instrumente zum Zerstückeln der Leibesfrucht erfanden. Diese barbarisch anmutenden Geräte hat man niemals so perfektioniert wie in dieser Epoche. Im 18. Jahrhundert ähnelten sie noch sehr stark ihren Vorgängern aus dem vorigen Jahrhundert, an-

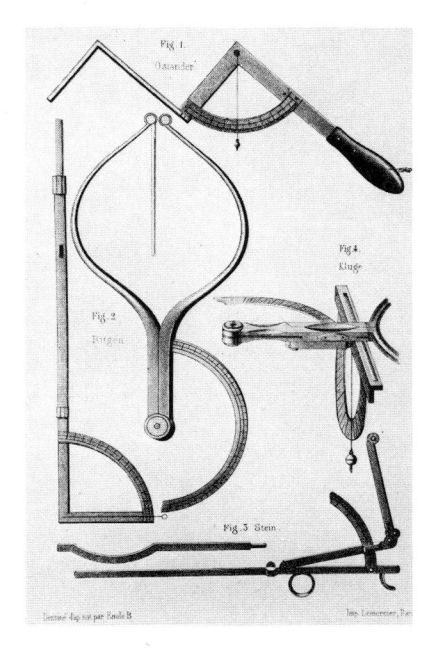

Abbildung 1474
Beckenwinkelmesser. Stich aus dem Atlas von A. Lenoir (siehe Abb. 1472). Diese Instrumente dienten zum Messen »fehlerhafter Beckenneigungen«.

Abbildung 1475
Gebärmuttererweiterer für künstliche Frühgeburten. (Paris, ibd.)

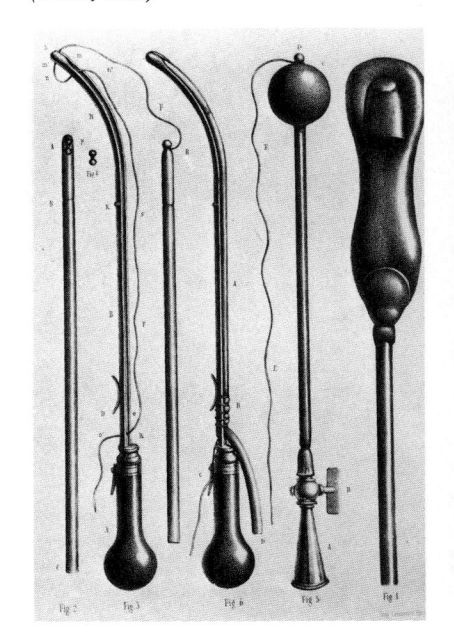

scheinend, weil man die innere Wendung (gegen Einkeilen und Tod des Fötus) und die Zangengeburt so nützlich gefunden hatte, daß man alle Anstrengungen auf die Verbesserung dieser beiden Techniken richtete. An den »Mordinstrumenten« veränderte man nur Kleinigkeiten, die der Mutter zugute kamen. Im 19. Jahrhundert wurde jedoch das rachitisch verformte Becken so häufig, daß schwierige Geburten an der Tagesordnung waren. Gelegentlich mußte man deshalb einen abgestorbenen Fötus zerstückelt herausholen, zumal der Kaiserschnitt ein beträchtliches Risiko darstellte. Zum Perforieren des kindlichen Schädels benutzt man noch heute den Kranioklasten, den Blot entwickelte. Gayon konstruierte dafür ein schraubbohrerähnliches Instrument, und Dubois' Zange wurde von Pinard höchstpersönlich verbessert. Viele verschiedene Modelle kamen »auf den Markt«, zum Beispiel diejenigen Jacquemins, Pajots, Kilians, Tarniers (auch eine Guillotine war dabei!), Ribemont-Dessaignes' usw. Der Braunsche Haken (1890) ist auch uns noch vertraut. 1863 beschrieb Pajot ein »Kephalotrypsie« genanntes Verfahren der Embryotomie. Braun verbesserte die von Simpson (1860) entwickelte Kranioklasie. Die Basiotripsie bewährte sich vor allem dank Didot (Dinan), nach dessen Vorschrift man als erstes das Keilbein zu perforieren hatte. Hubert wandte dieses Verfahren mit seinem selbsterfundenen »Transformator« an. Simpson drückte die Schädelbasis mit einem Instrument ein, das er »Basiolyst« taufte. Am Ende trat Tarniers »Basiotryptor« (1883) an die Stelle des früher gültigen »Kephalotryptor«. Nach Angaben Devraignes beurteilte die Epoche das neue Instrument als »von Pinard begrüßte, von Bar perfektionierte und von Bonnaire erprobte« Verbesserung.

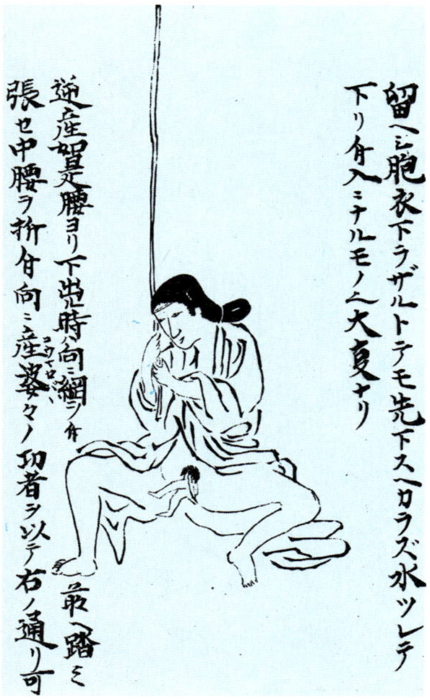

Der Kaiserschnitt. Wie Guéniot bereits feststellte, verlief ein Kaiserschnitt auch noch in der zweiten Hälfte des 19. Jahrhunderts meist tödlich, denn es kam zu Infektion mit Fäulnisbakterien, Bauchfellentzündung und sturzartigen Blutungen. 1878 gelang Reuss (Bremen) dank strikter antiseptischer Maßnahmen solch eine Operation. Darüber hinaus wagte man auf Empfehlung von Porro (1842—1902) den Kaiserschnitt damals im allgemeinen nur in Verbindung mit einer Gebärmutterentfernung, um auf diese Weise wenigstens eine Infektionsquelle zu beseitigen. In Frankreich wurde diese Technik von Tarnier, Lucas-Championnière und Fochier eingeführt. Zwar sank daraufhin die Sterbeziffer ein wenig, aber sie blieb immer noch erheblich. Eine Statistik Pinards aus dem Jahr 1879 meldete 44,5 Prozent. Pessimistischeren Berichten aus derselben Epoche entnehmen wir die noch höhere Sterblichkeitsrate von 58,8 Prozent. Folgerichtig war man auf dem besten Wege, den verstümmelnden Kaiserschnitt wieder aufzugeben, als Saenger (1853—1903) in Leipzig gegen 1880 gemeinsam mit Kehrer die Uterusnaht vorschlug; schon zuvor hatte man ähnliche Versuche angestellt, aber selbst Lebas (1769), Osiander (1820) und Simon Thomas (1869) waren gescheitert. In Paris machte Bar (1853—1945) als erster erfolgreich einen Gebärmutterverschluß nach Saenger. Seitdem ersetzte der neue *konservative Kaiserschnitt* die verstümmelnde *Porrosche Operation.* 1890, als man nun die »Trendelenburgsche Lagerung« kannte, wurde die Schnittentbindung bereits viel sicherer. Echte und endgültige Fortschritte brachte jedoch erst das beginnende 20. Jahrhundert.

Die künstliche Frühgeburt. Bevor die konservative Schnittgeburt annehmbar wurde, war Stolz' Methode mit dem präparierten Schwamm (1833) in der zwei-

Abbildung 1476
Eine Gebärende unterstützt ihre Preßwehen durch Ziehen an einem herabhängenden Seil. Federzeichnung aus einer japanischen Handschrift. (London, Sammlung des Wellcome Institute)

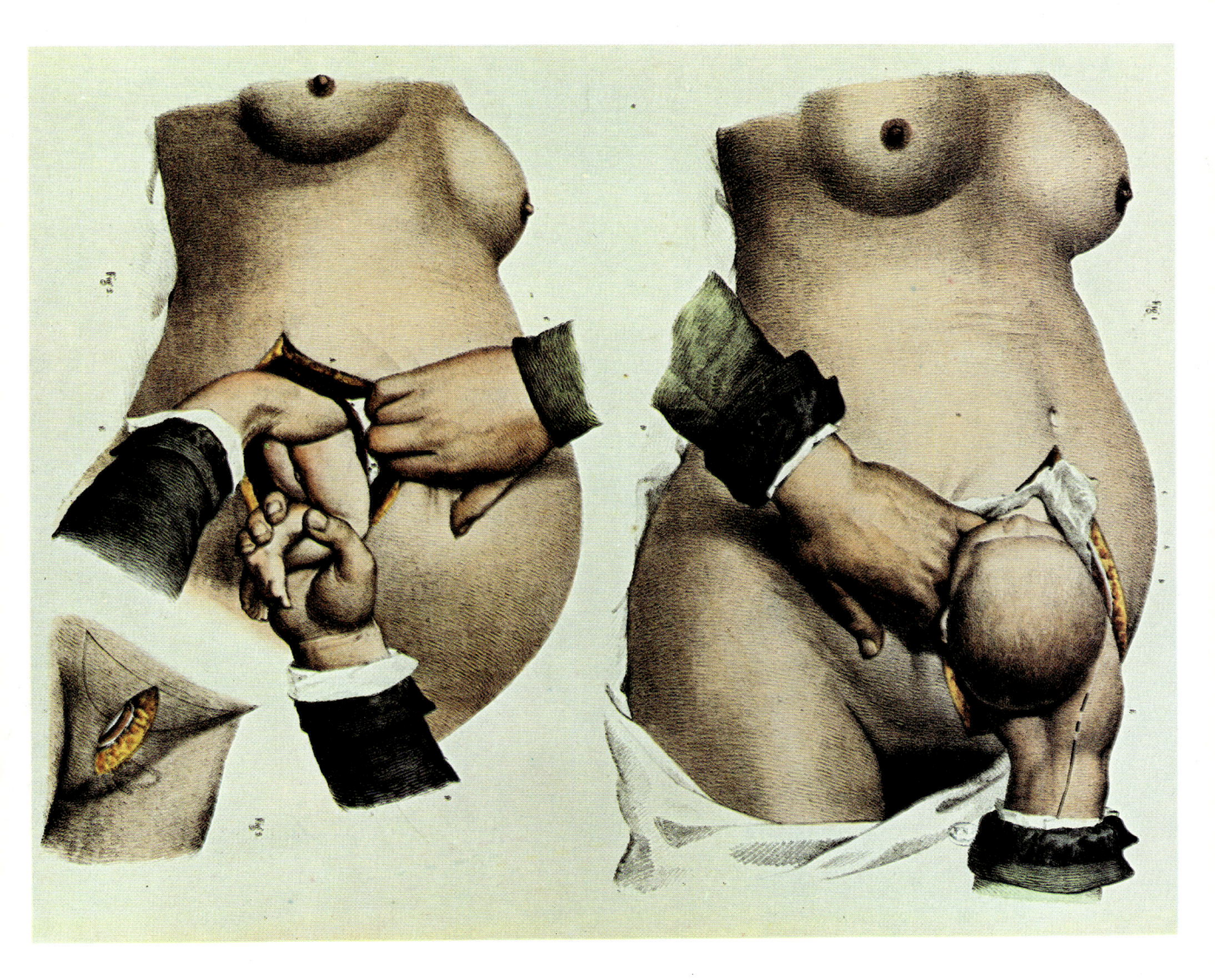

ten Hälfte des 19. Jahrhunderts sehr beliebt. Grundsätzlich stellte man die künstliche Frühgeburt bzw. die vorzeitige Schwangerschaftsunterbrechung kaum in Frage, zumindest dann nicht, wenn ein normal ausgereifter Fötus eine schwierige Geburt bedeutet hätte. Hauptsächlich diskutierte man darüber, wann man eingreifen solle und wie die Wehen am besten zu erregen seien. 1846 empfahl Kiwisch (Würzburg) hierfür heiße Injektionen in die Gebärmutter. Kraus schlug 1855 das Einlegen eines Gummikatheters in den Uterus vor. Tarnier propagierte 1862 einen kleinen, mit Wasser auffüllbaren Ballon, der die Erweiterung der Geburtswege anregen sollte. Champetier de Ribes benutzte dazu Ballons aus gummierter Seide (1888). Als Antwort erfand Tarnier nun wieder einen »erweiternden Wehenerreger«. Ein wenig später stand auch die verbesserte konservative Schnittentbindung zur Verfügung, so daß die künstliche Frühgeburt bald weitgehend abgeschafft war.

In Deutschland. 1884 empfahl dort Crédé (1819—1892), allen Neugeborenen als Prophylaxe gegen die früher sehr verbreitete eitrige Bindehautentzündung (auch Augentripper genannt) Silbernitratlösung in die Augen zu träufeln. In

Abbildung 1477
Der Kaiserschnitt. *Bildtafel aus:* Traité complet de l'anatomie de l'homme... von J.-B. Bourgery und C. Bernard, 2. Ausg., Paris 1866—1871.
(Paris, Bibl. der Alten Med. Fakultät)

Andere renommierte Geburtshelfer

allen Ländern wurde diese Maßnahme bald gesetzlich vorgeschrieben *(Credé-sche Prophylaxe)*. Hegar (1830—1915) erkannte, daß der Gebärmutterkörper im Isthmusbereich in der frühen Schwangerschaft weich wird (Hegarsches Schwangerschaftszeichen); er erfand außerdem Instrumente zur Dehnung des Gebärmutterhalses (die Hegar-Stifte). Frommel (1854—1912) überarbeitete eine Entdeckung des Österreichers Chiari (1817—1854); heraus kam dabei die Beschreibung eines Syndroms, das die folgenden Symptome umfaßt: nach der Geburt persistierende Uterusatrophie mit Amenorrhoe und Galaktorrhoe.

Abbildung 1478
»Monsieur, meine Tochter hat eine Schwellung. Wir wissen nicht, was es ist, und das macht uns große Sorgen. Ist es vielleicht eine Augenentzündung?« Humoristischer Stich aus der ersten Hälfte des 19. Jh.s. (Paris, Nationale Pharmazeutenschaft, Sammlung Bouvet)

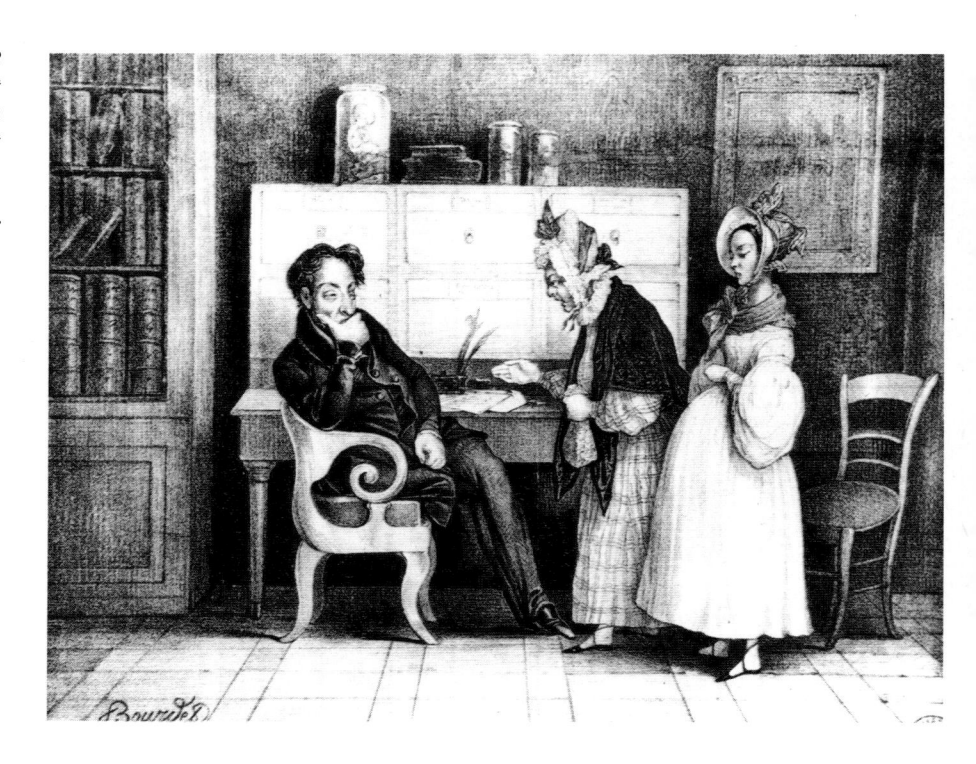

In Österreich. Bandl (1842—1892) kennen wir vor allem für den nach ihm benannten Kontraktionsring, einen Muskelwulst (oder mehrere) an der Grenze von Gebärmutterkörper und Isthmus. Er entsteht, wenn sich die Uterusmuskulatur bei der Geburt zusammenzieht.

In England. Braxton-Hicks (1825—1897) forderte die Wendung durch innere und äußere Griffe zugleich; besonders bei Blutungen wegen einer lateral oder marginal sitzenden placenta praevia hat sein Verfahren gute Dienste geleistet. Später wurde die »Braxton-Hicksche Wendung« vom Kaiserschnitt verdrängt, aber noch heute praktiziert man sie manchmal in Notfällen, wenn ein sofortiger chirurgischer Eingriff nicht möglich ist. Duncan (1826—1890) verband seinen Namen mit einem Plazentalösungsmodus, der mit demjenigen von Bandl verwandt ist, aber seltener praktiziert wird.

In Italien. Außer den bereits zitierten Morisani und Spinelli taten sich hier Magiagalli, Bossi, Pestalozza und Alfieri hervor.

In Rußland. Der Eklampsie hatte man früher allzuoft mit künstlicher Frühgeburt oder sogar Kaiserschnitt beizukommen versucht. Stroganow (1899) empfahl dagegen schonendere Mittel wie die Morphin-Chloralhydrat-Therapie, ferner Chloroform, Sauerstofftherapie und Magnesiumsulfat.

Die erste Hälfte des 20. Jahrhunderts

Da wir in diesem Kapitel nicht alle Persönlichkeiten würdigen können, die sich um die moderne Geburtshilfe verdient gemacht haben, werden wir im folgenden hauptsächlich auf Fakten eingehen.

Gleich zu Beginn unseres Jahrhunderts wurde der bis dahin schwerste und meistumstrittene geburtshilfliche Eingriff entscheidend verbessert. Zwar hatte im ausgehenden 19. Jahrhundert der konservative Kaiserschnitt Porros verstümmelnde Operation abgelöst und die postoperative Sterbeziffer bedeutend herabgesetzt, aber wenn eine solchermaßen behandelte Frau ein weiteres Mal schwanger wurde, konnte man für sie einen Geburtseinleitungsversuch nur unter Einschränkungen vorsehen. 1907 kam Frank (Köln) der Gedanke, daß man anstatt des Gebärmutterkörpers das untere Uterinsegment anschneiden und die Naht anschließend wieder mit intaktem Bauchfell überziehen könnte; dazu brauchte man das Peritoneum zuvor nur beiseite zu schieben. Damit war der suprasymphysäre oder segmentäre Kaiserschnitt erfunden. In Frankreich verbreitete er sich unter der Bezeichnung »césarienne basse«. Schickele (Straßburg) machte diese Technik dort bekannt, und als erste praktizierten sie Bar, Couvelaire und Brindeau (1867—1955). In Deutschland hießen ihre Pioniere (außer Frank und Schickele) Sellheim, Latzko (1863—1945) und Döderlein, in England ist Kerr (1868—1960) zu nennen. Da mit der Schnittgeburt des 20. Jahrhunderts im Falle einer erneuten Schwangerschaft keine Uterusruptur mehr zu befürchten war, wurde sie sehr schnell von allen größeren Entbindungskliniken übernommen. Sie bedeutete nun nicht mehr einen Schwangerschaftsausschluß, da spätere Geburtseinleitungsversuche möglich waren. Die Zahl der Schnittgeburten ging dadurch insgesamt eine Zeitlang zurück. Die verstümmelnde Porrosche Operation praktizierte man — wenn überhaupt — nur noch in Ausnahmefällen. Um den infizierten Uterus nicht entfernen zu müssen, kam Portes (1891—1950) eines Tages darauf, ihn nach seiner Entleerung für einige Zeit außerhalb der Bauchhöhle zu belassen. Diese »Portessche Operation« konnte man aber seit Anwendung der Antibiotika wieder aufgeben.

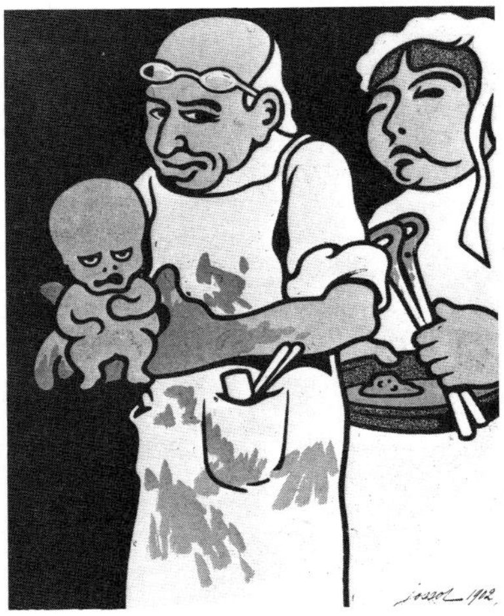

In der Vergangenheit war es höchstens in der Austreibungsphase möglich gewesen, auf die Geburt einzuwirken. In der Erweiterungs- oder *Eröffnungsperiode* blieb der Geburtshelfer passiv und griff nur in wirklich schweren Fällen ein. Der Straßburger Schule, nämlich Kreis (1892—1952) und seinem Lehrmeister Schickele, verdanken wir die Idee, alle Geburten zu dirigieren, da sich selbst normal beginnende Geburtsverläufe unvermittelt als pathologisch erweisen können. Kreis vertrat im übrigen die Meinung, daß die meisten Entbindungen ohnehin mit Spasmen einhergingen und somit pathologische Momente aufwiesen. Gegen solche Zwischenfälle mußte man sich von vornherein absichern, und es ergaben sich daraus Präventivmaßnahmen, die Kreis global als *medizinische Entbindung* bezeichnete. Viele Geburtshelfer folgten seinen Weisungen, wenn auch nicht immer buchstabengetreu seinem Behandlungsschema, das er 1929 durchzusetzen versuchte.

1932 beschrieb Delalande ein Verfahren zur »normalen, schmerzlosen und beschleunigten Geburt«, dessen Prinzip an die beschleunigte Entbindung er-

Die moderne Schnittgeburt

Abbildung 1479
»Schau, schau, dieser kleine Rebell wollte wohl nicht zur Welt kommen!« Karikatur von Jossot für L'Assiette au beurre, 1902.
(Paris, Bibliothèque Forney)

Die geleitete Geburt

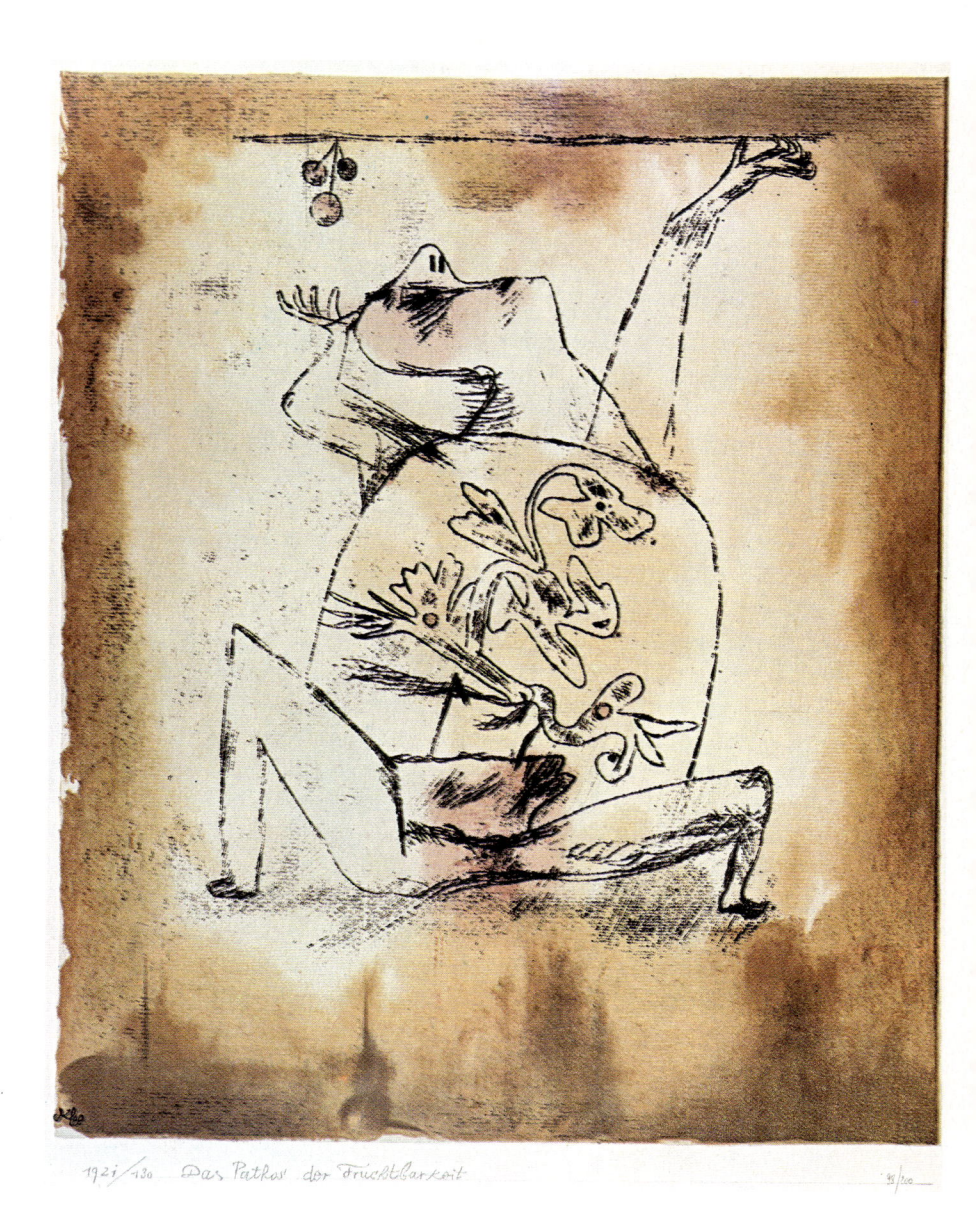

Abbildung 1480
Das Pathos der Fruchtbarkeit von Paul Klee, 1921. (Paris, Sammlung Dr. Pierre Simon)

innert; nur fügte er zusätzlich eine Anästhesie hinzu, die sicher nicht ganz unschädlich war.

Voron und Pigeaud kreierten den Ausdruck »Geleitete Geburt«. Ihr Verfahren bestand aus einer Abart der Kreisschen Methode, wies aber wenigstens einige feine Unterschiede auf. Später definierte Pigeaud außerdem die Fälle, in denen man neben krampflösenden Mitteln gut ausgewogene Dosen Hypophysen-Hinterlappenhormon geben könne. Diese Art der geleiteten Geburt, zuweilen kombiniert mit einer geringen Anästhetikum-Dosis, haben zahlreiche praktische Geburtshelfer übernommen. Verallgemeinernd können wir behaupten, daß sich heute zumindest die größeren Kliniken die aktive Einwirkung auf die Geburt während der Eröffnungsperiode zur Regel gemacht haben; dies gilt auf jeden Fall für die Erstgebärenden, da bei Mehrfachgebärenden die Erweiterung der Geburtswege kaum ein Problem darstellt. Hat man seit der Jahrhundertmitte die geleitete Geburt grundsätzlich anerkannt, so bleibt doch das Verfahren größtenteils freigestellt. Lacomme gehört zu den Verfechtern der »okkasionell geleiteten Geburt«, welche man recht häufig wählt. Er lehnt jedes straffe Schema ab und bemühte sich, den Frauen zu »Entbindungen mit minimalem Kraftaufwand« zu verhelfen. Ausdrücklich betont er, daß es zwischen der normalen und erschwerten Geburt viele Übergangsformen gebe.

In der *Austreibungsperiode* leitet man die Geburt weitgehend noch so wie früher; neu ist, daß man jetzt die kindlichen Herztöne aufmerksamer überwacht, neu ist auch, daß man den Damm Erstgebärender durch Infiltrationsanästhesie im Bereich des spinalen Schamgeflechts unempfindlich macht oder auf Curarinpräparate zurückgreift. Zuweilen hilft man der Frau bei der Geburtsarbeit mit mechanischen Hilfsmitteln oder indem man ihr 1 bis 2 Einheiten Oxytocin verabreicht. Heute wendet man nicht mehr unbedingt den Forceps an, sondern auch Saugglocken. Schließlich praktiziert man auch wieder die Episiotomie (d. h. den Scheidendammschnitt), obwohl sie einige Zeit an Beliebtheit eingebüßt hatte; einem manuellen »Dammschutz«, bei dem allein die Haut intakt bleibt, wird man sie allemal vorziehen.

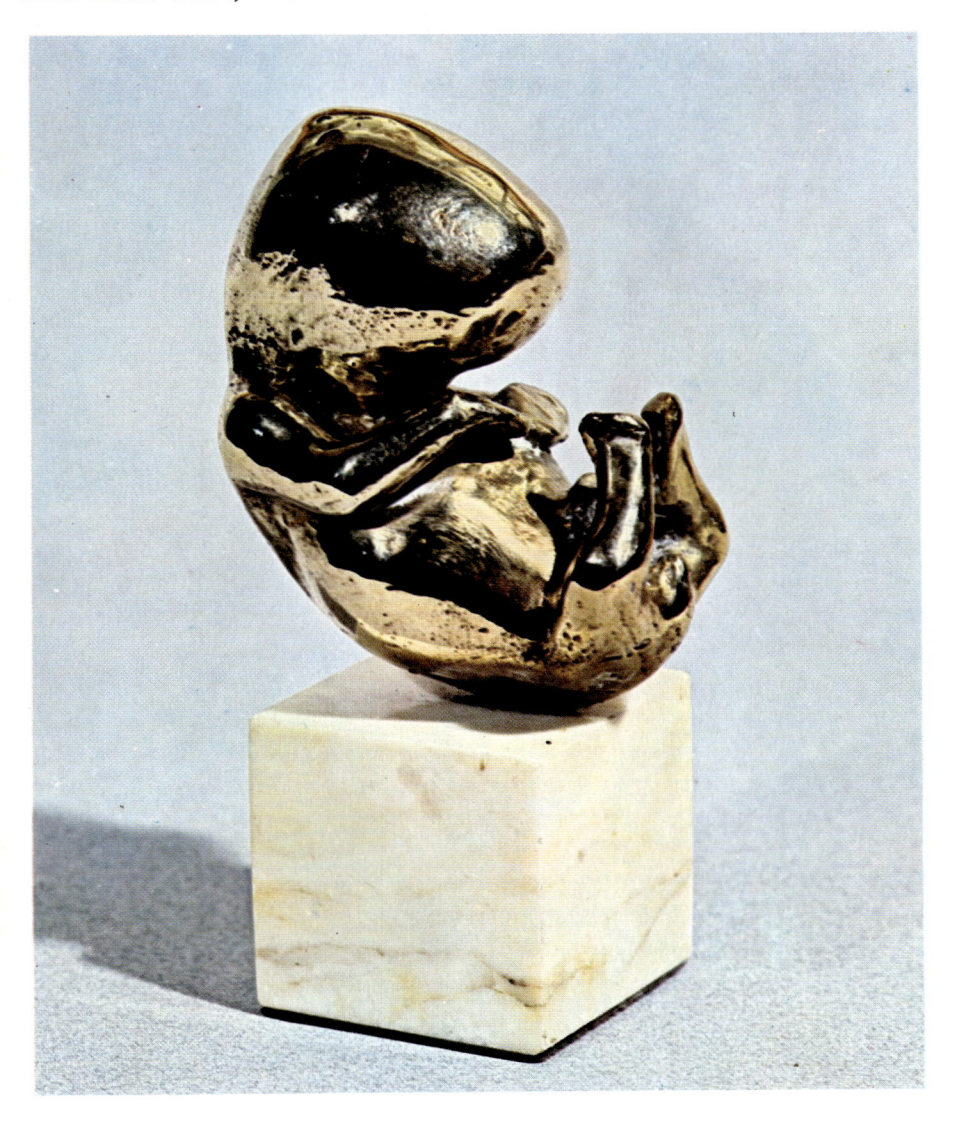

Abbildung 1481
Bronzeskulptur eines zwei Monate alten Fötus in zweifacher Lebensgröße.
(Paris, Sammlung Dr. Pierre Simon)

Die schmerzlose Geburt

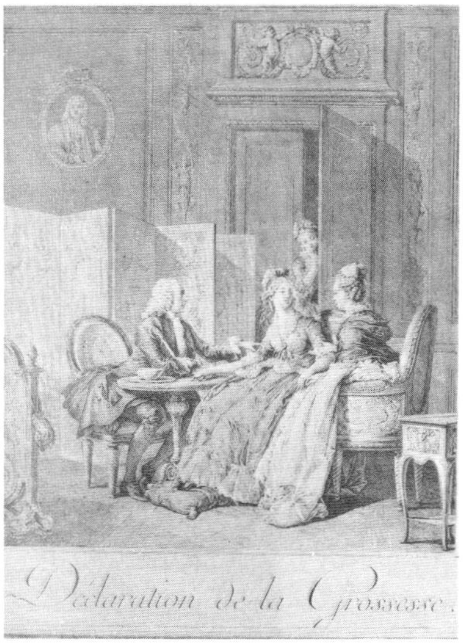

Abbildung 1482
La Déclaration de la grossesse.
Stich nach Jean-Michel Moreau (1741—1814).
(Paris, Museum Carnavalet)

Eine der spätesten geburtshilflichen Errungenschaften der ersten Hälfte des 20. Jahrhunderts bestand in der sogenannten schmerzlosen Geburt. In früheren Epochen nahm man das »Mit Schmerzen Gebären« hin, zumal es sogar die Bibel den Frauen in Aussicht stellte. Später begann man sich zu fragen, warum solch ein natürlicher Vorgang, wenn er nicht gerade unter pathologischen Bedingungen verlief, eigentlich schmerzhaft sein müsse. Da der Muttermund einem aufrecht sich fortbewegenden Lebewesen angehört und notgedrungen robust gebaut sein muß, kann seine Eröffnung nicht geschehen, ohne daß das hochempfindliche Gehirn seiner Trägerin nicht gewisse Signale registriert. Um den Geburtsschmerz aufzuheben oder wenigstens zu lindern, bleiben uns daher nur zwei Möglichkeiten: Schmerzmittel (oder sogar Narkotika, die aber ein Risiko für das Kind darstellen) oder sogenannte »psychoprophylaktische Maßnahmen«, die das Hirn beeinflussen sollen. Schon seit langem hat man sich bemüht, auf die Psyche Schwangerer einzuwirken. Ein Arzt aus Nancy, Liébault, versuchte sich an schmerzlosen Entbindungen mittels Hypnose (1856). Er war jedoch kein Geburtshilfespezialist, und seine gleichwohl positiven Versuche blieben leider Stückwerk. Nach einigen weiteren Experimenten vergaß man seine Methode. 1924 nahm sie jedoch der Russe Velwoski unter der neuen Bezeichnung *hypnosuggestive Methode* in Beschlag; er praktizierte sie im Kollektiv. Die Hypnose gab Velwoski 1949 jedoch wieder auf; er erfand nun eine »psychoprophylaktische Methode«, die auf Pawlows Studien über die bedingten Reflexe gründete. »Pawlows Hund«, schrieb Dumont, »hat einen Gefährten in dem Hündchen bekommen, dessen Hecheln die Kreißende nachahmen soll« (um sich zu entspannen). Die von Rußland ausgehende Psychoprophylaxe breitete sich schnell über die ganze Welt aus und bekam 1940, eben vor dem Krieg, einen englischen Ableger in der *Readschen Methode,* die ebenfalls die psychische und physische Entspannung anstrebt. In Frankreich machte Lamaze die sowjetische Methode bekannt. Beide Verfahren reisten um die Welt; manch ein Obstetriker kombinierte sie nach seinem eigenen Ermessen, manch einer zog es dagegen vor, die Anästhesie weiterzuentwickeln.

Die Anästhesie Kreißender

Erwartungsgemäß hat die psychoprophylaktische Methode, die eine »Geburt ohne Schmerzen« verheißt, ebensowenig wie Reads »Geburt ohne Furcht« die Anästhesie aus der Geburtshilfe verdrängen können. Natürlich ist sie ohnehin bei operativen Eingriffen unerläßlich (bei Zangengeburt, bestimmten Steißlagen, Schnittgeburten usw.), aber viele Mütter verlangen sie auch für normale Geburten, wenn sie sich nicht gerade mit medikamentöser Geburtsschmerzerleichterung zufriedengeben. Außer bei chirurgischen Eingriffen verwendete man Narkosen im beginnenden 20. Jahrhundert ausschließlich zur Schmerzlinderung in der Austreibungsperiode; es handelte sich dabei um Inhalationsnarkosen mit Chloroform oder — seltener — mit Lachgas (Stickoxydul). Seitdem hat man noch zahlreiche andere Möglichkeiten probiert:

— Die *örtliche Betäubung:* Sie bewährt sich während der Reparatur einer Episiotomie oder eines unbedeutenden Dammrisses.
— Die *Leitungsanästhesie* (insbesondere wird der Nervus pudendus blockiert). In Europa wendet man sie kaum noch an, in Amerika gelegentlich (man spricht dort vom »pudendal block«).
— Die *Spinalanästhesie:* Bekannter ist sie vielleicht unter der Bezeichnung Rachianästhesie oder Rückenmarksanästhesie. Je nach dem Injektionsort

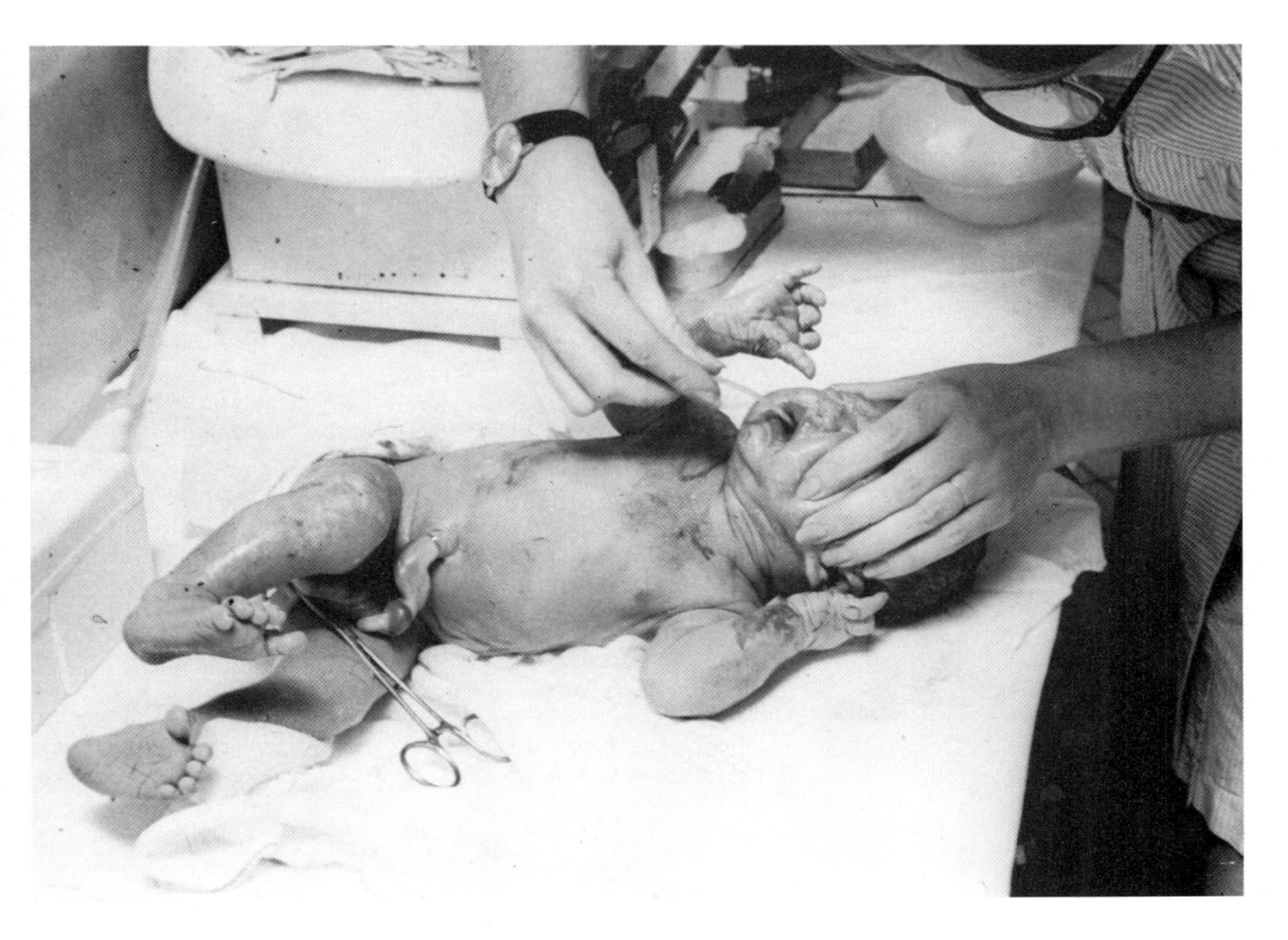

unterscheidet man eine hohe, tiefe und mittlere Anästhesie. Solange man noch den klassischen Kaiserschnitt pflegte, bediente man sich gern dieser Anästhesie, da sich das Operationsgebiet mit ihr sehr wirksam schmerzunempfindlich machen ließ. Sie besaß überdies den Vorteil, Blutungen zu reduzieren. Seither wurde die Anwendung der spinalen Anästhesie in der Geburtshilfe jedoch so stark kritisiert, daß man sie schließlich aufgab. Während sie sich bei schnellen Eingriffen (z. B. der Schnittgeburt) als nützlich erwiesen hat, eignet sie sich kaum für längere Betäubungen, da sie zu Wehenschwäche führen kann und dadurch nach Caldeyro Barcia gelegentlich den Fötus geschädigt haben soll.

Anders verhält es sich mit der *Epiduralanästhesie;* sie gründet auf Feststellungen Sicards und Cathelins, die 1901 nachwiesen, daß ein über die untere Öffnung des Kreuzbeinkanals in den Epiduralraum (zwischen harter Rückenmarkshaut und Wirbelkanalwand) infiziertes flüssiges Betäubungsmittel nicht in die Häute eindringt, sondern nach oben steigt. Trotz ihrer Unschädlichkeit und relativ leichten Handhabung konnte diese Technik die Geburtshelfer nicht überzeugen. Um eine längere Anästhesie zu gewährleisten, mußte man nämlich die Injektionen ständig wiederholen, und oft fühlte die Gebärende zum richtigen Zeitpunkt nicht das Bedürfnis zu pressen. Das Kind mußte daher sehr häufig künstlich entwickelt werden. Erst nachdem R. A. Hingson und W. B. Edward in Amerika ein Gerät entwickelt hatten, mit dem die Anästhesie

Abbildung 1483
Im 18. Jh. betrachtete man Schwangerschaft und Entbindung als reine Familienangelegenheiten, deren Bedeutung dem sozialen Status der Familie entsprach. Die Medizin blieb davon ausgeschlossen. Mit dem Fortschritt des medizinischen Wissens kam jedoch ab dem 19. Jh. eine Tendenz auf, die zur totalen »Technokratisierung« dieser Ereignisse führen sollte. Inzwischen hat die Heilkunde die Geburt so vollständig in Beschlag genommen, daß ihre gefühlsmäßigen und menschlichen Seiten zu kurz zu kommen scheinen und sich eine gewisse Inhumanisierung eingestellt hat, die wir heute zu bekämpfen suchen.

Abbildung 1484 (gegenüber) Fötus zu Beginn der neunten Schwangerschaftswoche.

automatisch aufrechterhalten werden konnte, wurde die *kontinuierliche Epiduralanästhesie* allgemein übernommen. Sie bedeutete einen großen Fortschritt, aber da sie oft eine Zangengeburt nötig machte, blieb sie lange Zeit auf Amerika beschränkt.

In einer anderen Variante, nämlich als *Periduralanästhesie,* hat sie sich dennoch erhalten. Eine Einschränkung ist dabei allerdings zu machen: die Injektion darf nicht die Dura (d. h. die harte Rückenmarkshaut) erreichen. Unterhalb von drei Zentimetern punktiert man das Rückenmark, und dies wäre höchst gefährlich, da die für eine Periduralanästhesie vorgesehenen Dosen für eine Rachianästhesie viel zu stark sind. In der Öffentlichkeit, vorzugsweise in bestimmten Ländern, hat sich die Meinung verbreitet, die Periduralanästhesie sei völlig harmlos. Das trifft nicht zu. Sie darf nur von einem guten Anästhesisten und unter Beachtung aller Vorsichtsmaßregeln, auf die wir hier nicht im einzelnen eingehen können, vorgenommen werden.

Die *intravenöse Anästhesie.* Auch auf diesem Gebiet hat man einige Fortschritte erzielen können. Die Frauen akzeptieren diese Anästhesie gern, da intravenöse Injektionen heute jedermann vertraut sind.

Die Wirkung der *Barbiturate* auf den Fötus (sie greifen über die Plazenta auf ihn über) wurde von Moya, Monica und Mark ausgiebig untersucht; P. Guilhem und seine Mitarbeiter (Toulouse) erforschten ihren Einfluß auf die Wehen.

Das Viadryl G war eine Zeitlang sehr beliebt, wurde dann aber allmählich aufgegeben, weil es die Venen reizt und das Neugeborene einschläfert. In einem Fall kann man allerdings immer noch nicht darauf verzichten, nämlich bei drohenden oder eingetretenen eklamptischen Anfällen.

Mit der *Gamma-Hydroxybuttersäure* werden derzeit die besten Resultate erzielt. Sie wurde 1960 von Laborit und Mitarbeitern entwickelt. Spätere Arbeiten von Alfonsi und Massi (1964) zeigten, daß man nun tatsächlich über ein Anästhetikum verfügte, das nicht nur betäubte, sondern auch schnellere und kräftigere Wehen erregte (ohne die üblichen wehenstärkenden Mittel). Wenn man sich allerdings auf die beiden vor kurzem erschienenen Artikel von L. Lareng, G. Pontonnier und Mitarbeitern (in: *Anesthésie, analgésie, réanimation,* März/April 1975) berufen darf, ist die wehenfördernde Wirkung der Gamma-Hydroxybuttersäure ein Trug. Auf jeden Fall aber ermöglicht sie eine befriedigende Anästhesie, ohne dem Fötus zu schaden. Zum Beweis diene die Tatsache, daß im Durchschnitt der Apgar-Test (eine Technik zur Beurteilung des Zustands Neugeborener) in der ersten Minute immer ungefähr sieben ergibt.

Die Steißlagengeburt

Aus verschiedenen Gründen hat sich das Verhalten des Geburtshelfers auf diesem Gebiet bedeutend gewandelt. Einerseits besteht jetzt wie bei normaler Vorderhauptslage des Kindes die Möglichkeit, die Erweiterung der Geburtswege zu steuern, andererseits kann man auf die relativ harmlos gewordene Schnittgeburt zurückgreifen. In der Tat steht dem Helfenden nicht mehr ausschließlich der Mauriceausche Handgriff, sondern eine ganze Palette von Möglichkeiten zur Verfügung — angefangen vom absoluten Neutralverhalten bis zum Kaiserschnitt. Bei den meisten Steißlagen läßt man die Geburt auf natürlichem Wege zu; statistisch wurde jedoch nachgewiesen, daß dabei ein gewisses Risiko für den Fötus besteht. Man suchte infolgedessen nach Techniken, welche die Sicherheit erhöhen sollten.

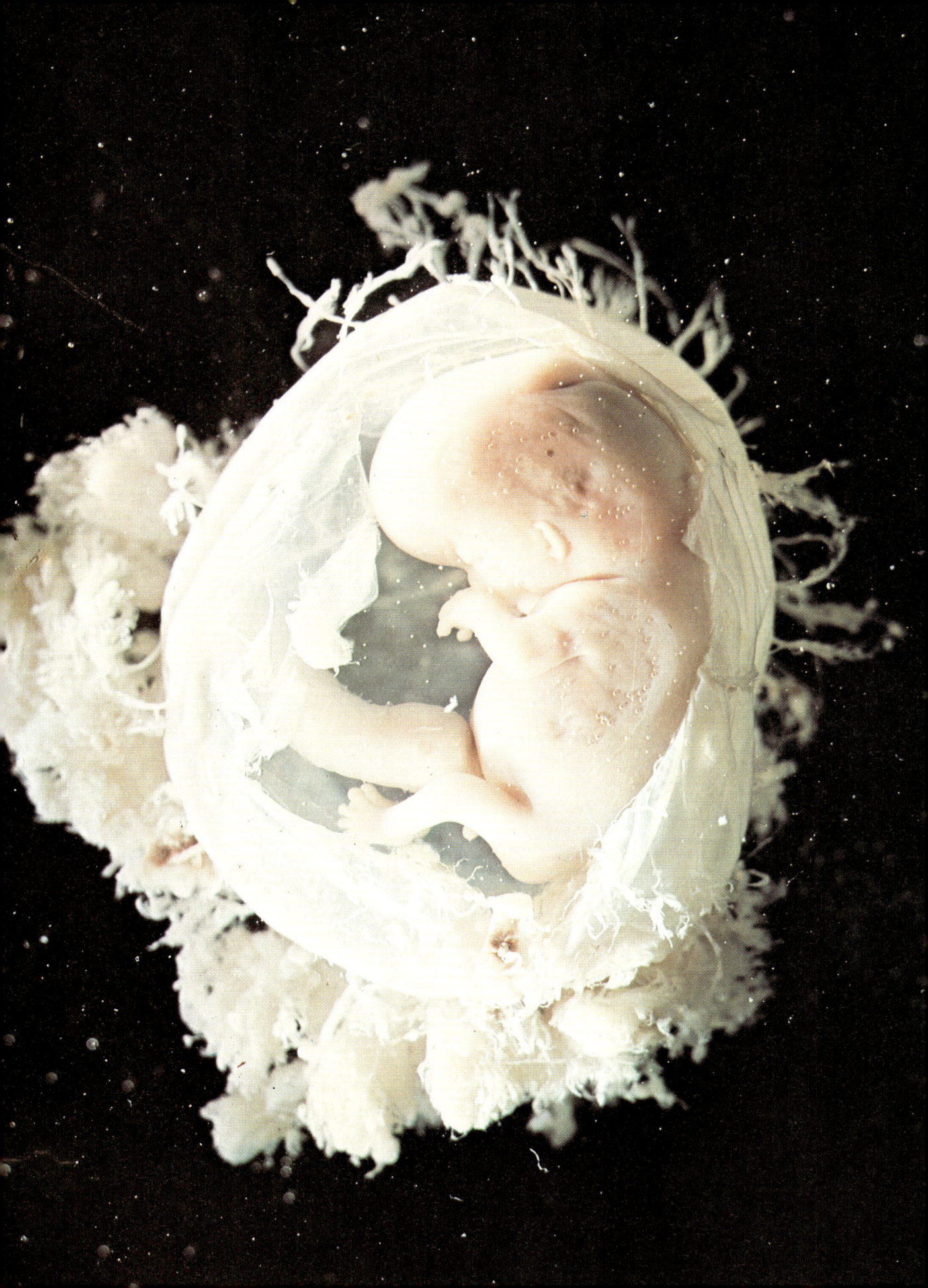

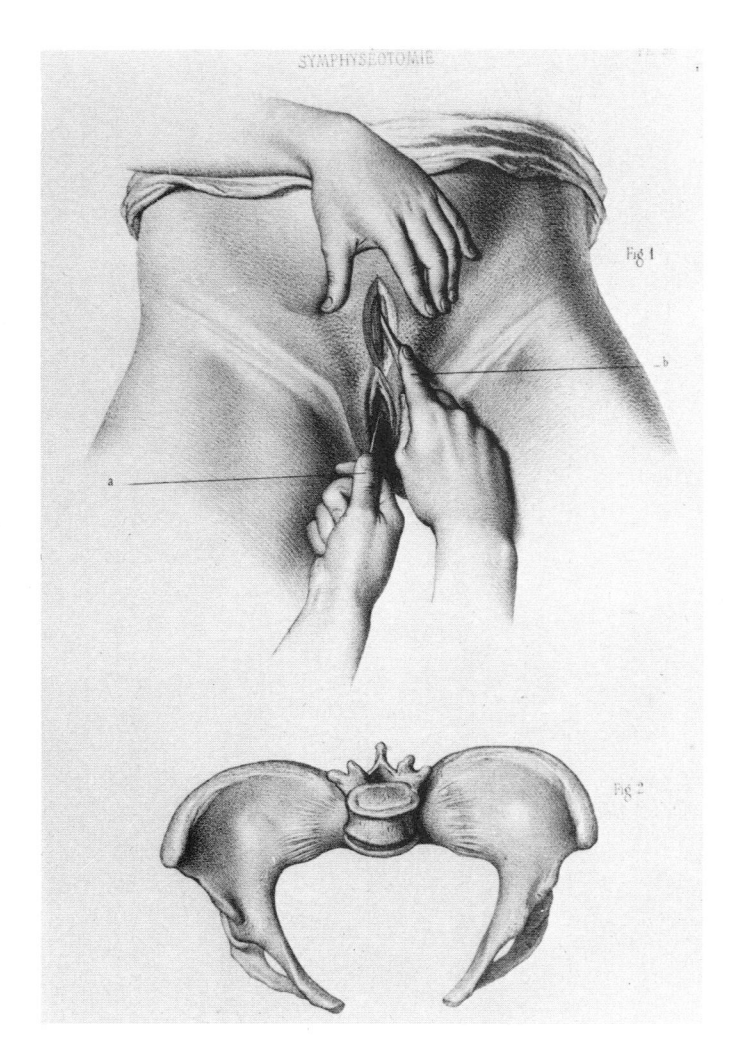

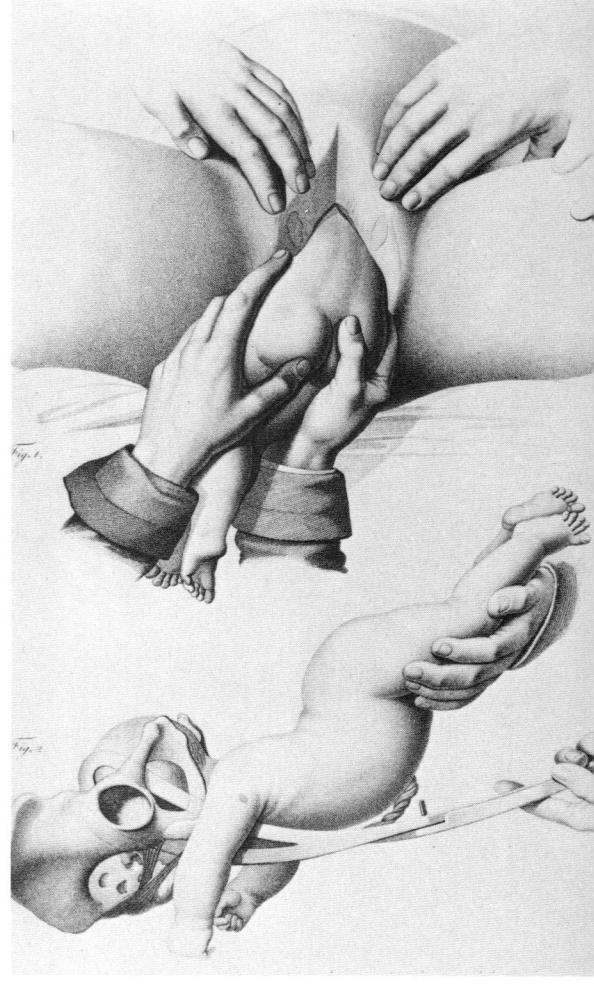

Abbildung 1485/86 Symphyseotomie. Die linken Bilder zeigen das Durchtrennen der knorpeligen Schamfuge und die erzielte Vergrößerung des Beckendurchmessers. Die gewonnenen Zentimeter reichen aus, um das Kind freizubekommen und mit dem Forceps herauszuziehen. Im vorliegenden Falle kann der Durchtritt des Kopfes nur durch das Auseinanderweichen der Schambeinäste möglich werden. Solange der Kaiserschnitt infolge fehlender Antisepsis im allgemeinen noch verheerende Folgen hatte, blieb die komplizierte und gefährliche Symphyseotomie, zumindest im 19. Jh., berechtigt. Illustrationen aus dem bereits zitierten Atlas von A. Lenoir.

Der *Brachtsche Handgriff* setzt zunächst einmal völlige Passivität des Geburtshelfers voraus. Für Bracht war es nämlich gerade das voreilige Herausziehen des Kindes, das für die Mißerfolge verantwortlich gemacht werden mußte. Er folgerte daraus, daß man den Steiß sich solange wie möglich spontan entwickeln lassen sollte. Erst nach Erscheinen der Schulterblätter ergriff er das Gesäß und bog, die Krümmung der kindlichen Wirbelsäule ausnutzend, das Neugeborene buchstäblich rücklings auf den Bauch der Mutter.

Seine Technik und die erzielten Ergebnisse brachte er der Allgemeinheit 1938 auf dem Amsterdamer Kongreß zur Kenntnis; die Fötussterblichkeit sank in der Folge von 11 auf 1,4 Prozent.

Methode — oder vielmehr Verhalten — nach Vermelin (Nancy). Vermelin trieb 1947 (in Zusammenarbeit mit seinem Schüler Ribon) den ärztlichen Interventionsverzicht noch weiter. Er beschloß, während der Austreibung des Gesäßes überhaupt nicht einzugreifen, aber den Vorgang wachsam zu verfolgen. Nach Erscheinen der Nabelschnur wartet man, bis der Fötus mehrere Atemzüge getan hat. Fünf oder sechs darf man vorbeigehen lassen, und das kann bis zu fünf Minuten dauern. Danach braucht man den Fötus nur noch ein wenig senkrecht anheben, um die spontane Austreibung der Schultern und des Kopfes auszulösen. Es handelt sich somit um einen Ansatz des »Brachtschen Handgriffs«. Im Falle des Mißlingens führt man einen sehr vereinfachten »Mauriceauschen Handgriff« aus. Lacomme, der die beiden modernen Techniken in seinem Buch beschreibt, billigt sie an Erstgebärenden. Er meint jedoch, daß man den Fötus nicht so lange im Körperinneren atmen lassen darf; mehr als einen oder zwei Atemzüge will er nicht verstreichen lassen, um die Austreibung mit einer halben Extraktion abzuschließen.

Im 20. Jahrhundert hat das Instrumentarium viel an Bedeutung verloren. Zum ersten wurde die *Embryotomie* allmählich immer seltener, und auf die Flut von Kranioklasten und Basiotriptoren folgte eine allgemeine Abneigung gegen ihren Gebrauch. Trotzdem kann man auch heute nicht völlig auf solche Instrumente verzichten. Dies trifft zum Beispiel zu, wenn der Fötus bei der Entbindung abstirbt und keine geburtshilfliche Klinik aufgesucht werden kann, wie dies in den Ländern der dritten Welt sehr oft der Fall ist.

Die *Symphyseotomie* war aufgrund der verbesserten Schnittgeburt fast verschwunden. In Frankreich tauchte sie 1925 auf Empfehlung von Le Lorier senior und Rossier wieder auf. Zarate (Buenos Aires) verurteilte 1926 Franks Verfahren und setzte sich für eine Symphyseotomie unter Erhalt des Henleschen Ligaments ein (die »Symphyseotomie nach Zarate«).

In Südamerika wurde sie regelmäßig praktiziert, einige Zeit lang auch in Frankreich (von Cathala, Vaudescal, Van den Horst, Rudeaux, Desnoyers, Le Lorier, Ravina, Laffont und Fulconis). Devraigne, der uns hiervon unterrichtet hat, machte sie gelegentlich selbst, ebenso wie Reeb und Peralta Ramos, die sie

Das Instrumentarium

Abbildung 1487
Fötus in Bauchlage. Illustration aus: Nouvelles démonstrations d'accouchemens *von J.-P. Maygrier, Paris 1822.*
(Paris, Bibl. der Alten Med. Fakultät)
Mit der rechten Hand versucht der Geburtshelfer die weit oben liegenden und daher schwer zu fassenden Füße des Kindes im Uterus zu ergreifen und sie nach unten herauszuziehen. Der restliche Körper folgt dann ohne besondere Schwierigkeiten.

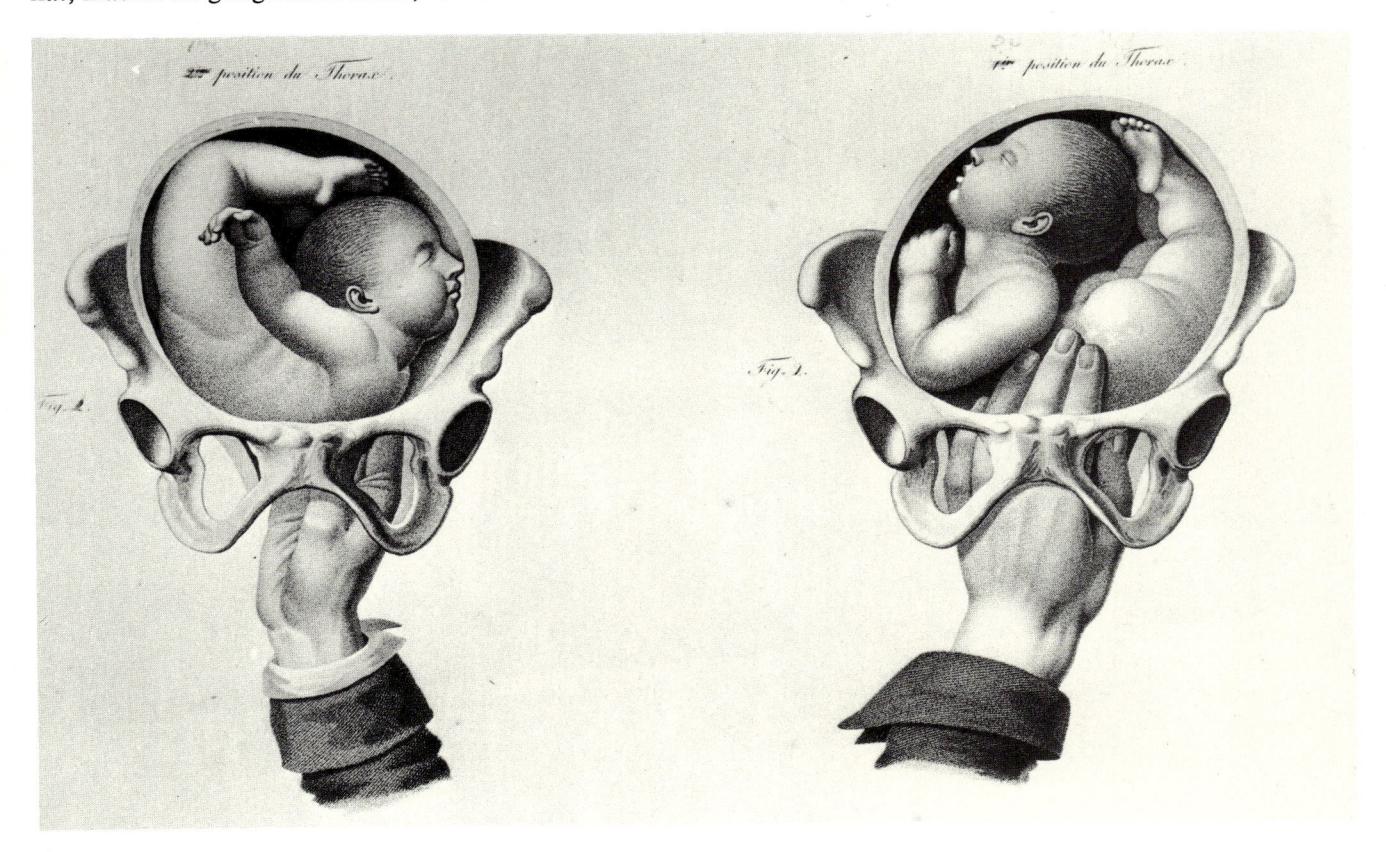

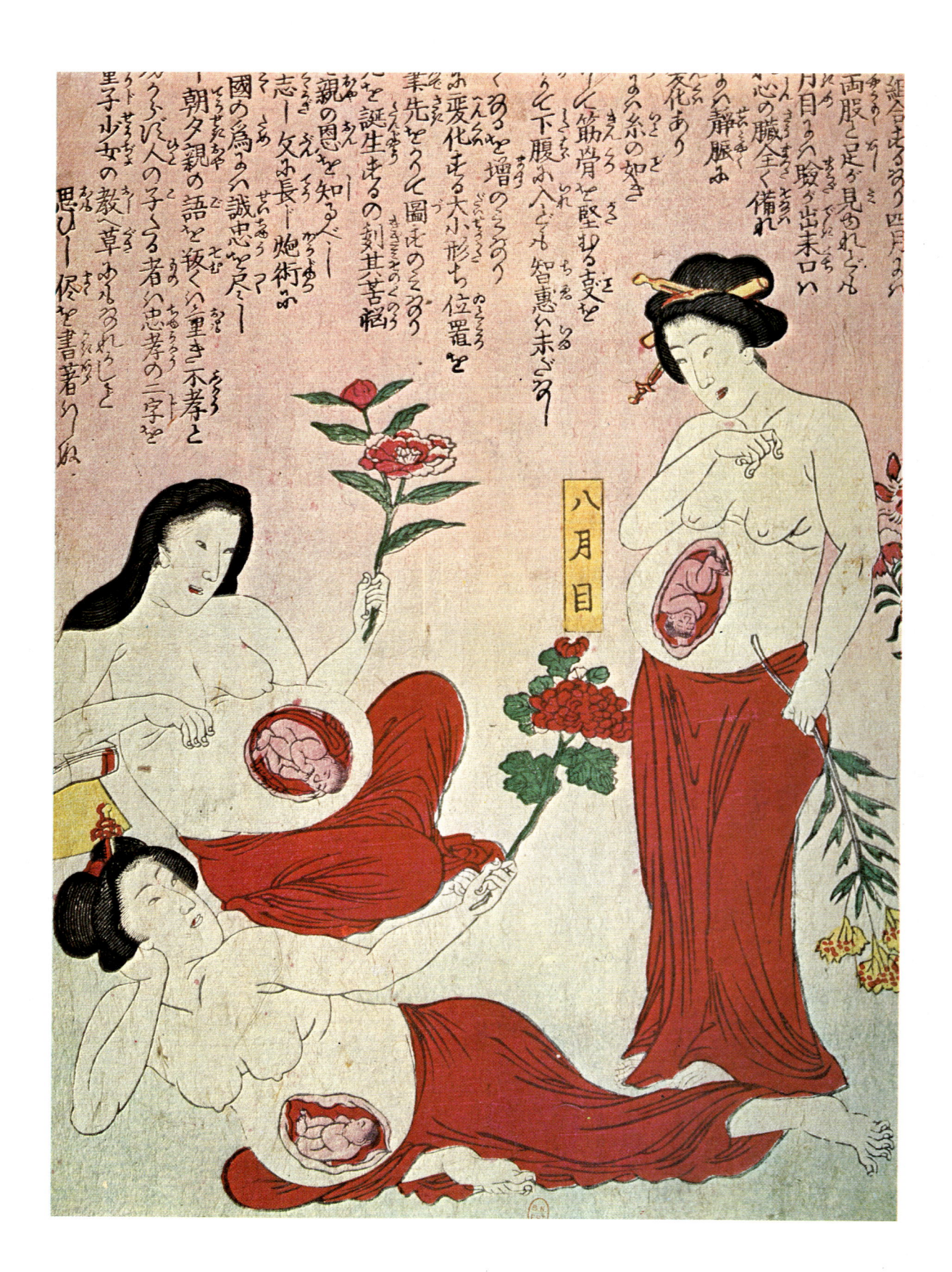

縫合もるゝあり四月め
両股と足が見ゆれども
月目のゝ瞼が出来口い
心の臓全く備れ
のゝ静脈み
灸化あり
のゝ糸の如き
筋骨を堅むるヿ
下腹かへども智恵い未ざる
変化まる大小形ち位置を
業先をろゝ図ふのろゝあり
を誕生まるのゝ刻其苦悩
親の恩を知るべし
國の為のゝ誠忠を尽し
朝夕親の語を聴きに不孝と
志し父母の子〳〵者の忠孝の二字を
ぶ人の子〳〵る者の忠孝の二字を
里子少女の教へる草めゝれるゝに
思ひ一俗を書著り飯

八月目

allerdings als Ausnahme betrachtet wissen wollten. Erwähnen wir der Vollständigkeit halber noch Giglis *Pubeotomie* (1904) mit der »Giglischen Säge«; auch diese Operation zur Erweiterung des Beckens erfreute sich zu Beginn unseres Jahrhunderts eines gewissen Renommees.

Der *Forceps*. Während die Symphyseotomie allmählich im Niedergang begriffen war, machte der Forceps weiter Karriere, und insbesondere der von Tarnier blieb ein Klassiker.

Das 20. Jahrhundert bescherte uns eine Geburtszange mit ausrastbaren, parallelen und in Höhe der Löffel leicht konvergierenden Schenkeln, nämlich den Démelinschen Forceps, der die Nachteile der überkreuzten Schenkel aufhob. Ihm nahe kamen schon Thierrys Spateln ohne Gelenkverbindung. Seitdem man die Zange meist nur noch am Kopf anlegt, wenn er am Damm angekommen oder am Durchschneiden ist, bewährte sich vor allem der »Suzorsche Forceps«, der gegenüber dem »Démelinschen« kürzere und leichtere Schenkel aufweist. Durch sein geringes Gewicht läßt er dem Fötuskopf genügend Spielraum für seine Enddrehung — im Gegensatz zum »Démelinschen« und erst recht zum »Tarnierschen« Forceps.

Der *Vakuumextraktor*. Im Abschnitt über Simpson wurde bereits erwähnt, daß er sich 1847 einer selbsterfundenen Saugglocke bediente, die er *air-tractor* nannte. Sein Verfahren verlor sich wieder. Erst 1947 entwickelte Couzigou eine »ventouse obstétricale« aus Metall. 1950 erprobten Torquin und Kolader Gummiglocken. Die neue mechanische Extraktionsmethode verallgemeinerte sich jedoch erst, als der Schwede Malmström den *Vakuumextraktor* erfunden hatte. Gleich darauf erschienen, besonders im deutschen Sprachraum, zahlreiche Studien über die Vor- und Nachteile dieser Errungenschaft. Pigeaud beurteilte sie sehr positiv, denn sie verkürzt die Austreibung um zehn bis zwanzig Minuten und kann — vorsichtig gehandhabt — gewisse Abweichungen von der normalen Einstellung des Fötuskopfes korrigieren; der Autor des vorliegenden Kapitels wendet sie in Nancy an. Dem Anschein nach wird der Vakuumextraktor den Forceps nicht verdrängen; beide können sich sehr gut ergänzen. Wir dürfen daher Magnin recht geben, wenn er schreibt, das Gerät mache »einen alten Traum des Geburtshelfers wahr, nämlich am sich präsentierenden Körperteil des Fötus ziehen zu können, ohne irgendeinen Hebel anlegen zu müssen«.

Die Krankheiten schwangerer Frauen untersuchte H. Vignes (1884—1951) in den Jahren 1935 bis 1942. Im folgenden wird nur über jene Krankheiten berichtet werden, bei denen sich die Verhältnisse im Laufe unseres Jahrhunderts einschneidend veränderten.

Die *Syphilis* stellt eines der Probleme dar, mit denen sich die Geburtshelfer am Ende des 19. und im ersten Drittel des 20. Jahrhunderts am meisten auseinanderzusetzen hatten. Ihre Auswirkungen auf Embryo, Fötus und Neugeborenes können nämlich verheerend sein. Man glaubte damals, das Ei werde von der syphilitischen Mutter angesteckt, entweder über den Eierstock oder über den Blutkreislauf (nach Diday). Daß es auch eine vom väterlichen Sperma direkt übertragene Syphilis (Diday) gebe, wurde lange Zeit bestritten. Da Pinard sie aber akzeptierte und sogar für verbreitet erklärte, einigten sich

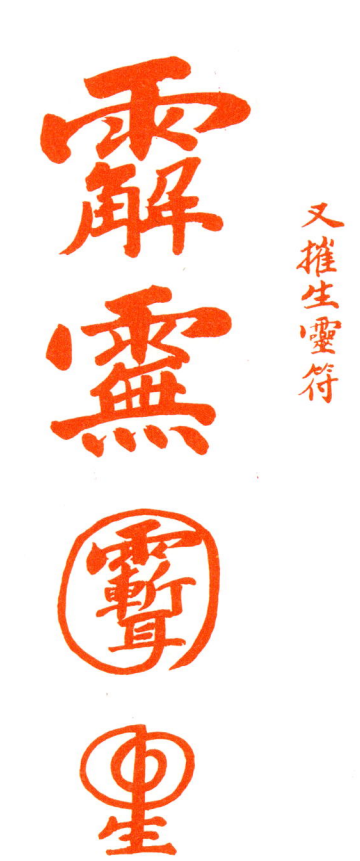

Abbildung 1489 (oben) Traditioneller chinesischer Talisman zur Anregung der Geburtsarbeit. Aus dem Werk Pater Dorés über den Aberglauben in China (1905—1930). (Paris, Nationalbibliothek)

Krankheit und Schwangerschaft

Abbildung 1488 (gegenüber) Frauen in verschiedenen Schwangerschaftsstadien. Japanischer Holzschnitt aus dem 19. Jh. (Paris, Nationalbibliothek, Kupferstichkabinett)

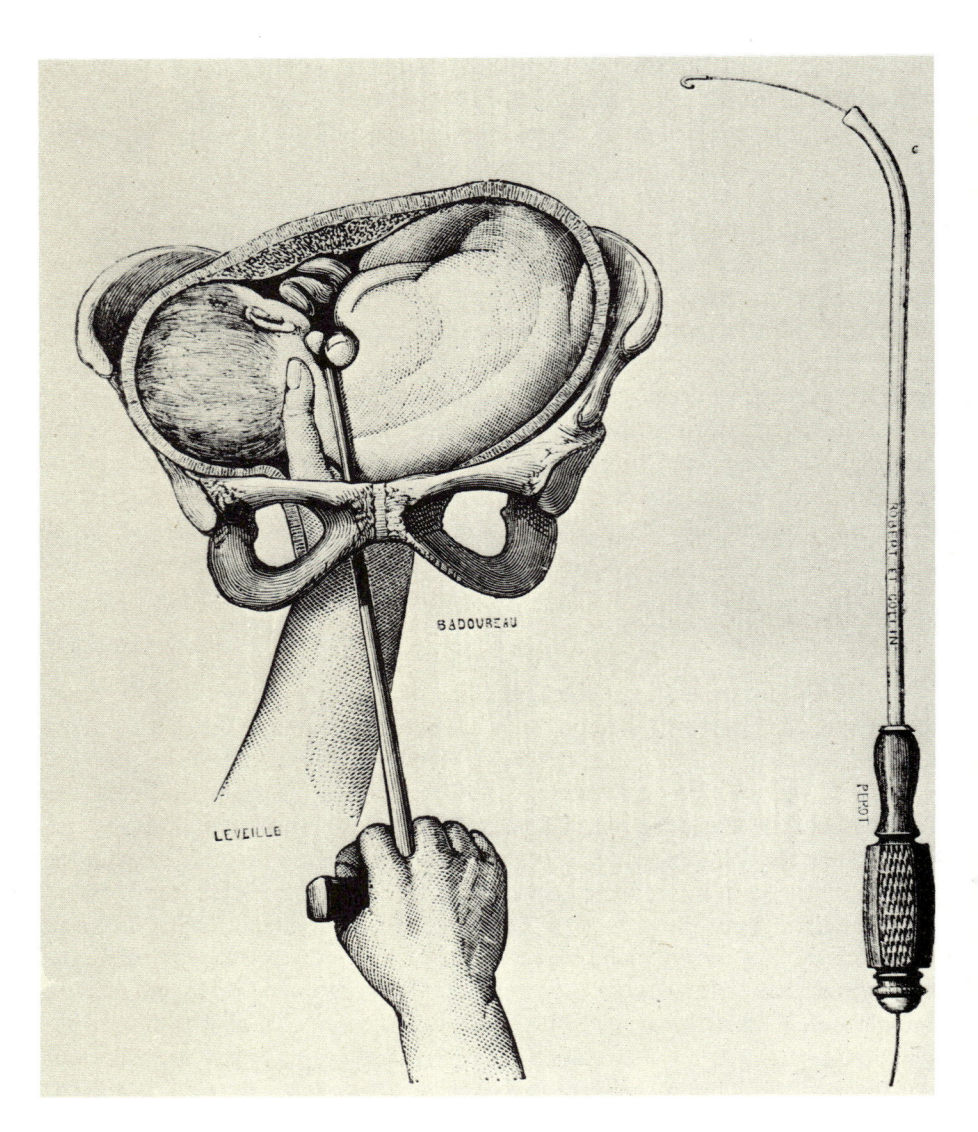

Abbildung 1490
In der obigen Lage wäre der tote Fötus mit den voranstehend beschriebenen Techniken nicht herauszubekommen, da der Kopf nicht direkt erreichbar ist. Man muß daher einen Dekapitationshaken benutzen, der hier in Aktion gezeigt wird. Illustration aus: L'Arsenal de la chirurgie contemporaine *von G. Gaujot und E. Spillmann, Paris 1872. (Paris, Bibl. der Alten Med. Fakultät)*

schließlich die meisten Geburtshelfer, Pädiater und Syphilisforscher auf diese Übertragungsweise. Neben den eindeutig syphilitischen Läsionen (wie der Pemphigus syphiliticus, ein Blasenausschlag an Händen und Füßen) betrachtete man am Ende alle möglichen Vorkommnisse als syphilitisch, so sie nur irgendwann einmal mit einer positiven Wassermannschen Reaktion zusammengetroffen waren. Wir müssen natürlich berücksichtigen, daß die echte Syphilis zu dieser Zeit weltweit verbreitet war. Jedoch wollte man nun partout in jeder Fruchtwasservermehrung und um so mehr in jeder stärkeren Gewebswasseransammlung in Fötus oder Plazenta eine syphilitische Erscheinung sehen.

Das Werk *Pratique médico-chirurgicale* (1931) enthält eine umfassende Studie zum Thema »Syphilis und Schwangerschaft«, namentlich über die zeitgenössische, vermeintlich »hereditäre« Syphilis. Diese Arbeit gründete größtenteils auf statistischen Daten der Clinique Baudelocque (unter der Leitung von Professor Couvelaire) und bildet eine getreue Darstellung der damaligen Ansichten. Als Autoren zeichneten Fruhinsholz und Marcel Pinard. 1960 erschien Lacommes *Pratique obstétricale,* in der der Autor den letzten Stand der modernen Syphilisforschung und die modernen Ansichten über die

»angeborene«, also während der Schwangerschaft übertragene Syphilis mitteilt. »Wenn sie uns auch immer noch Probleme stellt«, so schreibt er, »hat sie doch als fixe Idee ausgespielt.«

Die *Pyelitis gravidarum.* Pyelitis und Pyelonephritis beobachtet man an Schwangeren oft ab dem vierten oder fünften Monat. Diese Krankheiten bereiten uns jedoch nur mäßige Sorgen. Es kommt aber auch heute noch eine früher häufigere schwere Pyelitisform vor, die Fruhinsholz 1930 identifizierte und unter der französischen Bezeichnung »pyélite gravido-toxique« bekanntmachte. Einige Jahre später erschien eine Dissertation von F. Lepage über dasselbe Thema (1934). Nach diesen Autoren zeichnete sich die schwere Nierenbeckenentzündung der Schwangeren durch Nieren- und Leberschwäche, leichte Gelbsucht und — nicht selten — Komplikationen wie Erbrechen, Polyneuritis (d. h. Entzündung mehrerer Nerven) usw. aus. Eine Schwangerschaftsunterbrechung brachte dabei nicht immer die Heilung. Heute tritt die schwere Pyelitis kaum noch auf, einmal dank der Antibiotika, aber auch, weil wir das Plasmagleichgewicht in der Schwangerschaft besser zu regeln wissen und fortschrittlichere Reanimationsmethoden kennen.

Der *Diabetes.* Die Obstetrik beschäftigt sich mit dem Diabetes erst seit dem 20. Jahrhundert. Früher wurden Diabetikerinnen nur selten schwanger oder sie starben in zwei Dritteln aller Fälle im Laufe der Schwangerschaft. Dies alles hat sich seit der *Entdeckung des Insulins* geändert. Zuckerkranke Frauen können nun schwanger werden und brauchen im allgemeinen nicht mehr um ihr Leben zu fürchten. Dennoch bleibt der mütterliche Diabetes lebensbedrohend für den Fötus: Die Sterblichkeitsrate beträgt 10 bis 15 Prozent. Bei Diabetikerinnen muß die Schwangerschaft unbedingt von Internisten, Pädiatern und Geburtshelfern gemeinsam überwacht werden. Wünschenswert wäre die beispielsweise vor kurzem von Hoet (Löwen, Brüssel) geforderte Gründung von Spezialkliniken.

Abbildung 1491
Verschiedene Schwangerschaftsstadien. Bildtafel aus: Nouvelles démonstrations d'accouchemens *von J.-P. Maygrier, Paris 1822 (Paris, Bibl. der Alten Med. Fakultät)*

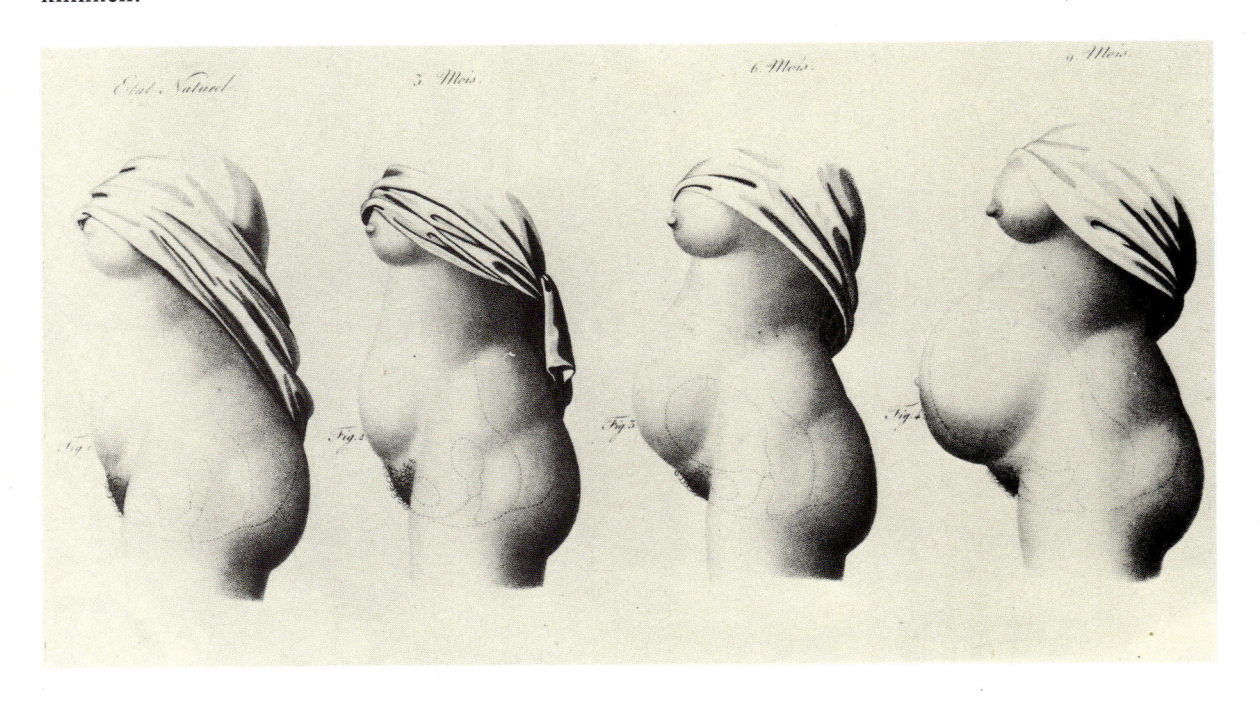

Der *Prädiabetes*. Diesen Zustand kennen wir erst seit kurzem. Seine Anzeichen sind: Hyperlipidämie, Geburten zu schwerer Föten und verdächtige Hyperglykämie-Kurven im Test. Eine Schwangere mit Prädiabetes muß wie eine Diabetikerin behandelt werden.

Das *Schwangerschaftserbrechen*. Den Begriff »unstillbares Erbrechen« übernehmen wir absichtlich nicht, da die vermeintliche »Unstillbarkeit« offensichtlich spurlos verschwunden ist. Schweres Erbrechen kommt jedoch immer noch vor, und in Anlehnung an die Angelsachsen möchten wir es als »perniziös« bezeichnen. Hierzu gehört nicht das zu Beginn der Schwangerschaft auftretende einfache Erbrechen, das auch ein Schwangerschaftszeichen darstellt. Wenn wir die Geschichte des bösartigen (perniziösen) Schwangerschaftserbrechens bis in das 18. Jahrhundert zurückverfolgen, treffen wir zunächst auf Vaughan, der 1789 gegen solche Vorfälle Einläufe mit Nährflüssigkeiten empfahl. 1813 führte Simons den ersten künstlichen Abort wegen schweren Erbrechens durch. Schon in der Mitte des 19. Jahrhunderts unterschied Paul Dubois folgende drei Stadien: 1. das Anfangsstadium mit einfachem Erbrechen, 2. das von ihm fälschlich als fiebrig bezeichnete, genauer aber durch beschleunigten Puls gekennzeichnete Stadium und 3. das letzte Stadium mit nervösen Erscheinungen und Koma. Einen drohenden Eintritt in das letzte Stadium empfahl er bereits mittels einer Schwangerschaftsunterbrechung abzuwenden. 1852 fand in der Académie de médecine über dieses Thema eine historische Debatte statt, an der auch Cazeaux teilnahm; er bestätigte zwar, daß die Schwangere im dritten Stadium in Lebensgefahr schwebte, wertete aber die therapeutische Abtreibung als nutzlos, ja gefährlich, da sie das Ende noch beschleunige (Cazeaux, 1853). Offenbar war es Lantuejoul, der auf die Rolle der psychischen Faktoren hinwies. Seit er 1914 im Krieg einen Soldaten, der an Erbrechen vom »unstillbaren« Typ litt, allein durch psychotherapeutische Maßnahmen so weit heilen konnte, daß dieser wieder an die Front zurückkehrte (!),

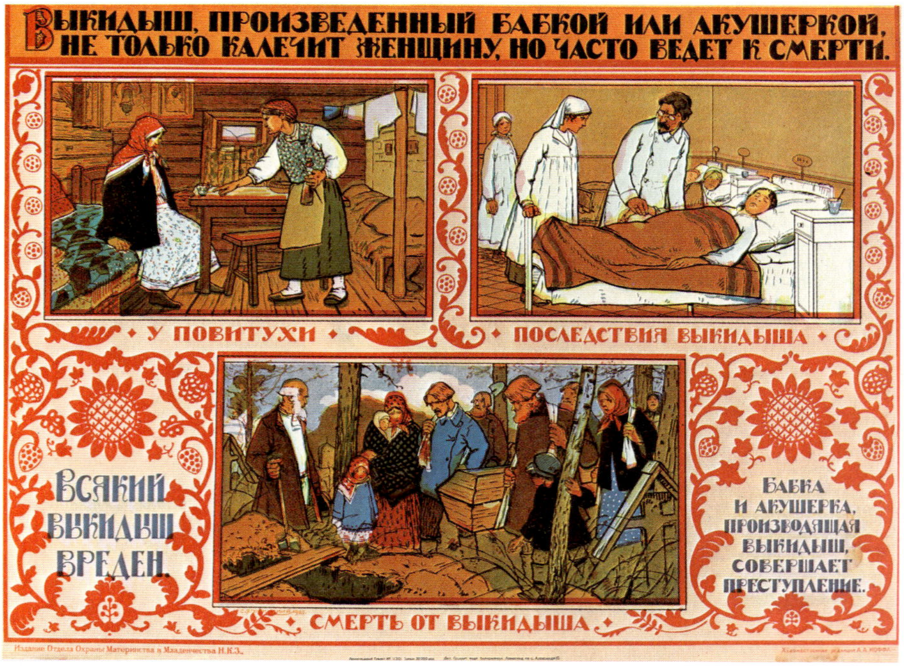

Abbildung 1492
Sowjetisches Plakat, um 1925.
Es warnt die Frauen vor den tödlichen Gefahren, die ihnen bei Abtreibungen durch unwissende »Engelmacherinnen« drohen.
(Paris, Institut national de la recherche pédagogique, Coll. Historique)

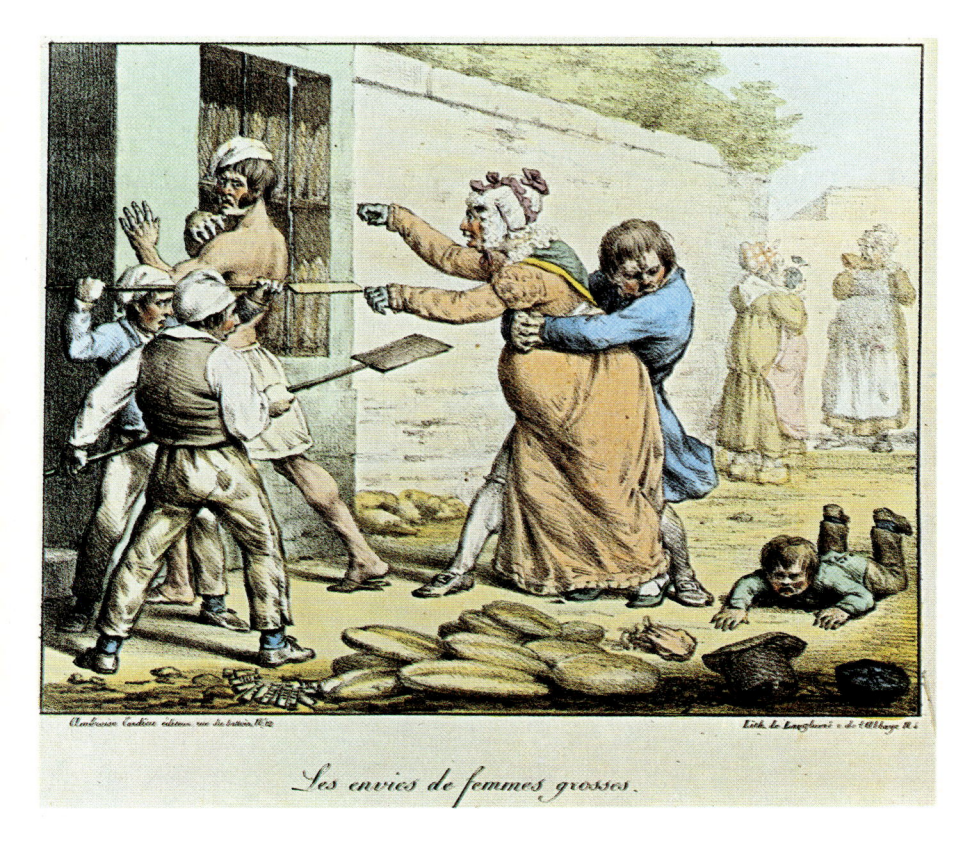

Abbildung 1493
Die Gelüste schwangerer Frauen, wie sie das Album comique de pathologie pittoresque *sieht. Paris 1823.*
(Paris, Bibl. der Alten Med. Fakultät)
Anscheinend regten sich diese berüchtigten »Gelüste«, an welchen sich die Phantasie des Volkes in früheren Jahrhunderten entzündete, desto heftiger, je mehr die Umgebung oder die Gesellschaft im allgemeinen von ihnen Aufhebens machte.

hegte Lantuejoul Verdacht. Er versuchte seine Methode daher später auch am rebellischen Erbrechen Schwangerer. Trotz seiner Erfolge blieb seine Theorie lange umstritten. Seitdem ist man übereingekommen, das perniziöse Erbrechen zu den psychosomatischen Krankheiten zu rechnen.

In der *Encyclopédie médico-chirurgicale* von 1970 äußert Cheynier, diese Krankheit habe »etwa 1935 ihre dramatischen Aspekte verloren«. Er stützt sich dabei auf eine Statistik von Reid und Teel sowie diejenige von Hartemann. Seit 1940 nämlich verbannte man, vor allem auf Drängen Portes', den Abort als Behandlung des Schwangerschaftserbrechens fast gänzlich aus den Kliniken. Aber außer den rein psychotherapeutischen Maßnahmen, unter denen die strenge Isolierung der Schwangeren nicht selten Erfolge zeitigt, verfügen wir über alte und neue Medikamente, mit denen sich die somatischen Seiten der Krankheit wirksam beheben lassen. Um den Embryo nicht zu schädigen, wird man natürlich mit ihnen sehr vorsichtig umgehen müssen; die unschädliche Plazebogabe leistet oftmals gerade hier gute Dienste.

Zum therapeutischen Abort merkt Cheynier folglich sehr richtig an, er sei »ebenso wie der Ausdruck ›unstillbares Erbrechen‹ ein Stück Historie geworden«.

Die *Phlebitis*. Die Phlebitis bildete noch vor kurzem eine sehr häufige Komplikation. Meistens trat sie als Nebenerscheinung einer Puerperalinfektion auf. Die großen Kindbettfieberepidemien verschwanden im Laufe des 19. Jahrhunderts, nicht jedoch die Venenentzündung, die im ersten Drittel des 20. Jahrhunderts durchaus an der Tagesordnung war. In allen wichtigen Entbindungskliniken gab es auf der Isolierstation eine besondere Abteilung für Phlebitiskranke, die teils monatelang unbeweglich auf ihrem Bett liegen mußten, da die Behandlung aus einer ausgedehnten Bettruhe bestand. Die modernen prophylaktischen Maßnahmen bezwecken im Gegenteil eine möglichst frühe Mobilisierung der Patientin. Lacomme meint daher zu Recht, daß sich auf diesem Gebiet eine wahre »Revolution« ereignet habe. Zu Beginn unseres Jahrhunderts wies der Geburtshelfer Jeannin darauf hin, daß sich in den Gemärmuttervenen auch ohne Infektion Blutgerinnsel mit anschließenden Thrombosen bilden können. Hunter lieferte hierfür 1941 den anatomischen Nachweis. Da man auch mit Embolien rechnen muß, sind viele Geburtshelfer nicht geneigt, das frühzeitige Aufstehen der Wöchnerinnen gutzuheißen, obwohl dies beispielsweise auch nach chirurgischen Operationen heute angestrebt wird. Zu den ersten Gegnern dieser Maßnahme gehörte Lévy-Solal. Lacomme erwähnt unter anderem, Suzor stehe ihr »mehr als reserviert« gegenüber; er selbst warte gern bis zum siebenten Tag, bevor er eine Wöchnerin aufstehen lasse; indes solle die Patientin keineswegs bewegungslos liegen — im Gegenteil rate er ihr, Wochenbettgymnastik zu treiben (»Radfahren« und Atemübungen). Auf keinen Fall darf man systematisch Antithrombotika verordnen und nötigenfalls nur unter Kontrolle der physiologischen Tests.

Die *uteroplazentare Apoplexie.* Zu Beginn des 20. Jahrhunderts kannte man als Ursachen für Gebärmutterblutungen in der Schwangerschaft zwei Phänomene: die *placenta praevia* und die sogenannte *vorzeitige Lösung der normal inserierten Plazenta,* eine zwar etwas veraltete, aber gelegentlich noch angetroffene Benennung. In Frankreich beschrieb zum erstenmal 1802 Baudelocque diese Art von Plazentalösung, in England tat es Ricley 1811. Letzterer stellte den akzidentellen Blutungen des retroplazentaren (d. h. zwischen Uterus und Plazenta gelegenen) Hämatoms die »unabwendbaren« Blutungen der placenta praevia gegenüber. Im übrigen hatte auch Baudelocque sich schon mit dem Retroplazentarblut befaßt. Gegen Ende des Jahrhunderts legten dann Winter (1889), Pinard und Varnier (1892) anatomische Präparate vor, an denen man zu erkennen glaubte, daß die Blutergüsse aus der Decidua (der äußeren Eihülle) stammten.

Erst 1937 jedoch erwarb sich Couvelaire das große Verdienst, genau festzulegen, was man unter dem (sehr alten und wieder hervorgeholten Begriff) »uteroplazentäre Apoplexie« zu verstehen hat; die übliche schwere Form dieses retroplazentären Hämatoms betrifft nicht nur den gesamten Uterus, den die

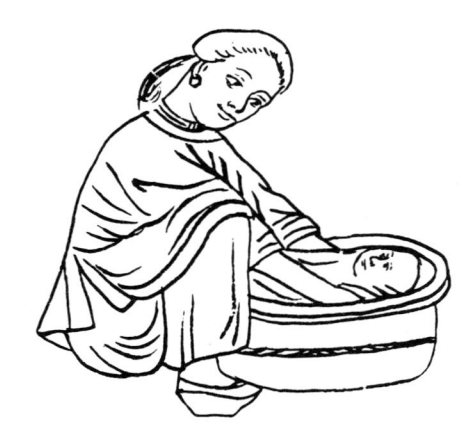

Abbildung 1494
Das Baden des Kindes nach der Geburt. Chinesische Zeichnung. Ende des 18. Jh.s oder Beginn des 19. Jh.s
(Paris, Nationalbibliothek, Kupferstichkabinett)

Amerikaner in diesem Falle gern den »Couvelaireschen« zu nennen pflegten, sondern geht oft noch auf andere Organe über. In den schweren Formen sah Couvelaire überdies den Ausgangspunkt für die Schwangerschaftstoxikosen.

Seine Auffassung blieb bis heute umstritten, aber sie bewirkte immerhin, daß man diese Störungen mit Erscheinungen wie dem Reillyschen Syndrom in Be-

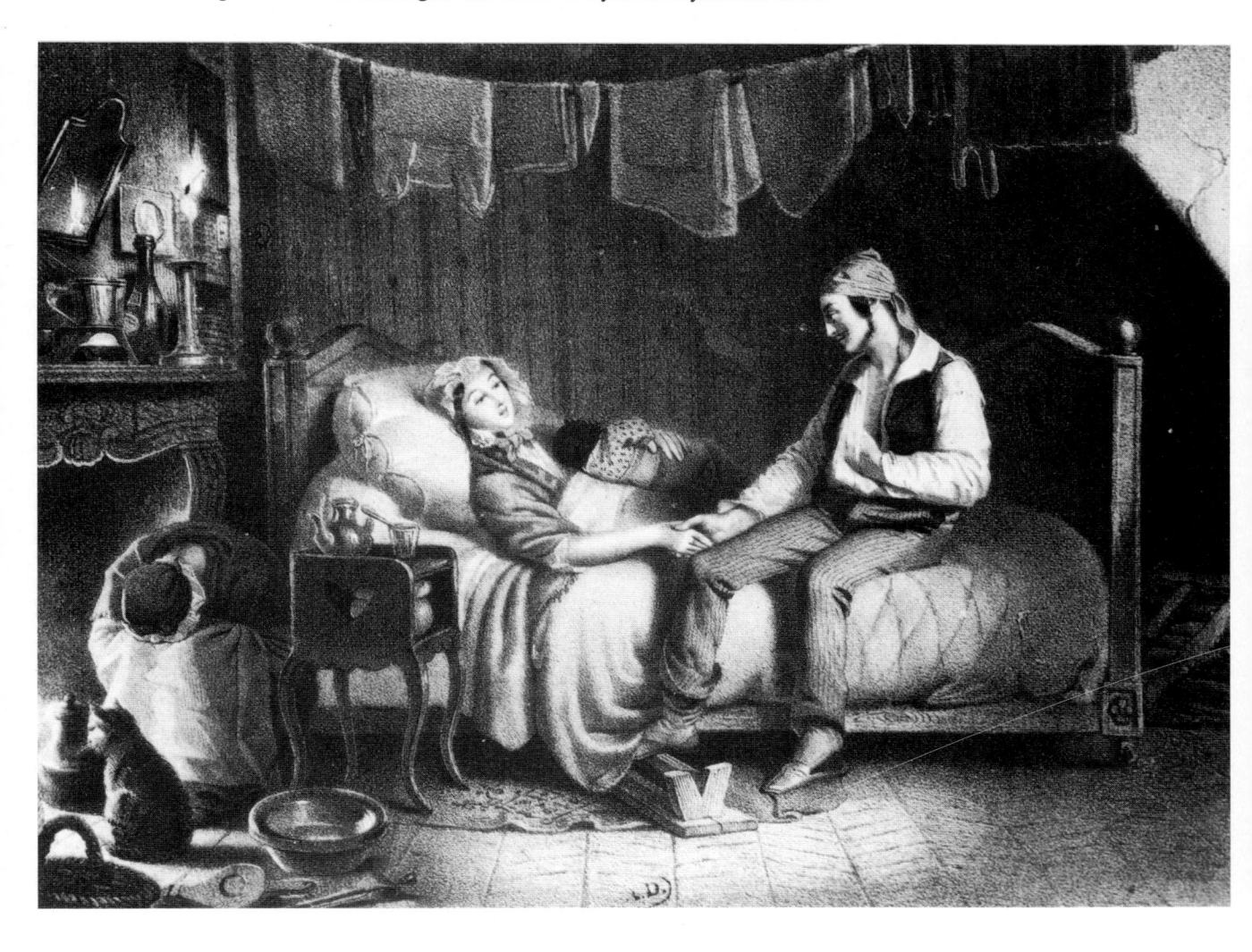

Abbildung 1495
La Fièvre de lait (Das Milchfieber). Stich um 1840. (Paris, Bibliothèque des Arts décoratifs)

ziehung setzte. Da auch die Uterusapoplexie mit erhöhtem Blutdruck und Albumin im Harn einhergeht, glaubte man lange Zeit, sie sei von giftigen Stoffen im Blut verursacht. In Wahrheit handelt es sich jedoch um Blutzirkulations- und -gerinnungsstörungen. Durch intensive Überwachung sind die Schwangerschaftstoxikosen allgemein, insbesondere aber auch die Eklampsie, bedeutend seltener geworden, während sich der prozentuelle Anteil der retroplazentären Hämorrhagien nicht änderte.

In der Behandlung hat man die chirurgische Phase, die sich auf Couvelaires Auffassungen berufen konnte, inzwischen überwunden, und man begnügt sich mit medizinisch-geburtshilflichen Maßnahmen. Wenn die medizinische Reanimation, die unsere gebräuchlichste Therapie darstellt, nicht anspricht, ist man allerdings auch heute noch gezwungen, auf die chirurgische Behandlung zurückzugreifen.

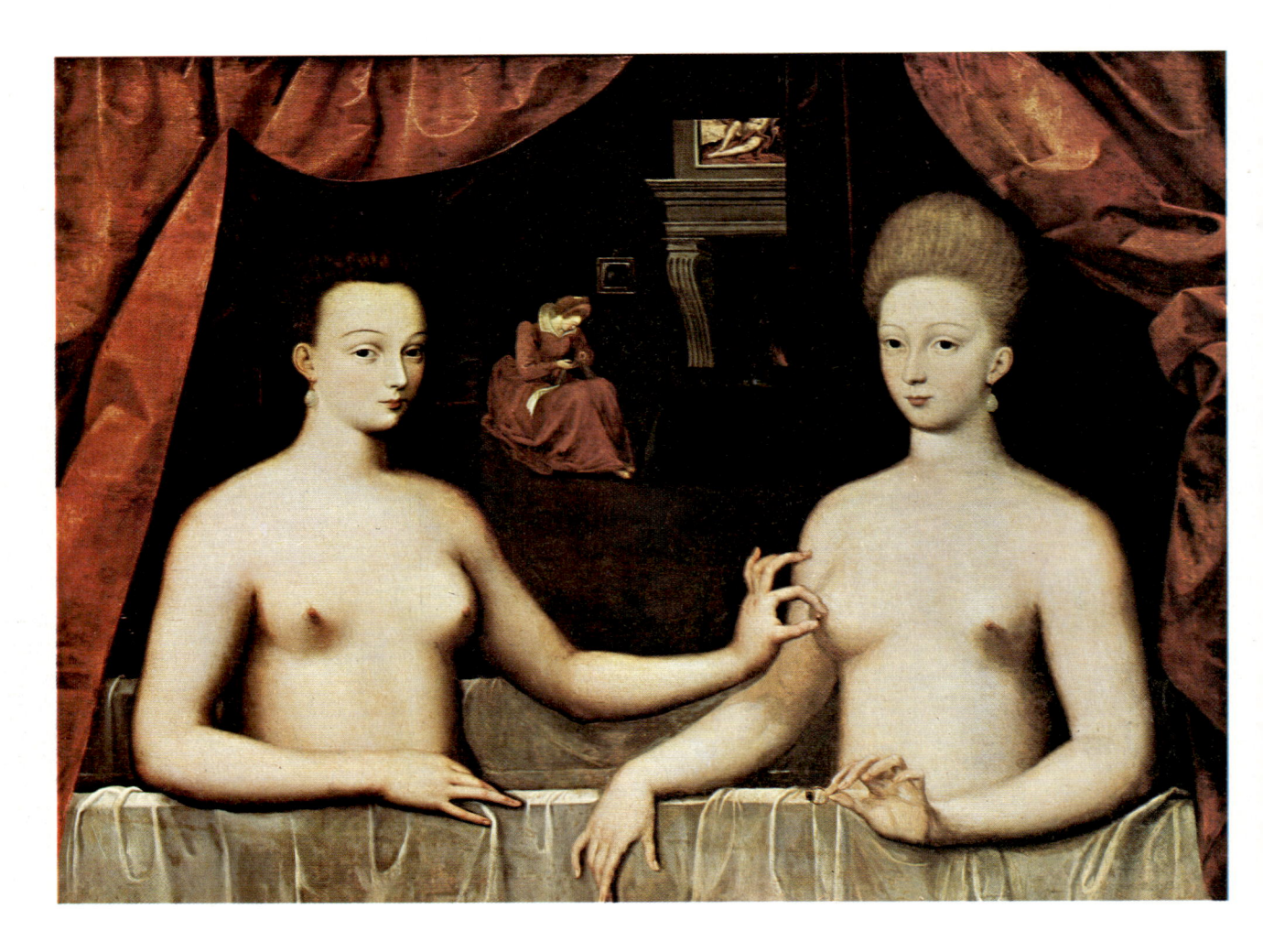

Abbildung 1496
Gabrielle d'Estrée und ihre Schwester, die Herzogin von Villars, im Bad. Die Geste der letzteren symbolisiert die bevorstehende Geburt des Herzogs von Vendôme. Schule von Fontainebleau (um 1594). Trotz der Unsicherheit nachträglicher Diagnosen kann man aus den Bereichen über Gabrielle d'Estrées Tod mit einiger Wahrscheinlichkeit rekonstruieren, daß sie bei der Geburt ihres vierten Kindes, das die Ärzte nicht zur Welt zu bringen vermochten, an einem eklamptischen Anfall verstarb.

Störungen der Blutstillung können sich andererseits durch retroplazentäre Blutungen ohne Apoplexie, bestimmte Embolien im Amnion oder — in besonderen Fällen — Absterben und Nichtausstoßen der Frucht manifestieren. Solche Erscheinungen konnten früher zum Teil katastrophale Ausmaße annehmen, sind aber heute äußerst selten geworden (1 Fall auf 1000 Entbindungen). Grundsätzlich können sich in allen Organen unstillbare Blutungen einstellen, aber in der Geburtshilfe hat man es mit ihnen am häufigsten zu tun (annähernd zwei Drittel aller Vorfälle werden aus dieser Disziplin gemeldet). Sicher liegt dies zum Teil daran, daß die Gebärmutter reich an Fibrinolysinaktivatoren ist. Das hämatologische Konzept der *Fibrinolyse,* eines Vorgangs, welcher der Blutgerinnung entgegenwirkt, entwickelte 1936 Dieckmann nicht ohne Grund anläßlich einer retroplazentären Hämorrhagie.

Das *Unterleibs-Beckenschmerz-Syndrom nach Lacomme und Jamain.* 1942 beschrieben Lacomme und Jamain diese Symptomengruppe, mit der sich Lacomme überdies in seinem Buch *Pratique obstétricale* näher befaßte, dort nämlich unter der vielsagenden Überschrift »*Syndrome douloureux ostéo-musculo-articulaire abdomino-pelvien* (Knochen-, Muskel- und Gelenkschmerzen im Unterleibs-Becken-Bereich). Der Untertitel »Le relâchement douloureux des symphyses« (zu deutsch: Die schmerzhafte Symphysenlockerung) klingt uns vertraut, und Lacomme betont denn auch ausdrücklich, keinesfalls habe er hiermit eine neue Krankheit beschrieben. Die Schmerzen schwangerer Frauen seien in den älteren Geburshilfebüchern wohl erwähnt, jedoch verstreut in den verschiedensten Kapiteln. Tatsächlich stellten Tarnier und Budin sie beispielsweise als krampfartige Schmerzen des vermeintlichen »Gebärmutterrheumatismus« (1862) dar und noch einmal unter der Überschrift »Die Lockerung der Symphyse«.

Morbus haemolyticus neonatorum infolge Rhesusunverträglichkeit. Diese Krankheit wurde erst kurz vor Ende der ersten Hälfte unseres Jahrhunderts (nämlich 1940) entdeckt. Zuvor trat sie natürlich unerkannt auf, und zwar mit verheerenden Folgen für den Fötus (er starb meist noch in der Gebärmutter ab). Meistens rief sie an ihm ernste Erscheinung wie Ödeme und Hydramnion (abnorme Fruchtwasservermehrung), schwere Gelbsucht oder gar Kernikterus hervor, der beim Überlebenden Hirnschäden und anderweitige Behinderungen hinterließ. Vor den Entdeckungen Listers und Wieners schrieb man solche Vorfälle oftmals der »hereditären« Syphilis zu. Dabei hatte schon lange zuvor Bansillon (Lyon) während seiner Untersuchungen über die Agglutination des mütterlichen Blutes durch das Serum des Kindes einen Zusammenhang mit der schweren, aber auch der physiologisch genannten Gelbsucht Neugeborener geahnt. Ein wenig später warf Hirtzfeld den Ausdruck heterospezifische Schwangerschaft auf, Johnson sprach dagegen von Anti-A- oder Anti-B-Immunisierung. 1938 beschrieb dann Ruth Darrow den genauen Vorgang der *Isoimmunisierung*. Nachdem Landsteiner und Wiener 1940 den *Rhesus-Faktor* entdeckt hatten, brachte ihn Levine in Beziehung mit den leichteren und schweren Formen der Rh-Unverträglichkeit. Durch das Eindringen Rh-positiver Erythrozyten in den Kreislauf einer rh-negativen Mutter bilden sich im mütterlichen Blut Rh-Antikörper, die man mit dem Kleinhauer-Test nachweisen kann.

Wie soll sich der Geburtshelfer aber verhalten, wenn dem Fötus eine solche Gefahr droht? Im allgemeinen wird er, um jedes Risiko von vornherein auszuschalten, die Geburt vorzeitig einleiten. Den Zeitpunkt wählt er dabei entsprechend dem Bilirubingehalt im Fruchtwasser. Als Prophylaxe kann man überdies versuchen, der rh-negativen Mutter innerhalb von zwölf Stunden nach der

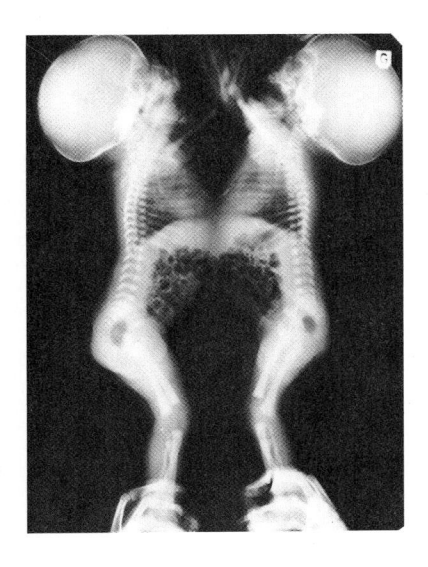

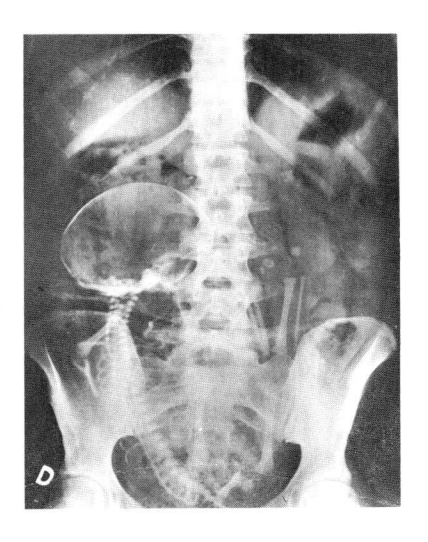

Abbildung 1497 (ganz links) Röntgenbild siamesischer Zwillingsschwestern, die am Brustkorb zusammengewachsen sind.

Abbildung 1498 (links) Röntgenbild einer Schwangeren mit Fötus in Steißlage.

Entbindung Immoglobulin-Anti-D einzuspritzen, wenn sie einen Rh-positiven Fötus geboren, aber noch keine Agglutinine gebildet hat.

Die bisher besprochenen Affektionen sind, mit Ausnahme der Rhesusunverträglichkeit, schon seit langem bekannt. In den folgenden Abschnitten werden nun einige Krankheiten vorgestellt, über deren Bedeutung für die schwangere Frau man sich erst vor kurzem klar wurde.

Die *Listeriose*. Der besonders im Tierreich (bei Rindern, Schafen und Geflügel) verbreitete Erreger *Listeria monocytogenes* ist den Veterinären sicher vertrauter als den Ärzten. Wird der Mensch befallen, so hat dieser im allgemeinen nichts Ernstes zu befürchten; für Schwangere trifft dies allerdings nicht zu. Die Frau selbst zeigt nur wenig Symptome: leichte Temperatur und im übrigen ein wenig ausgeprägtes Krankheitsbild. Der Fötus wird dagegen oft schwer in Mitleidenschaft gezogen (Absterben noch *in utero* oder Septikämie nach der Geburt, sekundäre Hirnhautentzündung usw.). Auch diese Erscheinungen hat man früher gewöhnlich der »ererbten« Syphilis zugeschrieben.

Die *Toxoplasmose*. Sie stellt ebenfalls eine der verbreiteten Tierkrankheiten dar, die auch auf den Menschen übertragen werden kann. Ihre latenten Formen sind weitaus die häufigsten. So kann also eine mit *Toxoplasma gondii* infizierte Schwangere die Frucht anstecken, ohne selbst das geringste Symptom aufzuweisen (außer einigen geschwollenen Lymphdrüsen). Der Fötus aber hat die Folgen zu tragen; zum Beispiel kann sich sein Kopfvolumen abnorm vergrößern (mit Ultraschall wird man diesen Zustand leicht entdecken). Am Neugeborenen beobachtet man Schädigungen des Zentralnervensystems wie Krämpfe, geistige und körperliche Behinderungen, vor allem aber Augenschäden, die oft sehr ausgeprägt sind. Glücklicherweise sind 85 Prozent aller Frauen bereits immunisiert, ohne jemals ein Symptom an sich bemerkt zu haben. Den anderen wäre natürlich aus Sicherheitsgründen eine Impfung zu empfehlen.

Die *Röteln* sind in der Humanmedizin altbekannt, jedoch fand man erst im zweiten Drittel des 20. Jahrhunderts heraus, daß eine zu Beginn der Schwangerschaft erkrankte Mutter den Fötus anstecken und dieser davon schwere Mißbildungen nachbehalten kann (z. B. Herzschäden, meistens aber beiderseitigen Katarakt, einen verkleinerten Kopf, Nervenschäden usw.).

Als diese Gefahr, auf die als erster Siegel (New York 1964) aufmerksam machte, in der Allgemeinheit bekannt wurde, brach sowohl unter den Schwangeren als auch in Medizinerkreisen eine wahre Panik aus. Heute weiß man, daß 82 bis 94 Prozent der erwachsenen Frauen immunisiert sind; außerdem werden die Mädchen jetzt gegen Röteln geimpft. Wenn eine Frau im fortpfanzungsfähigen Alter allerdings nicht immun ist, darf man sie dennoch nur dann impfen, wenn sie eine sechzigtägige strikte Kontrazeption einhalten kann.

Mißbildungen durch Medikamente

Wenn eine Schwangere teratogene (also Mißbildungen erzeugende) chemische Präparate einnimmt, kann dies für den Fötus unabsehbare Folgen haben. Als Beispiel mögen die berühmten »Contergan-Kinder« (1961) dienen. Die Schuld des Contergans oder Thalidomids war sehr schwer zu beweisen, und gewiß sind auch andere, aber vielleicht weniger verbreitete Präparate zu ähnlichen Übeltaten fähig. Eine derartige bittere Erfahrung sollte eigentlich die

Frauen dazu bewegen, zumindest in der frühen Schwangerschaft keine Medikamente einzunehmen, und der Arzt sollte seinerseits auf jegliche Verordnung verzichten. Caderas de Kerleau hat 1970 eine ausgezeichnete Studie über dieses Problem angefertigt. Er erinnert daran, daß Ancel 1933 die Teratogenese im Tierversuch untersuchte — ein Jahrhundert nach den ersten zögernden Versuchen der beiden Geoffroy Saint-Hilaires (Vater und Sohn). Es folgten dann die Forschungen von Wolf und Anselme und, 1945, jene des Amerikaners Landauer.

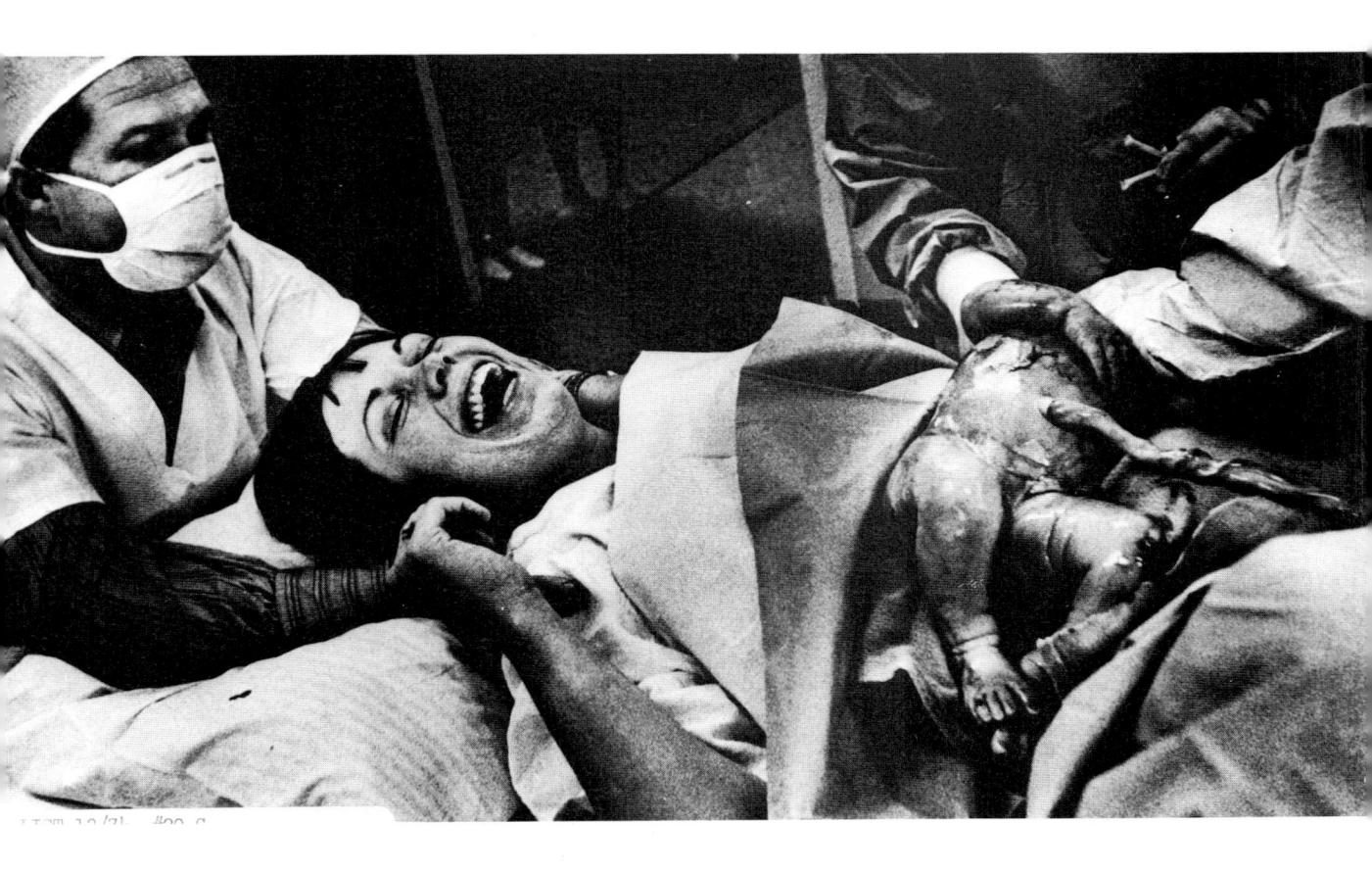

Caderas de Kerleau zieht die Folgerung, daß »wegen der besonderen Empfindlichkeit der embryonalen Gewebe bis zum sechzigsten Schwangerschaftstag keine Chemotherapie eingesetzt werden darf«. Darüber hinaus muß man auch die Risiken bestimmter Impfungen, etwa gegen Kinderlähmung und Pocken, gründlich abwägen.

Diese Fragen bilden zur Zeit einen gewichtigen Forschungsgegenstand, und erst vor kurzem fand in Toulouse unter der Schirmherrschaft von Pontonnier und Cros ein internationaler Kongreß statt, auf dem man sein Wissen über die Medikamentwirkungen in der Schwangerschaft austauschte.

Früher konnte man sich über eine Schwangerschaft erst spät »sicher sein«, da der Arzt sie lediglich nach viereinhalb Monaten zu diagnostizieren vermochte. Bestimmte Schwangerschaftszeichen kann man heute etwas früher entdecken, insbesondere läßt sich der Fötus oder sein Blutkreislauf mittels

Abbildung 1499
Eine Entbindung in der zweiten Hälfte des 20. Jh.s.

Die Schwangerschaftsdiagnostik

Ultraschall, u. a. nach dem Doppler-Verfahren, ausfindig machen. Seit Ende des ersten Drittels des 20. Jahrhunderts gelang es dank biologischer Tests immer früher, eine Schwangerschaft nachzuweisen. Die Tests gründeten darauf, daß sich im Körper der Schwangeren etwa mit dem dreiundzwanzigsten

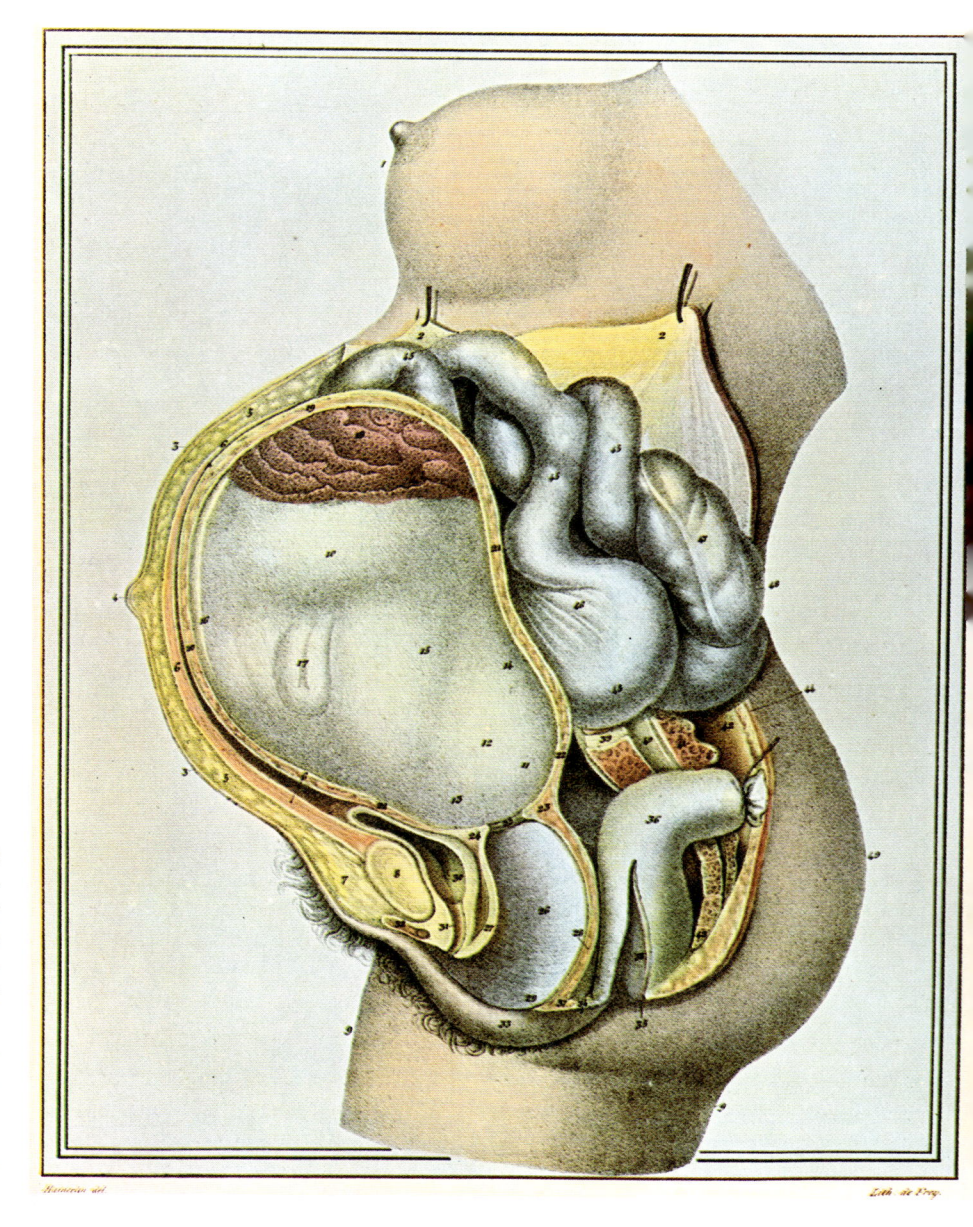

Abbildung 1500
»Senkrechter, entlang der Medianlinie angelegter Schnitt durch die Fortpflanzungsorgane und die Bauchhöhle einer im neunten Schwangerschaftsmonat gestorbenen Frau.«
In: Manuel d'anatomie descriptive *von Jules Cloquet, Paris 1825.*
(Paris, Bibl. der Alten Med. Fakultät)

oder vierundzwanzigsten Tag *Choriongonadotropin* bildet. Schon 1928 hatten Aschheim und Zondek im Urin schwangerer Frauen eine gonadotrope (auf die Keimdrüsen einwirkende) Substanz entdeckt. Zahlreiche Autoren, insbesondere John und Mitarbeiter (1943), zeigten später, daß sie aus der Plazenta stammte. Auf die Aschheim-Zondeksche Reaktion (1932) folgten immer neue ähnliche Diagnosemethoden, bis die Immunreaktionen aufkamen. Heute wendet man die ältere Methode wegen ihrer Umständlichkeit kaum noch an; historisch bleibt sie natürlich interessant.

In Amerika spricht man heute noch von »A—Z tests«, selbst wenn es sich um immunologische handelt (in: Speert). Zu den gebräuchlichen Nachweisen gehören heute:

1. Die »Friedmann-Brouhasche« Reaktion an dem Mutterkaninchen (das Ergebnis wird innerhalb von achtundvierzig Stunden erhalten).

2. Die »Reiprichsche« (von Aschheim und Varangot abgewandelte) Reaktion am infantilen Rattenweibchen (Ergebnis innerhalb von sechs bis achtzehn Stunden verfügbar).

3. Die »Galli-Maininische Reaktion« am Froschmännchen (Ergebnis nach drei Stunden).

Ein ganz neuer immunologischer Schwangerschaftstest beruht auf der Tatsache, daß das Gonadotropin als Antigen wirkt. Man verwendet daher eine Mischung aus Antiserum vom immunisierten Kaninchen und roten Blutkörperchen vom sensibilisierten Schaf. Mit dieser Mixtur erhält man innerhalb von zwei Stunden eine Reaktion, die zwar etwas weniger zuverlässig als bestimmte ältere biologische Tests zu sein scheint, sich aber wegen der schnelleren Ergebnisse und den geringeren Kosten durchsetzen dürfte.

Fruhinsholz hatte zuvor beobachtet, daß die normalerweise zwischen dem Eisprung und der folgenden Monatsblutung vorhandene hypertherme (d. h. mit Temperaturerhöhung einhergehende) Phase im Falle der Schwangerschaft über diese beiden Wochen hinaus andauert. Diese Veränderung kann festgestellt werden, wenn die Frau regelmäßig jeden Morgen ihre *Basaltemperatur* mißt. Fruhinsholz vermutete, daß die anhaltende Erhöhung der Basaltemperatur auf der gesteigerten Gelbkörperaktivität beruhe. Seine 1929, 1930 und 1931 veröffentlichten klinischen Beobachtungen fanden bei den Geburtshelfern kein Echo, und erst zehn Jahre später bestätigte Mocquots gynäkologische Schule (mit Palmer) seine Auffassungen experimentell. Geller (Marseille) würdigte Fruhinsholz 1961 in seinem Werk *La Courbe thermique* und taufte darin den frühzeitigen Schwangerschaftsnachweis nach der Temperaturmethode »Fruhinsholzsches Zeichen«.

Der ärztliche Schwangerschaftsabbruch

Wie in voranstehenden Kapiteln bereits festgestellt wurde, kamen ärztliche Schwangerschaftsunterbrechungen vor allem im 19. Jahrhundert recht häufig vor. Es handelte sich damals allerdings hauptsächlich um »künstlich eingeleitete Frühgeburten«. Sie sollten meistens das Entleeren der Gebärmutter ermöglichen, wenn das Kind in ausgereiftem Zustand nicht vorschriftsmäßig geboren werden konnte, denn Schnittentbindungen waren damals für die Mütter zu gefährlich. Heute findet die ärztliche Schwangerschaftsunterbrechung unter völlig anderen Voraussetzungen statt. Da die Schnittgeburt ihren Schrecken verloren hat, erwägt der Geburtshelfer den künstlichen Abbruch nur noch im Interesse des Kindes, etwa wenn ihm vor dem normalen Termin Gefahr droht oder es den Termin überschritten hat.

Im letzteren Fall hat man es mit einer »Übertragung« zu tun, welche als erster Fruhinsholz 1929 (in Cadorés Dissertation) definierte, nämlich als »Schwangerschaft über den zwanzigsten Tag nach dem theoretischen Geburtstermin hinaus« (sie dauert also länger als dreihundert Tage, gerechnet vom Beginn der letzten Monatsblutung an). Jedenfalls wird man sich auf die modernen Methoden zur Überwachung des Fötus im Mutterleib stützen können, wenn es zu entscheiden gilt, ob ein Kind auf natürlichem Weg oder durch Schnittentbindung zur Welt gebracht werden soll.

Seit der Mitte des 20. Jahrhunderts

Die folgenden Kapitel handeln von der modernen geburtshilflichen Forschung, die sich zumeist auf den Erhalt des Fötus richtet, da das Wohlergehen der Mutter dank der Beiträge der ersten Jahrhunderthälfte endgültig gesichert ist.

Unzureichender Gebärmutterverschluß

Diese Erscheinung behandelt man erst seit den letzten Jahrzehnten. Lacomme und Palmer (1948), Lash (1950) und Schirodkar (1951) definierten sie als »syndrome de béance isthmique«. Die heute durchaus gebräuchliche *Zervixcerclage* (Zunähen des Muttermundes) hat den glücklichen Abschluß so mancher durch unzureichenden Gebärmutterverschluß bedrohten Schwangerschaft ermöglicht. Entweder sind die Ursachen für den Fehler funktionell bedingt oder es handelt sich um einen erworbenen, eventuell traumatisch entstandenen Mangel. Neuere Statistiken berichten, daß im Durchschnitt auf dreihundert Schwangerschaften eine Cerclage erfolgt. Diese Technik hat sich mit der Zeit sehr vereinfacht, und der dicke geflochtene Nylonfaden Nr. 2 oder 3 reicht im allgemeinen aus, zumal wenn man ihn doppelt nimmt. Als Mittel gegen eine »entriegelte Gebärmutter« bringt die Zervixcerclage bemerkenswerte Resultate.

Die Dysgravidie wird entlarvt

Den Begriff »Dysgravidie«, den wir hier übernehmen möchten, schuf Pigeaud. Unter den mannigfaltigsten Bezeichnungen hat man seit eh und je die Dysgravidie beschrieben: Schwangerschaftstoxikose, Gestose, Nephropathia gravidarum, Schwangerschaftsniere usw. Ihre klinischen Aspekte sind bereits seit der Jahrhundertwende, insbesondere durch die Lyoner und Pariser Schulen, gründlich untersucht worden. Das unmißverständlichste und früheste Symptom, auf das sich die Diagnose stützen sollte, stellt das *Ödem* dar; es geht allen anderen Symptomen voraus und macht sich oft durch das anormal erhöhte Körpergewicht der Schwangeren bemerkbar. Ein weiteres Alarmsignal besteht aus *erhöhtem Blutdruck,* auf den eine *Proteinurie* folgt. Diese Eiweißausscheidung mit dem Harn hielt man lange für das ursprünglichste Zeichen. Sie tritt in Wahrheit jedoch oftmals erst spät auf, und sofern sie wirklich auf einer Dysgravidie beruht, läßt sie darauf schließen, daß die Entwicklung bereits bedenklich geworden ist. Neuerdings lieferte uns die pathologische Anatomie die nötigen Aufschlüsse für das Verständnis dieser Schwangerschaftskomplikation. Von den neuesten Kenntnissen über die Dysgravidie wird im Schlußteil unserer Geschichte der Geburtshilfe berichtet werden. Zuvor wollen wir nachvollziehen, wie mit Hilfe immer ausgeklügelterer Untersuchungstechniken das Ziel sichtbar wurde.

Die *Autopsie.* 1877 hatte der Amerikaner Bartels zum erstenmal die Niere einer an Eklampsie (infolge einer dramatischen Komplikation der Schwangerschaftsniere) verstorbenen Frau autopsiert. Bis 1955 blieb die Autopsie die einzige mögliche Explorationsmethode. Als wichtigste Feststellung ergab sich, daß in der Eklampsie hauptsächlich Schädigungen der Harnkanälchen nachweisbar werden. 1918 wies der Deutsche Lohlein als erster auf die entscheidende Bedeutung der Veränderungen an den Nierenglomeruli hin. Alle folgenden Pathologen bestätigten diese Ansicht; über das Aussehen der defekten Gefäßknäuel

Abbildung 1501 (gegenüber) Frühgeborenes, dessen physiologische Funktionen mit diversen Meßgeräten überwacht und reguliert werden.

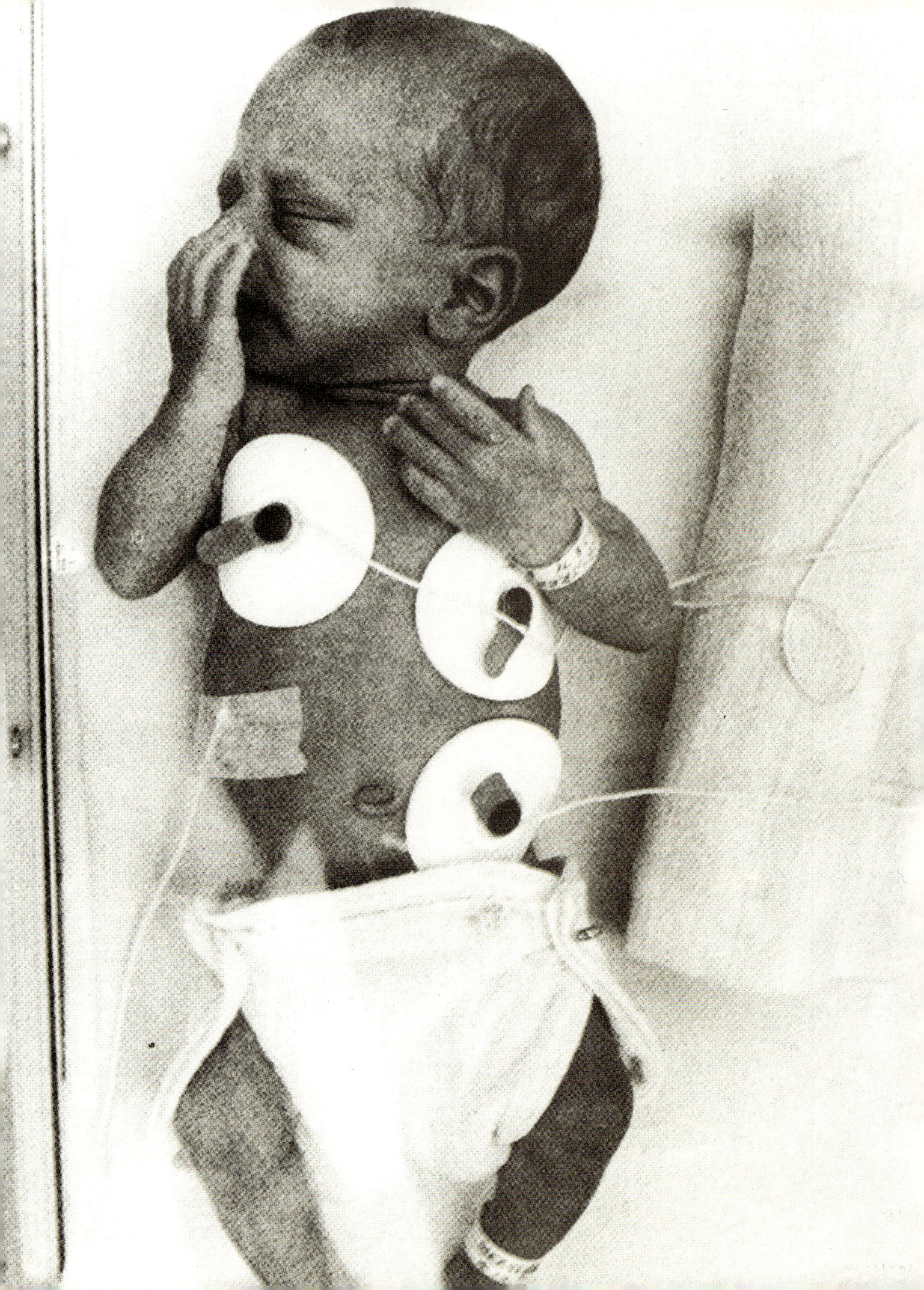

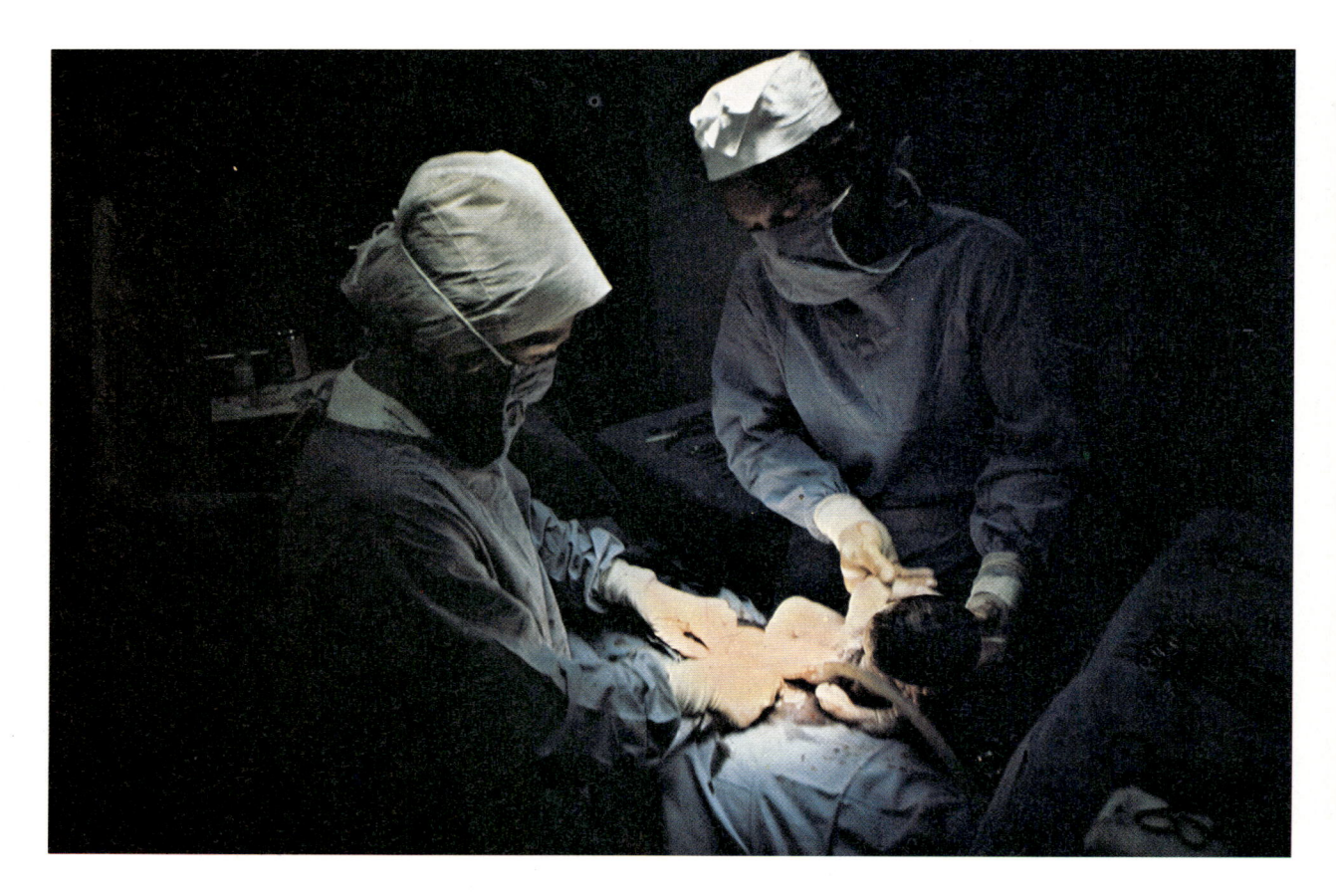

*Abbildung 1502
Eine moderne Schnittentbindung.*

und den genauen Sitz der Läsionen herrschte jedoch die größte Uneinigkeit. Manche glaubten an entzündliche Vorgänge, andere vermuteten degenerative Prozesse.

Beträchtliche Fortschritte wurden dann im Verständnis der Dysgravidie dank eines kühnen Verfahrens, nämlich der *bioptischen Nierenpunktion,* erzielt. An der Schwangeren praktizierte sie zum erstenmal der Amerikaner Dieckmann 1954. Dieser Autor konnte später zeigen, daß die eigentliche Veränderung aus dem vergrößerten Durchmesser der Glomeruli und dem verengten Lumen ihrer Kapillaren bestand. Daß die Läsionen nach der Entbindung wieder zurückgehen, bestätigte u. a. auch Pollak.

Erst die *Elektronenmiskroskopie* ermöglichte es, der Dysgravidie auf die Spur zu kommen. 1959 untersuchten Spargo, McCartney und Winnemiller als erste die Nierenbiopsien unter dem Elektronenmikroskop. Amerikaner und Japaner folgten ihnen. Man folgerte schließlich, daß es sich bei den Schwangerschaftstoxikosen auf elektronenmikroskopischer Ebene um Läsionen im Endothelium und Mesangium (Membranen der Kapillarschlingen) sowie um fibrinähnliche Ablagerungen handelte. Diese Trias kennzeichnete nun die Dysgravidie.

Die *histochemischen Beiträge* stammen aus der Toulouser Schule, die 1965 zeigte, daß sich im Falle einer Dysgravidie Fibrin in den Glomeruli absetzt und somit auf eine erfolgte Mikrokoagulation schließen läßt. Nach einem als *Immunofluoreszenz* bezeichneten Verfahren gelangten Wassali und seine Mitarbeiter 1963 sowie Fiaschi 1968 zu derselben Erkenntnis.

Vergessen darf man jedoch nicht, daß die ursprüngliche Störung aus der Blutleere in Uterus und Plazenta besteht. Man hat dies durch hämodynamische Blutströmungsmessungen nachweisen können. Diese Ischämie löst gleichzeitig oder nacheinander erfolgende Reaktionen aus, die entweder reflexartigen Charakter haben und Blutleere in der Niere verursachen oder die Sekretion einer oder mehrerer blutdrucksteigernder Substanzen (den sog. Renin-Angiotensin-Mechanismus) anregen. Dabei kommt es zu vermehrter Produktion des wohlbekannten (blutdrucksteigernden) Renins, aber auch zur Absonderung einer aus der Decidua stammenden Substanz, welche Hunter und Howard 1961 Hysterotonin nannten. Die Folgen bleiben nicht aus: Mütterlicherseits verändern sich Niere, Blutgefäße und endokrine Drüsen; beim Kind besteht chronische Anoxie, d. h. seine Gewebe werden nicht mehr genügend mit Sauerstoff versorgt.

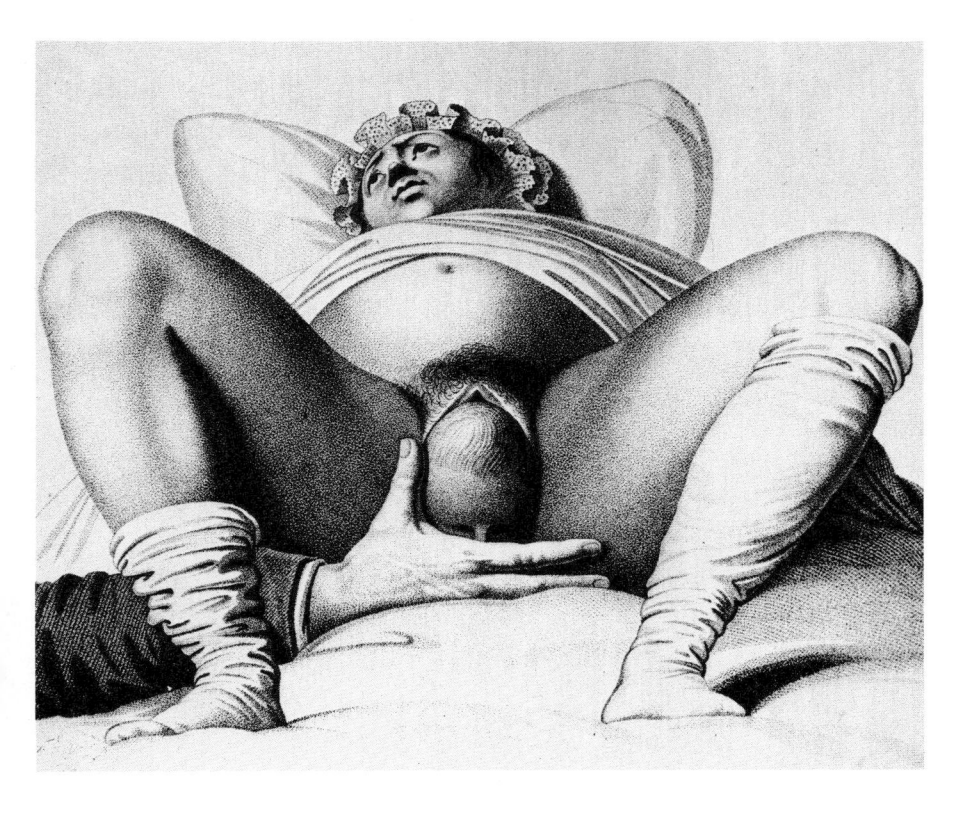

Abbildung 1503
Darstellung einer natürlichen Geburt mit dem Kopf voran.
In: Nouvelles démonstrations d'accouchemens *von J.-P. Maygrier (Paris, Bibl. der Alten Med. Fakultät)*

Die Behandlung blieb gegenüber früher unverändert: Man überwacht systematisch Gewichtzunahme und Blutdruck der Schwangeren und prüft ihren Urin auf »Albumin«, wie man ehemals sich auszudrücken liebte. Dasselbe gilt für die symptomatische Behandlung, und man darf annehmen, daß wir die heute zu beobachtenden positiven Verhältnisse eher hygienischen und diätetischen Maßnahmen (wie Ruhe und Diätkost) als unseren Medikamenten (harntreibende Mittel — nach Finnerty, 1966) zu verdanken haben.

In der Geburtshilfe dienen sie dazu, Gefahren für den Fötus rechtzeitig zu entdecken.
Die *Amnioskopie,* deren Prinzip 1961 der Deutsche Saling beschrieb, besteht aus der Untersuchung des Fruchtwassers mit Hilfe eines konischen Rohrs, das

Besondere Untersuchungstechniken

im Gebärmutterhals bis zur Fruchtblase vorgeschoben wird. Dieses Rohr, welches dem Rektoskop ziemlich ähnlich sieht, ist mit einem Einlegestab ausgerüstet, der zurückgezogen und durch eine Beleuchtungsvorrichtung ersetzt werden kann. An der mehr oder weniger grünen Farbe des Fruchtwassers, das man durch die Eihäute hindurch erkennen kann, liest der Untersuchende ab, ob und bis zu welchem Grad der Fötus gefährdet ist. Als Ursache käme dann zunächst eine Übertragung in Frage, zum anderen könnten aber auch mütterlicherseits Dysgravidie oder anderweitige Gefäß- oder Nierenstörungen vorliegen. Nach siebeneinhalb Monaten kann man bei Gefahr für den Fötus einen Schwangerschaftsabbruch erwägen. Er wird jedoch nur dann beschlossen, wenn biologische Untersuchungen die Diagnose bestätigt haben.

Vielleicht wird die Amnioskopie eines Tages durch die noch ganz junge *Kontakt-Hysteroskopie* ersetzt werden. Nach diesem Verfahren kann ohne vorherige Muttermunderweiterung sehr leicht ein vier bis sechs Millimeter dickes Rohr eingeführt werden, mit dem sich dank der Glimmlicht-Glasfaser-Optik die Gebärmutterhöhle gründlich ausleuchten läßt. Zum Beispiel würde eine unerwartete placenta praevia mit größter Sicherheit nicht unentdeckt bleiben.

Über die Anwendung der *Echographie* in der Geburtshilfe entstanden zahlreiche Studien, u. a. die hervorragende Arbeit von S. Levi, dem Ersten Assistenten bei Professor Vokaer (Brüssel).

In den letzten dreißig Jahren lernte man, durch die elektrische Erregung piezoelektrischer Kristalle Ultraschallwellen zu erzeugen und sie nach und nach zur diagnostischen Exploration des menschlichen Körpers anzuwenden. In der Geburtshilfe haben sich diese Forschungen seit etwa fünfzehn Jahren als besonders ergiebig erwiesen. Donald (Glasgow) machte sich 1958 das Echolotprinzip der Schiffahrt zunutze. Das Echo ausgesandter Ultraschallwellen wird auf einer Kathodenstrahlröhre sichtbar gemacht. Dann gilt es allerdings, die

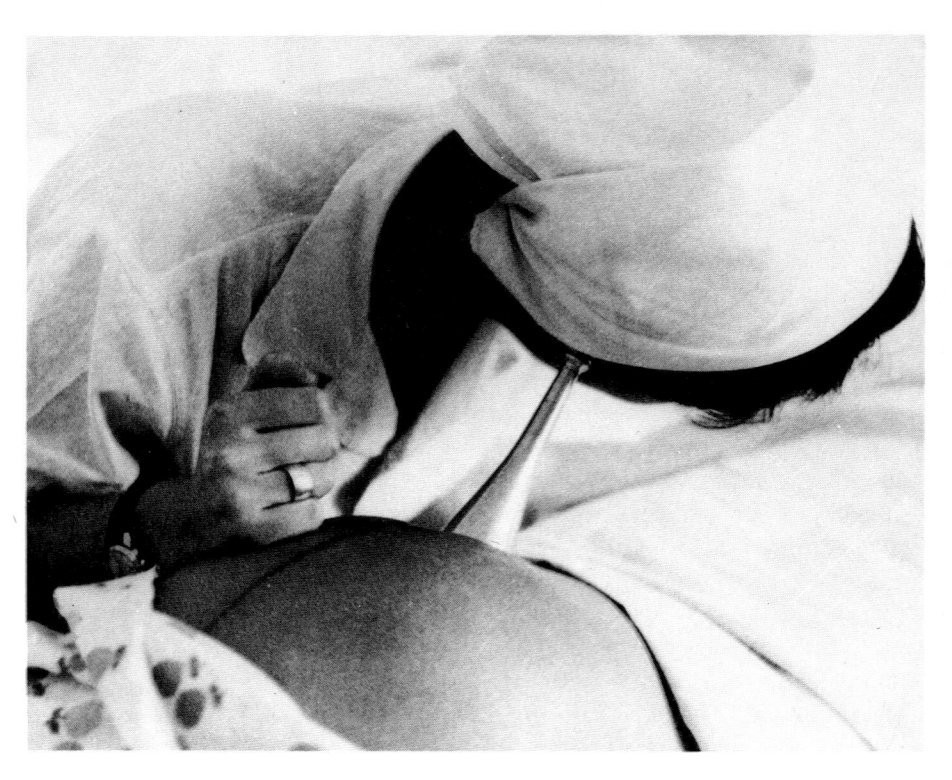

Abbildung 1504
Auskultation der kindlichen Herztöne.

Bilder zu interpretieren! Diese Untersuchungsmethode heißt *Ultraschalldiagnostik, Echographie* oder *(Ultra-)Sonographie.* Das Vorhandensein eines Fötus läßt sich so mit Beginn der achten Schwangerschaftswoche feststellen. Später, in der zweiten Schwangerschaftshälfte, kann man seine Lage ausmachen und die Scheitelbeindistanz bestimmen. Man kontrolliert wiederholt ihre Entwicklung und kann danach nicht wieder nur das Alter des Fötus, sondern auch sein Wachstum, also seine Vitalität beurteilen. Die ermittelten Distanzen vergleicht man gegebenenfalls mit den Beckenmaßen. Darüber hinaus besteht die Möglichkeit, über die genaue Lage der Plazenta Aufschluß zu gewinnen.

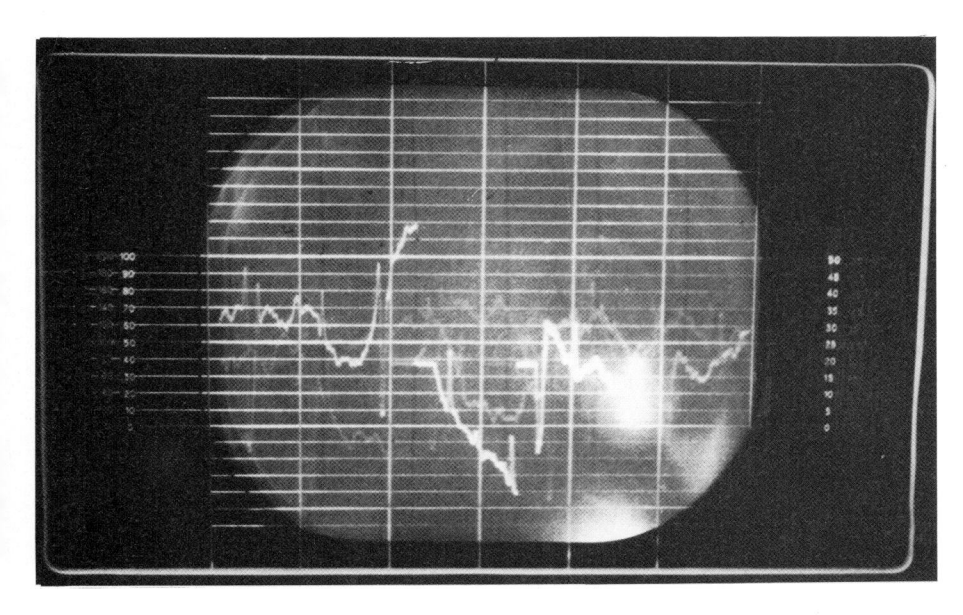

Abbildung 1505
Simultane Aufzeichnung des fötalen Elektrokardiogramms und der Uteruskontraktionen während der Entbindung.

Drei Ultraschallsysteme stehen dem Geburtshelfer zur Verfügung:

1. Das *A-Bild-Verfahren* ist ein eindimensionales Verfahren, bei dem die registrierten Echos als Zacken auf dem Bildschirm erscheinen.

2. Das *B-Bild-Verfahren* bringt zweidimensionale Bilder. Die Echos erscheinen als Lichtpunkte auf dem Schirm. Da das Sende- und Empfangsgerät beweglich ist, entsteht das Bild entlang einer beliebigen Achse. Dieses Verfahren eignet sich vor allem zum Kontrollieren der Lage von Plazenta und Fötus sowie zum Auffinden einer Bauchhöhlenschwangerschaft oder einer Mole.

3. Das *Doppler-Verfahren* wurde so benannt, weil es unter Ausnutzung des Doppler-Effekts arbeitet (die Schallquellen sind beweglich). Es eignet sich besonders zum Überwachen der Herzaktionen des Fötus.

Die Echographie konkurriert mit der *Isotopen-Plazentographie,* die im Jahre 1950 von Browne und Veali eingeführt wurde. Nach beiden Methoden kann man die Lage der Plazenta feststellen, also eventuell eine placenta praevia entdecken. Andererseits helfen sie auch, eine Amniozentese durch die Plazenta hindurch zu vermeiden. Möglicherweise wird die Ultraschalldiagnostik am Ende alle älteren Methoden verdrängen. Dennoch sollten wir nicht aus dem Gedächtnis verlieren, daß es dank der technischen Vervollkommnung der *Röntgenpelvimetrie* in der ersten Hälfte unseres Jahrhunderts und aufgrund zahlreicher Studien über die Beckenmorphologie immerhin gelungen war, »eine objektive Methode« zu finden, die es ermöglichte, »den Verlauf der Ge-

*Abbildung 1506 (gegenüber)
Sechs Wochen alter Embryo.*

burt vorauszusehen, sie zu beobachten und zu steuern — dies alles allein durch die Beurteilung der Becken- und Fötusmaße«. Mit solchen Röntgenuntersuchungen muß jedoch sehr sparsam umgegangen werden, denn für den bestrahlten Fötus besteht Leukämiegefahr. Radioaktive Isotopen sind, wie man anerkennt, weniger gefährlich für den Fötus als Röntgenuntersuchungen; die Echographie dagegen besitzt außer ihrer leichten Handhabung den immensen Vorteil, daß das Risiko für Mutter und Kind quasi gleich Null ist, selbst wenn mehrfach untersucht werden muß. Eines könnte man ihr allerdings vorwerfen, nämlich, daß es zur Interpretation der Bilder großer Erfahrung bedarf; in diesem Zusammenhang denkt der Geburtshelfer gelegentlich mit Nostalgie an die Epochen zurück, in denen es noch genügte, »mit der Fingerspitze zu sehen«, um ein guter Geburtshelfer zu sein.

Die *Amniozentese* (das Anstechen der Fruchtblase) interessiert uns hier nur, soweit sie, wie es am häufigsten geschieht, in den letzten drei Schwangerschaftsmonaten vorgenommen wird. Sie dient zur Kontrolle, ob der Fötus gefährdet ist, aber auch zum Überwachen einer Rhesus-Unverträglichkeit. Ganz allgemein hat sie sich als Hilfsmittel zur Beobachtung von Risikoschwangerschaften bewährt.

Ihre Geschichte begann 1919, als Henkel zum erstenmal über einen Anstich der Fruchtblase zum Ablassen eines Hydramnion berichtete. 1934 beschrieb Aburel eine Methode zur Weheneinleitung durch Injektion einer hypertonischen Lösung in die Amnionhöhle.

Diese Technik wurde später in Frankreich von Granjon und Mitarbeitern übernommen; heute erscheint sie uns einigermaßen bedenklich, da wegen möglicher Fibrinausfällung im Blut Hämorrhagien auftreten können. 1952 zeigte Bevis, daß der Bilirubingehalt des Fruchtwassers den Grad einer Rhesus-Schädigung anzeige. Dies war nun der wirkliche Anfang der Amniozentese. Ab 1960 punktierte man in Frankreich den Fruchtblaseninhalt, um die Reifung des Fötus beurteilen zu können.

Zunächst untersuchte man das Punktat auf Bilirubin, ein wenig später wußte man darin spektroskopisch kleinste Mekoniummengen, die sonst in der Amnioskopie nicht erkennbar sind, nachzuweisen. 1967 machten Dumont und Magnin mehrfach Punktionen anstatt in der Nabelgegend in den Nacken-Arm-Bereich des Fötus. Am häufigsten wählt man heute offenbar die Punktion oberhalb der Schambeinfuge, da sie am meisten Sicherheit verspricht (der Kopf muß ins kleine Becken eingetreten oder zurückschiebbar sein). Natürlich dient die Amniozentese auch therapeutischen Zwecken, zum Beispiel bei akutem und subakutem Hydramnion, für Transfusionen auf den Fötus *in utero,* für späte therapeutische Schwangerschaftsunterbrechungen (im zweiten Schwangerschaftsdrittel) und vor allem auch zum Austreiben abgestorbener Föten. Halten wir fest, daß die Amniozentese keine harmlose Technik darstellt, und zwar gute Dienste leistet, aber nur in bestimmten Fällen von erfahrenen Operateuren durchgeführt werden darf.

Die Überwachung des Fötusherzens heute. Die einfachste und keineswegs schlechteste Methode ist allemal das Abhorchen mit dem Hörrohr. Wer darauf bedacht ist, mit der Mode zu gehen, kann das Verfahren »Stethoauskultation« nennen. Die Elektrokardiographie des Fötusherzens wurde bisher deshalb nicht erwähnt, weil sie erst im letzten Jahrzehnt häufiger angewandt wurde. Gleichwohl hatte man schon vor einem Vierteljahrhundert daran zu

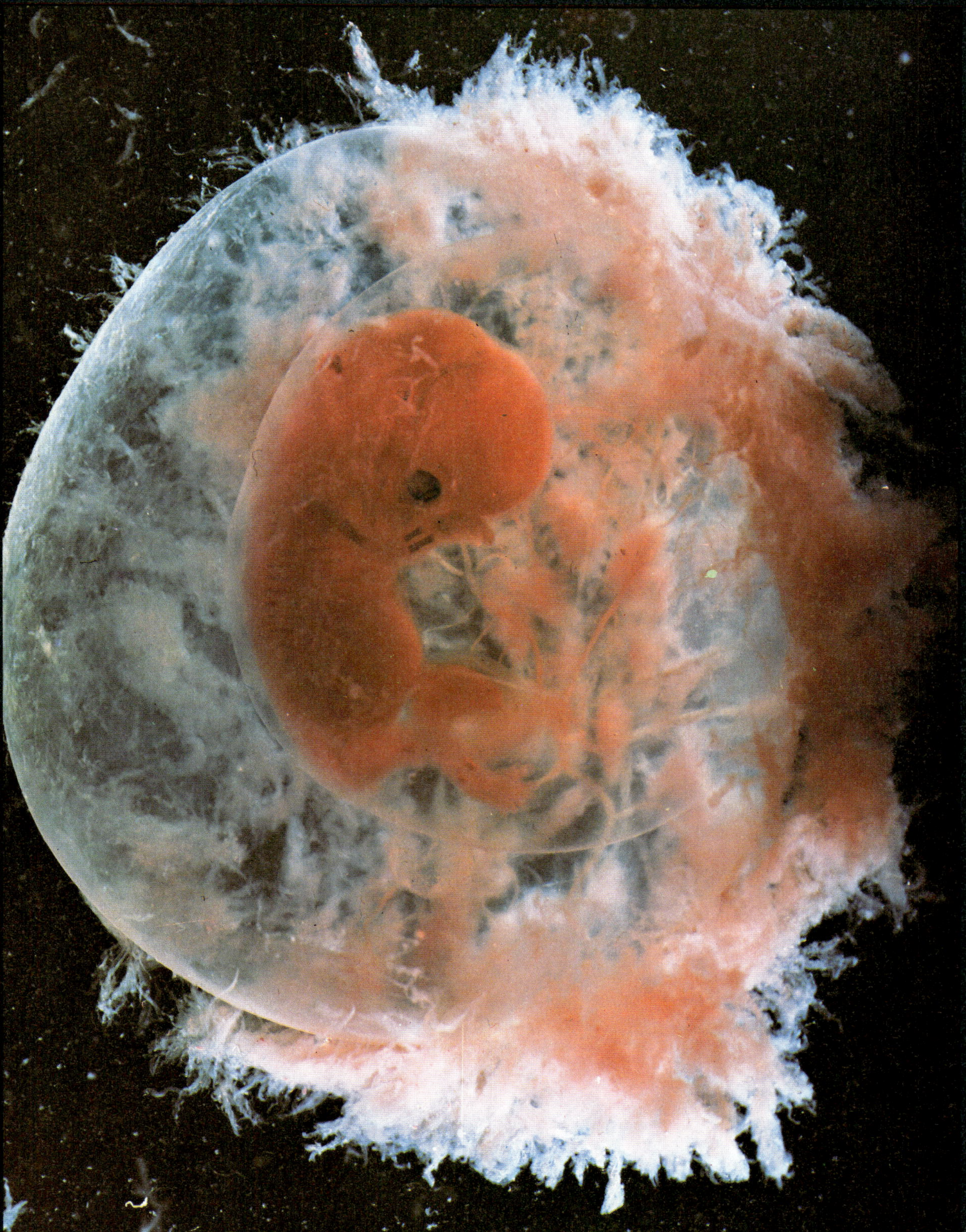

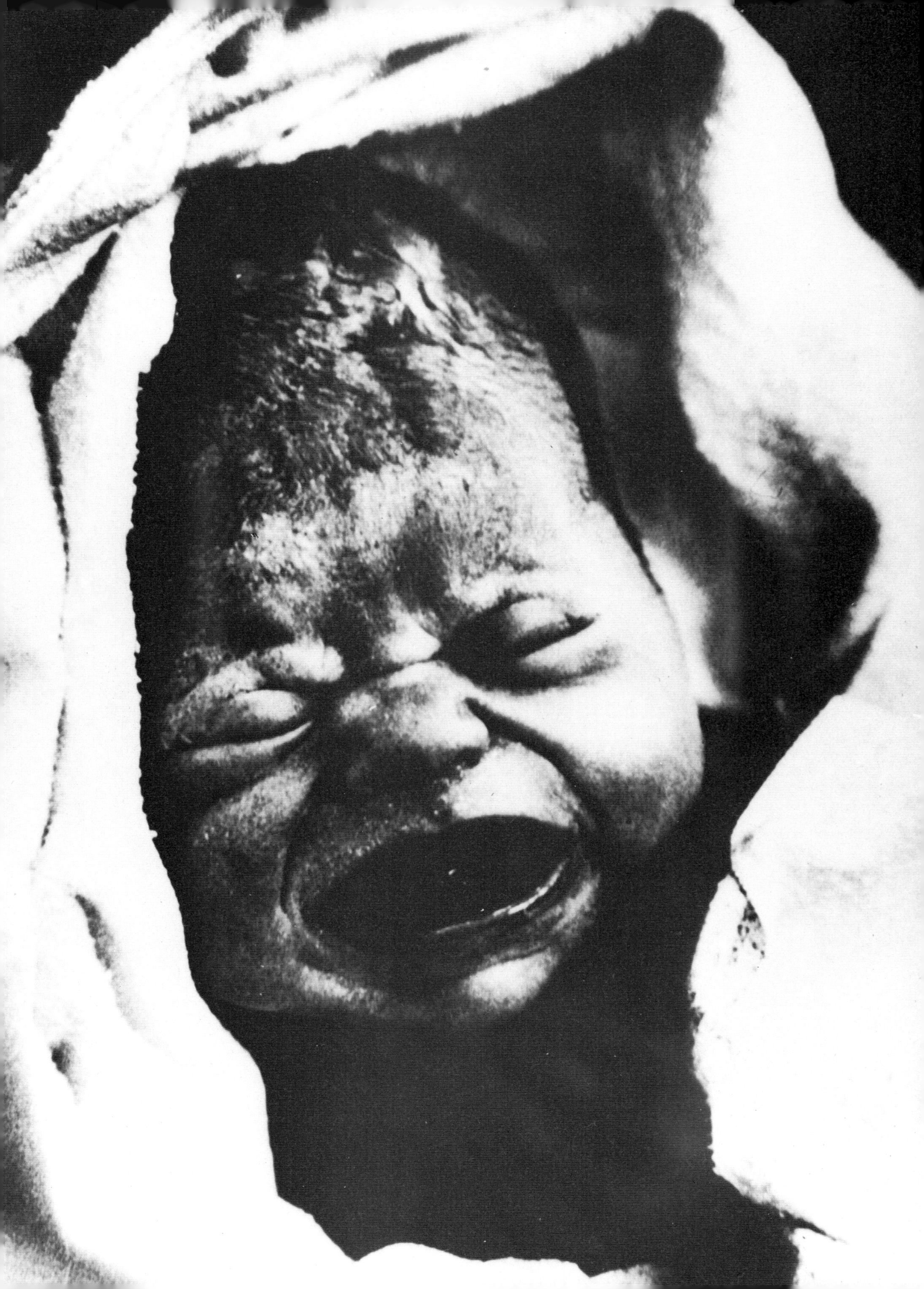

arbeiten begonnen. Smyth (1953), Sureau, Ingelmann, Syndberg und Lindgren (1955), Hon (1957) und Caldeyro Barcia (1958) gelang es, ein EKG (Elektrokardiogramm) von Fötusherzen zu erhalten, indem sie direkt eine Elektrode anlegten. Da man die Elektrode nur am vordringenden Körperteil des Kindes anbringen konnte, mußte zuvor der Muttermund eröffnet und der Fruchtsack geplatzt sein. Solche EKG eigneten sich daher selbstverständlich nur zur Überwachung während des Geburtsaktes. Hon (1960), Sureau (1961) sowie P. Muller und Mitarbeiter (1962) suchten die Herztätigkeit des Fötus noch früher zu kontrollieren und registrierten sie deshalb durch die Bauchdecke hindurch, indem sie das mütterliche EKG auslöschten. Die Herzschlagfrequenz von Mutter und Kind mißt man mit dem Kardiotokographen (Hammacher, 1962). Mit Ultraschallempfängern (nach dem Doppler-Verfahren) wurden kürzlich auf dem externen Weg viel brauchbarere Kardiogramme erhalten; Sureau und Zorn meinen sogar, es seien die einzigen verwertbaren (abgesehen von der riskanten Methode, die Herzaktionen des Fötus vor der Geburt zu messen, indem man dem Fötus durch Amniozentese eine Elektrode anlegt). Im Rahmen seiner Arbeiten über den Herzrhythmus des Fötus versuchte Caldeyro Barcia als erster, den während der Gebärmutterkontraktionen verlangsamten Herzschlag aufzuzeichnen. 1965 unterschied er zwei Arten, nämlich die frühzeitige (DIP Typ I) und späte Abnahme der Herzfrequenz (DIP Typ II). Chavinié und Cl. Sureau schreiben, die Untersuchung des Fötusherzens nehme heute »in der täglichen geburtshilflichen Routine, aber auch in der Forschung« neben der Ultraschalldiagnostik und den biologischen Überwachungsmethoden einen wichtigen Platz ein.

Abbildung 1507 (gegenüber) Soeben geborener Säugling.

Die pH-Wert-Bestimmung des Fötusblutes. Sie geschieht, indem man einen winzigen Einschnitt in die Kopf- oder Gesäßhaut des Fötus macht und das so erhaltene Blut analysiert. Solche Mikroanalysen sind möglich, sobald der Muttermund weit genug geöffnet ist. Sie sind sinnvoll, wenn klinische oder biologische Untersuchungen eine Gefahr für das Kind angezeigt haben. Saling war es, der uns 1961 diese Methode beschrieb. Sie soll helfen, eine Azidose (d. i. eine Vermehrung saurer Stoffwechselprodukte im Blut) aufzudecken. Es kann sich dabei um eine metabolische Azidose infolge von Hypoxie (Sauerstoffmangel) beim Fötus, eine respiratorische Azidose durch Hyperkapnie (erhöhte Kohlendioxyd-Spannung im Blut) oder eine von der Mutter übertragene Azidose handeln.

Hypoxie führt zu Azidose, die wiederum die Hypoxie verstärkt. Am Ende sind die Gewebe so stark geschädigt, daß der Fötus zuweilen abstirbt, im anderen Falle jedoch unabsehbare Behinderungen nachbehält. Vereinfacht fügen sich die Mikroanalysen folgendem Schema:
— pH zwischen 7,40 und 7,25: normal.
— pH zwischen 7,25 und 7,20: Präazidose; der Zustand muß aufmerksam überwacht werden.
— pH 7,20: Azidose; der Fötus ist gefährdet und muß schleunigst zur Welt gebracht werden.

Wie wichtig es ist, den pH-Wert gegen Ende der Wehen noch in letzter Minute vor der Geburt zu kennen, mag man daraus ersehen, daß eine *respiratorische Azidose* grundsätzlich leicht durch eine gute Ventilation behoben werden kann, eine *metabolische Azidose* dagegen die intravenöse Verabreichung hoher Dosen Natriumbicarbonat (in den Nabelstrang) erfordert. Eine sofortige

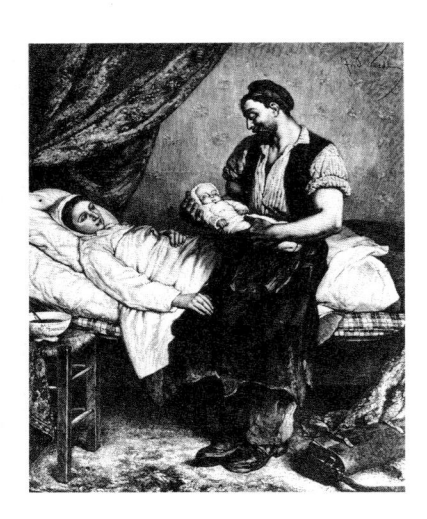

Abbildung 1508
Le nouveau-né *(Das Neugeborene). Stich nach einem Gemälde von André Gill, erschienen in:* Le Monde illustré *von 1881. (Paris, Bibl. des Arts décoratifs)*

Sauerstoffbehandlung könnte dort im Falle zentralisierter Zirkulation, die ansonsten für lebenswichtige Organe wie Herz und Hirn überaus wertvoll ist, vorübergehend den Spiegel der Milchsäure infolge ihrer Freisetzung aus den bisher mangelhaft versorgten Geweben erhöhen. Daran wird ersichtlich, welch außerordentliche Bedeutung Salings Mikroanalysen zukommt.

Erinnern wir bei dieser Gelegenheit daran, daß man während der Geburt die Gebärmutterkontraktionen und den Herzschlag des Fötus kontinuierlich registrieren kann (nämlich mit automatischen Monitor-Geräten), während der pH nach der Salingschen Methode — bis jetzt jedenfalls — sich nur in Abständen messen läßt.

Andere Forschungsarbeiten haben zwar weniger Aufsehen erregt, verdienen aber ebenfalls Anerkennung. Zum Beispiel versuchte man, labormedizinisch den Zustand der zu erwartenden kindlichen Lunge vorherzusagen (mittels des Lezithinspiegels), den Geburtstermin zu bestimmen (Prüfung auf orangenfarbene Zellen mit Nilblau), die Vitalität des Fötus zu beurteilen (Messung des mütterlichen Östriols, das in Wahrheit aus der Nebenniere des Kindes stammt) und die Ausbildung der Plazenta zu kontrollieren (durch radiologische, immunologische Messung des Hormons Prolaktin).

Das Kapitel über die modernen Untersuchungsmethoden zur Überwachung des Fötus führt uns abschließend zur Neugeborenenreanimation.

1. Die *Erstversorgung des Neugeborenen*. Im Kreißsaal oder — seltener — im Hause untersteht diese Aufgabe dem Geburtshelfer, der Hebamme oder ihren Helfern. Wenn das Kind nicht atmet, muß es noch in den ersten Sekunden reanimiert werden. Von der Schnelligkeit des Eingriffs hängt es ab, ob das Gehirn intakt bleibt. Drei Grundmaßnahmen sind dabei nötig: Aufrechterhalten der Temperatur, Reinigung der Atemwege und künstliche Beatmung. Diese Handlungen sollen möglichst noch *vor* dem Abnabeln erfolgen, da das Kind währenddessen eine wahre Transfusion erhält, wie Usher und Lind zeigten. Zu frühes Abnabeln würde außerdem die Bildung der gefürchteten hyalinen Membranen begünstigen.

Ohne Zeitverlust kann unterdessen sehr gut ein Helfer einen »Apgar-Test« machen; an fünf Kriterien läßt sich dabei der Zustand des Neugeborenen beurteilen. Außerdem wird man rasch eine metabolische Azidose mit Natriumbicarbonat korrigieren, soweit man sie zuvor in den Blutanalysen festgestellt hatte.

2. *Sekundäre Versorgung* Frühgeborener oder zum normalen Termin entbundener Kinder mit Anpassungsschwierigkeiten. Diese Aufgabe überläßt man mehr und mehr dem Pädiater in der Entbindungsklinik.

In der Vergangenheit bemühte sich der Arzt bei schwierigen Geburten, vor allem »die Mutter zu retten« — und dies war völlig legitim. Erst im ausgehenden 19. Jahrhundert begann man sich mehr um das ungeborene Leben zu sorgen. Diese Haltung wurde hoffähig, sobald der Kaiserschnitt ohne Eröffnung der Bauchhöhle viele Kinder zu retten vermochte, ohne die Mütter zu gefährden. Von diesem Augenblick an konnten sich die Geburtshelfer hauptsächlich dafür einsetzen, nach Kräften jegliche Gefahr vom Fötus abzuwenden. Gewiß darf man ein wenig staunen, daß auf der einen Seite ein solcher Aufwand zur Rettung des Kindes gleichsam um jeden Preis getrieben wird, während man zur gleichen Zeit (in Frankreich erst seit kurzem) ohne Zögern die Abtreibung legalisierte, sobald die Empfängnisverhütung scheinbar als Bremse der demographischen Entwicklung nicht mehr ausreichte. Aber solange die moderne Gesellschaft die Opferung so vieler kleiner Leben billigt, werden die Übrigbleibenden jenen, welchen man ihr Wohlergehen anvertraut hat, um so kostbarer erscheinen. In ihrem Streben nach immer vollkommeneren Methoden zur Rettung des erwünschten oder gebilligten Kindes verdienen diese »Zur-Welt-Bringer« unsere uneingeschränkte Anerkennung.

Abbildung 1509
Hebammenzeugnis mit Datum vom 10. Juni 1825, ausgestellt von Antoine Dubois, der Kaiserin Marie-Louise entband und als Professor an der Medizinischen Fakultät von Paris wirkte.
(Paris, Museum für Geschichte der Medizin)

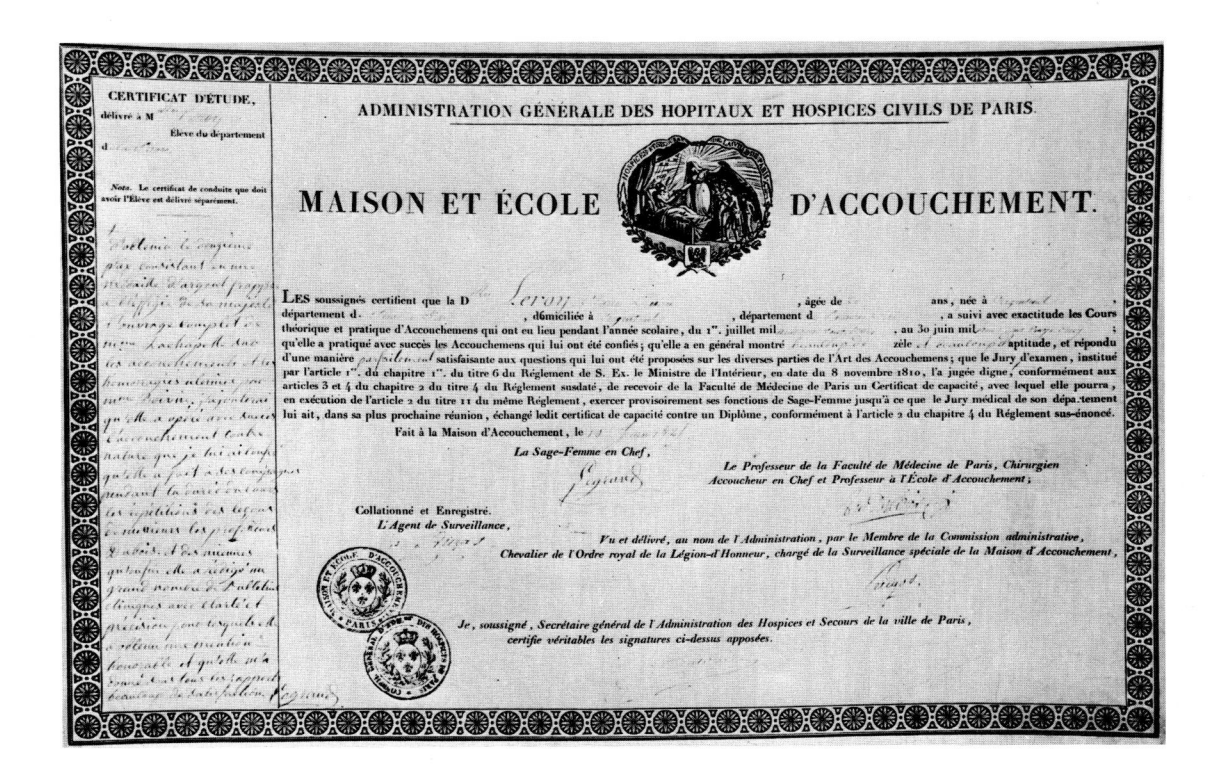

...rs cinq nobles malheureux precedan...

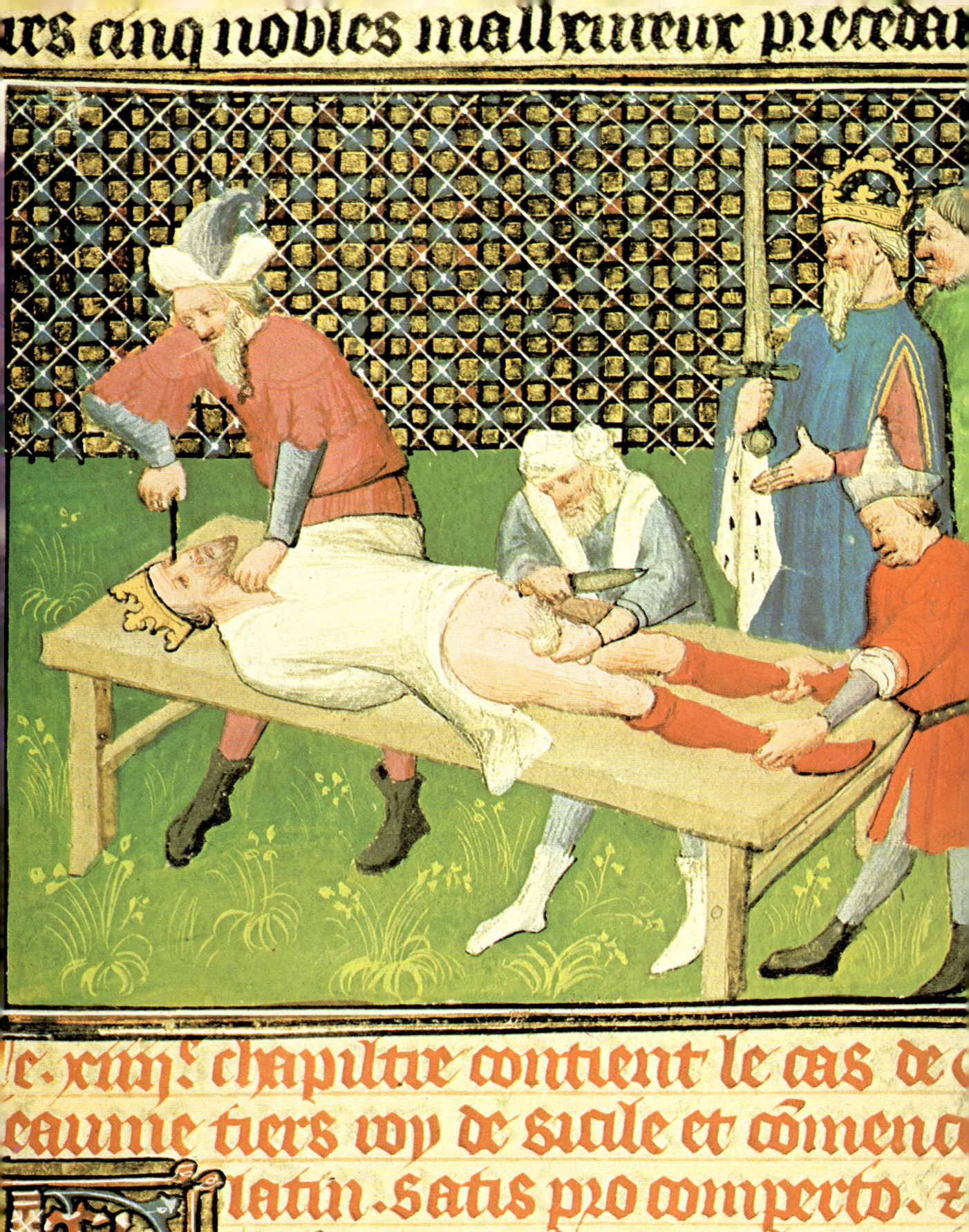

...e xiiii.e chapiltre contient le cas de c...
...eaume tiers roy de sicile et comenc...
...latin. satis pro comperto...
...en scet assez par aultres h...
...tours que les roys de sicile...

Geschichte der Urologie

von André Dufour

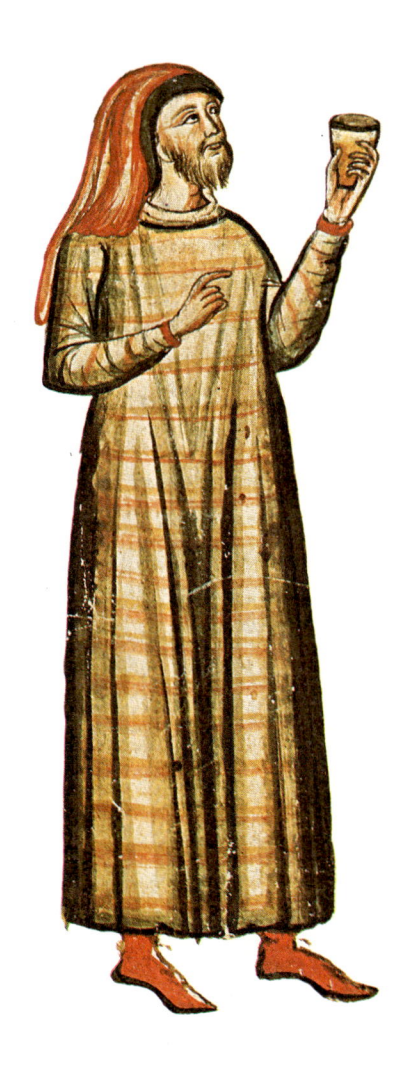

Abbildung 1511 (links)
Hippokrates beschaut eine Harnprobe. Miniatur aus einer griechischen Handschrift des 14.—15. Jh.s.
(Paris, Nationalbibliothek, Ms. grec. 36, fol. 29 verso)

Es mag vermessen scheinen, nach der monumentalen *Histoire de l'urologie* (Geschichte der Urologie) von E. Desnos, erschienen 1914 als Band I der *Encyclopédie française d'urologie* von Pousson und Desnos, noch einmal ein solches Werk in Angriff zu nehmen.

Eine bessere oder umfassendere analytische Arbeit zu liefern wäre unmöglich; der Band enthält eine unabsehbare Fülle von Einzelheiten, die den Leser der Jahrhundertwende noch außergewöhnlich beeindruckten.

Ich habe mich daher vor allem bemüht, synthetisch vorzugehen und einen allgemeinen Überblick zu verschaffen.

Abbildung 1510 (gegenüber)
Folterszene. Miniatur aus dem Dekameron *von Boccaccio, 15. Jh.*
(Paris, Nationalbibliothek Ms. français 226, fol. 259)

Von den Ursprüngen bis zur Renaissance

Die anormale Harnentleerung ist schon seit eh und je Gegenstand ärztlicher Bemühungen gewesen.

Bereits im frühesten ägyptischen Altertum wird diese Erscheinung erwähnt: Der älteste Papyrus, den wir besitzen, übermittelt uns Rezepte zum Verbessern des Harnabgangs, gegen Stauungen, Harnverhaltung und Blutungen. An viertausend sezierten Mumien diagnostizierten die Wissenschaftler Nieren- und Harnblasensteine sowie Harnröhrenverengungen. Dasselbe Prinzip gilt für das alte Indien. Suçruta beschreibt im *Ayurveda* »verknotete Harnwege« und ruft die Götter um Aufhebung der Harnverhaltung an.

Auch die Chinesen schildern Störungen der Harnorgane, aber außer Akupunkturvorschriften verordnen sie nur empirische Rezepte.

In Persien ist man bereits fortschrittlicher. Obwohl Zarathustra im *Zend-Avesta* die Götter um Heilung der gestörten Harnentleerung ersucht, scheinen die Perser seit uralter Zeit Katheter eingelegt und den Dammschnitt praktiziert zu haben.

Auch in den türkischen und armenischen Texten finden wir solche Störungen erwähnt, jedoch ohne Angaben über eventuelle Behandlungsmethoden.

Wie die Ägypter pflegen auch die Hebräer die rituelle Beschneidung. Was ihre urologischen Kenntnisse angeht, muß man sie als reine Empiriker bezeichnen; jedoch haben sie sich wahrscheinlich an der operativen Entfernung von Harnblasensteinen versucht. Aufgrund fehlender anatomischer Kenntnisse der Alten ist die Interpretation der Symptome der Harnwegserkrankungen lange Zeit auf einem empirischen Stand geblieben. Auch die Behandlung verläuft damals vielmehr aufs Geratewohl und hat oft verheerende Auswirkungen. Die Versuche, Harnröhrenkatheter einzuführen, nach Harnsteinen zu sondieren und die Steine zu entfernen, führen manches Mal zu unheilbaren Verletzungen der Harnwege, Blutungen, Fistelbildung und schließlich zum Tod des Patienten.

Mehr als siebentausend Jahre lang tritt das urologische Wissen auf der Stelle. Hier und da können gewitzte Scharlatane einige Erfolge für sich buchen, aber häufiger noch kommt es zur Katastrophe. Die studierten Ärzte halten es für unter ihrer Würde, die »niederen Organe« zu behandeln.

Die Urologie in der griechischen Medizin

Persönlichkeit und Genie des Hippokrates erhellen ein wenig die Kenntnisse der Alten auf dem Gebiet der Urologie.

Als gewissenhafter Kliniker beobachtet er sorgfältig seine Patienten, und er weiß sehr gut die Bedeutung der körperlichen Symptome einzuschätzen. Obwohl es ihm aus religiösen Gründen nicht möglich ist, seine anatomischen Theorien an der Leiche zu überprüfen, schafft er eine neue klinisch-anatomische Untersuchungsmethode, die sich in der Zukunft bewähren wird.

Außer der Allgemeinmedizin interessieren ihn auch die Erkrankungen der Niere und der Harnblase. Er klassifiziert die Leiden der Harnorgane und unterscheidet dabei drei Arten von Störungen: (schmerzhafte) Dysurie, Strangurie (tropfenweises Harnlassen) und Ischurie (Harnverhaltung). Bei dieser Aufteilung weiß er allerdings nicht die Anzeichen und Ursachen voneinander zu trennen. Sehr ausführlich beschreibt Hippokrates die Bildung von Steinen in der Harnblase, aber seine Behandlungsmethoden sind noch unzulänglich.

Abbildung 1512 (oben)
Tanzender Hermaphrodit.
Bronze.
(Frankreich, Saint-Germain-en-Laye, Musée des Antiquités nationales)

Abbildung 1513 (gegenüber)
Schlafender Hermaphrodit.
Antike Marmorskulptur, restauriert von Le Bernin (1598–1680).
(Paris, Louvre)

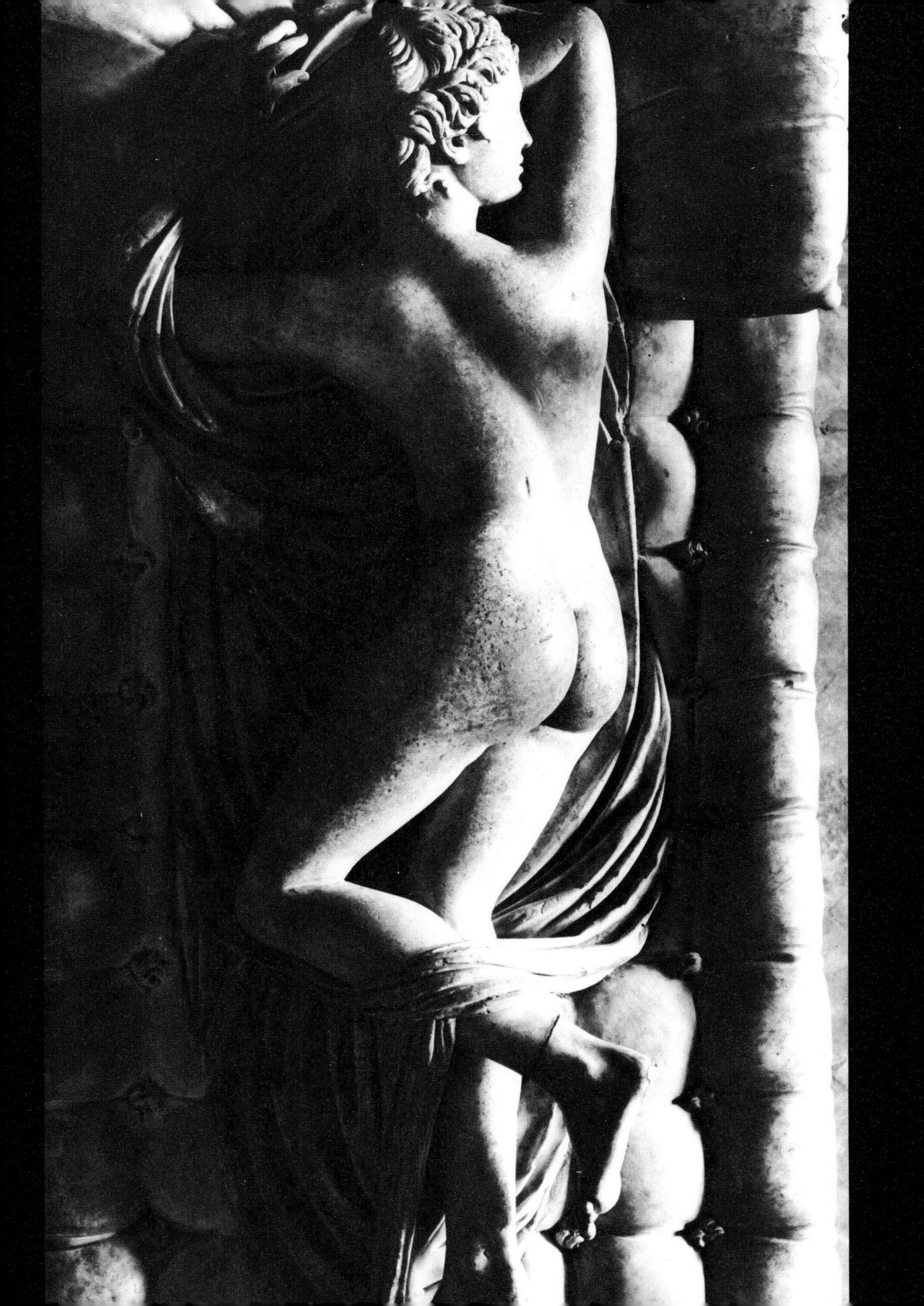

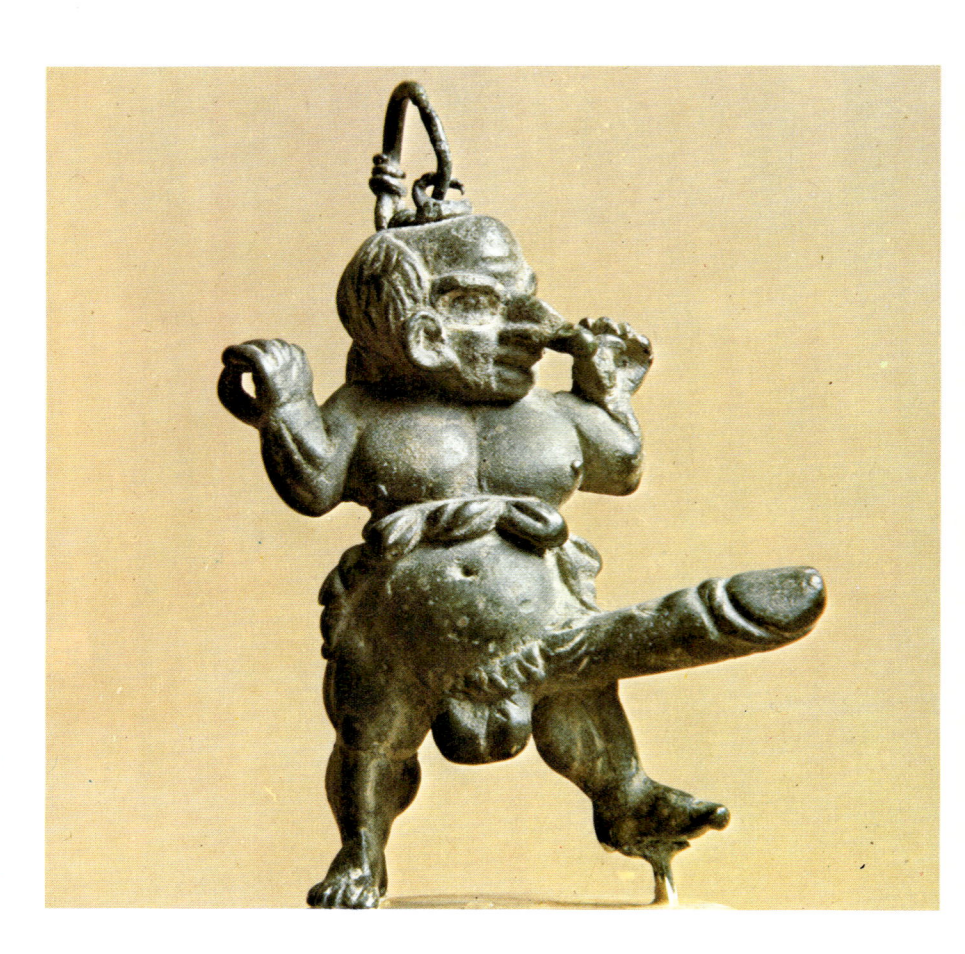

*Abbildung 1514
Satirische Darstellung eines
Fauns. Bronze aus dem 4. oder
3. Jh. v. Chr.
(Italien, Florenz, Archäologisches Nationalmuseum)*

Er beschäftigt sich auch mit den verschiedenen Nierenkrankheiten und ihren Komplikationen. Für den Fall, daß in der Lendengegend eine Eiteransammlung sichtbar wird, empfiehlt er einen Lendenschnitt und eventuell sogar die Eröffnung der Niere. Von der operativen Entfernung von Harnblasensteinen rät er zwar ab, die Technik an sich beanstandet er aber nicht.

Abgesehen von einigen Irrtümern — zum Beispiel nimmt er an, das Sperma werde vom Hirn abgesondert —, zeigen sich Hippokrates' physiologische Kenntnisse in seiner Äußerung: »Es ist, als ob die Nieren das Wasser gefiltert hätten.«

Im Laufe seines sehr langen Lebens führte er nicht ständig am selben Ort den Unterricht, sondern reist durch das Land, um überall seine Lehren zu verbreiten. Sein riesiger Wirkungskreis schließt ganz Griechenland und den Mittleren Orient ein.

Nach dem Tod des Hippokrates verlagert sich das Zentrum der Wissenschaften unter dem Einfluß von Aristoteles (384—322 v. Chr.), der auch für kurze Zeit Lehrer Alexanders des Großen war, nach Alexandria. Mit den Eroberungen des griechischen Heerführers verbreitet sich auch das medizinische Wissen der Griechen über Asien.

Um 300 v. Chr. liefert Herophilos (aus Kos) als erster eine anatomische Beschreibung der Prostata.

Um 250 v. Chr. verbessert Ammonius von Alexandria die Technik der Steinoperation, indem er die Harnblasensteine in Portionen zerlegt und mit einem Haken herauszieht (er erhält deshalb auch den Beinamen »der Lithotom«).

Von Celsus bis Galen

Zu Beginn unserer Zeitrechnung prägt die griechische Kultur und Medizin das Leben in Rom. Nach Catos Schmähschriften zu urteilen, scheint die römische Medizin, die um die Jahrtausendwende immerhin seit fünfhundert Jahren besteht, nicht sehr brillant zu sein.

Etwa vierhundert Jahre nach Hippokrates tritt nun Celsus auf den Plan. Er lebt in der Periode zwischen Augustus (63. v. Chr.—14 n. Chr.) und Nero (37—68) und schreibt ein bedeutendes medizinisches Werk mit dem Titel *De arte medica*. Das Buch bringt die inzwischen vergessenen Lehren des Hippokrates wieder zu Ehren. Rhetorisch gewandt beschreibt der Autor (sein Beiname lautet: »Cicero der Medizin«) unter anderem sehr präzise den Dammschnitt zur Entfernung von Harnblasensteinen, an denen zu seiner Zeit anscheinend gerade die jungen Römer leiden.

Sehr genau geht Celsus auf das Katheterisieren der Harnröhre mit gebogenen, vorn seitlich mit Öffnungen versehenen ehernen Sonden ein; die Länge jeder Sonde ist dabei der Körpergröße und dem Geschlecht des Patienten angepaßt (Museum von Pompeji).

Außer den technischen Details beruhen Celsus' Beiträge, vor allem was die Auslegung der Symptome und die vorgeschlagene Therapeutik angeht, auf keinerlei ernsthaften Grundlagen.

Abbildung 1515
Vom Schlaf übermannte berauschte Bacchantin. Ausschnitt aus einer Freske in Pompeji. (Neapel, Archäologisches Nationalmuseum)

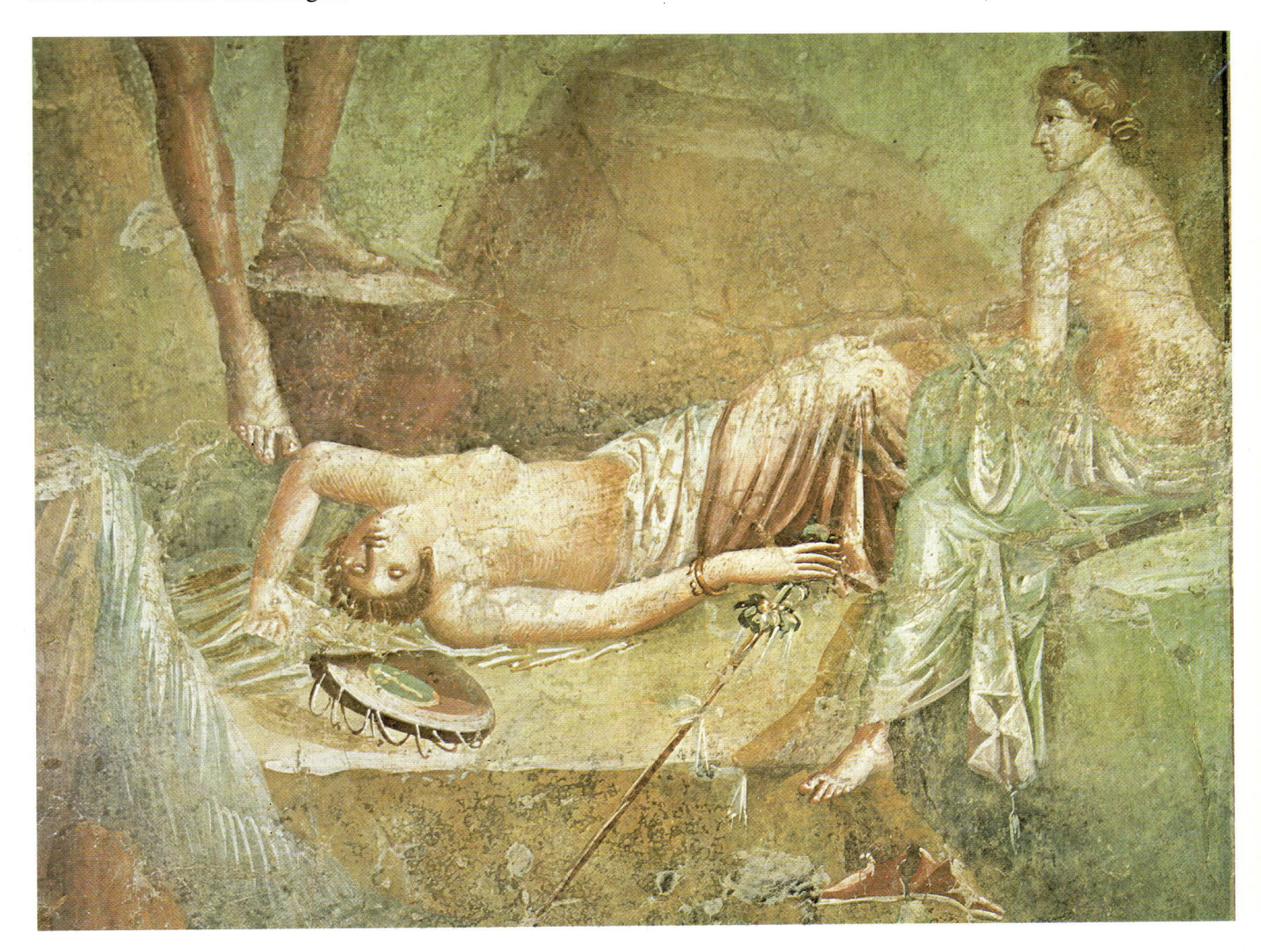

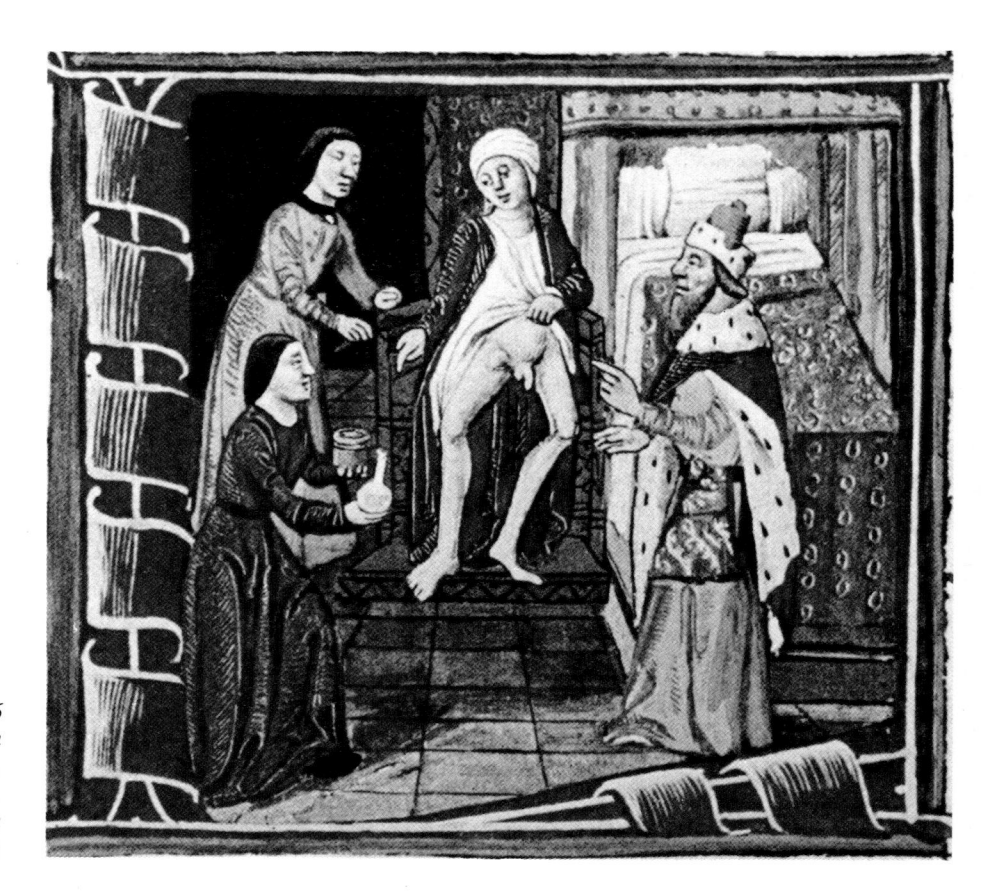

Abbildung 1516
Miniatur aus einer lateinischen
Handschrift Galens (Faksimile,
in Dresden aufbewahrt).
(Paris, Bibliothek der Alten
Medizinischen Fakultät)

Im 2. Jahrhundert studiert und klassifiziert Aretaios von Kappadokien (81—138) die verschiedenen Arten von Nierenentzündungen. Für den Fall, daß ein Versuch mit dem Katheter fehlschlägt, empfiehlt er, einen Dammschnitt vorzunehmen. Heliodoros (um 120—150) beschreibt erstmals Harnröhrenverengungen und führt sie auf »Gewächse« zurück, die man herauskratzen soll.

Noch in derselben Epoche veröffentlicht Rufus von Ephesus eine Monographie, in der die Erkrankungen der Harnorgane zusammengefaßt sind; es handelt sich um eine Kompilation der Ansichten des Hippokrates.

Die bedeutende Persönlichkeit des 2. Jahrhunderts ist Claudius Galenus (um 131 bis 201). Er stammt aus Pergamon und studiert zunächst Philosophie und Medizin in seiner Heimatstadt, dann in Smyrna, Korinth und Alexandria. Nach seiner Niederlassung in Rom gelingt es ihm dank außergewöhnlicher Beobachtungsgabe, wichtige anatomische Entdeckungen zu machen.

Galen ist ein gewissenhafter Kliniker; er liebt das Experimentieren und hält sich im übrigen an die hippokratischen Methoden. Durchaus könnte man ihn als einen Vorvater der klinischen und experimentellen Medizin bezeichnen. Seine Theorien über die Genese und Entwicklung der Krankheiten fußen jedoch vorwiegend auf philosophischen Betrachtungen; die physiologischen und pathologischen Erscheinungen führt er auf den Einfluß der vier Körpersäfte (Blut, gelbe Galle, schwarze Galle, Schleim) und der *spiritus* zurück. Es entwickelt sich aus diesen Annahmen eine wahre Doktrin, der sogenannte Galenismus. Die wesentlichen Anschauungen Galens wurden später von den Arabern übernommen, so daß sie im Endeffekt die medizinische Welt noch über die Renaissance hinaus beherrschten.

Zwei Jahrhunderte danach verfaßt der ebenfalls aus Pergamon stammende Oribasios (325—403) einen umfangreichen Abriß der griechischen Medizin in 70 Büchern. Es handelt sich im großen und ganzen um eine Kompilation aus den hippokratischen und galenischen Schriften; der Autor erläutert aber sehr gut, wie man die Harnröhre mit dem Verweilkatheter aus Zinn und Blei ausdehnen kann.

Paulus von Aegina (5. oder 6. Jahrhundert) ist im Grunde der letzte bedeutende griechische Arzt. Er verbessert die operative Entfernung der Harnblasensteine über den Damm, indem er den Schnitt schräg nach links versetzt auszuführen empfiehlt.

Den Übergang von der griechisch-römischen Medizin zur Medizin des Mittleren Orients prägt der 540 in Mesopotamien geborene Aetius. Er lehrt in Alexandria und widmet sich dem Studium des Urins, dessen Eigenschaften er genau untersucht. Allerdings zieht er daraus die wunderlichsten diagnostischen und prognostischen Folgerungen. Trotzdem werden auf diese Weise die Grundlagen einer echten Wissenschaft gelegt, nämlich der Uroskopie (oder Harnschau), die noch über die Renaissance hinaus fortbestehen wird.

Etwa seit dem 5. Jahrhundert gelangen die Werke Galens und die hippokratischen Theorien in den Orient. Die Araber nehmen das neue Gedankengut auf und bringen es später wieder nach Europa zurück. Das sogenannte »arabische Schrifttum« besitzt zwei Besonderheiten: verfaßt wird es von Ärzten aller

Inkonsequente Nachfolger

Abbildung 1517
Der Arzt. Skulptur von Andrea Pisano (um 1295 bis 1394). (Florenz, Archäologisches Nationalmuseum)
Auch hier wird noch einmal ein Arzt bei der Harnschau dargestellt. Man mag daraus ersehen, welche Bedeutung die Medizin der Antike und des Mittelalters ihr beimaß. Zu einer vollständigen Harndiagnose gehörte auch eine Geschmacksprüfung.

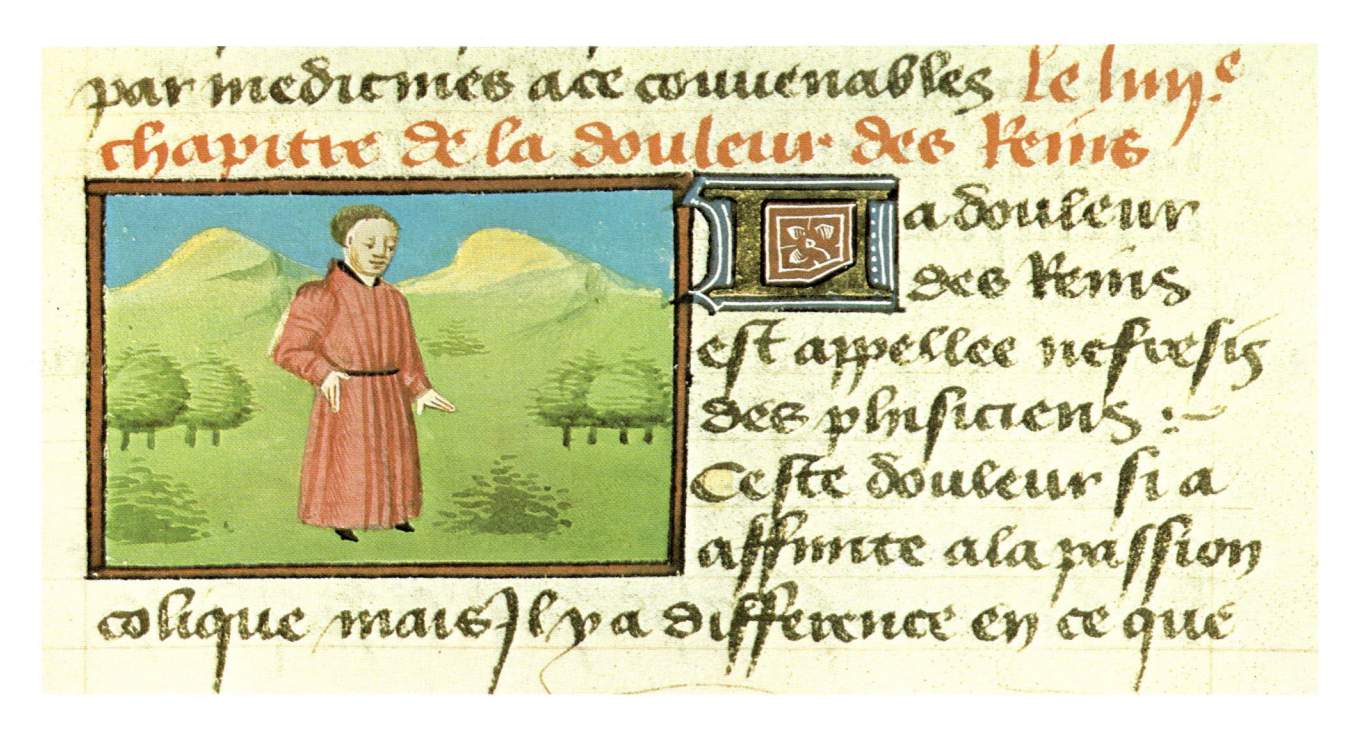

> par medicines acc convenables Le IIIJ.e
> chapitre de la douleur des reins
>
> La douleur des reins est appellee nefresis des physiciens : Ceste douleur si a affinite a la passion colique mais il y a difference en ce que

Abbildung 1518
Miniatur aus dem Kapitel »Über die Nierenschmerzen« im Buch von den Eigenschaften der Dinge *von Bartholomäus dem Engländer, 15. Jh. (Paris, Nationalbibliothek, Ms. français 22532, fol. 114)*

denkbaren Konfessionen und Nationen, und inhaltlich handelt es sich zwar hauptsächlich um die reproduzierten Lehren des Hippokrates, Galens und anderer klassischer Ärzte, einige Autoren verdienen aber dennoch auch aufgrund ihrer Eigenständigkeit unsere Anerkennung.

Der aus Persien stammende Rhazes (um 860 bis 923) wirkt als Arzt in Bagdad, Kairo und Cordoba. Sein Werk mit dem Titel *Liber Continens* stellt eine Kompilation der Schriften von Aetius und Paulus von Aegina dar.

Heliodoros (10. Jahrhundert) benutzt als erster eine Spritze, um bei Gonorrhöe Injektionen in die Harnröhre vorzunehmen. Er empfiehlt Bleisonden mit seitlichen Öffnungen am Kopf des Instruments. Die allgemeinen urologischen Zusammenhänge sind ihm jedoch kaum weniger fremd als seinen Vorgängern.

Avicenna aus Turkestan (980—1037) verbringt sein Leben als Arzt in Buchara. Im *Canon medicinae* hält er sich eng an Galen und reproduziert dessen Irrtümer. Der Autor liefert jedoch eine genaue Beschreibung der Niereneiterung und ihrer Folgen; er erkennt auch, daß es sich bei den Harnblasensteinen um ein selbständiges Leiden handelt. Seine Pharmakopoe ist nicht minder vielgestaltig und phantastisch wie die seiner Vorgänger. Als Sonden empfiehlt Avicenna weiche, geschmeidige Lederröhren, die mit Blei verstärkt sind. Während der sechs folgenden Jahrhunderte stellt sein Werk alle griechischen Schriften in den Schatten.

Albucassis (11. Jahrhundert) übt die Medizin in seiner Geburtsstadt Cordoba aus. Er ist vor allem ein Mann der Praxis und inspiriert sich am Werk des Paulus von Aegina. Die Schwerpunkte seiner Arbeiten bilden: das Katheterisieren der Harnröhre, die Blasenspülung und der links seitlich anzusetzende Dammschnitt nach Aufsuchen des Steins durch den After. Außerdem versucht dieser Autor, eine Methode zum Entfernen von steckengebliebenen Steinen in der Harnröhre zu finden und erteilt den Hebammen dazu genaue Anweisungen. (Die Aufgaben des Urologen wurden zu dieser Zeit von den Wehmüttern erfüllt.)

Wie auch Daremberg bereits äußerte, waren die Autoren der »arabischen Epoche« gute Kompilatoren ohne eigene Initiative. Ihr Verdienst bestand darin, Europa über Italien und Spanien das medizinische Wissen Griechenlands vermittelt zu haben.

Im 8. und 9. Jahrhundert erwirbt sich die medizinische Hochschule von Salerno ihren guten Ruf. Gegründet wird sie wahrscheinlich im 7. Jahrhundert am Golf von Neapel. Zwischen 1200 und 1300 n. Chr. steht sie auf dem Höhepunkt ihres Renommees.

Bei kritischer Prüfung der aus dieser Schule hervorgegangenen Arbeiten hat man einige Schwierigkeiten, sich ihren Erfolg zu erklären. Einige Namen be-

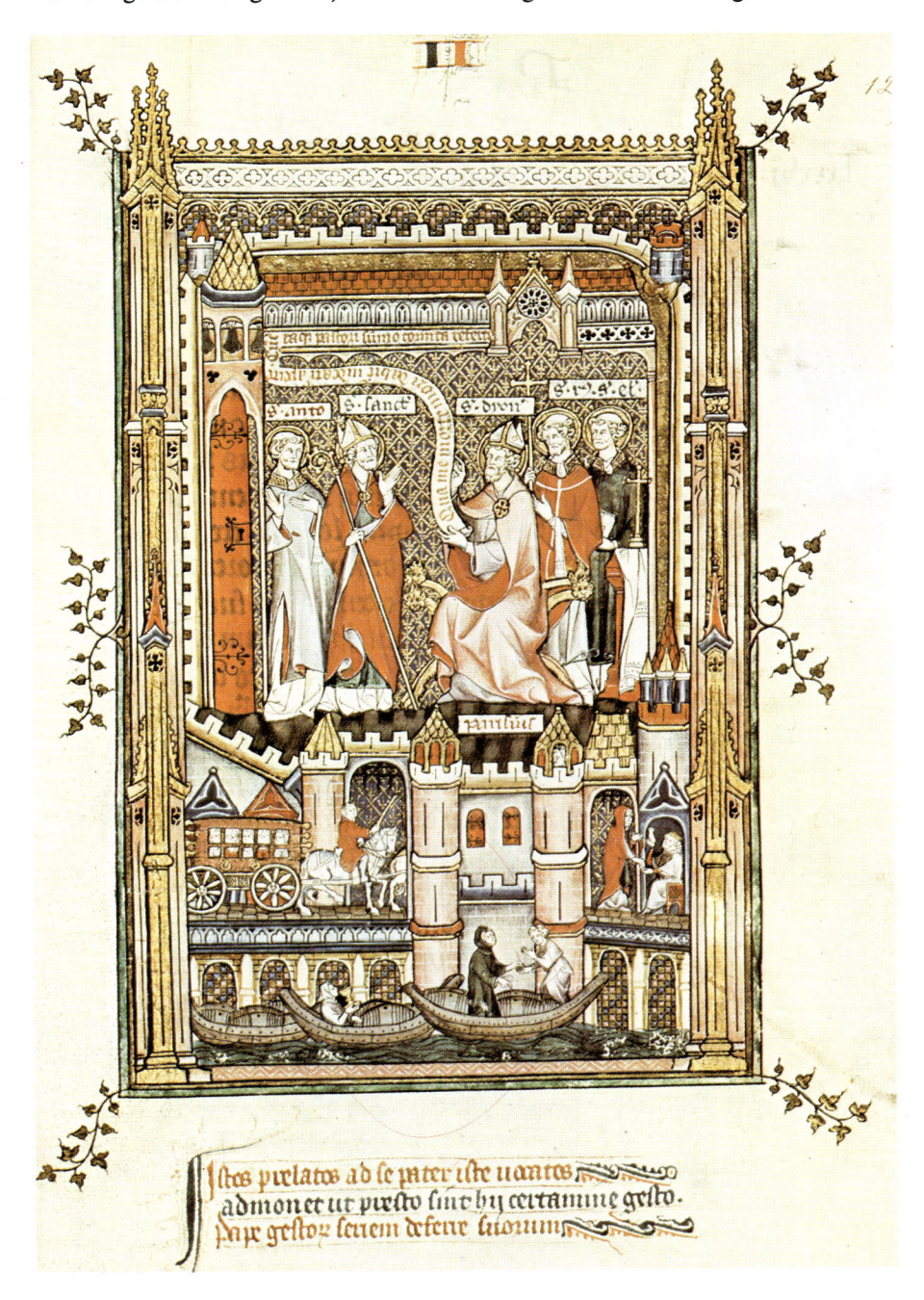

Abbildung 1519
Rechts unten erkennt man auf dieser Abbildung eine Frau, die dem Arzt eine Harnprobe zur Untersuchung überreicht. Das Gefäß, die sogenannte »matula«, diente einzig diesem Gebrauch. Miniatur aus dem Werk La Vie de Monseigneur Saint-Denis, glorieux apôtre de France, *14. Jh.*
(Paris, Nationalbibliothek, Ms. français 2091, fol. 125)

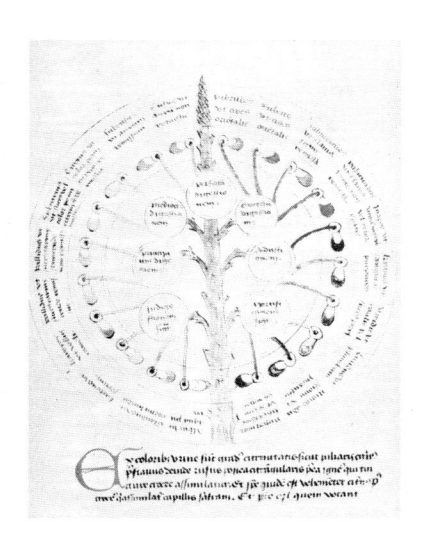

Abbildung 1520
»Urintafel«, aus: Petit Traité d'hygiène et de médecine, *15. Jh.*
(Paris, Nationalbibliothek, Ms. latin 11229, fol. 19 verso)

hielt die Nachwelt in Erinnerung, obschon echte Fortschritte weder in der Medizin im allgemeinen noch in der Urologie im besonderen zu verzeichnen sind.

Konstantin der Afrikaner (um 1015—1087), ein Mönch aus Karthago, studiert zunächst in Babylon, läßt sich dann als Arzt in seiner Geburtsstadt nieder und beendet seine Karriere an der Schule von Salerno als Organisator des Lehrbetriebs. Wie bei seinen Vorgängern basieren seine Lehren auf den Arbeiten des Hippokrates und Galen, den Manuskripten der Araber entnommen.

Der Salerner Gariopontus (gest. um 1050) teilt in seinem Werk *Passionarius Galeni Pergameni* nichts Neues mit. Er lehrt jedoch mit so viel Überzeugungskraft, und die Chirurgen der Schule erweisen sich als so geschickt, daß der Ruf Salernos ins Unermeßliche wächst. Noch Jahrhunderte später erwartet man überall von den Ärzten, ein Salerner Diplom vorzeigen zu können.

Die Hochschule von Salerno, die eine wahrhaft weltbürgerliche Personalpolitik betreibt, entwickelt sich zu einem europäischen und christlichen Zentrum; Konfession und Herkunft der Lehrer haben jedoch keinen Einfluß auf ihre Auswahl.

Im 12. Jahrhundert treten in Salerno vor allem zwei Persönlichkeiten hervor: Trotula und Giles de Corbeil.

Die berühmte Trotula ist höchstwahrscheinlich Hebamme und behandelt gynäkologische und urologische Leiden entsprechend den ibero-arabischen Traditionen. So berichtet es jedenfalls eine Handschrift. Wenn man diesem Text Glauben schenken kann, empfiehlt Trotula zur Entfernung von Harnblasensteinen die Technik des Celsus; vielleicht praktiziert sie sie auch selbst (um 1150—1190). In der mediterranen Welt genießt die Salernerin zu ihrer Zeit eine außergewöhnliche Popularität.

Giles de Corbeil (1140—1224) kommt sehr jung nach Salerno und erhält dort seine Ausbildung. Er bewirbt sich in Montpellier, wird aber abgewiesen und findet in Paris Aufnahme. Nach seiner Magisterprüfung wird er Domherr von »Notre-Dame« und Leibarzt Philipp Augusts. In Paris macht er mit viel Eifer die Lehren der Schule von Salerno bekannt. Seiner Meinung nach beruht die ganze Pathologie auf dem Studium des Pulsschlags *(De pulsibus)* und des Urins *(De urinis).* Als begabter Redner zieht er die Massen an, und die Brillanz seiner Persönlichkeit trägt der Schule von Salerno noch größeren Ruhm ein.

Die kosmopolitische Welt der Medizin

Währenddessen öffnen noch andere bedeutende medizinische Zentren ihre Pforten: Ravenna, Padua und Bologna.

Gerhard von Cremona, Roger von Parma, Roland von Parma, Hugo von Lucca, Brunus und Theoderich prägen diese Schulen, ohne besondere Eigenständigkeit zu entfalten.

In Bologna ist der in Piacenza geborene Wilhelm von Saliceto (8. Jahrhundert) als Professor tätig. Zur Bekräftigung seiner chirurgischen Techniken organisiert er anatomische Demonstrationen, die zwar elementar bleiben, aber immerhin auf den richtigen Weg führen.

Sein Schüler Lanfranchi flieht nach seiner Ausweisung aus Mailand nach Lyon und wird nach Paris berufen; die Erfolge seiner Vorlesungen ziehen Hörer aus ganz Europa an. Lanfranchis *Chirurgia Magna* stellt eine Zusammenfassung der zeitgenössischen chirurgischen und urologischen Kenntnisse dar — frei nach Hippokrates und Galen.

In dieser Epoche strömen die Studenten nach Montpellier und Paris. Montpellier liegt im Einflußbereich Spaniens und richtet sich auf die arabische

> ¶ La cure de la pierre p̄ manuelle operacion.
>
> A cure qui est faicte p̄ le fait q̄ la mai est touble lune est palliatiue lautre p̄op̄r̄emēt curatiue. ¶ La palliatiue a lieu quāt la pierre est trop grande q̄lle ne peut estre menee au col d̄ la vescie au quel len peut mieulx faire lincision cōme il soit charnu car la vescie est nerueu se et le lieu de lutine ꝛ ne seroit point p̄sollide. ¶ Mais est son incision mortelle cōme tesmoigne ypocras sexto amphorismorum. ou se elle est en bō me viel ou en corps non pouuant ou non voulant souffrir lincision. Et est
>
> dicelle mesmes longeur et gracilite p̄ tuisee en la pointe et es costez. et est faicte large au bout a' maniere de ambut en quoy peut estre lyee vne bource de cuir ou vescie de porc ou de mou ton er lune est auec viz. et lautre sans viz a maniere de clistere.
>
> ¶ De lart de pisser par in strumens.
>
> A maniere de pisser auec instrumēs ē selōc haly abas. ix. sermone pn̄s scōe et selonc auicen̄ et albucras q̄ mis le paciēt sur vng siege ꝛ icelluy baigne ou fomente auec aigue ou olys soyt

Abbildung 1521
Auszug aus einer Ausgabe des Buches Guidon de la practique en cyrurgie de Maistre Gengon de Callac *(d. h. Guy de Chauliac),* très excellent docteur et maistre en médecine et en cyrurgie, *1478.*
(Paris, Nationalbibliothek)

Kultur aus, während sich die Pariser Hochschule an den Meistern Salernos orientiert. Die Erfolge Lanfranchis bestärken sie darin.

An dieser Stelle muß zunächst einmal in groben Umrissen auf die verworrene Situation in den Medizinerkreisen des mittelalterlichen Paris eingegangen werden. Die im 8. Jahrhundert von Ludwig dem Heiligen gegründete Universität Paris ist das unantastbare Territorium der Ärzte, die zumindest den Titel eines Bakkalaureus, Lizentiaten oder Magisters tragen müssen. Für die Chirurgen haben sie nicht viel übrig, und diese wehren sich dadurch, daß sie Philipp dem Schönen ein Edikt abgewinnen, das sie berechtigt, sich in der Gilde von »Saint-Côme« zusammenzuschließen. Aus ihr entwickelt sich später das Kollegium »Saint-Côme«, das 1731 zur Königlichen Chirurgenakademie wird.

Außer den Gildebrüdern besteht aber noch eine andere Kategorie von Chirurgen, die weder des Lateinischen mächtig sind noch das Bakkalaureat besitzen: es handelt sich um die Barbiere und Wundärzte, denen man traditionsgemäß alle manuellen Seiten der Heilkunde überläßt. Die Patienten machen deshalb auch kaum einen Unterschied zwischen den beiden Chirurgenklassen, um so mehr, als die Operateure sich bei kleinen Eingriffen eines einfachen Rasiermessers bedienen. Aufgrund dieser Ungereimtheiten kommt es innerhalb des Chirurgenstandes ständig zu Machtkämpfen. Nur in einem Punkt sind sich alle einig: sie lehnen es ab, Steine, Hernien, den grauen Star und die Zähne zu behandeln, wie es seit Hippokrates' Zeiten üblich ist und auch durch die Salerner Schule propagiert wird. Diese Aufgaben übernehmen die Starstecher, Steinoperateure, Theriakverkäufer und sonstigen Heiler; in ganz Europa trifft man auf die vagabundierenden Vertreter der Heilberufe.

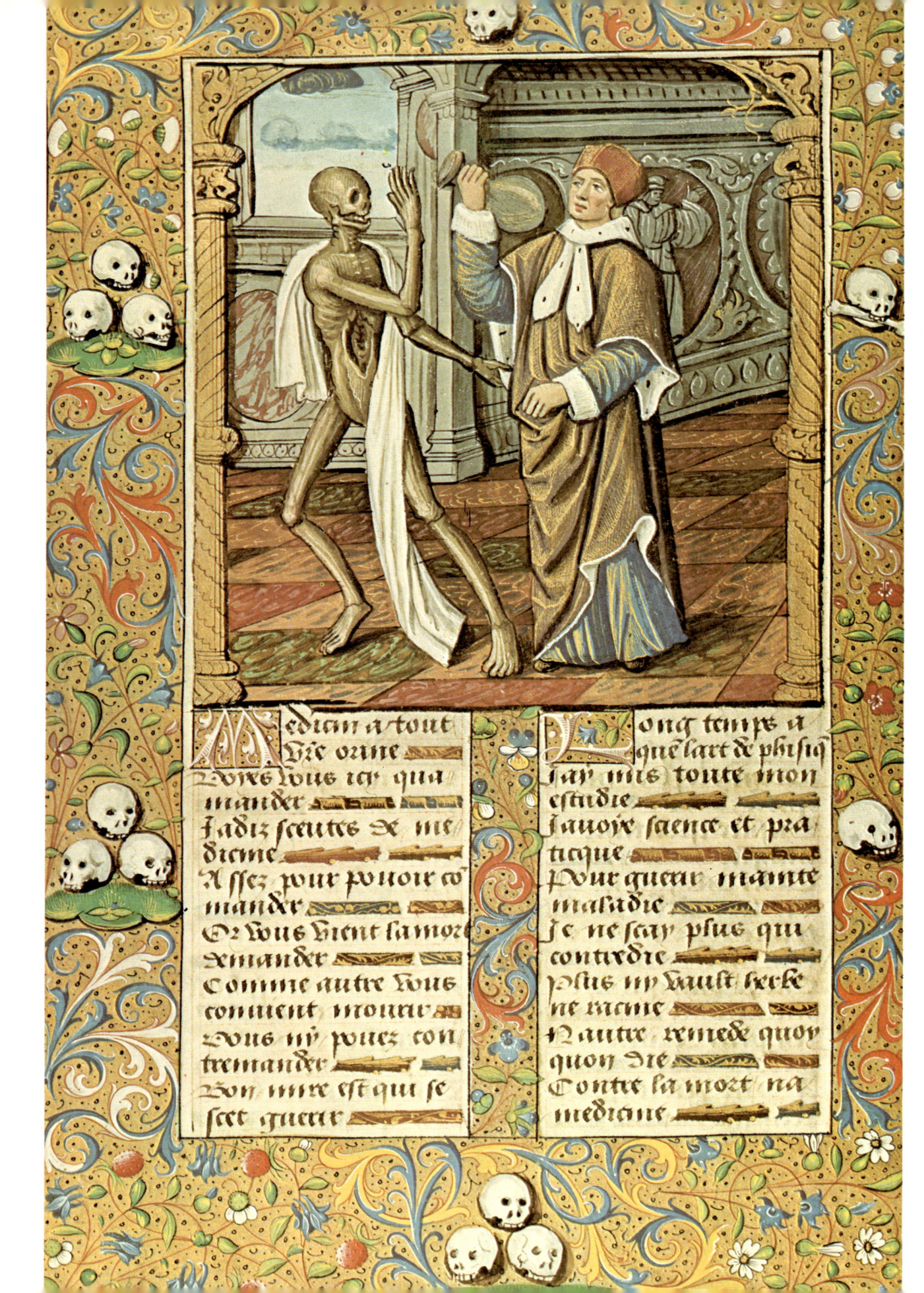

Medicin a tout
vie ourne
dires vous cy qui
mander
Jadiz sceustes de me
dicine
Assez pour pouoir co
mander
Or vous vient la mort
demander
Comme autre vous
conuient mourir
Vous ny pouez con
tremander
Fol mire est qui se
scet querir

Long temps a
que lart de phisique
Jay mis toute mon
estudie
Jauoye science et pra
tique
Pour guerir mainte
maladie
Je ne scay plus qui
contredire
Plus ny vault herbe
ne racine
Nautre remede quoy
quon die
Contre la mort na
medicine

Trotz wiederholter Verbote durch hochherrschaftliches Edikt wenden sich die Kranken vorzugsweise an einen Wanderchirurgen, denn immer steht einer von ihnen zur Verfügung, um dem Patienten Erleichterung zu bringen, während die gelehrten Ärzte ganz im Theoretisieren aufgehen.

Die urologischen Kenntnisse im Mittelalter

Mehrere Persönlichkeiten des Mittelalters verdienen unser Interesse. Heinrich von Mondeville folgt seinem Lehrer Pitard in das Amt eines Leibarztes Ludwigs IX. Seinem Chirurgiebuch stellt er eine summarische Einführung in die Anatomie voran, aber über die Steinoperation und das Katheterisieren hat er nur Altbekanntes zu berichten.

Die Lehren, welche Bernard Gordon in Montpellier, Mundinus in Bologna und John Gaddesden in Oxford verbreiten, sind nichts anderes als hippokratisches und galenisches Gedankengut, verbrämt mit wenigen eigenen Beiträgen in Detailfragen.

Der einzige anerkennenswerte Urologe des 14. Jahrhunderts ist Guy de Chauliac (1300—1368), der bisweilen auch »Vater der Chirurgie« genannt wird.

Er stammt aus der Landschaft Gévaudan in Frankreich, erhält seine Ausbildung von der Kirche, wird Kleriker und studiert in Montpellier bei Raimund von Mollière. Er geht zunächst nach Bologna und von dort aus nach Paris; er wird Schüler Mondevilles. In Montpellier macht er später seine Magisterprüfung, und nachdem er einige Zeit die Medizin gelehrt hat, zieht er als ambulanter Arzt wie ein griechischer »Periodeut« von Stadt zu Stadt.

In seinem Werk mit dem Titel *Grande Chirurgie* beleuchtet er das gesamte verfügbare medizinische Wissen seiner Zeit unter dem Gesichtspunkt seiner eigenen Erfahrung als Kliniker und Operationsarzt. Sein Werk fußt auf dem Studium der Anatomie, denn wie er selbst versichert, »gibt es ohne sie keine echte Chirurgie«. Die Kapitel über die urologischen Erkrankungen zeugen für den gesunden Menschenverstand des Autors. Sehr zutreffend beschreibt er die Entstehung der Steine, ohne jedoch wesentliche neue Erkenntnisse hinzufügen zu können. Trotz seines unerschütterlichen Glaubens an steinabtreibende Medikamente erwägt er für den Fall des Mißerfolgs einen Eingriff mit dem Katheter oder den Dammschnitt, aber die praktische Durchführung überläßt auch er den umherziehenden Steinschneidern und Frauen.

Noch einige andere praktische Ärzte tun sich im Mittelalter hervor: Nikolaus von Cremona, Peter von Argelata, der eigenhändig in Bologna Steinoperationen ausführt, Galatius von Sankt-Sophie und Arculaneus von Padua. Letzterem verdanken wir genaue Beschreibungen der Hydrozele und der Behandlung der Varikozele sowie eine Studie über die zu ergreifenden Maßnahmen bei Harnverhaltung.

Zusammenfassend kann man feststellen, daß in den ersten fünfundsechzig Jahrhunderten kein nennenswerter Fortschritt in der Urologie erzielt wurde. Hippokrates leistete einige positive Beiträge, die später noch einmal von Galen ergänzt wurden. Die gesamte Medizin des Spätmittelalters wird von diesen beiden Autoren beherrscht. Die klinischen Kenntnisse des Mittelalters beschränken sich somit fast ausschließlich auf das Pulsfühlen und die »Harnschau«. Von den Ägyptern bis zur Renaissance beruht die Diagnostik allein auf diesen beiden Untersuchungen, ganz gleich, um welche Krankheit es sich handelt.

Über den fühlbaren Puls (oder Radialpuls) haben schon die alten Ägypter geschrieben, es sei »der Ort, an dem das Herz spricht«. Die Chinesen interpretie-

Abbildung 1522 (gegenüber)
Der Tod führt den Arzt fort.
Miniatur des 15. Jh.s.
(Paris, Nationalbibliothek,
Ms. français 995, fol. 11 verso)

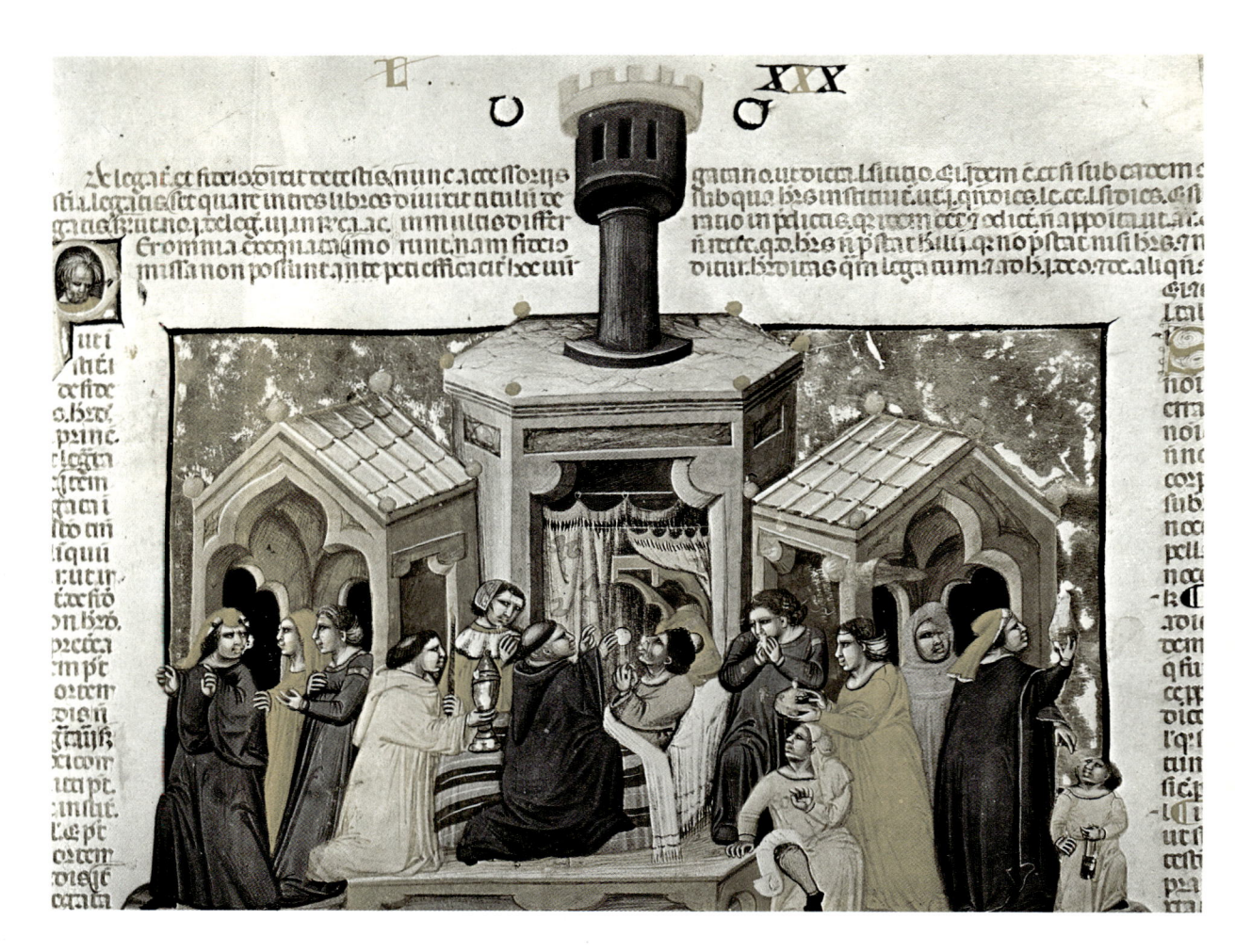

Abbildung 1523
Ein Kranker erhält die heilige Wegzehrung. Miniatur der Bologneser Schule, 14. Jh. (Italien, Cesena, Biblioteca Malatetiana)

ren ihn mit erstaunlicher Subtilität; Giles de Corbeil mißt ihm größte Bedeutung bei.

Auch den Harn pflegt man seit dem klassischen Altertum sehr aufmerksam zu untersuchen. Im 7. Jahrhundert stellt Theophil (genannt »Protospatharios«) die Grundregeln für diese Prüfung auf. Actuarius modernisiert sie im 13. Jahrhundert nach eigenen Vorstellungen und liefert dabei alles in allem einen Abriß der Prinzipien Salernos.

Nach einer ausgeklügelten Technik wird der erste, »beim Hahnenschrei« produzierte Harn in einem durchsichtigen Gefäß (genannt Urinal oder »matula«) gesammelt. Das Gefäß ist vor Sonnenlicht geschützt und fern von Wärmequellen aufzubewahren. Man setzt es in einen Weidenkorb und trägt es zum »Harnbeschauer«, der die Probe im frischen Zustand und noch einmal zwei Stunden später begutachtet.

Entsprechend Galens Vorschriften prüft man Dichte, Farbe, Geruch, Geschmack und Sediment, genannt *contenta*.

Der Zustand des Urins wird je nach der körperlichen Verfassung des Kranken, seines Temperaments, seines Geschlechts und der Jahreszeit bewertet.

Im Mittelalter zeichnet man minutiös erarbeitete »Urinkarten«, die sehr weite Verbreitung finden. Die höchst merkwürdigen Deutungen sind ein weiteres Beispiel für die Situation der medizinischen Wissenschaft vom Altertum bis zum Ende des 17. Jahrhunderts.

Von der Renaissance bis zum 19. Jahrhundert

Vom 16. Jahrhundert an bekommt auch die Heilkunde Auftrieb durch die allgemeine geistige »Wiedergeburt« in der Renaissance. Die Verbreitung des Schrifttums durch den Buchdruck und die Vervielfältigung der Abbildungen durch die Stecherkunst geben dem geistigen Austausch mächtige Impulse. Alle möglichen traditionellen Kenntnisse können nun überprüft und erweitert werden. Den Ärzten erlaubt man, hin und wieder Leichen zu sezieren. Dennoch schreitet die Chirurgie und mit ihr die Urologie relativ langsam voran, denn es gibt immer noch kein Mittel gegen Infektion und Eiterung.

Am Übergang vom Mittelalter zur Renaissance betritt der sonderbare Paracelsus den Schauplatz (sein eigentlicher Name lautet Theophrastus Bombastus von Hohenheim). Er ist Schweizer von Geburt (1493—1541). Als typischer Vertreter reformatorischer Bemühungen ficht er die Autorität der Alten an. Vielen modernen Entdeckungen ist er schon damals auf der Spur, und sein Einfluß läßt sich noch in den folgenden drei Jahrhunderten erkennen. Er begeht allerdings den Fehler, zugleich als Arzt, Sterndeuter, Theosoph, Magnetopath, Magier, Alchimist und Chemiker tätig zu sein. Daher konnte auch Daremberg über ihn schreiben, daß er mehr Irrtümer verbreitet als beseitigt hat.

In den fast vier Jahrhunderten von der Renaissance bis zum 19. Jahrhundert sind die ersten Fortschritte der Anatomie zu verdanken.

Leonardo da Vinci (1452—1519) ist unter anderem ein genialer Wegbereiter auf diesem Gebiet, und er hinterläßt der Nachwelt bewundernswerte anatomische Skizzen. Als Anatom wird er im 16. Jahrhundert von Andreas Vesal (1514—1564) übertroffen. Der in Brüssel geborene Vesal folgt zeitlich auf Berengar in Bologna und Johann von Vigo in Genua. Er studiert in Löwen, Montpellier und Paris. Da den Pariser Meistern sein besonderes Talent absolut nicht bewußt wird, reist Vesal nach Basel, wo er sein Doktorexamen ablegt. Er lehrt dann in Padua, Bologna und Pisa. Sein großes Werk mit dem Titel *De corporis humani fabrica* erscheint 1543 und beschwört sogleich einen Skandal herauf: Zum erstenmal seit zwölf Jahrhunderten werden die Werke der Alten und die Theorien Galens angegriffen und viele Fehler Galens aufgezeigt. Von

Das Zeitalter der anatomischen Entdeckungen

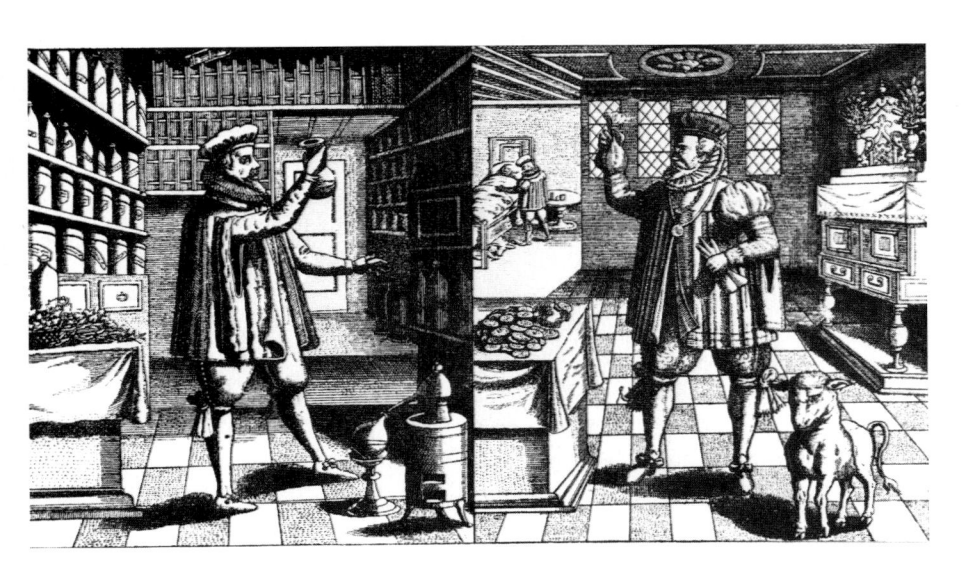

Abbildung 1524
Stich des 16. Jh.s. Linke Bildhälfte: Der echte Arzt bei der Harnschau. Rechte Bildhälfte: Der falsche Arzt »beschaut« seinen Geldbeutel.
(Paris, Bibl. des Arts décoratifs).

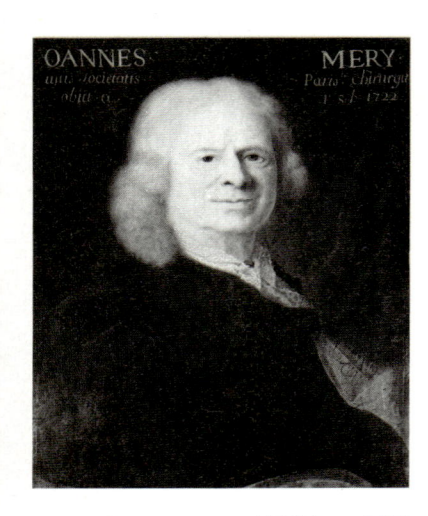

Abbildung 1525
Jean Méry (1645—1722).

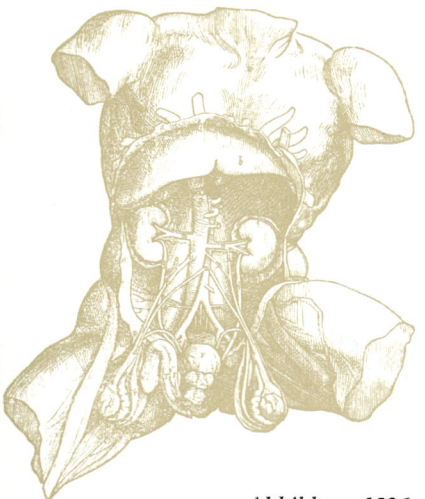

Abbildung 1526
Urogenitalsystem des Mannes, dargestellt von Vesal, in: De humani corporis fabrica, *1555.*
(Paris, Bibl. der Alten Medizinischen Fakultät)

Abbildung 1527 (gegenüber)
Anatomische Darstellung eines Koitus von Leonardo da Vinci. (Sammlung der Königin von England, Windsor-Castle). Leonardo hält die Gebärmutter und das männliche Glied für »Lebewesen«, die dem Willen teilweise entzogen sind. Er stellt hier den Gebärmuttermund so dar, als ob er sich der Eichel entgegengesenkt hätte.

der Annahme ausgehend, das bisherige Lehrgebäude sei von Irrtümern unterminiert, macht Vesal reinen Tisch mit allem Überkommenen. Seine anatomischen Lehren beruhen sowohl auf klassischen, antiken Vorstellungen, als auch auf eigenen Sektionen.

Zwar hat er viele Tiere seziert, aber es ist ihm auch möglich gewesen, Leichen zu untersuchen und so die Funktion der Organe im *menschlichen* Organismus zu begreifen. Von allen Seiten attackiert man ihn wegen Verstoßes gegen die Autorität Galens; besonders eifrig zeigt sich dabei Jacobus Sylvius, der Inhaber des Lehrstuhls für Anatomie am »Collège de France«. Es gelingt Vesalius zunächst, den Intrigen zu entkommen, indem er nacheinander Leibarzt Karls V. und Philipps II. wird und anschließend nach Madrid flüchtet. Dort befaßt sich die Inquisition mit seinem Fall und verurteilt ihn zum Tode. Man spricht ihm jedoch Strafmilderung zu und erlegt ihm eine Pilgerfahrt nach Jerusalem auf. Bei der Rückkehr kommt er im Alter von fünfzig Jahren bei einem Schiffbruch vor der Insel Zante ums Leben.

Gabriele Falloppio (1523—1562) bestätigt bestimmte Entdeckungen Vesals und erarbeitet eine Methode zur Injektion in die Nierengefäße. Sein Name bleibt mit einigen andern Entdeckungen unauflöslich verbunden.

Etienne La Rivière, seines Zeichens Prosektor und Barbier in Paris, findet als erster die Samenbläschen und bestimmt ihre Funktion.

Eustachi (um 1500 bis 1574), der als Nachfolger von Vesal einige Deutungen seines Vorgängers in Zweifel stellt, führt in Rom hochwertige Sektionen durch, unter anderem der Nieren. Seine anatomischen Darstellungen, die *Tabulae anatomicae,* übertreffen bei weitem die Darstellungen Vesals.

Auch die Operationstechnik kann verbessert werden — dank Ambroise Paré (1510—1590). Er ist ein bedingungsloser Anhänger des Vesal und gründet seine Chirurgie auf anatomischen Kenntnissen, die er täglich ergänzt und überprüft. Der Urologie leistet er durch seine Auslegungen der Symptome und seine technischen Neuerungen große Dienste. Unter anderem führt er das Abklemmen und Unterbinden der Gefäße ein. Er beginnt seine Karriere mit fünfzehn Jahren als einfacher, des Lateinischen nicht mächtiger Barbierlehrling in Angers. Als er 1532 — immer noch als Lehrling — nach Paris kommt, nimmt er Stunden bei den Chirurgen des Kollegiums von »Saint-Côme«. 1536 besteht er seine Prüfung als Barbier und Wundarzt. Im folgenden Jahr begleitet er das Heer Franz' I. nach Italien. Aufgrund der gesammelten Erfahrungen kann er sein berühmtes Buch *Méthode de traicter les playes faites par les arquebuses et aultres bâtons à feu* verfassen (es geht darin um die Behandlung von Schußverletzungen).

Seine außergewöhnlichen Behandlungserfolge und noch mehr seine spektakuläre Heilung des Herzogs von Guise, genannt der Narbige, tragen ihm die Aufnahme ins Kolleg »Saint-Côme« ein, ohne daß er wie die anderen Kandidaten eine Prüfung ablegen muß. Nachdem er zum Ersten Leibchirurgen Heinrichs II. und Karls IX. aufgestiegen ist, veröffentlicht er 1564 die zweite Ausgabe seines Werks; es kommen diesmal drei neue Bücher hinzu: *Über den Tripper, Über die Steine* und *Über die Harnverhaltung.*

Nachdem er den Ereignissen der Bartholomäusnacht entkommen ist, beschließt er seine Karriere in Paris. Dort leistet er im Namen der Chirurgenschaft der Medizinischen Fakultät kräftig Widerstand und stirbt schließlich an den Folgen seiner anstrengenden Tätigkeit während der Belagerung von 1590, als er trotz seines hohen Alters die Verwundeten versorgt.

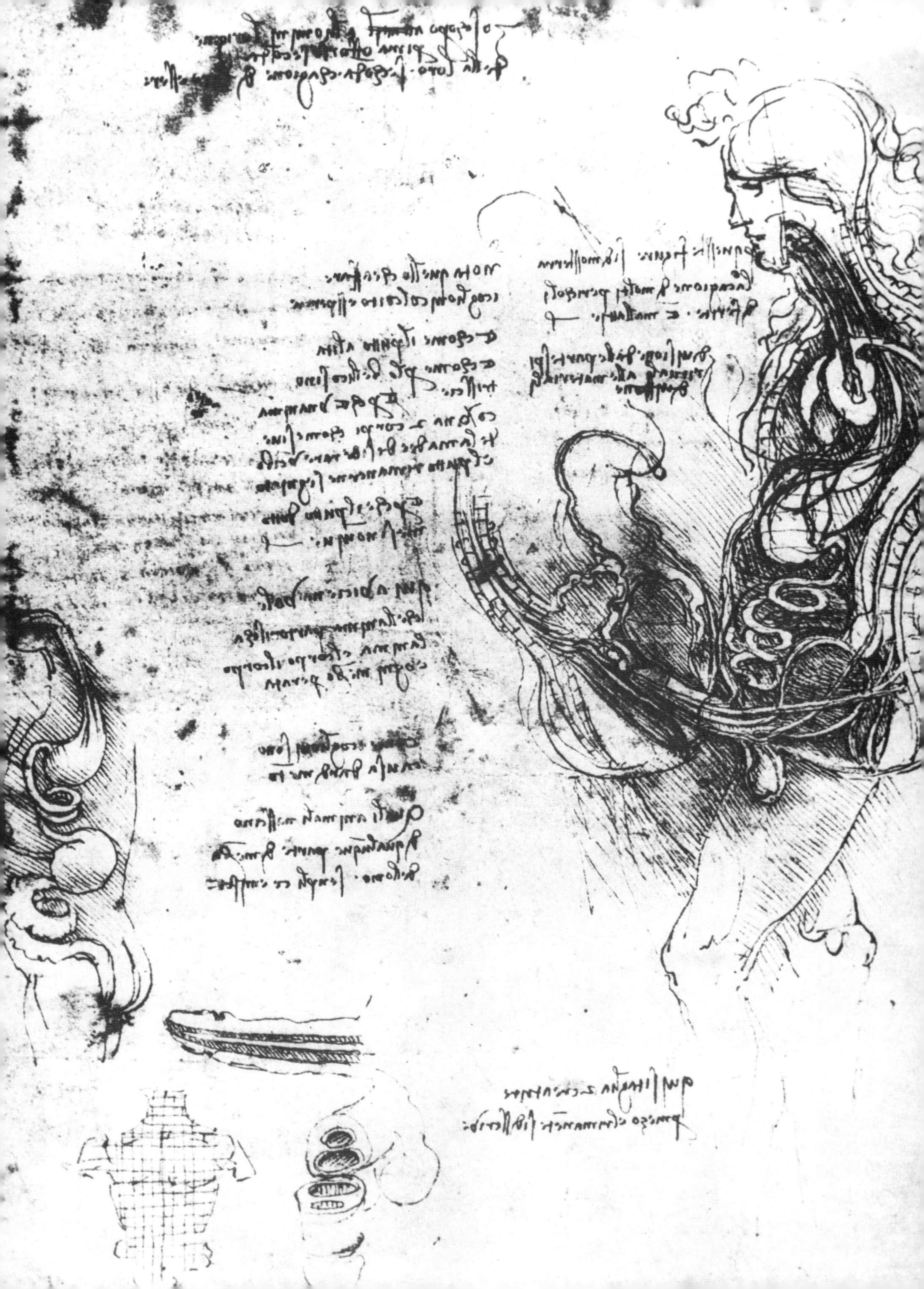

Abbildung 1528
Aufbau der Niere nach Vesal.
Aus: De humani corporis fabrica, *1555.*
(Paris, Bibl. der Alten Medizinischen Fakultät)
Vesal glaubte, daß die Niere durch einen Filter unterteilt ist, der den Urin aus dem Blut zurückhält und ihn in den Ureter leitet.

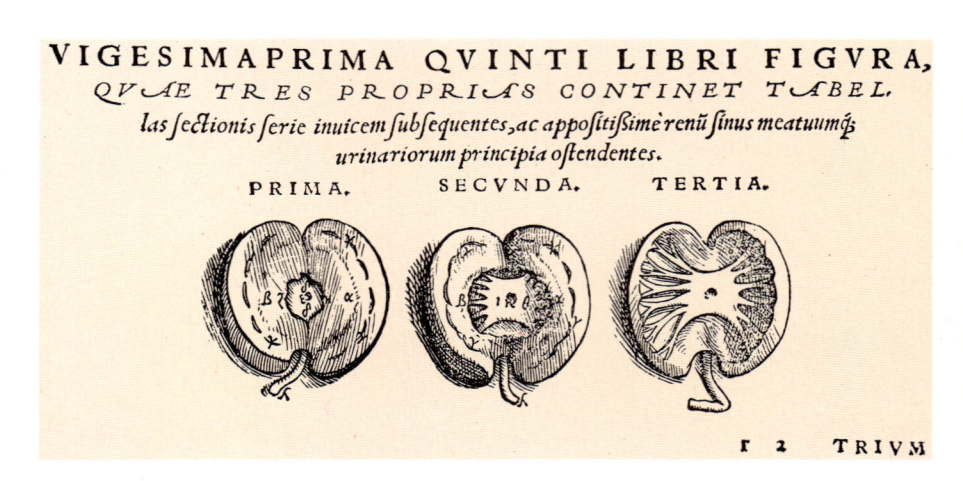

Falloppios und Eustachis Schüler setzen die anatomischen Forschungen fort. Bellini (1643—1704) entdeckt die nach ihm benannten Harnkanälchen. Gründend auf den Arbeiten Harveys (1578—1657), der 1628 den Blutkreislauf entdeckt und erklärt, kann Malpighi (1628—1694) den Funktionsmechanismus der Niere enthüllen. Sehr große Bedeutung erlangt die Erfindung des Mikroskops durch Zacharias Jansen oder Cornelius Drebbel zwischen 1590 und 1610. Mit diesem Hilfsmittel gelingt es Ruysch (1638—1731), Bertin, Ferrein (1693 bis 1769) und Verheyen (1648—1710) nach und nach, den Aufbau der Niere bis ins kleinste zu klären. 1684 schildert Méry die Glandulae urethrales; achtzehn Jahre später schreibt man diese Entdeckung Cowper und Littre zu (»Cowpersche Drüsen«).

Die Erkrankungen der Harnorgane und ihre Behandlung

Trotz der neuen anatomischen und physiologischen Kenntnisse macht die Pathologie der Harnorgane und auch die urologische Technik nur langsame Fortschritte. Viele Patienten sterben an Infektion und Eiterung, die man noch nicht zu bekämpfen weiß.

Den wichtigsten Forschungsgegenstand bildet weiterhin das »anormale Harnlassen«. Die Ausdrücke Dysurie, Strangurie und Ischurie, mit denen seit den Zeiten des Hippokrates mehr schlecht als recht umgegangen wird, dienen sowohl zur Bezeichnung von Symptomen als auch der unterschiedlichsten Erkrankungen, so daß allgemeine Verwirrung herrscht. Außerdem erklären sich viele Irrtümer dadurch, daß die eigentlichen Leiden des Urogenitalapparats durch die weit verbreiteten und schleichend verlaufenden Geschlechtskrankheiten verdeckt und verschlimmert werden.

Die Pathologie der Harnröhre ist noch immer auf ihrem alten Stand. Verengungen werden mit »Gewächsen« erklärt; bereits Heliodor hat sie im 2. Jahrhundert erwähnt, und auch Guy de Chauliac verfällt in die alten Fehler.

Zur Behandlung der Stenosen benutzt man wie früher den Katheter oder man versucht, das Hindernis herauszuschaben. Diese alte Technik erneuert Ferri aus Neapel (1500—1560). Er verwendet Verweilsonden zum Ausdehnen der Harnröhre und entfernt die »Gewächse« dann mit spitzen oder schneidenden Sonden; er praktiziert somit eine Art interne Urethrotomie, d. h. einen Harnröhrenschnitt von innen nach außen.

Auch Ambroise Paré geht ausführlich auf die Verengungen der Harnröhre ein; er hält sie für Nachfolgekrankheiten des Trippers. Fabricio von Aquapendente (1537—1619) beschäftigt sich ebenfalls mit diesem Problem, findet aber keine eigene Lösung. Die Chirurgen arbeiten mit Metallsonden, die meistens nur dazu dienen, Heilmittel einzuführen. Man behandelt damit Verletzungen und Eiterungen, die durch spitze, schneidende oder erweiternde Instrumente hervorgerufen werden.

Der flämische Chemiker Van Helmont (1577—1644) empfiehlt Sonden aus Wildleder, die mit Bleiweiß oder Leinöl zu imprägnieren sind. All diese Manipulationen sind schmerzhaft und septisch; sie traumatisieren die Patienten, deren Qualen zeitgenössischen Berichten zufolge als »entsetzlich« bezeichnet wurden.

Johann Scultetus aus Ulm (1595—1645) und François Tolet aus Paris (1677 bis 1724) fassen die Techniken ihrer Epoche zusammen. Erst seit Morgagni (1682—1771) beginnt man jedoch, der Entstehungsgeschichte der Harnwegserkrankungen näherzukommen.

Morgagni, ein Schüler Valsalvas (1666—1723) und mehr als sechzig Jahre lang Inhaber des Lehrstuhls für Anatomie in Padua, arbeitet sein ganzes Leben hindurch am Aufbau seines gewaltigen anatomischen Werks.

Er ist ein gewissenhafter Beobachter, kompetenter Kliniker und exakter Anatom; konsequent setzt er klinische Befunde, anatomische Läsionen, Ergebnisse von Kontrolloperationen und postmortale Befunde zueinander in Beziehung. Morgagni kann man als den eigentlichen Begründer der anatomischen Pathologie des Urogenitalsystems bezeichnen.

Abbildung 1529 (unten links) Marcello Malpighi (1628—1694). Malpighi gilt als der Begründer der tierischen und pflanzlichen Histologie. Er identifizierte als erster die nach ihm benannten Malpighischen Körperchen und Glomeruli der Niere.

Morgagnis entscheidender Beitrag

Abbildung 1530 (unten rechts) Gabriele Falloppio (1523—1562). Dem produktiven italienischen Anatomen verdanken wir u. a. die ersten gültigen Beschreibungen der Samenbläschen, der Harnwege und des Harnblasenschließmuskels.

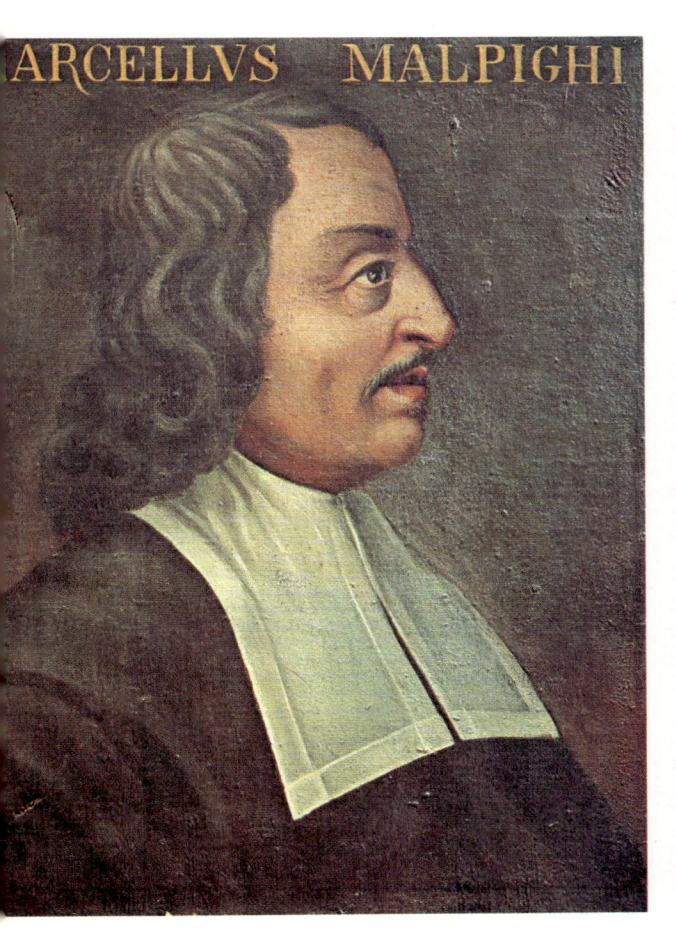

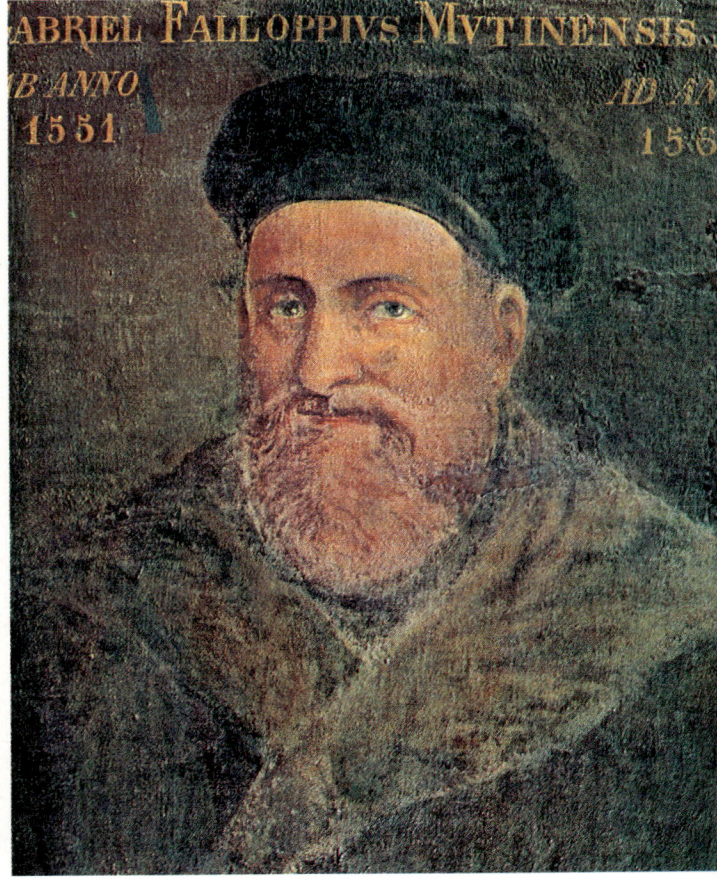

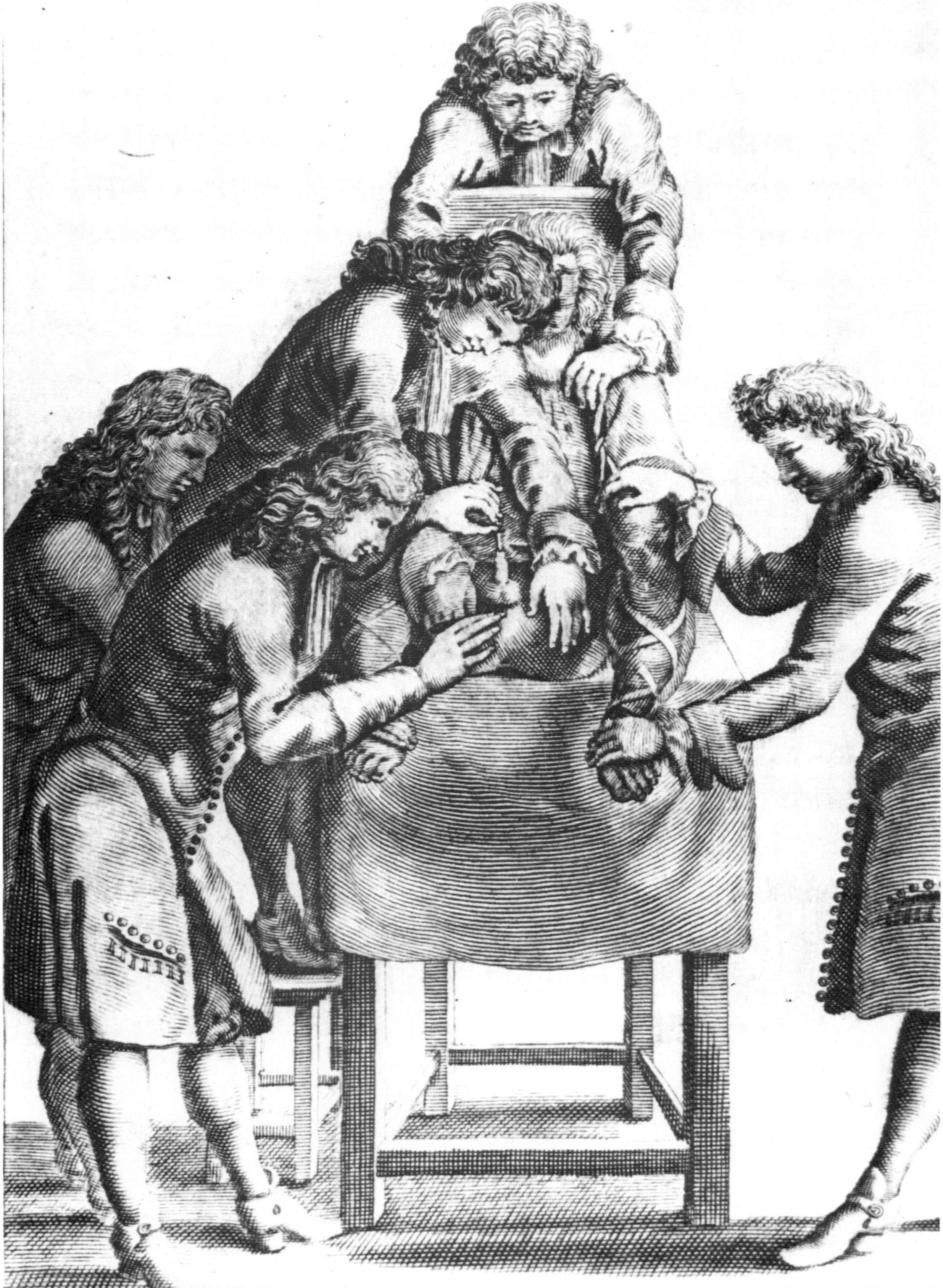

Er analysiert die verschiedenen Varianten der Harnröhrenverengung, entdeckt die Prostatahypertrophie, klassifiziert die Harnblasentumore und erörtert die Ursachen für Harnverhaltung und Harnzwang.

Außerdem entdeckt und beschreibt er Nierengeschwülste, die vereiterte Niere sowie Stenosen und Mißbildungen der Harnröhre; auch auf die kompensatorische Vergrößerung der unpaarig ausgebildeten Niere geht er ein.

Trotz der Entdeckung der Prostatahypertrophie, die 1761 in Morgagnis Buch *De sedibus et causis morborum per anatomen indagatis* der Öffentlichkeit zugänglich gemacht wird, brauchen die Chirurgen noch einhundertundvierzig Jahre, um eine technische Lösung für die Beseitigung der mechanisch behindernden vergrößerten Prostata zu finden.

Abbildung 1531 (gegenüber) Die Steinoperation. Illustration aus: Traité de la lithotomie *von François Tolet, Paris 1708. (Paris, Nationalbibliothek)*

Die technische Entwicklung der Steinoperation

Die Chirurgen begeistern sich für die Pathologie der Harnblase und richten alle Anstrengungen auf das häufigste Übel, nämlich die Steinleiden.

Wir wissen heute, daß eine Hauptursache für diese Krankheit aus der mechanischen Wirkung einer hypertrophierten Prostata auf den Harnblasenmund besteht. In der Renaissance ist diese Tatsache noch unbekannt, und zunächst beschäftigt man sich vom 16. bis zum 18. Jahrhundert damit, die Steinoperation allmählich weiterzuentwickeln. Bei der »kleinen Steinoperation« wird der Stein durch Einführen des Fingers in den After erfühlt und dann durch einen Lateral- oder Medianschnitt über den Damm entfernt.

Dieser Eingriff, den man vielleicht schon im Altertum in Indien und Persien vorzunehmen pflegte und den Aretaios von Kappadokien im 2. Jahrhundert erwähnt, wird während der acht Jahrhunderte von Paul von Aegina bis Guy de Chauliac heftig diskutiert, aber auch praktiziert.

Vom Beginn des 16. Jahrhunderts an kennt man die »große Steinoperation«, eine Erfindung des in Cremona tätigen Jean des Romains. Eine steife Sonde wird dabei in die Harnröhre eingeführt, um den Harnblasenmund zu lokalisieren, und der Stein operiert man dann mit einem geeigneten Instrument heraus.

Diese Technik, die uns Marianus Sanctus (1489—1550) in seinem Werk *Libellus aureus* überliefert hat, kennzeichnet einen wichtigen Entwicklungsabschnitt in der Chirurgie der Harnorgane. Das typische Merkmal dieser Operation ist das umfangreiche Chirurgenbesteck, das im übrigen immer komplizierter wird und aus folgenden Instrumenten besteht: Novacula (eine Art Rasiermesser), Explorator (Stab), Aperiens (Dehninstrument), Forceps (Zange), Spreizklammern, Cochlear (Löffel oder Kürette) und noch vieles andere mehr.

Durch Veröffentlichungen von Marianus und nicht zuletzt aufgrund der guten Erfolge des Steinoperateurs Octavian da Villa, der in Rom wirkt, wird diese Variante in ganz Europa populär.

Der Provençale Franco (1500—1560), der zunächst als Barbier und Chirurg lange Zeit die kleine Steinoperation praktiziert hat, wechselt zu der neuen Methode über, läßt sich in der Schweiz nieder und vervollkommnet die neue Technik. Sein eigenes Verfahren, das er in seiner Schrift *De la cure de la pierre avec gros ferrements* erläutert, wird sich noch vielfach bewähren. Francos beispielhafte Lebensführung ist gekennzeichnet durch seine Selbstlosigkeit und Aufopferungsbereitschaft. Durch seinen Bericht wissen wir, daß er unter dramatischen Umständen dazu kam, einem zweijährigen Kind Steine durch einen suprapubischen Schnitt (oberhalb der Schambeinfuge) zu entfernen. Es ist das erstemal, daß jemand eine solche Operation wagt. Ambroise Paré bereinigt gewisse Unstimmigkeiten in den Beschreibungen Francos, und er verbessert und

Abbildung 1532 Giovanni Batista Morgagni (1682—1771). Der Begründer der pathologischen Anatomie erwähnt in seinen Werken den ersten bekannten Fall von medikamentöser Nierenvergiftung durch Applikation einer Salbe gegen die Krätze.

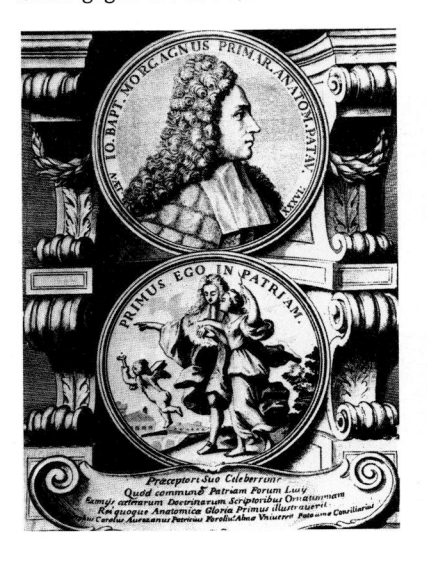

1415

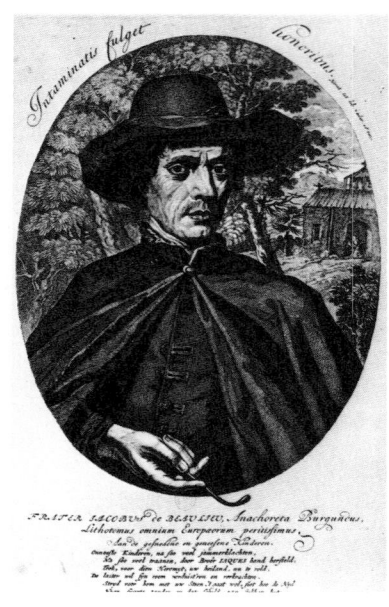

Abbildung 1533 (oben)
Frère Jacques de Beaulieu (1651—1714). Er galt zu seiner Zeit als der geschickteste Steinoperateur Europas. Stich aus dem 17. Jh.
(Paris, Nationalbibliothek, Kupferstichkabinett)

Abbildung 1534 (rechts)
Frère Jacques de Beaulieu bei einer Steinoperation. Stich aus dem 17. Jh.
(Paris, Nationalbibliothek, Kupferstichkabinett)
Aufgrund des allgemein schlechten Ernährungszustandes der Bevölkerung waren Harnblasensteine früher ein häufiges Übel. Ihre Entfernung war sehr schmerzhaft und kostete viel Blut; welche Methoden man auch ersinnen mochte: die Operation blieb ein gefährliches Unternehmen mit ungewissem Ausgang.

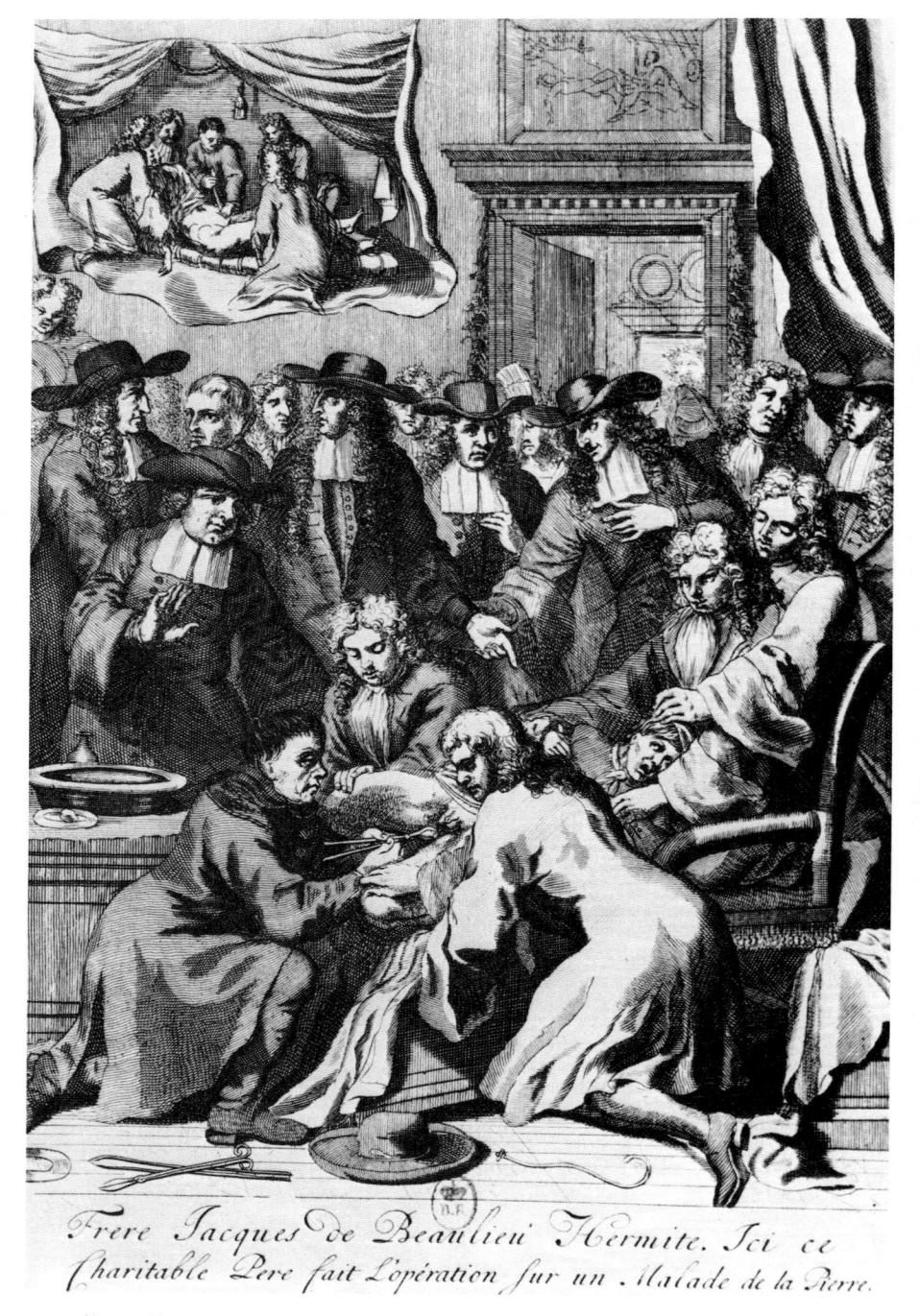

vervollständigt das entsprechende Operationsbesteck. In einer nochmals abgewandelten Form übernehmen auch die Callots diese Technik.

Laurent Collot, ein Freund Ambroise Parés und ausschließlich als Steinoperateur tätig, wird als Leibarzt Heinrichs II. und später Franz' II. und Karls IX. königlicher Steinchirurg. Seine Söhne und Schwiegersöhne übertreffen sich förmlich darin, ihre Operationstechnik geschickt und hartnäckig geheimzuhalten. Im Pariser »Faubourg Saint-Antoine« gründen sie jedoch eine Art Klinik, in der sie die »an Steinen leidenden Armen« unentgeltlich operieren. Ihre Selbstlosigkeit wird überall gerühmt, und über acht Generationen,

d. h. zweihundertfünfzig Jahre lang, gelingt es ihnen, ihr Geheimnis sorgsam zu bewahren. Auch die anderen Chirurgen erkennen ihre Verdienste an: alle Collots werden ins Kollegium von »Saint-Côme« aufgenommen.

Künftig lehnen die Chirurgen die Steinoperation nicht mehr ab. Vater und Sohn Ruffin, Couillard, Alghisi, Jonnot, Rivard, Mareschal, Saviard und Fr. Tolet rehabilitieren sie und üben sie auch selbst aus. Tolet veröffentlicht 1682 sein *Traktat über die Lithotomie*. Auch die leitenden Ärzte an der Pariser »Charité« und am »Hôtel-Dieu« praktizieren jetzt diese Operation.

So findet nun der seit Hippokrates gepflegte seltsame Brauch, den »doctores« die Steinoperationen zu verbieten, ein Ende. 1697 kommt Jacques Beaulieu, genannt Bruder Jacques (1651—1714), nach Paris; ihm geht ein großer Ruf voraus. Er praktiziert den sogenannten »lateralen Dammschnitt«, dessen Technik er vervollkommnet hat. Auf die ersten positiven Ergebnisse folgen bald unerfreuliche Fehlschläge. Eine glücklichere Hand hat er in Holland und Belgien sowie anschließend in allen großen europäischen Städten; am Ende kann er mehr als fünftausend Steinoperationen für sich verbuchen.

Seine Technik übernehmen und verbreiten die Mediziner Rau (1658—1709) und Albinus (1697—1770) in Holland und Cheselden (1688—1752) in England. In Frankreich führt Ledran (1685—1770) einige Verbesserungen ein.

Jean Baseilhac (1703—1781) modernisiert die Steinoperation noch einmal, indem er ein Lithotom mit verdeckter Schneide entwickelt; man schiebt es in der Rinne eines Harnröhrenkatheters bis in die Blase vor. Baseilhacs Erfolge prägen die Epoche, aber auch Hawkins, da la Faye, Ponteau und Nannoni tragen ihr Teil zu dieser Technik bei.

Abbildung 1535
Krankensaal im »Charité«-Hospital (Paris); perspektivische Darstellung aus dem 18. Jh. (Paris, Museum für Geschichte der Medizin)
Die Pariser »Charité« wurde kurz vor dem Zweiten Weltkrieg abgerissen, um der Medizinischen Fakultät (Rue des Saint-Pères) Platz zu machen.

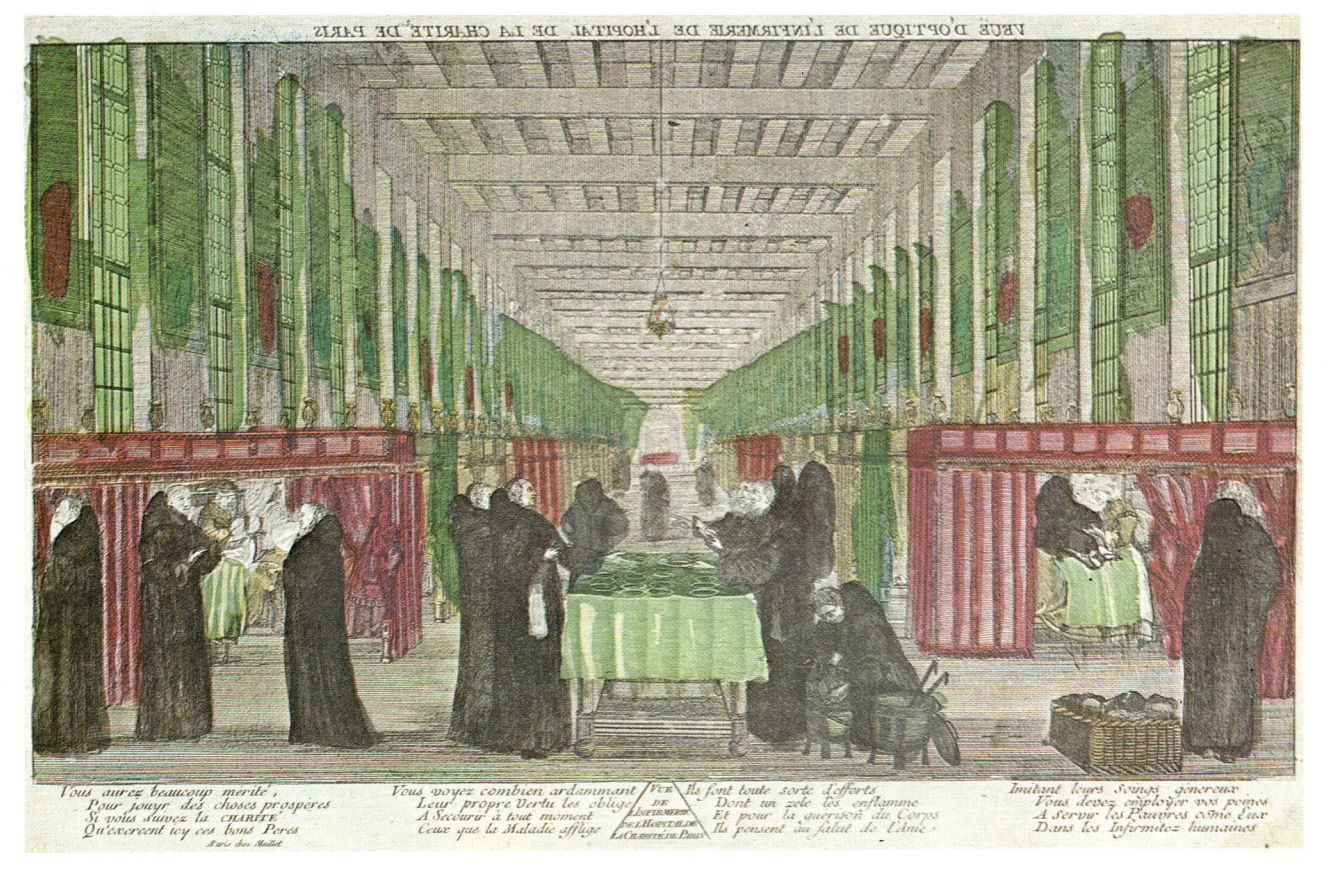

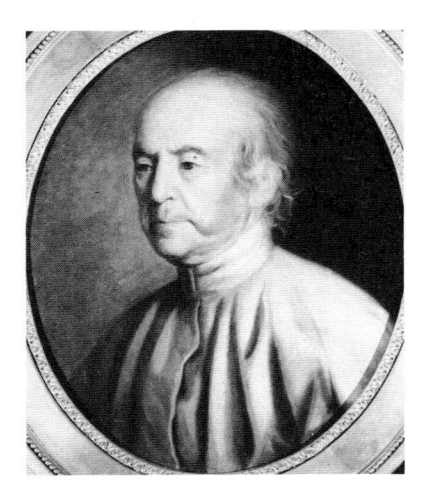

Abbildung 1536
Jean Baseilhac, genannt Frère Côme (1703—1781).
(Paris, Bibl. der Alten Medizinischen Fakultät).

»Die suprapubische Operation«, die lange als »Francosche Operation« bezeichnet wird, erprobt Rousset in Montpellier zum erstenmal an der Leiche. Riolan übernimmt sie für sich, während die Callots sie ablehnen. In Ausnahmefällen praktizieren sie Nuck und Solingen in Holland, Probie in Dublin, Jonnot und Bonnet in Paris, Cheselden in London und Bamberg.

Im März 1727 führt Morand als erster einen Unterbauchschnitt durch, aber man drängt sich nicht, es ihm gleichzutun. Dreißig Jahre später übernimmt zwar Baseilhac diese Technik, aber er hat zu dieser Zeit bereits mehr als vierhundert Lithotomien vorzuweisen. Auf die Ausdehnung der Blase vor der Operation verzichtet er; vielmehr läßt er eine »Stachelsonde« bauen, die durch einen Harnröhrenschnitt vom Damm her in die Blase eingeführt wird, so daß der scharfe »Stachel« über dem Schambeinbereich in die Blase ragt. Die suprapubische Operation wird nun allgemein akzeptiert und ihre Sicherheit im Laufe des folgenden Jahrhunderts nach und nach verbessert, denn sie stellt immer noch einen gefährlichen Eingriff dar. Aus einer Statistik, die Morand Mitte des 18. Jahrhunderts zusammenstellt, ergibt sich, daß 255, d. h. einunddreißig

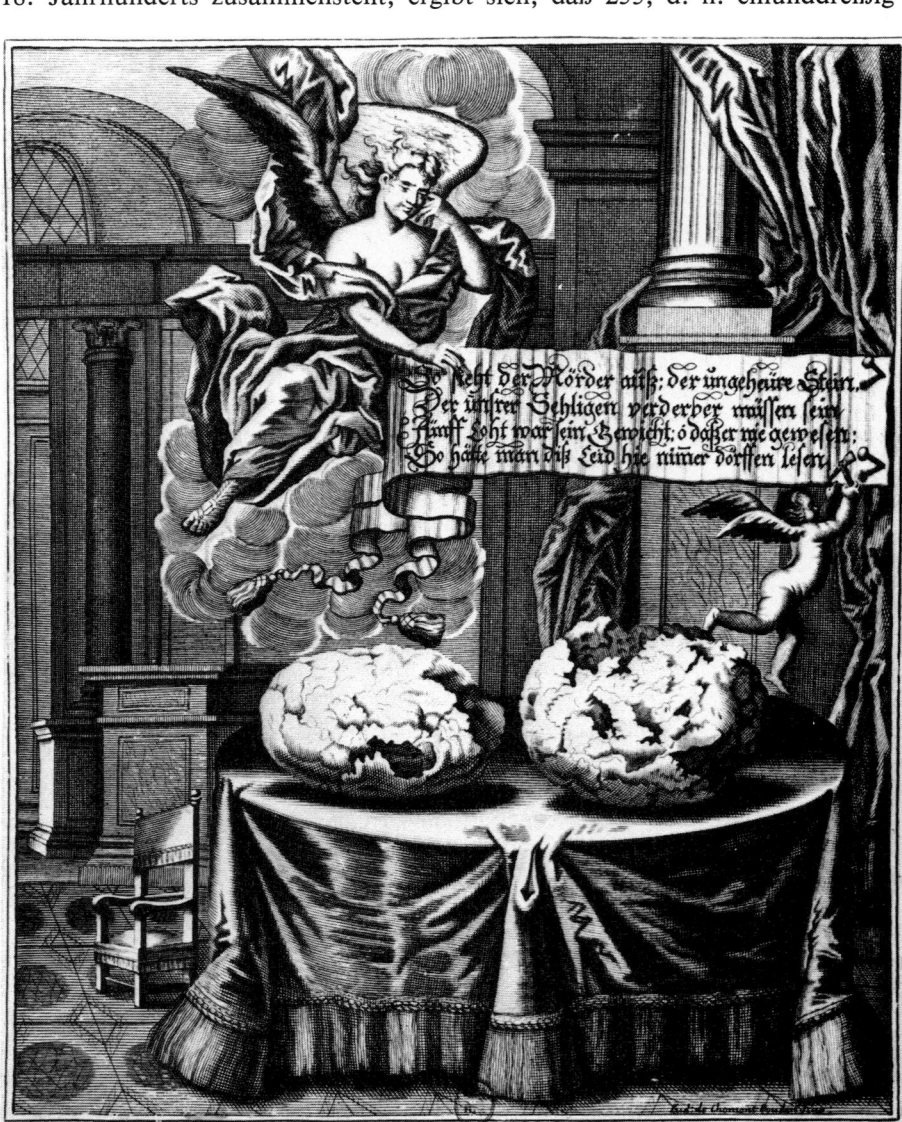

Abbildung 1537
Harnblasensteine. Stich aus dem 18. Jh., Deutschland.
(Paris, Nationalbibliothek, Kupferstichkabinett)

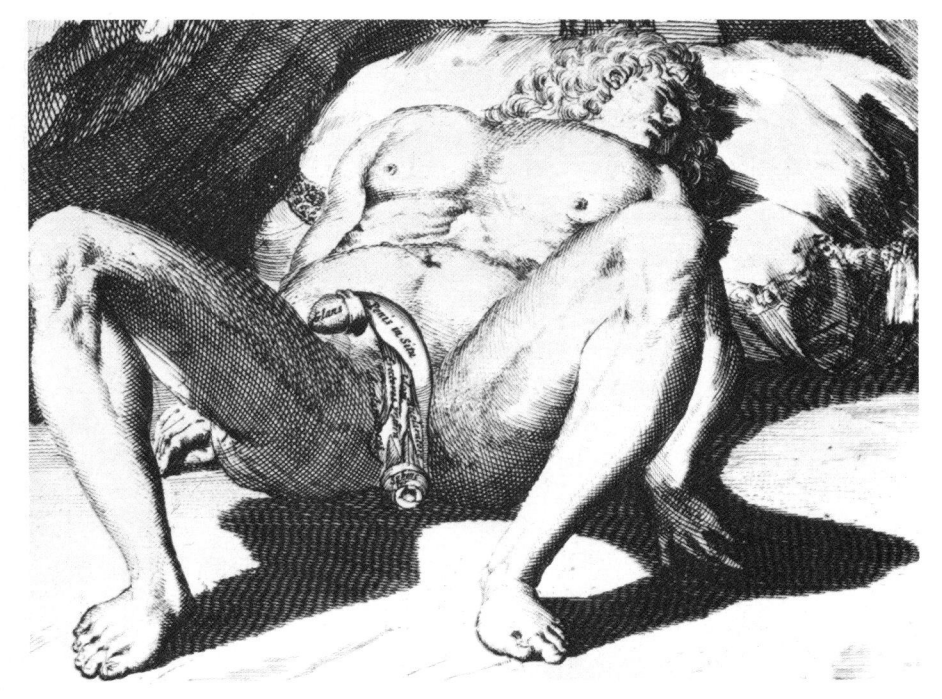

Abbildung 1538
Urogenitalorgane in situ. Sie sind aufpräpariert, damit der innere Aufbau des Hodensackes sichtbar wird. Stich aus: Myographia nova *von John Browne, Lugdum Batavorum 1787.*
(Paris, Bibl. der Alten Medizinischen Fakultät).

Prozent, der 812 »Steinpatienten« des »Hôtel-Dieu« und der »Charité« an den Folgen dieses Eingriffs gestorben sind. Viele der 557 Überlebenden haben Urinfisteln nachbehalten. Man erkennt daran, daß trotz aller Fortschritte in Forschung und Technik unter den bedauernswerten Steinoperierten durch Infektion und Eiterung furchtbare Opfer zu beklagen waren.

Folgerichtig haben die steinlösenden Heilmittel bei den Patienten riesigen Erfolg. Alle möglichen litholytischen Mittel werden in verschiedenen Dosierungen ausprobiert. Die berühmten Kuren der Miß Stephens erregen die Gemüter; die Steinkranken geben sich der Hoffnung hin, durch eine ans Wunderbare grenzende Behandlung der unsagbar schmerzhaften und lebensgefährlichen Operation zu entkommen. Dies zeigt nur einmal mehr die Unzulänglichkeit der gegen Steine empfohlenen Verfahren. Dasselbe gilt für die Harnblasentumoren, die Ruysch um 1720 beschreibt. Lecat (1700—1768) führt die erste Extirpation eines Harnblasenpolypen durch.

Auch Pathologie und Chirurgie der Niere bleiben lange ein dunkles Kapitel. Eingriffe an diesem Organ kommen äußerst selten vor. Eine Verletzung der Niere endet im 16. und 17. Jahrhundert unweigerlich tödlich.

Den ersten Lendenschnitt zur Entleerung einer Eiteransammlung scheint Cardano 1501 in Mailand gewagt zu haben.

1550 eröffnet Bauhin den Lendentumor eines Mannes, der an Anurie leidet; nach Entleerung der riesigen angestauten Urinmenge zieht er zwei Steine hervor, und der Kranke gesundet. Im 16. Jahrhundert berichtet Schenk von Grafenberg über mehrere glücklich verlaufene Einschnitte in die Niere, um Eiterung und Steinbildung zu bekämpfen. Riolan befürwortet diese Operation, und Cabrol führt sie 1578 aus. 1622 erwägt Duclédat die Eröffnung einer versteinten Niere. 1633 führt Marchetti erfolgreich eine echte Nephrolithotomie (operative Entfernung von Nierensteinen) durch, aber noch zehn Jahre später stellt man fest, daß sein Patient eine Urinfistel nachbehalten hat. 1734 unternimmt Lafitte eine zweiseitige Nierensteinoperation.

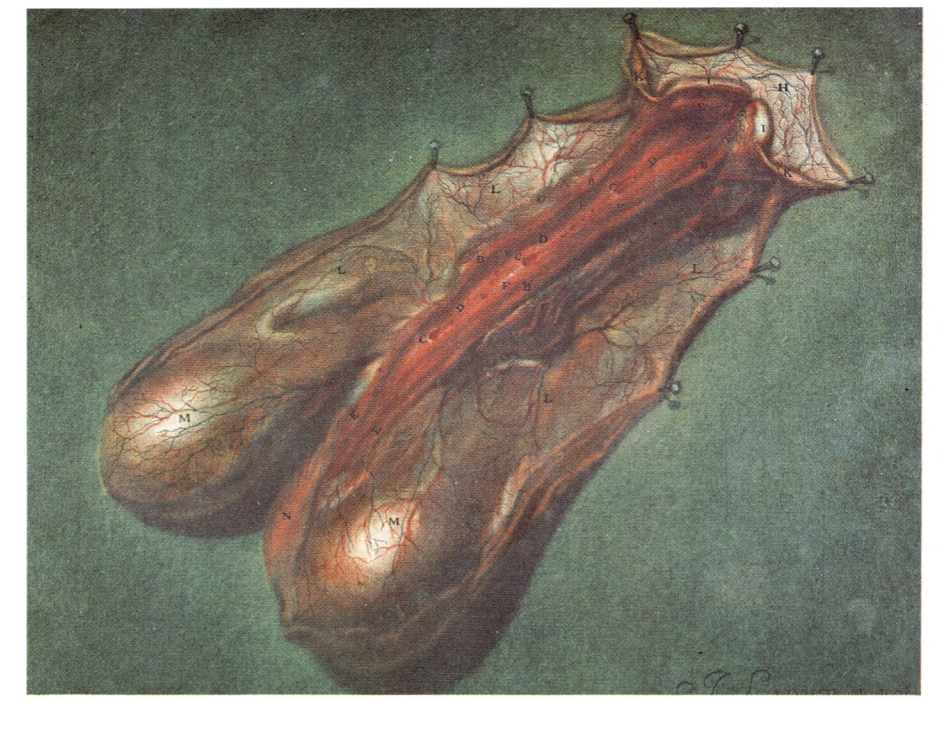

*Abbildung 1539 (rechts)
»Anatomisches Präparat der männlichen Zeugungsorgane, präpariert durch Injektion von Wachs.« J. Ladmiral:* Effigies penis humani..., *Leyden 1741. (Paris, Bibl. der Alten Medizinischen Fakultät) Dieser Stich, eine ausgesprochene Rarität, zählt zu den ersten anatomischen Stichen in Farbe.*

Abbildung 1540 (unten) Urinal für dauernden Harnabgang: Das Gefäß wird an einem Gürtel getragen. G. Cavallini: Collezione istorica di casi chirurgici, *Florenz 1762. (Paris, Bibl. der Alten Medizinischen Fakultät)*

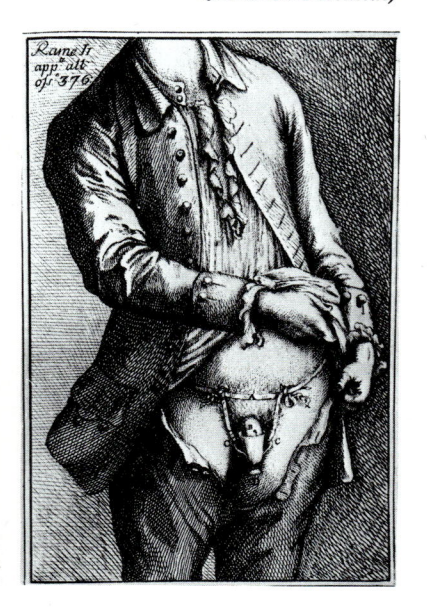

In der Mehrzahl akzeptieren die Chirurgen einen Lendenschnitt jedoch nur, um eine äußerlich sichtbare Eiterbeule zu entleeren; dies teilt uns jedenfalls Prudent Hévin (1715—1789) in einer Veröffentlichung mit.

Morgagni hatte in seinen anatomisch-pathologischen Schriften praktisch alle Nierenleiden beschrieben; auf die polyzystische Niere weist jedoch erst Ruysch hin. Allgemein bekannt ist außerdem das Präparat der Nieren, welche man der Leiche Papst Innozenz' XI. entnommen hat. In beiden Organen werden sämtliche Hohlräume unter der dünnen Paremchymschicht von einem riesigen korallenförmigen Abgußstein ausgefüllt. Die vielen Sektionen der Chirurgen haben zur Folge, daß allmählich bessere Kenntnisse in topographischer Anatomie erworben werden. Das neue Wissen ermöglicht es, den Eingriffsort bewußter vorauszuplanen. J.-L. Petit (1674—1750), Lietaud und Desault lehren in Frankreich, Hunter in England und Scarpa in Italien.

Die erste Hälfte des 18. Jahrhunderts steht unter dem Zeichen der Persönlichkeit J.-L. Petits. Als Chirurg bekommt er unter anderem Gelegenheit, die Harnorgane zu operieren. Er bemüht sich, die Krankheitsursachen aufzudecken, lernt, die Krankheitszeichen zu erörtern und eine Prognose des Operationserfolgs sowie der Zukunft des Patienten zu stellen.

Seine Schüler folgen seinem Beispiel. Zu ihnen gehört auch Desault (1738 bis 1795), Chirurg am »Hôtel-Dieu«. Er operiert selten, weiß sich aber durch sein didaktisches Talent hervorzutun. Er ist der eigentliche Begründer der klinischen Demonstrationen am Krankenbett. Desaults Darlegungskunst nimmt man sehr beifällig auf, und sein persönliches Prestige ist beträchtlich. Zum Schreiben kommt er jedoch nicht selbst. Sein Freund Chopart (1743—1795), Chirurg am »Charité«-Hospital, tut es an seiner Stelle und veröffentlicht 1791 eine urologische Abhandlung mit dem Titel *Traité des maladies urinaires*.

Die großen Chirurgen operieren selten und widmen sich hauptsächlich der Lehre und ihren Untersuchungen an der Leiche.

Wegen mangelnder physiologischer und pathologischer Grundlagen kommt die Urologie im 18. Jahrhundert nicht voran, obwohl sie auf erstklassige Chirurgen zählen kann. Die unbesiegbare Infektion bremst noch ihren Fortschritt.

Den Übergang vom 18. zum 19. Jahrhundert kennzeichnet das Meisterwerk Xavier Bichats (1771—1802). Als ehemaliger Schüler und Mitarbeiter Desaults tritt er dessen Nachfolge an. Er ist vor allem Anatom und Physiologe und veröffentlicht zwei entscheidende Schriften. In seinem Lehrbuch *Anatomie générale* bespricht er die Gewebsstrukturen und ihre embryologische Entwicklung, auch umreißt er die Entstehungsgeschichte der Organe. Im Buch *Recherches physiologiques sur la vie et la mort* (Physiologische Untersuchungen über Leben und Tod) leistet er die ersten Beiträge zur Physiopathologie und wird somit zum Vorläufer Claude Bernards. Bichats experimentelle Arbeiten veranlassen die Chirurgen, sich nunmehr den zuvor unbekannten physiopathologischen Problemen zuzuwenden.

Auf diese Weise schwindet allmählich der durch Galens längst überholte Dogmatik bedingte Empirismus, der Medizin und Chirurgie lange Zeit in Ketten gelegt hat.

Anatomie, pathologische Anatomie, Physiologie und experimentelle Medizin werden künftig mit Unterstützung von Physikern und Chemikern die Chirurgie und die Urologie gründlich umgestalten.

Abbildung 1541
»Anatomische Tafel, welche die mit Urin gefüllte Harnblase, die Harnröhre und die wichtigsten Anhangsgebilde darstellt, gesehen von links, bei senkrechtem Schnitt durch den vorderen unteren Teil der linken Beckenseite.« C. N. Lecat: Recueil de pièces concernant l'opération de la taille, *Rouen 1752.*
(Paris, Bibl. der Alten Medizinischen Fakultät)

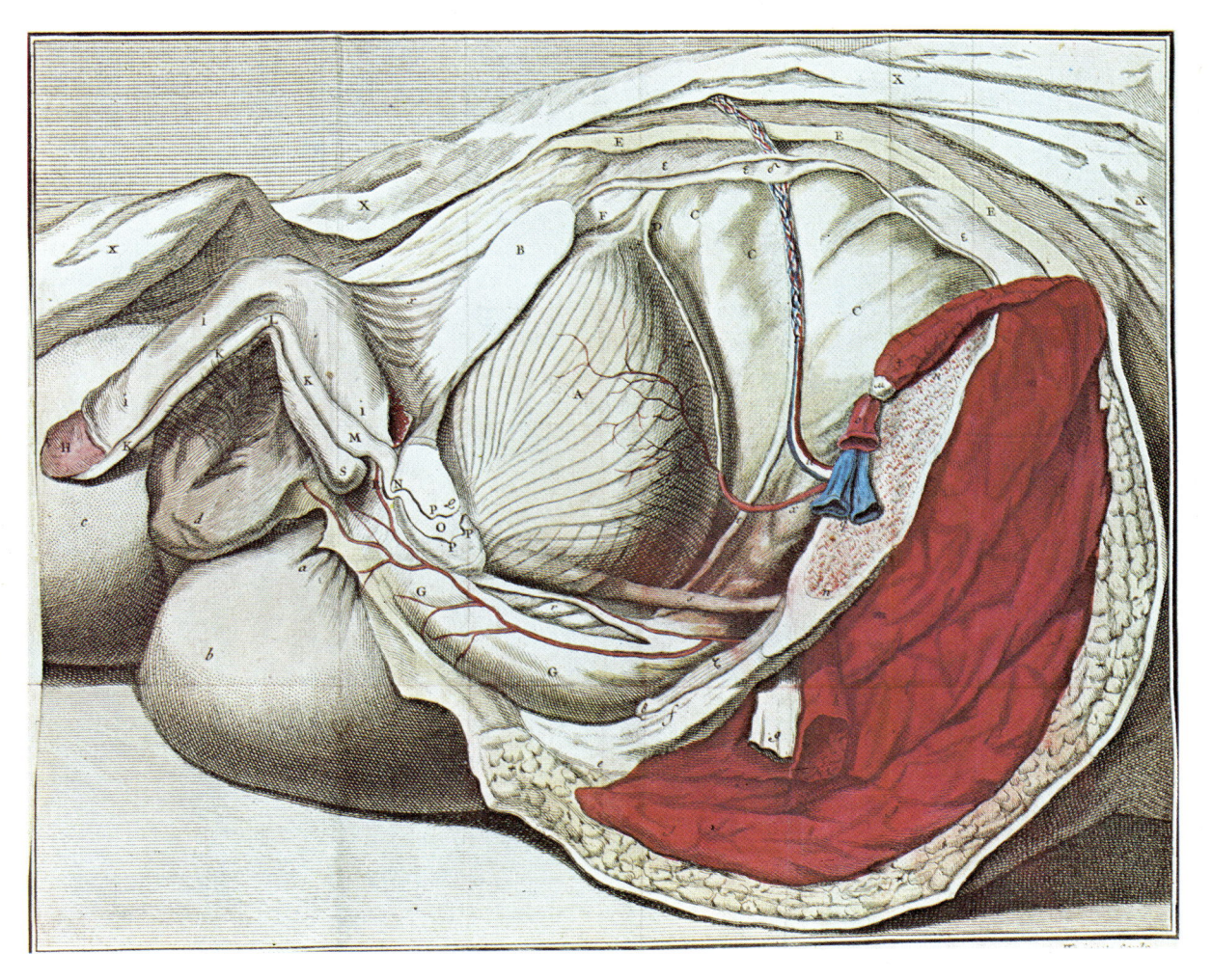

Die Urologie im 19. Jahrhundert

Neue Instrumente und neue chirurgische Techniken

Die erste Hälfte des 19. Jahrhunderts trägt noch an der Last der vergangenen Epochen. Als jedoch Ricord (1800—1889) sehr scharfsinnig die Syphilis von der Gonorrhöe unterscheidet, wird immerhin ein erheblicher Fortschritt in der Pathologie der Geschlechtskrankheiten erzielt. Aufgrund dieser neuen Einordnung teilt man die Syphilis endgültig dem Zuständigkeitsbereich der Medizin zu, während die Gonorrhöe und alle Harnröhrenentzündungen Sache der Urologie bleiben.

Die Harnröhre nimmt die Forschungstätigkeit vieler Chirurgen in Beschlag. Die Verfeinerung der Instrumente wird möglich durch Entdeckungen in anderen Bereichen: des Kautschuks und seiner Bearbeitung, des Stahls und der Elektrizität. Erst sie verhelfen Amusat (1796—1862) und Leroy d'Etienne (1798—1860) dazu, eine Olivenknopfsonde aus Gummi zu entwerfen. Mercier (1811—1882) ersinnt einen doppelt abgebogenen Gummikatheter mit abgerundeter Spitze. Reybard (1790—1863) erfindet die ersten Verweilkatheter mit Auffangbeutel. Nélaton (1807—1873) läßt eine weiche, gerade Sonde aus vulkanisiertem Kautschuk konstruieren.

Diese technischen Neuerungen wirken sich vorteilhaft auf die Behandlung der Harnröhrenstenosen aus. Leroy d'Etienne erfindet gewundene Haarsonden, mit denen man an sehr engen oder exzentrisch gelegenen Stenosen vorbeigelangen kann. Gestützt auf die Arbeiten Mayors, konstruiert Béniqué die nach ihm benannten Kugelkopfsonden, deren Größen er auf ein sechstel Millimeter genau abstuft. Maisonneuve (1809—1894) ersinnt den »Folgekatheterismus«, bei dem einer Haarsonde ein aufgeschraubter Katheter nachgeschaltet wird. Außerdem stellt er ein raffiniertes Chirurgenbesteck für die Urethrotomia interna zusammen. Diese Technik setzt sich gegen die Urethrotomia externa (Harnröhrenschnitt von außen nach innen) Symes und Sédillots durch.

Immer noch wirft die Beseitigung von Harnblasensteinen Probleme auf. Seit dem 18. Jahrhundert steht die Steinoperation in sehr schlechtem Ruf — leider mit Recht, denn die postoperative Sterblichkeit ist erheblich.

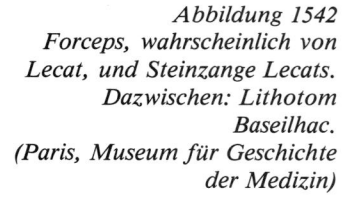

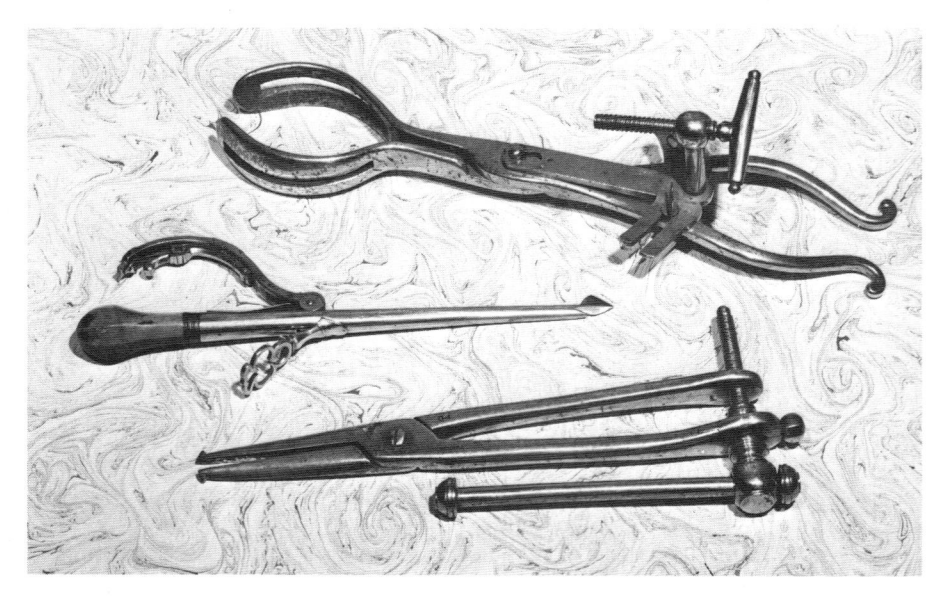

Abbildung 1542
Forceps, wahrscheinlich von Lecat, und Steinzange Lecats. Dazwischen: Lithotom Baseilhac.
(Paris, Museum für Geschichte der Medizin)

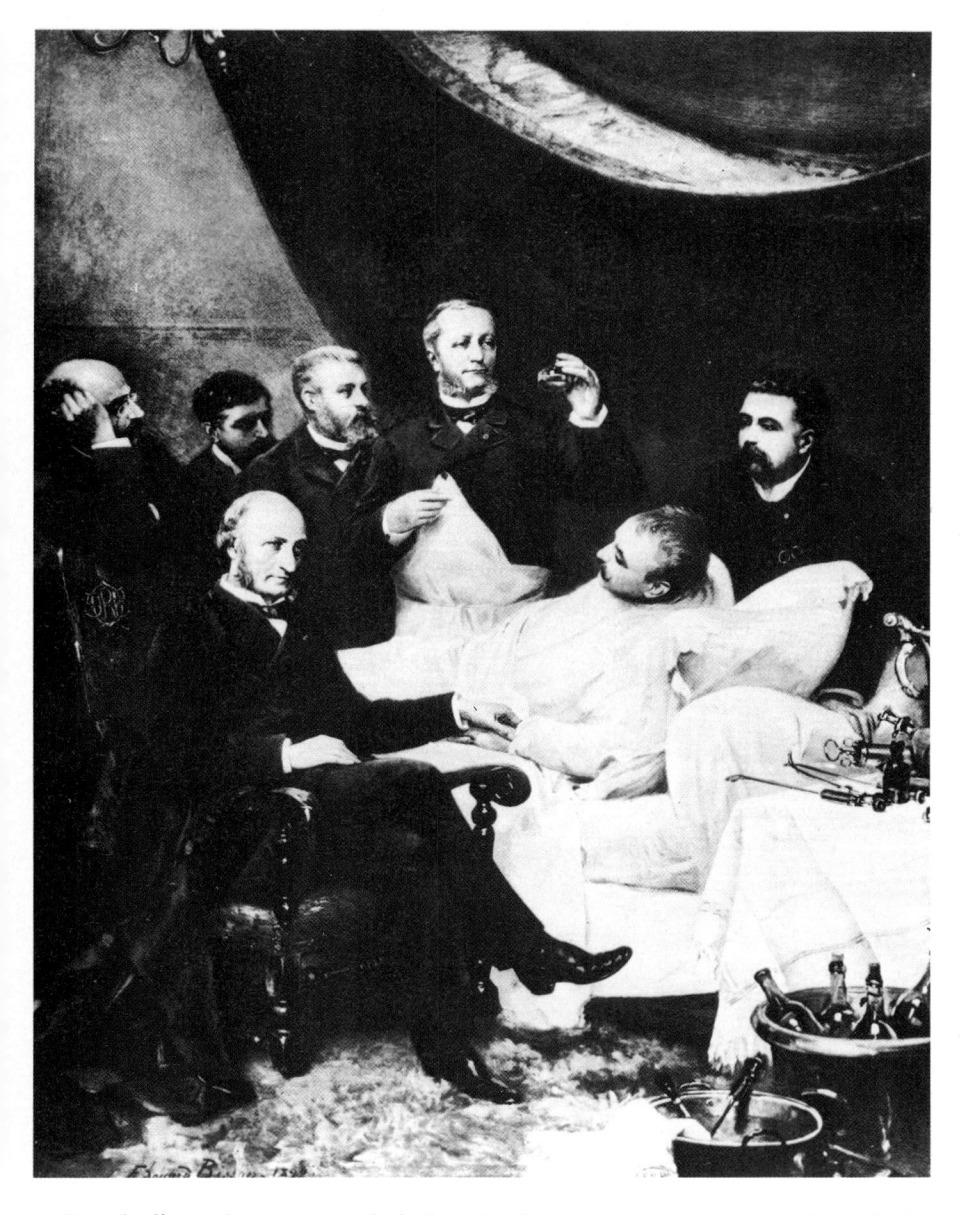

Abbildung 1543
Après l'opération de la lithotritie *(nach der Lithotripsie). Gemälde von Edouard Bisson, gezeigt auf dem »Salon« von 1890. Rechts erkennt man Paul Segond, in der Mitte Félix Guyon und links, sitzend, Karl Potain.*
(Paris, Hôpital Necker)
Während bei der Lithotomie Harnblasensteine operativ entfernt werden, zertrümmert man den Stein bei der Lithotripsie noch im Organ in kleine Teile, die über den natürlichen Weg aus dem Körper gelangen.

Durch die verbesserten technischen Bedingungen kommt der mehr erfinderisch als chirurgisch begabte Civiale (1796—1867), ein Sohn der Auvergne, auf den Gedanken, den Stein im Organ zu zertrümmern, um ihn über den natürlichen Weg ausscheiden zu lassen. Theoretisch durch die Arbeiten Leroy d'Etiennes und Heurteloups (1793—1864) vorbereitet, wagt er nach sechsjährigem Zögern 1823 seine erste Lithotripsie.

Mit Hilfe Charrières, der die Konstruktion übernimmt, erarbeitet er den »Lithotriptor«, eine Zange, mit einem Mechanismus versehen, der das Fassen und Zermalmen des Steins ermöglicht. Das Spülen der gereizten Blase mit Wasser und die Hantierungen bei der Lithotripsie sind äußerst schmerzhaft, und der Patient muß zudem die Steintrümmer ausstoßen, was noch einmal eine beschwerliche Prozedur bedeutet. Ein Vorteil dieser Operation liegt jedoch darin, daß es dabei weitgehend unblutig zugeht und Todesfälle seltener vorkommen.

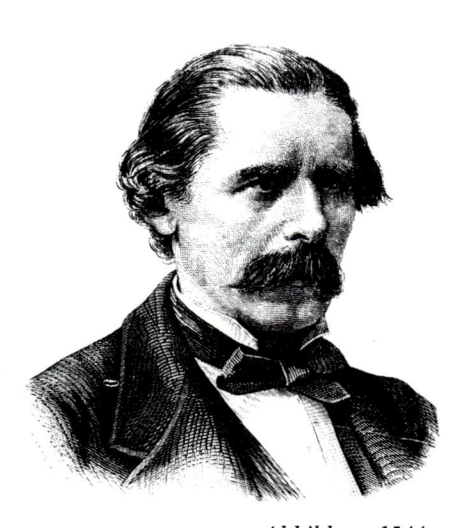

Abbildung 1544
Sir Henry Thompson, Chirurg Napoleons III.
(Paris, Museum für Geschichte der Medizin)

Zur selben Zeit steht die medizinische Welt noch unter dem Eindruck des Todes Hallés an den Folgen einer Steinoperation. Währenddessen gesunden Antoine Dubois und Lisfranc, nachdem sie sich einer Lithotripsie unterzogen haben. Civiale hat inzwischen große Erfahrung auf diesem Gebiet gewinnen können. In den akademischen Diskussionen verteidigt er seine Technik mit großem Enthusiasmus. Als Gegengabe für eine beträchtliche persönliche Schenkung erhält Civiale einige Betten im »Hôpital Necker« und lehrt dort die Technik der Lithotripsie in der Praxis.

Der Londoner Henry Thompson (1820—1897) vervollkommnet die vorhandenen Instrumente. Bei Napoleon III. führt er eine Lithotripsie durch, ohne ihn jedoch heilen zu können. Der erst spät zur Urologie gelangte Bigelow (1828—1890) von Harvard erfindet ein sinnreiches Gerät zum Absaugen der Steintrümmer, und es wird nun möglich, die Blase sofort nach der Lithotripsie vollständig zu entleeren. Das neue Verfahren nennt er »Litholapalaxie«, und sein Erfinder hätte es verdient, daß man der Bezeichnung seinen Namen beilegte. Noch heute operiert man gelegentlich nach dieser Technik, obwohl die Indikationen gegenüber früheren Zeiten seltener geworden sind.

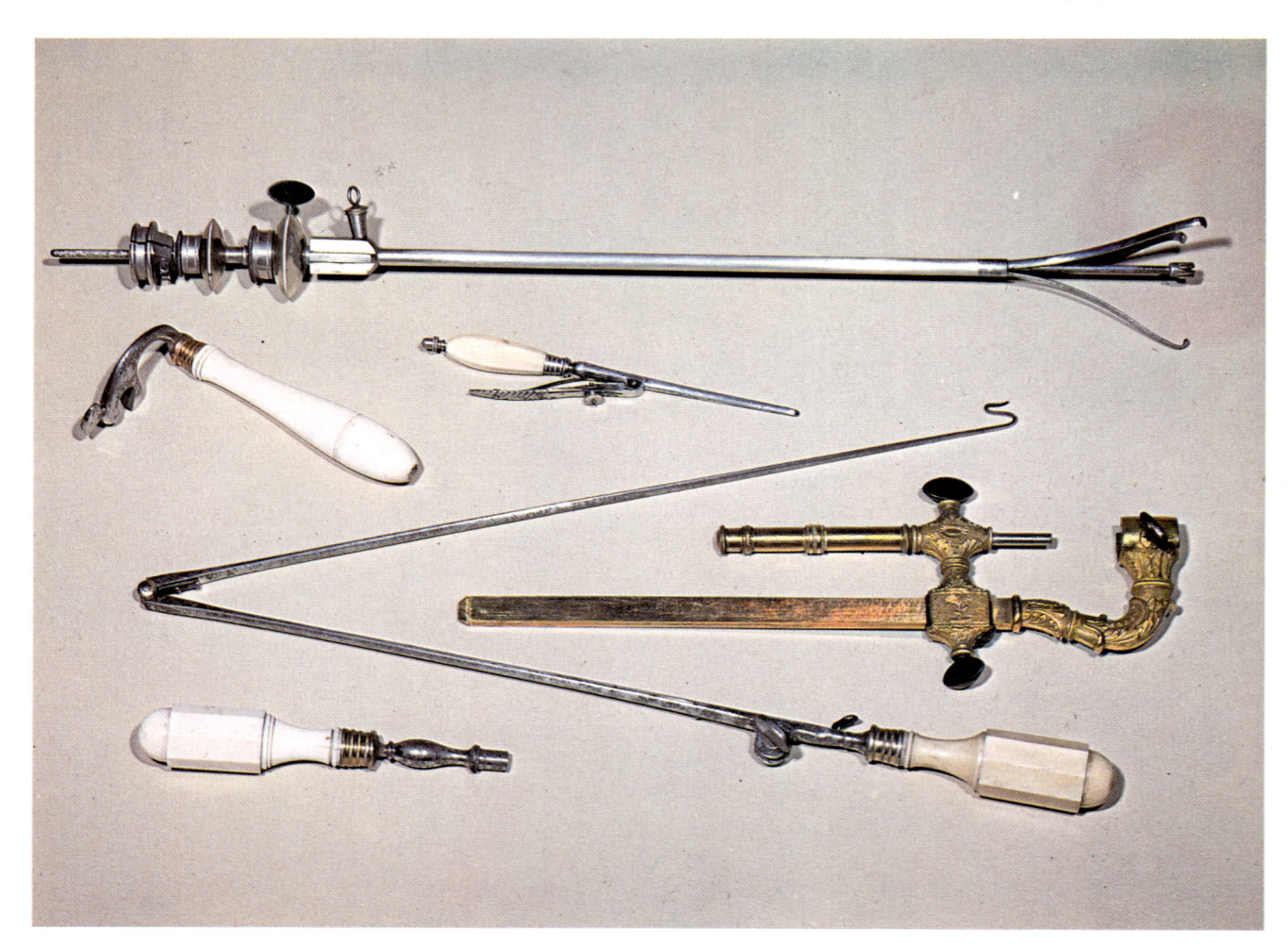

Die Endoskopie geht auf eine Idee Bozzinis (Frankfurt) aus dem Jahre 1806 zurück. 1826 versucht Ségalas (1792—1875) zum erstenmal, die Theorie in die Praxis umzusetzen. Er bedient sich dabei eines Harnblasenspiegels, dessen Beleuchtung zwei Kerzen liefern. Fast gleichzeitig bieten Fischer 1827 in Boston und Guillon 1833 ähnliche Apparate an. Auch Antonin Désormeaux (1815 bis 1882), Krankenhauschirurg in Paris, arbeitet über die Endoskopie und präsentiert 1853 vor der Akademie für Medizin ein endoskopisches Gerät, zu dessen Beleuchtung eine Brennstoffmischung aus Alkohol und Terpentinöl dient; er nennt es »Instrument, mit dem die verstärkte Sehkraft der Behandlung von Harnröhrenleiden nutzbar gemacht werden kann«. Trotz der komplizierten Handhabung des Geräts führt sein Erfinder zahlreiche Untersuchungen der Harnröhre und der Harnblase durch; er lernt, normale von pathologischen Bildern zu unterscheiden, und behandelt die Harnröhrenläsionen entsprechend der auf diese Weise erhaltenen Befunde. Sein 1865 veröffentlichtes Lehrbuch *Traité de l'endoscopie* bestätigt dies.

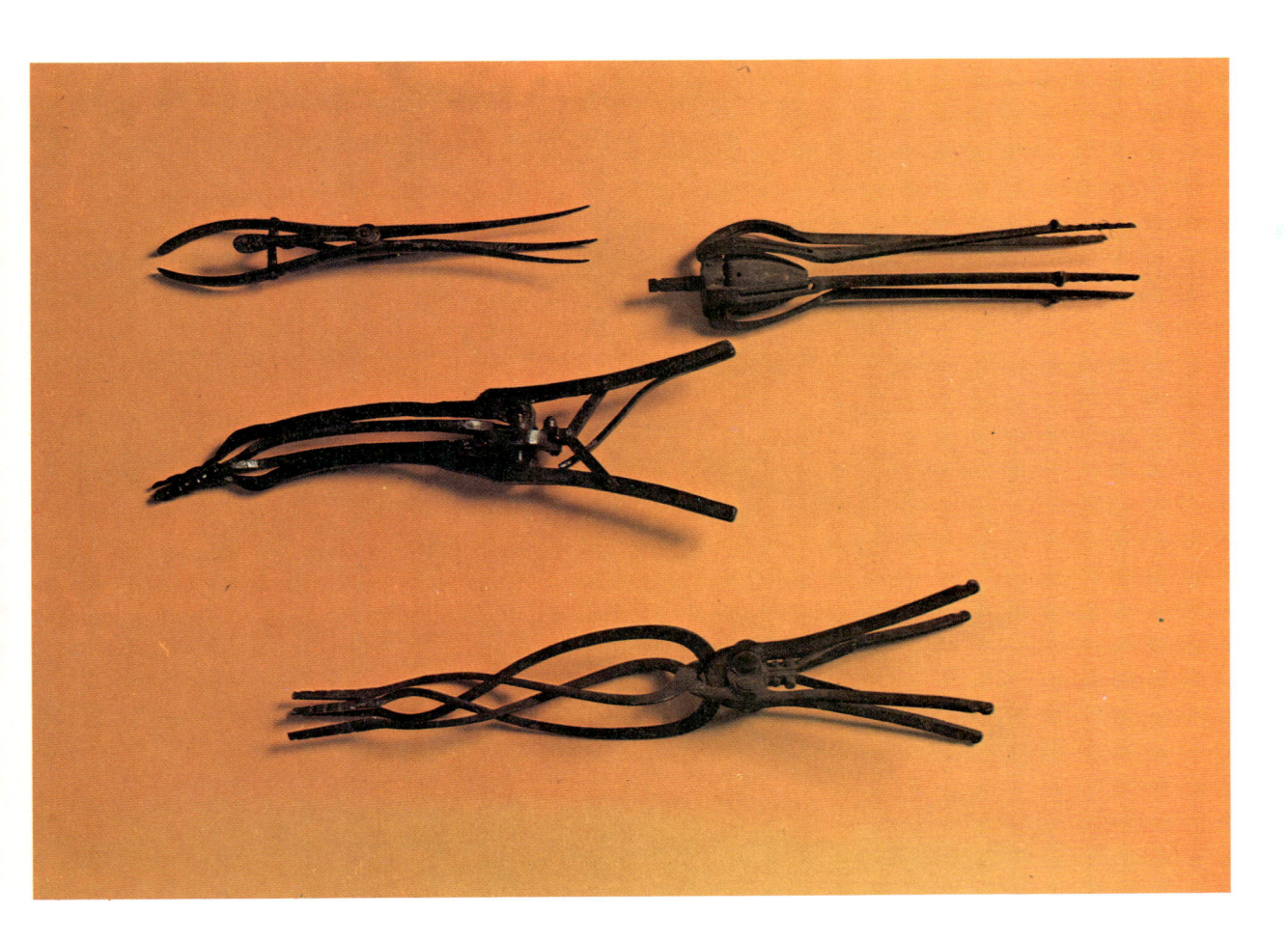

Frischen Aufwind bekommt die Pathologie der Niere u. a. durch Wells und Barbier d'Amiens; Richard Bright (1789—1858) klassifiziert die Nierenentzündungen, Rayer (1793—1867) veröffentlicht eine wichtige Abhandlung über die Nierenkrankheiten *(Traité des maladies du rein)*. Auch Virchow (1821—1902), der Begründer der Zellularpathologie, nimmt daran Teil.

Abbildung 1546 (oben)
Lithotripsie-Instrumente
Civiales.
(Paris, Museum für Geschichte der Medizin)

Abbildung 1545 (gegenüber, unten)
Urologische Instrumente aus dem 17. und 18. Jh.
Harnröhrendehnsonden für Frauen und Instrumente zum Erweitern der Harnblase.

Der Beitrag der neuen Zweige der Heilkunde

Die zahlreichen Entdeckungen im letzten Drittel des 19. Jahrhunderts fördern wesentlich den Fortgang der Chirurgie und der Urologie. Pathologische Anatomie und Histologie werden integrierender Bestandteil der klinischen Ausbildung. Die Physiologen entwickeln nicht nur den Tierversuch, sondern untersuchen die Funktion der gesunden menschlichen Organe im Vergleich zum kranken Zustand. Die aufgrund der Entdeckungen Pasteurs (1822—1895) entstandene Bakteriologie bestätigt die Vermutungen von Semmelweis (1818 bis 1865). Lister (1827—1912) legt 1867 die wissenschaftlichen Grundlagen für die Antiseptik. Elf Jahre später erteilt Pasteur 1878 den Chirurgen Unterricht im Sterilisieren. Gegen den Widerstand Velpeaus und Nélatons, die den alten Lehren treu bleiben wollen, nehmen Terrillon (1844—1895) und Terrier (1837 bis 1918) Pasteurs Lehren auf und verbreiten sie mit großer Überzeugung. Halsted in den Vereinigten Staaten und Bergmann in Deutschland machen sich sogleich daran, sie in ihrem Land einzuführen. Man entwickelt Narkosetechniken: Wells entdeckt 1846 das Stickoxydul (oder Lachgas) für die Anästhesie, Morton noch im selben Jahr den Äther und Liebig 1831 das Chloroform, das allerdings erst 1847 von Simpson am Menschen angewandt wird.

Die Begründer der Urologie

1867 tritt Félix Guyon (1831—1920) die Nachfolge Civiales am Pariser Necker-Hospital an; die chirurgische Abteilung verfügt zu diesem Zeitpunkt über zweiundfünfzig Betten, die urologische über achtundzwanzig. Guyon, der von der allgemeinen Chirurgie kommt und für den die Urologie Neuland bedeutet, wendet bei der Behandlung der Harnorgane die auf den neuesten Stand gebrachten Grundsätze seines angestammten Faches an. Er vergrößert und strukturiert seine Abteilung und entwickelt sie allmählich zu einer weltweit führenden urologischen Klinik. Auch verlangt er von seinen Mitarbeitern strengste Disziplin, bleibt jeder Neuheit aufgeschlossen, organisiert die Krankenhauslaboratorien und gründet das neue Lehrfach Urologie; den ersten Lehrstuhl übernimmt er 1890 innerhalb des klinischen Bereichs. Guyon umgibt sich mit einer Gruppe illustrer Schüler, unter denen sich rasch der außergewöhnlich talentierte Chirurg Joaquin Albarran (1860—1912) auszeichnet. Die urologischen Techniken der Franzosen verbreiten sich in der ganzen Welt. Der große deutsche Urologe Israel bekennt: »Unser aller Meister ist Félix Guyon.«

Abbildung 1547 (rechts) Prof. Félix Guyon (1831—1920). Karikatur aus der Zeitschrift Chantecler, *1911, Bd. II.*

Abbildung 1548 (ganz rechts) Joaquin Albarran y Dominguez (1860—1912). 1928 veröffentlichtes Porträt in der Zeitschrift Aesculape, *Bd. III. (Paris, Bibl. der Alten Medizinischen Fakultät)*

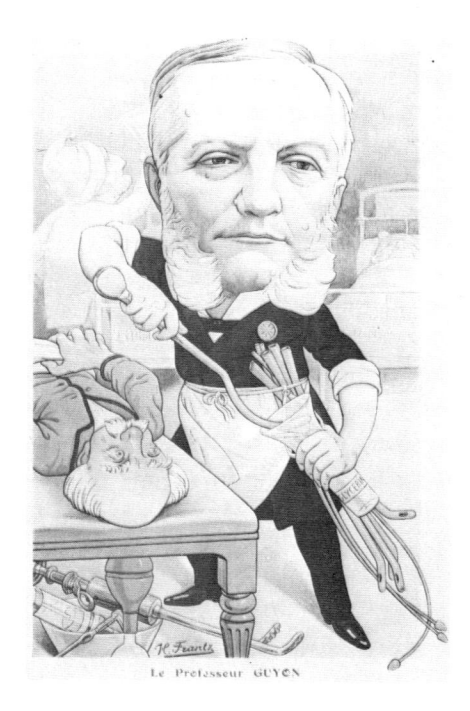

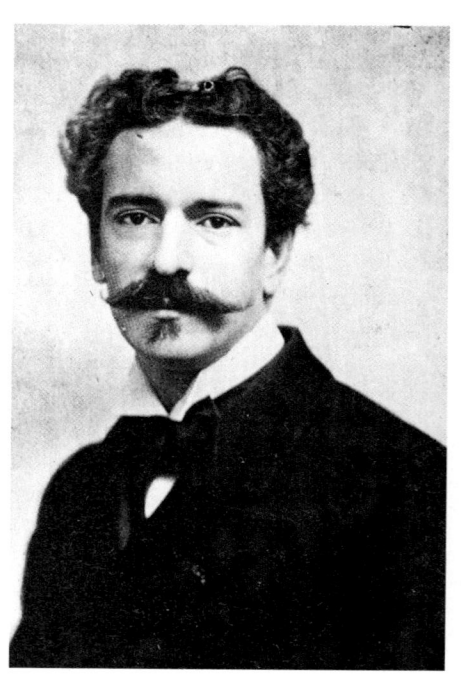

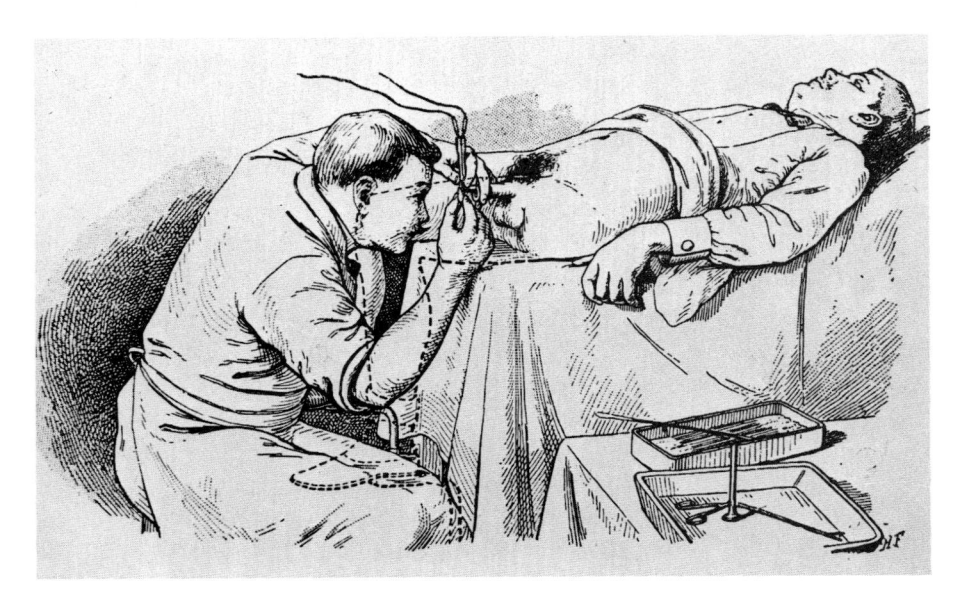

*Abbildung 1549
Untersuchung der hinteren Harnröhre. Stellung des Operateurs und des Patienten. Stich aus dem Werk* Endoscope de l'urètre et de la vessie *von Georges Luys. Paris 1905.
(Paris, Bibl. der Alten Medizinischen Fakultät)*

*Abbildung 1550 (unten)
Endoskop im Besitz A.-J. Desormeaux'. Illustration aus dem Buch* De l'endoscope, *Paris 1865.
(Paris, Museum für Geschichte der Medizin)*

Wie es scheint, kommen die neuen Erfindungen am meisten der Urologie zugute: Chassaignac (1804—1875) entwickelt die Wunddrainage; Chaput erfindet die Gummihandschuhe (1890). Künftig verlaufen die chirurgischen Eingriffe schmerzlos; man hat jetzt Mittel, die Infektion zu bekämpfen, und die postoperative Sterblichkeit sinkt. Man verfeinert die herkömmlichen Techniken und erfindet neue.

Während man sich noch Mitte des Jahrhunderts auf das Katheterisieren der Harnröhre, das Zertrümmern der Steine in der Harnblase und das Entleeren von Eiterbeulen im Lendenbereich beschränkt hatte, beginnen sich die Chirurgen jetzt für die Reparatur der Harnorgane zu interessieren und eine konstruktive, funktionellere Chirurgie anzustreben.

Sie nehmen allgemein mehr Wagnisse auf sich. Der große Heidelberger Gustav Simon (1824—1876) entfernt 1869 als erster eine Niere wegen Urinfistelbildung mit Komplikationen. Seine Operation erprobte er zuvor an dreißig Hunden.

Die Nierenchirurgie macht rasche Fortschritte — zum größten Teil dank der verbesserten Explorationsmethoden; zum Beispiel steht seit Max Nitze (1848 bis 1907, Dresden) ein Zystoskop mit elektrischer Glühlampenbeleuchtung zur Verfügung (1887).

Mit den neuen Ureterkathetern aus Gummi muß man die Harnleitereinmündung mühsam ertasten, bis Albarran und Imbert 1897 vor der Akademie für Medizin ein besonderes Zystoskop präsentieren, das als Schienungsrohr konstruiert ist und mit einer Stellschraube bedient wird. Mit ihm kann man die Harnleiter leicht katheterisieren und die Nierenfunktion prüfen.

Im Verein mit der Nosologie der renalen Erkrankungen entfaltet sich die Nierenchirurgie. Nach und nach entdeckt man die verschiedenen angeborenen Mißbildungen, Heusinger beschreibt 1827 die Ektopie der Niere (Verlagerung an atypische Stelle). Die überkreuzt gelagerte Niere bildet den Gegenstand zahlreicher Abhandlungen. Die Hufeisenniere, die zum erstenmal 1552 beschrieben worden ist, versucht man wiederholt chirurgisch zu behandeln. In Heidelberg wagt Czerny als erster eine Heminephrektomie, aber sein Patient stirbt an einer

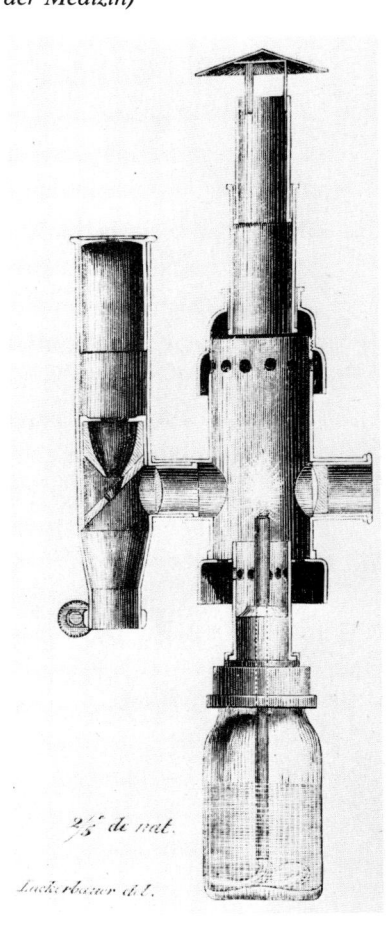

Der Aufschwung der Nierenchirurgie

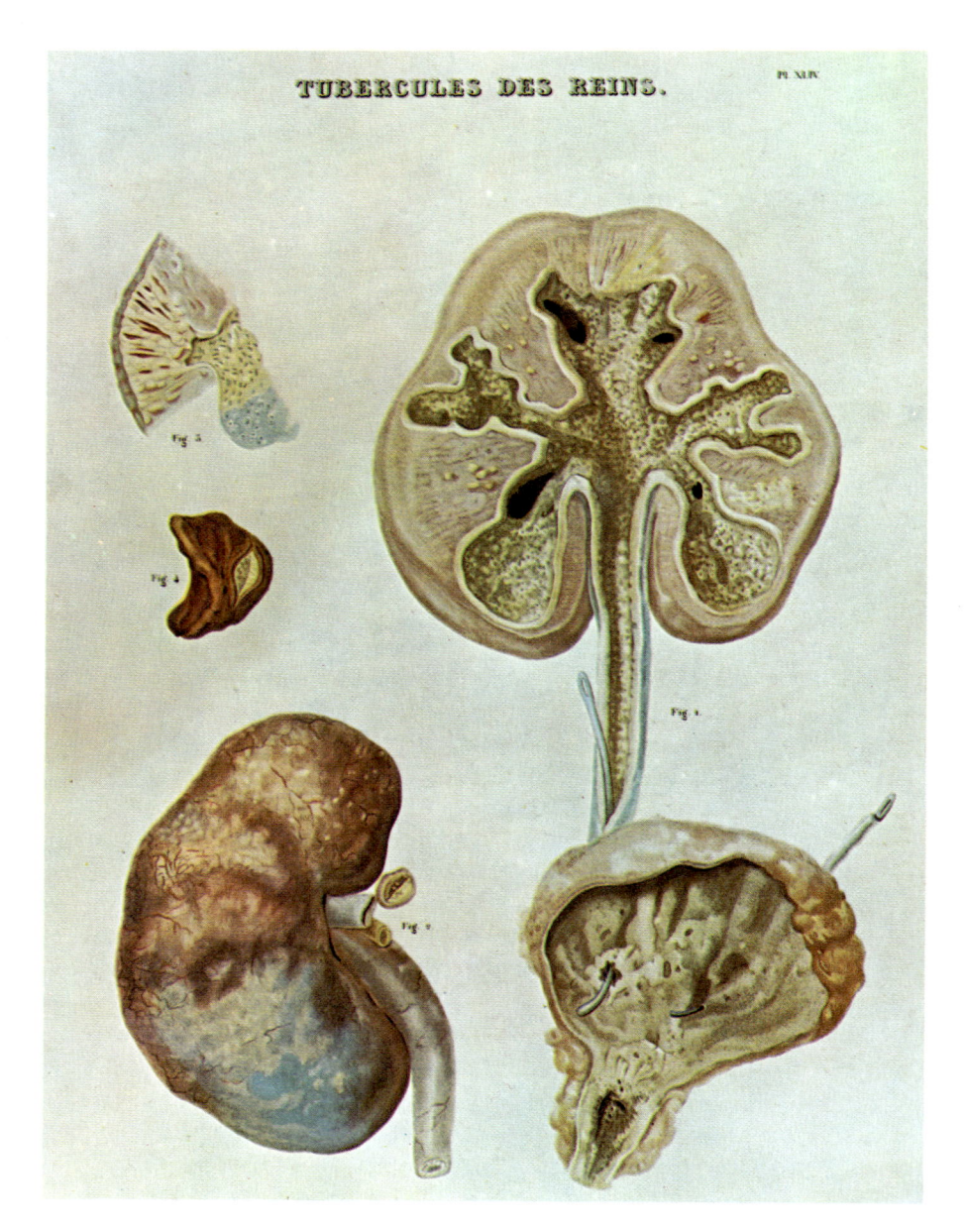

*Abbildung 1551
Nierentuberkulose. Fig. 1 zeigt eine entzündete tuberkulöse Niere, Fig. 2 »Tuberkeln« in Nieren- und Harnblasengewebe. Fig. 5 stellt eine der Länge nach aufgeschnittene Niere dar, die oben einen gelblichen Tuberkelherd und vereinzelte Tuberkeln aufweist. Fig. 6: tuberkulöse Harnblase. Anatomische Bildtafel aus dem Werk* Traité des maladies des reins *von Pierre Rayer, Paris 1837. (Paris, Bibl. der Alten Medizinischen Fakultät)*

Blutung aus der Hohlvene. Socin gelingt in Basel 1888 eine erfolgreiche Heminephrektomie, bei der er die Parenchymbrücke mit dem Thermokauter durchtrennt.

Rayer beschreibt 1841 die solitäre Nierenzyste. Über die Entstehung der polyzystischen Niere, die schon Ruysch 1691 erwähnt hatte, stellt man zahlreiche Hypothesen auf; an eine chirurgische Behandlung denkt man aber noch nicht.

Bei angeborener Hydronephrose, die Rayer 1841 benennt, pflegt man bestenfalls die Niere zu entfernen, da man das Leiden erst feststellen kann, wenn das Organ schon verloren ist. Eine nur beschränkt entwickelte Hydronephrose versuchen indes Trendelenburg (1886), Kuster (1891), Fenger (1892) und Israel (1896) durch eine Plastik zu heilen. Albarran leistet auf diesem Gebiet einen wichtigen Beitrag, indem er entweder eine Nierenbecken-Harnleiter-Plastik

(1888) versucht oder eine »orthopädische Resektion« durchführt (1898). Bei dieser Operation wird nicht nur der Sack, sondern auch der untere Nierenpol entfernt.

Die Nierensenkung — Glénard bezeichnete sie 1885 als Nephroptose —, schon Ibn Masuya aus Bagdad soll sie im 9. Jahrhundert erwähnt haben; Jenner ordnet sie 1869 unter den Begriff »Wanderniere« ein. Zum Befestigen des Organs ersinnt man verschiedene Verfahren: Tuffier schlägt eine Nierenkapselabtragung vor, Morris empfiehlt, die Niere mit der Kapsel zu fixieren, und Georges Marion folgt seinem Rat.

Rayer schildert 1839 die Nierentuberkulose. Robert Koch isoliert 1882 das Tuberkelbakterium, und man lernt, es im Urin aufzusuchen und zu erkennen. Bei der ersten Operation wegen tuberkulöser Pyonephrose (Nierenvereiterung nach Nierenbeckenentzündung) handelt es sich um Nephrotomien, d. h. Einschnitte von der Nierenrinde zum Nierenbecken. Sie mißlingen: 1870 stirbt Bryants Patient an Bauchfellentzündung, 1878 stirbt auch Thorntons Proband acht Monate nach der Operation. Die erste Nierenoperation wegen Tuberkulose führt 1872 Peters in New York durch; der Patient stirbt drei Tage danach. 1880 wagt Lucas als zweiter einen solchen Eingriff und erreicht auch die Hei-

Abbildung 1553 (unten rechts) »Phlebitische Niere einer an Kindbettfieber verstorbenen Frau«. Illustration aus: Anatomie pathologique du corps humain *von Jean Cruveilhier. Paris 1828—1848. (Paris, Bibl. der Alten Medizinischen Fakultät)*

Abbildung 1552 (unten links) Anatomische Darstellungen aus dem vorgenannten Werk. Wassersackniere (Hydronephrose) bei Mensch, Schaf (Bild 3) und Schwein (Bild 6). (Paris, ibd.)

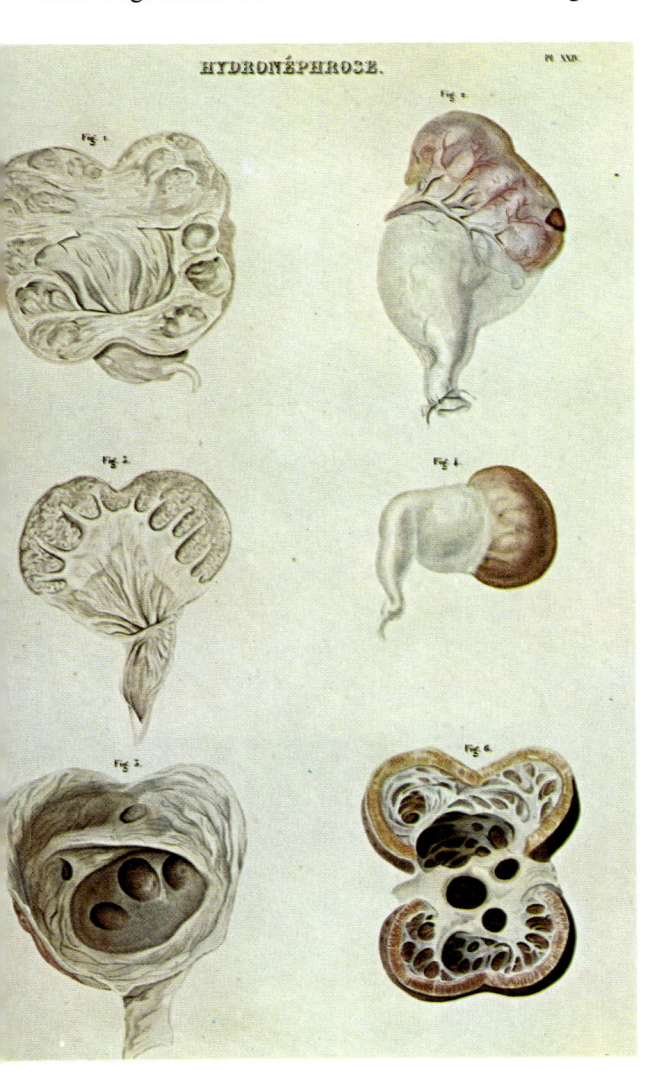

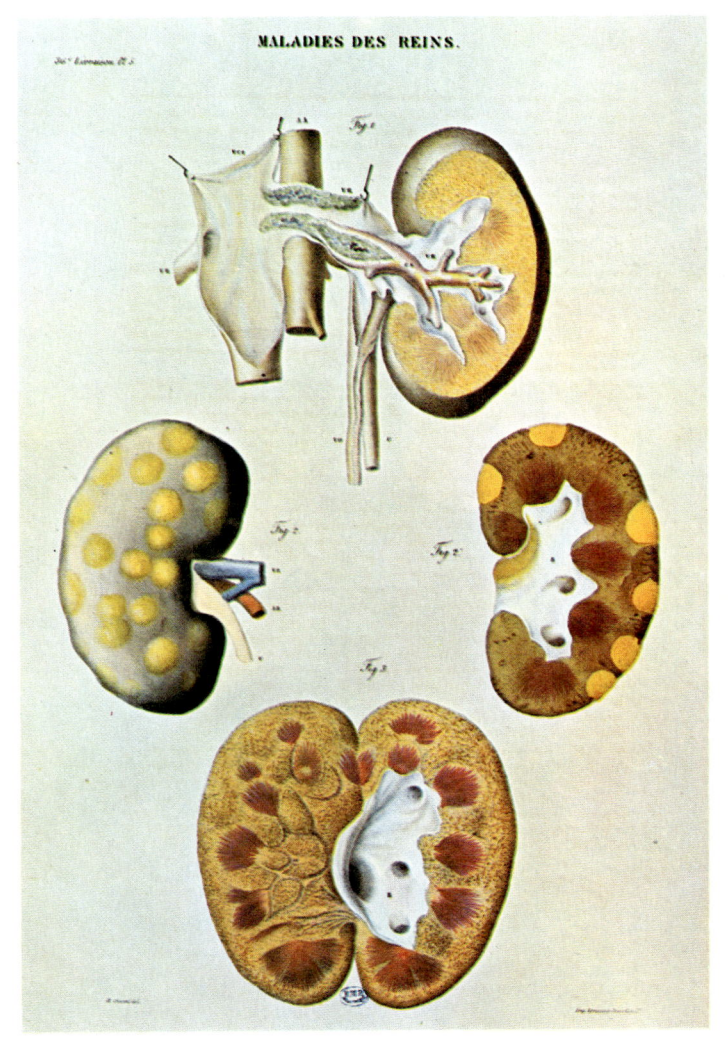

lung. 1890 operiert Henry Morris (1844—1926) in Kanada eine tuberkulöse Niere; in Deutschland folgt ihm Israel.

Auch die Nephrolithiasis (Steinbildung in der Niere) versucht man vielfach operativ zu heilen, obwohl Benjamin Bell die Meinung vertritt, es handele sich dabei um ein absurdes und gefährliches Unternehmen. 1871 führt der Heidelberger Gustav Simon, der größte Chirurg seiner Epoche, eine Nephrektomie an einer vereiterten und versteinten Niere durch; der Operierte stirbt an Blutvergiftung. Czerny gelingt es 1880 als erstem, eine Nephrolithiasis operativ zu heilen. Die erste Nephrolithotomie im eigentlichen Sinne führt 1880 Henry Morris durch, gefolgt von Le Dentu in Paris. Man wagt sich jetzt an die partielle Resektion von Drüsengewebe der Niere, und Tuffier untersucht experimentell, wie man die Operationswunden vernähen kann. 1889 macht Kümmel die erste partielle Nephrektomie, um Nierensteine und -abszeß zu behandeln, und Bardenheuer folgt 1891 seinem Beispiel.

Die seit dem 17. Jahrhundert in der Literatur erwähnten Nierentumoren bilden das Thema vieler Veröffentlichungen, die sich aber hauptsächlich auf Sektionspräparate beziehen. Grawitz beschreibt 1883 das Hypernephrom (»Grawitzsche Geschwulst«).

1861 versucht Wolcott zum erstenmal, einen Nierentumor operativ zu entfernen; sein Patient stirbt am fünfzehnten Tag an Allgemeininfektion. In seiner Studie aus dem Jahre 1882 veröffentlicht Dickinson eine Statistik, aus der hervorgeht, daß nach den elf erfolgten Nierenoperationen wegen Tumoren sechs Patienten sofort gestorben sind und nur zwei der fünf Überlebenden die folgenden zwei Jahre überstanden haben. Wegen tumoraler Erkrankung der Exkretionsorgane entfernen Le Dentu und Albarran 1898 Niere und Harnleiter. Czerny macht 1887 die erste partielle Nephrektomie bei Sarkom; es dürfte sich dabei um ein papillöses Zystadenom gehandelt haben. Versuche, Nephrobla-

*Abbildung 1554
Auf diesem Stich wird das Innere der Harnblase gezeigt. Die Bauchdecke ist aufgeschnitten und umgeklappt, die Harnblase von oben her in vier Lappen geteilt. Das Lithotom unterteilt den Blasenmund.
Abbildung aus:* Mémoire sur une nouvelle manière de pratiquer l'opération de la pierre *(Aufsatz über eine neue Methode zur Steinoperation) von Baron Dupuytren. Paris 1836.
(Paris, Bibliothek der Alten Medizinischen Fakultät)
Es handelt sich um den ersten französischen Beitrag zur topographischen Anatomie. Von jetzt an geht die Anatomie über das Stadium des reinen Anschauungsunterrichts hinaus und dient vielmehr dazu, die einzelnen Schritte einer Operation festzulegen und ihre Phasen zu erklären.*

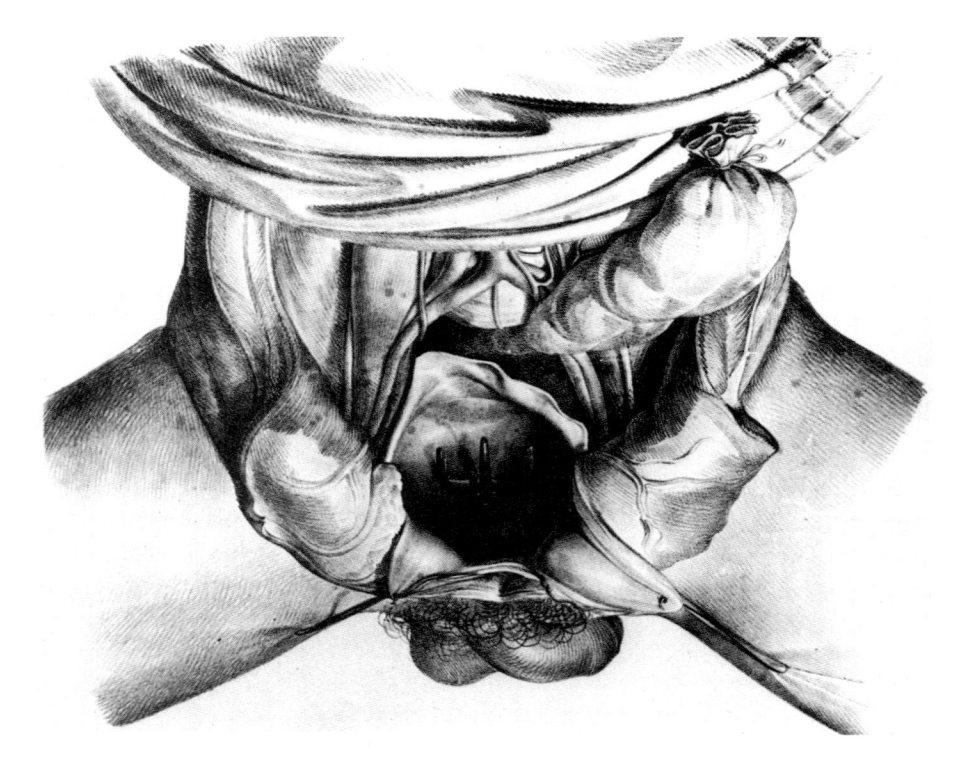

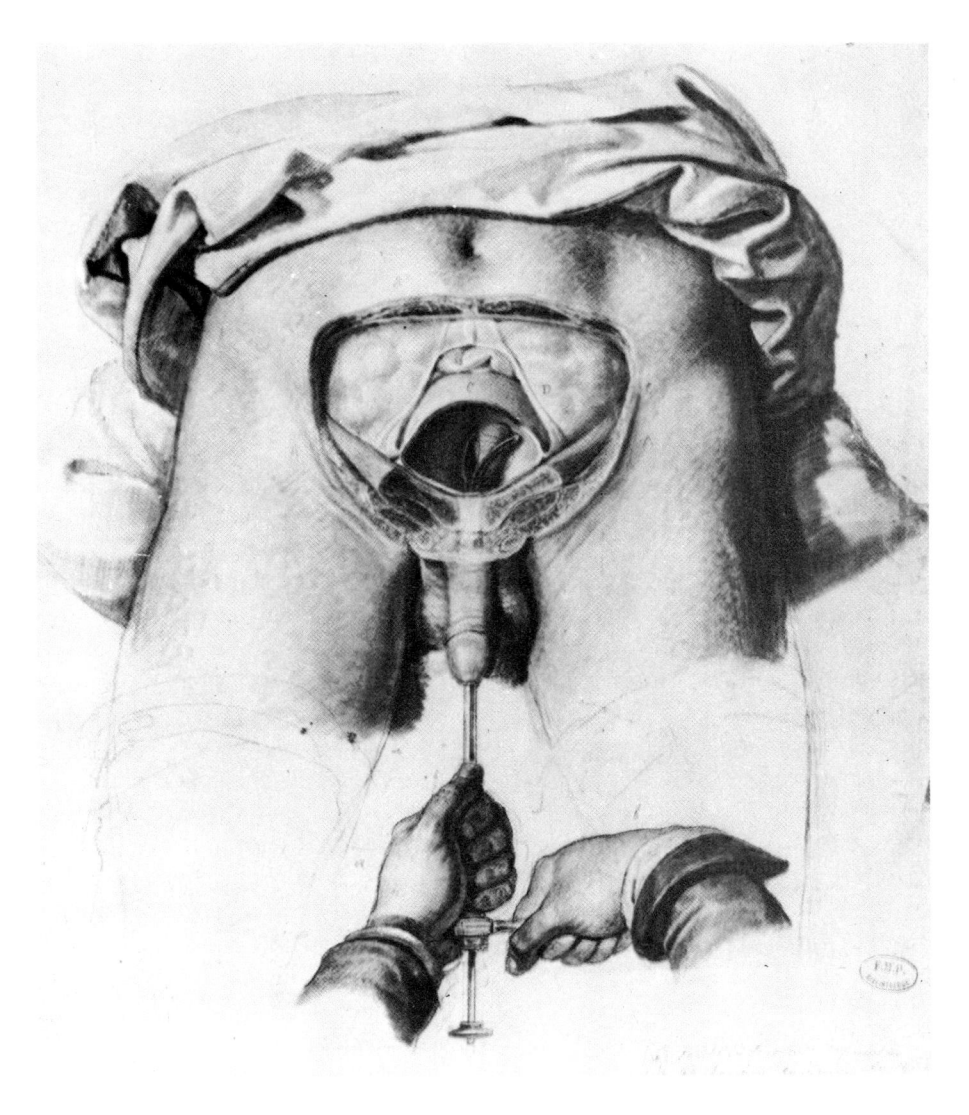

Abbildung 1555
Zertrümmerung eines Steins in der Harnblase mit einem Lithotriptor nach Jacobson, modifiziert nach Charrière.
Zeichnung von N. Jacob, in: Traité complet de l'anatomie de l'homme... von J.-B. Bourgery, 1. Ausg., Paris.
(Paris, Bibl. der Alten Medizinischen Fakultät)

stome bei Kleinkindern operativ zu entfernen, schlagen fehl. Dagegen gelingt es manches Mal, bestimmte gutartige Nierengeschwülste, die teilweise riesige Ausmaße annehmen, erfolgreich herauszuoperieren. Die Endoskopie weist der Pathologie der Harnblase einen neuen Weg. Man lernt, Harnblasendivertikel, Papillome und bösartige Geschwülste der Harnblase genau zu indentifizieren; auch die Größe der Steine läßt sich jetzt bestimmen.

Bardenheuer führt 1887 die erste vollständige Zystektomie (Entfernung der Harnblase) durch; in Frankreich macht es ihm 1896 Albarran im »Hôpital Necker« nach.

Die Prostatahypertrophie, ein Hauptgrund für Steinbildung in der Blase, weiß man noch nicht direkt zu bekämpfen. Die Steine selbst vermag man jedoch durch eine modernisierte Form der Lithotripsie zu entfernen; Guyon tut sich darin besonders hervor. Eine andere Möglichkeit bietet der suprapubische Schnitt, welcher aufgrund der Fortschritte in der Aseptik nicht mehr unbedingt katastrophale Folgen haben muß.

Man befaßt sich nun näher mit der Hypertrophie dieses Organs, zumal sie bereits Morgagni im 18. Jahrhundert bekanntgemacht hat. Hume vermutet

Abbildung 1556 (gegenüber) »Demonstration einer Lithotripsie mit den Instrumenten Herrn Civiales«. An der geöffneten Harnblase wird gezeigt, wie man mit dem Werkzeug den Stein greift und zertrümmert. Bild 2 stellt das Aufsuchen des Steins mit einer gegliederten Sonde nach Leroy d'Etiolles dar. In: Traité complet de l'anatomie de l'homme... *von J.-B. Bourgery und C. Bernard, 2. Ausg., Paris 1866—1871, Bd. VII.*

1811, der Grund für Schwierigkeiten beim Harnlassen sei ein in die Blase ragender Lappen der Vorsteherdrüse. Mercier (1811—1882) gelingt es, ihn zu identifizieren. Bottini probiert seine Entfernung über die Harnröhre. Von Dittel (1815—1890), Wien, meint, man solle ihn grundsätzlich exzidieren.

Goulay gibt alle indirekten Eingriffe auf (Samenleiterresektion, Kastration, Anlegen einer Harnblasenfistel zum Damm oder zum Unterbauch) und löst 1885 den Prostatalappen über den Damm heraus. Goodfellow (1855—1910) führt dieselbe Operation in Amerika ein. Trotz der Warnungen des Schweizers Socin und des Franzosen Guyon mehren sich die Bemühungen, Prostatalappen durch Unterbauchschnitt zu entfernen.

Im Abstand von wenigen Jahren folgen die Versuche Belfields in Chicago, Mayo-Robsons und Fergusson MacGilles' in Leeds und Fullers in New York.

Nicht ganz zu Recht schreibt man schließlich Freyer (1852—1921) die erste Prostatektomie über den oberen Weg zu. Am 21. November 1900 schält er in London das Adenom seines Patienten heraus und legt ein Röhrchen zur Ableitung von Harn und Blut ein; der Operierte gesundet.

Im Prinzip operiert man das Prostatakarzinom zu dieser Zeit nicht. Dennoch führt Czerny 1889 in Heidelberg wegen dieser Indikation die erste vollständige Prostatektomie über den Damm aus. Fuller imitiert ihn 1898, allerdings wählt er den suprapubischen Weg. Die Prostatachirurgie ist also in Gang gebracht, und im Laufe des folgenden Jahrhunderts wird sie sich rasch entwickeln und differenzieren.

Man beginnt, angeborene Mißbildungen der Unterleibsorgane zu operieren. Die Chirurgie der Blasenektopie ergibt aber insbesondere dann nur mittelmäßige Resultate, wenn sie erst spät diagnostiziert worden ist. Dagegen kann man bei Hypospadie, und zwar in allen Stadien, auf mehr Erfolge zählen, obwohl die Ergebnisse funktionell durchaus nicht als befriedigend gelten können. Insgesamt hat sich die Chirurgie des Urogenitalsystems in dieser Epoche so schnell entwickelt, daß sich sogar ihre Initiatoren davon blenden lassen. Nach dem Muster ihrer Vorgänger, z. B. Boyer 1822, wähnen sich die Chirurgen auf dem Höhepunkt des technischen Fortschritts.

Daß die Pioniere der Urologie es in der Chirurgie zu wahrer Virtuosität gebracht haben und die Instrumente meisterlich zu führen verstehen, liegt im übrigen auch an den allgemeinen Verhältnissen. Die Vollnarkose wirkt toxisch — besonders mit Chloroform — und kann deshalb nicht länger als etwa eine Stunde aufrechterhalten werden; der Operateur muß also mit großer Geschwindigkeit arbeiten. So erfolgt der Eingriff brutal, ohne Rücksicht auf die physiologischen Reaktionen des überforderten Körpers. Unvorhergesehene Vorfälle stellen manches Mal den Erfolg einer scheinbar problemlosen Operation in Frage.

Erst im 20. Jahrhundert wird man die Vorgänge im Organismus verstehen und sich den Operationserfolg durch schonendere Techniken und eine bessere Vorbereitung des Patienten sichern können.

Zwei grundlegende physikalische Entdeckungen prägen das ausgehende 19. Jahrhundert: 1895 findet Röntgen (1845—1923) die nach ihm benannten Strahlen, 1898 entdecken Pierre (1859—1906) und Marie Curie (1867—1934) das Radium.

Erst im 20. Jahrhundert wird man den wahren Wert dieser Entdeckungen bei ihrer praktischen Anwendung erkennen.

Fig. 1.

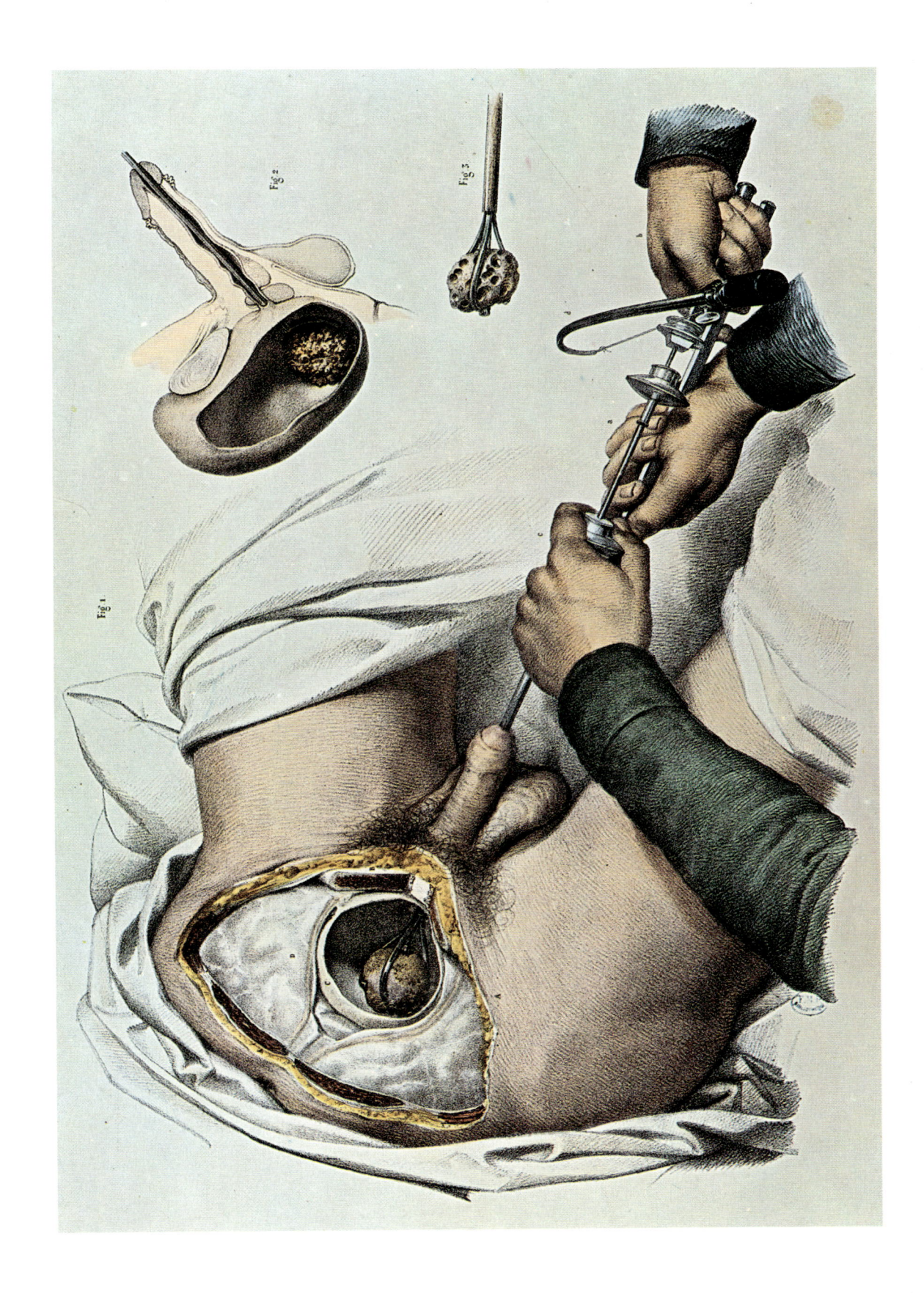

Fig. 2.

Fig. 3.

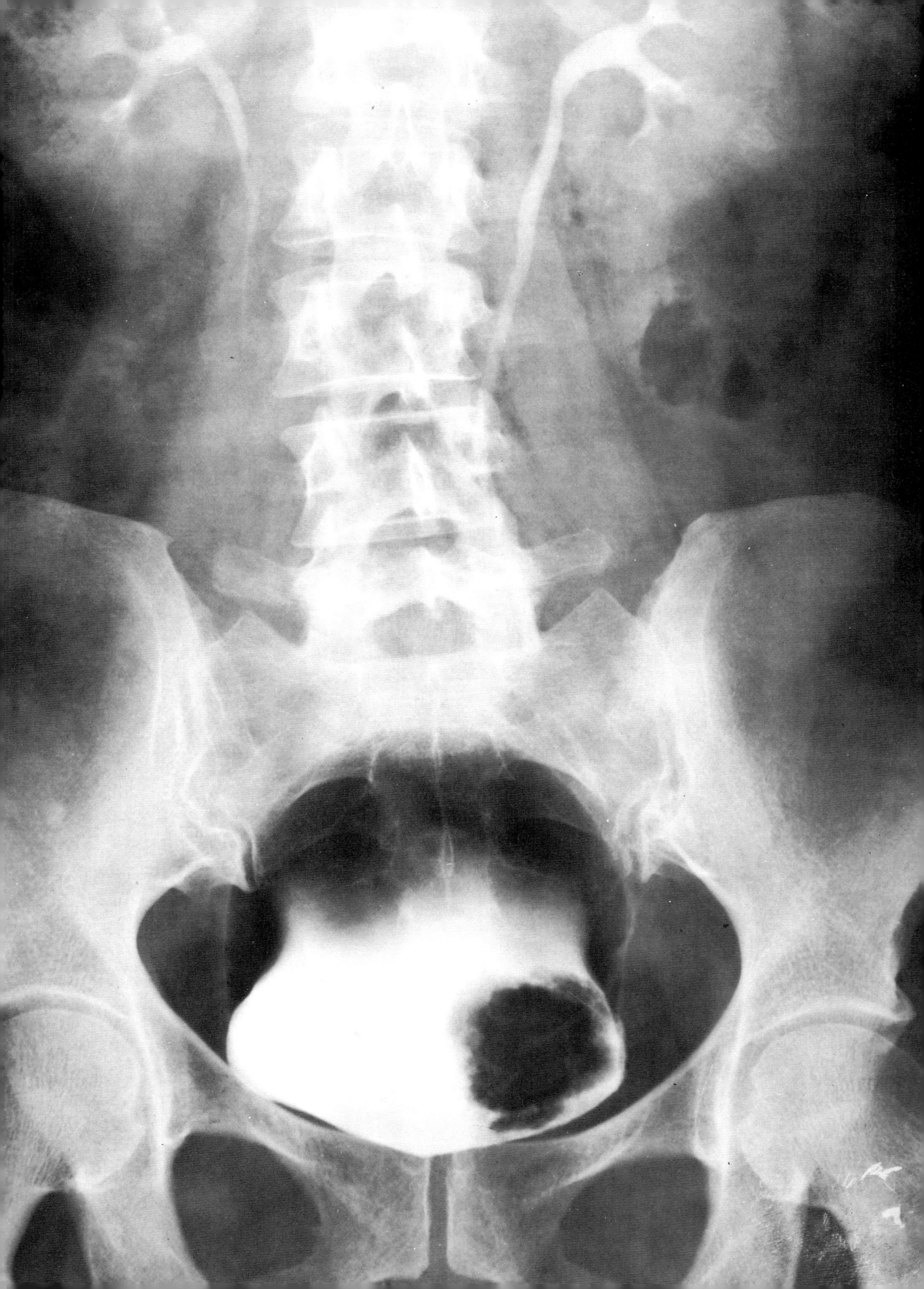

Die Urologie im 20. Jahrhundert

Das 20. Jahrhundert steht im Zeichen beispielloser Erfolge in der Urologie. Als Urologie bezeichnen wir jene Abteilung der Heilkunde, welche sich zur Aufgabe gemacht hat, Erkrankungen der Harnorgane beider Geschlechter sowie der männlichen Genitalien wissenschaftlich zu untersuchen und entsprechend der neuesten physikalischen, chemischen und urologischen Kenntnisse aktiv und manuell zu behandeln.

Der Kampf gegen die Mikroben — seit Pasteur Gegenstand der Antiseptik und Aseptik — hat in der Urologie zur Revidierung der Operationsbedingungen und der Instrumente geführt. Pasteur hat unserem Jahrhundert bedeutende Erkenntisse gebracht, und auch die Urologie schuldet ihm großen Dank.

Entscheidenden Einfluß hat auch die Entdeckung der Sulfonamide und der Antibiotika (1929) ausgeübt. Im Penicillin steht ein Mittel gegen die häufigsten Infektionsarten zur Verfügung; das Streptomycin hilft bei Tuberkulose der Harnorgane. Dieser Fortschritt ist uns nicht mehr zu nehmen, auch wenn wir ihn durch Resistenzbildung bestimmter Erregerstämme erkaufen müssen. Jedes der vielen anderen Fächer wie Immunologie, Hämatologie, Anästhesie und Reanimation hat das seinige zum Erfolg der Urologie beigetragen.

Durch die fortgesetzte Vervollkommnung der Radiologie und die Entwicklung spezieller Jodlösungen (als Ersatz für die anfänglich üblichen Silbernitratverbindungen) ist es möglich geworden, die Harnwege mit Hilfe von Kontrastmitteln, die man über Sonden einleitet, röntgenologisch darzustellen. Man erhält so zum Beispiel ein Röntgenbild von der Harnblase oder vom Harnleiter-Nierenbecken-Bereich (Uretero-Pyelographie, Chevassu 1928).

1920 entwickelt Young die Imprägnation der Samenbläschen.

Von Lichtenberg macht 1929 die intravenöse Urographie bekannt, eine neue Möglichkeit zur Funktionsprüfung; sie revolutioniert die Exploration der Harnwege.

Noch im selben Jahr erarbeitet R. Dos Santos die translumbale Aortographie. Seldinger befaßt sich seit 1950 in Schweden mit ihrer Verbesserung, und es gelingt ihm, die Nierenarterien selektiv abzubilden, indem er das Kontrastmittel transkutan über die Oberschenkelschlagader einleitet.

Gleichzeitig entwickelt sich die Röntgendarstellung der Venen, insbesondere der Hohlvene; sie liefert u. a. wertvolle Hinweise über renale und pararenale Tumoren sowie retroperitoneale Fibrosen. Kontrastdarstellung der Lymphgefäße (Lymphographie), künstlich erzeugte Radioaktivität und Isotopen-Szintigraphie gehören heute zu den urologischen Routine-Untersuchungen.

Erst vor kurzem entwickelte man die Computerauswertung von Schichtaufnahmen (Computer-Tomographie), so daß es nun möglich ist, Querschnitte von jedem beliebigen Bereich des Körpers zu erhalten. Es lassen sich darauf mehr wichtige Einzelheiten erkennen als auf Röntgenbildern. Der neue und noch sehr kostspielige Scanner ist ursprünglich für die Untersuchung der Feinstrukturen des Hirns vorgesehen gewesen; er kann jedoch auf den gesamten Körper angewandt werden, u. a. zur Diagnose von Tumoren im Urogenitalbereich.

Die zu Beginn des Jahrhunderts aufgekommene Endoskopie arbeitet jetzt mit Geräten, die mit Glimmlicht und Glasfaseroptik ausgestattet sind (1955). Es handelt sich um die Fiberglas-Endoskope; sie ermöglichen die Wiedergabe

Die großen Entdeckungen der Urologie

Abbildung 1557 (gegenüber) Röntgenbild eines Harnblasentumors. (Aufnahme des Autors; Paris, Urologische Klinik des Hôpital Necker)

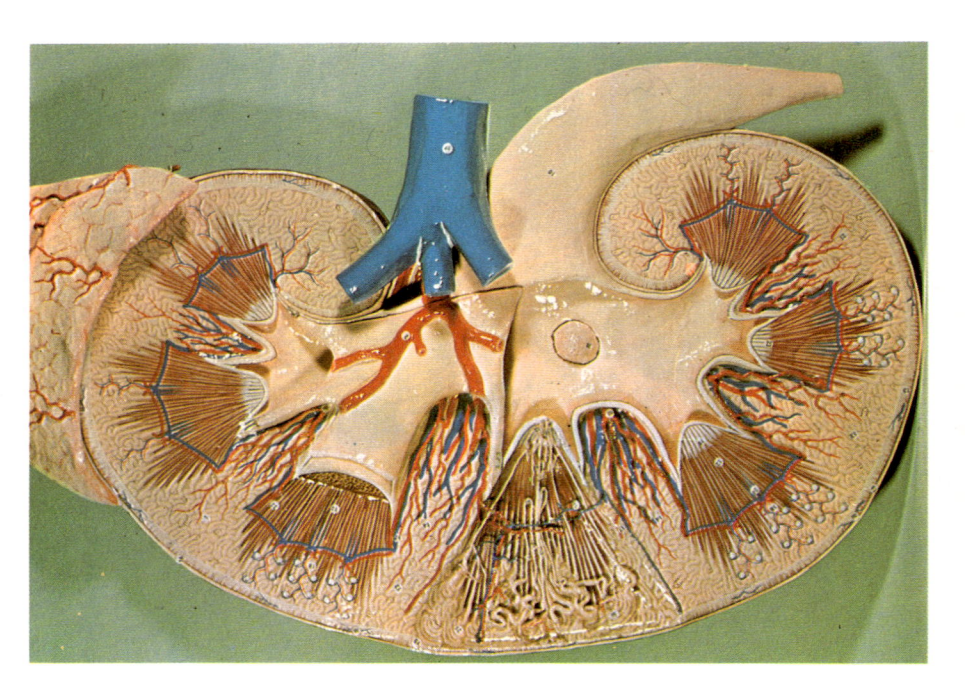

Abbildung 1558
Schnitt durch die Niere.
(Paris, Sammlung Dr. Auzoux)

der endoskopisch gewonnenen Bilder auf einem Bildschirm. Andere Endoskope mit Ultraschall-Suchkopf dienen zum Beispiel während Nierensteinoperationen dazu, unentdeckt gebliebene Steine anzuzeigen, solange das Organ noch offenliegt.

Die technische Miniaturisierung hat die Konstruktion von Fiberglas-Endoskopen mit einem Durchmesser von nur zwei Millimetern zum Auffinden von Steinen und Tumoren im Ureter gestattet.

Durch die seit 1927 ständig weiterentwickelte Echotomographie kann man die Dichte der Nierengewebe mit Ultraschall-Detektoren feststellen.

In der Hämodynamik mißt man die Blutdurchflußmenge in der Nierenschlagader mit einem Ultraschall-Meßgerät (Bestimmung der Strömungsgeschwindigkeit aufgrund des Dopplerschen Effekts).

In der Urodynamik untersucht man die Durchflußmenge des Urins in Harnleiter, Blase und Harnröhre und bedient sich dabei der Elektronik, die im übrigen in der Urologie allgemein zunehmend an Bedeutung gewinnt.

Dank der Erfindung des Elektronenmikroskops entfaltet sich die Mikrochirurgie. In dieser Technik liegt immer noch Japan in Führung, dicht gefolgt von Australien und Frankreich, das zur Zeit bessere Resultate als die USA aufzuweisen hat.

Die ganze Urologie hat von der Mikrochirurgie profitiert; man setzt sie bei konservativen Eingriffen, Mißbildungen, Operationen an den männlichen Genitalien oder in der Nierenchirurgie ein. Sie ermöglicht außerdem, rekonstruierende Eingriffe in einem zunehmend jüngeren Alter vorzunehmen.

Bei Blasenlähmung sind Blasenschrittmacher implantiert worden, die wie Herzschrittmacher durch Elektrostimulation arbeiten und das kontrollierte Harnlassen wieder möglich machen sollen. Auch bei mangelhafter Funktion der Schließmuskeln setzt man solche Geräte ein.

Der sogenannte biologische Kleber besteht aus einer Mischung aus Gelatine und Resorcin, polymerisiert mit Formol (Kélemensche Methode, 1969). In der Urologie dient er zum nahtlosen Verschluß großer Einschnitte in die Niere.

Das Anlegen einer Nierenbeckenfistel bei Obstruktion der Niere durch einen »Ausgußstein« ist dank dieses Klebers harmlos geworden — im Gegensatz zu früheren Zeiten, als diese Operation wegen Blutungsgefahr sehr gefürchtet war.

Mit der Entfaltung der Behandlungstechniken und der Biochemie hat die Pathologie der Niere und ihrer sekretorischen Strukturen immer mehr an Bedeutung gewonnen. Dies beruht nicht zuletzt auf den Entdeckungen großer Pathologen wie Fernand Widal (1862—1929), Franz Volhard (1872—1950), Louis Pasteur (1822—1895), Vallery-Radot (1886—1970) und ihrer Schüler.

1950 entsteht eine neue wissenschaftliche Disziplin: die Nephrologie. Ihr Begründer und allseits anerkanntes Oberhaupt ist Jean Hamburger. Bei diesem Fach handelt es sich um die »Erforschung der Physiologie und Pathologie der Niere«.

Die Begriffe *Clearance* und »Elektrolythaushalt« sowie das Verständnis der Rolle des Kreatinins sind Errungenschaften, die auch für die Urologie im engeren Sinne von Bedeutung sind.

Im Rahmen des weltweiten Abenteuers, das man Organverpflanzung zu bezeichnen pflegt und dessen Grundlagen Alexis Carrel und Jaboulay 1906 legten, ist es aufgrund der Fortschritte der Nephrologie und der urologischen Techniken möglich geworden, sich an die Übertragung von Nieren zu wagen. In diesem Zusammenhang muß man nachdrücklich auf die Rolle Carrels hinweisen, der dank der experimentellen Mittel, die man ihm in den Vereinigten Staaten zur Verfügung stellte, 1912 die ersten Organverpflanzungen an Tieren vornehmen konnte. Bei der Nierentransplantation stammt die Spenderniere entweder von einem frisch Verstorbenen oder einem Hirntoten, dessen Blutkreislauf künstlich aufrechterhalten worden ist. Die Qualitätsunterschiede zwi-

Die Entstehung der Nephrologie

Abbildung 1559 (unten links) Arteriographie der Niere. Sie zeigt eine chronische Pyelonephritis. Die durch Pfeile bezeichneten Bereiche der Nierenrinde sind unzureichend vaskularisiert.

Abbildung 1560 (unten rechts) Nierenabszeß und Nierenkapselphlegmone. Der Abszeß läßt sich an der unzureichend mit Blutgefäßen versorgten Randzone erkennen, die Phlegmone im Gegenteil durch eine Übervaskularisierung im Nierenbett. Aus: L'Artériographie rénale von J. Tongio, J.-C. Masson et al., Paris 1975. (Paris, Bibl. der Alten Medizinischen Fakultät)

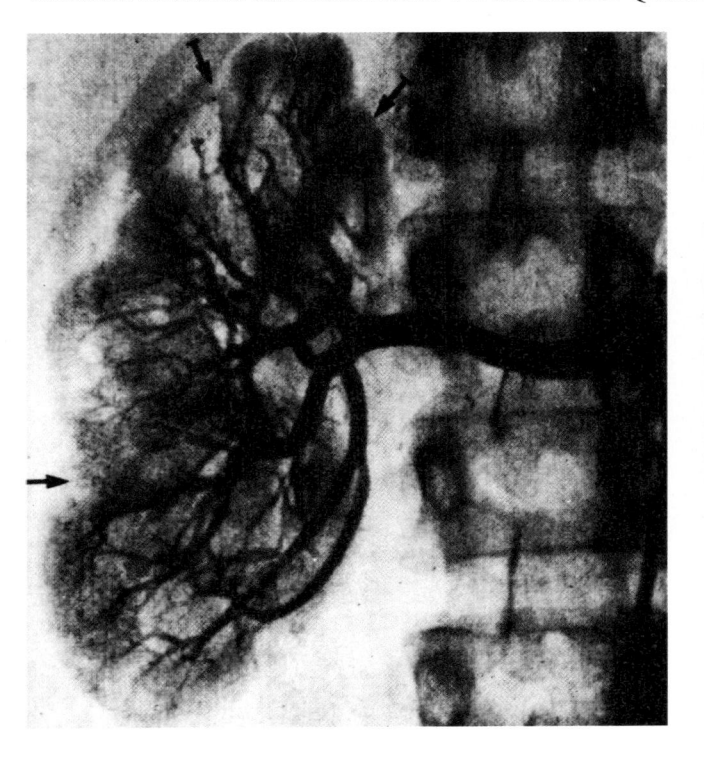

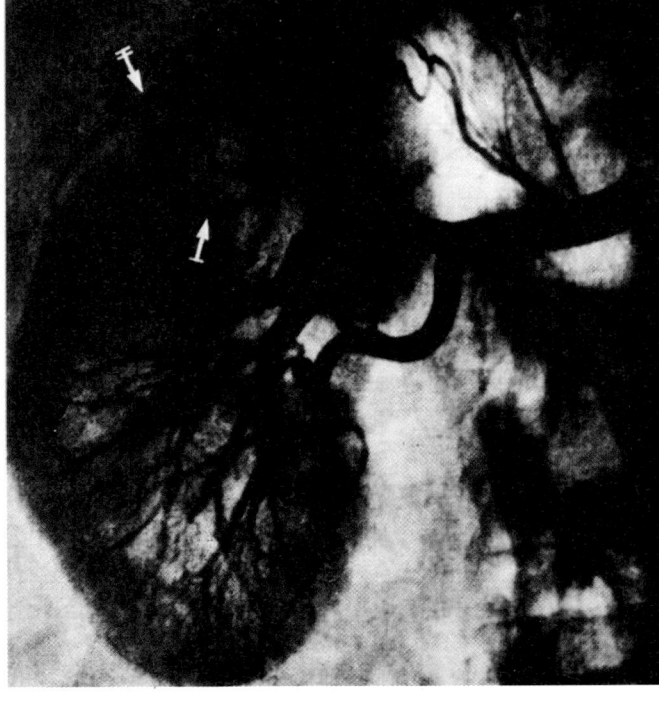

schen den Organen von lebenden oder toten Spendern lassen sich an den abweichenden Erfolgen der Verpflanzungen erkennen. Der in Frage kommende Empfänger wird aufgrund von Bestimmungen der Erythrozytengruppen, der zytotoxischen Antikörper sowie der Gewebeverträglichkeit ausgewählt (Definition des die Kompatibilität betreffenden HL-A-Systems durch Jean Dausset, 1966). Vor der Nierentransplantation muß der Patient eine mehr oder weniger lange Wartezeit ohne Nieren überstehen; währenddessen wird sein Blut in einer künstlichen Niere »gewaschen«. Die besten Gesamtergebnisse aller Organverpflanzungen erzielt zur Zeit immer noch die Nierentransplantation.

Die Nierentransplantation

Die erste erfolgreiche Nierenverpflanzung wurde im Jahre 1956 durchgeführt. In Frankreich begann man 1958, und seitdem finden jedes Jahr mehrere hundert Nierenübertragungen statt.

Die mit dieser Operation erzielten Erfolge haben der allgemeinen Organverpflanzung den Weg geebnet. Es ist dabei jedoch nicht geblieben: Die Technik

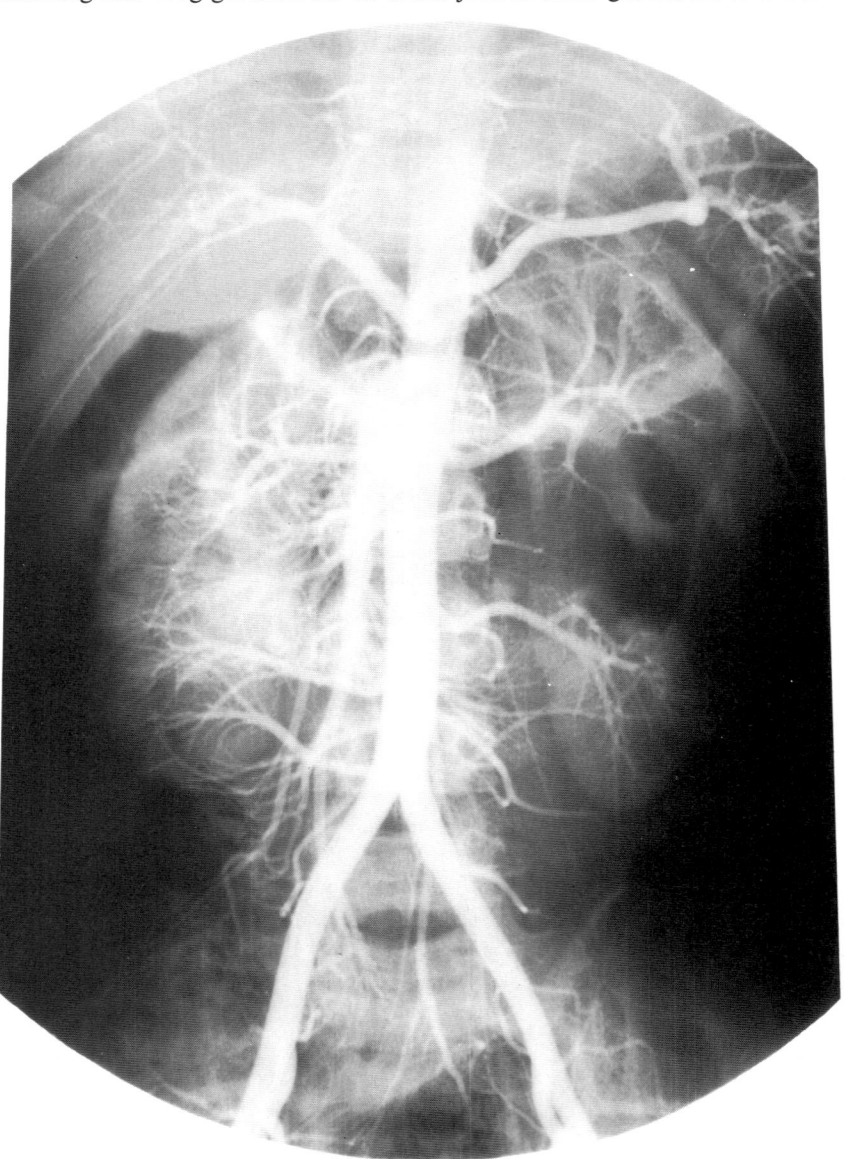

Abbildung 1561
Nierenruptur bei einem verunglückten Kind. Die Arteriographie zeigt deutlich die beiden auseinandergerissenen Teile des Organs. (Aufnahme des Autors, Paris, Urologische Klinik des Hôpital Necker)

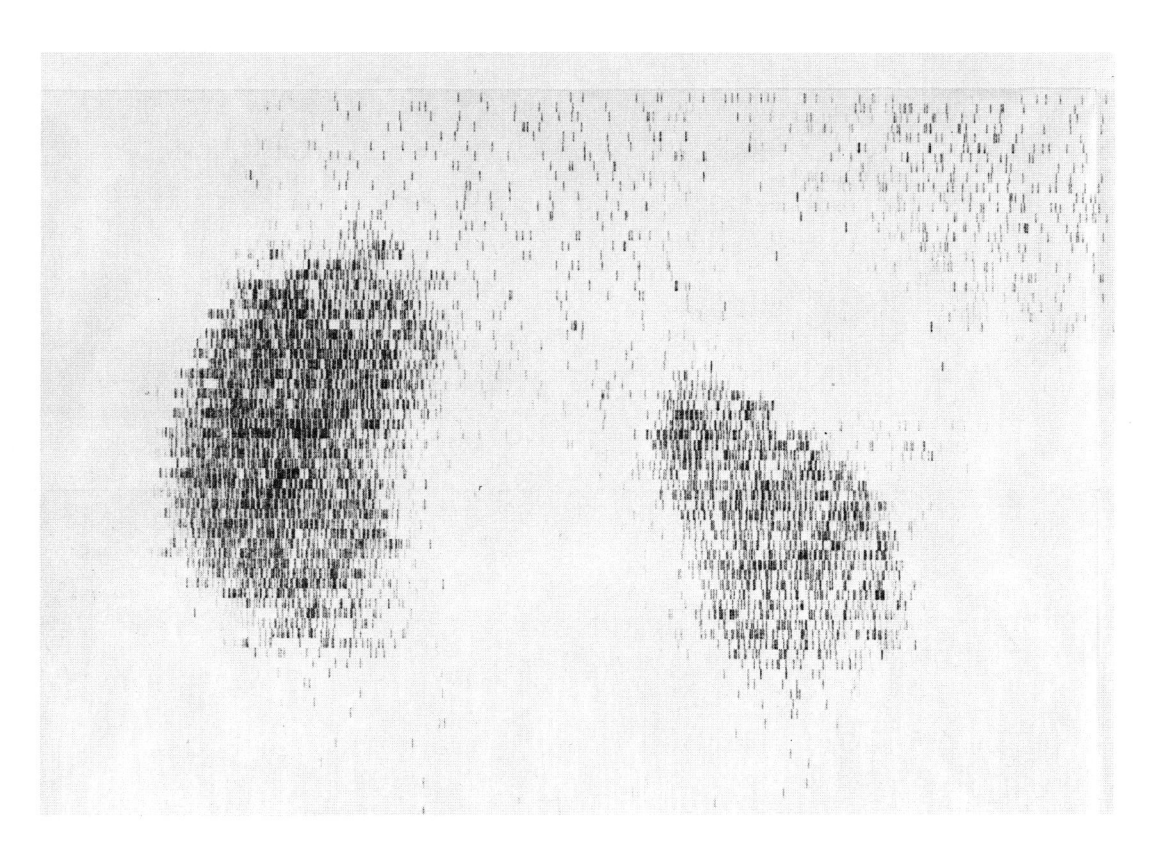

der Nierentransplantation ist heute so ausgereift, daß man einerseits das Problem der vom Kreislauf abgeschnittenen Niere gelöst hat und andererseits einen neuen Zweig der urologischen Technik entwickelt hat, nämlich die extrakorporale Chirurgie. Das Organ wird dabei außerhalb des Körpers behandelt.

Nach Durchtrennen des Nierenstiels spült man die roten Blutkörperchen durch eine hypotherme (4° C) intraarterielle Perfusion aus der Niere und unterkühlt dabei homogen das ganze Organ. Sobald die Niere mit unterbundenem Stiel herausgenommen ist, legt man sie unter anhaltender Perfusion auf einen Arbeitstisch; dort werden von Fall zu Fall kleine Arterien mikrochirurgisch behandelt, Arteriogramme gemacht, toxische Substanzen hindurchgeleitet oder besonders starke Strahlendosen gegeben. Im englischen Sprachraum bezeichnet man das Verfahren daher auch als »bench surgery«, in Frankreich als »chirurgie de la planchette«. Nachdem man die Behandlung in aller Ruhe abgeschlossen hat, wird die Niere nach dem einschlägigen Verfahren (eine Technik des Franzosen René Küss) reimplantiert. Auf die Niere wendet man die extrakorporale Chirurgie im Zusammenhang mit Transplantationen an, aber auch dann, wenn eine Behandlung nötig wird, die sich in situ nicht ausführen läßt.

Jean Auvert hat 1976 die Ergebnisse einer weltweiten statistischen Erhebung über Fälle von *renaler Autotransplantation* veröffentlicht. Es geht aus ihr hervor, daß 84 der 100 angegebenen Fälle erfolgreich verlaufen sind. Angezeigt ist das Verfahren u. a. bei allen Läsionen der Nierenschlagader, nahe an der Niere gelegenen oder bereits mehrfach operierten Ureterstenosen, irreparablen Läsionen des Nierenhilus, ein- oder beiderseitigem Nierenkrebs und Retroperitonealfibrosis mit Einengung des Nierenstiels oder des Ureters. Die künstliche Schlagaderembolisierung wurde 1962 durch Luessenhopp, Chicago, in die Gefäß-

Abbildung 1562
Szintigramm von der Niere. Die kranke rechte Niere ergibt nur ein unvollständiges Bild. (Aufnahme des Autors, Paris, Urologische Klinik des Hôpital Necker)
Ein Szintigramm erhält man, indem man dem Körper eine radioaktive Substanz einspritzt, die sich im zu untersuchenden Organ ansammelt.

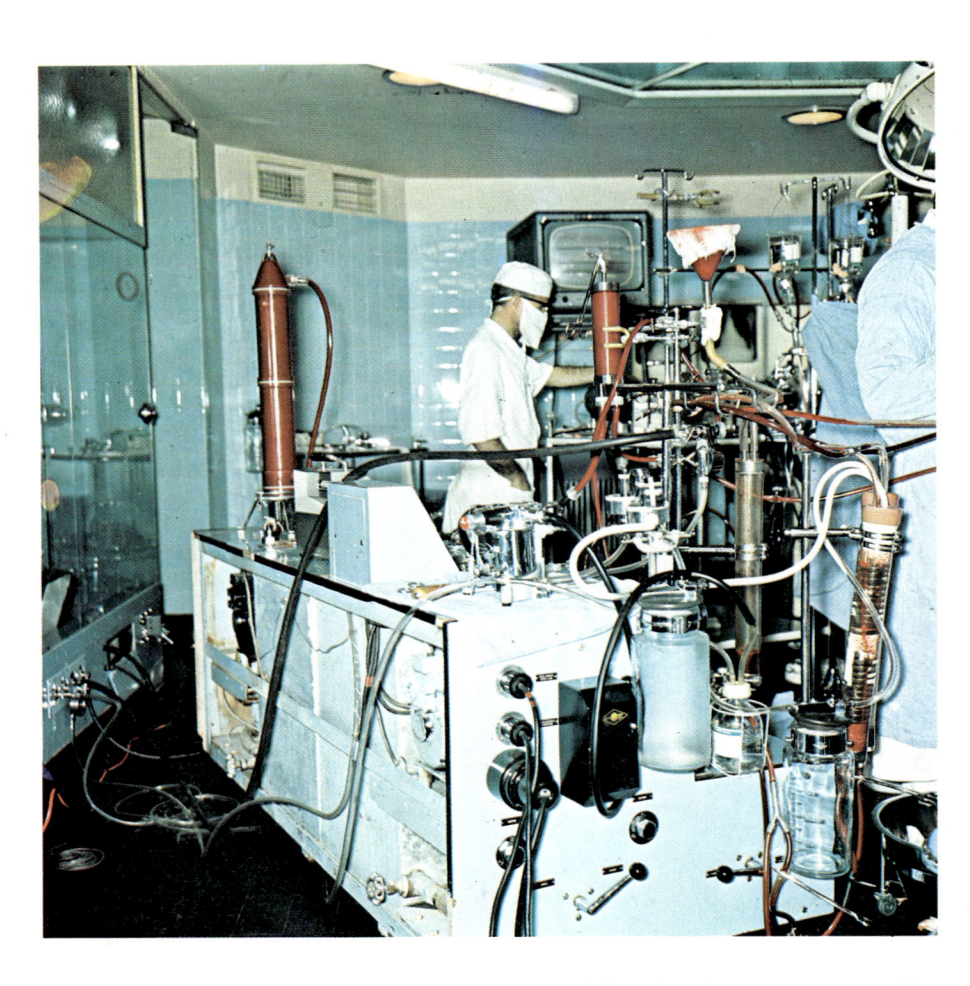

Abbildung 1563
Künstliche Niere (Dialysegerät).

Neuroradiologie eingeführt. Dabei kann beispielsweise ein ganzer arterieller Bereich oder eine arteriovenöse Nierenfistel durch Einleitung von synthetischen oder organischen Teilchen selektiv verschlossen werden, indem man die betroffene Arterie unter Kontrolle katheterisiert.

Sehr große Tumoren lassen sich nach Embolisieren der Nierenarterien herausoperieren. Bei diesem Vorgehen hat man keine schweren Blutungen zu befürchten. 1973 embolisierten Almgard und Fernström (Schweden) versuchsweise inoperable Tumoren und stellten eine Verlangsamung der Metastasenbildung fest.

Auch die Umleitung des Harns ist eines der Probleme, mit denen man sich heute beschäftigt. Eine Nieren- oder Harnleiterfistelung nach außen und auch die Neueinpflanzung des Ureters in die Blase stellen jedoch unangenehme Behinderungen dar.

Für den Fall, daß eine Harblasenamputation erforderlich wird und damit das Auffangsorgan für den Urin verschwindet, zog man bereits Ende des 19. Jahrhunderts den Darm als Ersatzreservoir in Betracht. Coffey (USA) entwickelte schon 1921 eine Technik zur Einpflanzung der Harnleiter in das Sigmoid. Er ersetzte auf diese Weise die höchst unangenehme Ableitung nach außen durch eine Ableitung nach innen, die auf den ersten Blick günstiger erscheinen mag. Leider erwies sie sich langfristig in vielen Fällen als Mißgriff, da es durch Harnrückfluß vom Colon zur Niere zu allmählicher Zerstörung des Nierengewebes kommen kann.

Ab 1948 pflanzte Bricker (USA) die Ureteren in einen isolierten Teil des Sigmoids, das er am Unterleib nach außen münden ließ. Dies ist nun wieder eine externe Ableitung. Man nahm sich jedoch vor, es künftig noch besser zu machen, gestützt auf bereits früher angestellte Versuche an Tier und Leiche.

Scheele dachte als erster an die Möglichkeit, die Blase durch den Darm zu ersetzen; er erprobt diese Operation an der Leiche und veröffentlicht 1923 seine Theorie. Als Blasenersatz bietet sich der Darm durch seine besonderen Eigenschaften an: Er stellt ein dehnbares, kontraktiles Hohlhorgan dar, dessen Versorgung mit den Eingeweidenerven ähnlich wie bei der Blase ausgebildet ist.

Dem Franzosen Roger Couvelaire gebührt das Verdienst, als erster die menschliche Harnblase ersetzt zu haben. Bei seinen 1950 veröffentlichten Ergebnissen handelt es sich noch um Blasenvergrößerungen mit einem Sigmoidstück. Im Jahre darauf kann er als erster über einen vollständigen Harnblasenersatz durch das Sigmoid berichten. Obwohl seine Technik anfangs stark umstritten ist, kann sie sich aufgrund erfreulicher Ergebnisse durchsetzen. Unterstützt wird Couvelaire durch Jean Cibert, Lyon, der 1954 eine Statistik über erfolgte Vergrößerungen tuberkulöser Schrumpfblasen veröffentlicht.

Seit ungefähr fünfundzwanzig Jahren ist die Vergrößerung oder der Ersatz der Harnblase durch eine Dünndarmschlinge eine gebräuchliche Technik geworden. Ihre Durchführung bleibt jedoch mit Schwierigkeiten verbunden, und gelegentlich bleibt eine gewisse nächtliche Inkontinenz zurück.

Schon Ende des letzten Jahrhunderts kam man auf die Idee, die Harnblase durch das benachbarte Organ, nämlich den Mastdarm, zu ersetzen. Am Men-

Abbildung 1564
Andere Ansicht einer künstlichen Niere. Das Blut des Patienten tritt durch Filter, welche die harnpflichtigen Substanzen aussondern. Den Vorgang bezeichnet man als Hämodialyse oder Blutwäsche.

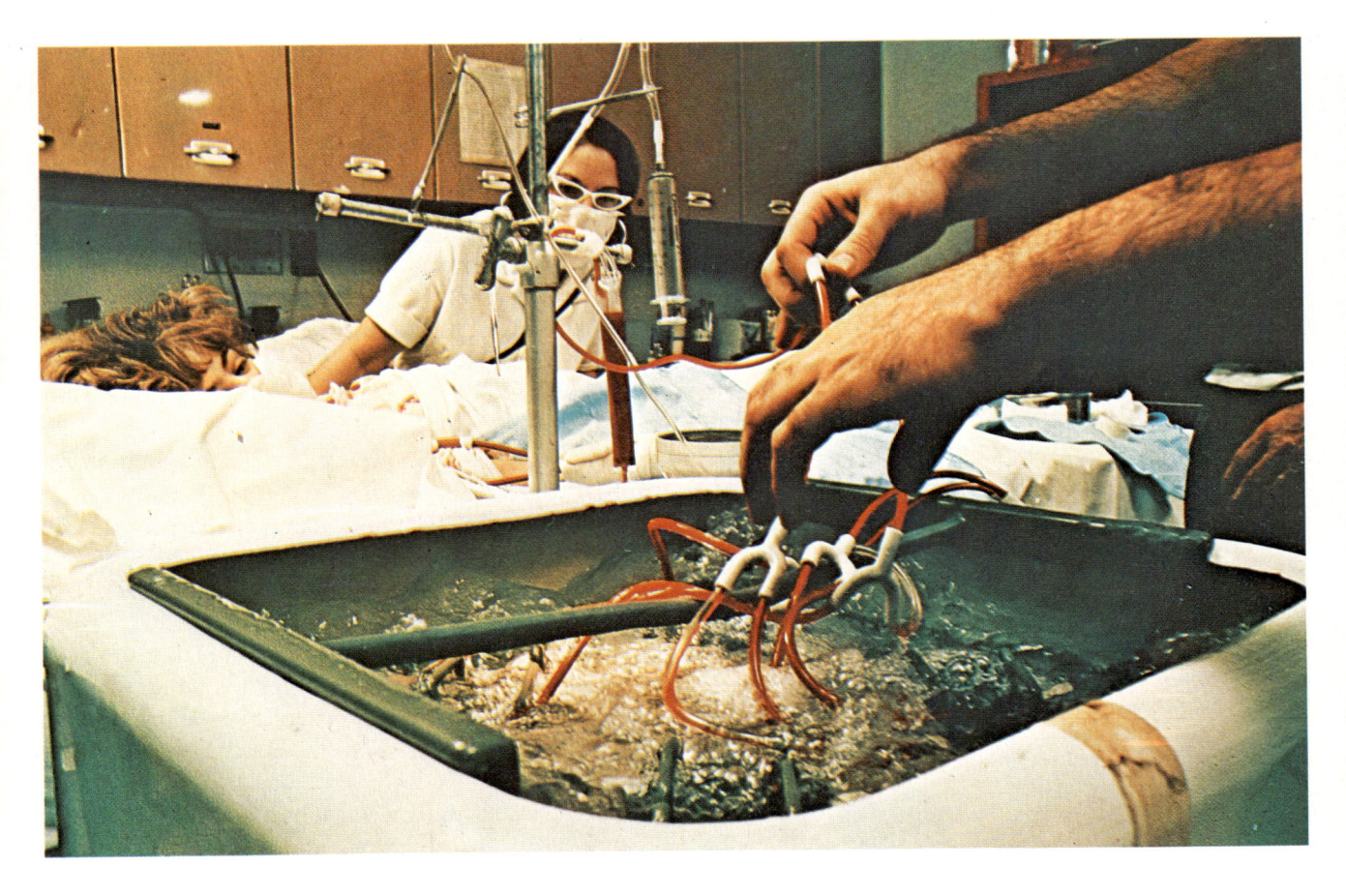

schen hat man bereits zu Beginn des 20. Jahrhunderts damit begonnen, das Rektum zu isolieren und die Ureteren zu implantieren. Der Harnleiterersatz gibt freilich ernste Probleme auf. Läsionen im Bereich der Einmündungen eines Ureters in das Nierenbecken kann man eventuell durch eine Harnleiter-Nierenbecken-Plastik beheben. Dasselbe gilt für die letzten Zentimeter vor dem Eintritt in die Blase: Entweder kommt hier eine Neueinpflanzung des betreffenden Ureters in die Blase oder eine Harnblasen-Harnleiter-Plastik (durchgeführt von Boari 1894, beschrieben von R. Küss) in Frage. Bei größerem Substanzverlust muß man allerdings anders vorgehen. Seit 1972 verwendet man Schläuche aus Silicon-Kautschuk; sie sind vollkommen beständig gegen Urin, und die Gewebe vertragen sie ohne entzündliche Reaktionen (B. Dufour).

Die modernen chirurgischen Eingriffe

Im gleichen Maße, wie man neue Eingriffe erdachte, entwickelte sich auch die klassische Urogenitalchirurgie, und zwar qualitativ und quantitativ.

1. *Die Nierenchirurgie.* Wenn die Entfernung der Niere nötig wird, operiert man entweder über den transperitonealen Weg oder man macht eine Laparotomie, ergänzt durch einen Brusthöhlen- und Zwerchfellschnitt.

Die Regeln für die partielle Nephrektomie stellte A. Dufour 1951 auf. Man bemüht sich seitdem, die Operationskriterien entsprechend dem letzten Stand der Technik zu revidieren und zu verbessern, und die Berichte über solche Operationen mehren sich.

Bei Nephrolithiasis überwiegt die konservative und funktionelle Chirurgie; gefördert wurde sie durch die Arbeiten Randalls (1937), die Fortschritte in der Therapeutik und die neuen Techniken zur Beseitigung von Hindernissen in den Harnwegen. Während die Urogenitaltuberkulose dank einer vielseitigen Chemotherapie ihren Schrecken zum größten Teil verloren hat, verzeichnet man eine beängstigende Ausbreitung der Filariosis. Auch die Bilharziose der Harnwege mitsamt der durch sie hervorgerufenen Nierenschädigungen stellt ein häufiges und ernstes Problem dar.

Zwar haben sich die modernen Urologen zum Ziel gesetzt, alle Organe des Patienten so weit wie möglich zu erhalten, aber bei Nierenkrebs scheuen sie sich nicht, den Umständen entsprechend, eine oder beide Nieren zu entfernen. Die Operation wird von langer Hand vorbereitet und das Für und Wider gründlich überlegt. Der Eingriff ist sowohl am Kind als auch am Erwachsenen möglich. Dabei wird dem Patienten sofort nach der Entnahme eine frische oder von der Leiche stammende Niere implantiert.

2. *Die Harnleiterchirurgie.* Aufgrund der hochentwickelten urologischen Untersuchungsmethoden kann man heute schon zeitig Entwicklungsanomalien entdecken, die früher gänzlich unerkannt blieben oder sich erst in der Autopsie zeigten. Die klinische und radiologische Diagnostik und die immer früher vorgenommenen Eingriffe haben es ermöglicht, eine große Zahl von Wassersacknieren und »stummen« Nieren zu reparieren; Nierengewebe, das früher unweigerlich der Zerstörung geweiht gewesen wäre, kann man auf diese Weise retten.

Urinrückfluß von der Blase zu den Nieren, doppelte oder gespaltene Ureteren, sekundäre Nierensteinbildung, mißgestaltete Uretereinmündungen und Verlagerung der Ureteren hinter die Hohlvene (einen solchen Fall behob zum erstenmal A. Dufour 1952) kann der Urologe so behandeln, daß der Harnleiter erhalten bleibt.

3. *Die Harnblasenchirurgie.* Erwähnt werden sollen hier nur die neuesten gesicherten Fortschritte: Bei drohender Ausbreitung eines bösartigen Harnbla-

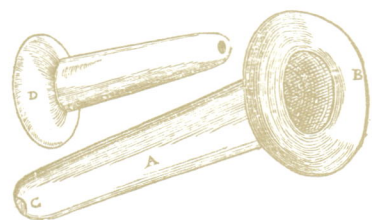

Abbildung 1565
Das »Instrument« Ambroise Parés »für diejenigen, die das Glied verloren haben«, kann sich kaum mit den modernen Genitalprothesen — einige sind sogar aufblasbar — messen. Illustration aus dem Buch Œuvres de M. Ambroise Paré, Paris 1575. (Paris, Bibl. der Alten Medizinischen Fakultät).

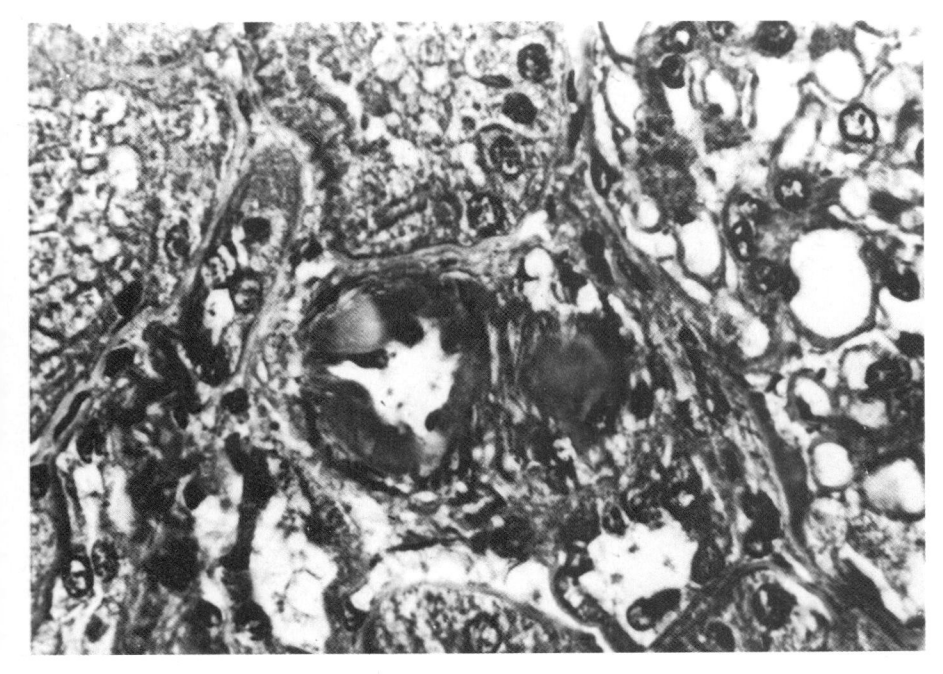

*Abbildung 1566
Nierenbiopsie einer fünfundzwanzigjährigen Diabetikerin. Status: segmentäre Arteriolonekrose und -sklerose (Untergang und Wandverhärtung der kleinsten Schlagadern) ohne renale klinische Äußerung. Der Diabetes wurde erst sechs Monate vor der Aufnahme diagnostiziert.*

sentumors wird eine Zystektomie mit eventueller Bereinigung der umliegenden Bereiche fällig; die Amputation der Blase hindert heute den Patienten nicht mehr daran, ein normales Leben zu führen. Gutartige Geschwülste sind ein Fall für die endoskopische Chirurgie.

Die nähere Beschäftigung mit dem Problem der Blasenlähmung hat zur Entstehung eines Spezialgebiets geführt, nämlich der neurologischen Urologie.

4. *Die Harnröhrenchirurgie.* In manchen Fällen kann das Tagträufeln bei weiblichen Patienten durch Hochlagerung des Blasenmundes behoben werden.

Bei einer durchtrennten oder stenosierten Harnröhre des Mannes kann eine Resektion des entsprechenden Abschnitts erfolgen, wobei man unterschiedliche Resultate erhält.

Schwere und leichtere angeborene Harnröhrenmißbildungen wie Epispadie und Hypospadie sowie Blasenektropie operiert man heute schon im frühesten Kindesalter.

Eine Vielfalt moderner Techniken steht uns zur Verfügung. Man praktiziert freie und Stiellappentransplantationen, verpflanzt Organe und setzt Prothesen ein; die Zukunft wird zeigen, ob es wirklich sinnvoll ist.

Die meisten Entwicklungsanomalien werden heute schon früh von Spezialisten in der pädiatrischen Urologie behandelt. Da für diesen Zweck besondere Instrumente, speziell ausgebildetes Personal, Einweisung in gesonderte Krankenhausabteilungen und eine spezifische Schulung der urologisch tätigen Chirurgen nötig ist, verdiente diese Disziplin es, einen eigenen Lehrkörper zu erhalten, wie es bereits seit langem in den angelsächsischen Ländern Brauch ist.

5. *Prothesen* werden in der Urologie immer häufiger implantiert. Schläuche aus Silicon-Kautschuk ersetzen den Ureter teilweise oder ganz. Im letzteren Fall verbindet man das proximale Ende mit dem Nierenbecken oder einem Nierenkelch, während das distale Stück in die Harnblase geführt und an ihrer Wand befestigt wird. Obwohl den Siliconschläuchen natürlich die Peristaltik fehlt, hat sich erwiesen, daß sie nach mehreren Jahren noch durchlässig bleiben und sich keine Harnsalze auf ihren Wandungen absetzen.

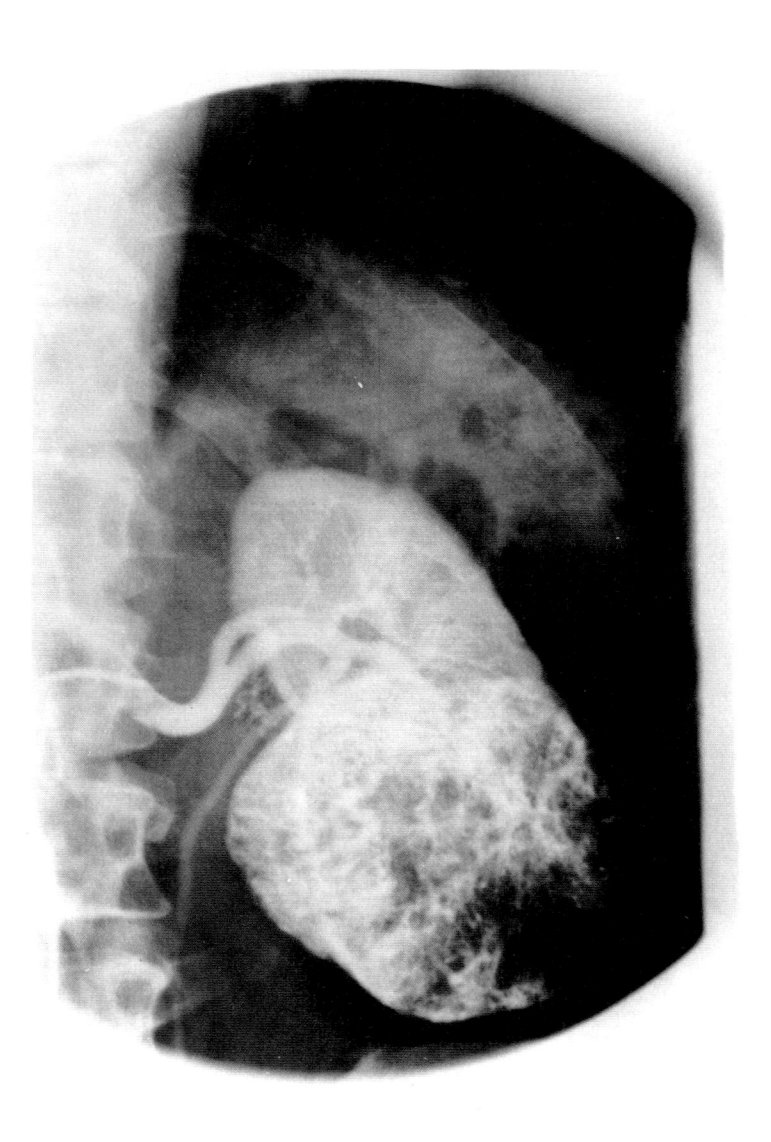

*Abbildung 1567
Krebs in der linken Niere.*

Der große Vorteil der Ureterprothese liegt darin, daß man vom Anlegen einer künstlichen Nieren- oder Harnleiterfistel nach außen absehen kann.

Auch für die Harnblase und die Harnröhre hat man Siliconprothesen entwickelt, unter anderem wird seit 1975 ein Blasenschließmuskelersatz angeboten. Außerdem versucht man sich im Einpflanzen von Genitalprothesen, z. B. für den Penis (steif, dehnbar oder sogar aufblasbar) und für die Hoden (Kunststoffprothesen beliebiger Größen; ihr Einsatz stellt heute nichts Ungewöhnliches dar). Auch für Harnblase und Ureter gibt es Prothesen aus verschiedenen Kunststoffen.

Die Chirurgie des Genitalapparats

Die chirurgische Behandlung der männlichen Sterilität hat Martin 1901 in Philadelphia mit einer künstlichen Nebenhoden-Samenleiter-Anastomose eingeleitet. Die Operation hat sich in Frankreich allgemein eingebürgert, und ihre Erfolgsquote beträgt vierzig Prozent. Mit Hilfe der Mikrochirurgie wird sie künftig noch verbessert werden können.

Ein anderes Leiden, mit dem sich die modernen Urologen beschäftigen, ist der Hodenkrebs. Von den verschiedenen möglichen Geschwülsten grenzte Chevassu 1906 das Seminom ab. Dank der modernen biochemischen Techniken kann man im Falle verdächtiger klinischer Anzeichen durch die Bestimmung der Gonadotropine im Urin eine präzise Diagnose stellen.

Nach histologisch abgesicherter Diagnose und Kastration ist beim Seminom die Bestrahlung der betreffenden Lymphknoten wirksam; für die anderen Geschwülste, die — jedenfalls beim heutigen Stand der Technik — weniger empfindlich auf die Strahlenbehandlung reagieren, kommt eine Polychemotherapie oder die Resektion der Lymphknoten in Betracht.

Währenddessen hat sich die Prostatachirurgie der beiden vorherrschenden Leiden dieses Organs angenommen: Es handelt sich um das Adenom, das sich vorzugsweise im kranialen Segment der Drüse ansiedelt, und um den Krebs, der den kaudalen Abschnitt zu befallen pflegt.

1. *Das Periurethraladenom (Prostatahypertropie),* worum es sich meistens handelt, wenn jemand »an der Prostata« leidet, kann über mehrere Wege angegangen werden.

Über den perinealen Weg hat Hugh Young (1870—1945) ausgezeichnete Ergebnisse erzielt; in Europa hat Puigvert (Barcelona) dieses Verfahren übernommen, jedoch nicht die französischen Urologen. Die suprapubische Methode machte Georges Marion allgemein zugänglich (zweizeitige Operation), und er modernisierte sie auch. Es handelt sich heute um eine Operation bei geöffneter Bauchhöhle; sie läuft nach festen Regeln ab, u. a. mit direkter Blutstillung, Vernähen der Blase und Reybardschem Katheter.

Der retropubische Weg, vor der Harnblase vorbei, wurde 1908 durch Von Stockum, Rotterdam, erprobt und ab 1943 von Terence Millin (Großbritannien) übernommen, wobei nun die Antibiotika und insbesondere das Penicillin wertvolle Dienste leisteten. Die Operation löste zwar anfangs unter den Urolo-

Abbildung 1568
Dialyse, Hôpital de la Pitié, Paris. Der Vorgang dauert mehrere Stunden und nimmt den Organismus sehr mit. Das Dialysegerät ermöglicht es dem Patienten, die Wartezeit bis zu einer Nierentransplantation zu überbrücken.

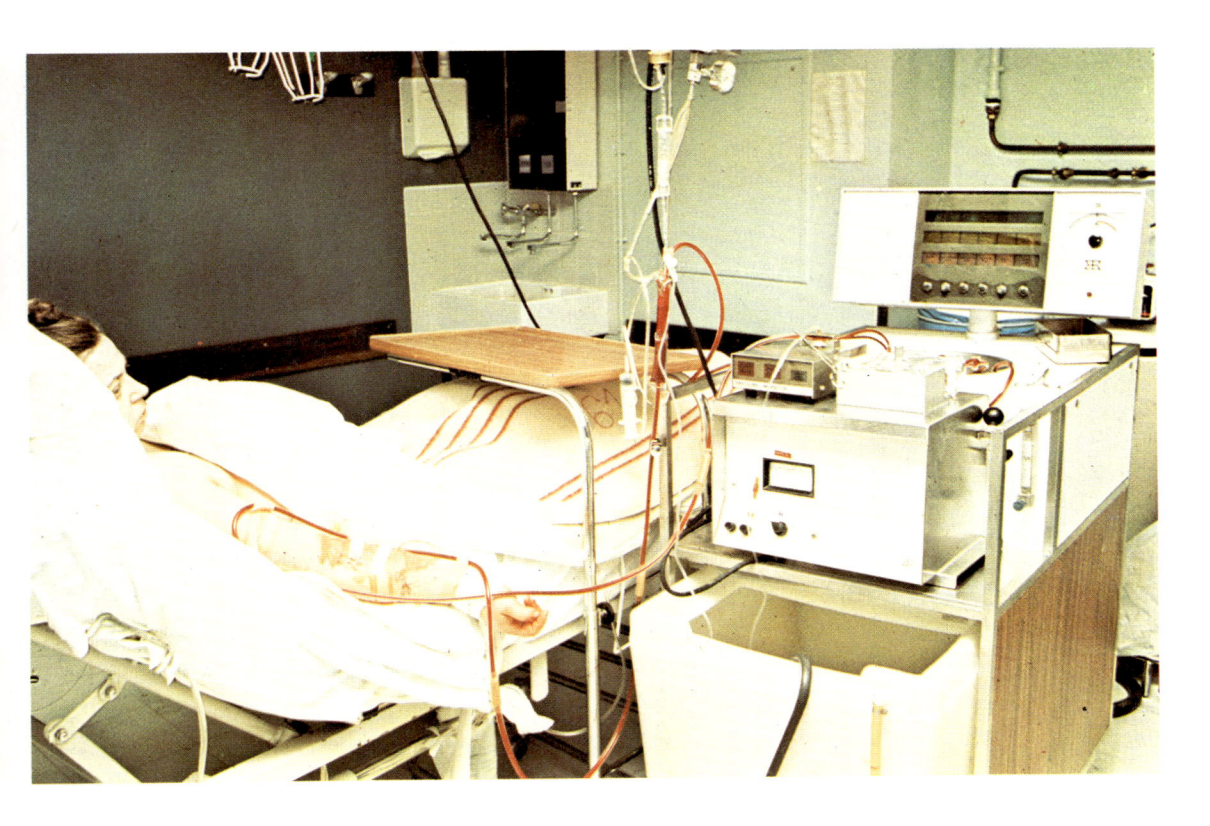

gen große Begeisterung aus, aber mit der Zeit haben sich die Erwartungen als zu hochgespannt erwiesen.

Eine andere Technik, nämlich die Resektion mit dem Endoskop, ist das Ergebnis einer langen Entwicklung. Sie begann mit dem Verfahren nach Luys und wurde nach und nach durch Nesbit und Netter in den Vereinigten Staaten ver-

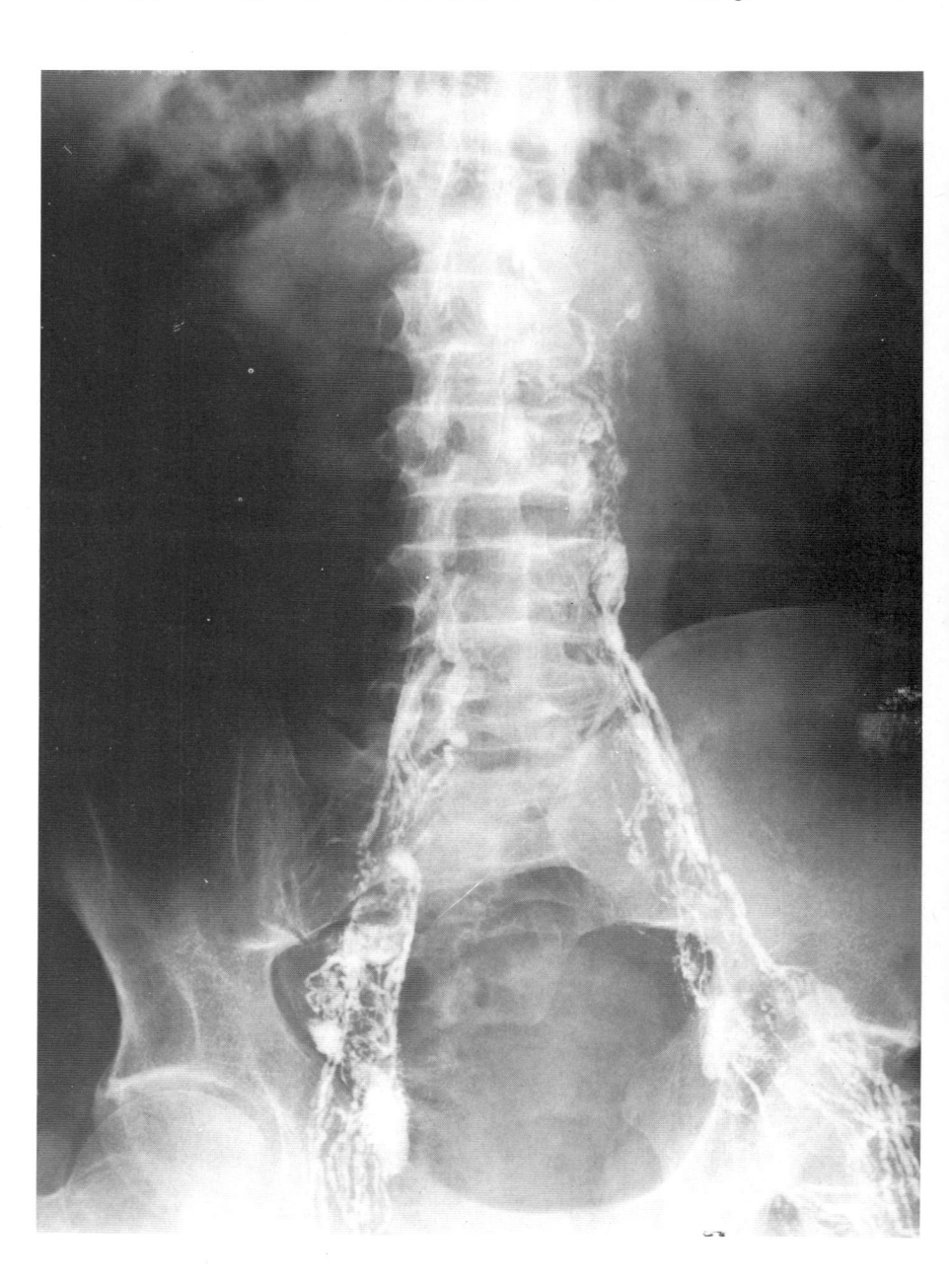

*Abbildung 1569
Lymphographische Darstellung eines Harnblasenkrebses.*

vollkommnet. Angezeigt ist sie bei Adenomen geringer Größe, alleiniger Mittellappenbildung, Sklerose des Blasenmunds, chronischer Prostataentzündung und Prostatakrebs.

Die Kryochirurgie, deren physikalisches Prinzip auf der Entspannung des Stickoxyduls (—89° C) oder dem Verdampfen von flüssigem Stickstoff

(— 160° C) beruht, ist 1964 von Gonder-Soanes und Smith in die Urologie eingeführt worden. In Frankreich veröffentlichten G. Rigondet, Montluçon, und P. Guillemin, Nancy, die ersten interessanten Resultate. Das Verfahren eignet sich zur Behandlung von Adenomen bei Patienten, die keinen längeren Eingriff, geschweige denn eine Vollnarkose überstehen würden; ebenso ist es bei Vorsteherdrüsenkrebs angezeigt.

2. *Der Prostatakrebs* wird immer noch sehr spät diagnostiziert, und es muß dazu eine Nadelbiopsie oder eine operative Entnahme erfolgen. Nachdem Huggins 1945 in den USA entdeckte, daß Östrogene auf diesen Krebs hemmend wirken, versuchte man nun grundsätzlich die Östrogentherapie. Seit 1972 empfehlen amerikanische Autoren (u. a. Backshaw) die Anwendung linearer Teilchenbeschleuniger und raten von den Östrogenen ab.

In Frankreich zieht man zur Zeit eine Kombination beider Methoden vor. Wenn der Blasenmund oder der Ureter verschlossen sind, vervollständigt man die Therapie durch endoskopische Resektion oder Kryochirurgie.

Seitdem der Reybardsche Katheter in einer modernisierten Form nach Foley zur Verfügung steht, und seit man die Bearbeitung der Kunststoffe in den Griff bekommen hat, kann man bei akuter Harnverhaltung oder Überdehnung der Blase aufgrund einer störenden Prostata auf das Anlegen einer Blasenfistel verzichten.

Die Fortschritte auf dem Gebiet der Frühdiagnose, der Nuklearmedizin und der mitosehemmenden Chemotherapie hatten zur Folge, daß der Krebsforschung speziell im urologischen Bereich immer mehr Bedeutung zukommt.

Seit der Entdeckung der künstlichen Radioaktivität hat man mehr als eintausendfünfhundert radioaktive Isotopen erfaßt; die beständigsten, zum Beispiel Radiokobalt Co-60 und Radioiridium I-192, werden heute ausgiebig angewandt.

In ähnlicher Weise sind die Möglichkeiten für eine wucherungshemmende Polychemotherapie durch die tagtäglichen Neuerungen auf dem Gebiet der antimetabolischen und antimitotischen Chemotherapeutika schier unübersehbar geworden.

Vorherrschend bleibt jedoch der radikale oder palliative chirurgische Eingriff. Oft fügt man eine ergänzende physikalische oder chemische Radiotherapie oder eine Kombination aus diesen Techniken hinzu. Auf diese Weise erzielt man heute häufig dort eine Besserung, wo die Prognose noch vor wenigen Jahren kurzfristig fatal ausfallen mußte. Als Beispiel mögen die Nephroblastome bei Kindern und die Hodengeschwülste dienen.

Dies sind also die Hauptmerkmale der modernen Urologie. Zwar wird der Forscher des 21. Jahrhunderts die Leistungen seiner unmittelbaren Vorgänger sicher weniger brillant finden, aber wir können uns damit trösten, daß das 22. Jahrhundert einmal ebenso über ihn denken wird!

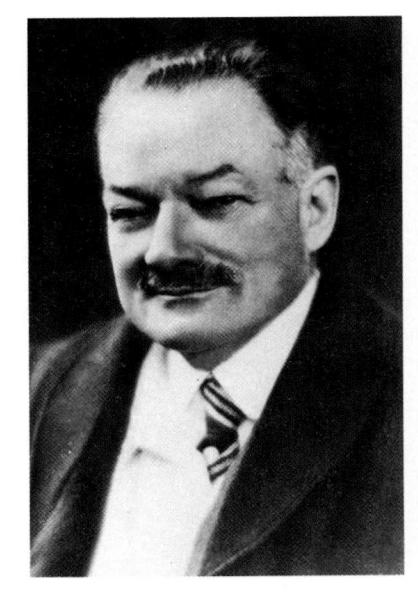

Abbildung 1570
Georges Marion (1869—1960), ehemals Leiter des »Service Civiale« im Pariser »Lariboisière«-Hospital, ist der Begründer der modernen Urogenitalchirurgie.

mettre leur eſtude en tenir

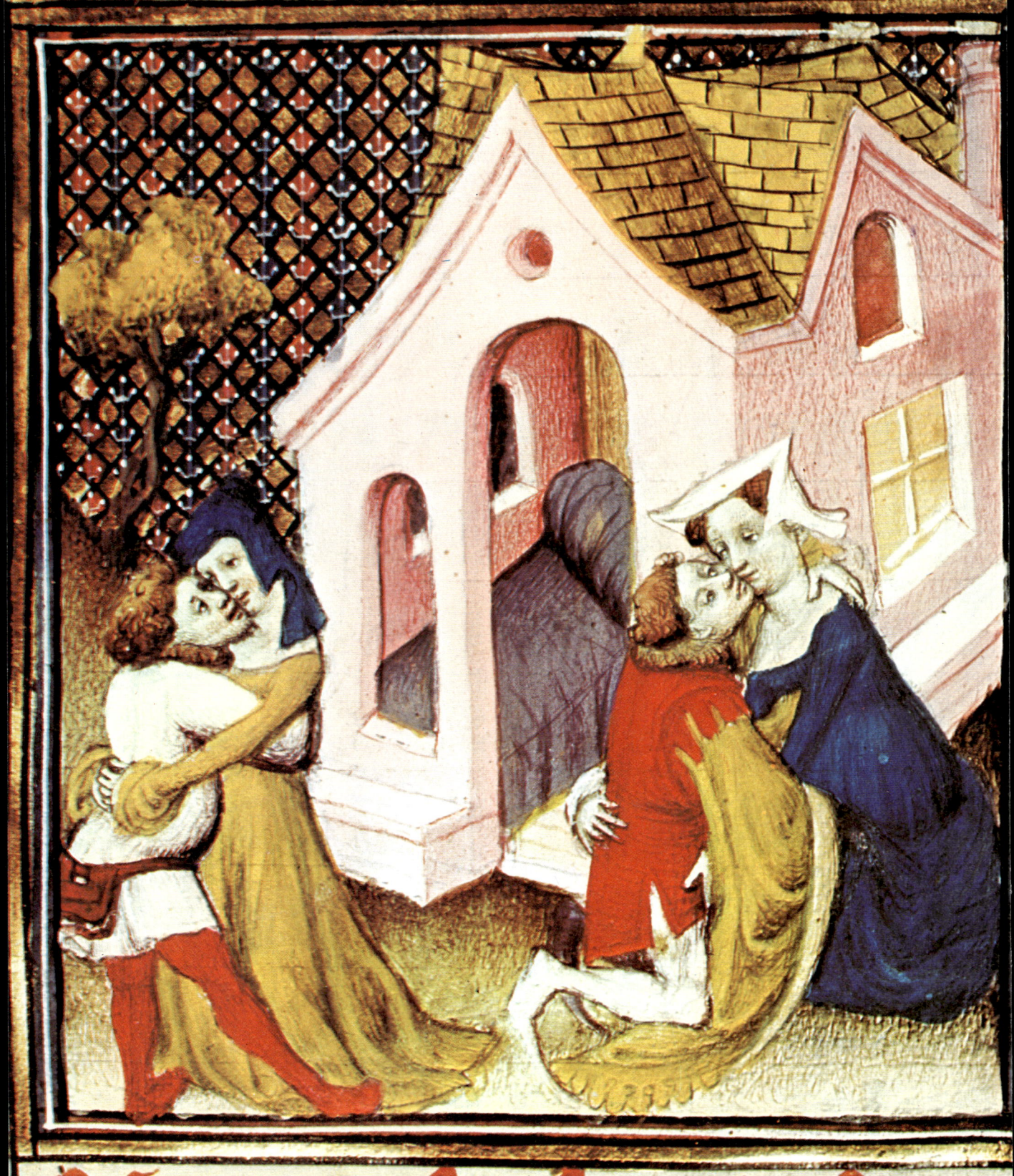

Cy apres lenſuit de flore

Die Geschichte der Geschlechtskrankheiten

von René Burgun und Paul Laugier

Die Geschichte der Geschlechtskrankheiten scheint sich in grauer Vorzeit zu verlieren. Doch zumindest für zwei dieser Krankheiten gibt es etliche Hinweise, die auf ihre frühe Existenz hindeuten, wenn man sie auch nicht mit absoluter Sicherheit beweisen kann.

Moses zum Beispiel spricht im Leviticus von einem Harnröhrenausfluß. Es ist also anzunehmen, daß es die Gonorrhöe schon ziemlich lange gab. Doch da sie wahrscheinlich nur endemisch auftrat, findet sie wohl auch in der Literatur kaum Erwähnung. Nur bei Rabelais ist davon die Rede, und der bildhafte Ausdruck *pisse chaulde,* den er dafür verwendete, ist heute noch geläufig. Diese Benennung bezieht sich auf die brennenden Schmerzen beim Urinieren, die die mehrere Wochen dauernde akute Phase kennzeichnen. Die therapeutische Anwendung der *Sulfonamide* (1936) bringt die objektiven Symptome in wenigen Stunden zum Abklingen und beseitigt ebenso die subjektiven Symptome, die zur Benennung der Krankheit geführt haben.

Bis in die Mitte des 19. Jahrhunderts wurde die Gonorrhöe meist mit der *Syphilis* verwechselt, denn letztere Krankheit stand vielmehr im Vordergrund des Interesses. Ihre vielfältigen Symptome, das allgemeine Krankheitsbild und die Organschäden sind im Anfangsstadium noch unausgeprägt, dann erfolgt jedoch die Lokalisierung mit ihren schlimmen Auswirkungen. Heute ist die Syphilis kaum noch ein literarisches Thema. Dies war anders im 19. und zu Beginn des 20. Jahrhunderts, wahrscheinlich weil sie — als *progressive Paralyse* oder *Rückenmarksschwindsucht* in ihrer Spätphase — so häufig bei Schriftstellern und Dichtern vorkam. Für die Kranken selbst und ihre Zeitgenossen war dabei besonders wichtig, daß die intellektuellen Fähigkeiten erst gesteigert wurden, bevor der geistige Verfall eintrat, dessen unvermeidliches Fortschreiten manche sogar an sich selbst beobachten konnten.

Die Geschlechtskrankheiten wurden nämlich keineswegs geheilt. Man versuchte lediglich, den durch Gonokokken verursachten Ausfluß so schnell wie möglich zu stoppen, der Bazillus selbst wurde nicht vernichtet und machte weitere Ansteckungen möglich. Auch unterdrückte man die klinischen Merkmale der Syphilis, die an der Haut, Schleimhaut oder den Organen auftraten, doch entweder kamen sie nach zu kurzer oder ungenügender Behandlung in der Sekundärperiode wieder zum Vorschein oder manifestierten sich von neuem, wobei die Krankheitserscheinungen sich immer stärker zeigten, wenn es sich um Organschäden bei tertiärer Syphilis handelte. In früheren Zeiten war lediglich die Gonorrhöe als Geschlechtskrankheit bekannt, oft hielt man sie aber

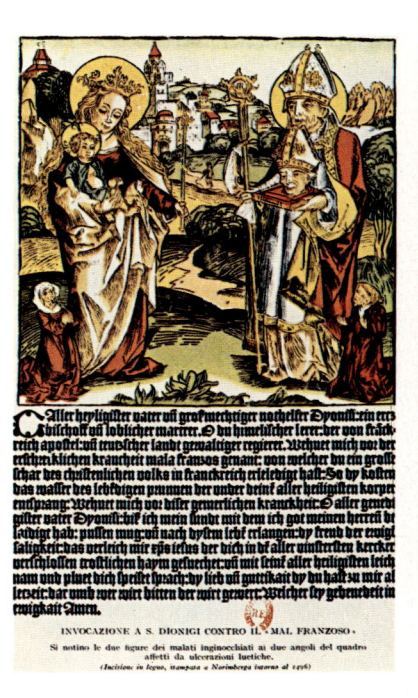

Abbildung 1572
Der hl. Denis wird als Schutzpatron bei der »französischen Krankheit« angerufen. Holzschnitt, gegen 1496, in Nürnberg gedruckt.

Abbildung 1571 (gegenüber)
Die Dirnen. Miniatur aus dem 15. Jh.
(Paris, Nationalbibliothek, französische Handschrift 598, Blatt 97)

Abbildung 1573 (gegenüber) Großes phallisches Symbol aus Thessalien. Chalkolithikum, 3. Jahrtausend v. Chr.

auch lediglich für einen Samenfluß. Auch um andere Harnwegsentzündungen könnte es sich bei den Beschreibungen gehandelt haben.

Zu den Krankheiten, die durch Geschlechtsverkehr übertragen werden, zählten übrigens auch Leiden, die mit dieser Ätiologie nicht übereinstimmen, wie z. B. die Psoriasis — auch weiße Lepra genannt —, die bei den Juden häufig vorkam, oder auch die echte Lepra.

Die einzige präzise Information, die man den antiken, biblischen, hinduistischen und anderen Texten entnehmen kann, ist die Beobachtung, daß nach sexuellen Beziehungen manchmal krankhafte Symptome an den äußeren Geschlechtsorganen auftraten. Es ist aber bei diesen Beschreibungen nur sehr schwer festzustellen, ob es sich um den durch Gonokokken verursachten eitrigen Ausfluß handelt, zu dem manchmal noch venerische Hautwucherungen oder Feigwarzen, d. h. Geschwüre, hinzukamen. Es könnten damit auch Phimosen oder der gefährliche, zur Blindheit führende Augentripper oder Lokalisierungen in den Gelenken und auf der Haut gemeint sein. Letztere Symptome kommen heute wieder vermehrt vor.

Fast nichts in der klassischen lateinischen Literatur deutet darauf hin, daß die Syphilis bekannt war. *Hautwucherungen, Feigwarzen, Beulen* oder *Genitalgeschwüre* werden zwar ständig erwähnt, aber es gibt keine Beschreibungen typischer Syphilissymptome, die eine Diagnose ermöglichen könnten.

Eine auffallende Tatsache muß noch erwähnt werden: In der Renaissance, als die *Syphilis* entsetzlich wütete und keine soziale Klasse verschonte, war von ihr ständig die Rede, sie wurde in der Literatur und im Volkslied erwähnt, und man machte sich über die unglücklichen Opfer lustig, sei es nun über den französischen König Franz I. oder einen Kirchenfürst. Von der Gonorrhöe hingegen ließ sich niemand, außer Rabelais, inspirieren. Und selbst später, als viele Schriftsteller an der Syphilis erkrankten und daran starben, prahlten sie damit, sich mit dieser Krankheit angesteckt zu haben und nicht mit der Gonorrhöe und ihren banalen Symptomen wie Brennen beim Urinieren und Ausfluß.

Man darf auch nicht vergessen, daß Gonorrhöe und Syphilis bis Ricord für zwei Stadien ein und derselben Krankheit gehalten wurden, eine Feststellung, die sich mit den unterschiedlichen Inkubationszeiten beider Infektionen erklären läßt.

Wir werden uns hier weitgehend auf eine umfassende Studie über die Geschichte der Geschlechtskrankheiten beziehen, die unser verstorbener Kollege und Freund Professor Hubert Jausion zusammen mit Dr. Gilbert Medioni in einer früheren Abhandlung über die Geschichte der Krankheiten verfaßt hat. Weiterhin ist für uns noch ein wichtiger Artikel aus dem *Handbuch der Haut- und Geschlechtskrankheiten* maßgeblich. In diesem deutschen Nachschlagewerk der Dermatologie werden Georg Stickers »Entwurf einer Geschichte der ansteckenden Geschlechtskrankheiten« mehr als 400 Seiten gewidmet. Sticker orientiert sich dabei der Form nach an Goethe, der uns die *Materialien zur Geschichte der Farbenlehre* hinterlassen hat, und an Alexander von Humboldt, der sein Lebenswerk nach reiflicher Überlegung *Kosmos, Entwurf einer physischen Weltbeschreibung* benannt hat.

Wir wollen uns jetzt noch kurz mit der weiteren Entwicklung der zwei wichtigsten Geschlechtskrankheiten, *Gonorrhöe und Syphilis,* befassen. Man konnte die Zahl der Geschlechtskrankheiten nämlich wohl verringern, aber sie auszurotten, wie man es angesichts der großen therapeutischen Entwicklungen

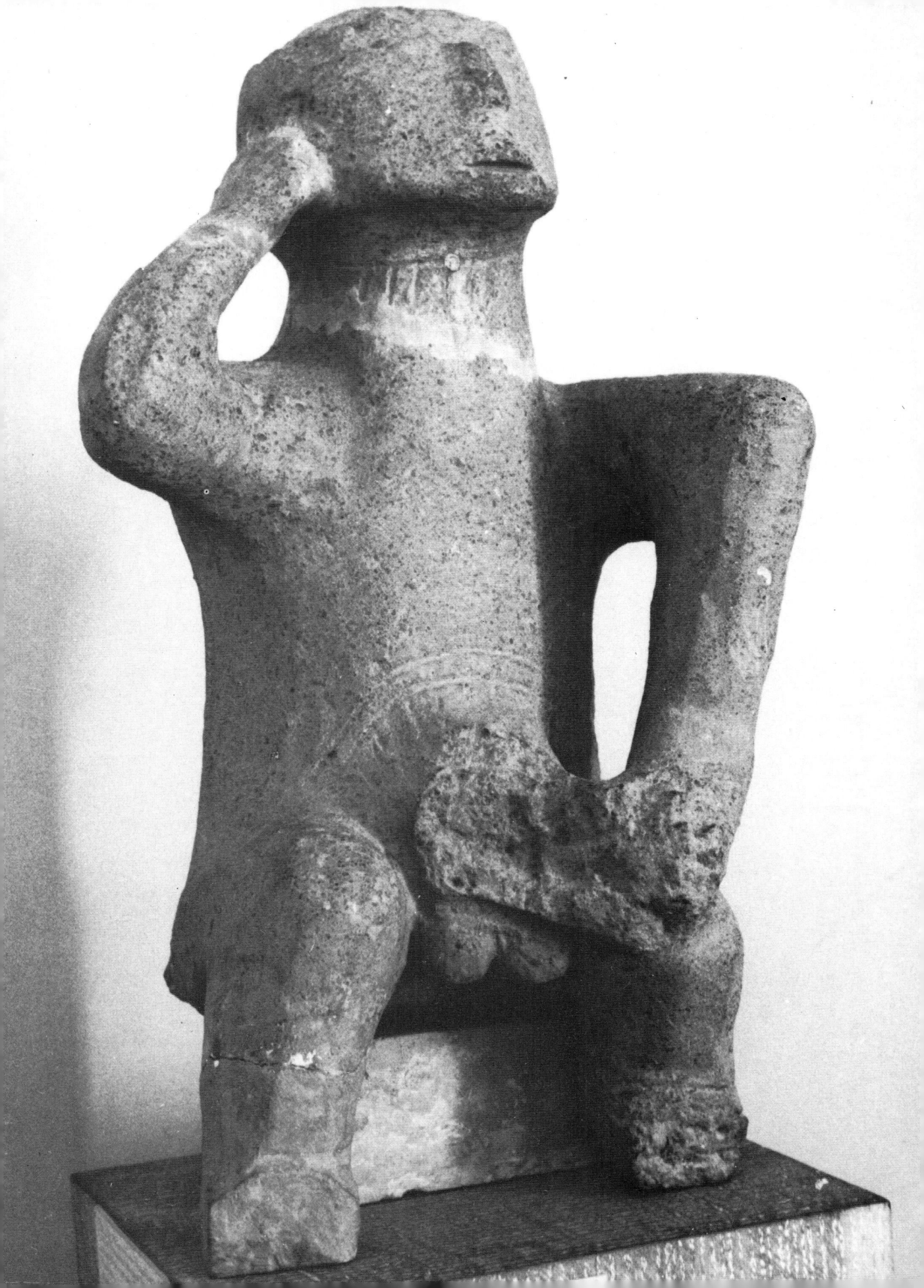

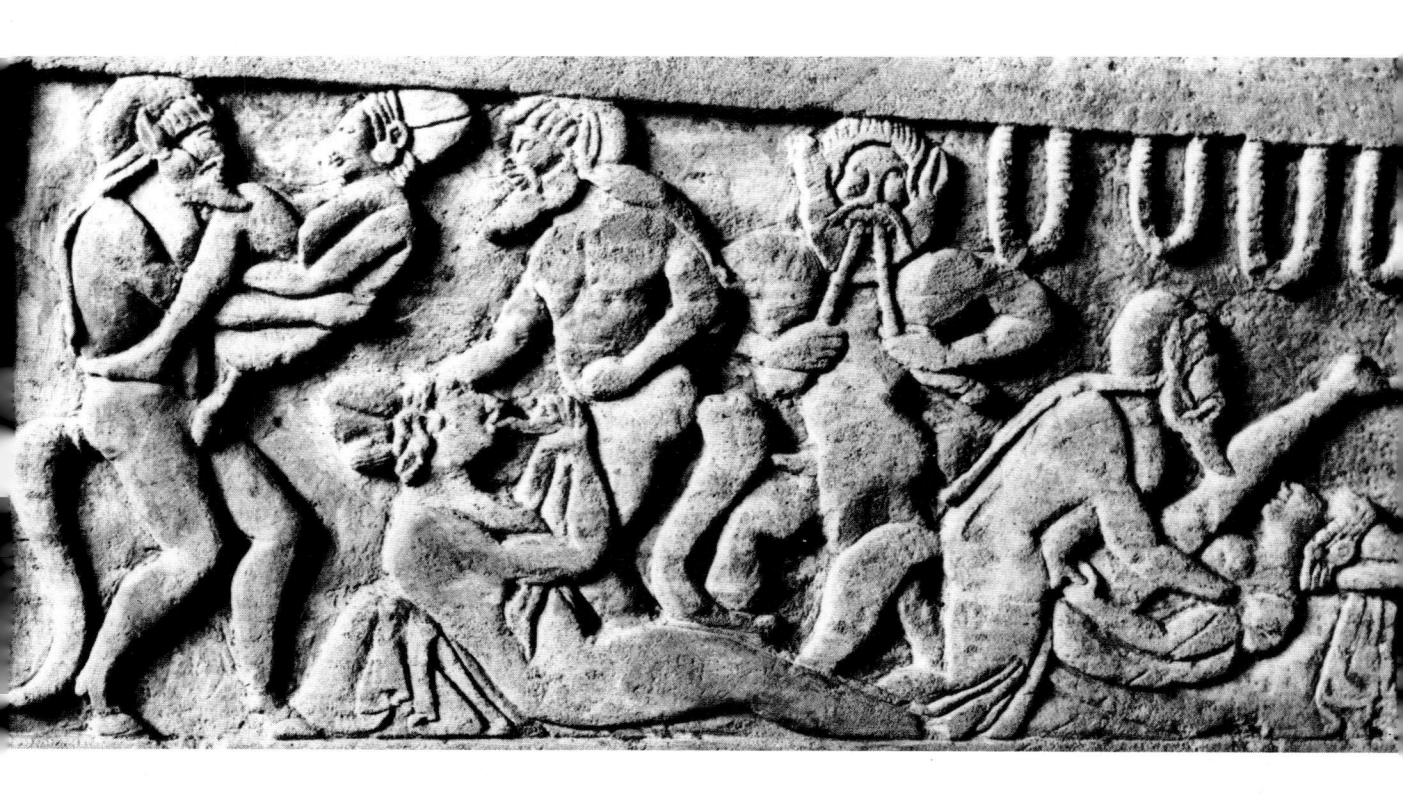

Abbildung 1574
Orgienszene. Etruskisches
Kunstwerk, 7. Jh. v. Chr.
(Paris, Louvre)

dieses Jahrhunderts vorhatte, ist nicht gelungen. Zur Zeit kann man vielmehr eine eindeutige Zunahme dieser Krankheiten verzeichnen.

Krankheiten im Vordergrund, Krankheiten der Zukunft, so lautet der Titel eines bemerkenswerten Aufsatzes über die Kollagenosen von Fred Siguier. Die Syphilis stand lange im Vordergrund der Beobachtung, denn jedesmal, wenn eine Krankheitsursache unklar blieb, faßte man zuerst die syphilitische Ätiologie ins Auge.

Dies ist heute sicher nicht mehr der Fall. Die weitere Entwicklung dieser Krankheit hängt jetzt vor allem davon ab, ob man in der Lage ist, einen wirksamen Impfstoff dagegen zu finden, aber darüber hinaus stellt sie, wie ja jede ansteckende Krankheit, eine Herausforderung an die aktive epidemiologische Forschung, das öffentliche Gesundheitswesen und die ärztliche Ausbildung dar.

Wir geben nun kurz an, welche Rolle der *Kampf gegen die Geschlechtskrankheiten* spielte. 1956 schien die Schlacht im Hinblick auf die Syphilis als gewonnen, und man dachte daran, die entsprechenden Einrichtungen abzuschaffen. Glücklicherweise geschah dies in Frankreich nicht. Und so konnten die Schäden, die sonst beim Wiederaufflammen der Krankheit einige Jahre später entstanden wären, in Grenzen gehalten werden. Wir glauben jedenfalls nicht, daß es zur Zeit möglich ist, die Geschichte der Syphilis als abgeschlossen zu betrachten.

In der Weltgesundheitsorganisation, wo man sich mit dem Wiederaufflammen der Geschlechtskrankheiten befaßt, hat man beschlossen, sie unter dem Begriff »beim Sexualverkehr übertragene Krankheiten« neu zusammenzufassen. Dazu zählen auch Krätze, Phtiriase, Herpes und Trichomonase.

Wir haben also allen Grund, diese Studien mit noch größerer Bescheidenheit als Sticker anzugehen.

Die sechs Geschlechtskrankheiten

Im weiteren Sinne des Wortes gelten sechs Krankheiten, die »sexuell übertragen werden«, als Geschlechtskrankheiten. In der Pathologie umfassen sie ein genau abgegrenztes Kapitel. Bei allen ist eine *Übertragung auch außerhalb des Geschlechtsverkehrs* möglich, sei es durch Tassen und Gläser, durch den »unschuldigen« Kuß, beim Stillen oder auch bei einer ärztlichen Untersuchung, die ohne ausreichende Vorsichtsmaßnahmen durchgeführt wurde.

Bei dreien, nämlich bei der *Gonorrhöe,* dem *weichen Schanker* und *tropischen venerischen Granulom,* ist der Erreger eine spezielle Mikrobe, die zum Pflanzenreich gehört. *Syphilis* wird durch das Treponema pallidum, d. h. durch einen tierischen Erreger, verursacht und die *inguinale Lymphogranulomatose* sowie *venerische Hautwucherungen* von einem Virus hervorgerufen. Die Syphilis ist von vorneherein eine septikämische Krankheit, die den ganzen Organismus befällt, während die anderen Infektionen zu Beginn ausschließlich lokal auftreten, einige davon können sich allerdings allgemein im Körper ausbreiten. Diese summarischen Ausführungen zeigen bereits die vielfältigen klinischen Aspekte der Geschlechtskrankheiten.

Man muß noch darauf hinweisen, daß es durchaus möglich ist, sich zwei oder mehrere Geschlechtskrankheiten auf einmal zuzuziehen, die sich dann je

Abbildung 1575
Das überraschte Paar. Miniatur aus dem Buch über die Eigenschaften der Dinge *von Bartholomäus dem Engländer, aus dem 15. Jh.*
(Paris, Nationalbibliothek, französische Handschrift 22532, Blatt 179)

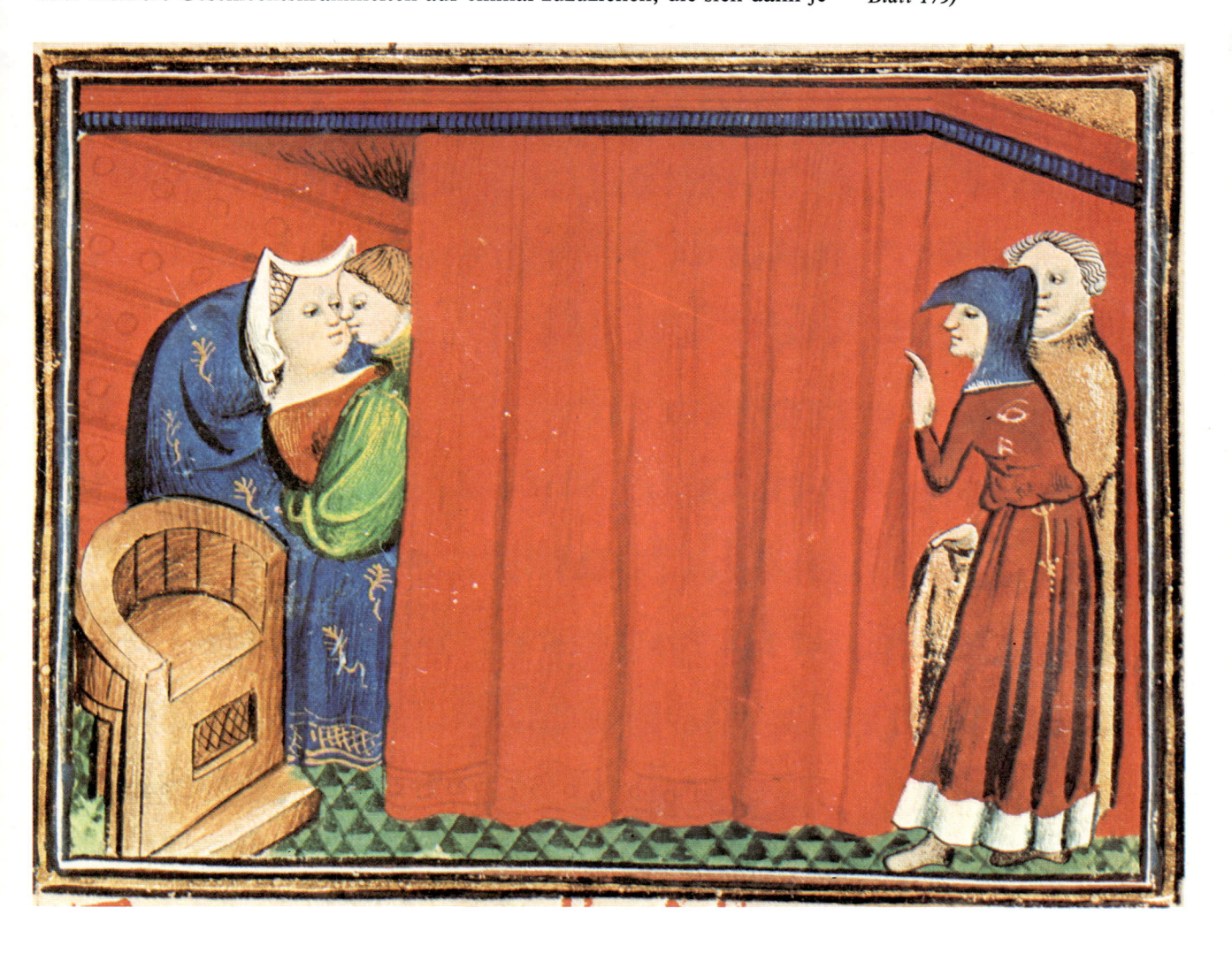

1453

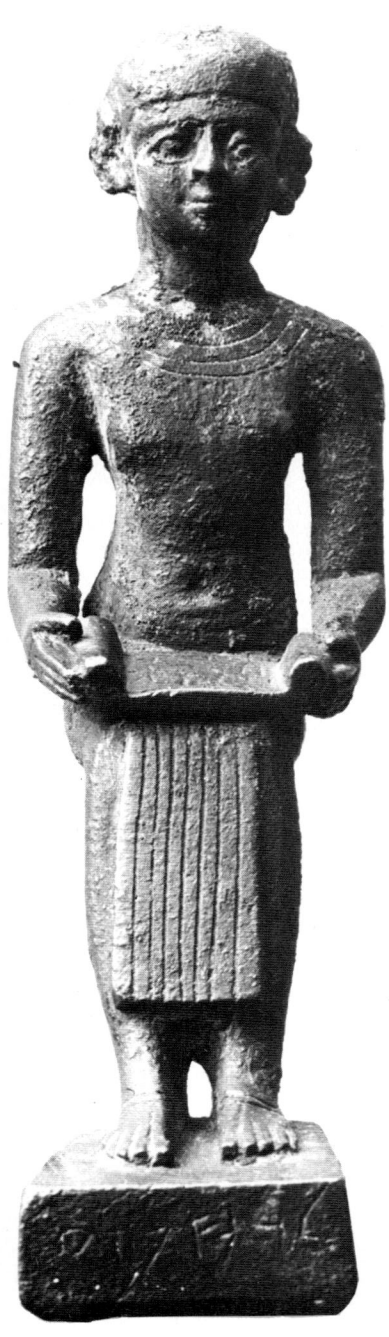

*Abbildung 1576
Imhotep, der ägyptische Gott der Heilkunst.
(Paris, Louvre)
Imhotep wird immer mit einer langen, bis übers Knie reichenden Schürze dargestellt und hält gewöhnlich eine Papyrusrolle in der Hand. Er war Architekt, Priester und Arzt und wurde später in den Rang eines Gottes erhoben.*

nach ihrer Inkubationszeit gleichzeitig entwickeln können. Im allgemeinen ist dies jedoch nicht der Fall.

Es ist ohne weiteres verständlich, daß die verschiedenen Symptome der Geschlechtskrankheiten bis zum bakteriologischen Zeitalter oft miteinander verwechselt oder andere Leiden als Geschlechtskrankheiten angesehen wurden. Dies war der Fall bei akuten oder chronischen Geschwüren, Hautkrankheiten vom Ekzem bis zur Krätze oder Psoriasis, von der Vitiligo bis zur Gürtelrose, Hauttumoren und Krankheitserscheinungen in heißen Ländern, wie z. B. Frambösie, die mit syphilisähnlichen Symptomen einhergeht. Auch die Differentialdiagnose zur Lepra stellte lange Jahre ein erhebliches Problem dar. Entscheidend für die Diagnose und Behandlung war die Kenntnis der Erreger. Als man dann die Sulfonamide und Antibiotika entdeckt hatte, war man sicher, die Geschlechtskrankheiten schnell und endgültig ausrotten zu können.

Geschwürbildungen an den Geschlechtsorganen kommen bei drei Geschlechtskrankheiten vor: als syphilitischer Schanker, weicher Schanker und venerisches Granulom, gehören aber auch zur Symptomatik des Herpes, der Aphtose, der Tuberkulose und des Krebses.

Schon in den ältesten medizinischen Dokumenten aus Persien, Indien, Ägypten, Babylon und Israel werden »Substanzschäden« erwähnt. Weiterhin ist die Rede von Geschwüren in den griechischen medizinischen Texten: Hippokrates beschreibt mehrere Abarten davon. In Rom befaßte sich der Enzyklopädist Celsus (erstes Jahrhundert) damit in einem Artikel mit der Überschrift *Colis morbi* (Erkrankungen des Penis): sie können an der inneren Oberfläche der Vorhaut, an der Eichel oder in der Dammgegend auftreten; der Autor unterscheidet zwischen *ulcera pura siccaque* — nicht eiternden trockenen Geschwüren — *aut humida et purulenta* — und nässenden, eiternden Geschwüren. Darüber hinaus redet er von fressenden, verhärtenden Wunden, von Karbunkeln *(carbunculi)* und schließlich von *carcinoma* — Krebs.

Auch die Geschichtsschreiber sprachen davon und versuchten ihr Entstehen zu erklären. Manchmal betrachteten sie solche Leiden als Strafe Gottes oder sahen den Grund dafür in einer sündhaften geschlechtlichen Beziehung: So führt Flavius Josephus (37—95 n. Chr.) den Fall von Apion an. Dieser Ägypter hatte sich über die Gesetze des Judentums und seines eigenen Landes, besonders aber über die Beschneidung, lustig gemacht. Zur Strafe wurde er von einem fressenden Geschwür am Penis befallen, das die Entfernung der Vorhaut notwendig machte. Trotzdem entwickelte sich eine Gangrän, und er starb unter schrecklichen Schmerzen. Derselbe Geschichtsschreiber berichtet auch, daß Herodes, König der Juden, an schlimmen, durch Fliegenlarven und Läusen infizierten Genitalgeschwüren starb.

Später erzählte Eusebius (260—340 n. Chr.), Bischof von Cäsarea und Vater der Religionsgeschichte, daß der Kaiser Galerius Maximilianus, der seinen Schwiegervater zu der sogenannten »Diokletianischen« Christenverfolgung angestiftet hatte, eines jämmerlichen Todes gestorben sei. Seine Geschlechtsorgane waren mit Geschwüren bedeckt und strömten einen unerträglichen Geruch aus.

In einer Kurzfassung der *Magna bibliotheca veterum patrum,* die 1644 in Paris erschien, findet man den Abschnitt *Lausiaca historia,* der im fünften Jahrhundert von Palladius, Bischof von Hellenopolis, in Galatien abgefaßt wurde. Darin wird berichtet, wie der Mönch Heron vom Teufel versucht wurde und nach Alexandria ging. Dort besuchte er Theater, Pferderennen und Schenken; er wurde zum Trinker und Lebemann. Sein sündiger Lebenswandel ging so weit, daß er schließlich den Verführungen der Frauen erlag und sich mit einer Schauspielerin einließ. Zur Strafe erkrankte er an einem »Karbunkel« der Eichel, das ihn sechs Monate lang ans Bett fesselte: seine Geschlechtsorgane verfaulten und fielen ab. Dann genas er, bekehrte sich und starb in Frieden.

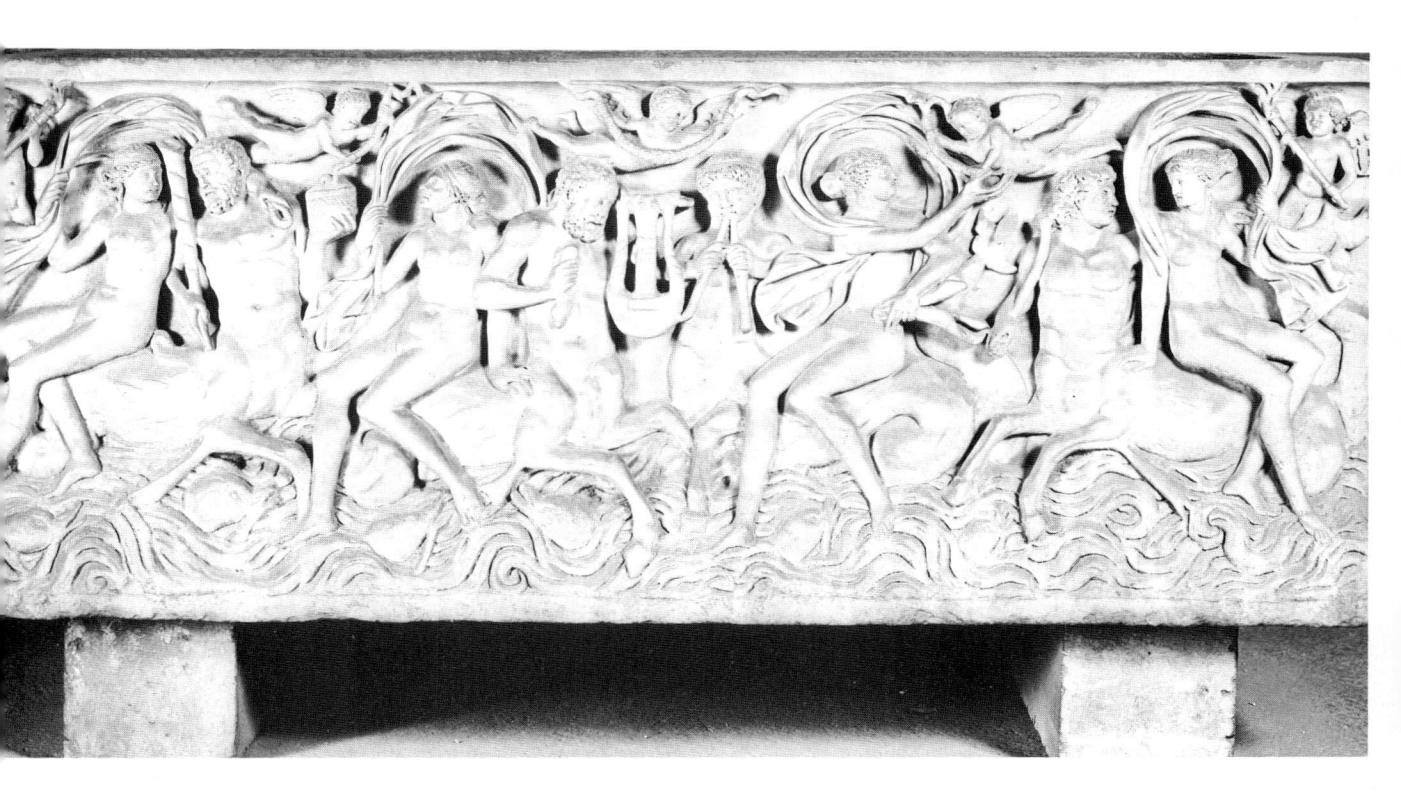

In all diesen Fällen können wir leider keine Diagnose stellen, denn es fehlen genaue Beschreibungen und ätiologische Präzisierungen.

In der Folge interessierten sich dann viele Mediziner für Genitalgeschwüre. Man studierte sie an den großen Universitäten von Salerno, Montpellier, Bologna und Paris, doch es dauerte bis zum 19. Jahrhundert, bevor man darüber wissenschaftliche Erkenntnisse erlangte. So gelang es erst Leon Bassereau (Paris 1852) dank genauer Beobachtung der Symptome und des Krankheitsverlaufs, zwischen *weichem Schanker* und *Primäraffekt der Syphilis* zu unterscheiden.

Der *weiche Schanker* kommt vor allem in heißen Ländern und im Süden des Mittelmeerraumes vor. Die wenigen sporadischen Fälle, die man in Straßburg vor 1914 beobachten konnte, betrafen fast ausschließlich das Personal des Orientexpresses. 1939 kam es dann zu einer kleinen Epidemie, bei der ungefähr dreißig Personen, fast alle männlichen Geschlechts, erkrankten. Zur Zeit verhält es sich folgendermaßen: In einigen Ländern ist die Krankheit endemisch, vereinzelte Fälle kommen vor allem in den europäischen Hafenstädten vor. Hin und wieder flammt sie auch in bestimmten Großstädten (Paris, Lyon, Grenoble, Genf) verstärkt auf und befällt mehrere Personen. Bei Frauen scheint die Krankheit oft unbemerkt zu verlaufen.

Die Inkubationszeit liegt zwischen zwei und sechs Tagen. Charakteristisch für den weichen Schanker ist das Auftreten eines oder mehrerer schmerzhafter, eitriger Genitalgeschwüre mit zackigen Rändern und weichem Grund. Häufige

Abbildung 1577
Flachrelief eines Sarkophages, das die Reise des Verstorbenen nach Kythera darstellt.
(Italien, Rom, Nationalmuseum)

1455

المرأة واستمكنها ولم تلبث ان الشيخ اولج است

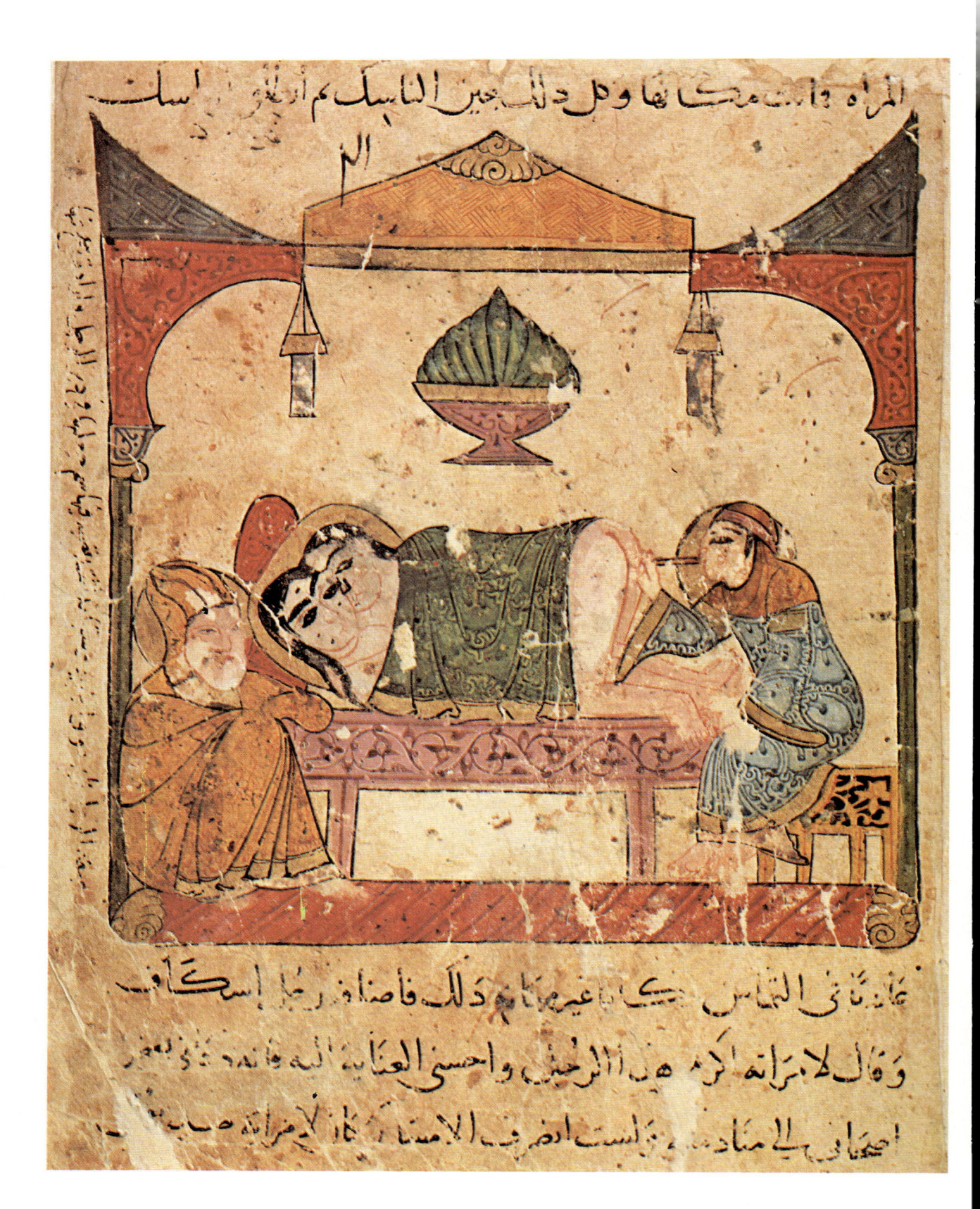

عاينني الناس حيك بغير كذلك فاصنع رجلا اسكاف
وقال للامراة اكرهي هذا الرخيط واحسني العناية اليه فانه
اصحابي الى مناده وليس اقدر في الامتناع ان لم اصنع ...

Komplikation ist die akute Entzündung der Leistenlymphknoten *(Leistengeschwulst)*. Ohne Behandlung werden sie weich, bilden Fisteln und eitern, was unter Umständen neue Schankerbildungen durch die Wundöffnungen in der Haut zur Folge hat, da der Schanker sich selbst weiterverbreiten kann. Die Ansteckung erfolgt durch das Streptobakterium Hemophilus Ducreyi, das 1889 von Augusto Ducrey (1860—1932) in Neapel entdeckt, von Unna, Nicolle und Griffon untersucht und 1900 von Bezançon gezüchtet wurde. Feststellung und Züchtung dieses Erregers sind manchmal recht schwierig. Deswegen greift man zu Diagnosezwecken oft auf die Einimpfung des Bazillus in die Haut zurück. Doch auch die Infektion selbst bewirkt die Bildung bestimmter Antikörper im Organismus. Man kann sie mittels Einimpfung von Erregern, die vorher durch Hitze getötet wurden, nachweisen. Dieses Serum gegen das Streptobakterium wurde früher zur Behandlung des weichen Schankers intravenös injiziert. Dabei kam es zu einem Fieberschock, der wahrscheinlich mindestens so wirksam war wie das Serum selbst. Heute werden weicher Schanker und Leistengeschwulst mit Streptomycin und Gentamycin behandelt.

Das *tropische venerische Granulom,* genannt auch *geschwüriges Granulom der Geschlechtsorgane* oder *Donovania granulomatis,* wurde 1882 von einem Militärarzt der indischen Armee, Charles Donovan, im Gangesbecken beschrieben. Die Dauer der Inkubationszeit ist unterschiedlich. Kenneth MacLeod (1840—1922) berichtet von schrecklichen Verstümmelungen, die die Krankheit bewirken kann. Bei Männern kommt es manchmal zur totalen Zerstörung der Geschlechtsorgane, bei Frauen zu übelriechenden Geschwüren am Damm. Auch von tödlichen Fällen ist die Rede. Die Krankheit kann akut oder chronisch verlaufen. Erreger ist ein Bazillus, der 1905 von dem bereits erwähnten Charles Donovan entdeckt wurde (geb. 1863 in Dublin). Heute kommt sie vor allem in bestimmten Ländern Asiens und Amerikas vor. In Frankreich sind nur wenig Fälle bekannt, die auch lediglich Personen betreffen, welche sich in tropischen Ländern aufgehalten haben.

Der Bazillus ist penicillinresistent, kann aber mit Streptomycin und Chloramphenicol erfolgreich bekämpft werden.

Die inguinale Lymphogranulomatose, genannt auch *Nicolas-Favresche Krankheit,* wurde 1786 von John Hunter erwähnt, 1890 von Chassainiac beschrieben und 1913 besonders intensiv von Nicolas, Favre und Durant untersucht. Sie kommt hauptsächlich in tropischen Ländern vor, ab und zu begegnet man ihr jedoch auch in Europa. Erreger ist ein großes Virus, nach welchem Levaditi und Ravaut 1932 forschten und das schließlich von Miyagawa 1933 entdeckt wurde. Es gehört zur Gruppe der *Chlamydien* oder *Bedsonien.* Man züchtet es auf dem Dottersack befruchteter Eier (Rak). Wird das Virus einem Affen ins Gehirn geimpft, erkrankt dieser an lähmender Meningo-Encephalitis, die oft tödlich verläuft. Hingegen erfolgen die Konservierung des Virus im Labor und die Isolierung seines Stammes durch Einimpfung des Erregers ins Gehirn der Maus.

Die Inkubationszeit beträgt zwischen zwei und vier Wochen. In fünfzig Prozent aller Fälle kann man — allerdings fast ausschließlich beim Mann — nach der Infizierung ein ganz kleines Knötchen feststellen. Diagnostiziert wird es allerdings meist erst im nachhinein, wenn nämlich die hauptsächliche Krankheitserscheinung, *die Entzündung der Leistenlymphknoten,* eintritt, die im allgemeinen einseitig erfolgt und auch das umliegende Gewebe erfaßt *(Periadenitis).* Die Entzündung führt an mehreren Stellen zu trichterförmigen Fistelbil-

Abbildung 1578 (gegenüber) Erotische Szene aus der arabischen Handschrift von Kalila und Dimna, 15. Jh. (Paris, Nationalbibliothek, arabische Handschrift 3465, Blatt 16)

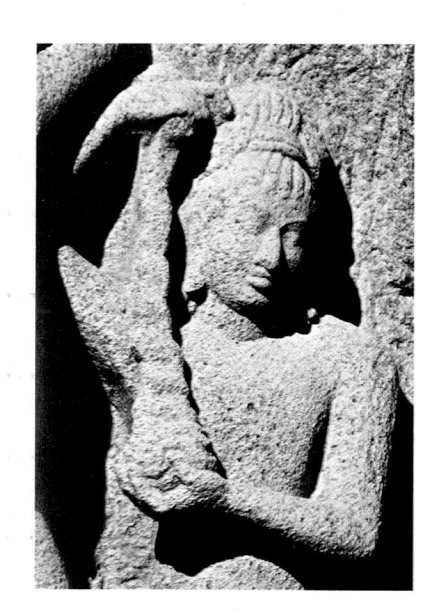

*Abbildung 1579
Ausschnitt aus einer Toilettenszene. Flachrelief von Mahabalipuram. Pallavaperiode, 7. Jh.*

dungen. Um die Krankheit zu diagnostizieren, werden die Erreger mittels eines schwierigen Verfahrens in der Kultur nachgewiesen. Außerdem kann man sie durch die positive Hautreaktion auf das spezifische *Freische Antigen* feststellen. Zur Behandlung verwendete man früher Emetin, ein Alkaloid der Brechwurzel, oder Antimonsalze. Aber dies erforderte eine lange Behandlungsdauer. Dank der *Sulfonamide* und *Antibiotika* lautet die Prognose für diese Krankheit heute ganz anders: Bei früh einsetzender Behandlung kann eine schnelle Heilung ohne weiteres erzielt werden.

Die venerischen Hautwucherungen, genannt auch *genito-anale Wucherungen* oder *spitzes Kondylom,* treten bei beiden Geschlechtern an Haut und Schleimhaut in der Genital- bzw. Perinealregion auf. Am Anfang bilden sich kleine weißliche, blaßrote oder schleimhautfarbene Auswüchse mit unregelmäßiger oder fadenförmiger Oberfläche. Manchmal sind sie auch stielförmig. Sie können sich später zu üppig wuchernden, wirklich blumenkohlähnlichen Geschwüren entwickeln. Erreger ist ein Virus aus der Papova-Gruppe. Bei der histologischen Untersuchung findet man in der Epidermis typische Einschlüsse in den Zellkernen der Malpighischen Schicht. Unter dem Elektronenmikroskop kann man erkennen, daß sie ebenso aufgebaut sind wie die gewöhnlichen und flachen Warzen. Die Papillome kann man experimentell übertragen, aber bis heute ist es nicht gelungen, eine Kultur dieses Virus anzulegen. Hinsichtlich der Identität des Virus bei den beiden Krankheitserscheinungen gibt es keine Beweise. Als Behandlungsmethoden stehen zur Verfügung: Ausbrennen mit dem elektrischen Brennapparat, Elektrokoagulation, Kältetherapie (flüssiger Stickstoff) und Anwendung von Ätzmitteln, z. B. Essigsäure oder Trichloressigsäure. Darüber hinaus bedient man sich seit ungefähr dreißig Jahren der zytostatischen und keratologischen Wirkung eines *Harzes.* Man gewinnt es vom *Podophyllum peltatum L.,* das als wildwachsende Pflanze in den Vereinigten Staaten vorkommt. Verabreicht wird es vor allem als zwanzigprozentige Alkohollösung, da es in Salbenform angewandt meist schädliche Nebenwirkungen zur Folge hat.

Venerische Hautwucherungen waren bereits in der Antike bekannt. Hippokrates spricht von *condylomata* — Kondylomen — in Analogie zu den Kondylen, d. h. Gelenkknorren. Aber man kann bei ihm nicht mit Sicherheit sagen, ob er damit haemorrhoidale Knötchen — Feigwarzen — oder Papillome meint. Bei Celsus ist mit Sicherheit von den echten venerischen Hautwucherungen die Rede. Aus Feingefühl vermeidet er die geläufigen Begriffe ficus-fici, sondern verwendet dafür die Bezeichnung *thymi,* in Analogie zum aufblühenden Thymian. Die satirischen Dichter dagegen genierten sich nicht, dieses Leiden, das im Römischen Imperium häufig vorkam, mit den entsprechenden volkstümlichen Ausdrücken *ficus-fici* zu bezeichnen. So heißt es bei Martial:

> *Cum dixi ficus, rides quasi barbara verba,*
> *et dici ficos, Caeciliane, jubes,*
> *dicemus ficus, quas scimus in arbore nasci*
> *dicemus ficos, Caeciliane, tuos.*
> *(Epigramme, I, 30)*

(»Die Feigen, die Cecilianus in seinem Garten anbaut, sind weiblich, die, welche auf ihm wachsen, männlich.«)

Man wußte auch, daß venerische Papillome vor allem bei Päderasten vorkommen, und so spottet Martial über einen gewissen Labienus:

Ut pueros emeret Labienus vendidit hortos
nil nisi ficetum nunc Labienus habet.
(Epigramme, XII, 33)

(»Labienus verkaufte seine Obstgärten, um Knaben zu kaufen; jetzt hat er nur noch ein schäbiges Feigengärtchen.«)

Im Mittelalter verloren die Begriffe *ficosis* und *thymosis* ihre spezifische Bedeutung und wurden auch zur Bezeichnung vieler anderer Leiden verwendet. In der *Geschichte von der Überführung und den Wundern des Heiligen Sigeberg* kann man folgendes lesen: Ein Bruder aus dem Kloster Sankt Martin litt an einer so schlimmen *Feigwarzeninfektion,* daß er weder essen noch trinken konnte und bereits als todgeweiht galt. Da entschloß er sich, an das Grab des Heiligen Sigeberg in Fulda zu pilgern. Er berührte dort dessen Sarg mit Brust, Bauch und allen Gliedern und wurde sofort und vollständig geheilt. Dies geschah im Jahre des Heils 1300. Daß die venerischen Hautwucherungen ansteckend sind, wußte man im Volk seit langer Zeit. Jedoch beschrieben Philippe Ricord und Devergie einige Fälle, die spontan auftraten. Das Leiden scheint im Lauf der Jahrhunderte in unterschiedlicher Häufigkeit vorgekommen zu sein.

Für Samuel Hahnemann (1755—1845), den Vater der Homöopathie, ist es nicht ohne Bedeutung. Er nimmt nämlich an, daß *venerischer Schanker* (Syphilis), *venerische Papillome* und *Krätze* (Psora), wenn sie nicht rechtzeitig behandelt werden, die Grundkrankheiten der Menschheit darstellen, von denen alle

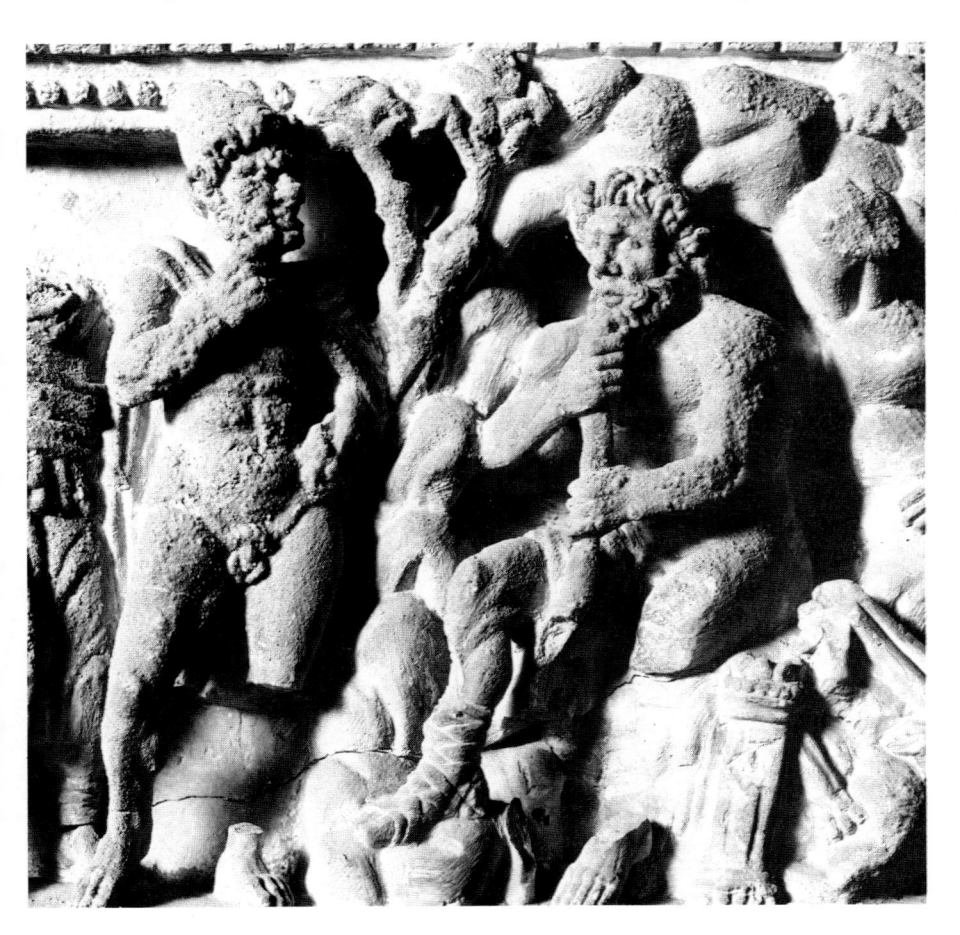

Abbildung 1580
Philoktetes in Lemnos. Fragment einer etruskischen Graburne.
(Florenz, Archäologisches Museum)
Dieser berühmte Bogenschütze hatte von Herkules den Bogen geerbt und wollte am Trojanischen Krieg teilnehmen. Doch auf Lemnos wurde er von einer Schlange gebissen und von den Griechen dort ausgesetzt, weil seine Wunde einen unerträglichen Geruch ausströmte. Nach zehn Jahren wurde er von Macham geheilt und nahm an den letzten Schlachten im Trojanischen Krieg teil, wo er schließlich Paris tötete.

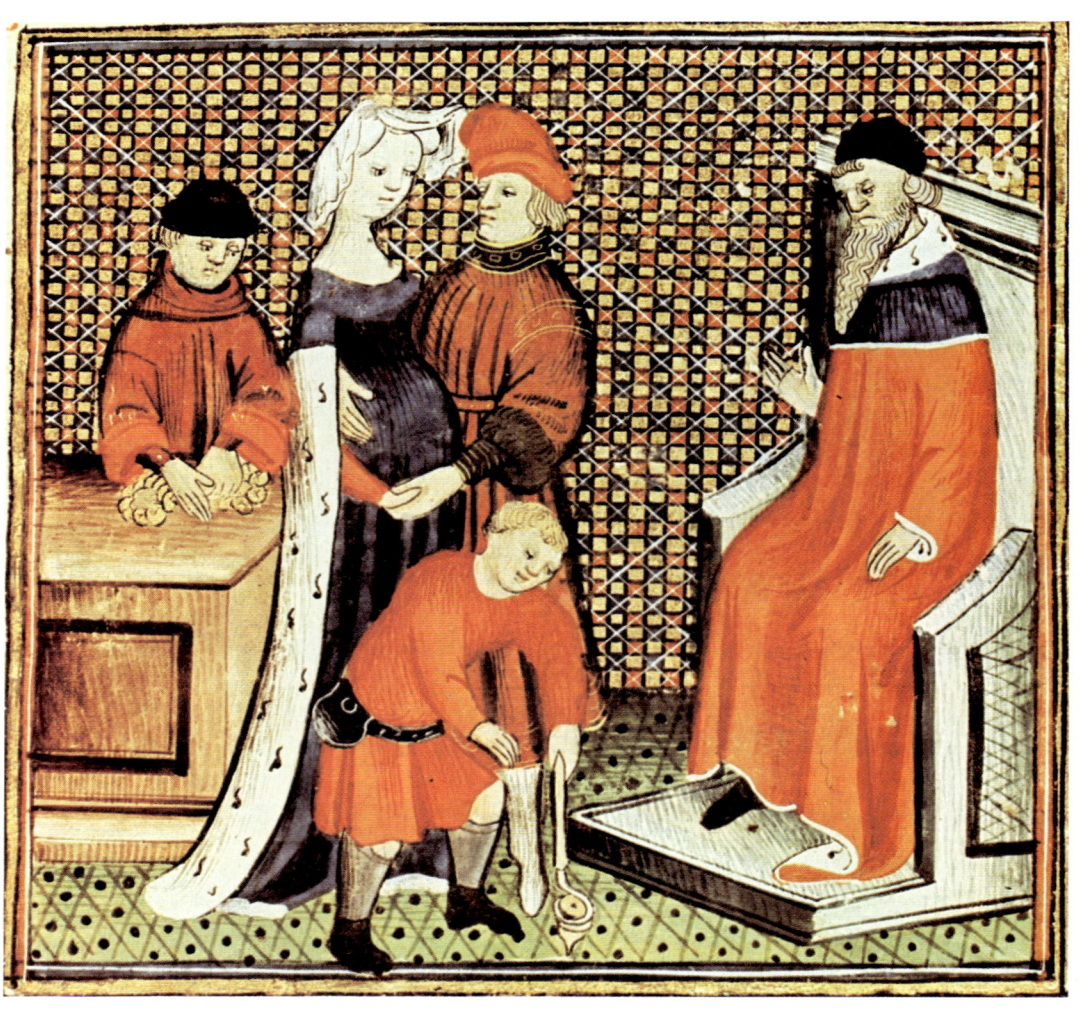

*Abbildung 1581
Galante Szene, Miniatur aus dem* Buch über die Eigenschaften der Dinge *von Bartholomäus dem Engländer aus dem 15. Jahrhundert.
(Paris, Nationalbibliothek, französische Handschrift 22532, Blatt 99 V°)*

chronischen Leiden herkommen. Seine exzellenten therapeutischen Erfolge führt er auf die Homöopathie zurück. Vor allem verordnete er die Einnahme von Salpetersäurelösung, die zu unendlich kleinen Dosen verdünnt und »kunstgerecht« verabreicht wurde.

Am 19. September 1836 teilte Alfred Donné (Noyon 1801—Paris 1878; 1844 Professor der Mikroskopie, 1853 Rektor der Universität Straßburg, 1854 Rektor der Universität Montpellier) der Akademie der Naturwissenschaften mit, er habe in eitrigen und serösen Absonderungen weiblicher und männlicher Geschlechtsorgane *Kleinstlebewesen* beobachtet. Er lieferte eine genaue Beschreibung vom morphologischen Aspekt dieser Protozoen und erklärte, daß es sich um eine neue Gattung handle, für die er den Namen *Tricomonas vaginale* vorschlug.

Es wurde dann lange Zeit darüber diskutiert, denn Hoene ging 1916 zum erstenmal von einer pathogenen Wirkung des Geißeltierchens aus und bezeichnete es als Erreger der *Kolpitis.* Beim *Trichomonas vaginalis,* der ausschließlich im Urogenitalbereich vorkommt, handelt es sich um einen Einzeller mit rundem Kern, vier vorderen und einer hinteren Geißel, welche durch ein wogendes Häutchen mit dem Körper verbunden ist. Vor allem bei Frauen ist die Infektion so häufig, daß man die Trichomonaden lange Zeit gar nicht als Krankheitserreger ansah. Sie können aber zu einer *Scheidenentzündung* füh-

1460

ren, deren charakteristisches Symptom ein schaumiger gelblicher *Ausfluß* ist, der auffallend stark und übelriechend auftritt. Meist klagt die Kranke über *brennende Schmerzen* und starken Juckreiz. Der Mann ist oft nur Überträger der Infektion, ohne daß sich bei ihm Symptome zeigen. Wenn sie aber auftreten, dann meist nur schwach, als leichter Ausfluß aus der Harnröhre, leichter Juckreiz und manchmal auch Balanitis. Aber auch Harnblase, Prostata, Samenleiter und Nebenhoden können befallen werden.

Die *Trichomoniasis* wird sowohl örtlich als auch allgemein behandelt. Zur allgemeinen Behandlung verwendet man hauptsächlich *Metronidazol,* das ca. zehn Tage lang eingenommen werden muß. Von diesem Medikament gibt es noch die Abart *Tinidazol.* Dieses Mittel ermöglicht eine Sofortbehandlung mit vier Tabletten à fünfhundert Milligramm. Grundsätzlich sollten auch immer die Partner der erkrankten Person mitbehandelt werden.

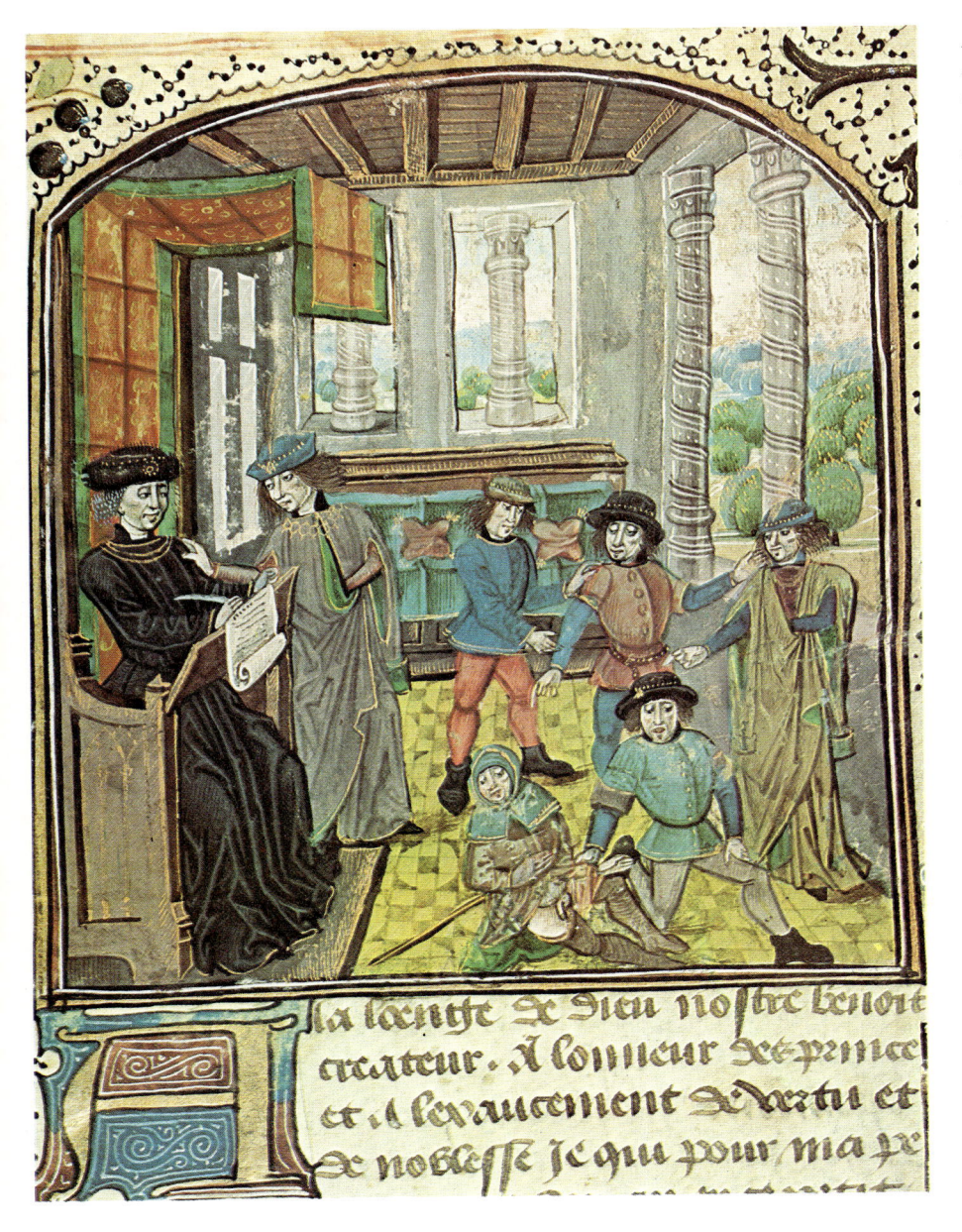

Abbildung 1582
Miniatur über die Schlachten des 14. Jahrhunderts.
(Paris, Nationalbibliothek, französische Handschrift 1280, Blatt 1)

Die Geschichte der Gonorrhöe

Eine Krankheit seit Menschengedenken?

Schon in den ältesten schriftlichen Dokumenten, den ägyptischen Papyri, ist gegen 1350 v. Chr. die Rede von einer Krankheit, die zur Erektion des Penis führt und von den Ärzten durch Einspritzungen in die Harnröhre behandelt wurde. Etliche Historiker, wie z. B. von Oefele (1899), sind überzeugt, daß damit *Gonorrhöe* gemeint ist. Könnte sich die Beschreibung aber nicht ebenso auf *Schistosomiasis* oder *Bilharziose* beziehen, da diese Krankheiten im Niltal endemisch waren? Die heiligen Bücher der Israeliten, insbesondere die Thora, liefern uns schon genauere Details. Hier findet man eine Beschreibung der Gonorrhöe mit ihrem Hauptsymptom, dem eitrigen Ausfluß. In den Texten wird erzählt, daß die Israeliten vor der Auswanderung ins Heilige Land mit anderen semitischen Völkerschaften in Berührung kamen, worauf bei ihnen eine Krankheit auftrat, die zu Ausfluß im Genitalbereich führte und mit Sicherheit ansteckend war. Dies ereignete sich das erstemal um 1200 v. Chr. Die Machthaber griffen daraufhin zu drakonischen Maßnahmen, mit denen sie die Krankheit radikal auszurotten glaubten: alle Erkrankten wurden getötet. Zum zweitenmal trat die Krankheit während der Babylonischen Gefangenschaft auf. Diesmal wurden auch prophylaktische Maßnahmen praktiziert. Im Leviticus wird dann genau unterschieden zwischen *Samenerguß* (Pollution) und *pathologischem Ausfluß*, obwohl beide als unrein galten.

Hippokrates beschrieb Nieren-, Blasen- und Harnwegserkrankungen, aber von Ansteckungsgefahr ist bei ihm nie die Rede. Später berichtet Celsus von bestimmten Komplikationen, besonders von Samenstrang-, Hoden- und Nebenhodenentzündung.

Ptolemäus II. Philadelphos, ägyptischer König von 268 bis 246 v. Chr., ein vornehmer Herrscher und Förderer der Literatur, ließ — so wird überliefert — das Alte Testament ins Griechische übersetzen. In dieser Version, genannt Septuaginta, wird der Harnröhrenausfluß *Gonorrhöe* genannt. Irreführend ist dabei die Vorsilbe *go*, die aus dem Griechischen stammt und »Samen« bedeutet. In der Vulgata, der lateinischen Übersetzung, die in den ersten Jahrhunderten des Christentums entstand, wird der allgemeinere, aber objektivere Ausdruck *fluxus* — Ausfluß — verwendet, der keine ätiologischen Hinweise gibt.

Den Begriff *Gonorrhöe* findet man später bei den griechischen Ärzten wieder. Aretaeus und Galen beschrieben damit einen unwillkürlichen Samenausfluß, der mit fortschreitendem Kräfteverfall einherginge und bis zum Tode führe. Hippokrates hatte diese Krankheit *tabes dorsalis* genannt. Avicenna und die spanischen Autoren seiner Zeit spielten noch darauf an, doch in der Folge ist sie nicht mehr bekannt.

Ein biblisches Wortspiel führte übrigens zur Verwechslung der Begriffe *Gonorrhöe* und *Gomorrhoe*. Damit deutete man nämlich auf die Städte Sodom und Gomorrha und auf den dort herrschenden Sittenverfall. Die persische Medizin mit Haly Abbas (994 n. Chr.) unterschied dann wieder von neuem zwischen Samenerguß und eitrigem Harnröhrenausfluß, ohne sich jedoch mit der Ansteckung zu befassen. Später vermutete Oseibiah (1208—1273), daß eitriger Ausfluß durch den unsauberen Geschlechtsverkehr mit Tieren verursacht würde. Außerdem führt er einen Fall von »Strangurie« an, der durch Auswüchse in den Harnwegen verursacht würde. Angeblich bestand die Behandlung in einem Faustschlag auf den Penis, den man vorher auf einen Stein legte.

Abbildung 1583
Rabelais, nach einem anonymen Gemälde des 17. Jahrhunderts. (Paris, Museum für Geschichte der Medizin)

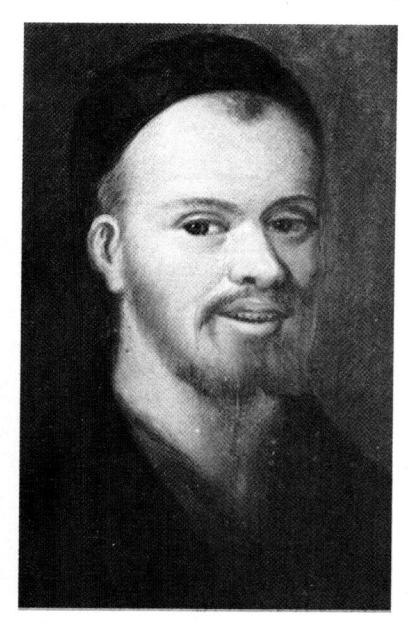

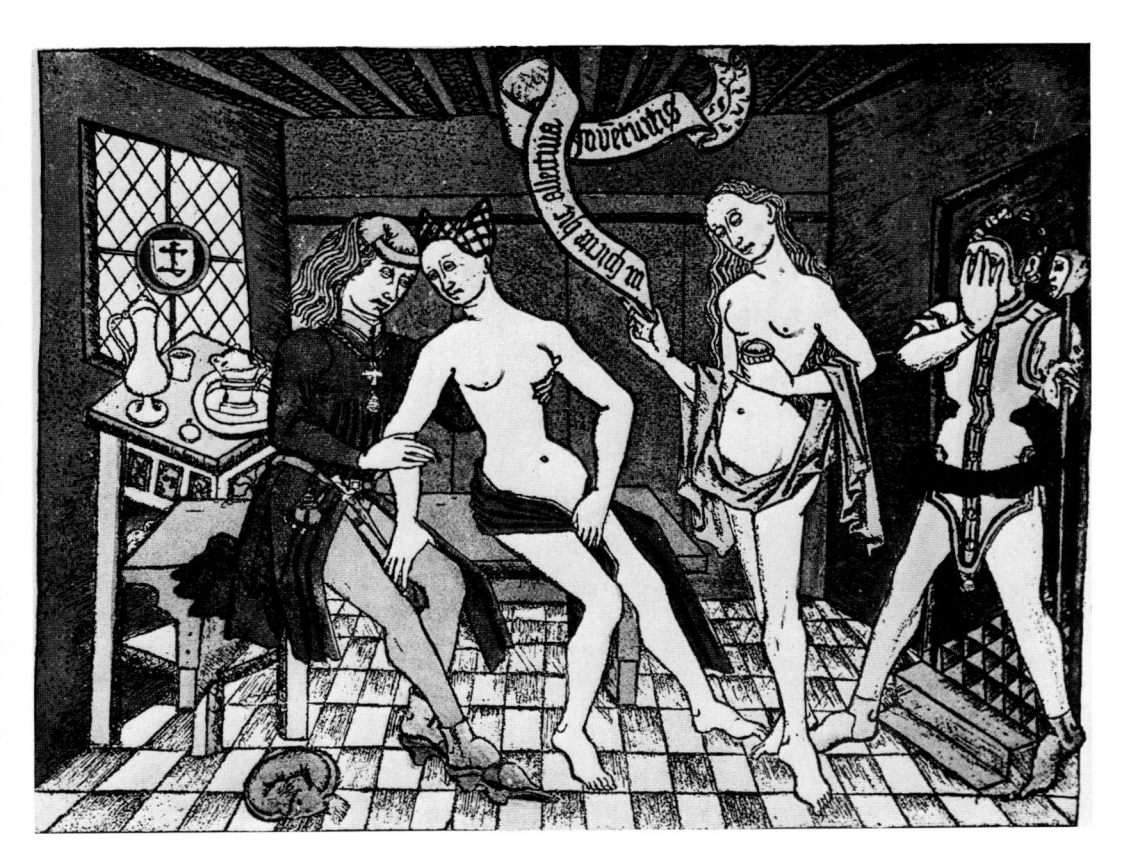

Im Laufe der Zeit entstanden dann für die Krankheit viele Benennungen, die sich alle auf ein bestimmtes subjektives Symptom beziehen, nämlich auf den starken brennenden Schmerz in der Harnröhre: *ardor urinae, rheumatisatio virgae* (Roger von Salerno) oder *incendio virgae* (John Arden, Arzt der englischen Könige Richard II. und Henry IV.). Letzterer spricht auch von der *infirmity of burning* oder *brenning* (1380). Schon vorher (1362) hatte der Bischof von Winchester in seinen Vorschriften für Bordelle festgelegt: *No stew holder to keep any woman, that has the perilous infirmity of burning.* Mit François Rabelais (gegen 1494—1553), diesem lebendigen, anschaulichen und bildhaften Schriftsteller, tauchte der Name *chaulde-pisse* in der Literatur auf.

Michael Scotus (gest. um 1235) in Sizilien, Geistlicher am Hofe Friedrichs II., sprach bereits damals folgende Warnung aus: »Wenn eine Frau an Ausfluß leidet, infiziert sie den Penis ihres Partners und wird, wenn es zur Empfängnis kommt, später ein mißgebildetes Kind zur Welt bringen. Deshalb muß der Mann vom Geschlechtsverkehr mit ihr absehen, und sie muß ihm entschlossen widerstehen.«

Auch die Ärzte des Abendlandes wurden sich nun über die Entstehung des Ausflusses klar. So führt Guy de Chauliac (Avignon) in seiner *Chirurgie* (1365) alle Komplikationen an, die der Verkehr mit einer kranken Frau *(mulier foeda, faetida, immunda, sordida, corrupta)* zur Folge haben kann: Entzündungen der Haut, brennende Geschwüre, Fleischwucherungen, Feigwarzen und Kondylome. So hatte er sich also schon mit der Ätiologie eines Großteils der modernen Venerologie befaßt: Tripper, Schanker und venerische Papillome.

Das *Reginem Salernitanum* (1400) faßte nach seiner Art die prophylaktischen Maßnahmen in einem Gedicht zusammen. Darin wird zum Geschlechts-

Abbildung 1584
Das Frauenhaus. Stich, Ende des 15. Jahrhunderts vom Meister der Banderolen. (Paris, Bibl. des Arts décoratifs)

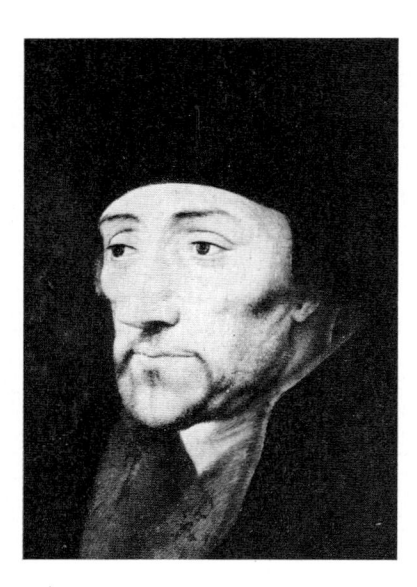

*Abbildung 1585
Porträt des Erasmus
(1469—1536) von Hans Holbein.
(Frankreich, Museum von Chartres)
Erasmus verbrachte die meiste Zeit seines Lebens auf Reisen, weil er der Pest entfliehen wollte, die damals in Frankreich, England und Italien immer wieder wütete. Dazu kam noch die neue und höchst virulente Syphilis.*

verkehr nur zwischen Eheleuten geraten. Wer sich nicht an diesen vernünftigen Ratschlag hält, setzt sich allen möglichen Krankheiten aus. Um sie zu vermeiden, ist es empfehlenswert, die Geschlechtsorgane vor und nach dem Verkehr gut zu säubern. Dies gilt für Männer und Frauen. Auch Wasserlassen *post coitum* ist eine gute Schutzmaßnahme gegen Erkrankungen der Harnröhre.

1497 weist Alessandro Benedetti (1460—1525), Arzt der venezianischen Truppen, eindringlich auf das häufige Vorkommen der Gonorrhöe hin. Damals erschien nämlich auch die Syphilis vermehrt in Europa, und die beiden Krankheiten wurden nicht auseinandergehalten. Syphilissymptome werden dabei öfter erwähnt als Symptome der Gonorrhöe (Philippos Beroaldos, gegen 1504, Jacobus Cataneos, gegen 1505). Jacques de Béthencourt von Rouen scheint einen Fall von Harnröhrenausfluß nur deshalb anzuführen, weil er so unerhört lange, nämlich sechs Jahre, andauerte und anderthalb Jahre lang auf keine Behandlung ansprach.

Auch Theophrastus Bombastus von Hohenheim, der sich selbst Paracelsus nannte (Einsiedeln 1443—Salzburg 1541), ein wißbegieriger, zu seinen Lebzeiten heftig bekämpfter und auch heute noch umstrittener Arzt, hielt Gonorrhöe und Syphilis für ein und dieselbe Krankheit. Er sah nämlich von allem überliefertem Wissen ab und befürwortete die Beobachtung der Kranken, wie Hippokrates es schon getan hatte. Dieser Mann, der auf einigen Gebieten durchaus glaubwürdige wissenschaftliche Arbeit geleistet, aber auch viele, teilweise recht weitschweifige Schriften verfaßt hatte, sehr polemisch sein konnte und sich oft recht grob ausdrückte, übte einen großen Einfluß auf die deutsche Medizin aus. Seine irrtümliche Ansicht hielt sich dreieinhalb Jahrhunderte.

Antonius Musa Brassavola (1500—1555) von Ferrara, Arzt verschiedener Päpste, Kaiser und Könige, führte 1553 in seiner gründlichen Studie über die Syphilis zweihundertvierunddreißig Syndrome des *morbus gallicus* an, darunter auch die *gonorrhoea,* eine *species morbi gallici.* Immerhin vertritt er aber die Meinung, daß sie ihr eigenes *contagium* habe.

Der große Anatom Gabriele Falloppio (1523—1562), Professor zu Ferrara, Pisa und Padua, verstand unter *gonorrhoea* eine Krankheit, die seit etwa fünfzig Jahren auftrat und unterscheidet zwischen *gonorrhoea gallica* und *non gallica.* Ebenso verfährt Leonardo Botallo (1530—1580) in Paris. Darüber hinaus differenziert er zwischen *verruccae gallicae* und *verrucae non gallicae,* die die meisten Autoren, wie z. B. Girolamo Fracastoro, zu den Symptomen der *syphilis sive morbus gallicus* zählten (Verona 1530).

Die verschiedenen Behandlungsversuche

Von dem Pariser Arzt Jean Fernel (1504—1558), der am Hofe Franz I. (Diane de Poitiers, Herzogin von Etampes) viel Erfahrung sammelte, stammt eine exzellente Beschreibung der Gonorrhöe und ihrer Komplikationen. Seine Lehren wurden dann von seinem Schüler Jules Constantin Paulmier wieder aufgenommen und veröffentlicht. Zur Behandlung empfiehlt Fernel Spülungen mittels Siphon, Sonde oder Einführung von Wachskathetern in die Harnröhre. Zu den Komplikationen rechnet er vor allem die Bildung von Wucherungen — *carunculae* — am Blasenhals. Sie sollen durch Einführung einer Sonde behandelt werden, die bis zu vierundzwanzig Stunden in der Harnröhre verbleiben muß und von außen mit Schnüren um die Lenden befestigt wird. Auch andere Autoren seiner Zeit nennen diese Wucherungen *Fleischwarzen.*

Ambroise Paré weist dann 1560 ebenso wie Brassavola 1553 auf die Tatsache hin, daß die Gonorrhöe durch ein spezifisches *contagium* verursacht wird.

Aber diese Erkenntnis wird nicht von allen akzeptiert. So glaubten manche, nach zu häufigem oder widernatürlichem Geschlechtsverkehr eine *generatio spontanea* feststellen zu können. Andere schreiben selbst der Position, in der der Beischlaf ausgeführt wird, eine gewisse Bedeutung zu: »*Si ascendit mulier supra virem, mala est figura; ex ea timetur inflacio et ulceratio virgae et vesicae*« (Magninus von Mailand in seinem *Reginem sanitatis,* Lyon 1517). Und der Römer Georgius Baglivius behauptete 1700, daß er die Gonorrhöe oft bei Männern festgestellt habe, die mit einer gesunden Frau Beziehungen gehabt hatten. Noch lange danach beharrten selbst die klügsten Köpfe in dieser irrigen Ansicht. So meinte z. B. Philippe Ricord (1860): »Oft übertragen die Frauen die Erreger, ohne selbst daran erkrankt zu sein.« Und Alfred Fournier glaubte 1866, daß »der Mann sich öfter selbst mit Tripper infiziert, als daß er von anderen infiziert wird«.

Während nun einige Mediziner überzeugt waren, daß die Gonorrhöe ansteckend sei, bagatellisieren andere die Ansteckungsgefahr auf verblüffende Weise. So rät Ricardus Anglicus »bei Schmerzen und starker Entzündung des Penis zu langdauerndem Geschlechtsverkehr, denn die Vagina lindert die Entzündung, stillt die Absonderung und reinigt sie«. Dreihundert Jahre später berichtet Hercules Saxonia (Padua 1555—1607), Professor in Venedig, von

Abbildung 1586
Am 8. Dezember 1576 zogen die Armeen Johannes Casimirs an Straßburg vorbei. Stich von Hogenberg, 17. Jahrhundert. (Paris, Nationalbibliothek, Kupferstichkabinett)

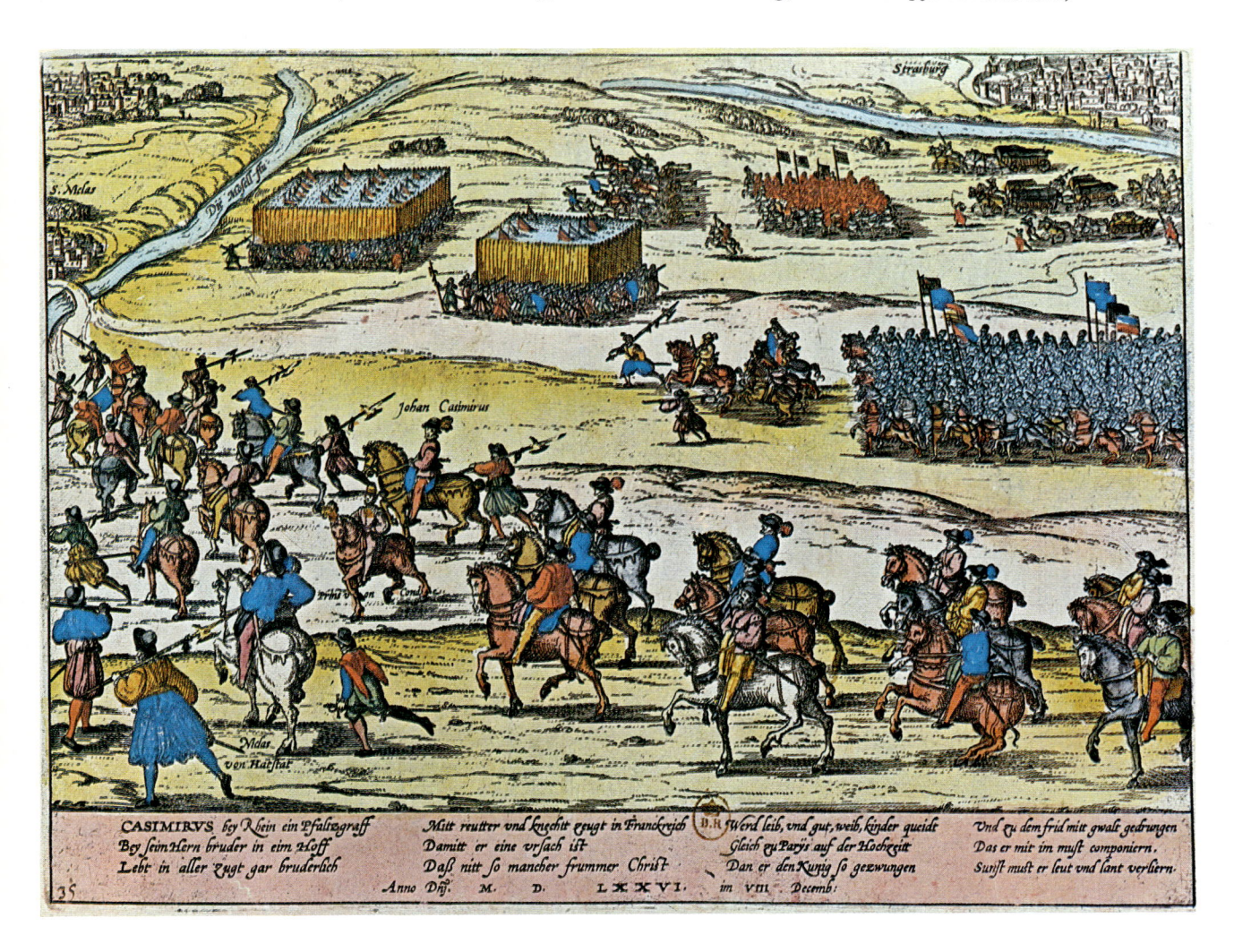

Abbildung 1587
»Für eine Freude tausend Leiden, er schwitzt die Syphilis aus.« — *»Für eine kleine Freude erdulde ich tausend Leiden. Die schlimmste Sommerhitze käme mir jetzt kühl vor. Am ganzen Leib bricht mir der Schweiß aus und mein Kinn zittert. Kein Ende scheinen meine Leiden zu nehmen.«*
Radierung von Jacques Lagnier für seine Sammlung der bekanntesten Sprichwörter, *Paris 1659—1663.*
(Paris, Nationalbibliothek, Kupferstichkabinett)
Die Quecksilbertherapie bestand im Ausräuchern des Kranken. Er stand ausgekleidet auf einer Heizplatte, unter der ein Feuer brannte. Das Quecksilber wurde dann als Pastillen in die Flammen geworfen.

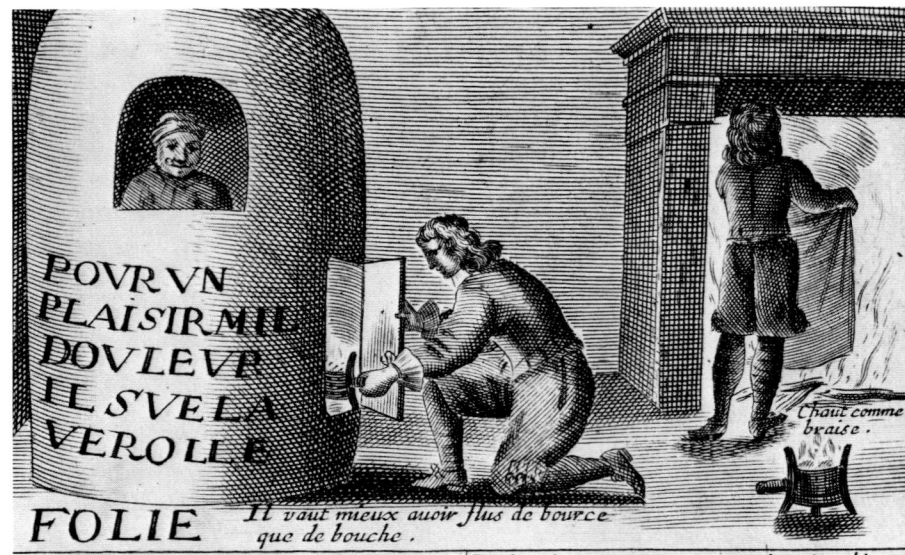

einer Erfahrung, die ihm Venezianer mitgeteilt hätten. Um die Gonorrhöe zu heilen, hatten sie, sobald sich die Symptome zeigten, Geschlechtsverkehr mit einer Negerin, »*Experimentum est verum*«, gibt der Professor an. Er selber habe oft beobachtet, daß selbst ein chronischer Harnwegsinfekt nach Geschlechtsverkehr mit einer Jungfrau heile, *sed hunc mulier inficitur*« (1597). Dieser Ansicht schließt sich auch Samuel Hafenreffer (1587—1660), Professor in Tübingen, an. Er lehrte nämlich 1630, daß die Gonorrhöe durch Verkehr mit einem unschuldigen Mädchen geheilt werden könne. Diese Meinung ist im Volk übrigens heute noch gängig, und es kommt immer wieder vor, daß ein hypersexueller Kranker Mädchen vergewaltigt, um so seine Geschlechtskrankheit zu heilen.

Gottfried Keller (Zürich 1819—1890) ist der bedeutendste Vertreter der deutschsprachigen Schweizer Literatur des 19. Jahrhunderts. Dieser ausdrucksvolle Poet und nachdenkliche Schriftsteller hat einen wichtigen Platz in der deutschen Literatur inne, denn er leitet nach der Romantik die realistische Periode (1850—1890) ein. Er schildert einen solchen Fall in seinem Roman *Der Grüne Heinrich*. Dieser mehr oder weniger autobiographische Roman, den er 1846 unter dem Einfluß von Jean-Paul Richter begann und zwischen 1854 bis 1855 in Berlin abfaßte, ist sein bedeutendstes erzählerisches Werk.

Vom 18. Jahrhundert an wurden sich die Ärzte in der Praxis langsam aber sicher über Krankheitserscheinungen und Komplikationen der Gonorrhöe sowie über ihre Gefährlichkeit klar.

Der Dualitätsgedanke setzt sich durch

Schon früher wollten einige wenige Ärzte nicht glauben, daß Gonorrhöe und Syphilis ein und dieselbe Krankheit seien. Bereits der Pariser Arzt Thierry de Héry (1552) war überzeugt, daß es zwei Gifte gebe, von denen eines die Syphilis, das andere die Gonorrhöe verursache. Um das 18. Jahrhundert herum befaßten sich manche Ärzte von neuem mit dieser Frage und kamen zu dem Schluß, daß es eine *galenische Gonorrhöe* gebe, die keine Geschlechtskrankheit sei, und eine *venerische Gonorrhöe*, die als Symptom eines konstitutionellen Leidens galt. Francis Balfour schrieb in seiner Doktorarbeit, die er 1767 in

Edinburgh verteidigte: »Fast alle Harnröhrenausflüsse sind venerisch und ansteckend, aber bei Gonorrhöe und Syphilis handelt es sich um zwei ganz verschiedene Krankheiten, die durch zwei spezifische Gifte verursacht werden.« Dann schienen John Howard und Benjamin Bell 1794 mittels Impfstatistiken bewiesen zu haben, daß der Harnröhrenausfluß mit Syphilis nichts zu tun hat. Und der Chefarzt des Wiener Krankenhauses, Johann-Peter Frank (1745 bis 1821), der teilweise auch in Straßburg studiert hatte und als Vorkämpfer für eine Gesundheitspolitik wirkte, ist von der Existenz *zweier Ansteckungsgifte* überzeugt (1794).

Ernsthafte Untersuchungen, genaue Beobachtungen und Nachforschungen, die in vielen Fällen leicht durchzuführen gewesen wären, hätten den Schlüssel zur Lösung des Problems liefern können. Doch selbst hochstehende Geister waren von den Anfängen der experimentellen Wissenschaft im 18. Jahrhundert beeinflußt und dadurch so voreingenommen, daß sie glaubten, an Mensch und Tier Experimente vornehmen zu müssen. Es ist traurig, aber wahr, daß etliche Ärzte ganz gesunden Erwachsenen und sogar Kindern Syphiliserreger einimpften.

So glaubte der Londoner Chirurg John Hunter (1728—1793), der jüngere Bruder des Anatomen William Hunter, fest daran, daß Syphilis und Gonorrhöe eine Krankheit seien. Mit seinem Werk *Treatise on the Venereal Disease*, das er 1786 veröffentlichte, übte er einen starken Einfluß auf die Zeitgenossen

Abbildung 1588 (unten links)
Prostituierte in London. *Stich für ein Album, Ende des 18. Jahrhunderts, über die Londoner Probleme.*
(Paris, Nationalbibliothek, Kupferstichkabinett)

Abbildung 1589 (unten rechts)
Der Scharlatan in London. *Stich aus demselben Werk.*
(Paris, ibd.*)*

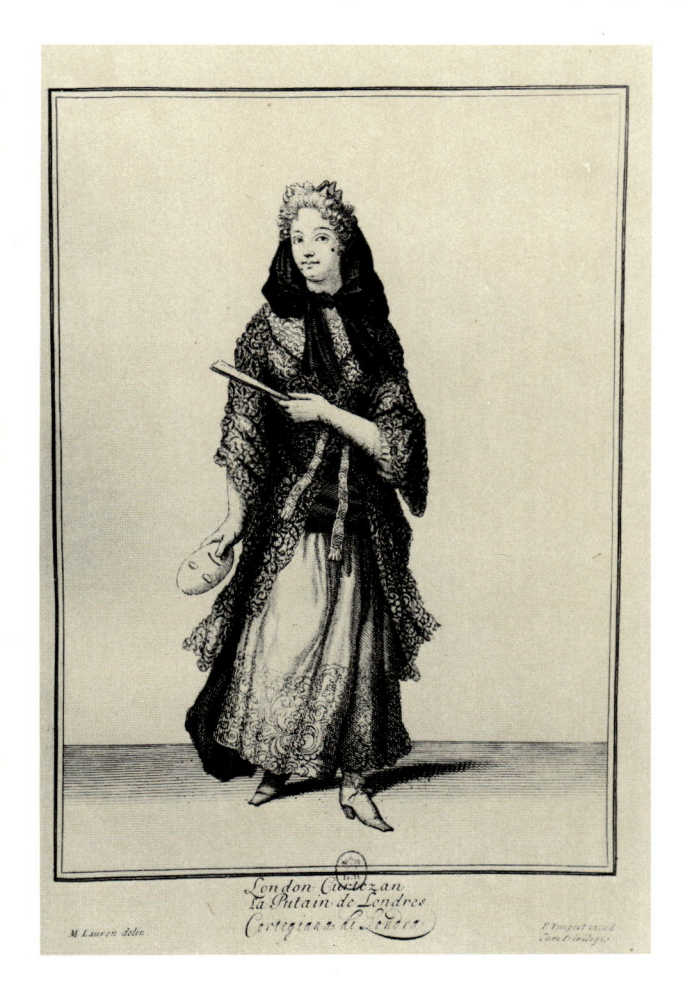

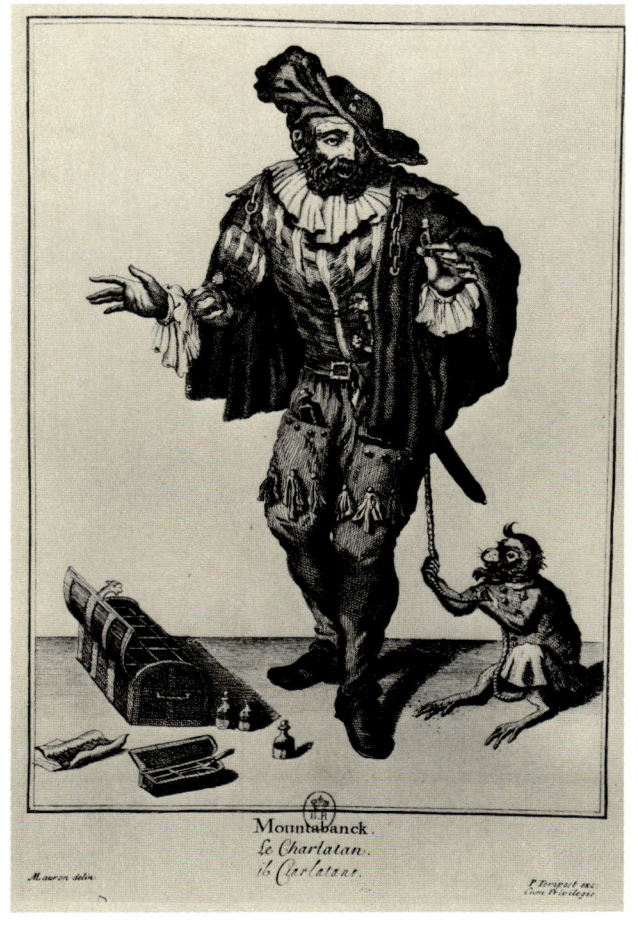

aus. Er berichtete darin von seinen Experimenten, die er im Mai 1767 begonnen hatte: Zuerst impfte er Tieren die Erreger ein, und als diese sich als resistent erwiesen, ging er zum Experiment an Menschen über. Immerhin war er so gewissenhaft, daß er sich selbst mittels Eitertropfen auf Eichel und Vorhaut infizierte. Einige Tage später traten dann rote Flecken auf, die sich zu Geschwüren entwickelten, außerdem stellte er fest, daß die Lymphknoten in der rechten Leistenbeuge anschwollen. Zwei Monate später kam es zur Geschwürbildung an einer Mandel, und in den folgenden Wochen brachen überall kupferfarbene Blattern aus. Der Autor zog daraus folgenden Schluß: »*gonorrhea matter will produce chancres.*«

Seiner Meinung schlossen sich die meisten Ärzte an und hielten an einem einzigen contagium fest; nach Einimpfung in die Schleimhaut würde es Gonorrhöe bewirken, nach Einimpfung in die Haut Syphilis. Bei allen anderen beschriebenen Ansteckungsmöglichkeiten — Kinder, die durch ihre Amme infiziert wurden, Übertragung durch Gläser oder Tassen und Infektionen, die besonders häufig bei Versuchen mit der damals gängigen Zahntransplantation vorkamen — glaubten sie, daß es sich um falsche Beobachtungen handle, mit denen man sich kritisch auseinandersetzen müsse.

Doch nicht alle Ärzte teilten diese Auffassung. Im Heimatland von Hunter selbst formulierte Franz Xaver Schwediaur (1748—1824) eine sehr eklektische

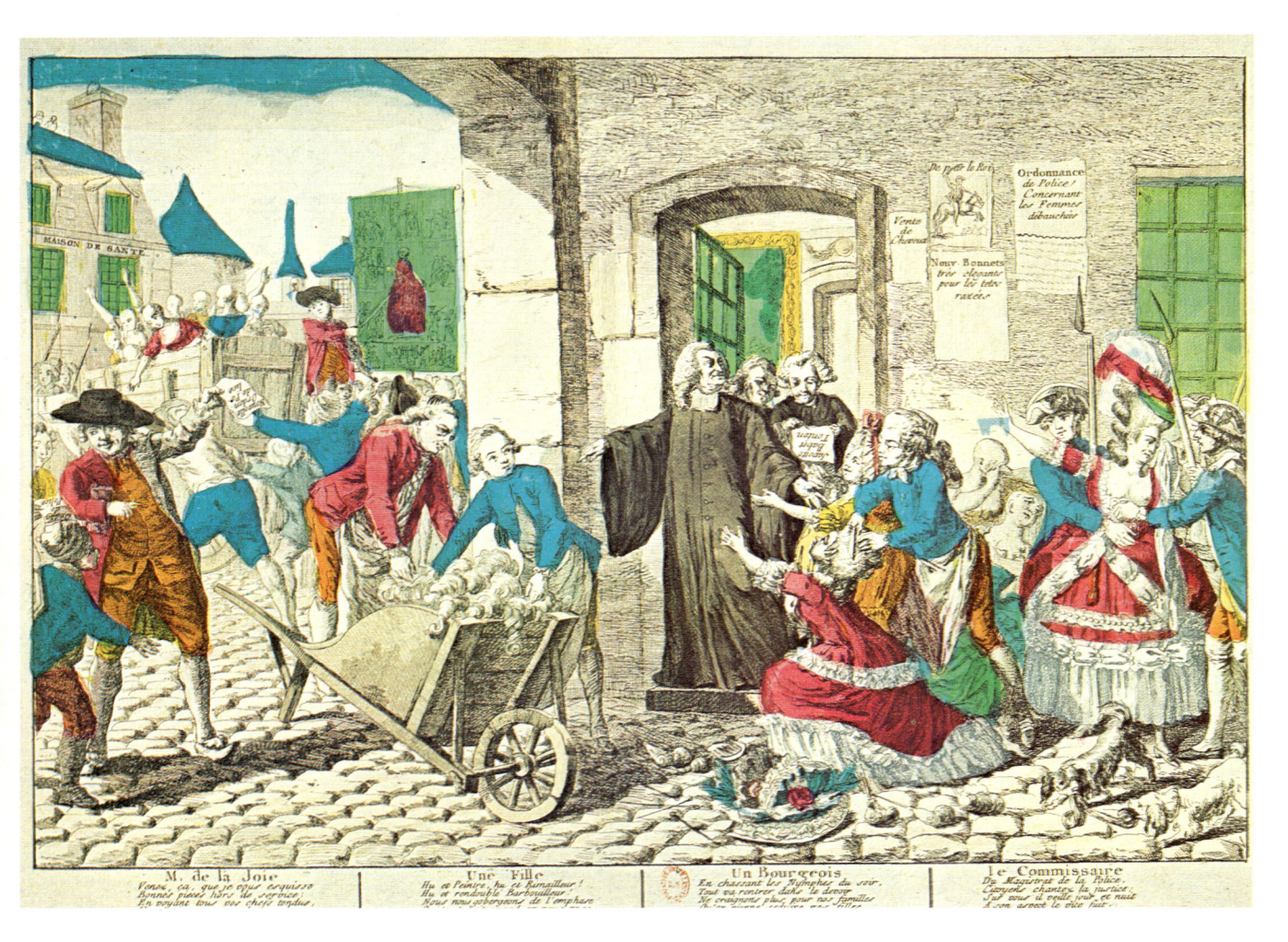

Abbildung 1590
Verhaftung von Prostituierten in Paris, gegen 1759.
(Paris, Museum Carnavalet)

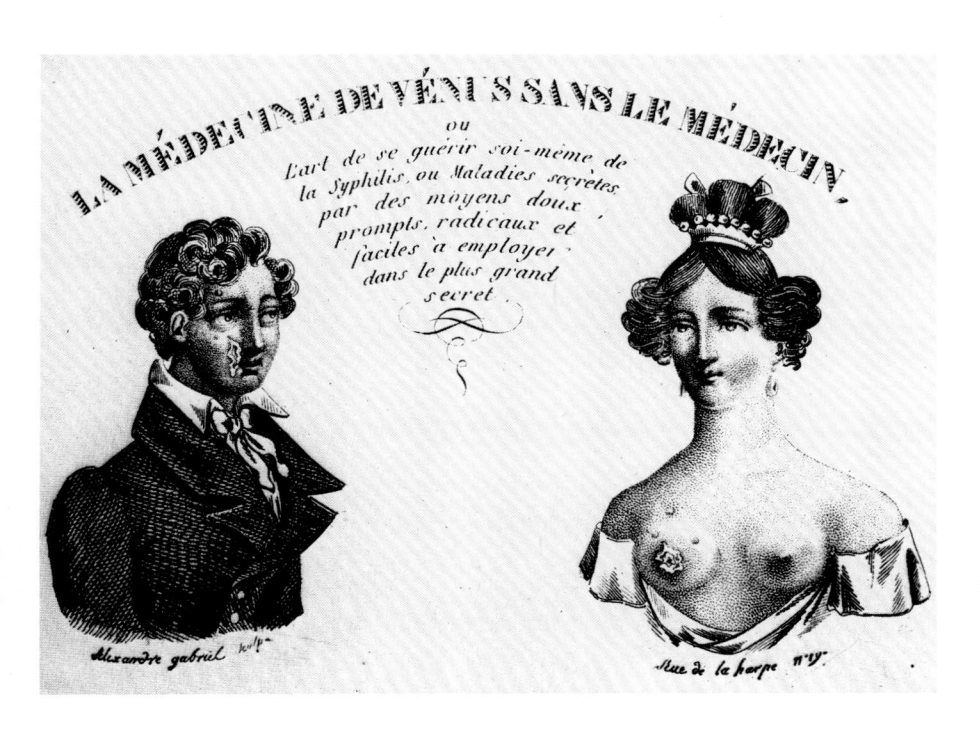

Abbildung 1591
Reklame für ein Heilmittel gegen die Syphilis.
(Paris, Nationalbibliothek, Kupferstichkabinett)

Meinung: Eine Prostituierte, die an Syphilis der Geschlechtsorgane leidet, kann einen Partner auch mit den anderen Geschlechtskrankheiten infizieren (1784).

1810 schrieb die Medizinische Gesellschaft von Besançon folgenden Forschungswettbewerb aus: »Mittels Experimenten und Schlußfolgerungen soll festgestellt werden, ob die Viren bei virulenter Gonorrhöe und der Syphilis identisch sind, ob eine Krankheit zur anderen führen kann, und ob beide Krankheiten gleich behandelt werden können.«

Die Abhandlung von Hernandes erhielt den ersten Preis. Er hatte mit drei Sträflingen aus dem Toulouser Zuchthaus experimentiert. Dabei ergab sich: mit Eiter infizierte Schnittwunden entwickelten nur harmlose Geschwüre, die mit Schanker keine Ähnlichkeit hatten.

Bizarre Vorstellungen führten in der Geschichte der Geschlechtskrankheiten zu weiteren Verwirrungen. So nahm der Marinearzt Le Bru, der von Mesmer und dessen Vorstellungen vom tierischen Magnetismus beeinflußt war, zwischen 1784 und 1792 an, daß das Gift der Geschlechtskrankheiten erst durch ein *elektrisches Fluidum* virulent werden könne. Das Fluidum entstehe auf verschiedene Weise: durch Reibung beim Geschlechtsverkehr, Kuß oder sogar Bewegung der Augenlider! Und Jean Caron (1745—1824), Chirurg am Hospital Cochin, vermutete, daß geheime *Ausschweifungen* zu einer morbiden Verfassung führten, die der Anfang aller Krankheiten sei. »Die Empfindungen, die man beim Beischlaf, beim Stillen und beim Berühren der Lippen und Augenlider fühlt, und die auf das Empfindungsvermögen so angenehm und intensiv einwirken, sind gleichzeitig die einzigen Ursachen der Ansteckung« (1811).

Dann kam François-Joseph Broussais (1772—1835), dessen Theorien nicht zuletzt seiner starken Persönlichkeit wegen für ein paar Jahre lang ziemlich viele Anhänger fanden. Dieser Mann, der als Arzt am Militärhospital von Val-de-Grace arbeitete, erklärte, daß alle Krankheiten, einschließlich der Geschlechtskrankheiten, Ergebnis einer *Reizung* mit *anschließender Entzündung* seien.

Eine klar durchdachte Forschungsarbeit

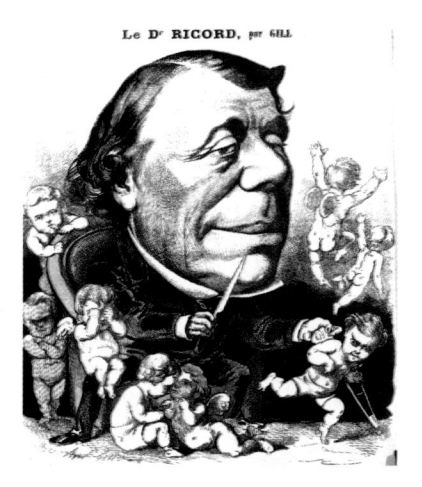

*Abbildung 1592
Karikatur Ricords von Gill.
(Paris, Museum Carnavalet)*

Ab 1830 versuchte Philippe Ricord (1800—1889), geboren in Baltimore als Sohn französischer Eltern und Arzt am Hospital du Midi in Paris, das verworrene Kapitel »Geschlechtskrankheiten« durch Experimente und klinische Beobachtungen zu klären. Zu diesem Zweck stellte er beim angesteckten Partner und beim Überträger vergleichende Untersuchungen an. Die Frauen untersuchte er mit einer neuen Art Spiegel. In seinen Schlußfolgerungen unterscheidet er genau zwischen Gonorrhöe und Syphilis: »Ein venerisches contagium führt immer zur Schankerbildung, wenn es einem Schanker entnommen wurde; während Ausfluß aus der Harnröhre, der unter die Haut gespritzt wurde, nie Geschwüre verursacht. Syphilis und Gonorrhöe sind also zwei verschiedene Krankheiten. Gonorrhöe kann übrigens nicht immer übertragen werden, wie dies ja bei allen katarrhalischen Entzündungen, auch beim Schnupfen, der Fall ist.«

Immer mehr Schriften wurden veröffentlicht, die sich für oder gegen die Identität von Gonorrhöe und Syphilis aussprachen. Léon Bassereau, ein Schüler Ricords, fand schließlich nach genauen Untersuchungen bei seinen Kranken zwei Arten von Schanker vor: *den weichen* und den *harten Schanker*. Nur letzterer tritt bei Syphilisinfektionen auf. Jetzt mußte nur noch festgestellt werden, welcher Erreger wirklich die Gonorrhöe verursachte. Noch 1722 hatte sich der Pariser Chirurg Nicolas André darüber lustig gemacht, während ein Scharlatan, Boile, ebenfalls in Paris (1727) behauptete, ihn gesehen zu haben und eine Skizze mit der mikroskopischen Ansicht venerischer Kleinstlebewesen zeigte.

Die Entdeckung des Gonokokkus

Im Zuge der Entdeckungen Louis Pasteurs und Robert Kochs — im goldenen Zeitalter der Bakteriologie — machte man sich daran, bei jeder Krankheit die entsprechenden Mikroben zu erforschen. So entdeckte Albert Neisser (1855—1916), ein junger Assistent an der Universität Breslau, schließlich den Gonokokkus als Erreger eitrigen Harnröhrenausflusses und anderer Komplikationen. Die Mikrobe war nach Einfärbung in Gestalt einer Kaffeebohne erkennbar (1879). In akuten Fällen ist sie leicht nachzuweisen, in chronischen Fällen hingegen muß man auf künstliche Mittel zurückgreifen, wie z. B. chemische Reizung der Schleimhaut, damit sie wieder erscheint. Dieses Verfahren nennt man *Reaktivierung*. Dem Gynäkologen Ernst Bumm gelang es in Würzburg und später in Berlin als erstem, den Erreger in Kulturen zu züchten und biologisch zu untersuchen. Noch heute ist es sehr schwierig, eine Kultur des Neisserschen Diplokokkus anzulegen. Man benötigt dazu ein spezielles Kulturmilieu und eine CO_2-Atmosphäre. Der Bazillus muß sofort ausgesät und in die Trockenkammer gebracht werden. Transportierbare Kulturmilieus, die noch erprobt werden, würden es auch dem praktischen Arzt ermöglichen, Kulturen anzulegen.

Die lange Geschichte der Gonorrhöe läßt sich dadurch erklären, daß sie extrem ansteckend ist und früher nicht zu heilen war. Medikamente in Salbenform (Sandelholz, Kubebe, Kopaiva) milderten zwar Entzündungserscheinungen und Ausfluß, konnten jedoch dem Gonokokkus nichts anhaben.

Behandlungsmethoden

Zu Ende des vorigen Jahrhunderts wandte der französische Urologe Janet eine neue Methode der örtlichen Behandlung an. Sie bestand in Spülungen der Harnröhre mit einer verdünnten Potassiumpermanganatlösung, die mittels Irrigator unter Druck vorgenommen wurden. Bei dreimaliger Anwendung pro Tag ermöglichten sie die Heilung in vier Wochen. Komplikationen, besonders

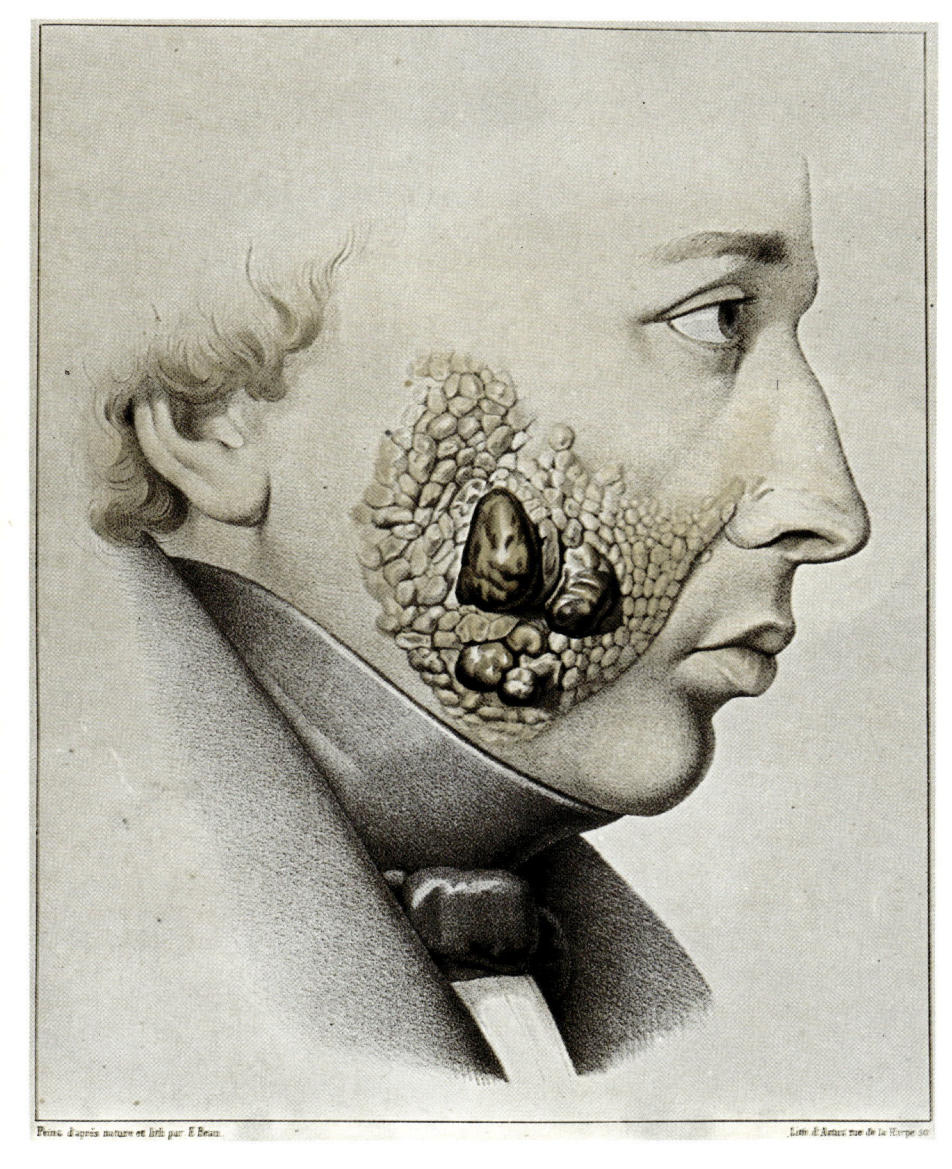

Abbildung 1593
»Syphiliskrusten und -pusteln«.
Spätaffekt der sekundären Syphilis. Abbildung aus der Vollständigen Abhandlung über die Geschlechtskrankheiten..., *von Philippe Ricord, Paris 1851.*

Hoden- und Nebenhodenentzündungen, oder Spätfolgen, wie zum Beispiel Harnröhrenverengungen, konnten jedoch nicht immer vermieden werden. Man versuchte dann, die Verengungen durch Einführung von Stäbchen zu dehnen.

Eine andere örtliche Chemotherapie wurde ebenfalls von Janet eingeführt: Injektionen von Silbersalzen, Argyrol oder Protargyrol, mit einer Spritze, die ein Gummimundstück hatte und seinen Namen trägt. Diese Behandlungsmethode wandte man auch als reine Vorbeugungsmaßnahme an, wenn Patienten nach Kontakten mit zweifelhaften Personen eine Ansteckung befürchteten. Sicher bewirkte das Verfahren manchmal eine echte Heilung, bevor der Ausfluß auftrat, doch bei Überängstlichen, die die Einspritzung zu lange vornahmen, verursachten die Mittel oft Harnröhrenentzündungen.

Die Krankheit wurde also bis 1936 fast ausschließlich örtlich, kaum allgemein behandelt. Dann stellte Ehrlich die Hypothese auf, daß die Farbstoffe, die sich an lebenden Zellen anlagern, antiseptische Eigenschaften haben könnten. Verschiedene Derivate des Akridingelbes, die Morgenroth untersucht

NOUVELLE EAU ANTIVÉNÉRIENNE,
Sans goût ni odeur, des Sieurs QUERTAN & AUDOUCEST, rue de Sartine, n°. 58.
DE PAR LE ROI.
Extrait du Brevet de Sa Majesté.

AUJOURD'HUI vingt Février 1778, le Roi étant à Versailles, sur le rapport fait à Sa Majesté par le Sieur Lieutaud, son premier Médecin, des effets salutaires d'une Eau antivénérienne, dont les Sieurs Quertan & Audoucest possèdent la composition, & particuliérement des guérisons opérées par le secours de cette Eau, sur quatre Particuliers dont le traitement a été suivi par trois Commissaires nommés à cet effet, suivant les Procès-verbaux des 11 & 26 Septembre 1777, & certificat du 21 Janvier dernier : Sa Majesté se seroit déterminée à faire l'acquisition de la composition & préparation de ladite Eau antivénérienne, sous la réserve du secret, au profit desdits Sieurs Quertan & Audoucest, pendant l'espace de quinze années. Et Sa Majesté s'étant fait représenter son Ordonnance du 12 Avril 1776, portant ce qui seroit observé relativement à l'acquisition qu'Elle se proposeroit de faire, des remedes particuliers dont l'efficacité seroit reconnue pour le bien de l'humanité, &c. Et voulant Sa Majesté assurer auxdits Sieurs Quertan & Audoucest, la jouissance qui leur est réservée, Elle les a autorisés & autorise à vendre & distribuer, faire vendre & distribuer ladite Eau dans tout le Royaume, pendant l'espace de quinze années, à compter de ce jour ; fait Sa Majesté défense de troubler & inquiéter les Sieurs Quertan & Audoucest, dans la vente & distribution qui leur est réservée pendant lesdites quinze années, sous quelque prétexte que ce puisse être, à la charge néanmoins qu'ils exécuteront fidéllement les dispositions des articles six & sept de l'Ordonnance sus-énoncée ; & pour assurance de sa volonté, Sa Majesté m'a ordonné d'expédier le présent Brevet, qu'Elle a signé de sa main, & fait contre-signer par moi Conseiller, Secrétaire d'Etat, & de ses Commandemens & Finances.
Signé LOUIS, *& plus bas,* AMELOT.

Abbildung 1594
Genehmigung zur Herstellung und zum Verkauf eines antivenerischen »Wassers« von 1778.
(Paris, Nationale Pharmazeutenschaft, Sammlung Bouvet)
Im 18. Jahrhundert gab es noch keine genauen Kontrollen bezüglich der Medikamente. Jeder erfand sein eigenes Mittel mit beliebigen Bestandteilen und versuchte dann, der königlichen Verwaltung das Rezept zu verkaufen, das geheim blieb.

hatte, wurden vom Organismus relativ gut vertragen. 1926 versuchte man zum erstenmal, die Gonorrhöe mit einer Chemotherapie allgemein zu behandeln. Dazu wurden Akridinsalze intravenös injiziert. Obwohl es bei so behandelten Kranken nicht mehr zu urogenitalen Komplikationen kam, lehnten viele Venerologen die neue Therapie wegen ihrer unbeständigen Wirksamkeit ab und blieben der Methode von Janet treu. Die Akridintherapie hatte auch sonst noch ihre Nachteile: da die Empfindlichkeit gegenüber Sonnenbestrahlung in den Stunden nach der Injektion erheblich gesteigert ist, müssen vor allem ambulante Patienten besonders geschützt werden. Allerdings erhielt man so auch ein besseres Wissen über Photosensibilisierung, Lichtschäden und deren Behandlung. Für Spülungen des Rippenfells bei eitriger Rippenfellentzündung benutzte man damals bereits Trypoflavin. Von diesem Medikament ausgehend verwendete Jausion *Gonakrin.* Es wurde intravenös gespritzt und erzielte gute Erfolge. Manchmal führte es allerdings auch zur eben erwähnten Photosensibilisierung und Venensklerose.

1935 modifizierte der Chemiker Gerhard Domagk (1895—1964) einen roten Farbstoff, indem er zu dessen chemischer Formel Seitenketten hinzufügte. So synthetisierte er ein *4 Sulfonamid 2, 4 Diaminoazobenzol,* das hervorragende Wirkungen erzielte, als man es mit Streptokokken infizierten Mäusen verabreichte. Bei klinischen Experimenten erwies sich das Medikament auch in der menschlichen Pathologie als erfolgreich und kam unter dem Namen Prontosil in den Handel. Jacques Tréfouël vom Institut Pasteur befaßte sich später von neuem mit dem Mittel. Er und seine Mitarbeiter Nitti und Bovet fanden heraus, daß die seitliche Schwefelkette, die Domagk der Formel des Azinfarbstoffes hinzugefügt hatte, der eigentliche Wirkstoff ist. Domagks Forschungen wurden zum Ausgangspunkt der *Sulfonamidtherapie,* zahlreiche Firmen vertrieben ab 1937 die Sulfonamide als weiße Tabletten. Domagk selbst brachte die verbesserte Form Prontosil Album heraus. Der Gonokokkus war gegen die neuen bakteriostatischen Medikamente sehr empfindlich. So konnte eine akute Gonorrhöe mit 20 Tabletten á 0,5 Gramm in vier bis fünf Tagen ohne zusätzliche Behandlung ausgeheilt werden. Im Laufe der Zeit wurden immer mehr organische Schwefelverbindungen benutzt, wobei sich die Sulfapyridine und Thiazolderivate als die wirksamsten und verträglichsten erwiesen.

1938 und 1939 wurde auf den Konferenzen für chemotherapeutische Behandlung der Gonorrhöe, die das Gesundheitsministerium in Paris durchführte, verbindlich ausgesagt, wie wertvoll die neue Therapie sei: Sie wirkt nämlich sowohl bei den akuten Erscheinungen der Krankheit als auch bei ihren chronischen Formen und bei den verschiedenen Komplikationen, die nach der Verabreichung sowieso kaum mehr auftreten. Eitrige Monoarthritis, Nebenhoden- und Hodenentzündungen sowie Eileiterentzündungen verschwanden, und die Krankensäle, wo solche Patienten früher stationär behandelt wurden, konnten geschlossen werden.

Doch dann machte sich eine gewisse Sulfonamidresistenz bemerkbar, und die Dosen mußten von Mal zu Mal entsprechend erhöht werden. So ersann Pierre Cuilleret aus Lyon die *Sofortbehandlung,* bei der der Kranke die Gesamtdosis Thiazolen (20 Tabletten) mit genügend Wasser auf einmal zu sich nahm. In den meisten Fällen wurden damit gute Resultate erzielt. Aber die Gonokokken wurden immer resistenter.

Deshalb griff man nun auf das Penicillin zurück, das Alexander Fleming 1928 entdeckt und mit einer Gruppe amerikanischer Wissenschaftler weiterentwickelt hatte. Seit 1943 wurde es in Amerika industriell hergestellt. Damals genügten noch 100 000 Einheiten Penicillin zur Heilung einer akuten Gonorrhöe, heute reichen Dosen über 1 Million Einheiten kaum aus.

Nachdem der Versuch mit Penicillin anfangs so erfolgreich verlaufen war, mußten später die Dosen zur Heilung immer mehr erhöht werden. Deshalb verwendete man *Penicillin-Retard,* weil davon weniger Injektionen benötigt wurden. Doch auch gegen dieses Antibiotikum wurde der Gonokokkus immer resistenter. Man gab das Penicillin zwar nicht ganz auf, ersetzte es aber immer häufiger durch Tetracyclin, Chloramphenicol, Spiramycin oder andere Antibiotika.

Heute stehen dank ihrer großen Anzahl zahlreiche Behandlungsschemata zur Verfügung, mit denen man die Gonorrhöe vollkommen ausheilen kann. So verabreicht man manchmal vor der Einnahme von Penicillin Probenemid (Benemid). Dieses Medikament wird auch in der Gichtbehandlung benutzt. U. a. bewirkt es bei bestimmten Mitteln, daß die Ausscheidung durch die Nierentubuli herabgesetzt wird und deshalb die Konzentration dieser Mittel im Blut für längere Zeit gleichmäßig hoch bleibt. Bei einigen Komplikationen der Gonorrhöe wird das Medikament in massiven Dosen als Dauerinfusion verabreicht. Auch Sofortbehandlungen mit Thiamphenicoltabletten oder Spectinomycinchlorhydratinjektionen wurden durchgeführt.

Die Heilung ist heute so schnell möglich, daß man bisweilen feststellen kann, wie sich Partner, die ihre Kuren nicht gleichzeitig durchführen, die Gonorrhöe wie einen Pingpongball weitergeben. Aber wenn auch bei diesen schnellen Heilungen fast alle Komplikationen ausgeschaltet sind, müssen sie doch unter genauer Beobachtung durchgeführt werden, denn vor allem bei Frauen kommen latente Formen ohne Symptome vor.

Außerdem hat man festgestellt, daß es bereits Gonokokkenstämme gibt, die Penicillinase absondern, so daß das Penicillin keine Heilwirkung mehr hat.

Mit Hilfe des Elektronenmikroskops konnte man schließlich die Struktur der Gonokokken und ihre pathogene Wirkung untersuchen.

Abschließend sollte gesagt werden, daß die Gonorrhöe zwar die älteste Geschlechtskrankheit ist, ihre Erforschung aber noch lange nicht abgeschlossen und ihre Geschichte keineswegs am Ende ist.

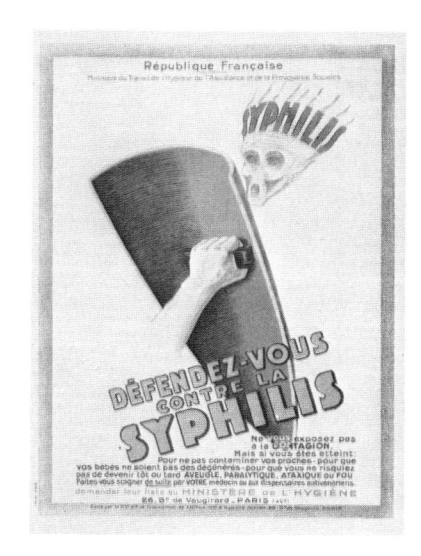

Abbildung 1595
Anschlag zur Syphilisprophylaxe, verteilt vom Ministerium für Arbeit und Gesundheit, 1930.
(Paris, Nationalbibliothek, Kupferstichkabinett)

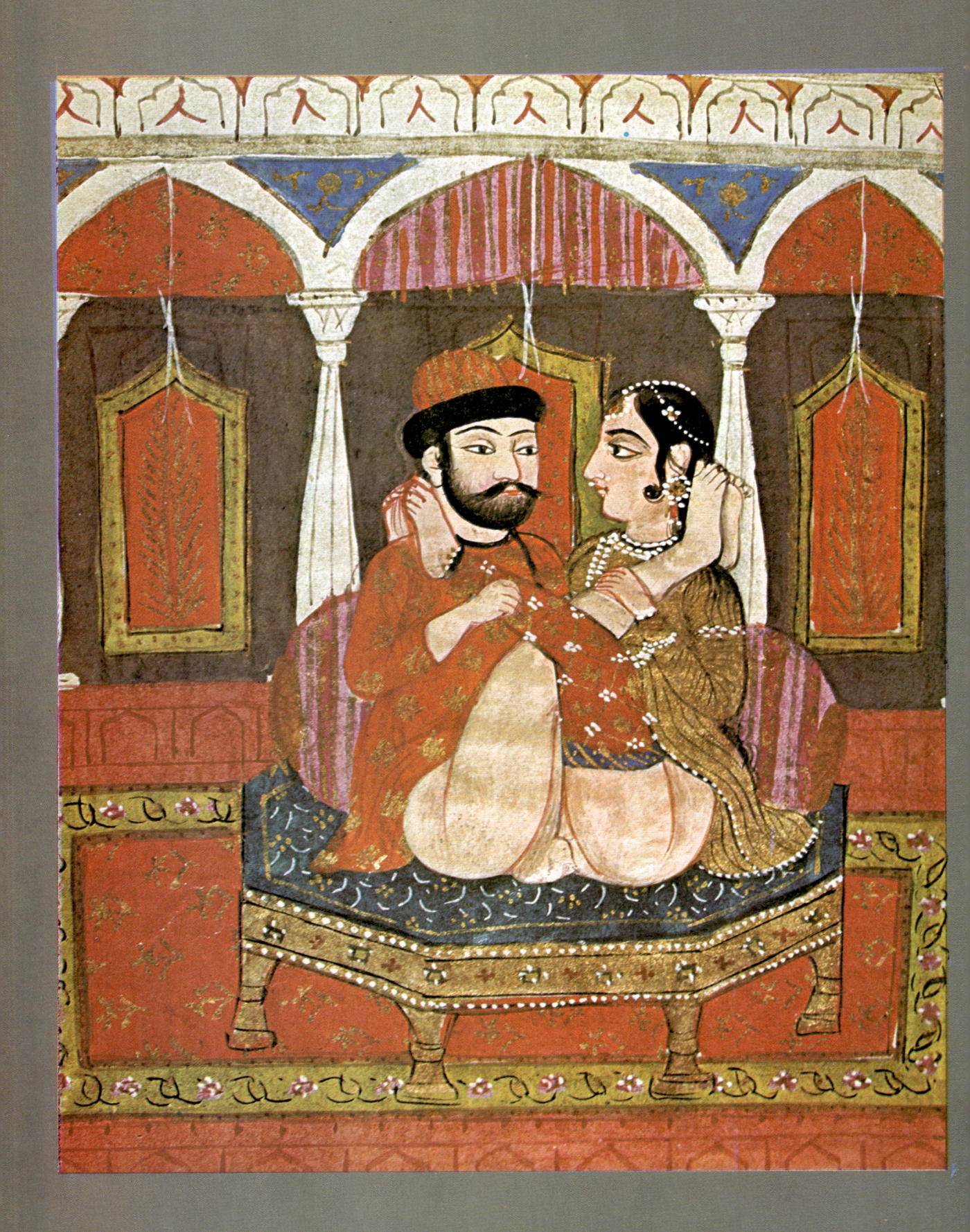

Die Geschichte der Syphilis

Antike und Mittelalter

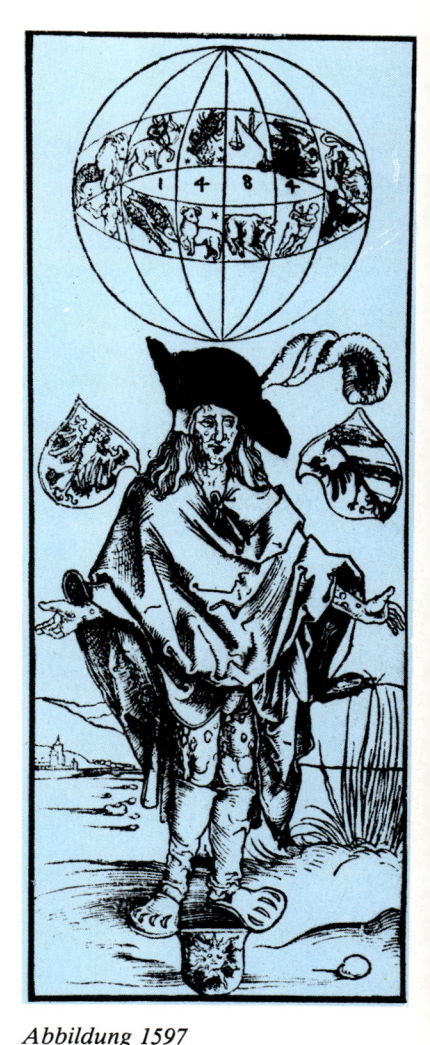

In der Antike fanden sexuelle Ausschweifungen bei vielen Gelegenheiten statt. Mit einem solchen Fest feierten z. B. die Ägypter den Geburtstag des Sonnengottes Osiris bei der Sonnenwende im Frühling. Seine Frau und Schwester Isis, die Mutter von Horus, wurde als Göttin der Gesundheit und der Ehe verehrt. Ursprünglich hatte sie Mann und Frau in einer legitimen Vereinigung aneinander gebunden, bald aber wurde ihr zu Ehren eine regelrechte religiöse, manchmal zügellose Prostitution praktiziert. Und Herodot berichtet, daß der Pharao Cheops, zweiter König der IV. Dynastie, seine Tochter des Geldes wegen zur Prostituierten machte.

In Mesopotamien und Kleinasien fanden sexuelle Orgien, einschließlich schamlosester Sodomie, vor den Statuen des Gottes Moloch oder den Heiligtümern der Göttin Mylitta statt.

Keuschheit, Enthaltsamkeit, Mäßigung und eheliche Treue waren oft nur leere Worte. Die Bibel berichtet viel Gutes von König David — seine tiefe religiöse Überzeugung inspirierte ihn zu Psalmen von wunderbarer Lyrik —, aber auch seine Sinnlichkeit verschweigt sie keineswegs. Das Buch der Propheten brandmarkt solche Beziehungen, und im Ecclesiasticus heißt es: »Wer sich mit Prostituierten einläßt, wird unrein in jeder Beziehung... Brand und Würmer werden ihn befallen, und er dient den anderen als abschreckendes Beispiel.«

In Indien stand der *Lingam-Kult* in hohen Ehren. Die griechische Mythologie hat ihn wieder aufgegriffen. Dort galt er der Verehrung Priapos', des Gottes der Männlichkeit, Fruchtbarkeit und Zeugung. Der weise Gesetzgeber Solon sah sich gezwungen, Bordelle einzurichten, die er aus moralischen Gründen außerhalb Athens erbauen ließ. Solche Praktiken verdammte die katholische Religion, und Johannes Chrysostomos von Tarsus geißelte alle diese Verderbtheiten mit harten Worten.

Die zahlreichen *Phalluskulte* des Altertums müßten die Übertragung der Syphilis gefördert haben. Doch man findet in der Antike keine eindeutige Beschreibung dieses Leidens, seiner zahlreichen Symptome oder seiner Entwicklung.

Auch die Ärzte schweigen dazu. Ebenso wird in dem bedeutenden Werk des Claudius Galenus, einem Höhepunkt der griechisch-römischen Medizin, die Krankheit weder beschrieben noch erwähnt. Galen hatte zuerst in Alexandrien studiert, wo er sich mit der griechischen hippokratischen Medizin und den ägyptischen Naturwissenschaften intensiv befaßt hatte. Später zog es ihn dann in die römische Welt, wo er sich eine große persönliche Erfahrung erwarb. Nachdem Galen sich in Rom niedergelassen hatte, zählten zuerst das Proletariat und das kleine Volk zu seinem Patientenkreis. Dann übernahm er die ärztliche Betreuung der Gladiatoren und wurde schließlich persönlicher Berater und oberster Arzt Marc Aurels und Commodus'; »Kaiser der Mediziner«, wie ihn der Vater des letzteren nannte.

Die Araber, zu Beginn der Hedschra noch Nomadenvölker, gewöhnten sich schnell an Wohlleben und Luxus der eroberten Länder. Sie bekamen Zugang zu den Künsten und Wissenschaften und machten sich das medizinische Wissen zu eigen, ja, befruchteten es sogar. Doch erst bei Oseibiah (1203—1273) findet sich ein Hinweis auf den Zusammenhang zwischen Krankheit und unsauberem Geschlechtsverkehr.

Abbildung 1597
Der Syphiliskranke. *Holzschnitt von Albrecht Dürer aus dem Jahre 1490, Äskulap, 1923, Band IX.*
(Paris, Bibliothek der Alten Medizinischen Fakultät)
Dieser Holzschnitt ist das älteste bildliche Dokument über die Syphilis. Er ziert ein lateinisches Gedicht des Nürnberger Arztes Th. Ulsenius.

Abbildung 1596 (gegenüber)
Erotische Szene. Miniatur der Mogulschule. Indien, 18. Jahrhundert.

1475

Manche Historiker glauben, daß sich bestimmte Worte oder Redewendungen auf die Syphilis bezögen: So sei die schrille Stimme der *Cyneden,* von der Martial spricht, ein Symptom der laryngitischen Syphilis. Diese Diagnosen halten ernsthafter Kritik oft nicht stand oder werden durch den weiteren Zusammenhang der antiken Texte entkräftet.

Auch für das Mittelalter werden solche Schriften angeführt, die aber ebenso Anlaß zur Kritik geben.

1494—1495 traten die *Epidemien der neapolitanischen* und *französischen Krankheiten* zum erstenmal auf, deren Ausbruch Jausion so meisterhaft beschrieben und analysiert hat.

Gegen Ende dieses 15. Jahrhunderts wurde die Alte Welt von zwei Neuigkeiten wie von Fanfarenstößen aufgerüttelt: Am 7. Mai 1495 kehrte Christoph Kolumbus von Westindien und den Spanischen Inseln nach Barcelona zurück. Im September 1494 fielen die Armeen des französischen Königs Karl VIII., die Ludovico Sforza gegen den König von Neapel gerufen hatte, über die Alpen und das Mailänder Gebiet bis nach Süditalien ein und bereiteten der *furia francese* einen Siegeszug.

*Abbildung 1598
Einschnitt in einen Wasserbruch
(Austritt von Flüssigkeit aus
dem Hodensack). Abbildung zu
dem türkischen Manuskript
über Chirurgie von Charaf ed-
Din, 1463.
(Paris, Nationalbibliothek,
türkischer Band 693, Band 106)*

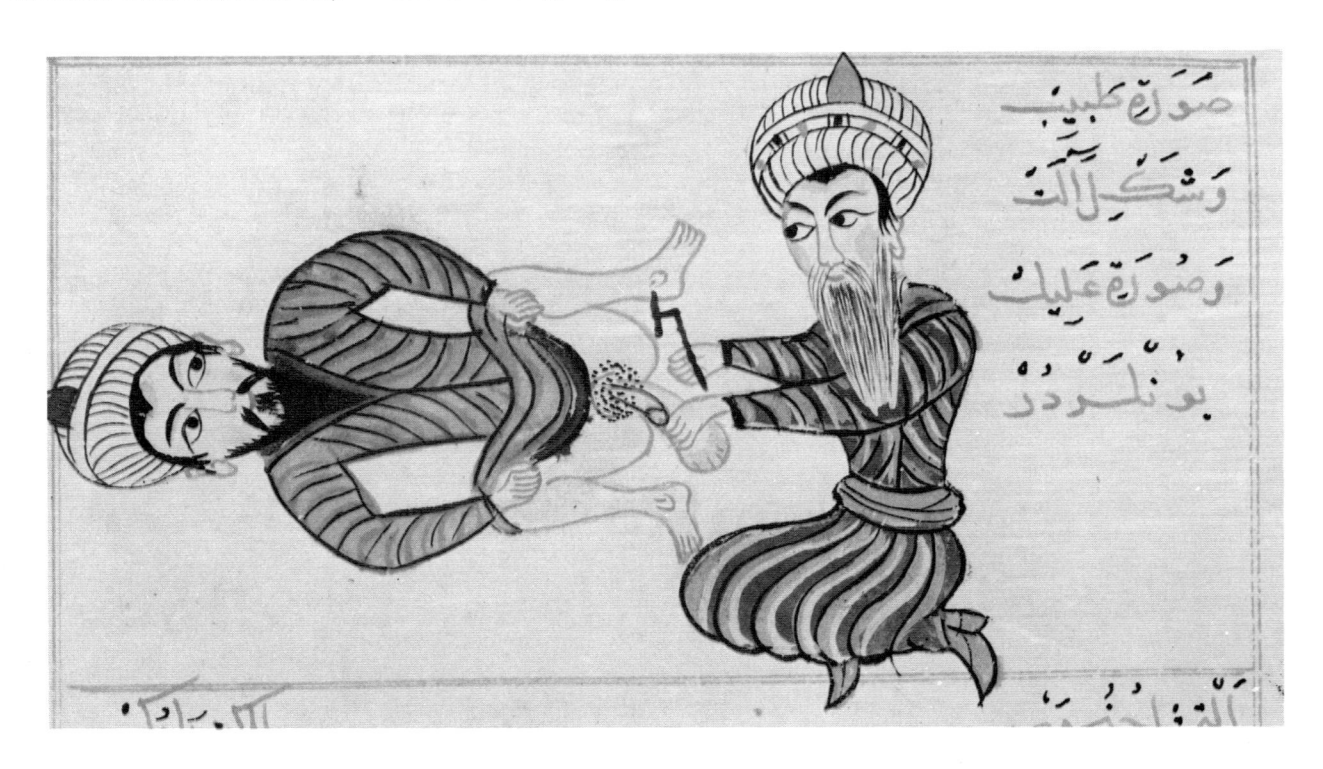

Die Invasion der Syphilis

Aber nicht nur diese Heldentaten zu Wasser und zu Lande, sondern auch ein unheimliches Gerücht waren bald in aller Munde: eine geheimnisvolle Krankheit sei ausgebrochen, die vor allem von Soldaten und Seeleuten weiterverschleppt würde. Das *mal serpentino* verbreitete sich von den Mündungen der Taga und des Vigo nach Belem und Bayona, von dort nach Palos und Sevilla und gelangte über den Guadalquivir schließlich nach Barcelona, den letzten Hafen, den Kolumbus auf seiner ersten Seefahrt anlief. Der *morbus gallicus* begleitete die Haudegen überall hin und schien die heimtückische Antwort auf galante Angebote zu leichtfertiger, zügelloser Italienerinnen zu sein. Erst die

Drohungen von Ferdinand II. und Gonzalva Hernandes von Cordoba brachten Karl VIII. dazu, Neapel zu verlassen, und zwangen den Herzog von Orleans, Novara zu räumen, welches der Mailänder Herzog Ludovico Moro belagert hatte. Überall mußte man, von Ausschweifungen zugrunde gerichtet, das Feld räumen. Dazu wütete die Spanische Seuche, die an keine Fahne gebunden war, bei den Söldnern beider Heere.

Die Theorie von der amerikanischen Herkunft der Krankheit

Fast vier Jahrhunderte lang glaubte man allgemein, daß die Krankheit von Kolumbus' Mannschaft nach Europa gebracht worden sei. In Frankreich verfocht noch Jean Astruc (1684—1766) die Theorie von der amerikanischen Herkunft der Krankheit. Er verfaßte dazu die Bücher *De morbis venereis libri sex — Parisiis,* 1736, zweite Ausgabe: *Editio altera, libri novem. Lutetiae Parisiorum,* 1740, die nach seinem Tod übersetzt wurden. Darin heißt es: »Im ersten Buch gebe ich die Geschichte vom Entstehen, Fortschreiten und Abklingen der Geschlechtskrankheit wieder. Ich kann beweisen, daß die Krankheit, die in der Antike, bei Juden, Griechen, Römern und Arabern unbekannt war, gegen Ende des 15. Jahrhunderts das erstemal auf unserem Kontinent vorkam. Sie wurde unglücklicherweise von den Antillen, vor allem von der Insel Haiti, oder den sogenannten Spanischen Inseln (heute Dominikanische Republik und Antillen) nach Europa eingeschleppt. Die Spanier, die 1492 und 1493 unter dem Kommando von Christoph Kolumbus diese Inseln angelaufen hatten, infizierten sich zuerst beim unhygienischen Geschlechtsverkehr mit den Frauen des Landes. Anschließend steckten sie die Neapolitaner an, als sie 1494 dort zu Hilfe kamen. Hier wurde die Krankheit während des Krieges den Franzosen übertragen, so daß schließlich drei Nationen infiziert waren, die das Leiden in das übrige Europa trugen und teilweise auch nach Asien und Afrika verschleppten. Man kann also mit gutem Grund sagen, daß Amerika mit dieser Seuche seinen Eroberern, den Europäern, das Verderben gebracht hatte, genau wie es bei den Römern geschah, die die Laster Asiens in ihre Republik übernommen hatten. Außerdem möchte ich zeigen, daß die Krankheit bis jetzt in verschiedenen Stadien mit verschiedenen Symptomen aufgetreten ist. Diese Symptome sind teilweise immer wieder aufgetaucht, teilweise ganz verschwunden. Zur Zeit scheint das Leiden abzuflauen. Man kann also hoffen, daß es sich allmählich erschöpft und ein Ende nimmt, wenngleich dieser Prozeß noch sehr langsam verläuft.«

Diese Ansicht teilten außer Gabriel Hensler (1733—1803) alle Mediziner.

Viel später, nämlich 1911, erschien in Jena die zweite Ausgabe Ivan Blochs: *Der Ursprung der Syphilis* (1901). Dort erweist sich der Autor als Anhänger der Theorie von der amerikanischen Herkunft der Krankheit.

Erst ab 1912 erschütterte Karl Sudhoff (1853—1938) diese Ansichten mit seinen Veröffentlichungen. Dieser Mann, der unter anderem durch seine imposante Gestalt auffiel, besaß eine ungeheure Schaffenskraft und hatte als Historiker einen ausgezeichneten Ruf. Seit der Gründung des bedeutenden medizinhistorischen Instituts der Universität Leipzig im Jahre 1904 war er dessen Leiter. Zu seiner Verblüffung entdeckte er in zwei norditalienischen Rezepten aus der Zeit von 1440 den Ausdruck *mal franzoso.* Außerdem entsann er sich, daß der Begriff *grosse vérole,* wie die Syphilis später hieß, schon vor 1492 in einem französischen Schriftstück vorkam... Er begann die medizinischen Texte aus der Zeit der Entdeckung Amerikas und frühere Texte methodisch zu untersuchen. Dabei stellte er fest, daß der Bezug zwischen der

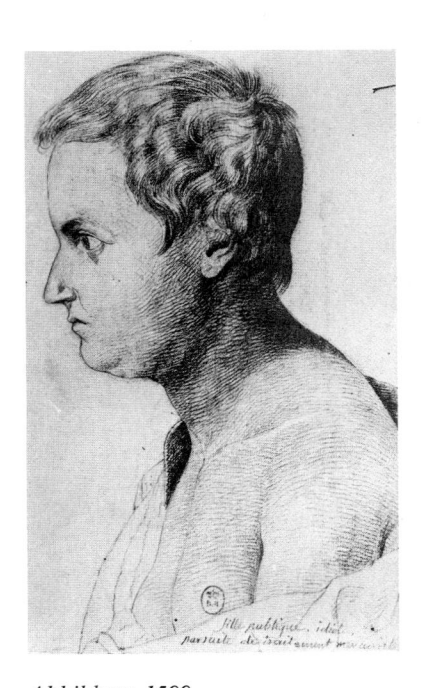

Abbildung 1599
Prostituierte, die nach Quecksilberbehandlung schwachsinnig wurde. *Zeichnung G. F. M. Gabriels aus einem Album über Physiognomien von Geisteskranken, um 1813. (Paris, Nationalbibliothek, Kupferstichkabinett) Die Nebenwirkungen der Quecksilberbehandlung bei Syphilis waren fatal (schwere Nieren- und Nervenschäden), aber es war das einzige Medikament, das einigermaßen wirksam war, und konnte deshalb nicht aufgegeben werden.*

Krankheit und Amerika erst einige Jahrzehnte nach Kolumbus' Rückkehr hergestellt wurde. Dann überprüfte er noch einmal alle Werke, die im 16. Jahrhundert erschienen waren und stellte schließlich seine Theorie auf: Die Krankheit, die später Syphilis genannt wurde, existierte in Europa schon lange. Gegen Ende des 15. Jahrhunderts grassierte sie verstärkt oder war zu dieser Zeit vielleicht auch besser bekannt. Seine Kritik an den Vertretern der proamerikanischen Theorie faßte er in elf Punkten zusammen und verteidigte entschlossen seine Auffassung. In Deutschland überzeugte er alle Medizinhistoriker, darunter auch so hervorragende Wissenschaftler wie Georg Sticker und Paul Diepgen. In Amerika schlossen sich Campbell (1934) und Holcomb (1935) seiner Ansicht an.

Diese Autoren fanden nun alle möglichen Argumente, um Sudhoffs Anschauung zu stützen. So meinte z. B. Sticker, daß die Krankheit in der Antike — besonders bei Galen — aus Schamhaftigkeit verschwiegen worden sei.

Der große Pathologe Ludwig Aschoff wollte sich über das Problem Klarheit verschaffen und nahm, nachdem er den Lehrstuhl für Pathologische Anatomie in Freiburg im Breisgau verlassen hatte, diese Studien wieder auf. 1939 veröffentlichte er einen genau belegten Artikel, worin er zeigte, daß Sudhoff bei seiner Textkritik öfters Fehler unterlaufen sind. Weil er aber kein Historiker war, wollte er darauf nicht weiter eingehen, sondern forschte auf seinem eigenen Gebiet, der Pathologie, weiter. Man weiß, daß die Syphilis jedes Gewebe befallen kann und auch am Knochen typische Schäden hinterläßt, die man von Manifestationen anderer Knochenleiden wie Rachitis, Tuberkulose, Osteomyelitis, Osteoporose, Pagetsche und Recklinghausensche Krankheit durchaus unterscheiden kann. 1936 schloß sich Jausion dem Satz von Mac Curdy an: »Die Existenz der Syphilis in der Neuen Welt vor Kolumbus kann nicht nachgewiesen werden.«

Aschoff stützte sich jedoch auf die neuesten Entdeckungen, die alle nach 1912 gemacht wurden: Alès Hrdlêka, H. U. Williams und vor allem W. Haltom, A. R. Shands sowie N. S. Denninger *(Arch. of. Pathol.,* Band XXV und XXVI, 1938) hatten in Alabama in Gräbern aus der Zeit vor Kolumbus Skelette

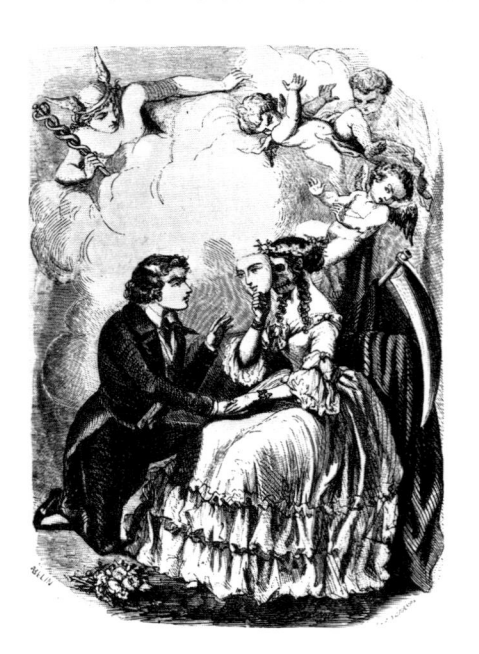

Abbildung 1600
Titelblatt des Gedichtes Syphilis
in vier Gesängen von Barthelemy, Paris 1831.
(Paris, Bibliothek der Alten Medizinischen Fakultät)

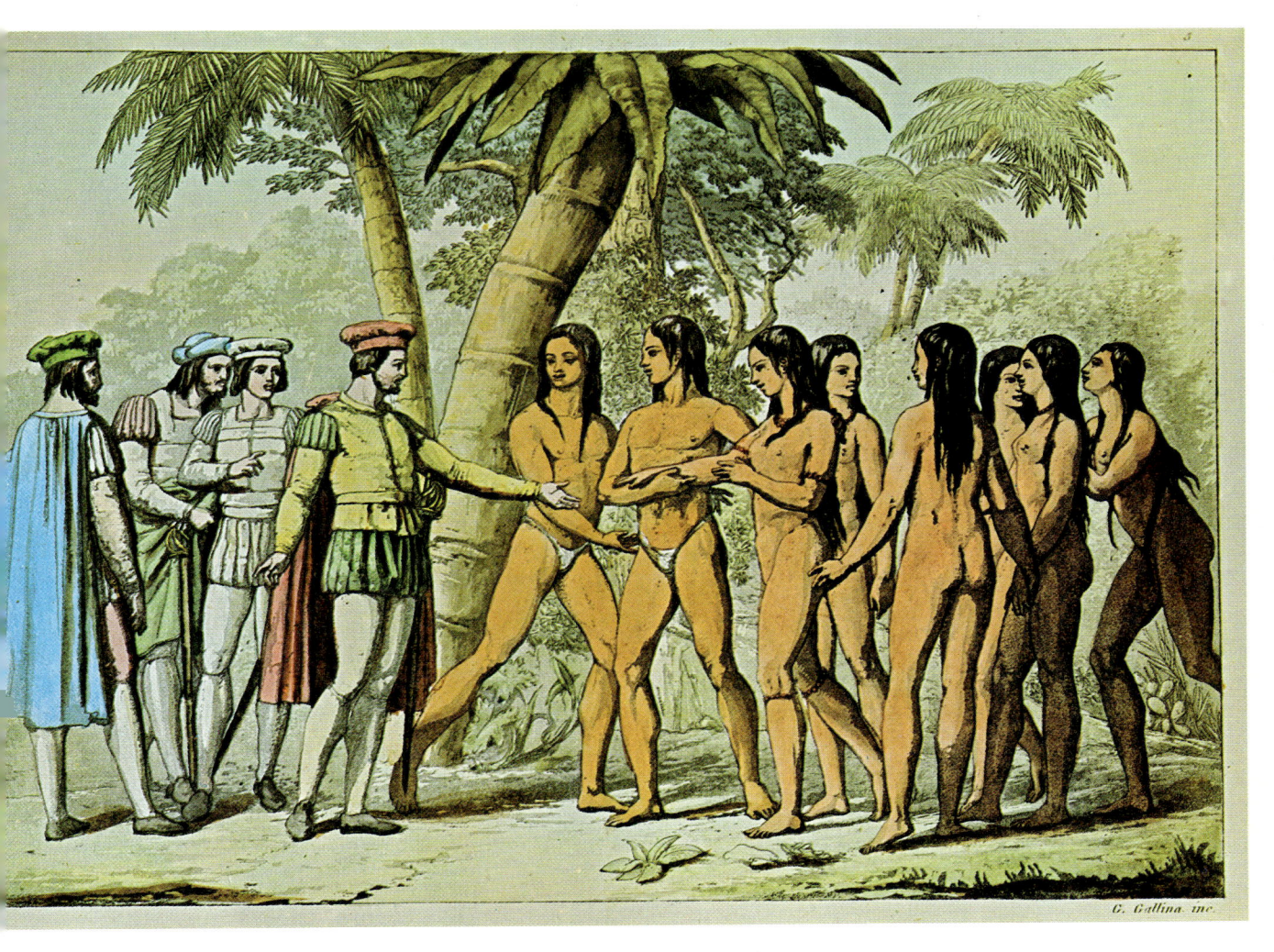

mit typischen Syphilisschäden an den Knochen gefunden, die man auf Röntgenbildern genau erkennen konnte. In Europa hingegen stammten die Skelette mit syphilitischen Schäden aus der Zeit nach Kolumbus. Dies gilt für die Schädelknochen, die 1927 der Medizinischen Gesellschaft in Freiburg vorgelegt wurden. Nachforschungen ergaben, daß der Sebaldus-Friedhof in Nürnberg erst 1518 geschlossen wurde. Auch die Gebeine, die Eimar Sjövall von Lund vorgewiesen hat, kommen von einem Friedhof, der noch sechzig Jahre nach der Entdeckung Amerikas benutzt worden war.

Doch auch hier gibt es, wie so oft, eine verwirrende Entdeckung. De Baye hatte 1927 aus einer neolithischen Grotte im Marnetal Skelette ans Tageslicht gebracht, die jetzt im Museum von Saint-Germain-en-Laye aufbewahrt sind. Daran hatten die Experten Paul Raymond und Lanelongue Syphilisschäden festgestellt.

Gandolphe schloß nach ihrer Untersuchung zuerst auf Syphilis (1911), später gab er chronische Osteomyelitis an. Aschoff wollte wissenschaftlich-korrekt vorgehen und bat L. Michaelis, davon mikroskopische Präparate anzufertigen. Michaelis konnte daran syphilitische Schäden erkennen, und Georg Schmorl, der beste Spezialist für Knochenkrankheiten, bestätigte seine Diagnose.

Abbildung 1601
Die Mexikaner, die der Kazike von Tabasco Cortes zum Geschenk machte. *Italienischer Stich, gegen 1825.*
(Paris, Bibl. des Arts décoratifs)

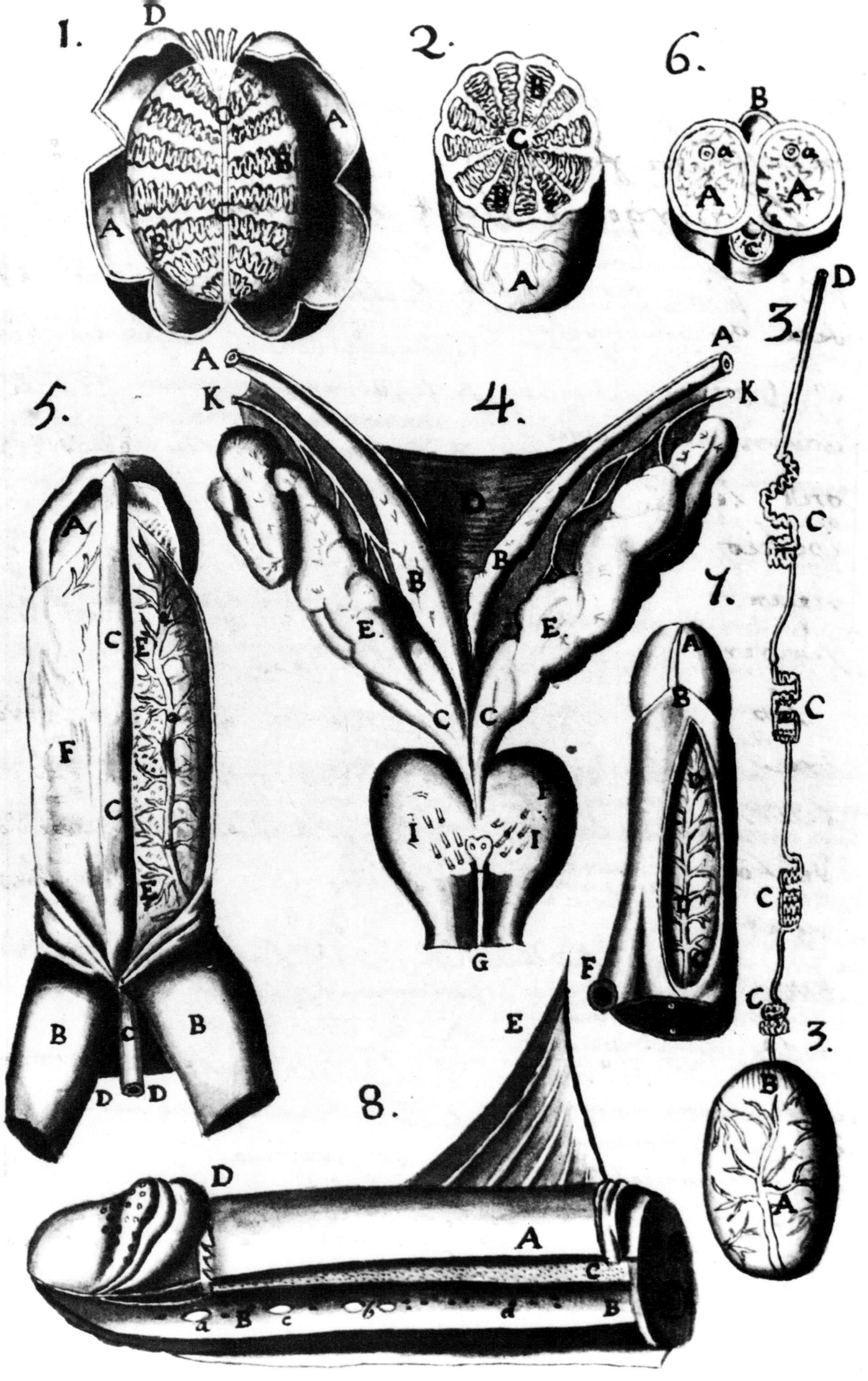
1.
D
A
B
C
A
B
2.
B
C
B
A
6.
B
a
a
A
A
C
D
3.
C
C
C
C
3.
B
A
A
K
5.
A
C
E
F
C
E
B
c
B
D
D
A
K
4.
D
B
B
E.
E.
C
C
F
I
I
G
7.
A
B
D
D
F
E
8.
D
A
C
a
B
c
b
d
B

Aber waren die Knochen überhaupt aus dem Neolithikum oder gelangten sie erst später in die Grotte? Aschoffs Schlußfolgerung jedenfalls lautete: »Wenn die Europäer alte Krankheiten wie Windpocken, Pest und wahrscheinlich auch cerebrospinale Meningitis zu den Indianern verschleppen konnten, ist es auch nicht auszuschließen, daß sie die Syphilis von dort her nach Europa brachten. Auf jeden Fall beweisen die *typischen Knochenschäden,* daß die *Syphilis* in Amerika *schon vor Kolumbus existierte.*

Auch über das Aortenaneurysma hatte Aschoff Forschungen betrieben, er fand es aber weder bei peruanischen noch bei ägyptischen Mumien vor.

Hypothesen über den Ursprung der Syphilis

Woher konnte diese Infektion kommen? Schon früh entstand die Legende vom Lama als Überträger. »*Contagiados por la mentada buba de los llamas*«, schrieb Gomara 1552 in einer seiner Ausgaben. Grund für die Annahme, daß die Krankheit durch den Geschlechtsverkehr mit Lamas verbreitet wurde, ist eine alte Tradition der Inkas, die sich in Mexiko, Peru und Bolivien bis heute erhalten hat. Die Geschlechtsteile dieses Säugetiers sind nämlich so beschaffen, daß der Mensch beim Begattungsvorgang Hilfe leisten muß, andernfalls kommt es nur in einem Drittel aller Fälle zur Befruchtung. Für den Helfer war die Versuchung groß. Um ihn davor zu bewahren, forderte ein Gesetz der Inkas, daß seine Frau während des ganzen Aktes mit anwesend sein mußte.

Im November 1924 behaupteten Jauregui und Lancelotti vor der Akademie in Buenos Aires, es sei ihnen gelungen, ein Lama zu infizieren. Die Autoren geben an, daß die Tiere beim Experiment nach fünf bis sechs Monaten Eingeweideschäden vom tertiären Typ aufgewiesen hätten und mit den Anzeichen progressiver Paralyse gestorben seien. Außerdem trugen sie sich mit dem Gedanken, Serum des Lamas am Menschen zu erproben. Professor Puente von Buenos Aires überprüfte diese Behauptungen, konnte sich aber bei keiner von ihrer Richtigkeit überzeugen.

In ländlichen, feuchten Gebieten tropischer Länder gibt es eine *Treponematose* mit dem Namen *Frambösie* oder auch *pian* und *yaws* genannt. Vor allem in Haiti, Jamaika, Trinidad, Guayana und Brasilien ist sie endemisch. Erreger ist das *Treponema pertenue,* das durch direkten Kontakt zwischen Menschen, wahrscheinlich aber auch durch Überträger-Insekten, wie z. B. Fliegen, weiterverbreitet wird. Angeborene Frambösie ist praktisch unbekannt.

Der Erreger hat dieselbe Form wie das *Treponema pallidum,* das die Syphilis verursacht. Auch die Manifestationen beider Krankheiten sind ähnlich: anfänglich Schanker, dann als Sekundärsymptom Hautausschläge am ganzen Körper und schließlich, nach fünf, zehn oder mehr Jahren, tertiäre Frambösie, die sich auf der Haut, in den Knochen oder in den Gelenken lokalisieren kann. Andere innere Lokalisierungen sind bei diesem Leiden nicht bekannt. Die Heilung kann spontan erfolgen. Antisyphilitische Medikamente sind bei der Frambösie schon in kleinen Dosen schnell wirksam.

Man hat sich deshalb gefragt, ob das *Treponema pertenue* vielleicht in einer neuen Umgebung zum *Treponema pallidum mutiert sei:* Über diese Hypothese wurde noch 1960 auf der Medizinischen Tagung in Dakar diskutiert. Die meisten Autoren waren sich allerdings einig, daß Frambösie und Syphilis zwei verschiedene Treponematosen sind.

Noch eine weitere Vermutung wurde ausgesprochen: Charles Nicolle (1866 bis 1956), ein hervorragender Bakteriologe, Leiter des Instituts Pasteur in Tunis und Professor des Collége de France, zeigte in seinem exzellenten Buch

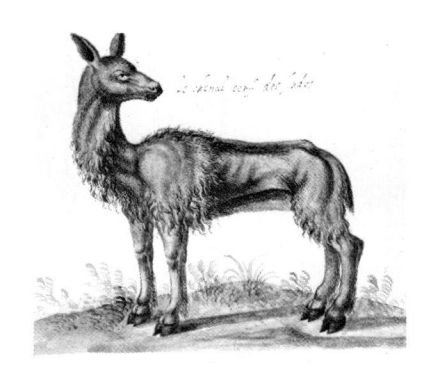

Abbildung 1603
Das Lama. *Aquarell aus dem 16. Jahrhundert.*
(Paris, Nationalbibliothek, Kupferstichkabinett)

Abbildung 1602 (gegenüber)
Anatomische Tafel mit dem Urogenitalsystem des Mannes. Stich für die Abhandlung über die Anatomie des menschlichen Körpers mit den Entdeckungen der modernen Verfasser ..., bebildert mit Kupferstichen, *von Joseph Bonhomme, 1732.*
(Paris, Bibliothek der Alten Medizinischen Fakultät, Manuskript 5250)

Entstehung, Verlauf und Verschwinden der Infektionskrankheiten auf, daß Krankheiten im Laufe der Zeit eine Entwicklung durchmachen. Hatte sich die Syphilis, die auf Grund ihrer leichten Übertragbarkeit nun weltweit verbreitet ist, im Laufe der Zeit zu einem *nichtfeststellbaren Leiden* gewandelt, das erst bei den Seeleuten des Kolumbus wieder zur *virulenten Infektion* wurde?

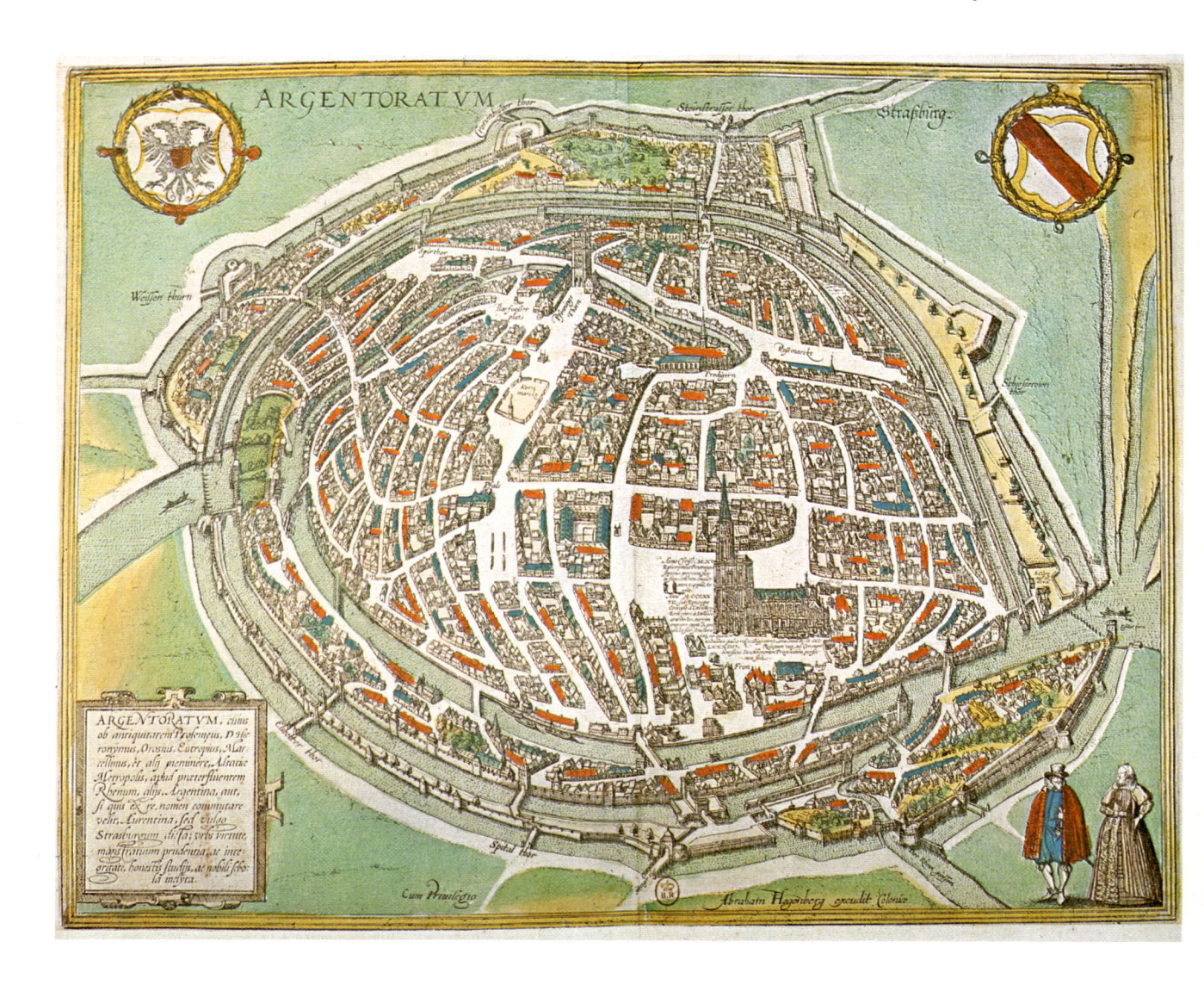

Abbildung 1604 Straßburg im 16. Jahrhundert. Stich von Hogenberg. (Paris, Nationalbibliothek, Kupferstichkabinett)

Ausgehend von Italien breitete sich die Syphilis wie eine Sturmflut von Ort zu Ort in ganz Europa aus. Seitdem gehört ihre Geschichte zu den interessantesten Kapiteln der Medizin. Hervorragende Venerologen hinterließen uns darüber umfassende Werke: Jean Astruc (1684—1766), Philip Gabriel Hensler (1733—1805), Christian Gottfried Grüner (1744—1815), Kurt Sprengel (1766 bis 1833), Domenico Thiene (1767—1884), Conrad Heinrich Fuchs (1803 bis 1855), Heinrich Häser (1811—1884), Konrad Meyer-Ahrens (1813—1872), Alfonso Corradi (1833—1892), Johann Karl Proksch (1840—1923), Karl Sudhoff (1853—1938), Edouard Jeanselm (1858—1935), Georg Sticker, Hubert Jausion (1890—1959), W. M. Allen Pusey und Walter Schönfeld.

Die Geschichte der Syphilis in Straßburg

Anstatt hier eine Zusammenfassung dieser Schriften mit einigen zusätzlichen Details zu geben, halten wir es für viel interessanter, die Auswirkungen der Syphilis auf eine Großstadt zu untersuchen. Dazu befassen wir uns mit einer ganz besonderen Stadt, nämlich Straßburg — Stadt der Straßen —, Schnittpunkt der wichtigen Nord-Süd- und Ost-West-Verbindungen. Bereits der Name weist auf ihre Bedeutung und Geschichte hin. Straßburg, Hauptstadt des Elsaß, ist schon seit der Antike als wichtiger Knotenpunkt am Rhein, im Herzen Europas, als Grenze und gleichzeitig völkerverbindende Stadt, ein Ort der Begegnung. Wie oft wurde schon nach dieser Drehscheibe des Warenverkehrs getrachtet! Doch dank der Bemühungen seiner Bewohner blieben fast alle Urkunden durch die Wechselfälle der Geschichte hindurch erhalten.

Lange wurde die Stadt durch innere Kämpfe zerrissen, denn sie mußte Freiheit und Unabhängigkeit gegen Adel und Klerus verteidigen. Im 14. Jahrhundert wurde sie dann freie Reichsstadt des Heiligen Römischen Reiches. Eine demokratische Stadtverwaltung, die 1482 endgültig zusammentrat, machte daraus eine richtige Republik, die auch nach dem Anschluß an Frankreich (1681) bis zur Französischen Revolution fast unverändert bestehen blieb. Desiderius Erasmus von Rotterdam hatte sich darüber mit großer Begeisterung geäußert.

Die Turmspitze der Kathedrale — vierhundert Jahre lang war sie mit hundertzweiundvierzig Metern das höchste Gebäude der christlichen Welt — symbolisierte den Aufschwung der Stadt gegen Ende des Mittelalters. 1439 vollendete der Mainzer Johann Hültz diesen Turm und krönte ihn mit einer Marienstatue. Wahrscheinlich im selben Jahr erfand Johannes Gensfleisch, genannt Gutenberg, ebenfalls aus Mainz, in Straßburg im verborgenen den Druck mit beweglichen Lettern. Zu Beginn des 16. Jahrhunderts erlebte die Stadt den Höhepunkt ihres Glanzes und war zu Beginn der Renaissance und des Humanismus für ganz Europa von Bedeutung. Die Ära der Neuzeit hatte begonnen und brachte große Umwälzungen im Bewußtsein der Menschen, in der Geistesgeschichte und in der Kunst mit sich. Zu dieser Zeit lebten auch Albrecht Dürer, Nikolaus Kopernikus, Martin Luther, Ulrich von Hutten, Hans Holbein, Paracelsus und Vesal.

Zu dieser Zeit brach die Syphilis aus. Im Elsaß zeigten sich die ersten Fälle 1495: »Dieses unerhörte Leiden, das niemand bis jetzt gesehen hatte ... wurde von den Landsknechten aus dem Krieg mitgebracht«, berichtet uns Matern Berler, Pfarrer von Rauffach, in seiner 1510 abgefaßten Chronik. Eine anonyme Druckschrift gibt für Straßburg dasselbe Datum an, berichtet analoge Tatsachen und erklärt, daß die Krankheit als Strafe Gottes von Frankreich eingeschleppt wurde. Das Ganze ist in Versen abgefaßt:

> *Der Landtsknecht und Malefrantzosen anfang:*
> *Die ersten Landtsknecht seind uffkummen...*
> *Die auch uss Frankreich desse Jar*
> *Die ersten Blattern brachten har,*
> *Damit Gott Schickt straff und plagen,*
> *Die ersten hye zu Strassburg lagen...*
> (Das Weltlich Leyenbuch.
> Zu Strassburg bey Hans Schotten, 1541.)

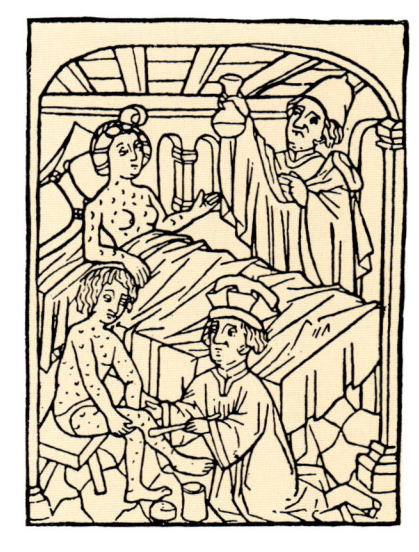

Abbildung 1605
Salber bei Syphilis. *Stich zum Buch von Bartholomeo Steber A Malo françozo morbo Gallorum praeservatio ac cura, undatiert (16. Jahrhundert). Trotz der damit verbundenen schweren Gefahren trug man täglich auf syphilitische und andere Geschwüre und Dermatosen quecksilberhaltige Salben auf.*

Das Edikt gegen die Gotteslästerer

Straßburg war sofort beteiligt, als Maximilian sein Edikt gegen die Gotteslästerer aussprach (1495—1497).

Im Kunsthistorischen Museum in Wien ist als Hauptanziehungspunkt ein posthumes Porträt des Kaisers Maximilian I. (1459—1519) ausgestellt, das Dürer 1519 gemalt hat. Es zeigt den Kaiser etwas idealisiert, aber doch gut getroffen. In den feinen Gesichtszügen stehen Majestät, vollkommene Selbstbeherrschung und das Bewußtsein seiner Macht geschrieben. Der große Nürnberger Künstler hat auch den Entwurf zu einem Holzschnitt gezeichnet, einen immensen Triumphbogen im damaligen Zeitgeschmack, der den Triumph Maximilians darstellt. Als selbstbewußter Mensch und ehrlicher Künstler hätte er nie ein solches Werk geschaffen, ohne seinen Kaiser wirklich zu bewundern und zu respektieren.

Dieser kühne und energische Herrscher hatte dem französischen König Ludwig XI. die Schlacht von Guinegatte (1479) geliefert und Maria von Burgund, die Erbtochter Karls des Kühnen, geheiratet. Noch zu Lebzeiten seines Vaters wurde er zum König des Heiligen Römischen Reiches gewählt und 1486 in Frankfurt gekrönt. 1508 erklärte er sich zum gewählten Kaiser des Reiches. Man hat ihm ein ausgezeichnetes Andenken bewahrt. So wurde anläßlich seines vierhundertfünfzigsten Todestages in Wien eine Fünfzig-Schilling-Münze geprägt. Auf einige Straßburger Bürger, vor allem auf den Städtemeister (Bürgermeister) Jakob Sturm, hielt der Kaiser große Stücke und verließ sich ganz auf ihre Ratschläge.

In den Sommern der Jahre 1490, 1493, 1494 und 1495 hatte drückende Hitze zu Mißernten geführt, und auch andere Katastrophen hatten sich ereignet. Dies sah man als Strafe Gottes an. Da schlug König Maximilian auf dem Reichstag zu Worms im August 1495 ein »Edikt gegen Gotteslästerer« vor, um Hungersnot und Pest abzuwenden. Auf diesen Gedanken kam er durch ein Edikt eines seiner Vorgänger im Reich »von lobenswertem Andenken« (Justinian, oströmischer Kaiser, 527—565, der Gotteslästerungen und Flüche im Namen Gottes bei Gefängnis- und sogar Todesstrafe verboten hatte). Der Vorschlag wurde im Prinzip angenommen.

Die Idee war damals nicht einmalig: In Frankreich ließ Karl VIII., der Freundliche, »mit Trompeten und öffentlichen Ausrufungen an den Kreuzungen der Stadt Paris« ein Edikt gegen Gotteslästerer bekanntgeben (1486), das am 3. Dezember 1487 auch in Rouen ausgerufen wurde. Auch Ludwig XII., der Vater des Volkes, erließ im März 1510 eine Anordnung gegen Flucher und Gotteslästerer.

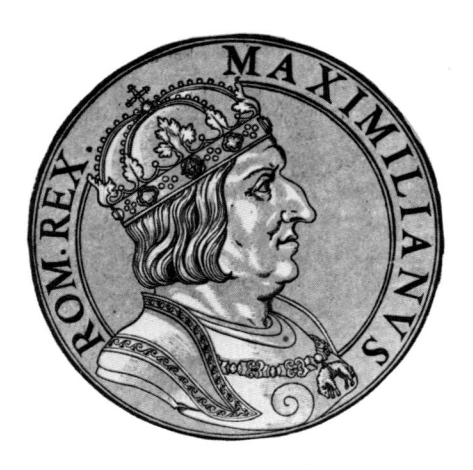

Abbildung 1606
Kaiser Maximilian I. Stich aus dem 17. Jahrhundert.
(Paris, Bibl. des Arts décoratifs)

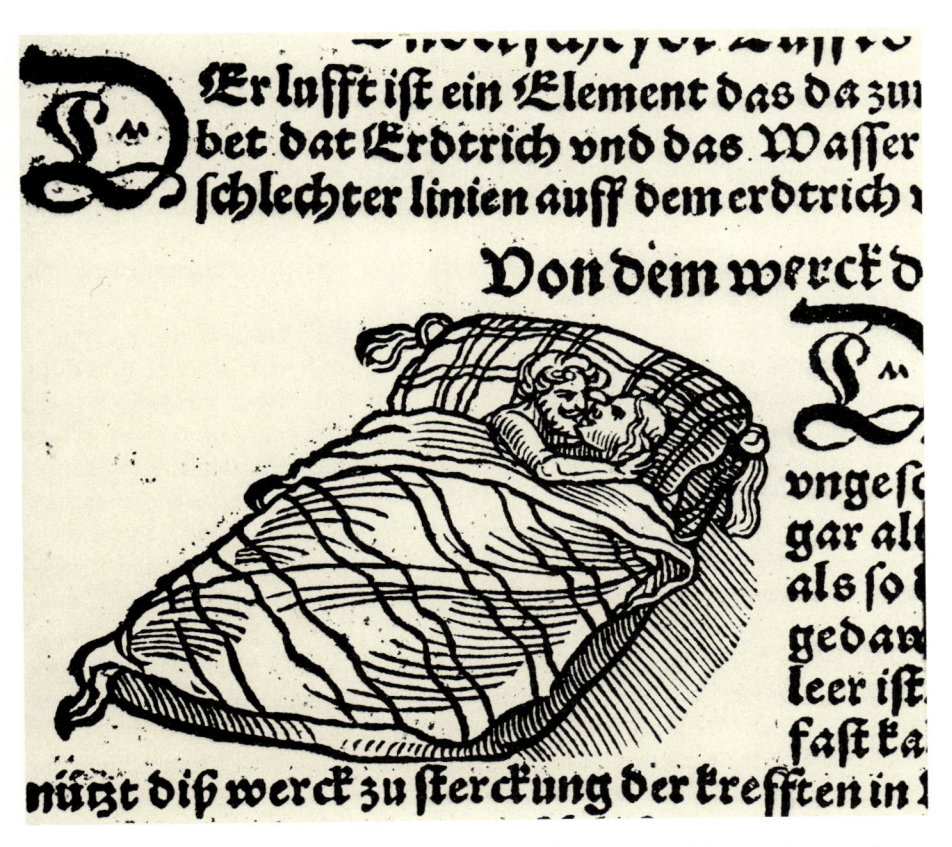

Abbildung 1607
Vignette zum Kapitel »Über die Liebe« aus dem Werk Jean Dryanders: Der Gantzen Artzenis Gemeyner Inhalt, *Frankfurt/Main 1542.*
(Paris, Bibliothek der Alten Medizinischen Fakultät)

Abbildung 1608 (unten)
Titelblatt des Werkes von Ulrich von Hutten mit der Überschrift: Die Erfahrung und Zustimmung des angesehenen Ritters Ulrich von Hutten bezüglich des »Guaiacums« als Medikament, *Lyon 1520.*
Das Guaiakholz wurde im 16. Jahrhundert von dem Schatzmeister der Provinz Hispania, Gonzales, nach Europa eingeführt. Er behauptete, dank dieses Holzes von einer unheilbaren Syphilis genesen zu sein. Das Holz wurde mit Erleichterung aufgenommen, weil es nicht die schweren Nebenwirkungen des Quecksilbers hatte.

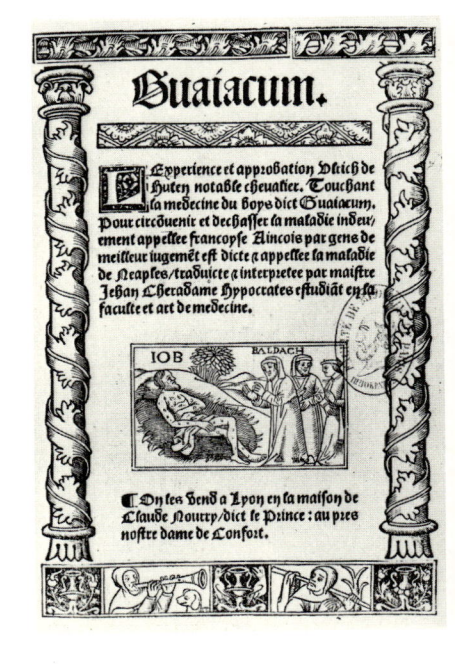

Bei der Reichsversammlung zu Worms machte der Straßburger Abgeordnete Hans Wilhelm von Rotwill, der die Zunft der Kaufleute vertrat, den Vorschlag, die neue Krankheit, *die bösen Blattern,* zu den öffentlichen Unglücksfällen und Katastrophen hinzuzuzählen. Das Edikt wurde im folgenden Jahr anläßlich der politischen Versammlung zu Lindau endgültig abgefaßt und lautete: *Maximiliani I. Imperatoris Augusti Constutio contra Blasphemos, edita Wormatiae in Comitiis.* Die vom Straßburger Abgeordneten geforderte Passage wurde erst am 12. Januar 1497 in die Schrift aufgenommen. Schließlich wurde das Edikt, das in Köln auf deutsch gedruckt und auf den 7. August 1495 vordatiert war, am 1. Februar 1497 im ganzen Reich unter Fanfaren- und Trommelklängen verkündet und an Rathäusern und Stadtmauern angeschlagen. Darin werden Pusteln erwähnt, die es vorher noch nie gegeben und die kein Mensch je gesehen habe.

Durch das Edikt Maximilians geriet die Krankheit wieder in den Blickpunkt des Interesses. Im ganzen Reich gaben kaiserliche Ratgeber jeden Ranges, Geistliche und Dichter, nicht zu reden von den Ärzten, ihre Ansichten dazu bekannt und ließen sie drucken. Überhaupt war dem Leben des Bürgers zu dieser Zeit viel Interesse zugewandt. Dieses Leben mit seinen wirtschaftlichen und gesellschaftlichen Problemen stellte zum erstenmal ein literarisches Thema dar. Überall in Deutschland erschienen kleine Büchlein. In Straßburg wurde auf diese Schriften sicherlich am meisten angespielt. Wenig später kamen sie dann auch in Italien und Spanien auf. Manche wurden kurz hintereinander in mehreren Ausgaben, oft in verschiedenen Städten, gedruckt, einige sind in Sammelbänden zusammengefaßt, andere erschienen als Übersetzungen im Ausland, vor allem in Italien.

Die ersten Dokumente

In Italien berichteten am 6. Juli 1495 zwei Militärärzte, Marcellus Cumanus und Alexander Benedictus, vom Ausbruch der Krankheit in Fornovo. Nicolo Massa, dem wir die erste Beschreibung der syphilitischen Gummen verdanken, veröffentlichte in Venedig zwei Sammelbände, in denen er Schriften von Huttens, des Elsässers Phries und eines spanischen Arztes abdruckte (1535). Aloysius Luisinus nahm sich vor, »alles wiederzugeben, was sämtliche Ärzte jeder Nation über die französische Krankheit geschrieben hatten«, und nahm das »*De morbo gallico opusculum*« von Phries in sein gelehrtes Sammelwerk mit auf (1596—1597; neue Ausgabe 1599).

Girolamo Fracastoro (1478—1553), ein universaler Denker, der mit Nikolaus Kopernikus an der Universität von Padua studiert hatte und ihm auch später freundschaftlich verbunden blieb, hinterließ zwei wichtige Werke: *Syphilis, sive morbus gallicus ad Petrum Bembum patricum Venetum* (geschrieben vor 1521, gedruckt Verona 1530). Es handelt sich um ein künstlerisch wertvolles Lehrgedicht, das man mit der *Georgica* von Vergil verglichen hat: Der Schäfer Syphilus hatte die Altäre der Sonne umgestürzt und sie so schwer beleidigt. Apollo bestrafte ihn deshalb mit einer neuen schrecklichen Krankheit, die nur mit Guaiak geheilt werden konnte. Dieser Syphilus hat der Krankheit ihren Namen gegeben.

Das zweite Werk Fracastoros, die *Drei Bücher von den Kontagien, den kontagiösen Krankheiten und deren Behandlung* (Venedig 1546), beschäftigt sich mit der Theorie der Ansteckung allgemein, geht aber auch nochmals auf die Syphilis ein. Eine weitere Schrift, *De ligni sancti multiplici medicina* (1540) behandelt das Syphilistherapeutikum Guaiak.

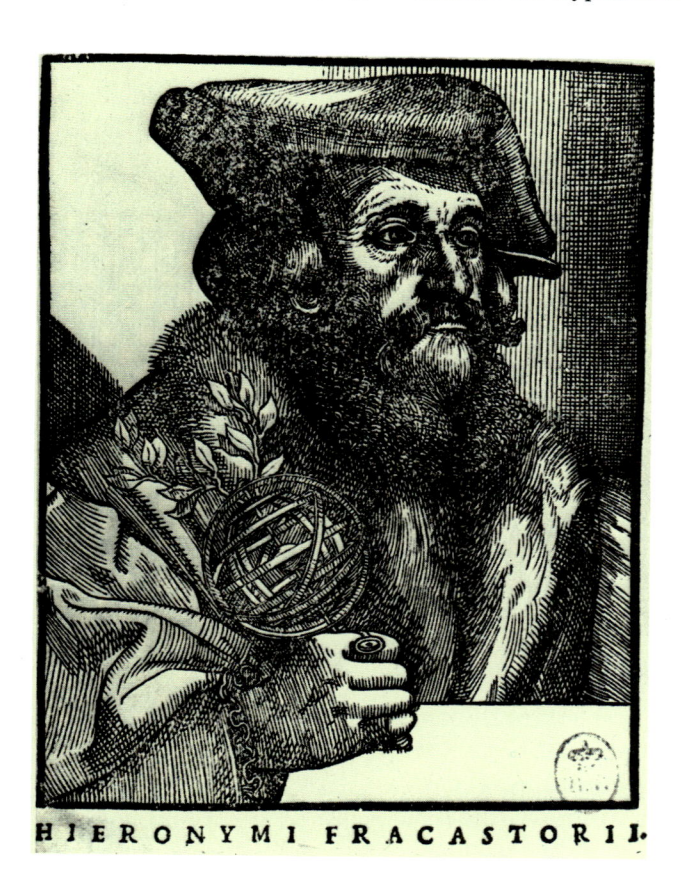

Abbildung 1609 (unten links) Girolamo Fracastoro. Sein Porträt befindet sich auf dem Titelblatt seines Buches Homocentricorum sive de stellis, liber unus, *Venedig 1555. (Paris, Nationalbibliothek)*

Abbildung 1610 (unten rechts) Anfang des Gedichtes von Fracastoro über die Syphilis mit dem Titel Syphilis sive morbus gallicus, *Verona 1530. (Paris, Nationalbibliothek) Dies ist das berühmteste medizinische Gedicht aller Zeiten. Es enthält alle damaligen Erkenntnisse über die Syphilis, die ihren Namen Fracastoro verdankt.*

Weder in Frankreich noch in England wurden so ausführliche Texte wie in Deutschland, Italien und Spanien abgefaßt.

Das erste französische Dokument ist eine Rechnung über vierundzwanzig Pariser Pfund, die Schwester Jehanne Lasseline, Oberin am städtischen Krankenhaus von Paris, für die Wäsche der Syphiliskranken vom 1. Oktober 1495 bis 1. September 1496 ausgestellt hatte. Später liegen im Zusammenhang mit der Krankheit noch weitere Verwaltungstexte vor.

1512 spielte Jean Droyn, ein Student der Rechte aus Amiens, der gelegentlich auch dichtete, in einem seiner Werke darauf an.

1520 beschrieb der belgische Historiker Jean le Maire die Missetaten der großen »gorre«. Erst 1525 äußerte sich ein Arzt zu diesem Thema. Dies war Jacques de Bethencourt von Rouen, der in Paris ein bedeutendes Buch über die Syphilis veröffentlicht hatte, worin er seine therapeutischen Erfolge mitteilt. Noch weitere fünfundzwanzig Jahre vergingen, bevor Thierry de Hery das erste medizinische Fachwerk in französischer Sprache verfaßte. Durch seine Verdienste auf diesem Spezialgebiet hatte er ein ungeheures Vermögen erworben, und Laignel-Lavastine erzählt von ihm folgende Anekdote:

Eines Tages kniete er in der Kirche St. Denis am Grabe Karls VIII. und sagte: »Ich rufe den Prinzen nicht an, um etwas von ihm zu erbitten. Aber er hat eine Krankheit nach Frankreich eingeschleppt, die mir zu einem Vermögen verholfen hat, und zum Dank für diese Wohltat will ich für sein Seelenheil beten.«

Schon bevor Maximilian sein Edikt veröffentlicht hatte, waren besonders von den großen Straßburger Humanisten etliche Schriften erschienen, die sich mit der Syphilis befaßten. Die Krankheit wurde von ihnen mit den verschiedensten Namen bezeichnet: *scorra, scorra pestilens, französische Krankheit, grosse verole, Schwere Krankheit der Blattern und Blasen, blotern, mentagra oder mentagora, Hiobs Krankheit, mentulagra* und *Morbus sancti Maevi — St. Meens Krankheit* — nach einem frommen bretonischen Abt (ca. 600), der sich der Behandlung abstoßender Krankheiten geweiht hatte. Da man die Ursachen des Leidens nicht kannte, hielt man es wie Lepra und Pest für eine Strafe Gottes, die nur durch Gebete zu Gott, Maria und den Heiligen abgewendet werden konnte. In Straßburg wurden vor allem Hiob und der heilige Fiacrius als Schutzpatrone angerufen.

Der erste Patriarch des Landes von Hus in Edom, der durch seine Frömmigkeit und Ergebung berühmt war, galt im Mittelalter als Leprakranker. Erst später erkannte man, daß er an der noch abstoßenderen Syphilis litt.

Der heilige Fiacrius, ein frommer irischer Eremit, war im 7. Jahrhundert nach Frankreich gekommen und hatte sich dort in Saint-Fiacre en Brie (Seine-et-Marne) angesiedelt. Bald entstand aus seiner Zelle ein ganzes Kloster, das für viele Pilger Wallfahrtsort wurde. Im Mittelalter wurde er bei Krebs, Flechten, Hämorrhoiden und Analfisteln, dem Übel des Sankt Fiacrius, angefleht. Außerdem galt er als Schutzpatron der Gärtner und Gemüsezüchter. Seine Verehrung hat sich vor allem in der Straßburger Gemeinde Sankt Ludwig und im Vorort Robertsau lebendig erhalten. Dort wird er am 30. August mit Prozession und Gottesdienst gefeiert.

Für die allererste Veröffentlichung über die neue Krankheit halten die meisten deutschen Autoren ein Werk von Conrad Schellig (gest. 1503) aus Heidelberg mit dem Titel: *In pustulas malas, morbum quem malum de Francia vulgus*

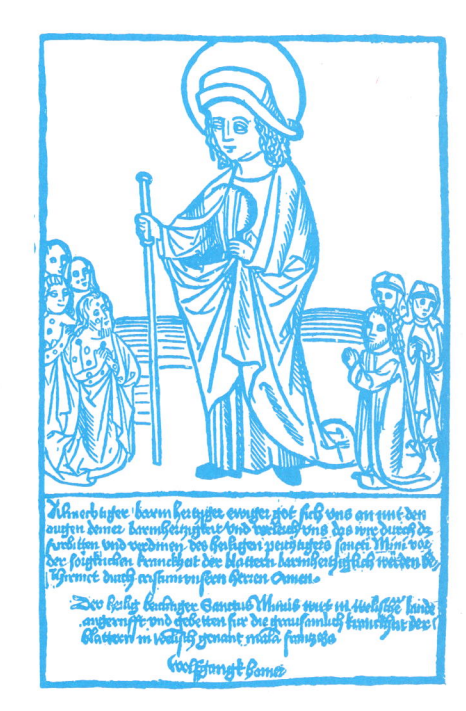

Die Schriften der Humanisten

Abbildung 1611 (oben) Gebet der Pustelkranken an St. Meen. Deutscher Stich des 16. Jahrhunderts aus der Geschichte der Syphilis *von E. Jeanselme, Paris 1931. Sowohl Lepra als auch Syphilis sind durch Hautschäden gekennzeichnet, die im Mittelalter und in der Renaissance nur schwer voneinander unterschieden werden konnten. Viele Syphilitiker hielt man anfangs für Leprakranke und verdammte sie zu der schrecklichen Isolierung, die bei dieser Krankheit vollzogen wurde.*

appelat, quae sunt de genere fornicarum salubre consilium doctoris Conradi Schelig Heydelbergensis... (undatiert herausgegeben von Friedrich Misch).

Das Buch ist im Stil des zeitgenössischen *Regimen sanitatis* abgefaßt und enthält viele Regeln, wie man sich vor Ansteckung schützen kann. Der Autor hatte den pfälzischen Grafen Philipp als Leibarzt zum Wormser Reichstag begleitet und hatte das Werk auf eine Aufforderung seines Fürsten hin verfaßt.

Wie damals üblich, bestand das Vorwort aus dem Brief eines humanistischen Freundes. Dies war der Elsässer Humanist Jakob Wimpheling (1450—1528), der vor allem als Pädagoge wirkte. In mehreren Werken, darunter auch in einem König Maximilian gewidmeten Gedicht (es wurde diesem wahrscheinlich beim Wormser Reichstag zugestellt), spielte Wimpheling auf die Krankheit an als »Strafe Gottes für die Unmoral dieser Zeit, für schreckliche und unerhörte

*Abbildung 1612
Der hl. Fiacrius, Schutzpatron der Syphilitiker. Stich aus der ersten Hälfte des 19. Jahrhunderts.
(Paris, Nationalbibliothek, Kupferstichkabinett)*

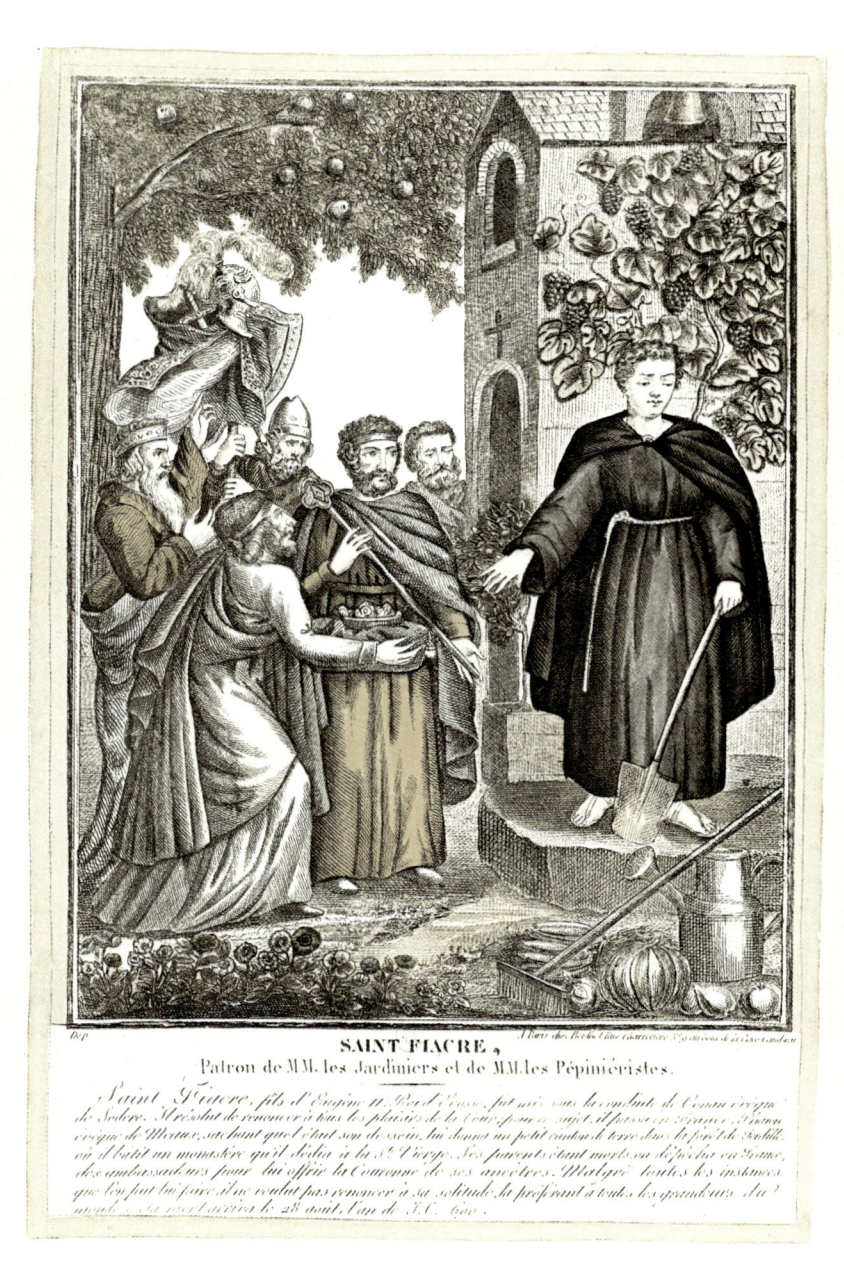

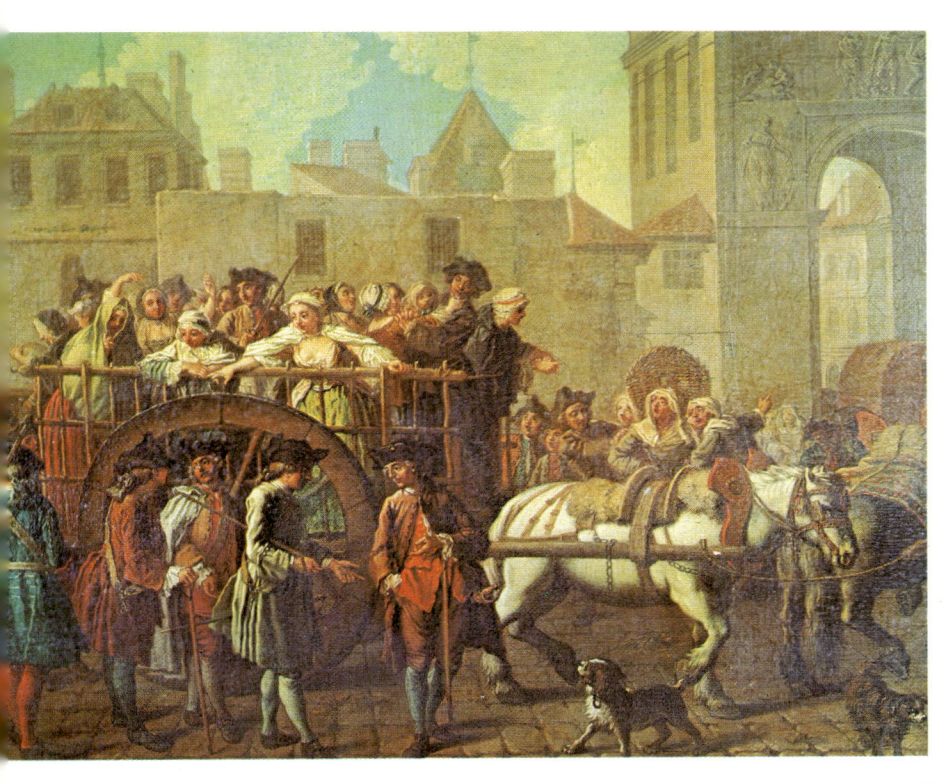

Abbildung 1613
Freudenmädchen werden zum Polizeileutnant abgeführt *von Etienne Jeaurat (1699—1789). (Paris, Museum Carnavalet)*

Gotteslästerungen und für die ständig zunehmenden Ehebrüche«. Anhand verschiedener Überprüfungen konnte Pfleger feststellen, daß der Brief vom 28. November 1499 stammte, das Buch dann 1500 veröffentlicht wurde; dieses Datum hat auch schon Astruc bestimmt. Wimpheling richtet sich mit seinen Schriften vor allem an die Jugend. Unter anderem geißelt er darin die Ausbreitung der Geschlechtskrankheiten und den verwerflichen Lebenswandel, den viele Frauen führten:

»*Timeas ergo et procul fugias meretrices. Timeas inquam ne lepra, neve gallico morbo contamineris. O quot adolescentes, quot viri a spurcis meretricibus hoc Franciae malum contraxerunt!*« (»Fürchte also und fliehe die Prostituierten. Nimm dich in acht, damit du dich bei ihnen weder mit Lepra noch mit dem französischen Übel ansteckst. O wie viele junge Menschen, wie viele Männer haben sich schon bei den schandbaren, verabscheuungswürdigen Prostituierten das französische Übel geholt!«)

Sebastian Brant, ein anderer Humanist (1457—1521), Professor der Rechte zu Basel, später Kanzler und Bürgermeister in Straßburg, beschäftigte sich unter anderem auch intensiv mit den Schönen Wissenschaften. Sein bekanntestes Werk, das *Narrenschiff,* zu dem er wahrscheinlich von Erasmus' *Lobrede auf die Torheit* angeregt wurde, war damals ein »Bestseller« und machte in der deutschen Literatur Epoche. Für den Autor war jeder Anlaß recht, ein deutsches oder lateinisches Gedicht zu verfassen, und so versäumte er es auch keineswegs, in etwas schwülstigen lateinischen Versen die Furcht und Schrecken verbreitende Krankheit zu besingen. Der Titel des Werkes lautet übersetzt: *Eloge über die Pustelepidemie oder französische Krankheit aus dem Jahre 1496, gewidmet dem hervorragenden Lizentiaten der Reichsgesetze und gelehrten Professor der griechischen, lateinischen und hebräischen Literatur, Johannes Reuchlin, genannt Capnion, von S. Brant.*

*Abbildung 1614
Titelseite des* Tractatus de pestilentia scorra... *von Joseph Grünpeck, Leipzig 1496. (Paris, Bibliothek der Alten Medizinischen Fakultät) Dieses Werk liefert zum erstenmal ein einigermaßen zusammenhängendes Bild von der Syphilis. Grünpeck unterscheidet bereits früh zwischen Primäraffekt und Sekundärfolgen.*

Joseph Grünpeck

Dieses einem Rechtsgelehrten gewidmete Gedicht erschien Ende September 1496 als Flugblatt in der Offizin Bergmanns von Olpe in Basel. Er beschreibt die in ganz Europa umgehende Seuche und befaßt sich besonders eingehend mit den Symptomen und der schwierigen Heilung: »Manche Kranke ziehen den Tod vor.« Als Ursache vermutet der Verfasser eine unheilvolle Konjunktion der Planeten Saturn und Jupiter. Das Gedicht hatte viel Erfolg.

Tractatus de pestilentiali Scorra sive mala de Franzos Originem. Remediaq; eiusdem continens. copilatus a venerabili viro Magistro Joseph Grunpeck de Burckhausenn. super carmina quedam Sebastiani Brant vtriusq; iuris professoris.

Der junge Gelehrte Joseph Grünpeck von Burghausen an der Salzach hatte gerade die Universität in Augsburg mit den Titeln *magister* und *utriusque juris doctor* beendet. Ehrgeizig, wie er war, wollte er in allen Studien *bonarum artium* glänzen und brannte darauf, sich besonders hervorzutun. Er ergriff die Gelegenheit beim Schopfe und veröffentlichte 1496 in Wien sein *Prognosticon seu judicium ex conjunctione Saturni et Jovis decennalique revolutione Saturni,* worin er die Deklarationen Maximilians gutheißt. Ein echter Astrologe hätte solche Maßnahmen vorhersehen können. Wenig zuvor war in lateinischer Sprache sein *Tractatus de pestilentiali scorra sive mala de Franzos originem remediaque ejusdem continens* (Jena 1487) herausgekommen, dem bald auch eine deutsche, allerdings freie und anonyme Version folgen sollte, nämlich *Ein hübscher Tractat von dem Ursprung des Bösen Franzos, das man nennet die Wylden Wärtzen* (Augsburg 1496), stark an Sebastian Brant angelehnt.

1498 kam Grünpeck nach Rom, wo er Gelegenheit hatte, den *morbus gallicus,* den er *morbus rabidus et incognitus* nannte, bei deutschen Soldaten zu beobachten, die der Kaiser zur Verteidigung Mailands und Venedigs gegen Florenz nach Italien geschickt hatte. Mittlerweile hatte er den Rang eines Kanonikus inne und war Privatsekretär und Beichtvater beim Kaiser, den er auf seinen Reisen begleitete. Da infizierte er sich auf einem Festbankett bei Wein, Weib und Gesang in Augsburg und wurde selbst Opfer jener unbekannten Krankheit, *ista foetidas,* die in der Zwischenzeit auch nach Deutschland gekommen war. Zwei Jahre lang konnte er seine hohen Ämter nicht mehr ausüben. Das alles schildert er uns in seinem *Libellus de mentulagra, alias morbo gallico* (»Büchlein über die Mentulagra [Erkrankung der Geschlechtsorgane], auch französische Krankheit genannt«), das 1503 ohne Verfasser — und Ortsangabe erschienen ist: »Eine Geißel hat sich plötzlich wie ein Blitz aus heiterem Himmel über die Menschheit gesenkt... Eine neue, widernatürliche Krankheit ist aufgetreten, ein ungeheures und fürchterliches Schrecknis, das ohne Beispiel unter den Sterblichen ist. Es war bis jetzt vollkommen unbekannt und man kann nichts dagegen ausrichten...«

Grünpeck erzählt uns, wie sich seine Freunde von ihm abwandten, sobald er von seiner Krankheit erzählt hatte, er beschreibt die Symptome, die sich bei ihm zeigten, den Abscheu der Ärzte, die sich weigerten, ihn zu behandeln, weil die Krankheit bei ihm übelriechende Eiterungen verursacht hatte. Ein Kurpfuscher, der früher als Schneider tätig gewesen war, rieb ihn dann mit einem gestohlenen Quecksilberpflaster zweimal täglich vor einem heißen Ofen ein. Nach sieben Tagen schien er von seinen Leiden geheilt. Er entschloß sich, seine Ämter beim Kaiser wiederaufzunehmen, stieg zu Pferd, wurde aber sofort von heftigen Schmerzen überfallen, gefolgt von Schwellungen an den Schienbeinen. Endlich nahmen sich einige ältere Ärzte seiner an; mit natürlichen Arzneimitteln, guter Diät, Bädern und Gebeten wurde er geheilt: »*Validior, sanior et robustior erit quam unquam antehac fuit.*« So erfolgreich war die Kur bei ihm verlaufen, daß er noch 1551, im Alter von einundachtzig Jahren, eine *Prognostication* über Karl V. schreiben konnte.

Der Rang Grünpecks als Seelsorger des Kaisers und die Neuigkeit des Themas verhalfen seinen Büchern sofort zu erheblicher Bedeutung. Er hatte die

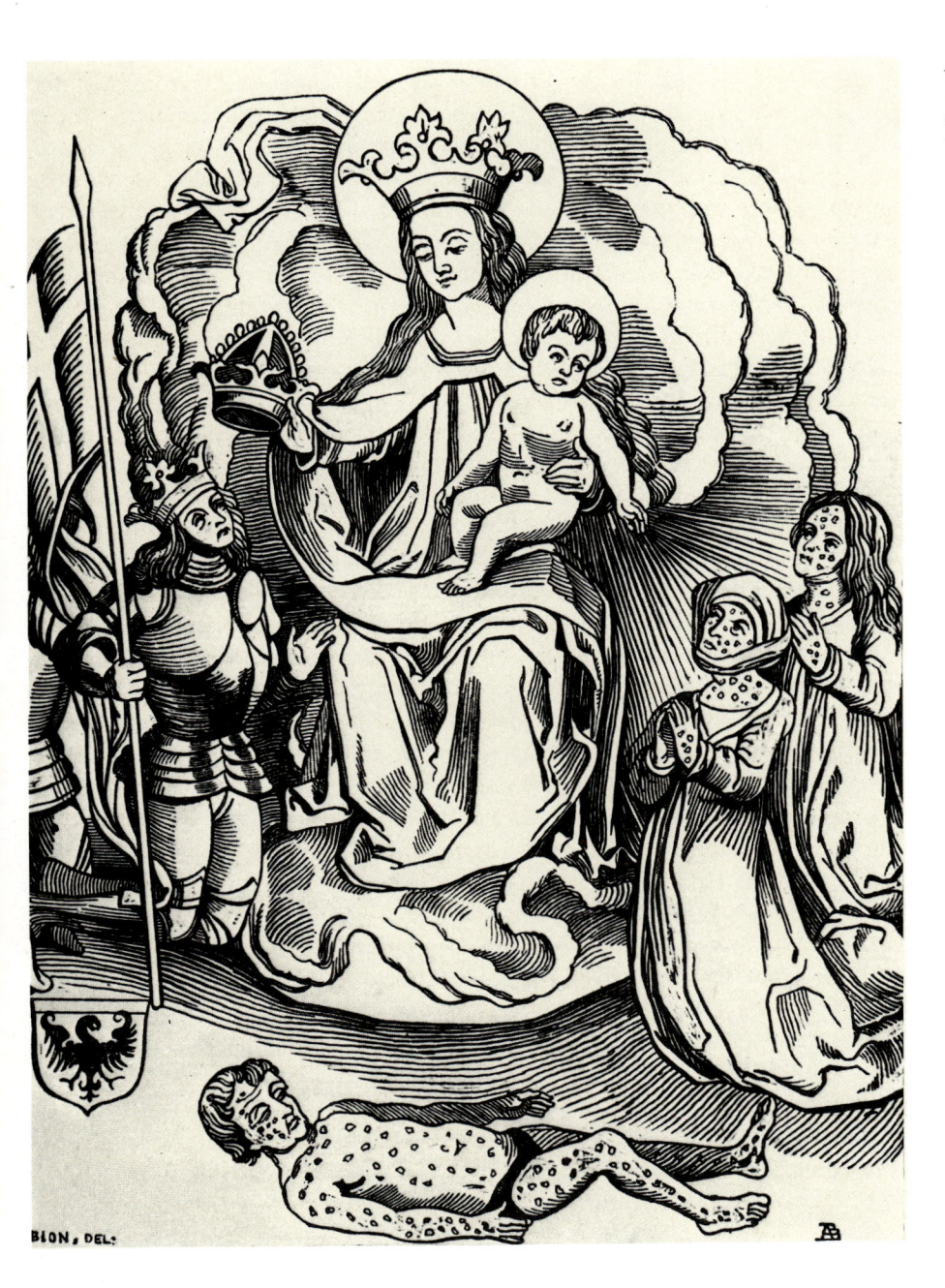

Abbildung 1615
Titelblatt von Grünpecks Werk, das auf der vorigen Seite zitiert wurde.

Namen der Krankheit für lange Zeit festgelegt. Er hatte den Begriff *Leoniceno morbus gallicus* wieder aufgenommen und analog zu *pudendagra* von Torella den Ausdruck *mentulagra* geprägt, denn: *hoc est mentulae dolor.* Diese Bezeichnung war glücklich gewählt, denn sie weist auf Lokalisierung und Ätiologie des Leidens hin.

Dank Sebastian Brant ist uns noch ein Gebet gegen die Syphilis erhalten geblieben. Es richtet sich an Sankt Fiacrius, der auf Pilgerreisen nach Morhange (Moselle) damit angerufen wurde.

Die Renaissance

Die freimütige Literatur der Renaissance legte sich keinen Zwang auf, es wurden hervorragende Satiren verfaßt. Für Frankreich ist dabei vor allem Rabelais zu nennen. In Straßburg benutzte der Franziskanermönch Thomas Murner diese Waffe, um Verschrobenheiten, Fehler und Laster seiner Zeitgenossen aufzuzeigen. So verspottete er auch die Ärzte, die sich mit der Behandlung der Syphilis befaßten. Außerdem übersetzte er das lateinische Werk Ulrich von Huttens ins Deutsche, sogleich nachdem es in Mainz erschienen war, und ließ es in Straßburg herausgeben. Der Titel des Buches lautet: *Abhandlung über das Guaiakholz und die französische Krankheit, gewidmet dem Prinzen Albert, Erzbischof von Mainz und Magdeburg, Primas von Deutschland und Erzkanzler, damit dieser in seiner Hofbibliothek ein ernsthaftes Buch über die Behandlung der französischen Krankheit besitzt* (1519).

Der Ritter Ulrich von Hutten (1488—1523) war eine bemerkenswerte Persönlichkeit der Renaissance. Vor allem als Humanist und Theologe hatte er sich einen Namen gemacht. Er war überzeugter Anhänger Luthers und wurde deshalb *Schildknappe des Gotteshelden* genannt. Immer wieder griff er den katholischen Klerus mit seinen weltlichen Argumenten an und versuchte, das Volk gegen Adel und hohe Geistlichkeit zu empören, um so eine gesellschaftliche Neuerung in Gang zu bringen.

Als er selbst zum Opfer der Syphilis wurde, trat er mit großem Eifer für die Guaiakbehandlung ein, denn er glaubte, ihr Heilung oder zumindest Besserung seines Leidens zu verdanken. Doch wahrscheinlich war eine Linderung oder Heilung nach Einnahme des Holzes nur Zufall. Hutten starb wenige Jahre nach seiner Ansteckung an den Folgen der Infektion. Noch in einem zweiten Buch hatte er sich mit dem Guaiakholz befaßt. Sein Titel lautet übersetzt: *Abhandlung in Buchform über die Verabreichung von Guaiakholz bei der französischen Krankheit* und ist 1521 in Bonn erschienen.

Die Werke von Huttens, in denen er Beobachtungen über seine eigene Krankheit niederlegte, berichten uns in unvergeßlichen Ausdrücken von seinen Schmerzen und Leiden. Sie hatten großen Erfolg. Schon vor 1530 erschien in Lyon eine französische Übersetzung:

Die Erkenntnis und Zustimmung des angesehenen Ritters Ulrich von Hutten bezüglich des Guaiakholzes als Medikament zur Vertreibung jenes Leidens, das ungerechtfertigt französische Krankheit genannt wird, von gebildeteren Leuten als neapolitanisches Übel angesprochen wird; übersetzt und ausgelegt von Meister Jean Charadame, Hippokrates, Studierter an der medizinischen Fakultät Lyon (undatiert).

Wir wollen hier noch auf die Vorstellung hinweisen, die Hutten lange vor Schaudinns Entdeckung von der Ätiologie der Krankheit hatte: Er hielt ein *geflügeltes Würmchen,* also einen echten lebenden Parasiten, für den Krankheitserreger.

Abbildung 1616
Stich zum Buch Ulrich von Huttens: Die Erfahrung und Zustimmung des angesehenen Ritters Ulrich von Hutten bezüglich des »Guaiacums« als Medikament, *Lyon 1520. (Paris, Bibliothek der Alten Medizinischen Fakultät)*

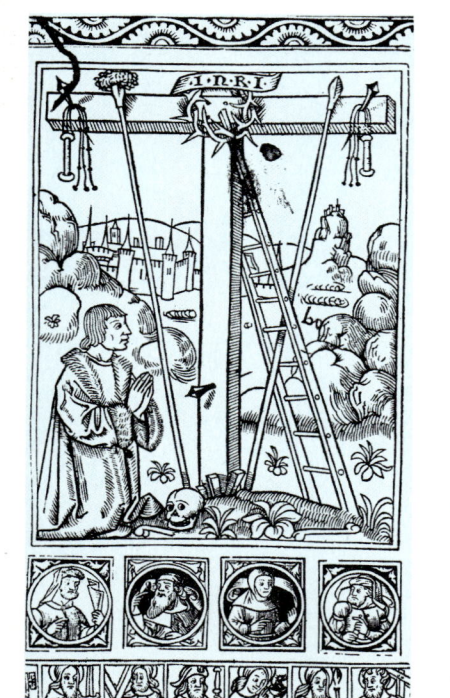

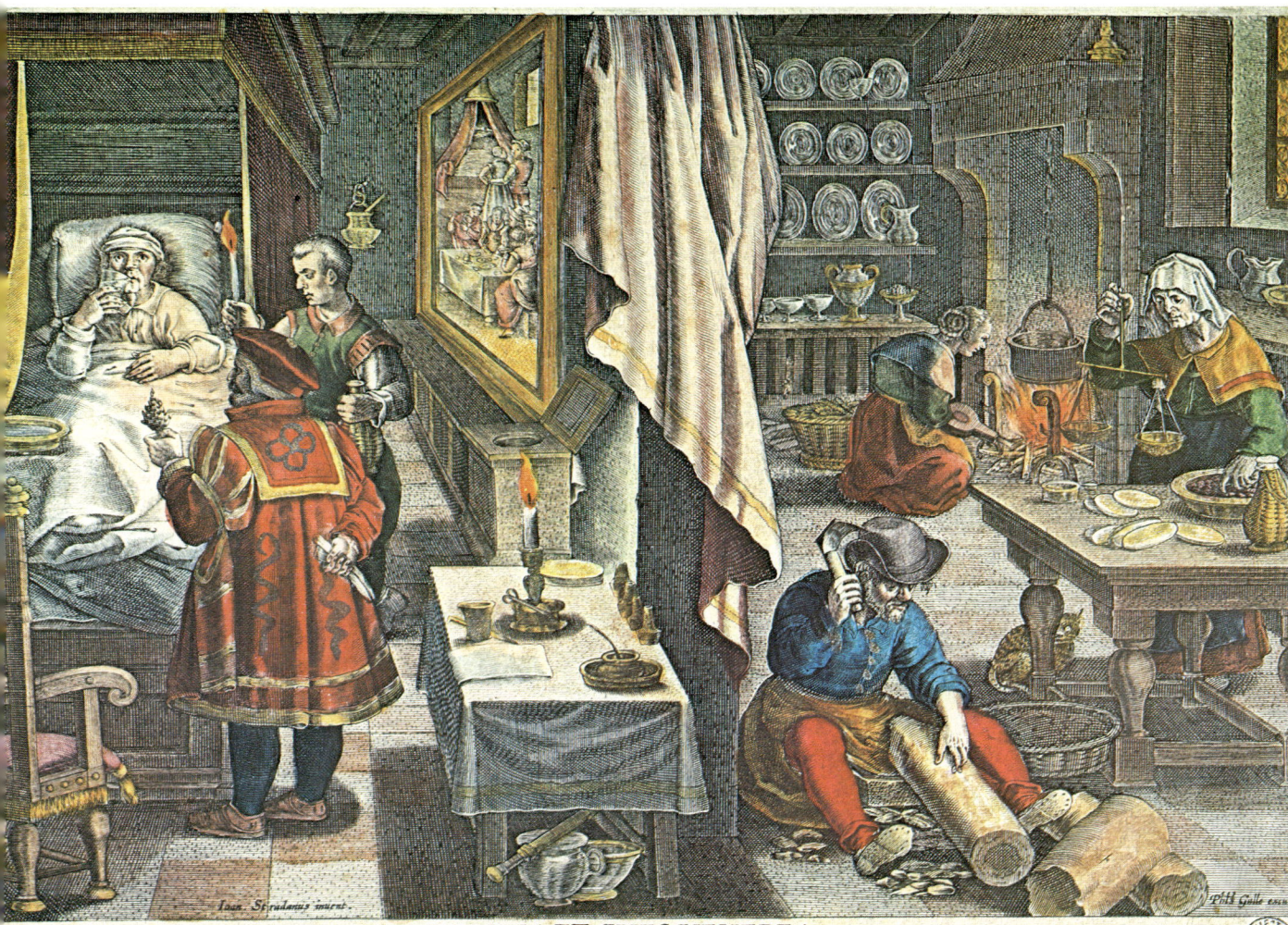

HYACVM, ET LVES VENEREA.
Grauata morbo ab hocce membra mollia   Leuabit ista sorpta coctio arboris.

Der Leser weiß, daß der Pariser Arzt Jean Fernel (1497—1558) sich weitgehend an Hutten anlehnte, als er sein Buch *über die beste Behandlung der venerischen Lues* verfaßte. Dieser Arzt konnte sich ohne zu lügen rühmen, Diane de Poitiers, die Geliebte Heinrichs II., von einer schweren Krankheit geheilt zu haben. Wie er es bestimmt hatte, erschien die Abhandlung erst ein Jahr nach seinem Tode (Anvers 1579, Padua 1580). Albert Poignet erwähnt sie 1885 in seiner Pariser Doktorarbeit und sagt darüber: »Sie ist die hervorragendste Hinterlassenschaft der Syphilisforschung zur Zeit der Renaissance. Sie enthält eigentlich schon alles, was wir heute auch darüber wissen.«

Noch mehr als Murner war Geiler von Kaysersberg, geboren zu Schaffhausen 1445 und gestorben in Straßburg 1510, Kanzelredner an der Kathedrale, bestrebt, die Gesellschaft zu verbessern. Auch im Bereich der Kirche hielt er Reformen für angebracht. Er war ein guter Redner und wußte sich wohl Gehör zu verschaffen. Die Stadtverwaltung ließ ihm im Kirchenschiff eine wunderbare Kanzel errichten, die über und über mit kleinen Statuen aus Alabaster und Vogesensandstein verziert ist. Sie steht unter wunderbar gearbeiteten Balda-

Abbildung 1617
Zubereitung und therapeutische Anwendung des Guaiakholzes. Man hoffte, daß dieses harzige Holz aus Amerika das Quecksilber ersetzen könne, doch es hatte nicht dessen Wirksamkeit. Stich von Johannes Stradan, gegen 1570.
(Paris, Nationale Pharmazeutenschaft, Sammlung Bouvet)

1493

El modo de adoperare el legno de India occidentale: Salutifero remedio a ogni piaga z mal incurabile.

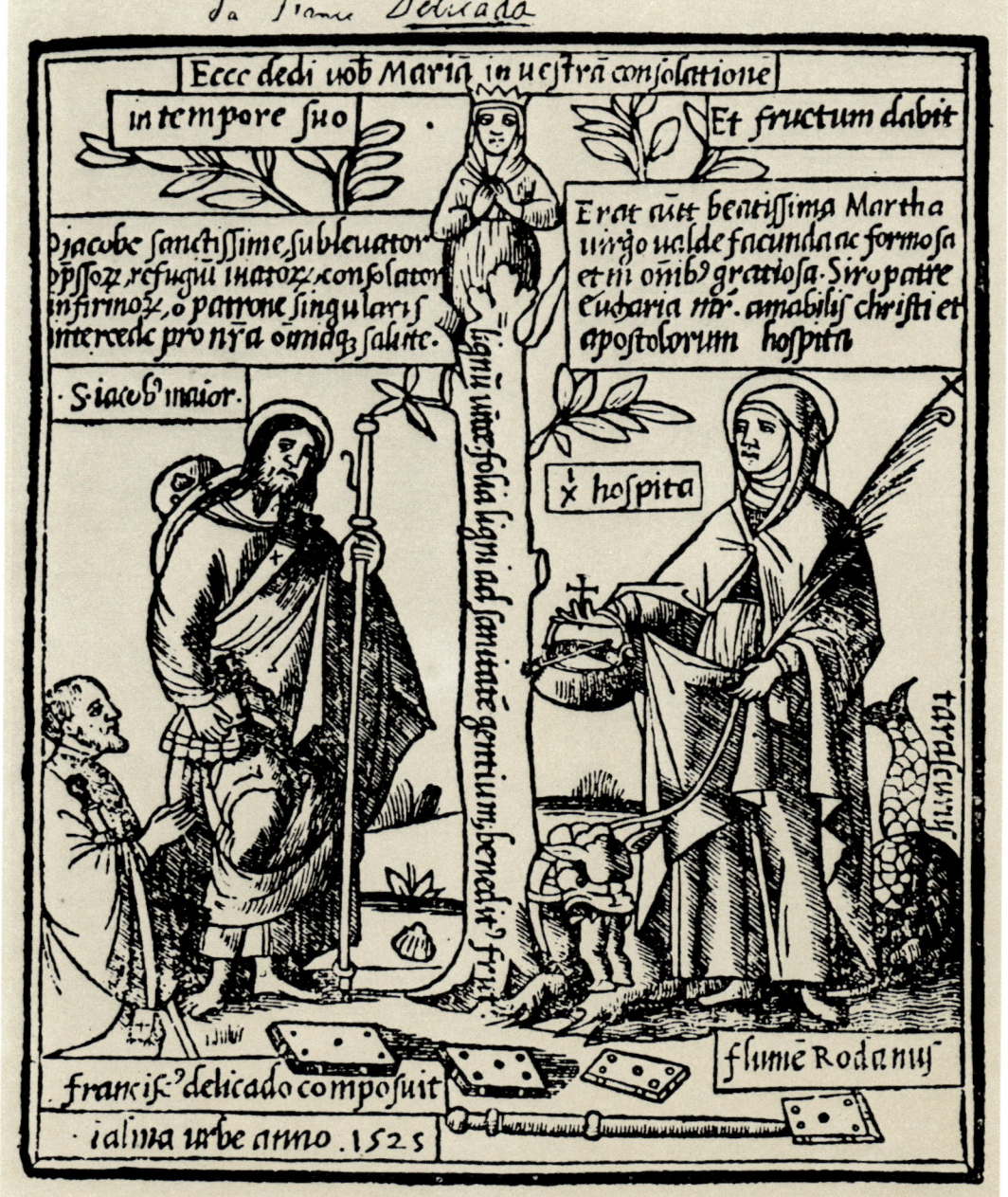

da Franc. Delicado

Ecce dedi vob Maria in vestra consolatione

in tempore suo · Et fructum dabit

O Jacobe sanctissime subleuator oppressor, refugium iratorum, consolator infirmorum, o patrone singularis intercede pro nostra omnibusque salute.

Erat autem beatissima Martha virgo valde facunda ac formosa et in omnibus gratiosa. Siro patre Eucharia matre amabilis Christi et apostolorum hospita

S. Iacobus maior

lignum vitae folia ligni ad sanitatem gentium benedictus fructus

hospita

Francis. delicado composuit

in alma urbe anno 1525

flumē Rodanus

tarasconus

Con gratia z privilegio: per diece anni.

chinen, die alle durch ein reiches Skulpturenmaßwerk im spätgotischen Stil zusammengefaßt sind. Die besten Bildhauer der damaligen Zeit haben den harten, rauhen, körnigen Stein von Krontal bearbeitet und uns ein Werk hinterlassen, das so fein ausgeführt ist, als wäre es aus bestem Carraramarmor. Eine monumentale Büste in der Stadt, im Hofe des Handelskollegiums und ein Medaillon in der Nationalbibliothek rufen uns die feinen und asketischen Züge des großen Kirchenmannes ins Gedächtnis. Mit seltener Offenheit und für uns vielleicht etwas verblüffenden Ausdrücken wetterte er von seiner Kanzel gegen alle Übel der damaligen Gesellschaft. Auch über die neue Krankheit, deren Verheerungen ihn zutiefst erschreckten, versäumte er keinesfalls, zu sprechen.

Die Chronik von Jakob Trauch berichtet, daß man 1496 und 1511 eine öffentliche *Procession wegen der bösen Blattern, die Franzosen genannt,* veranstaltete. Geiler sprach davon wahrscheinlich in einer Predigt. Darauf weist jedenfalls ein Absatz in den Protokollen des Stadtrates von 1511 hin. Von anderen Ansprachen, die Geiler über die Syphilis hielt, ist uns der Text erhalten geblieben. Der Kanzelredner betont die Ansteckungsgefahr bei dieser Krankheit und berichtet, daß sie nun schon acht bis neun Jahre wütet, während sie früher nicht bekannt war. Er rät den Eltern eindringlich, jede Promiskuität bei ihren Kindern zu unterbinden. Den Erkrankten befiehlt er, sich aus Liebe zu ihren Nächsten und um niemand zu schaden, von ihren Familien fernzuhalten.

Über die neue Krankheit wurde zwar viel geschrieben, aber nur wenige Autoren interessierten sich auch für das Schicksal der Kranken. Selbst die Leprösen glaubten, besser daran zu sein und wollten mit den Syphilitikern nichts zu tun haben.

Diese Unglücklichen waren also gezwungen, sich in Feld und Wald aufzuhalten, *in arvis et sylvis* heißt es bei Fries. Manchmal gingen sie auch in die Stadt, weil sie dort ihr Heil zu finden glaubten. Da fristeten sie dann ihr elendes Leben auf Straßen, Plätzen oder unter Brücken. Meist kamen sie übrigens aus einem ganz bestimmten, gesellschaftlich geächteten Personenkreis — verabschiedete Landsknechte oder Deserteure, leichte Mädchen, Prostituierte, Zuhälter und Vagabunden — der an der Verbreitung der Krankheit maßgeblich beteiligt war.

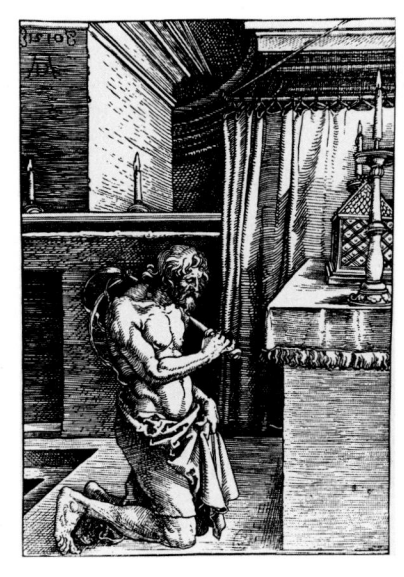

Abbildung 1619
Der Geißler. Stich von Albrecht Dürer, 1510.
(Paris, Bibl. des Arts décoratifs)

Ein Edikt des Magistrats verbot es Gastwirten, Syphilitiker zu beherbergen; Chirurgen, Barbieren und Badern war es untersagt, sie zu behandeln. Die Zöllner an der Rheinbrücke und in Graffenstaden mußten die Kranken vorschriftsmäßig darauf hinweisen, daß sie in der Stadt nicht betteln durften und sie auf kürzestem Wege durchqueren sollten. Geiler von Kaysersberg verdankten sie die ersten Maßnahmen zu ihren Gunsten. Am 27. Januar 1501 reichte er im Rat ein Gesuch ein, das in einundzwanzig Punkten Abhilfe für bestimmte unerträgliche Mißstände fordert. Im zweiten Punkt *Vom Spital* verlangt der Verfasser entschieden, daß die *blotterechten,* d. h. die Pustelkranken, sowohl im Hospital als auch in der *Elendherberg,* einem städtischen Asyl für Arme und Kranke, aufgenommen werden sollten.

Besonders 1520 wurden verschiedene Häuser gegründet. 1687 wurden all diese Kranken in ein Heim verlegt, das sich auf der grünen Insel, einer Flußinsel der Ill, in Straßburg unterhalb der gedeckten Brücken befand. Dieses *Blatterhaus* wurde bis 1789 genutzt, ab dann waren die Kranken im *Bürgerhospital* zugelassen. Es liegt in einem malerischen, ehemals von Gerbern bewohnten Viertel inmitten von Fachwerkhäusern mit und ohne Erker, Gebäuden mit steilen, abgestuften Dächern, die weitgehend offen waren, weil dort die

Prophylaktische Maßnahmen

Abbildung 1618 (gegenüber)
Stich von 1525, auf dem ebenfalls die Zubereitung des Guaiakholzes dargestellt wird.
Aus E. Jeanselmes Geschichte der Syphilis, Paris 1931.
(Paris, Bibliothek der Alten Medizinischen Fakultät)

Häute getrocknet wurden. In Anspielung auf die französische Krankheit hat das Asyl dem ganzen Bezirk, der früher St.-Johannes-Häuschen hieß, den Namen Klein-Frankreich gegeben. Noch heute zählt dieses Viertel mit seinen Häusern, die sich im Wasser der Kanäle spiegeln, zu den sehenswertesten und besterhaltenen Winkeln des alten Straßburg.

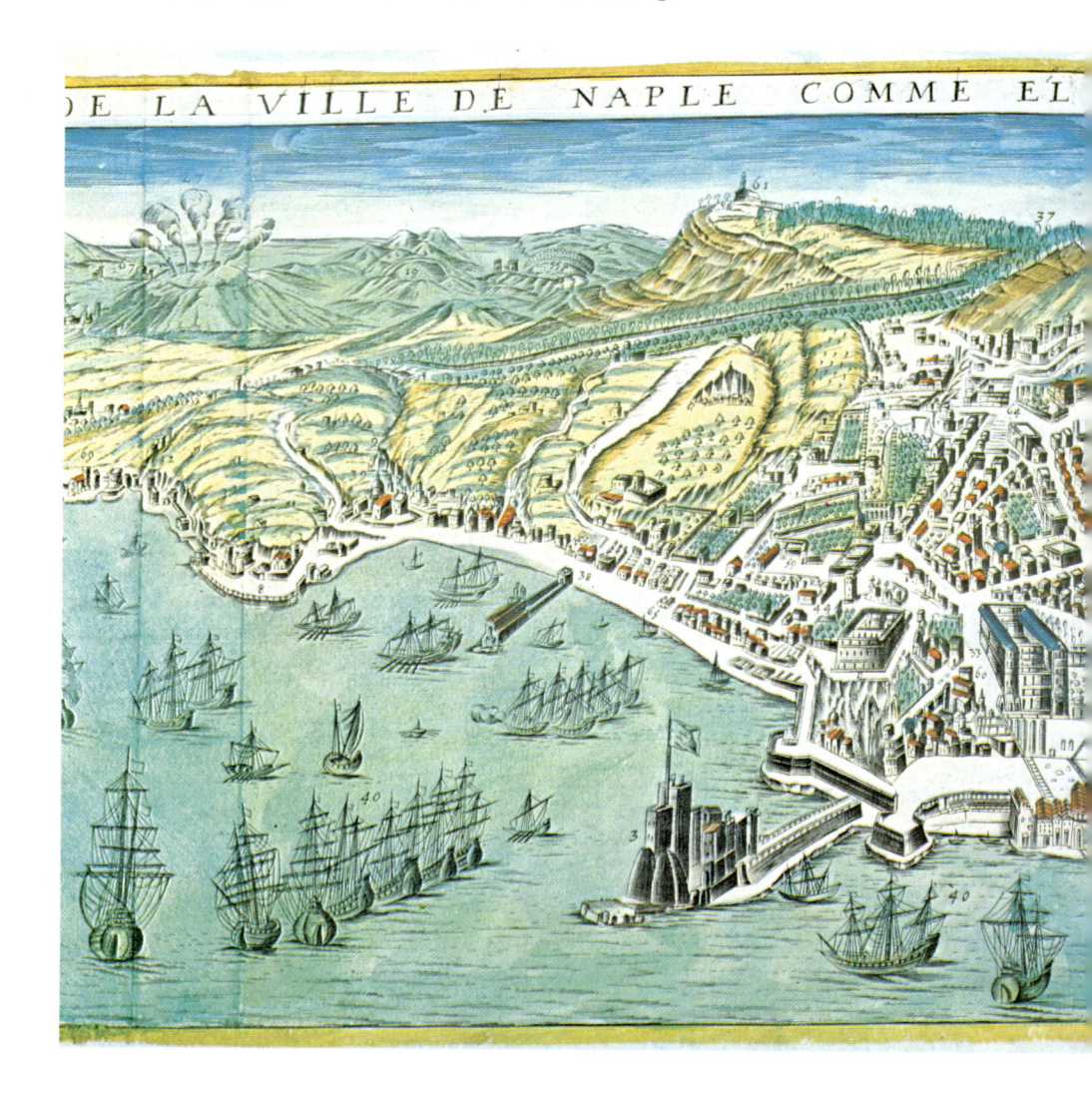

*Abbildung 1620
Neapel im 16. Jahrhundert.
(Paris, Nationalbibliothek, Kupferstichkabinett)
Der geographische Ursprung der Syphilis war unbekannt, und jedes Land in Europa suchte ihn beim Nachbarn. In England hieß es »morbus gallicus«, in Frankreich »Neapolitanisches Übel« und bei den Italienern »malo françozo«.*

Jede soziale oder wohltätige Einrichtung kommt einmal in finanzielle Schwierigkeiten. Bis jetzt war Caspar Hofmeister, Verwalter des Waisenhauses, dem man auch die Leitung des *Blatterhauses* übertragen hatte, nie verzweifelt. Dieser »echte Freund der Menschheit« setzte sich mit seltener Hingabe für sein Werk ein. Lange Zeit konnte er für die verschiedensten Projekte Gelder aus Kollekten beschaffen. Dann forderte er am 5. Oktober 1517, wahrscheinlich in einer kritischen Situation, den Stadtrat auf, sich an Rom zu wenden und um einen Ablaß zugunsten des Waisenhauses und des städtischen Syphiliskrankenhauses zu bitten. Dieser Weg wurde im Mittelalter nicht selten begangen, um für wohltätige Einrichtungen die notwendigen Gelder zu erhalten. Man weiß, daß Martin Luther die Mißbräuche dabei heftig kritisiert hat. In den fünfundneunzig Thesen, die er auf lateinisch abgefaßt und an die Türen der Schloßkirche zu Wittenberg angeschlagen hatte, spricht er sich nachdrücklich gegen den Ablaßverkauf aus. Dies war gewiß einer der entscheidenden Anklagepunkte, der schließlich zur Reformation und zur Spaltung der christlichen Welt führte.

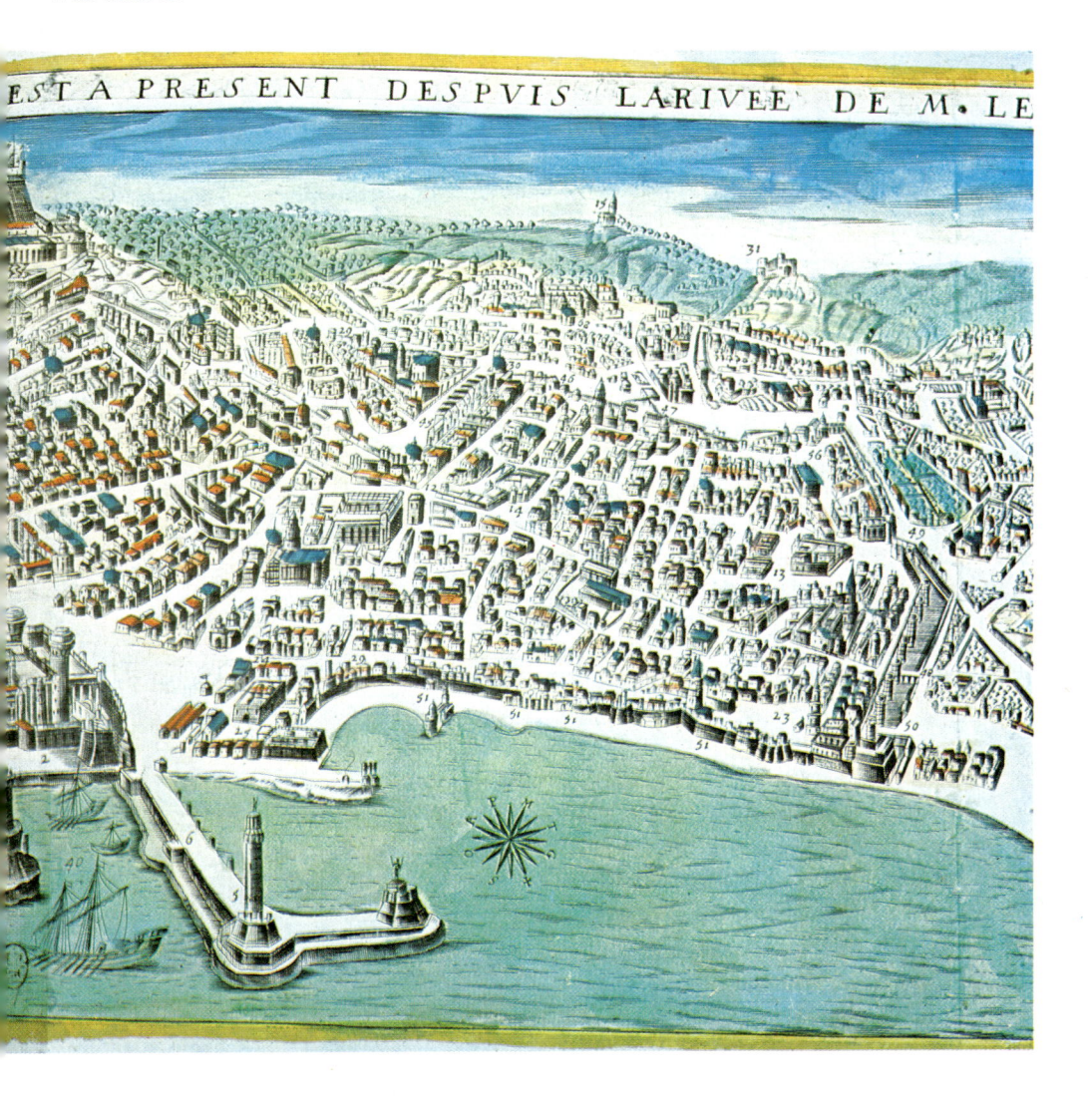

EST A PRESENT DESPVIS LARIVEE DE M. LE

Zu Beginn des Jahres 1518 antwortete Papst Leo X. mit einer Bulle. Päpstlicher Bevollmächtigter für die öffentliche Bekanntgabe des Ablasses war Wolfgang Böcklin, Vogt von St.-Peter. Bischof Wilhelm III. von Honstein (1506—1541) selbst gab den Ablaß am 21. März 1518 bekannt. Er konnte ein Jahr lang erworben werden. Auf die Bitte des Stadtrates hin wurde diese Frist bis auf den zweiten Sonntag nach Ostern 1519 verlängert. Um der Gnade der Kirche teilhaftig zu werden, mußten die Gläubigen, *vere penitentes et confessi*, verschiedene Kirchen besuchen und eine Geldspende entrichten. Ein Drittel der Einkünfte war zum Bau des St.-Peters-Doms in Rom bestimmt. Am 7. Januar 1519 leistete der Heilige Stuhl eine Zahlung über zweihundertzweiundachtzig Goldgulden an die Bank der Fugger in Rom (Schulte).

Die Syphilis und die Ärzte

Die erste medizinische Veröffentlichung bezüglich Straßburgs wurde von dem schwäbischen Arzt Johannes Widemann verfaßt. Zwischen 1483 und 1485 war er Bürger der Stadt Straßburg und übte dort die ärztliche Tätigkeit aus. Seine Laufbahn beendete er als Professor der Medizin in Tübingen. Die erste Ausgabe seiner *Abhandlung über die Pusteln und das Leiden, das im allgemeinen Französische Krankheit genannt wird,* stammt von 1497. Über den Ort werden keine Angaben gemacht, aber sie enthält als Vorwort zwei Briefe, einen vom Autor selbst, der zweite ist die Antwort eines Straßburger Arztes.

Sein Werk gilt als eine der ältesten wissenschaftlichen Schriften über die Syphilis. Sie zeigt, daß die Krankheit mit anderen Symptomen verlief, als wir sie heute zu sehen gewohnt sind. Die allgemeinen Symptome traten früh und ausgeprägt auf. Schmerzen in den langen Knochen, die meist nachts auftraten, waren häufig. Das klinische Bild ähnelt dem der bösartigen Syphilis, wie sie heute mit Geschwürbildungen und Substanzverlust vorkommt. Widemann erkannte, daß die Ansteckung beim Geschlechtsverkehr die eigentliche Krankheitsursache sei. Im Kapitel über Behandlungsmethoden empfiehlt er Quecksilberpräparate.

An der Wende des 15. zum 16. Jahrhundert vertreten zwei Elsässer die deutschsprachige medizinische Literatur dieser Zeit: Hieronimus Brunschwig, Chirurg in Straßburg, und Lorentz Fries aus Colmar, der einige Zeit in Straßburg gelebt hatte. Der erste sieht den Ursprung der Krankheit in atmosphärischen Störungen, die zweite nimmt an, daß sie durch schlechte Gehirnkonjunktionen verursacht wird.

In seinem *Spiegel der Arznei* von 1518 spricht Fries von der Behandlung mit *Guaiakholz* oder *französischem Holz,* das schon die Eingeborenen Amerikas gegen die Krankheit benutzten. Die Spanier importierten es seit 1508 von der Insel Santo Domingo.

Anhänger und Gegner des Guaiak

Das *Guaiak* kommt von einem zweigeschlechtigen Baum mit gefiederten Blättern, der auf den Antillen und in Zentralamerika wächst. Dieses schwarzbraune, harzige Holz mit einer Dichte von 1,3 ist das härteste Holz überhaupt. Es wird vor allem in der Kunsttischlerei genutzt, aber auch Spielkugeln, Rollen und Stößel, welche in der Pharmazie benutzt werden, werden aus ihm hergestellt. Als Arzneimittelpflanze wurde das Holz geschnitzelt, eingeweicht, aufgegossen oder abgekocht verwendet. Strafgefangene mußten die harte und langweilige Arbeit des Zerstückelns übernehmen.

Zwischen 1743 und 1747 wurde in der Sankt-Margareten-Straße ein neues Zuchthaus gebaut. Im Volk heißt es heute noch *Raspelhüss* — das Haus, wo man raspelt —, ebenso wie die Gefängnisse in Ensisheim, Hagenau und einige andere in den Niederlanden. Hatte dieses schweißtreibende Holz eine besondere Wirkung bei Syphilis? Deutsche Venerologen verwendeten noch im 20. Jahrhundert als zusätzliches Mittel oder zur eigentlichen Behandlung einen Aufguß von Sarsaparillenwurzeln, den Zittmann-Aufguß, wenn eine innere Lokalisierung der Syphilis vorlag oder wenn die Krankheit auf keine andere Behandlung ansprach.

Das Guaiakholz wurde bald nicht nur als Medikament bei Syphilis, sondern auch bei vielen anderen Krankheiten eingesetzt. Die Ärzte schwärmten geradezu davon.

In Deutschland hatte die reiche Augsburger Bankiersfamilie der Fugger beim Handel mit Guaiakholz ein ungeheures Vermögen erworben. Von Maximilian I.

wurden sie geadelt, und Karl V. machte sie zu Reichsgrafen, wobei er ihnen noch 1534 Münzrechte verlieh, die weit über ihre Gebiete hinausreichten.

Die erste Abwertung des Guaiakholzes kam aus Straßburg. Ausgesprochen wurde sie von Paracelsus, der in Wirklichkeit Theophrastus Bombastus von Hohenheim hieß. Er war 1493 in Einsiedeln (Schweiz) geboren und 1541 in Salzburg im Elend gestorben. Seine Person ist bis heute umstritten. Er war der Typ des Neuerers, der oft unverstanden bleibt. An seiner starken Persönlichkeit mit ihrem heftigen Streben nach Unabhängigkeit wurde die ganze Krise der damaligen Medizin offenkundig und steuerte ihrem Höhepunkt zu.

Als von Grund auf unbeständiger Mensch liebte er das Wanderleben. Sein Diplom bestand er in Ferrara; er entschloß sich dann, die Medizin in Straßburg auszuüben.

Seine erste Veröffentlichung, *Vom Holtz Guaiaco gründlicher heylung,* 1529 bei Grüninger in Straßburg, wendet sich direkt gegen das Buch Ulrich von Huttens. Der Autor zog sich damit die Feindschaft der Ärzte und den Zorn derjenigen zu, die am Import des Guaiakholzes finanziell interessiert waren. Den Fuggern gelang es, die Drucklegung von Werken des Paracelsus durch den Nürnberger Senat verbieten zu lassen. Bald galt das Druckverbot im ganzen Reich.

Aus seinen Schriften, die zum größten Teil nach seinem Tode veröffentlicht wurden, kann man ersehen, daß er Syphilis und Gonorrhöe fälschlicherweise für ein und dieselbe Krankheit hält. Er sprach aber noch andere Ansichten aus, die von genauer Beobachtungsgabe und gründlicher ärztlicher Erfahrung zeugen: außer Zweifel steht für ihn, daß es sich um eine ansteckende Geschlechtskrankheit handelt; er kennt die chronischen Formen der Krankheit und weiß, daß sie eine Infektion des ganzen Organismus ist. Dem Quecksilber schreibt er für die Behandlung eine besondere Rolle zu, während das Guaiak nur als zusätzliches Mittel Bedeutung hat.

Die Archive des Straßburger Hospitals sind heute bei den städtischen Urkunden eingeordnet. Man findet dort keine Belege über irgendwelche Quecksilberpräparate, dagegen beweist eine Bescheinigung, daß der Verwalter des *Gemein Almosen,* der damaligen kostenlosen Krankenfürsorge, in Frankfurt

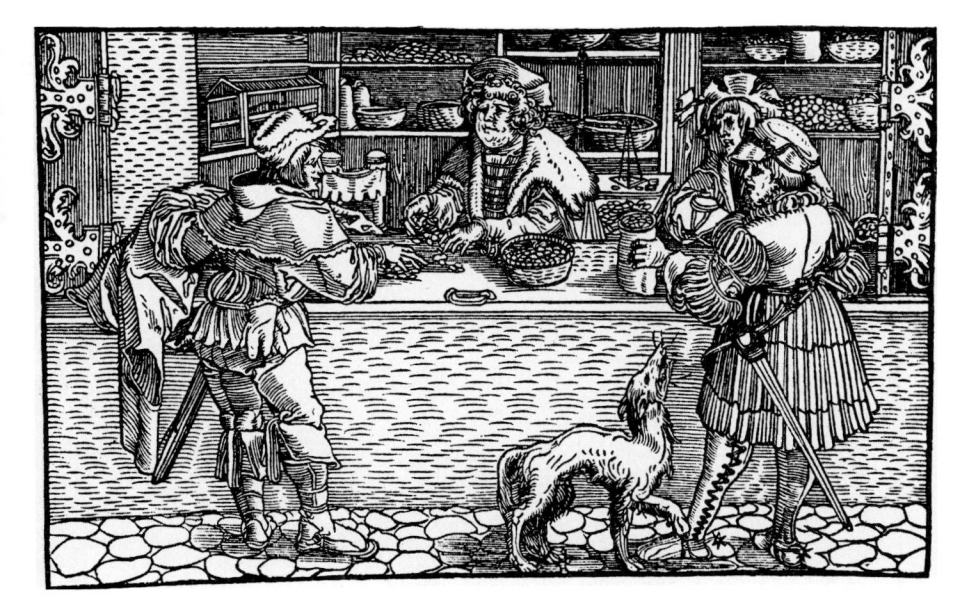

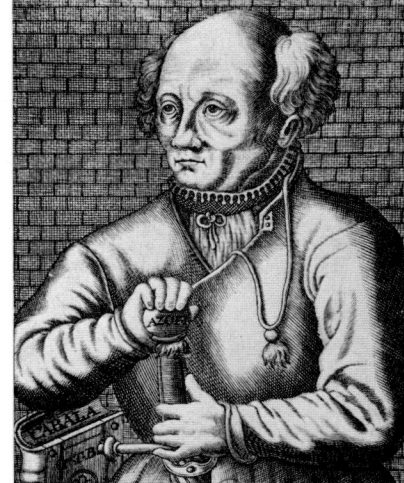

Abbildung 1621
Paracelsus (so nannte sich Theophrastus Bombastus von Hohenheim).
(Paris, Nationalbibliothek, Kupferstichkabinett)
Er hatte die Syphilis »französische Gonorrhöe« genannt und trug so weitgehend zur Beibehaltung der Verwechslung von Syphilis und Gonorrhöe bei, die damals für ein und dieselbe Krankheit gehalten wurden.

Abbildung 1622
Bankier des 16. Jahrhunderts. Stich von Hans Burgkmair (1473—1531).
(Paris, Bibl. des Arts décoratifs)

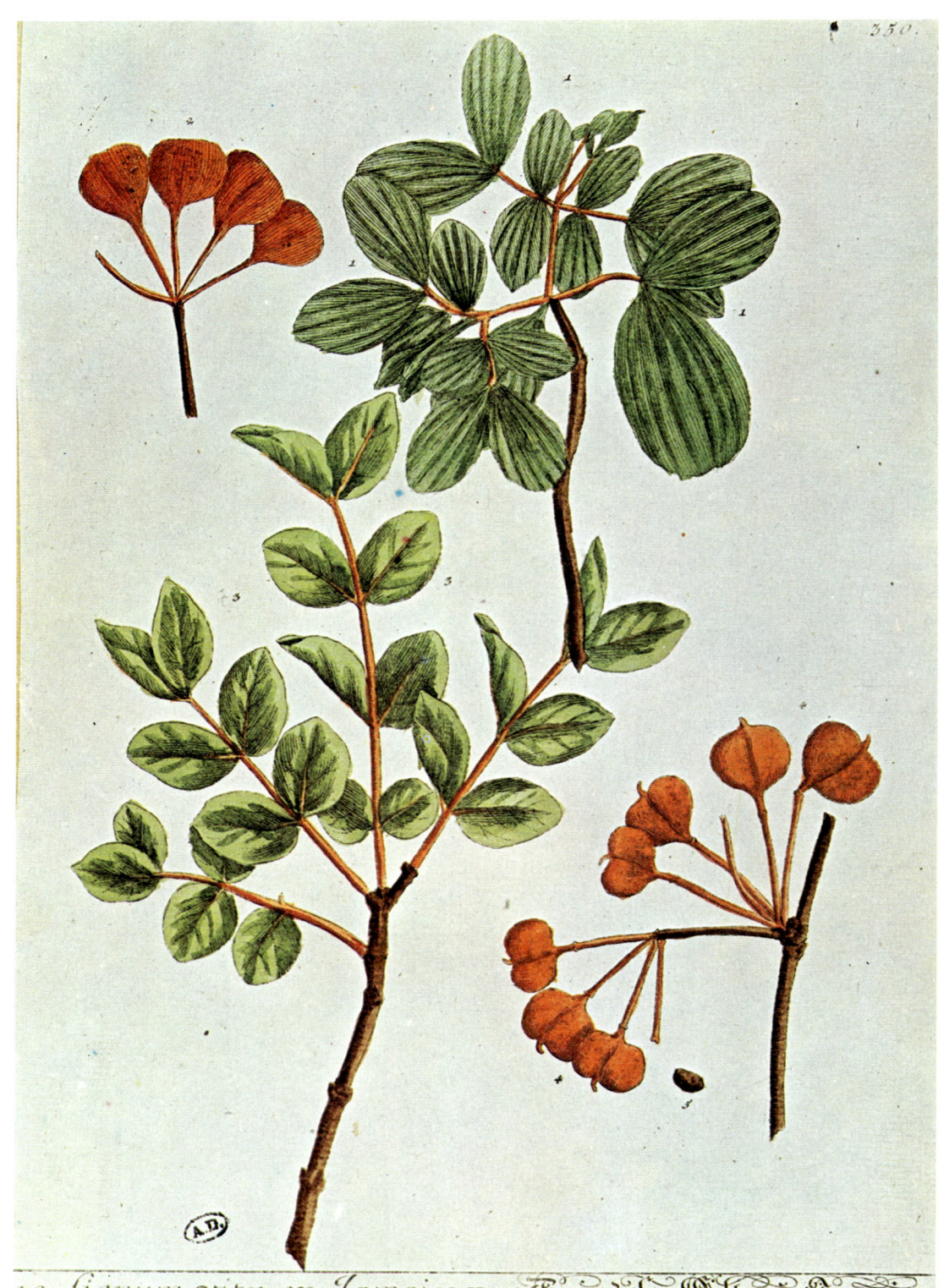

1.2. *Lignum vitæ ex Jamaica* | 1.2. Franzosen Holtz aus Jamaica
3. 4. ———————— *ex Brasilia* | 3.4. ———————— aus Brasilien
1.2. *Guaiacum*

auf dem Oktobermarkt 1525 zweihundertfünfzig Pfund *Bockenholtz,* das heißt Guaiakholz, gekauft hat.

1538, mitten in den Wirren der Reformation, die in Straßburg eine wichtige Rolle spielte, wurde dort eine höhere Schule, das Gymnasium, eingeweiht. 1566 erhob Kaiser Maximilian II. es in den Rang einer Akademie; am 5. Februar 1621 erklärte Ferdinand II. diese zur Universität, wahrscheinlich, um sich die Neutralität der nun protestantischen Stadt zu versichern. Ihre Medizinische Fakultät war Anziehungspunkt für Studenten aus ganz Europa.

Bis 1792, während der hunderteinundsiebzig Jahre, in denen die Kaiser-Ferdinand-Universität bestand, wurden eintausendzweihundertvierundzwanzig Doktorarbeiten geschrieben, davon befaßten sich etwa zwanzig mit der Syphilis.

Im 18. Jahrhundert wurden nur wenige wichtige Erkenntnisse über die Syphilis gewonnen. Dazu zählt die Beschreibung des *Aortenaneurisma* bei Syphilitikern des berühmten italienischen Pathologen Giambattista Morgagni (1628 bis 1771), Professor zu Padua. Er sagte darüber: »Bei der Geschlechtskrankheit habe ich oft eine Degeneration der Aorta mit anschließender Erweiterung zum Aneurisma festgestellt« (1761). Der Straßburger Professor Thomas Lauth (1758—1826) bekräftigte und ergänzte diese Befunde: »*Scriptorum latinorum de aneurysmatibus collectio... Edidit atque praefatus est Thomas Lauth*«, 1785.

Von vielen Historikern wird dieses Jahrhundert oft »Zeitalter des aufgeklärten Absolutismus« genannt; in Frankreich heißt es »Zeitalter der Vernunft«, »Zeitalter der Aufklärung« oder »Zeitalter der *Enzyklopädie*«. Es stimmt wohl, daß Wissenschaften, neue Techniken und die Industrie einen erheblichen Aufschwung nehmen. Doch gleichzeitig war es ein Jahrhundert, wo Leichtgläubigkeit und Übernatürliches eine große Rolle spielten. So machte der Graf von Saint-Germain glauben, daß er unsterblich sei, und in der Medizin triumphierten Pseudowissenschaften und Kurpfuscher. Emanuel von Swedenborg (1688—1772) begründete eine mystische Medizin, Anton Mesmer (1734 bis 1815) und Armand Marc Jacques de Chastenet, Marquis von Puységur (1751—1825), brachten den Magnetismus zur Geltung.

Alle drei hielten sich auch in Straßburg auf und bereiteten dort das Feld für Joseph Balsamo, der sich selbst Alexander Graf Cagliostro nannte, einer der berühmtesten Abenteurer der Geschichte. Er stand jedoch nicht allein: zahllos waren damals die Betrüger, Intriganten und Hochstapler. Besonders intensiv befaßten sich die Quacksalber und Scharlatane in ganz Europa mit der Syphilis und ihrer Behandlung. Schamlos propagierten sie in zahlreichen Veröffentlichungen meist geheime Medikamente, hinter denen sich oft Quecksilberpräparate, wie zum Beispiel beim Boyveaulaffecteursaft in Frankreich. Ein gewisser Roberto, ehemals Chirurg in den Kolonien, preist seinen antivenerischen Zucker an. Ein anonymer Autor veröffentlicht in London auf französisch ein Buch über ein antivenerisches Wasser, genannt Sicherheitswasser. J.-Chr. Le Fébure, Baron von Saint-Ildephont, gibt ein Werk heraus über seine *Liebesschokolade, ebenso angenehm wie nützlich bei der Behandlung von Geschlechtskrankheiten* (Paris 1775). Um dem Werk Gewicht und wissenschaftlichen Anstrich zu verleihen, druckt er darin die Doktorarbeit des Straßburgers Johann-Michael Boehm: *De morbo dicto neapolitano* (1783) ab. Er hatte damit eine gute Wahl getroffen.

Abbildung 1623 (gegenüber) Der Guaiak. Stich aus dem 18. Jahrhundert. (Paris, Bibl. des Arts décoratifs)

Der Fortschritt der Pathologischen Anatomie

Boehm setzt sich in seiner Arbeit mit der Quecksilberbehandlung der Syphilis auseinander. Der Kranke wird dabei mit den entsprechenden Präparaten eingerieben, bis erhöhter Speichelfluß eintritt. Boehm blieb sein ganzes Leben ein Anhänger dieser Therapie. Seine Laufbahn machte er einzig und allein am Bürgerhospital von Straßburg. Diese Einrichtung unterscheidet sich eindeutig von den Hospizen anderer Städte. Vielleicht als erstes Hospital der Welt hatte es einen besoldeten Arzt in seinen Diensten (1515). Mit der Fakultät stand es jedoch nicht in Verbindung; Boehm war kein Professor, doch die Stadtverwaltung hatte ihm erlaubt, am Krankenbett zu lehren. Der deutsche Arzt Johann Peter Frank, Begründer der Sozialmedizin, hatte diese Vorlesungen 1756 ein Semester lang gehört und sprach sich in seiner *Autobiographie* sehr lobend über den Arzt und großen Lehrer aus.

Auch in Straßburg kamen Veröffentlichungen und neue Medikamente heraus, mit denen das große Geld gemacht werden sollte. So veröffentlichte der Arzt und Botaniker Frank Balthazar von Lindern (1682—1755), Direktor des Botanischen Gartens, sein *Speculum veneris* oder *Venusspiegel...* (1732). Darin weist er auf die Quecksilbermethode hin, empfiehlt aber auch in Versform geheime Medikamente, die er selbst verkaufte. Das Buch war ein großer Erfolg und erschien in drei Versionen, 1743, 1755 und 1763, acht Jahre nach dem Tode des Autors.

Abbildung 1624
Basel im 15. Jahrhundert. Stich aus dem Liber chronicarum *von H. Schedel, Nürnberg 1493. (Paris, Bibliothek der Alten Medizinischen Fakultät)*

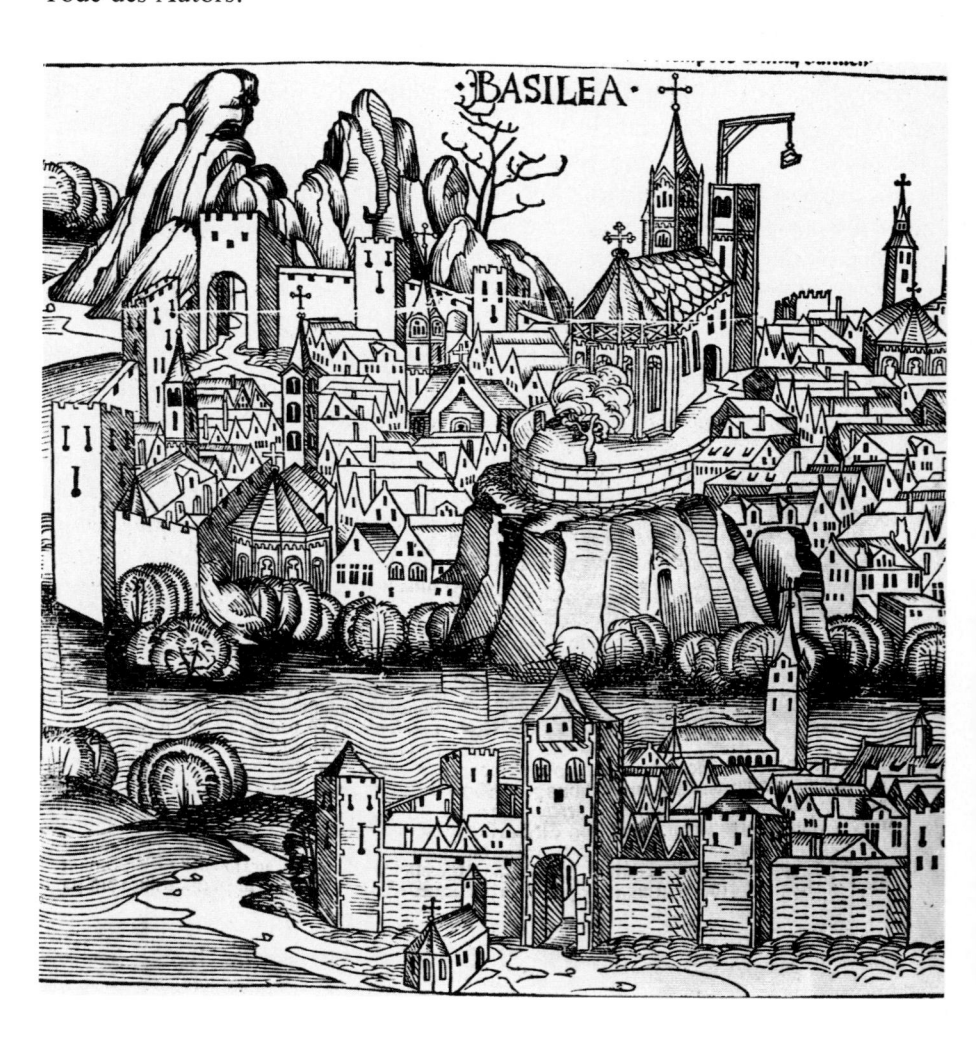

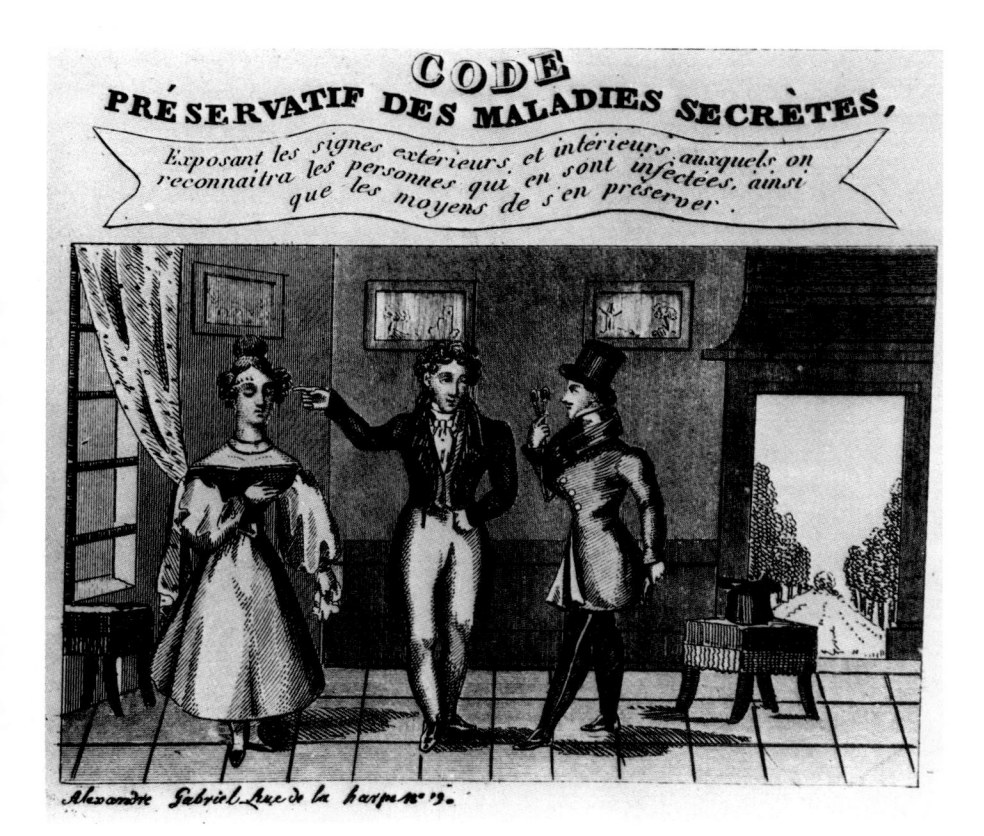

Abbildung 1625
Plakat aus dem 19. Jahrhundert, das für »Hinweise, wie man sich vor geheimen Krankheiten schützt« wirbt.
(Paris, Nationalbibliothek, Kupferstichkabinett)

Bis 1791 wurden aber auch ernsthaftere Straßburger Abhandlungen herausgegeben, die sich meist mit der Quecksilberbehandlung bei Syphilis befaßten.

Die Straßburger Schriften

Die französische Revolution und die Kriege im Kaiserreich setzten diesen Tendenzen ein Ende. Nur der Literaturprofessor Christoph Wilhelm Koch (1757—1813) veröffentlichte in den Memoiren des Nationalen Instituts für Ethik und Politik in Paris einen Aufsatz mit dem Titel »Untersuchung zur Herkunft der Geschlechtskrankheit und ihr Erscheinen im Elsaß und in Straßburg«. Dies war die erste historische Schrift zum Thema Syphilis (1803).

Im 18. Jahrhundert erlebte die Anatomie, vor allem die pathologische Anatomie, große Fortschritte, die Physiologie wurde begründet (Lavoisier). Xavier Bichat (1771—1802), einem der größten Gelehrten aus der Zeit nach der Revolution, gelang es, diese Wissenschaften zusammenzufassen. Er hatte in seinem kurzen Leben die glückliche Idee, mit seinen Schülern eine Gesellschaft des Wettbewerbs zu gründen: Bayle, Laennec und Dupuytren hatten später die Ehre, die große französische Schule der klinischen Anatomie auf der Basis der modernen wissenschaftlichen Medizin ins Leben zu rufen.

Zur selben Zeit, als in Paris eine solche Medizin betrieben wurde, erschien 1811 in Straßburg eine anonyme Schrift: *Vom Nicht-Vorhandensein der Geschlechtskrankheit*. Der Autor vertritt die Auffassung, daß die Syphilis keine Krankheit, sondern ein Syndrom ist, das von verschiedenen Krankheiten hervorgerufen werden kann. Außerdem gibt er an, daß Quecksilber ein starkes Gift sei, das schreckliche Schmerzen verursache und die Knochen zerstöre.

Etwa zwanzig Jahre lang vertraten manche Ärzte die bizarresten Theorien, wobei sie manchmal auch Ausdrücke wie *Nichtvorhandensein des venerischen*

Abbildung 1626 (unten links) »Syphilitiker mit Pusteltrauben«. Stich aus dem Klinischen Lehrbuch des Saint-Louis-Hospitals *von Jean-Louis Alibert, Paris 1838. (Paris, Bibliothek der Alten Medizinischen Fakultät)*

Virus oder *künstliche Zusammenstellung ganz verschiedener Krankheiten* aus der Straßburger Schrift wieder aufgreifen. In Frankreich wurde die neue Lehre von Jourdan, Richemont, Des Brus, Desruelle, in England von Fergusson und Thompson vertreten.

Aus den Veröffentlichungen H. Jourdans kann man ersehen, daß er sich von den Theorien François-Joseph Broussais' (1772—1838), Professor in Val-de-Grace, und seinen Vorstellungen von der *Phlegmasie* beeinflussen ließ. Seine Anhänger erklärten die syphilitischen Primäreffekte mit Reizung, die Sekundärsymptome mit *entsprechenden Wechselwirkungen*. Die Annahmen dieser Venerologen erlitten das Schicksal aller Überspanntheiten: Wie die Theorien Broussais' selbst, machten sie viel Wirbel, konnten sich aber nur kurz halten.

Die Behandlung mit Quecksilberpräparaten

Abbildung 1627 (unten rechts) »Syphilitische Wucherungen«. Photographie aus dem Klinischen Lehrbuch mit Photographien des Saint-Louis-Hospitals *von Hardy und Montmeja, Paris 1868. (Paris, Bibliothek der Alten Medizinischen Fakultät)*

Quecksilber und Quecksilberpräparate, von denen Astruc noch 1736 gesagt hatte, sie seien »bei vorsichtiger Anwendung das einzige Mittel, mit dem Syphilis radikal geheilt werden könne«, wurden jetzt kritisiert und angefochten.

Ohne Zweifel verursachte dieses Schwermetall schlimme Nebenwirkungen: Stomatitis, die mit dem typischen Quecksilbersaum am Zahnfleischrand und starker Speichelbildung beginnt, in extremen Fällen Geschwürbildungen, die mit Zahnausfall einhergehen und bis zum Verlust eines Teils des Kieferknochens führen können, Nierenentzündungen, Hautausschläge und Anämie.

Viele Ärzte sahen deshalb von der Quecksilberbehandlung ab. In England wurde sie insbesondere von F. X. Schwediaur verworfen und die Anwendung des Quecksilbers den Militärärzten verboten.

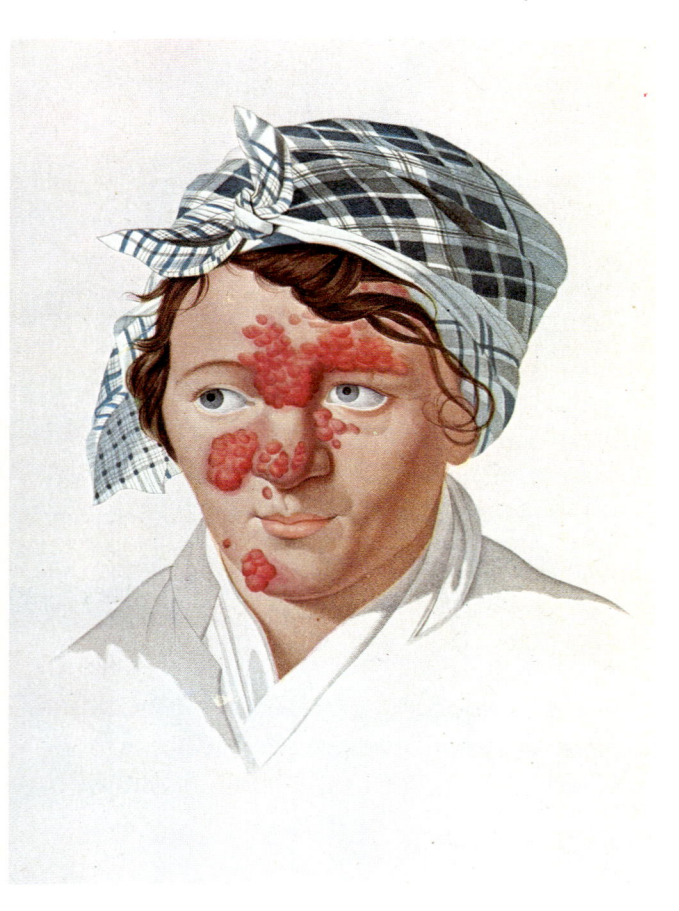

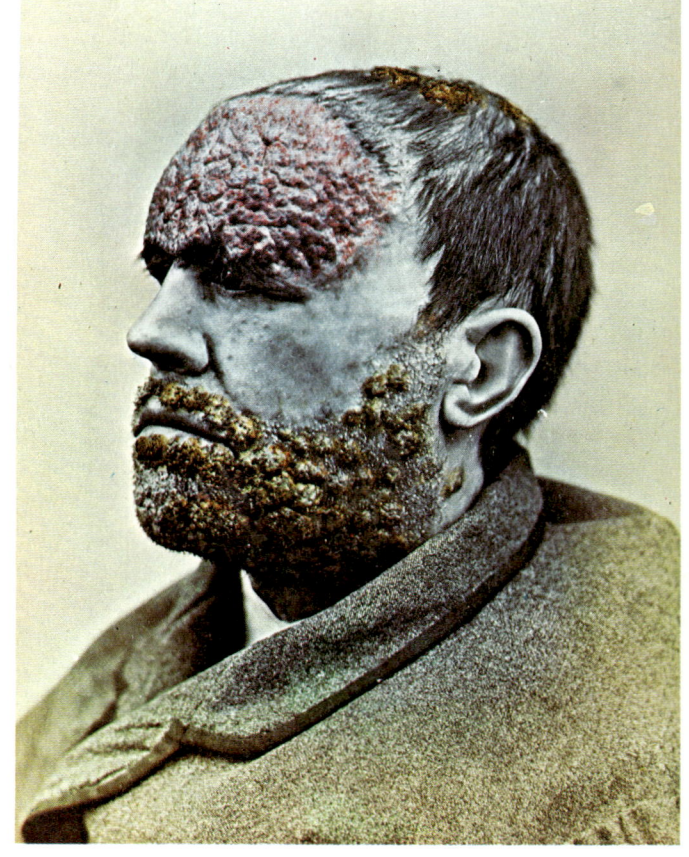

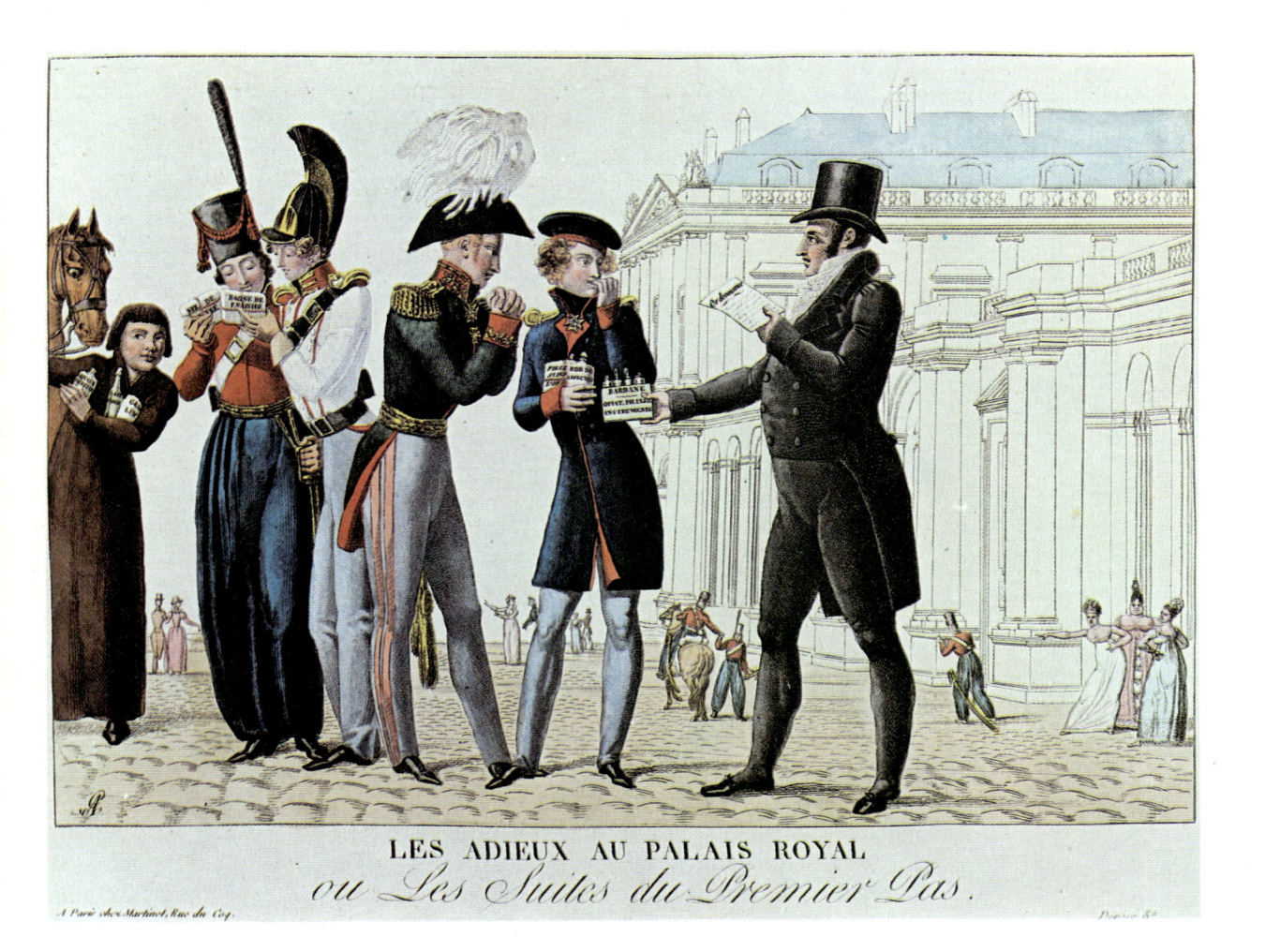

LES ADIEUX AU PALAIS ROYAL
ou Les Suites du Premier Pas.

Ab 1820 war Joseph Ristelhuber (1785—1869) am Straßburger Hospital für die Geschlechtskranken tätig. Es war sein Verdienst, die Einreibungen mit Quecksilber beibehalten zu haben. L. Schäffer, ein Schüler von ihm, hatte dann über seine Lehre folgende Doktorarbeit geschrieben: *Über die Anwendung von Quecksilbersublimat und die Behandlung mit Gummiarabikum bei syphilitischen Erkrankungen* (1825). Infolgedessen verabreichten die Ärzte am Straßburger Hospital weiterhin Quecksilber, und Charles Sédillot (1804 bis 1883), Professor der Chirurgie an der Fakultät sowie am Militärischen Ausbildungshospital, führte das Quecksilber in Pillenform offiziell wieder in der französischen Militärmedizin ein, wo rationelle und antiphlogistische Therapieformen den Vorrang hatten.

1837 wurde in Straßburg der Lehrstuhl für Dermatologie geschaffen, allerdings konnte man die Klinik mangels Platz und Geldes erst 1842 errichten. Erster Chefarzt war der außerordentliche Professor Charles Schützenberger (1809—1881), der aus einer alten Straßburger Familie stammte. 1840 wurde er bei einem Unfall querschnittgelähmt und konnte sich seither nur mühsam auf zwei Krücken fortbewegen. »Bei diesem unvergleichlichen Lehrmeister hatte die Krankheit Geist und Urteilsvermögen noch geschärft.« Syphilis und Gonorrhöe betrachtete er als zwei Krankheiten mit verschiedenen Erregern. Bereits

Abbildung 1628
Ein Arzt reicht den Verbündeten (ein Russe, ein Österreicher und ein Engländer) die nötigen Medikamente, damit sie die Geschlechtskrankheiten ausheilen können, die sie sich bei der Belagerung von Paris 1815—1816 geholt haben. Zeitgenössischer Stich.
(Paris, Museum für Geschichte der Medizin)

Die Syphilisforschung

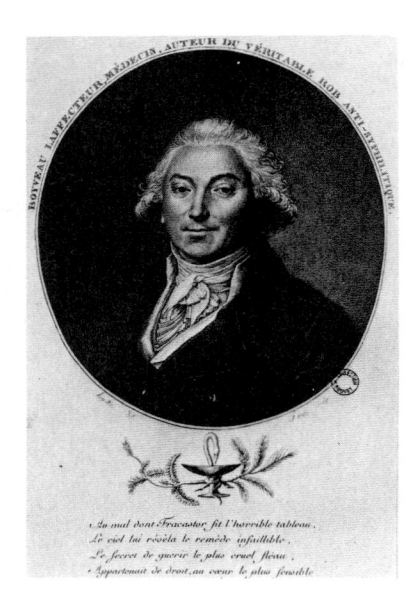

Abbildung 1629
Denis Boyveau-Laffecteur machte sich um 1780 einen Namen, weil er mit großem Erfolg einen antisyphilitischen Sirup ohne Quecksilber erfunden und vertrieben hatte. (Paris, Nationale Pharmazeutenschaft, Sammlung Bovet)

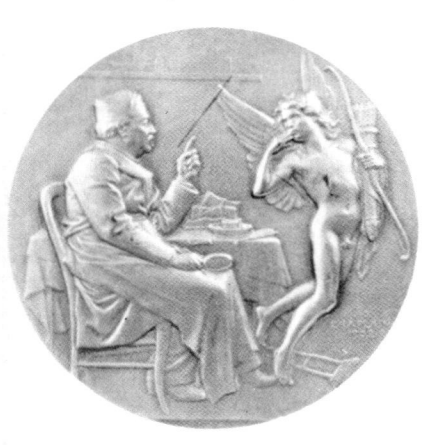

Abbildung 1630
Rückseite der Alfred Fournier gewidmeten Medaille, 1902. (Paris, Museum für Geschichte der Medizin)

vor Bassereau (1852) unterschied er zwischen harten und entzündlichen Schankern, bei denen es zur Lymphknotenentzündung mit anschließender Eiterung kommt. Seiner Meinung nach waren auch die Sekundäraffekte der Syphilis ansteckend, was Ricord lange Zeit bestritten hatte. Als er zum Professor für innere Pathologie ernannt wurde (1845—1870), spezialisierte er sich hauptsächlich auf *syphilitische Organerkrankungen,* die man um die Mitte des 18. Jahrhunderts zum erstenmal ins Auge gefaßt hatte. So vermutete Cirillo um 1786 eine *Gehirnsyphilis.* 1874 berichtet Dittrich von einer Nekrobiose im Gehirn, die zu Veränderungen der Cerebralarterien führt. 1850 veröffentlichte Schützenberger in der *Medizinischen Zeitschrift von Straßburg* einen Artikel mit der Überschrift »Von der Syphilis als Ursache funktioneller Störungen des Gehirns, die primäre Gehirnleiden vortäuschen«.

Über *syphilitische Hepatitis* wurden 1849 (Dittrich) und 1851 (Dufour) die ersten Studien verfaßt. Schützenberger leistete auch hierzu einen Beitrag: *Über die syphilitische Entartung der Leber.* Seine Forschungen wurden zur Grundlage zweier Doktorarbeiten, die in der damaligen Zeit bedeutende Monographien darstellten: *Gehirnsyphilis* (1851) von Charles Bedel und *Lebersyphilis* (1856) von Lucien Quebt.

In der Zwischenzeit hatte Philippe Ricord in Paris Gonorrhöe und Syphilis eindeutig voneinander unterschieden und die drei Stadien der letzteren Krankheit bestimmt. Eine Zeitlang glaubte er, nur der Schanker sei ansteckend. Doch seit 1853 wußte er, daß auch die Sekundärschäden Ansteckungen verursachen können. 1852 traf Leon Bassereau aufgrund klinischer Beobachtungen den Unterschied zwischen *einfachem Schanker* und *syphilitischem Schanker;* in Lyon hatte Joseph Pierre Martin Rollet (1824—1894) in einem Artikel der *Medizinischen Zeitschrift* zum erstenmal über die *gemischten Schanker* informiert: Es handelt sich um gleichzeitiges Auftreten »des syphilitischen Schankers mit Krätze, Tripper, einfachem Schanker und Kuhpocken« (1866). Man muß noch auf die eigenartige Tatsache hinweisen, daß die Ärzte beim Ausbrechen der Syphilis zwischen den zwei Schankerarten wohl unterschieden; erst der italienische Autor Georgio Vella von Brescia verwechselte sie 1508.

In Paris beherrschte gegen Ende des 19. Jahrhunderts die große Gestalt Alfred Fourniers (1832—1914) die Geschichte der syphilitischen Erkrankungen. Ohne einen labortechnischen Anhaltspunkt führte er den Begriff *Parasyphilis* ein. Er meinte damit die *Nervensyphilis* mit ihren wichtigen Lokalisierungen — Befall des Rückenmarks, der zur Rückenmarks- und Gehirnschwindsucht führt, wodurch wiederum die *progressive Paralyse* verursacht wird. Dies sind die schlimmsten Komplikationen der Syphilis, die damals ihre Prognose erheblich verschlechterten. Solche schwere Folgen beschäftigten die Syphilisforscher lange. Manche, darunter auch hervorragende Fachleute, fragten sich, ob es vielleicht zwei Treponemastämme gebe, einen *neurotropen* und einen *dermotropen.* Ihre Annahme begründeten sie mit der geographischen Verteilung und mit der klinischen Feststellung, daß die Syphilis zwar zur Rückenmarksschwindsucht oder progressiven Paralyse führen kann, im allgemeinen aber einen anderen, gutartigen Verlauf nimmt und keine bedeutenden Manifestationen an der Haut, der Schleimhaut oder den Knochen bewirkt. Könnten nicht geistige Tätigkeit, nervliche Erschöpfung und Gifte wie Alkohol und Tabak eine entscheidende Rolle bei der Disposition für die Krankheit spielen? Fournier war erschüttert über die Verheerungen der Syphilis, und als tatkräftiger Mensch gründete er zur Abhilfe die *Gesellschaft für gesundheitliche und mo-*

ralische Vorbeugung, die im Kampf gegen die Geschlechtskrankheiten einen bedeutenden Markstein darstellte.

In Straßburg klärte unterdessen Alfred Wolff (1850—1916), ordentlicher Professor für Dermatologie, das verworrene Kapitel der *erblichen Syphilis.* Ausdrücklich weist er darauf hin, daß die Syphilis eine Infektionskrankheit sei und weist die Interpretation der Colleschen und Profetaschen Gesetze als falsch zurück. Dies stimmt mit der heutigen Auffassung überein, die die angeborene Syphilis nicht für ein erbliches Leiden hält.

Die Entdeckung des Treponema pallidum

1903 gelang es Roux und Metschnikoff (Paris) beim Schimpansen einen Initialschanker hervorzurufen und somit die Ära der experimentellen Syphilis mit echten wissenschaftlichen Mitteln einzuleiten. Fritz Schaudinn und Erich Hoffmann entdeckten das *Treponema pallidum* (Berlin 1905). Sofort bekräftigten die Straßburger Ärzte diese Entdeckung. 1906 hatten August Wassermann (1866—1925), Albert Neisser und Carl Brücke den genialen Gedanken, zur Syphilisdiagnose die serologische Komplementbindungsreaktion zu verwenden, die von Jules Bordet zuerst beschrieben worden war. Wassermann, in Bamberg geboren, hatte seine Studien in Straßburg beendet und dort auch seine Doktorarbeit verfaßt (1888); er wurde später von Wilhelm II. geadelt. 1911 gelang Hideyo Noguchi (1876—1928) die *Züchtung des Treponema* unter anaeroben Verhältnissen mit Fragmenten lebenden Gewebes.

Die Arsenbehandlung

Zwischen 1909 und 1913 entdeckte Paul Ehrlich (1854—1915) mit Sahachiro Hata die anorganischen Bestandteile des dreiwertigen Arseniks, die *Arsenobenzene* als Mittel gegen die Syphilis.

Dieser große Gelehrte, der während des Ersten Weltkrieges verstarb, hat in der Geschichte keineswegs den Platz, der ihm zukommt. Wie Karl Landsteiner hatte er in der Medizin »in alles seine Nase gesteckt«. Dem letzteren verdanken wir die Kenntnis der Blutgruppen, die Anwendung der Dunkelfelduntersuchung, die man zur Erforschung des lebenden Treponema einsetzte, genaue Aufschlüsse über die Antikörper, was für die serologischen Reaktionen zur Syphilisdiagnose wichtig war, und die Entdeckung des Rhesusfaktors. Ebenso hatte Ehrlich schon während seines zweiten Studiensemesters die Mastozyten beschrieben und benannt (Straßburg 1877). Später erarbeitete er eine Komplementbindungsreaktion, mit der menschliches Blut in kleinsten Mengen (Spritzer auf Kleidungsstücken) nachgewiesen werden konnte. Noch viele andere Entdeckungen stammen von ihm, aufgrund derer er 1908 schließlich den Nobelpreis erhielt. Die von ihm erdachten Färbetechniken hatten ihn auf die Idee gebracht, das Studium der Chemie wieder aufzunehmen, um ein wirksames Antiseptikum gegen Mikroben und Parasiten zu finden, das Zellen und lebendes Gewebe schonte. Die Arbeiten von Uhlenhut (1907) regten ihn an, sich mit den Arsenbestandteilen zu befassen. Von ihm stammt die Medikation, die mehr als dreißig Jahre lang bei Syphilis am wirksamsten war. Er war ein echtes Genie, das sich chemische Formeln einfach erdachte. Aus kleinen Marmor- und Emailwürfeln, die er vorher entsprechend ausgewählt, zugeschnitten, angepaßt und gekürzt hatte, setzte er ein kunstvolles Mosaik zusammen, wobei er immer eine bestimmte therapeutische Wirkung »im Auge hatte«, wie er sich ausdrückte. Dann synthetisierte er das Mittel im Labor und erprobte es im Tierversuch. Nachdem er so zwei gut verwendbare und wirksame Bestandteile zusammengesetzt hatte, versuchte er, ihre therapeutische Wirkung

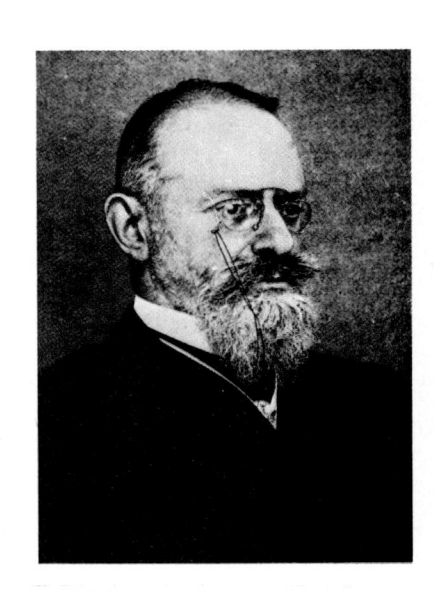

Abbildung 1631
Albert Ludwig Neisser (1855 bis 1916). Porträt aus der Geschichte der Syphilis von E. Jeanselme, Paris 1931. (Paris, Bibliothek der Alten Medizinischen Fakultät)

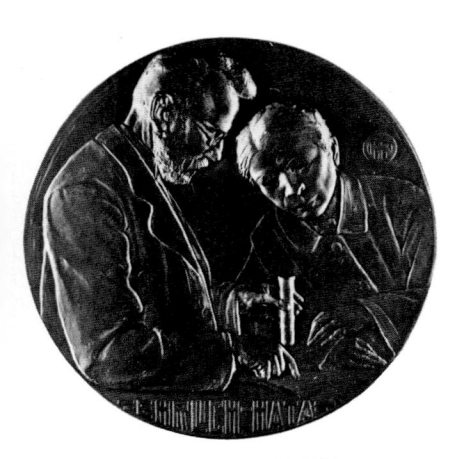

Abbildung 1632
Gedenkmedaille für Paul Ehrlich, der die Syphilisbehandlung mit Silbersalvarsan (Arsenbestandteilen) erfand.

durch Beifügung von Silberatomen noch zu verstärken und erhielt schließlich das *Silbersalvarsan.*

Die Entdeckung des Acetosalicylanhydrids (Karl Friedrich Gerhardt, Straßburg 1853) war der Anfang der pharmazeutischen Chemie. Mit der Erfindung des Aspirins durch F. Hoffmann in den Laboratorien der Bayerwerke (1899) trat sie in ihre industrielle Phase. Ehrlichs Arbeiten gaben diesem Wissenszweig neue Anstöße, ebenso wie zehn Jahre später die Erfindung des Insulins.

1934 modifizierte Domagk entsprechend dem Verfahren Ehrlichs die Formeln von Farbstoffen mit antiseptischen Eigenschaften und erfand so das *Prontosil rubrum.*

Diese Entdeckungen haben der Medizin eine andere Richtung gegeben und zu einer »neuen Medizin« geführt, die ihre Heilerfolge synthetischen und halbsynthetischen Mitteln verdankt. Dies gilt auch für Penicillin und Cortison.

J. L. Funck-Brentano hat sich darüber in seinem Buch *Das Paradoxon der Medizin* folgende Gedanken gemacht: »Heute ist die Behandlung zur wichtigsten ärztlichen Tätigkeit geworden und bestimmt den Gang der Medizin ... sie hat die Diagnose von ihrem vorherrschenden Platz verdrängt« (1977).

Die Konzerne und großen pharmazeutischen Laboratorien von heute, die immer auf der Suche nach »neuen Molekülen« sind, veröffentlichen die Ergebnisse ihrer Präparate nach der Erprobung in Klinik und Labor meist unter einer Nummer, der manchmal noch ein paar Buchstaben vorangestellt sind. Ehrlich war wahrscheinlich der erste, der seine Erfindung mit einer Ziffer bezeichnet hat, als er am 20. September 1910 die therapeutischen Wirkungen seines sechshundertsechzigsten Präparates, des *Salvarsans,* und später des *Neo-Salvarsans* als neunhundertvierzigstes veröffentlichte. Von der Industrie in Frankreich und in der ganzen Welt wurden diese Mittel sofort unter dem Namen *Arsenobenzol* und *Novarsenobenzol* aufgenommen.

Klinische und experimentelle Forschungen

Paul Uhlenhut und Paul Mulzer haben zur Syphilisinfektion wichtige klinische und experimentelle Forschungen geleistet. Vor allem befaßten sie sich mit der Einimpfung von Syphiliserregern in die Hoden von Kaninchen. Die Straßburger Klinik blieb in enger Zusammenarbeit mit Ehrlich in Frankfurt. Nach der Annektierung im Jahre 1871 hatten die Deutschen für den Universitätsunterricht die »Kaiser-Wilhelm-Universität« gegründet. Zwei Professoren der Dermatologie befaßten sich besonders mit der Geschichte der Geschlechtskrankheiten in Straßburg: der Elsässer Friedrich Wieger mit seiner *Geschichte der Medizin und ihrer Lehranstalten in Straßburg* (1885) und sein Nachfolger Philipp Alfred Wolff, der sich Elsässer nannte, weil seine Eltern vor 1870 von der Pfalz ins Elsaß ausgewandert waren. Von ihm stammt der bemerkenswerte Artikel »Die Geschlechtskrankheiten in Straßburg«. Er wurde in einer *Medizinischen Topographie* veröffentlicht, die auf Verlangen der politischen Machthaber Elsaß-Lothringens 1889 von Krieger ausgearbeitet und herausgegeben wurde.

Außerhalb der Universität hatte sich Lucien Pfleger (1876—1944), Geistlicher und später Domherr sowie Professor am Kirchenkolleg Saint-Etienne, der beste Kenner der Literatur vor und während der Zeit der Reformation, mit der Syphilis befaßt. Von ihm stammt der mit reichlichen Dokumenten versehene Artikel über *Das Auftreten der Syphilis in Straßburg.* Seine Schlußfolgerungen sprechen eindeutig für den amerikanischen Ursprung der Krankheit, und er fürchtete sich keineswegs, Karl Sudhoff die Stirn zu bieten. Der Artikel erschien zu einer ungünstigen Zeit, nämlich 1918, in einer Fachzeitschrift für die Geschichte des Oberrheingebietes und wurde von den Ärzten unbemerkt übergangen.

Im November 1918 gehörte das Elsaß wieder zu Frankreich. Der Dekan Georg Weiss begann die Neuorganisierung der Medizinischen Fakultät und rief auf den Vorschlag J. Dariers hin Lucien Maria Pautrier, einen Schüler von L. Brocq, nach Straßburg. Pautrier hatte 1916 in Bourges die erste Poliklinik für Geschlechtskrankheiten aufgebaut. Nachdem er 1919 nach Straßburg gekommen war, gründete er dort die *Liga zum Kampf gegen die Geschlechtskrankheiten in Elsaß und Lothringen,* die bei der Gründung der Nationalen Französischen Liga gegen die venerische Gefahr (1924) und beim Kampf gegen die Geschlechtskrankheiten in Frankreich (Fournier, Cavaillon) als Beispiel diente.

Im Rahmen dieses Kampfes wurde auch der »Straßburger Versuch« durchgeführt, das heißt, die Schließung aller Bordelle auf Erlaß des Präfekten. Bei den berühmten Fachversammlungen des Straßburger Zweigs der Französischen Gesellschaft für Dermatologie und Syphilisforschung befaßte man sich in Anwesenheit der fähigsten Spezialisten mit Wassermanntests, mit der Epidemiologie der Syphilis und von 1936 an mit deren experimenteller Übertragbarkeit.

Diese Versammlung war wirklich ein kleiner internationaler Kongreß und beeindruckte vor allem die jungen Ärzte an der Klinik. Die Persönlichkeit Erich Hoffmanns (1868—1959) blieb ihnen oft ihr ganzes Leben lang unvergeßlich.

Abbildung 1633
Das Leben eines hübschen Jungen in Paris oder Der verdorbene Bauer. (Ankunft, Ausschweifungen, Hospital.) Stich aus der ersten Hälfte des 19. Jahrhunderts.
(Paris, Museum Carnavalet)

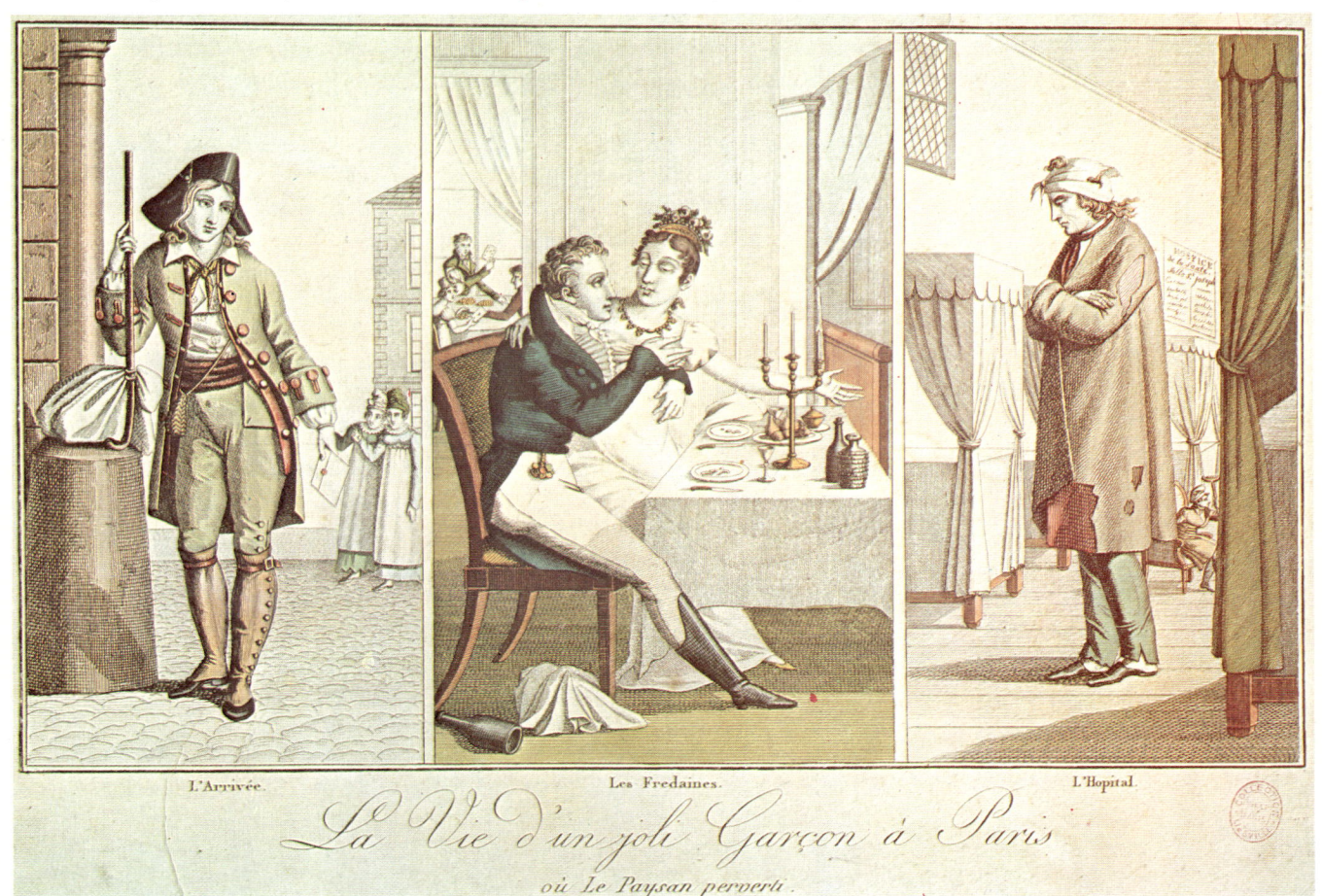

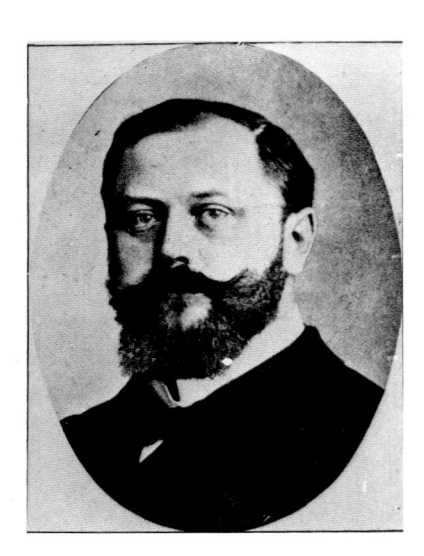

*Abbildung 1634
Fritz Richard Schaudinn (1871 bis 1906). Am 3. März 1905 entdeckten Schaudinn und Erich Hoffmann den Syphiliserreger* Treponema pallidum *im Serum eines Genitalschankers.*

Die verschiedenen Behandlungsmethoden

Das nationalsozialistische Regime hatte ihn gezwungen, seinen Lehrstuhl an der Bonner Universität aufzugeben. Mit seinem rheinländischen Temperament gab er uns beim Frühstück oft folgende Geschichte von der Entdeckung des Treponema pallidum wieder.

Im Zeitalter der Bakteriologie glaubten viele Forscher, die Syphilismikrobe entdeckt zu haben. Mehr als zwanzig Veröffentlichungen waren in den ersten drei Monaten des Jahres 1905 in diesem Sinne erschienen. Aber die verschiedenen beschriebenen oder vermuteten Erreger hielten objektiven Überprüfungen und nüchterner Kritik nicht stand.

John Siegel machte viel Aufhebens um seine Entdeckung, den Syphiliserreger *Cytorrhyctes luis*. Er vermutete, der Erreger sei mit denjenigen Organismen verwandt, die Scharlach, Pocken und Maul- und Klauenseuche verursachen. Mit seiner Behauptung überzeugte er F. R. E. Schulze, der in den Zellresten Protozoen entdeckte. Zur Überprüfung dieser Beobachtung beauftragte der Vorstand des Reichsgesundheitsamts, Köhler, den Zoologen Fritz Richard Schaudinn (1871—1906), verantwortlicher Leiter des Protozoenlabors. Professor Lesser von der Charité schickte die Kranken und beauftragte seinen ersten Assistenten Hoffmann mit der Überwachung der Experimente. Schon beim ersten Treffen des Teams am 3. März 1905 nahm Schaudinn ohne Färbung ein sehr feines Treponem wahr. Er konnte es bei mehreren Kranken wieder entdecken und wandte dafür eine Färbetechnik an, die er, von Romanowskys und Giemsas Methode ausgehend, entwickelt hatte.

Er konnte diese *Spirochaeta pallida* von anderen, viel größeren Spirillen, normalen Saprophyten der Geschlechtsorgane, genau unterscheiden. Am 4. Mai erschien die erste Veröffentlichung seiner Ergebnisse. Bei der Versammlung der Medizinischen Gesellschaft Berlin am 24. Mai wurde die ausführliche Mitteilung der Entdeckung von den Anwesenden mit Eiseskälte aufgenommen. Der große Chirurg Ernst von Bergmann, der den Vorsitz führte, schloß die Sitzung mit den Worten: »Wir beenden hier die Diskussion in der Erwartung des nächsten Autors, der uns mit einem neuen Syphiliserreger interessieren möchte.« Doch in den nächsten Tagen bestätigte eine Flut von Briefen und Telegrammen die Entdeckung.

Bis zum Zweiten Weltkrieg hatte man die Syphilis mit Arsenik, in Ausnahmefällen gelegentlich auch mit Quecksilber behandelt. Von Ehrlichs Entdeckung wurden viele neue Präparate abgeleitet: *Sulfarsenol* (Lennhoff-Wyld), *Acetylarsan*. Fourneau, der am Institut Pasteur mit fünfwertigen Arsenikstoffen arbeitete, entwickelte das *Natronstovarsol*, das Sezary und Barbé bei Nervensyphilis mit Erfolg einsetzten. Nach langen Versuchen mit künstlich erzeugtem Fieber kam der Wiener Wagner von Jauregg (1857—1940) mit einem neuen gewagten Therapievorschlag: *Einimpfung von Malariaerregern*. Diese Methode bewährte sich besonders bei der Behandlung der progressiven Paralyse und brachte ihrem Erfinder 1927 den Nobelpreis ein.

Balzer (1889), Sauton und Robert (1916) hatten bereits gezeigt, welche therapeutische Wirkung Schwermetallsalze bei bestimmten spontanen und experimentellen Spirillosen hatten. Von diesen Befunden ausgehend, schlugen der Chemiker Sazerak und Constantin Levaditi vom Institut Pasteur 1921 die Behandlung der Syphilis mit Wismutsalzen vor. L. Fournier und L. Guénot wandten diese Methode in der Praxis an, wobei sie zuerst wasserlösliche Salze, später dann hauptsächlich Lösungen oder Suspensionen in Öl einsetzten.

Doch die Arsenikpräparate wurden deswegen keineswegs aufgegeben. Man wußte, daß ihre Wirkung im lebenden Organismus in der Bildung von Sauerstoffverbindungen besteht. Später, zwischen 1940 und 1945, wurde in den Vereinigten Staaten ein *Arsenoxyd,* das *Mapharsen,* entwickelt, das leicht anzuwenden und nicht allzu toxisch ist. In Frankreich wurde es unter dem Namen *Fontarsol* im militärischen und zivilen Bereich eingesetzt. Erst beim Aufkommen des amerikanischen Penicillins wurde es nicht mehr zur Behandlung verwendet.

Mit dem Penicillin als erstem Antibiotikum bricht eine neue Ära in der Therapie an. Pautrier wird von der Regierung damit betraut, das Medikament auf seine Wirkung bei der Behandlung von Geschlechtskrankheiten zu untersuchen. Sowohl bei der Syphilis als auch bei der Gonorrhöe lauten die Gutachten günstig.

Der Aspekt der Syphilis hatte sich im Laufe der Zeiten etwas verändert. Vor einigen Jahren trat sie nicht mehr so häufig auf, zur Zeit kann man aber in allen Ländern wieder eine Zunahme feststellen.

Dies scheint die Ansicht Jean Fernels (1497—1558) zu bestätigen. Dieser moderne Galen und hervorragende Arzt am Hofe Heinrichs II., der auch in Astronomie und Mathematik wohl bewandert war, hatte nämlich einmal gesagt: »Wenn der allmächtige Gott in seiner Gnade dieses Leiden nicht selbst ausrottet oder die zügellose Wollust nicht aufhört, wird es wahrscheinlich für immer die Menschheit begleiten.«

Verweilen wir nicht bei diesen pessimistischen Vorstellungen, sondern halten wir uns lieber an Jausion, der seine *Geschichte der Geschlechtskrankheiten* folgendermaßen abschließt: »Die Syphilis, dieser echte Proteus, sucht die Menschen nun schon seit der Renaissance heim. Auch berühmte Opfer forderte sie, wie z. B. Ludwig XV., den Vielgeliebten. Man betrachtete sie als folgerichtige Strafe für die Verletzung des sexuellen Tabus, an das die Menschen aufgrund kirchlicher Mythen so sehr gewöhnt waren. Obwohl eine vollständige Heilung noch lange nicht immer möglich ist, hat der menschliche Verstand auf diesem Gebiet doch erhebliche Erfolge erzielt.«

...Und dies, obwohl man 1938 weder Penicillin noch andere Antibiotika kannte, ebensowenig wie den Treponema-Immobilisationstest von Nelson-Mayer (1949) und den Immunfluoreszenztest für Treponemen und ihre Abarten.

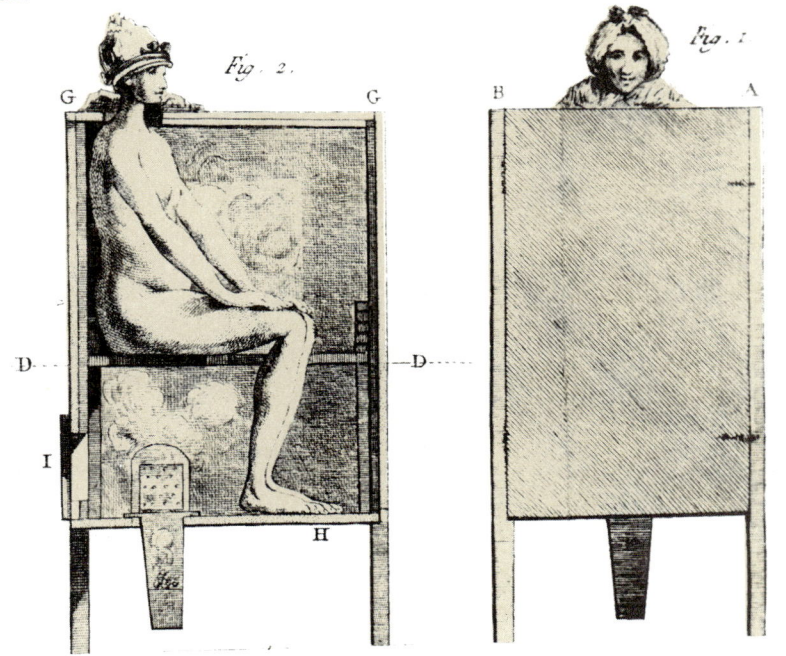

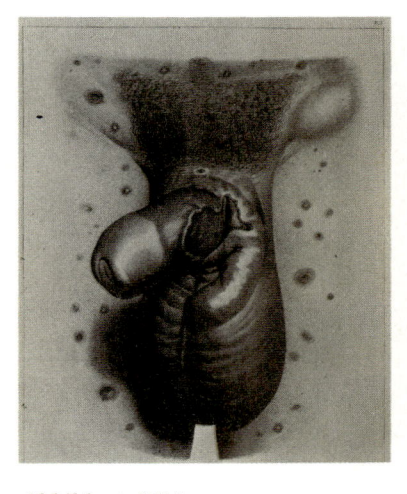

Abbildung 1635
Syphilitischer Schanker, der gerade im Abheilen begriffen ist, beobachtet an einem 25jährigen Lagerverwalter. Abbildung aus der Vollständigen Abhandlung über die Geschlechtskrankheiten *von Philippe Ricord, Paris 1851. (Paris, Bibliothek der Alten Medizinischen Fakultät)*

Abbildung 1636
Ausräucherungsschrank. Abbildung aus Die neue Methode zur Behandlung der Geschlechtskrankheiten mittels Ausräuchern *von Pierre Lalouette, Paris 1776. Der Professor der medizinischen Fakultät von Paris versuchte, dieses sehr alte Verfahren gegen Ende des 18. Jahrhunderts wieder zu Ehren zu bringen. Im Unterschied zu früher atmete der Kranke beim Verfahren Lalouettes die Quecksilberdämpfe nicht mehr ein und setzte sich ihnen nicht so lange aus. Anhand dieser uralten und tastenden Versuche kann man den zurückgelegten Weg gut ermessen.*

NVITATORIŪ ȝEGEM CVI OMIA VIVŪT VENITE A

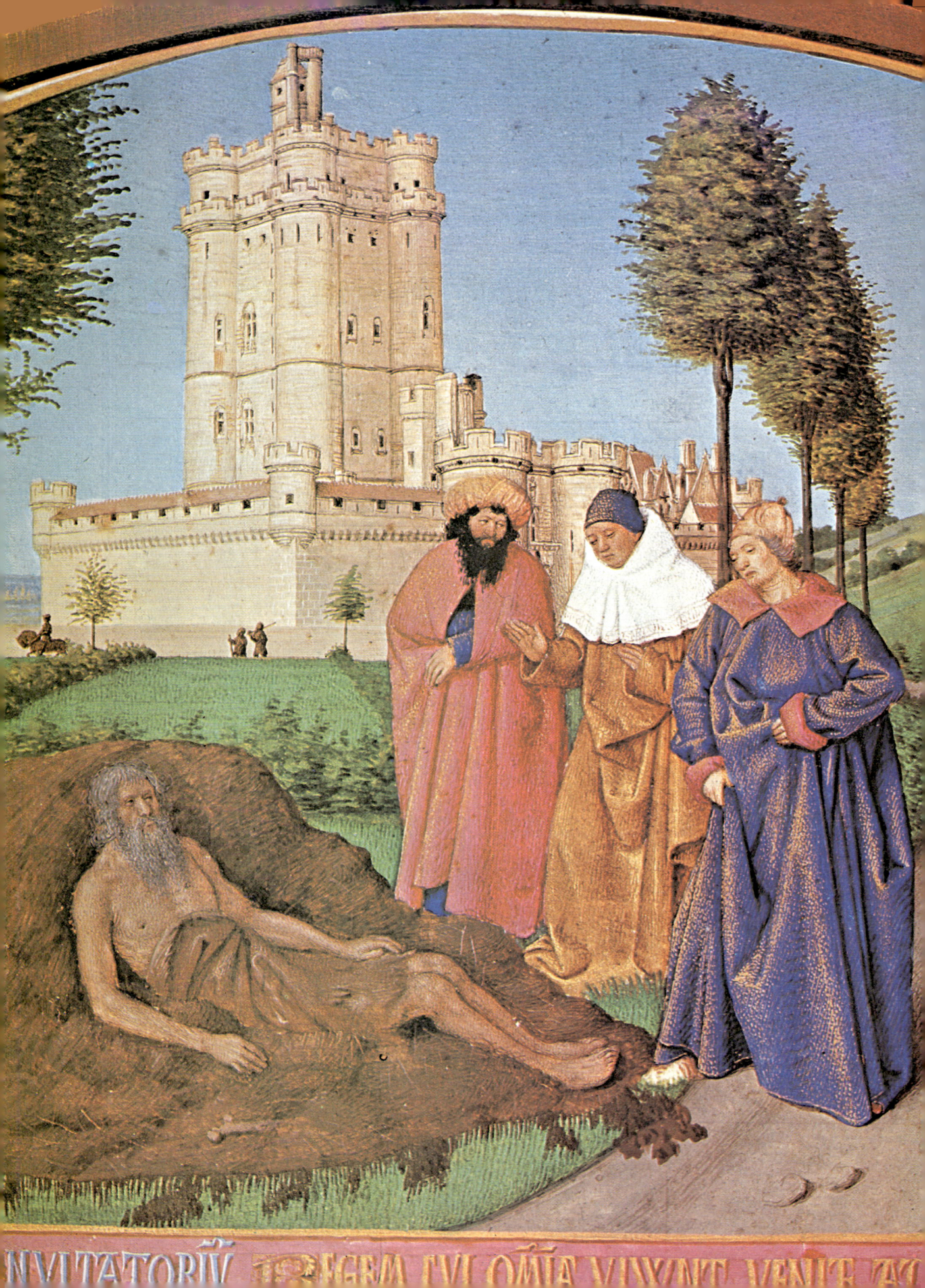

Geschichte der Dermatologie

von André Basset und René Burgun

Hautkrankheiten machen sich unverzüglich bemerkbar. Man erkennt sie mit bloßem Auge und benötigt kaum Kunstgriffe oder besondere Techniken, um sie zu diagnostizieren oder zu untersuchen. So kam es, daß die Menschheit sich hier schnell gewisse Kenntnisse aneignete, jedoch stieß man auch bald auf Schwierigkeiten. Während wir heute davon ausgehen, daß jedes innere Organ von fünf bis sechs schweren selbständigen Krankheiten befallen werden kann, kennen wir mehr als eintausend Hautkrankheiten. Die Haut vermag immer nur auf eine bestimmte Art zu reagieren; die Krankheitssymptome ähneln sich, geben zu Verwechslungen Anlaß, und zu ihrer diagnostischen Abgrenzung bedarf es ganz besonderer Spitzfindigkeit.

Als Grenz- und Schutzschicht unseres Körpers ist die Haut allen möglichen äußeren Einflüssen ausgesetzt. Da sie darüber hinaus ein echtes Organ darstellt, hat sie noch andere Aufgaben, die sie, oft aufgrund innerer pathologischer Vorgänge, nicht immer erfüllen kann. Wirklich gründliche dermatologische Kenntnisse konnten daher nur im Verein mit den in der Allgemeinmedizin erzielten Fortschritten erworben werden; beide Disziplinen entwickelten sich darum seit dem ausgehenden 18. Jahrhundert gemeinsam zu Wissenschaften.

Die historischen Grundlagen

Die ersten medizinischen Kenntnisse können wir im Altertum bis auf die Sumerer, also das 2. Jahrtausend v. Chr., zurückverfolgen. Assyrer und Babylonier waren ihre kulturellen Erben. Die Tontafeln aus der berühmten Bibliothek König Assurbanipal-Sardanapals (665—626 v. Chr.) tragen in Keilschrift eingeritzte medizinische Aufzeichnungen, darunter einige Namen von Hautkrankheiten und sogar ein Rezept für ein örtliches Mittel; die Texte bilden im übrigen ein buntes Gemisch aus religiösen Betrachtungen, Zaubersprüchen und medizinischen Informationen. Ägyptens hoher Kultur und nicht zuletzt auch seinem trockenen Klima haben wir einen reichen Schatz an Dokumenten zu verdanken; so besitzen wir etwa eine große Anzahl von Papyri, die zum Teil Medizinisches zu berichten haben. Seit dem Ende des letzten Jahrhunderts hat man sie entziffern können, obwohl viele noch ihrer Bearbeitung harren. Vielleicht werden wir in zwanzig Jahren mehr über die ägyptische Medizin wissen. Bestimmte Papyri enthalten die Namen von Hautkrankheiten; Hieroglyphen einer Inschrift hat man mit »Hautentzündung« übersetzt. Halten wir jedenfalls fest, daß die ägyptischen Ärzte die Kopfhaut und ihre Krankheiten untersuchten und über ein ganzes Arsenal externer Medikamente wie Salben und Pasten verfügten. Sowohl der Pharao als auch die hohen Beamten und Priester traten

Abbildung 1637 (gegenüber) Scheinheilig bemitleiden die Reichen Hiob, der mit gesenkten Lidern auf seinem Misthaufen meditiert. Miniatur von Jean Fouquet aus: Les Heures d'Etienne Chevalier. *(Frankreich, Chantilly, Musée Condé)*

*Abbildung 1638
Hodenschwellung durch
Elephantiasis. Illustration aus:*
Monographie des dermatoses
*von Baron J.-L. Alibert, Paris
1832.
Obwohl die Elephantiasis schon
seit dem Altertum bekannt war,
wußte man zu Aliberts Lebzeiten noch nichts über ihre
Entstehung; bis man entdeckte,
daß der Wurm Filaria bancrofti
sie auslöste, verwechselte man
sie meist mit der Lepra.*

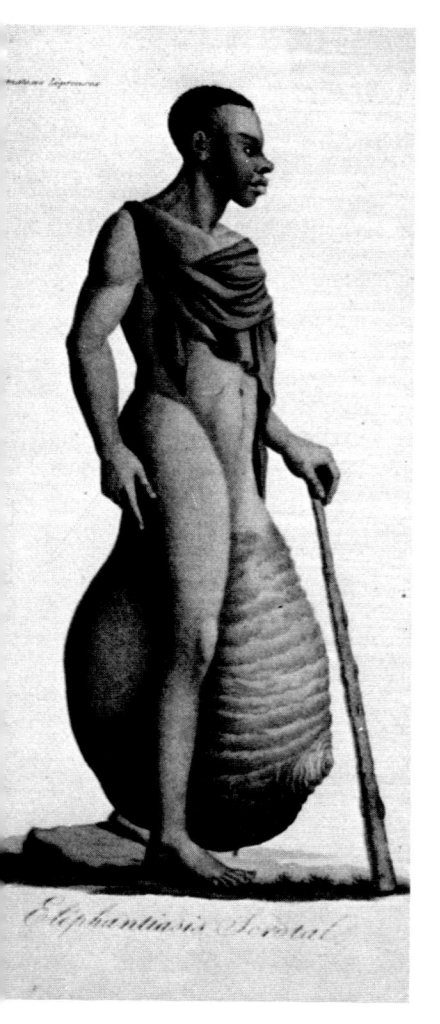

geschminkt vor die Öffentlichkeit, so daß die Zusammenstellung geeigneter Präparate sicher eine Rolle gespielt hat. Eine rudimentäre, aber reelle Kosmetik dürfte somit schon in dieser Epoche bestanden haben.

Die jüdische Medizin Palästinas hat kaum zur Dermatologie beigetragen. Der in Bibel und Talmud so oft auftauchende Ausdruck *zaraath* bezeichnet nicht nur die Lepra, sondern auch zahlreiche andere Krankheiten wie *Favus, Vitiligo* und *Psoriasis;* letztere tritt bei den Israeliten besonders häufig auf. Aus der Leidensgeschichte des bedauernswerten Job, den man jahrhundertelang für einen Leprösen gehalten hat, glauben einige moderne Autoren eine andere Diagnose herleiten zu können, nämlich die der Psoriasis.

Hippokrates von Kos (460—377 v. Chr.) markiert eine Wende in der griechischen Medizin und damit in der gesamten medizinischen Geschichte. Er setzt ihr neue Ziele, läutert sie von religiösen und magischen Elementen und orientiert sie an der Beobachtung am Kranken, also der Klinik. Durch diese Reformen fördert er auch die Aneignung besserer Kenntnisse über die Hautkrankheiten. In den zweiundsiebzig Büchern der *hippokratischen Schriftensammlung,* dem *Corpus hippocraticum,* sind viele Hautkrankheiten erwähnt, deren Namen sich bis heute nicht geändert haben. Manche Ausdrücke verwenden wir zwar nicht mehr genau in der alten Form, aber oft erkennt man in Vokabeln der medizinischen Fachsprache noch Partikel davon. Als Beispiele seien genannt: *alopekes* — Alopecia, *anthrax* — Anthrax, *ekthymata* — Ecthyma, *elkos* — Ulcus, *ephelides* — Ephelides, *erpetes* (oberflächliches Geschwür) — Herpes, *erusipelas* — Erysipel, *exanthemata* (Ausschlag) — Exanthem, *kondylodei* — Kondylom, *idroa* — Hidroa, *lepra* und *psore* (bei schuppigen Dermatosen) — Lepra und Psoriasis (die echte Lepra kannte man damals in Griechenland nicht), *leuchen* — Lichen, *oidema* — Oedema, *pemphigodeis* — Pemphigus, *phagedaina* (fressendes Geschwür) — Phagedaena, *phuma* (Schwellung), in: Rhinophym, *phluktainai* (Bläschen mit erregerfreier Flüssigkeit) — Phlyktaena.

Auch die Therapeutik gestaltet Hippokrates um. Er verbannt die Magie aus der Medizin, läßt sich von hygienischen Prinzipien leiten und empfiehlt Heilbäder und Heilmittel, die sich praktisch bewährt haben.

Die Abfolge hervorragender griechischer Ärzte wird jäh durch die Invasion der Mazedonier unterbrochen. Nach dem Tod Alexanders des Großen (323 v. Chr.) übernimmt sein Leutnant Ptolemäus I. Soter die Macht in Ägypten. Er und seine Dynastie erwecken den Hellenismus zu neuem Leben. Beredtes Zeugnis legen davon die zeitgenössischen Münzen ab. Man befaßt sich nun wieder mit dem Studium der Medizin und vereinigt die Prinzipien der griechischen und ägyptischen Heilkunde in einer gelungenen Synthese. Die mehrfach in Brand gesteckte Bibliothek von Alexandria genießt im Altertum allseitigen Ruhm.

Pedanius Dioskurides verfaßt ein Lehrbuch der Therapie und geht darin auch auf verschiedene Hautkrankheiten ein. Archigenes weiß sie offenbar besonders erfolgreich zu behandeln. Kriton hinterläßt der Nachwelt ein Kosmetikbuch, und Rufus von Ephesus beschreibt die Bubonenpest. In Alexandria hatte eine Zeitlang auch Galen studiert. Sein Werk bildete den Höhepunkt der griechischen Medizin, und sein Einfluß war noch fünfzehn Jahrhunderte nach ihm spürbar. Um die Dermatologie hat sich der »Imperator der Medizin« nicht besonders verdient gemacht; anerkennen sollte man jedoch in diesem Zusammenhang seine Monographie *Über die krankhaften Tumoren* und seine Beiträge zur dermatologischen Pharmakopoe.

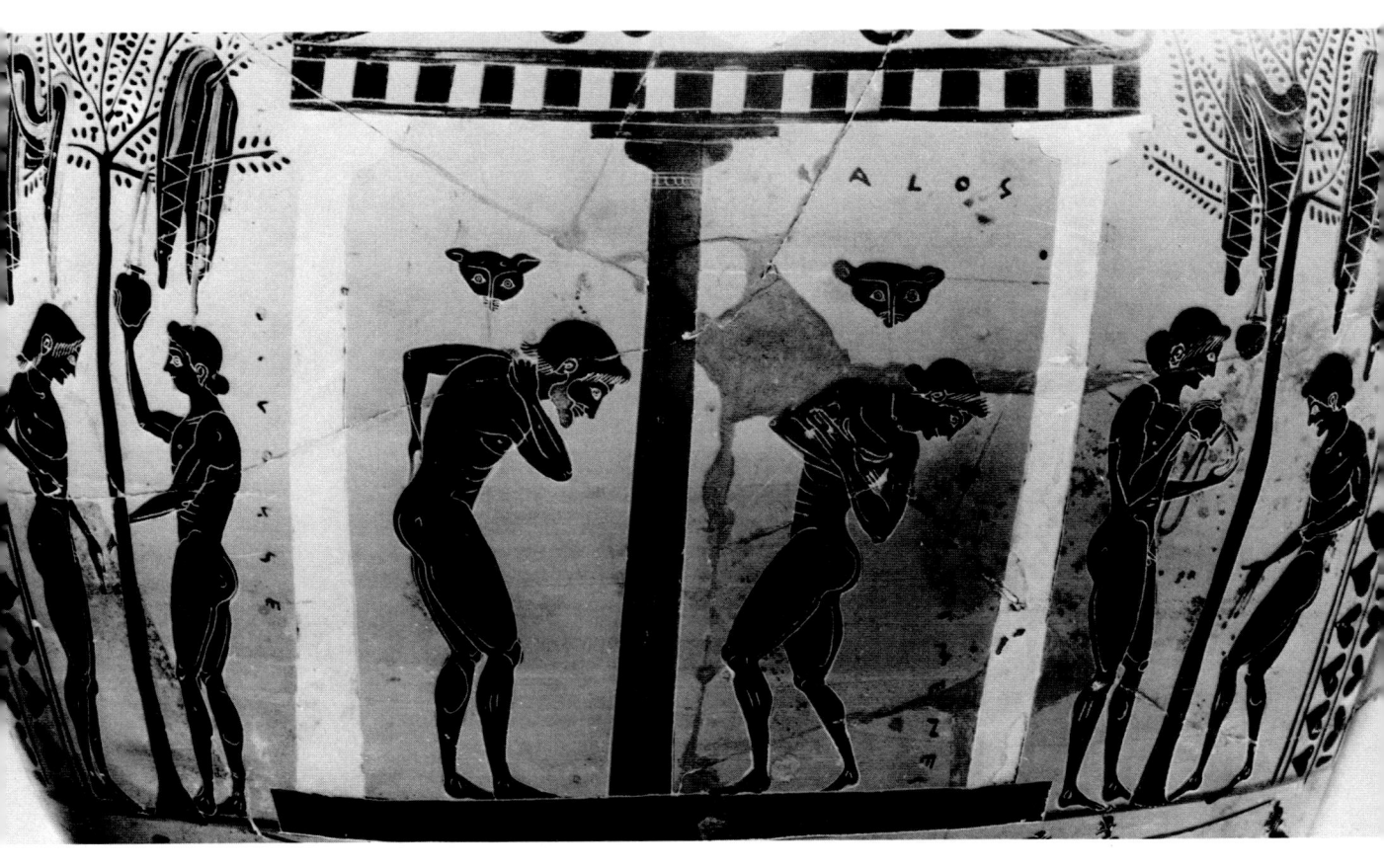

Galens blendende Karriere in Rom läßt ahnen, welche Stellung die Griechen in der römischen Medizin einnahmen. Zu Kaiser Augustus' Zeiten verfaßt Aulus Cornelius Celsus eine Enzyklopädie, deren medizinischer Teil, mit dem Titel *De medicina libri octo,* erhalten blieb. In Wahrheit handelt es sich allerdings um eine Kompilation der Werke des Tiberius Claudius Quirina Menekrates, eines Leibarztes Kaiser Tiberius' (gestorben 37 n. Chr.). Celsus beschreibt manche Hautkrankheiten so meisterlich, daß man ihnen seinen Familiennamen beilegte; Kerion Celsi nennen wir zum Beispiel eine durch mikroskopisch kleine Pilze hervorgerufene Kopfhautentzündung.

Im Kapitel *De capillis fluentibus* berichtete Celsus über zwei Formen des Haarausfalls. Zum ersten beschreibt er den klassisch umschriebenen Haarausfall (Alopecia areata), bei dem sich an beliebigen Stellen der Kopfhaut kahle Bereiche, *areae,* bilden; zum zweiten erwähnte er die »Schlangenkrankheit«, die man noch heute *Ophiasis Celsi* nennt. Letztere schildert der Autor folgendermaßen: »Sie beginnt im Nacken und schlängelt sich beiderseits wie eine Schlange bandartig am Rand der Kopfhaut entlang bis zu den Schläfen und der Stirn.«

In seinem kompilatorischen Werk über die gesamten Naturwissenschaften, *Historia naturalis,* zitierte auch Plinius (39—79) eine Reihe von Hautkrankheiten. Sein Augenmerk richtete er dabei vor allem auf Leiden, welche man in Italien wenig kennt. Besonders interessierte er sich u. a. für die *Elephantiasis* und die *Lepra,* über die er mitteilte, sie sei aus Ägypten importiert worden. In

Abbildung 1639
Männer im Duschbad. Hydria (auf dem Kopf transportierter Krug zum Wasserschöpfen) aus dem Museum von Leyden.

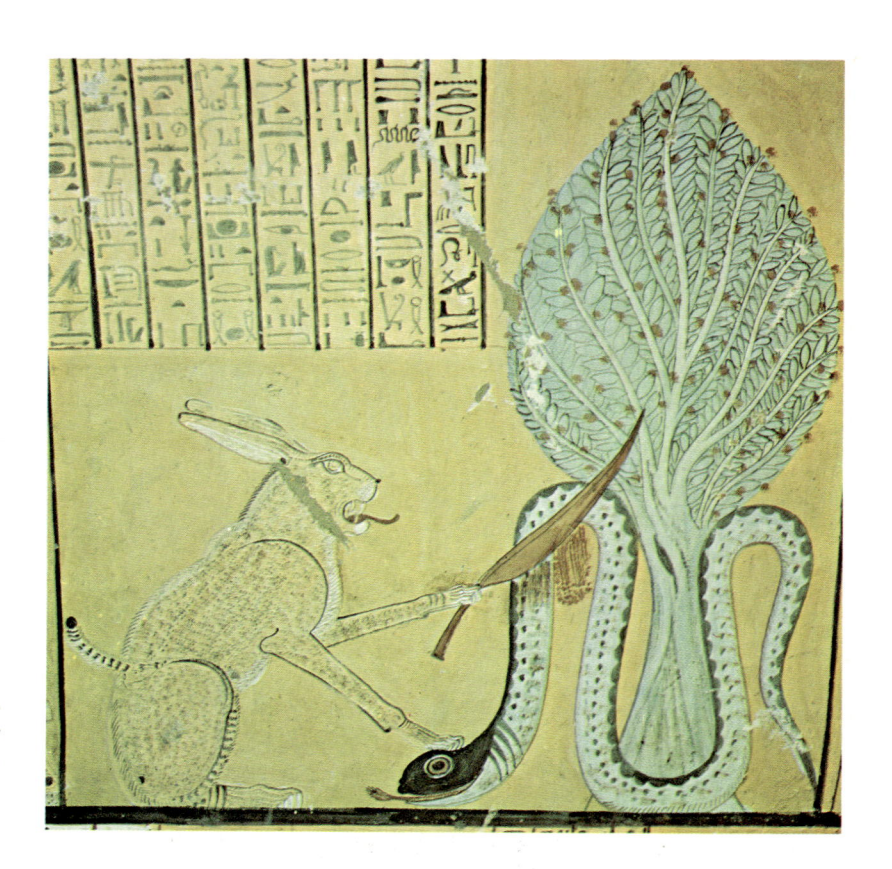

*Abbildung 1640
Kampf zwischen Hase und
Schlange. Wandmalerei in einem
Grab der XX. Dynastie,
Theben.*

der Tat trat sie dort zu Pompejus Magnus' Zeiten endemisch auf, wie wir heute zu wissen glauben.

Nach dem Tod Kaiser Theodosius' (395) wurde das Römische Reich unter seine beiden Söhne aufgeteilt. Das oströmische Imperium, Byzanz, bestand noch bis zur Einnahme Konstantinopels durch die Türken weiter (1453). Der neue Staat bewahrte zunächst einen gewissen Glanz. Lange Zeit beherrschte Byzanz noch die Märkte mit seiner Goldwährung; es war ein Zentrum der Künste und einer hohen Kultur. Seine Ärzte wie Oribasios und Paulus von Aegina bewahrten einige Originalität. Sie beschränkten sich nicht nur darauf, das Schrifttum der Alten zu kompilieren. Vor allem aber machten sie sich um die Wissenschaft verdient, indem sie zum Erhalt der alten Texte beitrugen und eine Brücke zwischen der griechischen Medizin und ihrer Nachfolgerin, der arabischen und schließlich der europäischen, schlugen.

Das weströmische Kaiserreich, dessen Oberhaupt nach Ravenna fliehen mußte, unterlag bald dem Ansturm der Barbaren. Politisches Chaos, Machtkämpfe zwischen religiösen und politischen Doktrinen sind natürlich kein Nährboden, auf dem naturwissenschaftliche oder medizinische Forschung gedeihen kann. Nur in den Klöstern war noch geistiges Schaffen lebendig; Prediger und Mönche verkündeten das Evangelium und die Allmacht Gottes, die alten Manuskripte wurden erneut abgeschrieben und — nicht immer glücklich — übersetzt oder kommentiert.

Die Klöster richteten Krankensäle, sogenannte *Infirmarien,* ein, in denen man auch Pilger und Fremde pflegte. Auf diese Weise nahm die Krankenhausunterbringung ihren Anfang. Die ersten Armenspitäler gingen noch nicht über das Niveau eines Obdachlosenasyls hinaus, aber sie gaben den pflegerisch tätigen Mönchen Gelegenheit, den Verlauf bestimmter Krankheiten kennenzulernen und eine gewisse Erfahrung in der Krankenbehandlung zu erwerben. Zum Beleg verweisen wir auf das vom heiligen Benedikt gegründete Kloster Monte Cassino, dem auch ein Krankenhaus angegliedert war.

Mit der Zeit machte man sich an das Verfassen eigener Schriften. Außer Torheiten, die damals eben üblich waren, können wir ihnen einige interessante Mitteilungen entnehmen. Die vom Volk als Heilige verehrte, jedoch nicht offiziell heiliggesprochene Hildegard von Bingen (1093—1179), Äbtissin eines Benediktinerklosters bei Bingen am Rhein, schuf zwei Manuskripte mit medizinischem Inhalt: *Physica* (gedruckt 1534 in Straßburg) und *Causae et curae*. In ihnen lassen sich bereits die Anfänge einer Pflanzenheilkunde erkennen; sie vermitteln uns außerdem einige lateinische und deutsche Namen von Hautkrankheiten und die Beschreibung eines Tierchens, welches die Autorin als Urheber der Krätze angibt. In den bewundernswerten Zeichnungen und Kolorierungen im *Hortus deliciarum* (Garten der Wonnen), den Herrade von Landsberg, die Vorsteherin des Klosters St. Odilia (Niederelsaß), zu Erbauung und Bildung ihrer Nonnen schrieb, erkennen wir zweimal die Abbildung eines leopardartig gefleckten Menschen. Es handelt sich dabei um die damals übliche Darstellung eines Aussätzigen (zweite Hälfte des 12. Jahrhunderts).

Angesichts der Unzulänglichkeit der klösterlichen Medizin gründeten klerikale und weltliche Ärzte zusammen im 9. Jahrhundert die erste medizinische Akademie. Als Sitz erwählte man Salerno, eine Stadt in Süditalien, also auf dem Gebiet der ehemaligen Graecia magna. Sogar die griechische Sprache war dort noch lebendig. Vom 10. Jahrhundert an besitzt Salerno somit eine Ärzteschule, aus der später die erste medizinische Fakultät hervorgehen wird.

Auch im Oströmischen Reich verlief nicht alles nach Wunsch. 431 weigert sich Nestor, Patriarch von Konstantinopel, die Jungfrau als Mutter Gottes anzuerkennen. Dies wird zur Ursache des Schismas. Seine Anhänger, die Nesto-

*Abbildung 1641
Miniatur im »Kapitel über die Beulen, welche man Furunkel nennt«; aus:* Buch von den Eigenschaften der Dinge *von Bartholomäus dem Engländer, Manuskript des 15. Jh.s. (Paris, Nationalbibliothek)*

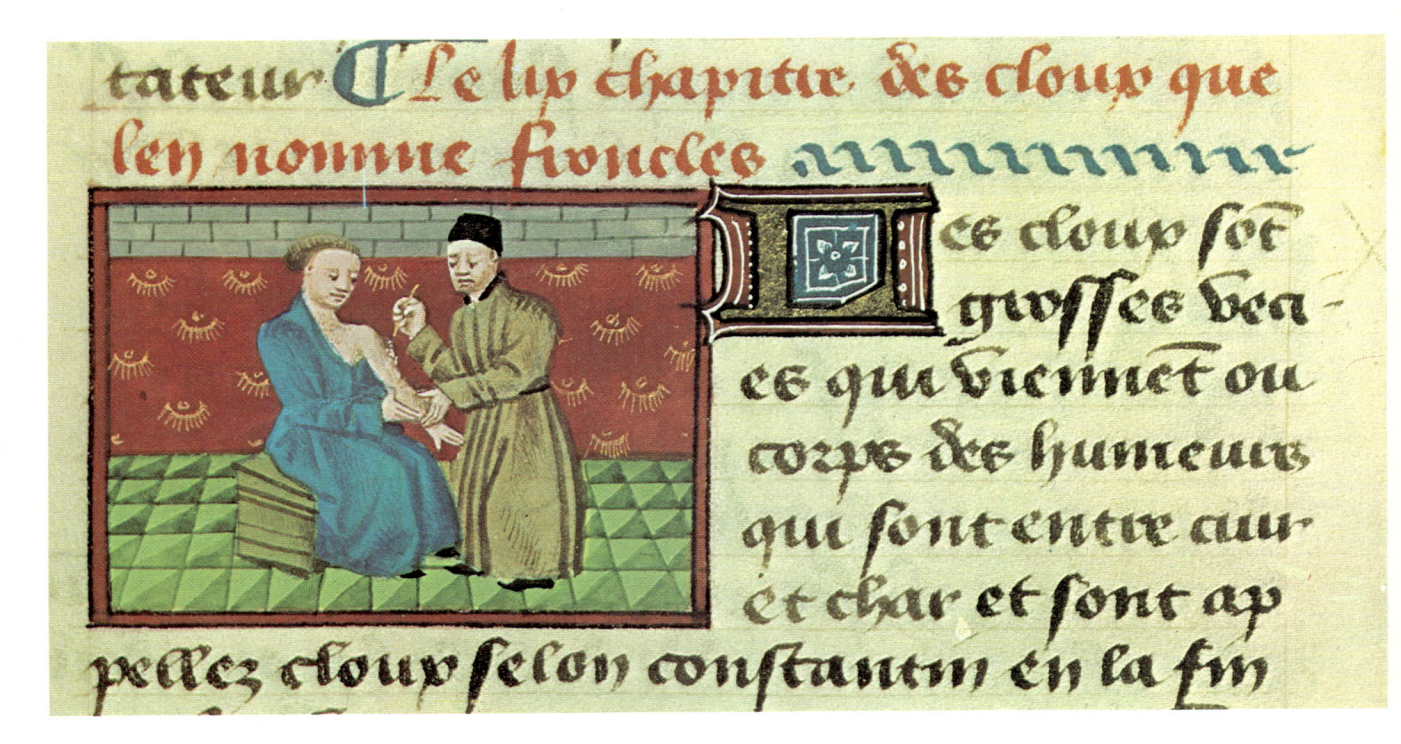

rianer, werden verbannt und finden bei den Sassaniden im heutigen Iran Aufnahme. In Gundi Schahpur gründen sie eine Akademie, ein bedeutendes Krankenhaus und den entsprechenden Lehrbetrieb. Nach Mohammeds Hedschra (622) brechen die unsteten, plünderfreudigen arabischen Beduinenvölker ein. Ihre Herrscher, die Kalifen, halten jedoch ihre schützende Hand über die Ärzteschule wie im übrigen auch über Philosophie und Poesie. Man übersetzt die Schriften der Perser und der benachbarten Völker ins Arabische; auch die Aufzeichnungen des Priesters Ahrun von Alexandria, die sogenannten Pandekten, in denen u. a. Pocken und Bubonenpest erwähnt sind, gelangen so in das arabische Kulturgut.

Da das damalige Schrifttum in arabischer Sprache abgefaßt wurde, pflegt man heute alle diese Ärzte für Araber zu halten. Die meisten waren jedoch Perser. Einige von ihnen, nämlich Jahja ibn Sarafiun (Johannes Serapion, zweite Hälfte des 9. Jahrhunderts), Abu Bakr Muhammad ar Razi (Rhazes) und Ali ibn al Abbas (Haly Abbas), haben das Ihrige zur Dermatologie beigetragen. Der berühmteste, der »König« von allen, ist Abu Ali al Hussein ibn Sina (Avicenna, 980—1037); sein Hauptwerk mit dem Titel *Canon* bildet ein umfassendes Resümee der zeitgenössischen medizinischen Kenntnisse. Selbst im Abendland läßt sich der Einfluß Ibn Sinas auf die medizinische Welt bis zum 12. Jahrhundert nur mit demjenigen der Schriften Aristoteles' auf die Philosophie vergleichen. Noch heute genießt der Autor im Orient hohes Ansehen, zumindest bei Ärzten, die keine westliche Ausbildung erhalten haben.

Während die Araber Nordafrika und Spanien besetzt hielten, blühte dort eine hohe Kultur, die nun ihrerseits große Ärzte hervorbrachte. Einer von ihnen war Abu Marwan ibn Zukr (Avenzoar 1073—1162); er beschrieb die Krätze und ahnte anscheinend, daß sie von einem kleinen Ungeziefer verursacht wird. Die arabischen Gelehrten bemühten sich durch direkte Beobachtung um das Verständnis fiebriger und Ausschlag erzeugender Krankheiten wie Windpocken und Pocken. Allerdings rechnen wir diese heute nicht mehr zum Bereich der Dermatologie.

Manche Neuerungen führten die Araber in die Medizin ein: bestimmte Arzneigruppen (z. B. Abführmittel), einige therapeutisch wirksame Substanzen

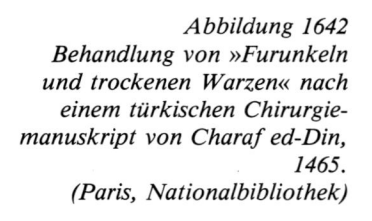

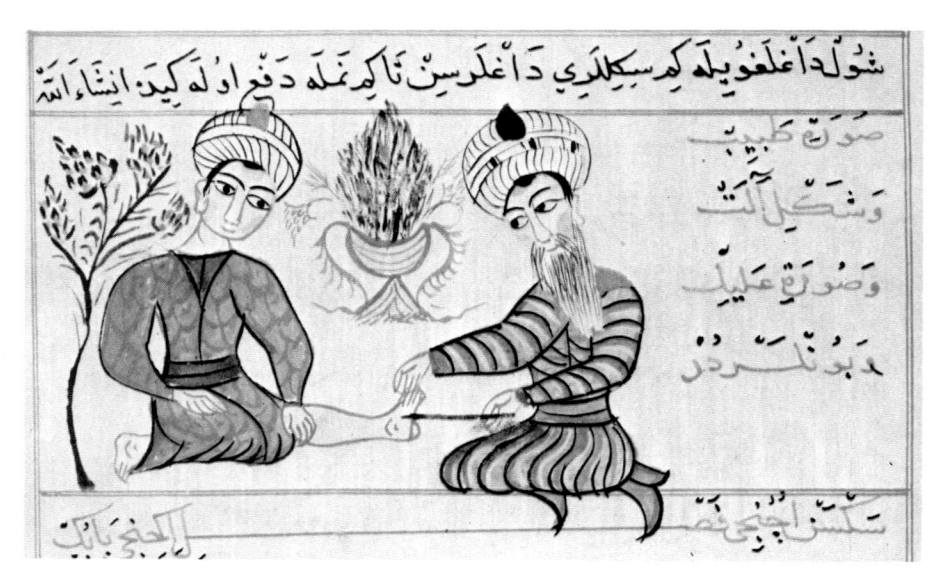

Abbildung 1642
Behandlung von »Furunkeln und trockenen Warzen« nach einem türkischen Chirurgiemanuskript von Charaf ed-Din, 1465.
(Paris, Nationalbibliothek)

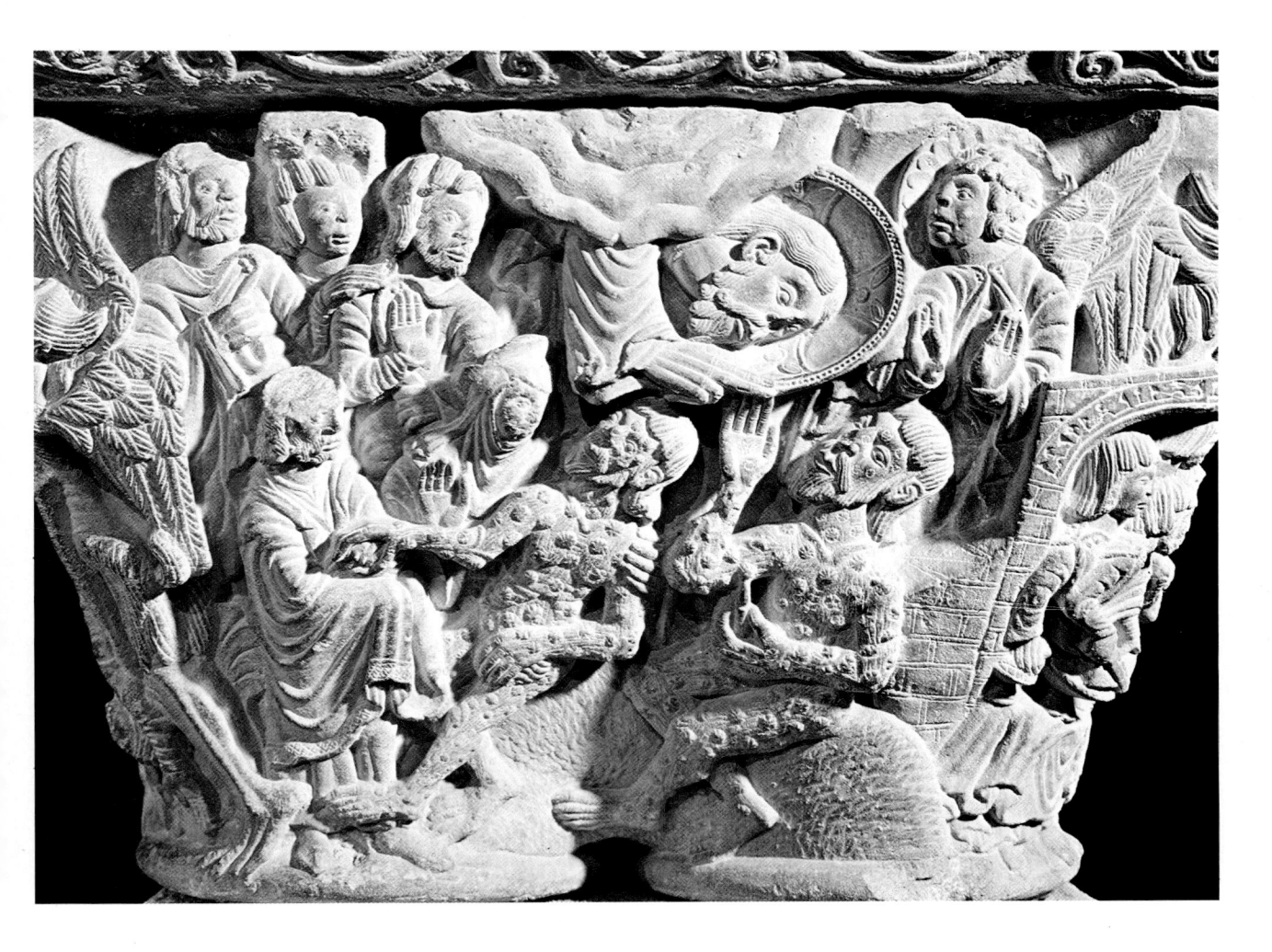

(Schwefel, Quecksilber), neue pharmazeutische Zubereitungen und das Verbandmaterial Baumwolle.

Im 15. und 16. Jahrhundert vollzog sich ein genereller geistiger Umbruch, von dem sowohl Literatur, Kunst und Wissenschaft im allgemeinen als auch die Medizin selbst betroffen wurde. Im Grunde begann die Renaissance gerade in dieser Disziplin, als im 14. Jahrhundert der Dichter Petrarca massive Angriffe gegen die arabische Heilkunde richtete, da die Ärzte seine Laura de Noves nicht hatten retten können.

Nach dem Fall Konstantinopels gelangten viele Originalmanuskripte mit den flüchtenden Gelehrten nach Europa. Dürers wundervolle Zeichnungen und Aquarelle wie sein »Hase« und das »Große« und »Kleine Rasenstück« zeigen uns, daß man die Natur nun mit anderen Augen betrachtete. Durch genaueres Beobachten kam auch die Dermatologie wieder ein Stück voran. Die Fortschritte in der Medizin waren vor allem das Verdienst einfacher Wundärzte ohne besondere medizinische Ausbildung. Sie verstanden zwar weder Latein noch Griechisch, waren aber Männer der Praxis, begabt mit gesundem Menschenverstand und kritischem Blick. Hans von Gersdorff, geboren in Goersdorf (Niederelsaß), läßt 1517 in Straßburg sein *Feldtbuch der Wundtarzney* drucken. Mehrere Kapitel handeln von Hautkrankheiten und ihrer Behandlung. Ambroise Paré verfaßt laufend chirurgische Monographien und veröf-

Abbildung 1643
Der Aussätzige empfängt den Besuch seiner Frau. Kapitell im Kloster der Kathedrale von Pamplona. Leprakranke flößten ihren Mitmenschen Abscheu und Schrecken ein. Nachdem man sie feierlich aus der Gemeinschaft der Lebenden ausgeschlossen hatte, mußten sie den Rest ihres Lebens weit entfernt von menschlichen Behausungen in völliger Isolation verbringen.

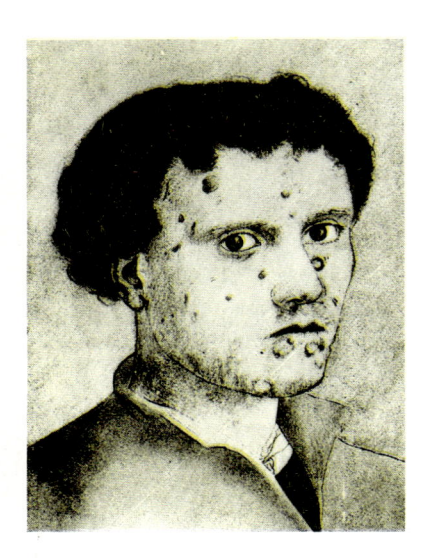

Abbildung 1644
Junger Mann mit Impetigo, genannt Der Aussätzige. *Zeichnung von Holbein dem Älteren (1465—1524).*
(Wien, Museum der Albertina)

fentlicht nebenher auch eine dermatologische Abhandlung mit dem Titel *Traicté de la peste, de la petite vérolle, rougeolle, avec une briève description de la lèpre* (1570), in der er die Pest, Windpocken, Masern und Lepra behandelt. Außerdem schreibt Paré über Kopfflechten und Haarausfall. Seine Aufsätze werden sehr wohlwollend aufgenommen und noch zu seinen Lebzeiten ins Lateinische übersetzt.

Das Auftauchen der Syphilis mit ihren mannigfaltigen klinischen Erscheinungen dürfte die Ärzte gegen Ende des 15. Jahrhunderts veranlaßt haben, ihre differentialdiagnostischen Fähigkeiten auch an anderen Krankheiten zu überprüfen. In Frankreich nannte jemand die Syphilis beispielsweise einmal »die große Simulantin«. Erich Hoffmann, der 1905 zusammen mit Fritz Schaumann in Berlin ihren Erreger fand, nämlich das Treponema pallidum, und sich in seinen Vorlesungen gern drastisch ausdrückte, pflegte sie als den »Affen unter den Krankheiten« zu bezeichnen.

Im 16., 17. und 18. Jahrhundert beruhte der Fortschritt der Dermatologie auf den Beiträgen einer ganzen Reihe von Medizinern, z. B. Jean Riolan der Jüngere (1580—1667), Autor einer Klassifikation nach morphologischen Kriterien, Jean Fernel (1497—1558), aber vor allem Jean Astruc (1684—1766). Der

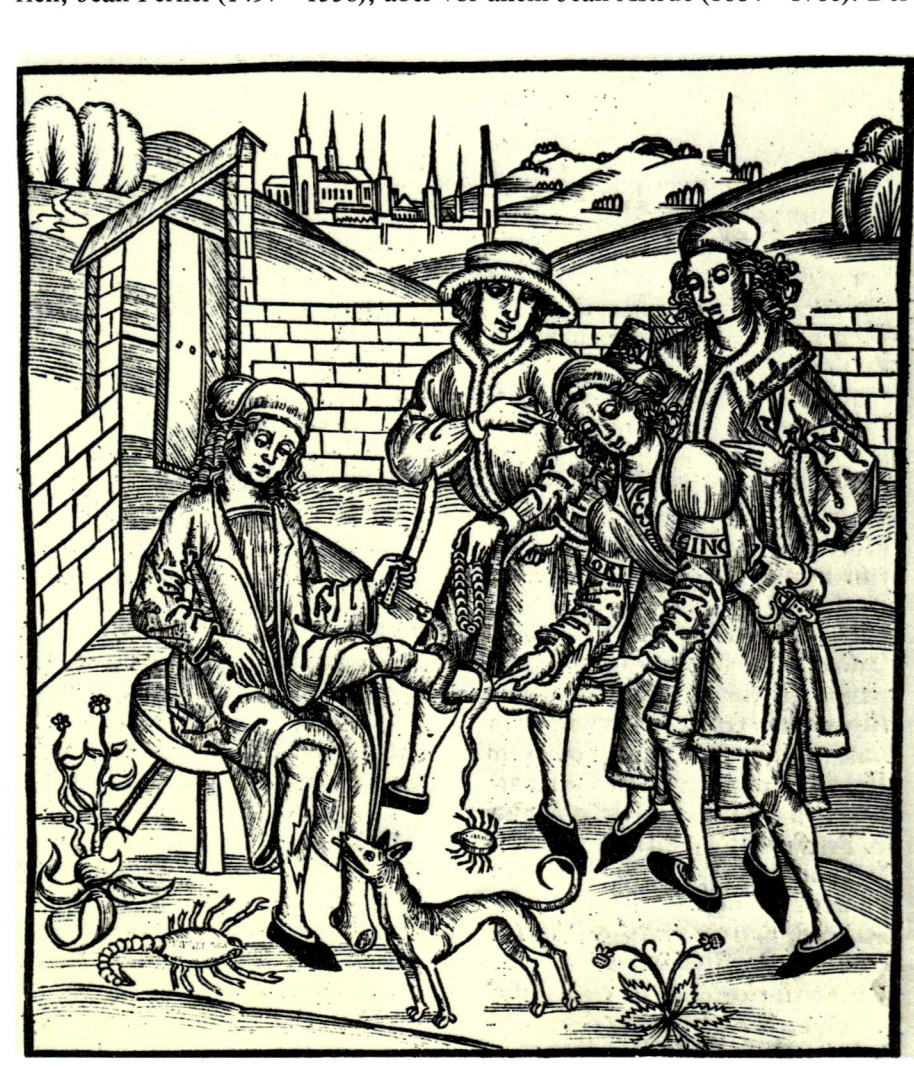

Abbildung 1645
Abbildung von Tieren, welche Bißwunden beibringen können (Skorpion, tollwütiger Hund, Schlange, Spinne); Holzschnitt aus dem Werk Hieronymus Brunschwigs: Dis ist das Buch der Cirurgia, *Straßburg 1497.*

in Montpellier geborene Astruc wirkte als Arzt in Paris und schrieb eine Abhandlung über Tumoren und Geschwüre; ihr Titel lautet *Traité des tumeurs et des ulcères, où l'on a tâché de joindre à une théorie solide la pratique la plus sûre la mieux éprouvée* (1. Ausg. Paris 1750; deutsche Übers. 1761, lat. 1766). Sie enthält ein interessantes Kapitel über »das Lindwürmchen namens Medina- oder Guineawurm«. Der Autor beginnt mit einer sinnreichen Übersicht über die anatomischen Gegebenheiten. Er versucht, die hauptsächlichen Läsionen diverser Krankheiten diesem oder jenem Bestandteil der Haut oder ihrer Anhangsgebilde zuzuordnen. So zeigt er auch, daß es sich bei der Akne um eine Erkrankung der Haarbalgdrüsen handelt.

An dieser Stelle darf man die Vertreter der deutschen Medizin nicht übergehen. Theophrastus Bombastus von Hohenheim, der sich selbst Paracelsus nannte, war ein überzeugter Gegner Galens und Avicennas. Er predigte die Rückkehr zur Beobachtung im Sinne des Hippokrates und machte sich auch über die Pathogenese eigene Gedanken. Er vertrat die Auffassung, Krankheit bedeute ein gestörtes Gleichgewicht zwischen den drei chemischen Bestandteilen des Körpers, also Schwefel, Quecksilber und Salz. Als letzter Alchimist des Mittelalters begründete er die Iatrochemie, eine Frühform der Chemie im Dienste der Medizin. Zur Krankenbehandlung empfiehlt er Heilbäder und Thermalkuren. Ein anderer Arzt, Paul Gottlieb Werlhof, untersuchte die Pocken und blieb durch die Bezeichnung Werlhofsche Krankheit in unserer Erinnerung (seine entsprechende Studie ist erst 1775 posthum erschienen). Bei diesem Syndrom treten ohne ersichtlichen Grund Blutflecken und multiple Blutergüsse auf, ohne jedoch den Allgemeinzustand zu verändern.

Im 16. Jahrhundert, dem »Jahrhundert der Anatomie«, entstanden die »reinen« Wissenschaften. Die jetzt mögliche Benutzung geschliffener Linsen und die Erfindung des Mikroskops um 1590 erleichterten die medizinischen und dermatologischen Forschungen. Giulio Casserio (1545—1616), Schüler und Nachfolger Aquapendentes, fertigte zutreffende Zeichnungen von den Koriumpapillen an. Niels Stensen (1638—1686) entdeckte die Schweißdrüsen. Marcello Malpighi (1628—1694), Professor in Pisa, Bologna und Rom, wies das Vorhandensein bestimmter Hautpapillen nach, und Abraham Vater (1684 bis 1751) aus Wittenberg identifizierte sie als Sitz des Tastsinns. Der große Malpighi erkannte außerdem die Hautatmung.

Mit Hilfe des Mikroskops entdeckten einige deutsche Autoren die Krätzemilbe wieder; Hauptmann und Ettmüller stellten sie 1657 noch ziemlich ungenau dar. In einem Brief an den großen Arzt, Gelehrten, Philosophen und Dichter Francesco Redi beschrieb Bonomo aus Livorno 1687 ausführlich und exakt den Verursacher der »rogna« und fügte sogar eine Zeichnung bei. Sein Brief wurde erst später durch Antonio Vallisneri bekannt, der zunächst versuchte, sich selbst für den Entdecker auszugeben.

Thomas Sydenham (1624—1689), genannt »Englands Hippokrates«, hatte in der Einführung zu seinem Werk *Observationes medicae circa morborum acutorum historiam et curationem* geschrieben: »Man sollte alle Krankheiten in gut definierte Arten *(species)* einteilen, so wie es die Botaniker in ihren Herbarien und Schriften zu tun pflegen.« Er gab jedoch selbst zu, daß eine derartige Systematik mit Schwierigkeiten verbunden sein würde, und tatsächlich bot er auch keine eigene Klassifikation an. Dagegen erscheint uns Astrucs Buch in einigen Punkten schon sehr modern, die Krankheiten hat der Autor aber noch

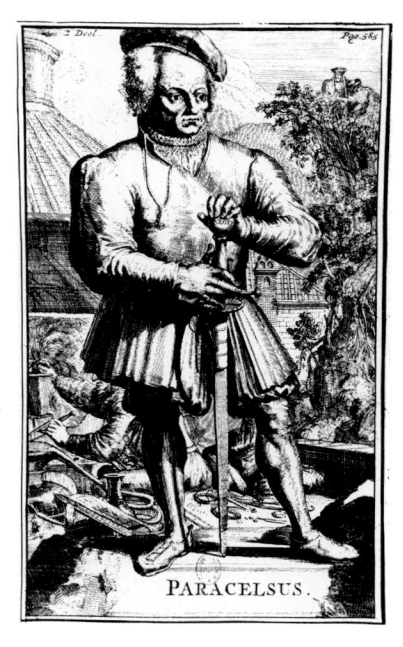

Abbildung 1646
Paracelsus. (Paris, Nationalbibliothek)

Erste Klassifikationsversuche

wie Galen in vier Gruppen eingeteilt: *tumores phlegmonosi, sanguinei, biliosi, melancholici.* Eine fünfte Gruppe, *tumores,* umfaßt alle Leiden, die sich nicht in die anderen Rubriken einfügen lassen.

Carl von Linné (1707—1778) lehrte in Uppsala Medizin, Anatomie und Botanik und machte sich dadurch verdient, daß er als erster ein sinnvolles System für das Tier- und Pflanzenreich aufstellte (1735 u. 1737).

Im Werk *Genera morborum* (1763) versuchte er, sein System auch auf die Krankheiten anzuwenden, aber das Ergebnis fiel nicht sehr befriedigend aus. Zu diesem Zeitpunkt wurde es nun dringend notwendig, Ordnung in die Hautkrankheiten zu bringen. Den Anfang machte Joseph Jakob Plenck (1738 bis 1807), gebürtiger Ungar und Professor in Wien. In seiner *Doctrina de morbis cutaneis* (1776) schlug er ein System vor, das ausschließlich auf sachlichen äußeren Merkmalen beruht. Auf diese Weise erhielt er folgende vierzehn Rubriken: Flecken, Pusteln, Bläschen, Blasen, Papeln, Schorf, Schuppen, Schwielen, Gewächse, Geschwüre, Wunden, Hautinsekten, Krankheiten der Nägel. Diese Abteilungen gliederte er noch einmal *in suas classes, genera et species.* »Plenck hat das Alphabet der dermatologischen Fachsprache geschaffen«, meinte dazu J. Poulet, und mit ihm beginnt nun, im ausgehenden 18. Jahrhundert, das Zeitalter der modernen Dermatologie.

Im Abschnitt »Geschichte der Dermatologie«, verfaßt von Paul Richter, Berlin, für das *Handbuch der Haut- und Geschlechtskrankheiten* (Band XIV, Teil II) schrieb dieser Autor sinngemäß: »Mit Lorry (1777) und Willan (1798) beginnt die Wiedergeburt der Dermatologie. Ihren heutigen Stand erreichte sie durch die Wiener Schule mit Hebra an der Spitze, die Pariser Schule unter der Leitung Aliberts bzw. Bazins und schließlich auch durch die deutschen und englischen Dermatologen.«

Anne Charles Lorry (1726—1783) kündigt in der Einführung zu seinem *Tractus de morbis cutaneis* (Paris 1777; dt. Übers. 1779) an, er werde versuchen, die Hautkrankheiten dem arabischen Chaos *(farrago,* eigentlich Mischfutter, Gemisch) zu entreißen und etwas mehr Klarheit zu schaffen. Für ihn bildete die Haut nicht nur eine Hülle *(involucrum),* sondern ein selbständiges Organ, das mit den anderen inneren Systemen kommuniziert. Die Dermatosen teilte er in zwei Hauptgruppen ein. Er unterschied dabei Erscheinungen, die er als Ausdruck einer internen Abwehrreaktion gegen schädigende Einflüsse betrachtete, und Krankheiten, die in der Haut selbst entstehen.

Den »eigentlichen Begründer der Dermatologie« nennt Richter jedoch den Engländer Robert Willan (1757—1812). Willan verdient diesen Titel nicht nur, weil er als erster diverse Hautkrankheiten meisterlich beschrieb, sondern vor allem auch für seine Klassifikationsversuche, die sein Schüler Thomas Bateman (1778—1821) später aufgriff und vervollständigte. In dieser Einteilung spielt die Art der Krankheiten keine Rolle, nur die äußeren Merkmale wurden vom Autor registriert; dabei ging er von folgenden Grundläsionen aus: Papeln, Schuppen, Ausschlag, Blasen, Pusteln, Bläschen (Vesikel), Tuberkel und Flecken. Darüber hinaus zeichnen sich Willans Werke durch die ersten farbigen Abbildungen aus.

Mit Willan und Bateman begann eine Dynastie englischer Spezialisten, deren wichtigste Vertreter Erasmus Wilson (1809—1884), Jonathan Hutchinson (1828—1913) und William Tilbury Fox (1836—1879) waren. Auch zwei Allgemeinmediziner, nämlich Thomas Addison (1793—1860) und James Paget (1814—1899), wirkten zum Wohle der Dermatologie. Addison beschrieb ein

Abbildung 1647
»Akzidentelle Melanodermie«.
Illustration aus dem Werk
Monographie des dermatoses
von J.-L. Alibert, Paris 1832.
(Paris, Bibl. der Alten Med.
Fakultät)

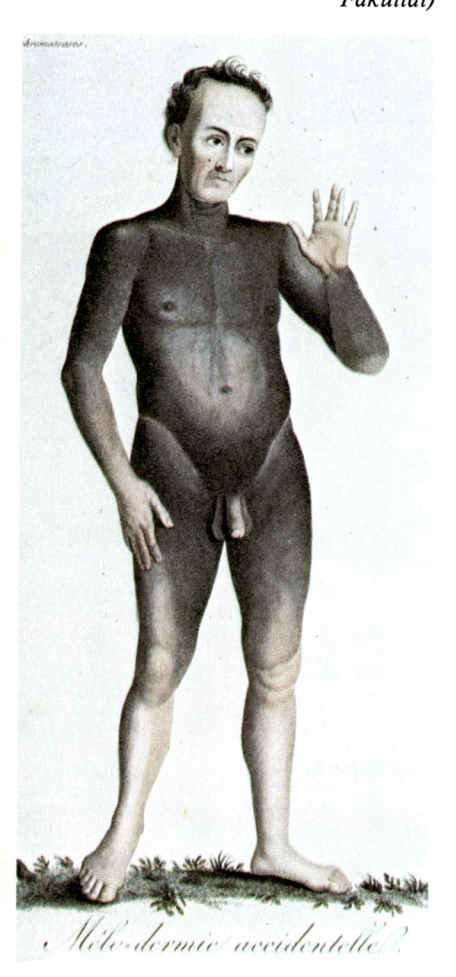

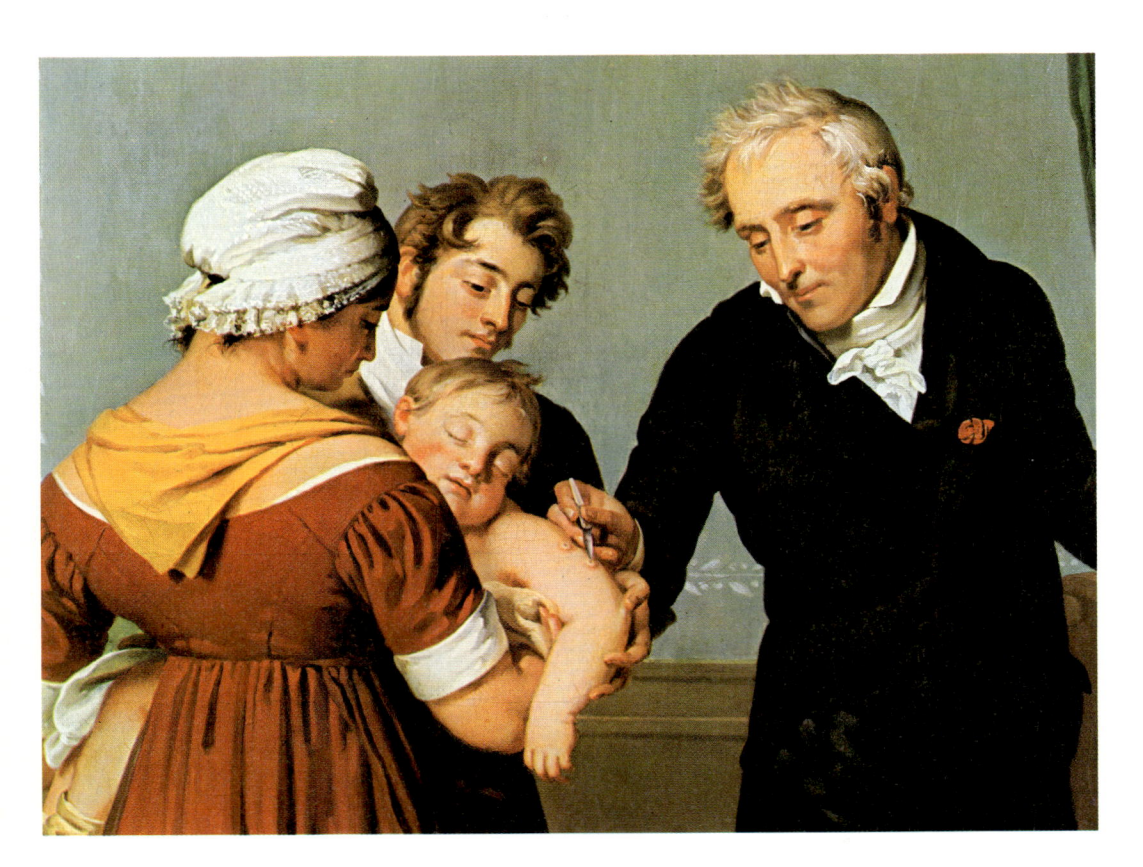

Syndrom, das man vornehmlich bei Nebennierentuberkulose beobachtet (Dunkelfärbung der Haut, zunehmende Asthenie, innerliche Schmerzen, niedriger Blutdruck). Wir nennen es heute auch Addisonsche Krankheit (1855). Paget schilderte eine *Krankheit des Brustwarzenhofes, die dem Brustdrüsenkarzinom vorangeht* (1874); es handelt sich dabei um einen merkwürdigen intraepidermalen Krebs, Pagetsche Krankheit genannt. Heute, hundert Jahre nach der Urschrift, ist immer noch nicht geklärt, wie es zur Entartung der betreffenden Epidermiszellen kommt. Besonders rätselhaft erscheint das Auftreten dieses Krebses an atypischen Körperstellen, z. B. in der Genitalregion.

In Frankreich brachte Jean-Louis Alibert (1766—1837) die entscheidende Wendung; Karl X. adelte ihn sogar.

Nördlich von Paris, mitten auf dem Land, war nach Plänen Claude Vellefaux' für die Pestkranken das Lazarett-Hospital »Saint-Louis« gebaut worden. Am 13. Juli 1607 hatte Heinrich IV. eigenhändig den Grundstein zum neuen Krankenhaus gelegt. Er empfahl es dem Schutz Ludwigs des Heiligen (»Saint Louis«) an, der vor Tunis an der Pest gestorben war. Unter Ludwig XIII. wurde das Gebäude dann fertiggestellt, und noch heute gehört es mit dem Vosges-Platz und bestimmten Trakten der »Bibliothèque nationale« zu den sehenswertesten Pariser Bauwerken im Stil »Henris IV«. Saint-Louis entwickelte sich im Laufe der Zeit zu einem Hospital für chronisch Kranke. Nachdem es am 27. November 1801 in »Hospice du Nord« umgetauft worden war, beschloß man, es künftig den Hautkrankheiten vorzubehalten. »Ein Jahrhundert lang ist die Geschichte der französischen Dermatologie nicht von derjenigen des Hôpital Saint-Louis zu trennen.« Alibert wird dort 1802 angestellt, offi-

Abbildung 1648
Alibert impft ein Kind im Schloß von Liancourt. Ausschnitt aus einem Gemälde, um 1820.
(Paris, Musée de l'Assistance publique)

Jean Louis Alibert

Famille des Dermatoses.

Arbre des Dermatoses

Cet Arbre figure le Derme, les Branches principales les diverses Maladies qui lui sont particulières, les Rameaux indiquent les genres, les Ramuscules les espèces & les variétés.

ziell als Professor für Botanik und Therapeutik; besonders intensiv widmet er sich jedoch den Hautkrankheiten. Nach dem Vorbild seiner Lehrmeister Desault (1744—1795) und Corvisart (1755—1821), die jeweils in der Chirurgie und inneren Medizin mit gutem Beispiel vorangingen, richtet er eine »Klinik«, d. h. eine öffentliche Lehranstalt, für Hautkrankheiten ein. Bei günstigem Wetter hält er seine Vorlesungen im Hof des Krankenhauses ab, und sein Unterricht findet sofort großen Anklang. Der Meister doziert über neue Krankheiten wie die Mycosis fungoides und die Asbestflechte, deren Namen für seine bildhafte Redeweise typisch sind. Auch der Ausdruck *Dermatose* stammt von ihm.

Von 1806 bis zu seinem Tod veröffentlicht Alibert unermüdlich seine durchwegs bedeutsamen dermatologischen Werke, die oft reich mit Illustrationen versehen sind. Vor allem interessiert ihn die Nosologie. Angeregt durch die botanischen Arbeiten Jussieus, legt er 1829 seinen »Dermatosen-Stammbaum« *(Arbre généalogique des dermatoses)* vor, der sich in zwölf Hauptäste mit Verzweigungen 2. und 3. Grades gabelt und nach dem Willen des Autors »seine Krone über den Studenten ausbreiten und ihnen die Früchte der Erkenntnis spenden« soll. Drei Wurzeln besitzt der Baum: Lorrys, Plencks und Willans Aufsätze. Alibert versucht nun, die Dermatosen vielmehr nach ihren Ursachen und ihrer klinischen Entwicklung zu ordnen, anstatt nach äußeren, sinnfälligen Merkmalen.

Im ausgehenden 18. Jahrhundert hatte man die Milbe wieder vergessen und glaubte, die Krätze beruhe auf einer Veranlagung zu »schlechtem« Blut. Napoleon soll ein gut Teil seines Lebens an der Krätze gelitten haben; Cabanis berichtete, daß man ihn deswegen auf dem Ägyptenfeldzug äußerlich behandelt hatte. Wenig später klagte der General über Magenschmerzen; man folgerte daraus, seine Dermatose sei zu schnell beseitigt worden, und ließ ihm das Hemd eines Krätzekranken überziehen.

Alibert beauftragte nun den Apotheker des Hôpital Saint-Louis, Nachforschungen über die Krätzmilbe anzustellen; tatsächlich präsentierte der Pharmazeut auch bald eine Darstellung — der Käsemilbe.

Erst 1834 wurde die Milbe den Ärzten wirklich ein Begriff. In diesem Jahr zog nämlich der Korse Simon François Renucci, ein Student Aliberts, im Beisein des Meisters solch ein Tierchen mit der Nadel aus seinem Hautgang hervor. Renucci hatte dies Verfahren den alten Frauen auf Korsika abgesehen. Zwar war es auch auf dem Kontinent nicht unbekannt — schon Ambroise Paré erwähnte es —, nur hatten sich die Ärzte nie dafür interessiert.

Auf Betreiben Aliberts stellt man den Schweizer Laurent Théodore Biett (1781—1840) schon vor Abschluß seines Studiums als Assistent des Meisters am Hôpital Saint-Louis ein. Von einer Reise nach England in Begleitung eines Patienten kehrt Biett als Verfechter des morphologischen Systems Willans und Batemans zurück. Getreu folgt ihm dabei sein Schüler Pierre Louis Alphée Cazenave. Alibert versteifte sich jedoch auf eine ätiologische Ordnung. Beide hatten ihre Anhänger, und bei den folgenden Querelen zwischen »Alibertisten« und »Willanisten« scheint es im ehrwürdigen Hôpital Saint-Louis recht lautstark zugegangen zu sein. Zu guter Letzt akzeptierte m... Frankreich praktisch als einzige die Klassifikation nach Grundläsio... dann Pierre Rayer (1793—1867), Charles Marie Gibert (1... ie Pityriasis rosea beschrieb, und Pierre Ar... em es gelang, das Erythema induratu...

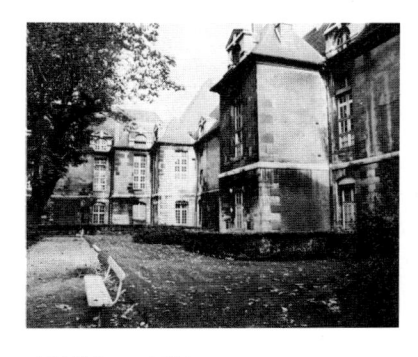

Abbildung 1650
Das Hôpital Saint-Louis, an dem Alibert seinen berühmten Unterricht gab.

Abbildung 1649 (gegenüber)
»Der Dermatosenstammbaum.« Illustration aus der bereits zitierten Monographie des dermatoses *von Baron J.-L. Alibert.*
(Paris, Bibl. der Alten Med. Fakultät)
Bei dieser bekannten Illustration handelt es sich um den Versuch Aliberts, die Hautkrankheiten sinnvoll zu klassifizieren. Die Idee entlieh er dem Italiener Francesci Torti (1658—1741), der 1712 im Traktat über das Fieber eine ähnliche Darstellung lieferte.

Die Entdeckung der Parasiten

Abbildung 1651
»Tuberkulöse elephantitische Lepra« *nach Aliberts Monographie des dermatoses. Diese Benennung aus Aliberts Feder läßt erkennen, daß man die Lepra zu Beginn des 19. Jh.s immer noch mit der Elephantiasis verwechselte. (Paris, Bibl. der Alten Med. Fakultät)*

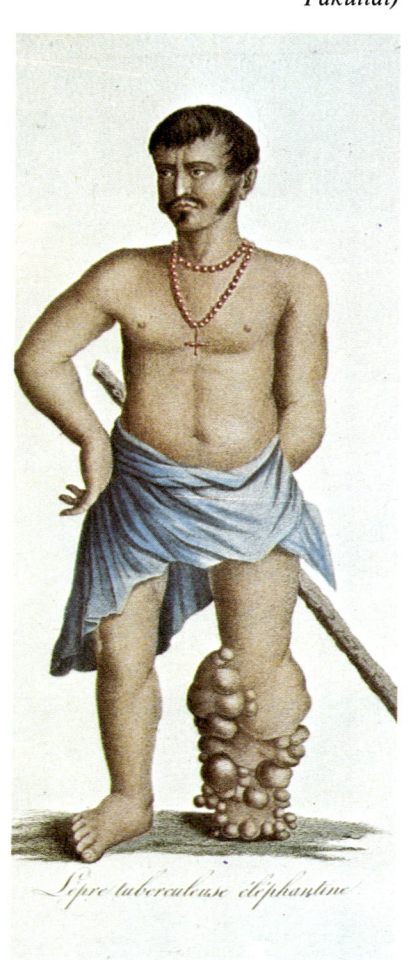

Inzwischen hatte der Zoologe A. Bassi (1773—1856) 1837 bei der Seidenraupe einen mikroskopisch kleinen Parasiten festgestellt, nämlich den Fadenpilz Botrytis. Diese Entdeckung veranlaßte Johann Lukas Schönlein (1793 bis 1864), den Favus (auch Erb- oder Kopfgrind genannt) näher zu untersuchen. Es ist eine Krankheit, die zu seiner Zeit häufig vorkam und oft ein Leben lang ertragen werden mußte. 1839 stellte er auch wirklich den Erreger dieser ersten als solche anerkannten Humanparasitose fest. Ein Schüler Schönleins gab dem so gefundenen Pilz den Namen Achorion (er heißt auch Trichophyton) und züchtete ihn auf einer Apfelhälfte (1840). Diese Forschungsarbeiten griff Daniel Gruby (1812—1898) auf. Der gebürtige Ungar war als junger Mann nach Paris gekommen, da er seine Karriere in Wien wegen seines jüdischen Glaubens gefährdet sah. 1841 legte er der Académie des Sciences eine Denkschrift über den »echten Grind« vor; sie trägt den Titel *Mémoire sur une végétation qui constitue la vraie teigne.* Im Laufe seiner weiteren Forschungen entdeckte er den Soorpilz *(Candida)* und den Erreger der Mikrosporie (oder Kleinsporenflechte); 1844 fand er die im Bart angesiedelten Trichophyten der Ektothrixgruppe und diejenigen der Endothrixgruppe, die Verursacher der Scherzpilzflechte der Kopfhaut. C. F. Eichstedt (1816—1892) identifizierte 1846 in Greifswald Mikrosporon furfur, den Erreger der Pityriasis versicolor (Kleienflechte).

1838 erblickte und beschrieb Theodor Schwann als erster tierische Zellen; Rudolf Virchow (1821—1902) formulierte bald darauf sein berühmtes Gesetz »omnis cellula e cellula« und führte den Begriff Zellularpathologie ein.

Die Entdeckung der Parasiten und Zellen gab sowohl der Biologie als auch der Dermatologie neue Impulse. Der große Anatom und Pathologe Virchow untersuchte Tumoren und Lepra; er veröffentlichte den ersten Fall von *Fibroma molluscum multiplex* (1863), das man heute als Recklinghausensche Krankheit kennt. Aufgrund von Virchows Leistungen kann man sich bereits ein Bild von der Bedeutung der modernen deutsch-österreichischen Dermatologie machen.

Begonnen hatte sie schon gegen Ende des 18. Jahrhunderts mit Johann Peter Frank (1745—1821), dem Verfasser einer hygienisch-sozialmedizinisch zu nennenden Abhandlung mit dem Titel *Medizinische Polizei*. Frank hatte einen Teil seiner Studien in Straßburg absolviert und wurde später Chefarzt am Wiener Hospital. Er war ebenfalls Autor einer Klassifikation der Exantheme. Sein weniger bekanntgewordener Sohn Joseph Frank (1771—1841) widmete der Dermatologie in seinem Handbuch der *»gesammten praktischen Heilkunde«* (neun Teile, 1828—1843) drei Teile. Der Anatom Jakob Henle schilderte bestimmte Feinstrukturen des menschlichen Haars (»Henlesche Schicht«).

Der auf nationaler wie internationaler Ebene erstrangige Fachmann für Dermatologie Ferdinand Hebra (geb. 1816 in Brünn, gest. 1880 in Wien) arbeitete als Assistent an der Klinik des großen Joseph Skoda, der ihn mit der Behandlung der Hautkrankheiten betraute. Hebra begann als Autodidakt. 1845 sprach man ihm trotz des Widerstandes mancher Professoren einen Lehrstuhl zu. Im selben Jahr noch veröffentlichte er einen entscheidenden Aufsatz; er trägt den Titel *Versuch einer auf pathologische Anatomie gegründeten Eintheilung der Hautkrankheiten*. Es folgten später noch weitere Schriften, in denen der Autor vor allem auf Morphologie und äußere Einwirkungen eingeht. Hebra glaubte nicht, daß in Hautkrankheiten innere Störungen zum Ausdruck kommen. Viele seiner Beobachtungen erwiesen sich als zutreffend; besonders fruchtbar war auch seine Zusammenarbeit mit Karl von Rokitansky, den Virchow einmal den »Linné der pathologischen Anatomie« nannte. Beiden stand allerdings ein umfangreiches Arbeitsmaterial zur Verfügung. Wien war damals die Hauptstadt eines Imperiums, das vom Bodensee bis zum Bosporus reichte. Die berühmten Wiener Professoren und ihre Fakultät genossen in ganz Europa hohes Ansehen; selbst aus dem Ausland kam man zur Behandlung oder Beratung angereist. Hebra gab der Therapeutik ein neues, moderneres Gesicht.

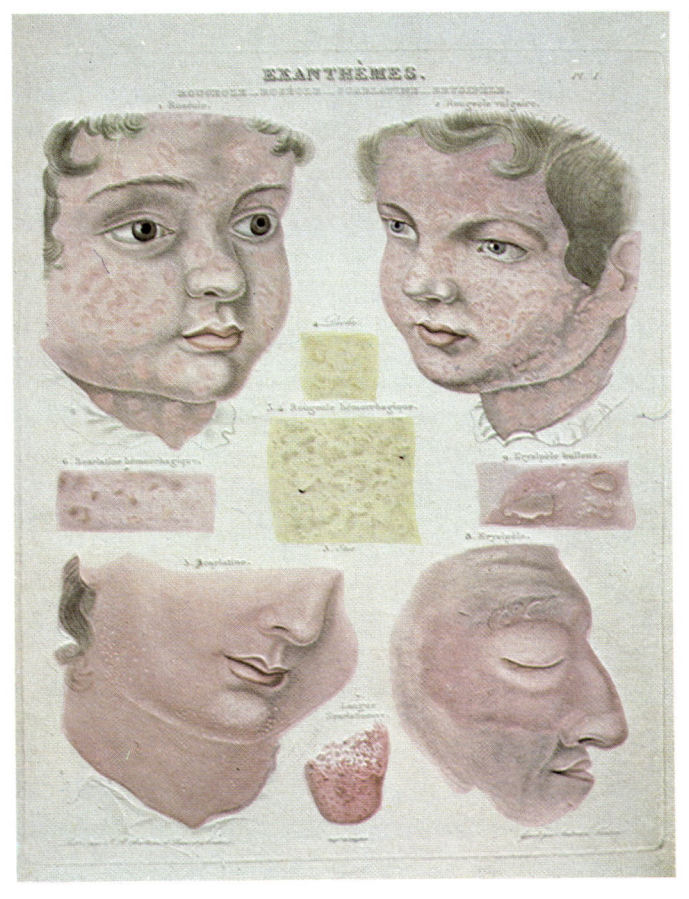

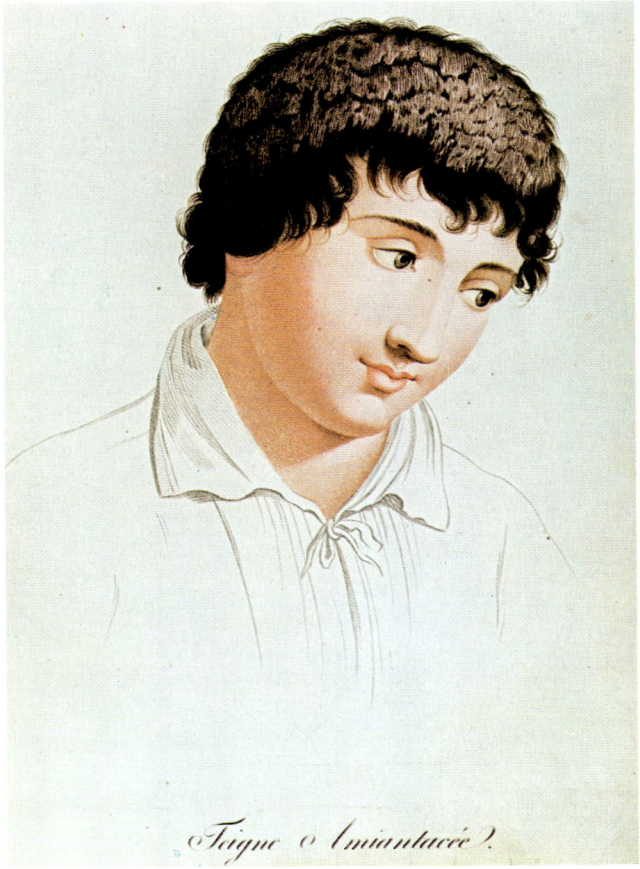

1842 hatte er die Übertragbarkeit der Krätze noch bestritten und versichert, sie könne spontan entstehen. Zwei Jahre später war er endgültig von der Rolle der Krätzmilbe überzeugt.

Der frisch geadelte Ritter von Hebra leitete bald eine bedeutende Schule, deren Tradition durch seine Mitarbeiter und Schüler noch längere Zeit lebendig blieb. Erwähnung verdienen darunter Moritz Kaposi (1837—1902), der sein Schwiegersohn und Nachfolger war, aber auch Isidor Neumann (1832—1906), Heinrich Auspitz (1835—1886) und Filipp Pick (1834—1910), der als Professor in Prag wirkte. Genaugenommen haben ihm fast alle deutschen Dermatologen Tribut zu zollen. Hebra ist übrigens der einzige Hautarzt, dem man jemals eine Briefmarke widmete. In seinem Heimatland erschien 1937 sein Porträt als Teil eines stattlichen Satzes von neun Sondermarken zum Thema Medizin.

Spätestens seit der Entdeckung der Hautpilze durch Schönlein und Gruby hätte sich die Aufmerksamkeit der Mediziner auf die Welt des unendlich Kleinen richten sollen, aber erst nachdem wieder ungefähr zwanzig Jahre ver-

Abbildung 1652 (oben links)
»Exantheme«. Stich aus: Traité théorique et pratique des maladies de la peau *von Pierre Rayer, Paris 1826—1827.*
(Paris, Bibl. der Alten Med. Fakultät)
Rayer verdanken wir mehrere »Erstbeschreibungen« von Hautkrankheiten, u. a. des multiplen Exanthems und des Adenoma sebaceum. Er unterschied als erster das akute vom chronischen Ekzem.

Abbildung 1653 (oben rechts)
»Krustenlose Asbestflechte mit asbestartig glänzenden Schuppen im Haar«. Illustration aus: Description des maladies de la peau observées à l'hôpital Saint-Louis *von J.-L. Alibert, Paris 1806—1814.*
(Paris, Bibl. der Alten Med. Fakultät)

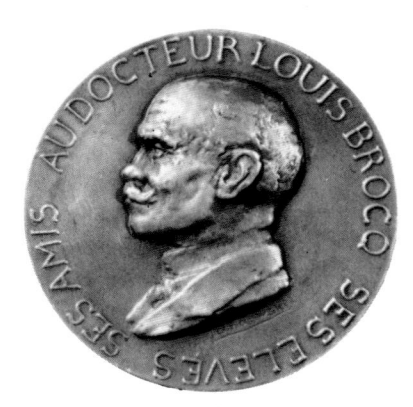

Abbildung 1654
Louis Brocq. Gedenkmünze, entworfen von Landowski. (Paris, Museum für Geschichte der Medizin)

Hervorragende Dermatologen

Abbildung 1655
Johann Lucas Schönlein (1793 bis 1864). (Paris, Bibl. der Alten Med. Fakultät)

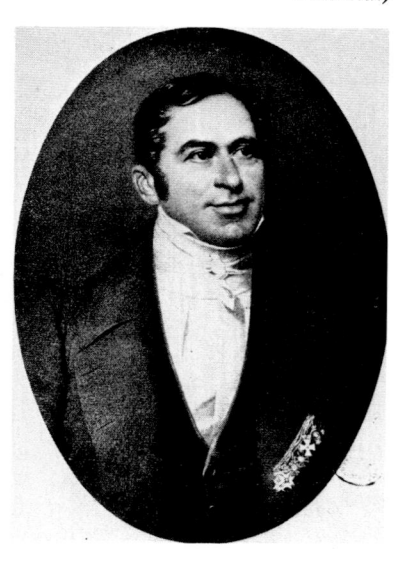

Abbildung 1656 (gegenüber) Diese Tafel zeigt verschiedene Hautparasiten, u. a. die Krätzmilbe. Aus: Traité d'anatomie pathologique générale et spéciale *von H. Lebert, Paris 1861. (Paris, Bibl. der Alten Med. Fakultät)*

gangen waren, entwickelte sich die Bakteriologie. Dies geschah im Anschluß an Rayers und Davaines Entdeckung des Milzbrandbazillus im Blut eines Schafs (1850). Mit Louis Pasteur traten Medizin und Dermatologie dann in eine neue Ära ein. 1880 fand er das erste Bakterium der Gattung Staphylokokkus im Eiter eines Furunkels. Streptokokken waren bereits 1869 durch Coze und Felz (Straßburg) im Blut einer am Kindbettfieber verstorbenen Frau nachgewiesen worden; Fehleisen machte sie nun beim Erysipel und anschließend beim Impetigo ausfindig.

Um die fressende Ausbreitung einer damals relativ häufigen Hautkrankheit anschaulich darzustellen, wollte Willan sie mit einem wilden Tier vergleichen; er nannte sie deshalb *Lupus* (Wolf). Schon Vidal und Besnier hatten das Leiden zur Tuberkulose gerechnet. 1833 weisen Cornil und Lenoir dann beim Lupus das Tuberkelbakterium nach. Sie finden es in den entzündeten Gewebsmassen, welche das gesunde Lederhautbindegewebe trotz seiner gewöhnlichen Widerstandsfähigkeit allmählich zerstört und verdrängt.

Währenddessen machte die Histologie schnelle Fortschritte. Karl Gustav Simon (1810—1857) übernahm hier die Rolle eines Wegbereiters, indem er die Struktur der Kondylome (1839) und Warzen (1840), die Bildung der Hautfarbstoffe (1841) und den Aufbau des Haars sowie seiner Wurzel beschrieb.

In Frankreich hatte man zunächst wenig Sinn für die Vorzüge von Laboratorium und Mikroskop; nur zögernd begannen Forscher und offizielle Einrichtungen sich ihrer zu bedienen. Den ersten Lehrstuhl für Histologie besetzte 1862 Charles Robin. Seine Untersuchungen über die Dermatophyten (Hautpilze) bildeten die unmittelbare Fortsetzung der Arbeiten Grubys.

Nachdem die neue deutsche Chemie die Anilinfarbstoffe entwickelt hatte, konnte Karl Weigert (1845—1904) eine reiche Auswahl von Färbemethoden anbieten. Mit ihrer Hilfe entdeckte Paul Ehrlich, zu diesem Zeitpunkt noch Student im zweiten Semester in Straßburg, die Mastozyten (Mastzellen), deren Benennung er seinem Professor Waldeyer vorschlug. Paul Gerson Unna (1850 bis 1929) war zunächst Assistent an der Klinik für Innere Medizin (Prof. Kußmaul) gewesen. Am Institut für Anatomie und pathologische Anatomie (Prof. von Recklinghausen) sowie am Institut für biologische Chemie (Prof. Hoppe-Seyler) in Straßburg begann er, über die Hautkrankheiten zu arbeiten. 1883 verfaßte er das erste Kapitel der *Embryologie und Anatomie der Haut* Hugo von Ziemsens. Seine Abhandlung *Histopathologie der Haut* (1894) stellte einen absoluten Höhepunkt dar; dieses Werk hat wesentlich zur Neugestaltung der Dermatologie beigetragen.

Auch bei französischen Autoren wie Henri Leloir (1855—1896) und Emile Vidal (1825—1893) kann man den Einfluß Unnas spüren. Ihr gemeinsames Werk *Symptomatologie et anatomie pathologique des maladies de la peau* (1894) blieb leider unvollendet, aber der zugehörige Atlas erschien komplett mit allen vierundfünfzig Bildtafeln. Vidal versuchte sich im übrigen als erster an der experimentellen Inokulation (zwecks Desensibilisierung) von Hautkrankheiten. Ernest Henri Besnier (1831—1909) wollte die abweichenden Auffassungen Wiens und Saint-Louis' in Übereinstimmung bringen. Er prägte außerdem den Ausdruck Biopsie (Gewebeentnahme); diese hielt auch bald ihren Einzug in die tägliche Praxis.

Besniers Schüler Jean Darier (1856—1938), der zwar in Budapest geboren wurde, aber ausschließlich in Paris arbeitete, hielt sich an die pathologische

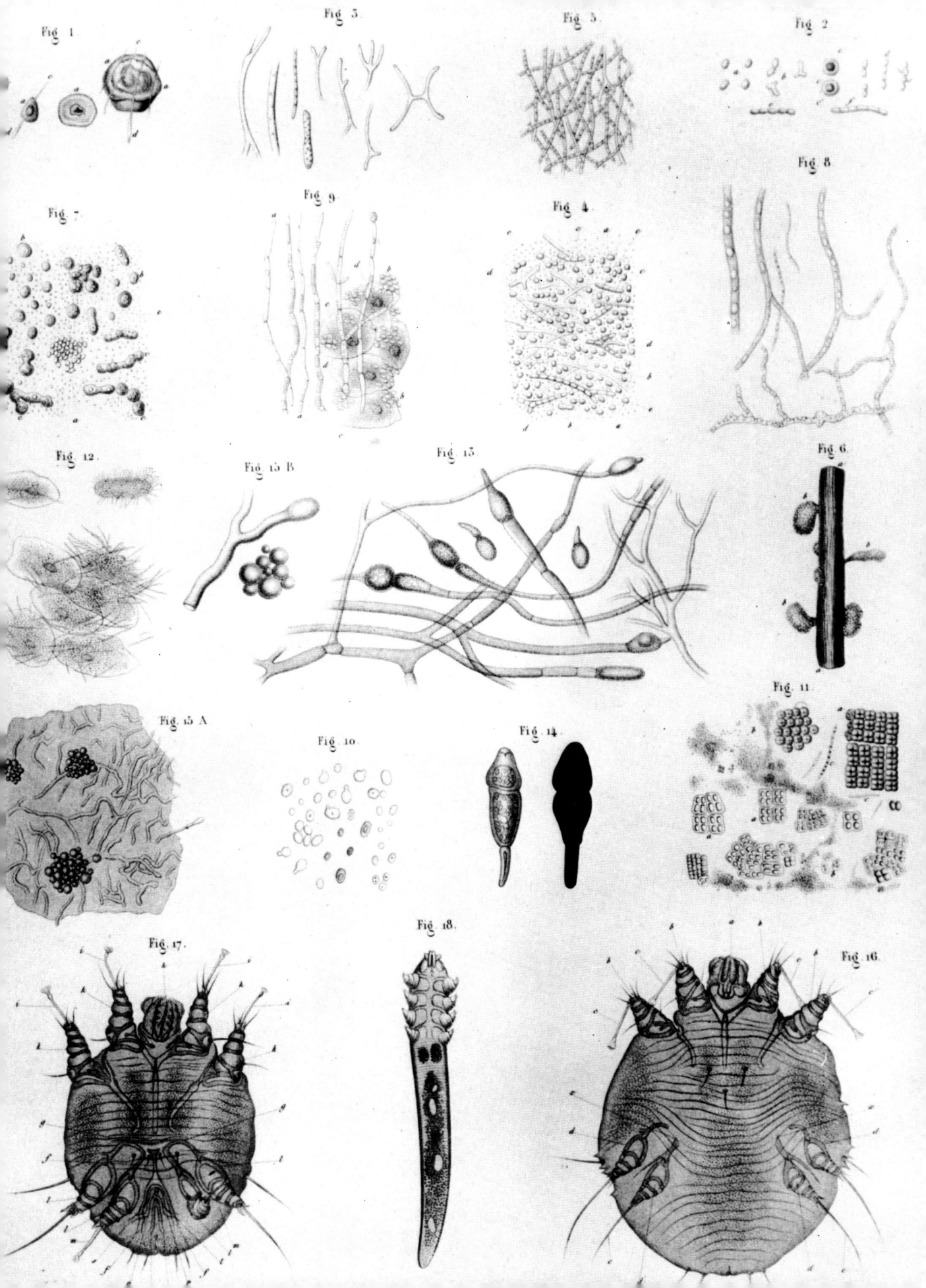

Fig. 1. Fig. 3. Fig. 5. Fig. 2.
Fig. 7. Fig. 9. Fig. 4. Fig. 8.
Fig. 12. Fig. 15 B. Fig. 13. Fig. 6.
Fig. 15 A. Fig. 10. Fig. 14. Fig. 11.
Fig. 17. Fig. 18. Fig. 16.

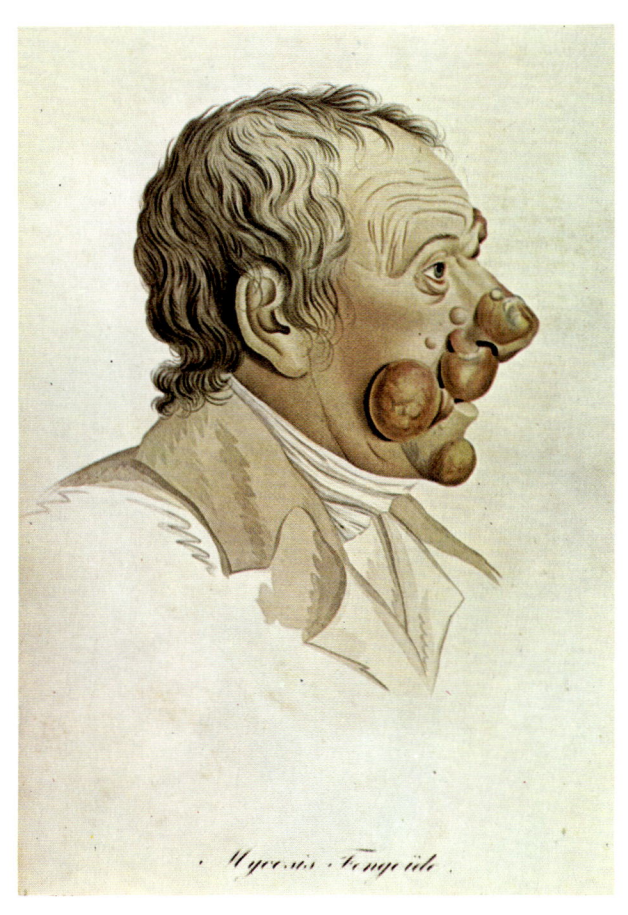

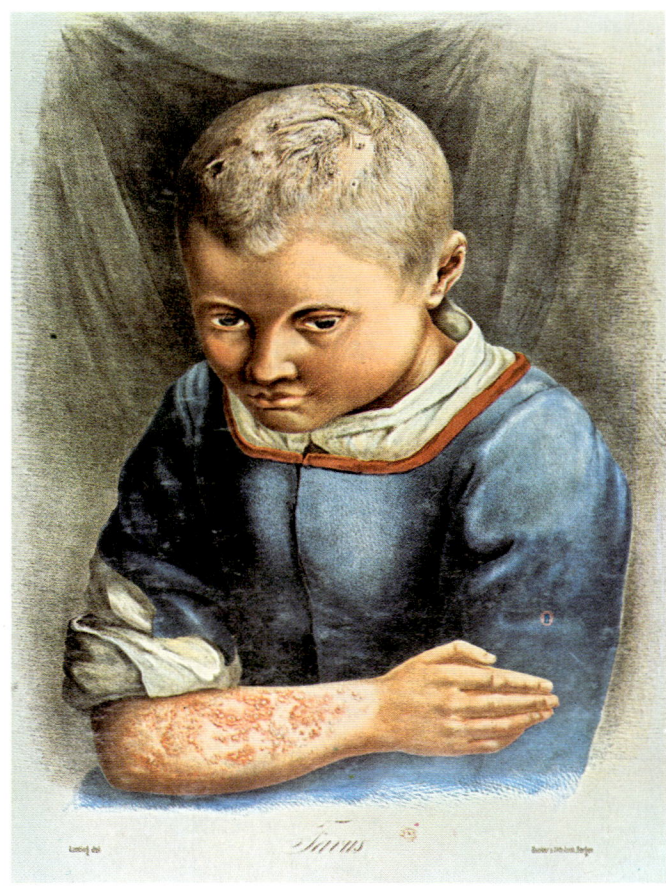

Abbildung 1657 (oben links) »Mycosis fungoides«. *Illustration aus:* Description des maladies de la peau observées à l'hôpital Saint-Louis *von Alibert. Paris 1806—1814.*

Abbildung 1658 (oben rechts) »Favus«, *unrichtig auch* »Räude« *genannt. Stich aus:* Recueil d'observations sur les maladies de la peau *von D. G. Danielssen, Bergen 1892. Die sogenannte »Räude« (besser: Favus oder Kopfgrind), eine hauptsächlich bei Kindern auftretende Parasitose, die aber das ganze Leben lang andauern kann, erschien den Schulen früher derartig bedrohlich, daß man »räudige« Kinder sofort ausschloß. Da es noch keine wirksame Behandlung gab, wurde ihr Leben auf Dauer zerstört, und oft endeten sie als Randfiguren der Gesellschaft.*

Anatomie (1889 beschrieb er die »psorospermose folliculaire végétante«, heute das Dariersche Syndrom genannt; außerdem kennen wir das Dermatofibrom nach Darier-Ferrand). Großen Erfolg erntete er mit der Veröffentlichung des *Précis de dermatologie* (Paris, Masson, 1. Aufl., 1908). Bei Besprechungen und auf Versammlungen, in Zweifelsfällen und bei Streitigkeiten: immer wandte man sich an ihn als »Schiedsrichter«.

Louis Brocq (1856—1928) ist und bleibt für uns der große Kliniker. Von ihm stammt die Beschreibung der »erythrodermie congénitale ichtyosiforme du nouveau-né« (angeborene Erythrodermie oder Besniersche Krankheit) und des Angiolupoids (A. nach Brocq-Pautrier). Wenn er bei der Vorführung von Kranken das Wort ergriff, um seine Meinung über ein schwieriges Problem abzugeben, verstand er es, seine Ärzte und Studenten förmlich mitzureißen; alles drängte sich danach, ihm zuhören zu dürfen. Brocq besaß die Gabe, klar und methodisch zu denken. Die Dermatosen teilte er in zwei Gruppen ein: Hautkrankheiten als Leiden mit einheitlichem Krankheitsbild und bekannter Ätiologie und Pathogenese und Hautreaktionen. 1890 trat Raymond Sabouraud (1864—1938) ins Institut Pasteur ein. Nachdem er sich mit den bakteriologischen Techniken und Denkweisen vertraut machen konnte, ernannte man ihn zum Leiter des »Laboratoire des teignes de la Ville de Paris« am Hôpital Saint-Louis. Durch seine Arbeiten und nicht zuletzt seine Lehrtätigkeit gelang es ihm, die Mykologie (Pilzkunde) auf ein wissenschaftliches Niveau zu heben. Wir kennen ihn übrigens auch als großen Bildhauer.

Jeden dieser erstrangigen Ärzte — keiner von ihnen besaß den Titel eines Professors — kann man mit Recht als prägende Persönlichkeit einer Richtung der Dermatologie ansehen. Die Grundzüge ihrer Lehren konkretisierten die Autoren E. Besnier, L. Brocq und Louis Jaquet in einem bei Masson erschienenen Werk, *Pratique dermatologique* (4 Bde., Paris 1900—1904); Jaquet (1860—1914) glaubte an eine »Empfindlichkeit« gegenüber den Dermatosen. Mögen seine Anschauungen auch auf den ersten Blick überholt erscheinen, gewinnen sie doch an Gewicht, wenn man sie im Lichte der modernen Immunologie betrachtet. Die *Pratique* fand bald ihr deutsches Gegenstück, nämlich den *Atlas der Hautkrankheiten, mit einem Grundriß der Pathologie und Therapie derselben* (1899, 1904, 1905, engl. und franz. Übersetzungen) von Franz Mraček (1848—1908); ursprünglich bestand es aus vier Bänden, später kam noch ein fünfter hinzu.

Mit diesen beiden Traktaten verfügten die Dermatologen nun über Werke, die ihnen Rat erteilten, Techniken zur Spezialisierung anboten und zum Vormarsch anregten. Das Hôpital Saint-Louis blieb ein Mekka, ein »Nabel der Dermatosenmedizin«, wie H. Jausion einmal versicherte. Für den Erhalt des Renommees sorgten Jeanselme, Gougerot und Robert Degos, um nur die Lehrstuhlinhaber zu nennen. Auch die Sprechstunden und Tagungen, das von Bazin eingerichtete berühmte Museum, die Arbeiten des Formgußkünstlers Baretta, die wundervolle »Bibliothèque Feulard« und die Archive, über die früher Brodier wachte und nunmehr Solente regiert, trugen zum weltweiten Ruhm

Abbildung 1659
Les loupes (Wortspiel; »loupes« kann Hautgeschwüre oder Wölfe bedeuten). Stich aus: Album comique de pathologie pittoresque (zu deutsch etwa: Lustiges Pathologiealbum), Paris 1823.
(Paris, Bibl. der Alten Med. Fakultät)

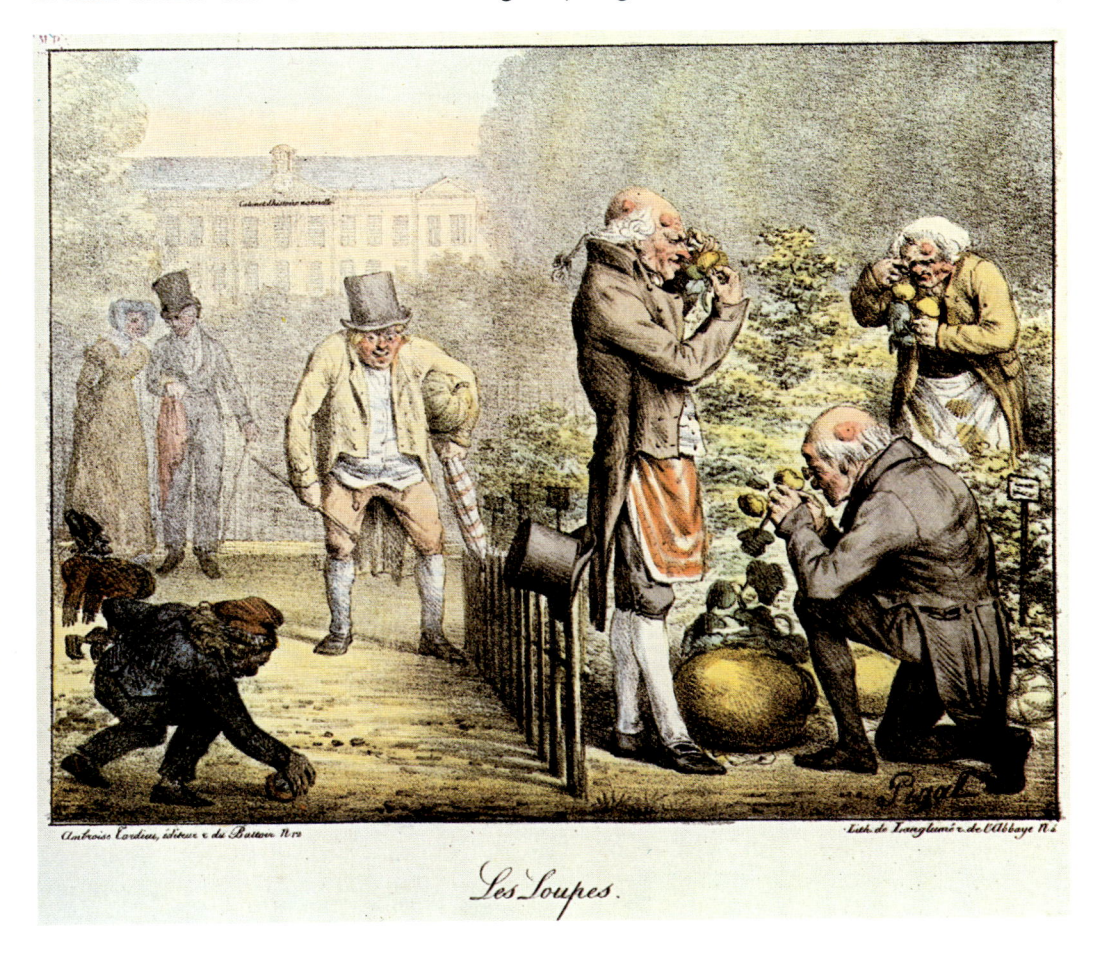

1531

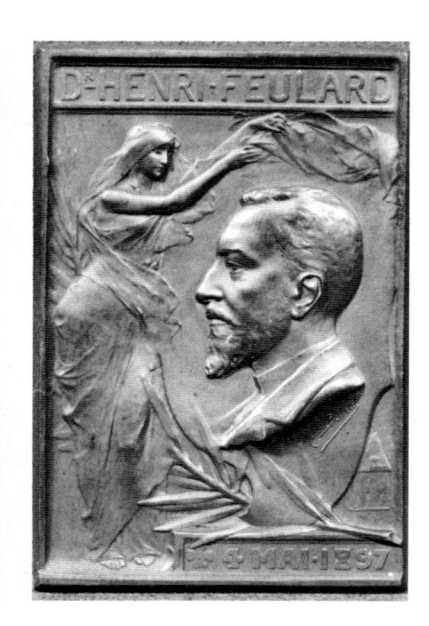

Abbildung 1660
Henri Feulard. Seine Dissertation enthält eine bemerkenswerte Geschichte der Hautflechten. (Paris, Museum für Geschichte der Medizin)

des Klinikums bei. Indes hatte sich die französische Dermatologie in den letzten Jahrzehnten des 19. Jahrhunderts weitgehend dezentralisiert.

Folgende Ärzte in der »Provinz« verdienen unsere Anerkennung: Laugier, Agache (Besançon), Gouin (Brest), Dubreilh, Petge, Clejat, Joulia, Le Coulant (Bordeaux), Huriez (Lille), Nicolas, Favre, Gaté, Thiers, Carle, Lacassagne, Thivolet (Lyon), Vigne, Charpy, Termine, Hadida (Marseille), Margarot, Rimbaud (Montpellier), Spillmann, Watrin, Beurey (Nancy), Bureau (Nantes), Payenneville, Stewart (Rouen), Pautrier, Roederer, Woringer (Straßburg) und Audry, Nanta, Bazex (Toulouse).

Im Zuge der Gründung immer neuer Pariser Fakultäten schuf man auch zwei neue Lehrstühle, nämlich für B. Duperrat, Spitalarzt am Hôpital Saint-Louis, und J. Hewitt, Clinique Tarnier, Hôpital Cochin.

In Deutschland dominierte indessen die Breslauer Schule mit Heinrich Köbner (1838—1904) und seinen Nachfolgern Oskar Simon (1845—1882), Albert Neisser (1855—1916) und Joseph Jadassohn (1863—1936).

Ab dieser Epoche kann man von einer internationalen, weltweiten Dermatologie sprechen. Die bekannten Namen sind so zahlreich, daß wir sie hier nicht im einzelnen aufführen können. Genannt werden soll jedoch Adolph Duhring (1845—1913) als Vertreter der amerikanischen Dermatologie. Er definierte die Dermatitis herpetiformis (1884), seitdem auch Duhringsche Krankheit genannt. Zwei amerikanische Allgemeinärzte beschrieben die Erythromegalie (Silas Weir Mitchell, 1872) und die Adipositas dolorosa (schmerzhafte Fettsucht oder Dercumsche Krankheit) (1888).

Die Bedeutung der Parasitologie

Im ausgehenden 19. Jahrhundert gewann die Parasitenkunde zunehmend an Bedeutung. Man entdeckte die Blastomyzeten (Busse, Buschke, 1894) und Kokzidien (Rix, 1897), das Sporotrichon (Schenk, de Beurmann, Gougerot) und den Fleckfiebererreger Rickettsia (1910) sowie die Trypanosomen des Menschen.

Die nur elektronenmikroskopisch erkennbaren Viren hatte schon Pasteur im Laufe seiner Untersuchungen über die Tollwut erahnt. Genau lernte man sie aber erst zu Beginn des folgenden Jahrhunderts kennen, als es gelang, das Herpesvirus auf die Augenhornhaut eines Kaninchens zu übertragen. Nicolas und Favre (Lyon) beschrieben das Lymphogranuloma inguinale und zeigten, daß diese Geschlechtskrankheit virusbedingt ist. Der aus Straßburg stammende Arnold Netter verteidigte die These, daß das Virus der Windpocken (oder Varizellen) mit dem der Gürtelrose identisch ist, und stützte sich dabei auf klinische Beobachtungen. Die Erreger der Warzen, bestimmter venerischer Wucherungen und der *Mollusca contagiosa* (Dellwarzen) hat man im übrigen bis heute noch nicht identifizieren können.

Manche haben der Wiener Schule nachträglich vorgeworfen, sie habe zuviel Gewicht auf die Morphologie gelegt, ja gar »Schmetterlingssammler-Dermatologie« betrieben. Es handelte sich jedoch um einen ebenso nötigen wir fruchtbaren Entwicklungsabschnitt. Dank der Fortschritte in der Medizin im allgemeinen orientierte man später auch die Dermatologie wieder auf Ätiologie und Pathogenese. Die Erfahrung hat gezeigt, daß die Wege der Allgemeinmedizin und der Dermatologie sich oftmals kreuzen.

1882 beschrieb und definierte Friedrich von Recklinghausen in Straßburg die Neurofibromatosis »mit ihren kutanen, neuralen und sogar viszeralen (nämlich gastrointestinalen) Erscheinungen und zeigte ihren nervösen Ursprung« sowie ihre Erblichkeit. Der von der Nachwelt als »Recklinghausensche Krankheit« bezeichnete Symptomenkomplex leitete das Kapitel der genetischen Affektionen ein; bald wurden noch andere bekannt.

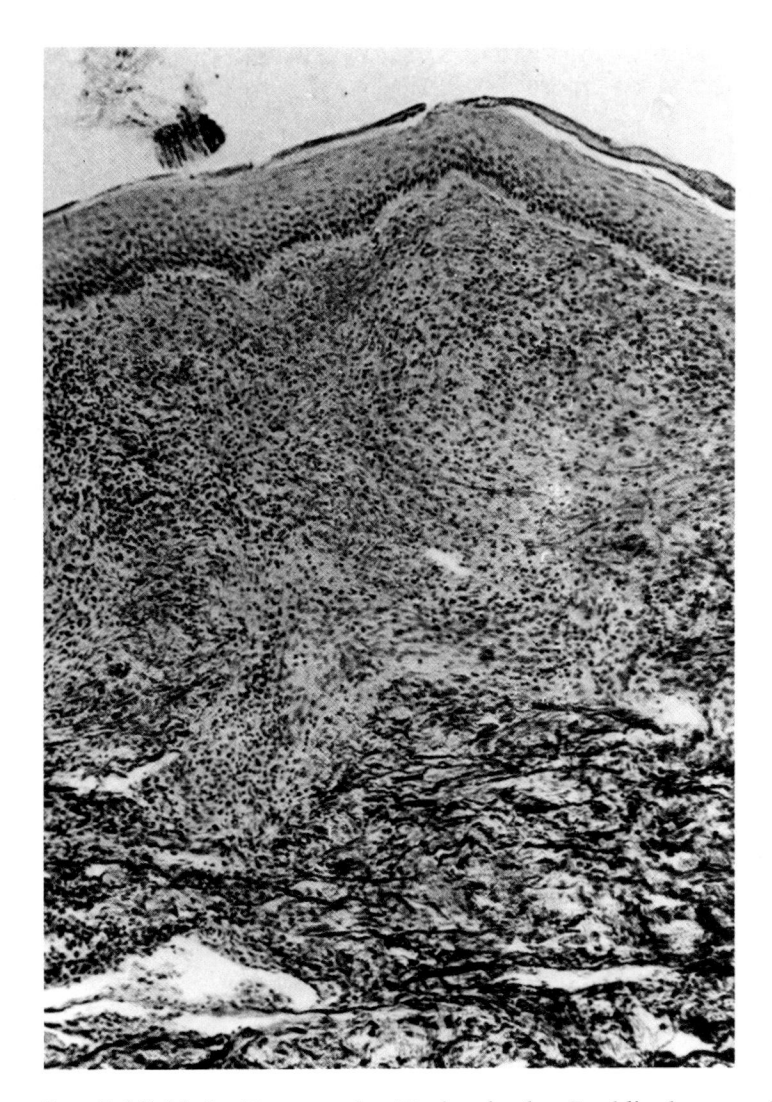

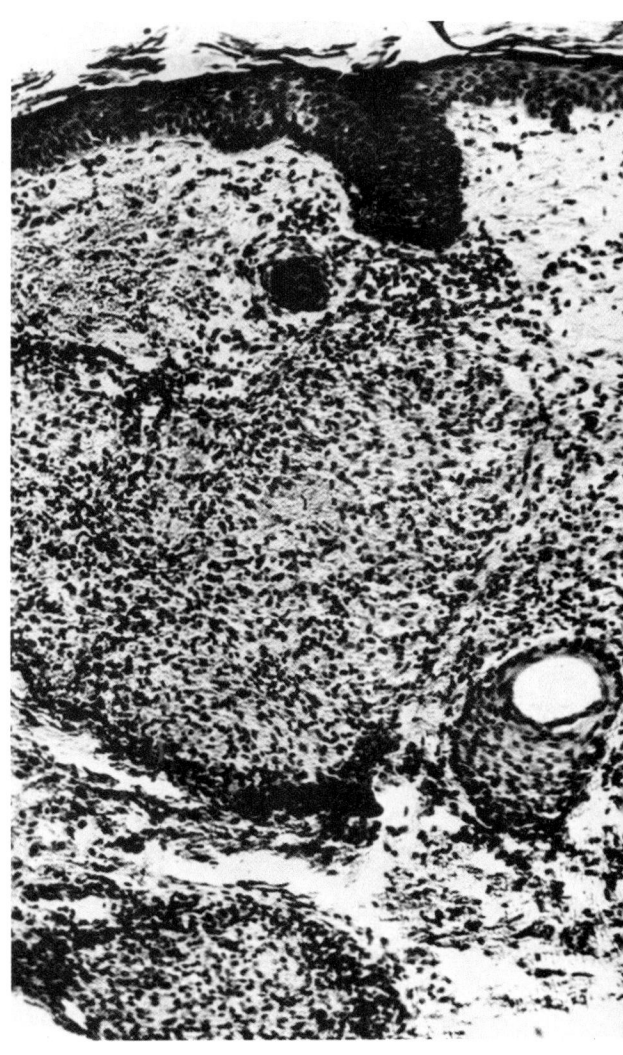

In einer »bewundernswerten Synthese« faßte Schaumann die zuvor von Besnier als »Sarkoïde« beschriebenen Hautläsionen mit den Boeckschen Zeichen und bestimmten Veränderungen an Lymphknoten, Skelett und Eingeweiden zusammen; die ehemalige »Sarkoïdose« wird so zu seiner »lymphoreticulosis benigna« (benigne generalisierte Granulomatose), dem heute als Besnier-Boeck-Schaumannschem Syndrom (1889—1899) bekannten Leiden.

Im Zusammenhang mit den Infektionskrankheiten hatte Pasteur unbeirrt an seiner Vorstellung festgehalten, man könne gegen sie mehr oder weniger empfindlich sein, und er hatte bereits das Wort Prädisposition benutzt. Kannte man nun einmal die Erreger, so blieben doch noch viele Erscheinungen rätselhaft. Ein wenig wurde der Schleier durch die Entdeckung der Anaphylaxie durch Richet und Portier (1903) gelüftet. Man wandte sich daraufhin der Untersuchung der Allergie und der Kolloidoklasie zu, zweier Erscheinungen, die für die Hautkrankheiten besonders wichtig sind. Die nun folgenden dermatologischen Arbeiten förderten nicht nur das Verständnis der Dermatosen,

Abbildung 1661 (oben links) Dermatitis atrophicans chronica. Präparat aus dem histologischen Museum des Hôpital Saint-Louis. Photographie aus: Atlas de dermatologie *von P. de Graciansky, S. und M. Boulle, Paris, 2. Ausg., 1968. (Paris, Bibl. der Alten Med. Fakultät)*

Abbildung 1662 (oben rechts) Hautläsionen bei Besnier-Boeck-Schaumannschem Syndrom. Photographie aus dem oben genannten Atlas de dermatologie. *(Paris, ibd.)*

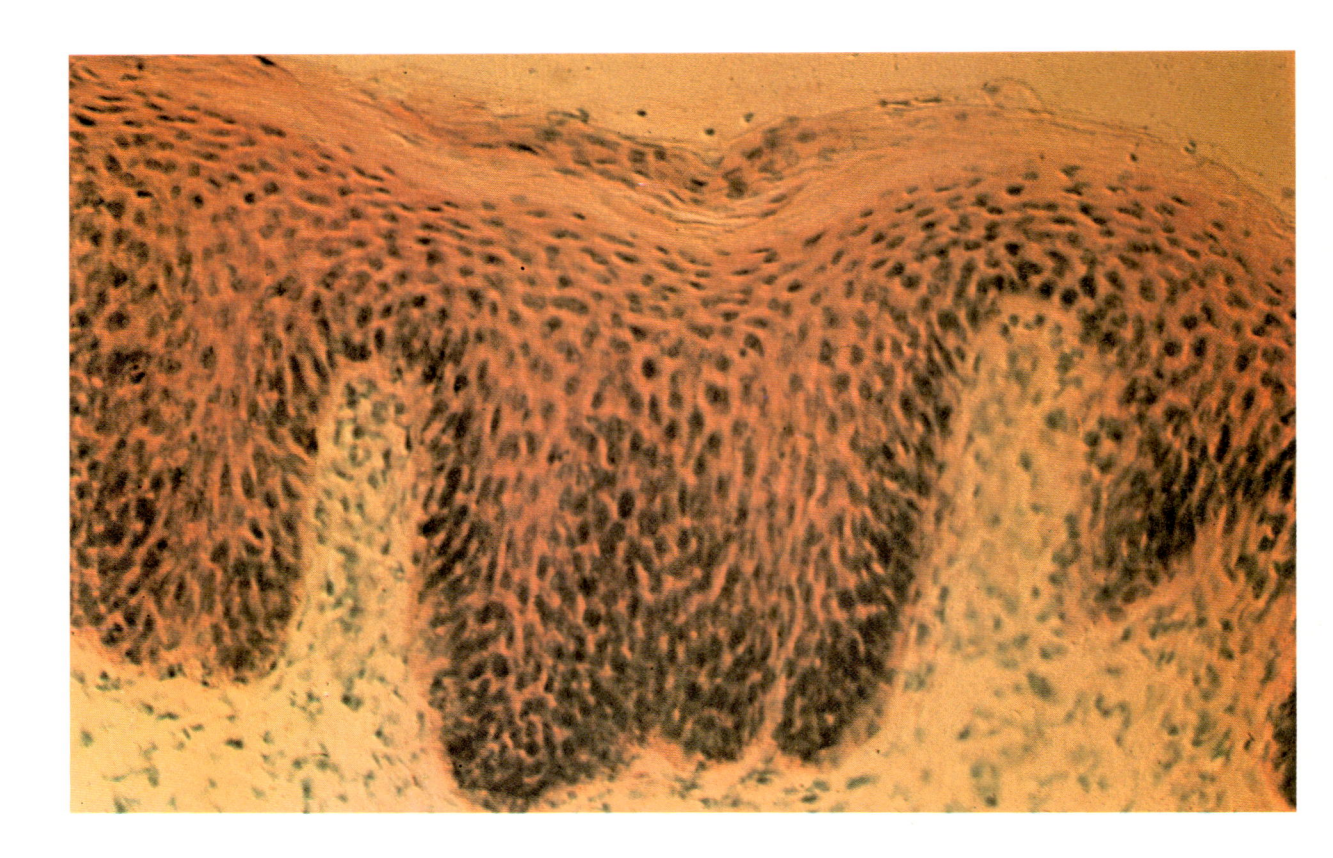

Abbildung 1663
Schnitt durch die Epidermis.

sondern brachten auch Licht in viele allgemeinmedizinische und biologische Probleme. In Frankreich richtete man einige Lehrstühle für »Haut- und allergische Krankheiten« ein.

Seit dem ausgehenden 19. Jahrhundert haben diese Erkenntnisse allmählich die Medizin und Dermatologie in neue Bahnen gelenkt. Zwei Werke, wahre »Denkmäler« der Dermatologie, fassen das zeitgenössische Wissen zusammen. Es handelt sich einmal um das *Handbuch der Haut- und Geschlechtskrankheiten,* herausgegeben 1927 bis 1931 unter der Leitung von J. Jadassohn und Julius Springer; es besteht offiziell aus 23 Bänden, tatsächlich jedoch aus 41; hohen Wert haben für uns vor allem die erschöpfenden Literaturangaben am Ende der Kapitel. Das zweite wichtige Buch ist die achtbändige *Nouvelle pratique dermatologique* (Masson, Paris 1936) von Darier, Sabouraud, Gougerot, Milian, Pautrier, Ravaut, Sézary, Clément-Simon und zahlreichen Mitarbeitern.

Vor ungefähr dreißig Jahren begann ein Prozeß, der zum Umsturz vieler allgemeinmedizinischer und dermatologischer Auffassungen führte. Technische Errungenschaften wie Elektronenmikroskop, Endoskopie, Fibroskopie und Fachgebiete wie klinische Chemie, Zellularchemie und insbesondere Immunologie ermöglichten neue Fortschritte.

Bei seinen Untersuchungen über die Keloide (bestimmte Hautgeschwülste) überraschte es Pautrier, anstelle des erwarteten harten, sklerotischen Gewebes ein offenbar junges Bindegewebe voller Interzellularsubstanz vorzufinden. Da ihm außerdem auffiel, daß die Pick-Herxheimersche Krankheit im Elsaß viel häufiger als im restlichen Frankreich vorkam, begann er, sich besonders für das Bindegewebe, seine pathologischen Veränderungen und Krankheiten zu interessieren. 1929 faßte er sie unter dem Überbegriff »Krankheiten des Kollagens« oder »Kollagenosen« zusammen und schrieb: »Die Läsionen scheinen mehr die Interzellularsubstanz in ihrem physikalischen und chemischen Aufbau als die zellulären Begleitstrukturen zu betreffen.« Zur »Zellularpathologie« Virchows gesellte sich damit die »Interzellularpathologie«, wie R. Laurent meinte. Der Amerikaner Klemperer führte innerhalb dieser beiden Bereiche eine Reihe Untersuchungen durch (1941—1942); dabei hielt er es offenbar für notwendig, sie gemeinsam in »Connectivitis« umzutaufen.

Zu den Kollagenkrankheiten rechnete Pautrier, Direktor der Straßburger Klinik, Atrophien, Pseudoxanthema elastica, Kolloidentartung im Korium, Sklerodermien und alle sklerodermieähnlichen Erscheinungen, die sich in einer speziellen Art begrenzter oder generalisierter Hautverhärtung äußern. In dieser Gruppe nimmt der chronische Lupus erythematodes eine besondere Stellung ein, zunächst durch die mit ihm einhergehenden charakteristischen Hautveränderungen, aber noch mehr als akute Form, sodann Lupus erythematodes disseminatus genannt. Letzterer breitet sich im ganzen Körper aus, verursacht Gelenkbeschwerden und Erkrankungen der inneren Organe und zeichnet sich

Abbildung 1664
»Die Krätze«. *Stich aus dem bereits zitierten* Album comique de pathologie pittoresque (s. S. 1565).
(Paris, Bibl. der Alten Med. Fakultät)

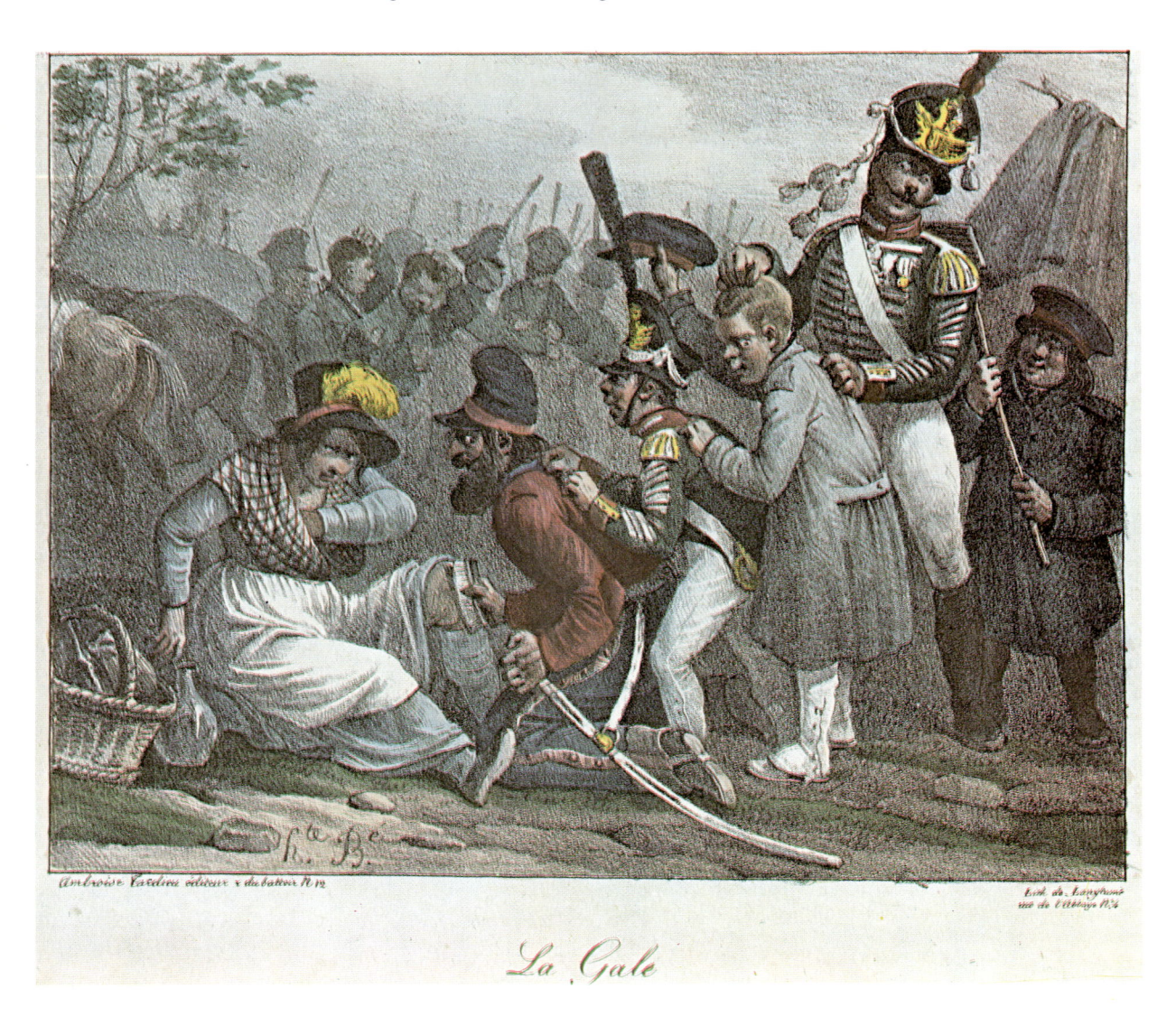

überdies durch ein eigenes biologisches Syndrom sowie seine ungünstige Prognose aus. In Frankreich nennt man diese Form daher auch »lupoviscérite«. Ätiopathogenetisch hat man es hier mit einem Bild zu tun, das an Polyarthritis rheumatica, gewisse Nephritisarten, Schilddrüsenerkrankungen, Krebs und Leukämie erinnert.

Vielleicht spielt ein solcher Prozeß auch beim Altern eine Rolle? Man erörtert jedenfalls Begriffe wie Autoimmunität oder Autoaggression und will sie als »Mißgriff«, als »Irrtum« des Organismus verstehen, der folglich seine Abwehrtruppen blind gegen sich selbst marschieren läßt. Begnügen wir uns jedoch mit der Feststellung, daß diese Form des Lupus zukünftigen Dermatologen noch viele Rätsel aufgeben wird.

Um die Biologie des Bindegewebes besser in den Griff zu bekommen, schlugen J. Uitto und Prockop 1975 vor, die Bezeichnung Kollagenosen auf diejenigen Affektionen zu beschränken, bei denen Anomalien auf molekularer Ebene nachgewiesen werden können.

Es lassen sich so zum Beispiel genotypisch vererbbare Krankheiten gruppieren, die scheinbar nichts Gemeinsames haben. Dies gilt u. a. für das Ehlers-Danlos-Syndrom, welches durch übermäßige Elastizität der Haut, genannt *Cutis laxa,* charakterisiert ist, und die Lobsteinsche Krankheit, die man auch »Glasknochenkrankheit« umschreibt. Weiter gehört zu dieser Gruppe das Marfan-Syndrom, dessen typische Merkmale Spinnengliedrigkeit infolge von Knochendystrophie und diverse angeborene Mißbildungen, u. a. des Herzens und der Augen, sind. Wahrscheinlich wird man zu diesen Leiden auch erworbene Krankheiten zählen müssen, welche diejenigen Enzymsysteme durcheinanderbringen, die am Aufbau des Bindegewebes beteiligt sind.

Einige erst vor kurzem beschriebene genetische Krankheiten, u. a. der Haut, haben als Ursache Enzymdefekte. So kennt sowohl die Medizin als auch die Dermatologie heute Krankheiten oder Syndrome, die auf fehlenden, unzureichend vorhandenen oder falsch zusammengesetzten Enzymen beruhen.

Immer neue Technologien bestimmen heutzutage die Gesellschafts- und Industriestrukturen. Die Medizin bekam durch sie ein zuvor unbekanntes Aufgabengebiet, nämlich die Berufskrankheiten. Merkwürdig modern erscheint uns in diesem Zusammenhang Ramazzinis (1633—1714) 1700 verfaßte Abhandlung *De morbis artificum diatriba,* in welcher der Autor minutiös und objektiv auf die Umstände eingeht, unter denen ein Beruf Dermatosen auslösen kann, und so bereits die Grundlagen für eine Berufsdermatosenkunde schafft.

Dermatologie und Schönheit

Das Bestreben der Frauen, aber auch der Männer, sich künstlich größere Schönheit zu verschaffen, ist uralt. Schon in der Antike interessierte man sich für Kosmetik. Einige Ärzte schrieben Bücher über sie, andere zeigten ihr die kalte Schulter.

1806 veröffentlicht Dr. Garon das Buch *La Toilette des dames ou Encyclopédie de la beauté;* es handelt sich um ein Resümee der damaligen Prinzipien der Schönheitspflege, beurteilt vom Standpunkt des Mediziners aus. Bemühungen um die Schönheit gehören zu dieser Zeit allerdings noch zu den Privilegien einer Minderheit.

Nach dem Ersten Weltkrieg entwickelte sich offenbar ein Bedürfnis nach körperlicher Vollkommenheit. Der erste Kongreß für »ästhetische« Chirurgie fand 1930 statt.

Ästhetik ist eigentlich die Lehre vom Schönen als Teilbereich der Philosophie. Wir müßten allerdings hinzufügen, daß das Wort »ästhetisch« in der Umgangssprache regelwidrig mit »schön« gleichgesetzt wird. Lassen wir es aber dabei bewenden!

»Ästhetisch« auszusehen ist anscheinend eine Hauptsorge des modernen Menschen. Mit den neuen Lebensbedingungen haben sich auch die Ansichten über Hygiene gewandelt. Arm und reich, Mann und Frau: Alles ruft heute nach mehr Lebensqualität. Selbstverwirklichung ist kein Luxus mehr. Die Kosmetik und alles, was mit ihr zusammenhängt, haben zu einer wahren sozialen und ökonomischen Revolution geführt. Ständig mehren sich Kosmetikerinnen, Schönheitsinstitute, Kosmetikhersteller und — die entsprechenden Dermatosen.

Henri Thiers, Honorarprofessor in Lyon, fand überhaupt nichts dabei, 1974 alle, die sich für diese neuen Zweige der Medizin interessierten, zum »Symposium de cosmétique esthétique« in die Parfümstadt Grasse einzuladen. Der Erfolg war so groß, daß man beschloß, künftig jedes Jahr eine solche Tagung abzuhalten. Im Mai 1975 fand in Ajaccio der erste »Congrès national de Médecine esthétique« Frankreichs statt. Das *Journal de médecine esthétique* ist das offizielle Organ der »Société française de Médecine esthétique« und auch gleichzeitig der entsprechenden internationalen Union.

Abbildung 1665
Sklerodermie. **Photographie** *aus:* Atlas de dermatologie *von P. de Graciansky, S. und M. Boulle, 2. Ausg., Paris 1968. (Paris, Bibl. der Alten Med. Fakultät)*

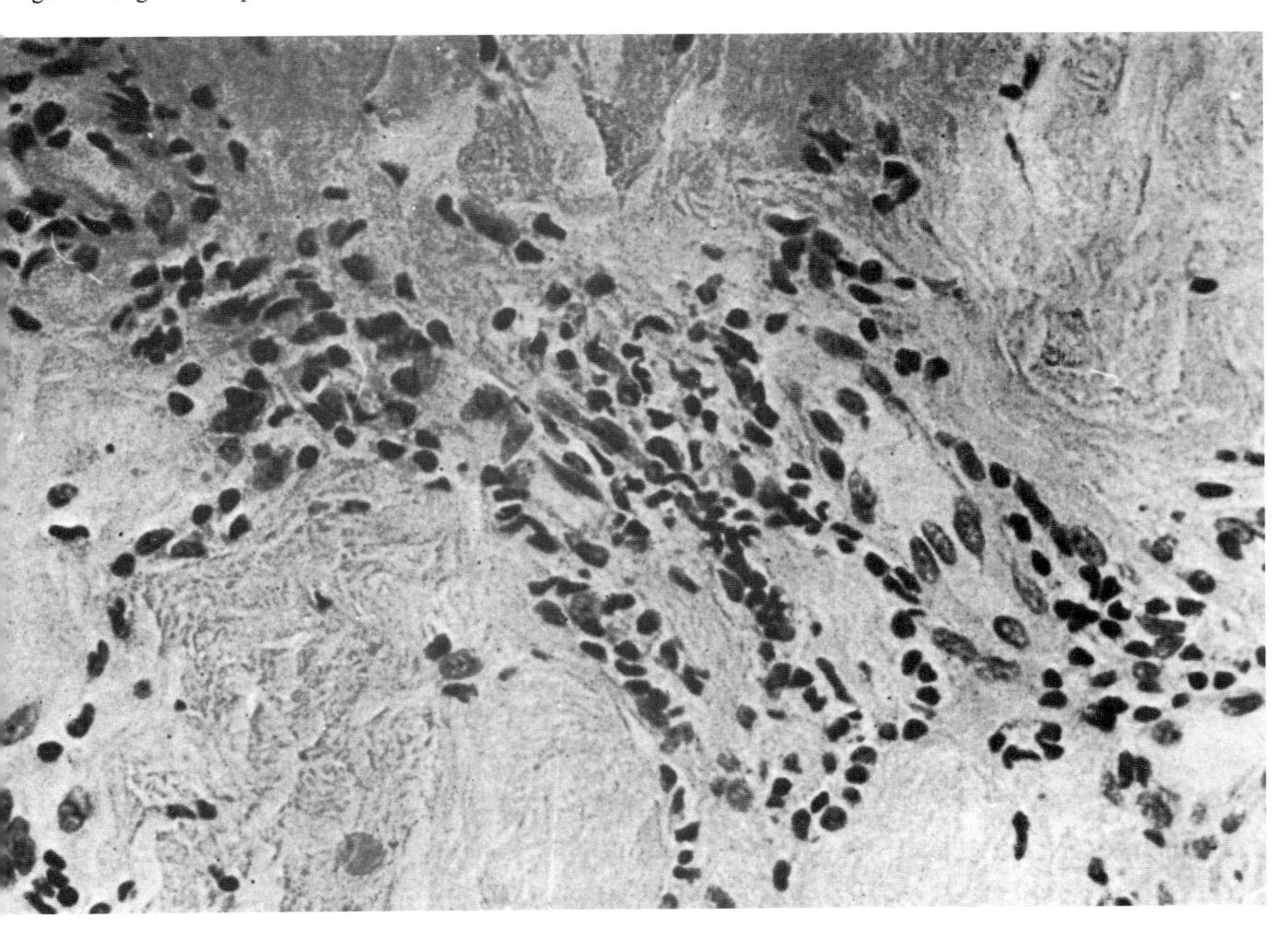

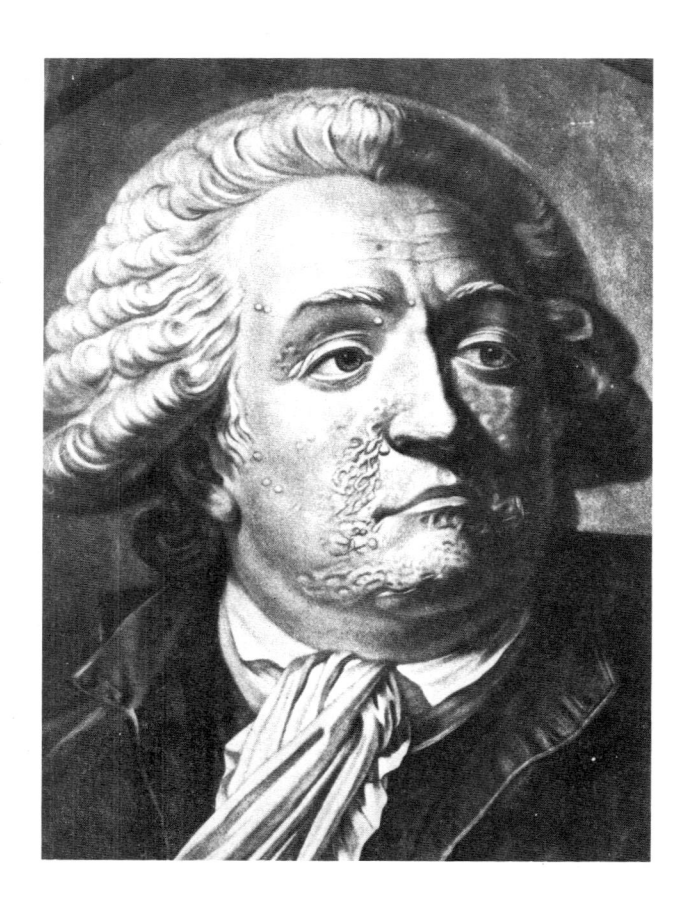

Abbildung 1666
Honoré-Gabriel de Mirabeau (1749—1791). Stich des ausgehenden 18. Jh.s. (Paris, Museum Carnavalet) Als Dreijähriger erkrankte Mirabeau an den Blattern. Man behandelte ihn mit einer mörderischen Salbe, die sein Gesicht wie dasjenige eines Schwerverbrannten für immer entstellte.

Seit der Jahrhundertwende hat die dermatologische Therapeutik so viele Fortschritte erzielt wie nie zuvor. Sobald die Therapie mit Röntgen- und Radiumstrahlen technisch genügend ausgereift war, führten sie Sabouraud und Belot sowie Danlos in die Dermatologie ein. Auch spezielle Techniken wurden erarbeitet, z. B. die Lichttherapie des Dänen Niels Ryberg Finsen (1860—1904) zur Behandlung der Hauttuberkulose und die Radiotherapie mit massiven Strahlendosen aus kurzem Abstand (Chaoul). Eine der neuesten Errungenschaften ist die Elektrontherapie. Immer neue Medikamente werden speziell für Hautkrankheiten entwickelt. Während des Krieges von 1914—1918 konnte man das Chrysarobin, ein »Reizmittel« (gegen Favus), nicht mehr herstellen, da es sich um ein Pulver vom südamerikanischen Baum Andira araroba handelte; die Chemiker der Firma Bayer synthetisierten daher das Dioxyanthranol, bekannt als Cignolin. Die Therapeutik der Hautkrankheiten profitierte natürlich nebenher von allen modernen Neuerscheinungen wie Hormonen und Vitaminen. 1942 findet Charpy *die* Methode zur Behandlung der Hauttuberkulose, indem er starke Dosen Vitamin D_2 verschreibt, wenn nicht gar Sulfonamide, Antibiotika, Cortison oder karyolytische Mittel.

Heute ist die Dermatologie ein bestens organisiertes Fachgebiet, das auf Beobachtung und wissenschaftlich erarbeiteten Erkenntnissen basiert. In Frankreich erscheinen zwei fundamentale Veröffentlichungen; die zweibändige *Dermatologie* von R. Degos und die drei *Dermatologie*-Bände von A. Touraine als Teil der *Encyclopédie médico-chirurgicale* (35 Bde.), gegründet von A. Lafont. Zu dieser Enzyklopädie erscheinen regelmäßig Ergänzungshefte oder lose Blätter, in denen über die neuesten Fortschritte der Dermatologie berichtet wird. Überdies verfügt die Lehre von den Hautkrankheiten über eine Infrastruktur aus Publikationen, Zeitschriften, Berufsverbänden und Kongressen (der erste internationale dermatologische Kongreß fand 1889 in Paris statt), um nur eine Auswahl zu nennen. Dank der modernen Farbphotographie bringen es die Illustrationen in den Lehrbüchern heute praktisch zur Vollkommenheit. Als Beispiel möge der zehnbändige *Atlas de dermatologie* von P. de Graciansky, S. und M. Boulle dienen. Er erscheint seit 1952.

Die Häufigkeit der Hautkrankheiten scheint ständig zuzunehmen. Es handelt sich dabei vor allem um Kontaktdermatosen, Berufskrankheiten und »iatrogene« Affektionen, die zum Teil auf Selbstmedikation, aber manchmal auch auf übermäßigen ärztlichen Verordnungen beruhen.

Eine kritische Anmerkung sei uns hier erlaubt. Neben den Untersuchungen über die Krankheiten, ihre Ursachen und Behandlung erscheint es unerläßlich, eine einheitliche Terminologie zu entwickeln. Auf dem Budapester Kongreß (1936) hatte Louis Nekam eine Kommission eingesetzt, die sich mit diesem Problem beschäftigen sollte. Leider ist die »Dermatologensprache« immer noch nicht endgültig geregelt. So hat man beispielsweise alte, bildhafte Ausdrücke wie die Alibertsche »Asbestflechte« durch nicht unbedingt glücklichere Neologismen wie »Parakeratose« ersetzen wollen. Nun bezeichnet dieses Wort zwar eine klinische Läsion, aber, wenn man die Histologie berücksichtigt, auch einen mehr oder minder pathologischen Zustand der Epidermis. Einige Dermatosen haben ein halbes Dutzend Namen. Ohne eine präzise Fachsprache kann jedoch keine Wissenschaft auskommen.

Hier gibt es für die Dermatologen also noch viel zu tun. Wir schließen uns im übrigen Paul Laugier an, der, als er 1976 zum Präsidenten der Société française de Dermatologie gewählt worden war, seine Einstandsrede mit der leicht abgewandelten berühmten Devise der Jesuiten schloß, ohne daß man ihm gotteslästerliche Hintergedanken unterstellen sollte:

A.M.D.(ei)G.
Ad Maiorem Dermatologiae Gloriam

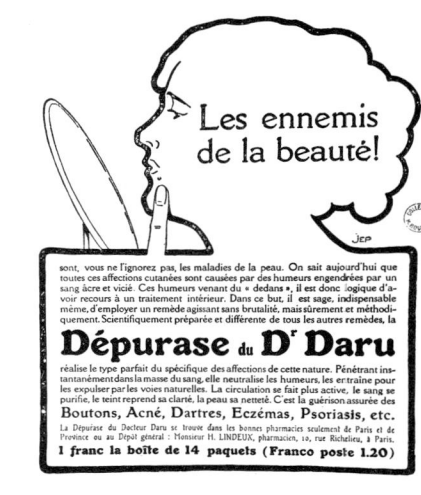

Abbildung 1667
Werbeanzeige für »Dr. Darus Depurase gegen die Schadstoffe im vergällten und verdorbenen Blut«, veröffentlicht im Petit Journal, Suppl. ill., *1. Dezember 1912.*
(Paris, Nationale Pharmazeutenschaft, Sammlung Bouvet)

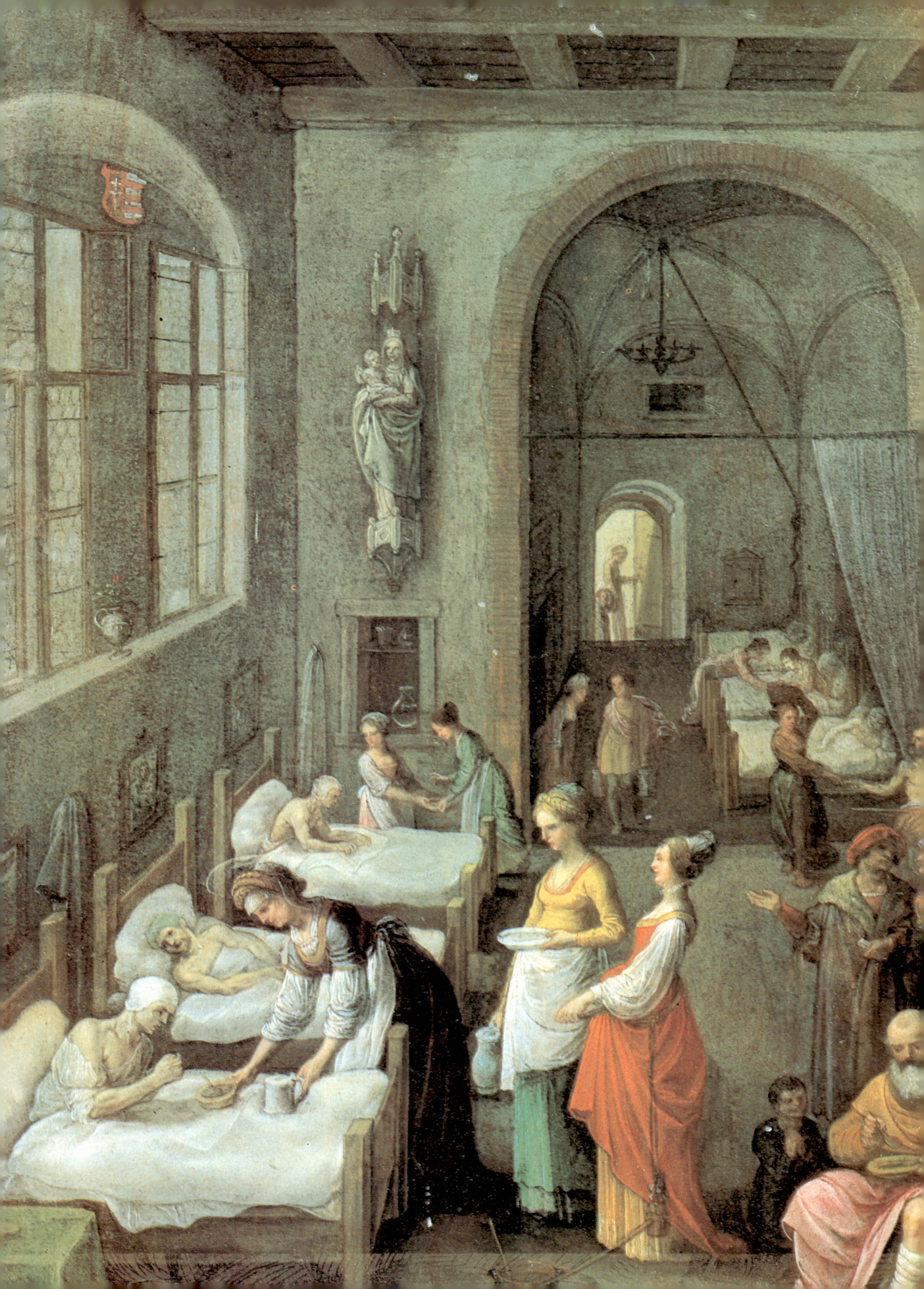

Geschichte des Hospital- und Krankenhauswesens im deutschsprachigen Raum

Von den ersten Hospitälern zur Zeit der Völkerwanderung bis zu den Universitätskliniken der Gegenwart

von Axel Hinrich Murken

Einführung

Kaum eine andere Wohlfahrtseinrichtung ist im Laufe der Jahrhunderte seiner Entwicklungsgeschichte ständig so vielfältigen Einflüssen ausgesetzt gewesen und so sehr in aller Munde geblieben wie das Krankenhaus. Politische, medizinische, ökonomische und nicht zuletzt soziale Überlegungen und Meinungen haben diese öffentliche Institution mitgestaltet, sie immer neuen Wandlungen unterworfen und schließlich zu einem festen Bestandteil unserer abendländischen Zivilisation werden lassen. Darüber hinaus spiegeln sich in keinem anderen Bereich unserer Vergangenheit Glanz und Elend unseres sozialen Verhaltens und unserer humanen Einstellung so sehr wie in der baulichen und organisatorischen Konzeption des Hospitals und später des Krankenhauses.

Ohne die Kenntnis der historischen Entwicklung des Hospital- und Krankenhauswesens mit seinen verschiedenartigen kulturgeschichtlichen Verknüpfungen wäre auch die Geschichtsschreibung der europäischen Städte mit ihren vielfältigen kulturellen Errungenschaften unvollkommen. Schon im frühen Mittelalter hatte man erkannt, daß man mit Hilfe von Hospitälern, Isolieranstalten und Seuchenasylen nicht nur der tätigen Nächstenliebe eine effektvolle Wirkungsstätte schaffen konnte, sondern dadurch auch hygienische Möglichkeiten zum Schutz der Bürger in den wachsenden Städten zur Verfügung hatte. Später, im hohen Mittelalter, konnte man vor dem Hintergrund so gefürchteter Seuchen wie der Pest oder Lepra in solchen abgesonderten, ärztlich überwachten Baukomplexen die Infektionskranken isolieren, kontrollieren und zugleich auch neue praktische medizinische Erfahrungen gewinnen.

Abbildung 1668 (gegenüber)
Blick in den Krankensaal eines Bürgerhospitals in Frankfurt am Main Ende des 16. Jh.s. Im Vordergrund wird ein Kranker von der hl. Elisabeth und zwei Begleiterinnen versorgt. Rechts hinter einem sitzenden Kranken berät der Arzt eine Angehörige. Ölbild von Adam Elsheimer 1598. Wellcome-Institut of the History of Medicine, London.

Nachdem die Renaissance und der Barock sich dadurch ausgezeichnet hatten, daß sie beiderseits der Alpen großartige Hospitalanlagen errichteten, bei denen die Gebäude für die Kranken von hervorragenden Baumeistern und Künstlern der damaligen Zeit entworfen und ausgestattet worden sind, blieb es eigentlich erst der Epoche der Aufklärung im 18. Jahrhundert vorbehalten, das bisherige Wohlfahrtswesen und die Armenpflege durch die Schaffung von besonderen Anstalten für akut kranke Menschen wesentlich zu bereichern.

Die Krankensäle der Hospitäler, die im Laufe des Mittelalters und der Renaissance von Pfründnern belegt und räumlich zurückgedrängt worden waren, verselbständigten sich in der humanen Epoche des aufgeklärten Absolutismus und begannen eine eigene Entwicklung. Daneben wandelten sich in diesem Jahrhundert die Pesthäuser von gefängnisartigen Baukomplexen zu ärztlich geleiteten Behandlungsstätten. Vor allem aufgrund staatlicher Initiativen kam es zum Bau großer Staatskrankenanstalten. Dies geschah in der glanzvollen Zeit des Vorabends der Französischen Revolution, die das Naturrecht des Menschen auf ihre Fahnen geschrieben hatte, als die Verelendung des Proletariats in den europäischen Großstädten wie Berlin, London, Paris, Wien oder Zürich immer verheerendere Ausmaße annahm. Man kann mit Recht sagen, daß im 18. Jahrhundert die Geburtsstunde des allein für heilbare Patienten bestimmten Krankenhauses im kommunalen und die der Klinik (mit zusätzlichen Ausbildungsmöglichkeiten) im staatlichen Bereich schlug. Diese beiden neuen Wohlfahrtsinstitutionen entfalteten sich nun neben dem in seinen Funktionen für die industrielle Stadtkultur überalterten Hospital.

Im Laufe des 19. Jahrhunderts entwickelten sich diese Anstalten für Kranke, die dort auf absehbare Zeit stationär behandelt wurden, zu einer medizinisch optimalen Pflegestätte mit besonderen baulichen, administrativen und hierarchischen Strukturen für kranke Bürger aller Bevölkerungsschichten. Die besten Ärzte ihrer Zeit zog es zur Krankenbetreuung und medizinischen Forschung in diese karitativ-sozialen Einrichtungen, in denen der Verlauf der Krankheiten besser als je zuvor überwacht, sogar statistisch analysiert und für den Fortschritt der Heilkunde ausgewertet werden konnte. Schon in der Biedermeierzeit machten sich viele Universitäten in Mitteleuropa die naheliegenden Forschungs- und Unterrichtsmöglichkeiten im Krankenhaus zunutze und gliederten solche Heilanstalten allmählich ihrem Ausbildungsbetrieb ein. Damit hatte sich gleichsam die Klinik fest etabliert, die sogar drei Funktionen unter einem Dach vereinigte: die Heilung von Kranken, die medizinische Forschung und die Ausbildung von angehenden Ärzten. Auf diese Weise bereitete man auch den fruchtbaren Boden für die Differenzierung der klinischen Medizin, die seit der zweiten Hälfte des 19. Jahrhunderts ungeahnte Heilerfolge und Forschungsergebnisse aufweisen konnte. In dem kurzen Zeitraum von drei Generationen sollte sich seit dieser Zeit das Leben des Durchschnittsbürgers fast um das Doppelte verlängern, nicht zuletzt dank der ständigen Verbesserung der stationären Krankenversorgung.

Heute ist das Wort »Klinik« oder »Klinikum« gebräuchlich und verdrängt den Begriff des Krankenhauses immer mehr. Es gibt bezeichnenderweise im täglichen Sprachschatz für ein Medikament, ein kosmetisches Präparat oder hygienische Körperpflegemittel kein größeres Gütesiegel als den Vermerk »klinisch getestet«. Zu keiner anderen Zeit stand der sogenannte »Mann auf der Straße« so sehr mit der Klinik oder dem Krankenhaus und seinen verschiedenartigsten Problemen in Berührung wie in der Gegenwart. Das bezeugt nicht nur die Tatsache, daß fast jeder Erdenbürger in Mitteleuropa in einem Krankenhaus das Licht der Welt erblickt und jeder zweite hinter den Mauern dieser Anstalten seine letzten Stunden erlebt, sondern auch die immer höheren Subventionen für diese kostspieligen Einrichtungen, zu denen jeder Steuerzahler beizutragen hat, machen diesen Sachverhalt bewußt.

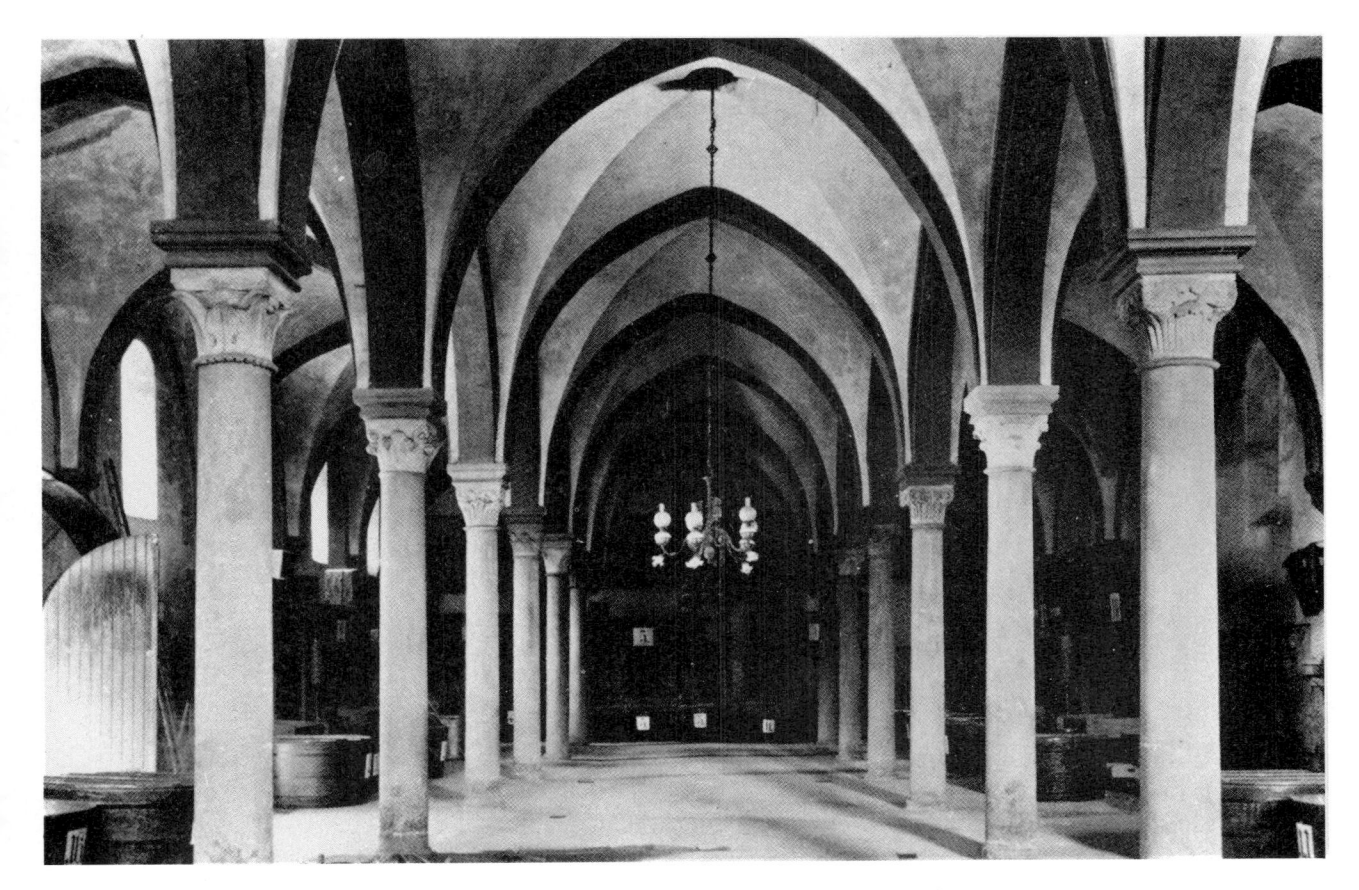

Die Bedeutung des Krankenhauses im Alltagsleben des Bürgers mit seiner selbstverständlichen Inanspruchnahme durch jeden von uns spiegelt sich auch in der Vielfalt der heutigen Strukturen und baulichen Konzeptionen des Krankenhauses, die in der Tat vom kleinen Landkrankenhaus bis zum Universitätsklinikum reichen. Besonders im Großklinikum mit seinen vor wenigen Jahrzehnten kaum glaublichen diagnostischen und therapeutischen Möglichkeiten, das unter dem Einsatz von riesigen Geldmitteln wie nie zuvor die öffentlichen Haushalte belastet, hat die lange Krankenhaustradition wohl in dieser Form ihre bis jetzt höchste Entwicklungsstufe erreicht.

Schon melden sich ernstzunehmende Kritiker, die in den heutigen Mammutkliniken die Sackgasse einer zu sehr von der Biotechnik und der Apparatemedizin bestimmten Heilkunde zu erkennen glauben. Vor diesem Hintergrund erscheint es fast zwingend, sich mit der traditionsreichen Vergangenheit dieser Institutionen auseinanderzusetzen. Man kann gar nicht oft genug betonen, wie sehr gerade im Laufe der Jahrhunderte europäischer Geschichte in diesen Häusern einer der besten menschlichen Eigenschaften Ausdruck zu geben versucht wurde: der Barmherzigkeit oder dem, was wir im alten Sinne unter Menschlichkeit verstehen. Das war und ist viel mehr, als es das heutige Schlagwort von der »Humanität im Krankenhaus« meint.

Abbildung 1669
Hospitalhalle im Kloster der Zisterzienser in Eberbach, erbaut Anfang des 13. Jh.s.
Aus: Hermann Josef Roth, Mathematik, Naturwissenschaften, Technik und Medizin bei den Zisterziensern. In: Das Zisterzienser Ordensleben zwischen Ideal und Wirklichkeit. Bonn 1980, S. 171—177, Abb. S. 175.

Die ersten Hospitäler in frühchristlicher Zeit. Bischöfe und Mönchsorden als Pioniere sozialer Institutionen

Abbildung 1670
Ausschnitte aus dem berühmten Bauplan des Klosters St. Gallen, der den Bezirk für die kranken Mönche umfaßt. In der Mitte das »Infirmarium« (infirmus, lat. = schwach, krank) mit besonderem Zugang zur Kirche. Oben rechts: Purgier- und Aderlaßräume.
Mitte: Wohnung der Ärzte mit Apotheke und Zimmer für Schwerkranke. Unten liegt der Kräutergarten.
Stiftsbibliothek St. Gallen. Ms. 1092 (Größe des Plans 112 × 77 cm, Ausschnitt 28 × 77 cm)

Wenn man auf die Anfänge unseres heutigen Krankenhauswesens zurückblickt, erkennt man, daß die ersten sozialen Wohlfahrtseinrichtungen sich im Zusammenhang mit dem aufblühenden Christentum aus der Fremdenherberge, dem »Xenodochium« des vierten nachchristlichen Jahrhunderts entwickelt haben. In diesen Herbergen oder Gasthäusern, deren Tradition ursprünglich, wie es der Name schon sagt, im byzantinisch-griechischen Reich Ostroms begründet worden war, fanden Pilger, Arme, Fremde und Reisende aller Art Unterkunft und Fürsorge. Die Herbergen entstanden in der frühen Völkerwanderungszeit an den belebten Strecken der großen Pilger- und Reisewege nach Byzanz, Ephesos oder Jerusalem und waren in der Regel mit Klöstern, Bischofssitzen oder kaiserlichen Pfalzen in irgendeiner Form verbunden.

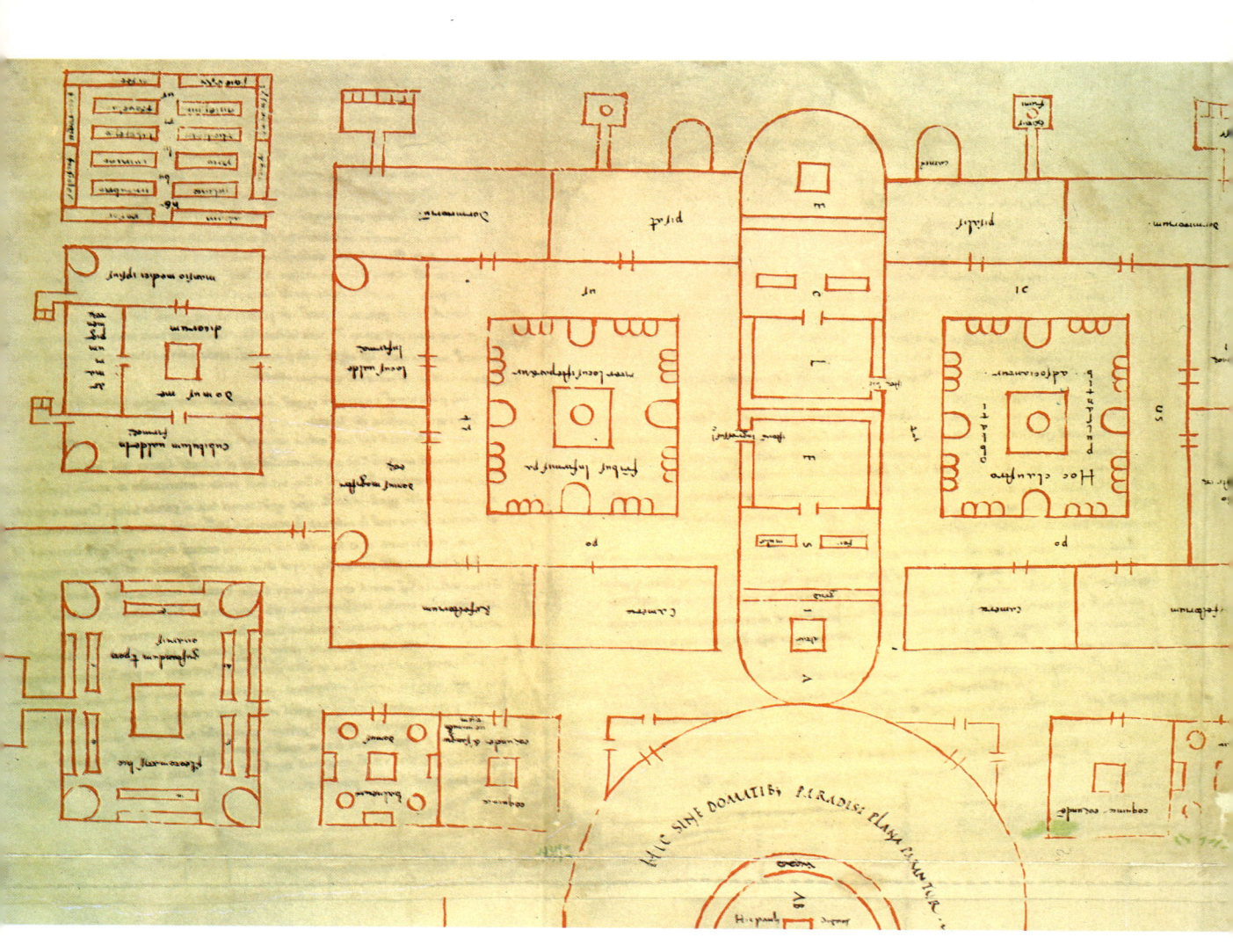

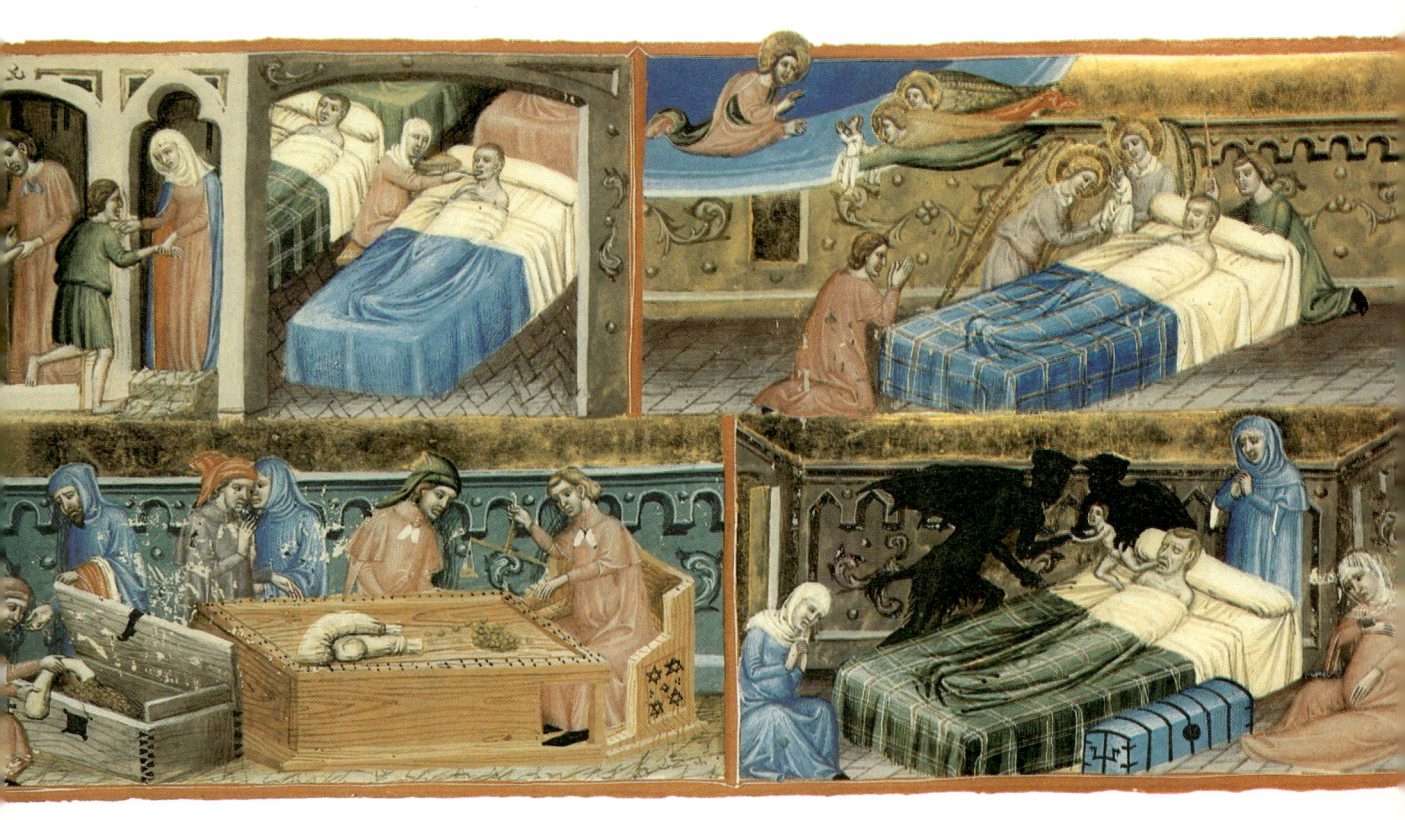

Diese Unterkunftsstätten, für die sich im weströmischen Reich und später im westlichen Abendland nördlich der Alpen nach byzantinischen Vorbildern die Bezeichnung »Hospital« oder »Hôpital« (von lat. *hospitale* = gastlich) einbürgerte, lagen anfangs vor allem an wichtigen Flußübergängen, an den Paßhöhen der Pyrenäen oder der Alpen und vor den Toren der damaligen weltlichen und christlichen Metropolen. Doch schon auf dem Konzil zu Nikeä 325 machte man den Bischöfen die Einrichtung von Xenodochien in ihrem Amtsbereich zur Pflicht, so daß man sie auch innerhalb der Städte finden konnte. Mit der weiteren Ausbreitung des Christentums auf dem Boden der griechisch-römischen Kulturwelt bekamen diese Hospitäler klarere Konturen, und man wies ihnen besondere Funktionen zu. Sie gewannen an allgemeiner Bedeutung, da die bald alle Bevölkerungsschichten erfassende Vorstellung der aktiven christlichen Nächstenliebe gerade diese von Gemeinsinn und Barmherzigkeit getragenen Institutionen der Armenpflege in ihrer Entfaltung förderte.

Die damals sich allmählich stärker entwickelnde Motivation für die »Liebestätigkeit« oder für die »Nächstenliebe«, die sich den armen, verlassenen, kranken und in jeder Hinsicht hilflosen Menschen zuwandte, förderte vor allem den Hospitalgedanken. Daraus entstand eine sozialkaritative Neigung, die die Antike in dieser Form nicht gekannt hatte. Sie beruhte auf einer der wesentlichen Aussagen des Neuen Testamentes, welche im Matthäus-Evangelium (Kap. 25; 35 u. 36) als die sechs Werke der Barmherzigkeit überliefert worden sind: das Atzen (Verköstigen), Tränken und Kleiden der Armen, das Beherbergen der Pilger, die Pflege der Kranken und der Besuch der Gefangenen. Die Ausübung solcher barmherziger Tätigkeiten, die sich an dem Vorbild Christi, dem menschgewordenen Heiland, orientierten, sollten aufgrund der religiösen Vorstellungen nach dem Tode beim Jüngsten Gericht den Ausschlag für die

Abbildung 1671
Die Betreuung und Verpflegung von Kranken lag im Mittelalter vor allem in den Händen religiöser Ordensgemeinschaften. In den mittelalterlichen Hospitälern gab es in der Regel einen großen Krankensaal. Die in Temperafarben gemalten Miniaturen einer mittelalterlichen Handschrift zeigen oben die Aufnahme und Betreuung von Kranken in einem klösterlichen Hospital. Links werden die Männer von einem Ordensbruder, rechts eine Frau von einer Ordensschwester am Hospitaltor empfangen. Das rechte Bild gewährt uns einen Einblick in einen Hospitalsaal mit zwei Kranken, die jeweils allein nackt in einem großen Bett liegen. Eine Pflegerin versorgt einen Patienten mit Breinahrung. Im weiteren Bildzyklus ist in der unteren Hälfte das jüngste Gericht über zwei Verstorbene dargestellt.
(Paris, Nationalbibliothek, Ms. latin. 8846. fol. 106)

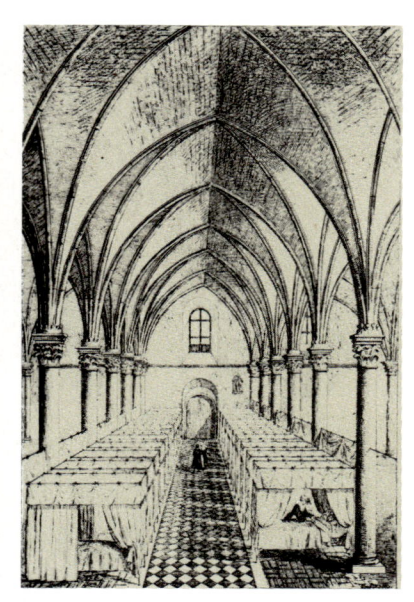

Abbildung 1672
Blick in das St.-Jean-Hospital in Angers (Anjou). Es wurde mit zwei weiteren Krankenhäusern als Zeichen der Sühne für den Mord an Thomas Becket (1117/18—1170) unter Heinrich II. erbaut. Stich aus dem 19. Jh. (Paris, Bibl. des Arts décoratifs)

Erlangung der Seligkeit im Jenseits geben. Für solche Art von tätiger Nächstenliebe bot sich das Hospital als idealer, geschützter Sammelpunkt und als Auffangbecken für die Bedürftigen an. Auch eine solche »wohltätige« Institution ist der Antike unbekannt geblieben. Weder die am Rande der griechischen Asklepiosheiligtümer eingerichteten Heilstätten noch die römischen Valetudinarien für erkrankte Legionäre kann man mit dem christlichen Hospital gleichsetzen. Es waren bestenfalls Vorläufer der Wohlfahrtseinrichtungen des Christentums. Dabei soll nicht verkannt werden, wie sehr man gerade in den Valetudinarien für die römischen Kohorten nördlich der Alpen, von denen wir beispielsweise mittels der Rekonstruktion des Castra vetera bei Xanten eine Vorstellung erhalten, über ein Höchstmaß von zweckmäßigen Einrichtungen für kranke Soldaten verfügte.

Der Weg zu den ersten Hospitälern führt uns, wie schon erwähnt, nach Ostrom, wo das neuartige christliche Handeln mit der kontemplativen griechischen Überlieferung die erste Blüte einer sozial-humanitären Zivilisation hervorgebracht hatte. Es war der Bischof Basilius (329—379), dem man zurecht den ehrenvollen Beinamen »der Große« gab, der vor den Toren seiner Bischofsstadt Caesarea in Kappadokien um 368 n. Chr. einen mehrere Häuser umfassenden Hospitalkomplex gründete. Zu dieser Anstalt gehörten nicht nur besondere Gebäude für die Krankenpflege, sondern auch Herbergen, Armenhäuser und eine Zufluchtsstätte für hilfesuchende Frauen. In jener Zeit tauchte wohl zum ersten Mal für das Gebäude der Kranken in der Hospitalanlage von Caesarea der Name »Nosocomium« (griech. *nosos* = die Krankheit und *komeo* = ich pflege) auf, von dem sich später die deutschsprachige Bezeichnung Krankenhaus ableiten läßt.

Im Laufe des 6. und 7. Jahrhunderts sollten dann nach dem Untergang Westroms die Benediktinermönche das Aufnehmen von Bedürftigen, die Pflege von Kranken und die Fürsorge um die verlassenen Alten und Kinder zu einem wesentlichen Bestandteil ihrer Klosterarbeit und ihres übrigen Tätigkeitsfeldes machen. Die Ordensregeln des hl. Benedikt von Nursia (480—543), die nicht nur für die Versorgung der erkrankten Mönche, sondern auch für die Betreuung von hilfesuchenden Pilgern und Laien einen der Ordensbrüder bereitstellten, verlangten erstmals von ihren Mitgliedern, daß sie sich auch zur Krankenpflege verpflichteten. Diese klösterliche Ordensgemeinschaft trug entscheidend zur Reformation des Mönchslebens bei, das nicht mehr allein der religiösen Meditation, sondern auch praktischer Sozialarbeit dienen sollte. Zugleich waren damit der Hospitalidee neue Impulse gegeben worden, die sich auch bei der Gründung jüngerer Mönchsorden auswirken sollte.

In den folgenden Jahrhunderten des Mittelalters, als die Ottonen und die Staufer in Europa den Ton angaben, kann man es geradezu als charakteristisches Zeichen ansehen, daß die bedeutenden religiösen Ordensgemeinschaften in ihren Klosterbezirken sowohl ein Infirmarium für ihre erkrankten Ordensbrüder als auch eine Herberge für bedürftige Pilger einrichteten. Ein gutes Beispiel für die sich seit dem 8. Jahrhundert entwickelnden Tendenzen zur Differenzierung der Aufgaben des Klosters im Bereich seiner sozialen und krankenpflegerischen Tätigkeiten liefert der ausgefeilte Bauentwurf für das Benediktinerkloster zu St. Gallen in der Schweiz. Man kann wohl diesen frühen, detailreichen Bauplan, der nicht verwirklicht worden ist, als Prototyp für ähnliche Klosteranlagen der Benediktiner in der Epoche der Karolinger und Ottonen ansehen (vgl. S. 1544).

In dem heute noch erhaltenen, fast einen Quadratmeter großen Idealplan kann man sowohl einen Gebäudekomplex als Infirmarium für die Mönche als auch eine Herberge für die Pilger (hospitale pauperum) und eine weitere Unterkunftsstätte für Gäste der Benediktinermönche nachweisen. Besonders interessant ist in diesem Zusammenhang das mitten im Klosterbezirk gelegene Gebäudeareal für die kranken Mönche. Es besteht nicht nur aus verschiedenartig großen Krankenstuben, sondern umfaßt auch ein Aderlaßhaus, einen Heilkräutergarten, ein Arzt- und ein Badehaus. Man könnte schon hier von einem kleinen medizinischen Zentrum sprechen. Diese umfangreiche bauliche Planung für die medizinische Versorgung der Mönche spricht dafür, daß die Benediktiner schon über ein beachtliches Maß an theoretischem und praktischem heilkundlichen Wissen verfügten.

Nach der Gründung des Zisterzienser-Ordens 1098 im französischen Cîteaux (lat. Cistericium) und seinem Gewinn an Bedeutung durch den Abt Bernhard von Clairvaux (1090—1153) sollte vor allem dieser karitativ-sozialen Fürsorge in den Klöstern baulich und organisatorisch noch mehr Aufmerksamkeit geschenkt werden. Noch heute zeigt das Zisterzienser-Kloster Eberbach (erbaut um 1220, s. Abb. S. 1597) eine der schönsten Hospitalhallen des späten Mittelalters in Deutschland.

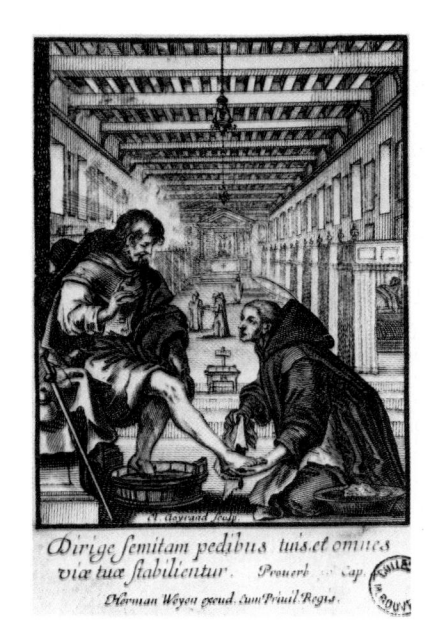

Abbildung 1673
Fußwaschungsszene. Im Hintergrund ein Krankensaal. Stich von Claude Goyrand, 17. Jh.

Die Hospitäler der Ritterorden in Jerusalem, auf Rhodos und auf Malta

Mit den Kreuzzügen (1096—1270) erlebte die weitere Entwicklung des Hospitalwesens und seine Verknüpfung mit der Heilkunde durch die Aktivitäten der während der Kreuzzüge entstandenen ritterlichen Ordensgemeinschaften einen großen Aufschwung. In erster Linie gilt das für die frühen Hospitäler in Jerusalem, die von verschiedenen Ritterorden im 11. und 12. Jahrhundert gegründet wurden. Denn gerade in dieser heiligen Stadt entstanden im Laufe des hohen Mittelalters Pflegeorden, die — wie niemals zuvor in der Geschichte — allein die Krankenpflege auf ihre Fahnen geschrieben hatten.

Als einer der ersten legte der französische Ritter Gérard zusammen mit einigen christlichen Glaubensgenossen im Jahre 1099 seine Kriegsrüstung ab und zog als Ordenskleid den schwarzen Mantel mit einem weißen, achtspitzigen Kreuz an, um den Kranken zu dienen und den Armen zu helfen. Die Tätigkeit dieser karitativen Ritter war an ein Hospital gebunden, nach dem sie sich »Orden der Hospitalbrüder« oder »Hospitaliter« nannten.

Bald bürgerte sich auch die Bezeichnung »Johanniter« für sie ein, da das Hospital nach Johannes, dem Patriarchen von Alexandria, Johanniter-Hospital genannt wurde. Diese Wohlfahrtseinrichtung befand sich in unmittelbarer Nähe der Johanneskirche und war — wohl aufgrund des reichen Landbesitzes der Johanniter in Westeuropa — mit einer Vielzahl von Räumen und Krankenbetten ausgestattet. Die Betreuung der Kranken mit Wundärzten und die Versorgung mit Nahrung, Verbandsstoffen und Medikamenten muß in dem Johanniter-Hospital ausgezeichnet gewesen sein. Der Orden hatte sich Regeln nach dem Vorbild der Benediktiner und Augustiner gegeben.

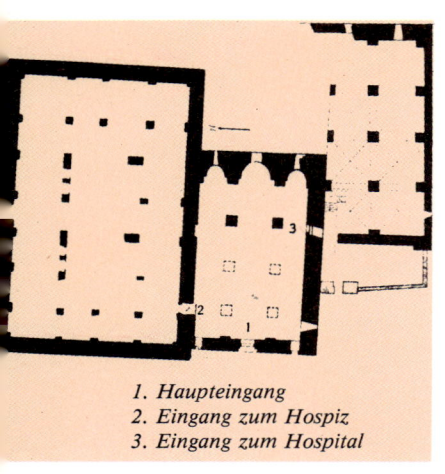

1. Haupteingang
2. Eingang zum Hospiz
3. Eingang zum Hospital

Abbildung 1674
Grundriß des Deutschen Hospitals in Jerusalem (gegr. 1128).
Aus: Norbert Schwake, Die Entwicklung des Krankenhauswesens der Stadt Jerusalem vom Beginn des 19. bis zum Beginn des 20. Jh.s. Herzogenrath 1982, S. 41.

Abbildung 1675
Grundriß vom Obergeschoß des Johanniter-Hospitals auf Rhodos mit dem großen Hospitalsaal. Das Hospitalgebäude, das im Erdgeschoß kleine Läden beherbergte, kann man noch heute in Rhodos besichtigen.
Aus: Adam Wienand, Der Johanniter-Orden. Der Malteser-Orden. Der ritterliche Orden des hl. Johannes vom Spital zu Jerusalem. Seine Aufgabe, seine Geschichte. Köln 1970, S. 273.

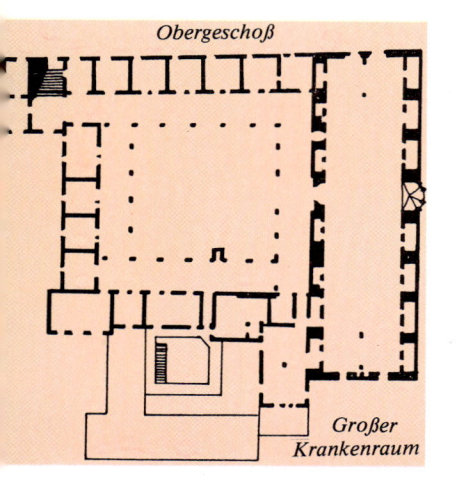

Obergeschoß

Großer Krankenraum

Für die europäische Medizin- und Sozialgeschichte wurden die Johanniter insofern hochbedeutsam, als bei ihnen die Kranken- und Armenpflege der eigentliche Zweck, ja das Rückgrat ihres Zusammenschlusses gewesen war. Ihre Ordensregel mit der damit verbundenen Kranken- und Sozialfürsorge beeinflußte ganz entscheidend die Gründung einer weiteren, für die Krankenpflege später so wesentlichen religiösen Genossenschaft, den Orden der Hospitalbrüder des Heiligen Geistes, von dem noch zu sprechen sein wird.

Schon in seinen ersten Anfängen muß der Johanniterorden in Jerusalem vorbildlich gewirkt haben. Fast modern klingt es, wenn wir in den vom Ordensbruder Roger des Moulins überlieferten Regeln, die 1182 verfaßt worden waren, u. a. lesen, daß zur Betreuung der Kranken und Armen des Hospitals in Jerusalem vier gelehrte Ärzte ernannt wurden, die Urinproben durchführten und den Kranken bei der Einnahme der Heilmittel halfen. Das Hospital verfügte über mehrere Stationen für die Abtrennung nach verschiedenen Krankheitsarten. Ähnlich wie es im gleichzeitig gegründeten Pantokrator-Spital in Byzanz der Fall war, gab es ausführliche Anweisungen und Verordnungen für die Verabreichung von Speisen, Diäten und Heilmittel.

In diesem Zusammenhang muß man gleichfalls an das Deutsche Hospital in Jerusalem erinnern, das eines der bedeutendsten der Kreuzfahrerzeit war. Es soll 1128 von einem Deutschen in der jüdischen und arabischen Glaubensmetropole für deutschsprachige Pilger gegründet worden sein, die nicht französisch oder lateinisch sprachen. Auch diese Krankenpflegestätte, die man in einem zweigeschossigen Hallengebäude untergebracht hatte, war mit einer großen Kirche verbunden, weshalb man es auch als »Hospitale S. Mariae Teutonicorum« bezeichnete. Am Ende des 12. Jahrhunderts stand das Deutsche Hospital in enger Verbindung mit dem 1190 ins Leben gerufenen Deutschen Ritterorden, der sich ursprünglich als Hospitalgenossenschaft im Feldlazarett bei der Belagerung von Akko gebildet und bald die Ordensregeln der Johanniter übernommen hatte. Gerade in diesen für die Glaubensbrüder erstellten Regularien tritt offen zutage, welchen großen Wert sie auf eine adäquate medizinische Versorgung der Kranken in ihren Hospitälern legten.

Nach der Vertreibung der Christen aus dem Heiligen Land verlagerten die Johanniter und der Deutsche Ritterorden ihren Hauptsitz zuerst nach Rhodos und später nach Malta. Seit dem 13. Jahrhundert betrieben sie schließlich ihre Missionsarbeit vorwiegend im mittel- und osteuropäischen Raum. Vor allem die Wohlfahrtsinstitutionen dieser Ritterorden auf Rhodos, Malta und später in den preußischen Ostprovinzen und in Polen mit ihrem hohen Niveau an sanitärtechnischen Einrichtungen haben seit der Blütezeit des Mittelalters einen ganz entscheidenden Einfluß auf zahlreiche Hospitalgründungen in Westeuropa gehabt. Die folgenden historischen Daten über die Hospitäler der Johanniter auf Rhodos und Malta sollten dem Leser vertraut sein: Auf der griechischen Insel Rhodos wurde 1314 mit dem Neubau eines Hospitals begonnen, das man in den Jahren von 1440 bis 1478 völlig renovierte. Noch heute vermittelt dieses Johanniter-Hospital einen glänzenden Eindruck von dem ausgezeichneten Stand der damaligen Krankenpflege, die kranke Männer, Frauen und Kinder gleichermaßen umsorgte.

Zentrum der Johanniter-Hospitäler war der große Krankensaal im ersten Geschoß, der mit Nischen für die Betten versehen war. An der östlichen Schmalseite stand in der Regel der Altar, unmittelbarer Ausdruck der damals so wesentlichen geistigen Tröstung der Kranken. Hatte der Hauptsaal auf Rhodos

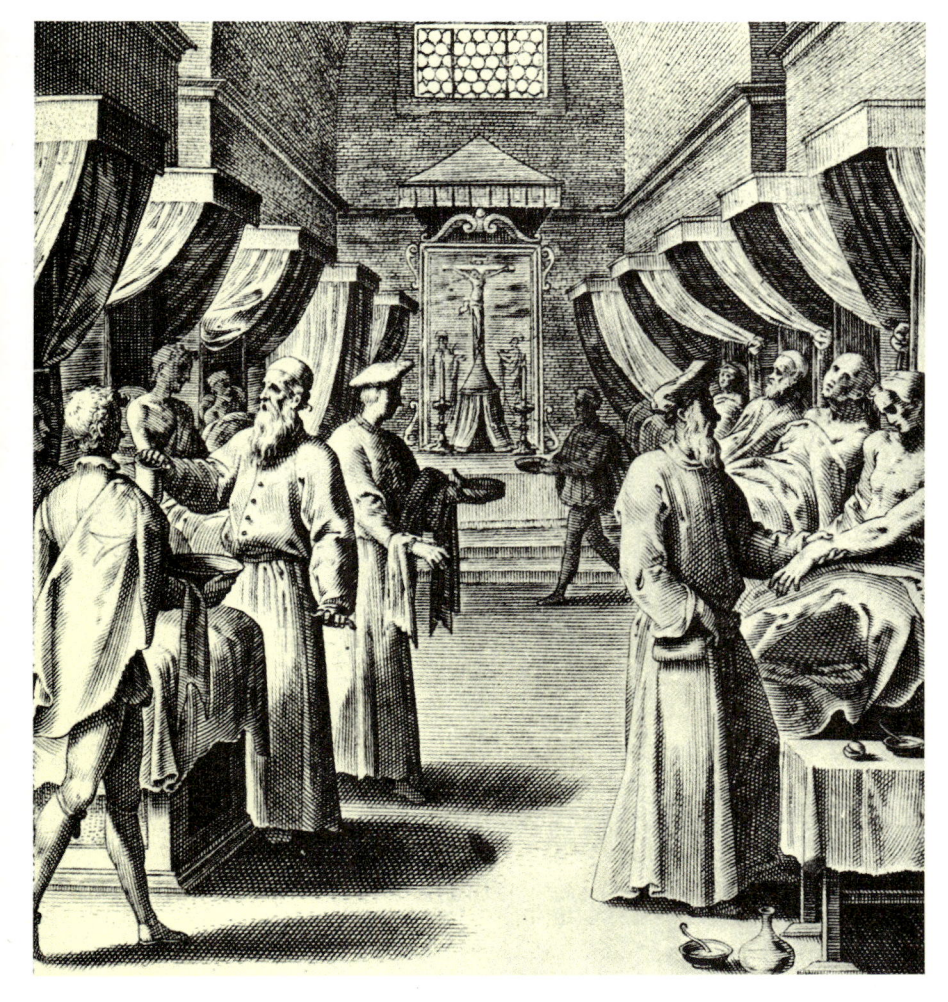

Abbildung 1676
Blick in einen Hospitalsaal des Johanniter-Hospitals am Ausgang des Mittelalters in Valetta auf Malta.
Aus: Adam Wienand, Der Johanniter-Orden. Der Malteser-Orden. Der ritterliche Orden des hl. Johannes vom Spital zu Jerusalem. Seine Aufgabe, seine Geschichte. Köln 1970, S. 269.

etwa eine Grundfläche von 600 Quadratmeter, so umfaßte der Pflegeraum auf Malta fast 1800 Quadratmeter. Das 1578 neuerrichtete Hospital »Sacra infermeria di Malta« hatte damit einen der größten Krankensäle der damaligen Zeit; Fürsten, Ärzte, Geistliche und sensationshungrige Reisende zog diese Attraktion gleichermaßen an. Jeder Kranke hatte ein eigenes Bett und wurde von Ärzten, Wundärzten und sachkundigen Ordensbrüdern betreut. Jeder Ordensbruder mußte sich verpflichten, den Kranken wie einen Herrn zu behandeln: »Aber noch ein weiteres Versprechen legen wir ab, welches sonst niemand leistet: denn ihr versprecht Diener und Sklave zu sein unseren Herren Kranken.«

Die Etablierung der Hospitäler in der mittelalterlichen Stadtkultur

Die in den Ordensregeln der Johanniter vorgezeichnete Behandlung der Kranken — von der Aufnahme über die krankenpflegerische Betreuung im Bett bis zur Entlassung — kann man wohl als typisch für die größeren Hospitäler in den mittelalterlichen Städten ansehen. Deshalb ist es nur zu verständlich, wenn allgemein Beichte und Abendmahl sowie eine erste körperliche Reinigung bei

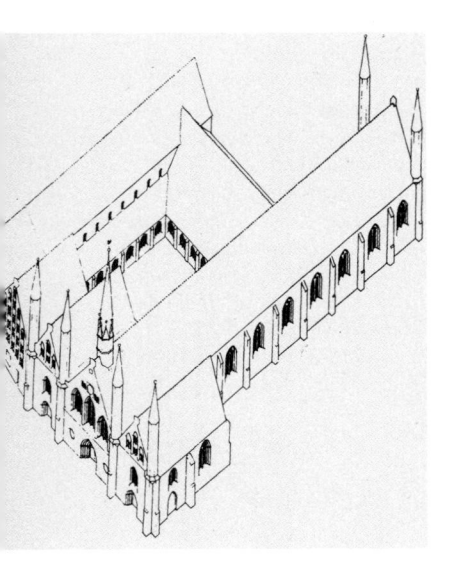

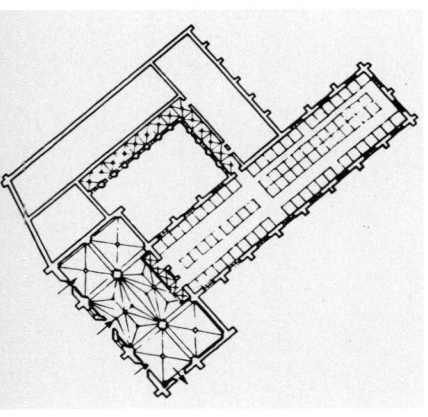

*Abbildung 1677 und 1678
Schrägbild und Grundriß vom
Heiligen-Geist-Hospital in
Lübeck (s. auch Abbildungen
S.1552)
Aus: Ulrich Craemeri, Das
Hospital als Bautyp des
Mittelalters. Stuttgart 1963.*

der Einlieferung der Kranken im Vordergrund standen. Aber gleichzeitig zog man doch einen Arzt hinzu. In der Regel handelte es sich dabei um einen Stadtarzt, der vor allem in Seuchenzeiten die Stadtväter bei ihren hygienischen Vorkehrungen zu beraten hatte. Diese Mediziner verpflichteten sich, den jeweiligen Ordensregeln Folge zu leisten, und sie sollten, so war es 1215 auf dem IV. Laterankonzil bestimmt worden, die Patienten zur Beichte ermuntern.

Die damaligen Ärzte und Heilkundigen hielten sich im allgemeinen an die seit dem 8. Jahrhundert verbreiteten Gesundheitslehren, den »Regimina sanitatum«. In diesen populär-wissenschaftlich zu bezeichnenden Lehrbüchern ging es darum, das Gleichgewicht der auf den menschlichen Körper einwirkenden Kräfte ohne große äußerliche Manipulationen wiederherzustellen. Das verhinderte aber nicht, daß man seit dem 14. Jahrhundert wohl auch in den Hospitälern selbst größere operative Eingriffe vornahm. So kennen wir zahlreiche bildliche Dokumente aus der Zeit der Spätgotik, die sehr ausführlich Beinamputationen darstellen. Sie wurden etwa in den Hospitälern der Antoniter durchgeführt, weil die Erkrankung am Mutterkornbrand, mit dem sich diese Hospitalbruderschaft besonders beschäftigte, die Absetzung eines gangränösen Beines notwendig machte.

Wesentliche Stärkung erfuhr der Hospitalgedanke durch den schon erwähnten Orden der Hospitalbrüder des Heiligen Geistes, der in Südfrankreich gegründet worden war. Dieser Hospitalorden war von Guido von Montpellier Ende des 12. Jahrhunderts ins Leben gerufen worden. Schon 1204 übertrug Papst Innozenz III. (1161—1216) Guido und seiner Gemeinschaft von Laienbrüdern die Leitung des neuerrichteten Hospitals San Spirito in Rom, das eine der berühmtesten Wohlfahrtseinrichtungen des Mittelalters werden sollte. Von den Mutterhäusern in Montpellier und Rom breitete sich der Orden dann in ganz Europa aus. Charakteristisch für die aktive Rolle dieses Hospitalordens war, daß man in der Bevölkerung bald die meisten Hospitäler in den damaligen Städten mit dieser Bruderschaft in Verbindung brachte und danach benannte.

Die Übergabe des Hospitals San Spirito an einen Hospitalorden veranschaulicht, wie die in den Städten gelegenen Hospitäler, die ursprünglich, wie schon angedeutet, im direkten Einflußbereich der Geistlichkeit lagen, sich in dem Maße verselbständigten, je wohlhabender und selbstbewußter das städtische Bürgertum wurde. Noch heute erinnert in Frankreich der Name des »Hôtel-Dieu« an die frühere enge Verbindung mit den Bischofssitzen, und das berühmte Pariser Hospital »Hôtel-Dieu« liegt immer noch wie seit Jahrhunderten neben der Kathedrale »Notre-Dame«. Maßgeblich haben zu dieser Entwicklung die Mönchsorden beigetragen, zu denen später auch weibliche Ordensgemeinschaften oder Laienbewegungen, wie die Beginen, die Augustinerinnen, die Vinzentinerinnen oder die Elisabethinerinnen, hinzukamen.

In fast allen Städten des Mittelalters entstanden jetzt Hospitäler, welche allmählich aus den Händen der religiösen Ordensgemeinschaften, die den Pflegegedanken mit einer klösterlichen Lebensführung verbunden hatten, in die Verwaltung der Kommunen übergingen. Damit löste sich das Hospital endgültig aus der unmittelbaren Verknüpfung mit Institutionen, die ausschließlich religiösen, meditativen Zwecken dienten (Klöstern, Kirchen) und bekam seine eigenen baulichen sowie organisatorischen Strukturen.

Als eines der eindrucksvollsten Hospitäler dieser Zeit ist das Heilig-Geist-Hospital (1267—1286) in Lübeck anzusehen, dessen Gebäudekomplex bis heute erhalten blieb. Schon in der architektonischen Gestaltung der Hauptfassade, die nicht mehr von einer reinen Sakralarchitektur geprägt wurde, bildet dieses Hospitalgebäude einen deutlichen Markstein in der Geschichte des mittelalterlichen Hospitalbaues. Die drei Giebel der Hauptfront flankierte man jeweils mit zwei hochgezogenen Türmen, die der Eingangsseite inmitten des Stadtbildes heute noch etwas Monumentales und Wehrhaftes verleihen. Hinter der Fassade legte man einen schmalen, rechteckigen Raum an, an den sich dann der eigentliche Krankensaal anschloß. Der heutige Längsbau hat eine Länge von 88 und eine Breite von 14 Metern. Ursprünglich befanden sich in diesem Hospitalsaal wohl vier Bettreihen. Doch ist bisher die Baugeschichte des Lübecker Hospitals nicht restlos geklärt, so daß manche Fragen, wie etwa die nach der Zahl der Betten oder der Lage der Hospitalkirche, die in der Regel bis zum 18. Jahrhundert in den Hospitälern unmittelbar mit dem Krankensaal räumlich verbunden war, noch offen sind. Die in Lübeck verwirklichte Grundform des Hospitalbaues mit dem großen Kranken- bzw. Pfründnersaal, der die ganze Breite des Längsbaues einnahm, wurde bis weit ins 16. Jahrhundert im deutschsprachigen Raum beibehalten. Wir finden ihn vor allem im süddeutschen Raum und in Österreich in vielen Heiliggeist- oder Bürgerhospitälern wieder. So sei nur an die großartigen, in der Spätgotik noch erweiterten Hospitalanlagen von Nördlingen (gegr. 1233), Rothenburg o. T. (gegr. 1337), Dinkelsbühl (gegr. 1383) oder Braunau am Inn (gegr. 1417) erinnert.

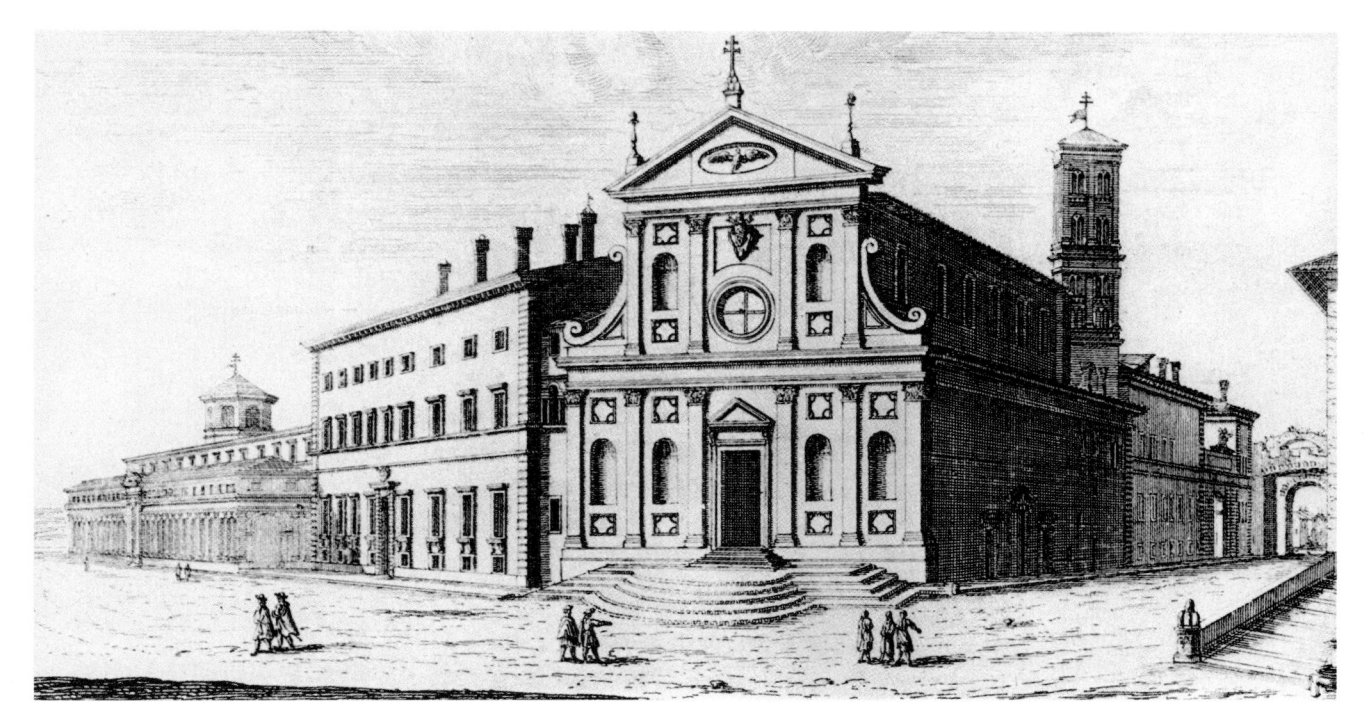

Die Tendenz, diese städtischen Hospitalareale immer weiter auszubauen, um sie in Notzeiten (Hungersnot, Seuchen, Kriege) größeren sozialen Bedürftigkeiten und dem Bevölkerungszuwachs der Städte mit ihren Alten, Siechen und chronisch Kranken zeitgemäß anzupassen, läßt sich seit dem ausgehenden Mittelalter besonders in Italien beobachten. Bald wurden die Hospitäler im Rahmen der institutionalisierten Armenpflege durch großartige selbständige Findel- und Waisenhäuser (z. B. Pistoia) ergänzt. Schließlich legte man auch in Italien in der Renaissance die Grundlage für die ersten neuzeitlichen Mammutkrankenhäuser. Hier sei nur an das glanzvollste erinnert, das Ospedale Mag-

Abbildung 1679
Ansicht vom Hospital San Spirito (gegr. 1204). Das Bild zeigt den baulichen Zustand um 1700. Kupferstich Anfang des 18. Jh.s.

Abbildung 1680
Krankenhausszene. Holzschnitt vom Ende des 15. Jh.s. Aus einer Handschrift des Gedichtes Le Vergier d'honneur von Octavien de Saint-Gelais (1468—1502).

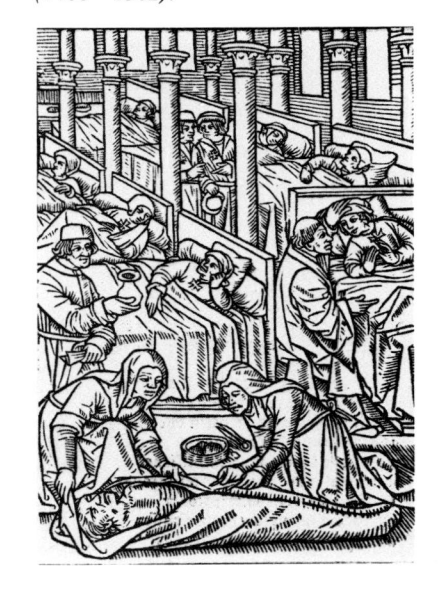

Abbildung 1681
Blick in die Eingangshalle des Heiligen-Geist-Hospitals in Lübeck, 13. Jh. Am Ende der Halle, die ursprünglich sakralen Zwecken diente und zahlreiche religiöse Darstellungen enthält, schließt sich der eigentliche Hospitalsaal an, der heute noch von Pfründnern bewohnt wird.

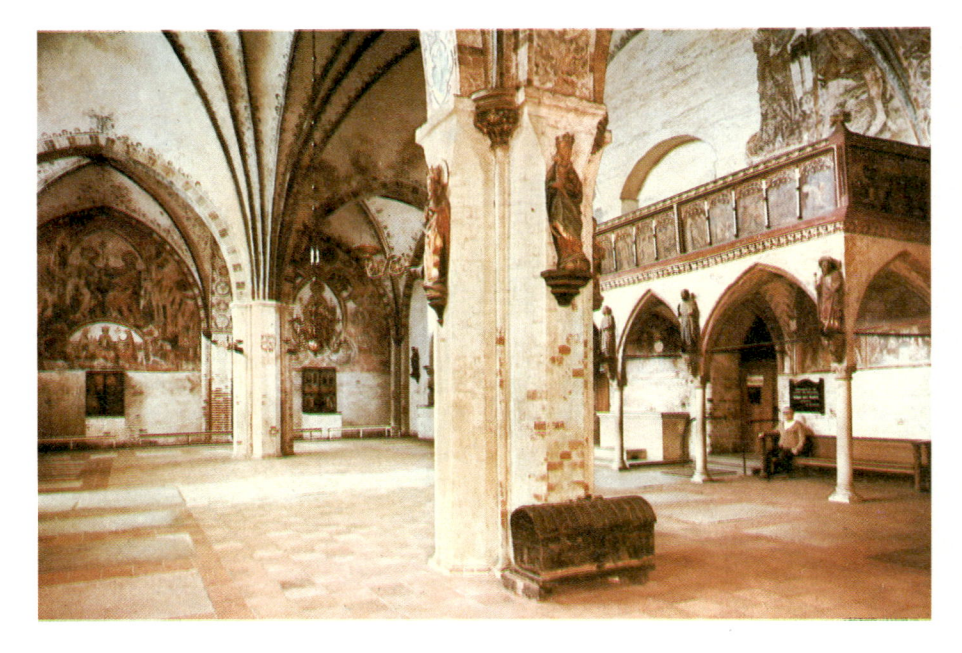

giore in Mailand, das 1456 gegründet wurde. Die Pläne zu diesem Großhospital hatte der berühmte Renaissancebaumeister Antonio Averlino Filarete (um 1400 bis 1469) um 1451 entworfen. Danach sollten vier große Krankenhallen zu beiden Seiten eines Mittelhofes errichtet werden. Vollendet wurde diese große Hospitalanlage erst zu Beginn des 19. Jahrhunderts, nicht weniger als 2000 Kranke konnten danach in diesem Areal stationär versorgt werden.

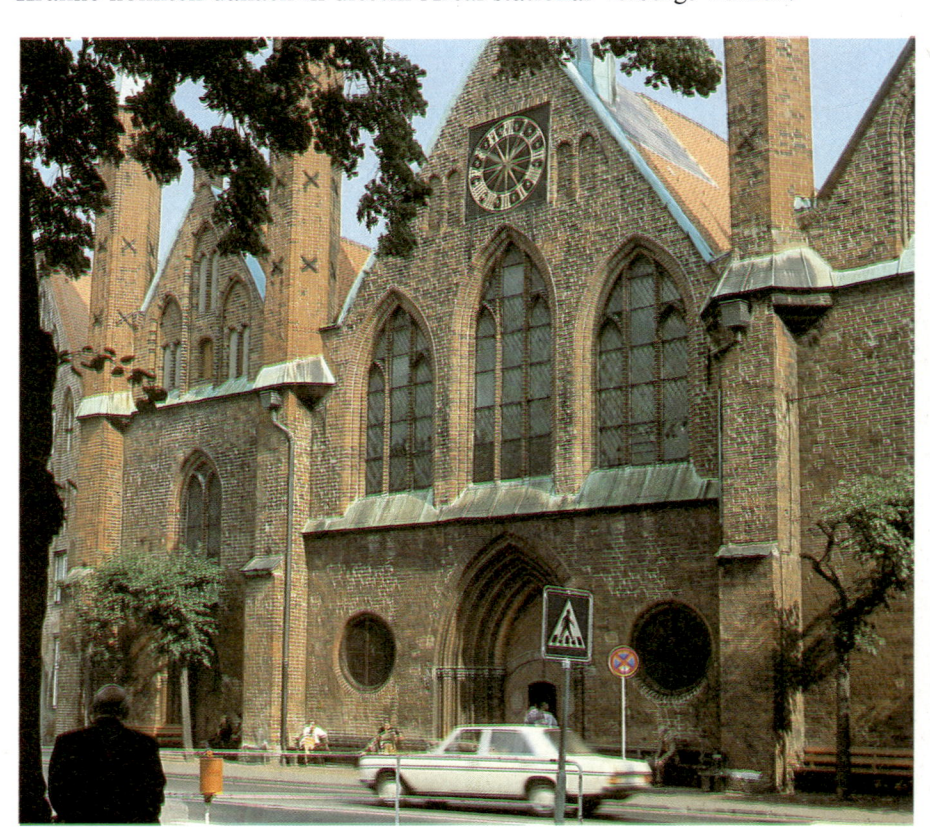

Abbildung 1682
Hauptportal zur Eingangshalle des Heiligen-Geist-Hospitals, Lübeck.

Aber zugleich muß man auch darauf hinweisen, daß im Laufe des Mittelalters viele Hospitäler sich mehr oder weniger zu reinen Pfründneranstalten wandelten. Die Krankenpflege selbst spielte nur noch eine beiläufige Rolle und war auf wenige kleine Stuben für kranke Altersinsassen oder heimatlose Reisende beschränkt. Denn bei dem steigenden bürgerlichen Einfluß auf die städtischen Hospitäler lag es nahe, lieber zahlende Pfründner, von denen man noch Stiftungen erwarten konnte, aufzunehmen, als arme Kranke, die der Stadtkasse zur Last fielen. Die Behandlung von Kranken verlagerte sich in den häuslichen Bereich, wo im Notfall in den Wohnstuben operiert wurde, oder in das Haus des Wundchirurgen.

Die Gründung von Lepra- und Pesthäusern zur Isolierung von Patienten mit ansteckenden Krankheiten

Doch das Hospitalwesen sollte langfristig aus anderen gesundheitspolitischen Motiven reformiert werden: die verheerenden Lepra- und Pestseuchen erforderten spätestens seit dem hohen Mittelalter mit seiner expandierenden Wirtschafts- und frühen Industriekultur neue isolierende Einrichtungen für Infektionskranke, die die urbane Gesellschaft gefährdeten. Man kann für einige mittelalterliche Städte nachweisen, wie sich allmählich vor allem zwei Typen von Isolieranstalten für die Lepra- und Pestkranken herauskristallisierten. Als erstes kann man wohl diese Entwicklung für die Unterbringung der Leprakranken erkennen, deren Häuser bald als feste Einrichtung des Mittelalters und der Renaissance unter der Kontrolle der städtischen Magistratsbeamten standen. Später, etwa seit dem Beginn des 15. Jahrhunderts, entwarf man nach besonderen hygienischen Gesichtspunkten zuerst in Italien Pesthäuser (Lazarettos), die später als Vorbild für die Cholera- und Pockenanstalten dienten, die seit 1831 in Deutschland eingerichtet wurden (Pockenhaus der Charité in Berlin, 1835 bis 1836). Schließlich seien noch die sogenannten »Franzosenhäuser« für die Syphilitiker genannt, die seit dem 16. Jahrhundert zu finden sind. Nach der plötzlichen Ausbreitung dieser Seuche, der der italienische Arzt Girolamo Fracastaro (1478—1553) den aus der griechischen Mythologie entliehenen Namen »Syphilis« gegeben hatte, versuchte man, sich seit dem Ende des 15. Jahrhunderts auch gegen diese aus Italien über Frankreich importierte Infektionskrankheit zu schützen und richtete abgeschlossene Asyle ein.

Wir finden Leprosorien in abgeschlossenen Gebäudekomplexen mit einer Kirche an den mittelalterlichen Verkehrsadern entlang des Rheins oder an bedeutenden Pilgerwegen, wofür wir in den Melatenhöfen vor den Toren von Aachen, Bardowik oder Köln noch heute charakteristische Beispiele vor uns haben. Im Rheinland und Westfalen weisen noch heute Orts- und Straßennamen wie Melaten, Lazareth, Gutleuthaus und Kinder- oder Siechenhaus darauf hin, wie zahlreich diese Absonderungshäuser vor den damaligen Stadttoren gewesen sein müssen. So kann man mit Recht sagen, daß im Laufe des Mittelalters sich das damalige öffentliche Armen- und Gesundheitswesen nicht vor allem auf das in der Stadt oder an seinen Mauern gelegene Hospital beschränkte, sondern daß die Etablierung und Überwachung solcher Seuchenhäuser zu den wesentlichen Aufgaben der damaligen Kommunalpolitik ge-

Abbildung 1683
St.-Sebastians-Hospital in Augsburg. Ursprünglich zu Beginn des 16. Jh.s als Pesthaus gegründet, diente es seit dem 18. Jh. in Kriegs- und Seuchenzeiten zur Unterbringung von verwundeten Soldaten, Seuchenkranken oder Obdachlosen. Kolorierter Kupferstich des 18. Jh.s

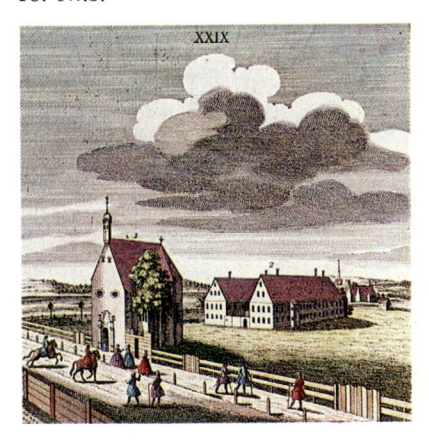

hörte. Die Leprahäuser zählten bis in die Zeit der Renaissance, als diese Seuche auf bis heute noch nicht erklärte Weise erlosch, zu festen Institutionen mittelalterlicher Städte, während die Pestasyle, die man in Deutschland gern als St.-Sebastians-Hospitäler (Augsburg) bezeichnete, nicht so häufig nachzuweisen sind.

Mehr noch als die Leprosorien hatte man die Pest- und auch die selteneren Syphilishäuser außerhalb des Stadtbildes auf streng hermetisch abgeschlossenen, meistens von Wasserläufen umgebenen Arealen angelegt. Denn man fürchtete schon früh die hohe Infektiosität und nahm die Gefahr der Ansteckung mit pestilenzialischen Kontagien und Miasmen wesentlich ernster als die der Lepra. Deshalb entwickelte man auch zuerst in Italien seit dem 14. Jahrhundert ganz spezifische Baukomplexe für die Pesthäuser an gut zu isolierenden Lagen. In Deutschland und Holland hatten diese Pesthäuser meistens einen breiten Wassergraben wie z. B. in Augsburg, Hamburg, Leiden, Nürnberg, Regensburg (auf einer Donauinsel). Einen besonders interessanten Plan entwarf der Architekt Joseph Furtenbach (1561—1667) 1635 für das Ulmer Pesthaus, das vier große Stuben mit jeweils 40 Krankenbetten vorsah.

Im Deutschen bürgerte sich dafür der aus dem italienischen »Lazaretto« abgeleitete Begriff »Lazarett« ein. Aber auch hinter den alten Bezeichnungen St.-Sebastians-Hospital (Augsburg, gegr. 1521) oder »Brechhaus« (Ulm) verbergen sich Pesthäuser. Aus Furcht vor der Pest baute man diese Institutionen teilweise recht aufwendig und nach den damals modernsten sanitärhygienischen Vorstellungen aus und erließ wie bei den Gefängnissen drakonische Bewachungsvorschriften. Einige große städtische allgemeine Krankenhäuser des 18. Jahrhunderts und ihre strengen Hausordnungen lassen sich direkt auf solche Pesthäuser zurückführen, wie es beispielsweise in Hamburg und Leipzig der Fall ist.

Abbildung 1684
Ansicht vom Gebäudekomplex des Leprosenhauses St. Peter in Nürnberg um 1759. Neben der Kapelle (1) das eigentliche Siechenhaus (2).
Aus: Prospekte aller Nürnbergischen Städtlein, Markt-Flecken, Pfarr-Dörfer. Nürnberg 1759.

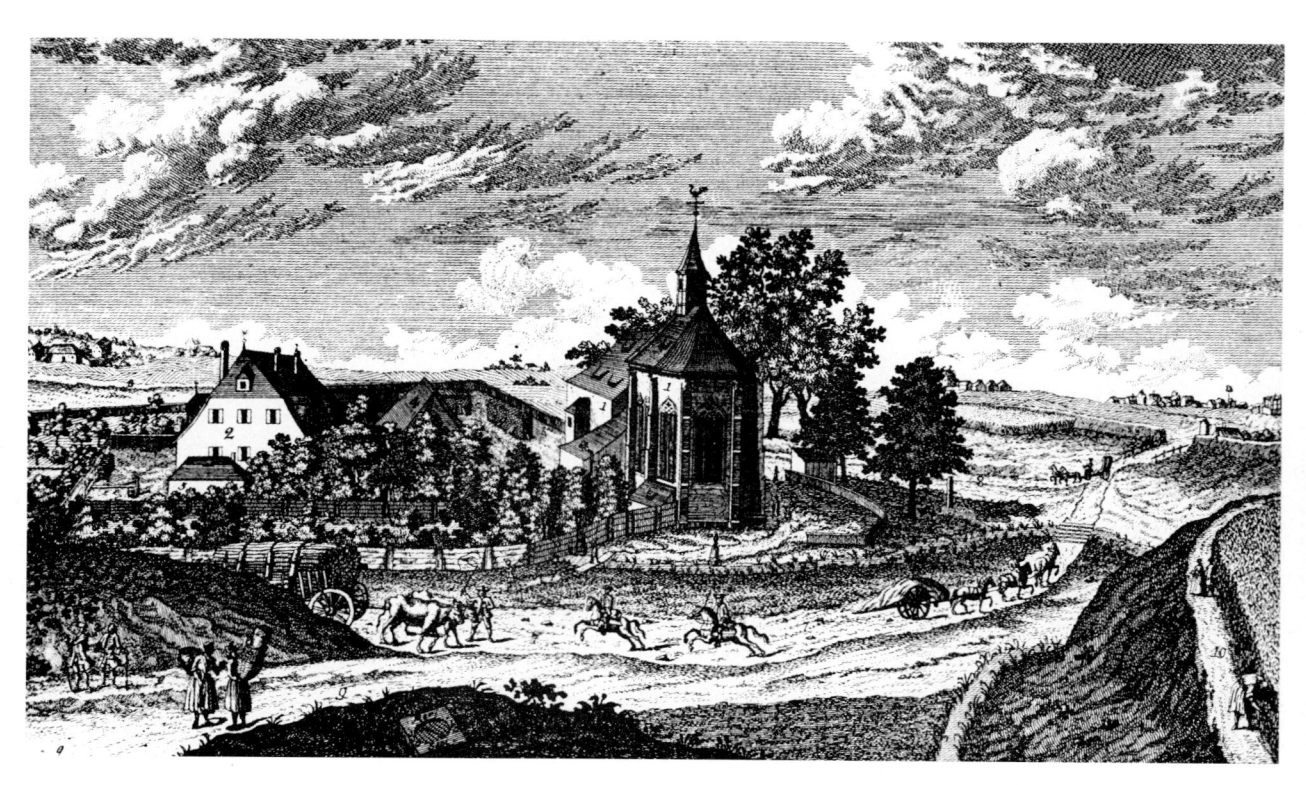

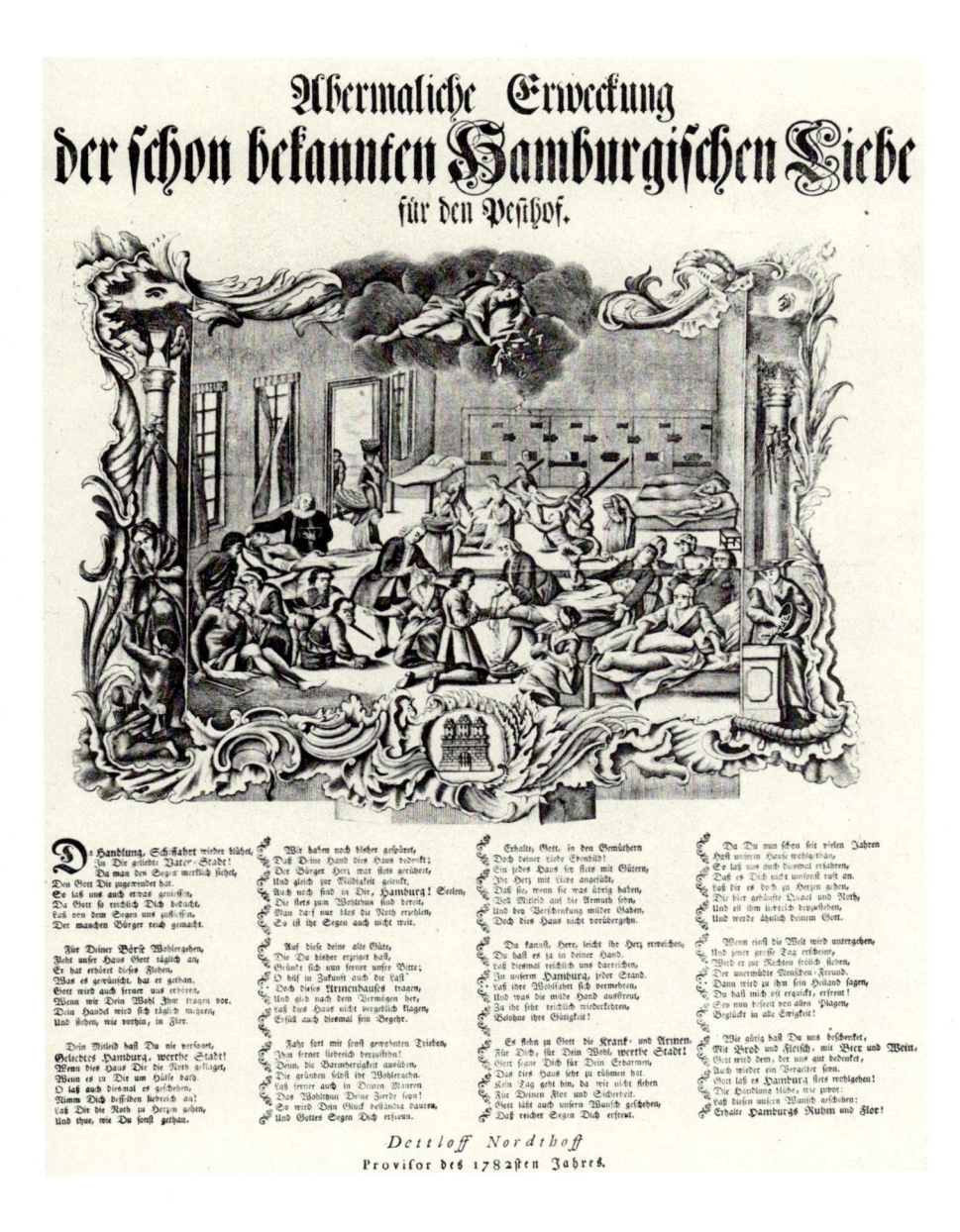

Abbildung 1685
Blick in den Pesthof von Hamburg, dessen historische Entwicklung sich bis vor 1606 zurückverfolgen läßt. Im großen Krankensaal sind alle Arten von Behandlungen, Betreuungen und Tröstungen dargestellt, die sich bis ins 19. Jh. in einem großen Hospital abspielten. Chirurgische Eingriffe wurden im Krankenraum durchgeführt, und vielfach hatte man abgesicherte Zellen für die Geisteskranken zur Verfügung. Im Hintergrund erkennt man die Zellentüren, durch deren Eßluken die Irren herausschauen.
Lithografie von 1784.

Die Ausformung eigenständiger Bürgerspitäler in Mitteleuropa

Seit dem hohen Mittelalter, als die Hospitäler sich aufgrund ihrer Verselbständigung außerhalb des Dombereiches anzusiedeln begannen und, wie schon erwähnt, unter städtischen Einfluß gerieten, entwickelten sich auch in Deutschland nach Vorbildern in Frankreich und Italien charakteristische bürgerliche Hospitäler. Zu Beginn des 16. Jahrhunderts baute man die meisten neuen, größeren Hospitäler, als zwei-, drei- oder sogar vierflügelige Gebäudeanlagen, die für den mitteleuropäischen Raum charakteristisch werden sollten. Als bevorzugte Lage dieser Hospitäler wählte man nach wie vor einen hygienisch gut kontrollierbaren Standort an Stadtmauern in unmittelbarer Nähe von Flüssen, die teilweise sogar überbaut worden waren, zum Beispiel: Magdalenen-

Abbildung 1686
Das Hospital in Nördlingen. Dieses Spital wurde aufgrund wohltätiger Stiftungen zu Beginn des 13. Jh.s für Kranke und Arme gegründet. In der zweiten Hälfte des 19. Jh.s wurde es zu einem Allgemeinen Krankenhaus der Stadt Nördlingen umgewandelt. Die um 1840 geschaffene kolorierte Lithografie des Hospitals läßt noch den baulichen Zustand des 16. Jh.s erkennen.

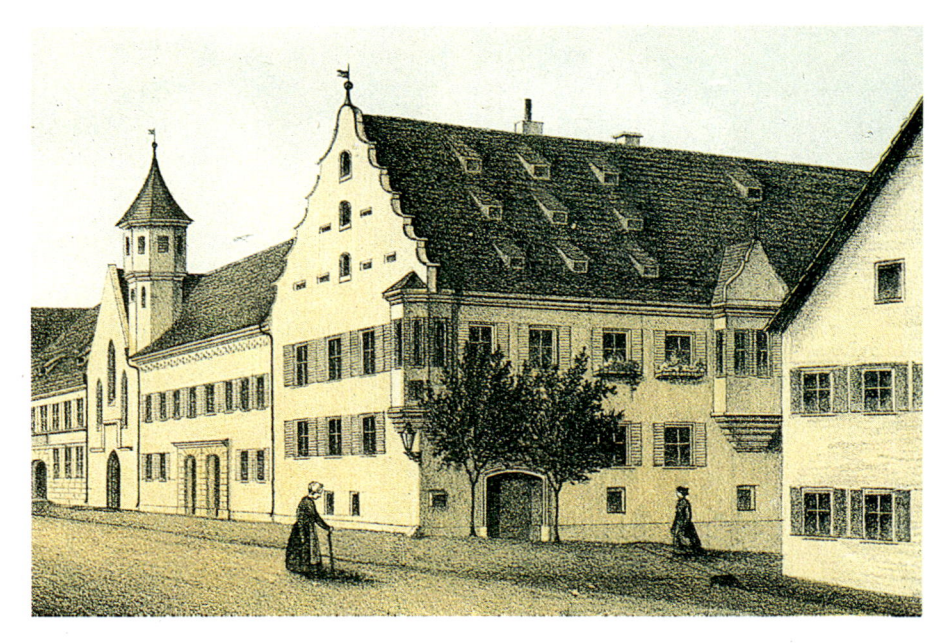

Hospital in Münster, gegr. Anfang 11. Jahrhundert; die Heilig-Geist-Spitäler in Nördlingen (gegr. Anfang des 13. Jh.s), in Ulm (gegr. vor 1240), in Augsburg (gegr. um 1245), in Fulda (gegr. 1290) und in Nürnberg (gegr. 1332). Aber auch im Stadtzentrum selbst entstanden große Hospitäler (z. B. Hospital am Radermarkt in Aachen). Zugleich versah man diese Wohlfahrtseinrichtungen seit dem 15. Jahrhundert mit teilweise großartigen Renaissance-Fassaden. Dadurch glich man diese Gebäudeareale auf vorzügliche Weise der spätmittelalterlichen städtischen Baukultur an. Die einzelnen Gebäudeflügel mit teilweise zwei Stockwerken, die im Quadrat oder parallel zueinander angeordnet waren, dienten nun schon verschiedenen Funktionen der Armenfürsorge und Krankenpflege, der Asylgewährung der armen Siechen, der Versorgung von Pfründnern und der Aufnahme von Fremden. Die seit dem frühen Mittelalter von den Klöstern oft außerhalb der damaligen Ballungszentren geleistete Wohltätigkeit hatte sich damit im städtischen Bereich institutionalisiert.

Gleichzeitig versuchte man aber von seiten der weltlichen Obrigkeit, die Tätigkeit der seit Mitte des 12. Jahrhunderts aufkommenden sogenannten Hospitalorden, zu denen auch Laiengemeinschaften wie die Beginen oder Begarden gehören, für die städtische Armenfürsorge nutzbar zu machen. Die zwei wesentlichen Funktionskreise des in die Stadt integrierten Hospitals mittelalterlichen Ursprungs, die Kranken- und die Sozialfürsorge, sollten in der Regel noch bis zur Barockzeit unter einem Dach räumlich eng verzahnt sein. Ein typisches Beispiel dafür finden wir im heute noch als Krankenhaus und Altersheim dienenden Heiliggeist-Spital in Fulda (neu erbaut 1729—1733). Nachdem schon zuvor sich die genannten Leprosorien und Pesthäuser als Sonderinstitutionen entwickelt hatten, gründete man die ersten kommunalen und staatlichen Krankenhäuser (Bremen 1694, Berliner Charité 1727).

Der Kranken- bzw. Pfründnersaal der Hospitäler des 15. und des frühen 16. Jahrhunderts nahm in der Regel nur einen Teil des häufig mehrflügeligen Baukomplexes ein, in dem auch ein größerer Kirchenraum sowie mannigfache Räumlichkeiten für die Ordensmitglieder und andere Einrichtungen wie etwa die Apotheke oder Zimmer für den Wundarzt Platz hatten.

Zugleich mußten für die Verwaltung und den Betrieb der Hospitäler, die teilweise im späten Mittelalter durch Stiftungen und übereignete Ländereien, Weinberge und Nutzrechte sehr wohlhabend geworden waren, entsprechende Gebäude zur Verfügung stehen. Im Haupttrakt, der meistens repräsentativer gestaltet wurde, richtete man die Pfründnerabteilung ein, die nun — den Stiftungsgeldern entsprechend — den größten Platz beanspruchte. Den Gebäudeflügel für die Kranken verband man mit anderen Flügeln, die den zugehörigen Nebenabteilungen wie dem Küchenbetrieb, der Apotheke, den Bädern und den Wohnräumen vorbehalten waren. Das Heilig-Geist-Spital in Nürnberg, das St.-Nikolaus-Hospital in Cues und das Heilig-Geist-Spital in Nördlingen (gegründet 1447, erneuert 1520) sind dafür gute Beispiele.

In einem der Seitentrakte richtete man manchmal auch besondere Zimmer für die Irren ein, wenn man nicht für sie schon Platz in den Pesthäusern (z. B. Hamburger Pesthaus, s. Abbildung S. 1609) oder Gefängnissen (z. B. Pforzheim) geschaffen hatte.

Die Verknüpfungen, die sich dadurch zwischen Gefängnis, Irrenasyl und Krankenhaus ergaben, führten in einigen wenigen Fällen im Laufe der Jahrhunderte zu mehr oder weniger panoptischen Bauprinzipien, die im Zentralhaus gipfelten (Narrenturm in Wien 1784, Gasthuis Stuivenberg in Antwerpen, 1878—1885, Bezirkskrankenhaus Tettnang 1885—1886, Bettentürme des Universitätsklinikums Münster, 1972 bis 1981).

Als das erste große, durch öffentliche Fürsorge neubegründete deutsche Hospital der Renaissance kann man das Julius-Spital in Würzburg ansehen. Es wurde von dem Fürstbischof Julius Echter von Mespelbrunn (1545—1619) in den Jahren von 1576 bis 1581 gebaut. Vor allem die Hungerjahre von 1572 und 1574 hatten den Fürsten bewogen, nach dem Vorbild der großen italienischen Renaissancehospitäler ein Hospital für die Alten, Kranken und Siechen

Abbildung 1687 (unten) Ansicht aus der Vogelschau vom Juliusspital in Würzburg (1576 bis 1581). Das heute noch bestehende Hospital war sowohl für Kranke wie auch für die Versorgung von altersschwachen Armen gedacht. Vorn der Gebäudetrakt für die Kranken, die auf der rechten Seite in zwei übereinanderliegenden Sälen untergebracht wurden. Der rückwärtige Nordflügel nahm die Pfründner auf. Kupferstich von Georg Rudolf Hennenberg, um 1603.

Deutsche Bürgerspitäler des 16. Jahrhunderts

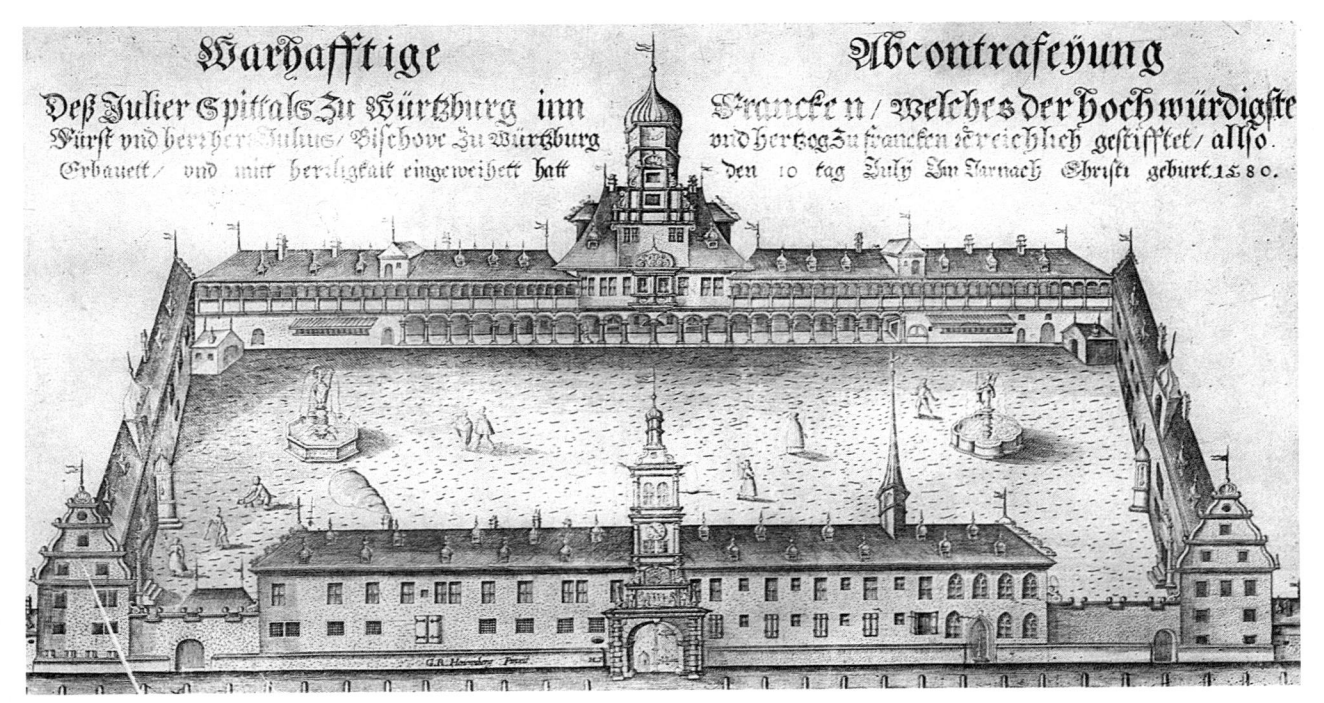

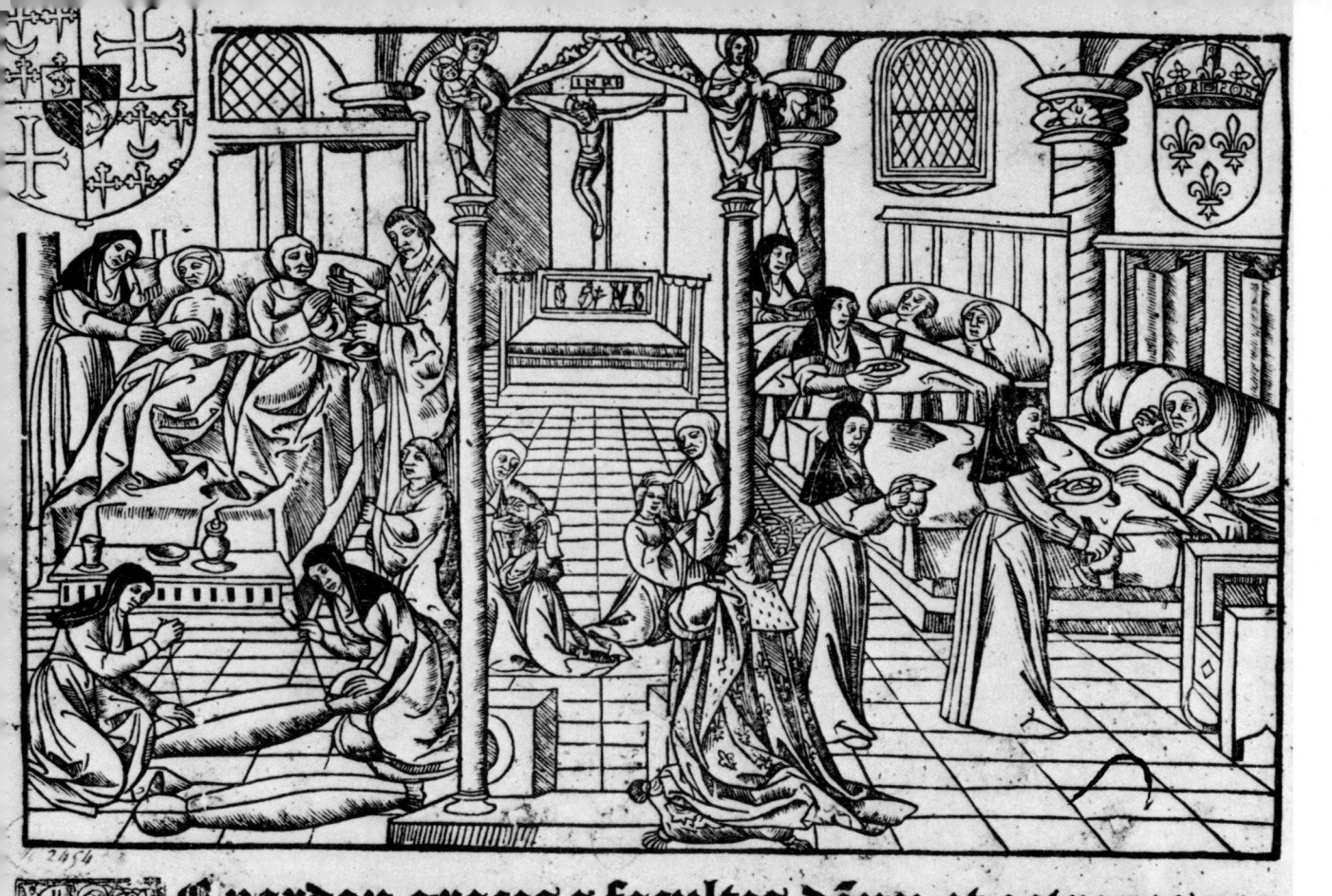

Abbildung 1688
Blick in einen Krankensaal des Hôtel-Dieu in Paris zu Beginn des 16. Jh.s. Das Bild befindet sich auf einer Danksagungsurkunde für den Patriarchen von Bourges für seine Wohltätigkeit zugunsten des Hôtel-Dieu.
Im Hintergrund erkennt man den Altar, in den Seitenschiffen die Betten mit den Kranken. Auch auf diesem Bild werden verschiedene Tätigkeiten wiedergegeben, die sich um die Versorgung der Kranken drehen. Links vorn im Bild nähen zwei Nonnen Verstorbene in Tücher ein. Im Vordergrund kniet Ludwig XII.
(Paris, Nationalbibliothek, Cabinet des Estampes)

seines Fürstentums zu gründen. Unter der sachkundigen Beratung seines Leibarztes Johann Theodor Schönlein wurde diese für die damalige Zeit in Deutschland vorbildliche Wohlfahrtseinrichtung als großzügiger vierflügeliger Baukomplex errichtet. Nach der Gründungsurkunde vom 12. März 1579 war diese Anstalt zur Aufnahme und Behandlung »für das arme abgearbeitet und unvermögend Volk, auch alte Kranke und bresthafte und verlassene Leut weniger Fürsehung bestehen denn es die jetzig letzte Zeit wollen erfordern.« Der fortschrittliche Fürst bestimmte ein Jahr später, daß ein anderer seiner Leibärzte, Wilhelm Upilio, »das Spital früh und nachmittags besuchen, die Medikamente in der Apotheke darselbst verordnen und zubereiten, die Apotheke selbst mit allem Nothwendigem auf Kosten des Hauses versehen und erhalten solle.« Der besonders prächtige, mehrmals renovierte Nordflügel mit seinen Loggien nach italienischen und österreichischen Vorbildern (z. B. St.-Blasius-Hospital in Salzburg) nahm die Pfründner auf.

Ähnliche Hospitalbauten mit großen Krankensälen errichtete man im 16. und 17. Jahrhundert in Dresden (St.-Jakobs-Hospital, gegr. 1536), in München (Elisabeth- und Joseph-Spital, 1601—1626) oder in Augsburg (Neubau des Heilig-Geist-Spitals, 1623—1631). In der Gliederung der Gebäudeflügel wahrte man allerdings keine so strenge bauliche Symmetrie wie beim Würzburger

Julius-Spital. Die Anstaltskirche fand in der Regel an einer repräsentativen Stelle des Gebäudekomplexes ihren Platz und wurde schon äußerlich durch besondere architektonische Bauelemente gekennzeichnet (München, Ingolstadt, Nördlingen, Rothenburg o. T.).

Wie hat es in diesen Hospitälern wohl ausgesehen? Eine Reihe spätgotischer Altartafeln und Holzschnitte vermag uns noch heute einen ausgezeichneten Eindruck von dem Geschehen im Hospitalsaal zu vermitteln: Beispiele dafür finden wir in der Holzschnittfolge »Die Heiligen des Hauses Österreich« von Leonhard Beck im Auftrag Kaiser Maximilians II. Sie zeigte im Zusammenhang mit Darstellungen aus dem Leben der heiligen Sigolina, der heiligen Waldetrudis und der heiligen Hedwig anschauliche Szenen aus dem damaligen Hospitalleben. Der Holzschnitt der heiligen Hedwig gibt Einblick in zwei räumliche Bereiche eines Hospitals in Nürnberg um 1515: vorn ein Aufenthaltsraum mit vier verhärmten Krüppeln, die sich um die brotausteilende Heilige scharen; im hinteren Saal erkennt man mehrere hölzerne Bettstellen mit Kranken. Die heilige Hedwig erwarb sich als Herzogin von Meran besondere Verdienste um die Fürsorge um Kranke und Sieche. Die sie auf diesem Blatt umgebenden Kranken sind trotz der typisierenden Tendenzen recht unterschiedlich dargestellt. Besondere Aufmerksamkeit verdient im Kreise dieser Krüppel, bettlägerigen Kranken und gebrechlichen Alten der zweite Patient von rechts, der an eine Lisene des Hospitalgewölbes angekettet ist. Offensichtlich soll er einen Geisteskranken verkörpern (vgl. Abb. 1616).

Noch eindrucksvoller sind die Wiedergaben von Hospitalszenen, die wir auf manchen Bildern der heiligen Elisabeth finden, auf denen sie bei der Krankenpflege dargestellt wurde. Diese vielfältig gemalten Pflegeszenen beziehen sich sowohl auf eines der sechs Werke der Barmherzigkeit, wie sie der Evangelist Matthäus überliefert hat, als auch auf die Vita der hl. Elisabeth und die sich um ihr Leben rankenden Legenden.

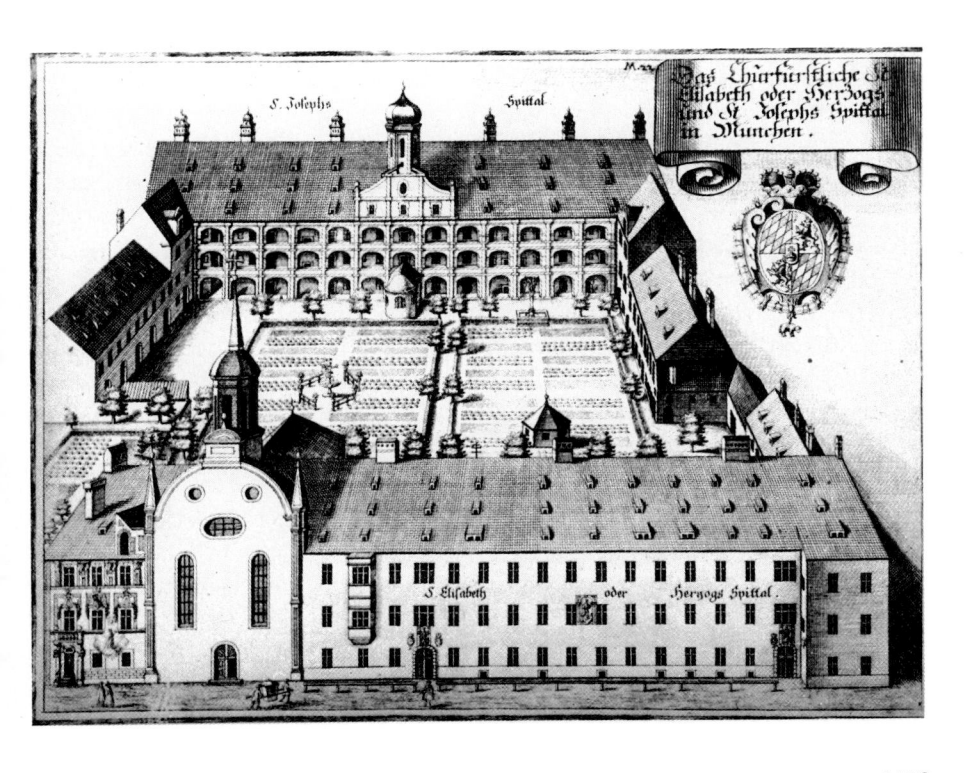

Abbildung 1689
Das St.-Elisabeth- und St.-Josephs-Spital in München (um 1601 u. 1626). Die bauliche Gliederung der Hospitalanlage ähnelt dem Julius-Spital in Würzburg. Vor der Hauptfront auf der Straße ist ein Krankentragekorb, der von zwei Männern getragen wird, zu erkennen. Kupferstich von Michael Wening, 1701.

Abbildung 1690
Die heilige Elisabeth bei der Krankenpflege auf dem rechten Außenflügel des Hochaltars in der Heilig-Geist-Kirche zu Reval aus der Werkstatt Bernt Notkes. Die hl. Elisabeth wäscht in der Vorhalle eines Hospitals dem kranken Christus die Füße. Heilig-Geist-Kirche Reval.

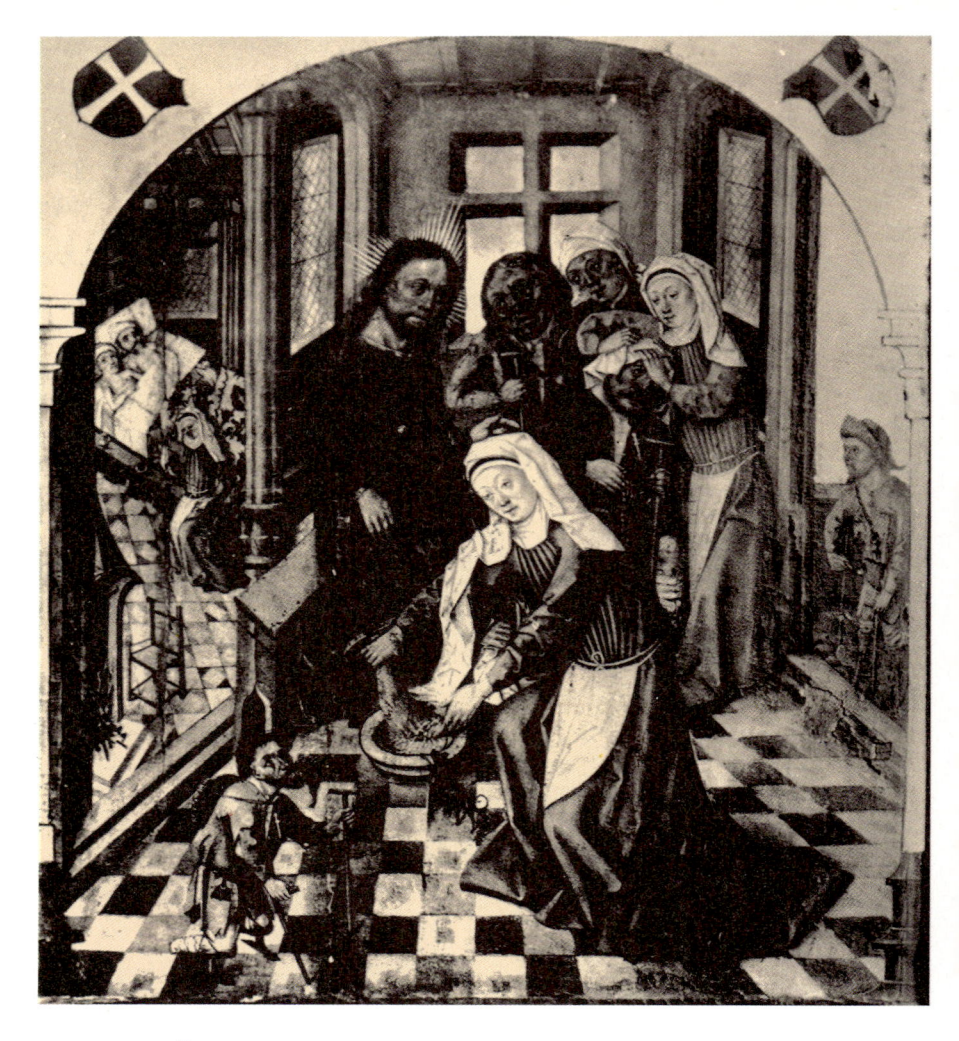

Nach der Überlieferung wurde Elisabeth als Tochter des ungarischen Königs Andreas II. in Preßburg 1207 geboren. Seit 1211, seit ihrem vierten Lebensjahr, lebte sie auf der Wartburg, um 1221 mit Ludwig, dem älteren Sohn des Landgrafen Hermann von Thüringen, verheiratet zu werden. Drei Kinder gingen aus dieser glücklichen, aber kurzen Verbindung hervor, da ihr Mann schon sechs Jahre später starb. Nach dem Tode Ludwigs von Thüringen, der als Teilnehmer am Kreuzzug Friedrichs II. 1227 bei Otranto umgekommen war, ging Elisabeth 1228 als Ordensfrau zu den Franziskanerinnen nach Marburg und gründete dort ein Hospital. Aber bereits während ihres Lebens auf der Wartburg hat sie sich mit großer, aufopfernder Entschlossenheit um die Betreuung von Kranken, Siechen und Hungernden gekümmert. Schon vorher soll sie am Fuße der Wartburg ein Hospital für Bedürftige aller Art gebaut haben.

In Marburg pflegte sie in den letzten Lebensjahren unter Aufopferung ihres Lebens Kranke und Sieche. Sie starb 1231 im Alter von nur 24 Jahren. 1235 wurde Elisabeth von Thüringen auf Betreiben ihres ehemaligen Beichtvaters Konrad von Marburg (gest. 1233), der wesentlich ihren Weg zu einer sozial-karitativen Tätigkeit mitbestimmt hatte, durch Papst Gregor IV. heiliggesprochen.

Meist haben die Maler, wie es der Legende entsprach, die Heilige mit Leprösen abgebildet. Eines der schönsten spätgotischen Gemälde dieser Art wurde in der Werkstatt des Meisters Bernt Notke für den 1483 vollendeten Hochaltar der Heiliggeistkirche in Reval geschaffen und fand seinen Platz auf der Innenseite des rechten Außenflügels. Die heilige Elisabeth wäscht auf dieser Altartafel in der Eingangshalle einem Kranken, in diesem Falle Christus selbst, die Füße. Bei den in diesem Raum weilenden Kranken, die sich alle auf Krücken stützen oder sie in der Hand halten, weisen einige Symptome auf eine lepröse Erkrankung hin. Der eingezogene Nasenrücken, die Knoten auf den Wangen und den Nasenspitzen, die Verbände an den Unterschenkeln und die teilweise aufgedunsenen Gesichter (facies leonina) sind charakteristische Krankheitszeichen, die in fast fotografischer Treue wiedergegeben sind.

Besonders interessant ist der Einblick in den linken Raum, wo in einem Doppelbett zwei Kranke nackt liegen. Am Bettrand sitzt eine ermüdete Ordensschwester. Eigenartigerweise ist kein Altar im Krankenzimmer erkennbar, der noch im Mittelalter charakteristisch für solche Hospitalsäle war. Alles auf diesem Bild ist sehr zweckgebunden dargestellt. Offensichtlich handelt es sich bei diesem Hospitalbild um ein Leprosorium, auch wenn man bei zwei Kranken an eine Verstümmelung nach einer Ergotismuserkrankung denken könnte. Diese durch verunreinigtes Korn hervorgerufene Erkrankung ging ebenfalls mit Durchblutungsstörungen zuerst an den unteren Extremitäten einher, die häufig Beinamputationen notwendig machten. Auf diese Erkrankung hatten sich die schon genannten Antoniter spezialisiert, wie etwa in dem Antoniter-Hospital in Isenheim im Elsaß, das durch die Altartafeln Matthias Grünewalds weltberühmt geworden ist. Der in die Halle eintretende Krüppel ist wie ein bedürfti-

Abbildung 1691
Ein Krankensaal im Hôtel-Dieu in Paris. Die Kranken liegen, wie es noch im 18. Jh. beschrieben wird, in der Regel zu zweit nur mit einer Kopfbedeckung versehen nackt in einem der Betten, die unterhalb der hohen Saalfenster stehen. Im Vordergrund Ordensschwestern, die die Kranken pflegen, und vier als Nonnen symbolisierte Lebenstugenden: Klugheit, Mäßigung, Seelenkraft und Gerechtigkeit.
Aus: Jean Henry, Livre de vie archive (de Maistre Jean Henry) de l'Hôtel-Dieu de Paris, 1482. Archives de l'Assistant publique. H.D.L. 1425 fol. 11 v^e.

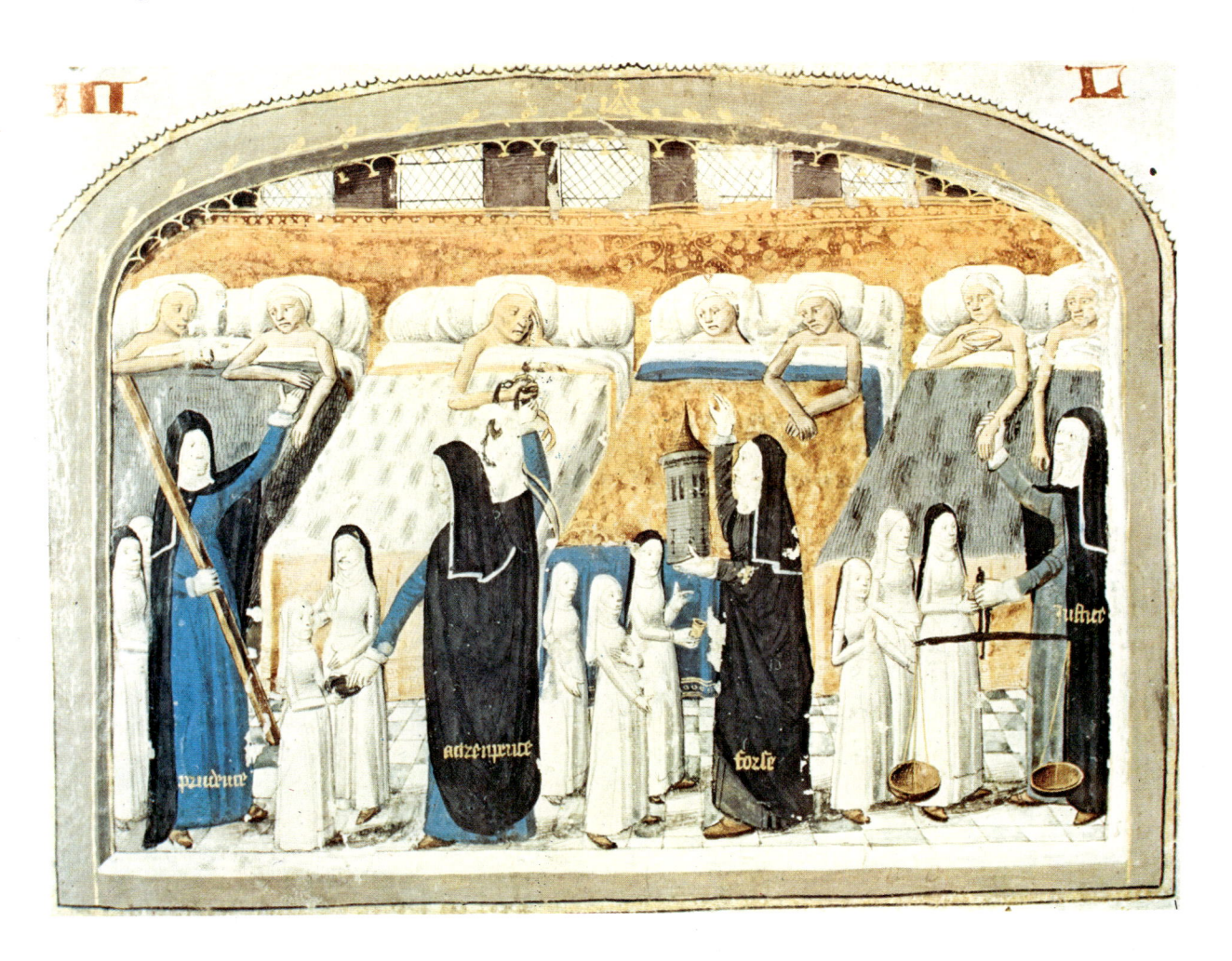

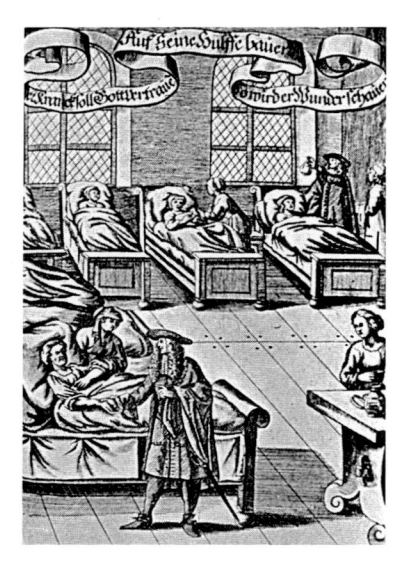

*Abbildung 1692
Ausschnitt aus einem Krankensaal eines Hospitals aus dem 17. Jh. (vermutlich Heilig-Geist-Spital Nürnberg). Zwei Ärzte machen gerade mit ihren Gehilfen im Saale Visite. Zugleich erkennt man zwei Pflegerinnen, die den Kranken Speisen bringen. Das Spruchband oberhalb der Darstellung ermahnt zu christlichem Vertrauen: »Der Kranck soll Gott vertrauen; Auf seine Hilfe bauen; So wird er Wunder schauen«. Der Kupferstich stammt aus dem populärwissenschaftlichen Werk des Nürnberger Arztes Johann Christian Thiemen: Feld-, Arzney-, Koch-, Kunst- und Wunderbuch. Nürnberg 1684, S. 1388.*

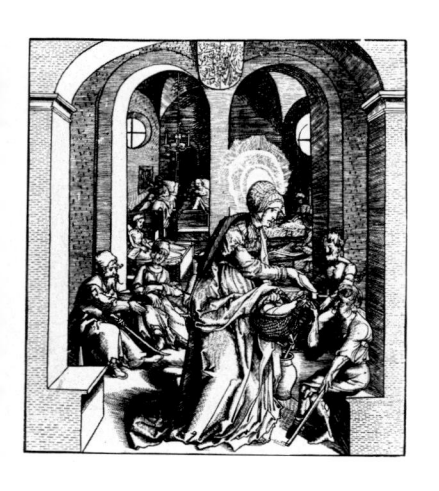

ger Pilger gekleidet. Die an den großen Pilgerstraßen gelegenen Leprosorien, etwa entlang des Weges nach Santiago del Compostella, nahmen damals in der Regel für die kurze Zeit einer Nacht Pilger auf.

Den Blick in einen Krankensaal des späten 16. Jahrhunderts gewährt uns ein kleines, ausdrucksvolles Ölbild von Adam Elsheimer (1578—1610), einen der begabtesten Maler der damaligen Epoche (s. Abb. S. 1594). Wahrscheinlich hat Elsheimer, der in der alten Reichsstadt Frankfurt am Main aufwuchs, auf diesem Bild seine Eindrücke aus dem Deutschordenshospital in Frankfurt-Sachsenhausen festgehalten. In der räumlichen Konzeption fällt das 1598 auf Kupfer gemalte Ölbild nicht aus dem Rahmen der Elisabeth-Bilder, da es ebenso von einer Empore aus das Hospitalgeschehen in seiner Vielfalt durch ausführliche Detailschilderungen und durch die genaue Wiedergabe der einzelnen Personengruppen einfängt. Der Betrachter bekommt auf diesem Interieurbild Einblick in zwei hintereinander angeordnete Krankensäle, die in ihrer Dimension und Ausstattung damaligen städtischen Hospitälern wohl entsprochen haben. Doch durch seine realistische Detailtreue erhält das Bild für die allgemeine Medizin- und Hospitalgeschichte einen unschätzbaren Wert, so daß es deshalb hier ausführlicher geschildert werden soll.

In dem vorderen, größeren Saal, an dessen rückwärtigem Ende sich ein weiterer anschließt, reicht die heilige Elisabeth, begleitet von zwei Helferinnen, dem bettlägerigen Kranken im Vordergrund eine gefüllte Eßschüssel und ein mit einem Deckel geschlossenes Trinkgefäß. Bei dem vorgebeugt sitzenden Kranken, der im Unterschied zu den übrigen ein leichtes, über die Schulter gerutschtes Nachtgewand trägt, fällt nicht nur die herabhängende linke Schulter mit dem nur im Ansatz erkenntlichen Oberarm auf, sondern auch die angewinkelte Stellung des rechten Arms. Die starre Haltung des Kopfes mit dem besonders heraustretenden Halsmuskel (M. sternocleidomastoideus), die leicht vorgestreckte Zunge und der insgesamt angestrengte Blick lassen bei diesem Kranken eher auf eine Nervenerkrankung denn auf eine Form der Lepra schließen. Auch die übrigen im Saal liegenden Kranken bieten aufgrund mangelnder äußerer Symptome wenige Anhaltspunkte für spezifische Krankheiten, sondern sie sind mehr durch ihre Haltung und Kleidung sowie durch die Zuordnung bestimmter Gegenstände oder Verbände als Leidende erkennbar.

Ebenso liebevoll wie der Maler die einzelnen Charaktere der drei großen unterschiedlichen Personengruppen von Kranken, von Pflegepersonal und von Besuchern im Bilde eingefangen hat, sind die Einrichtungsgegenstände wie Nachttopf, Uringläser, Salbtöpfe, Eßgeschirre und andere Gegenstände wie die Blumenvase, Decklampe, Vorhang sowie die seitlich am Bett teilweise aufgehängten Übergewänder wiedergegeben. Die heilige Elisabeth ist deutlich durch die Bildkomposition, aber auch durch den Heiligenschein und die vornehme Kleidung, die im Unterschied zu den hellen gelben und roten Kleidern ihrer Dienerin ein gedämpftes Blau zeigt, hervorgehoben. Auch die für sie typischen Attribute wie Brotkorb und Trinkbehälter neben dem hoch oben im Fenster angebrachten Wappen des ungarischen Königshauses weisen sie als ungarische Königstochter aus. Unter den in den beiden Sälen anwesenden Personen hat der Maler nur noch den älteren, im Sitzen essenden Kranken und den Arzt durch die Gewandung von den übrigen hervorgehoben.

Einen weiteren eindrucksvollen Einblick in einen Hospitalsaal gewährt uns ein etwas früher entstandener Holzschnitt aus dem epochemachenden Werk »Opus Chyrurgium« (Frankfurt 1566) des berühmten Paracelsus (1493—1541).

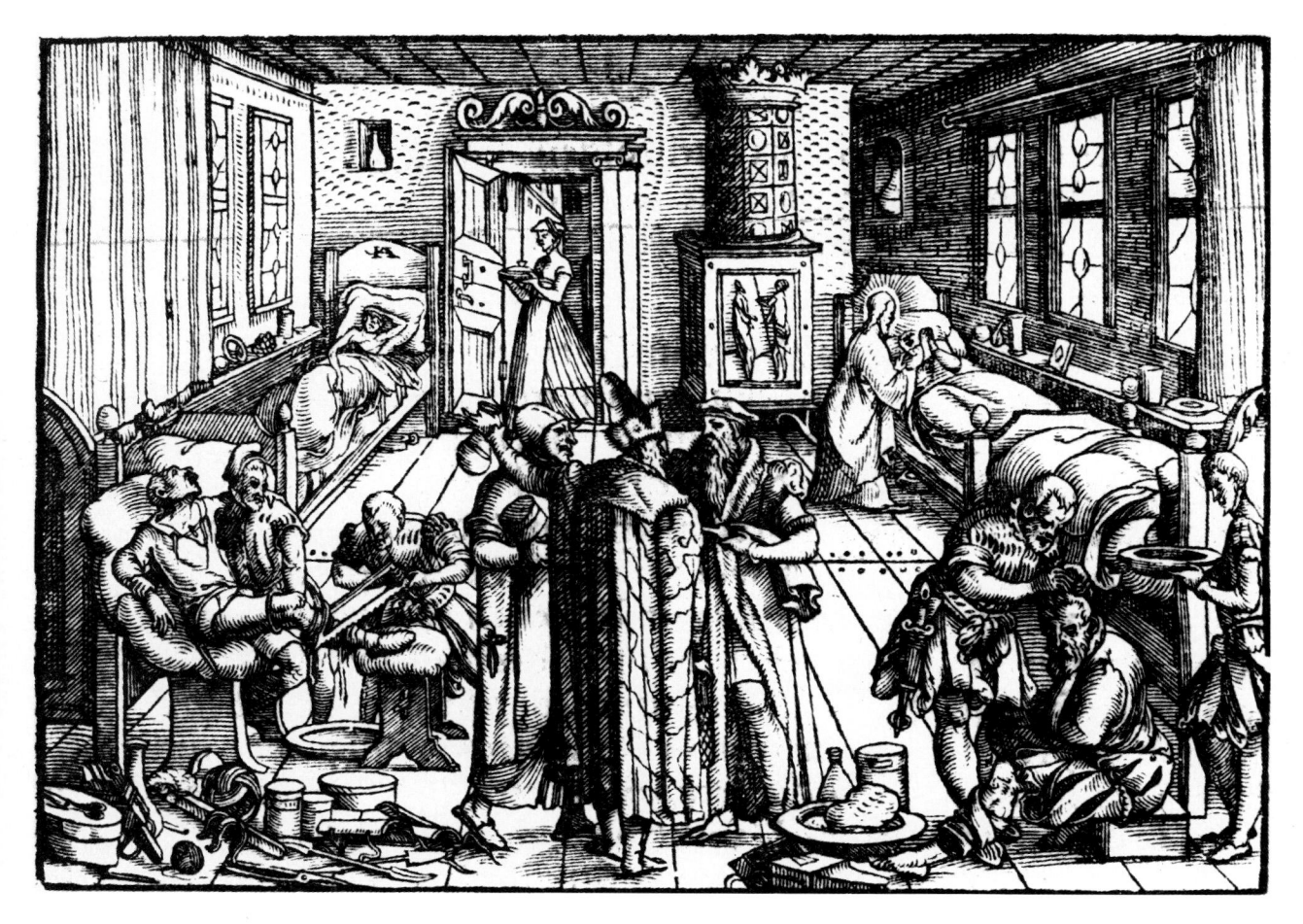

Bei dieser Darstellung liegt im Gegensatz zu dem Bild von Elsheimer, der diesen Holzschnitt wahrscheinlich gekannt und zur Vorlage genommen hat, das Schwergewicht nicht so sehr auf der krankenpflegerischen Situation, sondern auf den ärztlichen Eingriffen, die im Hospital vorgenommen werden. Die im Vordergrund stehenden, sich beratenden Ärzte werden flankiert von anderen, die drastische chirurgische Eingriffe vollziehen: links erkennt man eine Beinamputation, rechts wird eine Kopfoperation vorgenommen. Im Hintergrund stehen die Betten längs der Außenwände, und eine Pflegerin tritt in den Saal, rechts spendet ein Geistlicher (Christus?) einem Kranken Tröstung.

Der Nürnberger Arzt Johann Christoph Thiemen hat uns eine schöne Hospitalszene aus dem 17. Jahrhundert hinterlassen. In einem großen Krankensaal, wohl eines Hospitals aus Nürnberg, machen zwei Ärzte Visite. Man sieht sie bei der Uroskopie und beim Pulszählen. Rechts im Vordergrund bereitet eine Magd die Abendspeise (Abb. 1692).

Die Hospitäler der Barmherzigen Brüder

Im 17. Jahrhundert wurde für die Entwicklung des deutschen Krankenhauswesens das segensreiche Wirken der Barmherzigen Brüder des heiligen Johannes von Gott (1495—1550) bedeutsam, die, über Italien und Österreich kommend, auch in Deutschland Niederlassungen gründeten. Ihre Bedeutung für die

Abbildung 1694
Darstellung von verschiedenen Operationsszenen in einem spätmittelalterlichen Krankensaal. Links amputiert ein Wundarzt ein Bein, rechts wird am Kopf ein chirurgischer Eingriff durchgeführt.
Holzschnitt aus: Paracelsus, Opus Chyrurgicum. Frankfurt am Main 1566, S. 148.
Besitz: Herzog-August-Bibliothek, Wolfenbüttel.

Abbildung 1693
(Seite gegenüber, unten)
Die heilige Hedwig bei der Krankenpflege. Blick in ein Hospital in Augsburg um 1515. Im vorderen Raum verteilt die heilige Hedwig an mehrere Kranke mit teilweise verstümmelten Gliedmaßen Speisen.
Holzschnitt von Leonard Beck, um 1515. Wien, Albertina.

Die ersten sachkundig überwachten Krankenhauseinrichtungen im Barock

Abbildung 1695
Grundrißzeichnung vom Spital St. Wolfgang der Barmherzigen Brüder von Gott in Neuburg an der Donau (1623—1626).
Aus: Hermengild Strohmayer, Das Spital St. Wolfgang. In: 300 Jahre Barmherzige Brüder in Bayern. Regensburg 1972, S. 30

Entwicklung der neuzeitlichen Krankenfürsorge ist bisher kaum erkannt worden. Im Jahre 1622 hatte dieser Hospitalorden, der seinen Mitgliedern nicht nur die Gelübde des Gehorsams, der Keuschheit und Armut abverlangte, sondern sie auf Lebenszeit zu unentgeltlicher Krankenpflege verpflichtete, in Neuburg an der Donau in Bayern Fuß gefaßt. Ursprünglich in Spanien von Johannes von Gott (1495—1550) in Granada Mitte des 16. Jahrhunderts begründet, kam er im Anschluß an italienische Niederlassungen durch den schnell an Einfluß gewinnenden Generalvikar Gabriel Graf von Ferrara (1543—1627), einem der glänzendsten Wundärzte um 1600, nach Österreich und Deutschland, wo er rasch eine Reihe von Hospitälern ins Leben rief. Eines der berühmtesten Hospitäler der Barmherzigen Brüder war das Hôpital de la Charité in Paris, das Anfang des 17. Jahrhunderts von Maria de Medici gegründet worden war.

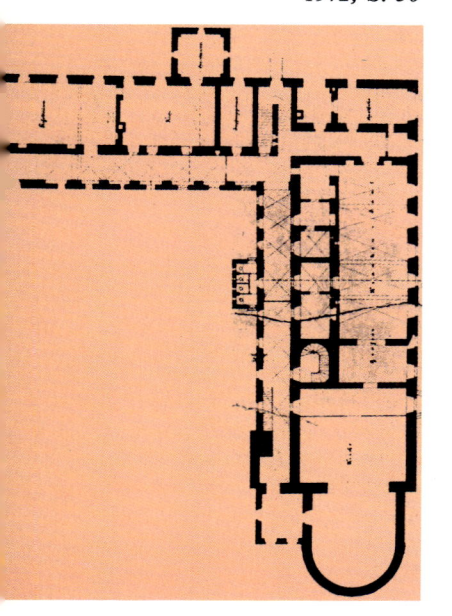

Sicherlich lag aber die für Mitteleuropa bedeutsamste Hospitalgründung im bayerischen Neuburg an der Donau. Dort erbaute man innerhalb der Stadtmauern ein aus zwei Flügeln bestehendes Hospital — an der Straßenseite Kirche und Krankengebäude, im Garten den Klosterflügel — in den Jahren von 1623 bis 1626. Dieses Neuburger Hospital St. Wolfgang wurde nicht nur für die späteren Gründungen der Barmherzigen Brüder etwa in Münster (seit 1733), Mannheim (seit 1752) und München (seit 1756) zum Vorbild, sondern bereitete auch den Boden für die ersten Allgemeinen Krankenhäuser des 18. Jahrhunderts, wie man es sich an dem Münchener Beispiel verdeutlichen kann. Die Hospitäler der Barmherzigen Brüder, die unter ihren Ordensleuten eigene Wundärzte hatten, standen im ausgeprägten Gegensatz zu den bisherigen städtischen Hospitälern, etwa den Heilig-Geist-Hospitälern, die sich mehr oder weniger zu Pfründneranstalten entwickelten, in denen die Krankenpflege nur am Rande berücksichtigt wurde. Bezeichnenderweise entstanden aus fast allen deutschen Hospitälern der Barmherzigen Brüder zu Beginn des 19. Jahrhunderts Allgemeine Krankenhäuser mit mehreren klinischen Abteilungen.

In Neuburg kann man aus der Grundrißgestaltung des an die Kirche anschließenden Hospitalflügels erkennen, welch großes Gewicht diese Glaubensgenossenschaft auf eine wirksame Krankenbetreuung legte. Neben dem großen Krankensaal (18×7 Meter) für 12 Betten lagen ein Untersuchungsraum, ein Arztzimmer, ein Bad, ein Absonderungsraum für Schwerkranke und ein Geräteraum. Diese Räume waren vom seitlich vorbeiführenden Kreuzgang aus zugänglich. Der mittlere Raum hatte sowohl zum Hospitalsaal als auch zum Kreuzgang Verbindung. Ihm gegenüber auf der Außenseite des Kreuzganges lagen in einem kleinen Anbau mehrere Abortplätze. Die Barmherzigen Brüder hatten fast in jedem ihrer Hospitäler gutausgebildete Krankenpfleger aus ihren Reihen. Seit 1718 wurde eine einjährige, später zweijährige Ausbildung zur Regel, die im Prager Hospital der Barmherzigen Brüder absolviert werden mußte. In der 1637 zum ersten Mal ins Deutsche übertragenen Ordensregel wurde in verschiedenen Kapiteln ausführlich die Krankenpflege festgelegt:

»1. Wie man die Krankhen aufnehmen und in die Betten bequemen solle.
 2. Wie die Krankhen von Medicis und Barbierer besucht sollen werden.
 3. Ordnung die Krankhen zu speisen.
 4. Von Wachen bei Krankhen und Entlassung der Gesundten.
 5. Wachtsamkeit bey denen, so in letzten Zügen ligen.
 6. Von des Beichtvatters und Krankhenwärters Ambt.
 7. Vom Ambt des Klayderwärters.
 8. Vom Begräbnis der Abgestorbenen in unsern Hospitälern.«

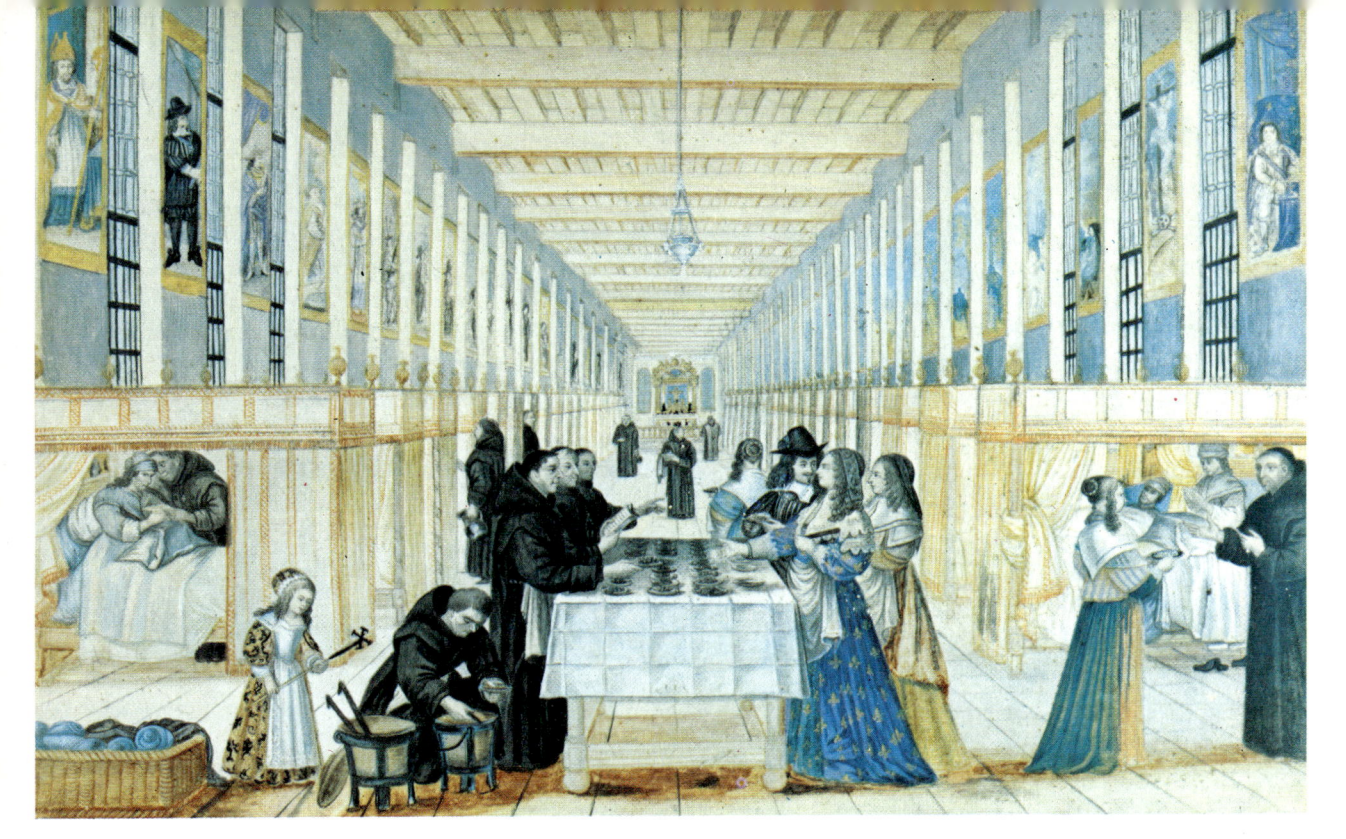

Die Barmherzigen Brüder führten auch Krankenprotokolle ein, die es heute noch erlauben, sich detailliert über die Spitalskrankenpflege im Hinblick auf die Krankheitsgruppen und soziale Herkunft der Kranken zu orientieren. In der Regel sind diese Krankenprotokollbücher — in Neuburg reichen sie bis 1658, in Münster bis 1753 zurück — bisher kaum für die Medizingeschichte ausgewertet worden. Außerdem hatte jeder Kranke sein eigenes Bett — damals noch keine Selbstverständlichkeit.

Aus den Vorschriften sei noch etwas über die ärztliche Betreuung berichtet: »Der Medicus und Chirurgus werden die Kranken des Tages zwey mal besuchen. Alle Krankenwärter mit dem Apotheker und Barbierer werden allda bey der Untersuchung erscheinen. Ein jeder von ihnen wird sein Buch haben, worein er alles deutlich aufschreibe, was der Medicus an Speise und Trank, auch wegen derer Arzneyen verordnen wird.«

Bei solchen glänzend detaillierten Vorschriften muß es kaum verwunderlich erscheinen, daß sie ihre baulichen Entsprechungen in einem differenzierten Grundriß finden mußten. Bei den späteren Neubauten scheint man bestrebt gewesen zu sein, neuere medizinische Erkenntnisse bei den Bauvorhaben zu berücksichtigen. So kann man an den verschiedenen Entwürfen, die der berühmte Baumeister Johann Conrad Schlaun (1695—1773) für den Neubau des Münsteraner Clemenshospitals (1745—1754) seit 1736 vorlegte, erkennen, wie die an den Krankensaal anschließenden Räume bis zur endgültigen Fertigstellung zunehmend zahlreicher und variabler wurden.

Der große Nachteil der Hospitäler der Barmherzigen Brüder war, daß sie nur männliche Kranke aufnahmen. Deshalb wehrte sich auch die Stadt Münster 1732 gegen die Gründung eines solchen Hospitals durch den Fürstbischof Clemens August, der zugleich anordnete, daß die Einkünfte der sogenannten vier »Elendshäuser«, das waren in erster Linie Absonderungshäuser für Epidemiekranke, dem Hospital zufließen sollten.

Abbildung 1696
Blick in den großen Krankensaal des Hôpital de la Charité in Paris während der Ausgabe der Mittagsmahlzeit. Dieses Hospital, das von Marie de Medici 1601 gegründet worden war, wurde von den Barmherzigen Brüdern geführt. 1608 bezog der Orden neue Hospitalgebäude. Nur männliche Kranke wurden in den Spitälern der Barmherzigen Brüder betreut. Gemälde des 17. Jh.s nach einem Kupferstich von Abraham Bosse (1602—1676)

Abbildung 1698 (gegenüber) Ansicht der Charité in Berlin aus der Vogelschau. Ursprünglich war sie als Pestlazarett errichtet worden. Im Jahre 1727 wandelte Friedrich Wilhelm I. von Preußen den Gebäudekomplex in eine Wohlfahrtsinstitution um, die neben einem Hospital für Pfründner ein Lazarett und ein Allgemeines Krankenhaus umfaßte. Kupferstich aus: Johann Theodor Eller, Nützliche und auserlesene medicinische und chirurgische Anmerckungen. Berlin 1730, S. 14.

Die ersten selbständigen Krankenhäuser des 18. Jahrhunderts

Abbildung 1697 Grundriß vom dritten Geschoß der Berliner Charité, das 1727 ausgebaut worden war. In der Mitte liegt der Operationssaal, an den sich rechts und links Krankenräume der Männerstation anschließen. Aus: Paul Diepgen und Edith Heischkel, Die Medizin an der Berliner Charité bis zur Gründung der Universität. Ein Beitrag zur Medizingeschichte des 18. Jh.s. Berlin 1935, S. 10.

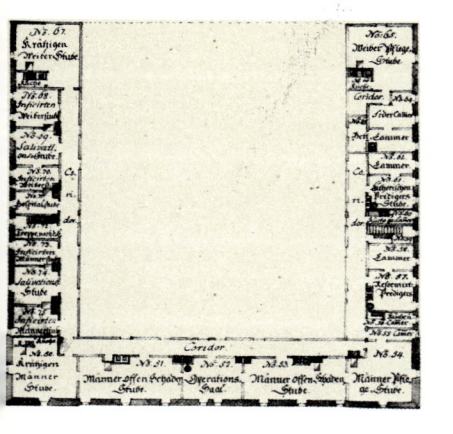

Dieser Mißstand sollte in Münster erst zu Beginn des 19. Jahrhunderts behoben werden, als durch Clemens August Droste zu Vischering (1773—1845) unter dem Einfluß der durch Vinzenz von Paul (1581—1660) in Paris gegründeten Genossenschaft der »Filles de la Charité«, die seit 1634 segensreich im Pariser Hôtel-Dieu wirkten, im Jahre 1808 eine ähnliche Genossenschaft ins Leben gerufen wurde. Diese Krankenpflegerinnen traten 1818 die Nachfolge der Barmherzigen Brüder im Münsteraner Clemenshospital an. Damit waren die seit dem 18. Jahrhundert bestehenden Besorgnisse der Stadt Münster im Hinblick auf die Unterbringung der weiblichen Kranken aus dem Wege geräumt, da nun neben der Männerstation auch eine Frauenabteilung im Hospital eingerichtet wurde. Doch schon zuvor hatten andere Frauengenossenschaften wie die Cellitinnen oder die Elisabethinerinnen (in Aachen seit 1622) Krankenhäuser zur Betreuung von kranken Frauen ins Leben gerufen oder ältere bestehende Hospitäler übernommen.

In der Tat kann man in diesen konfessionellen, von männlichen und weiblichen Ordensgemeinschaften getragenen Hospitälern ebenso wie in den »Pestlazaretten« des 16. und 17. Jahrhunderts oder auch in einigen Heilig-Geist-Hospitälern Vorläuferinstitutionen für das moderne »Krankenhaus« erkennen. Mit dem Übergang des Barock in die Zeit der Aufklärung um 1700 entstand schließlich unser heutiges modernes Krankenhauswesen, in dem heilbare Kranke nur noch für eine begrenzte Zeit aufgenommen werden sollten. Chronisch Kranke, Alte oder Sieche schloß man nach Möglichkeit aus. Beide Bereiche, das Hospital auf der einen und das Krankenhaus auf der anderen Seite, entwickelten sich nun verwaltungstechnisch und auch baulich als selbständige Wohlfahrtseinrichtungen mit unterschiedlichen Bedürfnissen und Personalanforderungen.

Besonders die unter dem Eindruck der damals gefürchteten todbringenden Pest- und Typhusepidemien gegründeten Lazarette in Leipzig (um 1548), in Dresden (um 1560), in Hamburg (vor 1606) und schließlich sehr spät in Berlin (1709—1710) wurden bald in große, spektakuläre Krankenanstalten mit chirurgischen und inneren Stationen umgewandelt. Ursprünglich sollten diese Anstalten nur zu Epidemiezeiten für Infektionskranke bereitgestellt werden, sonst aber aus hygienischen und seuchenpolitischen Gründen leerstehen. Vor allem hoffte man dadurch, in seuchenfreien Zeiten der gefürchteten »Luftinfektion« vorbeugen zu können. Dies war jedoch nicht immer der Fall, da damals in den meisten Städten aufgrund des zunehmenden Pfründnerwesens zu wenig Krankenbetten für Kranke jeglicher Art verfügbar waren. Deshalb entstanden teilweise aus solchen sogenannten »Lazaretten« bald städtische Krankenanstalten mit chirurgischen und internistischen Stationen, teilweise noch in völlig voneinander abgetrennten Gebäuden, neben einer Infektionsabteilung. Vor allem für die in Dresden, Hamburg, Leipzig und Berlin sich im 18. Jahrhundert schnell vergrößernden Krankenanstalten trifft diese Verknüpfung zu.

Aber man darf darüber nicht vergessen, daß es schon im 17. Jahrhundert kleine städtische Krankenhäuser und auch bescheidenere klinische Einrichtungen gab. Eines der ersten Vorbilder für die moderne Klinik ist wohl im St.-Caecilia-Hospital in Leiden zu suchen, wo schon um 1620 der Arzt Otto van Heurne (1577—1652) den klinischen Unterricht einführte. An insgesamt 12 Krankenbetten, die in zwei Räumen für die weiblichen und männlichen Kranken aufgestellt waren, konnte dieser frühe Kliniker junge angehende Ärzte mit der Differenzierung und dem Verlauf von Krankheiten vertraut machen. Andererseits hatte auch der Rat der Stadt Bremen schon im Jahre 1692 eine eigene Anstalt (»Nosocomium«) für arme kranke Bürger eingerichtet: »daß ein eigenes Haus angeordnet würde, in welchem solche arme Kranke wol verpfleget, von ihrer Kranckheit Erkundigung eingenommen, und nach Seel und Leib curiret, und wiederaufgeholfen würden, und des Ends ein solches Nosocomium in hiesiger Neustadt eingerichtet und aptiret worden«.

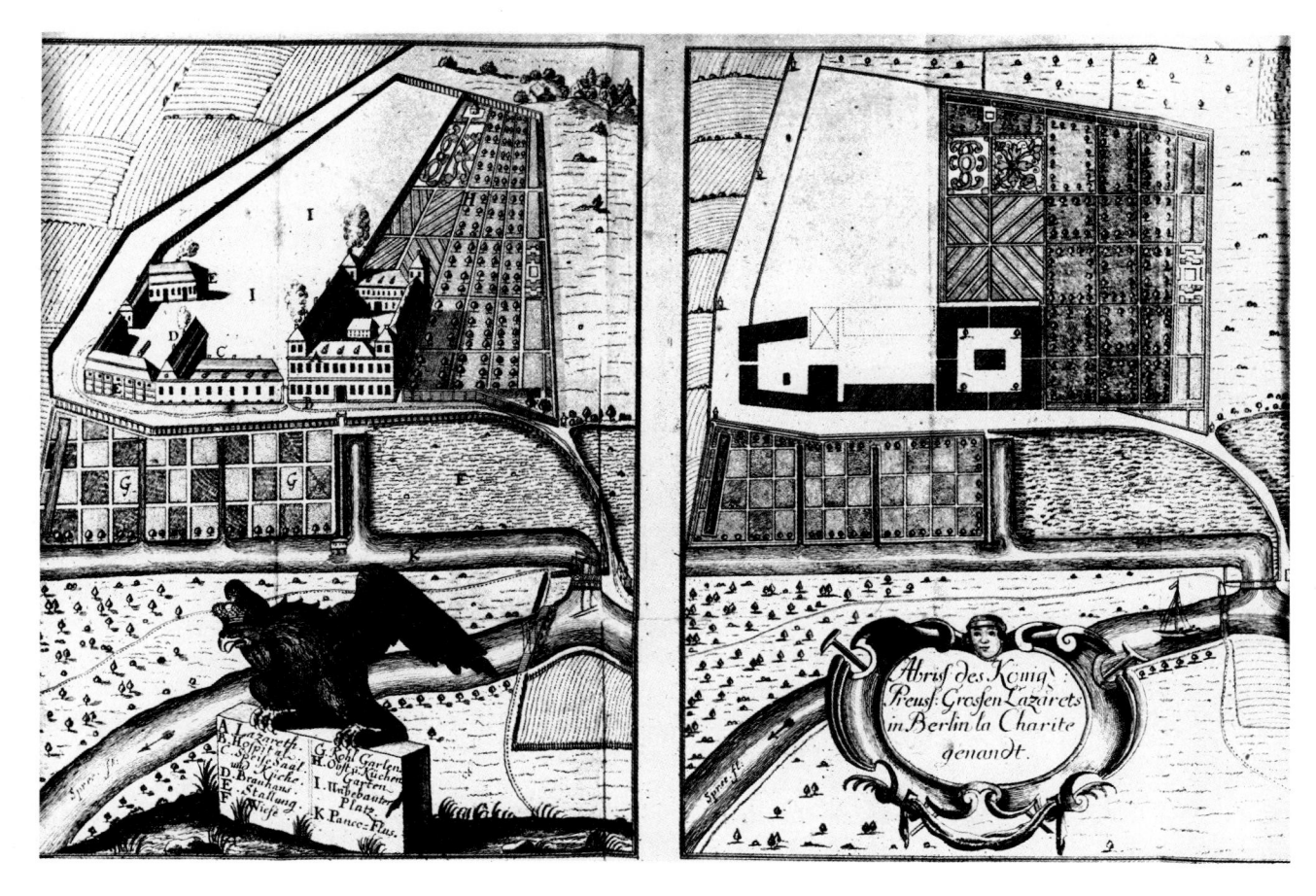

Die Anfänge der Berliner Charité

Eine der berühmtesten Krankenanstalten im deutschsprachigen Raum, die Berliner Charité, entwickelte sich, wie gesagt, aus einem Pestlazarett. Mit großem Aufwand wurde diese Anstalt unter Friedrich I. als geschlossene vierflügelige Anlage 1709/1710 aus Furcht vor den in Osteuropa und den baltischen Staaten grassierenden Pestepidemien um 1700 errichtet. Das unmittelbare Vorbild zu diesem Baukomplex, der aus vier zweigeschossigen Flügeln und vier Eckpavillons bestand, dürfte wohl im wesentlich älteren Pariser Pesthospital St. Louis (gegr. 1607) zu suchen sein, das eine ähnliche Anlageform aufwies.

Glücklicherweise brauchte die Berliner Pestanstalt zu ihrem eigentlichen Zwecke nicht benutzt werden, da die so gefürchtete Seuche Berlin verschont hatte. Man bestimmte daraufhin (1713) den weiträumigen Gebäudekomplex zu einem Arbeitshause und zu einem Garnisons-Lazarett. Jedoch wurde dazu das vor den Toren der Stadt gelegene Gebäude kaum benutzt, so daß 1725 der Plan reifte, in diesem ein Hospital für die Stadt Berlin neben einer Krankenabteilung für die Garnison und die städtischen Bürger einzurichten. Daran war die Auflage geknüpft, das sogenannte »Bürgerlazarett« zur Unterrichtung von Militärchirurgen heranzuziehen. Ob hierbei das Pariser Vorbild der Salpêtrière, das nach einer königlichen Order Ludwigs XIV. vom 17. April 1656 als »Hôpital général« diente, eine Rolle gespielt hat, müßte noch untersucht werden.

In den nun folgenden Jahren 1725 bis 1727 war der gesamte Gebäudekomplex für andere Wohlfahrtsinstitutionen umzubauen. Am 18. November 1726 erließ Friedrich Wilhelm I. schließlich eine »Cabinetsordre« ... »daß in dem Garnisons-Lazareth vor dem Spandauischen Thore vor Berlin auch ein Bürger-Lazareth angelegt werden solle, jedoch daß ein Theil von gedachtem Lazareth vor die Garnison ledig bleibe ... Es sollen auch die Kranken darin, sowohl Soldaten als auch Bürger vor dem Dr. Eller und Regiments-Feldscherer Senff tractirt werden, und soll jederzeit ein Feldscherer von den 8 königl. Chirurgespensionairs darin beständig wohnen und monatlich, nebst frey Essen und Quartier, 8 Thlr. Tractament genießen.« Aus dem Pesthospital, das 1727 wohl nach dem Hospital der Barmherzigen Brüder in Paris den Namen »Charité« erhielt, »damit es jedem frey stünde von seinem Überfluß aus christlicher Liebe denen armen Kranken beyzuspringen oder, wie man sagt, Charité zu erweisen«, erwuchs nun ein Allgemeines Krankenhaus für 200 Kranke, verbunden mit einem Militärlazarett und einer Pfründneranstalt. Noch im gleichen Jahr wurde in dem Gebäude auch eine Gebäranstalt untergebracht, die acht Tage vor der Entbindung sogenannte »liederliche Weibsstücke« aufnahm.

Die Krankenanstalt wurde in 6 Abteilungen aufgeteilt: 1. für kranke Soldaten, 2. für innerlich Kranke, 3. für chirurgisch zu behandelnde Patienten, 4. für Syphilitiker, 5. für Krätzekranke und 6. für geburtsbehilfliche Fälle. Die Oberaufsicht übertrug man dem Chirurgen Gottfried Habermaß, ihm zur Seite stand ein Verwaltungsdirektor, Johann Heinrich Piper. Die Direktion der zivilen und militärischen Krankenanstalt übertrug man einem Direktorium, das aus Johann Theodor Eller (1689—1760), Gabriel Senff (gest. 1738) und Ernst Conrad Holtzendorff (1688—1751) bestand.

Während die Hospitaliten im Erdgeschoß wohnten, lagen die eigentlichen Krankenabteilungen im zweiten Stockwerk der vier Flügel, die den gleichen Grundriß hatten. Die Krankenzimmer waren vom seitlich verlaufenden Korridor zu erreichen. Jeder Krankenraum hatte einen Ofen und außerdem noch einen kleinen Kamin »oder Kühn-Loch, wie es hier genennet wird, in jedem Saale angeordnet, wodurch dieser Vortheil geschafft wird, daß eine kleine Hand voll angelegtes brennendes Holtz die Ausdünstungen und üblen Geruch bey Krancken durch diese kleinen Camien-Röhren hinausstreichen macht und die Lufft beständig verändert«. Noch im Jahre 1727 stockte man den vorderen Flügel mit einer Etage auf und richtete hier die Infektionsabteilung ein für »alle diejenigen, so mit ansteckenden Kranckheiten, als Ruhren, Fleck-Fieber, absonderlich mit denen sogenannt Frantzöschen Maladien behafftet« (Abb. 783).

In diesem neu aufgesetzten Stockwerk legte man auch den Operationssaal an. Diesen Raum scheint man mit großer Sorgfalt ausgestattet zu haben, was durchaus bei Anstalten dieser Größenordnung noch lange nicht die Regel war. Der damalige Chefarzt Eller beschreibt den Saal ausführlich:

»Endlich so hat man auch bey dieser Anordnung für nöthig erachtet einen Saal oder grosse Stube zu aptiren, in welcher die grosse und künstlichere Chirurgische Operationes als Stein schneiden, Bruch schneiden, Operation der Fisteln, Extirpation der äusserlichen verdorbenen Gliedmaßen etc. hieselbsten verrichtet werden; welche Einrichtung um so viel nöthiger, weil dergleichen

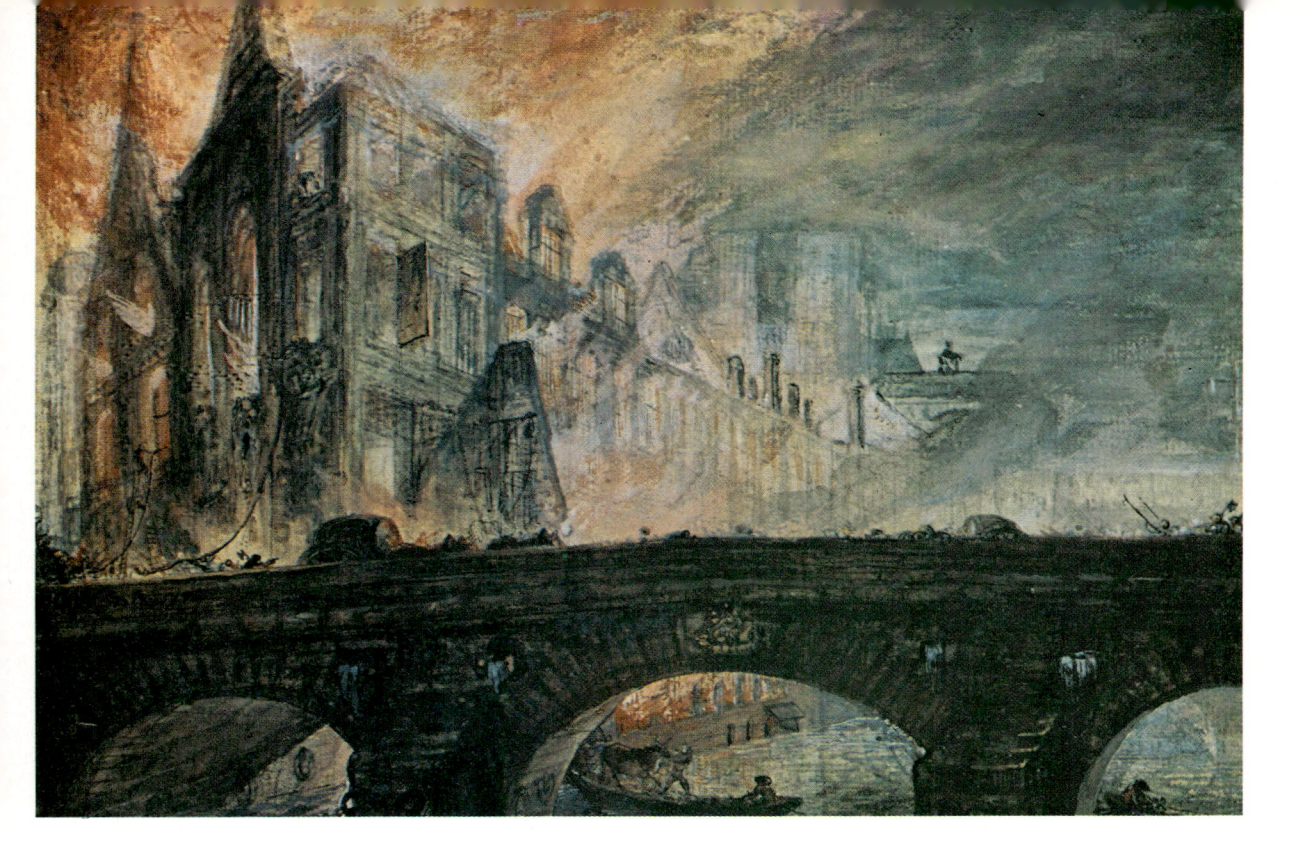

Abbildung 1699
Der Brand des Hôtel-Dieu im Jahre 1772.
Gemälde von Gabriel de Saint-Aubin (1724—1780). Paris, Privatsammlung.
Der Brand des in seinen Ausmaßen gewaltigen Pariser Krankenhauses brach zu einem Zeitpunkt aus, als das Hôtel-Dieu Gegenstand harter Kritiken wurde, die sogar seine Existenz in Frage stellten und die man vollständig zu verschweigen beabsichtigte.

Patienten einer besonderen Abwartung und Pflege bedürffen, die man ihnen, wenn sie in denen gemeinschäfftlichen Kranckenstuben ihr Lager hätten, nicht würde können genießen lassen. Alle zu dergleichen Operationes gehörige Gerätschafften werden hieselbsten verwahret, wie denn auch alle Chirurgische Instrumente und sogenannte Bandagen in einen besonders hierzu aptirten Schrancke in guter Ordnung aufgehoben werden.«

Große Sorgfalt verwandte man auch auf die Reinhaltung der Luft. Außer den Lüftungskaminen hatte man zusätzlich eine Räuchermethode entwickelt: »Wie denn auch zu diesem Ende eine eigene Frau bestimmte, welche alle 2 Stunden des Tages mit angestecktem Räucher-Pulver die Krancken-Stuben durchgehen, und den, bey solchen Umständen, nicht wohl zu vermeidenden üblen Geruch hierdurch mäßigen und verändern muß.«

Aus diesen Beschreibungen des leitenden Chirurgen Eller über die Charité mit ihren über 200 Krankenbetten aus den Jahren 1727 bis 1730 kann man entnehmen, daß schon eine umfangreiche Administration aufgebaut worden war.

Die Pariser, Wiener und Berliner Entwürfe für moderne Großkrankenhäuser

Die Diskussion um den Wiederaufbau des abgebrannten Hôtel-Dieu in Paris

Der fürchterliche Brand des Hôtel-Dieu in Paris am 29. und 30. Dezember 1772, der einen Gebäudeflügel völlig vernichtete, sollte für die Krankenhausgeschichte einen bedeutenden Wendepunkt markieren. Denn über den geplanten Wiederaufbau entspann sich in Paris eine auch in Mitteleuropa verfolgte intensive Diskussion, ob das Hôtel-Dieu nicht vollständig renoviert werden müsse. Das riesige Krankenhaus, das in den Jahren von 1720 bis 1772 täglich

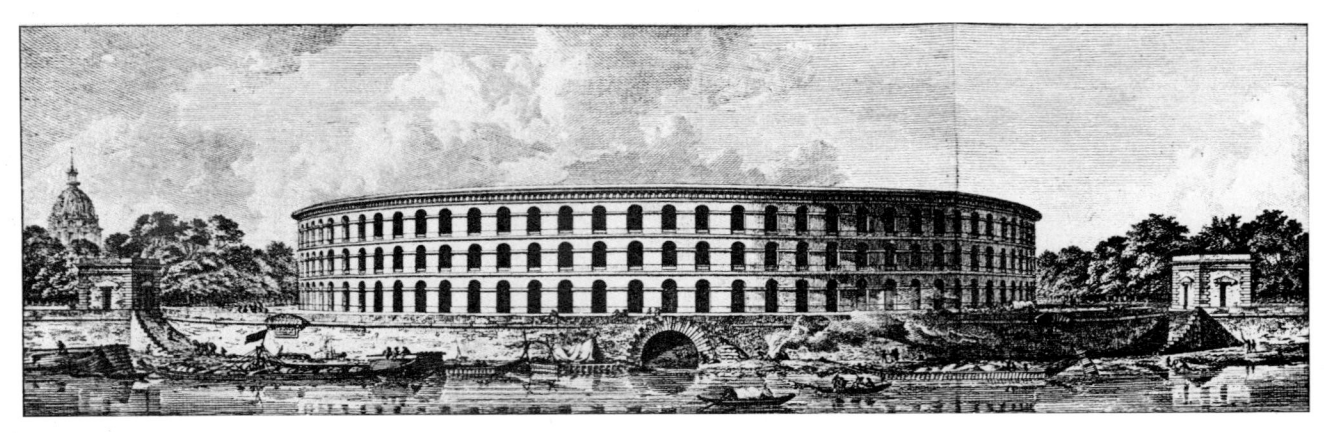

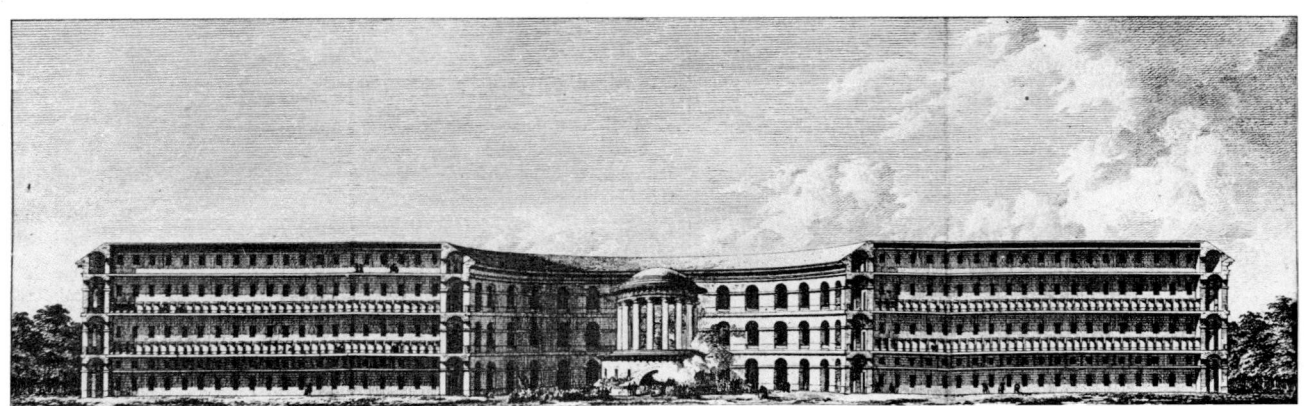

Abbildungen 1700 und 1701 Entwurf für ein 5000 Betten umfassendes Krankenhaus, das das alte, 1772 teilweise abgebrannte Pariser Hôtel-Dieu ersetzen sollte. Der Plan stammt von dem französischen Baumeister Bernard Poyet. Oben die Außenfront des riesigen Rundbaus an den Ufern der Seine, unten der Querschnitt durch die gesamte Gebäudeanlage. Kupferstich aus: Bernard Poyet, Mémoire sur la nécessité de transférer et de reconstruire l'Hôtel-Dieu de Paris. Paris 1785.

durchschnittlich 2500 Kranke versorgte, lag mitten in der französischen Metropole an der Seine. Es bot den Kranken unter katastrophalen hygienischen Bedingungen eine schlecht überwachte Krankenpflege. Die Mortalität erreichte in den Jahren 1721—1773 einen erschreckend hohen Prozentsatz, der zwischen 20 und 25 Prozent schwankte. Er war so, wie der berühmte Wiener Kliniker Maximilian Stoll (1742—1787) 1788 resignierend bemerkte, daß »auf fünf Kranke allezeit eine Leiche kam«.

An den nach dem Brand folgenden Planungen und teilweise heftig geführten Kontroversen beteiligten sich bald die besten Architekten und Naturwissenschafter von Paris, unter ihnen Antoine Petit (1722—1794), Antoine Lavoisier (1743—1794), Jacques René Tenon (1724—1816), Jean-Baptiste Le Roi (gest. 1800) und die Architekten Bernhard Poyet und Charles François Viel. Der eigentliche Anlaß zum Wiederaufbau des Hôtel-Dieu trat bald in den Hintergrund gegenüber grundsätzlichen Überlegungen, wie ein großes, mehrere tausend Betten umfassendes Krankenhaus gebaut und organisiert sein müsse. Die zuständigen städtischen Beamten für das Hôtel-Dieu hatten aus Angst vor einer Verlegung des Hospitals aus dem Pariser Zentrum jedoch den Aufbau bereits 1778 in die Wege geleitet, ohne sich allzusehr um diese grundsätzlichen Diskussionen zu kümmern.

Schon lange hatten führende Ärzte festgestellt, daß in den großen Krankenhäusern die Todesrate gegenüber den kleineren Häusern einen besonders hohen Prozentsatz erreichte. Die Todesursache schrieb man dem Hospitalfieber, einer durch die inneren Verhältnisse der Hospitäler hervorgerufenen Erkrankung, zu, welche infolge der Zusammendrängung von vielen Menschen auf geringem

Raum und mangelnder Lüftung und Abfallbeseitigung entstand. Gerade das Hôtel-Dieu in Paris bot dafür die besten Voraussetzungen, da in dieser Anstalt oft mehrere Kranke in ein Bett gesteckt wurden. Die an ansteckenden Krankheiten Leidenden konnte man nicht genügend isolieren, und so wurden sie mit Hospitaliten bunt durcheinander in überfüllte Säle gepackt. Das Krankenhaus geriet so schon früh in Mißkredit, aus dem es sich erst Ende des 19. Jahrhunderts wieder befreien konnte.

Maximilian Stoll, der aus eigener Anschauung auch die Zustände im Hôtel-Dieu wohl gut gekannt hat, schrieb weiterhin dazu:

»Man hatte überdies jederzeit bemerkt, daß Leute mit starken Verwundungen oder solche, die eine beträchtliche chirurgische Operation auszustehen hatten, in einem großen Spitale bei der genauesten Aufsicht und unter den Händen der geschicktesten Meister dahinstarben, da doch eben diese Meister weit beträchtlichere Operationen in Privathäusern oder in einem ganz kleinen Spitale mit bestem Erfolg verrichteten.«

In den achtziger Jahren des 18. Jahrhunderts wurden in Frankreich zwei verschiedene Konzeptionen für den modernen Krankenhausbau entwickelt: das zentralisierte in Kreisform und das dezentralisierte in Rechteckform mit weiträumig auseinandergezogenem Krankengebäude. Diese neuprojektierten Krankenhausstrukturen beeinflußten ganz besonders die Diskussion in den deutschsprachigen Ländern.

Die ersten Planungen für ein zentrales Krankenhaus, das über 3000 Betten aufnehmen sollte, wurden im Anschluß an einen Entwurf des französischen Architekten Desgodets, von dem Arzt und Chirurgen Antoine Petit 1774 und später von dem Architekten Bernard Poyet 1785 entwickelt. Sowohl Petit als auch Poyet schlugen eine kreisförmige Anlage vor. Von dieser gehen die sechs viergeschossigen Bettentrakte wie die Speichen eines Wagenrades aus. In jedem Flügel sind auf beiden Seiten in vier Etagen übereinander die Betten — 38 in jeder Etage und Reihe — aufgestellt, die von Alkoven umgeben sind. Die Mittelachse des Flügels bleibt frei, nur von den Galerien sind die Betten zugänglich. So entsteht eine Anordnung von übereinandergereihten Tribünen, die wie die Ränge eines Theaters anmuten, »comme les loges de spectacle«.

Eine ganz andere Anlageform stammte von dem Architekten Charles François Viel und dem Arzt Alphonse Jean-Baptiste Le Roi, welche ihren Plan 1777 der Akademie der Wissenschaften vortrugen. Das von ihnen entworfene, im Gegensatz zu Petit dezentralisierte Krankenhaus, war nach dem Vorbild des Royal Naval Hospital (1758—1762) in Plymouth streng symmetrisch konzipiert: Die eingeschossigen Bettenhäuser stehen parallel zu beiden Seiten eines rechteckigen Hofes, an dessen hinterem schmalen Ende sich die Kirche erhebt. Die Pavillons mit ca. 100 Betten liegen zu elf an beiden Seiten eines 232 Meter breiten Hofes und sind streng symmetrisch aufgereiht. Die Gesamtanlage sollte 3000 Betten umfassen.

Doch anstelle eines Mammutkrankenhauses sollten nach den Vorstellungen einer von Ludwig XVI. 1785 initiierten Kommission der Pariser Akademie der Wissenschaften vier kleinere Krankenhäuser mit 1200 Betten am Rande von Paris errichtet werden. Die Krankenhäuser selbst konzipierte man im Anschluß an den Plan von Le Roi als Pavillonanlagen. Man legte die Pavillons in einer streng symmetrischen Form zu beiden Seiten eines Hofes an, der auf der vorderen Seite von einem Verwaltungsgebäude und auf der Rückseite durch die Kirche begrenzt wurde. Nachdem zwei Kommissionsmitglieder, der damals

Abbildung 1702
Pavillonkonzept für den Neubau des Hôtel-Dieu in Paris nach den Plänen des Mediziners Jean Baptiste le Roi 1773. Zeichnung des Baumeisters Charles François Viel (1780). Aus: Casimir Tollet, Les Edifices hospitaliers depuis leur origine jusqu'à nos jours. Paris 1892, Abbildung 238.

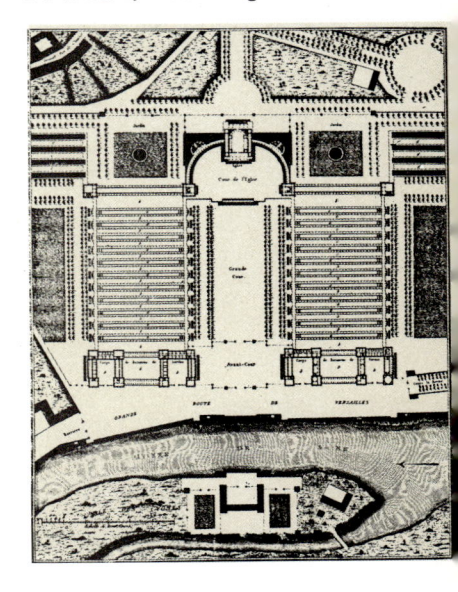

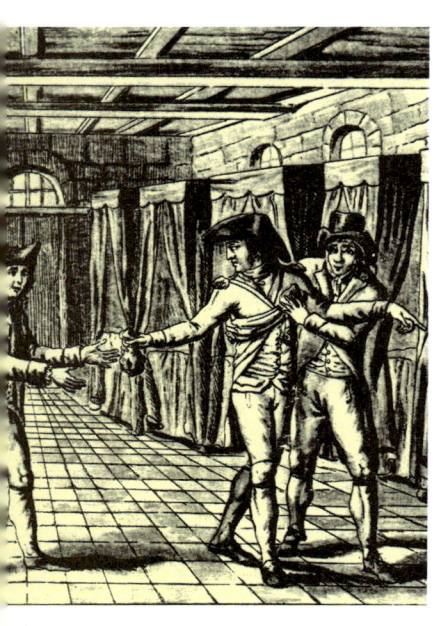

Abbildung 1703
Stich eines Krankenhaussaales in Frankreich zur Zeit der Französischen Revolution. (Paris, Museum Carnavalet)

schon berühmte Augenarzt Jacques René Tenon (1724—1816) und der Physiker Charles-Augustin Coulomb (1736—1806), im Juni und Juli 1787 in England gewesen waren und dort unter 52 Wohlfahrtseinrichtungen auch das Marinehospital in Plymouth, das 1758—1762 von dem Londoner Architekten Alexander Rovehead gebaut worden war, besucht hatten, legte die Kommission einen verfeinerten Entwurf für ein Pavillonkrankenhaus vor.

Die Empfehlungen der Pariser Krankenhauskommission gingen in den Wirren der ein Jahr später ausbrechenden Revolution unter. Erst zu Beginn des 19. Jahrhunderts baute man in Bordeaux (1821—1829, Architekt: Jean Burguet), in Brüssel (1839—1843, Architekt: Henri Louis François Partoes) und schließlich in Paris (1846—1852, Architekt: Pierre Gauthier) die ersten Pavillonkrankenhäuser, die den Konzepten der Pariser Kommissionen entsprachen. Für den deutschsprachigen Raum sollten sich die Vorschläge von 1786/88 für eine dezentrale Krankenhausanlage noch später auswirken: Erst 1860 wagte man in Wien den Schritt zu einer dezentralisierten Krankenhausanlage (»Rudolf-Stiftung«, 1860—1866), und erst 1868 wurde in Berlin im Friedrichshain tatsächlich der Grundstein zu einem Pavillonkrankenhaus in Deutschland gelegt. Für den Krankenhausbau in den deutschen Staaten, in Österreich und in der Schweiz blieben somit die Ideen, die kurz vor der Französischen Revolution in Paris entwickelt worden waren, praktisch bis 1868 ohne Auswirkung. Deshalb soll erst im zweiten Abschnitt dieser Übersicht darauf eingegangen werden.

Doch die vieldiskutierten Pariser Entwürfe um die Erneuerung des veralteten, überfüllten Hôtel-Dieu hatten bewirkt, daß man sich im deutschsprachigen Raum in den achtziger Jahren des 18. Jahrhunderts viel gezielter und intensiver als je zuvor mit dem Krankenhaus, seiner Architektur, Einrichtung, Lüftungshygiene und Verwaltung beschäftigte. Mehr als bisher wurde gerade in diesem Jahrzehnt den Ärzten, die sich noch nie so sehr wie in dieser Epoche mit dem Krankenhauswesen literarisch auseinandergesetzt hatten, ein Mitspracherecht bei den Krankenhausbauten eingeräumt. Die staatlichen Krankenhäuser dieses Jahrzehnts in Altona, Braunschweig, Karlsruhe, Kassel, Mainz, Bamberg und Würzburg wären ohne ärztliches Engagement und Sachkenntnis gar nicht zustande gekommen.

Die Gründung des Wiener Allgemeinen Krankenhauses 1784

Aber erst mit dem Regierungsantritt des reformfreudigen österreichischen Kaisers Joseph II. im Jahre 1780 kam für den deutschsprachigen Raum das auslösende Moment, das das Startzeichen zur radikalen Reform des deutschen Krankenhauswesens gab. In Wien wurden nun innerhalb von vier Jahren die Planungen zu einem großen Allgemeinen Krankenhaus insofern realisiert, als man das große Siechenheim in der Alser Vorstadt in den Jahren 1783—1784 nach den Vorschlägen einiger Ärzte und Lehrer der damals schon berühmten Wiener Medizinischen Schule umbaute. Im August 1784 konnte das Wiener Allgemeine Krankenhaus seine Tore öffnen; damit stand der damals 250.000 Einwohner umfassenden Stadt Wien ein für diese Zeit modernes Krankenhaus zur Verfügung, das nicht weniger als 2000 Betten bereitstellte.

Die nach langen Debatten schließlich verwirklichten Pläne stammten von dem königlichen Leibarzt Joseph von Quarin (1733—1814), die Joseph II. selbst noch vorher überarbeitet hatte. Die Bauleitung übernahm der Wiener Baumeister Joseph Gerl. Der Zweck einer so schnellen Gründung des mammutartig großen Allgemeinen Krankenhauses mit schier endlosen Gebäudeflügeln war, daß man neben fiskalischen und organisatorischen Gründen »die unläug-

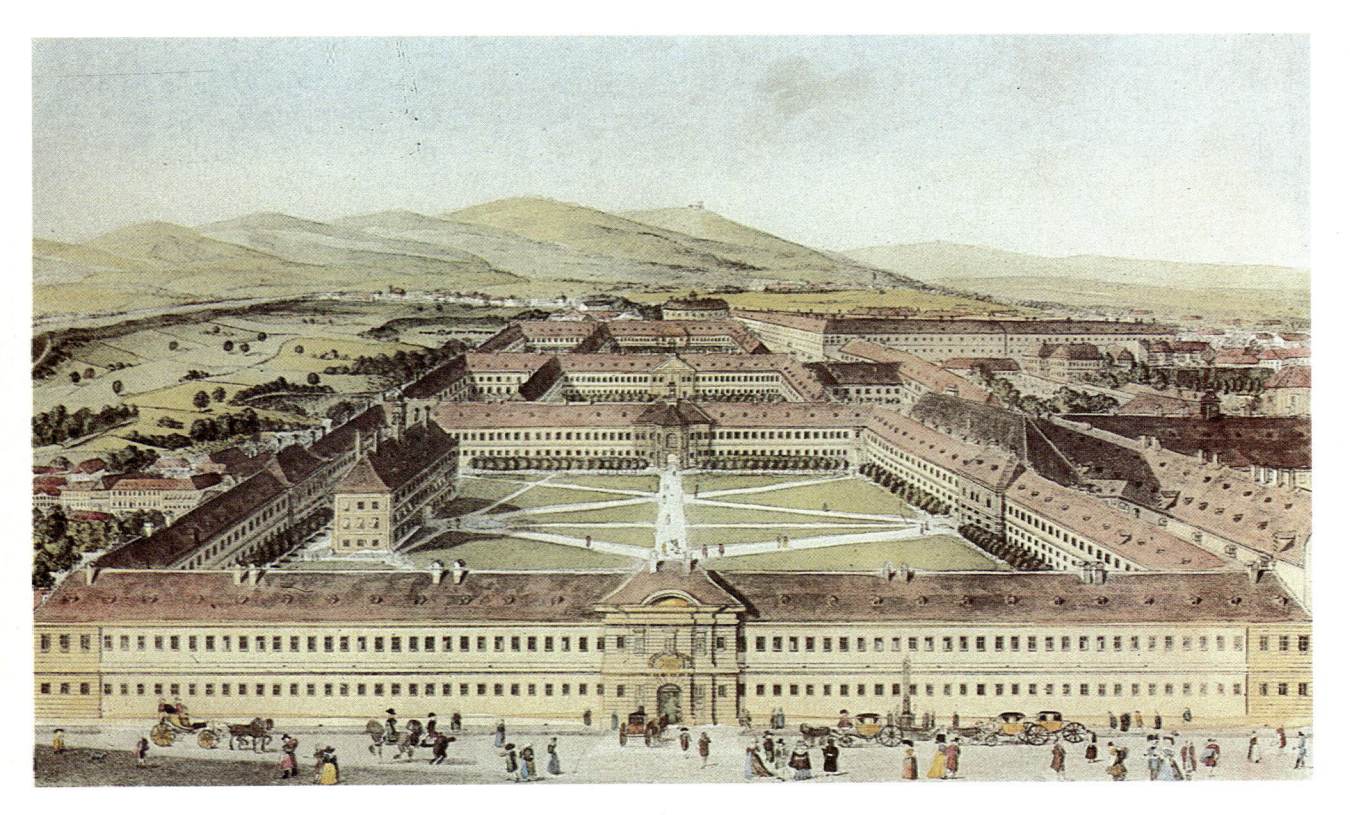

Abbildung 1704
Ansicht des Allgemeinen Krankenhauses in Wien (1783—1784) aus der Vogelschau.
Kolorierter Kupferstich von Joseph Peter Scheffer um 1795.

baren Vortheile der kleinen Spitäler auch in ein Universalkrankenhaus, aber ohne ihren Nachtheil mitzunehmen« möglichst bald miteinander verbinden wollte. Nach Vorstellungen des Klinikers Maximilian Stoll wählte man das in zwei Generationen von 1693—1760 entstandene Siechenhaus in der Alser Vorstadt zu einem »Generalhospital« um:

»1. Man theile das Universalspital in mehrere kleine ab, welches in dem großen Armenkrankenhaus, das so viele Höfe hat, leicht geschehen kann. 2. Man gebe einem jeden dieser kleinen Spitäler seinen Arzt und mehrere Wärter. 3. Man fordere von dem Arzt tägliche und strenge Dienste, aber man bezahle ihn auch dafür.«

Nach einer zweijährigen Umbauzeit konnte das Allgemeine Krankenhaus seit dem August 1784 mit Kranken belegt werden. Drei Jahre später betreute und versorgte man hier schon 1208 Patienten, davon 389 Männer, 424 Frauen, 111 Wöchnerinnen, 33 Kinder und in der Irrenanstalt 183 Männer und 78 Frauen.

Die Architektur der schon bestehenden Gebäude hatte man beibehalten und nur einige wenige Flügel neu errichtet. Man beließ so den großen rechteckigen Hof und die an den ersten Mitteltrakt anschließenden kleineren Flügel. Die Gebäude bestanden nach dem Ausbau von 1783—1784 aus drei Stockwerken, in denen jeweils zwei Krankenzimmer zu einer Einheit zusammengefügt waren. An ihrem Ende richtete man die Nebenräume ein und legte Treppen an. Die Krankenzimmer umfaßten durchschnittlich zwanzig Betten, die sich an den Längswänden befanden. Ein Flur fehlte, die Räume waren jeweils von ihren Schmalseiten her betretbar; in der mittleren Trennwand befand sich eine Tür.

Damit reihte sich das Wiener Allgemeine Krankenhaus in die Reihe der großen Staatskrankenhäuser des 18. Jahrhunderts ein, die, wie es bei anderen damaligen Zentralkrankenhäusern in den europäischen Hauptstädten zu beobachten ist (Bartholemew's Hospital in London, Frederiks-Hospital in Kopenhagen, Hôtel-Dieu in Paris, Ospedale Maggiore in Mailand, Inselhospital in Bern oder die Charité in Berlin), wesentliche Impulse für die Entwicklung der klinischen Medizin gaben. Besonders für Deutschland muß man auch die teils schon genannten Anstalten von Bamberg, Fulda und München hinzuzählen. Die vom Staat finanzierten Krankenanstalten sollten aber nicht nur der fachgerechten Krankenpflege im Hinblick auf eine klare Diagnostik und kontrollierte Therapie dienen, sondern, das muß man besonders betonen, auch für die Ausbildung von Ärzten verfügbar sein, die sowohl im zivilen als auch im militärischen Gesundheitswesen eingesetzt werden konnten. Daneben entstanden eine Reihe von zweckentsprechenden kommunalen Krankenhäusern, die nach spezifischen hygienischen und medizinischen Gesichtspunkten angelegt wurden: Passau (1770—1775), Braunschweig (1764—1780), Stralsund (1782 bis 1784), Kassel (1783—1785), Altona (1783—1784), Karlsruhe (1783—1788) und Wiesbaden (1785—1789). In diesen »Armenkrankenhäusern« oder »Humanitätsanstalten« wurden in erster Linie unbemittelte Bürgersleute, Tagelöhner, Handwerksgesellen oder Fremde im Krankheitsfall für einige Wochen ärztlich stationär betreut.

Der großartige Neubau der Charité in Berlin (1785—1800)

Schon wenige Jahre später begannen weitere deutsche Fürsten neue Krankenhäuser zu errichten oder bestehende grundlegend zu reformieren. Einer der spektakulärsten Neubauten entstand in dieser Epoche in Berlin, als man sich entschloß, die Charité von Grund auf neu zu errichten. Der alte vierflügelige Baukomplex war überholt und sollte nach und nach abgerissen werden. Sicherlich dürfte es kein Zufall gewesen sein, daß ausgerechnet 1784, in diesem für die Krankenhausgeschichte so bedeutsamen Jahr, Friedrich der Große seinem Baudirektor Georg Christian Unger (1743—1804) befahl, konkrete Pläne für den schon seit langem diskutierten Neubau der Charité vorzulegen.

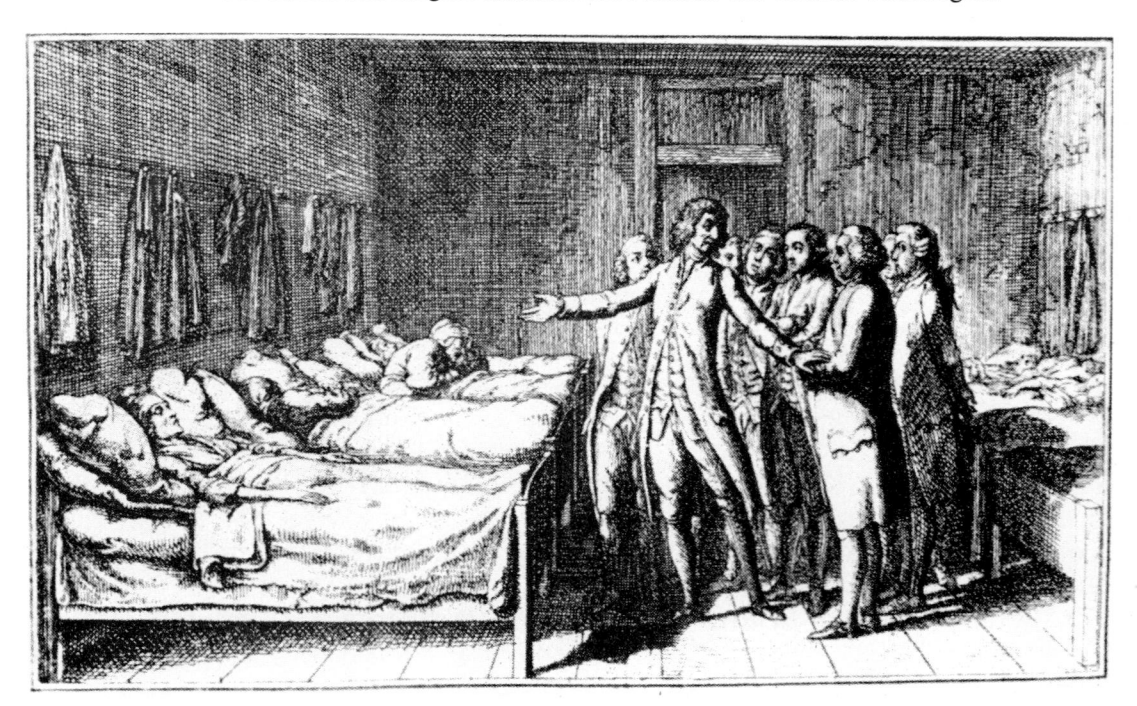

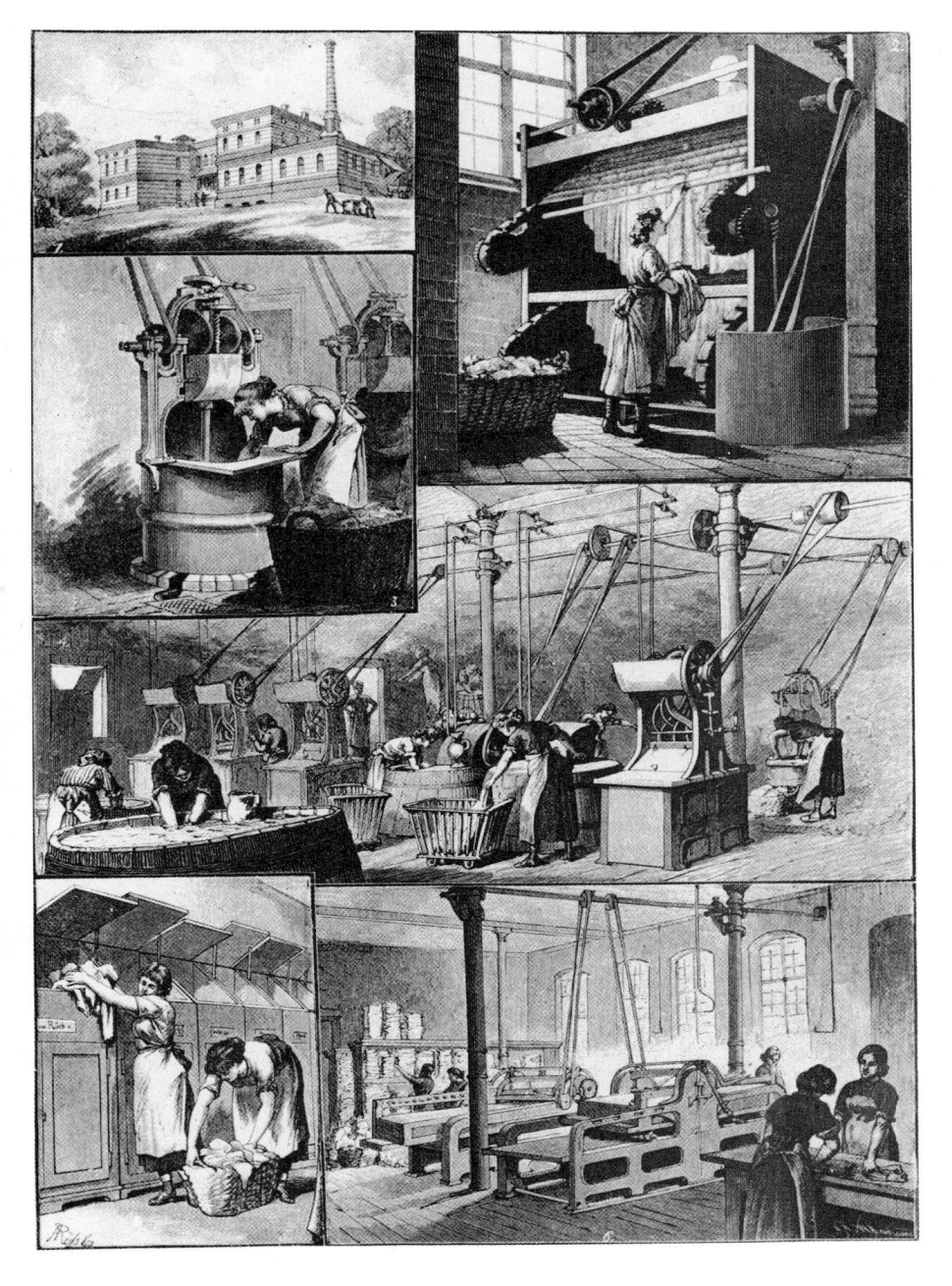

Abbildung 1706
Die Charité in Berlin entwickelte sich seit den dreißiger und vierziger Jahren des vorigen Jh.s. neben dem Kantonsspital in Zürich und dem Allgemeinen Krankenhaus in Wien zu einer der angesehensten und berühmtesten Krankenanstalten Mitteleuropas. Ständig mußte man seit der Vollendung des großen Neubaus von 1800 weiter ausbauen, um der Entwicklung neuer medizinischer Disziplinen und sanitärtechnischer Errungenschaften Genüge zu tun. Dazu gehört auch die Wäscherei der Charité, die von 1846 bis 1847 nach den damals modernsten Erkenntnissen gebaut wurde. Der abgebildete Holzschnitt gibt uns einen Einblick in den Wäschereibetrieb um 1886. Holzschnitt um 1886.

Bereits seit 1780 hatte sich der preußische Baumeister Karl von Gontard mit einer völligen Renovierung der Charité auf Wunsch der damaligen Krankenhausärzte beschäftigt. Doch erst Unger gelang es wenige Jahre später, seine Pläne verwirklichen zu können. Er hatte ein dreiflügeliges Krankenhausgebäude für nicht weniger als 800 Patienten entworfen, mit dessen Bau 1785 begonnen wurde. Die Vollendung des gesamten Komplexes zog sich über 15 Jahre hin und machte verschiedene Änderungen im Laufe der langen Bauzeit notwendig. Man kann gerade an diesem charakteristischen Beispiel verfolgen, wie sehr die hygienischen Vorstellungen und medizinischen Anforderungen, die man an ein Krankenhaus stellte, sich innerhalb kurzer Zeit wandelten. Der zuletzt, besonders repräsentativ gebaute Hauptflügel (1798—1800) ver-

Abbildung 1705 (gegenüber)
Blick in einen Krankenraum eines Allgemeinen Krankenhauses um 1783 während der ärztlichen Visite. Vermutlich handelt es sich um einen Saal in der Charité.
Kupferstich von Daniel Chodowiecki. Aus: Matthias Claudius, Sämtliche Werke des Wandsbecker Bothen. 4. Teil, Wandsbeck 1783, S. 225.

*Abbildung 1707
Haupt- und Seitenfront der neuerbauten Berliner Charité auf einem Teller der Königlichen Porzellan-Manufaktur Berlin (um 1850). Nach fünfzehnjähriger Bauzeit konnte dieser viergeschossige Baukomplex, der ursprünglich 680 Kranke stationär aufnehmen sollte, im Jahre 1800 eingeweiht werden.*

fügte nur noch über Krankenzimmer an einer Seite und hatte nach dem Bamberger Vorbild Zwischenräume zwischen den einzelnen Krankensälen. Mit der Inbetriebnahme des Neubaus der Charité, in dem nicht weniger als sechs Kliniken in den nächsten zwei Jahrzehnten aufgenommen werden mußten, besaß Berlin ebenso wie Wien ein überregionales Krankenhauszentrum.

Zur Situation des Krankenhauses um 1800

Die Ärzte entdecken das Krankenhaus

Mit der Begründung der klinischen Medizin in den Hospitälern von Paris unter dem Regime Napoleons durch die Einführung diagnostischer Untersuchungsmethoden auf dem Boden der Naturwissenschaften sollte sich die gesamte Heilkunde wie nie zuvor wandeln. Institutionen, wie sie sich in den neuen Krankenhäusern herausgebildet hatten, wurden nun zu einem unverzichtbaren Bestandteil der medizinischen Praxis und Forschung. Die stationäre Betreuung und Überwachung des Patienten, die tägliche Visite mit den ständig sich wiederholenden Untersuchungen durch Palpation, Auskultation und Perkussion brachten nicht nur dem Patienten eine seiner Krankheit entsprechende verbesserte Therapie, sondern bewirkten auch zwangsläufig neue Erkenntnisse.

Es ist auch nicht verwunderlich, daß die Einrichtung der ersten Fachkrankenhäuser oder Polikliniken für Kinderheilkunde in diese Zeit fallen. Poliklinische Anstalten für kranke Kinder mittelloser Eltern waren Ende des 18. Jahrhunderts in London (1769) von dem Arzt Georg Armstrong oder in Wien (1787) von dem Kinderarzt Josef Mastilíř (1757—1793) eingerichtet worden, um ihnen unentgeltlich ärztliche Hilfe angedeihen zu lassen. Im Jahre

1802 wurde das Pariser Waisenhaus »Maison de l'Enfant Jésus« in ein Kinderkrankenhaus »Hôpital des enfants malades« umgebaut. Annähernd 300 Kinder konnten in diesem ersten neuzeitlichen Fachkrankenhaus für solche kleinen Patienten betreut werden.

Auch auf dem Gebiet der Orthopädie lassen sich die ersten Fachkrankenhäuser nachweisen. Im Jahre 1780 hatte der berühmte Orthopäde Jean Venel (1740—1791) in Orbe im schweizerischen Waadtland die erste orthopädische Heilanstalt ins Leben gerufen. Es folgten dann in Mitteleuropa in der Zeit nach dem Wiener Kongreß eine Vielzahl von privaten orthopädischen Anstalten für ambulante Behandlungen.

Doch im Vordergrund der nächsten Jahrzehnte stand aus gesundheitspolitischen Erwägungen das Allgemeine Krankenhaus. Als Leitbild für die neuen städtischen Anstalten des Biedermeiers dienten nicht die Staatskrankenhäuser von Berlin, Wien, Kopenhagen oder Paris, sondern das nur 125 Betten umfassende Bamberger Krankenhaus. Hier förderte der aufgeklärte Fürstbischof von Würzburg und Bamberg, Franz Ludwig von Erthal (1730—1795), der unmittelbar von den Reformgedanken Josephs II. beeinflußt worden war, entscheidend die Neubaupläne. Die fast zur gleichen Zeit veranlaßte Renovierung und Modernisierung des altwürdigen Würzburger Juliusspitals, die von 1789 bis 1793 durchgeführt wurden, gingen ebenfalls auf diesen überragenden Kirchenfürsten und Sozialreformer zurück, dessen Maxime nach seinen eigenen Worten darin bestand, dem Volke zu dienen: »Der Fürst sei für das Volk und nicht das Volk für den Fürsten da.«

Auch die schon zum Teil erwähnten Allgemeinen Krankenhäuser in Braunschweig, in Karlsruhe, Mainz (1785—1788), Fulda (1806—1810) und München (1809—1813) sind der Tatkraft aufgeklärter, weitblickender Landesherren und ihren beratenden Leibärzten zu verdanken gewesen. Die teilweise heute noch, wenn auch nach zahlreichen Umbauten, benutzten Häuser in Würzburg, München, Hamburg und Oldenburg modifizierten das Bamberger Konzept. Man schuf so die Grundlage für eine eigenständige Entwicklung des Krankenhauses im deutschsprachigen Raum zwischen Zürich und Hamburg, Berlin und Wien. Darüber hinaus sind gerade diese Anstalten viel mehr als die anderen Zweckinstitutionen der letzten 200 Jahre — wie etwa Markthallen, Armenasyle, Bahnhöfe, Fabriken und Postbauten — die wichtigsten Denkmäler für die Sozialgeschichte der Biedermeierzeit. Denn in diesen Gebäuden symbolisierte sich nun auch in der Provinz der Wille der Fürsten und der wohlhabenden Bürgerschaft, die sozialen Belange der ärmsten Schichten der Bevölkerung zu berücksichtigen, vor allem, was »die Besorgung der armen Kranken« anbetrifft. Jetzt wurden auch die Ärzte mehr als bisher im Krankenhauswesen aktiv tätig. Ihre Vorstellungen konnten schon von Anfang an im Grundriß verwirklicht werden. Charakteristisch ist auch, daß ihre Wohnräume möglichst nahe, wenn nicht sogar im Krankenhaus lagen oder liegen sollten. Man begann nun generell, die Kranken von den Siechen zu trennen, und unterstellte die Leitung eines Krankenhauses einem versierten Arzt.

Der Nebenzweck dieser Reformierung des Krankenhausbaues in den achtziger Jahren des 18. Jahrhunderts war gleichfalls, Ausbildungsstätten für die angehenden Ärzte zu gewinnen. Denn gerade von Wien aus setzte sich die Ansicht durch, daß der Arzt auch am Krankenbett selbst ausgebildet werden müsse. So wurden besonders in den Universitätsstädten wie in Halle, Jena oder Würzburg die Krankenhäuser nach und nach in den Ausbildungsgang der

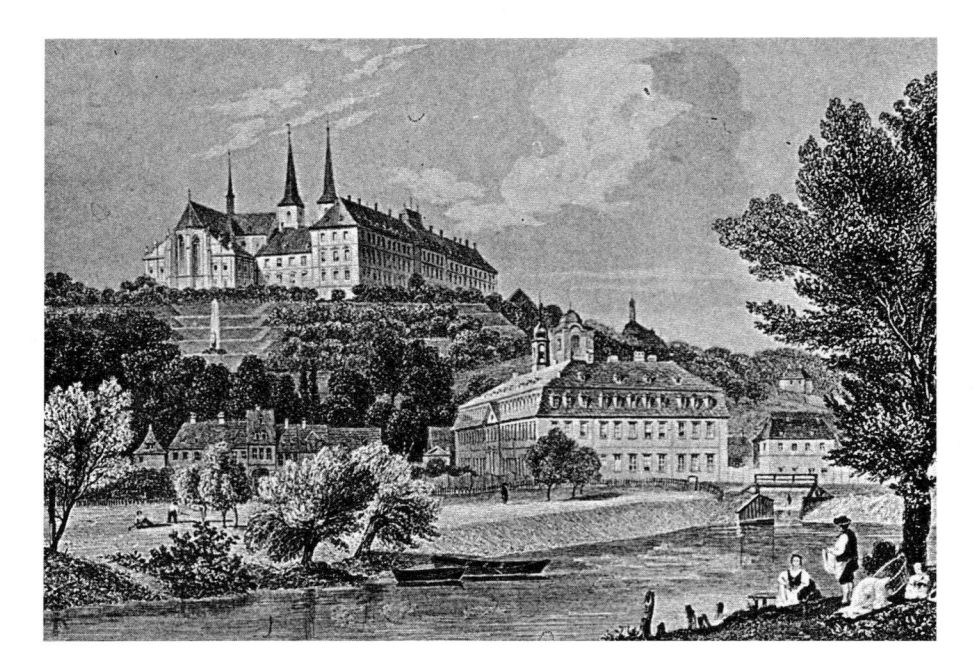

Abbildung 1708
Das Allgemeine Krankenhaus in Bamberg am Fuße des Michelsberges. Rechts liegt der dreiflügelige Baukomplex an der Regnitz, in die man die Abwässer ableitete. Stahlstich von Johann Poppel nach einer Zeichnung von Eduard Gärtner.

Ärzte mit einbezogen. Teilweise scheinen sich aber einige Häuser gegen eine solche Integration gewehrt zu haben, wie es sich für das Clemens-Hospital in Münster nachweisen läßt. Zugleich entwickelte sich das Krankenhaus seit der frühen Biedermeierzeit zu einer immer weniger entbehrlichen Forschungsstätte für die Medizin. Es bilden sich im wesentlichen drei verschiedene Interessenszüge am Krankenhaus heraus, die der schon erwähnte Hufeland, seit 1800 klinischer Direktor der Charité, folgendermaßen 1799 beschrieb:

»Es kommt hierbey alles auf die Bestimmung und den Zweck solcher Anstalten an, und dieser ist dreifach: Hülfe des ärmeren oder verlassenen Kranken — Vervollkommnung der Heilkunst durch genauere Beobachtung und unter Aufsicht angestellte Versuche — und Bildung der Wund-Ärzte zum practischen Heilgeschäft.«

Für diese Zeit im letzten Viertel des 18. Jahrhunderts ist charakteristisch, daß eine Fülle von Literatur zum Thema Krankenhaus erscheint. Die Autoren

Abbildung 1709
Grundriß vom ersten Obergeschoß des Bamberger Krankenhauses. In der Mittelachse befindet sich der Bettsaal, daran schließen die 12 Betten umfassenden Krankenräume an, die durch sogenannte Toilettengänge voneinander getrennt sind. Durch diese bauliche Konzeption war es möglich, jedem Kranken eine eigene Toilette, die er sich aus dem Nebenraum durch Verbindungsklappen heranziehen konnte, zuzuordnen.
Aus: Adalbert Friedrich Marcus: Kurze Beschreibung des Allgemeinen Krankenhauses zu Bamberg. Weimar 1797, Tafel 3.

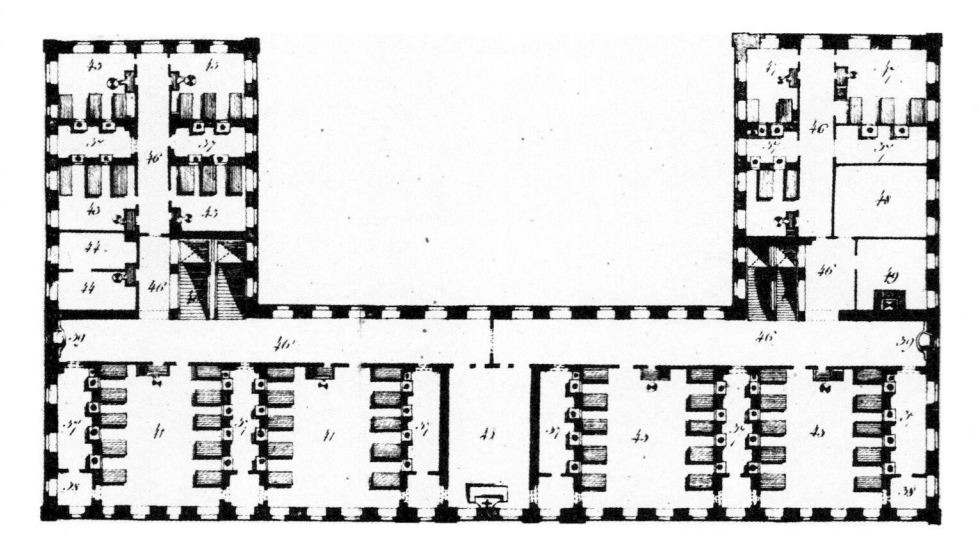

dieser Schriften sind fast durchwegs Mediziner, unter ihnen bedeutende Ärzte ihrer Zeit wie Christoph Ludwig Hoffmann (1721—1807), Maximilian Stoll, Adalbert Friedrich Marcus (1753—1816), Franz Xaver Häberl und nicht zuletzt Christoph Wilhelm Hufeland. Gleichzeitig erhoben engagierte Philantropen, wie der englische Reisende John Howard (1726—1790), mahnend ihre Stimme, das Krankenhaus- und Gefängniswesen zu humanisieren. Deshalb ist es nicht verwunderlich, daß gerade in dieser Zeit eine Reihe von Allgemeinen Krankenhäusern ins Leben gerufen oder ältere Hospitäler umgebaut bzw. modernisiert wurden. Es bildeten sich bestimmte bauliche, sanitärtechnische und strukturelle Grundsätze, die bald zur Regel wurden. Zweifellos ebnete der aufgeklärte Absolutismus dem Krankenhauswesen in der bürgerlichen Gemeinschaft den Boden.

Man bevorzugte für die Krankenhäuser seit 1789 (nach Vollendung des Bamberger Allgemeinen Krankenhauses) einen Mehrgeschoßbau, der meistens in drei Geschossen die beiden Abteilungen für Innere Medizin und Chirurgie aufnahm und häufig in einer abgeschlossenen Zone eine kleine Station für Syphilitiker und Krätzekranke besaß. Die Krankenzimmer legte man an einen Flur, der seit 1784 wegen der Ventilation an einer Seite zum Hof hin verlief. Die Zahl der Betten in den Krankenzimmern, die gegenüber den französischen Hospitälern ziemlich kleingehalten wurden, beschränkte man auf zehn bis zwölf. Für die Einrichtung solcher Krankenzimmer wurde es von jetzt an charakteristisch, daß ihre Längsachse im rechten Winkel zum Hauptflur verlief. Die Betten standen nicht mehr an den Außenmauern, sondern an den Zwischenwänden; der mittlere Raum zwischen der Tür und dem Fenster — die Längsachse des Zimmers — blieb frei. Die Abortanlagen wurden baulich möglichst streng vom eigentlichen Krankenraum abgetrennt oder teilweise in unmittelbarer Verbindung zu ihnen in kleine Kammern gelegt, die man in die Zimmer einbaute oder aber in Funktionszonen zwischen den Krankenräumen errichtete.

In zwei Krankenhäusern dieser Epoche entwickelte man dafür unterschiedliche Modifikationen: im schon mehrfach erwähnten Allgemeinen Krankenhaus zu Bamberg und im Hospital der Barmherzigen Brüder zu München. Die in diesen Häusern verwirklichten Muster der Kombination von Nebenräumen mit dem Krankenzimmer, man sprach von den »Bamberger Zwischengängen« oder dem »Münchener System«, wurden bald in ganz Deutschland bis 1868 nachgeahmt. Die eigentliche Pionierleistung war jedoch im Bamberger Krankenhaus mit seinen sogenannten Zwischengängen erbracht worden, die für jeden bettlägerigen Kranken eine eigene Toilette möglich machte. Der in seinem sozialen Engagement seinen deutschen Kollegen weit vorauseilende Arzt Franz Adalbert Marcus hatte die nichtverwirklichten Ideen des Wiener Praktikers Johann Peter Fauken (1740—1794) in Bamberg mit hilfreicher Unterstützung seines Dienstherrn, des Bischofs Franz Ludwig von Erthal (1730—1795), in die Tat umsetzen können, indem er trotz kirchlichen Rücksichten den gesamten Krankenhauskomplex in erster Linie nach sanitär-hygienischen Vorstellungen ausführen ließ. In München hatte dagegen Franz Xaver Häberl (1759 bis 1846) in dem 600 Betten umfassenden Allgemeinen Krankenhaus Vorkammern zwischen Flur und Krankenzimmer eingerichtet, da sonst die Gebäudeflügel zu lang geworden wären. Dafür konstruierte Häberl aber umständliche Lüftungsmaschinen und richtete im Erdgeschoß Toiletten mit Wasserspülung ein. Wie kein anderer Zeitgenosse beschäftigte sich Häberl mit hygienischen Fragen, die ihn zum ersten deutschen Krankenhaushygieniker werden ließen.

Das Vorbild für Bamberg und spätere beispielhafte Krankenhäuser in Würzburg, Zürich oder Bremen muß man, wie gesagt, in dem Plan des Wiener Spitalarztes Johann Peter Xaver Fauken suchen. Im Jahre 1784 hatte er einen »Entwurf zu einem allgemeinen Krankenhaus« publiziert, der für das Krankenhauswesen der Biedermeierzeit weitreichende Folgen haben sollte. Die Vorgeschichte zu diesem genialen Idealplan war, daß Kaiser Joseph II., um sein Allgemeines Krankenhaus zu gründen, 1783 zehn Wiener Ärzte aufgefordert hatte, Entwürfe dafür vorzulegen. Auch der in Wien lebende Fauken gehört zu diesen medizinischen Sachverständigen. Er entwickelte aufgrund der kaiserlichen Order eine kongeniale Lösung für den Umbau des bestehenden Wiener Großarmenhauses, die den damaligen hygienischen und sanitärtechnischen Bedürfnissen eines zentralen Krankenhauses ausgezeichnet gerecht wurde. Fauken war neben dem schon genannten Wiener Mediziner Maximilian Stoll einer von denen, die später ihre nichtberücksichtigten Vorschläge veröffentlichten und mit ihren Vorstellungen einen maßgeblichen Einfluß auf den deutschen Krankenhausbau in der ersten Hälfte des 19. Jahrhunderts nahmen.

Auf dem Wege zu einem vorbildlichen Krankenhauswesen

Die Versorgung des kranken Bürgers in der Biedermeierzeit

Die neuen modernen Krankenhäuser, überwiegend nach dem Vorbild von Bamberg in der Zeit von 1790 bis 1860 in Deutschland, Österreich und der Schweiz gebaut und für die stationäre Krankenpflege heilbarer Kranker bestimmt, wurden jedoch immer noch von der religiös motivierten Nächstenliebe mitgetragen. Davon legen die an zentraler Stelle eingerichteten, häufig kostbar ausgestatteten Krankenhauskapellen Zeugnis ab. Doch medizinischer Sachverstand spielte bei der Errichtung und Verwaltung dieser Häuser eine überragendere Rolle als je zuvor. Allerdings konnten aus finanziellen Gründen schon damals nicht alle Forderungen, die schon von ärztlicher Seite aufgestellt worden waren, durchgesetzt werden. Denn gerade in dieser Zeit begannen sich die beiden klassischen Fächer Chirurgie und Innere Medizin in immer neue Disziplinen aufzuzweigen. Teilweise waren so große Krankenanstalten wie die Berliner Charité, die 1800 vollendet worden war, von der schnellen Entwicklung überfordert und mußten jahrzehntelang ständig erweitert werden. Wesentlich für diese Epoche des Biedermeiers sind die zahlreichen Fachkrankenhäuser, aufgrund privater ärztlicher Initiative gegründet, die ursprünglich aus ambulanten Beratungsstellen, sogenannten »Krankeninstituten«, hervorgingen. So finden wir die ersten Kinderkrankenhäuser in München (1846), in Hamburg (1840), in Frankfurt (1843/44) oder in Wien (1848—1850). Als erste orthopädische Heilanstalt entstand auf deutschem Boden die Paulinen-Stiftung in Stuttgart (1846) nach dem Schweizer Vorbild des Orthopäden Venel.

Zu den ersten vorbildlichen Krankenhäusern des 19. Jahrhunderts zählten die schon genannte Anstalt von München (1808—1813, Architekten: Nikolaus Schedel von Greifenstein und Karl von Fischer) und das Hamburger Krankenhaus St. Georg (1821—1823, Architekt: Carl Ludwig Wimmel). In München wie in Hamburg griff man, was immer wieder betont werden muß, auf die Erfahrungen des Bamberger Hauses zurück. Der dortige leitende Arzt Franz Adalbert Marcus, zugleich Leibarzt des Fürstbischofs, hatte schon 1790 seine

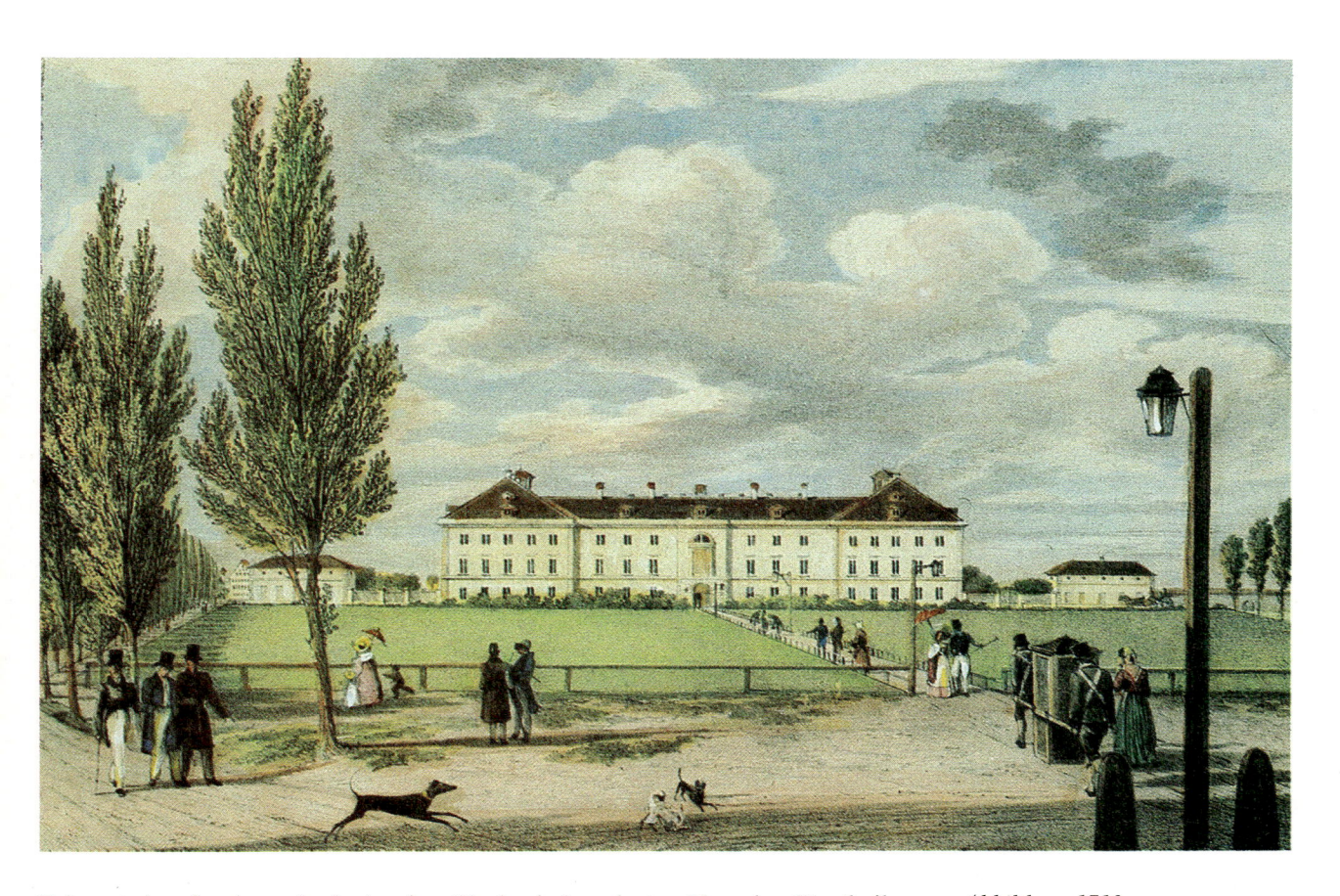

Erkenntnisse in einem bedeutenden Werk niedergelegt, »Von den Vortheilen der Krankenhäuser für den Staat«. Doch baute man andernorts die Krankenhäuser anstatt für 125 für nicht weniger als für 650, ja sogar für 1100 Patienten. Auch diese Anstalten waren bald nach der Einweihung ebenso wie die Berliner Charité überbelegt, und die Patienten mußten teilweise in den Korridoren untergebracht werden. Dies liefert einen schlagenden Beweis dafür, wie sehr jetzt das Proletariat in den Großstädten im Krankheitsfall in die öffentlich verwalteten Krankenhäuser drängte.

Eine ihrer Hauptaufgaben sahen die Krankenhausplaner der Biedermeierzeit in der Reinhaltung der Zimmerluft von jeglichen Ausdünstungen und Gerüchen. Gerade in der schlechtriechenden Luft glaubte man die wichtigste Ursache für die gefürchtete Wundfieberepidemie gefunden zu haben. Es erschien eine Fülle von wissenschaftlichen Schriften zum Thema der Krankenhaushygiene und Sanitärtechnik. Teilweise wurden komplizierte Lüftungsmaschinen vorgeführt und empfohlen, die man durchaus als Vorläufer unserer heutigen Klimaanlagen sehen kann. Dieses Problem war für das Bamberger Krankenhaus von 1789 in kleinem Rahmen und für das Hamburger dreißig Jahre später auf breiter Basis durch ausgezeichnete sanitäre Anlagen (in Hamburg kannte man schon automatische Wasserspülklosetts) den Verhältnissen der Zeit entsprechend glänzend gelöst worden. In München hatte man nach Häberls Vorschlägen besonders komplizierte Lüftungsmaschinen eingerichtet, sie wurden dreißig Jahre lang hochgelobt und als sehr wirksam angesehen, bis Max von Pettenkofer (1818—1901) in den fünfziger Jahren des vorigen Jahrhunderts das Gegenteil bewies.

Abbildung 1710
Das Allgemeine Krankenhaus in München (1808—1813). Blick vom Sendlinger Tor auf das außerhalb der Stadt gelegene Krankenhaus. Kolorierte Lithografie von Carl August Lebschée aus dem Jahre 1830.

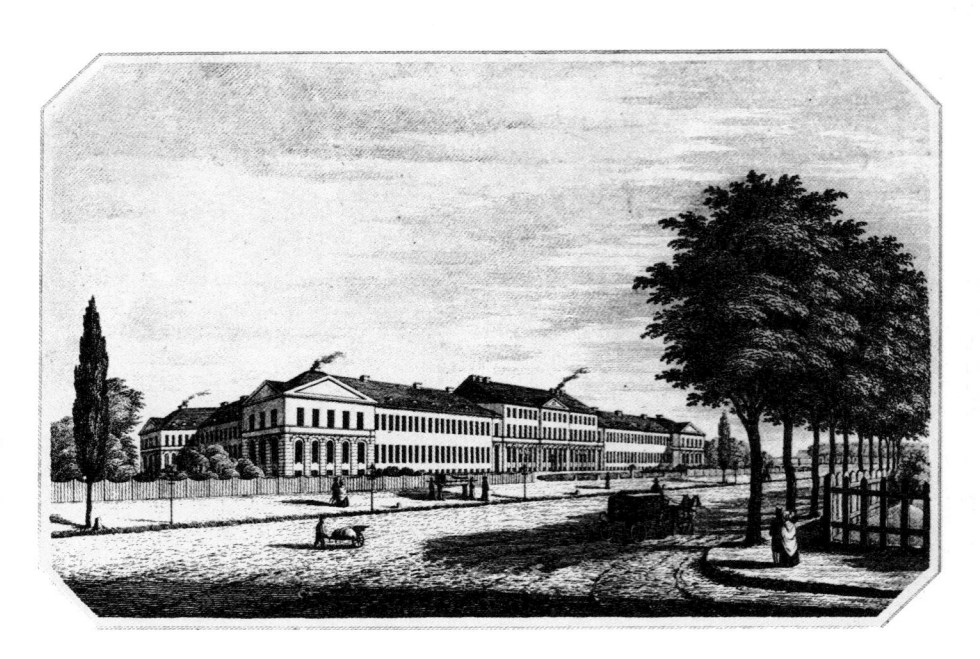

*Abbildung 1711
Das Allgemeine Krankenhaus in Hamburg auf dem Titelblatt einer Beschreibung aus dem Jahre 1848. Über 1000 Kranke können in die 1823 vollendete Anstalt aufgenommen werden.*

Auch über ausreichende Badeeinrichtungen — jeder Neuankömmling wurde gründlich gereinigt — verfügten diese Anstalten. Die organisatorische Aufteilung hatte man sinnvoll durchdacht: Die männlichen und weiblichen Kranken wurden, wie es dann für das folgende 19. Jahrhundert üblich werden sollte, auf die beiden Längsflügel verteilt und in zwei selbständigen Abteilungen zusammengefaßt. Doch in der Mittelachse, an bevorzugter Stelle, lagen wie schon in Bamberg ebenso bei den Krankenhausbauten in München und in Hamburg Kapellen, in der die »Kranken beyderlei Geschlechts die Messe hören, ohne das die zusammenkommen«.

Im hochgeschossigen Mittelbau des Hamburger Krankenhauses ordnete man neben der erwähnten Kapelle in den verschiedenen Ebenen die verkehrsreichen Funktionsbereiche an: Küchenbetriebe, Apotheke, Aufnahmezimmer und Räume für die Selbstzahler. In den Längsflügeln befanden sich die Bettenstationen der drei großen Abteilungen für Chirurgie, Innere Medizin und Geisteskrankheiten (sic!). Im ersten Stock richtete man am Anfang der Längsflügel ein Operations- und ein Verbandszimmer ein, die sich schon durch besondere Einrichtungen auszeichneten. Die Krankenzimmer (6,86 m breit, 11,44 m lang und 3,70 m hoch) umfaßten 12 beziehungsweise bei Fehlen der Trennwände 24 Betten, so daß etwa auf jedes Bett 5,90 m^2 Fläche und 19,30 m^3 Luft entfielen. In den Zimmern installierte man in kleinen Verschlägen die Spülklosetts. Im Gelände der Anstalt wurde ein mit Pferdekraft betriebenes Pumpwerk errichtet, das aus dem nahegelegenen Alsterbecken Wasser in die Reservoirs der Anstalt pumpte. Täglich wurden nach der Angabe des damaligen Krankenhausarztes Gustav Bülau etwa 86 800 Liter Wasser verbraucht.

Die für ihre Zeit ungewöhnlich große Hamburger Krankenanstalt wurde in den folgenden Jahren ständig weiter ausgebaut, wozu das Terrain, das bei den Planungen nach weitschauenden Maßstäben ausgesucht worden war, genügend Möglichkeiten bot. Die Anstalt wurde von einem ärztlichen Direktor geleitet, der den Satzungen der Krankenhausordnung zufolge zweimal täglich die Patienten auf der Inneren- und Irrenabteilung zu besuchen hatte. Ihm stand als Vertreter ein Wundarzt zur Seite, der in erster Linie die chirurgischen Fälle betreute. Die wirtschaftliche Leitung des Hauses legte man in die Hände eines Ökonomen, der von Hamburger Bürgerschaftsvertretern, die ihre Geschäfte ehrenamtlich versahen, kontrolliert wurde. Trotz dieser an sich strengen administrativen Überwachung geriet das Krankenhaus St. Georg bald wegen seiner schlechten hygienischen Verhältnisse aufgrund ständiger Überbelegung in schlechten Ruf. Aber auch andernorts gehörten Klagen über das Krankenhaus durchaus zur Tagesordnung.

Selbst das berühmte Diakonissenkrankenhaus Bethanien in Berlin (1845 bis 1847), das in den vierziger Jahren des vorigen Jahrhunderts auf dem damals noch weitgehend unbebauten Köpenicker Felde als ein repräsentativ gebautes Krankenhaus für 345 Betten entstand, war nicht frei von Skandalen. In den Jahren 1869/1870 mußte es wegen der im Hause grassierenden Hospitalismusseuche teilweise geschlossen werden. Dieses Haus, das bis 1968 noch in Betrieb war und heute mit Recht unter Denkmalschutz steht, hob sich deutlicher als die erwähnten Anstalten von Bamberg oder Hamburg durch seine beiden neugotischen Turmbauten, die man bisher nur bei Kirchen zu sehen gewohnt war, und durch die hochgeschossige Bauweise von seiner Umgebung ab. Bald ahmte man die Architektur von Bethanien in den preußischen Provinzen bei den neuen Anstaltsbauten nach (z. B. Maria-Hilf-Krankenhaus in Aachen 1847—1854; Städtisches Krankenhaus Elberfeld 1859—1862; Evangelisches Krankenhaus in Düsseldorf, 1866—1868). Schon bei der Planung wurde dieses Haus von den romantisch-religiösen Vorstellungen Friedrich Wilhelms IV., der das Geld dazu gab und sich lebhaft für die Architektur interessierte, ganz entscheidend bestimmt.

Obwohl die Berliner Diakonissenanstalt für eine Chirurgische und Innere Abteilung geplant wurde, verzichtete man auf die Einrichtung eines Operationssaales, was auch schon damals fast einem Schildbürgerstreich gleichkommen mußte. Man hatte statt dessen vor, direkt in dem geräumigen Krankenzimmer (10,95 m lang, 6,88 m breit und 4,69 m hoch) mittels eines tragbaren Operationsstuhles zu operieren, wie es schon seit dem Mittelalter üblich gewesen war. Diese selbst damals schon antiquierte Methode, ein Jahr nach der allgemeinen Einführung der Narkose 1846, war nicht lange haltbar. So war es auch nicht verwunderlich, wenn man bald notdürftig einen kleinen Raum im ersten

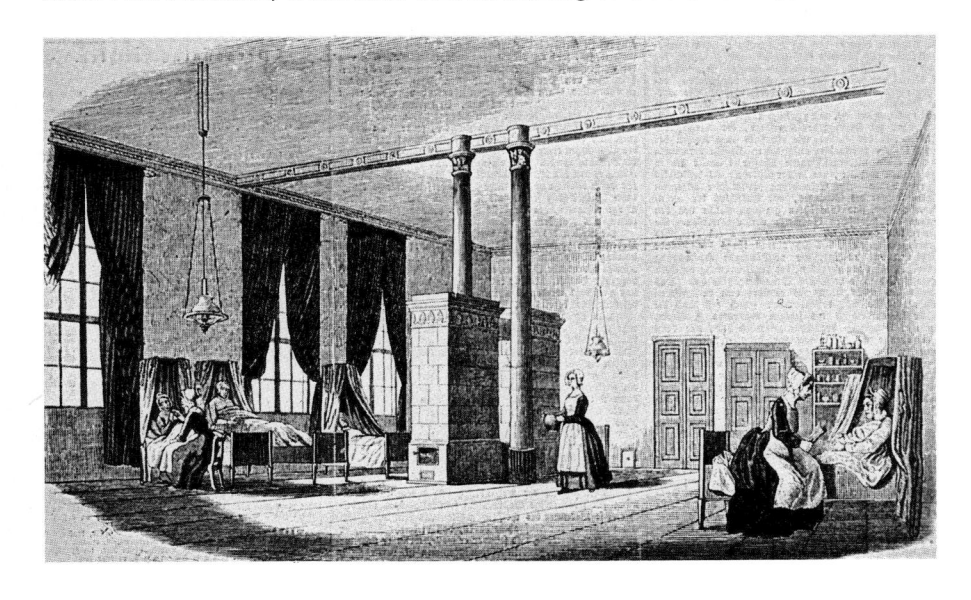

Abbildung 1712
Krankensaal in der Berliner Diakonissenkrankenanstalt mit Diakonissen bei der Krankenpflege. In diesen Krankenzimmern wurde noch operiert, auf einen Operationssaal wurde bei der Vollendung 1847 verzichtet.
Aus: Illustrierte Zeitung, Leipzig 1848, S. 323.

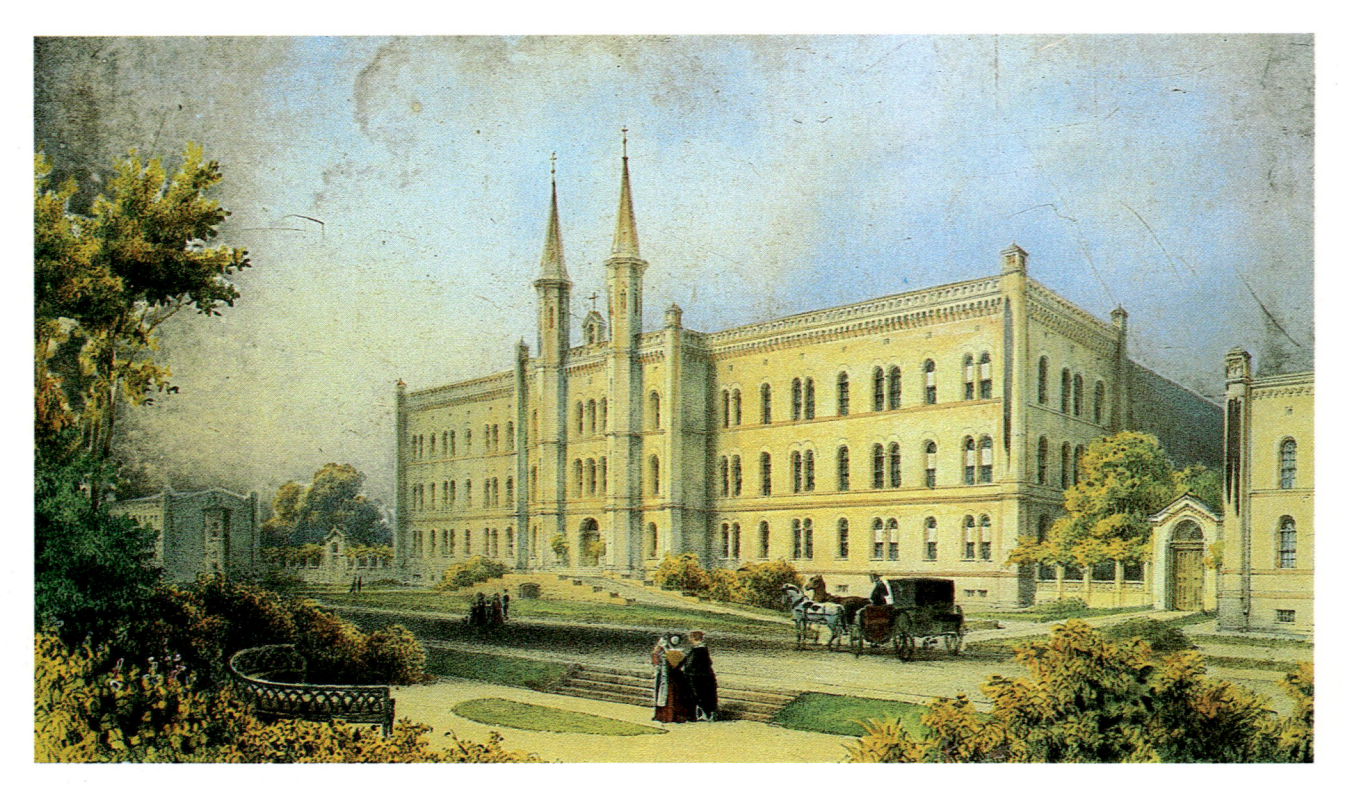

*Abbildung 1713
Blick auf das Diakonissen-Krankenhaus Bethanien in Berlin (1845—1847), König Friedrich Wilhelm IV. von Preußen hatte starken Anteil an der Errichtung dieser konfessionellen Krankenanstalt. Kolorierte Lithografie um 1850.*

Geschoß, der anfangs nur Instrumente aufnahm, zu einem Operationssaal umbaute.

In diesem Zusammenhang muß man auch an den Pfarrer Theodor Fliedner (1800—1864) erinnern, der 1836 zusammen mit seiner Frau Frederike in Kaiserswerth eine Krankenanstalt einrichtete. In diesem anfangs kleinen Krankenhaus bildete Fliedner bald systematisch unverheiratete Bürgerstöchter zu sachkundigen Krankenpflegerinnen aus, die er nach Vorbildern des Neuen Testamentes »Diakonissinnen« nannte. Fliedners Krankenanstalt gewann in zwei Generationen weltweiten Ruf. Keine Geringere als Florence Nightingale (1820 bis 1902) hospitierte bei ihm in den Jahren 1850 und 1851. Der preußische König Friedrich Wilhelm IV. zog ihn als Berater zum schon genannten Diakonissen-Krankenhaus Bethanien in Berlin hinzu. In den sechziger Jahren des vorigen Jahrhunderts ging Fliedner noch einen Schritt weiter, indem er eine Vielzahl von Diakonissenkrankenhäusern nicht nur in den deutschsprachigen Ländern, sondern in der ganzen Welt (z. B. Alexandrien, London, Pittsburgh) mitbegründete.

Eines der spektakulärsten Krankenhäuser der späten Biedermeierzeit entstand mit dem 1842 vollendeten Kantonsspital in Zürich (s. Abb. 1714 der gegenüberliegenden Seite). Es galt lange Zeit im deutschsprachigen Raum als vorbildlich und beeinflußte unter anderem die neuen Krankenhäuser in Bremen (1849—1851), Augsburg (1855—1859) und St. Gallen (1865—1867).

Neue sanitärtechnische und medizinische Fortschritte zeigten sich besonders beim Bremer Allgemeinen Krankenhaus (Architekt: Alexander Schröder), das auf das Zürcher Vorbild zurückgeht. Das bisher vorherrschende Prinzip, alle Fachabteilungen unter einem Dach zu vereinigen, wurde in Bremen durch eine weiträumige Anlage mit mehreren Einzelgebäuden durchbrochen: das Hauptgebäude mit der Chirurgischen und Inneren Abteilung, das Irrenhaus, den Iso-

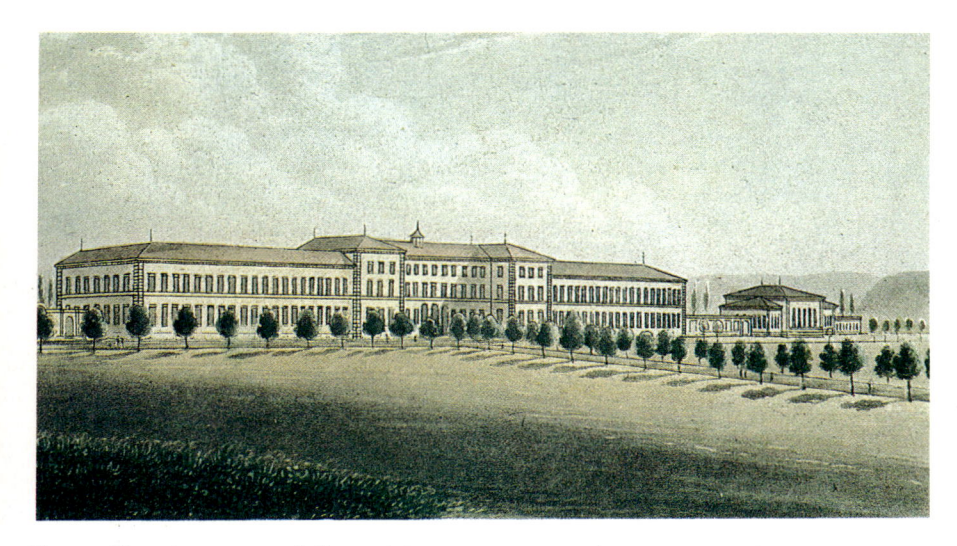

Abbildung 1714
Blick auf das Kantonsspital in Zürich (1837—1838). In diesem Bild aus der Zeit des späten Biedermeiers fehlen jegliche Staffagefiguren. Lithografie von Gottfried Samuel Studer. Aus: J. J. Schrämli, Das neue Krankenhaus zu Zürich. Zürich 1855, b. Titelseite.

lierpavillon für Pockenfälle und das Arzthaus. In den Ansätzen sind damit deutliche Bestrebungen zur Dezentralisierung verwirklicht worden, die erst zwanzig Jahre später im Pavillonssystem ihre adäquate Bauweise finden sollten.

Im Hauptgebäude der Anstalt fällt der große, zentral angelegte Operationstrakt mit einem funktionellen Glasvorbau auf, mit dem man nun den neuen Möglichkeiten, die die Anästhesie seit 1846 für die Chirurgie eröffnet hatte, genügend Raum für größere Operationen zur Verfügung stellte. Zwei angrenzende Zimmer dienten zur Überwachung der frischoperierten Patienten. Ein solcher Ausbau der Operationsabteilung, für die das Züricher Kantonspital (1837—1842, Architekten: Gustav Albert Wegmann und Leonhard Zeugheer) Pate gestanden hatte, sollte erst in den achtziger Jahren des vorigen Jahrhunderts allgemein verbindlich werden. Aber auch noch in Bremen fand eine Kapelle im ersten Stockwerk an zentraler, traditionsgebundener Stelle ihren Platz. Die vorbildliche Bremer Krankenhausanlage war wohl in erster Linie dem Mediziner Daniel Meier (1812—1873) zu danken, der in der Planungsphase zusammen mit dem Baumeister Schröder nicht weniger als 27 Krankenhäuser besichtigte. Er wurde auch von 1851 bis 1855 als erster ärztlicher Direktor vom Rat der Stadt Bremen angestellt. Meier bekam ein Gehalt von 1200 Taler jährlich und mußte auf jede ärztliche Nebentätigkeit verzichten. Im Jahre 1855 schied er unter spektakulären Umständen aus dem Amt — er hatte die freisinnige Dichterin Louise Astor (1814—1871) geheiratet, die sich an der Revolution von 1848 beteiligt hatte.

Deutsche Pavillonkrankenhäuser als Musteranstalten für die ganze Welt

In den siebziger Jahren des 19. Jahrhunderts vollzog sich dann durch die Einführung der Pavillonbauweise, die sich im Ausland schon durchgesetzt hatte, ein überraschender Wandel im deutschen Krankenhausbau. Anstelle des zwei- bis dreiflügeligen Mehrgeschoßbaus bevorzugte man seit 1868 eine rein dezentralisierte Anlageform, die aus einer Vielzahl ein- bis zweigeschossiger Gebäude bestand. Damit folgte auf das kompakte Korridorkrankenhaus, als weitere Entwicklungsstufe, in der Gründerzeit die im Grünen errichtete Pavil-

Abbildung 1715 (unten)
Die Kranken-Baracke der Charité in Berlin. Diese »luftige« Unterkunft wurde 1866—1867 im Garten der Charité für die Pflege frischoperierter Patienten errichtet. Aus: Carl Heinrich Esse, Krankenhaus und Baracken-Lazarett. Zeitschrift für praktische Baukunst 26 (1869).

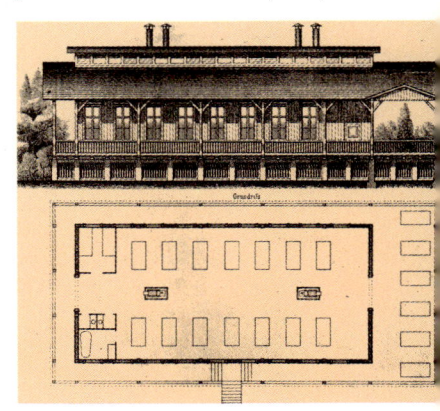

Abbildung 1716
Blick in einen Krankensaal der Männerstation des Städtischen Elisabeth-Krankenhauses in Aachen (1904—1914). Große Fenster an beiden Längsseiten ermöglichten eine ständige Lüftung des Saales, die damals zur Vorbeugung gegen Hospitalkeime als notwendig angesehen wurde. Zusätzlich hatte man noch eine Ventilationsanlage installiert, die frische Luft aus dem Garten in den Krankensaal holte. Foto um 1913.

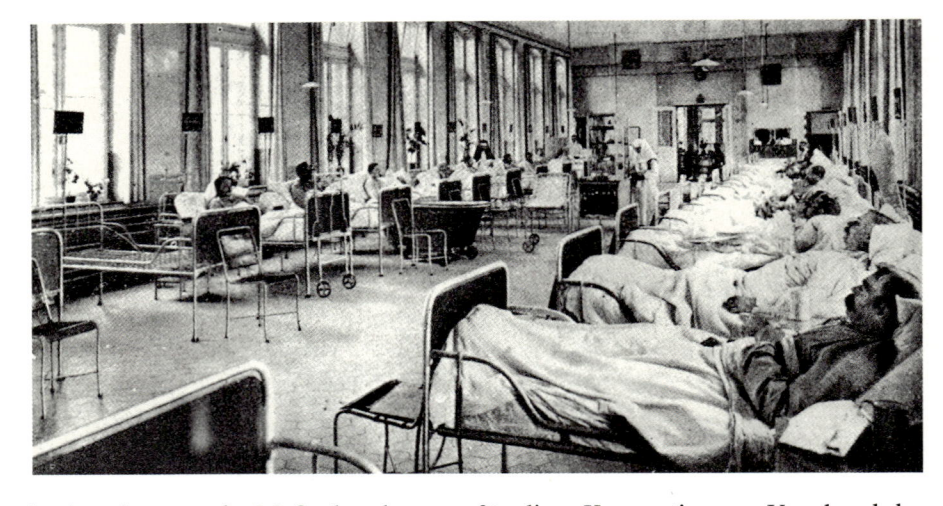

Abbildung 1717
Lageplan vom Städtischen Allgemeinen Krankenhaus in Berlin (1868—1874). Aus: Martin Gropius u. Heino Schmieden, Das Städtische Allgemeine Krankenhaus im Friedrichshain. Zeitschrift für das Bauwesen 25 (1875), Tafel 24.

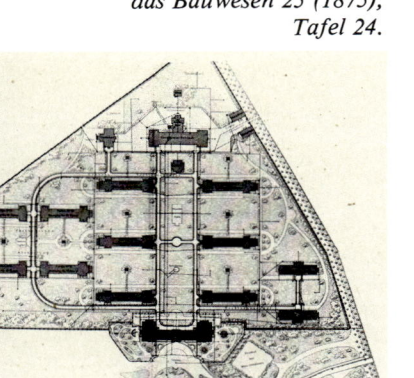

lonkrankenanstalt. Maßgebend waren für diese Konzeption am Vorabend der Einführung der Anti- und Asepsis sanitärhygienische Gesichtspunkte zur Bekämpfung der gefürchteten Wundfieberinfektionen. Hier muß man auch auf das berühmte Werk Florence Nightingales »Notes on Hospitals«, London 1859, hinweisen, das sie unter dem Eindruck der verheerenden Zustände in den Kriegslazaretten während des Krimkrieges (1851 bis 1855) geschrieben hatte. Dieses klassische Werk einer sozialengagierten Reformerin wurde 1866 auch ins Deutsche übersetzt und erlebt bis heute immer neue Auflagen.

Die wichtige Zäsur, die die Pavillonbauweise für die Entwicklung des Krankenhauswesens bedeutete, läßt sich unmittelbar mit der Errichtung der Holzbaracke auf dem Gelände der Berliner Charité in den Wintermonaten 1866/67 in Verbindung bringen. Der Verwaltungsdirektor der Charité, Carl Heinrich Esse (1808—1874), errichtete nach dem Vorbild amerikanischer Lazarettanlagen, die sich im Unabhängigkeitskrieg bewährt hatten, eine luftige, nur aus Holz bestehende Baracke, über deren Mittelachse sich zusätzlich zu den großen Fenstern noch ein Dachfirst mit 12 Klappfenstern hinzog. Man verschrieb sich damit mehr als je zuvor dem Belüftungsprinzip, um die Wundfiebererkrankungen wirksamer als bisher bekämpfen zu können. Fast alle größeren Krankenanstalten, die nach 1868 geplant wurden, unterwarfen sich der Pavillonbauweise, die am konsequentesten in Deutschland ausgebaut wurde.

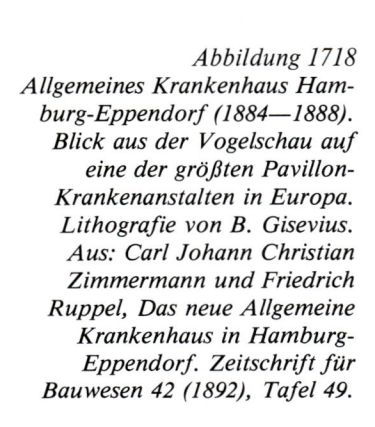

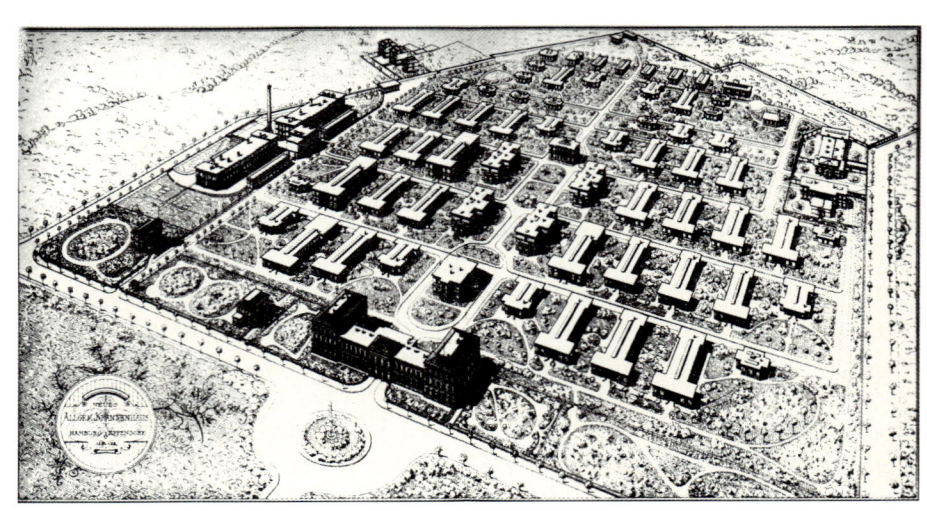

Abbildung 1718
Allgemeines Krankenhaus Hamburg-Eppendorf (1884—1888). Blick aus der Vogelschau auf eine der größten Pavillon-Krankenanstalten in Europa. Lithografie von B. Gisevius. Aus: Carl Johann Christian Zimmermann und Friedrich Ruppel, Das neue Allgemeine Krankenhaus in Hamburg-Eppendorf. Zeitschrift für Bauwesen 42 (1892), Tafel 49.

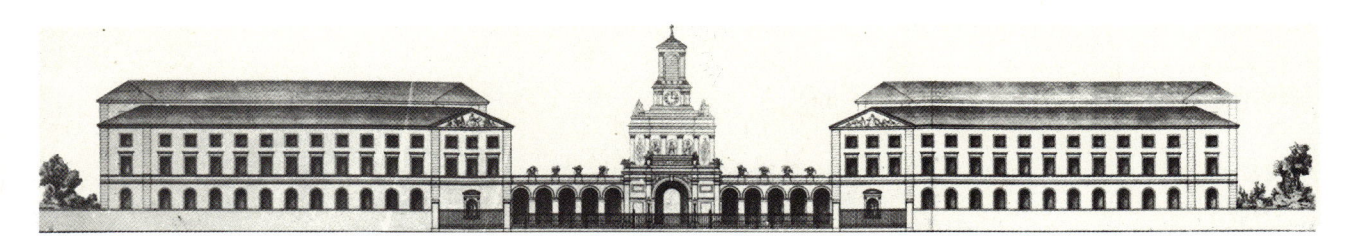

Während man bei dem Bau des St.-Jacob-Krankenhauses in Leipzig (1869 bis 1870, Architekt: Ferdinand Dost), an dessen Konzeption maßgeblich die berühmten Kliniker Karl Reinhold Wunderlich (1815—1877) und Karl Thiersch (1822—1895) mitgewirkt hatten, überwiegend aus Holz gebaute einstöckige Baracken durch überdachte Gänge miteinander verband, wurde das erste Städtische Krankenhaus in Friedrichshain (1868—1874, Architekten: Karl Martin Gropius und Heino Schmieden) in zwölf völlig voneinander getrennte Pavillons zerlegt. Diese konsequente Pavillonbauweise fiel durch den Verzicht auf geschützte Verbindungswege aus dem Rahmen der bisherigen Pavillonkrankenhäuser. Dies machte in Deutschland bald Schule, wurde jedoch im Ausland nur wenig nachgeahmt. Bemerkenswert ist weiterhin, daß man ein Operationshaus erst zehn Jahre später (1882—1884) errichtete und am Ende der Mittelachse des Anstaltsgeländes an Stelle der zu erwartenden Kapelle — wie wir sie bei der Pariser Krankenanstalt Lariboisière (1848—1854, Architekt: Pierre Gauthier) finden — das Maschinenhaus mit dem 14 Meter hohen Schornstein anlegte. Auf fast symbolische Weise ersetzte damit der Schornstein, der durch die aufwendige Maschinenanlage notwendig wurde, den Turm der Krankenhauskapelle. Solche übermäßig dezentralisierten Anlagen sollten in der Zeit von 1870 bis 1890 für Deutschlands Krankenhausbau typisch werden, während man in Frankreich und England mehr die geschlossene Pavillonbauweise mit überdachten Galerien zwischen den Gebäuden bevorzugte.

Eines der bemerkenswertesten Krankenhäuser des 19. Jahrhunderts errichtete man in Hamburg auf Betreiben des Internisten und Hygienikers Heinrich Curschmann (1846—1910). Es handelte sich um ein aus 52 Einzelgebäuden bestehendes Krankenhaus (1885—1888, Architekt: Carl Johann Christian Zimmermann), das über 1100 Kranke aufnehmen konnte. Die gesamte Krankenanstalt war in sieben Pavillonreihen aufgeteilt, die seitlich von den Wirtschaftsbetrieben und dem Pathologiegebäude begrenzt waren.

Die einstöckigen Krankenpavillons — nur die Gebäude für die Augen- und Kinderabteilung führte man zweigeschossig aus — wurden technisch so ausgerüstet, daß sie im Notfalle vollkommen selbständig zu bewirtschaften waren. In der Ausrüstung der Bettenpavillons verwirklichte man weitere sanitärtechnische Fortschritte. Abwurfschacht für die Schmutzwäsche, Fußbodenheizung, elektrisches Licht (1888) und fließend Warm- und Kaltwasser in jedem Krankensaal. Aber schon bei der Inbetriebnahme dieser weiträumigen Kranken-

Abbildung 1719, 1720, 1721 Lageplan, Grundriß und verschiedene Ansichten von der Lariboisière in Paris (1848—1854). Dieses 1854 vollendete, großartige Pavillonkrankenhaus, in dessen alten Mauern heute noch eine hochleistungsfähige klinische Medizin betrieben wird, hat in den sechziger Jahren des 19. Jh.s. sehr stark die deutsche Entwicklung beeinflußt. Das berühmte Berliner Krankenhaus mit seinen weiträumig angeordneten Krankenpavillons »Im Friedrichshain« (1868 bis 1874) wäre ohne die Lariboisière kaum denkbar gewesen. Holzschnitte um 1858.

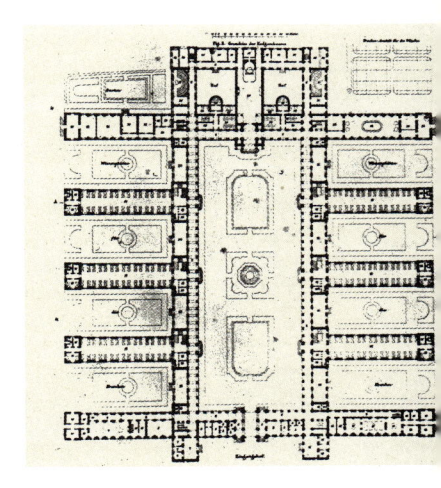

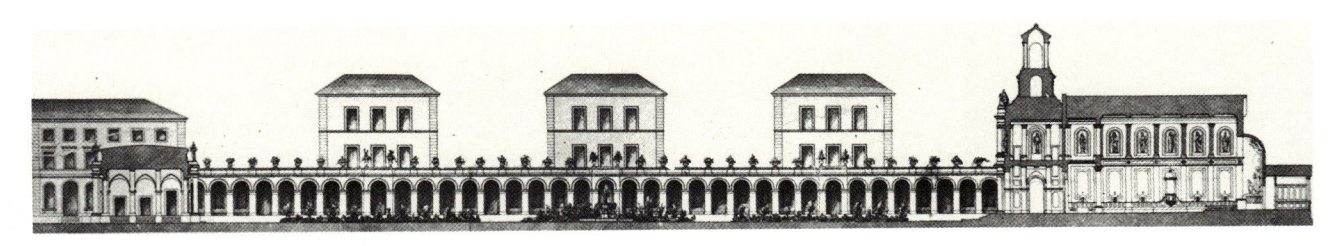

*Abbildung 1722
Die Demonstration einer »Tuberkuloseimpfung« mit dem von Robert Koch 1890 entwickelten Tuberkulin in der Charité vor ausländischen Ärzten. Durch fortgesetzte Injektion des Tuberkulins, das man aus Reinkulturen von Tuberkelbazillen mittels einer wässerigen Glyzerinlösung gewann, sollte die Heilung herbeigeführt werden. Holzschnitt aus der Gartenlaube, 1890.*

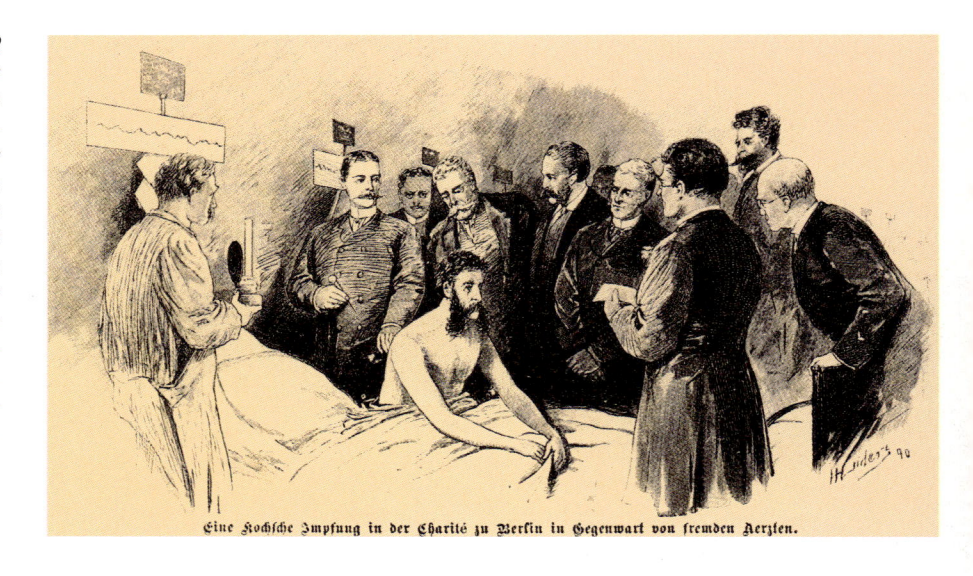

*Abbildung 1723
Operationssaal in der Privat-Klinik Dr. Neuber in Kiel. Der Mediziner Adolf Neuber, Privatdozent für Chirurgie an der Universität Kiel, richtete als erster Kliniker in seiner Privat-Krankenanstalt mehrere Operationssäle nach strengen hygienischen Grundsätzen ein. Der Operationssaal ist nur sparsam mit Möbeln aus Eisen und Glas möbliert, die einströmende Warmluft wird durch einen Feinfilter gereinigt:
1 Luftheizung u. Filter, 2 Instr.-Nische, 3 Verbandtisch, 4 Instr.-Tisch, 5 Abfallsöffnung f. gebrauchtes Wasser, 6 Waschtisch, 7 Kochapparat, 8 Spiegel.
Aus: Albert Landerer, Handbuch der Allgemeinen Chirurgischen Pathologie und Therapie. 2. Aufl., Wien und Leipzig 1898, S. 197.*

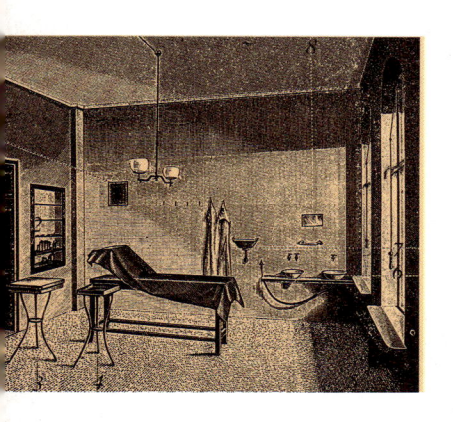

hausanlage kam im Hinblick auf den hohen Personal- und Energieaufwand Kritik auf, obwohl die öffentlichen Lobpreisungen überwogen.

In den siebziger Jahren des vorigen Jahrhunderts hatten sich grundlegend neue medizinische Erkenntnisse durchgesetzt, die sich zwangsläufig früher oder später auf den Krankenhausbau auswirken mußten. Die Einführung der Antisepsis in den deutschen Krankenhäusern um 1870 nach dem von Joseph Lister (1827—1912) in England 1867 entwickelten Verfahren der Wunddesinfektion und die Klärung des Übertragungsmodus der Wundinfektion durch Robert Koch (1843 bis 1910), der das darüber maßgebende Werk 1878 veröffentlichte, machten solche dezentralisierten Anstalten kaum noch notwendig. Der Schwerpunkt der Krankenhausplanung verlagerte sich nunmehr von den Belüftungsproblemen auf die Schaffung von sanitärtechnischen Einrichtungen zur Durchführung der Anti- und Asepsis, wie etwa weiträumige Operationstrakte mit ausreichenden Waschräumen, Autoklaven, Instrumentenkochern oder der Errichtung von Desinfektionsanlagen. Einer der ersten, der im großen Stil die Möglichkeit der Antisepsis aufgriff und zur Asepsis weiterentwickelte, war der Kieler Privatdozent für Chirurgie Gustav Adolf Neuber (1850—1932). In seiner 1886 vollendeten Privatklinik in Kiel hatte er nicht weniger als fünf Operationsräume eingerichtet, in denen die Wände und das Mobiliar leicht abwaschbar waren. Er führte auch als einer der ersten eine Feinfilteranlage ein, indem er die in den Operationsraum einströmende Luft mit Gaze und Watte filterte. Durch die Einführung der anti- und aseptischen Verbandsmethoden erlebte die klinische Chirurgie einen ungewöhnlichen Aufschwung. Vor wenigen Jahren mit hoher Mortalität belastete Operationen, wie etwa die Blinddarmentfernung oder die Gallenresektion, wurden nun zu Routineeingriffen. Kein Wunder, daß sich seit 1885 die führenden Chirurgen, wie Theodor Billroth (1829—1894), Ernst von Bergmann (1836—1907), Ernst Bumm (1858—1925) oder Erwin Payr (1871—1946), im Operationssaal darstellen ließen.

Doch entgegen diesen neuen Gesichtspunkten, die bald das Pavillonsystem für Krankenhäuser ganz in Frage stellten und die hohen Investitionskosten dieser Anlagen nicht mehr rechtfertigten, hielten noch einige führende deutsche Hygieniker wie etwa Max Rubner (1854—1932) oder der Pathologe und Sozialpolitiker Rudolf Virchow (1821—1902) den Einfluß der neuen Möglichkeiten,

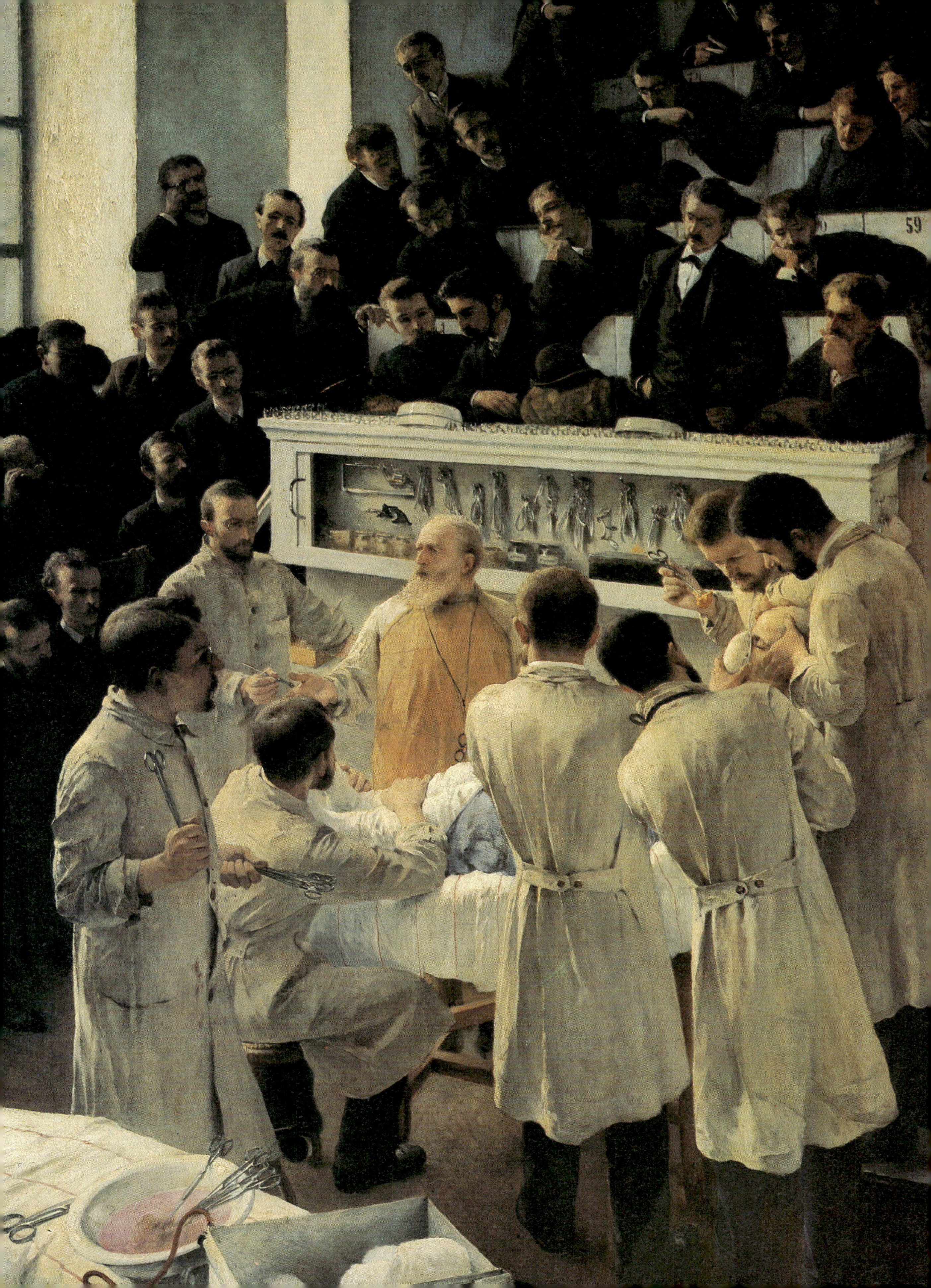
59

*Abbildung 1725
Der Berliner Chirurg Ernst von Bergmann im Operations- und Hörsaal der Chirurgischen Universitätsklinik Berlin unmittelbar vor einer Armamputation. Der Operateur ist umringt von einer großen Schar von Assistenten und Schülern, auf der ersten Bank schauen noch angehende Ärzte zu. Die operierenden Ärzte tragen schon weiße Kittel, doch sind sonst im Vergleich zum Neuberschen Operationssaal wenig besondere hygienische Vorkehrungen getroffen.
Holzschnitt nach einer Zeichnung von Werner Zehme, 1891.*

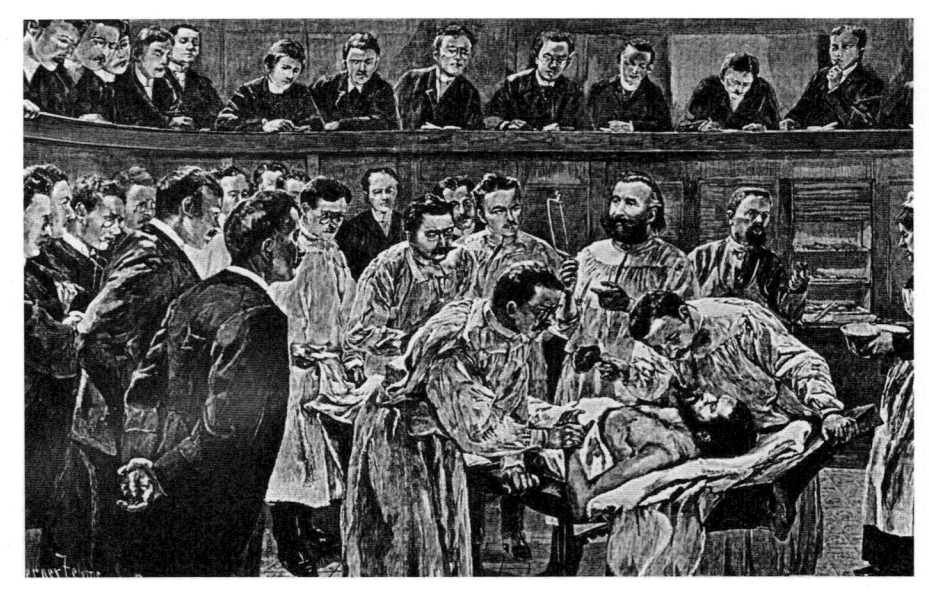

*Abbildung 1724
(vorangehende Seite)
Der berühmte Chirurg Theodor Billroth (1829—1894) kurz vor einer Kopfoperation im Operations- und Hörsaal seiner Wiener Klinik. Das Ölgemälde wurde 1888 von dem Wiener Maler Adalbert Franz Seligmann (1852—1945) gemalt. Seligmann hat mehrfach im Hörsaal verschiedene Studien zu diesem zwei Quadratmeter großen Operationsbild angefertigt, um die Situation realistisch einfangen zu können. Man sieht den 58jährigen Billroth im Kreise seiner Assistenten, die weiße Kittel tragen. Nur wenige Jahre zuvor war der weiße Kittel in Berlin durch den Chirurgen Ernst von Bergmann (1836 bis 1907) eingeführt worden. Im Vordergrund eine Sublimatschüssel mit Instrumenten, daneben ein Kasten mit sterilisiertem Verbandsmaterial.
Österreichische Galerie im Belvedere, Wien.*

die die Antisepsis und die damit verbundene Entwicklung der Desinfektionsverfahren mit sich brachten, und ihre unmittelbare Auswirkung auf den Krankenhausbau für sehr gering. So ist es auch nicht verwunderlich, daß das Pavillonkrankenhaus in Hamburg-Eppendorf lange Zeit in aller Welt als vorbildlich angesehen wurde — trotz seiner vom Fortschritt der Medizin schon bei der Einweihung überholten baulichen Strukturen, die einzig auf die hygienischen Vorstellungen des Mediziners Curschmann zurückgingen.

Aber allen Einwänden zum Trotz baute man 20 Jahre lang nach dem Eppendorfer Modell in Deutschland große Krankenhäuser, wie zum Beispiel in Nürnberg, Berlin oder Aachen. Noch um die Jahrhundertwende wurde in Berlin das bisher größte deutsche Pavillonkrankenhaus (1899—1906, Architekt: Ludwig Hoffmann) für 1650 Betten erbaut. Man richtete sich bei der Konzeption nach den Empfehlungen Rudolf Virchows, obwohl schon bei den Vorplanungen im Jahre 1898 erhebliche Einwände gegen solch eine weiträumige Anlage in der Baukommission von dem Verwaltungsdirektor der Berliner Charité, Bernhard Spinola (1829—1900), erhoben worden waren.

Neue Fachkliniken für junge klinische Disziplinen wie Augen- und Kinderheilkunde, Orthopädie, Geburtshilfe und Gynäkologie

Mit dem industriellen Aufschwung der Gründerzeit ging nicht nur der Neubau von Allgemeinen Krankenhäusern und Universitätskliniken einher, sondern auch die kleineren, noch jungen klinischen Fächer bekamen jetzt vorbildliche Gebäude zur Verfügung gestellt. Häufig beruhte die Gründung von Augenkliniken oder Kinderkliniken auf dem Engagement privater Stiftervereine oder ärztlicher Initiativen. Großartige Beispiele liefern die Neubauten der Kinderkrankenhäuser in Basel (1861—1862), in Dresden (1875—1876), in München (1881—1882) und in Berlin (Kaiser- und Kaiserin-Friedrich-Kinderkrankenhaus, 1889—1890). Hinter all diesen modernen Kinderkliniken standen engagierte Kinderärzte wie der Basler Carl Streckeisen, der Münchner August von Hauner (1811—1884) oder der Berliner Adolf Baginski (1843—1918). Ebenso war es im Bereich der Augenheilkunde oder der Orthopädie der Fall. Die großen Augenkliniker ihres Faches wie Albrecht von Gräfe (1828—1870) oder Albert Mooren (1828—1899), die anfangs in mit eigenen Mitteln gegründeten Privatkliniken anfingen und der deutschen Medizin gerade aufgrund ihres Spezialistentums Weltgeltung verschafften, sind bis heute unvergessen. Die »Hüffer-Stiftung« in Münster wurde als eine der größten orthopädischen Heilanstalten Europas 1889 durch den Orthopäden Christoph Temmink (1827—1910) ins Leben gerufen.

Erst Ende des 19. Jahrhunderts ging man auch staatlicherseits daran, den Universitäten dem Stand der medizinischen Wissenschaften entsprechende Fachkliniken zu bauen. Vorbildliche Fachkliniken entstanden in Freiburg, Gießen, Marburg, München oder Straßburg, die schon äußerlich den neuen Disziplinen ein eigenes Haus bescherten. Die gleiche Entwicklung läßt sich auch für geburtshilflich-gynäkologische Kliniken beobachten, die seit 1880 in großzügiger Weise ausgebaut wurden. Als besonders aufwendig selbst aus heutiger Sicht kann man die neue gynäkologische Klinik in Berlin bezeichnen, die von den berühmten Architekten Karl Martin Gropius und Heino Schmieden 1880 bis 1882 errichtet wurde.

Das dezentralisierte Blockkrankenhaus als Kompromiß zwischen hygienischen Vorstellungen und ökonomischen Anforderungen

Deshalb war es nur folgerichtig, wenn man wie bei den großen Krankenhausneubauten der Städte Düsseldorf (1904—1907), Architekt: Johannes Radke), Köln (1906—1908, Architekten: Carl Bollweg und Kleefisch), München (1908 bis 1911, Architekt: Richard Schachner) oder Essen (1908—1909, Architekt: Heino Schmieden) wenige Jahre später wieder den Mehrgeschoßbau in den Vordergrund rückte. In Düsseldorf legte man die vorwiegend operativen Fächer in einen viergeschossigen Blockbau, während man die Infektionsabtei-

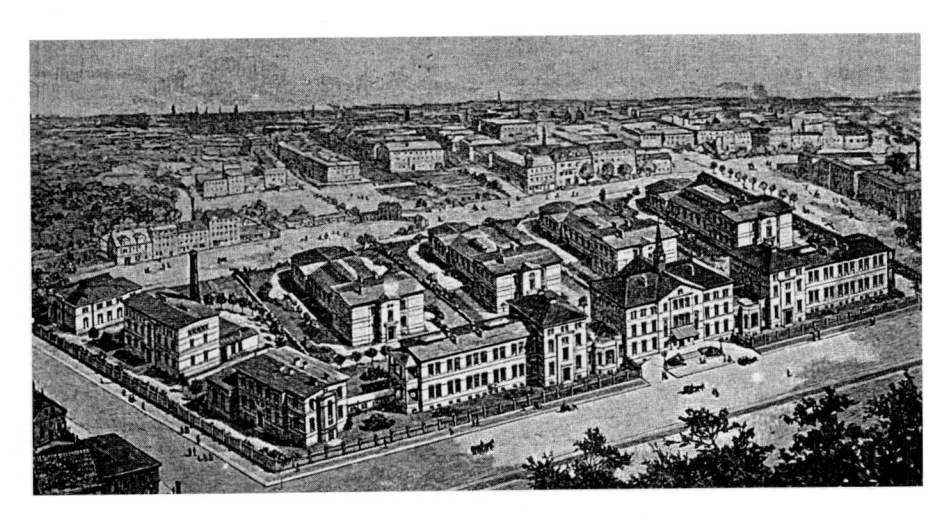

Abbildung 1726
Ansicht von dem Kaiser-und-Kaiserin-Friedrich-Kinderkrankenhaus in Berlin (1889 bis 1890). Nur ein Teil der abgebildeten Gebäude wurde in den neunziger Jahren realisiert. Die vier Pavillons hinter dem Hauptgebäude waren streng für bestimmte Infektionskrankheiten reserviert (Diphtherie, Scharlach, Masern, Keuchhusten).
Holzschnitt um 1892.

Abbildung 1727
Vogelschauperspektive von den Universitätskliniken in Münster, die 1913 bis 1924 am Rande der westfälischen Metropole entstanden. Man hatte in Münster einen Kompromiß zwischen der dezentralisierten und der kompakten Bauweise gefunden, indem die großen klinischen Fächer (Chirurgie, Innere Medizin, Gynäkologie und Geburtshilfe und Augenheilkunde) selbständige, auf die speziellen Bedürfnisse zugeschnittene Gebäude errichtet bekamen.
Aus: Otto Weisgerber, Die Neubauten der klinischen und medizinischen Institute der Universität Münster. Monographien des Bauwesens. Bd. 5. Berlin 1925. S. 7.

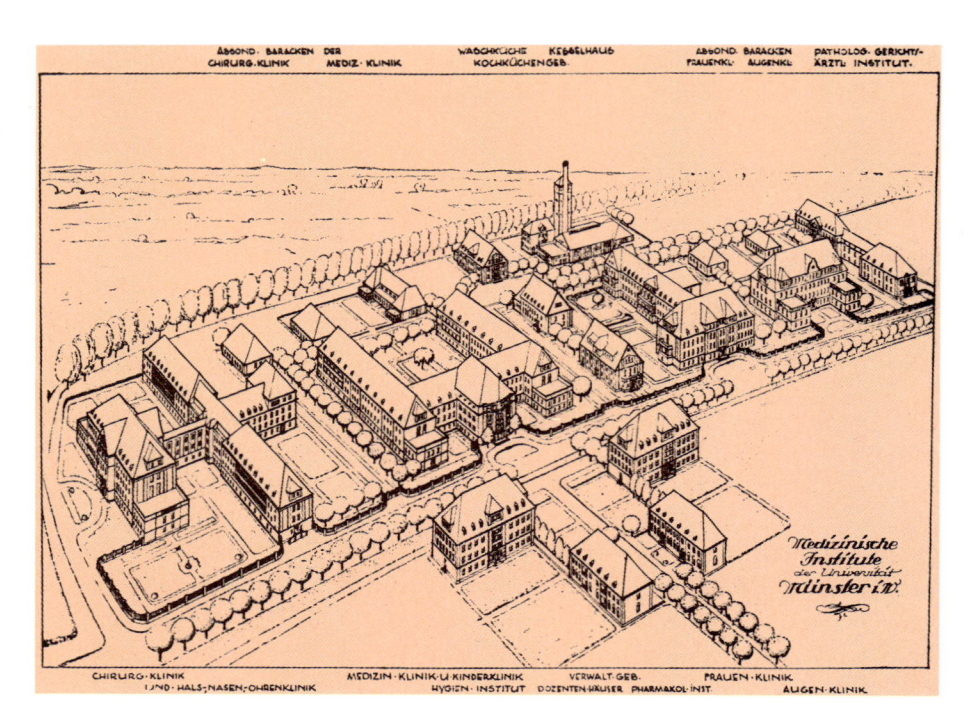

lung in mehreren kleineren Gebäuden unterbrachte und für die Haut- und Kinderklinik jeweils ein eigenes Gebäude errichtete. Dem dreiflügeligen Haupthaus wurde auf der Nordseite ein eingeschossiger Operationstrakt vorgelagert, der so eine wegsparende Ausnutzung sowohl für die chirurgische als auch für die gynäkologische Station ermöglichte. Der eingeschossige Operationsflügel bestand aus drei Operationssälen, deren mittlerer genau in der Mittelachse des Anstaltsgebäudes zu liegen kam und auf diese Weise den Besucher, der das Hauptportal durchschritten hatte, sogleich begrüßte. Das Vorbild für solche aufgelockerte Blockbauweise, die dritte bedeutsame Entwicklungsstufe in der Krankenhausarchitektur, findet man in den Neubauten für die Universitäts-

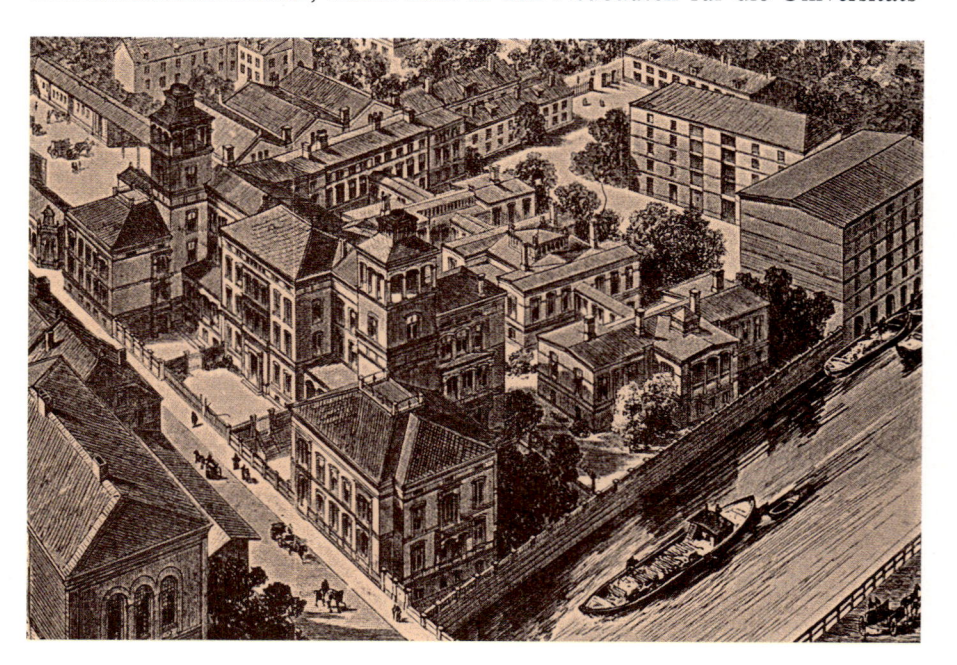

Abbildung 1728
Die Frauenklinik der Universität Berlin, die von 1880 bis 1882 nach den Plänen der Baumeister Gropius und Schmieden errichtet wurde. Holzschnitt um 1884.

kliniken in Heidelberg (1869 bis 1876, Architekten: Wilhelm Waag und Franz Schäfer). Dort verband man im »combinirten Pavillonsystem« schon sehr früh eingeschossige Pavillonhäuser mit ihren großen Bettensälen mit Korridorbauten. Ein Vorläufer dieser Art war auch das städtische Krankenhaus in Offenbach (1895 bis 1896, Architekt: Friedrich Raupp).

Die Tendenz zum hochgeschossigen Krankenhaus, in dem wieder mit Ausnahme der Infektions- und der Irrenabteilung alle Fachrichtungen unter einem Dach vereinigt waren, setzte sich nach dem Ersten Weltkrieg fort. Wenn dennoch an einigen Stellen in den zwanziger Jahren unseres Jahrhunderts großräumige Pavillonanlagen wie etwa das staatliche Krankenhaus in Zwickau (1921 bis 1928, Architekten: Reh und Gruber) errichtet wurden, so gingen die Vorplanungen schon in die Vorkriegszeit zurück. Dies gilt auch für die 1924 nach elfjähriger Bauzeit vollendete Universitätsklinik in Münster in Westfalen (1913 bis 1924, Architekten: Thür und Schindowski).

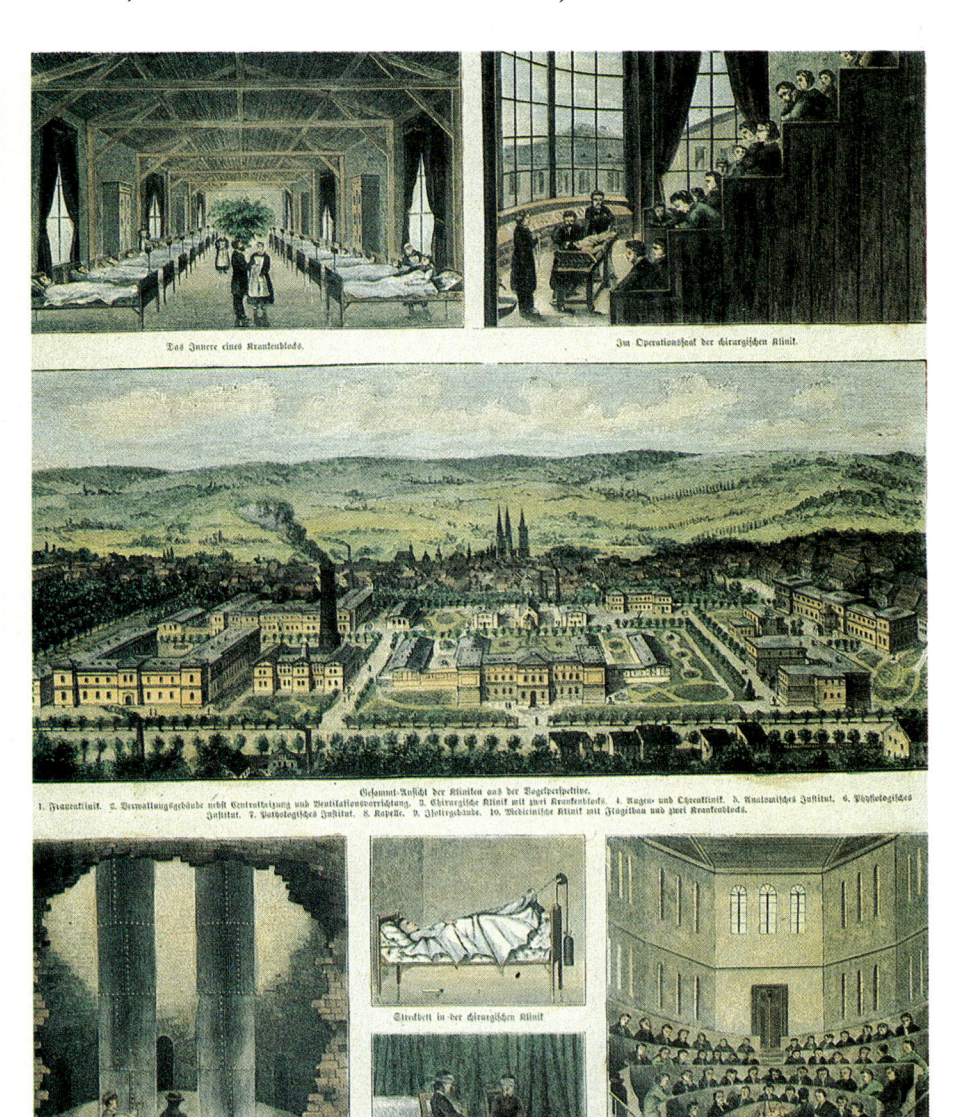

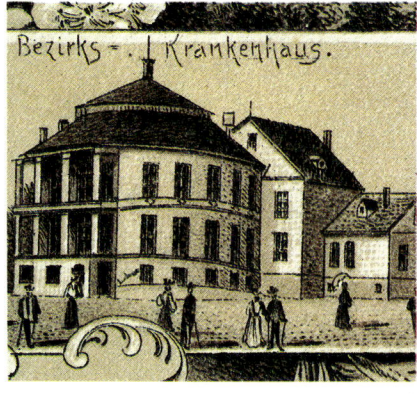

Abbildung 1729 (oben)
Das Bezirkskrankenhaus in Tettnang am Bodensee, das von dem Stuttgarter Baumeister Otto Tafel 1886 vollendet wurde, stellt mit seinem fast runden Bettenhaus einen der spektakulärsten Anstaltsbauten des 19. Jh.s dar. Sowohl das im 18. Jh. für Gefängnisse, Irrenanstalten und Krankenhäuser entwickelte Prinzip des Panoptikums, um Platz und Personal zu sparen, als auch die dem Pavillonsystem innewohnende Idee einer optimalen Belüftung des Krankensaals wurde in Tettnang durch den Rundbau auf geniale Weise verwirklicht.
Bis 1964 diente es noch als Krankenhaus, dann bis 1978 als Schule. Heute steht dies einzigartige Kulturdenkmal leer, weil man noch über die Erhaltenswürdigkeit diskutiert.
Ausschnitt aus einer Farbpostkarte von 1898.

Abbildung 1730
Verschiedene Ansichten und Szenen aus den neuerrichteten Instituten und Kliniken der Universität Halle in den Jahren von 1876 bis 1884. Die mittlere Gesamtansicht zeigt die geglückte Einbettung des großen Gebäudekomplexes am Rande der damaligen Universitätsstadt Halle. Rechts die theoretischen Institute, in der Mitte und links die Kliniken. Die oberen beiden Bilder geben eine Einblick in den damaligen Klinikbetrieb.

1593

In der westfälischen Metropole hatte man dem Prinzip gehuldigt, jedem der großen klinischen Fächer ein eigenes Gebäude zu geben, was auf beispielhafte Weise gelang. Zugleich hatte man schon vor der Vollendung der einzelnen Kliniken die ärztlichen Direktoren nach Münster berufen, um ihren Sachverstand die Inneneinrichtung in die Hand zu legen.

Der Einfluß der Naturheilkunde auf das Krankenhaus: Das Terrassenkrankenhaus

Eine glückliche Kombination von hochgeschossiger Bauweise und Pavillonsystem kann man in den Terrassenkrankenhäusern erblicken, die um 1930 von dem Stuttgarter Architekten Richard Döcker gebaut wurden. Döcker errichtete eines der ersten deutschen Terrassenkrankenhäuser, die im Prinzip schon von dem Berliner Baumeister David Sarason um 1900 konzipiert worden waren, in Waiblingen (1926—1928) und Maulbronn (1929—1930). Nach dem Döckerschen Konzept wurden bis Mitte der dreißiger Jahre in Essen, Straßburg und Pforzheim noch heute genutzte Terrassenkrankenhäuser gebaut. In vorbildlicher Weise hatte man damit ärztliche Therapievorstellungen, die sich durch die Behandlung von Tuberkulosekranken Ende des 19. Jahrhunderts in Davos und Leysin entwickelt hatten, in bauliche Form umgesetzt. Doch schon vorher hatte man um die Jahrhundertwende den Krankenhäusern, wie dem städtischen Krankenhaus in Düsseldorf (1904—1907), auf der Südseite teilweise breite Veranden für die Luftkur vorgesetzt.

Das Bestreben, jedem Kranken seine eigene Luftterrasse zu geben, konnte Döcker gerade in seinen auf die Sonne ausgerichteten Anstalten beispielhaft vor Augen führen. Hierfür waren die durchaus erfolgreichen Klima- und Frischlufttherapien bei Rachitis, Skrofulose oder Tuberkulose ausschlaggebend. Aber allgemeine gesundheitliche Überlegungen, den Kranken, der ja gerade auf möglichst gute Licht- und Luftverhältnisse angewiesen ist, nicht schlechter zu stellen als den Gesunden, standen im Vordergrund.

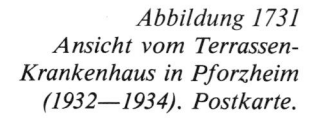

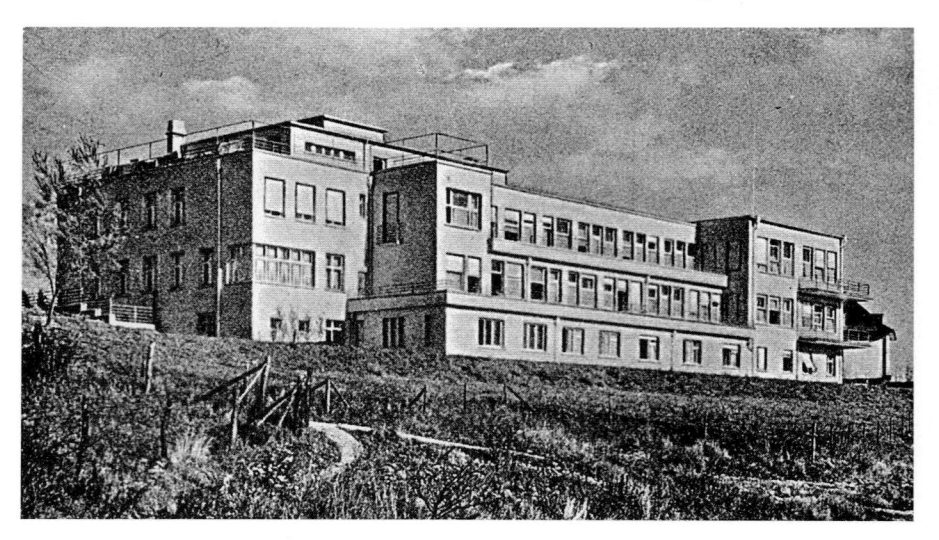

Abbildung 1731 Ansicht vom Terrassen-Krankenhaus in Pforzheim (1932—1934). Postkarte.

Das Hochhaus-Krankenhaus und der Beginn der Apparatemedizin

Doch seit 1930 bevorzugte man immer mehr die hochgeschossige Blockbauweise in Rechteck- oder Quadratform mit sechs bis acht Stockwerken. Vor allem die Zunahme der diagnostischen und therapeutischen Leistungen, die Einführung aufwendiger medizinisch-technischer Apparate für neue Untersuchungsmethoden wie Elektrokardiogramm, Elektroenzephalogramm, Blutbildkontrolle oder Röntgenstrahlen machten den Ausbau von umfangreichen Labor- und Röntgenabteilungen notwendig. Es war der Architekt Ernst Kopp, der in herausragender Weise die Bauentwicklung zum hochgeschossigen Krankenhaus, wie es zur gleichen Zeit in den USA verwirklicht wurde (County Hospital, Los Angeles, 1928—1930), zwischen den beiden Weltkriegen in Deutschland vorantrieb.

Unter dem Gesichtspunkt der äußersten wirtschaftlichen Zweckmäßigkeit — »Zweckmäßig ist ein Betrieb, der auf kürzestem Wege mit den geringsten Betriebsmitteln die beste Arbeit leistet« — entwarf Kopp geniale Krankenhausgrundrisse. Er integrierte auch den automatischen Personenaufzug — Transportaufzüge für die Speisen gab es schon früher — ganz in den inneren, intensivierten Betriebsablauf des Krankenhauses. Kopp formulierte 1928 präzise den Vorzug von vertikalen Verbindungen: »Vertikalwege betragen nur eine Geschoßhöhe, Horizontalwege eine Gebäudelänge.«

Das von Kopp gebaute Martin-Luther-Krankenhaus (1929—1931) in Berlin fällt durch den rationalen Grundriß auf. Die vier Stationen jeder Geschoßebene wurden kreuzungsfrei mit den Untersuchungs- und Operationsräumen verbunden. Die Personalwohnungen fanden in den kurzen Gebäudeflügeln Unterkunft. Der Küchenbetrieb wurde zur Vermeidung von Geruch- und Dunstbelästigungen im obersten Stockwerk eingerichtet. Auch für kleinere Krankenhäuser entwarf Kopp mustergültige Grundrisse. Das städtische Krankenhaus Gütersloh (1932—1934), das anfangs 120 Betten umfaßte, bestand aus einem quadratischen Baukomplex, in dessen Ecken die verkehrsreichen Versorgungs- und Untersuchungsräume eingerichtet wurden. Erweiterungsbauten waren ohne großen Aufwand möglich.

Die Vielfalt der in den Jahrzehnten nach dem Zweiten Weltkrieg entwickelten hochgeschossigen Krankenhausbauten ist vor allem durch das Prinzip der äußersten Rationalisierung bestimmt worden: Zentralisation und Automatisation beherrschen das Konzept der Krankenhausplaner in aller Welt. Neben den Bedürfnissen der Medizin und den hygienischen Anforderungen traten nun betriebswirtschaftliche Überlegungen. Ähnlich wie bei den utopischen Krankenhausentwürfen vor 200 Jahren, die am Vorabend der Französischen Revolution in Paris vorgestellt wurden, beherrschen seit den fünfziger Jahren notwendigerweise Ingenieure, Biotechniker, Wirtschaftsfachleute und Statistiker das Krankenhaussystem. Selbst der »geniale Operateur«, der am Ende des 19. Jahrhunderts wie ein Kirchenfürst (»Halbgötter in Weiß«) gepriesen wurde, ist abhängig von biomedizinischen Maschinen geworden. Und schließlich glaubte man auch mit dem Beginn der sogenannten Antibiotika-Ära, die in den dreißiger Jahren mit der Entdeckung und klinischen Erprobung der Sulfonamide durch Gerhard Domagk (1895—1964) begonnen hatte, auf natürliche Heilfaktoren wie im Terrassenkrankenhaus verzichten zu können.

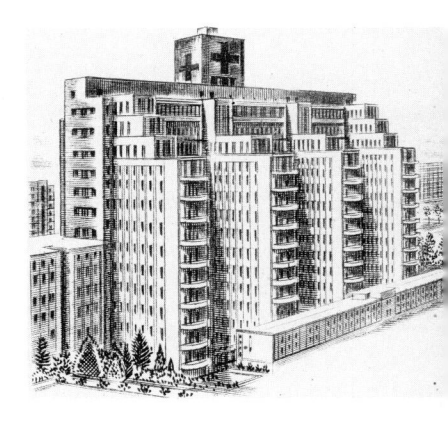

Abbildung 1732
Das Beaujon-Krankenhaus (erbaut 1934; Paris, Photothek der öffentlichen Wohlfahrt). Das vom Architekten Jean Walter erbaute Krankenhaus galt zur Zeit seiner Erbauung als »letzter Schrei« auf dem Gebiet des Krankenhausbaus und wurde als Modell für das Hochhaus-Krankenhaus betrachtet.

Abbildung 1733
Martin-Luther-Krankenhaus in Berlin (1930—1932). Diese acht Geschosse hohe Krankenanstalt wurde nach den Plänen des Berliner Architekten Ernst Kopp gebaut. Das Foto zeigt die Gartenseite mit den Fenstern der Krankenzimmer. Den Küchenbetrieb hatte man zur Vermeidung der Geruchsbelästigung auf das Dach gelegt. Postkarte.

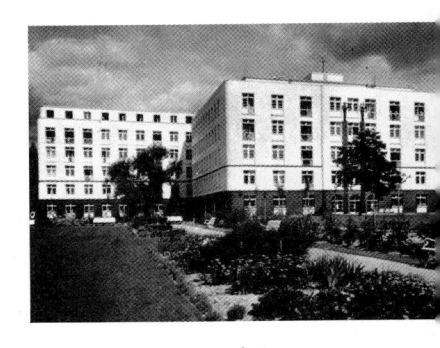

Das kompakte Großkrankenhaus, das Klinikum oder das klinische Zentrum

Bei dem Bau des Klinikums in Berlin-Steglitz (1959—1969, Architekten: Curtis und Arthur Q. Davis und Franz Mocken) für 1310 Betten setzte sich nach amerikanischen Vorbildern auch in Deutschland das Großkrankenhaus durch. Man schuf ein medizinisch-klinisches Zentrum, das auch als Ausbildungsstätte dienen sollte, mit allen zugehörigen Instituten und Kliniken — mit Ausnahme der Pädiatrie, Psychiatrie und Orthopädie — unter einem Dach. In der baulichen Gesamtkonzeption läßt sich das in der ersten Hälfte des 19. Jahrhunderts bewährte Dreiflügelschema erkennen: Über einem Sockelgeschoß erheben sich zwei fünfstöckige Bettenhäuser, die einen achtgeschossigen Behandlungstrakt einrahmen, der bezeichnenderweise fast ebensoviel Raum wie die Bettenhäuser einnimmt. Denn ebenso wie die Bedürfnisse der Grundversorgung wurden nun auch die Therapie und Diagnostik zentralisiert. Die den Krankenräumen vorgeschalteten Sanitärzonen erinnern an die Konzeption, die 150 Jahre zuvor der Münchener Arzt Häberl verwirklicht hatte.

In den sechziger Jahren entwickelte man neben dem breitgelagerten Großkrankenhaus mit mehrgeschossigen Bettenhäusern auch neue Konzepte für kompakte hochgeschossige klinische Zentren. Dadurch konnte man verkehrsgünstig und kostensparend in den Zentren der Großstädte Universitätskliniken unter einem Dach zusammenfassen. Ein eindrucksvolles Beispiel dieser Art bildet in Deutschland der Neubau der Universitätsklinik in Köln (1968—1972, Architekten: E. Heinle und Robert Wischer). Auf dem Gelände der ehemaligen Pavillonanlage des Kölner Städtischen Krankenhauses Lindenburg (1906 bis 1908, Architekten: Carl Bollweg und Kleefisch) zog man ein 15geschossiges Bettenhochhaus mit möglichst vielen klinischen Fächern empor. Daneben entstand ein mehrgeschossiges Funktionsgebäude. Die seit Mitte des 19. Jahrhunderts einsetzende Entwicklung, für jedes neue klinische Spezialfach eine eigene,

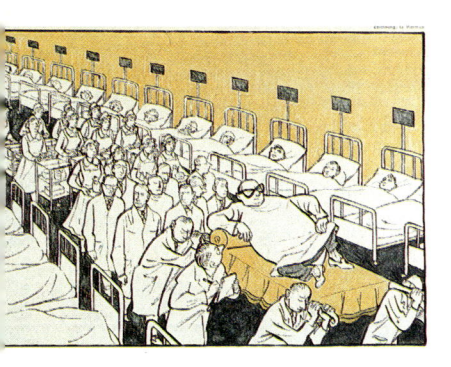

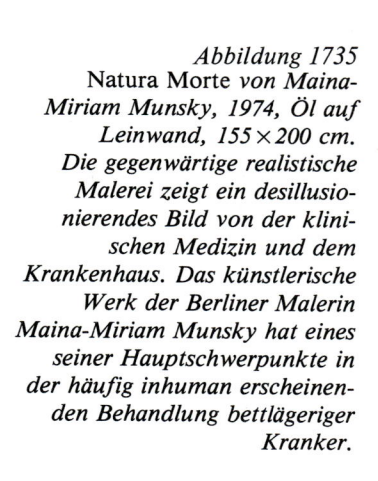

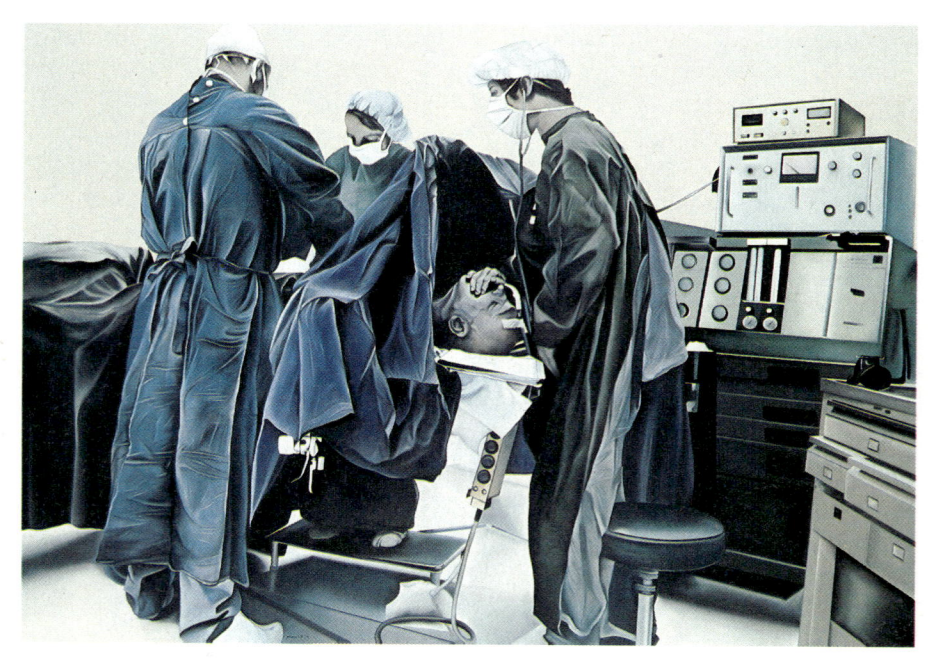

Abbildung 1734
Diese Karikatur, die 1957 im Simplicissimus veröffentlicht worden ist, spiegelt noch einmal, wenn auch verzerrt, das hohe Ansehen der in der Klinik tätigen Ärzte seit dem Beginn der Ära der Desinfektion und Antisepsis in den achtziger Jahren des vorigen Jahrhunderts. Das vom Volksmund geprägte Schlagwort über die Ärzte als »Halbgötter in Weiß« hatte sich mit Recht an den großen Stars Theodor Billroth (1829—1894) über Ernst von Bergmann (1836—1907) bis zu Ferdinand Sauerbruch (1875 bis 1951) orientiert und traf im guten wie im schlechten sicherlich den Wesenskern der hierarchischen Strukturen im Krankenhauswesen.

Abbildung 1735
Natura Morte von Maina-Miriam Munsky, 1974, Öl auf Leinwand, 155×200 cm. Die gegenwärtige realistische Malerei zeigt ein desillusionierendes Bild von der klinischen Medizin und dem Krankenhaus. Das künstlerische Werk der Berliner Malerin Maina-Miriam Munsky hat eines seiner Hauptschwerpunkte in der häufig inhuman erscheinenden Behandlung bettlägeriger Kranker.

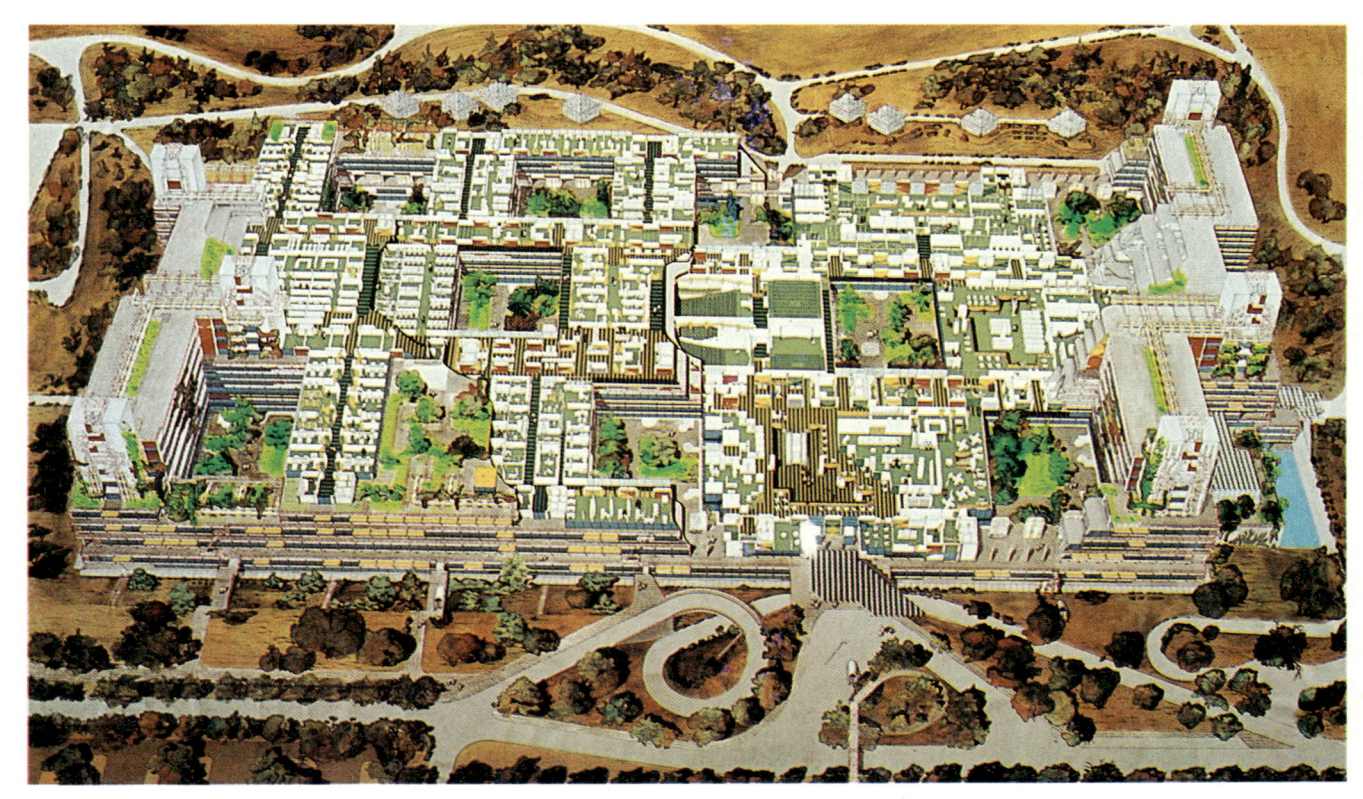

für sich existierende Klinik zu errichten, wie es beispielhaft in Münster noch 1924 vor Augen geführt worden war, wurde damit wirkungsvoll durchbrochen. Einen weiteren Schritt in dieser Richtung stellt schließlich das Zentralklinikum mit panoptischen Krankenstationen der Westfälischen Wilhelms-Universität Münster (1971—1982, Architekten: W. Weber und P. Brand) dar. Unabhängig von direkten amerikanischen Vorbildern griff man im Bestreben nach größtmöglicher Funktionalität damit unbewußt die im 18. Jahrhundert für Irrenhäuser und Gefängnisse entwickelte Rundbauweise auf.

Das Streben nach Wirtschaftlichkeit wirft aber auch neue Probleme auf: Der Patient wird aus guten ökonomischen Gründen in ein enges Schema von Funktionsabläufen gezwängt, die man wie in der Industrie aufgrund von Betriebsanalysen errechnet hat. Dadurch wird in den Großkliniken der Kranke anhand von Durchschnittswerten Räumlichkeiten und Mechanismen unterworfen, die er selbst kaum noch überblicken und schon gar nicht mitbeurteilen kann. Aufgrund der Eigengesetzlichkeit dieser medizinisch-technischen Hochleistungszentren, in denen die Heilkunde wie nie zuvor unglaubliche Erfolge erzielen kann, wird jeder Patient zwangsläufig in eine passive Rolle gedrängt. Man ist wegen der ärztlichen und krankenpflegerischen Möglichkeiten, die diese Großkliniken bieten, und wegen der hohen finanziellen Investitionen selbst bei kleinen, harmlosen operativen Eingriffen innerhalb des straffen Zeitplans gezwungen, den Patienten »durchzuchecken«, um nichts zu versäumen. Eine seelische Ansprache, was heute allgemein so beklagt wird, ist in dieser Gesundheitsmaschinerie sehr erschwert.

Weitere Gefahren eines solchen perfektionierten, nach außen hermetisch abgeriegelten Krankenhauses liegen insofern auf der Hand, wenn man bedenkt, daß durch den Hochhaus-Baukörper mit seinen technisierten Strukturen der

Abbildung 1736
Modell vom Aachener Klinikum, das in verschiedenen Schnittebenen die unterschiedliche Nutzung darlegt. Die unterste ebenerdige Ebene bildet das allgemeine Kommunikationsgeschoß, darüber liegen zwei Ebenen für Untersuchung, Behandlung und Forschung. Die eigentlichen Bettentrakte befinden sich in dreigeschossigen Flügeln, die über dem Flachbaukörper hammerartig angeordnet sind.
Modellzeichnung Architektenbüro Weber, Brand & Partner, Aachen.

Flexibilität bei sozialpolitischen Veränderungen, bei neuen Hospitalismusgefahren und einem Wandel des sozialen Verhaltens im Krankheitsfall Grenzen gesetzt sind. Man muß sich dabei in Erinnerung rufen, daß selbst die mustergültigen Krankenhäuser des 19. Jahrhunderts einem fortwährenden baulichen und organisatorischen Wandlungsprozeß unterworfen worden sind. Im vorigen Jahrhundert hat man oft zwei- bis dreimal die städtischen Krankenhäuser an einem neuen Ort von Grund auf neu errichtet — so zum Beispiel in Aachen, Bremen, Karlsruhe, Nürnberg. Angesichts der schon angedeuteten Wandlungsmöglichkeiten muß — wie im 19. Jahrhundert — die Frage aufgeworfen werden, ob nicht eine dezentralisierte Krankenhausanlage viel bessere Möglichkeiten bietet, den Krankenhausbetrieb schneller und mit weniger Aufwand den zukünftigen medizinischen und technischen Entwicklungen anzupassen, als es bei den hochgeschossigen Krankenhäusern der Fall sein dürfte.

Ein Schritt in diese Richtung zeigt sich in der baulichen Konzeption des Aachener Klinikums, das Mitte der sechziger Jahre entwickelt wurde. Ebenso wie beim Bau des Universitätsklinikums von Münster verfolgte man bei dem Bau des Aachener Klinikums die Vorstellung, die Abkapselung einzelner Kliniken durch gemeinsame Einrichtungen von diagnostischen und therapeutischen Dienstleistungszentren — wie Laboratoriumsmedizin, Röntgendiagnostik, Nuklearmedizin oder der Rehabilitation — zugunsten des gesamten klinischen Organismus einzuschränken. Doch in Aachen plante man variabler als in Münster oder anderswo, indem man nicht hochgeschossige, fest betonierte Bettentürme schuf, sondern auf der grünen Wiese über einem mehrgeschossigen Sockel dezentralisierte Pflegebereiche anlegte. Die eigentlichen Krankenstationen befinden sich in den obersten drei Geschossen in Form von kammartig angeordneten Bettentrakten, zwischen denen Terrassengärten liegen, über den sechs Funktionsebenen.

Die alte Idee des Pavillonkrankenhauses wurde dadurch in Aachen für das heutige Großklinikum tragfähig gemacht, wenn auch in große Dimensionen gerückt. Doch zahlreiche Innenhöfe mit Bepflanzungen und künstlich aufgeschütteten Hügeln könnten den Benutzer vielleicht vergessen lassen, daß er sich in einer gigantischen Krankenhausmaschine befindet, in der eine gesamte medizinische Fakultät mit ihren zahlreichen theoretischen und klinischen Abteilungen untergebracht ist.

Freilich dürfte die städtebauliche und soziale Integration solcher Mammutkrankenhäuser, die gegenwärtig immer wieder angesprochen wird, neben ökonomischen, verwaltungstechnischen und nicht zuletzt hygienischen Fragen nur eines von vielen Problemen sein, die die gegenwärtige Krankenhaussituation betreffen. Die Öffnung des Krankenhauses nach außen, die Suche nach dem Gespräch mit dem Bürger, wie man sie hier und dort nach amerikanischen und holländischen Beispielen auch in Deutschland schon beobachten kann, lassen hoffnungsfrohe Ansätze erkennen. Zweifellos wird man die Angehörigen des Patienten in das Krankenhaus der Zukunft miteinbeziehen müssen, wenn man es nicht bei schönen Worten wie »Humanität im Krankenhaus« belassen will.

Blickt man noch einmal auf die lange Tradition der Krankenhausgeschichte zurück, so wird offensichtlich, daß sich wohl keine andere öffentliche Institution einem solchen permanenten medizinischen und gesellschaftlich-politischen Wandel durchlaufen mußte. Dies läßt sich besonders gut an den im Laufe der Geschichte immer wieder veränderten baulichen Konzeptionen darstellen. Man kann sich kaum der Feststellung entziehen, daß besonders seit dem 18. Jahr-

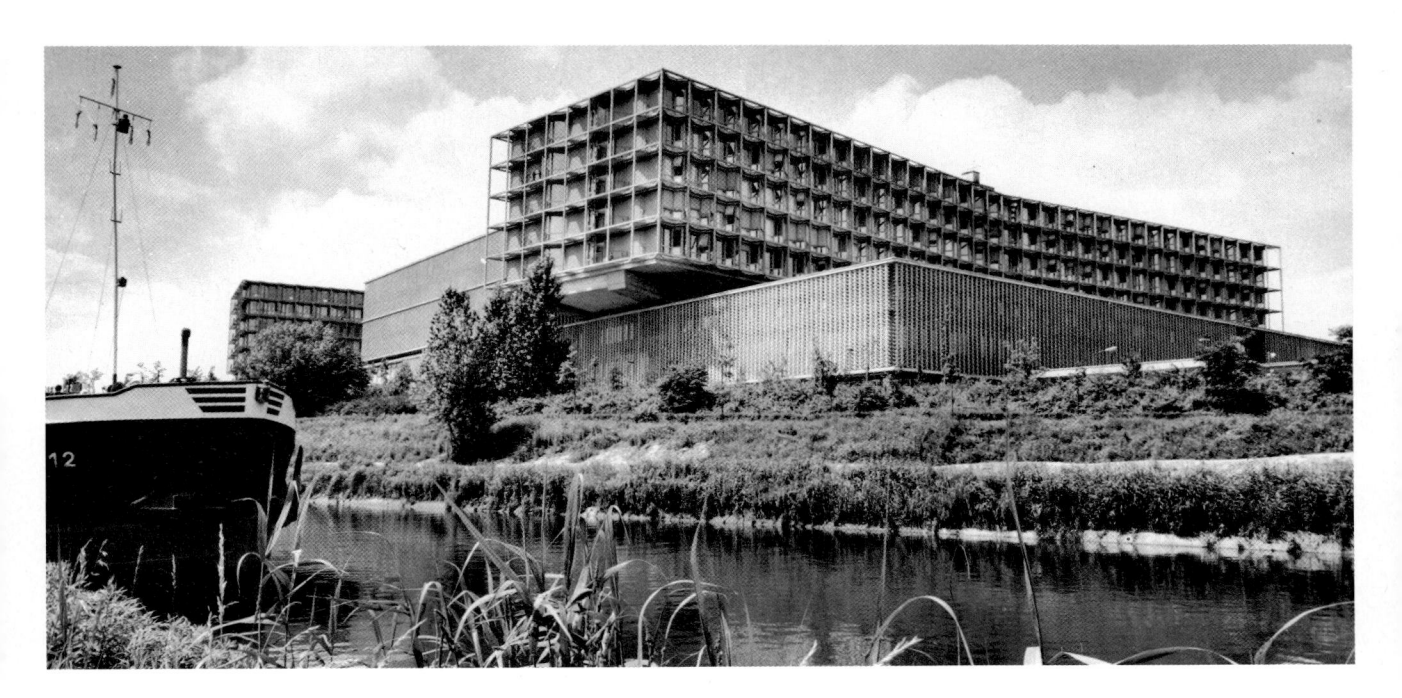

Abbildung 1737
Das Klinikum Berlin-Steglitz (1959—1969). Deutlich sind die beiden seitlichen Bettentrakte vom Mittelbau, der die nun für ein großes Klinikum zahlreichen Funktionsräume und -zonen aufnimmt, abgegrenzt.

hundert die zahlreichen, ständig auf das Krankenhaus einwirkenden Faktoren — von der Politik über die Ausbildung von Ärzten bis zu Fortschritten der Arzneimitteltherapie und der Einstellung der Bevölkerung — auch zukünftig nur wenig vorhersehbare Eventualitäten bewirken können. Dadurch ist gerade dieser öffentlichen Wohlfahrtseinrichtung eine nur schwer zu realisierende Flexibilität aufgezwungen. Zugleich ist sie aber heute wie keine andere Einrichtung für jeden Bürger lebensnotwendig geworden.

Erneut stellt sich daher mit großer Dringlichkeit die alte Frage neu, wie man für den Patienten, der für kurze oder längere Zeit der hochleistungsfähigen klinischen Medizin ausgeliefert ist, humane Bedingungen schafft. Die alte Idee des wertfreien barmherzigen Dienstes am hilfsbedürftigen Kranken, aus der die ersten Hospitäler des Urchristentums entstanden sind, gewinnt angesichts unserer heutigen Großkrankenhäuser und Zentralkliniken erneut an Aktualität. Nach dem Abklingen der Euphorie, die anfangs eine rein naturwissenschaftlich orientierte, klinische Medizin mit ihren seit 1870 unerwarteten, phänomenalen Heilerfolgen mit sich brachte, rücken seit einiger Zeit die psychosomatischen Aspekte gerade innerhalb der Krankenhausmedizin wieder in den Vordergrund. Sicherlich können solche von einer Ganzheitsmedizin getragenen Vorstellungen in naher Zukunft einen erneuten Wandel für das Krankenhaus herbeiführen. Dem großen Enthusiasmus, mit dem die gewaltigen Zentralkliniken seit dem vergangenen Jahrzehnt beispielsweise in Aachen, Berlin, Gießen, Marburg, München, Münster, Regensburg errichtet worden sind oder noch geplant werden, ist schon längst eine Ernüchterung gefolgt.

Mit dieser Übersicht über die traditionsreiche Hospital- und Krankenhausgeschichte sollte deutlich werden, welche vielfältigen Aspekte sich aus den verschiedenen Krankenhauskonzepten von der Vergangenheit bis heute ergeben, die gegenwärtig wieder das aktuelle Interesse wecken können. Aus der Kenntnis der historischen Entwicklung des Krankenhauswesens, die viele Bereiche unserer Kulturgeschichte berührt, wären sicherlich manche Anregungen für die zukünftige Entwicklung des Krankenhauses zu gewinnen.

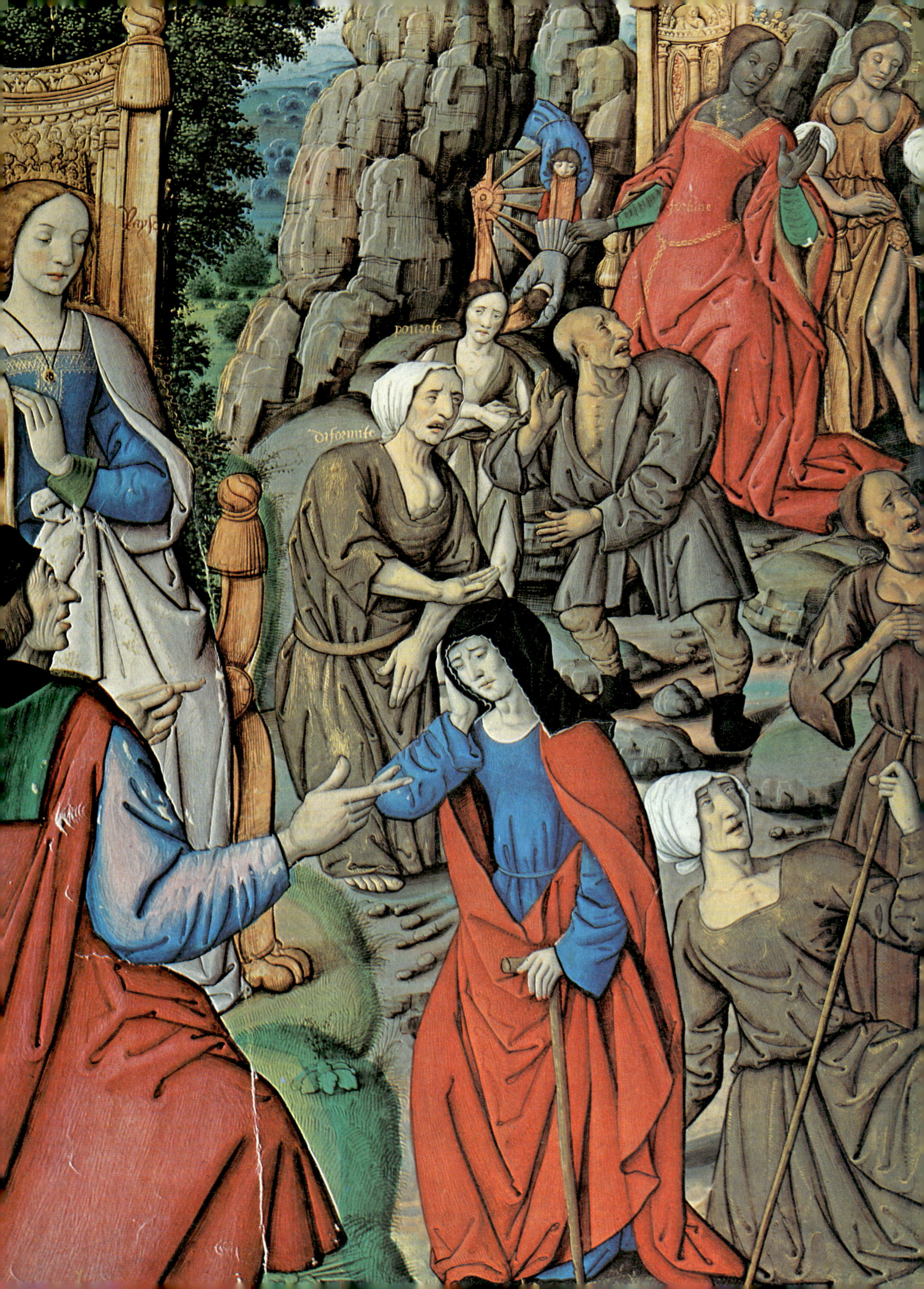
Rayson
fortune
pourete
disformite

Die Geschichte der Orthopädie und der Traumatologie

von E. Vander Elst

»Das Vermächtnis des Altertums ist die Begründung der Kunst. Daran sollten wir uns vornehmlich orientieren und Entwicklungen in größeren zeitlichen Zusammenhängen sehen.«
Ambroise Paré

Einleitung

Aus der Sicht des Historikers entstand die eigentliche orthopädische Chirurgie Ende des letzten Jahrhunderts, nachdem die Entdeckungen Pasteurs, von Lister in die Praxis umgesetzt, in allen chirurgischen Fachgebieten einen Aufschwung herbeigeführt hatten. Die Bezeichnung »orthopädisch« leitet sich vom Begriff »Orthopädie« ab, der 1741 von Nicolas André (1668—1741), Andry genannt, eingeführt wurde. Aber auch Andry hatte schon Vorläufer.

Gaucher, bekannter unter dem Namen Scévole de Sainte-Marthe (1536 bis 1623) oder Scévole I (denn er war der erste einer Dynastie von Schriftstellern, Dichtern, Verwaltern, Rechtsberatern und Politikern), veröffentlichte 1580 ein Gedicht, »De puerum educatione, libri III«, in dem er das Wort »paedotrophie« verwendet. Einer seiner zahlreichen Nachkommen, Abel II de Sainte-Marthe (1626—1706), übersetzte dieses Gedicht und nannte es »Paedotrophie«. Claude Quillet (1602—1661), französischer Kleriker und Verfasser lateinischer Gedichte, schrieb eine Abhandlung, die besonders der Kindererziehung gewidmet ist und die er *Kallipédie* überschrieb. Schließlich veröffentlichte der oben erwähnte Nicolas Andry sein berühmtgewordenes Lehrbuch »L'Orthopédie ou l'Art de prévenir et de corriger dans les enfans les difformités du corps« (Die Orthopädie oder die Kunst, Körpermißbildungen bei Kindern zu verhüten oder zu korrigieren), das als ein damaliges Standardwerk in zwei Bänden erschien. Damit prägte Andry nicht nur das Wort »Orthopädie«, sondern begründete gleichzeitig auch das Fachgebiet der Orthopädie, wie wir es zumindest noch teilweise in seinen Zielen und Mitteln bis heute verstehen. Vorbeugen und heilen sind immer noch das Bestreben und der Hauptzweck der modernen orthopädischen Chirurgen. »Diese beiden Worte ὀρθόσ und παίσ* aus der griechischen Sprache habe ich zu dem Begriff Orthopädie zusammengefügt, um das von mir vorgeschlagene Ziel, nämlich die verschiedenen Methoden der Prävention und der Korrektur von Körpermißbildungen bei Kindern zu lehren, kurz zum Ausdruck zu bringen«, erklärte Andry. Als Symbol zeichnete er einen von einer Stütze gehaltenen gebogenen Baum. Dieser Baum von Andry schmückt noch heute als Emblem alle Gesellschaften der orthopädischen Chirurgie auf der ganzen Welt.

Abbildung 1738 (gegenüber) Miniatur des 16. Jh.s (1503) aus einer Handschrift von Petrarcas »De remediis utriusque fortunae« (»Vom Trost in Glück und Unglück«) (Paris, Nationalbibl., frz. Ms. 22., fol. 104)

* Die Bedeutung des Wortes orthos ist eindeutig, es heißt »gerade, ohne Mißbildung«; der andere Teil stammt von παίσ, »das Kind«.

1601

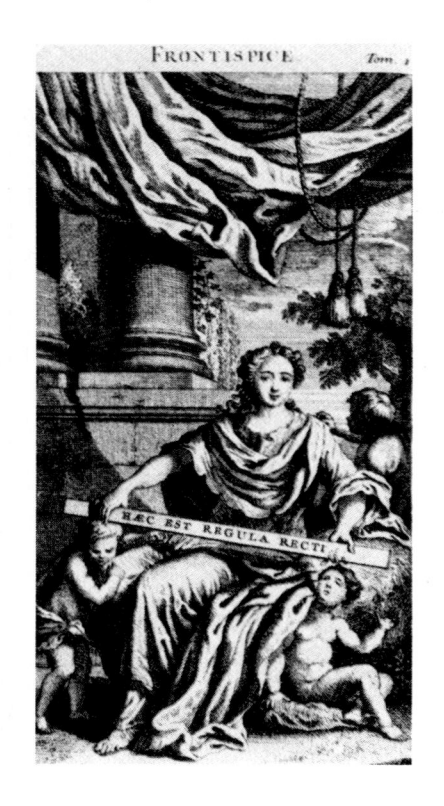

Andry hatte erstaunlichen Erfolg; schon bald wurde es Mode, ja gehörte fast schon zum guten Ton, sich mit Korsetts, Stützapparaten usw. zu beschäftigen. Man könnte fast sagen, daß eine Welle der Haltungskorrektur über Europa rollte. Denis Diderot (1713—1784) würdigte in seiner »*Encyclopédie*« 1763 die Begeisterungsstürme für diese neue Methode.

Nun war also das Wort geschaffen und sein Ursprung erklärt. Man darf jedoch nicht glauben, daß das Wort »Orthopädie« ohne Widerstand akzeptiert wurde; es fehlte nicht an berühmten und weniger bekannten Kritikern und Gegnern. Einer der ersten war Isidore Bricheteau (1789—1862), der die Bezeichnung »Orthosomatie« vorschlug, und Henry Heather Bigg (1826—1881), der sich für »Orthopraxie« einsetzte — beides ist heute in Vergessenheit geraten. Der bekannteste war Jacques Mathieu Delpech (1777—1832), der 1828 sein Lehrbuch »Orthomorphie« benannte. Es setzte sich jedoch der Begriff Orthopädie durch, ohne daß man feststellen könnte, warum. Diese Bezeichnung ist allerdings zweideutig, denn schon Andry beschrieb die Fehlbildungen bei Erwachsenen, die als Orthopädie nach Intervall oder Orthopädie des Erwachsenen bezeichnet wurde. Außerdem erinnert das ähnlich lautende Stammwort an eine Fußerkrankung (pes, pedis = der Fuß). Wie dem auch sei, im Laufe der Geschichte werden wir auf einige Ärzte stoßen, die Orthopädie praktizierten, ohne sich dessen bewußt zu sein. Im Augenblick sei nur nochmals festgestellt, daß die Orthopädie Mißbildungen der Knochen und Gelenke der Gliedmaßen und der Wirbelsäule sowohl bei Kindern wie auch bei Erwachsenen verhütet und behandelt. Außer auf die Entstehung und die Entwicklung des Begriffs »Orthopädie« soll auch auf die Verankerung des modernen chirurgischen Konzeptes in früheren Epochen eingegangen werden.

Louis Bauer (1814—1892), ein deutscher Chirurg, verwendete zum erstenmal die beiden Worte »orthopädische Chirurgie« in seinem 1870 erschienenen Werk: »*Handbuch der Orthopädischen Chirurgie*«. Darin wurden die alten, auf Apparate und Maschinen beschränkten Praktiken ausdrücklich zurückgewiesen. Es entstand eine neue Art der Chirurgie, die sich von den Zwängen der Korsette zur Haltungskorrektur, der Stützbetten usw. befreite. Darüber hinaus wurde es mit dem Aufkommen der modernen orthopädischen Chirurgie ganz selbstverständlich, daß die alte Methode nun jenen Ärzten überlassen wurde, welche die anderen Mißbildungen bei Kindern behandelten, wie Hasenscharten, Duodenalatresien, Hautfaltungen usw. Daher wurde bis vor kurzem die orthopädische Chirurgie häufig von Spezialisten der Kinderchirurgie ausgeübt. In zahlreichen Ländern stellte die orthopädische Chirurgie eine Abteilung der Kinderchirurgie dar oder war ihr ausschließlich vorbehalten. Bis heute gibt es in Frankreich noch Kliniken oder Lehrstühle für »Orthopädie und Kinderchirurgie«.

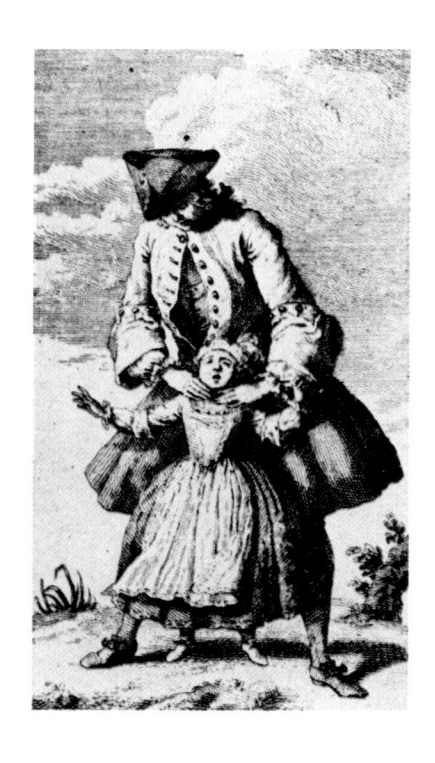

Die Traumatologie — aus dem griechischen τραυμα, Verletzung — hat eine viel längere, jedoch viel einfachere Geschichte. Tatsächlich geht sie auf die Ursprünge der menschlichen Geschichte zurück, denn die Unternehmungen des täglichen Lebens, die Jagd und bald auch die Kriege, waren schon immer eine Quelle für Verletzungen. Bis zum 17. Jahrhundert kann man fast eine Gleichsetzung von Traumatologie und Chirurgie feststellen: die Väter der französischen (Paré), deutschen (Gersdorff) und englischen (Clowes) Chirurgie waren in erster Linie Militärärzte, die ihre Erfahrungen im Laufe langer Feldzüge gesammelt hatten. Heute sind die Verkehrs-, Sport- und Arbeitsunfälle an ihre Stelle getreten, obgleich Kriegsverwundungen auf der Erde kaum seltener geworden sind. Die Art der Verletzungen der Gliedmaßen (Unfälle verschonen auch die inneren Organe und andere Körperteile nicht) veranlaßte folglich die Spezialisten, die sich für die Entwicklung der Gliedmaßen und der Wirbelsäule interessierten, ihr Tätigkeitsfeld zu erweitern. Inzwischen wurde die Behandlung einiger Erkrankungen, angeborener oder erworbener, traumatischer oder nichttraumatischer, von anderen Fachgebieten übernommen: zum Beispiel werden Diskushernien, Vaskularerkrankungen der Extremitäten, Verbrennungen und ihre Folgen von der Neurochirurgie ebenso wie von der Gefäßchirurgie und der plastischen Chirurgie behandelt.

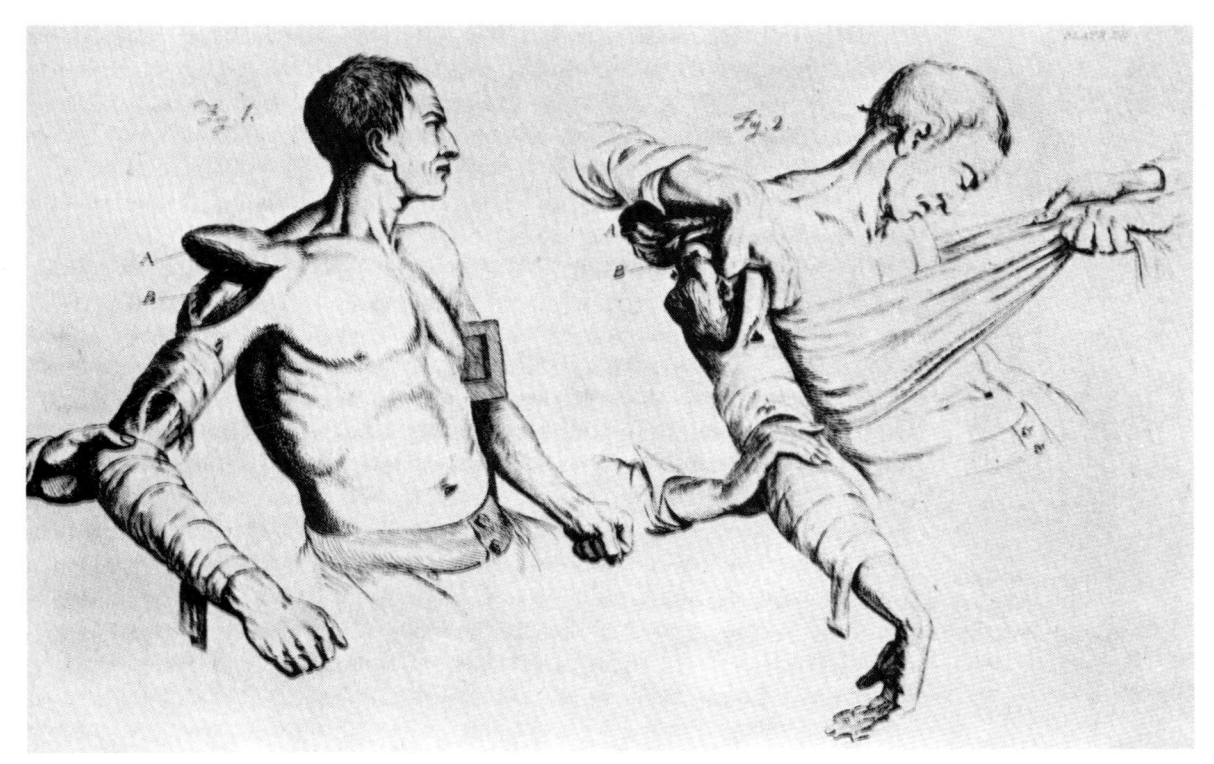

Noch bezeichnender ist die gegenseitige Abhängigkeit der chirurgischen Kenntnisse innerhalb des doppelten Spezialgebietes orthopädische—traumatologische Chirurgie. Zwei Beispiele verdeutlichen das. Die Chirurgie der Frakturen beruht auf dem modernen Postulat der Behandlung von Brüchen in Form von Osteosynthesen mittels Metallschienen: die auf diesem Gebiet erworbenen Kenntnisse, die Reaktion Knochen—Metall, die Erkennung der Linien der Zug- und Druckverteilung usw., kurz das, was man Biomechanik nennt, kamen auch den orthopädischen Erkrankungen zugute. Der für gewisse Hüftbrüche entwickelte platte Nagel wird nun auch bei degenerativer Erkrankung dieses Gelenks verwendet; der Gebrauch von intramedullären Metallstäben wird auf die Korrektur von Skoliosen ausgedehnt. Man erkennt schon den weitgespannten Tätigkeitsbereich der orthopädischen und der traumatologischen Chirurgie und ihre gegenseitige Verzahnung. Schließlich sind die Bezeichnungen orthopädische und traumatologische Chirurgie schon fast ungeeignet geworden, denn einige Kliniken und Zeitschriften sprechen von der Chirurgie des Bewegungsapparates oder jener der Bewegungsorgane. Unsere Aufgabe und unser Wunsch jedoch ist es, die Geschichte der Nosologie — abgeleitet vom griechischen Wort νόσοσ, die Krankheit —, der Behandlung der

Abbildung 1741 (oben)
Armamputation. Illustration von Charles Bell aus seinem Werk »Illustrations of the Great Operations«, *London 1821.*
(Paris, Bibl. d. Alten Med. Fakultät)
Das erste Operationsstadium; man kann den dislozierten Humeruskopf sehen.

Abbildung 1739 (gegenüber, oben)
Titelblatt des Buches von Nicolas Andry: »L'Orthopédie ou l'art de prévenir et de corriger dans les enfans les difformités du corps«, *Paris 1761.*
(Paris, Bibl. d. Alten Med. Fakultät)

Abbildung 1740 (gegenüber, unten)
Diese Illustration stammt aus demselben Buch und trägt den Titel: »Laß sie ihren Großvater sehen«.
Andry warnt seine Leser vor der Gefahr dieses »Getändels« und behauptet, es könne eine Dislokation verursachen und das Leben des Kindes gefährden.

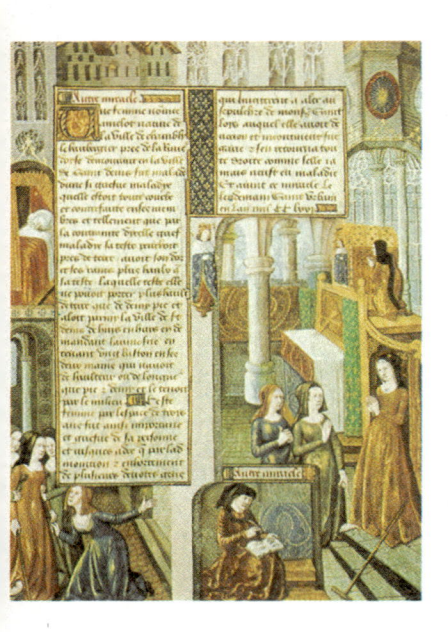

Abbildung 1742
Miniatur aus »Le Livre des faiz de Mon Seigneur Saint Louis« von Henry de Perche, 15. Jh. (Paris, Nationalbibl., frz. Ms. 2829, fol. 87)
Auf dieser Seite wird die Geschichte einer Frau erzählt, die ganz gebeugt ist und »den Rücken höher hat als den Kopf«; nachdem sie auf dem Grab von Ludwig dem Heiligen gebetet hatte, ging sie gesund nach Hause.

Erkrankungen des Bewegungsapparates jeglichen Ursprungs, deren Methoden sich als richtig und notwendig erwiesen haben, und die der orthopädischen Chirurgie und der Traumatologie darzustellen. Dieses Gebiet umfaßt nicht nur die von Andry so genau beschriebenen großen Deformationen und deren Nebenerscheinungen, sondern auch die weniger offensichtlichen Mißbildungen, wie die diskrete Skoliose, die einfachen schmerzhaften Arthrosen und die unangenehmen Versteifungen.

Wie soll vorgegangen werden? Es wäre sicher sehr verlockend, eine nosologische Einheit von ihrer ersten Beschreibung an über ihre spätere Kodifizierung, die ersten Behandlungsversuche, die anfänglichen Mißerfolge bis zu den ersten Erfolgen hin zu verfolgen. Ebenso wäre es reizvoll, vom Wagemut eines Charles White (1728—1813) zu erfahren, der die fibrosierten Teile einer Pseudarthrose operativ entfernte, oder über die Verwegenheit und das Geschick eines John Rhea Barton (1794—1871) zu staunen, der 1826 bei Hüftgelenksankylose eine sieben Minuten dauernde Entfernung des Femurs durchführte. Auf anderer Ebene wäre es ein faszinierendes Ziel, den Aufschwung einer orthopädisch-chirurgischen Schule und das Verdienst einiger berühmter Ärzte darzustellen. Diese Vorgangsweisen werfen jedoch nur einen Lichtstrahl auf einen Ausschnitt der gesamten geschichtlichen Kenntnisse. Hingegen könnte man die Geschichte auch zergliedern, wobei allerdings Unzulänglichkeiten, Wiederholungen und ein Mangel an Kontinuität unvermeidbar wären. Die Darstellung der bahnbrechenden Leistungen von Pionieren der Orthopädie, so hervorragend sie auch sein mögen, kann bedeutende Lücken offen lassen; oft genug wird man nämlich feststellen müssen, daß er diese oder jene Krankheit nicht kannte. Bisweilen mußte er auch, obwohl er sie kannte, aus verständlichen Gründen einfach vor ihr kapitulieren.

Wir versuchen einen möglichen Kompromiß: ein umfassender Blick auf das Altertum, ein Durchleuchten einer Zivilisation oder einer Epoche, und schließlich die nähere Betrachtung eines Landes, einer Schule oder einer bestimmten Krankheit. Da uns Charles Coury (1916—1973), der verehrte Meister der Geschichte der Medizin, ein so großartiges Beispiel dafür hinterließ, wollen wir diesem folgen und unsere Anmerkungen da anbringen, wo es notwendig erscheint, stets seines großen Vermächtnisses eingedenk. Wir werden also etappenweise »die Jahrhunderte der Finsternis, der Klarheit, des Halbdunkels, der Erneuerung, der Vernunft und der Wahrheit« durchschreiten.

Von den Anfängen bis zum 7. Jahrhundert v. Chr.: die »Jahrhunderte der Finsternis«

Der kranke oder verwundete Mensch lebt zur gleichen Zeit wie der die Erde erobernde Mensch. Die Krankheiten und Verwundungen sowie ihre späteren Behandlungsversuche gab es schon lange, bevor sie beschrieben wurden. Genau zwischen diesen beiden Stadien liegt der Ursprung der Medizin und natürlich auch der ihrer Geschichte. Ihr erster Zeuge ist zweifellos das Skelett des Bewegungsapparates. Das Knochenskelett kann als einziges der Zeit und ihren Angriffen trotzen und uns den Beweis für das Vorhandensein von Krankheiten in dieser längst vergangenen Zeit liefern. Natürlich ist neben der normalen Osteologie nur die osteoartikuläre Pathologie in diesen Fossilfunden vorhan-

Abbildung 1743 (gegenüber)
Das Wunder des Gelähmten. (Rom, Katakomben des hl. Petrus und des hl. Marcellinus)

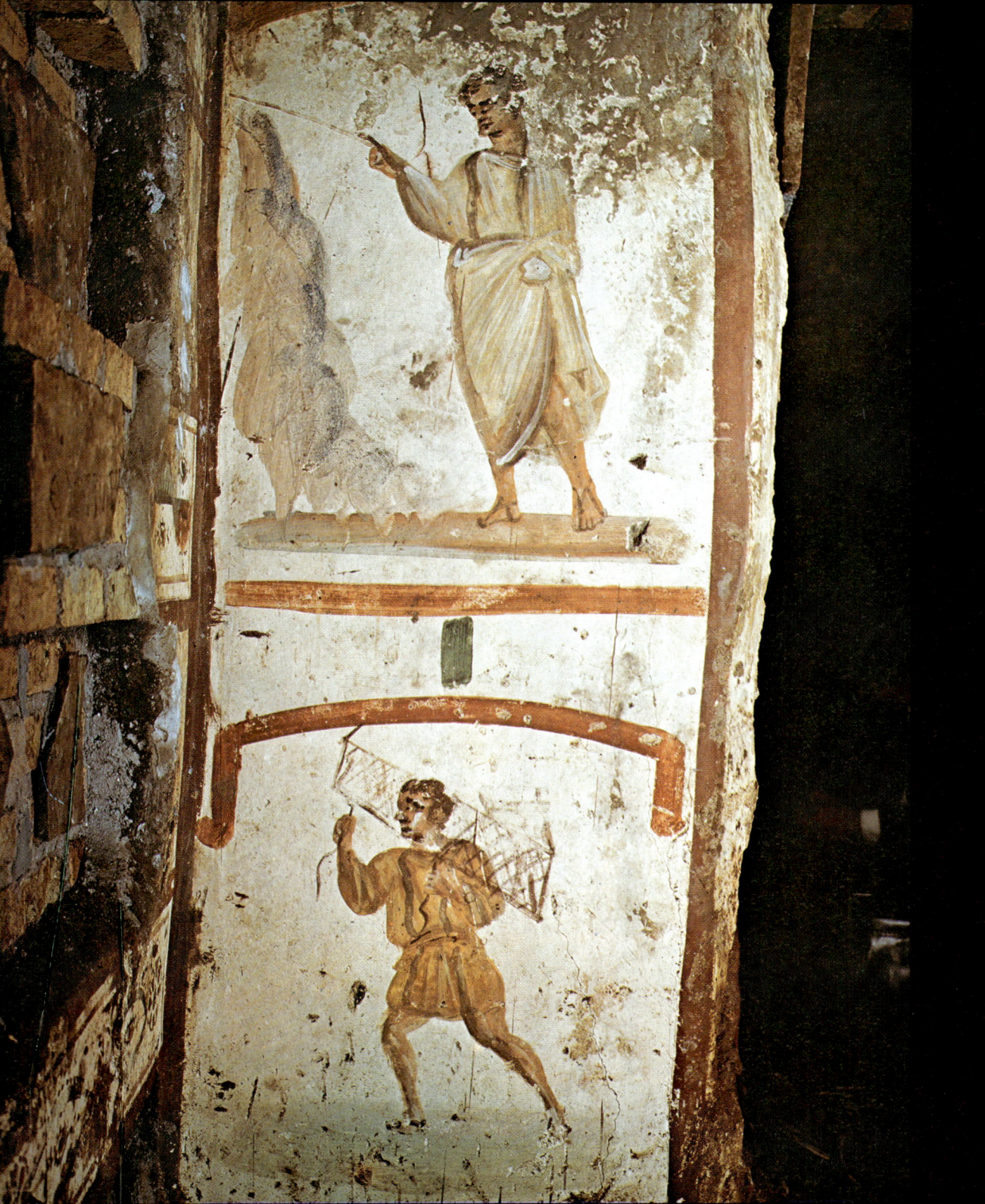

Abbildung 1744
Kämpfer in einem Gymnasium. *Stich aus dem* »De arte gymnastica...« *von Geronimo Mercuriali, Paris 1577. (Frankreich, Maison-Alfort, Bibl. d. staatl. Veterinärschule)*

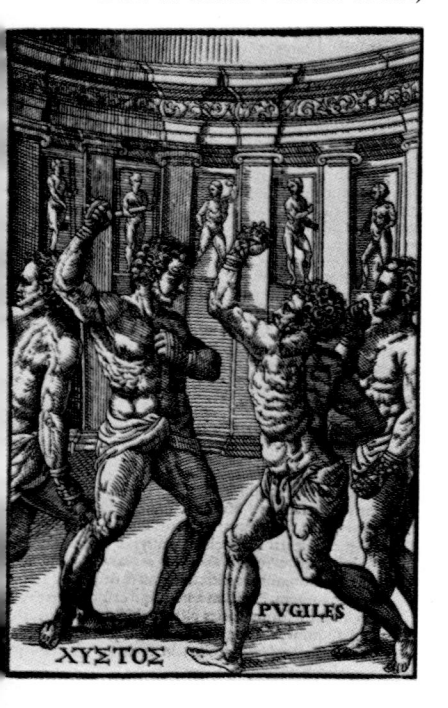

den. Das ist die einzige Quelle für greifbare Überreste und Beweise, die von unseren hochentwickelten modernen Apparaten direkt untersucht werden können. So entstand eine neue Wissenschaft, die Paläopathologie. Gleichzeitig schlug Grmek eine Klassifizierung der bösartigen Knochentumoren unter Anwendung der Osteoarchäologie vor. Es war gewiß interessant, ja sogar unerläßlich, auf die osteoartikuläre Paläopathologie hinzuweisen. Von diesen *Spuren* aus kann nun zu *Geschriebenem,* genauer gesagt zu überlieferten Inschriften, übergegangen werden.

Die Gesetzestafel von König Hammurabi (um 2000 v. Chr.) ist eines der ältesten medizinischen Dokumente, ein Zeugnis der chirurgischen Fähigkeiten jener Zeit und gleichzeitig der älteste medizinische Gesetzestext. Hier wird die älteste Chirurgie zusammen mit einer der neuesten Errungenschaften der Sozialmedizin, nämlich dem Prinzip und der Modalitäten der Entschädigung, beschrieben — ein einzigartiges Zusammentreffen. Seine Geschichte und Inhalt wurden schon erwähnt.

Eine andere Art von Zeugnissen, die Papyrusschriften, unterrichten uns über unser Fachgebiet zur Zeit des alten Ägypten. Der Papyrus von Edwin Smith aus der 18. Dynastie, d. h. 2500 v. Chr., ist noch älter als der Papyrus von Ebers. Er wurde zwischen der Ankunft der Hebräer in Ägypten (1550 v. Chr.) und ihrem Auszug (1320 v. Chr.) verfaßt und sicherlich auch beschädigt. Man weiß, daß der Papyrus von Ebers die in der Zeit des Alten Reiches (2778—2423 v. Chr.) gesammelten medizinischen Kenntnisse enthält. So verfügen wir über ziemlich vollständige Informationen über das Wissen der alten Ägypter von Luxationen (unter anderem auch der Kiefergelenksluxation), die sie einrenkten, so wie wir heute die Brüche zu behandeln pflegen, und die sie auf verschiedene Arten ruhigstellten: sie benutzten dazu mit Gummi überzogene Leinenbänder, Akazienrinden oder Palmentressen. Die alten Dokumente geben auch Auskunft über ihre Kenntnisse von Wunden und vor allem von Bißwunden wilder Tiere — Löwen und Krokodilen —, die durch Infektion meist tödlich verliefen. Die Prügelstrafe auf den Vorderarm gab Anlaß zur korrekten Beschreibung von Brüchen und sogar deren Heilung.

Zwei weitere Informationsquellen:
1. Die Mumien, die besonders seit der Entdeckung der Röntgenstrahlen die Identifizierung der osteoartikulären Pathologien jener Zeit und die Einteilung in angeborene oder infektiöse Erkrankungen, Dystrophien oder rheumatische Leiden erlauben. Im Museum von Darlington, in der Grafschaft Durham, befindet sich eine Mumie, die bei Röntgenuntersuchung einen partiellen anatomischen Defekt und sogar eine Holzprothese aufwies, die eine Hand ersetzte.
2. Die Hieroglyphen, darunter eine sehr bekannte, welche den Pharao Siptah mit einem Klumpfuß darstellt, wie die einen meinen. Aber wahrscheinlich handelt es sich um die Folgen einer Poliomyelitis, die mit einer Atrophie des Beines einhergegangen ist.

Durch die Arbeiten von Duraiswami, Tuli und Keswar wissen wir, daß die indische Orthopädie und ihre angrenzenden Fachgebiete zur Zeit der Weden (3500—1000 v. Chr.) sehr fortgeschritten war. Die Heilungsmethoden von verwundeten Gliedmaßen und ihre funktionelle Wiederherstellung werden sehr genau beschrieben. Es soll Königinnen gegeben haben, wie Vishpla, die auf dem Schlachtfeld amputiert wurde; diese stolze Amazone soll dann mit einem Bein aus Eisen weitergelebt haben. Man verstand es auch, Gelenksschwellun-

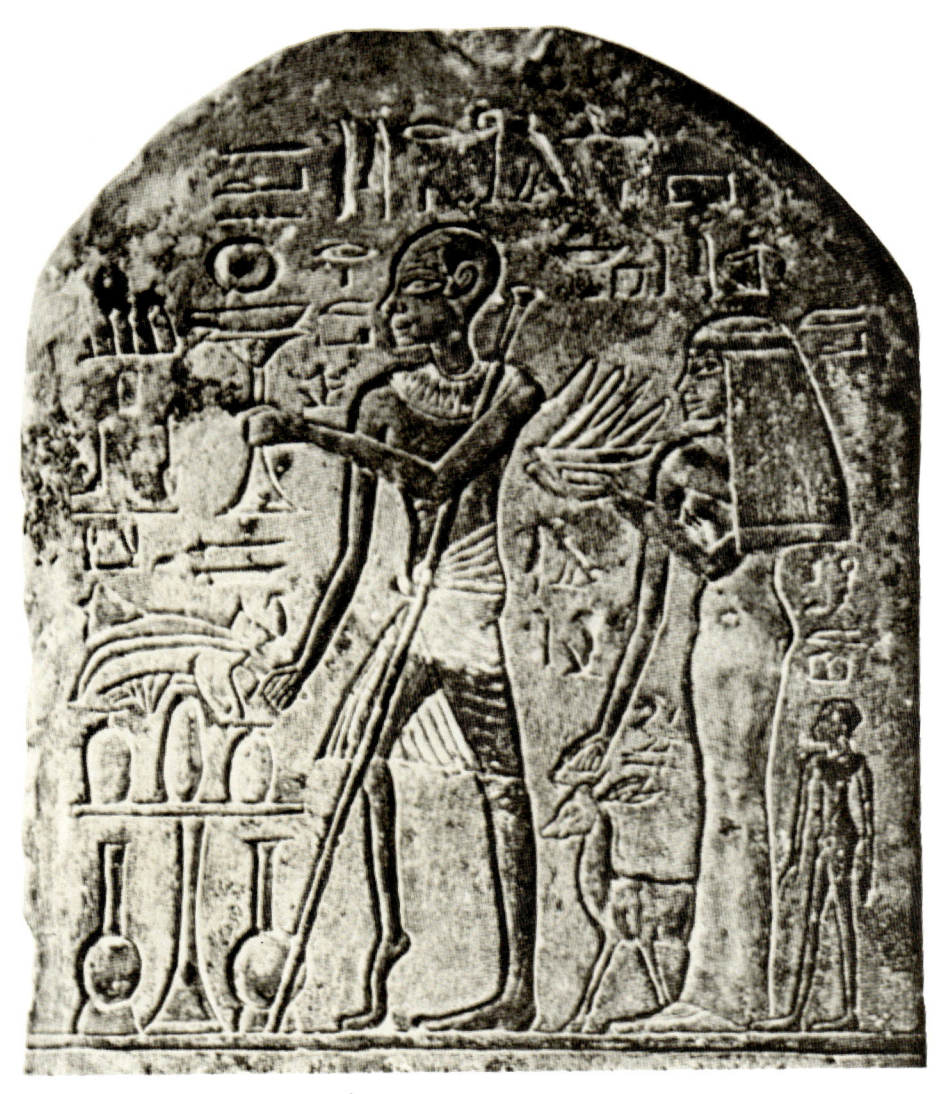

Abbildung 1745
Grabstele des Hausmeisters Ruma, die der Göttin Ishtar gewidmet ist. Der Hausmeister ist am rechten Bein von Amyotrophie befallen, die wahrscheinlich eine Folge der Poliomyelitis ist. Ägypten, 18. Dynastie. Kalkstein.
(Dänemark, Kopenhagen, Glyptothek Ny Carlberg)

gen und traumatische Lähmungen der Glieder zu heilen. Interessant sind auch die Anweisungen für eine Naht, die in jener alten Zeit genau beschrieben wurden: »Knochen zu Knochen, Muskel zu Muskel, Haut zu Haut.« Nebenbei werden auch Errungenschaften wie Krücken für Behinderte, die Verwendung von kochendem Wasser bei Verwundungen, die Beschreibung der osteoartikulären Tuberkulose und ihrer Komplikationen, kalte Abszesse, Rippenfellentzündungen und Lähmungen sowie zweckdienliche Kuren durch Sonnenbestrahlung erwähnt. Die Zeit der Epen (1000—600 v. Chr.) scheint der Höhepunkt der Militärmedizin gewesen zu sein: den Prinzen jener Zeit schien ganz selbstverständlich ein Militärarzt zur Verfügung zu stehen. Ihre Geschicklichkeit und ihr Wissen werden wiederholt hervorgehoben.

Wir verlassen diese weit zurückliegende Zeit, um über die orthopädischen Kenntnisse der präkolumbischen Periode in Lateinamerika und insbesondere in Mexiko zu berichten. Wir stützen uns dabei auf drei wesentliche Quellen:

1. die kleinen Statuen, die aus unbekannten Gründen der menschlichen Pathologie gewidmet waren und an einigen bevorzugten Orten in Mexiko gefunden wurden. Das Nationalmuseum für Anthropologie in Mexiko und die Sammlung Diego Rivera besitzen besonders viele dieser Statuen;

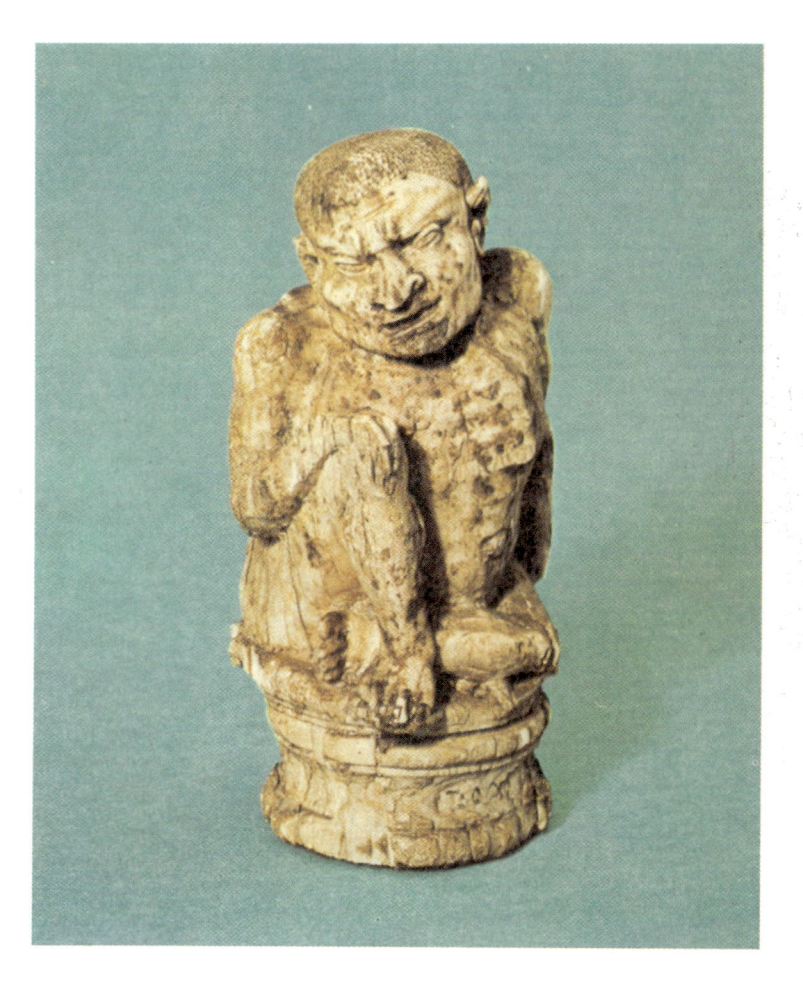

*Abbildung 1746
Statuette eines Buckligen, der
von der Pottschen Krankheit
(Pott-Buckel) befallen ist.
Elfenbein, 1. Jh. v. Chr.
(London, British Museum)*

2. die in verschiedenen alten Tempeln und Bauten freigelegten Fresken;
3. ein einzigartiges Werk, »*Historia general de las Casas de la Nueva España*«, aus der Feder von (Fra) Bernardino de Sahagún (er wurde so genannt, weil er in dieser Stadt in der spanischen Provinz Léon geboren worden war), das 1558 begonnen wurde, als er in der Armee, der er ab 1529 angehörte, die Eroberungsfeldzüge von Hernando Cortez (1485—1547) mitmachte.

Vom 7. vor- bis zum 4. nachchristlichen Jahrhundert: die »Jahrhunderte der Klarheit«

Die Medizin Griechenlands geht wie jene vieler anderer Völker auf Zeiten zurück, in denen Mythologie und Legende authentische Tatsachen mit religiösen Erzählungen und Kulthandlungen verbanden. Man kann nicht mehr mit Sicherheit feststellen, ob Asklepios — der Äskulap der Römer — wirklich gelebt hat; zweifellos wäre es logischer, ihn mit dem Ägypter Imhotep gleichzusetzen. Unter dieser Bedingung ist es ganz natürlich, in ihm einen berühmten Arzt zu sehen, dessen Fähigkeiten und Heilerfolge so hervorragend waren, daß seine Zeitgenossen und ihre Nachkommen ihn zu einem Gott erhoben. Asklepios soll bei Chiron, einem legendären Kentauren, medizinischen und chirurgischen Unterricht genossen haben.

Die beiden Söhne Äskulaps, Machaon und Podaleirios, haben von ihrem Vater verschiedene medizinische Talente geerbt: Machaon konnte Wunden heilen, Pfeile herausziehen und Schnitte durchführen; Podaleirios hatte die Gabe, Kranke zu heilen. Wir haben hier also eine weitere Erklärung für die Trennung von Medizin und Chirurgie. Machaon und Podaleirios nahmen an der Belagerung von Troja teil, wo es an Kriegsverletzungen nicht mangelte, wie man sich vorstellen kann. Man ist übereingekommen, die »Ilias« um 850 v. Chr. anzusiedeln. Bei Durchsicht der Gesänge der »Ilias« stößt man auf »147 Verletzungen, davon 106 durch Lanzen zugefügt mit einer etwas über 80 Prozent liegenden Sterberate; 17 Schwertverletzungen, alle tödlich; 12 Wunden durch Pfeile und 12 durch Schleudern, wobei die Sterberate bei ungefähr 50 Prozent lag. Insgesamt soll die Mortalität durch Verwundungen — andere medizinische Gründe oder Epidemien zum Beispiel, die ruhmlos waren, interessierten Homer nicht — 80 Prozent ausgemacht haben.« Diese erstaunliche Statistik wurde von Froelich 1875 aufgestellt (von Margotta zitiert). Zwei Episoden sind der Nachwelt überliefert: a) Diomedes schlug Äneas »mit einem gewaltigen Feldstein am Hüftgelenk, wo des Schenkels Bein in der Hüfte sich dreht, das auch die Pfanne genannt wird, entblößte die Haut, zerriß ihm beide Sehnen und zermalmte ihm die Pfanne«. b) Patroclos, der am Arm verwundet und von Achilles gepflegt wurde, ist ein anderes Beispiel für diese alte griechische Traumatologie.

Um 500 v. Chr. lebte in Kos eine Familie berühmter Ärzte, als deren bedeutendster Hippokrates bis heute verehrt wird. Soranos von Ephesus (Ende 1. bis Anfang 2. Jahrhundert) gibt seine Geburt mit ca. 460 v. Chr. an. Seine eigenen Werke und die seiner Familie sind im »Corpus hippocraticum« zusammengefaßt, der nach Auslegung von Littré in zweiundsiebzig Bücher unterteilt ist, nach jener von Castiglioni in achtundzwanzig, von denen einige zur Gänze unserem Fachgebiet gewidmet sind, der Orthopädie ebenso wie der Traumatologie. Wir finden darin Abschnitte, welche die »Verwundungen und Geschwüre«, die »Verwundungen des Kopfes«, die »Brüche und Luxationen« und die »Art der Knochen« beschreiben. Eine besondere Erwähnung verdient unserer Meinung nach die Kieferluxation, deren Einrenkung genau behandelt wird, aber auch der Unterkieferbruch, bei dem eine Fixierung mit Fäden, welche die Zähne festhalten, vorgeschlagen wird: das ist nichts anderes als die Ruhigstellung eines Bruches durch periostale Naht, ein wichtiger moderner Abschnitt unseres Fachgebietes. Auf die Schulterluxation wird ausführlich eingegangen, besonders auf jene nach unten, während die externen und internen Formen als selten angesehen wurden. Die Luxationsfraktur des Akromioklavikulargelenks war für Hippokrates kein Geheimnis. Seine Vorrichtung, das berühmte »Skammon«, mit zahlreichen Winden und Rollen ausgestattet, bestand aus Rahmen und diente zur Einrenkung aller Frakturen und Luxationen. Dieser technische Weitblick und diese ärztliche Inspiration ist noch heute während unserer medizinischen Kongressen zu verspüren. Das Skammon von Hippokrates wurde jahrhundertelang verwendet und immer wieder in vielen Sammlungen beschrieben; Johannes Scultetus (1595—1645) zum Beispiel, der durch sein »Armamentarium chirurgicum« bekannt wurde, beschreibt die Vorrichtung von Hippokrates ganz genau und fügt noch ein anderes Gerät hinzu, das eben-

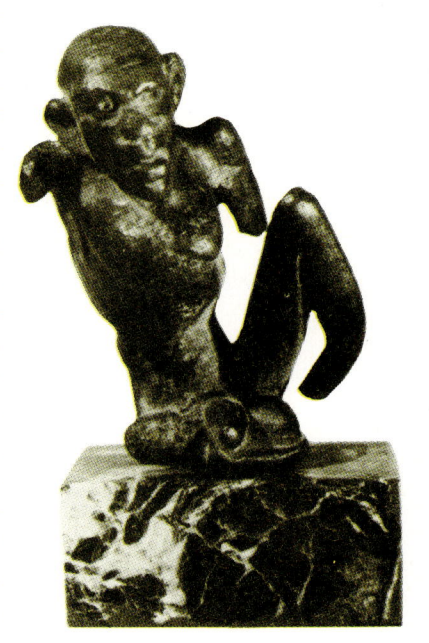

Abbildung 1747
Groteske Figur. Griechische Bronze aus der hellenistischen Zeit.
(Paris, Musée du Louvre)

*Abbildung 1748
Verdrehung des Knöchels mit einem ähnlichen Handgriff, wie er bei Jiu-Jitsu verwendet wird. Der Schiedsrichter verfolgt aufmerksam den Kampf. Panathenäische Amphore aus dem 6. Jh.,* Aesculape, *Oktober 1912.*

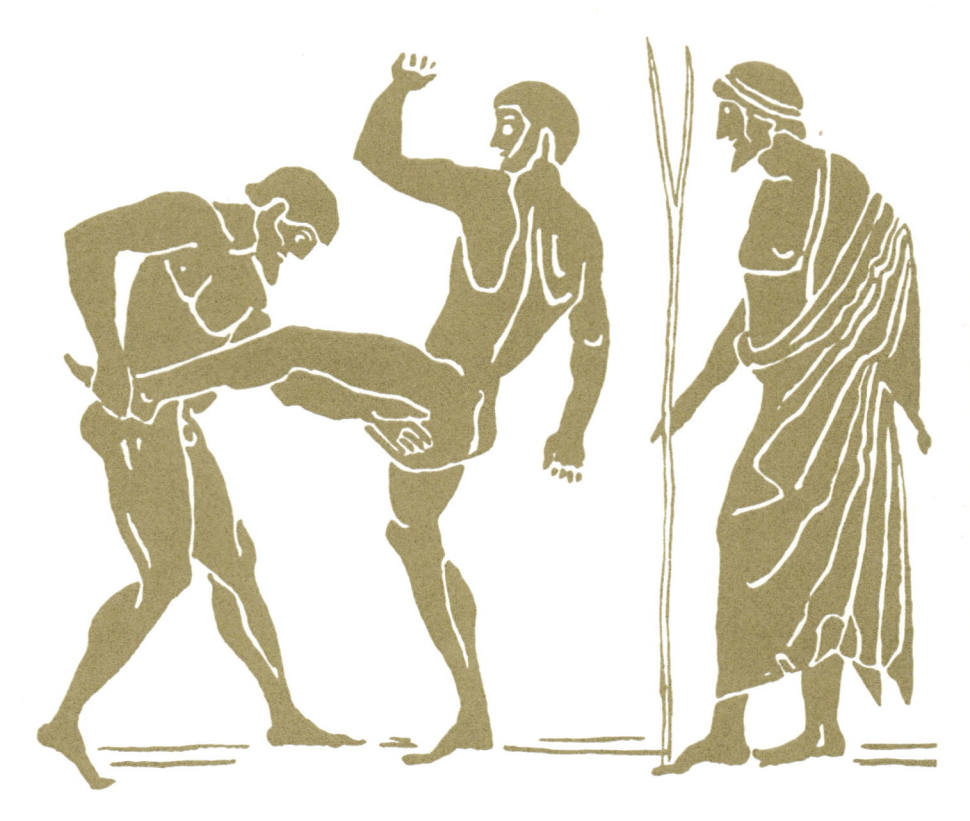

Abbildung 1749 (gegenüber) Reposition einer Wirbelsäulenluxation. Illustration aus dem »Kommentar« von Apollonius von Kition über das Lehrbuch von Hippokrates: »De articulis«, *9. Jh. (Florenz, Bibl. Laurenziana) Die hier angewandte Methode ist jener ähnlich, die auf der folgenden Seite gezeigt wird.*

falls zur Einrenkung von Luxationen und Frakturen dient, das »Ambi«, welches auch auf Hippokrates zurückgeht.

Schließlich verdanken wir Hippokrates noch die Beschreibung zweier rein orthopädischer Krankheiten: die Entstehung des Gibbus infolge von Tuberkulose und jene des Klumpfußes. Lassen wir ihn selbst zu Wort kommen: »Der Klumpfuß sollte so früh wie möglich behandelt werden, bevor noch die Fußknochen deformiert werden und das weiche Gewebe des Beins zurückgeht. Die über den Knöchel vorstehenden Knochen müssen in ihre normale Lage zurückgebracht werden; das Sprungbein, das auf gleicher Ebene mit dem Bein liegt, wird durch eine entgegengesetzte Bewegung nach außen gedrückt, um die vorstehenden Knochen in die zentralen und lateralen Teile des Fußes zurückzubringen. Die Bandagierung des Fußes soll versuchen, die manuelle Korrektur und den durch Hyperkorrektur nach außen gestoßenen Fuß zu fixieren. Es gibt zahlreiche Arten von Klumpfuß; die bekannteste ist eine völlige Dislokation und eine Verdrehung des Fußes nach außen, die durch den Druck des Körpergewichtes permanent wird« (Pizzetti). Über die Genauigkeit dieser Anmerkungen kann man nur staunen. Hippokrates war überzeugt, daß Ruhe und Stilllegung bei der Wiederherstellung von Brüchen besonders wichtig seien. Diese Auffassung ist immer noch zutreffend, obwohl andere Methoden die Schienen und Bandagen abgelöst haben. Heute noch wird die Ruhigstellung des gebrochenen Knochens streng durchgeführt, selbst wenn man zur Zusammenfügung eine innere Fixierung oder Knochennaht verwendet. Den Gibbus hat er vielleicht mit einfachen Wirbelsäulenverbiegungen oder der vertebralen Tuberkulose von Pott verwechselt, von der er schreibt, daß »die Prognose in der Lunge zu finden sei«. Er beschreibt auch angeborene Hüftluxationen und Wundstarrkrampf.

Mit dem Tod von Hippokrates beginnt der Niedergang der Ärzteschule von Kos. Wenn es noch einige große griechische Ärzte und Chirurgen gegeben hat,

1610

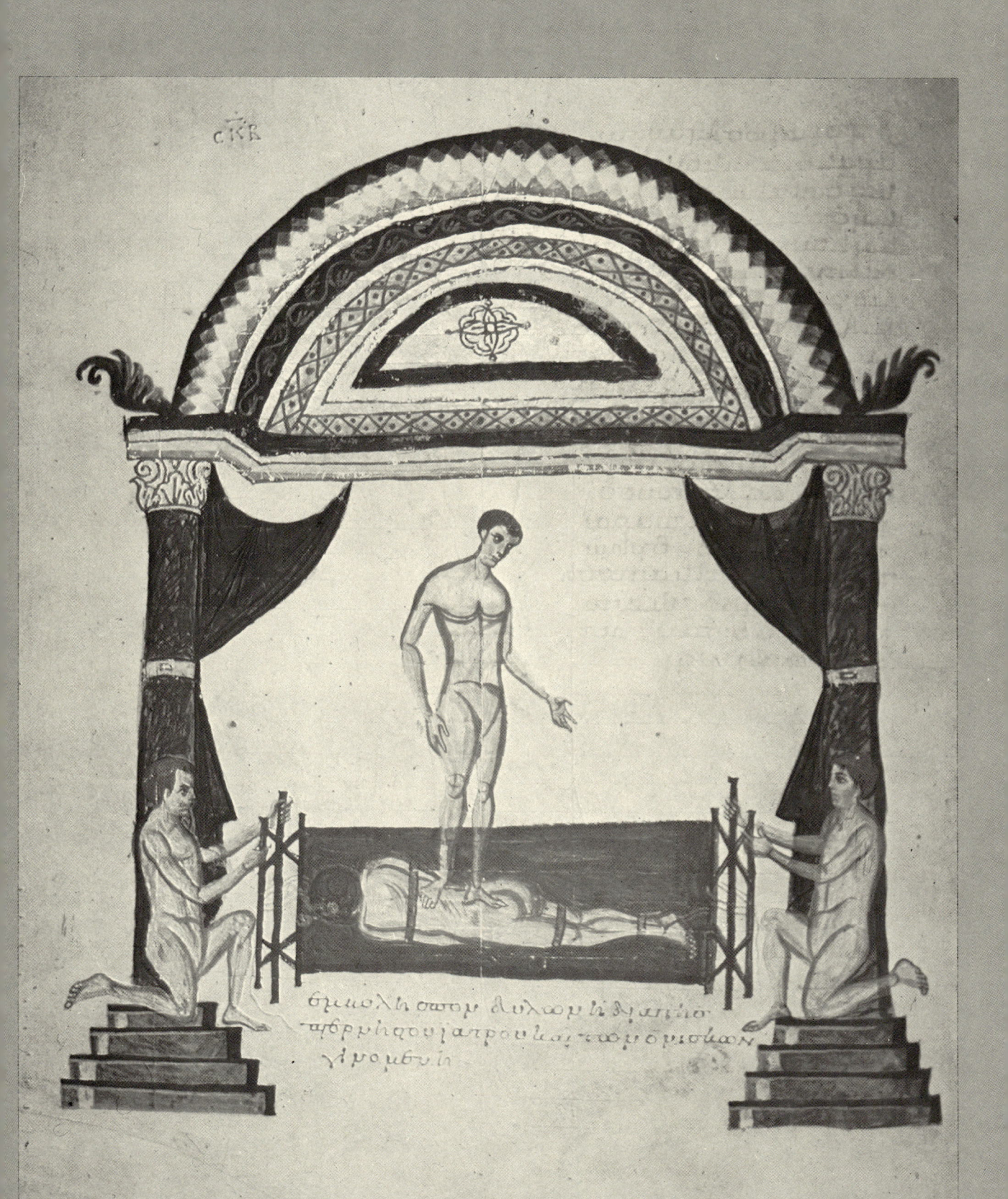

σημειωσον ὁπου δυλον κ̣ ἀγαπω
αποβρηξουσ αγρουκ̣ ποροισ ὁπον
γρομϕιν

Abbildung 1750 (unten links) Einrenkung einer Schulterluxation. Federzeichnung entweder von Primatice oder von Francesco Rossi zur Illustration der lateinischen Übersetzung Guido Guidis einer griechischen Handschrift aus dem 9. Jh. von Niketas. Guido Guidi (um 1500 bis 1569) stammte aus Florenz und war der Leibarzt von Franz I., er war Medizinprofessor am Collège de France.

Abbildung 1751 (unten rechts) Illustration gleichen Ursprungs wie die vorherige; sie stellt die Behandlung einer Wirbelsäulenluxation durch Streckung und Gegendruck dar, während ein Gehilfe, der auf dem Kranken steht, seinen Fuß auf den verrenkten Teil stellt. (Paris, Nationalbibl., lat. Ms.)

so ist uns hiervor wenig überliefert. Damit kommen wir zum Abschnitt über römische Medizin.

Aulus Cornelius Celsus (1. Jahrhundert n. Chr.) amputierte sehr geschickt und bediente sich im Lauf des Eingriffs der Ligatur. Nebenbei sei bemerkt, daß manche die Urheberschaft dieser Hämostase Heliodor (Ende des 1. Jahrhunderts n. Chr.) oder Archigenes von Apameia zuschreiben. Celsus forderte, sicher aufgrund seiner eigenen Geschicklichkeit, von den Chirurgen besondere Qualitäten, die bis heute nichts an Gültigkeit verloren haben: »*Manu strenue stabili, nec unquam intremescente, eaque non minus sinistra quam dextra.*« Celsus hinterließ ein grundlegendes Werk, »*De artibus*«, dessen sechstes Buch ein langes Kapitel über Knochenerkrankungen enthält. Er empfahl schon die zirkuläre Amputation, die während vieler Jahrhunderte bekämpft und doch immer wieder aufgegriffen wurde und heute noch verwendet wird. Plinius der Ältere (23—79 n. Chr.) berichtet von der Amputation einer Hand, die durch eine Holzprothese ersetzt wurde, genauso wie bei der oben erwähnten ägyptischen Mumie.

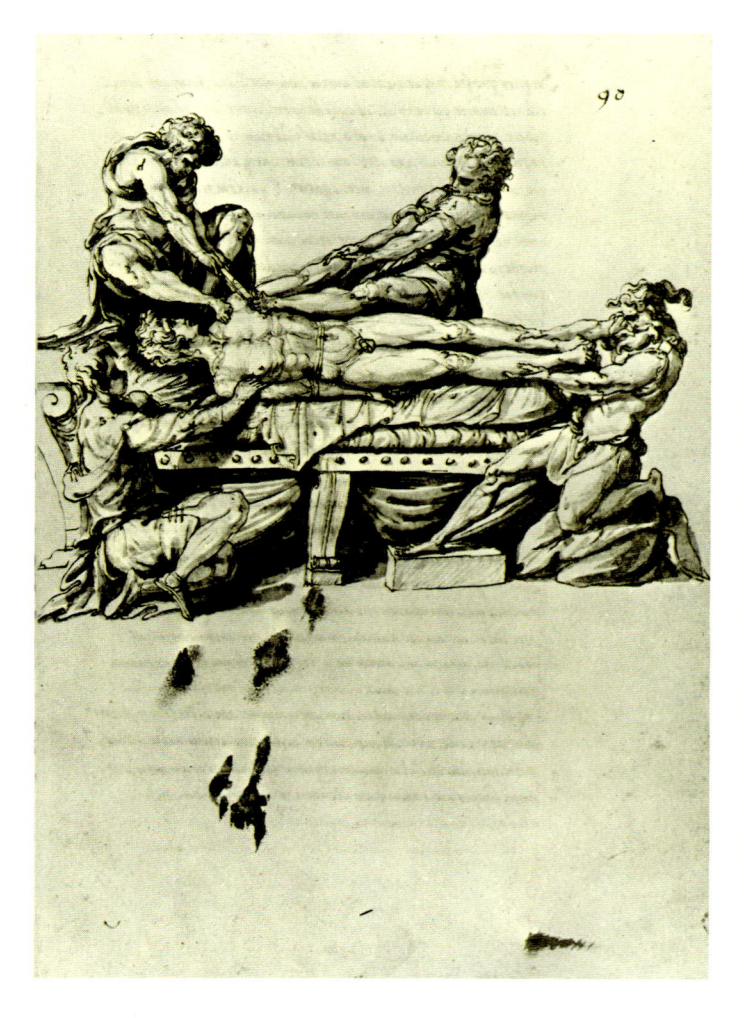

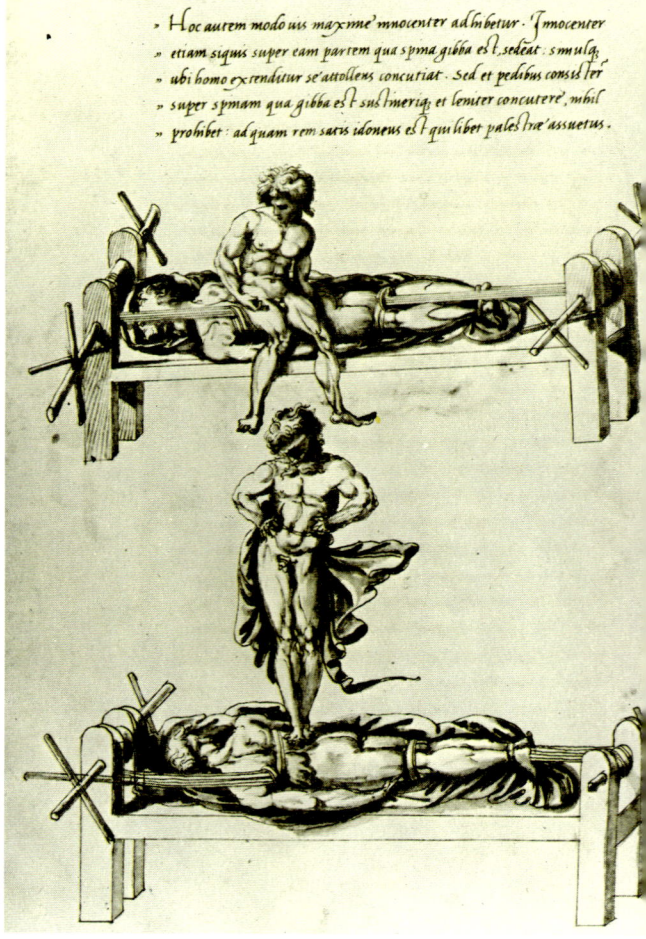

Den größten Teil des griechischen Erbes, oder zumindest den wichtigsten, übernahm Galenus (129—199), Galen genannt. Er war in erster Linie ein bemerkenswerter Anatom; er beschrieb erstmals Einzelheiten auf dem Gebiet der Osteologie und der Myologie, vor allem die Knochen mit oder ohne Markhöhle. Ebenso gab er eine Beschreibung des Periostes, der Knorpeln der Diaphyse und Apophyse, der Muskeln der Wirbelsäule, des Deltoideus, der Interkostal- und Bauchmuskulatur und der Psoas und hat somit einen wertvollen Beitrag zur Kenntnis des Bewegungsapparates geleistet. Von Galen stammen die Begriffe Skoliose und Kyphose, aber er konnte noch keine Unterscheidung zwischen Nerven und Sehnen treffen; seiner Auffassung nach brachte der Versuch, die einen und/oder (das weiß man nicht so genau) die anderen zusammenzunähen, die Gefahr schwerer Krämpfe mit sich. Es gibt nur wenige Frakturen und Luxationen, mit denen er sich nicht befaßte; für Wunden empfahl er die Verwendung von Wein, eine später häufig wieder aufgegriffene Methode, in der man die erste Vorwegnahme der Asepsis durch Alkohol sehen kann. Er überliefert einen berühmtgewordenen Eingriff, wobei er sich selbstgefällig rühmt, einen jungen Mann durch seinen Mut gerettet zu haben: nach einem Sturz beim Turnen und anschließender Infektion entfernte er das Sternum, an dem ein fistulierendes Hämatom entstanden war.

Die Aktiva der Bilanz der griechisch-römischen Epoche sind zweifellos bedeutend, aber auch das Passivum tritt klar zutage. Doch die Autorität und Fähigkeit von Hippokrates und Galen und dessen ungewöhnliche Eitelkeit führten dazu, daß das medizinische Denken in Unveränderlichkeit erstarrte und steril wurde, ein Zustand, der bis zur Renaissance anhielt. In Wahrheit ist weder der eine noch der andere allein dafür verantwortlich, sondern diese Entwicklung muß im Zusammenhang mit der Philosophie und der geistigen Einstellung jener Epoche gesehen werden, in welcher der Realismus von Aristoteles triumphierte. R. Lenoble hat eine hervorragende Beschreibung dieses fortschreitenden geistigen Einfrierens gegeben und seine »Entriegelung« zur Zeit der Renaissance erklärt. Natürlich mußten die Anatomie und somit auch das Bewegungssystem und seine Pathologie dieser geistigen Stagnation Tribut leisten. Zwei Beispiele seien zur näheren Erklärung angeführt:

Galen und Celsus übernahmen die großartige Beschreibung des Klumpfußes von Hippokrates. So konnte Lorenz Heister (1683—1758) in seinen Bemerkungen zu Hippokrates schreiben, daß sich die Kenntnisse über diese Mißbildung in nichts geändert hätten, trotz des Interesses, das ihr einige berühmte Chirurgen (auf die wir noch eingehen werden) entgegenbrachten.

Ab dem 6. Jahrhundert v. Chr. wurden alle Deformationen der Wirbelsäule unter dem Namen *spina luxata* zusammengefaßt, nur Soranos von Ephesus (1.—2. Jahrhundert n. Chr.) nahm die rachitischen Erkrankungen aus dieser Gruppierung heraus. Das wurde jedoch nicht beachtet. Hippokrates, dessen Anweisungen mehrere Jahrhunderte lang befolgt wurden, empfahl, alle Veränderungen der Wirbelsäule durch Zug an Schultern und Beinen mit gleichzeitigem Druck (Gewicht des Chirurgen) auf die Deformation zu behandeln: das ist die wichtigste Anweisung für sein schon beschriebenes Gerät. Guido Guidi (1509—1569), der unter dem Namen Vidus Vidius bekannt ist, tritt in seiner bekannten *»Chirurgia e graeco in latinum conserva«* (1544) für genau dieselbe Vorgangsweise ein, trotz ihrer Brutalität. Um sie noch wirksamer zu machen, ersetzt er das Gewicht des Chirurgen durch einen wesentlich kräftigeren Hebel. Es muß noch vermerkt werden, daß sich Celsus, hierin von Galen gefolgt, für einige Indikationen der medizinischen Gymnastik und Hydrotherapie einsetzte. Diese beiden Methoden, die weder die arabische Kultur noch das Mittelalter verändert hatte, waren die einzigen, die man ungefähr zwei Jahrtausende lang empfahl und anwandte.

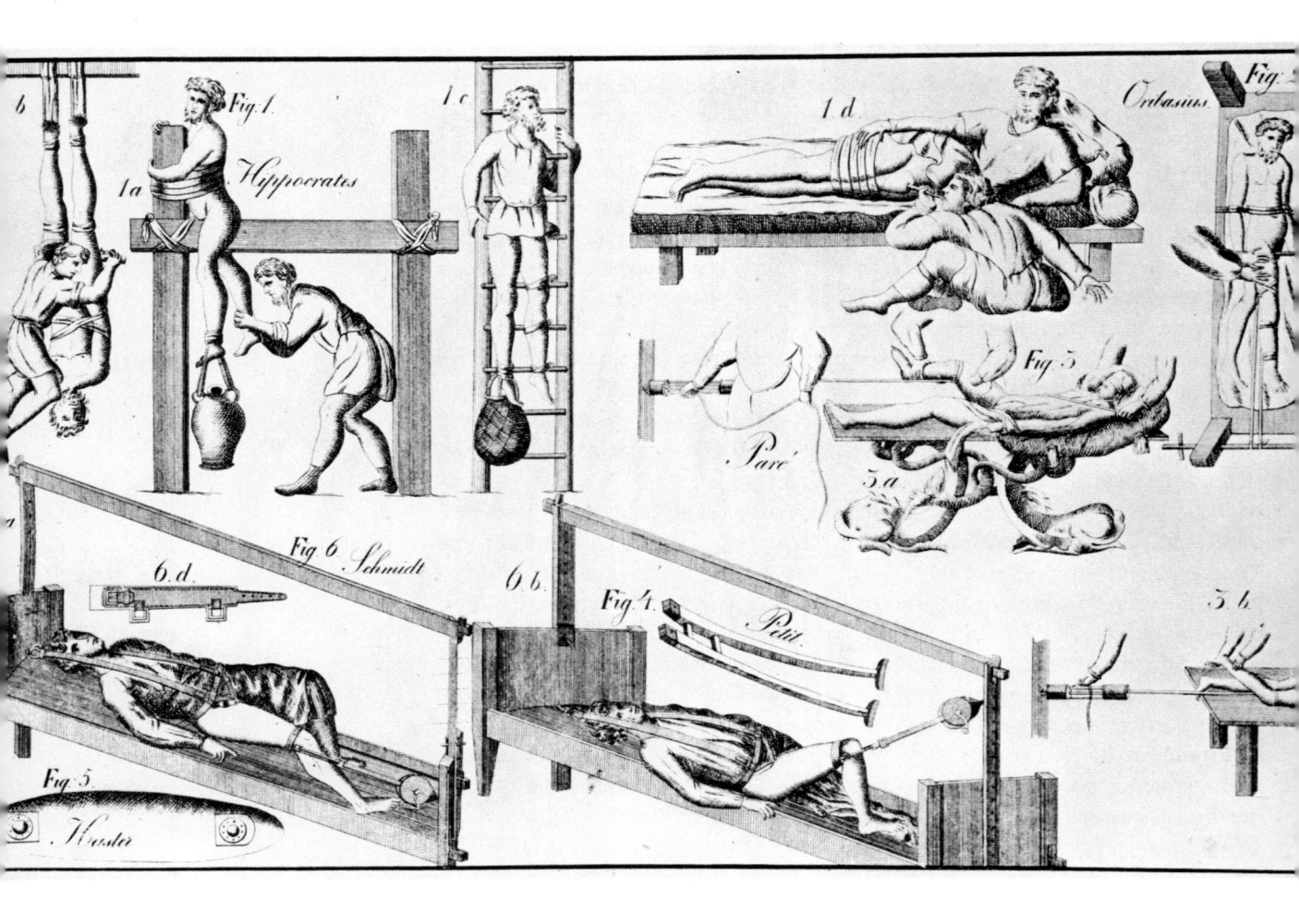

Abbildung 1752
Abbildung aus dem Buch von Adolph Richter: »40 lithographirte Tafeln« ..., Berlin 1828. Man kann hier die verschiedenen, von Hippokrates, Oribasius, Paré, Schmidt und Jean-Louis Petit beschriebenen Methoden sehen, Frakturen und Luxationen zu behandeln. (Paris, Bibl. d. Alten Med. Fakultät)

Vom 4. bis zum 14. Jahrhundert: die »Jahrhunderte des Halbdunkels«

Vom 7. Jahrhundert an gab es in Salerno ein Hospital, dem zu Beginn des 9. Jahrhunderts eine medizinische Schule angegliedert wurde. Es entstand die berühmte Schule von Salerno, ein in ganz Europa angesehenes medizinisch-chirurgisches Zentrum, dessen Einfluß bis ins 15. Jahrhundert reichte. So schickte der König von England, Wilhelm der Eroberer (1027—1087), seinen ältesten Sohn, Prinz Robert II. Courteheuse (1058—1134), nach Salerno, um dort den Rat der Chirurgen zur Behandlung eines infizierten Armbruchs einzuholen. Offenbar war der Erfolg zufriedenstellend, denn Robert konnte seine Fahrt fortsetzen, die ihn zu den Kämpfen im Heiligen Land und schließlich wieder zurück nach England führte, wo er noch lange lebte. Ruggiero di Fragardo oder Frugaro, der auch Roger von Parma oder Palermo genannt wird (12. Jahrhundert), ist der Verfasser der ältesten bekannten Abhandlung über westliche Chirurgie, die »*Rogerine*«, die wahrscheinlich um 1180 veröffentlicht wurde. Sie darf jedoch nicht mit einer anderen »*Rogerine*« verwechselt werden, die aus der Feder von Roger de Barone (13. Jahrhundert) stammt, Kanzler an der Universität von Montpellier, die nur die Medizin behandelt und erst 1260 geschrieben wurde. Deshalb werden beim Zitieren der ersten »Rogerine« oft die ersten Worte, mit denen sie beginnt, hinzugefügt: *post mundi fabrica*. Die Ausgabe von 1180, wahrscheinlich postum erschienen, verdanken wir Guido d'Arezzo oder Aretino (?), einem Schüler Rogers von Parma. Dieses Buch »*Rogerine*« blieb bis ins 15. Jahrhundert das wichtigste Nachschlagewerk, bis es von Guy de Chauliac abgelöst wurde.

Roger von Parma widmete die Hälfte seines Buches der Traumatologie: er kannte die Schädelbrüche genau. Er nähte die reinen Wunden ganz korrekt und bestreute Rißquetschwunden und Schürfungen mit einem »roten Pulver«, von dem man nur weiß, daß es auf der Basis von Harz hergestellt wurde; großflächige Schürfungen wurden mit in Eiweiß getränkten Tüchern behandelt, was der Methode des Abdichtens entspricht, die Larrey sechseinhalb Jahrhunderte später propagierte (Huard und Grmek). Bei schweren Verletzungen des Thorax, des Abdomens oder des Rückenmarks konnte Roger nur raten, von Behandlungen Abstand zu nehmen. Hingegen führte er, bedenkt man die Zeit, sehr wirksame Methoden des Vaskularligatur vor. Die hippokratischen Anweisungen für Luxationen und Frakturen wurden vereinfacht und gesammelt. Bei Vereiterungen wurde eine Erweiterung der Wunde empfohlen, aber er kannte die Grenzen nicht genau, sondern wußte nur, daß diese Methode zum Beispiel bei Knocheneiterungen nicht ausreichend war. Schließlich verwendete man als Vorstufe der Anästhesie einen Schwamm, der mit Bilsenkraut und indischem Hanf getränkt wurde, eine Neuerung, die weder den Griechen noch den Arabern bekannt war. Möglicherweise hat er diese Behandlung von seinem Zeitgenossen Nicolas von Salerno (12. Jahrhundert), auch Praepositus genannt, übernommen, der sie in seiner Pharmakopöe unter dem Namen *spongiosa somnifera* beschreibt. Allerdings verwendete schon Dioskurides, ein griechischer Chirurg aus dem 1. Jahrhundert, den Wein der Mandragora, der auch Trunk des Dioskurides genannt wird.

Ein ebenfalls aus der Salerner Schule stammender Arzt und Schüler von Roger von Parma, der berühmte Roland Capellutti, genannt Roland von Parma (12.–13. Jahrhundert), ist nach Galen als wichtigster Vorkämpfer der beginnenden Sehnenchirurgie zu nennen. Ab 1250 verliert die Schule von Salerno an Bedeutung, die medizinische Wissenschaft verlegt ihre Zentren in den Norden Italiens: nach Padua, Bologna und Verona.

In Padua praktizierte Bruno de Lomburgo, Brunus genannt, Verfasser der »*Chirurgia magna*« um 1252, in der wieder die Traumatologie einen bedeutenden Platz erhält. Brunus sollten wir besondere Aufmerksamkeit schenken, denn er war einer der allerersten, der eine Lanze für die Chirurgen und ihren Status brach, die damals als Bader galten und aus der akademischen Gesellschaft ausgeschlossen waren.

Zu Ende seiner Laufbahn ließ sich Ugo da Borgognoni (Mitte des 13. Jahrhunderts), einer der bedeutendsten Militärchirurgen seiner Zeit, in Bologna nieder. Er hatte seine Erfahrungen in der ärztlichen Betreuung bei den italienischen Kreuzfahrern (1219/20) gesammelt. Sein Sohn und Schüler, Theodoric oder Theodore von Cervia (1205–1288), setzte die Studien über Kieferluxationen fort und versuchte sogar, sie zu nähen. Er untersuchte in erster Linie die Frakturen und Luxationen und beschrieb die Kennzeichen der Schulterluxation; er erkannte auch die Unmöglichkeit, das gegenüberliegende Ohr zu erreichen, was einen Fortschritt in der Symptomatologie darstellte: später sollte es nach dem nordamerikanischen Chirurgen das Louis-Alexandre-Dugas-Sym-

Abbildung 1753
Initiale zur Illustration der 2. Auflage des berühmten Werkes von Vesal: »De humani corporis fabrica«.
(Paris, Bibl. d. Alten Med. Fakultät)
Diese Initiale zeigt die Einrenkung eines Oberschenkelbruchs mit Hilfe des von Galen beschriebenen Glaussokomion. Das war eine Holzkiste, in deren Innerem ein System von Rollen und Kurbeln eine Streckung des Beins ermöglichte.

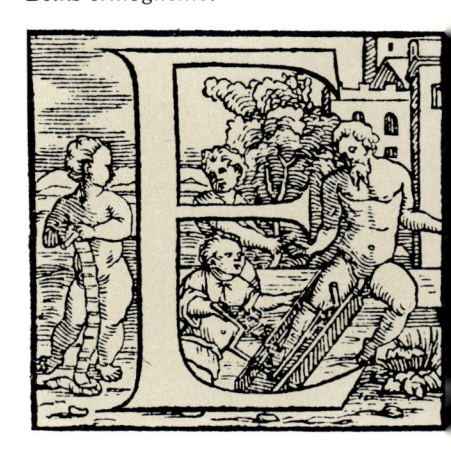

Abbildung 1754 (rechts) Tuschzeichnung zur Illustration der Handschrift von Guido Guidi, die auf S. 1665 bereits erwähnt ist (Abb. 1749). (Paris, Nationalbibl., lat. Ms. 6866, fol. 66)

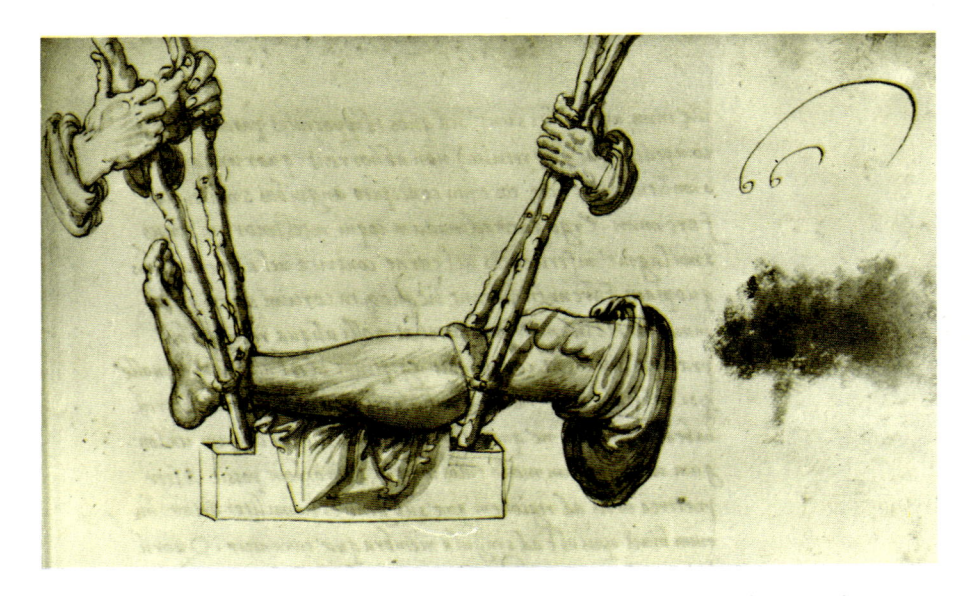

* Die weite Ausbreitung eines Eiterherdes im Knochen macht ihn mit einer Sauciere vergleichbar.

Abbildung 1755 (unten) Federzeichnung aus einer griechischen Handschrift über die Medizin, 15. Jh. (Paris, Nationalbibl., griech. Ms. 2248) Hier wird das Bein mit Hilfe eines Gewichts gestreckt, eine von Hippokrates beeinflußte Methode.

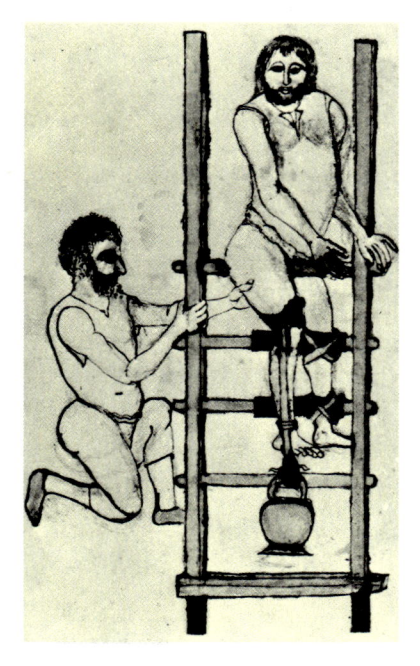

ptom (1806—1884) genannt werden. Die »Saucerisation*«, die man für ganz modern hält, verdanken wir Theodoric, ebenso wie die Injektion einer modifizierenden Flüssigkeit nach der Trepanation eines infizierten Knochens. Jean-François Calot (1861—1944) sollte diese Methode sechs Jahrhunderte später wieder aufgreifen. In Bologna und Verona lebte Wilhelm von Salicet (1210—1277), der wahrscheinlich der Begründer der topographischen Anatomie und der Zugangswege der Gliedmaßen ist. Seine »Chirurgia« ist in der Tat das erste Werk über chirurgische Technik, es enthält ein Kapitel über die *menschliche Anatomie* und nicht nur über die des Schweins oder sonstige Vermutungen. Wilhelm erkannte die posttraumatischen Paraplegien und riet — mehr Beobachter als Theodore von Cervia — von der Naht gewisser Wunden ab, zum Beispiel bei giftigen Tierbissen und offenen Frakturen.

Die Gesetze der Geschichte bleiben immer dieselben, vergleichbar und wiederholbar: Geburt, Wachstum, Höhepunkt, Verschwinden, Wiederaufflammen. Das galt auch für die Schulen von Salerno und die Norditaliens. Ein Ereignis verpflanzte die medizinischen und chirurgischen Zentren nach Frankreich: der Krieg der Guelfen und Ghibelinen vertrieb die norditalienischen Chirurgen nach Frankreich. So entstanden, ausgehend von der Traumatologie, die eigentliche Chirurgie und ganz nebenbei auch die ersten Anfänge der orthopädischen Chirurgie in Frankreich, England und den Niederlanden.

Guido Lanfranchi, Lanfranc (?—1315) genannt, der aus Italien verjagt wurde, ließ sich 1290 zuerst in Lyon nieder, wo er seine »Chirurgia parva« veröffentlichte. In Paris gab Lanfranc 1296 seine »Chirurgia magna«, auch »practica« genannt, heraus, die während der nächsten Jahrhunderte zahlreiche Neuauflagen erfuhr. Im Rahmen unseres Faches muß er als erster Chirurg gegen Schmerzen gelten — ein weiterer Grund für Lyon, besonders stolz zu sein; dort unterrichtete ja viel später auch René Leriche (1879—1955), der wohl in diesem Gebiet nicht mehr vorgestellt zu werden braucht. Lanfranc trat als erster für Neurotomie bei unerträglichen Schmerzen ein.

Henri de Mondeville (1260—1320) war fast dreißig Jahre am Hof Philipps IV. des Schönen (1268—1314) und drei weitere Jahre bei Ludwig X. dem Zänker (1289—1316). Wir möchten den Beitrag Mondevilles im Kampf gegen Eiterungen hervorheben, deren heilsamen und günstigen Einfluß er bestreitet. Er empfiehlt dünne Verbände und die Mischung einer Lösung auf Kupfersulfatbasis, die fünf Jahrhunderte später der Chirurg der Leibgarde Ludwigs XIV. (1638—1715), Jacques Dalibour (?—1735), in Form einer Essenz wiederaufnimmt, die nach ihm benannt wurde. Das Wasser von Dalibour gibt es in der belgischen Pharmakopöe noch immer. Mondeville trug auch viel zur Entwicklung der Nahttechnik bei, denn er führte sieben verschiedene Punkte durch; er kannte sogar schon das einfache Zusammennähen der Wundränder, was wir heute Zickzacknaht nennen.

Paris verliert an Bedeutung, und in Montpellier tritt Guy de Chauliac (1300 bis 1368) auf, der große Neuerer der damaligen Chirurgie und zweifellos der bedeutendste Chirurg des 14. Jahrhunderts. Sein Einfluß war beträchtlich, und seine Schriften wurden immer wieder neu aufgelegt, übersetzt, zitiert und dienten bis zur Französischen Revolution als Richtlinie. Man ist sich darüber einig, daß alle Werke Chauliacs bereits Paré vorausahnen ließen. Band III seiner »Grande Chirurgie«, die 1363 zu Ende seines Lebens herauskam, behandelt ausschließlich die Verletzungen. Darin werden Frakturen durch Rückstoß beschrieben, die er Kontrarhagaden oder Gegenrisse nennt. Fünf Jahrhunderte vor unserer Zeit berichtet er schon von der Behandlung von Oberschenkelbrüchen durch Zug-Aufhängung mittels eines Rahmens mit Rollen und Gewichten. Er befaßt sich mit Gelenksversteifungen, mit der Korrektur ihrer funktionellen Folgen, der Rehabilitation von Verletzten und mit diversen rheumatischen Erkrankungen. Es muß jedoch auch vermerkt werden, daß er beharrlich an der Überzeugung festhielt, Eiterungen seien nötig und nützlich — eine im Vergleich zu Mondeville rückschrittliche Auffassung. Guy de Chauliac übte seinen Beruf von 1344 bis zum Lebensende in Lyon aus. Dort befindet sich auch sein Grab; Lyon betrachtet ihn als würdigen Nachfolger von Lanfranc und als zweiten Vorläufer der orthopädischen Schule von Lyon.

So wollen wir nun die Bilanz aus den oben dargestellten Jahrhunderten der Geschichte der Pathologie des Bewegungsapparates ziehen. Abgesehen von zwei seit langem bekannten orthopädischen Erkrankungen, dem Klumpfuß und den Wirbelsäulendeformationen, die übrigens beide nur auf eine einzige, ähnliche Art behandelt wurden, gab es noch keine Orthopädie. Die Traumatologie hingegen nimmt fast den gesamten Platz ein; doch es müssen zuerst noch die Spielregeln festgelegt werden.

Bei der alltäglichen Behandlung muß zwischen der Chirurgie der Verwundungen, die gewissermaßen erzwungen wurde, um Verletzten schnell zu helfen, und der Chirurgie, die mangels eines besseren Ausdrucks als »allgemein« bezeichnet wird, unterschieden werden. So ist es ganz offenkundig, daß viele chirurgische Interventionen nur erfunden und in Werken beschrieben wurden, ohne daß man in jener Zeit die Möglichkeit hatte, sie auszuführen. In der Praxis war die Mehrzahl der Ergebnisse verheerend, wegen der beklagenswerten Bedingungen bei der Behandlung, der Unkenntnisse der Anatomie, der Antisepsis und Anästhesie, aber auch aufgrund der brutalen Handhabung. Wenn wir die Bedingungen, unter denen praktiziert wurde, beschreiben, dann nicht, um sie zu kritisieren, sondern um einerseits denen die Ehre zu erweisen, welche diese Jahrhunderte der Dunkelheit und des Halbdunkels erhellt haben, und andererseits jenen, die viel später der Chirurgie der Extremitäten zu ihrem Aufschwung verholfen haben. Das scheint uns um so nötiger, als die Klassiker der Geschichte der Medizin aus verständlicher, wenn auch vergeblicher Rücksicht diese alltäglichen Aspekte entweder rühmen oder kaum auf sie eingehen.

Abbildung 1756
Illuminierte Initiale einer Seite der französischen Handschrift des »Buches über die Eigenschaften der Dinge« von Bartholomeus dem Engländer, die Körperbehinderte zeigt, 15. Jh.
(Paris, Nationalbibl., frz. Ms. 216, fol. 53 V°)

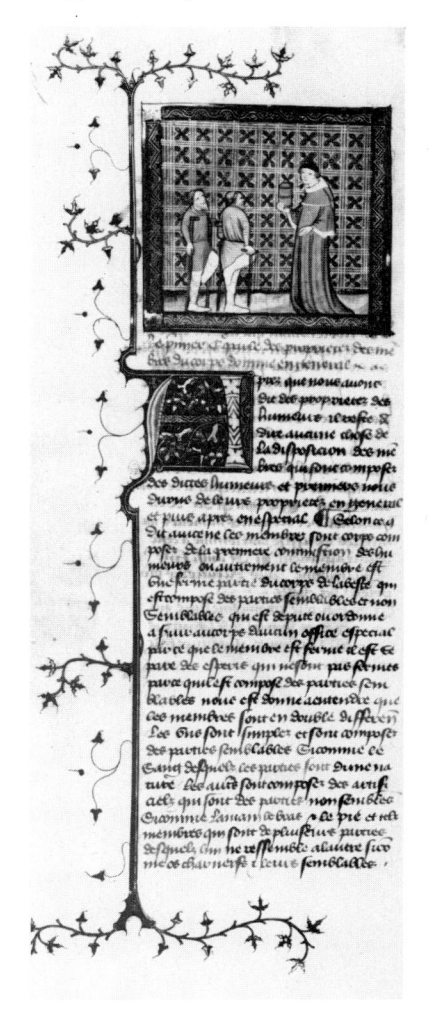

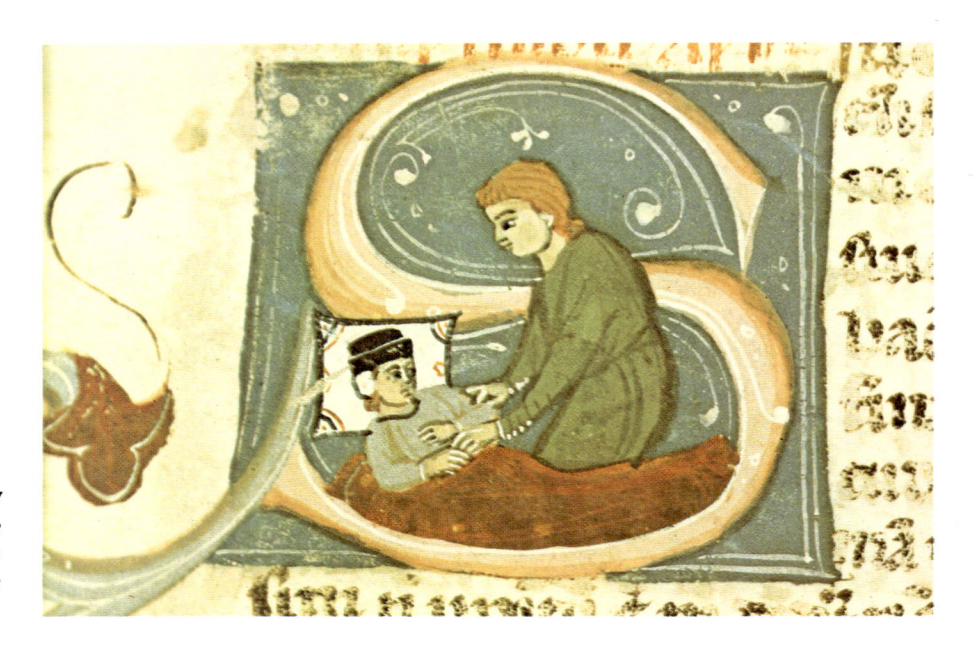

*Abbildung 1757
Krankenbesuch. Illuminierte
Initiale aus einem Lehrbuch von
Galen, das von Nicolas de
Reggio übersetzt wurde, 14. Jh.*

William Clowes (1540—1604), der große englische Militär- und Schiffsarzt aus der elisabethanischen Zeit, hat die tägliche Praxis der Chirurgie jener Zeit am besten beschrieben. Seine Sprache ist außergewöhnlich herb und selbst für moderne Philologen schwer zu übersetzen. Versuchen wir es trotzdem: »Die seltsame Horde der Starentferner, Lithotomisten, Herniotomisten und anderer sich auf Märkten herumtreibender Chirurgen bestand nur aus Galgenstricken und Vagabunden. Sie hatten eine rücksichtslose Einstellung, ein liederliches Auftreten und gaben brutal Urteile und Erklärungen ab.« Ihr Ruf war so verabscheuungswürdig, daß Gesetze beschlossen werden mußten, um die Stellung der kompetenten Chirurgen zu sichern, wie vor allem das Edikt von Karl V. (1500—1558) aus dem Jahr 1548, das von seinem Enkel Rudolf II. (1552 bis 1612) 1577 erneuert wurde. Der Barbier-Chirurg, der die zu Tode verurteilten Kriminellen glatt schor oder die Verwundungen eines Überlebenden der Folterbank verband, galt selbst als Verräter. Überall blühte der Scharlatanismus, er wurde nach den deftigen Worten des oben zitierten William Clowes von »Kesselflickern, Zähneausreißern, Kolporteuren, Stallknechten, Kutschern, Lastträgern, Pferdekastrierern, Tierärzten, Hexen, Zauberkünstlern, Wahrsagern, Spitzbuben, Rattenfängern (?), Landstreichern und Anwerbern« betrieben. Auf dem Sektor von Lehre und Theorie waren die Fortschritte, abgesehen von der Schule von Salerno, von Lanfranc, Mondeville und Chauliac, seit Hippokrates und Galen gering geblieben.

Das 15. und 16. Jahrhundert: die »Jahrhunderte der Erneuerung«

Die herausragende Persönlichkeit dieser Zeit ist unbestritten Ambroise Paré (1509—1590), Chirurg von vier Königen: Franz I., Heinrich II., Karl IX. und Heinrich III. Henri Mondor (1885—1972) hat ihm endgültig seinen richtigen Platz in der Geschichte zugeteilt, und niemand könnte das mit einer größeren

Meisterschaft. Wir möchten einige grundlegende Züge der Persönlichkeit Parés festhalten, die aufzeigen sollen, was ihn von den anderen Handwerker-Chirurgen unterschied:
— seine Bescheidenheit: »Ich verband ihn und Gott heilte ihn«;
— sein Berufsethos: zwischen Karl IX. und Paré soll einmal dieser legendär gewordene Dialog stattgefunden haben, bei dem der Barbier einen Augenblick lang wie ein Prinz erscheint:

»Ich hoffe, du wirst den König besser behandeln als die Armen?
Nein, Sire, das ist unmöglich.
Und warum?
Weil ich sie wie Könige behandle.«

— sein unendliches Erbarmen mit den Verwundeten: »Schließlich hatte ich kein Öl mehr und war gezwungen, statt dessen ein verdauungsförderndes Mittel aus Eigelb, Rosenöl und Terpentin anzuwenden. In der Nacht schlief ich nur schlecht und fürchtete, da ich die Wunden nicht ausgebrannt hatte, die Verwundeten, die ich nicht mit dem besagten Öl behandeln konnte, tot oder vergiftet zu finden: daher stand ich sehr früh auf, um sie zu besuchen. Aber meine

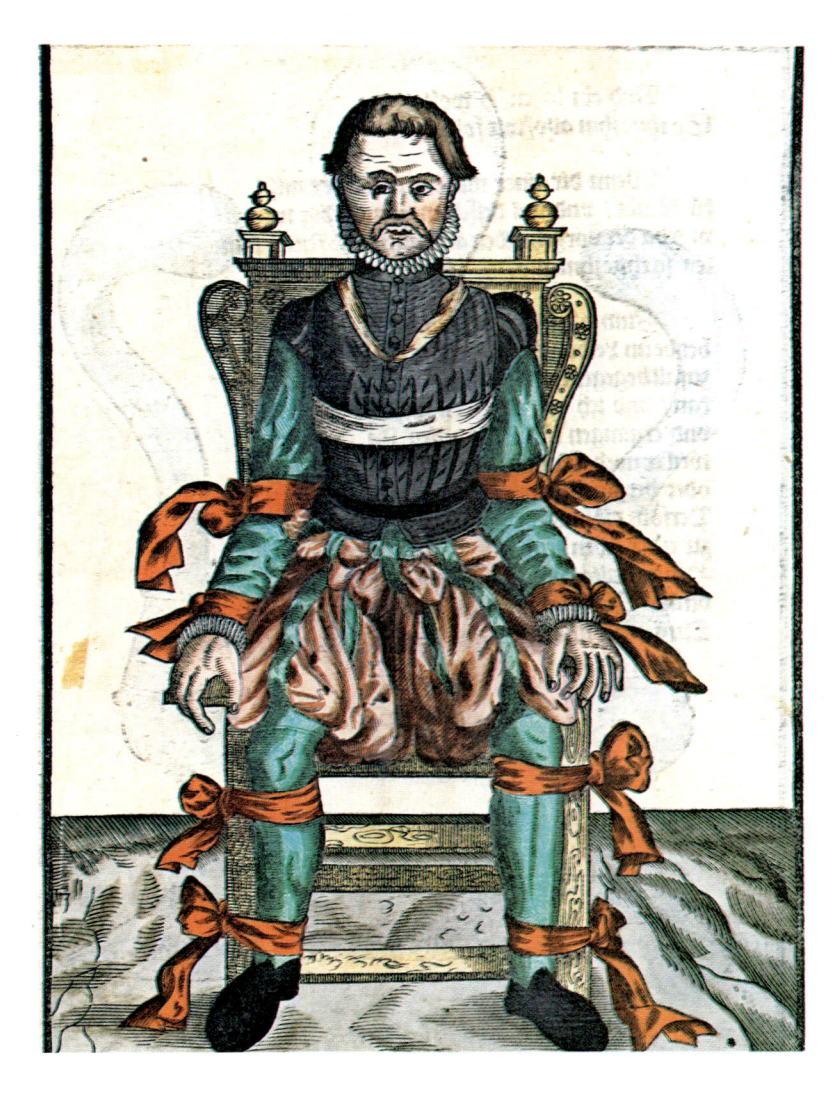

Abbildung 1758
Der vor einer Operation angebundene Kranke. Handkolorierter Holzschnitt aus dem Lehrbuch von Georg Bartisch: »Das ist Augendienst«, Dresden 1583.
(Paris, ophthalm. Dokumentationszentrum d. Med. Fakultät)
Da es die Anästhesie noch nicht gab, waren feste Binden das einzige Mittel, den Kranken daran zu hindern, während der Operation um sich zu schlagen oder sich zu bewegen.

er Boßhe Inuent. Aux Quatre

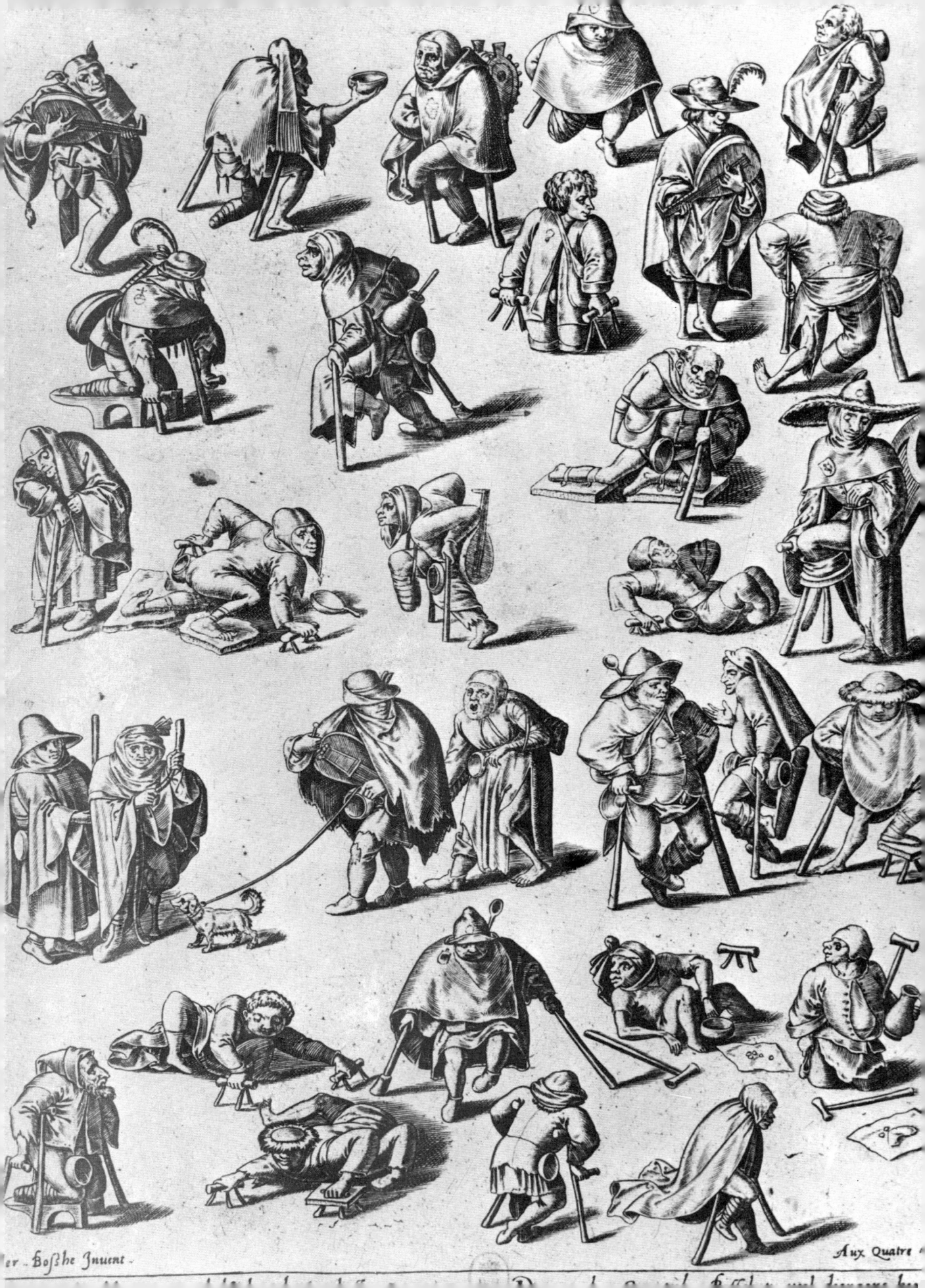

Hoffnungen wurden übertroffen, ich fand jene, bei denen ich das verdauungsfördernde Mittel aufgetragen hatte, ohne Schmerzen an den Wunden, ohne Entzündungen, noch Tumoren, und sie hatten in der Nacht sehr gut geruht.«

Das schriftliche Werk von Paré, in dem die lateinische Sprache zum erstenmal entthront wurde, ist allgemein bekannt. Damit nimmt er auch Stellung in den langen Streitigkeiten zwischen Medizinern und Barbier-Chirurgen. Die *»Méthode de traicter les playes faictes par hacquebutes et autres bastons à feu; et de celles qui sont faictes par flèches, dards et semblables aussi des combustions spécialement faictes par la poudre à canon«* stammt aus dem Jahr 1545. Die erste Ausgabe seiner vollständigen Werke »Œuvres complètes« kam 1575 heraus und wurde sehr oft neu aufgelegt und in mehrere Sprachen übersetzt. Nach einer langatmigen Einleitung, die den Gebräuchen jener Zeit entsprach, folgen zahlreiche Bücher, die nur der Traumatologie gewidmet sind; dieses Gebiet umfaßt die Hälfte des gesamten Werkes. Seine Beobachtung eines Bruchs des »iambe senestre« (linken Beins) ist berühmt:

»Um die jungen Chirurgen besser zu unterweisen, möchte ich eine Geschichte erzählen, die mir am Herzen liegt...« Interessanter noch sind seine ersten Annäherungen an orthopädische Probleme, die er zwei Jahrhunderte vor Andry unternahm und die mindestens genauso gut ausgearbeitet sind. Für seine Kranken, »die gebeugt gehen, wegen einer Wirbelsäulenkrümmung«, empfiehlt er ein »Korsett, um den Körper gestreckt zu halten«, jenen, die an Klumpfuß leiden, rät er »zwei kleine Halbstiefel, einen offen, den anderen geschlossen«; das 23. Buch ist zur Gänze dem gewidmet, was wir in unserer modernen Sprache Prothesen und orthopädische Apparate nennen, und »behandelt Mittel und künstliche Hilfen, um auszugleichen, was von Natur aus oder durch einen Unfall fehlt«.

Seine Erneuerungen und chirurgischen »Premieren« sind vielfältig, wir möchten vor allem eine der ersten Exartikulationen des Ellbogens, die erste Beschreibung einer Femurhalsfraktur, eines Achillessehnenrisses — dem später noch viel Interesse entgegengebracht wurde — und die Position während der Ruhigstellung unter Berücksichtigung der Funktion der gebrochenen Gliedmaßen hervorheben. Er tritt für die Notamputation ein, was ohne strenge Indikation zu Mißbräuchen führte, für die er nicht verantwortlich ist. Eine andere Neuerung stellt der Inhalt des XXVIII. Buches dar, *»Des rapports...«:* »Nun müssen wir die jungen Chirurgen noch lehren, dem Gericht einen Bericht zu liefern..., denn die Richter entscheiden entsprechend dem, was man ihnen berichtet.« Das ist nichts anderes als die erste Anspielung auf die Gerichtsmedizin von Verletzungen, deren volle Entfaltung erst zu Beginn des 20. Jahrhunderts einsetzt.

Jacques Dalechamps (1513—1588) wagte sich als erster an mangelhafte Kallusbildung heran, deren Aufbrechen er empfahl; »dann richtet man den Bruch wieder ein und näht ihn zusammen« (1569), wie die Medizinhistoriker Huard und Grmek berichten.

Diese Andeutung einer Knochennaht ist sehr erstaunlich. Dalechamps beschreibt auch Apparate zur Korrektur von Wirbelsäulendeformationen. Sein Kollege und Zeitgenosse Felix Wurtz (1518—1575) aus Bern amputierte einen Oberschenkel, was, wie es scheint, niemand vor ihm wagte; er ist auch ein Neuerer bezüglich der Sauberkeit der Hände des Chirurgen, der lockeren Verbände, der Orthopädie und sogar der Kinderchirurgie. Seine *»Practica der Wundartzney«* aus dem Jahr 1563 flößt Respekt ein. Ein anderer Zeitgenosse, ein viel beschei-

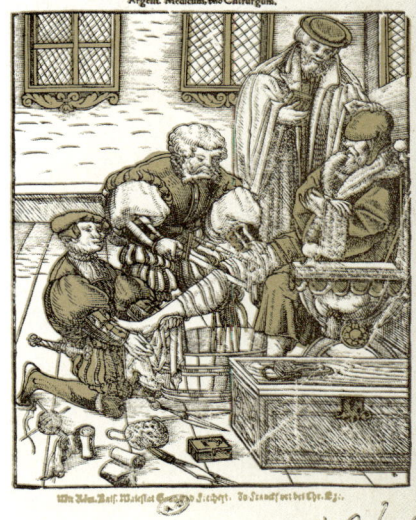

Abbildung 1760
Amputation eines Beins im 16. Jh. Stich aus einer französischen Übersetzung des Werkes von Walter Ryff: »La Grande Chirurgie«, das 1541 in deutscher Sprache erschien, Paris 1545.

Abbildung 1759 (gegenüber)
Stich von Hieronymus Bosch, auf dem alles zu sehen ist, was im 16. Jh. erfunden wurde, um Gehunfähigen die Fortbewegung zu ermöglichen.
(Paris, Nationalbibl., Kupferstichkabinett)

1621

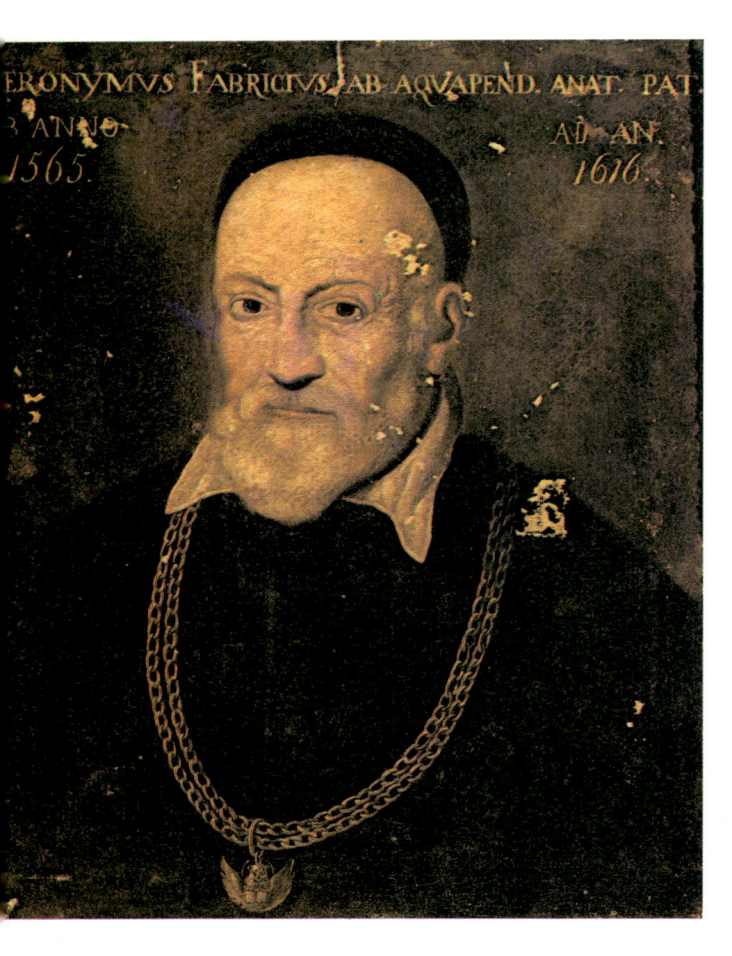

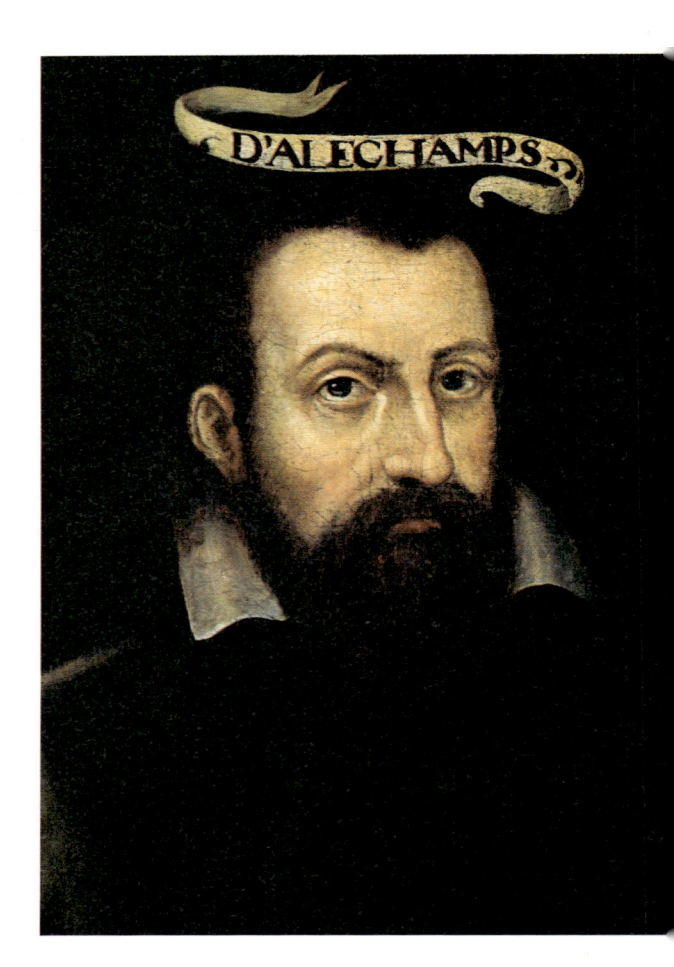

Abbildung 1761 (oben links) Girolamo Fabrici, genannt von Acquapendente (1533—1619). (Univ. von Padua)

Abbildung 1762 (oben rechts) Jacques Daléchamps (1513 bis 1588). Zeitgenössisches Gemälde. (Paris, Sammlung d. Alten Med. Fakultät)

denerer Kollege aus dem Süden, der Spanier Francisco Arceo (1493—1571), stellt für den Klumpfuß einen wesentlich eleganteren Halbstiefel her, als jener von Paré es war.

Der Aufstieg der Chirurgie der Extremitäten und jener der Traumatologie im deutschen Sprachraum ist sehr schwer feststellbar. Sie sind in gewisser Hinsicht älter und weiter aufgefächert und werden durch mehrere vielseitige und verschiedenartige Militärärzte von Rang vertreten. So kennen wir Heinrich von Pfalzspeint oder von Pfalzpeundt, einen bayrischen Chirurgen aus dem 15. Jahrhundert, der 1460 das »*Bündth Ertznei*« oder »Buch der Wundarznei« verfaßte (in Wirklichkeit ist es eine Handschrift, die 1868 entdeckt wurde, wie Garrison berichtet). Man findet darin die allerersten Überlegungen über Wunden, die von Feuerwaffen zugefügt wurden, und konsequenterweise auch über die Extraktion der Kugeln und des Geschoßschrottes.

Die Verwundungen durch Pfeile und andere traumatische Hautverletzungen werden zwar sehr gut beschrieben, hingegen findet man keinerlei Hinweise auf Frakturen oder andere größere Verletzungen, die ihn nicht interessiert zu haben scheinen. Sein Zeitgenosse Hieronymus Brunschwig (1450—1533) schrieb ein »*Buch der Wundartzney*«, das 1497 in Straßburg publiziert wurde und in erster Linie den Traumatologien der Gliedmaßen und den Amputationen gewidmet ist. Bibliophile werden sich mit Vergnügen an dieses Werk erinnern, in dem die ersten schön gelungenen Holzstiche zu finden sind. Hans von Gersdorff (Anfang des 16. Jahrhunderts), unter dem Spitznamen Schielhans bekannt, überlieferte uns seine reichen Erfahrungen auf dem Gebiet der Traumatologie in seinem »*Feldbuch der Wundartzney*«, das 1517 in Straßburg erschien. Er ersann und verwirklichte als erster eine Deckung des Amputationsstumpfes und benützte dazu Schweine- oder Rinderblasen. Er führte auch die Methode des Abbindens ein und interessierte sich für Versteifungen, für die er einen verschraubbaren Apparat erfand. Die Illustrationen dieses Buches sind berühmt, ebenso wie der »*Wundenmann*«, in dem er ein Verzeichnis der günstigsten Stellen für Aderlässe und Gefäßligaturen angibt. Auch er verurteilt die grausame Kauterisation der Stümpfe und verwendet zur Blutstillung ein Mittel aus roher Kleie mit grünen Zitronen, Vitriol, Alaun, Aloe und Nußschalen.

William Clowes (1540—1604) aus England, ein Zeitgenosse und Rivale von Paré, vereint die Talente eines Militärchirurgen und jene eines herben und ätzenden Schriftstellers, wie wir schon gesehen haben. Er war auch Schiffsarzt und faßte seine Kenntnisse in dem Werk »*A Proved Practise For All Young Chirurgians Concerning Burnings With Gunpowder And Wounds Made With Gunshots*«, 1591, zusammen. Wie Paré führte auch ihn sein Ruf an den königlichen Hof, jenen von Elisabeth I., deren Leibarzt er wurde. Ein Zeitgenosse von Clowes, der weniger bekannte Peter Lowe (1550—1612), sollte nicht vergessen werden. Er beschrieb als erster in englischer Sprache das Prinzip der arteriellen Ligatur.

Auch Gabriele Fallopio (1523—1562) und sein Schüler Hieronymus Fabricius ab Acquapendente (1533—1619) sollen erwähnt werden, obwohl sie zwar auf anderen Gebieten Berühmtheit erlangten, sich aber beide auch mit Luxationen befaßten und Prothesen entwarfen. So entwickelte Acquapendente einen Apparat zur *gewaltlosen und schrittweisen Korrektur* der Wirbelsäulenverbie-

Abbildung 1763
Streckapparat bei Armbruch, im Prinzip erstaunlich modern. Kolorierter Holzschnitt von J. Wechtlin für das »Feldbuch der Wundartzney« von Hans von Gersdorff, Straßburg 1540. (Philadelphia, Kunstmuseum)

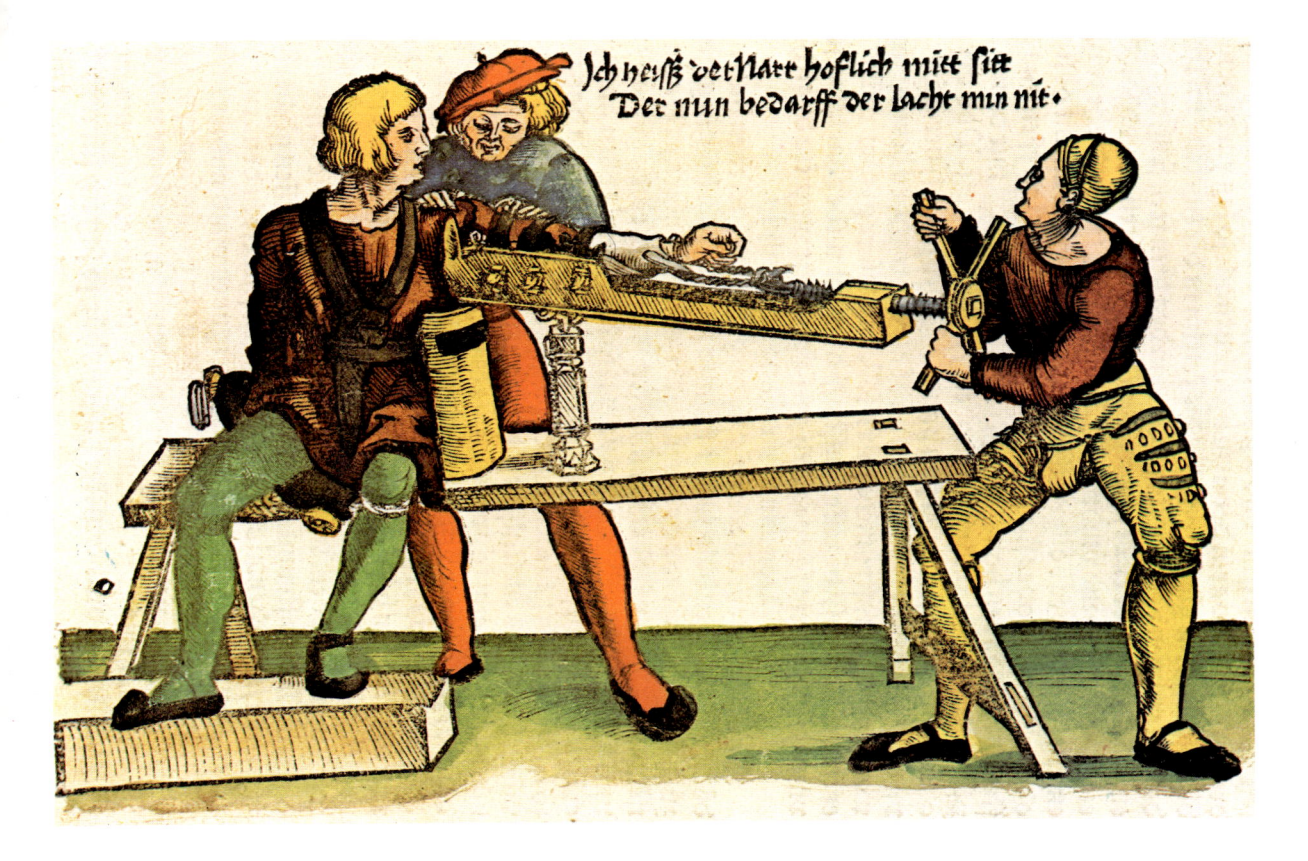

gungen und des Klumpfußes, bei dem als Neuerung die Verwendung dieses Geräts *von Geburt an* empfohlen wird. Merkwürdigerweise kam Acquapendente auf dem Umweg von den Arbeiten über Gefäßligaturen zur Entdeckung der Herzklappen. Dieser erste Schritt führte William Harvey (1578—1657) zur Erkennung des Blutkreislaufes. Andreas Vesal (1514—1564) ist der große Reformer der Anatomie, ein Eckstein aller chirurgischen Gebiete; für viele gilt er auch als der erste, der unter anderem eine Ellbogenamputation vornahm. Im Dienst der kaiserlichen Armee von Karl V. und Philipp II. (1527—1598) führte er einige gewagte Eingriffe durch, deren teilweise Aufzählung wir Chacon verdanken, von dem später die Rede sein soll.

In Verbindung mit diesen großen Namen soll auch Guido Guidi *alias* Vidus Vidius (1509—1569) genannt werden, dessen »*Chirurgia e graeco conversa*« 1544 in Paris gedruckt wurde und eines der kunstvollsten Bücher dieses Jahrhunderts ist. Das eindrucksvolle Format und die große Zahl der Illustrationen erlauben einen Vergleich mit der berühmten »*Fabrica*« von Vesal, die ein Jahr zuvor erschienen war. Vor allem ist auf die Werke »*De articulis*« und »*De fracturis et de machinamentis*« hinzuweisen, in denen es unzählige hervorragende Abbildungen gibt, welche die verschiedenen Verfahren der Wiederherstellung und Einrenkung darstellen. Einige davon sind allerdings ziemlich grausam. In Italien soll Caesar Magatti (1599—1647) aus Ferrara erwähnt werden, der in seinem »*De rare medicatione vulnerum*« 1616 eine »besonders wirksame Methode empfiehlt: den lockeren Verband«.

In dieser Zeit fanden drei Konsultationen statt, bei denen berühmte Chirurgen zu nicht weniger bekannten Patienten gerufen wurden. Hier treffen die großen Namen des Wappenbuches mit jenen des Äskulapstabes zusammen.
— 1498. Karl VIII. (1470—1498) befand sich im Schloß von Ambroise. Auf

Abbildung 1764 (rechts)
»Abbildung von künstlichen Beinen« von Ambroise Paré. Illustration aus den »Œuvres de M. Ambroise Paré«, Lyon 1641. (Paris, Bibl. d. Alten Med. Fakultät)

Abbildung 1765 (ganz rechts)
»Diese Figur zeigt dir einen Mann, der einen Bruch zweier Rippen haben soll, wie er bandagiert und mit einem Bruchband umgeben werden soll, um zu vermeiden, daß die Gedärme... in den Hoden absinken.« So beschrieb Ambroise Paré ein Bruchband in seinem Werk: »Dix Livres de la chirurgie«..., Paris 1564. (Paris, Bibl. d. Alten Med. Fakultät)

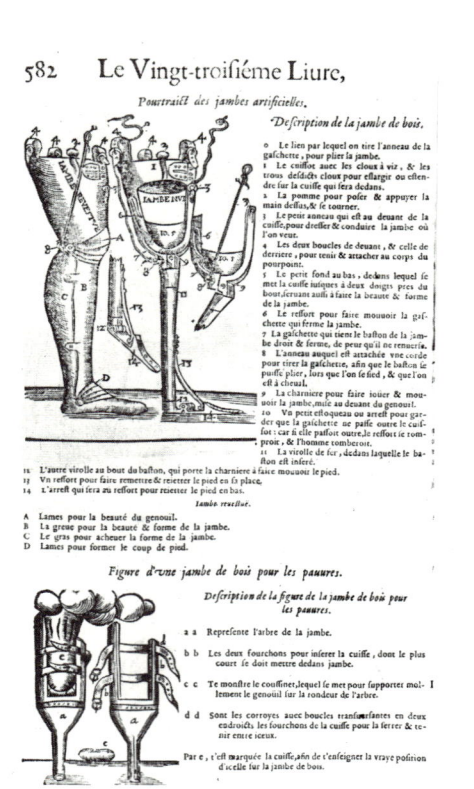

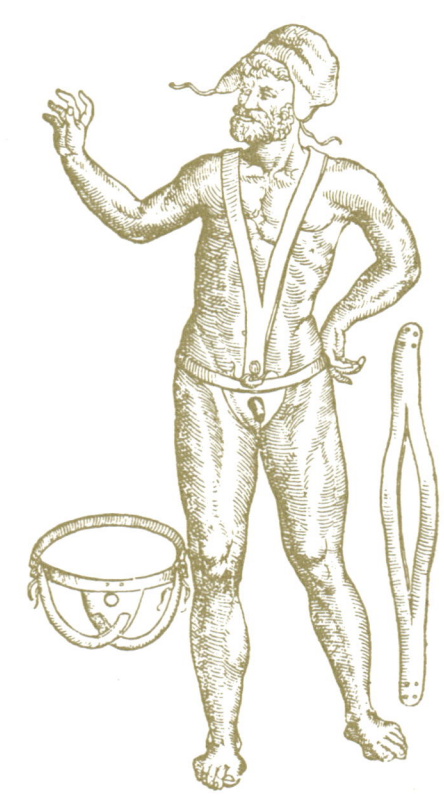

CHAPITRE CXIIII. 831

Reduction dudict bras sur vne porte double.

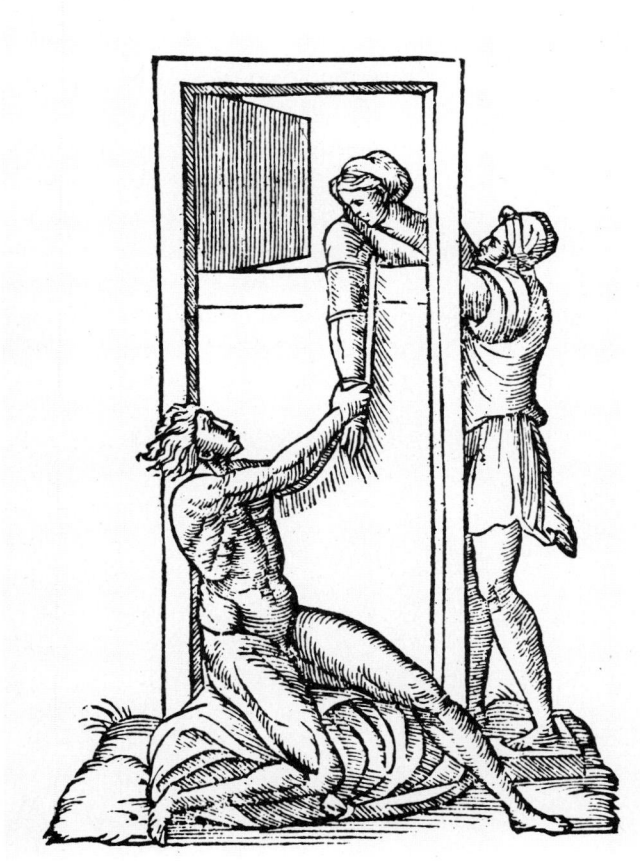

742 **CHIRVRGIE FRANC.**
Pour l'extension du hautbras fracturé.

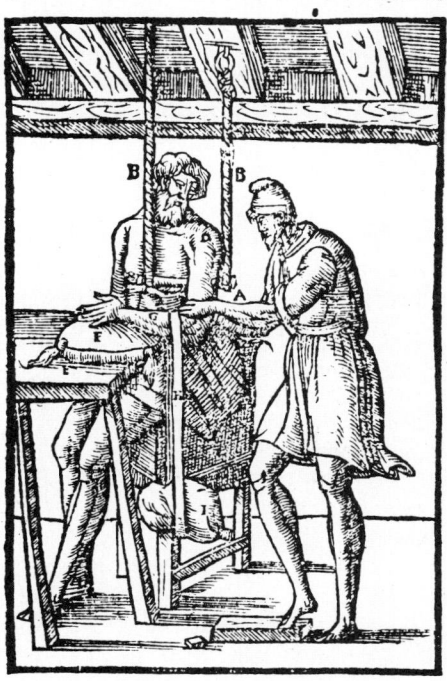

A. Le bois de la longueur d'une coudee.
B. La bande par laquelle il est pendu.
C. Vn siege haut.
D. Le bras mis sur le manche.
E. Quelqu'autre chose, surquoy le bras est appuy
F. Vn cuissinet de cuir.
G. Le coude faisant un anglet droit.
H. Vne courroye molle, ou une large bende.
I. Quelque chose pesante.

ANNO

dem Weg in den Ballspielsaal stieß er an einen niedrigen Türsturz, er beobachtete die Spieler noch einige Zeit, dann fiel er plötzlich bewußtlos hintenüber in die Galerie. Es war fast zwei Uhr nachmittag: »dreimal kehrte ihm die Sprache zurück ... die Ärzte hofften, daß sich der Katarrh in einen Arm hinunter verlagern würde ... der Prinz versuchte neun oder zehn Stunden lang, diesen Katarrh zu bezwingen.« Dies ist die erste historische Beobachtung einer plötzlichen subduralen Blutung, der er nach einigen Stunden, mitten in einem »röchelnden« Atemzug, erlag.
— 1559. Heinrich II. (1519—1559) feiert die Hochzeit seiner Tochter Elisabeth mit Philipp II. von Spanien (1527—1598). Es wird ein großartiges Turnier veranstaltet, das tragisch mit dem Tod des Herrschers endet, trotz der hingebungsvollen Wachsamkeit von Paré und Vesal. Dionisio Daca Chacon (1510—?), Arzt im Dienste Karls V., berichtet uns Einzelheiten: gestorben an den Folgen der Durchbohrung der rechten Augenhöhle durch einen Lanzenstich.
— 1562. Der Infant Don Carlos (1545—1568), Erbe des spanischen Throns, fällt unglücklich auf einer Treppe. Bald darauf verfällt er in fieberhaftes Koma. Drei Wochen später führt Vesal einen Schnitt an der linken Schläfe

Abbildung 1766 (oben links)
Einrenkung einer Schulterluxation über einer geteilten Türe. Stich aus der »Chirurgie française« von Jacques Daléchamps, Lyon 1569.
(Paris, Bibl. d. Alten Med. Fakultät)

Abbildung 1767 (oben rechts)
Streckung bei Armbruch. Eine andere Illustration desselben Werkes, Lyon 1569.
(Paris, ibd.*)*

Abbildung 1768 (unten links) »Abbildung einer künstlichen Hand«, die am Arm und am Wamsärmel befestigt werden kann, und Beschreibung des eisernen Arms. Illustration aus den »Œuvres de M. Ambroise Paré«, Lyon 1641. (Paris, Bibl. d. Alten Med. Fakultät)
Da die Verwundungen durch Feuerwaffen viel mehr Amputationen nötig machten, wurde im 16. Jh. eine große Anzahl von Prothesen entwickelt.

Abbildung 1769 (unten rechts) Künstliche Hand, wahrscheinlich aus dem 18. Jh. Sie ist eine Weiterentwicklung der in den Werken von Ambroise Paré abgebildeten künstlichen Hand.

durch. Was auch immer darüber berichtet wurde, es scheint, daß Vesal nicht trepaniert, sondern einen parietalen Sequester entfernt hat. Wiederum berichtet Daca Chacon Näheres, auch um nebenbei seine gegenteilige Ansicht — und seine Niederlage — gegenüber Vesal anzudeuten.

Eine letzte Bemerkung über Daca Chacon für die Nachwelt: er operierte Miguel de Cervantes (1547—1616), der in der Schlacht von Lepanto 1571 an der linken Schulter verletzt worden war, jedoch erfolglos, denn der illustre spanische Dichter blieb am linken Arm gelähmt.

Wir sind es gewohnt — zu Unrecht —, die Anfänge zahlreicher Wissenschaften auf die oben genannten Länder zu beschränken. Es ist jedoch unbestritten, daß in anderen Gebieten andere Wegbereiter gewirkt haben. Wir haben aus dieser Fundgrube willkürlich den Beitrag Polens herausgegriffen, das mit Stolz auf die Arbeiten von Josef Strus (1510—1568) blickt, der für seine Studenten »De fracturis« und »De articulis« von Hippokrates übersetzte; des weiteren schrieb Jan Jonston (1603—1675) mehrere Bücher, seine »Ideae universae medicinae practicae« aus dem Jahr 1644 ist der gewöhnlichen Traumatologie gewidmet; Ludvik Pezyma (1742—1812) war der Begründer der polnischen Orthopädie.

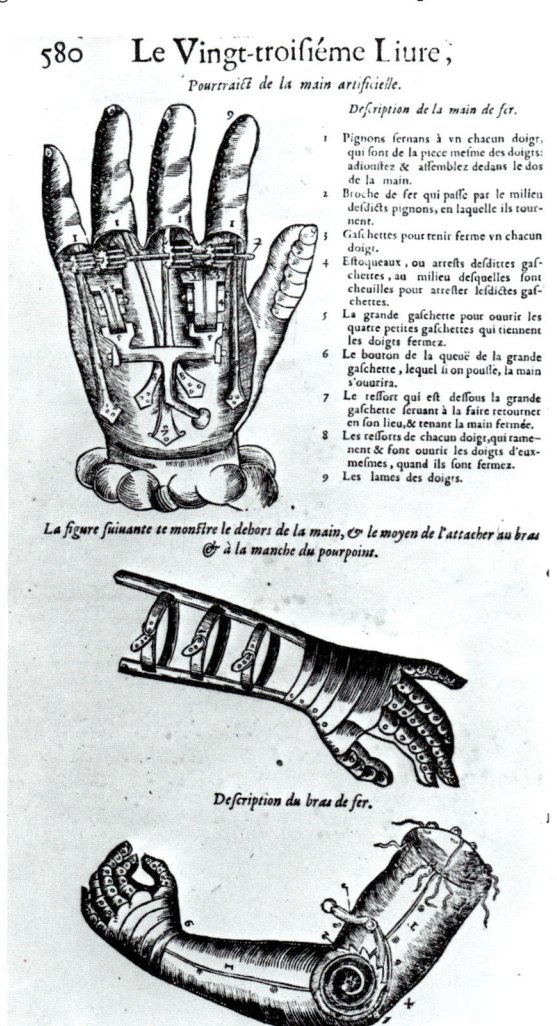

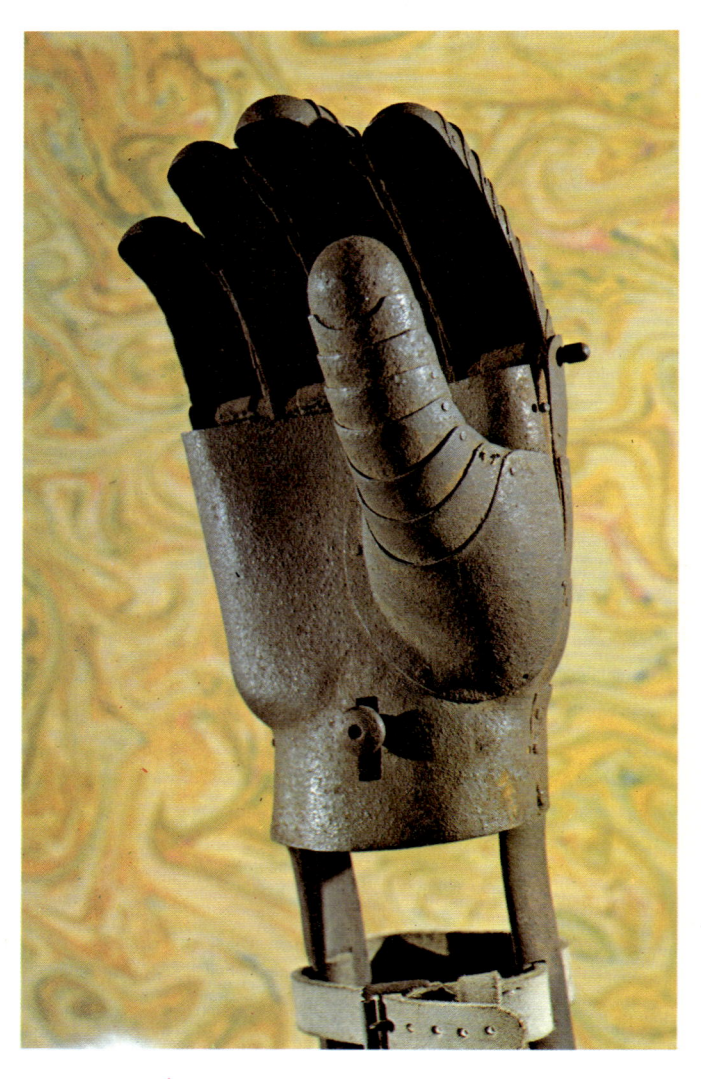

Das 17. und 18. Jahrhundert: die »Jahrhunderte der Vernunft«

Die hervorragendste Persönlichkeit des 16. Jahrhunderts in unserem Spezialgebiet ist Paré, die des 17. Jahrhunderts ist Wilhelm Fabry (1560—1634), in Hilden nahe Düsseldorf geboren und daher unter dem Namen Fabricius Hildanus bekannt. Seine »*Centuriae*« entstanden zwischen 1606 und 1626, sie wurden oft übersetzt und stellen die beste Sammlung der klinischen Fälle dieses halben Jahrhunderts dar; ihre Veröffentlichung nach seinem Tod bestätigt ihre Bedeutung. Seine Klassifizierung der Verbrennungen bleibt bis Dupuytren in Kraft, der sich sichtlich davon beeinflussen ließ.

In der langen und schwierigen Streitfrage über Amputationen tritt er als erster für eine Sektion oberhalb des Gangränherdes ein *(»De gangreno et sphacelo«,* Köln 1593). Einige schreiben ihm das Verdienst der ersten Oberschenkelamputation zu; das Verfahren des Abbindens verdankt ihm durch die Kenntnis der Druckkontrolle einen Fortschritt; dabei verwendete er einen zwar noch ziemlich einfachen Handbohrer, wobei er eine Stange durch die Abbindeschlinge zog.

Er befaßte sich mit der Behandlung des Klumpfußes und der Versteifungen, die er jedoch nicht von der Gelenksankylose unterscheiden konnte, für die er Korrekturapparate entwarf. Sein erfinderisches Talent, sein außergewöhnlicher Mut und seine chirurgischen Fähigkeiten machen ihn Paré ebenbürtig, weshalb er von den deutschen Historikern als Vater der deutschen Chirurgie bezeichnet wird.

Ein etwas jüngerer Zeitgenosse von Hildanus, Johannes Schultheis (1595 bis 1645), Scultetus genannt, war weniger herausragend, wird aber trotzdem von den deutschen Historikern mit Stolz gewürdigt. Er widmete sich mit großem Erfolg dem Inventar der zu seiner Zeit verfügbaren Instrumente, das er in seinem »*Armamentarium chirurgicum*« zusammenfaßte. Es wurde von seinem Neffen nach seinem Tod überprüft, 1663 in Ulm publiziert und 1675 ins Französische übersetzt. Uns interessieren vor allem seine Schienen, Bandagen und Verbände, von denen einige in kaum veränderter Form noch heute verwendet werden. Mattheus Gottfried Purmann (1649—1711), ein brandenburgischer Militärarzt, stammt aus der folgenden Generation.

Er empfiehlt das Korsett von Acquapendente und hinterläßt ein interessantes Werk, »*Fünfzig Sonder- und Wunderbare Schusswundkuren«,* Frankfurt 1693. Garrison und Valentin führen Isaac Minnius an, der die erste Sektion des Sternocleidomastoideus bei Schiefhals durchführte, was von Mathieu bestätigt wird, der diesen Eingriff im Jahr 1641 ansiedelt. Genaugenommen wäre das die erste Operation der »orthopädischen Chirurgie«. Etwas später erweckte der Tortikollis in den Niederlanden das Interesse zweier niederländischer Chirurgen und Anatomen, Cornelis Solingen (1641—1687) und vor allem Anton Nück (1660—1692), die eine Nackenstütze ausarbeiteten, die weit verbreitet und noch lange Zeit verwendet wurde.

Ein anderer Vater der Chirurgie, diesmal der englischen, war Richard Wiseman (1622—1676), der Stolz der englischen Historiker, dem aber manche den oben erwähnten Clowes vorziehen. Wiseman folgte genauestens Hildanus; er erkannte und grenzte zum erstenmal die Gelenkstuberkulose ab, die er *tumor albus,* vormals weißer Tumor, nannte. In der darauffolgenden Generation

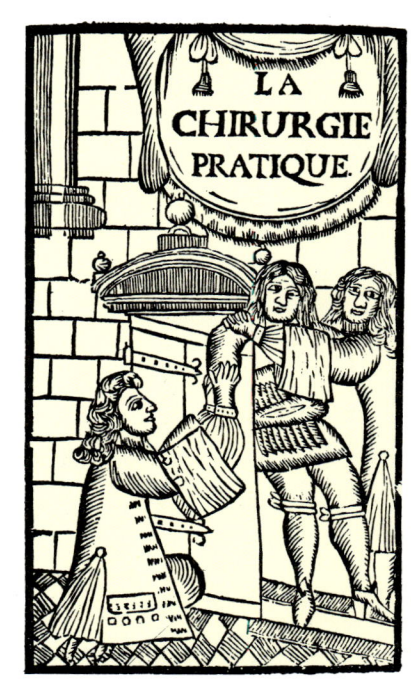

Abbildung 1770
Hier wird dasselbe Verfahren angewandt, das von Jacques Daléchamps zur Einrenkung einer Schulterluxation beschrieben wurde. Sainctcristau, »La Chirurgie pratique«, Luxemburg 1697.
(Paris, Bibl. d. Alten Med. Fakultät)

empfahl James Young (1646—1721) erstmals ein Verfahren der Selbstheilung des Amputationsstumpfes, statt ihn Blutungen und Eiterungen auszusetzen.

Auch Giovanni Alfonso Borelli (1608—1679) muß ein Platz eingeräumt werden. Er war ein großer Verfechter des Iatromechanismus. In seinem Werk »*De motu animalium*« behandelt er, vielleicht etwas zu theoretisch, das Studium der Muskelfunktionen. Ohne diesen ersten Ansatz zur Biomechanik wäre unser Fachgebiet nicht denkbar.

In der Entwicklung nach Paré stößt man immer wieder auf dasselbe, schmerzliche und nicht überhörbare Leitmotiv: das akute Problem der Amputationen. Die nie enden wollenden Kriege in Europa gaben leider genügend Anlaß zu Kontroversen. Wie wir wissen, empfahl Paré die Notamputation, während Hildanus für eine Sektion oberhalb des Gangränherdes eintrat. Eine größere Kenntnis der Anatomie sollte die Erfolge ständig, aber langsam verbessern, doch zu jener Zeit gab es immer noch Ausschreitungen in dem einen oder anderen Sinn, so daß jeder offene Bruch eigenmächtig amputiert wurde. Glücklicherweise folgte von seiten der Weitsichtigeren eine Reaktion, wobei es ein besonderes Verdienst von Johann Ulric Bilguer (1720—1796) war, für eine vorsichtige, abwartende Haltung bei besonderen Fällen eingetreten zu sein: »*De amputatione membrorum rarissime administranda, aut quasi abroganda*«, 1761. Bilguer war Militärarzt im Dienst der preußischen Armee und fand bei seinem französischen Kollegen Hugues Ravaton (1710—1780) einen gewissen Widerhall. In seiner »*Chirurgie d'armée*«, 1768, übernimmt Ravaton die Idee Bilguers, er gibt eine bessere Beschreibung der von Celsus empfohlenen kreisförmigen Lappen und wagt es seinerseits, die Stümpfe zu verschließen. Die französischen Kriege nach der Revolution von 1789 und die des Ersten Empires machten jedoch seine lobenswerten Bestrebungen zunichte, denn es gab zu viele Verwundete, und es wurde notwendig, schnell, zu schnell zu handeln... Die Zivilchirurgen hingegen konnten einen klaren Kopf behalten. Eine Art funktionaler Amputation des Fußes im Intertarsialgelenk wurde nach Françoise Chopart* (1743—1795) benannt.

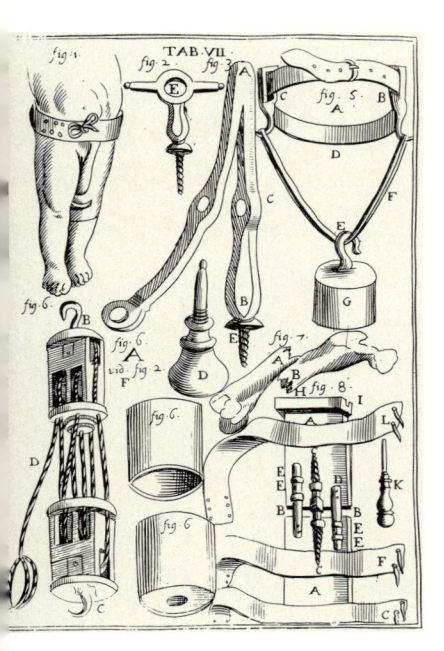

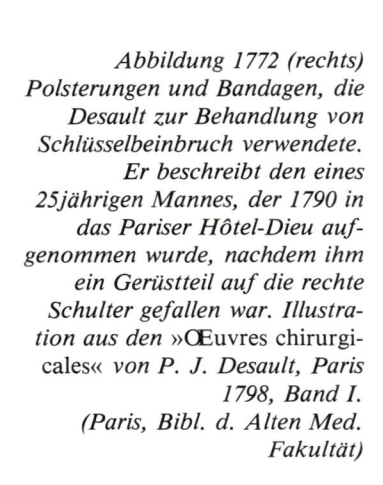

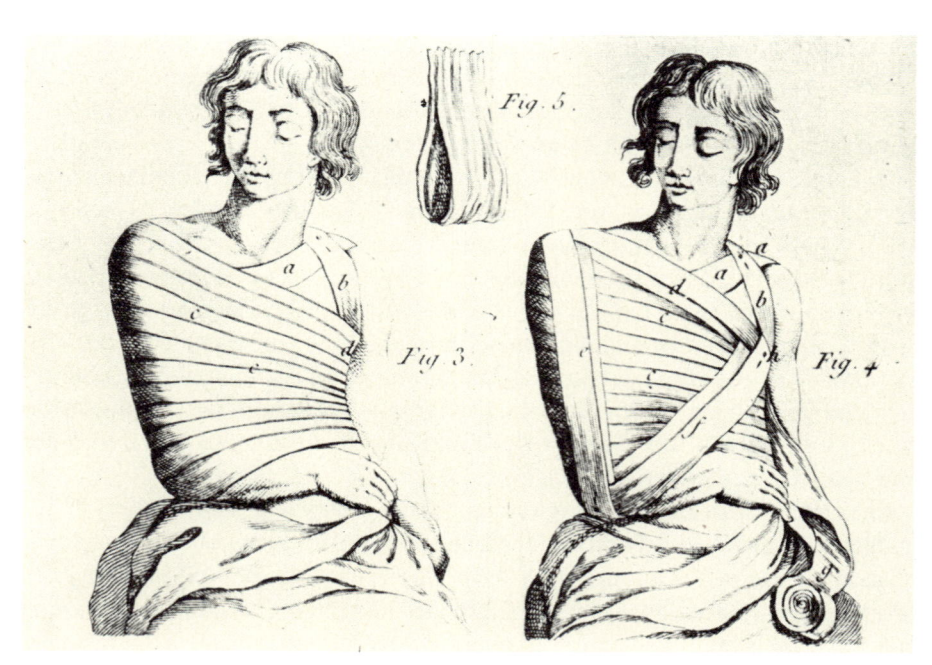

Abbildung 1771 (oben) Abbildung der verschiedenen Instrumente und Apparate zur Behandlung von Oberschenkelfrakturen. Stich aus den »Observations chirurgiques« von Fabrizius Hildenus, Genf 1669.

* Farabeuf brachte ein interessantes, wenig bekanntes Detail an den Tag: Chopart hieß in Wirklichkeit Turlure.

Abbildung 1772 (rechts) Polsterungen und Bandagen, die Desault zur Behandlung von Schlüsselbeinbruch verwendete. Er beschreibt den eines 25jährigen Mannes, der 1790 in das Pariser Hôtel-Dieu aufgenommen wurde, nachdem ihm ein Gerüstteil auf die rechte Schulter gefallen war. Illustration aus den »Œuvres chirurgicales« von P. J. Desault, Paris 1798, Band I. (Paris, Bibl. d. Alten Med. Fakultät)

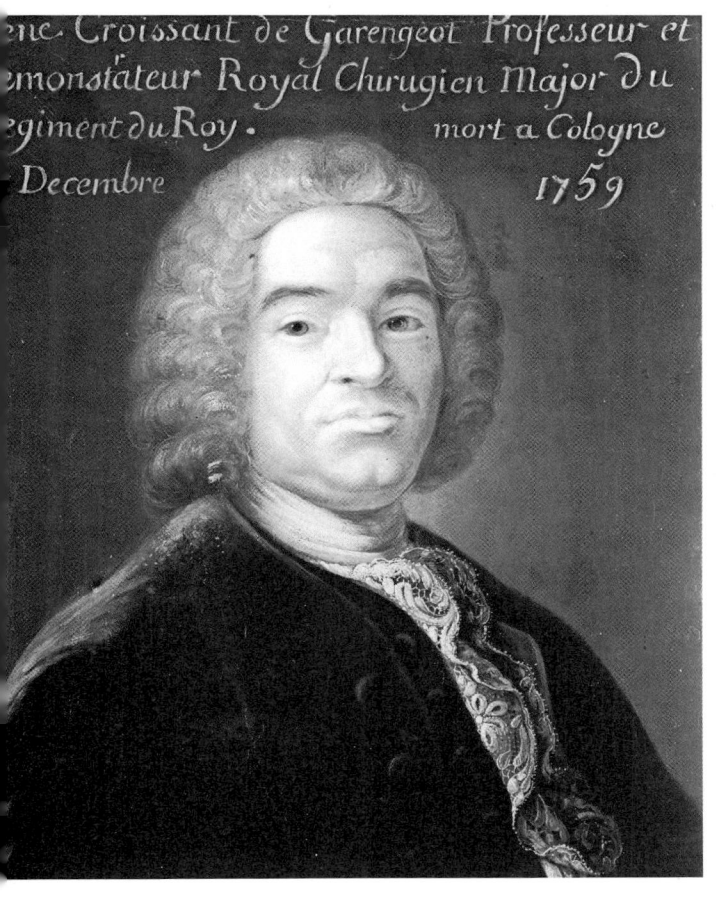

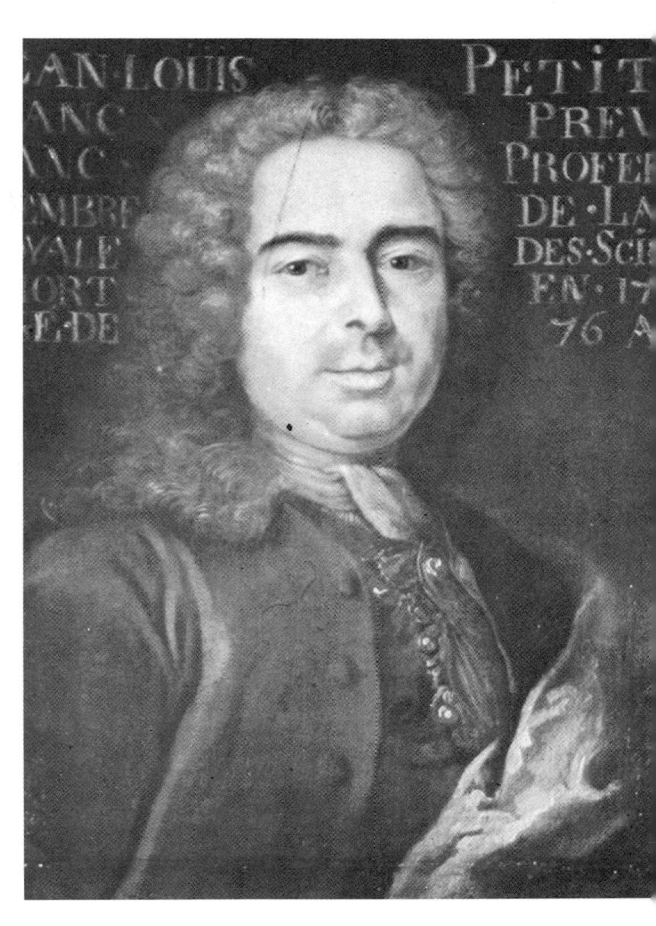

Zwei große französische Chirurgen beherrschten fast das ganze 18. Jahrhundert und veranlaßten den englischen Medizinhistoriker Garrison zu folgender Aussage: »Bis zur Zeit von Hunter, das heißt bis zur Mitte des 18. Jahrhunderts, war die Chirurgie ganz in den Händen von Franzosen, und Paris war die einzige Stadt, wo man sie gebührend studieren konnte.« Diese beiden Chirurgen waren Jean-Louis Petit und Joseph Desault; sie haben entscheidende Beiträge zur Pathologie der Gelenke und der Traumatologie geleistet.

Selbst am Höhepunkt seines Ruhms 1722 konnte sich Jean-Louis Petit (1674—1750) noch für Erscheinungen interessieren, die auf den ersten Blick als nebensächlich angesehen wurden, wie den Riß der Achillessehne. Dieser erforderte eine korrekte Feststellung, da er früher nie genau beschrieben und häufig mit anderen Verletzungen verwechselt worden war. Er beschäftigte sich auch mit dem Schraubenhandbohrer, aber wir wollen hier vor allem auf seinen »Traité des maladies des os« (Lehrbuch der Knochenkrankheiten) eingehen, der 1705 erschien. Dieses Werk, das zahlreiche Neuauflagen erlebte, wurde 1723 durch den »Art de guérir les maladies des os« (Die Kunst, Knochenkrankheiten zu heilen) erneuert und erweitert, mit einem langen erklärenden Untertitel: »Die Behandlung von Luxationen und Frakturen mit den nötigen Instrumenten und eine neue Erfindung zu ihrer Einrenkung; die Gesamtheit der Exostosen, der Fäulnisse, der Ankylosen, der Zahnerkrankungen, der Rachitis, einer gewöhnlichen Kinderkrankheit«. Ein Detail am Rande: Petit verwendet noch das Wort »Detorsion« für Verstauchung (frz. entorse), den anderen Begriff übernimmt er erst später.

Abbildung 1773 (oben links)
René Jacques Croissant de Garangeot (1688—1759). Zeitgenössisches Gemälde.
(Paris, Museum f. Gesch. d. Medizin)

Abbildung 1774 (oben rechts)
Jean-Louis Petit (1674—1750).
(Paris, Museum f. Gesch. d. Medizin)

1629

Pierre Joseph Desault (1738—1795) war einer jener Meister, welche die Chirurgie von ihrem handwerklichen Stadium auf die Ebene der Kunst und der Wissenschaft gebracht haben. Auch sein beständiges Interesse an allen vorkommenden Brüchen soll erwähnt werden. Seine Aufmerksamkeit galt vor allem der Klavikulafraktur, der des Humerus, des Olekranons und der Kniescheibe. Der Verband, den er zur Ruhigstellung der oberen Gliedmaßen beschreibt, trägt immer noch seinen Namen, zumindest in den französischsprachigen Ländern. Seine »Œuvres chirurgicales« (Chirurgische Werke) entstanden zwischen 1798 und 1803; man findet darin eine neue Technik der Behandlung von Beinbrüchen durch Streckung.

René Jacques Croissant de Garangeot (1688—1759) verfaßte 1725 den »*Nouveau traité des instruments de chirurgie les plus utiles et de plusieurs nouvelles machines propres pour les maladies des os*« (Neues Lehrbuch der nützlichen chirurgischen Instrumente und mehrerer neuer Apparate für Knochenerkrankungen) und 1724 eine Schrift mit dem Titel: »*De la myotomie humaine et canine*« (Über die Myotomie bei Menschen und Hunden). Darin ist die erste Beschreibung eines Verfahrens enthalten, das ein Jahrhundert später Furore machen sollte, wie wir noch sehen werden. Charles Daremberg (1817—1872), Arzt und vor allem Medizinhistoriker, urteilt sehr streng über ihn, aber er würdigt doch auch einige seiner Erfindungen. Victor Moreau (1749—1800) aus Bar-le-Duc brauchte nur aus diesem Arsenal der schon von uns genannten Werke zu schöpfen, um zwischen 1782 und 1789 die ersten Knochen- und Gelenksresektionen durchzuführen. Er setzte an der Schulter, am Knie, am Schienbein-Fußwurzelgelenk und den Knochen des Beins an und erzielte solche Erfolge, daß Larrey und Percy davon beeindruckt und überzeugt waren. Sein Sohn, Pierre François Moreau (1776—1831), sammelte die Ergebnisse seines Vaters und seine eigenen in der 1803 in Paris erschienenen Abhandlung »*Observations pratiques relatives à la résection des articulations affectées de carie*« (Praktische Beobachtungen über die Resektion der von Knochenkaries befallenen Gelenke).

Jenseits des Ärmelkanals und in Übersee arbeiteten einige Bahnbrecher in derselben Richtung. John Hunter (1728—1793) hat es sicher noch auf vielen anderen Gebieten, neben der Chirurgie der Extremitäten*, zu Ruhm und Ansehen gebracht. Er ist jedoch mit Desault der Ansicht, die Chirurgie gelte als eine zu mechanische Kunst und werde als experimentelle Wissenschaft eingestuft. Das ist in der Tat einer der Hauptvorwürfe, die der Chirurgie schon immer gemacht wurden, der Knochen- und Gelenkschirurgie noch mehr als der Chirurgie der inneren Organe. Der große Hugh Owen Thomas (1834—1891) vertrat ebenfalls diese Ansicht, denn er schrieb im vorigen Jahrhundert: »Es ist ein skandalöser Mißbrauch unserer Kunst, die orthopädische Chirurgie zu mechanisch zu machen. Das heftige Verlangen, Eingriffe durchzuführen, läuft der natürlichen Heilungstendenz entgegen. Wir brauchen bessere physiologische Kenntnisse, um die Wiederherstellung zu begünstigen; wir wollen keine besseren mechanischen Mittel.« Das sind dieselben Sorgen, die schon Hunter in seinem »*Treatise on the Blood, Inflammation and Gunshots Wounds*« ausdrückte.

Bei der Beobachtung der Kontraktionen der Arterienwand machte er folgende überraschende Feststellung: »Selbst ohne Ligatur der Femoralarterie dürfte ein am Oberschenkel amputierter Mensch eigentlich nicht verbluten.« Ein Landsmann von Hunter, Charles White (1728—1813), wird als einer der

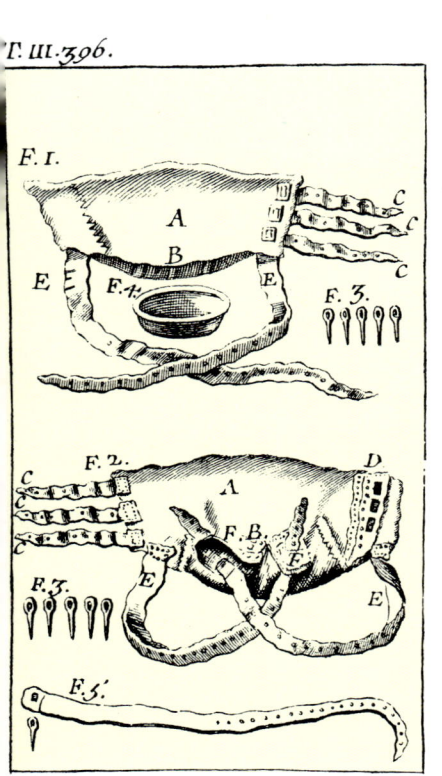

Abbildung 1775
Geräte, die nach dem Verfahren von M. Verduin, »das heißt, indem man einen Lappen übrig läßt«, bei Beinamputation verwendet werden. J. Croissant de Garangeot, »Traité des opérations de chirurgie«, Paris 1731, Band III, Abb. 21.

* Bei einem unglücklichen Sturz auf einem Ball riß seine Achillessehne. Von da an stürzte sich Hunter in das Studium der Pathologie der Sehnen, das seit Galen im Dunkeln geblieben war.

ersten angeführt, der 1768 eine Resektion des Humeruskopfes durchführte; er beschrieb zweifellos auch zum erstenmal die *phlegmasia alba dolens*. Wenig später, 1781, verwirklichte John Warren (1753—1815) in Boston die erste Exartikulation der Schulter.

Historisch gesehen wäre es sicherlich ein Fehler, Nicolas Andry, den wir in unserer Einleitung ausführlich gewürdigt haben, das gesamte Verdienst zuzuschreiben, das Prinzip der verschiedenen Korrekturbehandlungen von Mißbildungen des Skelettes und des Bewegungsapparates erdacht und dann beschrieben zu haben. Wir haben inzwischen einige Ärzte genannt, die Orthopädie praktizierten, ohne es zu wissen, sozusagen die »Bürger als Edelmänner« dieses Gebietes.

In der Wissenschaft kommt es häufig vor, daß eine Idee lange Zeit, manchmal Jahrhunderte hindurch, nur vage vorhanden in anderen wissenschaftlichen Zweigen mitschwimmt. In einem bestimmten Augenblick konzentriert sich dann das Interesse darauf, einige Stimmen kristallisieren diese Idee heraus, und ein klarer und geordneter Geist verwirklicht plötzlich eine großartige Synthese, fast auf die Art eines chemischen Niederschlags. Alles andere sind nur Details, die der vorherigen Zusammenhanglosigkeit innewohnen oder die Verbesserungsmöglichkeiten ergeben, die aber erst später folgen können. Zwei Länder wurden zu den wichtigsten Ausgangspunkten dieser neuen »Doktrin« der Korrektur von Mißbildungen und Haltungsschäden: die Niederlande und England.

In den Niederlanden beschrieben der Anatom Nicolaas Tulp (1593—1674), welcher der Nachwelt unter dem Namen Tulp weltberühmt wurde — er inspirierte Rembrandt (1606—1669), der ihn 1632 als Zentralfigur in seinem berühmten Gemälde *Die Anatomie* verewigte —, und Hendrik van Deventer (1651—1724) über den Umweg der Anatomie einige Fehlstellungen des Bewegungsapparates. Sie schlugen, 1652 der eine und 1701 der andere, Korrekturvorrichtungen vor. Van Deventer genoß ein größeres Ansehen als Geburtshelfer, obwohl er in Voorburg das Haus »Sionlust« gründete und zwischen 1709 und 1724 leitete, dessen Ziel die Behandlung von Mißbildungen war. In Leiden gründeten Jacob Claes Schot und seine beiden Söhne Claes und Peter ein ähnliches Institut in der zweiten Hälfte des 17. Jahrhunderts. Sie waren so erfolgreich, daß manchmal 2000 Patienten, die aus allen Ländern Europas herbeiströmten, zu behandeln waren: aus Skandinavien, von den Shetland-Inseln und selbst aus England, wo die *bone setters** ihr Unwesen trieben. Oft waren

Die Anfänge der unblutigen Orthopädie

* Entspricht den Wiedereinrenkern; Quacksalber, die keine Ärzte waren und sich auf die Behandlung von Frakturen, Luxationen und Verrenkungen spezialisierten; sie operierten schon lange auf unblutige Art.

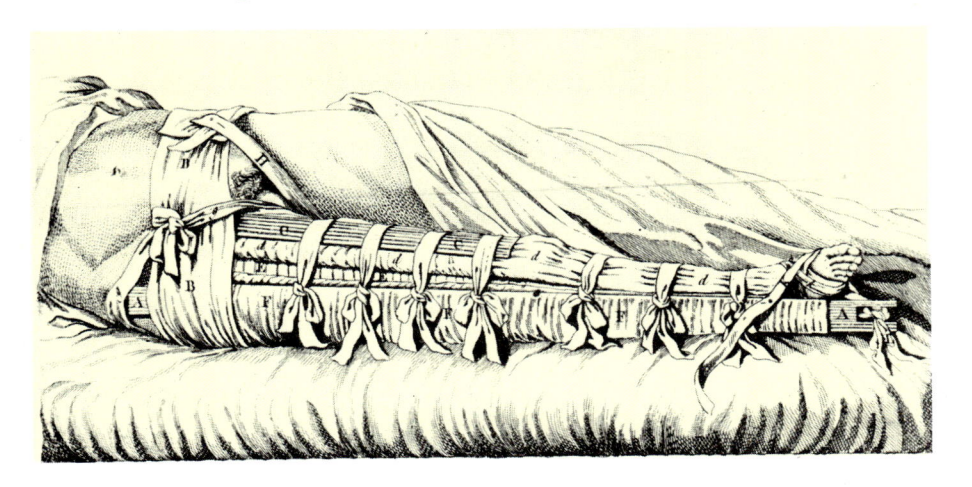

Abbildung 1776
Apparat zur kontinuierlichen Extension, von Desault bei komplizierten Brüchen des Oberschenkelknochens verwendet. P. J. Desault, »Œuvres chirurgicales«, Paris 1798, Band I.
(Paris, Bibl. d. Alten Med. Fakultät)

1631

*Abbildung 1778 (gegenüber)
Darstellung der »kleinen Pfanne der unbenannten Knochen, die in ihre Ausbuchtung den Femurkopf aufnehmen, der herausgeschoben wurde, damit man das Innere besser sieht«. Joanne Ladmiral, »Icon menbranae vasculosae« . . ., Amsterdam 1738.
Dieser Stich ist einer der ersten farbigen anatomischen Kupferstiche. Der Erfinder des dargestellten Verfahrens, Jacques Leblon, führte es jedoch nur einmal durch; erst seine Schüler Ladmiral und Gautier d'Agoty nahmen dieses Verfahren wieder auf.*

*Abbildung 1777
Der Müller mit abgetrenntem Arm. Stich aus dem Werk von William Cheselden, »The Anatomy of the human Body«, London 1741.
Dieser Stich zeigt Samuel Wood, Müller von Beruf, dessen Arm von einem Mühlrad ausgerissen wurde; sein unerschütterlicher Gesichtsausdruck steht in eindrucksvollem Gegensatz zu dem vor ihm liegenden abgetrennten Arm.*

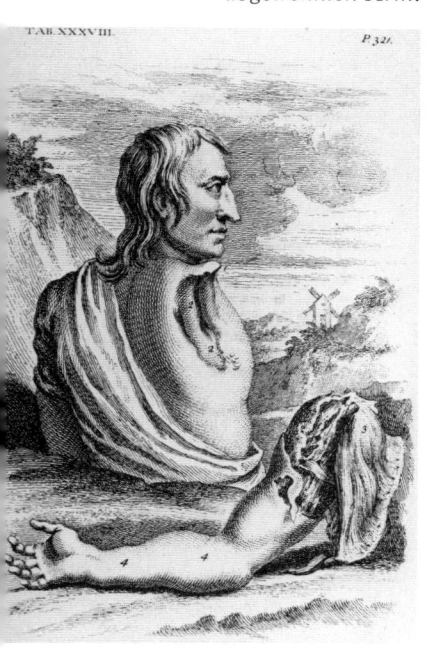

sie so überlastet, daß sie Klienten aus der britischen Aristokratie abweisen mußten. Die Schots waren sicher keine Ärzte, ebensowenig wie ein anderer berühmter Fachmann der Knochenkorrektur, Cornelis Jacobsz Ploegh (1624 bis 1696). Der Korrekturschuh wurde von Pieter Camper (1722—1789), der Einfallsreichtum und Können verband, und von Anton Nück, dem Mann der Nackenstütze, neu abgewandelt.

Jenseits der östlichen Grenze begegnen wir Theodor Kerckring (1640—1693) aus Hamburg, der in demselben Sinn arbeitete, und Lorenz Heister (1683 bis 1758), der sich mit dem Klumpfuß und Wirbelsäulenverformungen befaßte, für die er eine Art kreuzförmiges Korsett empfahl *(Heister-Kreuz)*. In England fügte Francis Glisson (1597—1677) seinen Namen der bindegewebigen Leberkapsel bei und grenzte die Rachitis ab, indem er 1650 einen Gedanken von Soranos von Ephesus (2. Jahrhundert) großartig in sein Werk *»De rachtide sive morbo puerilli«* aufnahm. In der Umgangssprache werden diese Kinder *rickets children* genannt. Nebenbei muß hier auf einen seltsamen Namensvetter dieses Wortes auf der anderen Seite des Kanals aufmerksam gemacht werden, denn in Frankreich »in der alten französischen Umgangssprache bedeutet riquet ein Buckliger« (Armand Tousseau, 1801—1867). Zehn Jahre später beschreibt Glisson ein neues Prinzip der Haltevorrichtung bei Wirbelsäulenerkrankungen: sein Gerät wurde in Frankreich *englische Schaukel* genannt. William Cheselden (1688—1752), der von zahlreichen sehr gut dotierten Aufgaben in Anspruch genommen war, überließ die Behandlung eines Klumpfußes einem gewissen Presgrove, der wahrscheinlich ein *bone setter* war (Mathieu). Das Ergebnis muß überzeugend gewesen sein, denn es erweckte das Interesse von Cheselden, der die Behandlungsmethode und die Verbesserung mittels in Eiweiß getränkter Bänder festhielt. Er übernahm diese Technik und verbreitete den Gebrauch von eiweißgetränkten Bändern bei der Behandlung von Frakturen.

In Dänemark verwendete Thomas Bertelsen (1616—1680), Bartholin genannt, das Korsett von Acquapendente.

In Frankreich muß eine bedeutende Beobachtung von Jean Méry (1645 bis 1722) hervorgehoben werden, der eine gleichzeitige Rotation der einzelnen Wirbelkörper bei Skoliose feststellte. Pierre Dionis (1650—1718) untersuchte 1708 den Klumpfuß genauer und führte den Gebrauch des ersten gekreuzten Korsetts aus leichtem Material ein, das als Vorläufer des modernen orthopädischen Thoraxkorsetts gelten kann (Pizzetti). Schließlich kam Andry, der große Katalysator, dessen Verdienste und Werke wir schon ausführlich dargestellt haben. Nebenbei sei aber auch sein wenig liebenswürdiger Charakter (während seiner Zeit als Doyen der medizinischen Fakultät hatte er Auseinandersetzungen mit seinen Kollegen), seine Aggressivität, ja sogar Eifersucht erwähnt (er erteilte Jean-Louis Petit grob einen Verweis für seine Beschreibung des Achillessehnenrisses, die jedoch ganz exakt war). Es besteht noch ein weiterer Gund für das Einfrieren der auf Galen zurückgehenden Kenntnisse: man glaubte nämlich, die Sehne könne nicht operiert werden, ohne die Gefahr des Tetanus oder sogar des Todes auf sich zu nehmen — daher auch der Mythos der Achillessehne.

In Italien unterstützte Pietro Paolo Molinelli (1698—1764) die Auffassung von Petit, aber erst die schon angeführten Arbeiten von Hunter und besonders jene von Albrecht von Haller (1708—1777) festigten 1752 experimentell die Möglichkeit, Sehnen zu nähen. Kurz nach Andry schlugen François Guillaume Le Vacher (1732—1816) und Thomas Le Vacher de La Feutrie (1738—1790), wahrscheinlich Brüder, Stühle zur Wiederaufrichtung der Wirbelsäule vor, indem sie zwei bis dahin nicht gleichwertig behandelte Kenntnisse hinzufügten: die behutsam fortschreitende Aufrichtung und die Fixierung der erreichten Korrektur. Die beiden Le Vacher benützten wie Petit und Glisson den Ausdruck »Rachitis«, der in der modernen französischen medizinischen Sprache mit einer Bedeutungsänderung zu »Rachitisme« geworden ist.

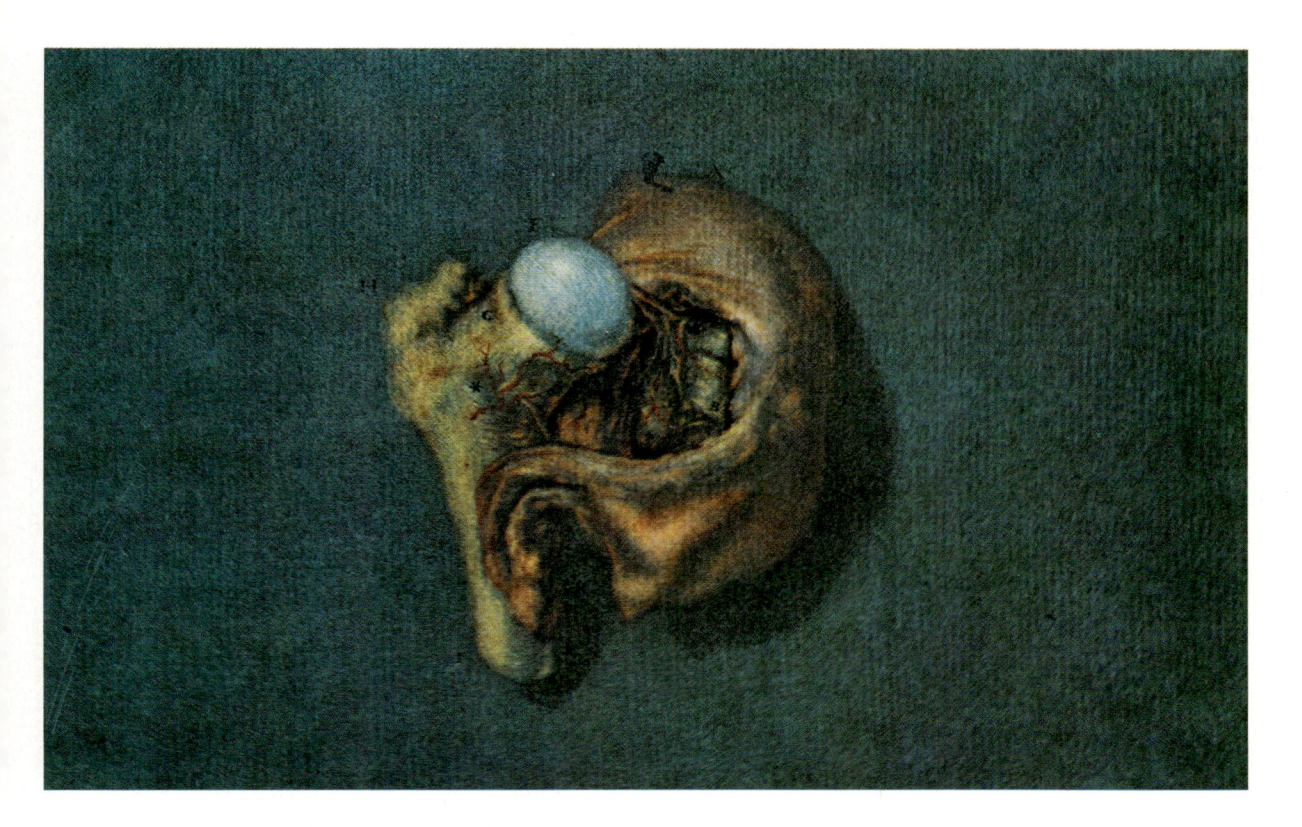

England verdankt die Einführung der unblutigen Orthopädie Percival Pott (1714—1788), der ein halbes Jahrhundert lang mit dem 1137 gegründeten Saint Bartolomew's Hospital verbunden war; er war daher in der Londoner medizinischen Welt als »Bart« bekannt. Pott selbst erklärt: »*I served man and boy for half a century*«, nämlich von 1744 bis zu seinem Tod. Wegen eines komplizierten Wadenbeinbruchs mit externer Luxation des Fußes — seine Zeitgenossen gaben dieser Verletzung übrigens seinen Namen, während sie in Frankreich Dupuytren-Bruch genannt wird — mußten ihm einige Monate Aufenthalt in seinem geliebten Bart* verordnet werden; diese erzwungene Ruhe gab Pott 1779 Gelegenheit, sein Werk »*A Pamphlet on Palsy From Spinal Deformities (Caries)*« zu redigieren. Das sind die »Bemerkungen über die Art der Lähmung der unteren Gliedmaßen, welche die Wirbelsäulenverbiegungen begleiten«. Es handelt sich natürlich um eine klinische Beschreibung. Pott hat zwar die Abszesse, ihre Verantwortung in der Entwicklung von Lähmungen durch Druck auf die Nervenwurzeln und ihre Behandlung (Kauterisation und Haarseil) beschrieben, aber er erkannte die Ätiologie dieser nosologischen Erkrankung, die — ausgerechnet — seinen Namen trägt, noch nicht.

Jacques Dalechamps (1570) und Aurran (1771), der von Valentin und Mounier-Kuhn erwähnt wird, und auch Marcus Aurelius Severinus (1580 bis 1656), ein Schüler von Paracelsus (1493—1541), der 1632 die Bezeichnung

* 1957 wiederholte Reginald Watson-Jones (1902—1972), einer der berühmtesten orthopädischen Chirurgen unserer Zeit, unfreiwillig die Erfahrung von Pott. Er war durch einen komplizierten Bruch monatelang in der London Clinic zur Ruhe gezwungen und benützte diese Zeit, um eine Neufassung seines Hauptwerkes, »*Fractures and Joint Injuries*«, der Bibel der modernen angelsächsischen Traumatologie, zu schreiben. Darin erzählt Watson-Jones genauestens die Episode, wie Pott auf der Straße fiel und dann seine Einlieferung und Behandlung leitete.

Abbildung 1779
Apparate »zur Aufrichtung des Rückgrats« und »zur Streckung der Wirbelsäule«. Illustration aus dem »Traité du rakitis« von Guillaume Levacher de La Feutrie, Paris 1772. (Paris, Bibl. d. Alten Med. Fakultät)

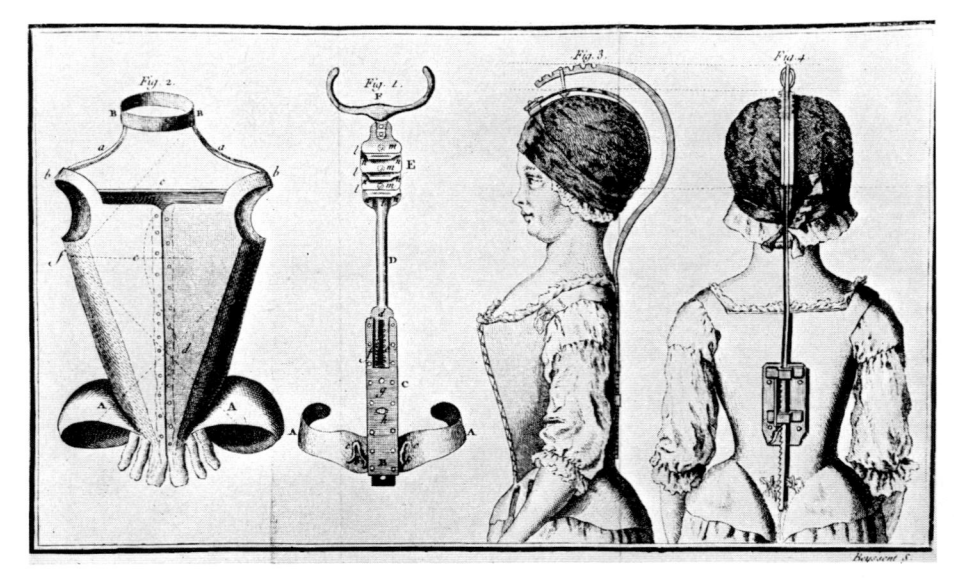

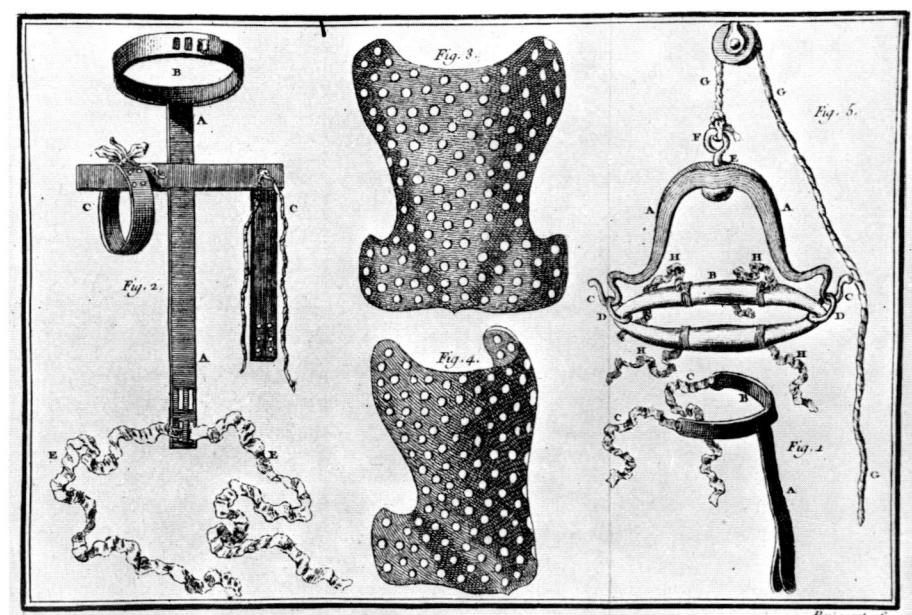

Abbildung 1780
»Vereinende« Bandagen, um inzidierte Teile der Lippe, der Zunge, der oberen Kiefer oder der Ohren zu verbinden. Stich aus demselben Werk. (Paris, ibd.)
Diese »vereinenden« Bandagen waren deshalb besonders wichtig, da es die Chirurgen jener Zeit nicht wagten zu nähen, aus Angst vor Infektionen.

»tuberculum« verwendet, kannten diese Krankheit und ihre Behandlung durch Ruhestellung. Eine bemerkenswerte und doch viel weniger bekannte Tatsache ist, daß im selben Jahr, 1779, und unabhängig von Pott, Jean-Pierre David aus Rouen (1737—1784) eine »*Dissertation sur les effets du mouvement et du repos dans les maladies chirurgicales*« (Dissertation über die Auswirkungen der Bewegung und der Ruhe bei chirurgischen Erkrankungen) veröffentlichte, die Garrison für vollständiger hielt als die Publikation von Pott. Aus Gründen der Genauigkeit und Vollständigkeit sei noch darauf hingewiesen, daß diese Krankheit schon bei den Ägyptern bekannt gewesen ist und daß sie von Hippokrates erahnt wurde, was Galen bestätigte und Johann Zacharias Platner *(»De iis, qui ex tuberculis gibberosi fiunt«*, Leipzig 1744) klarstellte. Claude Pouteau (1725—1775) aus Lyon bemerkt, daß »der Gibbus in engstem Zusammenhang mit der Lungenphthisis steht«.

Er beschreibt auch, nebenbei bemerkt im Geburtsjahr von Abraham Colles (1773—1843), eine Handgelenksfraktur »wie ein Gabelrücken«, wobei ihm sicher die Mehrheit der Spezialisten zustimmt; die Angelsachsen mögen darüber nicht ungehalten sein. Aber erst Jacques Mathieu Delpech beweist 1828, daß die Pottsche Krankheit eine Vertebraltuberkulose oder »Wirbelkaries« ist. Wir werden noch auf letzteren zurückkommen, denn der Beitrag von Delpech zur Gelenks- und Knochenpathologie ist von außerordentlicher Bedeutung.

Im 18. Jahrhundert beginnt man auch andere Veränderungen des Skelettes festzustellen. So zum Beispiel Marcello Malpighi (1628—1694), den wir wegen seiner Beschreibung »*Leontiasis ossea*« dieser Zeit zurechnen; Samuel Thomas von Sömmerring (1755—1830) beschreibt 1791 die Chondrodystrophie (»*Abbildungen einiger Mißgeburten*«, Mainz) und, ähnlich wie Andry, die negativen Auswirkungen des Korsetts. Er ist aber vor allem wegen der hervorragenden Illustrationen seines Werks (»*Über die Wirkung der Schnürbrüste*«, Berlin 1793) zu nennen.

Aus Italien stammt die erste Beschreibung neuralgischer Kreuzschmerzen, die Domenico Cotugno (1736—1822) 1764 in seinem Buch »*De ischiade nervosa*« gibt. Die italienischen Medizinhistoriker weisen zu Recht mit Stolz auf die bedeutenden Studien von Gian Battista Paletta (1747—1832) über angeborene Hüftluxation hin und zitieren, leider ungenau, die »*Trattato di Traumatologia*« aus dem Jahr 1794 von Vincenzo Malacarne und das Werk »*De novarum ossium*« von Michele Troya, 1775.

Abbildung 1782 (unten) Verschiedene Apparate zur Korrektur von Mißbildungen bei Kindern. Zur Aufrichtung des Halses (Abb. 1), zur Korrektur des Gibbus (Abb. 2). Abb. 3 zeigt den von Ambroise Paré erfundenen »ungebundenen und durchlöcherten Eisenring« zur »Aufrichtung eines gebeugten Körpers«. Abbildung aus demselben Werk. (Paris, ibd.)

Abbildung 1781 (unten links) Bandagierung zur Verhinderung der Onanie, die im Rücken durch ein Vorhängeschloß verschlossen ist. Illustration aus dem »Traité des bandages« von J. B. Thillaye, 3. Auflage, Paris 1815. (Paris, Bibl. d. Alten Med. Fakultät)

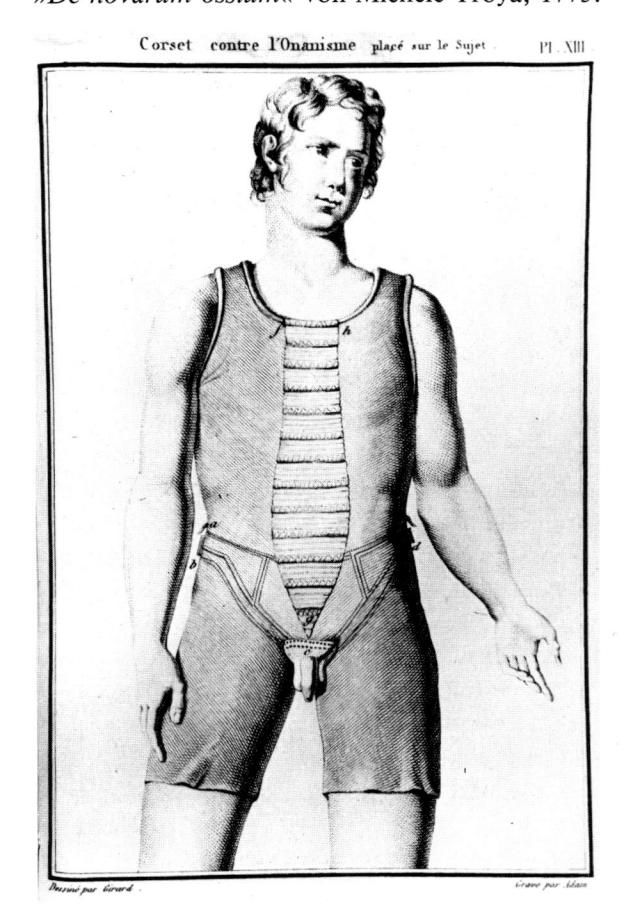

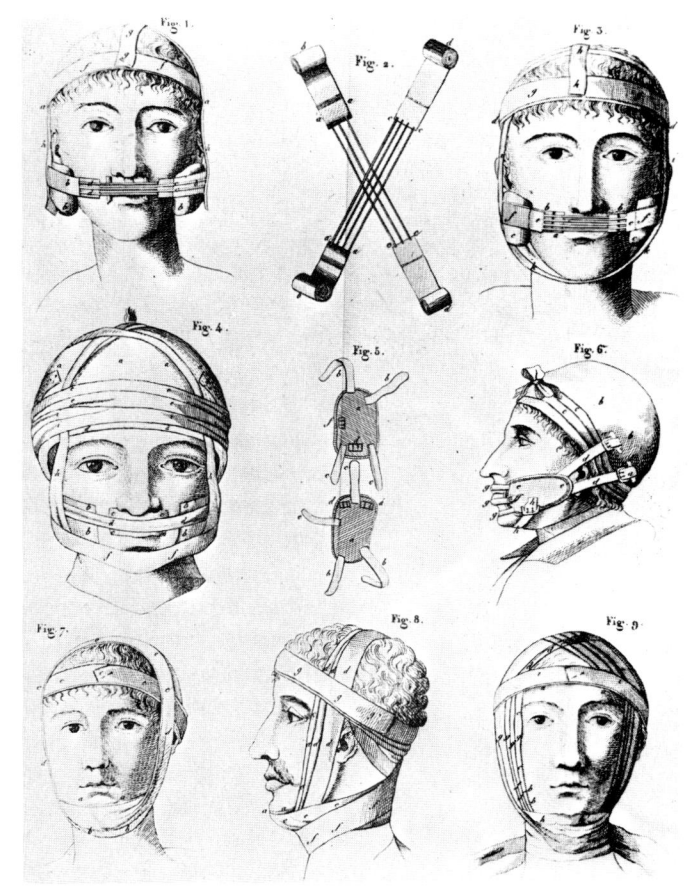

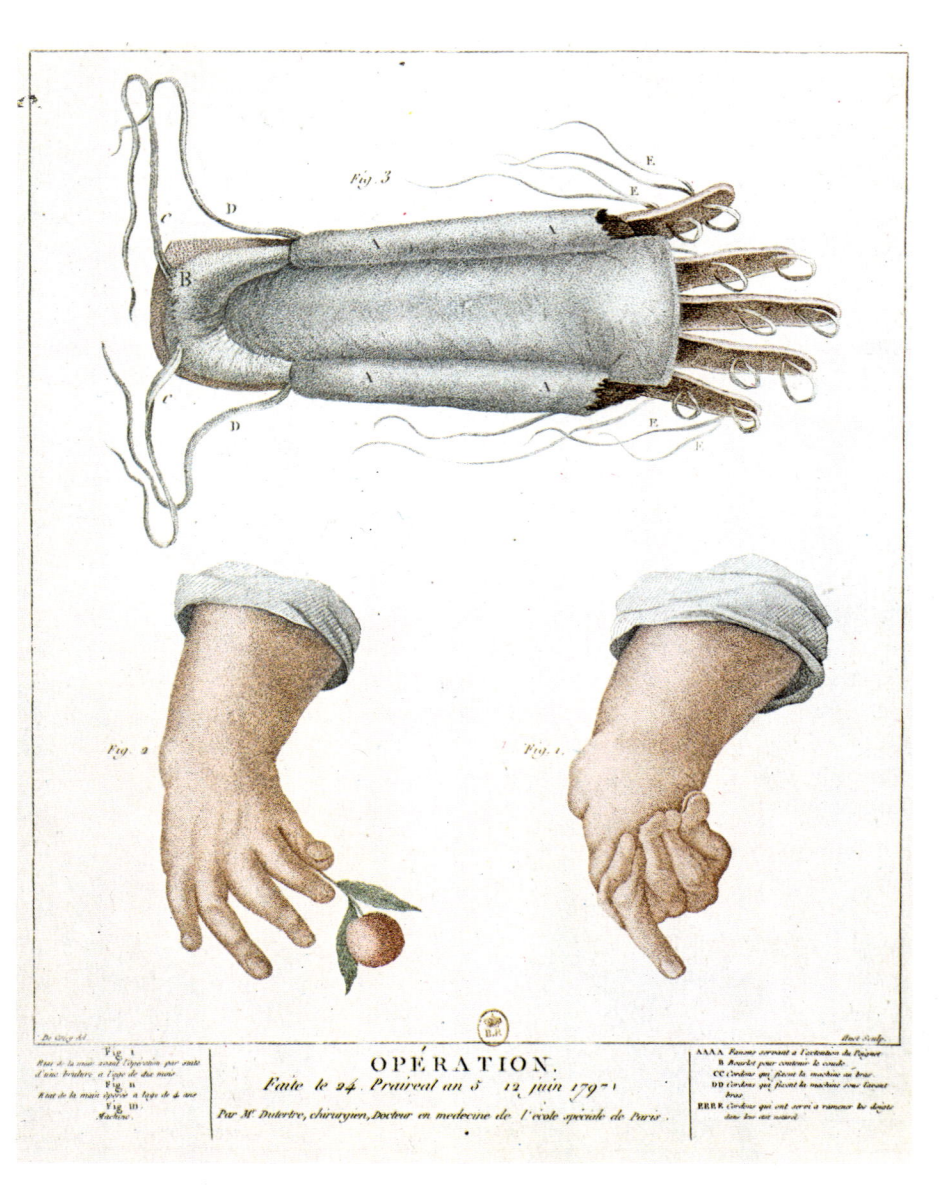

Abbildung 1783
Chirurgie und Orthopädie der Hand. Stich zur Illustration einer am 12. Juni 1797 durchgeführten Operation; er zeigt die Vorrichtung, die das Operationsergebnis vervollständigen sollte.
(Paris, Nationalbibl., Kupferstichkabinett)

Eine spektakuläre Folge dieser »Anfänge« der unblutigen Orthopädie ist die Einrichtung von Gymnastik- und Heilzentren — nach einem Ausspruch von Mounier-Kuhn entstanden sie in Europa innerhalb kürzester Zeit —, in denen den Kranken Korrekturapparate und ein geschultes Personal zur Verfügung standen. Die erste dieser orthopädischen Heilanstalten wurde 1780 in Orbe im alten städtischen Hospital nahe von Lausanne von André Venel (1740—1791) gegründet. Sein Streckbett und seine Holzschuhe hatten einen überwältigenden Erfolg. Das Werk von Venel wurde rasch verbreitet und führte später zur Gründung des Hôpital orthopédique de la Suisse romande, das vor kurzem sein hundertjähriges Bestehen feierte (1876—1976). Wir verweisen auf das wichtige Buch von Bruno Valentin, in dem er eine genaue Liste aller orthopädischen Institute in Europa anführt. Es muß nachdrücklich darauf hingewiesen werden, daß diese Zentren, in denen unblutige Orthopädie praktiziert wird, zu Ausgangspunkten für die Entfaltung der chirurgischen Orthopädie geworden sind.

Das 19. und 20. Jahrhundert: die »Jahrhunderte der Wahrheit«

Das 19. Jahrhundert stellt eine Wende dar, es versucht auf allen medizinisch-chirurgischen Wissensgebieten die Wahrheit zu erforschen und legt den Grundstein für die modernen wissenschaftlichen Errungenschaften. Von den Soziologen, Philosophen, Moralisten und Historikern, die sich mit diesem Phänomen auseinandersetzen, wurden mehrere Faktoren angeführt und beschrieben. Aus unserer Sicht wollen wir folgende Tatbestände festhalten:

— die endlosen Kriege im Zuge der Französischen Revolution und der Herrschaft Napoleons in Europa. Für die Traumatologie blieben die Blutbäder natürlich großteils das, was sie immer waren, nämlich das ständig brennende Problem der Gliedmaßenamputationen; es bestand trotz der zunehmenden Kenntnisse, die im Laufe des 19. Jahrhunderts nur langsam zu einem Fortschritt beitrugen;

— die Weiterentwicklung und Verbesserung von Transportmitteln sowohl für Menschen als auch für Zeitschriften und Bücher und zum Gedankenaustausch. Parés Werk wurde zwar schon ins Englische übersetzt, Hildanus ins Französische und Dionis sogar in die chinesische Sprache, aber das waren nur Ausnahmen. Nun wurden bald alle großen Namen in Europa und den Vereinigten Staaten bekannt;

— der Sezessionskrieg (1861—1865), der vom militärischen Standpunkt aus schon die den modernen Kriegen eigene Zerstörung voraussahen läßt, das große Getöse und die fürchterlichen Verwundungen, während die Therapie sich seit dem Anfang des Jahrhunderts kaum verändert hatte;

— die Entwicklung der Anästhesie im Jahre 1842 durch Crawford Williamson Long (1815—1878), ihre wirksame Verbesserung durch Horace Wells (1815 bis 1848) und William Green Morton (1819—1868); wenig später vermutete und zeigte Louis Pasteur (1822—1895) die Ursachen für die bekannten Infektionsgefahren und erkannte die Rolle der Mikroorganismen im Wundfieberprozeß. Joseph Lister (1827—1912) verhalf der Entdeckung von Pasteur zu dem ihr gebührenden Aufsehen, indem er 1865 für die praktische Chirurgie in seinem *surgical theatre* in Glasgow die Benetzung mit Karbolsäure einführte. 1867 berichtete er im *Lancet* über seine spektakulären Erfolge bei der Verwendung von Karbolsäurespray. Schließlich veröffentlichte Robert Koch (1843—1910) sein

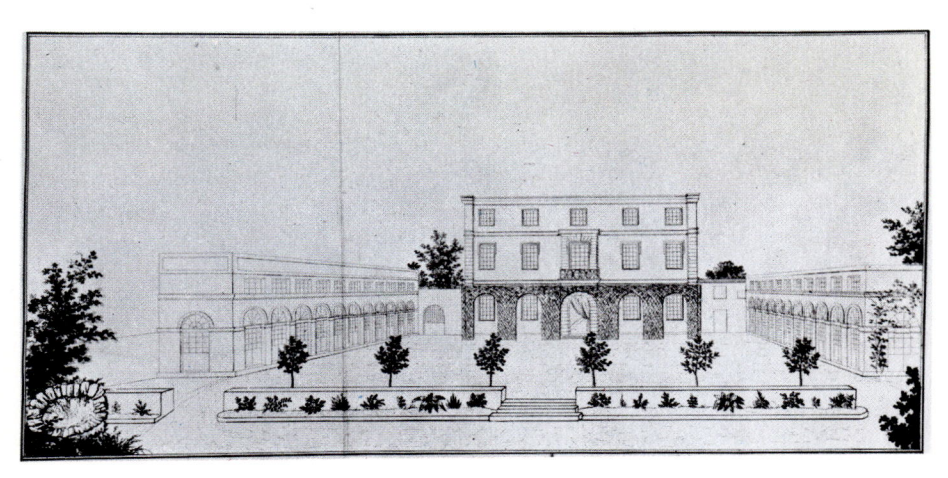

Abbildung 1784
Die orthopädische Klinik des Prof. Delpech. »Ansicht von der Seite des englischen Gartens« und »gemäß dem Prinzip der Hygiene«. Illustration aus »De l'orthomorphie« ..., Paris 1828.
(Paris, Bibl. d. Alten Med. Fakultät)

Abbildung 1786 (gegenüber, oben)
Der Baron Dominique Larrey *nach einer anonymen Zeichnung aus dem 19. Jh. (Paris, Museum Carnavalet)*

Vor der Anästhesie und der Asepsis

Abbildung 1785 Apparat für Klumpfüße. Illustration aus »Mémoires de physiologie et de chirurgie pratique« von A. Scarpa und J. B. Leveillé, Paris im Jahr XII (1804). (Paris, Bibl. d. Alten Med. Fakultät)

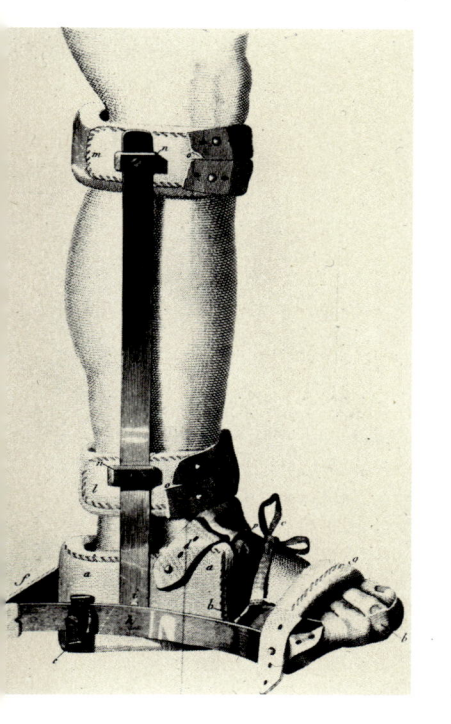

bahnbrechendes Werk »Untersuchungen über die Aetiologie der Wundinfectionskrankheiten« (Leipzig 1878);
— später vervollständigten Conrad Röntgen (1845—1922) durch die Entdeckung der Röntgenstrahlen 1895 und Alexander Fleming (1881—1955), der die antibiotische Ära einleitete, die Errichtung der modernen medizinisch-chirurgischen Wissenschaft. Besonders wichtig war zweifellos die Anästhesie und die Asepsis und Antisepsis, ein Postulat der Mikrobiologie; die Mitte des 19. Jahrhunderts wurde also ein Angelpunkt, um den alle Probleme der orthopädischen Chirurgie kreisen. Hiermit könnten wir unsere Anmerkungen eigentlich beenden, doch wäre das nicht vollständig; wie wir in der Einleitung erwähnt haben, gibt es noch deutliche Schwierigkeiten.

Offensichtlich entwickelt die Chirurgie zu Anfang des 19. Jahrhunderts im großen und ganzen nur die Errungenschaften des 18. Jahrhunderts weiter, sie läßt sich jedoch auch von einem neuen Aspekt aus charakterisieren: von nun an muß Paris seine Stellung als Wegbereiterin und Mittelpunkt mit London teilen. Aber wir stimmen aus folgenden Gründen nicht mit Garrison überein, der die Meinung vertrat, London hätte Paris abgelöst. Sicher muß man zugeben, daß die bedauerlichen Ausschreitungen der Revolution die wissenschaftlichen Gesellschaftsschichten zum Verschwinden gebracht haben. Der berühmte Ausspruch von Fouquier-Tinville am 5. Mai 1794 beim Prozeß von Lavoisier ist ja bekannt: »Die Republik braucht keine Gelehrten«; die befugtesten Biographen von Lavoisier bestreiten dies übrigens. Es stimmt allerdings, daß es in Frankreich, abgesehen von Larrey und Percy, die in der Armee tätig waren, bis zur Mitte des 19. Jahrhunderts auf unserem Gebiet keine hervorragenden Männer gab; dann erst kamen Dupuytren, Lisfranc, Delpech, Malgaigne und Maisonneuve. Jenseits des Kanals ist sicher der Ruf von John Hunter, dessen Verdienste wir teilweise schon angeführt haben, einer der Hauptgründe für die Teilung in diese beiden Zentren.

In England muß nun Robert Liston (1794—1847) angeführt werden, der einer Heilmethode des Amputationsstumpfes seinen Namen beigefügt hat. Außerdem entwickelte er eine neue Art von Schuh für den Klumpfuß und einige Neuheiten für Apparate zur Einrenkung von Luxationen. Die nach ihm benannte Pinzette zur Knochenresektion wird zweifellos noch heute von vielen Chirurgen verwendet, die von ihm selbst nichts wissen.

Durch seine Geschicklichkeit und seine Kraft war er in der Lage, alleine eine Oberschenkelamputation durchzuführen, die Femoralarterie mit der linken Hand abzuschnüren und alle anderen Handgriffe mit der rechten Hand zu erledigen. James Syme (1799—1870) zog die Exzision oder Exartikulation der Amputation vor. Seit 1845 versuchte er die Exartikulation der Hüfte, 1847 die des Schlüsselbeins und 1850 des Knies, offenbar mit Erfolg, was vor ihm noch nicht gelungen war. Sein Name bleibt mit einer Amputationsmethode verbunden, bei der unter dem Malleolus abgesetzt wurde. Benjamin Collins Brodie (1783—1862) war für seine konservative Einstellung bekannt, er trat gegen die Amputation auf, die ihm zu radikal erschien. Seine Abhandlung »On the Pathology and Surgery of Diseases of the Joints« (1819) ist ein langes und leidenschaftliches Plädoyer für seine Auffassung. Er beschreibt schon vor Pierre Marie die hysterischen Gelenkserkrankungen.

Einige Puristen verwenden noch immer zu Recht die Benennung »Brodie-Knochenabszeß« bei der Diagnose von Knochenabszessen in der Epiphyse, die leider außer Gebrauch gekommen ist. William Hey (1736—1819) hat sich lange Zeit, von 1782 bis 1803, der Pathologie des Kniegelenks gewidmet und den Ausdruck »innere Störung des Knies« geprägt. Auch er gereicht, trotz seiner Ungenauigkeit, diesem Jahrhundert zur Ehre. Obwohl sein Name kaum bekannt ist, möchten wir Edward Alanson (1747—1823) hervorheben, der nach einigen Fehlschlägen bei Amputationen auf den Gedanken kam, im Operationssaal auf Sauberkeit Wert zu legen, die er erstaunlicherweise durch Ventilation zu erreichen suchte; das war vor hundertfünfzig Jahren, als das Problem der Luftklimatisierung für totale Arthroplastiken lebenswichtig geworden war. Beenden wir diesen Abschnitt mit George James Guthrie (1785—1856), dem englischen Larrey, dessen »*Treatise on Gunshot Wounds of the Extremities requiring Amputation*« nach seinem ersten Erscheinen im Jahr 1815 sechs Neuauflagen erlebte.

In Frankreich war Dominique Jean Larrey (1766—1842) wenn nicht der größte Militärchirurg seiner Zeit, so doch sicherlich eine Persönlichkeit, welche seine Zeitgenossen überragte, wegen seiner unerschöpflichen Hingabe und ständigen Sorge um die Verwundeten. Seine Zwistigkeiten mit der Militärintendanz (der Kriegsverwaltung) sind berühmt geworden: es gab in der Tat in Frankreich keinen unabhängigen Gesundheitsdienst innerhalb der militärischen Organisationen* — ebensowenig wie im übrigen Europa. Er verbesserte die von Percy erdachte »mobile Ambulanz«, indem er das Krankenhaus in die Nähe des Schlachtfeldes verlegte. Vor Larrey kamen die Chirurgen mit ihren schweren Ambulanzen — deren Standort der Militärintendant nach den besten Anlagemöglichkeiten auswählte — erst vierundzwanzig Stunden nach einem Kampf am Ort des Geschehens an. Sie konnten in erster Linie nur noch die Leichen und die Sterbenden einsammeln. Schon Blaise de Lasseran-Massencome, Herr von Montluc (1501—1577), hatte ausgerufen: »Das beste, was einem Krieger widerfahren kann, ist es, von einer Armbrust getötet zu werden! . . .«

Erst die Hilfsbereitschaft von Larrey brachte hier eine anerkennenswerte Änderung. Larrey nahm an fünfzig Schlachten teil und führte am Abend nach den Kämpfen bis zu zweihundert Amputationen in einer Nacht durch. Je nach Lage, Diaphyse oder Gelenk brauchte er einige zehn Sekunden für eine Intervention. André Soubiran gab eine hervorragende Beschreibung dieses bewundernswerten Mannes, »der tugendhafteste Mann, den ich kenne« [Napoleon], und des Mutes der Soldaten, die sich tapfer seinem Operationsmesser stellten, denn sie hatten zum Chefchirurgen der Großen Armee echtes Vertrauen. Nach der Zeit des Empires war Larrey viele Jahre am berühmten Pariser Krankenhaus Val-de-Grâce tätig, und seine »*Mémoires de chirurgie militaire*« aus dem Jahr 1812 sind klassisch geworden. Darin befindet sich auch die erste Anspielung auf einen Schützengrabenfuß. Pierre François Percy (1754—1825) war ein Zeitgenosse, Nacheiferer, wenn nicht sogar Rivale von Larrey und sicher gebildeter, intellektueller und gelehrter, aber dafür weniger hingebungsvoll und großzügig den Soldaten gegenüber. Deshalb war er auch weniger beliebt. Antonin Dubois (1756—1837) und Alexis Boyer (1757—1833) sollten auch nicht ganz vergessen werden.

Der »*Traité des maladies des os*« (Abhandlung der Knochenkrankheiten), 1803, von Boyer enthält, noch vor Delpech, eine sehr offene Bemerkung über »Skrofulose der Vertebralkaries«. Emile Forgue hat diesem Phänomen sehr lebendige Seiten gewidmet (Laignel-Lavastine, Bd. III). Zahlreiche Verbesserungen brachte Guillaume Dupuytren (1777—1835), bedeutendster Chirurg sei-

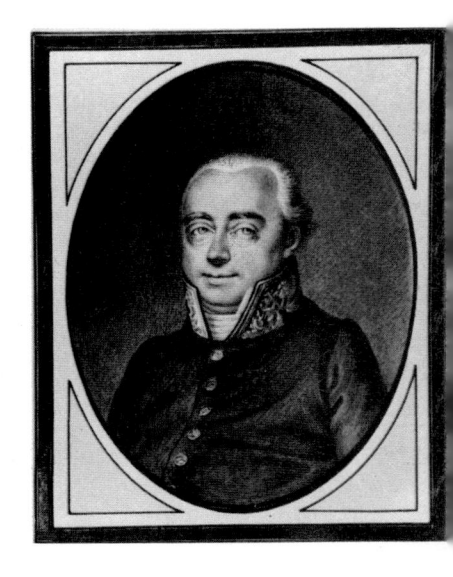

* Die eigentliche Autonomie des militärischen Gesundheitscorps in Frankreich stammt aus dem Jahr 1917.

Abbildung 1787 (unten) »Säule als Gegengewicht zum Studium des Klaviers, der Harfe, des Zeichnens, usw.« J. Delpech, »De l'orthomorphie par rapport à l'espèce humaine«, Paris 1828. Dieses Gerät war dazu bestimmt, den gebeugten Rücken zu vermeiden, indem es die Tätigkeit der Rückenmuskulatur anregte.

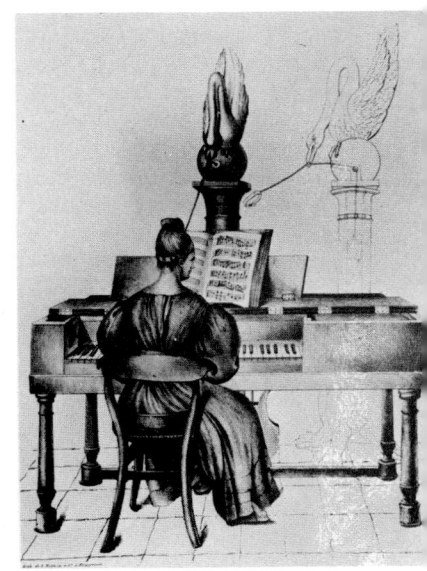

* Honoré de Balzac veröffentlichte 1836 seine »*Messe des athées*«, in der man leicht Dupuytren, der einige Monate zuvor gestorben war, unter dem Namen — suggestiv? — des Doktor Desplain wiedererkennt.

* Achille Cléophas Flaubert (1784 bis 1845) war Chirurg am städtischen Krankenhaus von Rouen, wo er gemäß den Unterweisungen von Dupuytren praktizierte. Von ihm übernahm sein Sohn, der Schriftsteller Gustave Flaubert (1821—1880), die chirurgischen Details, die in seinem literarischen Werk so häufig vorkommen. Die klassische Episode aus »*Madame Bovary*«, in der Dr. Bovary den Stallburschen Hippolyte Tautain unter den väterlichen Augen des Apothekers Homais behandelt, ist berühmt geworden. Der Schriftsteller jongliert mit Worten wie Strephokatopodie, Strephendopodie, Strephaxopodie, Strephypodie und Strephanopodie. Die subkutane Achillotenotomie wird darin so hervorragend beschrieben, daß man die Bewegungen des Operationsmessers unter der Haut direkt sieht. Das Ergebnis ist leider ebenso bekannt: eine fürchterliche Gangrän, daraufhin Amputation, sicherlich eine Widerspiegelung des chirurgischen Alltags...
Ein Schüler von Achille Flaubert war Jules Cloquet (1790—1883), der als erster bei Pseudarthrose eine Knochennaht durchgeführt haben soll.

ner Zeit*: seine Unterweisungen über Verbrennungen, seine Beschreibungen der beiden Arten des Knöchelbruchs und der Retraktion der Palmaraponeurose, die allgemein seinen Namen trägt, des *radius curvus* oder Hemichondrodystrophie des distalen Radiusendes, Madelung-Deformität genannt, seine Beschreibungen von Erkrankungen und Verletzungen der Knochen und Gelenke, die ins Englische übersetzt wurden, das alles sind Verdienste, die ihn zu einem der größten Neuerer unseres Spezialgebietes machen.

Außerdem sei noch Jacques Mathieu Delpech (1777—1832) aus Montpellier erwähnt, Autor des »*Traité d'orthomorphie*«, 1828, eine Bezeichnung, die sich trotz der Persönlichkeit ihres Urhebers nicht gegenüber der von Andry geprägten Wortschöpfung durchsetzen konnte. 1816 führte er als erster (?) eine subkutane Sektion der Achillessehne beim Klumpfuß durch*, eine Technik, die einen aufsehenerregenden Erfolg hatte, wie wir noch sehen werden. Er war nicht damit zufrieden, nur die Art der Tuberkulose beim Malum Potti zu erkennen, er erklärte sie 1816 auch endgültig. Er wurde zum Apostel und täglichen Kämpfer für ein orthopädisches Institut innerhalb des Allgemeinen Krankenhauses von Montpellier und muß daher als einer der tatkräftigsten Bahnbrecher der modernen Orthopädie gelten. Jean-François Malgaigne (1806—1865) war von außerordentlicher Vielseitigkeit: Medizinhistoriker, der sogar von seinen Zeitgenossen als genialster aller Zeiten begrüßt wurde (wir verdanken ihm die genaueste Aufstellung und die gelehrtesten Kommentare des Werkes von Hippokrates); politischer Abgeordneter von Paris, zum Nutzen der Chirurgie nur zwei Jahre lang (von 1846 bis 1848), aber vor allem Urheber der Perfektionierung zahlreicher chirurgischer Instrumente.

Sein »*Traité des fractures et des luxations*« (Lehrbuch der Frakturen und Luxationen), der zwischen 1847 und 1855 erschien, und seine »*Leçon d'orthopédie*« (Orthopädischer Unterricht) aus dem Jahr 1862 wurden Klassiker, von Generationen von Studenten verwendet und in zahlreiche Sprachen, darunter sogar ins Arabische, übersetzt. Malgaigne ist außerdem einer der Vorkämpfer der Knochenchirurgie bei Frakturen, die einen glanzvollen Aufschwung nehmen sollte. Er stellte sich bereits metallene »Klammern« vor, um die beiden Teile der gebrochenen Kniescheibe einander zu nähern und zu halten. 1843 gründete er die Gesellschaft der Chirurgie und gab ihr die Devise: »Realität in der Wissenschaft, Moral in der Kunst«.

Diese bemerkenswerte Häufung von Chirurgen, deren Ruhm großteils auf Arbeiten über Knochen- und Gelenkserkrankungen beruht, wird noch ergänzt durch Jacques Gilles Maisonneuve (1809—1897), der bei der pathologischen Anatomie von Brüchen und ihrer Behandlung besonders präzise arbeitete, und durch Just Lucas-Championnière (1843—1913), dem Wortführer für frühzeitige Bewegung. Er wurde Bahnbrecher der Antisepsis in Frankreich nach einer Reise nach Glasgow, wo er bei Lister die Bestätigung der Ansichten seines berühmten Landsmannes Louis Pasteur fand. In Frankreich sind noch einige Orthopäden, die nicht chirurgisch arbeiteten, zu nennen: Pierre Nicolas Gerdy (1797—1856), der in seinem Werk »*Traité des bandages et appareils de pansement*« (Lehrbuch der Bandagen und Verbandsapparate), 1826, die besten Korrekturinstrumente zusammenstellte; Vincent Duval (1796—1876), 1826, der die erste Achillotenotomie in Paris durchgeführt haben soll, dessen Haupttätigkeit aber der unblutigen Korrektur von Mißbildungen gewidmet war; Sauveur Henri Victor Bouvier (1799—1877), bekannt für seinen gesunden Menschenverstand und seine kritische Beobachtungsgabe: er stellte fest, daß die

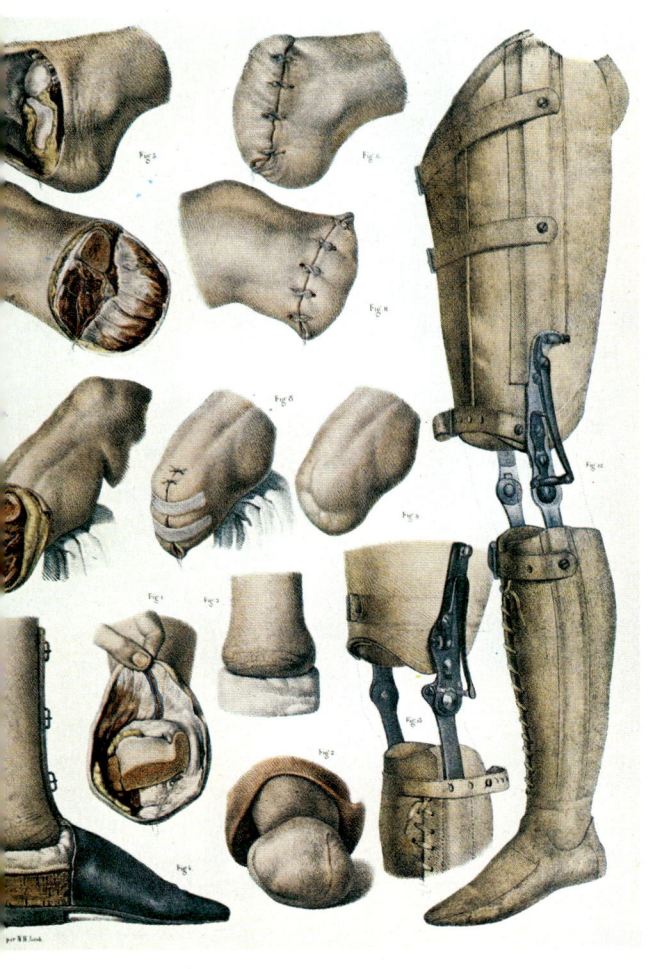

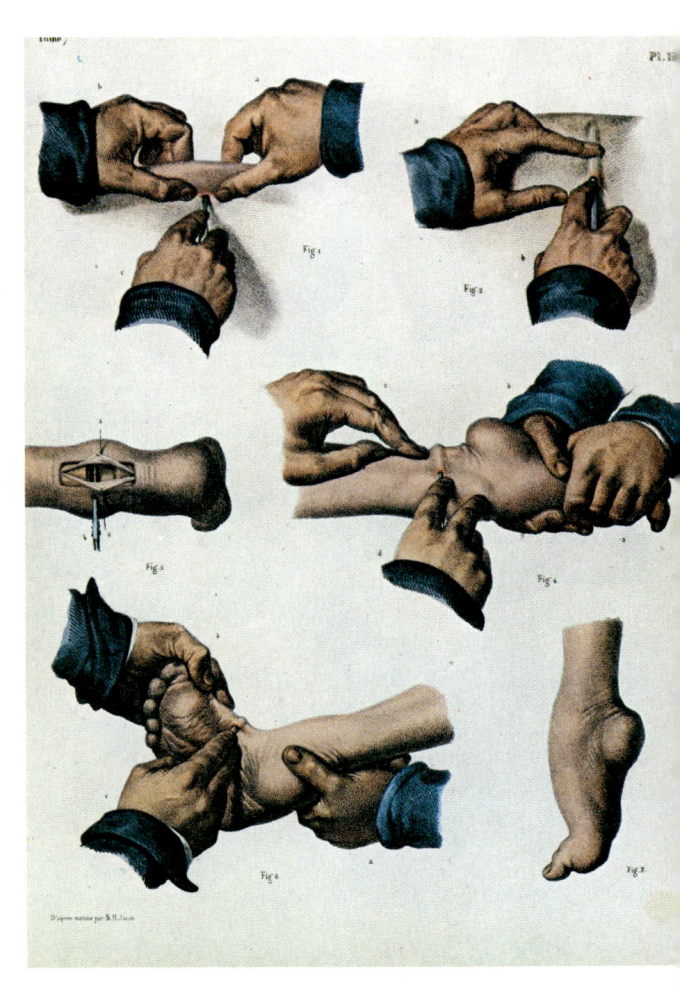

Mißbildungen der Wirbelsäule, anders als beim Klumpfuß, ihren Ursprung in den Wirbeln und Ligamenten haben und nicht auf Muskelkontraktionen oder Atrophien aufgrund von Sektionen zurückzuführen sind. Hierin widersprach er Jules Guérin, auf den wir noch eingehen werden.

Wir wollen unser Augenmerk nochmals auf den Klumpfuß lenken, der mit der Skoliose und anderen Haltungsschäden und Wirbelsäulenmißbildungen die wichtigsten Verformungen des Skeletts und seiner Adnexe darstellt. Während der ersten Jahrzehnte des 19. Jahrhunderts entsteht ein beträchtliches Interesse für Chyllopodie, um ein etwas barbarisches Wort zu gebrauchen. Vermutlich liegt ein Grund darin, daß eine illustre Persönlichkeit des politischen Lebens, Maurice de Talleyrand (1754—1838), von dieser Krankheit befallen war. In England schien auch der große Schriftsteller Walter Scott (1771—1832) daran erkrankt zu sein, allerdings nicht so stark wie Georges Gordon, der unter dem Namen Lord Byron (1788—1824) berühmt ist und der sein ganzes Leben darunter litt. Wiederholt plagte er einen Hersteller orthopädischer Geräte, den *trussmaker* Timothy Sheldrake, dessen Name so der Nachwelt erhalten blieb und dessen Glück und Ruhm er beeinflussen wollte.

Man darf annehmen, daß die Leistung der zahlreichen Holzschuhe von Venel und von anderen nicht so gut war, wie man aus der Begeisterung, die sie hervorriefen, schließen könnte. Darin liegen wahrscheinlich die Gründe für einen anderen Heilversuch, diesmal auf chirurgischem Weg. Zuvor war von der

Abbildung 1788 (oben links) Amputationen des Fußes und des Beins durch verschiedene Verfahren, ein künstliches Bein, welches gestreckt und gebogen werden konnte. J. B. M. Bourgery und Claude Bernard, »Traité complet de l'anatomie de l'homme...«, Paris 1866/67, Band VI, Abb. 83 b. (Paris, Bibl. d. Alten Med. Fakultät)

Abbildung 1789 (oben rechts) Operation eines Klumpfußes nach dem Verfahren von J. Guérin. Illustration aus demselben Werk, Band VII, Abb. 4 (Paris, ibd.)

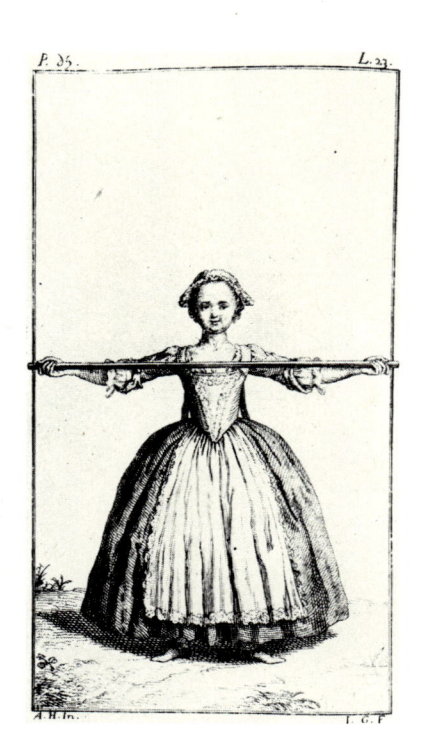

Abbildung 1790 (oben) Bewegung, die man durchführen muß, damit »die Schlüsselbeine länger und flacher werden«. Illustration aus »L'Orthopédie ou l'art de prévenir et de corriger dans les enfans les difformités du corps« von Nicolas Andry, Paris 1761. (Paris, Bibl. d. Alten Med. Fakultät)

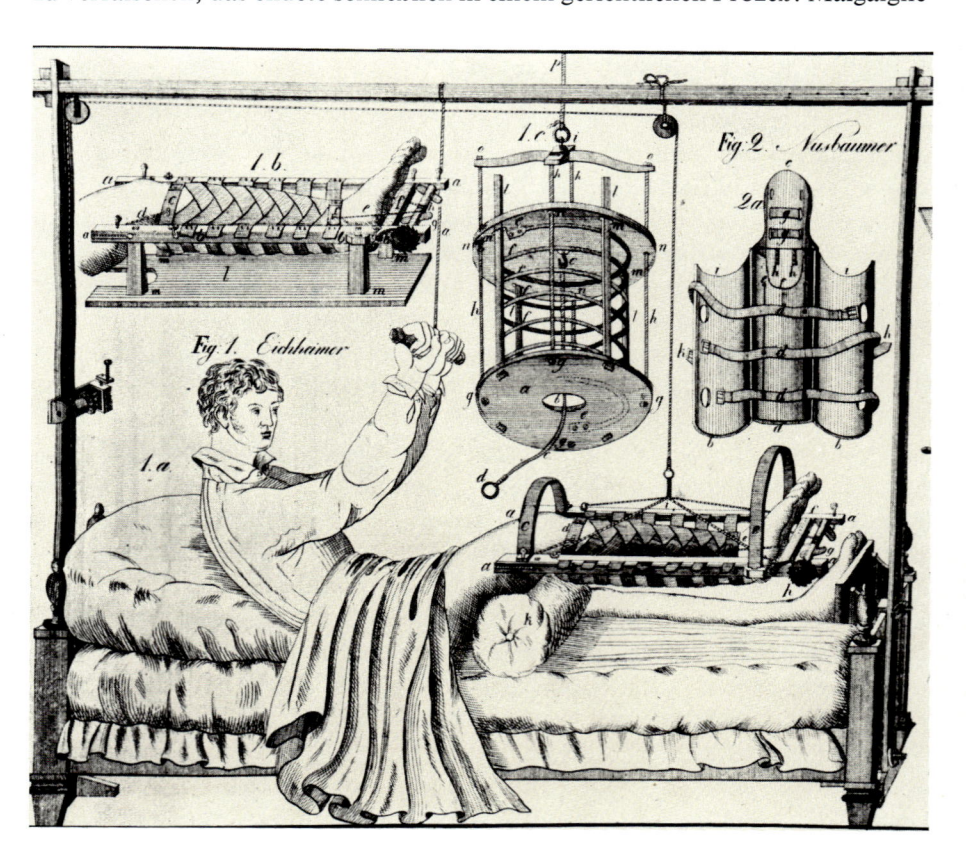

Abbildung 1791 (rechts) Verschiedene Apparate und Schienen zur Behandlung von Beinbrüchen. Abbildung aus dem Werk von Adolph Richter: »40 Lithographirte Tafeln«..., Berlin 1828. (Paris, Bibl. d. Alten Med. Fakultät)

pathologischen Anatomie eine Klarstellung erreicht worden. Der erste unter ihnen war Jacob Van der Haar (1717—1799) in den Niederlanden.

Aber eine echte Darstellung auf diesem Gebiet verdanken wir Antonio Scarpa (1754—1838), der 1803 in Pavia die *»Memoria chirurgica sui piedi torti congeniti dei fanciulli e sulla maniera di corrigere queste deformita«* veröffentlichte. Dies ist eine grundlegende Studie, denn Scarpa weist darin entschieden die alte Theorie zurück, welche eine Dislokation des Tarsus für die Mißbildung verantwortlich macht, und ersetzt sie durch die richtige Erklärung; es gibt in der Tat zwei Arten von Klumpfuß, die eine geht auf eine Adduktion mit Supination des Vorfußes zurück, die andere leitet sich von späterer Senkung des Calcaneus ab. 1816 führte Delpech die erste Achillotenotomie durch. Damit bricht ein neuer, diesmal chirurgischer Sturm über Frankreich und Europa herein, ähnlich wie die Welle der Begeisterung, die ein Jahrhundert zuvor durch die Holzschuhe aller Arten und Herkünfte ausgelöst wurde. Jules René Guérin (1801—1886) in Paris geht von dem Prinzip aus, daß alle Fehlstellungen auf Muskelschrumpfung zurückzuführen seien, und führt infolgedessen serienweise Myotomien durch. Es heißt, er habe in einer einzigen Sitzung an die vierzig Muskeln durchschnitten — nebenbei sollten wir das Vertrauen und den Stoizismus der Patienten bewundern, denn diese Behandlung fand vor der Einführung der Anästhesie statt —, um eine Deformation der Wirbelsäule zu heilen.

Ebenso schnitt und sektionierte er bei Klumpfuß mit verschiedensten Operationsmessern. Malgaigne geriet in eine heftige Auseinandersetzung mit Guérin, er rief seine Patienten zusammen und klagte den anderen an, seine Ergebnisse zu verfälschen; das endete schließlich in einem gerichtlichen Prozeß: Malgaigne erhielt recht und gewann 1843 den Prozeß. Guérin, eine ungestüme Persönlichkeit, konnte sich jedoch noch bis 1846 halten, bis er trotz eines günstigen Berichts der Ärztekommission gezwungen wurde, das Kinderkrankenhaus zu verlassen. Zweifellos trugen noch andere leidenschaftliche Vertreter der Tenotomie, die weniger Aufsehen erregten und deren Mißerfolge daher auch nicht so bekannt waren, dazu bei, die Methode der Tenotomie in Mißkredit zu bringen, so daß sie in Frankreich bald verschwand. Später wurde sie dank Dieffenbach und Stromeyer wieder aus Deutschland eingeführt, von strahlenden Erfolgsberichten begleitet.

In Deutschland führte also Johann Friedrich Dieffenbach (1792—1847) diese Methode fort und trieb sie auf die Spitze, jedoch mit einem untrüglich sondierenden Talent. Er führte das Operationsmesser unter die Haut ein, schnitt und durchtrennte Sehnen und Muskeln auf allen Ebenen (er gab vor, Stottern durch eine Sektion des Zungenbandes und Strabismus durch eine Sektion der Augenmuskel zu heilen). Georg Friedrich Louis Stromeyer (1804—1876) war wesentlich gemäßigter. Er stellte die Indikationen für Tenotomie zusammen und legte größten Wert auf ihre Abgrenzung.

Der Ruf von Stromeyer erstreckte sich bis London, wo John Little (1810—1894), der an Klumpfuß litt, sich von ihm 1836 operieren ließ. Little, der vom Ergebnis offensichtlich begeistert war, legte den Grundstein für ein Spitalszentrum zur Behandlung nicht nur von Klumpfüßen, sondern auch von anderen Fehlstellungen, die unter der Bezeichnung Kontrakturen zusammengefaßt wurden. So entstand durch spätere Vergrößerung und stufenweisen Ausbau eines der wichtigsten Zentren der orthopädischen Chirurgie in England, das berühmte Royal National Orthopaedic Hospital, in dem später eine große Anzahl von orthopädischen Chirurgen, nicht nur Engländer, sondern Ärzte aus dem Commonwealth und der ganzen Welt, ausgebildet wurden. Daraus kann man schließen, daß der Erfolg Stromeyers Little endgültig für die Orthopädie einnahm: wir finden seinen Namen in der Nomenklatur einiger spezieller Mißbildungen des Bewegungsapparates.

1853 veröffentlichte Little ein »Standard Treatise on Deformities«. In Deutschland gingen aus der Familie Heine in mehreren Generationen besonders begabte Orthopäden hervor; der berühmteste unter ihnen war Jacob von Heine (1799—1879), der 1840 als erster die poliomyelitischen Fehlstellungen beschrieb und 1842 ein »Lehrbuch der Luxationen« herausgab; in der Nähe von Stuttgart gründete er auch die erste deutsche orthopädische Heilanstalt für Mißbildungen, die berühmte Paulinenstiftung in Bad Cannstatt. Später entstand die zweite orthopädische Klinik in Deutschland auf Anregung des Orthopäden Christoph Temmink (1827–1910), die Hüfferstiftung in Münster in Westfalen (1889).

Der russische Militärarzt Nikolai Ivanovitch Pirogoff (1818—1881) muß als der Begründer der Chirurgie in Rußland gelten: die von ihm beschriebene Amputationsmethode (transastragale und transkalkaneische Sektion) ist zwar nicht sehr praktisch, sie entsprang aber seiner großzügigen konservativen Einstellung und seinem Mitgefühl.

In den Vereinigten Staaten ragen einige Namen heraus, Bahnbrecher und Anführer einer bedeutenden Gruppe von Nachfolgern. Philip Syng Physick (1768—1837), den seine Mitbürger für den Begründer der amerikanischen Chirurgie halten, wagte sich 1802 mit einem sehr gewagten Verfahren an einen Humerus, der nicht zuheilen wollte: er benutzte das Haarseil. Auch andere

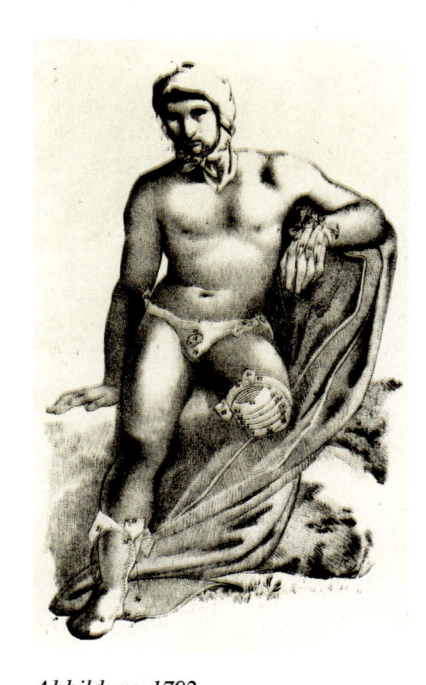

Abbildung 1792
Bandagen des Kopfes, der Hand, der Beine und des Skrotums, aus dem »Traité des bandages, des pansements et de leurs appareils« *von Pierre-Nicolas Gerdy, Paris 1826. (Paris, Museum f. Gesch. d. Medizin)*
Der Fußverband wird wegen seiner Form »verschnürter Strumpf« genannt, bemerkt P.-N. Gerdy, der seine Herstellung genau schildert.

Abbildung 1793 »Eine mit einem Korsett bekleidete Frau, deren Rock aufgehoben ist, um eine am Knie angebrachte Bandagierung zu zeigen.« Illustration aus dem »Traité des bandages, des pansements et de leurs appareils« von Pierre-Nicolas Gerdy, Paris 1826. (Paris, Museum f. Gesch. d. Medizin)

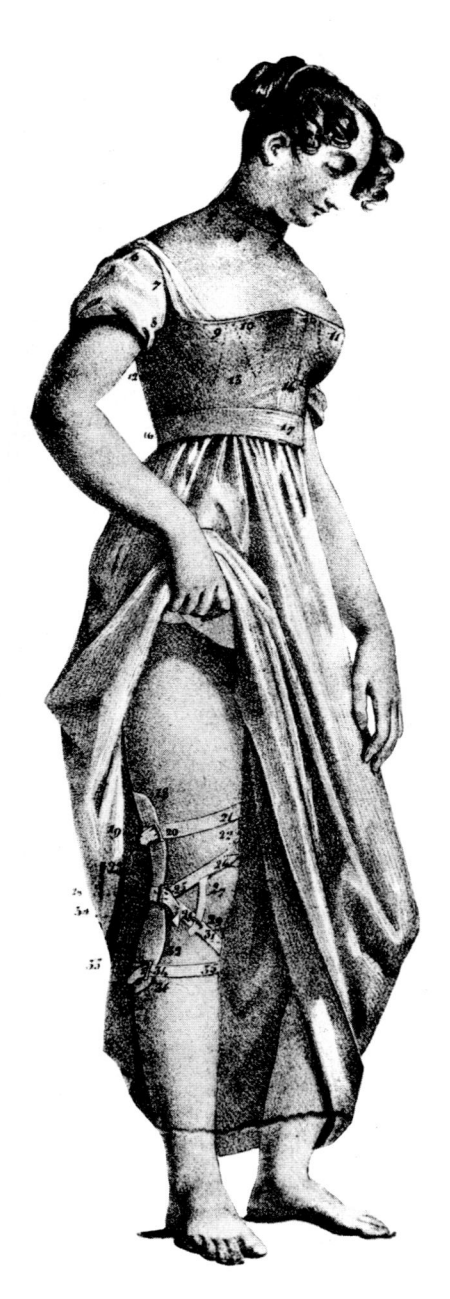

mutige Versuche wurden von Erfolgen gekrönt. John Collins Warren (1778 bis 1865) war in seinem Land ein Vorkämpfer bei der operativen Entfernung von Knochen, ebenso wie Valentine Mott (1785—1865). Eine Tatsache ist diesseits des Ozeans wenig bekannt und soll daher hervorgehoben werden: die Resektion von Knochen als Behandlung bei Pseudarthrose (in der englischen Literatur nennt man das *non union,* was uns korrekter erscheint), rief in den Vereinigten Staaten eine beachtliche Welle der Begeisterung hervor. Garrison wies besonders darauf hin, und ein anderer zeitgenössischer Autor, Crawford, gab eine bis ins kleinste genaue geschichtliche Beschreibung.

In diesem Zusammenhang möchten wir einige der ersten amerikanischen Ärzte anführen, die sich mit dieser Methode befaßten und oft zu weltweitem Ruhm gelangten: 1806 Exartikulation der Hüfte durch Walter Brashear (1776 bis 1860), Exartikulation des Knies 1824 durch Nathan Smith (1762—1829), Osteotomie der Hüfte bei Ankylose 1826 durch John Rhea Barton (1794 bis 1871)! Man kann den Mut dieser Chirurgen und die in Schriften einmütig berichtete günstige Entwicklung nur staunend bewundern, ebenso das Vertrauen einiger Kollegen, denn 1837 führte Barton bei einem seiner Kollegen in fünf Minuten (!) eine subkondyläre Osteotomie durch.

Es wären noch viele andere Ärzte zu nennen. Wir geben daher eine Auswahl, die hinsichtlich ihrer direkten oder indirekten Intervention in der täglichen Praxis der Orthopädie, der orthopädischen Chirurgie und der Traumatologie getroffen wurde.

Amédée Bonnet (1802—1858) in Frankreich interessierte sich für das Problem der Schienen und der Gelenksversteifung. 1836 widmete er der Knochentuberkulose eine Arbeit. Jean Gaspard Blaise Goyrand (1803—1866) beschrieb 1836 eine bajonettartige Fraktur des Handgelenkes und führte eine Amputation durch, die der Methode von Syme ähnlich war. 1847 rief Pierre Flourens (1794—1867) aus: »Gebt mir ein Periost und ich mache einen Knochen daraus.«

In Belgien wollte Edouard Seutin (1793—1862) einen Bruch mit einem verstärkten Karton fixieren. Die Lösung jedoch kam aus den Niederlanden, wo der Militärarzt Antonius Mathysen (1805—1878) 1851 Gipsbänder erfand. Der Schweizer Mathias Mayor (1775—1847) brachte Neuerungen bei der Behandlung von Frakturen und Luxationen: seine Schlinge ist in der gängigen Traumatologie unentbehrlich geworden. In Italien beschrieb Giovanni Battista Monteggia (1762—1815) den Luxationsbruch des Ellbogens, der nach ihm benannt ist; 1813 auch den Fall einer Kinderlähmung. In Finnland trug Jacob August Estlander (1831—1881) mit seinem Interesse für Gelenks- und Knochenchirurgie zum Aufschwung dieses Gebietes bei, das Maximus Wideking af Schulten (1817—1881), ein Pionier der Myoplastik, in diesem Land wesentlich weiter entwickelte.

Wir schließen diesen Abschnitt mit drei Feststellungen:

1) Die Infektion war ein ständiges Schreckgespenst, das selbst den geringsten Eingriff gefährlich werden ließ. Mounier Kuhn berichtet in einer weniger bekannten Beschreibung über ziemlich erschreckende Details: »Zwischen zwei nackten Mauern stand auf einem kaum geschrubbten Holzboden ein alter, unebener Tisch mit Blutflecken, die nichts Gutes verhießen. In einer Ecke des Zimmers befand sich ein kleiner Schrank, in dem die Instrumente, Sägen, Messer und Pinzetten, alle mit einem Holzgriff versehen, wie Küchengeräte aufbewahrt wurden. Vor dem Fenster stand unter einem Eisengestell eine Blech-

le Chapitre des illusions

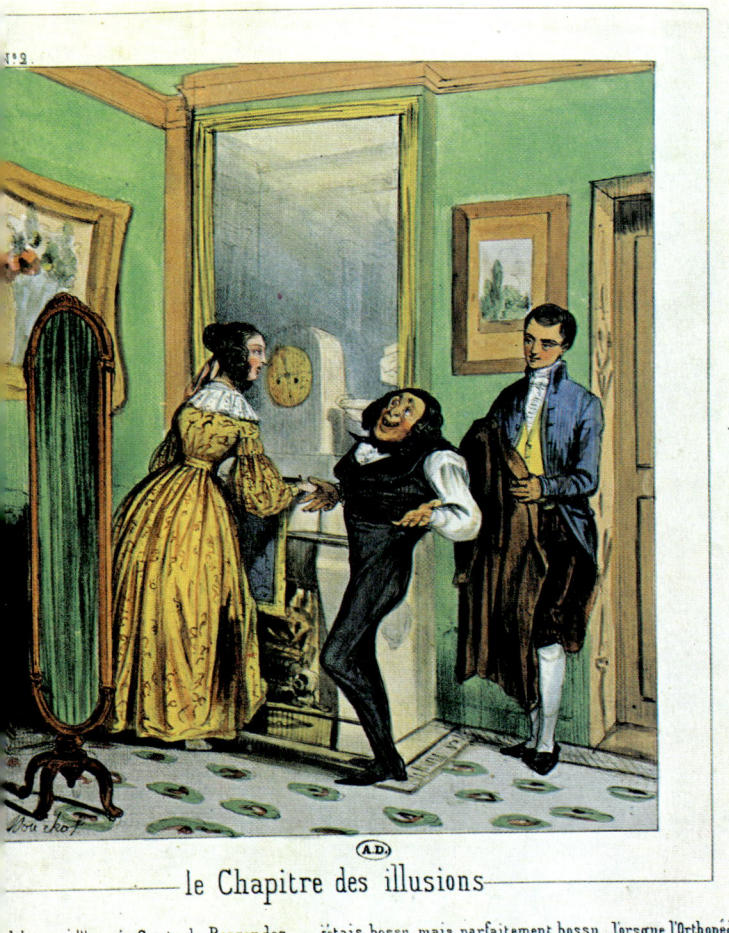

...chère oui!!!... moi Comte de Bossendos... j'étais bossu, mais parfaitement bossu, lorsque l'Orthopédie ...
...mon secours et vous voyez cure complète, droit comme I

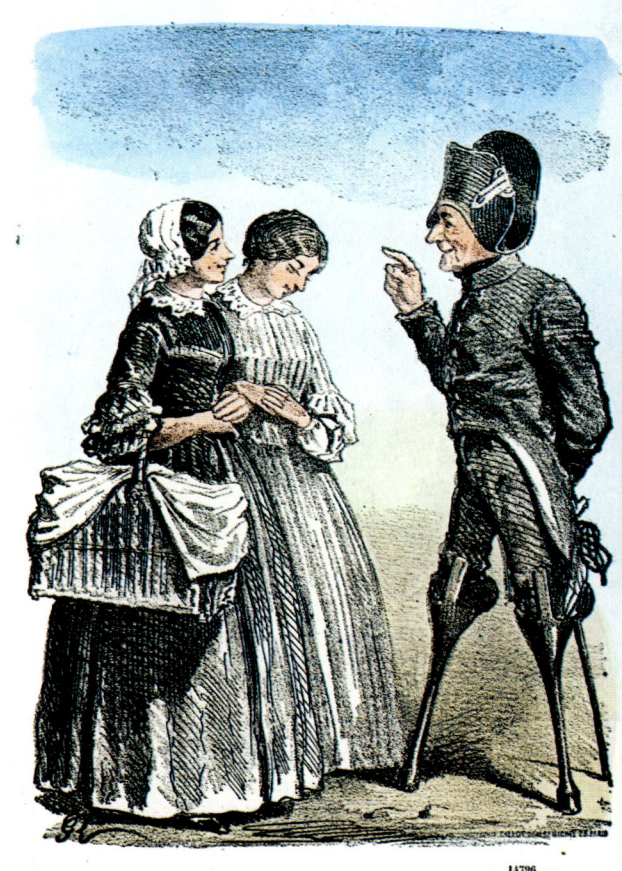

LES INVALIDES, — par Randon.

Riez bien de mes mollets, petites folles! mais rappelez-vous qu'un bon coq n'est jamais gras!

schüssel. Jeder konnte diesen Raum betreten, sich darin aufhalten und ihn wieder verlassen.

In anderen Fällen wurde inmitten der anderen Kranken auf dem Tisch operiert, an dem gewöhnlich gegessen wurde. Der Chirurg zog sich irgendeine Jacke über, band mit einer Peitschenschnur ab, reinigte das Operationsfeld mit einem Schwamm und bedeckte die zerfetzte Wunde mit einem alten gebrauchten und entfaserten Linnen. Dann wusch sich der Chirurg in einer Waschschüssel das Blut von den Händen... und die Wunde begann zu eitern. Die ungeheure Zahl der verstorbenen Patienten wurde geflissentlich verschwiegen, und die in der Mitte des 19. Jahrhunderts geforderten Statistiken wurden alle vorher gefälscht.« Man könnte mit Dupuytren sagen, daß die Behandlung der Amputationsstümpfe die Therapeuten und Therapeutiker aller Gebiete beschäftigt hat; diese übertrafen sich in der Ausarbeitung barbarischer Verfahren: Kauterisation durch Ätzen, Abdrosseln oder Zerdrücken. »Die Hand des Chirurgen ist eine Hundezunge wert«, war ein an der Loire beliebtes Sprichwort...

2) Die außerordentliche Geschicklichkeit der Chirurgen kann durch die Unkenntnis der Anästhesie erklärt werden. Sie waren gezwungen, so schnell

Abbildung 1794 (oben links)
»Ja, meine Liebe, ja, ich, Graf von Bossendos, ich war bucklig, völlig bucklig, als die Orthopädie mir zu Hilfe kam, und Sie sehen, die Heilung ist vollkommen, gerade wie ein Strich.« Stich aus dem 19. Jh. (Paris, Bibl. für Angewandte Kunst)

Abbildung 1795 (oben rechts)
»Lacht nur über meine Waden, ihr kleinen Dummköpfe, aber vergeßt nicht, ein guter Hahn ist niemals fett!« Humoristischer Stich, 1860.
(Paris, Bibl. für Angewandte Kunst)

1645

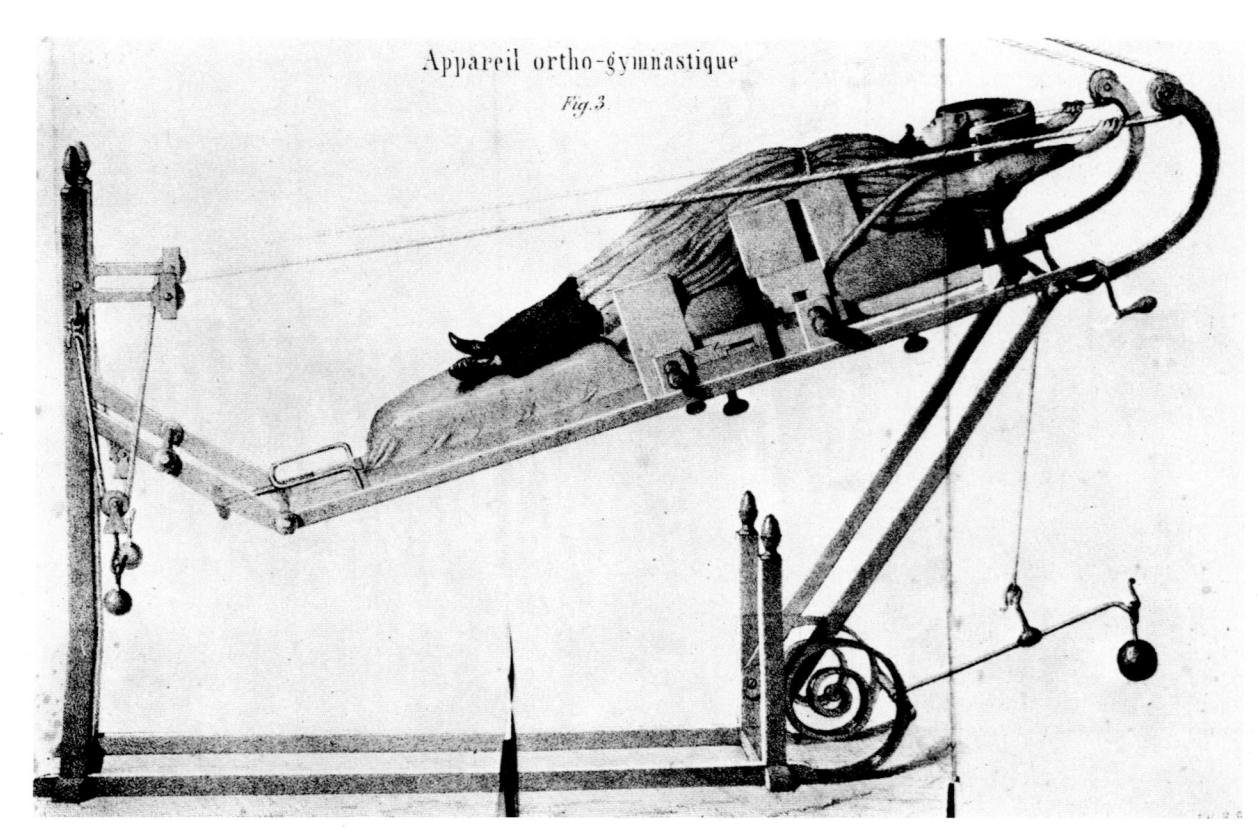

*Abbildung 1796
Orthopädisch-gymnastisches Bett von Dr. Pravaz zur parallelen Extension und »Schrägstellung des Torsus in entgegengesetzter Richtung der Wirbelsäulenkrümmung« zur Korrektur des Gibbus. Illustration aus »Mémoire sur la réalité de l'art orthopédique« von Dr. Pravaz, Lyon 1845. (Paris, Bibl. d. Alten Med. Fakultät)*

wie möglich zu operieren, doch leider machten Vereiterungen und Gangräne ihre Bemühungen oft wieder zunichte. Wenn von einigen Patienten berichtet wird, welche die Operation überstanden und geheilt wurden, so war das einem glücklichen Zufall zu verdanken. Die neueren immunologischen Erkenntnisse und der gute Zustand gewisser Patienten beweisen dies.

Ebenso erklärt vielleicht die Tatsache, die erst vor kurzem bekannt und beschrieben wurde, daß in einigen Krankenhäusern resistente Keime vorhanden sind, die geringere Mortalität in England und den Vereinigten Staaten. »Die Krankenhäuser von Frankreich sind die abscheulichsten von ganz Europa«, beklagte sich 1864 Malgaigne und gibt somit eine Bestätigung. Man kann sich die Enttäuschung von Léon Le Fort (1829—1893) vorstellen, der 1859 von einem sechsmonatigen Aufenthalt in England zurückkehrte, wo er bei Gelenksresektionen gute Resultate erzielen konnte, und dem in Frankreich die ersten sechs von zehn Patienten starben.

3) Dupuytren, Malgaigne und Hunter sowie einige andere blieben deshalb in so guter Erinnerung, weil ihr Wissen und ihr Können vollkommen waren. Es fehlte ihnen nur die Anästhesie und die Asepsis: man hat das Gefühl, vor einem großartigen Fahrzeug zu stehen, dem der nötige Treibstoff fehlt.

Nach der Anästhesie und der Asepsis

Die drei traditionellen Betätigungsfelder des Bewegungsapparates, Wirbelsäule, Klumpfuß und Amputation, wurden nun auf wunderbare, aufsehenerregende und einmalige Weise zu einem weitgefächerten modernen Spezialgebiet erweitert.

a) Hinsichtlich von Wirbelsäulenerkrankungen wurde bis zur Gegenwart kein Fortschritt erreicht; gegenüber den tuberkulösen Infektionen war man bis zur Entdeckung des Streptomyzins durch Salomon Abraham Waksman (1888 bis 1964) machtlos; die Verformungen der Wirbelsäule schließlich konnten erst behandelt werden, als die Verwendung von Metallfedern und später Korrekturstäben zu sensationellen Erfolgen führten. Auch das Einsetzen großer Platten bei Frakturen ist eine Erkenntnis jüngerer Zeit.

b) Amputationen und Klumpfuß hingegen werden vom Standpunkt der »reformierten« Chirurgen aufs neue untersucht. Auch das Problem der Prothesen, das immer aktuell war, wird von neuen Seiten betrachtet.

c) Man begann sich mit einer ganzen Reihe von Problemen zu befassen, die bis dahin in das tiefe Verlies des Vergessens gebannt waren. Von nun an interessierte man sich für alles, und nichts mehr schien unmöglich, angefangen von angeborenen Hüftluxationen, mehr und mehr Osteotomien, über die Bruchchirurgie, ungleiche Gliedmaße, Arthrodesen, Ankylosen, bis zur Arthroplastik und Replantation von Gliedmaßen — und diese Liste ist noch lange nicht erschöpfend. Die Einführung der Biomechanik vervollständigte die Behandlungsmethoden und beendete den allzuoft gehörten Vorwurf, den man den Orthopäden gemacht hatte: Chirurgie der Mechaniker.

Auf dem Gebiet der Amputationen wurde zweifellos in der ersten Hälfte des 19. Jahrhunderts ein größerer Fortschritt erzielt als in den fünf vorangegangenen Jahrhunderten. Alles geht sehr schnell: 1873 beschreibt der Kieler Kliniker Friedrich von Esmarch (1823—1908) ein bis heute unbestrittenes Prinzip, nämlich das Entleeren des Blutes der Extremität vor Einrichtung einer Abbindung und die Garantie einer totalen Blutleere während der Operation durch Anlegen einer Gummibinde. Erst viel später, nach dem Zweiten Weltkrieg, wurde dieses Prinzip durch den Anschluß eines Barometers perfektioniert, das die Überwachung der Hämostase ermöglicht und sie bestmöglich der Extremität und dem entsprechenden Amputationsabschnitt anpaßt.

Diese Methode wurde zwar wegen der verschiedenen Risiken (Thrombose, neurologische Störungen) kritisiert, aber dank der nötigen Vorkehrungen und der Beachtung der Gegenindikationen wird sie in allen Operationssälen der Welt täglich angewendet. In englischen Operationsprotokollen kann man häu-

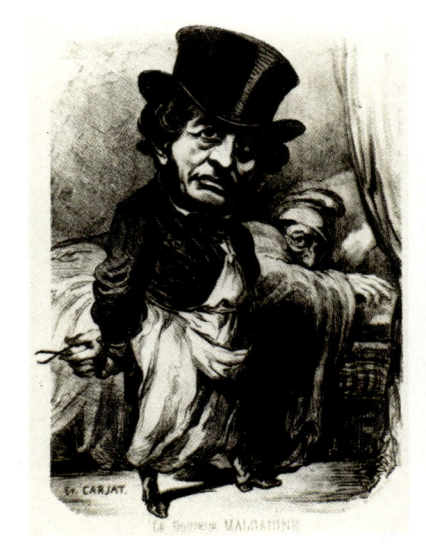

Abbildung 1797 (oben) Prof. Joseph François Malgaigne (1806—1865). Karikatur von E. Carjat, erschienen im Le Boulevard *vom 14. September 1862. (Paris, Museum Carnavalet) Malgaigne verdankt seine Berühmtheit unter anderem seinem Werk »Traité des fractures et des luxations«, in dem er mehrere »grundlegende« Beschreibungen von Brüchen gibt.*

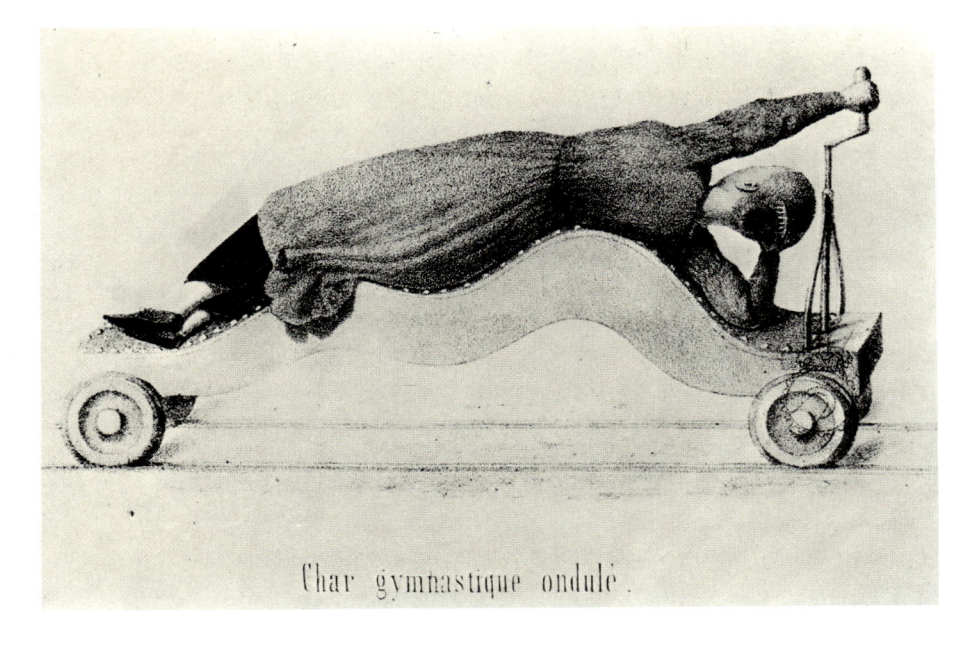

Abbildung 1798 (links) »Gewellter gymnastischer Wagen, der ebenfalls zur Korrektur des Gibbus entwickelt wurde; er zwingt das Rückgrat, sich in die entgegengesetzte Richtung der Wirbelsäulenkrümmung zu biegen.« Illustration aus dem bei Abb. 1796 genannten Werk.

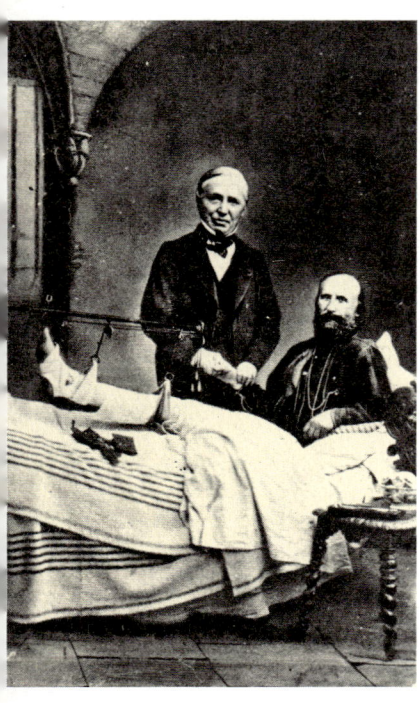

*Abbildung 1799
Photomontage, die Prof.
Nélaton bei der Behandlung von
Garibaldi zeigt.
(Paris, Sammlung Sirot-Angel)
Garibaldi hatte bei der Schlacht
von Aspromonte im August
1862 eine Kugel in den Knöchel
erhalten. Da die italienischen
Chirurgen die Kugel nicht
lokalisieren konnten, wagten sie
keinen Eingriff. Nélaton, der
zur Konsultation beigezogen
wurde, war dank eines selbsterfundenen Instrumentes in der
Lage, die genaue Stelle zu
diagnostizieren; dadurch konnte
Garibaldi operiert werden, und
er genas völlig.*

* Etymologisch gesehen ist eine Prothese ein äußerlich eingesetzter Ersatzapparat (προτίθημι, ich setze für), während eine Orthese ein externer Stützapparat ist (Bandagierung, Korsett, Nackenstütze usw.). Die Verwendung des Wortes Prothese gilt für den gesamten Bereich, zum Beispiel von der Scheibenverschraubung zur Verbindung eines Bruchs bis zum Nagel im Markinneren (siehe Osteosynthese).

fig lesen »*limb esmarched at...*«. Die eigentliche Operationstechnik wurde zahlreichen Studentengenerationen von Louis Hubert Farabeuf (1841—1910) beigebracht. Er faßte seine Unterweisungen 1896 in dem »*Précis de manuel opératoire*« zusammen, einem Klassiker auf dem Gebiet der Amputationen und Resektionen. Über die große Anzahl von beschriebenen Techniken für eine einzige Amputation, wahrscheinlich Überreste aus Jahrhunderten von Schicksalsschlägen, kann man nur staunen.

Außerdem liefert das Buch wertvolle historische Hinweise, und auch die Prophezeiung ist bemerkenswert, in der er einen Gedanken von Theodor Kocher (1841 – 1917) wieder aufnimmt und jene warnt, die sich durch die Anästhesie und Asepsis in allzu große Sicherheit wiegen: »Die durch die Asepsis gegebene Sicherheit, ein Garant für langes Überleben, läßt über Operationsfehler hinwegsehen, die manchmal sogar das Endergebnis in Frage stellen. Heute ist man strenger. Wer weiß, ob nicht bald das Gericht...?« Farabeuf hatte recht: es ist nichts Außergewöhnliches mehr, daß Ärzte und Chirurgen vor Gericht geladen werden, da man ja anhand des Röntgenbildes einen chirurgischen Fehler erkennen kann. Farabeuf mußte sich 1902, fast vollkommen erblindet, von seinen Tätigkeiten zurückziehen. Ihm folgte der temperamentvolle Paul Poirier (1853 bis 1907), Verfasser des »*Traité d'anatomie*«, der von seinen Schülern fertiggestellt wurde und eine ganze Reihe neuer Klarstellungen auf dem Gebiet der Anatomie der Extremitäten enthält, zum großen Nutzen der orthopädischen Chirurgie.

Eine dieser neuen Methoden ermöglicht die Rettung eines Teils der unteren Gliedmaßen bei Femursarkom. Früher amputierte man großzügig durch Exartikulation im Hüftgelenk, was offenbar eine hohe Mortalität zur Folge hatte. Cornelis Pieter Van Nes (1897—1973) aus Leiden erfand eine Methode zur Entfernung des Femurs, wobei er aber die Tibia, die vorher vom Knöchel und vom Fuß gelöst wurde, an Ort und Stelle beließ, um sie umzudrehen und die Schienbein-Wadenbein-Einkerbung in die Gelenkspfanne einzusetzen. Sein Ziel war es natürlich, einen Amputationsstumpf mit besseren Ansatzmöglichkeiten zu bekommen, als es eine Hüftamputation darstellte. Dieser Eingriff wurde nur wenige Male durchgeführt, aber er zeugt von den Idealen der orthopädischen Chirurgen.

Die modernen Untersuchungen auf dem Gebiet der Prothesen für obere und untere Extremitäten sind sehr weit fortgeschritten. Für die oberen Gliedmaßen werden sehr komplizierte, elektronisch gesteuerte Apparate entwickelt, während man für die unteren Gliedmaßen vor allem immer wieder neue geeignete Materialien untersucht. In vielen Ländern kam es zur Gründung von staatlichen Gesellschaften zur Untersuchung von Prothesen und Orthesen*, die in der internationalen Gesellschaft I.S.P.O. (International Society for Prothesis and Orthesis) zusammengefaßt sind.

Wir haben den Klumpfuß den Tenotomisten überlassen, die in Frankreich in Mißkredit gerieten, während sie in Deutschland und England mit großer Begeisterung aufgenommen wurden. Zum Glück gibt es immer wieder unbefriedigte Geister, die neue Denkanstöße liefern. Einer davon war Julius Wolf aus Berlin (1836—1902), der hartnäckig die Redression durch äußere orthopädische Maßnahmen empfahl, während Samuel Solly (1805—1871) dem Fortschritt durch Anästhesie und Asepsis vorgriff und 1857 eine partielle Resektion des Kuboids riskierte. Andere vereinzelte Versuche, die vielleicht aufgrund schlechter Resultate nicht weiterentwickelt wurden, vernachlässigten die neuen Probleme, bis

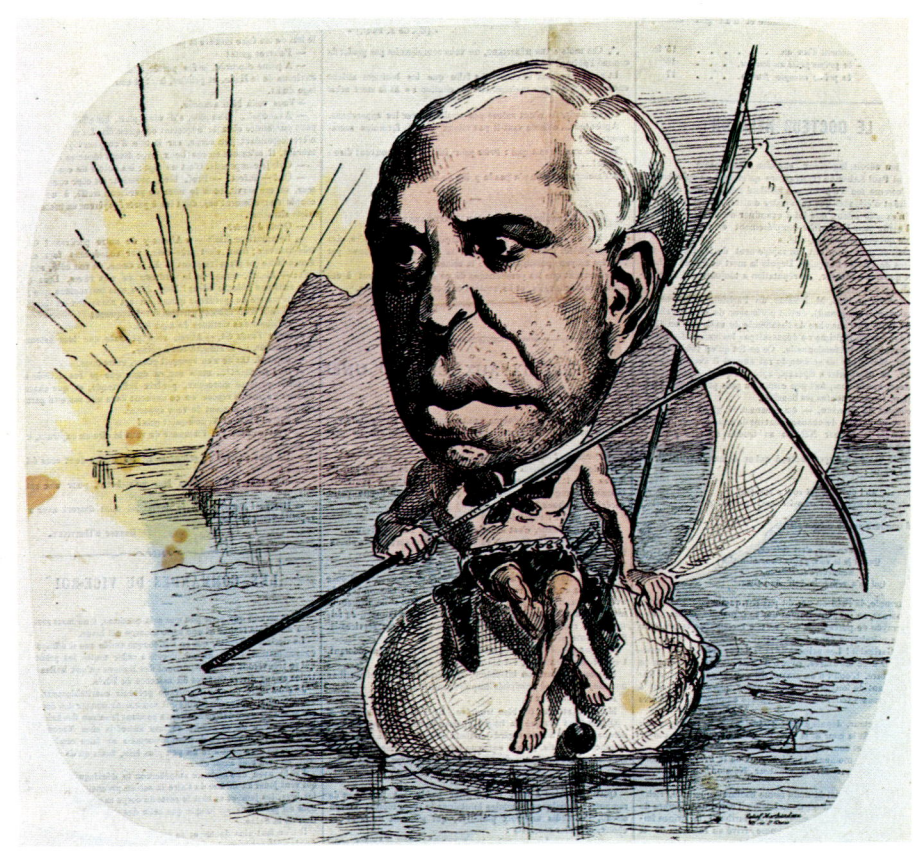

*Abbildung 1800
Karikatur von Auguste Nélaton
(1807–1873), um 1869.
(Paris, Lehrstuhl für Gesch. d. Medizin)*

1881 Carl Nicoladoni (1847–1902) aus Wien sich mit den Weichteilen befaßte und die Peroneussehne versetzte; er folgte darin Abel Mix Phelps (1851 bis 1902) und Edouard Kirmisson (1848–1927), die 1885 beziehungsweise 1886 dafür eingetreten waren. Es wäre zu langwierig, die zahlreichen seit dieser Zeit empfohlenen Verfahren anzuführen; es gibt mindestens zwanzig. Es steht jedoch fest, daß man heute achtzig Prozent der Klumpfüße durch externe orthopädische Methoden heilen kann.

Die angeborene Hüftluxation ist für den Historiker wegen der heftigen Konflikte, die sie auslöste, ein fesselndes Kapitel. Schon Hippokrates kannte diese Krankheit, Paré erwähnte sie, ebenso Theodor Kerckring (1640–1693) und Jean-Baptiste Verduc (?–1700). Theodor Zwinger (1658–1724) ist 1710 Nicolas Andry eine kurze Zeit voraus, dem diese Erkrankung natürlich nicht entgeht. Die modernen Erkenntnisse beginnen aber erst 1826, als Dupuytren in einer berühmtgewordenen Sitzung der Akademie der Wissenschaften diese Erkrankung richtig darstellt, sie allerdings für unheilbar erklärt. Zahlreiche, teils schon erwähnte, teils noch zu nennende berühmte Ärzte widersprachen dieser verfrühten Erklärung. Vincent Duval (1796–1876) stellt sich mit einem berühmtgewordenen Versuch gegen diese Meinung; es folgt ein Werk von François Humbert (1776–1850), in dem er die Heilbarkeit dieser Krankheit feststellt.

Aber erst Charles Gabriel Pravaz (1791–1853) aus Lyon tritt 1836 als Bahnbrecher hervor und verschafft der Methode des unblutigen Einrenkens, gefolgt von langfristiger Fixierung, das ihr gebührende Ansehen. Pravaz, der Mann der Injektionsspritze, war schon durch die Erfindung seiner »orthopädischen

Abbildung 1801 (unten links)
Spiel der Spiralleiter. *Stich aus dem Lehrbuch:* »De l'orthomorphie«... *von J. R. Delpech, Paris 1828.*
(Paris, Bibl. d. Alten Med. Fakultät)
Diese Übung diente der Stärkung der Brustmuskulatur zur Unterstützung der Wirbelsäule.

Abbildung 1802 (unten rechts)
Schaukelspiel. *Illustration aus demselben Werk wie Abbildung 1801 (Paris,* ibd.*)*
J. R. Delpech berichtet, daß seine Pensionärinnen von dieser Übung schwärmten, die oft noch spät nach dem Abendessen während der langen Sommerabende fortgesetzt wurde, und er fügt hinzu: »Und wir hüteten uns, etwas dagegen einzuwenden.«

Schaukel« bekannt geworden. Was dann folgte, war, zumindest in Frankreich, eine Angelegenheit der Schulen. Aus Paris kam ein Angriff von Victor Bouvier, der dem Beispiel von Dupuytren folgte und diese Krankheit für unheilbar erklärte. Amédée Bonnet und Pierre Gerdy (1797—1856), beide ebenfalls aus Lyon, kamen ihm zu Hilfe. Inzwischen verfeinert sich die klinische Diagnose. Die Namen von Friedrich Trendelenburg (1844—1924) in Deutschland, von Wilhelm Roser (1817—1888) und Auguste Nélaton (1807 – 1873) in Deutschland und Frankreich (die Verbindungslinie zwischen *Spina iliaca anterior* und *Tuber ossis ischii* ist beim »watschelnden« Kind, wie Andry es nannte, im Gegensatz zum gesunden Kind, eckig; sie wird Roser-Nélaton-Linie genannt) sind mit der Untersuchung der Symptomatologie verbunden: Funktionsverlust des mittleren Muskelanteils und der kleinen Glutäalmuskulatur läßt, wegen der Verlagerung des Femoralkopfes durch die Luxation, das Becken absinken, statt es gerade zu halten, was man das Trendelenburg-Zeichen nennt.

Agostino Paci (1845—1902) nahm die Arbeiten von Pravaz wieder auf und rief Begeisterung hervor, als er die Heilbarkeit dieser Krankheit aufzeigte. Er trat mit Nachdruck für die Heilung durch sanfte und langfristige orthopädische Methoden ein. Die entscheidende Wende brachte Adolf Lorenz aus Wien (1854—1946), der mit Hoffa 1891 die *Zeitschrift für Orthopaedie* gründete. Zu Beginn seiner Karriere machte er sich zwar zum Mitstreiter von Paci, schließt sich dann aber voller Einsatzkraft den Ideen von Albert Hoffa (1859—1908) an, einem der ersten, wenn nicht überhaupt der erste, der diese Kinder ope-

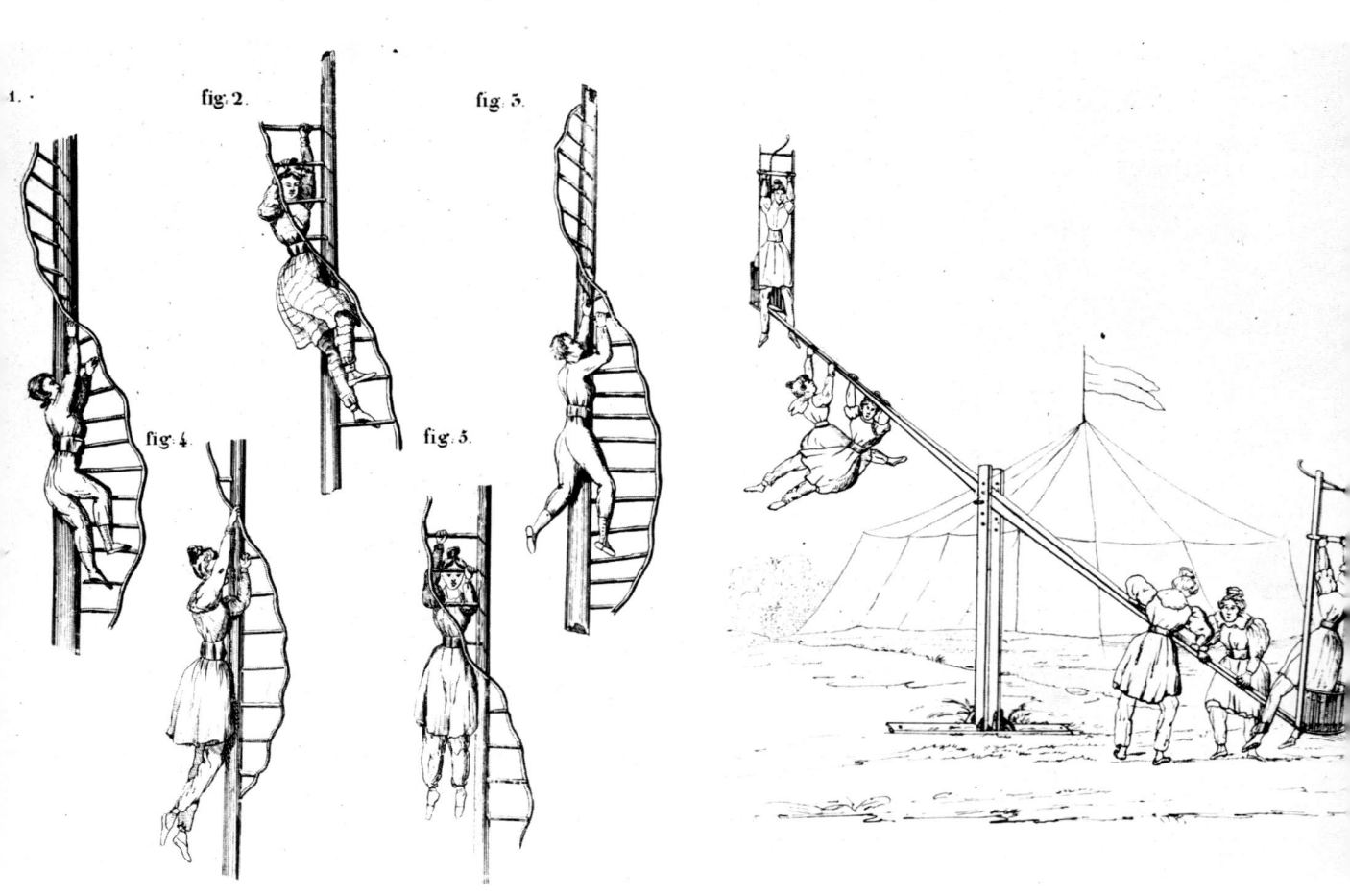

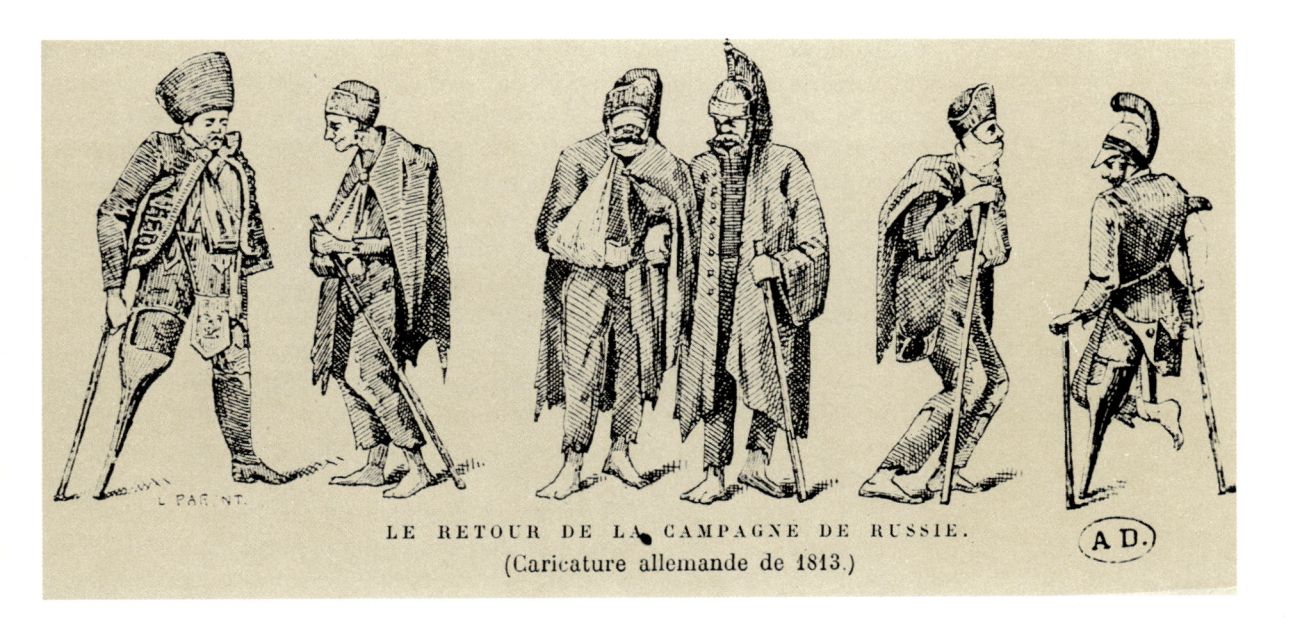

LE RETOUR DE LA CAMPAGNE DE RUSSIE.
(Caricature allemande de 1813.)

Abbildung 1803
Rückkehr vom Rußlandfeldzug.
Deutsche Karikatur, 1813.
(Paris, Bibl. für Angewandte Kunst)

rierte: 1894 veröffentlichte er einen Bericht über hundert mit größtem Erfolg operierte Fälle. Man muß jedoch dazu sagen, daß die Ergebnisse sicher nicht immer konstant waren, vielleicht sogar negativ. Bildhafte Vergleiche von der Art: »Vor der Operation gehen die Kranken von Hoffa wie Enten; nach der Operation gehen sie wie operierte Enten« oder »diese Kinder gehen weiterhin wie Drehorgelspieler, die ihr schweres Instrument mit dem Oberschenkel nach vorne antreiben«, zeugen von der Schärfe der Auseinandersetzung. Auf dem Kongreß der amerikanischen orthopädischen Chirurgen 1896 tritt Lorenz wieder vehement für das unblutige Einrenken ein. Das Ergebnis ist eine Behandlung, die vorbildlich wird. 1900 behauptet Edward H. Bradford (1848—1926) aus Boston, daß beide Methoden mit Mißerfolgen belastet seien; er beanstandet die Anteversion und schlägt statt dessen eine femorale Osteotomie mit Derotation vor. Aber Bradford kehrte wie Lorenz zum unblutigen Einrenken zurück und entwickelte sogar einen Spezialtisch dafür, welcher Fritz Lange (1864—1952) aus München so sehr beeindruckte, daß er ein Exemplar davon mit nach Hause nahm.

Inzwischen werden aber auch die Anhänger der blutigen Methode in vielen Ländern immer zahlreicher: John Murray Garnochan (1817—1887) und etwas später Gwilym G. Davis (1857—1918) in Amerika, der eine Naht der *fascia lata* am *Trochanter maior* vorschlug, Bernard Edward Brodhurst (1822—1900) in England, Hans Spitzy (1872—1956) in Deutschland, Franco Rizzoli (1809 bis 1880) in Italien und zahlreiche andere, die nicht genannt werden können. Die Fronten verhärteten sich, denn obwohl 1919 Harry M. Sherman (1854—1921) den Mut hatte, die Mißerfolge der blutigen Methode zuzugeben, erklärte 1920 der kanadische Chirurg Herbert Galloway (1866—1930), daß das unblutige Einrenken »blind und irrational sei und die Ergebnisse von bedauerlicher Unbeständigkeit seien«. Er befürwortete unter großem Aufsehen das blutige Einrenken: er berief sich auf zwei Serien von achtunddreißig Fällen, die alle geheilt wurden. Die Polemik ist noch lange nicht zu Ende. Wir konnten diese Frage, die weiterhin ein Hauptproblem darstellt, hier nur überfliegen.

Die Versteifungen und mehr noch die Ankylosen, vor allem wenn sie in den unteren Gliedmaßen angesiedelt sind, drücken sich durch Hinken aus, ein

Abbildung 1804 (gegenüber) Volkstümlicher Bilderbogen über Paris, aus dem Zweiten Empire. (I.N.R.P., hist. Sammlung)

sichtbarer Fehler, dessen Ursache eine offensichtliche Verkürzung ist. Aber es gibt auch Ungleichheiten der unteren Extremitäten, angeborene oder posttraumatische (mangelhafte Kallusbildung und Verschiebung), die für eine andere Art von Claudicatio verantwortlich sind. Alle diese schweren Knochenveränderungen stellten lange Zeit ein *noli me tangere* dar.

Man war tatsächlich immer versucht, fast automatisch die Mißbildungen der Wirbelsäule oder des Fußes durch Hyperkorrektur zu beheben, was durch die Anpassung der »Gelenke« ermöglicht wurde. Hingegen hatte der Versuch eines Eingriffes am Knochen oder Gelenk »nach Intervall«, das heißt außer bei dringenden Fällen der Traumatologie, vor Pasteur fast immer eine Eiterung, häufig auch den Tod des Patienten zur Folge, wenn dessen Körper sich nicht gegen länger anhaltende Eiterungen zur Wehr setzen konnte. Wir haben einige Erfolge aufgezeigt — in den Vereinigten Staaten vor allem durch J. R. Barton und John Kearney Rodgers (1793—1861), der 1825 bei Pseudarthrose die beiden Enden eines Humerus auffrischte und mit einem Silberfaden nähte.

Aber noch 1845 riefen diese mutigen Eingriffe, aus welchem Grund auch immer, eine strenge Verurteilung durch Amédée Bonnet hervor, der bei anderen Dingen so vorausblickend war. Er empörte sich gegen diese »Irregeleiteten ... durch die Illusion ..., die eine Mißbildung durch eine andere ersetzen«. Daher ging Franco Rizzoli 1847 sehr vorsichtig vor — mehrere Jahre wagte er es nicht, seinen Erfolg zu publizieren, trotz des ausgezeichneten Ergebnisses —, als er den Femur eines neunjährigen Mädchens von außen brach, im Vertrauen auf nachfolgende Verschiebung und Callusbildung, um eine Beinverkürzung zu korrigieren. Die Elastizität des Knochens der jugendlichen Patientin trug sicher viel zum Erfolg bei. 1854 wagte es Joseph Anton Mayer (1798—1860) aus Würzburg, einen gesunden Oberschenkel zu verkürzen — wir werden noch sehen, daß dies eine ungewöhnliche Kühnheit war, um so mehr, da das andere Bein wegen einer angeborenen Hüftluxation um fünf Zentimeter kürzer war —, und das mit hervorragendem Erfolg. Mayer beschäftigte sich 1851 auch mit dem *genu valgum* und führte die erste offene Osteotomie der Tibia durch. Dieser Methode wurde später die geschlossene Osteotomie vorgezogen, die sein Landsmann Langenbeck befürwortete — die bekanntesten Vertreter waren Bernhard Rudolf (1810—1887) und sein Cousin Maximilian Adolf (1818 bis 1877).

In Schottland gelangen William McEwen (1848—1924) aus Glasgow zwischen 1877 und 1884 mehrere hundert Osteotomien ohne Infektion: wir dürfen aber nicht vergessen, daß Lister in Edinburg, das heißt nur einige Meilen entfernt, der Bahnbrecher der Neuerungen von Pasteur war. Ebenfalls in Edinburg — wen wird das erstaunen? — hatte Alexander Ogston (1844—1929) ebensolches Glück bei der Korrektur des *genu valgum* und *varum*. Schottland scheint zu jener Zeit ein glanzvolles Zentrum der Gelenks- und Knochenchirurgie gewesen zu sein. W. McEwen führte außerdem 1879 die erste Knochentransplantation durch, während William Adams (1820—1900) wichtige Beschreibungen der Gelenks- und Knochenchirurgie hinterließ. In Frankreich verteidigte Jacques Maisonneuve (1807—1877), der schon aufgrund seiner zahlreichen Erkenntnisse über Frakturen genannt wurde, die von Langenbeck empfohlene subkutane Osteotomie. Diese Methode wurde auch von Theodor Billroth (1829—1894) unterstützt.

Sehr bald schon sah man sich vor die Frage gestellt: sollte man bei Ungleichheit der Beine den gesunden, aber zu langen, im allgemeinen den Femur, kür-

L'HOTEL DE VILLE.

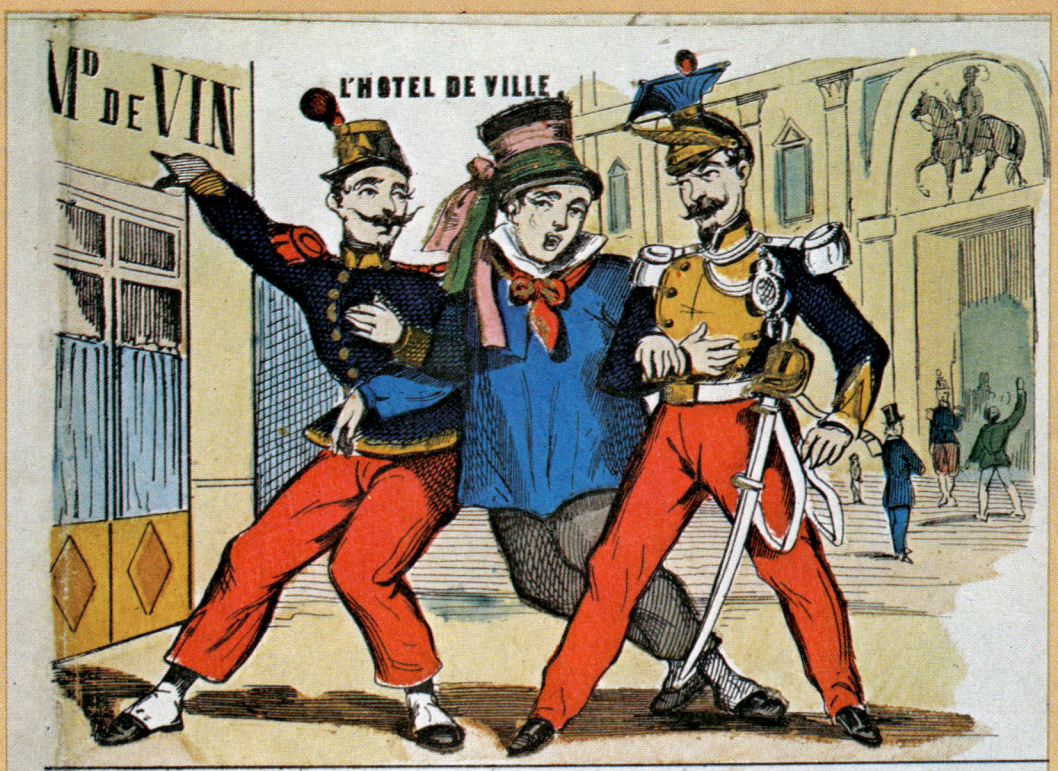

Air : goutez âmes ferventes.

Le pays vous réclame,
Allez jeunes conscrits !
Que d'une noble flamme
Tous vos cœurs soient épris !

Heureux l'conscrit valide,
Jugé digne d'être soldat !
C'est un rentier solide
Garanti par l'état. (bis)

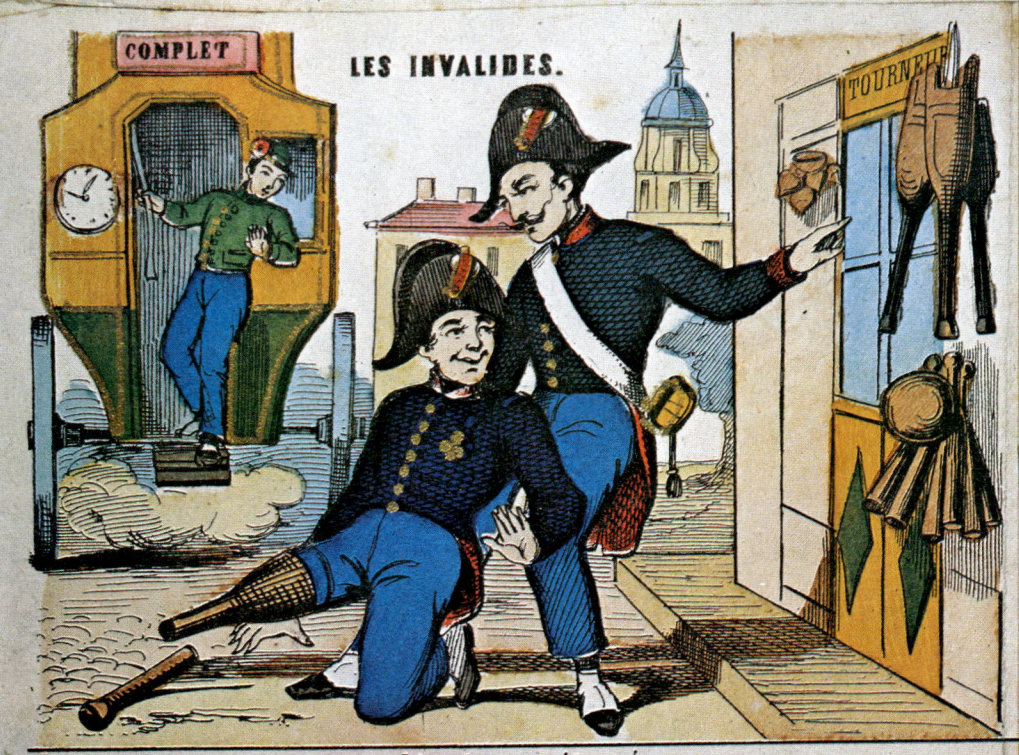

LES INVALIDES.

Air : laissez les enfants à leur mère.

Sous le dôme des invalides,
Près de leur grand chef d'autrefois,
Voyez ces vieillards intrépides
Perchés sur deux jambes de bois !

Sur nous ils ont cet avantage,
Qu's'ils viennent à se casser l'mollet,
Ils peuvent réparer l'dommage,
Par un bout de manche à balai.

Coalition des infirmes.

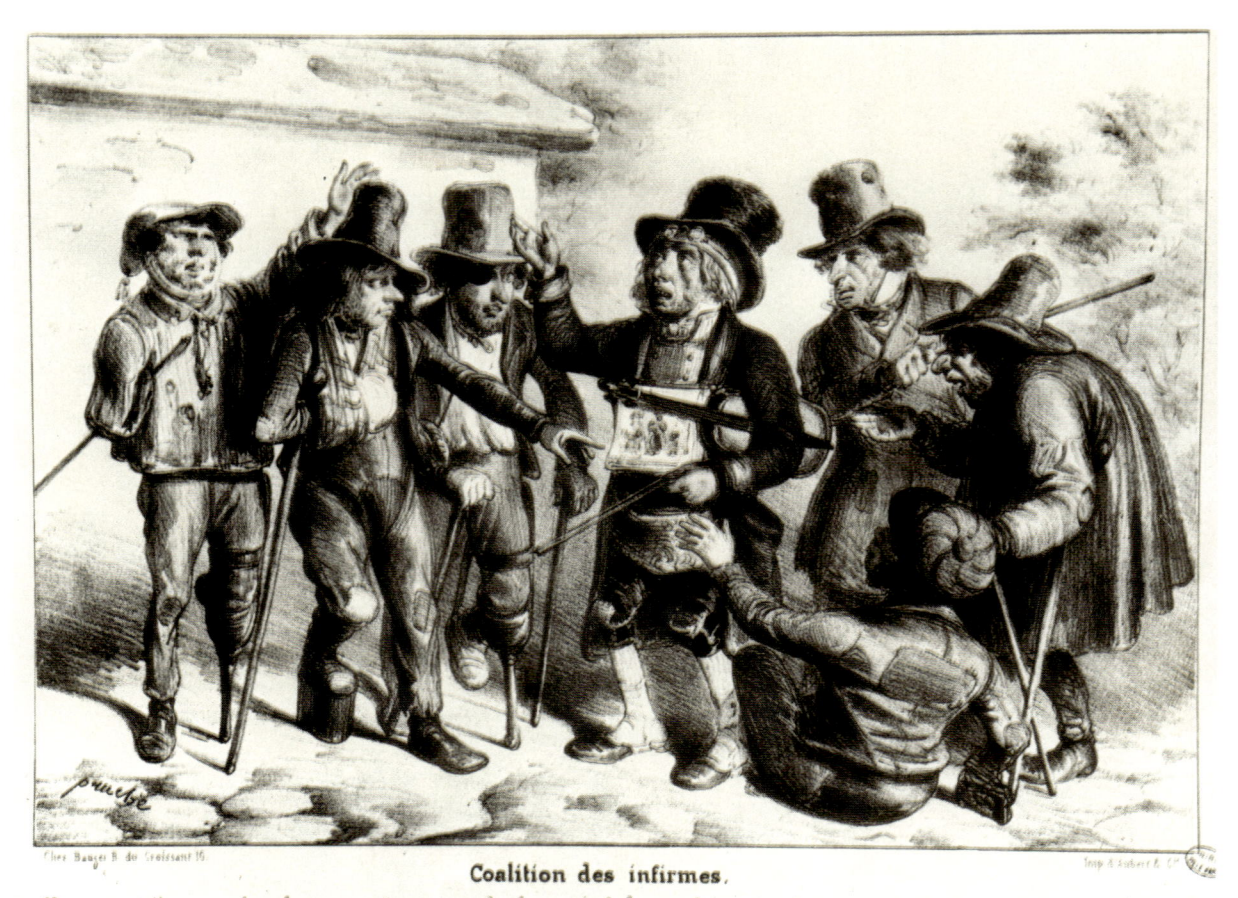

Un moment !!.. suspendons les travaux !... privons les bourgeois de la complainte !!... il se moque du métier !!.. comment !.. à peine s'il donne assez pour nous gargariser le gosier !... faisons un tarif !.. nommons des Syndics !!.. que chacun marche en masse vers la plaine des sablons !!.. et s'il y a moyen, ne nous dérangeons plus !... qu'on vienne nous entendre à domicile.

*Abbildung 1805
»Bündnis der Behinderten: —
Einen Augenblick! Legen wir
die Arbeit nieder! Entziehen wir
den Bürgern das Mitleid...
Laßt uns Rechtsvertreter ernennen...« Stich aus dem 19. Jh.
(Paris, Museum Carnavalet)*

zen, was wirklich ein gewagter Entschluß wäre, oder sollte man den zu kurzen Knochen verlängern? Abgesehen vom technischen Problem ist das vielleicht eine Frage der Ethik: ein gesundes Glied zu operieren stellt immer eine Gefahr dar, so gering sie auch sein mag, zugunsten des erkrankten anderen Beins. Dieselbe Fragestellung könnte auch bei der Hand auftauchen, wo es zum Beispiel einige Ärzte ablehnen, einen gesunden Finger abzunehmen, um einen Daumen zu ersetzen, dessen besondere Wichtigkeit für das Greifen ja bekannt ist. Zum Problem der unteren Extremitäten schlug 1890 Leopold Ollier — den wir später noch genauer kennenlernen werden — eine Art Mittelweg vor: zuerst am gesunden Knochen ein einfaches und harmloses Verfahren anzuwenden, die Blockierung der Knorpelverbindung: einfaches Entfernen, Kauterisation, Befestigung von Nägeln. Diese Vorgangsweise war sehr einfallsreich, doch sie hatte den Nachteil, auf angeborene Ungleichheiten beschränkt zu sein. Hingegen führte Alessandro Codivilla (1861—1912) 1903 den ersten Versuch einer Femursektion durch und stellte dann, ebenfalls als erster, einen Zug über dem Fersenbein her. Ab 1909 nahm Martin Kirschner (1879—1942) seine Untersuchungen der Zugkräfte auf das Skelett auf und entwickelte verbesserte Verfahren, die immer noch verwendet werden.

Seit dieser Zeit befaßt man sich immer mehr mit diesem Problem, besonders in unserer heutigen Zeit, in der die großen Möglichkeiten der Anästhesie, der

Asepsis und der verfeinerten Techniken der Osteosynthese spektakuläre Eingriffe erlaubt haben. Selbst die früher allzu gewagten Versuche (Verlängerung um 15 cm) stellen heute keine außergewöhnlichen Heldentaten mehr dar, denn die möglichen Komplikationen, vor allem vaskulärer oder nervöser Art, gelten nicht mehr als Kontraindikationen. Ende des 19. Jahrhunderts wurden neue Eingriffsmethoden am Gelenk eingeführt. Die Arthrodese zum Beispiel (künstliche Gelenkversteifung) wurde 1878 zum erstenmal von Eduard Albert (1841 bis 1900) in Wien praktiziert. Ein noch speziellerer Eingriff, die Arthrorise (Hemmung der Gelenkbeweglichkeit) wurde ebenfalls, vor allem am Knöchel, versucht. Aber bei den heutigen hochgesteckten Zielen wird diese Intervention nur noch sehr selten durchgeführt.

Joel Ernest Goldwaith (1866—1952) beschäftigte sich mit den Gelenksschmerzen, deren Ursprung Sehnenveränderungen sind, und verwirklichte 1895 die erste Sehnenverlängerung. Wir verdanken Goldwaith eine bessere Spezifizierung der »Verwirrung« bei rheumatischen Erkrankungen, die er in Weichteil-, infektiöse, hyper- oder atrophische Rheumatismen einteilte. Er widmete sich auch der Untersuchung von weniger beachteten Knochenverbindungen, wie dem Sakroiliakal-Gelenk oder dem Lumbosakral-Gelenk, ein heute in vollem Aufschwung begriffenes Kapitel. Die Sehnentransplantationen wurden von Robert Jones, den wir noch besprechen werden, und dem schon erwähnten Lange, der die Reinsertion von Sehnen erfand, erdacht und perfektioniert.

Ende des Jahrhunderts nahm die Chirurgie der Brüche unbestritten einen außergewöhnlichen Aufschwung. Diese Chirurgie ist sicherlich sehr alt; Albin Lambotte, der moderne Bahnbrecher und zweifellos die wichtigste und schöpferischste Persönlichkeit auf diesem Gebiet, gibt ihre Anfänge mit Hippokrates an, von dem er folgenden Text anführt: »Einige kunstvoll angebrachte Nahtpunkte werden am besten dazu beitragen, einen gebrochenen Kiefer zu fixieren« (cf. *supra*). Andererseits kam man durch die chirurgische Behandlung von Pseudarthrosen und Heilungsschwierigkeiten langsam auf den Gedanken, »den Knochen wieder zusammenzunähen«, wie es schon Dalechamps im 16. Jahrhundert vorgeschlagen hatte. Das reichhaltige verwendete Material und die unzähligen Brucharten zeigen ebenso viele Aspekte auf, die es aufzugliedern gilt. In folgender Darstellung halten wir uns an Carlo Marino Zuco (1893—1965), der sich dieser Arbeit gewidmet hat. Um eine Verwirrung zu vermeiden: mit dieser Untersuchung könnte sich ein ganzes Buch befassen; im begrenzten Rahmen dieses Kapitels nehmen wir das zur Ruhigstellung des Knochens verwendete Material als Richtlinie.

1. Im 17. Jahrhundert kannte John Hunter die eigentliche Knochennaht zur Unterstützung der Frakturheilung noch nicht, sondern zog nur die Knochen zur Fixierung in Betracht. Die Möglichkeit, ein geeignetes resorbierbares Material zu finden, bestimmte die Absteckung der Ziele. Die Arbeiten von Leopold Ollier (trotz seiner falschen Meinung, daß ein Transplantat überlebe) trugen entscheidend zum Fortschritt dieses Problems bei. In Deutschland brachten der Münchner Chirurg Johann Nepomuk von Nussbaum (1829—1890) und vor allem die Abhandlung von Julius Wolff über *die Gesetzmäßigkeiten pathologischer Knochentransformationen* (1892) eine neue Entwicklung. Ein besonders wichtiger Punkt scheint zu sein, daß die Verwendung des zuvor großzügig entfernten Knochenstückes die einfachen Probleme chirurgischer Routine weit übersteigt — oder zumindest überstiegen hat — durch die Art der Entnahme und schließlich dessen Konservierung. Das autologe Knochentransplantat wird

*Abbildung 1806
Knochenschrauben mit Bohrspitzen zur direkten Verschraubung von spongiösen Knochenfragmenten. Abbildung aus dem Lehrbuch »Chirurgie opératoire des fractures« von Albin Lambotte, Paris 1913.*

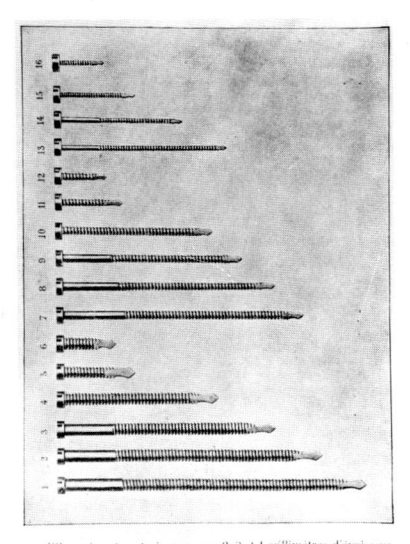

leicht entnommen und sofort auf den Bruch transplantiert. Aber dies erfordert einen zweiten Eingriff am selben Patienten, der nicht unbedingt tauglich für eine Operation oder Entnahme eines Knochentransplantates sein muß. Daher ist es nicht verwunderlich, daß Techniken entwickelt wurden, die auf der Verwendung von homologen oder heterologen Transplantaten beruhen. Es gibt hierzu unzählige Versuche.

Auf der anderen Seite stieß der Gedanke, Leichen Knochentransplantate zu entnehmen und sie bei niedriger Temperatur zu konservieren, in zahlreichen europäischen Ländern auf das Gebot der Unantastbarkeit von Leichen, das gesetzlich festgelegt ist. Die Verordnungen werden zwar in Wirklichkeit nicht strikt beachtet, manchmal sogar überhaupt nicht, doch sie haben Forschungen notwendig gemacht, die zur Schaffung von Transplantaten führten, die von ihrem organischen Teil befreit waren, so daß nur der nichtorganische Kern zurückblieb, der leicht (luftdicht abgeschlossen) konserviert und transportiert werden kann. Man sieht also, daß viele Wissenschaftler beachtliche Probleme in Angriff genommen haben. Es scheint uns angebracht, zwei dieser Autoritäten zu nennen: Fred Albee (1876—1945), »*The Fundamental Principles Involved in the Use of Bone Grafts in Surgery*«, 1915, und Svante Orel (1889—1969), »*Studien über Knochentransplantate*«, 1951.

2. Als Mittel zur nicht metallenen Knochennaht wurde so ziemlich alles verwendet. Lambotte berichtet, daß alle Eingeborenenvölker auf der ganzen Welt getrocknete und geflochtene tiergewebliche Ligamente verwenden, um bei Bruch die Frakturenden zu nähen und zu fixieren. Joseph Lister und Bernhard

Abbildung 1807
Erste Anwendung der Fixation von Albin Lambotte bei einem frischen transversalen Femurbruch, am 24. April 1902 im Krankenhaus Stuivenberg, Antwerpen.

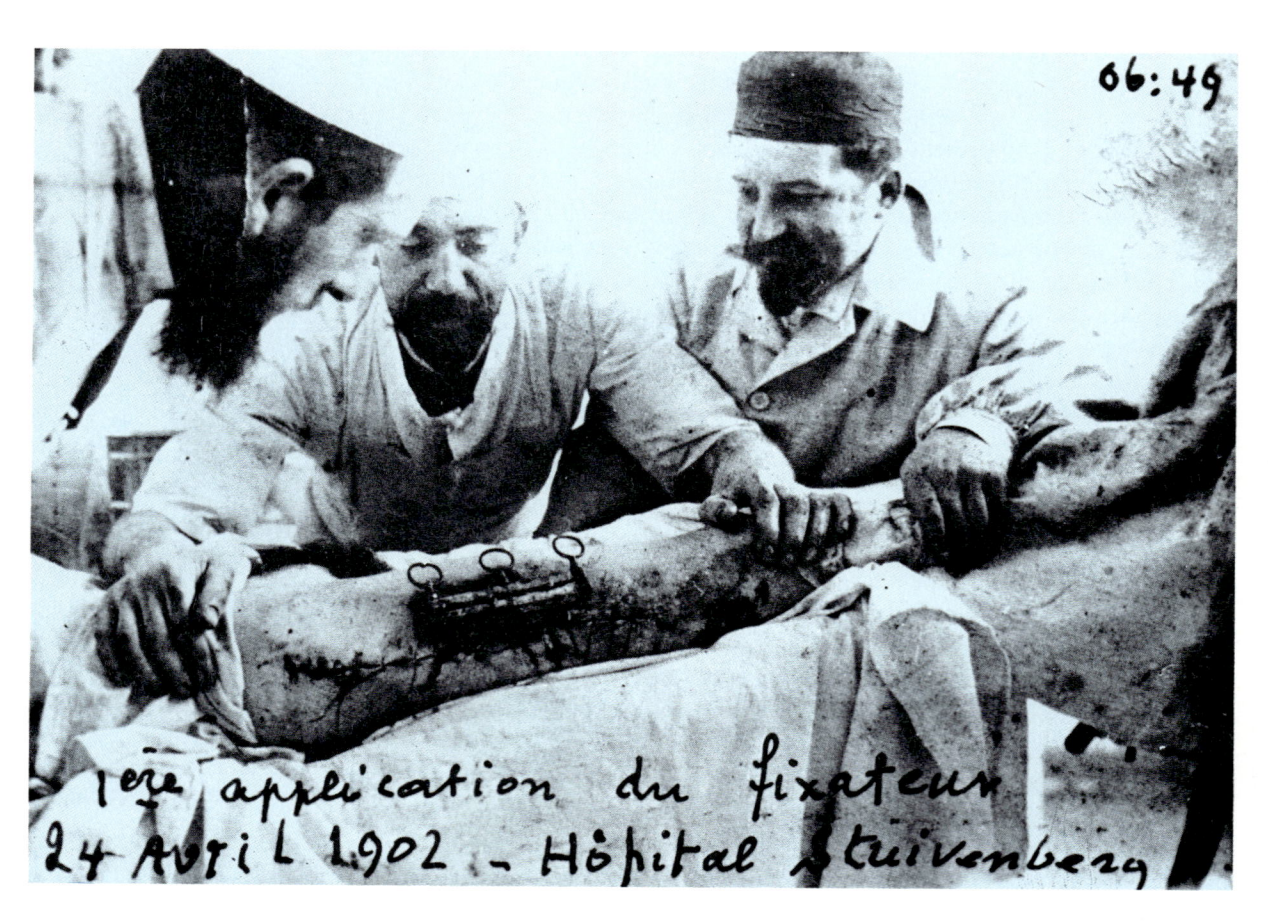

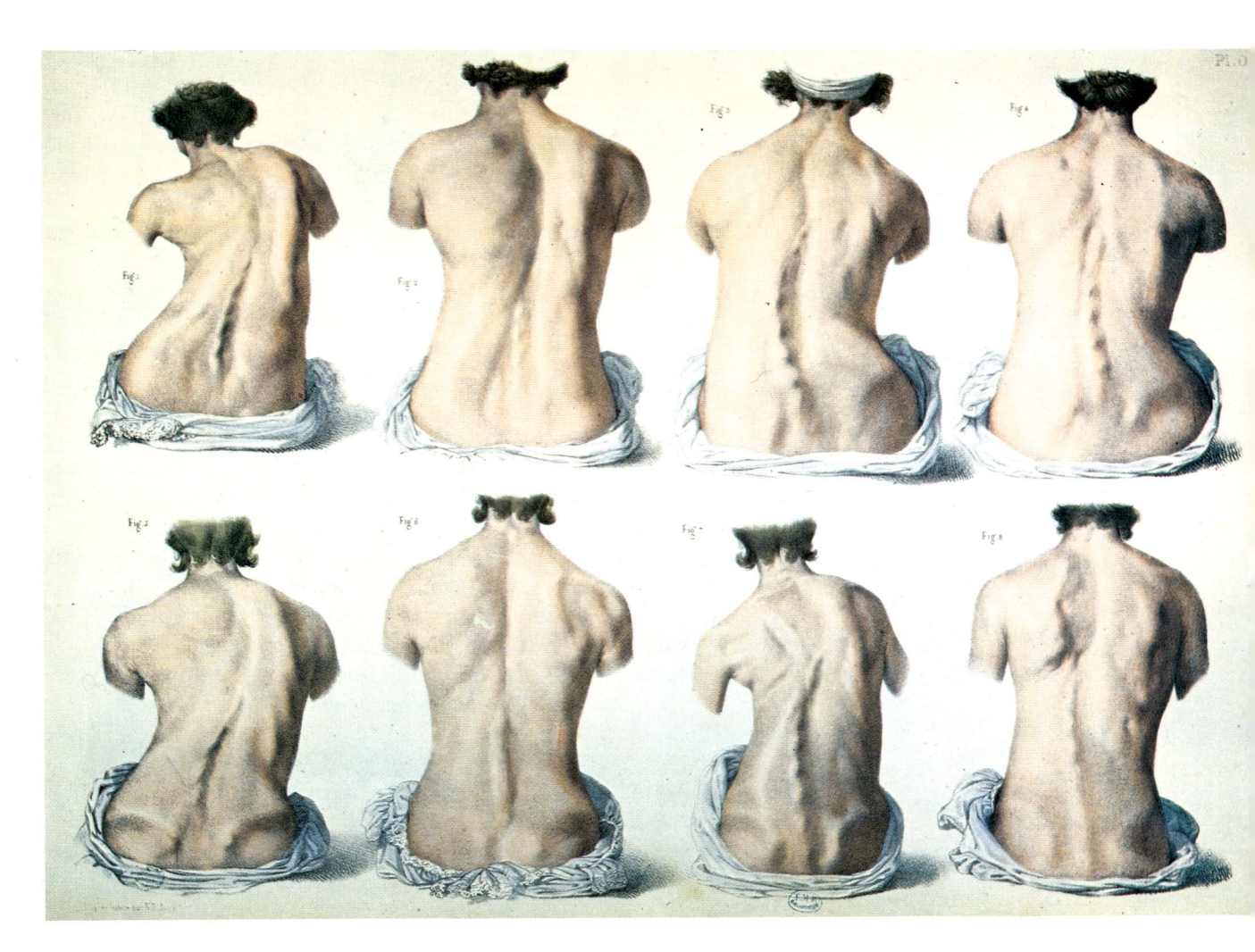

von Langenbeck benützten Silberfäden zur periostalen Naht, der erste am Olekranon, der zweite an der Klavicula. Ohne Anspruch auf Vollständigkeit erheben zu wollen, führen wir noch folgende Materialien an: Katgut, verchromt oder einfach, autoplastische Sehne oder Faszie, Seide, Leinen, Roßhaar, Elfenbein und in jüngerer Zeit Nylon und alle seine Derivate oder Ersatzstoffe.

3. In Wirklichkeit ist die Knochennaht durch metallenes Material das Zentrum, der Angelpunkt und die Stütze der Chirurgie der Brüche. Wir möchten nochmals auf die heroische Zeit hinweisen, die vor der Entdeckung der Röntgenstrahlen lag. Als diese dann medizinisch verwendbar wurden, ging die Knochennaht trotz anfänglicher heftiger Widerstände in die tägliche Praxis ein. Man muß zugeben, daß Knocheneiterungen oft ein schwerer Tribut waren — das Wort Schande war sogar gefallen —, der diese Interventionen belastete. Es gab endlose Streitgespräche und hartnäckigen Widerstand, aber schließlich errang die Technik der metallenen Knochennaht die Überhand. Unter den zahlreichen Ärzten, welche diese Technik auf den gegenwärtigen Perfektionsstand brachten, und zwar schon vor der Zeit Röntgens, das heißt ab Ende des vorigen Jahrhunderts, ragen drei ärztliche Pioniere heraus, die an dieser Stelle genannt werden sollen:

Abbildung 1808
»Verschiedene Fälle von Muskelretraktion der Wirbelsäule, die nur mit mechanischen Mitteln behandelt wurden. Jeder Fall wird vor und nach der Behandlung gezeigt.« Illustration aus dem Band VII des »Traité complet de l'anatomie de l'homme comprenant l'anatomie chirurgicale et la médecine opératoire« von J. B. M. Bourgery und Claude Bernard, Paris 1866/67. (Paris, Bibl. d. Alten Med. Fakultät)

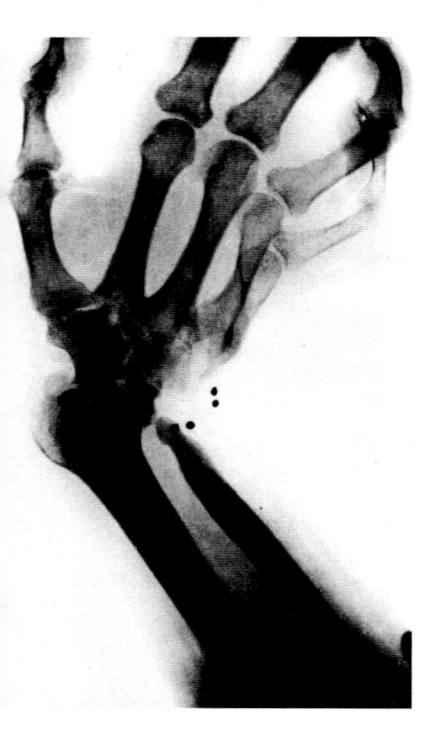

*Abbildung 1809
Röntgenbild einer Hand mit Schußwunde. H. Hübler, »Röntgen Atlas«, Dresden 1897. (Paris, Bibl. d. Alten Med. Fakultät)*

a) Harry M. Sherman (1854—1921), einer der schon erwähnten Väter der amerikanischen orthopädischen Chirurgie.

b) William Arbuthnot Lane (1856—1955), ein britischer Kollege. Beide entwickelten Platten und Metallschrauben, die ihren Namen tragen und die hin und wieder noch heute verwendet werden.

c) Albin Lambotte (1866—1955) aus Anvers ist sicher der bedeutendste von ihnen. Er erfand die Bezeichnung »Osteosynthese«, die Instrumente dazu, die Technik und erläuterte das Prinzip, an dem kaum mehr etwas verändert werden mußte. Viele seiner Instrumente werden heute noch in der ganzen Welt verwendet, zumindest Abänderungen davon, denen andere stolz ihren Namen beigefügt haben, ohne zu wissen, daß Lambotte ihnen viele Jahre vorausgegangen ist. Belgien gilt als das Land, in dem die Osteosynthese entstanden ist, nicht nur dank Lambotte, sondern auch wegen Robert Danis (1880—1962), der eine Art Platte erfand, den immer noch benützten Koapteur, und Jean Verbrugge (1896 bis 1964), begeisterter Schüler und unermüdlicher Verbreiter des Gedankenguts von Lambotte. In Belgien gab es noch einen vierten bemerkenswerten Pionier, Jean Delchef (1882—1962), Chirurg und Kliniker, ebenso vollendeter Organisator: er war einer der einundzwanzig Gründer der Internationalen Gesellschaft für orthopädische Chirurgie und Traumatologie (französische Abkürzung: S.I.C.O.T.), die er dreißig Jahre lang als Generalsekretär leitete, bevor er 1960 ihr Präsident wurde. Dieser wichtigen Gesellschaft (mit mehr als zweitausend Mitgliedern) gehört in der ganzen Welt die Elite der Spezialisten auf dem Gebiet der orthopädischen Chirurgie und der Traumatologie an.

Die Vorstellungskraft und die Geschicklichkeit unzähliger Forscher hat eine eindrucksvolle Anzahl an Mitteln zur Fixierung hervorgebracht, deren Liste wir nur unvollständig angeben können: Stahlfäden, kleine runde oder dreieckige Nägel, Klammern, Schrauben, die ganz oder teilweise gewunden sind, andere Schrauben, Bolzen, Schrauben-Platten, Kompressionsplatten, dreieckige oder anders geformte Platten, die der Oberfläche angepaßt werden, Hüfthalter, Nagel-Platten, externe Fixierungen, intramedulläre Nägel — hier ragt das Werk von Gerhard Künstcher (1900—1972) hervor, nachdem E. W. Hey-Groves (1872—1944) 1916 eine intramedulläre Verdübelung mit Elfenbeinstiften versucht hatte.

Einige komplizierte Brüche (Femurkopf oder -hals, für die an die vierzig verschiedene Nagelplatten erfunden wurden) bei alten Leuten wurden *the unsolved fracture* genannt; dazu kommen noch Komplikationen im Laufe des Eingriffs (Absplitterung) und viele andere taktische und technische Überlegungen, die dann zur partiellen und später totalen Resektion führten. Im ersten Fall wurde zuerst ein Teil aus Acryl (das heißt aus Kunststoff), dann aus Metall eingesetzt, der in beiden Fällen in einen sich verjüngenden Stiel auslief, der zuerst frei in der Markhöhle eingepflanzt und später mit einem Bindemittel befestigt wurde (metamere-polymere Verbindungen).

Schließlich wurde der Fächer der Erfindungen noch erweitert durch den Vorschlag, jede Gelenksverbindung entweder durch einen bimetallischen Komplex oder durch eine Metall-Plastikprothese (totale Arthroplastik) oder eine homologe Gelenksverbindung zu ersetzen, ein Prinzip, dem sich die zeitgenössische russische Schule verschrieben hat, die hierin Vladimir Filatov (1875—1941) folgte, einem Ophtalmologen, der sich mit Hornhautübertragungen befaßte. Andererseits wurden diese Arbeiten von den degenerativen Gelenkserkrankungen beeinflußt, um so mehr, da diese bei früher unternommenen Versuchen mißlungen waren (Bedeckung des Femurkopfes durch eine Hautkappe, ein Metallgitter, eine Metall- oder Kunststoffkuppe usw.).

Wir haben die Liste der Errungenschaften der Knochen- und Gelenkschirurgie in der neueren Zeit noch lange nicht erschöpft. Man müßte sie noch durch jene bei minderwertiger Kallusbildung, offenen Brüchen, Luxationen, Knochenabszessen, Knochen- und Gelenkstuberkulose, die in einigen Ländern noch endemisch ist, usw. ergänzen, doch wegen des Platzmangels beschränken wir uns auf folgende Anmerkungen. Wir wollen uns nur auf die Quellen und grundlegenden Untersuchungen beziehen. Einige Persönlichkeiten haben der Entwicklung unseres Spezialgebietes ihr unauslöschliches Siegel aufgedrückt. Die einen eher zufällig, indem sie eine Krankheit, die in einem großen nebulösen Ganzen unterging, abgrenzten und so ein besseres Verständnis und daher auch Therapieansätze ermöglichten (einige von ihnen waren bedeutende orthopädische Chirurgen). Die andere Gruppe umfaßt Persönlichkeiten, die durch ihren hervorragenden Beitrag die osteoartikuläre Chirurgie auf ein wissenschaftliches Niveau gebracht haben, das den Vergleich mit anderen chirurgischen Spezialgebieten nicht mehr zu scheuen braucht: ihr Ruhm wirft sein Licht auf die Chirurgie. Folgende Namen ragen hier heraus: Léopold Ollier, Hugh Owen Thomas und Robert Jones, ebenso wie die großartigen Meister der modernen italienischen Schule.

Die moderne Zeit beginnt also mit der Mitte des vorigen Jahrhunderts. Die orthopädische Chirurgie wird um die wichtigen Beschreibungen neurologischer Erkrankungen bereichert und jene einiger histopathologischer Syndrome, die dank des Fortschrittes der Wissenschaften immer besser erkennbar werden. Wir begrenzen die folgende Nomenklatur auf eine Zeit, in der es das Elektronenmikroskop und die Perfektionierung der Radiologie (wie Tomographie, Szintigraphie und Computertomographie) noch nicht gab. Das unterstreicht noch die gute Beobachtungsgabe dieser Persönlichkeiten:

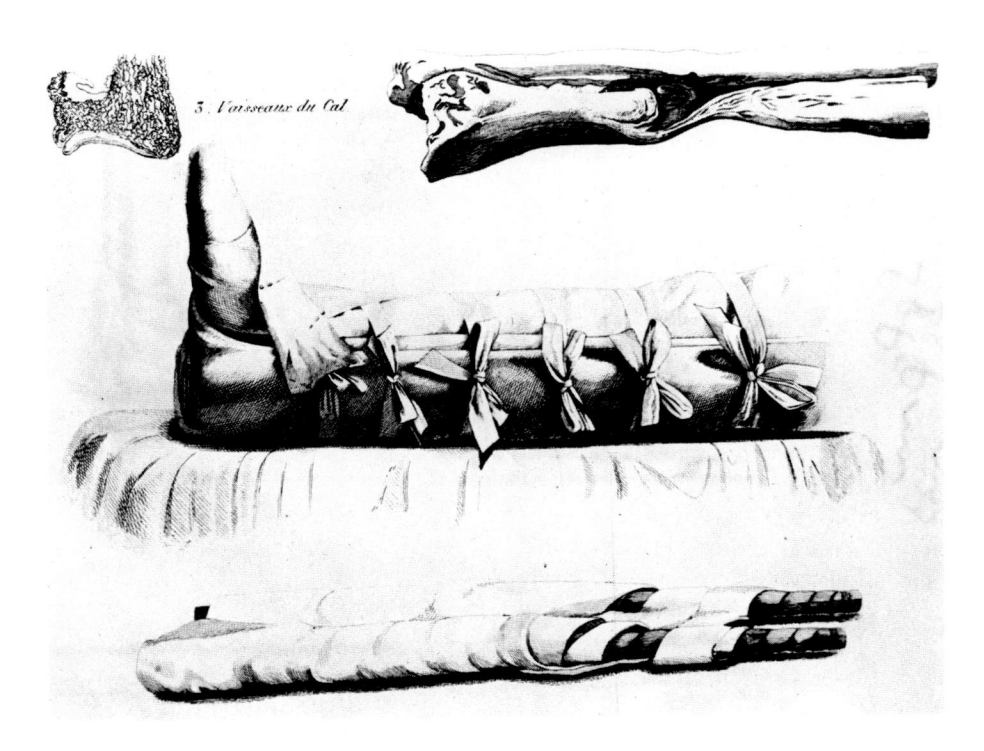

Abbildung 1810
»Eine unverrückbare Vorrichtung von Dominique Larrey zur Behandlung von Beinbrüchen.« Stich aus »Relation médicale de campagnes et de voyages de 1815 à 1840« von Baron D. Larrey, Paris 1841.
(Paris, Bibl. d. Alten Med. Fakultät)

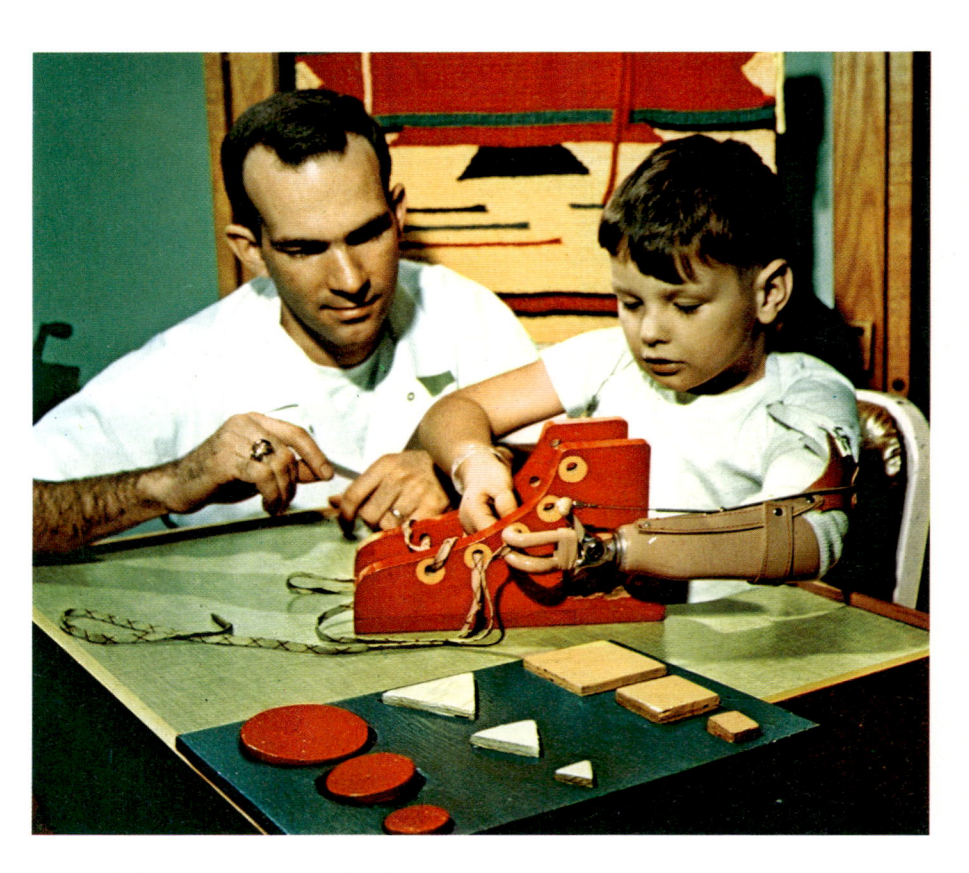

Abbildung 1811
Moderne Handprothese.

1862 John Little (1810—1894)
Neonatale zerebrale Bewegungsstörungen *(congenital cerebral spastic paraplegia)*
1864 Silas Weir Mitchell (1829—1914)
Kausalgie, die schon von Scarpa beobachtet wurde (kubitodigitale Neurologie)
1860 Guillaume Benjamin Armand Duchenne aus Bologna, Elektrodiagnose und Elektrotherapie zwischen 1806 und 1875
1868 Jean Martin Charcot (1825—1893)
Nervöse Arthropathien
Wilhelm Heinrich Erb (1840—1921)
Lähmung des Plexus brachialis

Bei der Histopathologie der Knochen:

1833 Jean Lobstein (1777—1835)
Osteopsathyrose (Glasknochen)
1840 Jacob von Heine (1799—1879)
Poliomyelitis anterior
1875 Rudolf Virchow (1821—1902)
Multiple Exostose
1877 James Paget (1814—1899)
Ostitis deformans
1878 Jules Joseph Parrot (1829—1883)
Ostitis deformans

1879 Samuel David Gross (1805—1884)
Knochentumoren, 1899 von Auguste Pollosson (1859—1924) und Léon Bérard (1870—1956) wieder aufgegriffen
1882 Friedrich Daniel von Recklinghausen (1833—1910)
Osteodystrophia fibrosa generalisata
1886 Jules Déjerine (1849—1917)
Beschrieb mit seinen Mitarbeitern eine ganze Reihe von neurologischen Syndromen des Bewegungsapparates. Seine wichtigste Mitarbeiterin, Augusta Klumpke (1859—1927), wurde seine Gattin. Sie stammte aus San Francisco und wurde als erste Frau in Paris zuerst extern, dann als interne Mitarbeiterin in Krankenhäusern akzeptiert.
1904 Johann von Mikulicz-Radecki (1850—1905)
Essentielle Knochenzyste
1926 René Leriche (1879—1955) und Albert Policard (1881—1919): *die Probleme der normalen und der pathologischen Knochenphysiologie.*

Die Pathologie der Blutversorgung der Extremitäten stellt ein außerordentlich reichhaltiges Kapitel dar und verdient daher besondere Beachtung. Die Wortverbindung *nervus sympathicus* wurde zum erstenmal von Jacques Bénigne Winslow (1669—1760) gebraucht. Der schon erwähnte J. Lobstein belehrt uns in seinem Buch »De nervi sympathici humani fabrica usu et morbis« 1823, daß schon Johann Christian Reil (1759—1815) die Ausdrücke Nervensystem, sympathische und neuro-vegetative Ganglien in seinem Werk »*Über die Eigenschaften des Ganglion Systems und sein Verhältnis zum Cerebral System, Archiv für Physiologie*«, 1807 (R. Fontaine), verwendet habe. Mathieu Jaboulay (1860—1913), der die erste interilioabdominale Amputation in Frankreich durchführte, nahm diese Untersuchungen auf dem Gebiet der Chirurgie wieder auf. Das führte zu den von René Leriche erreichten, allgemein bekannten Errungenschaften.

Louis Xavier Edouard Léopold Ollier (1830—1900) gewinnt zusammen mit Charles Sédillot* (1804—1883) 1860 den Preis der Akademie der Wissenschaften für seinen »*Traité de la régénération des os*« (Lehrbuch der Regeneration der Knochen). Das wissenschaftliche Schicksal und das chirurgische Werk von Ollier waren abgegrenzt: die Erkrankungen des Knochenbaus und die Knochenchirurgie standen ständig im Mittelpunkt, treu geleitet von den täglichen Anregungen. Dreißig Jahre hindurch orientierte, verifizierte und bestätigte er seine experimentellen Versuche durch klinische Beobachtungen. Das Wachstum des Knochens*, seine normale und pathologische Form und Mittel zu seiner Heilung wurden in zwei Hauptwerken ausführlich und genauestens zusammengestellt: »*Traité expérimental et clinique de la régénératin des os et de la production artificielle du tissu osseux*« (Experimentelle und klinische Abhandlung der Knochenregeneration und der künstlichen Herstellung von Knochengeweben), 1867, und »*Traité des résections et des opérations que l'on peut pratiquer sur le système osseux*« (Abhandlung der Resektionen und Operationen, welche man am Knochensystem durchführen kann), 1889. Dieses Werk überarbeitete und verbesserte er bis ans Ende seines Lebens. Er beschäftigte sich mit den Methoden, den Instrumenten, der postoperativen Überwachung und vielen anderen Einzelheiten, so daß er eine »verstümmelnde« Chirurgie in eine bewahrende, konservative Chirurgie verwandelte. Dadurch bleibt das Werk

* *Sédillot nahm mit seinem* »*Traité sur l'évidement des os*« (Lehrbuch über die Knochenauskratzung) an dem Wettbewerb teil und erlangte damit Genugtuung für die schneidende Bemerkung von Malgaigne (1832): »In Ihrer Arbeit, mein Herr, gibt es Dinge, die neu sind, und Dinge, die gut sind: leider sind die, welche gut sind, nicht neu, und jene, welche neu sind, nicht gut.« Dies trug sich bei der Verteidigung einer Dissertation zu, bei der die beiden Kandidaten öffentlich argumentierten, genauso wie es bei jenem berühmtgewordenen Streitgespräch zwischen Roux und Dupuytren war.

* In Wahrheit wurde das Wachstum der Knochen nur oberflächlich bei einem gemeinsamen Essen eines Chirurgen des Guy's Hospital, John B. Belchier (1706—1785), und eines seiner Freunde, eines nicht namentlich bekannten Malers, erwähnt. Eine Speise enthielt eine Rippe, an welcher der Maler farbige Streifen entdeckte. Immer wieder lenkt der Zufall einen wachsamen Geist. Wir wissen, daß ein französischer Chevalier der gleichen Zeit, ein gewisser Duhamel (1700—1782), in einer kleinen Schrift, »*De rubia tinctorum*«, über eine gestreifte Ablagerung bei Versuchstieren berichtet, denen von Zeit zu Zeit ein Farbstoff eingegeben wurde. John Hunter bestätigt diesen Gedanken, er beobachtet, daß in die Diaphyse eines Tieres eingeführtes feines Schrot während des Wachstums nicht weiterverlagert wird. Er tritt daher der Meinung von Albrecht von Haller (1708 bis 1777) aus Göttingen entgegen, welcher die Stärke der Vaskularisation für das Wachstum verantwortlich machte (J. Belchier, »*Transactions of the Royal Society*«, 1738. »*An Account of the Bone of Animals*«).

von Ollier immer noch aktuell, nur die Phänomene, die er beschrieben und mit denen er experimentiert hat, sind für verschiedene, etwas abweichende Auslegungsmöglichkeiten offen: seine Basis und Ausrüstung widerstehen der Zeit.

England, das Land der *bone setters* par excellence, war auch eine Wiege der orthopädischen Chirurgie und der Traumatologie. Zwei eng miteinander verbundene Namen müssen hier angeführt werden: Hugh Owen Thomas (1834 bis 1891) und sein Neffe Robert Jones (1858—1933). Thomas, dem Nachkommen von Generationen von *bone setters,* steht das Verdienst zu, sich wirksam gegen die Mode der Knochenentfernung bei Tuberkulose eingesetzt zu haben; er empfahl langfristige Ruhe. Dazu entwickelte er eine Schiene, welche eine strenge, langfristige und ständige Ruhigstellung, seinen eigenen Worten zufolge, garantieren sollte.

Der *Thomas splint* wird in den angelsächsischen Ländern immer noch verwendet. Sein Neffe hatte wie er vielseitige Begabungen. Zwei Beispiele: 1888 — damals war er dreißig Jahre alt — trug er die Verantwortung für die Arbeiter (zehntausend Mann), die den Manchester Ship Canal erbauten. Dieser Bau währte von 1887 bis 1894 und führte zu zahlreichen Arbeitsunfällen, wie man sich vorstellen kann. 1909 kann er auf fünfhundert Knieoperationen zurückblicken, bei denen kein einziges Mal septische Komplikationen aufgetreten sind. Robert Jones war der erste Chirurg, der Gummihandschuhe und Masken verwendete. Er trug, was wenig bekannt ist, fast im gleichen Maß wie Lister zur Festigung der Errungenschaften von Pasteur in Großbritannien bei. Robert Jones war auch ein Pionier der Röntgenologie in seinem Land, von ihm stammt das erste Röntgenbild, Ende des Jahrhunderts. Er war der erste, der die Bedeutung frischer Luft bei der Behandlung von Erkrankungen erkannte.

Ein greifbarer Beweis — sofern nötig — für die Vitalität oder besser noch den Lebensgrund dieses Spezialgebietes ist die Gründung und der ungeheure Aufschwung wissenschaftlicher Gesellschaften in ungefähr zehn Ländern, die jede über zehn, oft sogar Hunderte — in den Vereinigten Staaten Tausende — speziell ausgebildete und qualifizierte Fachärzte umfaßt, alle praktisch erfahren und bewährt. Dazu einige Daten: 1887, Vereinigte Staaten, The American Orthopaedic Association; 1901, Deutschland, Deutsche Orthopädische Gesellschaft; 1906, Italienische Gesellschaft für Orthopädie und Traumatologie; 1918, England, The British Orthopaedic Association; Société française de chirurgie orthopédique et de traumatologie — Edouard Kirmisson (1847—1928) gründete 1890 die *Revue française d'orthopédie;* 1919, Skandinavien, Nordisk Ortopedisk Forening (die vier Länder trennten sich später); 1921, Belgische Gesellschaft für orthopädische Chirurgie und Chirurgie des Bewegungsapparates; 1926, Japan, Nippon Seiki Geka Gakkai; 1928, Polen; 1930, Jugoslawien; 1935, Brasilien, Spanien; 1936, Argentinien, Australien; 1937, Österreich; 1942, Südafrika; 1943, Schweiz; 1944, Kanada, Mexiko; 1947, Griechenland; 1948, Chile; 1950, Neuseeland; 1956, Bulgarien, Indien.

Besser noch, in gleichsprachigen Ländern wurden gemeinsame Gesellschaften gegründet. Nach dem Zweiten Weltkrieg entstand unter englischer Anregung eine Verbindung der englischsprachigen orthopädischen Chirurgen, »The English Speaking World of Orthopaedic Surgeons«, die alle sechs Jahre zusammenkommen, unter der Teilnahme von fünftausend Rednern und Mitgliedern. In Südamerika führt die »Sociedad Latino-Americana de Ortopedia y Traumatologia« (S.L.A.O.T.) alle drei Jahre einen Kongreß durch, ebenfalls ein Treffpunkt für Tausende von Spezialisten. Die »Société internationale de chirurgie orthopédique et de taumatologie« (S.I.C.O.T.) ist ein Dachverband der internationalen Tätigkeiten auf dem Gebiet der Chirurgie, sie ist selektiver und verbucht einen Erfolg nach dem anderen. *Last but not least* muß das sehr eifersüchtige, sehr stolze, sehr würdige und sehr vornehme »College of Surgeons of England« angeführt werden, das 1954 einen der verdientesten orthopädischen Chirurgen der ganzen Welt, Harry Platt (geb. 1886) als Präsidenten berief. So besitzen auch die orthopädische Chirurgie und die Traumatologie ihre noblen Kreise.

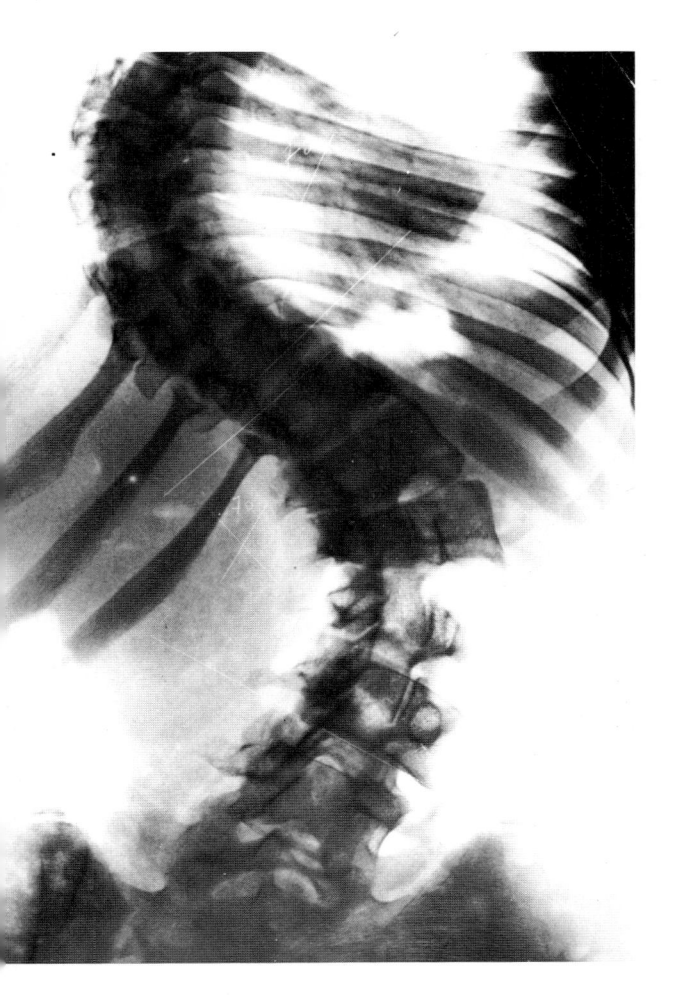

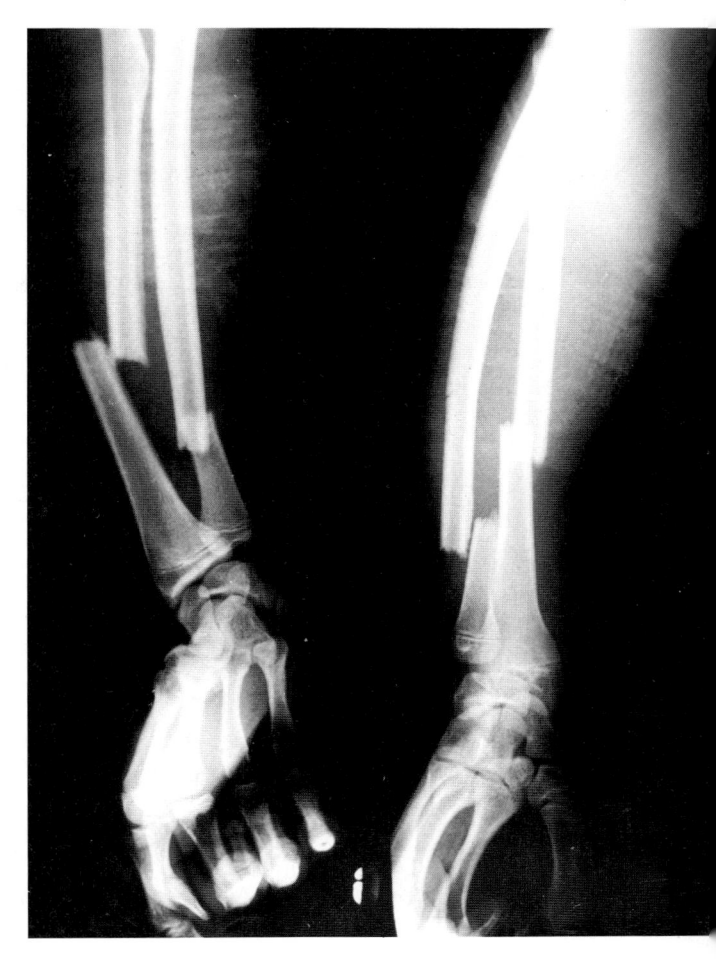

Und die Zukunft? Die Aussichten kündigen sich unbestreitbar unter den hervorragendsten Auspizien an. Auf diagnostischer Ebene werden immer weiter perfektionierte Untersuchungsmittel verwendet, wie die Arthroskopie und, erstaunlicher noch, die Myeloskopie. Zur Erinnerung sei festgehalten, daß die immer höher entwickelten Techniken durch Arbeiten in Laboratorien ermöglicht wurden, deren Ergebnisse aller Art auch der Chirurgie der Gliedmaßen zugute kommen. Hierzu möchten wir einen hervorragenden Anwendungsbereich nennen: die Mikrochirurgie und die Gliedmaßenretransplantation.

Im Museum San Marco in Florenz in Italien befindet sich ein Gemälde von Fra Angelico (1387—1455), das die Heiligen Kosmas und Damian darstellt, die einem weißen, liegenden Kranken auf der Höhe des Oberschenkels (mittleres Drittel) ein schwarzes rechtes Bein ansetzen. Die Umgebung ist düster: Tapete im Hintergrund und niedriges Bett (37 × 45 cm). Dort wird auch ein ähnliches,

Abbildung 1812 (oben links) Röntgenbild einer Skoliose. (Photo Chrismar)

Abbildung 1813 (oben rechts) Röntgenbild einer Fraktur der beiden Unterarmknochen (Radius und Ulna).

L'HOMME AUX 6 TETES.

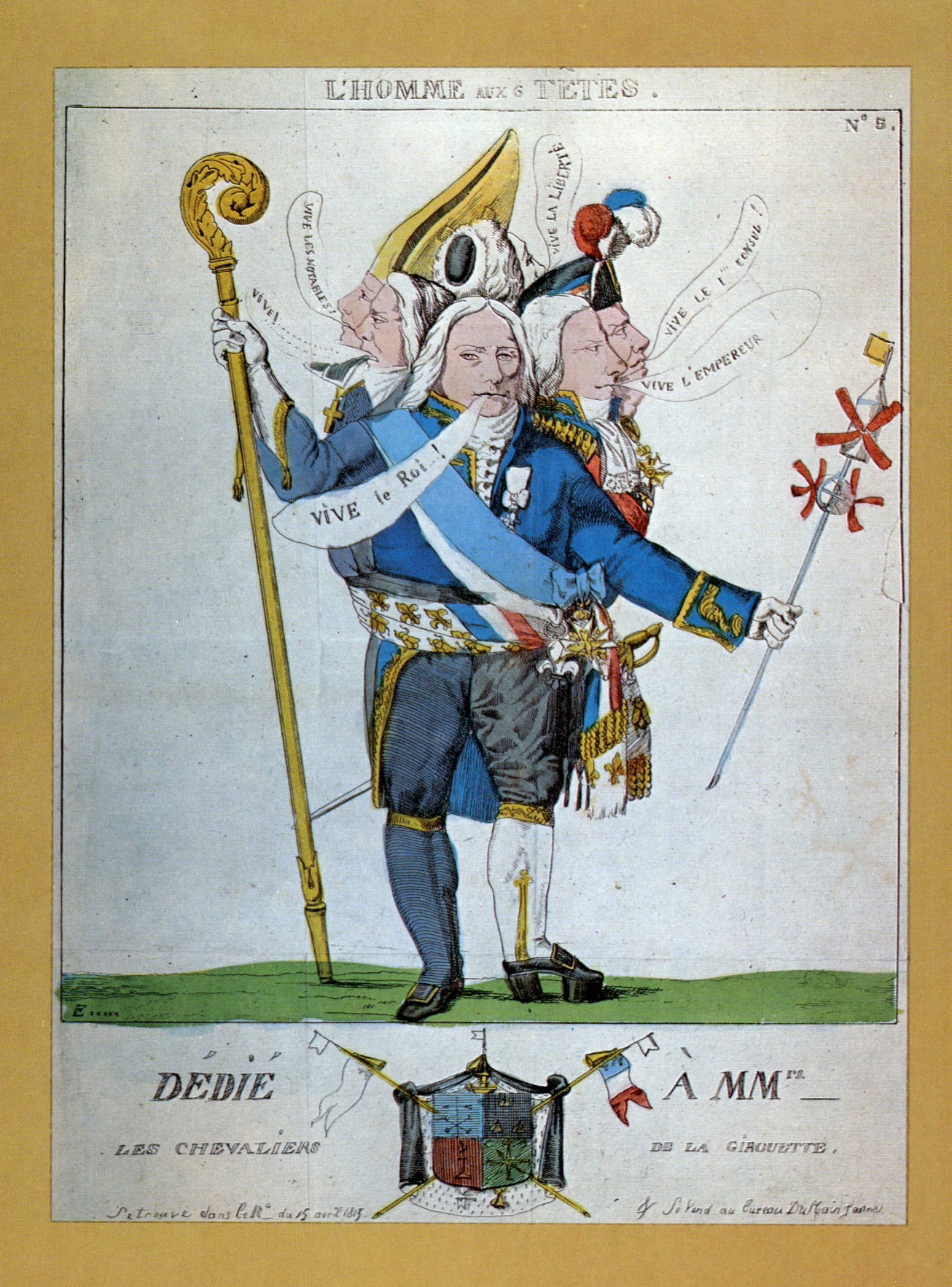

N° 5.

Vive les Notables!
Vive!
Vive la Liberté
Vive le 1.er Consul
Vive l'Empereur
Vive le Roi!

DÉDIÉ À MM.rs

LES CHEVALIERS DE LA GIROUETTE.

etwas kleineres Bild (17 × 24 cm) aufbewahrt, das wir Jacopo Carlucci (1494 bis 1557), genannt Pontormo, verdanken: in dieser wesentlich bewegteren Szene befinden sich im oberen Teil drei Personen, die einen weißen Patienten festhalten; einer der beiden Heiligen hält ein Bein, das sicher schwarz ist; es ist kein Zweifel möglich: im unteren Teil sehen wir drei Personen mit grinsendem Gesichtsausdruck, die um einen schwarzen Leichnam herumstehen, dem das rechte Bein fehlt — man sieht noch den Amputationsschnitt.

Im Museum der Schönen Künste in Anvers hängt ein ähnliches Bild des weniger bekannten flämischen Malers Ambrosius Francken dem Älteren (1544 bis 1618). Es zeigt dieselbe Legende der beiden Heiligen Kosmas und Damian, die einem weißen Amputierten das Bein eines Schwarzen implantieren. Die Einzelheiten sind genauso vielsagend: der Verwundete hat das rechte Bein verloren, das am Boden liegt; links sieht man einen Chirurgen, der ein rechtes Bein schwarzer Hautfarbe hält; der Rest des rechten unteren Gliedes und der Spender selbst verlieren sich im Hintergrund. In beiden Fällen scheint es, daß deshalb von diesem Unfall ein Bild über den schwarzen Spender entstanden ist, um das verfolgte Ziel, nämlich die Gliedmaßentransplantation, aufzuzeigen. Sicher ist das eine Legende, aber die damals mutige Vorstellung ist doch zur Wirklichkeit geworden. Ein neues Beispiel dafür, daß bei einem banalen Anlaß ein genialer Zug zum Vorschein kommt, der von einem ständig wachen Geist verwirklicht wird.

Am 23. Mai 1962 wurde im General Hospital, Massachusetts, ein zwölfjähriger Knabe, Everett Knowles, eingeliefert, dessen rechter Arm unterhalb der Schulter vom Rad eines Eisenbahnwaggons völlig abgetrennt worden war. Er war bei Bewußtsein und flehte die Chirurgen an, seinen Arm zu erhalten. Diese inständige Bitte brachte Ronald A. Matt, den Chirurgen, der ihn behandeln sollte, zu neuen Überlegungen, und er erklärte später: »Einfach ausgedrückt hieß das, daß man die Knochen, die Gefäße, die Muskeln, die Nerven und die Haut wieder zusammennähen mußte, wenn man den Arm wieder ansetzen wollte, wie es der junge Verwundete erbat. Alle diese Eingriffe wurden schon einzeln durchgeführt, warum nicht alles zusammen?« Matt führte diese Operation mit Erfolg durch, und der junge Knowles konnte sogar wieder Sport betreiben. Als einzige Folgeerscheinung blieb die Unfähigkeit zurück, die rechte Hand zu öffnen. Natürlich war das kein leicht errungener Erfolg, er konnte nur durch einen langdauernden Eingriff und zahlreiche Nachbehandlungen erzielt werden und warf eine Menge technischer Probleme auf. Diese gehören jedoch in das Gebiet der speziellen Pathologie, und wir wollen hier daher nicht näher auf sie eingehen. Dieser ersten erfolgreichen Operation folgten auf der ganzen Welt eine Reihe weiterer Eingriffe derselben Art. Halberfolge und Mißerfolge waren natürlich der Preis dieser Spitzenchirurgie, die wir trotzdem für erwähnenswert halten.

Ein weiterer erhebender Aspekt für die Zukunft: die durch die Biomechanik eröffneten Perspektiven. Halten wir uns nicht länger bei der Definition dieses jungen Spezialgebietes auf, sondern begnügen wir uns damit, daß es das Studium jener Gesetze umfaßt, welche die Vorschriften des Lebens und der Mechanik koordinieren, und zwar als Wissenschaft der Bewegung. Biomechanik klingt scheinbar ultramodern — sie ist es jedoch nicht. Ihr Ursprung geht fünf Jahrhunderte zurück, genauer gesagt auf Leonardo da Vinci (1452 bis 1519). Vor ihm konnte noch niemand schreiben: »Wenn man den Anhängern von Aristoteles glaubt, ist die Mechanik jene Wissenschaft, die durch wissen-

Abbildung 1814 (gegenüber) Karikatur aus dem Jahr 1815; sie zeigt Talleyrand und seinen Klumpfuß. Der Spezialschuh, den Talleyrand wegen seiner Krankheit tragen mußte, wird im Schloß von Valençay aufbewahrt.
(Paris, Museum Carnavalet)

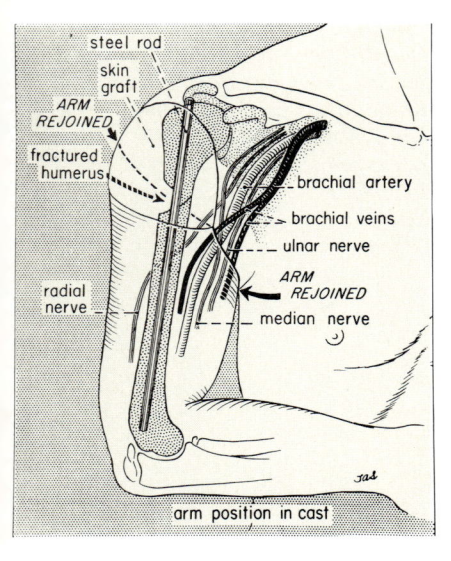

Abbildung 1815
Schema einer Operation, die in Boston, Massachusetts, im General Hospital durchgeführt wurde; es zeigt die Möglichkeiten der modernen Chirurgie. Der Arm war infolge eines Unfalls völlig abgetrennt worden. Nach Implantierung eines Stahlstiftes in den Humerus nähten die Chirurgen die Arteria brachialis und die Venen zusammen und stellten die Nervenverbindung her, bevor sie den Arm in Gips legten.
Steel rod: *Stahlstift*
Arm rejoined: *wiedereingesetzter Arm*
Fractured humerus: *gebrochener Humerus*
Brachial artery: *Arteria brachialis*
Brachial vein: *Brachialvene*
Ulnar nerve: *Nervus ulnaris*
Median nerve: *N. medianus*
Radial nerve: *N. radialis*
Arm position in cast: *Armstellung im Gips*

schaftliche Erfahrung entsteht, jene, die im Geist beginnt und endet. Mir jedoch scheint es, daß diese wissenschaftlichen Untersuchungen vergeblich sind und voller Irrtümer, die sich nicht aus der Erfahrung ergeben, der Mutter aller Sicherheit, und die nicht mit einer endgültigen Erfahrung abgeschlossen werden können. Die Wissenschaft der Mechanik ist die nobelste und nützlichste von allen.«

Galileo Galilei (1564—1642) nahm diesen Anstoß auf und führte ihn mit der unabänderlichen Philosophie von Aristoteles zu einer Vollendung. Er demonstrierte, daß die Natur mathematisch, daher mechanisch ist, und daß die Bewegung und nicht die Ruhe der natürliche Zustand des Körpers ist. Eine Weiterverfolgung des wissenschaftlichen Gedankens in dieser Richtung würde uns zu weit führen. Dieser philosophische Ausflug, bei dem René Descartes (1596 bis 1650) später besonders eindrucksvoll hervortrat, schien uns jedoch notwendig. Man machte sich allzusehr über die Chirurgen lustig, diese Handwerker der Medizin, und mehr noch über die orthopädischen Chirurgen, deren Arbeit an den Zimmermann und Tischler erinnerte.

Damals kannte man das *De motu animalium* von Borelli nicht und vergaß das Lehrbuch von Wolff, der schon erwähnt wurde. Dieser Letztgenannte hat ein Gesetz aufgestellt, das bis heute die Eingriffe am Skelett bestimmt: die Form, die Struktur und die Anordnung der Knochen sind das Resultat einer funktionellen Anpassung, und die Knochen sind daher dort eingesetzt, wo sie notwendig sind, um die Festigkeit des Skelettes zu erhöhen (J. Wagner und F. Burny; persönliche Mitteilung). Mit anderen Worten: die Knochen- und Gelenkschirurgie beschäftigt sich schon seit langem mit der wissenschaftlichen Basis und den mathematischen Grundlagen der Handgriffe bei Operationen und den chirurgischen Techniken. Die modernen Forscher der ganzen Welt be-

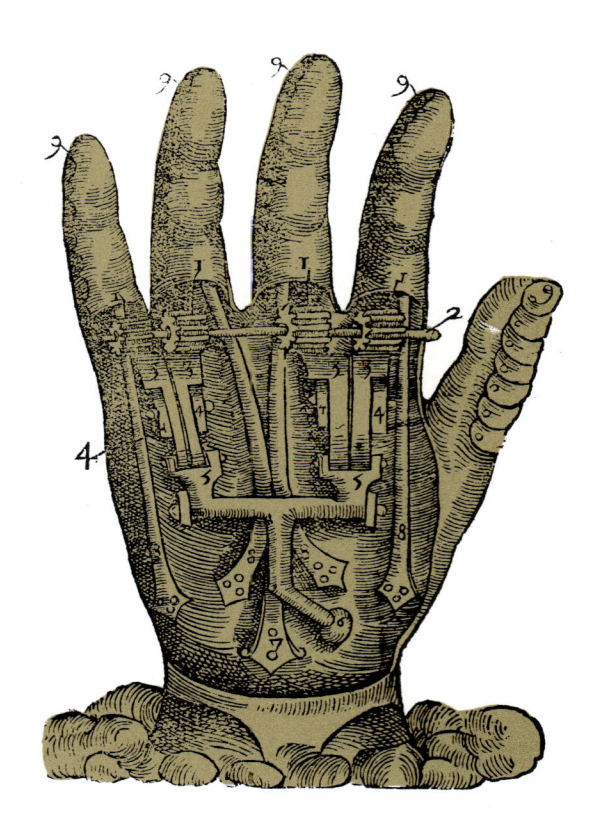

Abbildung 1816
Vom Schlosser »Kleiner Lothringer« konstruierte gegliederte Hand, nach Ambroise Paré, 1628.

stätigen immer wieder diese Auffassung. Als Beispiel dafür sei die Gründung einer Gruppe von Schweizer Wissenschaftlern angeführt, die sich 1959 in der Arbeitsgemeinschaft für Osteosynthesenfragen (A.O.) zusammenschlossen; 1976 wurde in Brüssel die »European Society of Biomechanics« gegründet. Alle diese Forscher gliedern sich durch die Ausarbeitung von Maßnahmen, durch die ständige Suche nach Präzision und nach Verifizierung von Erfahrungen in die lange glanzvolle Reihe wissenschaftlicher Erneuerer ein, die mit Leonardo da Vinci und Galilei ihren Ausgang nahm. Der berühmteste unter ihnen ist Friedrich Pauwels (1885 – 1980) aus Aachen, dessen mathematische Untersuchungen der Linien der Zug- und Druckverteilung zu einer neuen Einstellung in der Gelenks- und Knochenchirurgie führten.

Die osteoartikuläre Chirurgie hat eine epochemachende Wende erfahren. Sie kann sich heute rühmen, eine beispiellose, präzise und wissenschaftliche Chirurgie zu sein, denn sie befolgt als einzige in großem Rahmen den Lehrspruch von Leonardo da Vinci:

»VERSTEHEN HEISST HERSTELLEN«

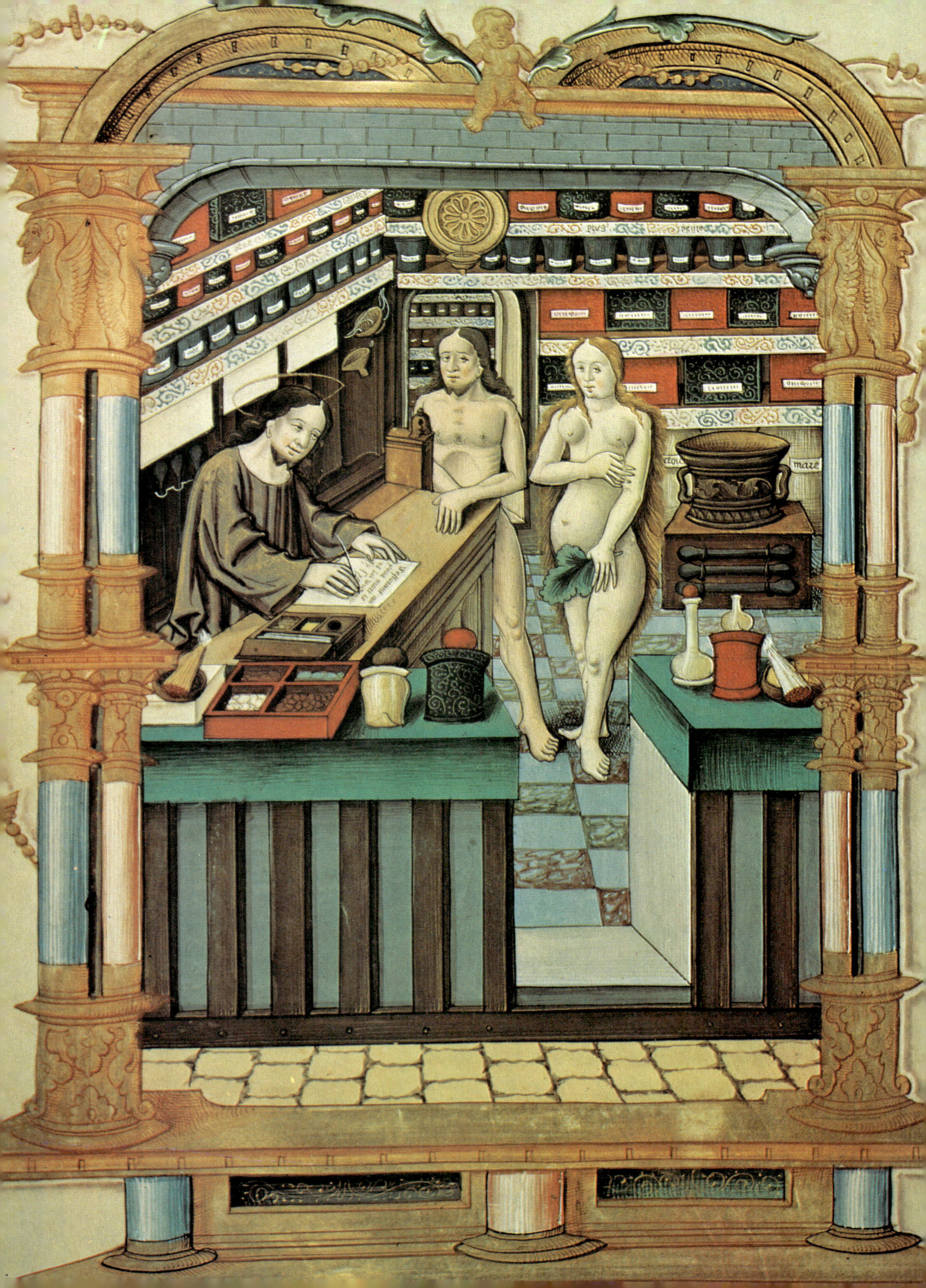
plus
maze

Die französische Pharmazie vom 3. Jahrhundert bis zur Gegenwart

von Georges Dillemann

Ihrer ursprünglichen Definition nach ist die Pharmazie die Kunst der Arzneimittelbereitung. Die Kunst von einst entwickelte sich jedoch zu einer modernen Wissenschaft. Ehemals pflegte man für Heilzwecke kaum chemische Substanzen zu verwenden oder gar zu synthetisieren; die Arzneien bestanden hauptsächlich aus Drogen, d. h. heilkräftigen, im ursprünglichen Zustand verwendeten Produkten des Naturbereiches. Littrés präzisere Definition der Pharmazie: »Die Kunst, einfache Drogen zu erkennen, zu sammeln und aufzubewahren sowie aus ihnen Arzneien herzustellen«, erscheint daher seiner Zeit angemessener als der unseren.

Seit dem 17. Jahrhundert zeigte das Ständewappen der französischen Apotheker eine Schlange, die sich an einer über Felsen sich erhebenden Palme emporwindet. Darunter stand die erläuternde Legende: *In his tribus versantur:* »In diesen drei sind sie bewandert.« Die Palme versinnbildlicht nämlich das Pflanzenreich, die Schlange das Tierreich und die Felsen das Reich der Minerale. Der Apotheker verstand sich also als Kenner der entsprechenden Naturprodukte. Um Pharmazie in diesem Sinne wird es sich auch in der folgenden historischen Nachzeichnung handeln. Dabei werden zunächst die Drogen, dann die künstlich zubereiteten Arzneien im Mittelpunkt stehen.

Andere Autoren mögen meinen, die Geschichte der Pharmazie sei auch — wenn nicht gar ausschließlich — die Geschichte der Apotheker und Pharmazeuten, ihres Berufsstandes, ihrer wissenschaftlichen Ausbildung und der Entwicklung ihrer sozialen Funktionen im Laufe der Jahrhunderte. In der vorliegenden Abhandlung sollen diese Gebiete jedoch nur gestreift werden, soweit es sich als unerläßlich erweist.

Lange Zeit glaubte der Mensch, Krankheiten seien übernatürlicher Herkunft. Besonders Epidemien flößten ihm abergläubischen Schrecken ein. Bei den primitiven Völkern mußte der Heilkundige auch in der Zauberei versiert sein, damit er mit den dunklen Mächten verhandeln könne. Im Mittelalter und selbst danach betrachtete man Krankheit gern als Strafe Gottes. Um geheilt zu werden, mußte man sich folglich an Gott wenden, und Gebete, Beschwörungen und die Berührung von Reliquien standen denn auch in größerem Ruf als alle anderen Heilmittel, die im allgemeinen in der Tat recht unzulänglich waren.

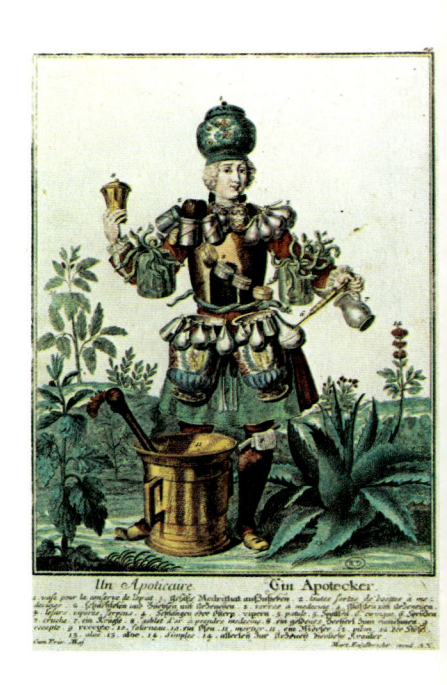

Abbildung 1818
Ein Apotecker. *Deutscher Stich von Engelbracht, um 1735.* (Paris, Bibl. des Arts décoratifs)

Der Ursprung der Medikamente

Abbildung 1817 (gegenüber)
»Christus als Apotheker stellt Adam und Eva ein Rezept aus.« *Miniatur aus:* Chants royaux du Puy *aus Rouen.*

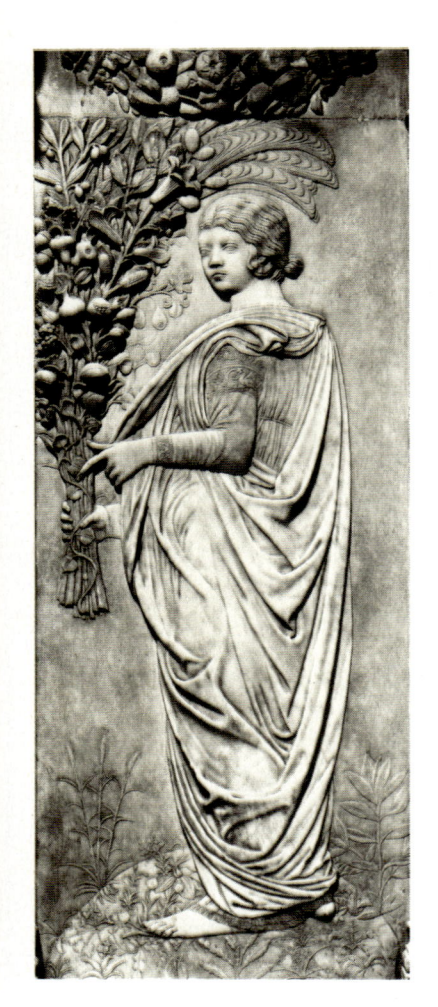

Abbildung 1819
Die Botanik von Agostino di Ducccio. (Italien, Rimini, San-Francesco-Kirche, Malatesta-Tempel, 1447—1468)

Trotzdem kam man schon frühzeitig auf die Idee, den Beschwörungen durch materielle Kultakzessorien mehr Gewicht zu verleihen, und man suchte sie im Pflanzenreich. Dabei war man sich der verborgenen Kräfte der Pflanzen durchaus nicht bewußt. Vielmehr schien ihre therapeutische Wirksamkeit auf der getreulichen Beachtung mehr oder minder magischer Vorschriften für Ort, Zeit und Art des Sammelns begründet zu sein. An die Stelle der Magie trat dann offenbar die Religion — jedenfalls darf man das aus den von Wickersheimer entdeckten Weihsprüchen für Arzneien schließen. Wie dem auch sei: die ältesten Heilmittel waren Pflanzen, die mit oder ohne magisch-religiösen Zierat kredenzt wurden.

Wie der Mensch die Heilkräuter als solche zu identifizieren lernte, hat man bis heute noch nicht aufklären können; wir sind daher auf Vermutungen angewiesen. Als Lösung bietet sich sogleich der Zufall an. Dürfen wir annehmen, daß man Pflanzen zunächst empirisch erprobte, beobachtete, wie sie wirkten, oder Tiere nachahmte, deren Instinkt sie bestimmte Pflanzen aufsuchen oder meiden läßt? Oder hat etwa auch der Mensch solch einen Instinkt besessen, ihn aber im Laufe seiner Entwicklung wieder verloren? Fest steht auf alle Fälle, daß naturnah lebende Völker, vor allem die der tropischen Wälder, in denen eine üppige Vegetation physiologisch hochwirksamer Arten verbreitet ist, hervorragend über die Eigenschaften ihrer heimischen Kräuter informiert sind. Ob es zum Aufbau ihres Wissens womöglich mehrerer Jahrhunderte oder Jahrtausende bedurfte, sei dahingestellt.

Wie Plinius vertraute man lange der göttlichen Intervention, die sich durch Eingebung oder Offenbarung manifestieren sollte. Aus dieser Anschauung entstand auch die Signaturenlehre. Sie besagt, daß Heilpflanzen oder sonstige Drogen durch eine »Signatur« äußerlich kenntlich gemacht sind, so daß man wissen kann, für welche menschlichen Organe und Leiden sie sich eignen. Diese Theorie läßt sich bis auf die chinesische und arabische Medizin zurückverfolgen, und sicher war sie auch dem Mittelalter nicht fremd, denn selbst Albertus Magnus erklärte, die Gestalt der Pflanzen verriete ihre himmlischen Kräfte. Nähere Begründungen für diese Lehre lieferte Paracelsus, und Porta baute sie in seinem 1583 in Neapel erschienenen Werk *Phytognomonica* zu einer wahren Ideologie aus.

Viele der mannigfaltigen »Signaturen« erscheinen heute recht fragwürdig, andere stimmen dagegen verblüffend mit den reellen Anwendungsmöglichkeiten überein, z. B.: Herbstzeitlosenzwiebel gegen Gicht, Knollen vom Scharbockskraut gegen Hämorrhoiden, Ginsengwurzeln (wegen ihrer an menschliche Schenkel erinnernden Form) als Aphrodisiakum usw. Waren aber diese Signaturen wirklich so eindeutig, daß sie zu neuen Entdeckungen Anlaß gaben, oder hat man sie nicht eher nachträglich hineingesehen, als man die pharmakologischen Eigenschaften der betreffenden Drogen bereits kennengelernt hatte?

Die arzneikundlichen Texte

Als brauchbarste Dokumente für unsere Suche nach den einfachen und zusammengesetzten Arzneien vergangener Zeiten bieten sich die vielfältigen Traktate an. Ihr Erscheinungsdatum und ihre wirklichen Autoren lassen sich allerdings erst ab dem 17. Jahrhundert mit Sicherheit bestimmen.

Vor der Verbreitung des Buchdrucks, also ungefähr bis zum Ende des 15. Jahrhunderts, hätte man kaum Originaltexte zu lesen bekommen. Es existierten davon nur handschriftliche Kopien, Endprodukte einer fortlaufenden Reihe von Übersetzungen. Die Urtexte wurden im Laufe der Zeit zunehmend durch unfreiwillige Fehler der Übersetzer und Kopisten verwässert. Wie Alfons Lutz, ein großer Kenner der mittelalterlichen Literatur, nachwies, veränderte man darüber hinaus auch absichtlich Herkunft und Inhalt der Werke; »geschäftstüchtige Verleger und Drucker des 15. und 16. Jahrhunderts« haben sogar die Namen bekannter Autoren mißbraucht, um die Ware leichter abzusetzen. Es deckt sich damit auch Sournias und Troupeaus Ansicht, daß »keiner der im späten Mittelalter oder in der Renaissance neu aufgelegten älteren Autoren originalgetreu wiedergegeben wurde; kaum ein Verleger versagte es sich, die Anordnung der Kapitel zu verändern, Zitate anderer Autoren einzuschieben und eigene Kommentare einzuflechten«.

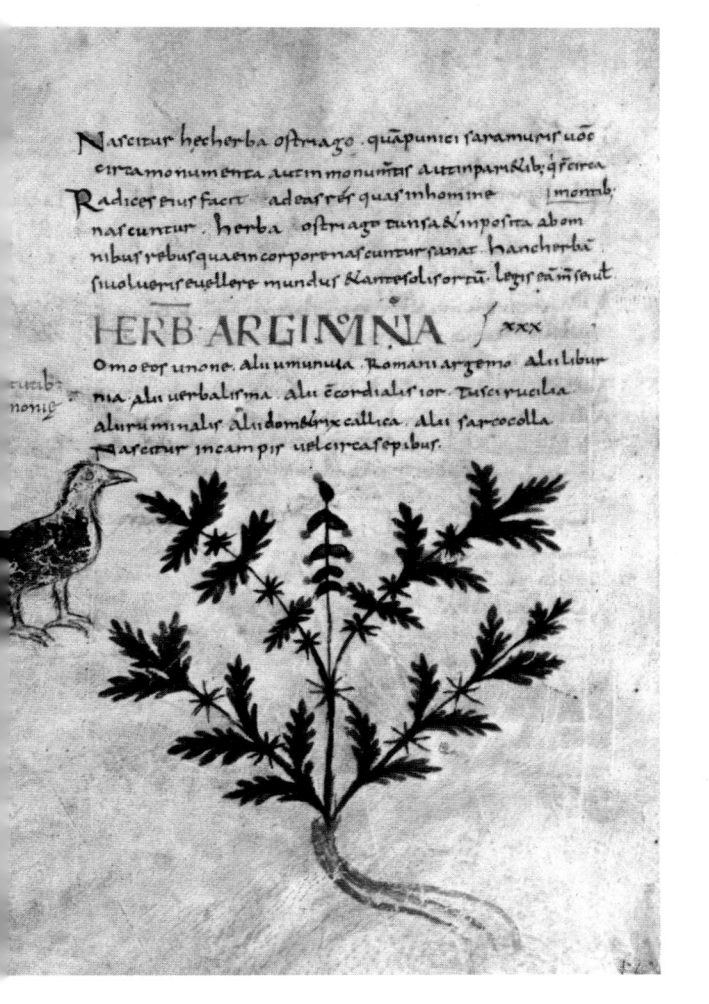

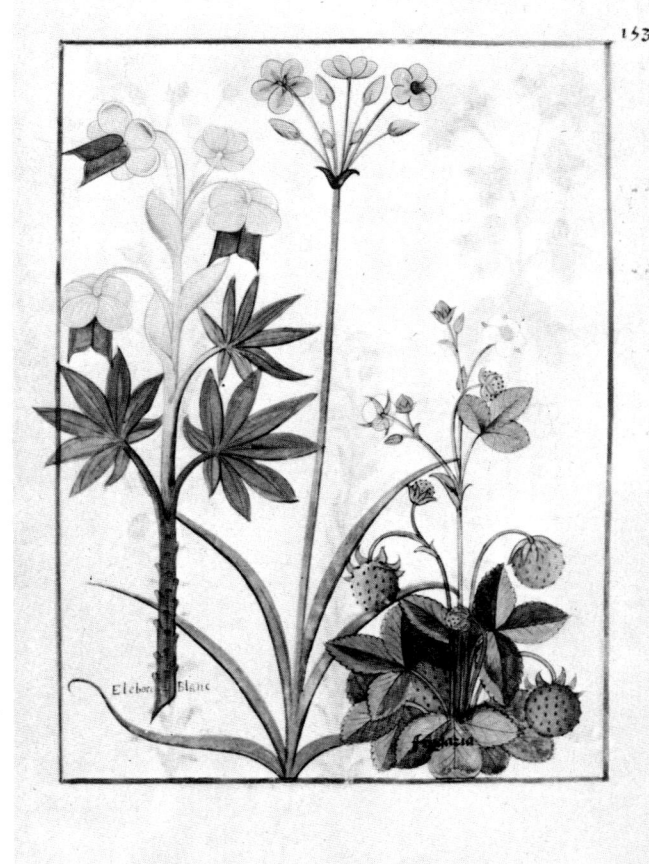

Nimmt es da wunder, daß man heute den echten Urheber aus einem Angebot mehrerer Autoren gleichen Namens nicht mehr herauszufinden weiß und sich die Entstehung mancher Werke nur mit einer Toleranz von zwei, drei Jahrhunderten datieren läßt?

Wir müssen uns vergegenwärtigen, daß das Schrifttum des Mittelalters und der Renaissance zwar vielfältig war, aber nur in geringer Auflage herauskam, so daß die Bücherregale der Ärzte und Apotheker für heutige Verhältnisse wohl ziemlich ärmlich ausgestattet waren. Wie es scheint, standen im Jahre 1395 in der Bibliothek der Medizinischen Fakultät von Paris lediglich ein Dutzend Bände.

Abbildung 1820 (oben links)
Seite aus dem A. Musa zugeschriebenen Werk »De herba vettonica«, 8. Jh. n. Chr.
(Paris, Nationalbibliothek, Ms. latin 6862, fol. 46 verso)

Abbildung 1821 (oben rechts)
Blatt aus einer Handschrift des »Liber de simplici medicina« von Matthaeus Platearius; abgebildet sind eine Nieswurz und eine Erdbeerpflanze, 15. Jh.
(Paris, Nationalbibliothek, Ms. français 12322)

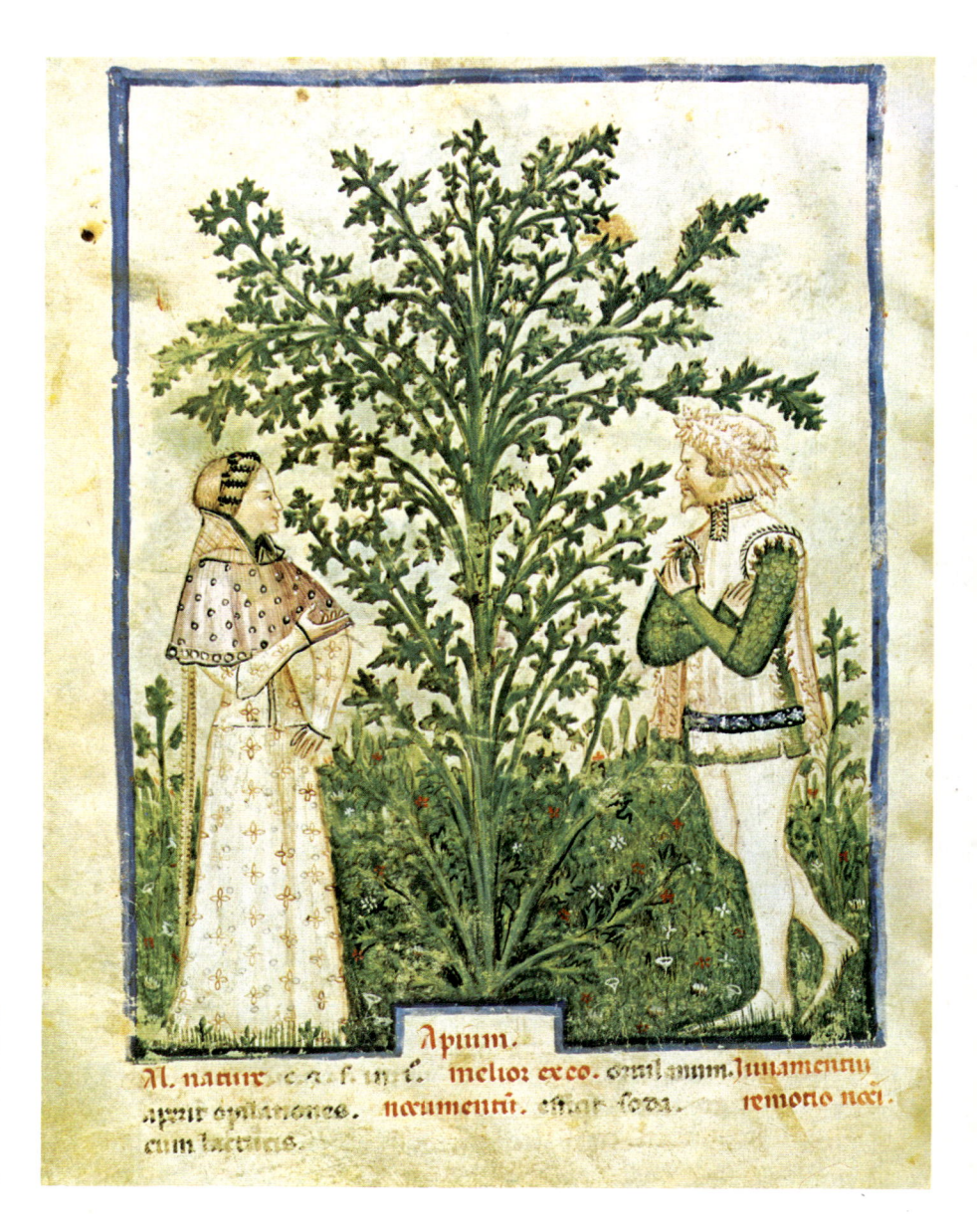

Abbildung 1822
Apium, kolorierte Zeichnung aus einer lateinischen Handschrift eines Traktats des Albucassis, 15. Jh.
(Paris, Nationalbibliothek, NAL. 1673, fol. 2 bis)

Im folgenden können natürlich nicht alle Kräuter- und Arzneibuchausgaben erwähnt, geschweige resümiert werden, und es wird daher nur von den als am wichtigsten erachteten die Rede sein.

Die Werke des Altertums

Als sich herausstellte, daß die chinesischen Drogenkataloge, die *Pen-ts'ao*, keineswegs Jahrtausende alt sind, wie man lange meinte, sondern bestenfalls aus dem Mittelalter stammen, bekam eine Tontafel aus Nippur den Titel »älteste pharmakologische Abhandlung« verliehen. Ein sumerischer Arzt soll darauf gegen Ende des 3. Jahrtausends v. Chr. einige gebräuchliche Drogen und Verabreichungsformen in Keilschrift verzeichnet haben. Der Papyrus Ebers sowie der Leidener und Berliner Papyrus sind als medizinische Texte des Mittleren Reiches von Ägypten allgemein bekannt. Erwähnung verdienen sodann der berühmte Hippokrates und seine Schule, die die Heilkunde vom Empirismus löste. Aus den hippokratischen Schriften erfahren wir, daß das damalige therapeutische Arsenal zu einem großen Teil aus Pflanzen bestand. Eine Übersetzung der hippokratischen Schriften fertigte u. a. im 19. Jahrhundert Littré an.

Als der wahre Begründer der Phytotherapie darf aufgrund seiner Bücher »*Untersuchungen über die Pflanzen*« *(De causis plantarum)* und »*Die Herkunft der Pflanzen*« *(De historia plantarum)* Theophrastos von Eresos (ca. 372 bis 287 v. Chr.) gelten. Seinem Einfluß ist es zu verdanken, daß sich die Botanik bis zum 15. Jahrhundert auch mit der Untersuchung der Heilkräfte in den Pflanzen befaßte und folglich eng mit der Pharmakognosie verbunden blieb.

Gaius Plinius Secundus, auch Plinius der Ältere genannt (23—79), rühmte in seiner vielbändigen »*Naturalis historia*« die therapeutischen Eigenschaften unzähliger Pflanzen, die er zumeist nur unzureichend kannte und abergläubisch mystifizierte. Im 1. Jahrhundert schrieb Dioskurides in lateinischer Sprache eine bemerkenswerte Abhandlung über Heilpflanzen, die in Frankreich von Jean Ruelle (lat. Ruellius) unter dem Titel »*De materia medica*« herausgegeben wurde. Diese Bezeichnung führte zu einer pharmazeutischen Unterdisziplin, der Pharmakognosie (in Frankreich wird sie heute noch zuweilen »matière médicale« genannt). Gedruckt wurde das Werk zum erstenmal 1499 in Venedig; bis zum 18. Jahrhundert blieb es ein Klassiker.

Im zweiten nachchristlichen Jahrhundert ließ sich Galen von seinen Vorgängern und vor allem von Hippokrates inspirieren. Eigenartigerweise teilte er die Heilkräfte der Pflanzen in kälte-, hitze-, trockenheit- und nässebringende ein. An ihm orientierten sich wiederum die späteren Autoren.

Die Werke der Araber. — Den weiteren Verlauf der Ereignisse bestimmten die Araber. Den Anfang machten die beiden Mesues. Jedenfalls nahm man noch bis zum Beginn des 20. Jahrhunderts an, es habe zwei Mesues gegeben: Johannes Mesue den Älteren, gestorben 857, und Mesue den Jüngeren oder den »Großen« Mesue, der im 10. Jahrhundert gelebt haben, 1015 gestorben sein soll und so die sehr hippokratischen *Aphorismen* und *Grabadin,* ein Traktat über einfache und

Abbildung 1823
Der Arzt eilt einem Mann zu Hilfe, den eine Schlange gebissen hat. Miniatur aus einer Abschrift eines Traktats von Dioskurides, 13. Jh.

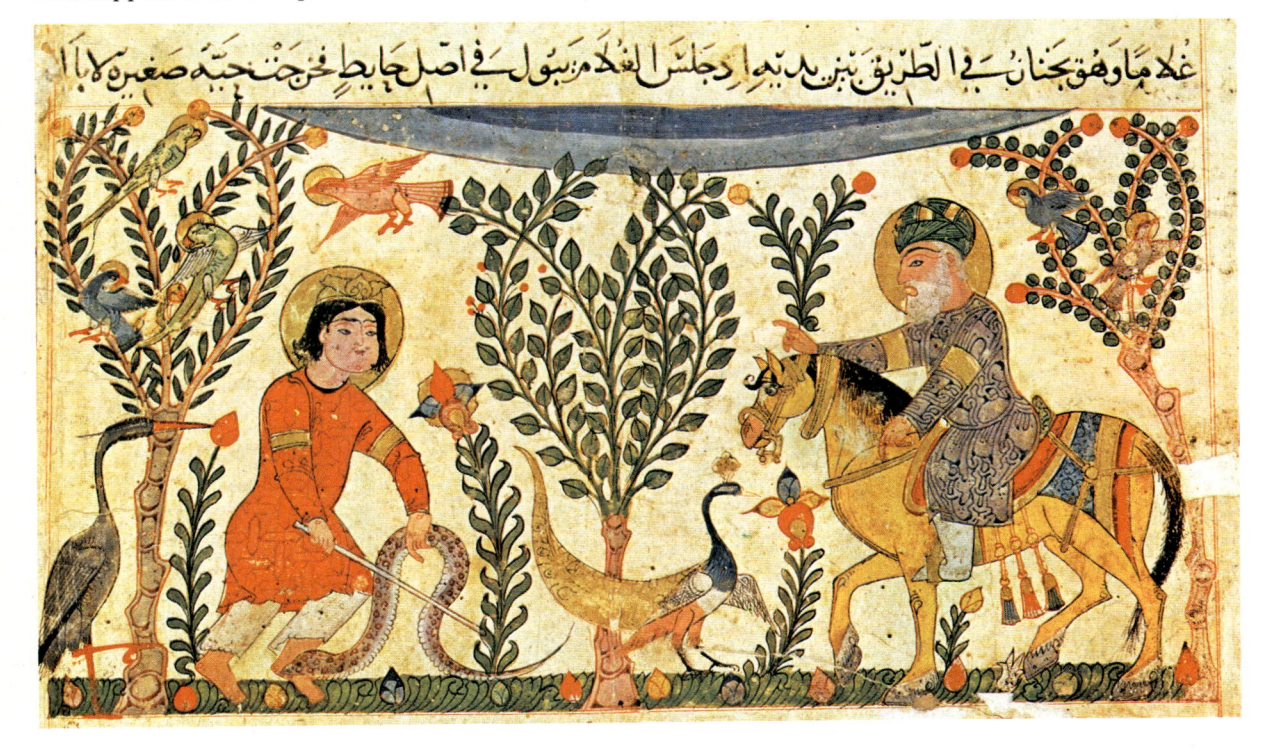

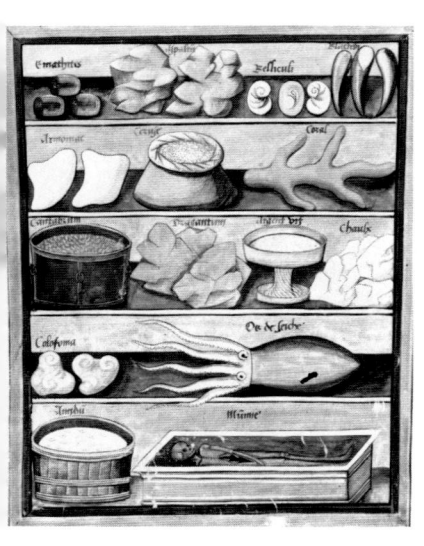

*Abbildung 1824
Ingredienzien für die Arzneibereitung. Darstellung aus dem »Liber de simplici medicina« von Mattaeus Platearius, 15. Jh. (Paris, Nationalbibliothek, Ms. français)
Unten rechts erkennt man eine Mumie in ihrem Sarg. Im Mittelalter war Mumienpulver als Heilmittel sehr beliebt, und die Ägypter trieben mit ihm einen schwunghaften Handel.*

zusammengesetzte Arzneien, verfaßt hätte. Dieses hat bis zum 17. Jahrhundert starken Einfluß auf die europäische Medizin und Pharmazie ausgeübt.

Den ersten Hinweis auf den Großen Mesue finden wir in einem Buch des Leo Africanus, eines Autors des 16. Jahrhunderts; in den arabischen Schriften sucht man seinen Namen vergebens. Die moderne Kritik meint sogar, der zweite Mesue habe niemals existiert. Laut Campbell (1926) wäre der »Pseudo-Mesue« ein Phantasiename, den man bestimmten Schriften des 8. Jahrhunderts aus Italien zugelegt hätte. Übereinstimmend mit Sournia und Troupeau vermutete Elgood (1932) vielmehr, die beiden seien ein und dieselbe Person gewesen.

Auch im 13. Jahrhundert bewiesen wieder einige arabisch schreibende Autoren ihre Fähigkeiten als Pharmakologen: Ibn al Baitar (1197—1248) zeichnete sich in der »materia medica«, also Pharmakognosie, aus. Sein Arzneibuch »*Kitab al Gami*« übersetzte L. Leclerc ins Französische. Cohen al Attar war Spezialist in galenischer Pharmazie und schrieb ein »*Handbuch der Offizin*«; Serapion der Jüngere verfaßte das »*Liber de medicinis simplicibus*«.

Die Kräuterbücher. — Eines der Traktate mit dem Titel »*De virtutibus herbarum*« besteht aus 130 Kapiteln, die jeweils eine Pflanze behandeln. Es diente lange als Referenzwerk der Apotheker. Wer es jedoch verfaßte und zu welchem Zeitpunkt, wissen wir nicht sicher. Ältere italienische Autoren, die von Pavesio-Seguin analysiert wurden, schrieben das Werk dem römischen Dichter Lucius Apuleius zu, der im 2. Jahrhundert lebte und durch den »*Goldenen Esel*« berühmt wurde. Andere Kritiker meinen, es handle sich um einen Lucius Apuleius mit dem Beinamen Platonicus, den man zur Unterscheidung von seinem berühmten Vorgänger Pseudo-Apuleius zu nennen pflegt. Angeblich verfaßte er sein Pflanzenbuch im 4. Jahrhundert, obwohl die ältesten bekannten Manuskripte laut Hunger, der eine Handschrift des 9. Jahrhunderts als Faksimile veröffentlichte, erst aus dem 6. Jahrhundert stammen. Noch andere Fachleute halten das Werk für ein Produkt des 11. oder gar 12. Jahrhunderts (!).

Im Gedicht »*Hortulus*«, das aus 450 Versen besteht, besingt Walahfried Strabo (807—849), Abt des Benediktinerklosters Reichenau, die vierundzwanzig Heilpflanzen seines Kräutergartens.

Im beginnenden 11. Jahrhundert beschreibt ein gewisser Macer Floridus in den 2278 Versen seines ebenfalls »*De virtutibus herbarum*« benannten Gedichts siebenundsiebzig Pflanzen, denen ebenso viele Kapitel gewidmet sind. Den Autor bezeichnet man heute gern als »Pseudo-Macer«, um ihn vom gleichnamigen Freund Ovids zu unterscheiden. Sein eigentlicher Name soll allerdings Odon de Meung gelautet haben.

Constantinus Africanus, ein Mitglied der Schule von Salerno, gestorben 1087, zählt in seinem Traktat »*De virtutibus simplicium herbarum*« einhundertachtundsechzig Pflanzen auf.

»*Physica*« und »*Causae et curae*« entstanden im 12. Jahrhundert. Man schreibt sie der heiligen Hildegard (1098—1179), Äbtissin des Klosters St. Ruprechtsberg bei Bingen, zu, obwohl auch ihre Urheberschaft Anlaß zu Kontroversen gegeben hat: der Engländer Charles Singer bestreitet sie, der Deutsche Hermann Fischer möchte uns vom Gegenteil überzeugen.

Eine Ausnahmestellung unter gleichartigen Werken des Mittelalters nahm das Kräuterbuch »*Liber de simplici medicina*« ein, das auch als »*Circa instans*« bekannt ist, entsprechend den ersten beiden Worten des Prologs. Gemäß den Untersuchungen von Hans Wölfel und Alfons Lutz verfaßte dieses Werk ein salernitanischer Arzt namens Platearius. Es soll um 1140 in einem Band mit den *Glossae im antidotarium Nicolai* erschienen sein, wobei sich letztere, wie Alfons Lutz versichert, nicht auf das *Antidotarium* des Nicolaus, sondern auf den *Antidotarius magnus* aus dem 12. Jahrhundert beziehen. Noch ein drittes Werk, nämlich die *Practica brevis,* wurde von einem Platearius verfaßt, der laut Ludwig Choulant mit Vornamen Johannes hieß, im Gegensatz zu Mathaeus, dem Urheber der beiden anderen Schriften.

»*Circa instans*« ist eine Arzneikunde in 273 Kapiteln, die zum Teil mehrere Drogen zum Thema haben. Obwohl der Autor im Prolog verspricht, von jeder Droge eine Beschreibung anzufertigen, sowie Angaben über ihre geographische Verbreitung, die besten Qualitäten und mögliche Fälschungen zu machen, fallen viele Darstellungen recht summarisch aus, und manche Kapitel umfassen nur wenige Zeilen. Es sind von diesem Werk zahlreiche sehr unterschiedliche Manuskripte überliefert, die zum Teil beträchtliche Zusätze enthalten. So sind zum Beispiel im »*Breslauer Codex*« gegenüber »*Circa instans*« 14 Kapitel fortgefallen, statt dessen aber 185 neu hinzugekommen. Über Herkunft, Versionen und Ausgaben des Werks hat die Kritik eine große Menge Studien geliefert, auf die einzugehen hier nicht möglich ist.

Die »*Practica brevis*« ist ein 76 Kapitel umfassendes medizinisches Traktat über die Krankheiten, ihre Symptome, Ursachen und Behandlung.

Die Antidotarien und Pharmakopöen. — Auch das Mittelalter besaß seine — wenn auch nicht amtliche — Pharmakopöe, nämlich das berühmte *Antidotarium* des Nicolaus. Bis jetzt ordnete man seine Veröffentlichung im allgemeinen dem beginnenden 12. Jahrhundert zu. Steinschneiders Bemerkung, seine genaue Entstehungsgeschichte würde ein ganzes Buch füllen, war sehr

Abbildung 1825
Arzneien für die Krankheiten des Kopfes, der Haare, der Augen, der Ohren, der Nase...
Handschrift aus dem 15. Jh. (Paris, Nationalbibliothek, Ms. français 623)

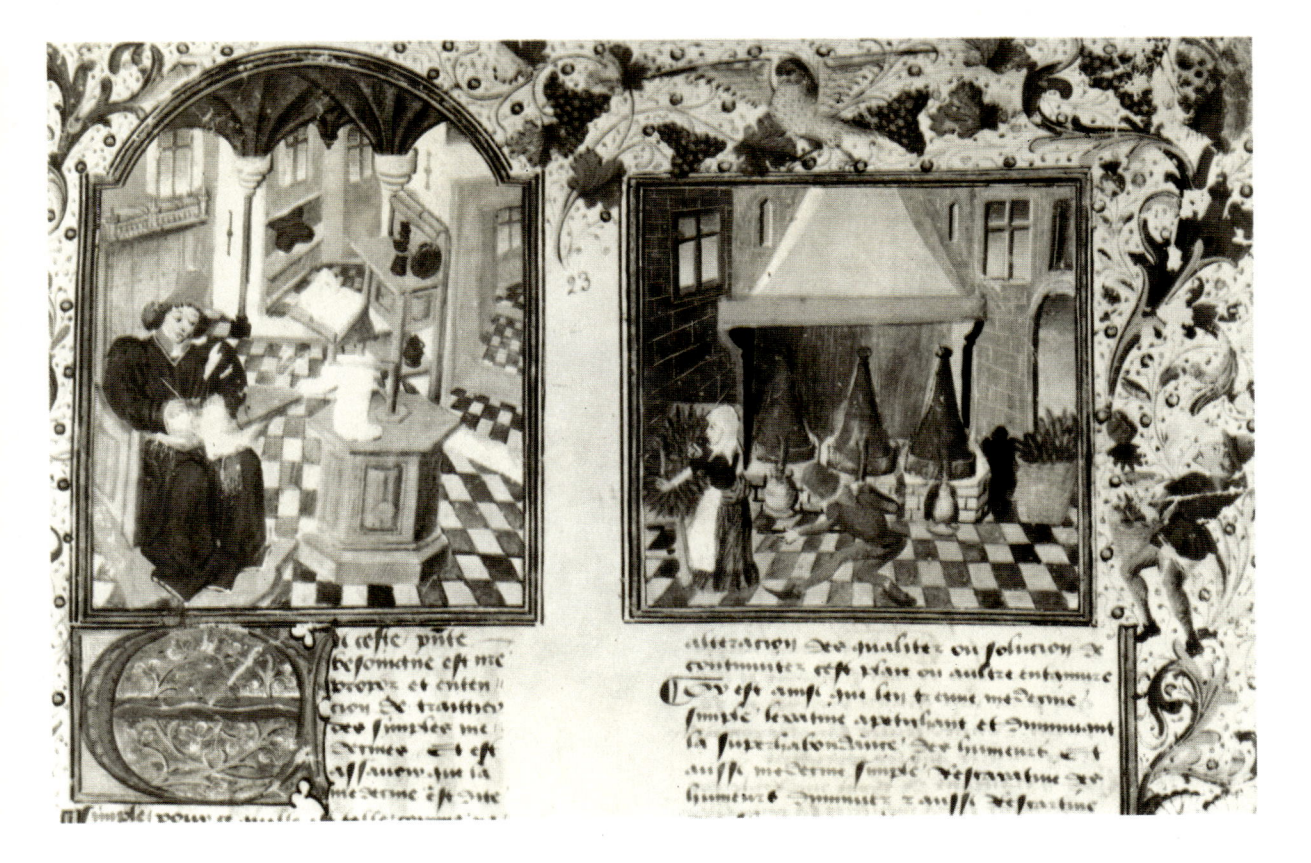

berechtigt. Der Name Nicolaus taucht indes in keinem einzigen zeitgenössischen Manuskript im Zusammenhang mit einem Antidotarium auf. Dennoch scheut man sich offenbar keineswegs, einmal diesem, einmal jenem der mindestens drei als Nicolaus bekannten Autoren das Werk zuzuschreiben.

Um 1140 bezog sich, neben anderen Autoren, der salernitanische Arzt Platearius auf eine größere Rezeptsammlung mit dem Titel »*Antidotarius magnus*«; folglich hat das Mittelalter dieses Werk gekannt. Es kam aber offenbar im beginnenden 16. Jahrhundert abhanden. 1959 entdeckte Dr. Alfons Lutz in der Baseler Universitätsbibliothek eine reich geschmückte Handschrift, die um 1190 angefertigt und im 15. Jahrhundert als »*Antidotarius magnus Galeni secundum ordinem alphabeti*« in den Bibliothekskatalog eingetragen worden war. Gleichwohl besitzt sie weder Titel noch Präambel, sondern beginnt sogleich mit dem Rezept für *Aurea alexandrina*. Über 1100 zum Teil sehr komplizierte Zusammensetzungen werden in dieser Sammlung angegeben — dieselben, welche Constantinus Africanus in der zweiten Hälfte des 16. Jahrhunderts mit Hilfe seines Schülers Johannus Afflacius aus dem Arabischen übersetzt hatte.

Was nun das »*Antidotarium Nicolai*« betrifft, so tauchte es zwischen 1230 und 1250 in Paris auf. In den Universitätsakten aus den Jahren 1270 bis 1274 wird es als offizielles Pharmakologiebuch eingestuft. Bis zum 18. Jahrhundert diente es als Vorbild für alle anderen Pharmakopöen. Ursprünglich enthielt es 110 bis 114 Vorschriften, die dem »*Großen Antidotarius*« entnommen waren, dann vervollständigte man es mit Rezepten des 12. und des beginnenden 13. Jahrhunderts, so daß das Werk schließlich 140 Vorschriften umfaßte. Bis zum 15. Jahrhundert lautete der Name des Autors unverändert Nicolaus, später aber versah man ihn zuweilen mit dem Zusatz *Salernitanus*.

Abbildung 1826
Apotheke. *Zeichnung unbekannter Herkunft aus dem 15. Jh. (Italien, Castello di Issagne)*

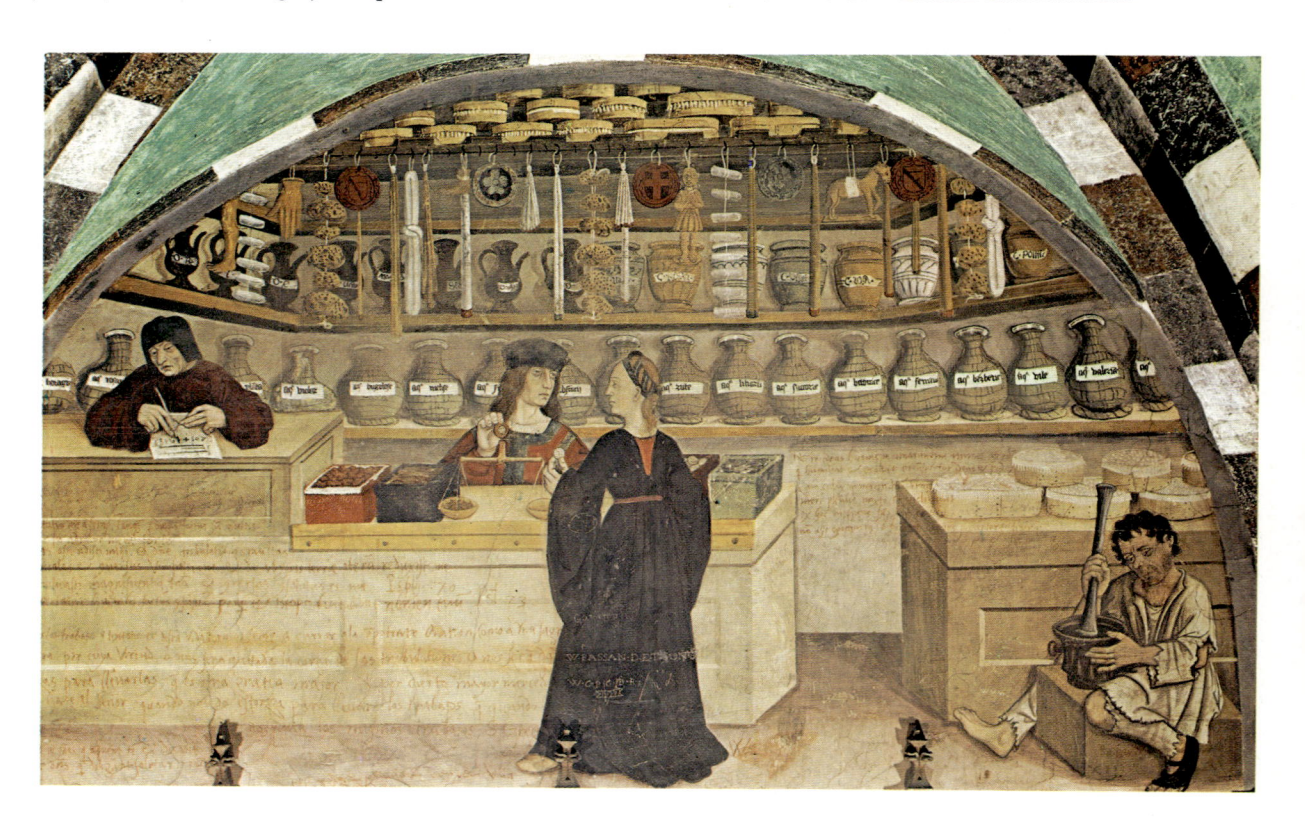

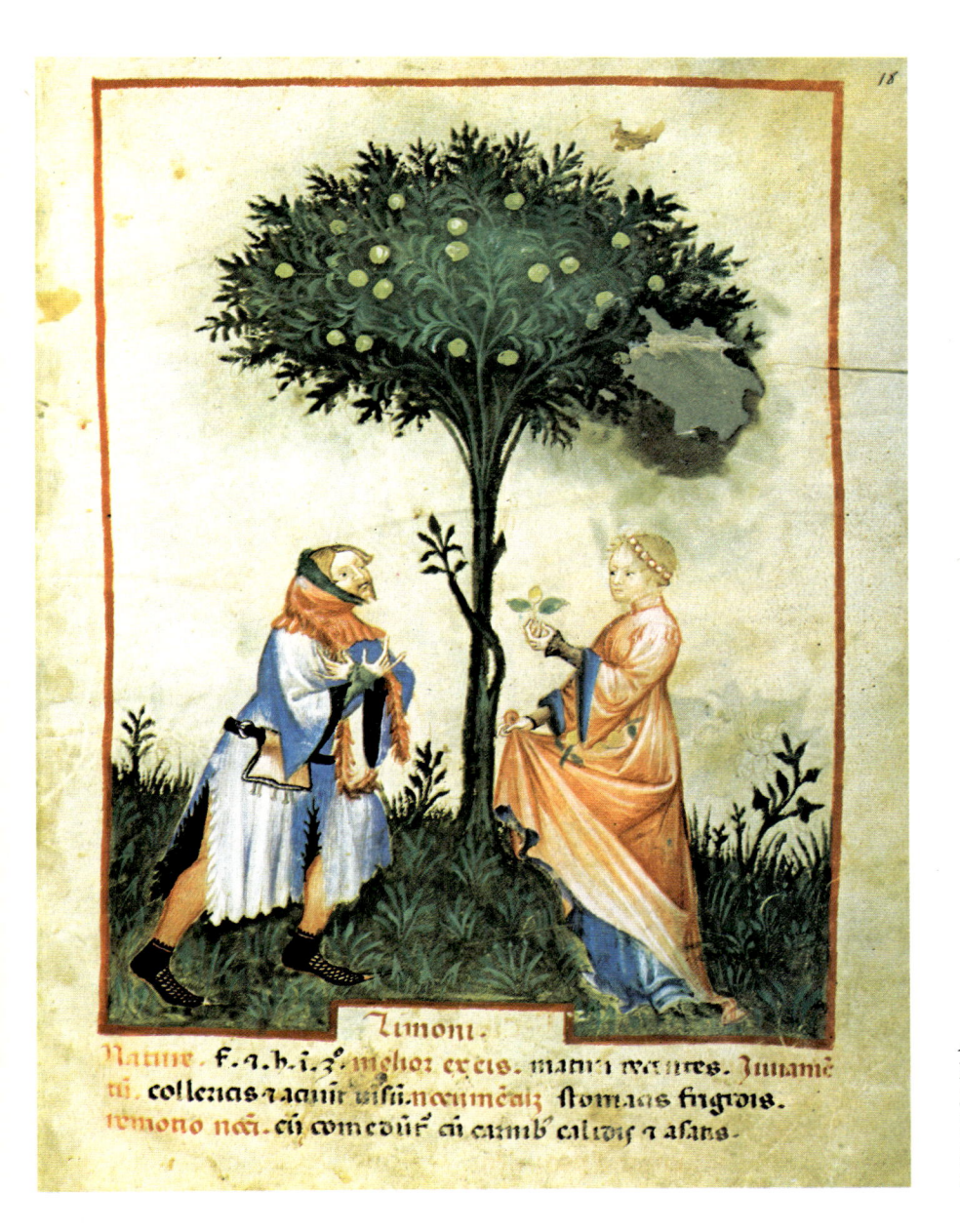

Abbildung 1827
Die Zitrone. Miniatur aus einer lateinischen Version eines Traktats von Albucassis, 15. Jh. (Paris, Nationalbibliothek, n. al., 1673, fol. 18)

Noch gegen Ende des 19. Jahrhunderts vertrat Ludwig Choulant die Ansicht, das »*Antidotarium Nicolai*« sei in der ersten Hälfte des 12. Jahrhunderts in lateinischer Sprache von einem salernitanischen Mediziner namens *Nicolaus Praepositus*, überdies Autor eines »*Dispensarium ad aromatarios*«, verfaßt worden. 1911 stellte jedoch Wickersheimer fest, daß der *Salernitanus*, Autor des »*Antidotarium*«, einen Namensvetter in *Nicolaus Praepositus* (oder genauer: *Praepositi*), einem Arzt des ausgehenden 15. Jahrhunderts aus der Touraine, besaß. Letzterer schrieb nachweislich das »*Dispensarium magistri Nicolai Praepositi ad aromatarios*«.

Im 14. Jahrhundert veröffentlichte überdies ein *Nikolaos Myrepsos* ein dickes, auf griechisch abgefaßtes Rezeptbuch mit über 2600 Vorschriften und dem Titel »*Dynameron*«. Der Autor hat in seinen Text auch die griechische Übersetzung des »*Antidotarium*« eingebaut. Da die erste lateinische Version erst 1549 in Basel zustande kam, hat dieses Werk auf die europäische Pharmazie des Mittelalters keinen Einfluß genommen.

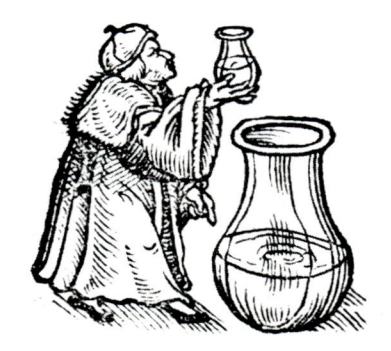

Nicht des Myrepsos Werk, sondern tatsächlich das echte »*Antidotarium des Nicolaus*« hatte also, gemäß einer Verfügung der Medizinischen Fakultät von Paris, erlassen im Jahre 1322, in jeder Offizin bereitzustehen. Im August 1353 wurde den Pariser Apothekern auf Geheiß König Johanns auferlegt, »ihr Buch, genannt Antidotarium des Nicolaus, in einer von den Zunftmeistern nach Ratschlägen der Ärzte und Versammelten überarbeiteten Ausgabe« zu besitzen. Zweifellos handelte es sich dabei um das »*Antidotarium clarificatum*«, eines jener Werke, die im 15. Jahrhundert in der Bibliothek der Medizinischen Fakultät in Paris standen. Wie E. H. Guitard bereits feststellte, kursierte im Mittelalter eine Fülle anonymer lateinischer oder volkssprachlicher Rezeptsammlungen, deren Titel beispielsweise »Geheimnisse der Medizin«, »Praktische Medizin«, »*Antidotarium*«, »*Receptarium*«, »Schatz der Armen« usw. lauteten.

Erwähnung verdienen auch einige Kräuterbücher des 14. und 15. Jahrhunderts. Das wichtigste Werk des 14. Jahrhunderts war der »*Grant Herbier en francoys translaté du latin*«, der aus 475 Kapiteln besteht; 264 sind dem Werk »*Circa instans*« entliehen und der Rest aus einem älteren »*Herbarium*« übersetzt. Das 15. Jahrhundert brachte als bekanntestes Œuvre den »*Ortus sanitatis*« oder »Gesundheitsgarten« hervor. Es handelt sich dabei um eine umfangreiche Kompilation mit 530 Kapiteln zum Thema Kräuter und Bäume. Die älteste Ausgabe stammt aus dem Jahr 1491.

Als letztes großes mittelalterliches Arzneibuch kann demjenigen, der Alfons Lutz folgen will, das Werk »*Receptario fiorentino*« gelten. »Vom hohen Kollegium der vorzügliche Medizindoktoren rühmlicher Stadt Florenz zusammengestellt« und zum erstenmal am 10. Januar 1499 gedruckt, diente es allen folgenden Arzneibüchern als Modell. Überdies stellt es das erste ausschließlich für die Apotheker eines bestimmten Landes bestimmte Pharmaziebuch dar. Es enthält allgemeine Bemerkungen über das Sammeln und Aufbewahren der Pflanzen sowie eine kurze Aufzählung von Arzneimischungen.

Im ausgehenden 15. Jahrhundert begann mit dem Aufschwung des Buchdrucks eine rege Vervielfältigungstätigkeit (deren Makel allerdings in den bereits erwähnten Ungereimtheiten in bezug auf die Authentizität der Schriften bestand). Doch auch die Veröffentlichung neuer Werke, nunmehr unter Kontrolle der Autoren, bekam neuen Auftrieb.

Der Florentiner »*Nuovo Receptario*« zieht nun andere stadteigene Pharmakopöen nach sich: Barcelona läßt in Nürnberg (1535) sein Arzneibuch »*Concordia pharmacopolarum Barcinonensium*« bearbeiten. 1546 wird das »*Dispensarium pharmacorum omnium*« des Hessen Valerius Cordus amtlich anerkannt und 1572 ins Französische übersetzt; dort bekommt es den Titel »*Guidon des apotiquaires*«. 1560 erscheint in Antwerpen die »*Pharmacopaea in compendium*« des Johannes Placotomus; wie es scheint, handelt es sich um das erste wörtlich als Pharmakopöe bezeichnete Werk, obwohl sich daraus nicht unbedingt seine offizielle Zulassung ableiten läßt, denn auch einige Antidotarien hatten diese zuvor erlangt.

Neben den in bestimmten Landstrichen oder Städten gültigen Pharmakopöen, mit deren Abfassung ein Kollegium oder ein Arzt bzw. Apotheker betraut wurde, produzierte man vom 16. bis zum 18. Jahrhundert eine große Menge an privaten Arzneibüchern. Manche wurden zu wahren Bestsellern.

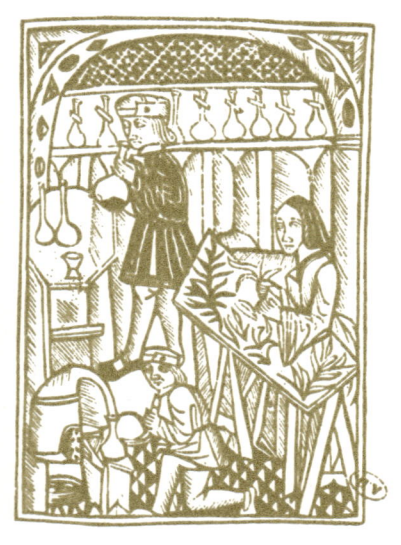

Abbildung 1828
Heilkräuterhändler. *Kupferstich aus dem Jahr 1530, gedruckt in Lyon.*
(Paris, Bibl. des Arts décoratifs)

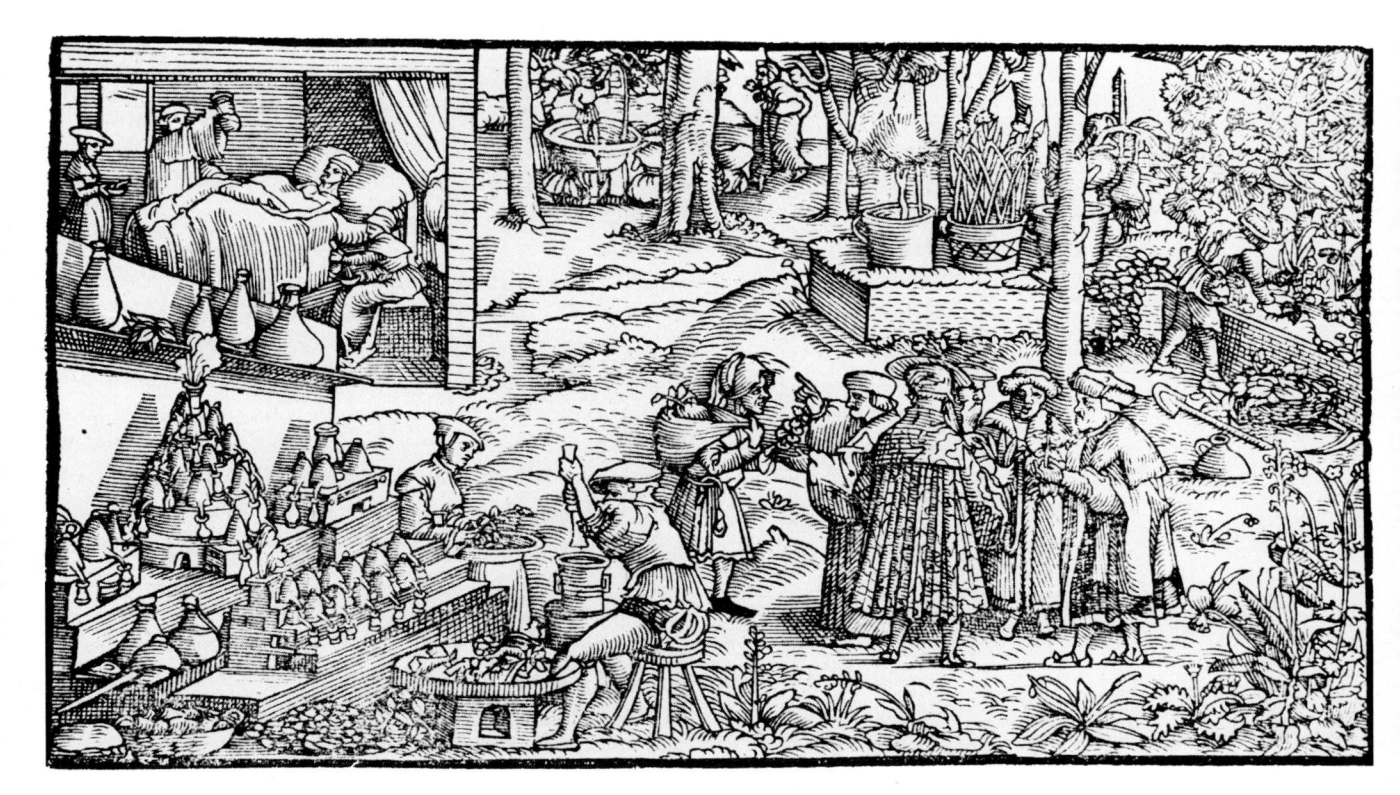

Zu den in Frankreich am bekanntesten privaten Pharmakopöen zählte die 1588 von Brice Bauderon in Lyon veröffentlichte »*Paraphrase sur la pharmacopée*«. Der Autor zitiert die Rezepte darin zunächst auf Latein und »paraphrasiert«, d. h. übersetzt sie anschließend ins Französische. Es folgten noch sechs weitere Auflagen, 1623 die letzte. 1636 kam dann die »*Pharmacopée de Bauderon*« in französischer Sprache heraus. Von diversen Autoren überarbeitet und erweitert, brachte sie es bis 1692 zu mindestens sechs Ausgaben.

1608 veröffentlichte der Arzte Jean de Renou in Paris das Werk »*Institutionum pharmaceuticarum libri V*« in Latein. Mehrere Ausgaben kamen noch in Druck, darunter 1624 in Lyon eine französische, genannt *Œuvres pharmaceutiques*. Der Autor behandelt die pharmazeutischen Prozeduren, pflanzliche, tierische und mineralische Drogen, die Zubereitung der Arzneien sowie ihre Verabreichungsformen. Unter den zahlreichen privaten Pharmakopöen des 17. und 18. Jahrhunderts erlangten in Frankreich zwei Werke ein besonders großes Renommee: Moyse Charas' »*Pharmacopée royale galénique et chimique*«, zum erstenmal 1676 in Paris erschienen und bis 1753 mehrfach nachgedruckt, und Nicolas Lémerys »*Pharmacopée universelle*«, die von 1690 bis 1764 ebenfalls mehrmals neu aufgelegt wurde.

Außer diesen Pharmakopöen entstanden natürlich auch andere Abhandlungen über Drogen, z. B. die 1694 und 1735 herausgekommene »*Histoire générale des drogues*« von Pierre Pomet, außerdem Nicolas Lémerys »*Traité universel des drogues simples*« und der zwischen 1727 und 1761 des öfteren neu aufgelegte »*Dictionnaire des drogues simples*« desselben Autors.

Während Lyon schon 1628 seine eigene, vom Collège des médecins herausgegebene »*Pharmacopaea lugdunensis*« bekam, mußte Paris bis 1638 auf seinen »*Codex medicamentarius seu pharmacopaea Parisiensis*« warten. Zwar hatte Marc Miron, Leibarzt Heinrichs III., schon 1576 die Pariser Medizinische

Abbildung 1829
Titelblatt des Werks »Der Gantzen Artzenei« ... *von Hans Dryander, Frankfurt am Main 1542.*
(Paris, Bibliothek der Alten Medizinischen Fakultät)
Hier sieht man, wie Arzneimittel bereitet werden.

Fakultät verpflichtet, einen amtlichen Arzneikodex zu verfassen, aber um endlich die Fertigstellung der ersten Ausgabe zu bewirken, bedurfte es noch mehrerer Rügen des Parlaments. 1639 und 1645 erschien jeweils eine unveränderte Neuauflage.

Als man einige Jahre später eine Überarbeitung für nötig befand, übernahm der Dekan Philippe Hecquet 1712 die Leitung der Redaktion. Sein Hauptredakteur war Etienne-François Geoffroy, seines Zeichens »maître-apothicaire« und von 1726 bis 1729 Dekan der Medizinischen Fakultät von Paris. Das 1724 fertiggestellte Werk konnte erst 1732 gedruckt und in Umlauf gebracht werden. Am 26. März desselben Jahres erklärte es das Parlament für alle Apotheker in Paris und der Banlieue für obligatorisch. 1748 und 1758 legte man es noch einmal auf. Außer den letztgenannten Ausgaben traten im 18. Jahrhundert zwei wichtige neue Bücher in Erscheinung: Antoine Baumés zwischen 1762 und 1818 neunmal aufgelegtes Werk »Elemens de pharmacie théorique et pratique« und das 1788 gedruckte Buch »Manuel du pharmacien« von Jacques-François Demachy. Historische Bedeutung kommt jedoch vor allem der ersten nationalen Pharmakopöe zu. Es handelt sich um die »Pharmacopaea danica«, die 1722 in Dänemark erschien.

Die erste nationale Pharmakopöe Frankreichs kam erst 1818 heraus, obwohl schon 1803 in Artikel 38 des Gesetzes vom 21. Germinal des Jahres XI die Regierung beordert worden war, »die Professoren der medizinischen Schulen und die Mitglieder der pharmazeutischen Schule« damit zu beauftragen, »einen Codex oder ein Rezeptbuch« zu verfassen. Artikel 32 des Gesetzes erlegte den Apothekern auf, sich »in bezug auf die Zubereitungen und Arzneimischungen, die sie in ihrer Offizin herstellen und lagern, an den Codex zu halten«.

Die mit der Redaktion des Arzneibuches beauftragte Kommission setzte sich aus zehn Professoren, nämlich sieben Medizinern und drei Apothekern, zusammen. Da die Medizinprofessoren Vauquelin und Deyeux sich aber auch Magister der Pharmazie nennen durften, waren beide Berufe gleichmäßig vertreten. Am Beginn der ersten, lateinisch abgefaßten Ausgabe stellen die Autoren eine 169 Seiten lange Liste von insgesamt 923 mineralischen, pflanzlichen und tierischen Drogen auf, denen hin und wieder einige Worte oder Zeilen der Erklärung gewidmet sind. Darauf folgt eine 383 Seiten einnehmende Rezeptsammlung. Der lateinischen Ausgabe schlossen sich noch acht »im Auftrage der Regierung« verfaßte französische Neuauflagen an (die neunte liegt auch bereits vor). Nachdem dieses Werk eine Weile »Codex« oder »Pharmacopée« hieß, stellt heute die letztere Bezeichnung die einzige offiziell anerkannte dar. Im Gegensatz zu anderen Ländern, in denen jeweils nur die neueste Ausgabe gilt, bestand die »Pharmacopée française« vor 1973 aus sämtlichen bis dahin erschienenen amtlichen Ausgaben; seit diesem Datum bleiben nur noch die sechste, siebente, achte und neunte in Kraft.

Da man die Drogen allmählich durch reine, anorganische oder organische chemische Substanzen ersetzte und es immer dringlicher wurde, Identifizierung und Reinheit derselben zu standardisieren, machte die Pharmakopöe eine tiefgehende Wandlung durch. Sie verlor ihren Rezeptbuchcharakter an ein selbständiges, komplementäres Werk, dessen Titel in Frankreich »Formulaire national« lautet. Die heutige Pharmakopöe setzt sich zu drei Vierteln aus Monographien chemischer Substanzen zusammen. In diesen Darstellungen werden zu jeder Substanz die verlangten Eigenschaften sowie Methoden zur Gehaltsbestimmung, zur Prüfung auf Reinheit und Identität angegeben. Die

Abbildung 1830
»Der kranke Eulenspiegel scheißt in die Töpfe des Apothekers, bei dem er logierte.« Kupferstich des 17. Jh.s, von Jacques Lagnier. Illustration für die Geschichte von Till Eulenspiegel. *(Paris, Nationalbibliothek, Kupferstichkabinett)*

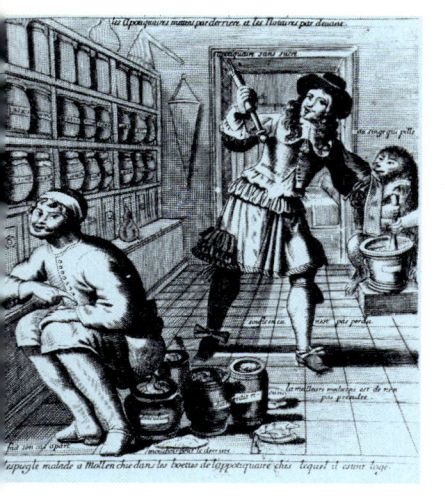

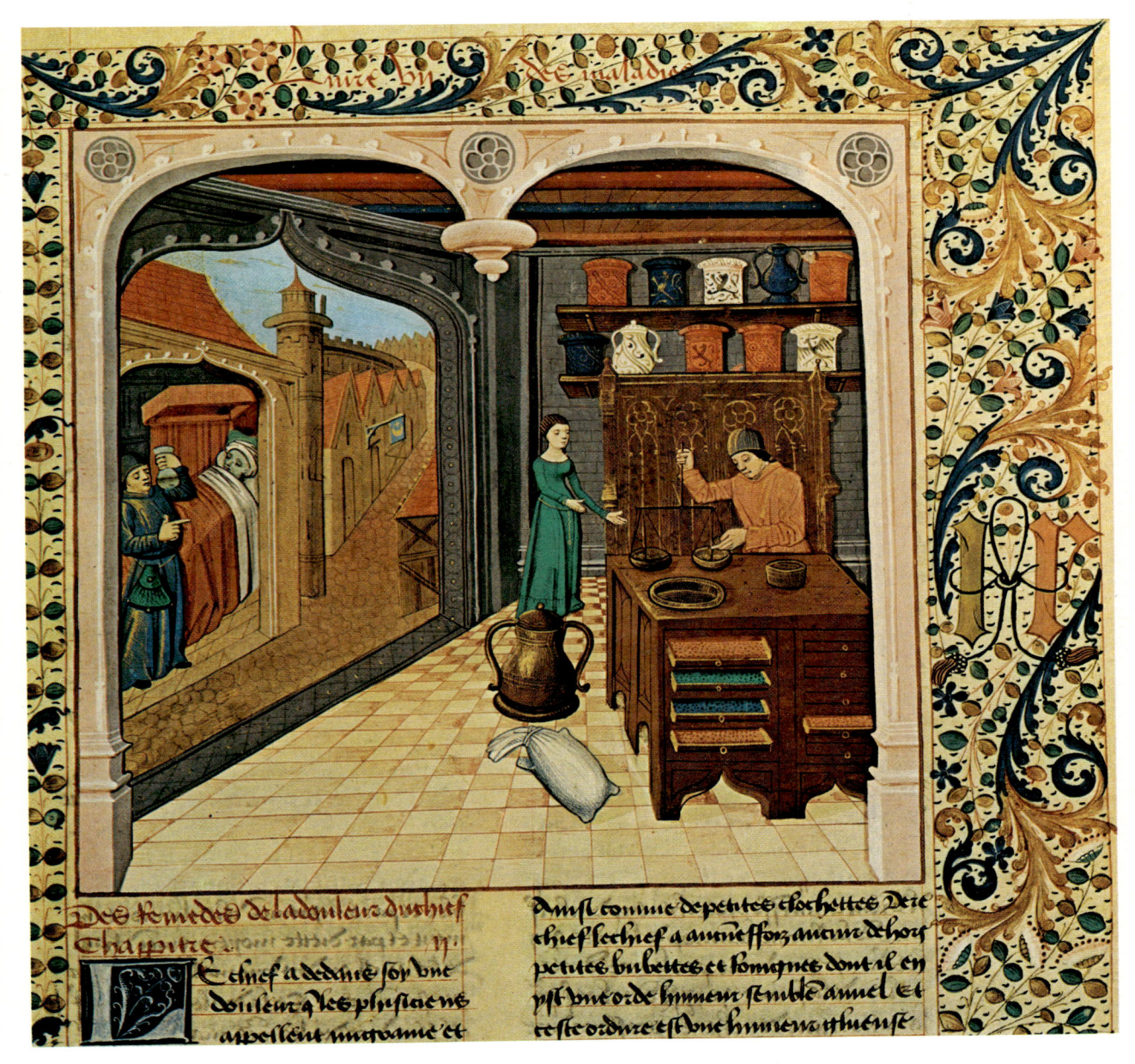

Methoden sind verbindlich für alle beschriebenen Substanzen, die in eine Arznei eingehen. Auf sie allein kann sich ein Arzneimittelhersteller, beispielsweise vor Gericht, berufen.

Gemäß einem Übereinkommen zwischen den Mitgliedern des Europarats ist ein *Europäisches Arzneibuch* erarbeitet worden, dessen Monographien in die nationalen Pharmakopöen aufzunehmen sich die Signatarstaaten verpflichtet haben. Dabei bleibt es jedem Staat freigestellt, für Substanzen und Mischungen, die nicht im Europäischen Arzneibuch verzeichnet sind, aber ins nationale Arzneibuch aufgenommen oder darin weitergeführt werden sollen, eigene amtliche Einzeldarstellungen zu verfassen.

Abgesehen von der historisch nicht zu verkennenden Bedeutung der ersten nationalen Pharmakopöen verdienen zumindest noch zwei Werke des 19. Jahrhunderts Beachtung: Guibourts zweibändige »*Histoire abrégée des drogues*

Abbildung 1831
Apotheke. *Miniatur aus einer Handschrift des »Buches von den Eigenschaften der Dinge« von Bartholomäus dem Engländer, 15. Jh.*
(Paris, Nationalbibliothek, Ms. français 218, fol. 111)

DISTILLATIO.

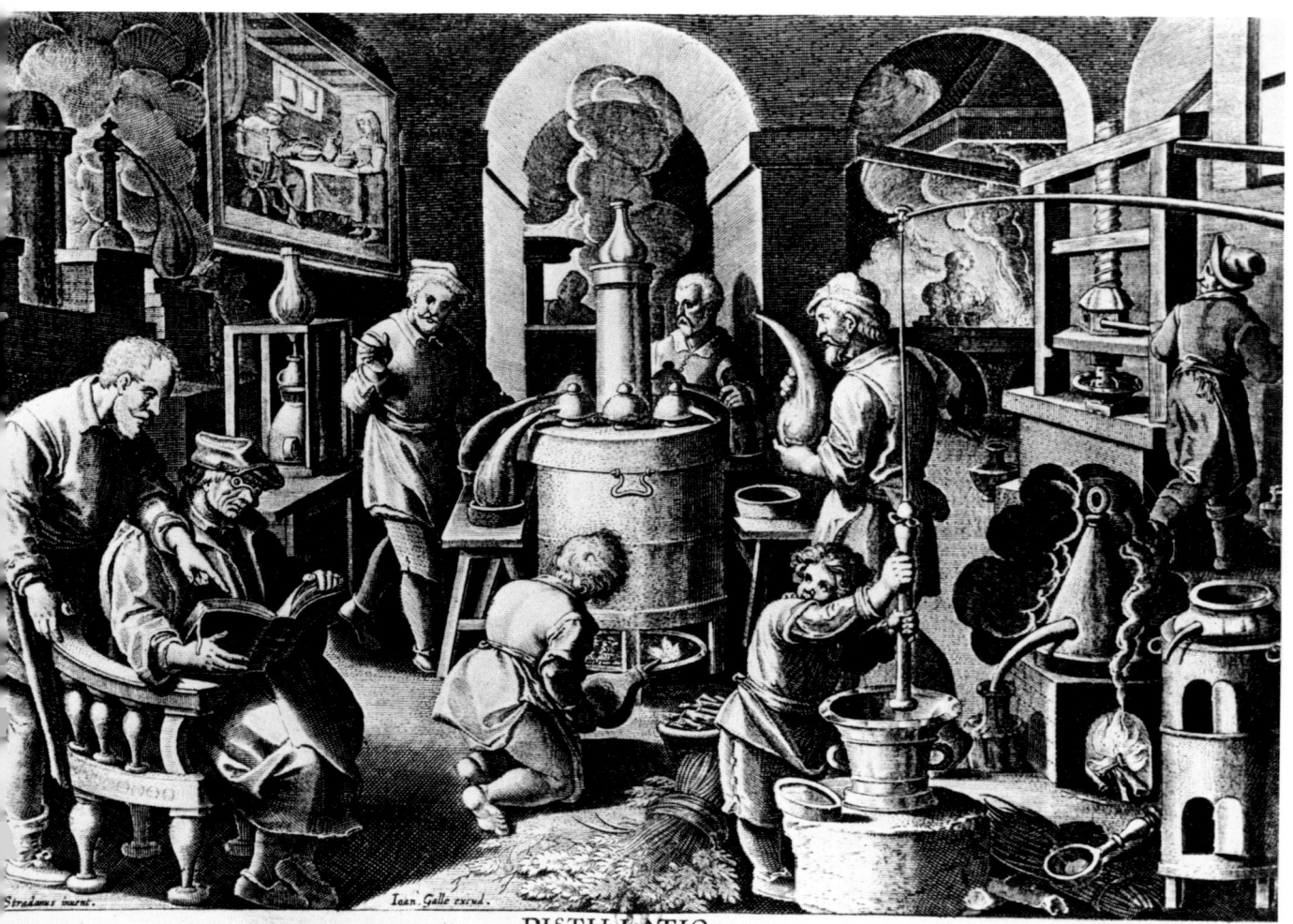

In igne succus omnium, arte, corporum   Vigens fit vnda, limpida et potissima.

*Abbildung 1832
Die Destillation. Kupferstich von Johann Stradan, 16. Jh. Die Destillationstechnik kam im Mittelalter durch die Araber nach Europa. Das Wort Alkohol stammt aus dem Arabischen.*

simples«, erschienen 1820, und die erste Ausgabe des 652 Seiten starken berühmten Buches »Officine ou répertoire général de la pharmacie pratique« von François Dorvault. Sein Werk hatte so reichen Erfolg, daß es noch siebzehnmal aufgelegt wurde, 1955 als zweibändige, überarbeitete Ausgabe mit dem Titel »Nouvelle Officine«.

Die Arzneirohstoffe

Die pflanzlichen Drogen

Gewiß ist, daß die ersten Heilmittel Pflanzen oder aus ihnen gewonnene Extrakte waren; sehr lange stellten ganze Pflanzen oder Teile von ihnen die am leichtesten beschaffbaren Arzneiinhaltsstoffe dar. Pflanzen bilden heute praktisch die einzigen Bestandteile der letzten noch gebräuchlichen einfachen Drogen. Gesammelt wird im allgemeinen nicht das ganze Kraut, sondern bestimmte Organe wie Blätter, Wurzeln, Früchte usw. Die Tontafel aus Nippur, aus dem 2. Jahrtausend v. Chr., führt zum größten Teil pflanzliche Arzneimittel an. Im berühmten Papyrus Ebers werden Dutzende von Pflanzenarten genannt, und wir wissen, daß auch Hippokrates ihnen in seiner Therapeutik einen gewichtigen Platz einräumte.

Theophrastos kannte 500 heilkräftige Gewächse, Celsus 250, Plinius der Ältere ungefähr 1000, Dioskurides 600 und Galen 473. Im 12. Jahrhundert zählt Platearius in seinem Werk »Circa instans« 299 pflanzliche Drogen auf, aber fast ein Jahrhundert später kommt Ibn al-Baitar (1197—1248) schon auf 1400 Heilpflanzen, unter denen sich 300 bis 400 den Griechen niemals bekannt gewesene Arten befinden.

In der ersten Ausgabe der »Pharmacopée française« (1818) sind 280 der insgesamt 923 angeführten Drogen, also 88,8 Prozent, pflanzliche Stoffe; in der 8. Ausgabe von 1965 sind noch 126, d. h. 23,7 Prozent, der 530 Monographien pflanzlichen Drogen gewidmet.

In der 1975 von Frau Professor Bézanger und Mitarbeitern veröffentlichten Untersuchung »Les plantes dans la thérapeutique moderne« versichern die Autoren, in der gültigen Ausgabe des französischen Spezialitäten-Verzeichnisses »Dictionnaire des spécialités Vidal« 7000 Hinweise auf Pflanzen oder pflanzliche Drogen ausgemacht zu haben.

Die Identifizierung der Heilpflanzen. — Wer sich mit der Frage befaßt, welche Pflanzen in früheren Epochen zu Heilzwecken dienten, wird bald auf ein Gewirr unterschiedlicher Pflanzennamen, unzureichender Beschreibungen und wirklichkeitsfremder Abbildungen stoßen. Zur Lösung dieser heiklen Aufgabe braucht man Philologie-, Botanik- und vor allem Geschichtskenntnisse. Bevor das heutige Pflanzensystem aufgestellt wurde, kennzeichnete man die Gewächse nur in Ausnahmefällen nach einer binären Nomenklatur; manchmal stimmt der alte Artname mit dem modernen überein (z. B. *bistorta, capillus veneris, chamaedrys, esula* und *ebulus),* so daß die Identifizierung nicht allzu schwer fällt, solange nicht zu viele Arten verschiedener Gattungen denselben Namen tragen. Dasselbe gilt, wenn eine Bezeichnung sowohl Gattungs- als

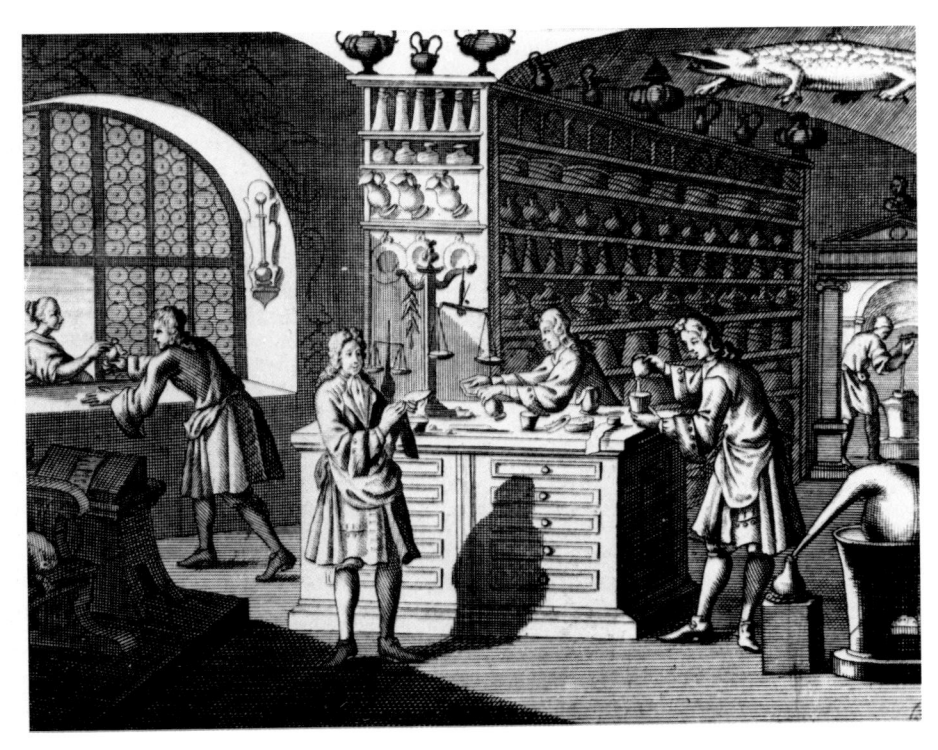

Abbildung 1833
Apotheke. *Stich des 17. Jh.s. (Paris, Ordre nat. des Pharmaciens, Sammlg. Bouvet)*

auch Artname sein kann (z. B. handelt es sich bei der *saxifraga* der alten Texte meistens um *Saxifraga granulata,* aber, laut einigen Autoren, in anderen Fällen um den Doldenblütler *Pimpinella saxifraga*). Am häufigsten entsprechen die alten Bezeichnungen einem modernen Gattungsnamen (z. B. *Anethum, Allium, Borago, Calaminthum, Eupatorium, Gentiana, Lilium* u. a.). Wenn aber eine Gattung viele Arten aufweist oder gar der alte Name nichts mit der modernen Gattung zu tun hat, wird die Identifizierung zu einem »Fall für Kriminalisten«. Interessante Beispiele sind Legion: so stimmt die *centaurea* der Alten nicht mit dem Korbblütler der Gattung *Centaurea* überein, sondern mit *Centaurium,* aus der Familie der Enziangewächse; die lateinische Bezeichnung *consolida,* eine Übersetzung des griechischen *symphyein,* gilt der Komposite *Bellis,* dem Gänseblümchen, nicht aber, wie es scheinen könnte, dem Rauhblattgewächs *Symphytum.*

Dies macht erklärlich, warum man manche dem Altertum geläufige Pflanzen bis heute noch nicht identifiziert hat, unter anderem Plinius' *limeum,* das phönizische Gewächs *adonion* und die Pflanze *silphion* aus der Zyrenaika. Nicht viel mehr bringt es ein, wenn sich mehrere Lösungen auf einmal anbieten. So kann es sich bei der »vymorne« aus dem Kräuterbuch von Moudon um *Viburnum, Bryonia* oder *Clematis* handeln. Das Eisenkraut und der Odermennig wurden früher oft verwechselt, und die »scilla« der Alten kann sich auf drei verschiedene Arten der Liliengewächse beziehen.

Die Beschaffung der pflanzlichen Drogen. — Seit Menschengedenken beschaffte man sich pflanzliche Drogen, indem man entweder Wildkräuter sammelte oder angebaute Pflanzen aberntete. Unsere westeuropäische Flora kann sich zwar nicht mit dem Reichtum der tropischen Regenwälder messen, bringt jedoch auch eine stattliche Anzahl Heilpflanzen hervor. Gut hundert, d. h. fast die Hälfte der im *»Liber de simplici medicina«* des Platearius verzeichneten Gewächse, sind z. B. in Frankreich heimisch oder eingebürgert. Dies gilt ebenfalls für 47 der verbliebenen 109 Arten in der 8. Ausgabe der *»Pharmacopée française«* (1965). Wildkräuter haben zweifellos seit alters her eine der Hauptbeschaffungsquellen des Drogenhandels dargestellt. Die orientalischen Arten, die unter arabischem Einfluß in Hülle und Fülle Eingang in die abendländischen Arzneibücher fanden, gelangten über die Mittelmeerhäfen nach Europa. Als die Ärzte noch eigenhändig ihre Arzneien bereiteten oder Gehilfen damit beauftragten, sammelten manche offenbar ihre Kräuter selbst. So soll Galen von seinen weiten Reisen Heilpflanzen mitgebracht haben. Bald nahmen ihnen jedoch Händler, die *rhizotomoi, aromatarii* oder *herbarii,* diese Aufgabe ab. Als Importeure von Pflanzen aus fernen Ländern scheinen sich die *seplasiarii* betätigt zu haben.

In welchem Maße man im Mittelalter Heilkräuteranbau betrieb, läßt sich schwerer feststellen. Offenbar unter Berufung auf das *Capitulare de Villis* und das Werk »Hortulus« von Walahfried Strabo sind sich diverse Pharmazie-Historiker darin einig, daß in den mittelalterlichen Klostergärten sechzehn bis vierundzwanzig Heilkräuter gezogen worden sind. Gern bezieht sich die Forschung auch auf den berühmten Plan des *herbularius* im Benediktinerkloster von Sankt Gallen. Dort wurden folgende sechzehn Pflanzen auf ebenso vielen Beeten kultiviert: *salvia* (Salbei), *ruta* (Raute), *gladiola* (gemeint ist wahrscheinlich *Iris pseudacorus), pulegium* (Bergminze), *sisymbria* (Sisymbrium oder *Mentha crispata), cumino* (Kümmel), *lubistico* (Liebstöckel), *feniculum* (Fenchel), *lilium* (weiße Lilie), *rosas* (Rosen), *fasciolo (Phaseolus,* Bohne),

Abbildung 1834
Beim Wasserbrennen. *Frontispiz eines 1519 in Straßburg erschienenen Buches.*
(Paris, Bibl. des Arts décoratifs)

saturegia (Bohnenkraut), *menta* (Minze), *rosmarino* (Rosmarin), *costo* (Frauenminze) und *fenagraeca* (Bockshornklee).

Es ist sicher nicht belanglos, daß die meisten dieser Pflanzen keine sehr ausgeprägten therapeutischen Eigenschaften besitzen und einige eher als Zier-, Gewürz- oder Nutzpflanzen angebaut worden sein dürften. Außerdem nimmt der *herbularius* auf dem Plan des Sankt Gallener Klosters im Vergleich zum Gemüsegarten nur eine geringe Fläche ein (s. Abb. S. 1598).

Wie dem auch sei: man darf die Frage aufwerfen, ob es Belege gibt für die These, daß der Klosterplan von Sankt Gallen überregionale Bedeutung hatte. Bis heute unveröffentlicht gebliebene gründliche Nachforschungen nach Hinweisen auf andere Kräutergärten im einschlägigen Schrifttum über Klöster und in deren Urkunden scheinen das Gegenteil anzudeuten. Während zum Beispiel Bouvet ohne Angabe seiner Quellen versichert, daß im Garten des Klosters Bourgueil »dank seiner bevorzugten Lage zugleich Süßholz, Olivenbaum, Myrte, Granatapfelbaum, Apfelsinenbaum, Rose, Thymian und Lilie gedei-

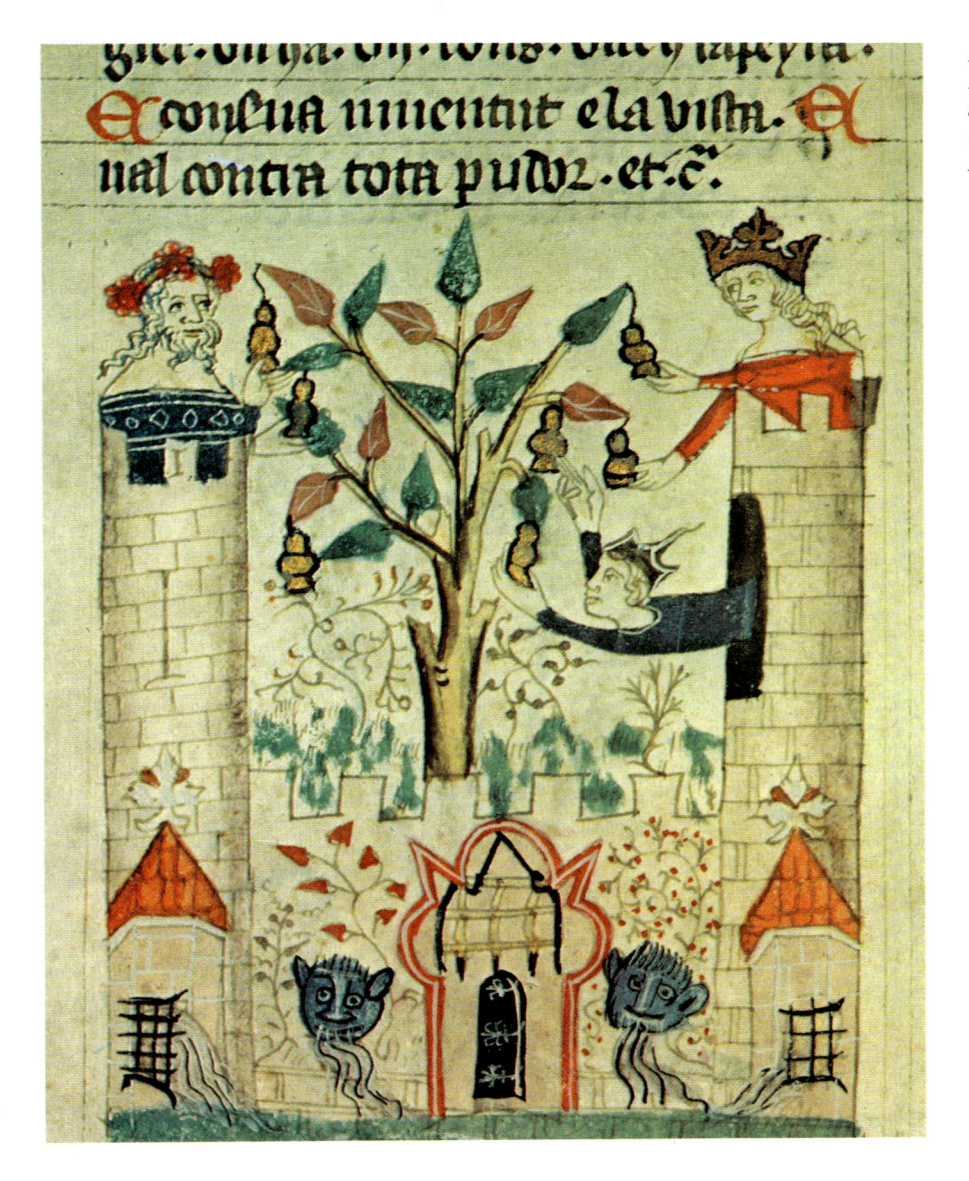

Abbildung 1835
Miniatur aus einem provenzalischen Kräuterbuch des 14. Jh.s.
(Florenz, Nationalbibliothek, Ms. palat. 586)

hen«, hat man in der Bibliothek von Tours im Bestand der Stiftung Salmon, die alle verfügbaren Unterlagen über die Abtei von Bourgueil, einschließlich der Urkunden und Privilegien, umfaßt, nur einen Brief des neunten Abtes Baudri aus dem Jahr 1089 finden können, in dem es um einen »jardin d'agrément« (einen Lustgarten) geht. Daß die Klöster Saint-Benoît-sur-Loire, Tournus und Saint-Victor de Paris Heilkräutergärten besessen haben, ist dagegen nicht ausgeschlossen. Zuweilen wird behauptet, daß sich die Apotheker im Mittelalter Kräutergärten anzulegen pflegten, um aus ihnen einen Teil ihrer Arzneistoffe

Abbildung 1836
Patent auf das Heilmittel Orvietan, 18. Jh.
(Paris, Ordre national des pharmaciens, Sammlg. Bouvet)
Das Mittel Orvietan, eine Variante des Theriaks, war im 17. und 18. Jh. sehr beliebt.

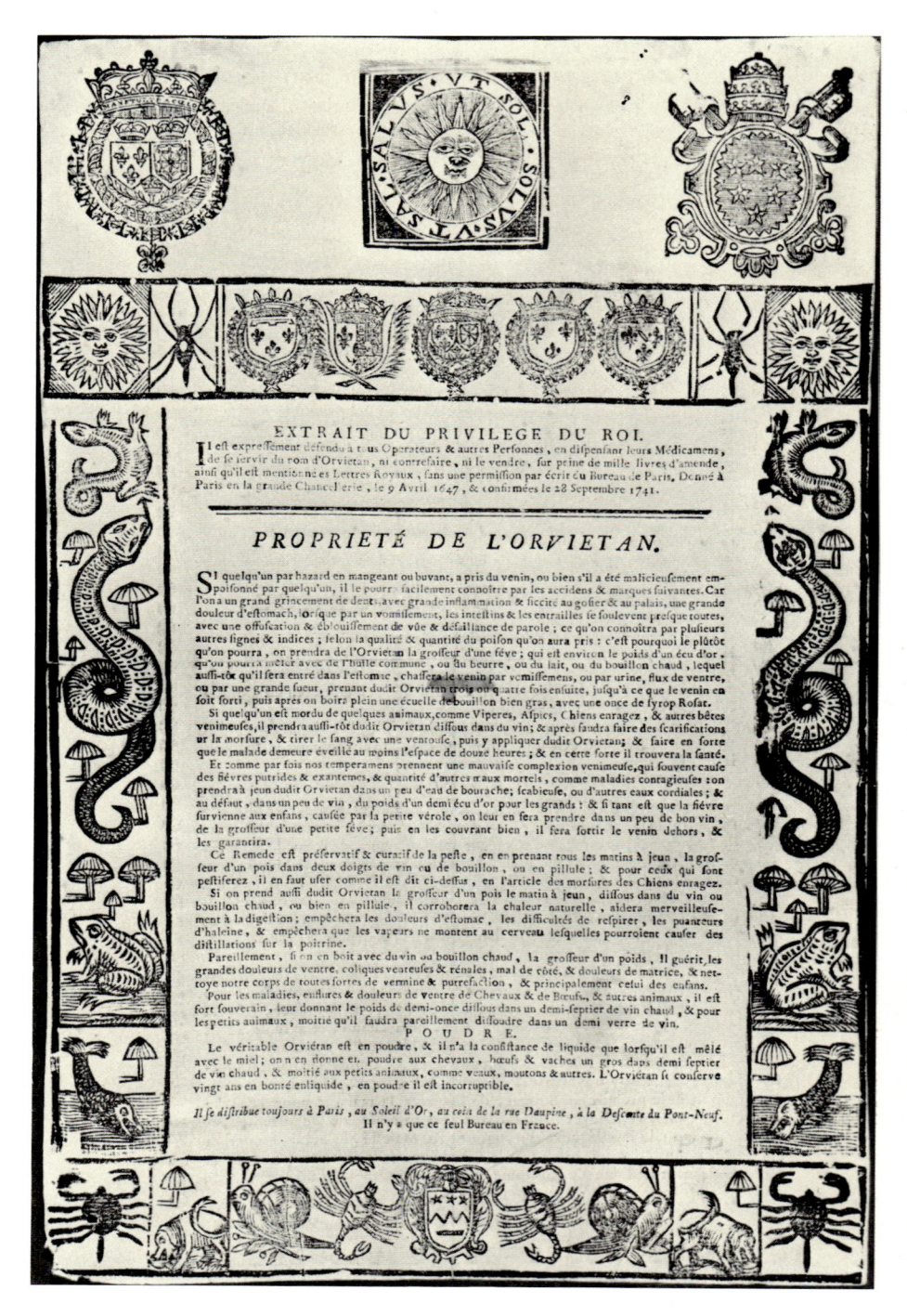

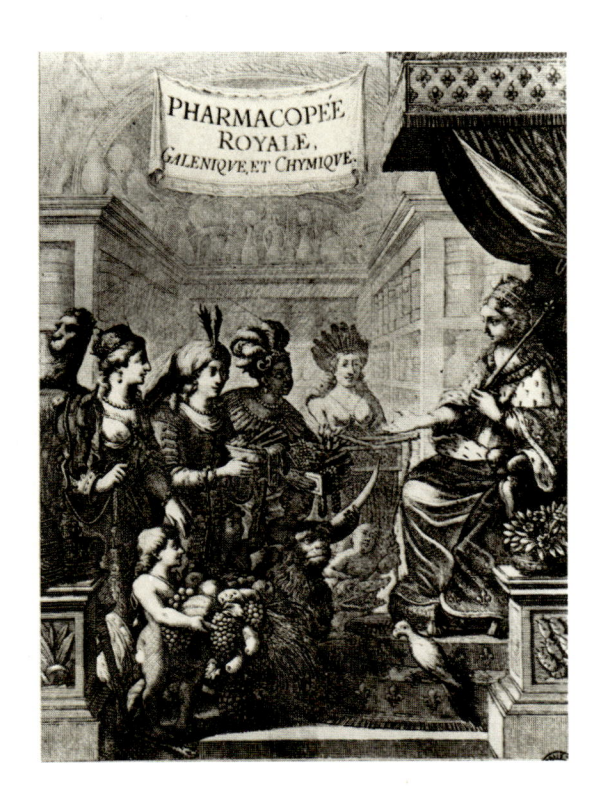

Abbildung 1837
»Jeder Kontinent bringt seine Erzeugnisse.« Frontispiz der »Pharmacopée royale, galénique et chymique« von Moyse Charas, Paris 1676.
(Paris, Ordre national des pharmaciens, Sammlg. Bouvet)

zu erhalten. Diese These scheint jedoch einzig auf zwei Quellen zu beruhen, nämlich der Bemerkung Weckers über die Nützlichkeit eines Gartens für die Apotheker und Rambauds Bericht über die Verpachtung eines Gartens an einen Apotheker aus Poitiers.

Erst im ausgehenden 16. Jahrhundert begann man in Frankreich, botanische Gärten anzulegen. Wann sie im einzelnen geschaffen wurden, läßt sich nur vermuten. Sie dienten im übrigen nicht dazu, die Apotheker mit den benötigten pflanzlichen Rohstoffen zu versorgen, sondern waren für die Ausbildung der Studenten von Bedeutung. In Frankreich hat der Heilkräuteranbau ohnehin nie eine wesentliche Stellung eingenommen.

Obwohl eine klärende geschichtliche Studie des Heilpflanzenanbaus in Westeuropa noch aussteht, kann man bereits davon ausgehen, daß in Frankreich des öfteren Anbauversuche mit zahlreichen verschiedenen Arten stattgefunden haben. Diese Versuche, mit deren Unterstützung vor ungefähr fünfzig Jahren das *Office national des matières premières végétales* über ein bis zwei Jahrzehnte beauftragt war, verfolgte man mit wenig Ausdauer, und die Kulturen blieben seit eh und je auf kleine Flächen beschränkt. Außer den für Kräutertees oder Riechstoffe benötigten Pflanzen werden heute in Frankreich für pharmazeutische Zwecke nur die Artischocke (wegen ihrer offizinellen Blätter), der Schlafmohn (zur Gewinnung von Alkaloiden) und einige von den Arzneimittelherstellern für den Eigenbedarf gezogene Arten, z. B. Belladonna, in nennenswertem Maße angebaut. Eine starke und regelmäßige Nachfrage scheint auf diesem Gebiet noch längst nicht zur Schaffung eines entsprechenden Landbaus auszureichen. Dies gilt insbesondere für die Herbstzeitlose, die in Frankreich nie auf bedeutenden Flächen gezogen wurde; dabei werden ihre Samen in so großen Mengen benötigt, daß man sie importieren muß. Günstigere Verhältnisse herrschen dagegen in England, Holland und vor allem Mitteleuropa.

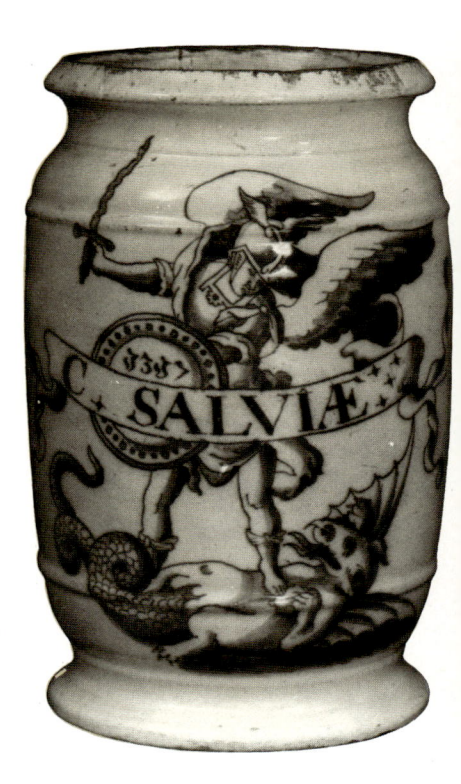

Abbildung 1838 (oben)
Pillengefäß. Marienberg, 18. Jh. Dekor einfarbig blau.
(Frankreich, Sèvres, Musée national de la Céramique).

Die Heilkunde in den verschiedenen Kulturen

Wie weit wir die Menschheitsgeschichte auch zurückverfolgen: niemals treffen wir auf eine Kultur, die nicht mehr oder minder zahlreiche Pflanzen als Ausgangsmaterial zur Arzneibereitung benutzte. Eine vollständige Liste aller Arten wird man nicht erst aufzustellen versuchen, denn Hunderte von Beispielen wären zu nennen. Dennoch hat nicht jede Kultur alle Kenntnisse ihrer Vorgänger übernommen.

So war das Meerträubchen, die Ephedra, schon fünftausend Jahre vor Christus in der chinesischen Medizin als *Ma-Huang* bekannt, aber die abendländische Heilkunde entdeckte es offenbar erst 1925. Der Ginseng, den die chinesischen und japanischen Ärzte nun schon seit über zweitausend Jahren anwenden, wurde im ausgehenden 18. Jahrhundert von holländischen Medizinern wiederentdeckt; ein modernes Phänomen ist jedoch die Begeisterung für seine teils reellen, teils eingebildeten Kräfte. Bei der *sarpagandha,* die in vorchristlicher Zeit jahrtausendelang mit Vorliebe in der brahmanischen Medizin verordnet wurde, handelt es sich um unsere Rauwolfia, die im *»Herbarium Amboinense«* von 1741 gegen Angstzustände empfohlen wird. 1818 erschien sie in der 1. Ausgabe der *»Pharmacopée française«* als *Ophioxylum.* Erst seit kurzem weiß die moderne Medizin, die Rauwolfia als Blutdrucksenker und — seit noch kürzerer Zeit — als Beruhigungsmittel anzuwenden. Auch die Conessie oder *kurschi,* deren Rinde in der indischen Volksmedizin schon tausend Jahre vor Christus gegen die Ruhr eingesetzt wurde, hat die westliche Heilkunde erst sehr spät für sich entdeckt.

Seit langem wissen Heiler aus dem tropischen Afrika einige auch zu Pfeilgift aufbereitete heimische Arten wie *Ouabaio, Strophantus* usw. anzuwenden. Diese Arten fanden ebenfalls erst spät Eingang in unsere Medizin.

Ähnlich verhielt es sich mit manchen europäischen Pflanzen wie dem Eisenhut, der Herbstzeitlose, dem Fingerhut und dem Maiglöckchen, die man in einzelnen Landstrichen schätzte, aber erst nach längst erfolgter praktischer Anwendung als offizinell anerkannte. Irrig wäre daher die Annahme, daß die Kenntnis von einer Heilpflanze sich unbedingt auf folgende Epochen oder über die Grenze eines Gebietes hinaus übertragen mußte.

Die pharmakologische Wirkung mancher pflanzlicher Drogen ist so ausgeprägt, daß man sie nicht erst nachweisen muß. Indes zeigt die Anwendung bestimmter Pflanzen als Pfeilgifte für Kampf und Jagd, in Gottesgerichten oder als Bestandteil des Fischköders, daß ihre Wirkstoffe auch giftig sein können. Darüber hinaus dienten bis vor kurzer Zeit als Rauschgifte ausschließlich pflanzliche Drogen wie Opium (und seine Derivate), Haschisch oder Marihuana (aus indischem Hanf) und Kokablätter.

Andererseits genossen erstaunlicherweise manche Pflanzen ein Renommee, das in Anbetracht ihrer geringen Wirksamkeit kaum erklärlich erscheint. Zum Beispiel kursierte über den Salbei, der von der Salerner Hochschule unermüdlich angepriesen wurde, das Sprichwort: *»Cur moriatur homo cui Salvia crescit in horto.«* Die Angelikawurzel stand als Mittel gegen die Pest hoch in Ehren. Majoran bzw. Diptam empfahl man zur Wundbehandlung, Schafgarbe und Wegerich hielt man für Panazeen. Cato des Älteren Allheilmittel war der Kohl, das der Gallier die Mistel.

In Mesopotamien. — Auf der berühmten Tontafel aus Nippur identifizierte Kramer als pflanzliche Drogen u. a. *Asa foetida,* Myrte und Thymian. Durch mündliche Überlieferung erfuhren bereits die Araber, daß ältere wie jüngere

Abbildung 1839
Linke Pflanze: Schlafmohn. *Ill. aus einer Handschrift des »Liber de simplici medicina« von Matthaeus Platearius, 15. Jh.*
(Paris, Nationalbibliothek, Ms. français 12322, fol. 173 verso)

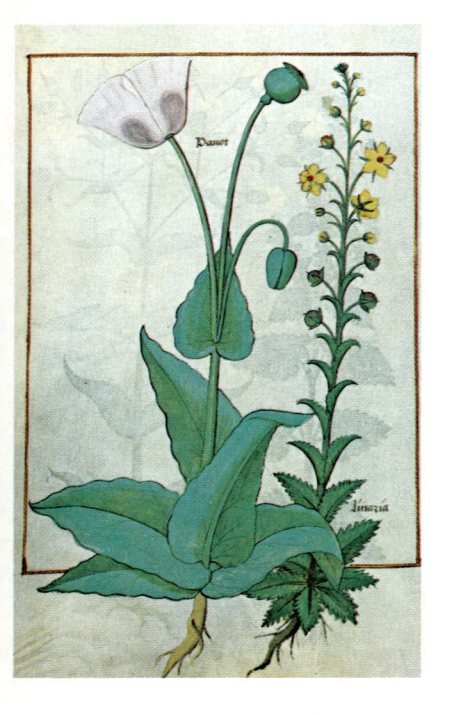

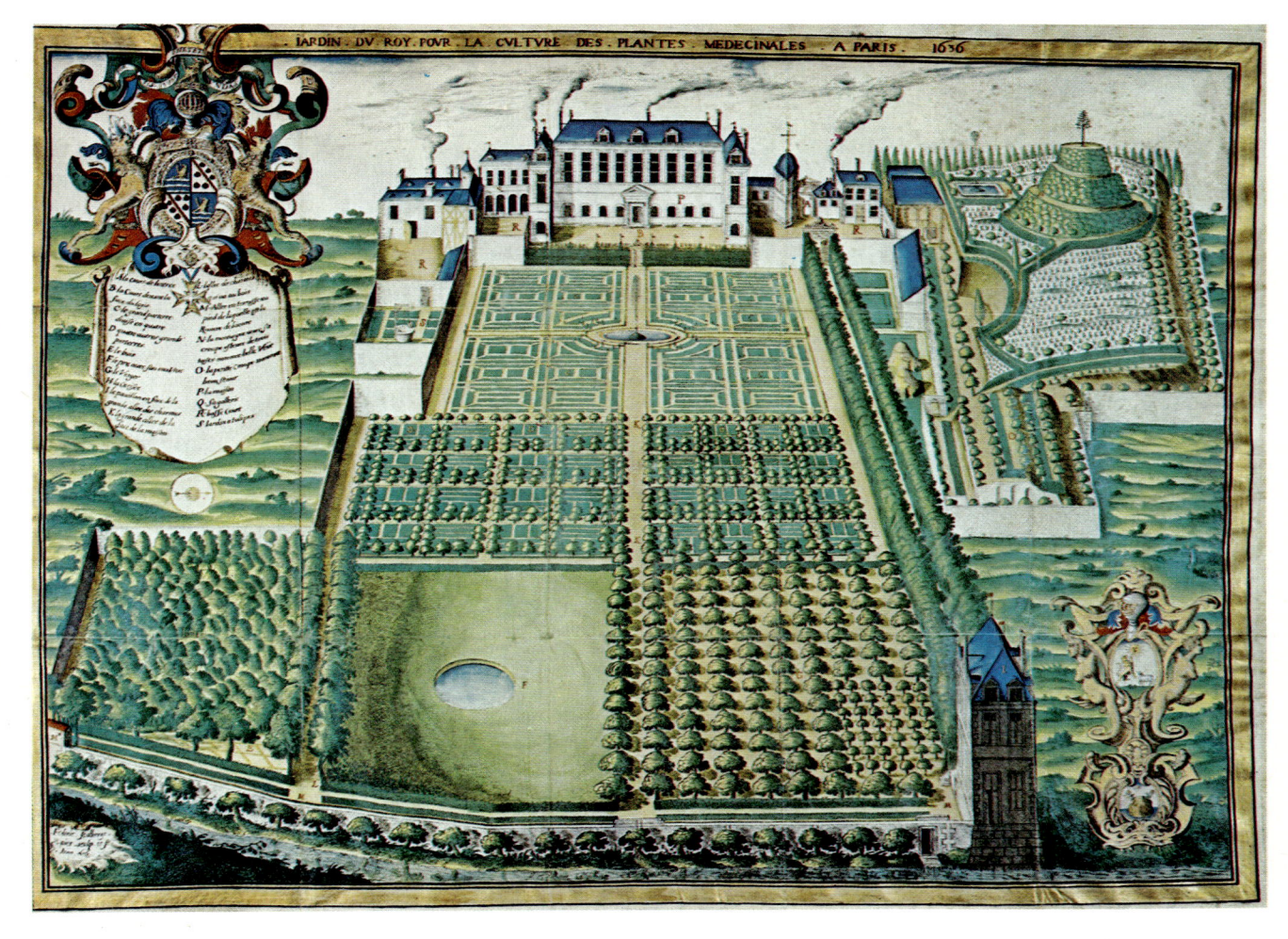

mesopotamische Kulturen außerdem Knoblauch, Fenchel, Bilsenkraut, Senf, Hanf, Granatrinde, Leinsamen, Myrrhe, Bocksdorn, Galbanum, Styrax, Liquidambar und Rosenwasser kannten.

In Ägypten. — Papyri, insbesondere der Papyrus Ebers, Grabmalinschriften sowie griechische und lateinische Autoren lieferten Anhaltspunkte dafür, daß den alten Ägyptern folgende Pflanzen oder pflanzliche Produkte vertraut waren: Absinth, Aloe, Dill, Anis, Zeder, Sykomore, Dattel, Lindenbaum, arabisches Gummi, Kümmel, Rizinus, Koriander, Strand-Beifuß (in den Texten *seriphium* genannt), Schwertlilie, Aronstab *(arum),* Estragon *(dracunculus),* Safran, Hornklee, Meerzwiebel und Efeu, außerdem Knoblauch, Fenchel und Granatrinde, die auch schon von den Mesopotamiern benutzt worden waren.

In Griechenland. — Hippokrates verordnete Ysop und Nieswurz als Brechmittel, Kohl, Melone, Seidelbast und bestimmte Wolfsmilchgewächse als milde Abführmittel, Rizinus, schwarze Nieswurz und Koloquinte als stark wirkende Abführmittel, Knoblauch, Spargel, Sellerie, Fenchel, Petersilie, Porree und Meerzwiebel als harntreibende Mittel, Wurmfarn und Granatrinde gegen Würmer, Nachtschattengewächse und Opium als Schlafmittel. Unter den Nachtschattengewächsen maß er der Mandragora bedeutend mehr Gewicht bei als

Abbildung 1840
Le Jardin du roi, pour la culture des plantes médicinales *(Der königliche Kräutergarten), 1636. Stich von Scalberg auf koloriertem Pergamentpapier. In der oberen Ecke erkennt man das Wappen des Staatsmannes Claude de Bullion de Bonnelles, unten dasjenige des Botanikers Guy de la Brosse.*

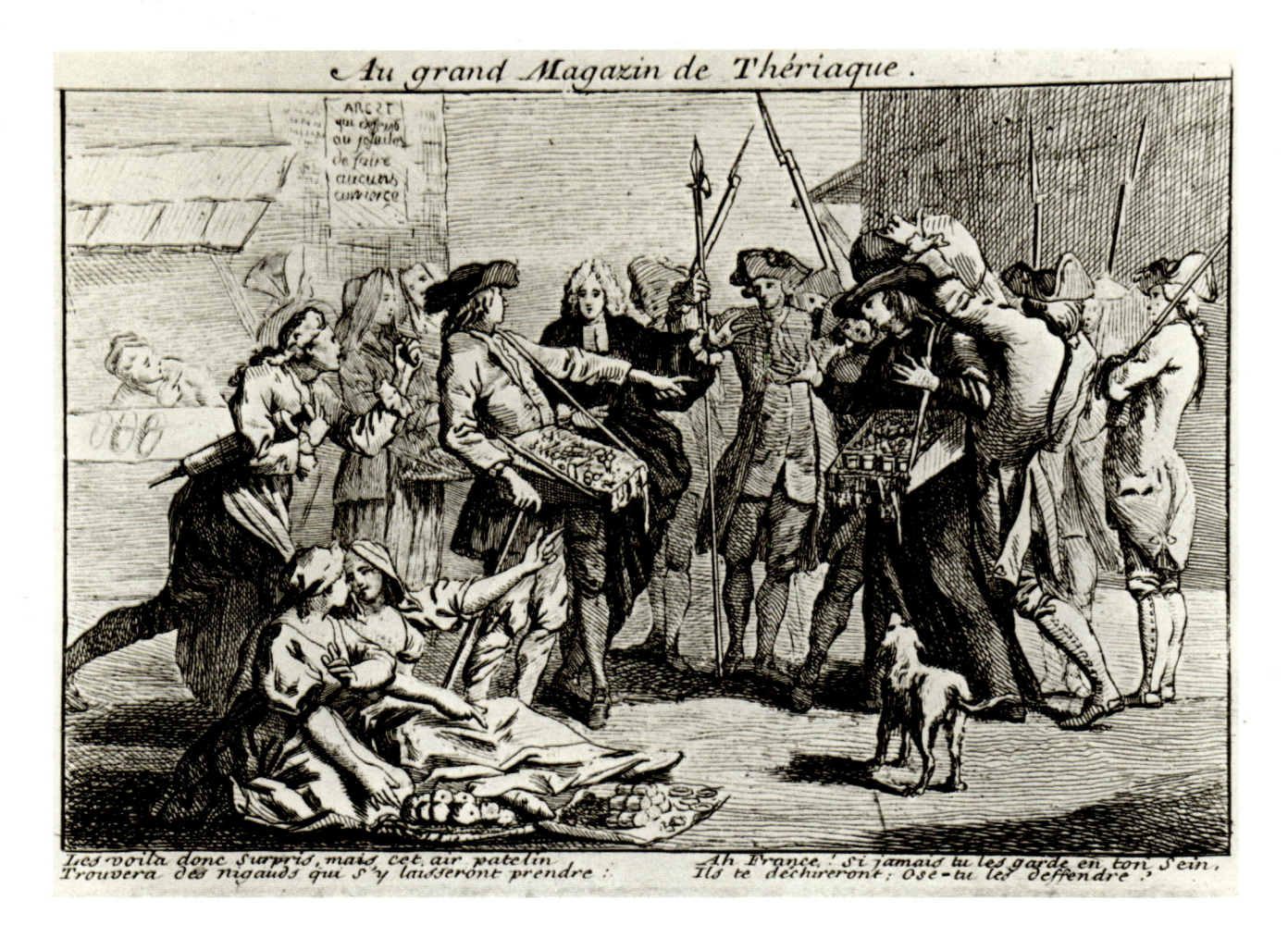

Abbildung 1841
Au grand magasin de thériaque.
Händler werden beim verbotenen Theriakverkauf ertappt. Kupferstich des 18. Jh.s. (Paris, Musée d'Histoire de la médecine)
Der Theriak, dessen Erfindung man Mithridates zuschrieb, galt als Allheilmittel und enthielt an die fünfzig pflanzliche und mineralische und zwei tierische Drogen.

Tollkirsche und Bilsenkraut, und noch das ganze Mittelalter hindurch bildete sie den Gegenstand magisch-abergläubischer Praktiken. Außerdem verwendete Hippokrates Brennessel-, Klee- und Asphodelensamen, Salbei, Manna, wilde Karotte, Hirse, Liebstöckel und Kümmel. Theophrastos und Dioskurides wußten um die Giftigkeit der Herbstzeitlose. Als Mittel gegen Gicht wandte sie anscheinend Alexander von Tralles im 6. Jahrhundert an; erst 1763 wurde es auch von Storck in Wien angewendet.

In Gallien. — Gemäß Le Scouezecs Untersuchungen haben die Gallier neben den Druidenpflanzen Mistel, *selago, samolus* und Eisenkraut sicher auch Wermut und Tausendgüldenkraut gekannt. Zum Vergiften ihrer Pfeile sollen sie Eibe und Eisenhut verwendet haben. Letzterer diente später lange Zeit nur als Wolfs- und Fuchsköder und wurde erst ab 1762 wieder in der Medizin gebraucht.

Bei den Arabern. — Daß die Araber sich um den Fortschritt der Pharmazie verdient gemacht haben, ist allgemein bekannt. Das Wissen um die pflanzlichen Drogen förderten sie auf zweierlei Weise: zum ersten spielten sie, indem sie die Kenntnisse der Chinesen, Inder und Ägypter dem Abendland zutrugen, eine Mittlerrolle, zum zweiten entdeckten sie selbst eine ganze Reihe neuer Heilpflanzen. Ibn al-Baitar kannte schon drei- bis vierhundert Heilkräuter mehr als Dioskurides. Unter anderem sollen die Araber Alant, Benzoeharz, Boretsch, Kampferöl, Zimt, Kassie, *Peganum harmala,* Safran, Sandelöl, Sennes, Tamarinde und Krotonöl entdeckt haben. Herbstzeitlose, Granatapfelbaum, Mandragora, Myrrhe, Muskatnuß, Brechnuß, Rizinus, Meerzwiebel und Opium waren zwar zuvor schon bekannt, wurden aber durch die Araber erst richtig populär. Gleichsam als Reaktion auf den Drogenmißbrauch des Altertums, aber auch unter dem Einfluß Alexander von Tralles', benutzte man im Mittelalter übrigens selten Opium. Dennoch ging es mit bestimmten Nachtschattengewächsen in jene Lösung ein, die zum Präparieren der berühmten einschläfernden oder beruhigenden, unter anderem gegen Zahnschmerzen verabreichten Schwämme diente.

Im Mittelalter. — Wie es scheint, machte die »materia medica« im Mittelalter wenig Fortschritte. Nach der Überflutung der Pharmakopöe mit orientalischen Pflanzen trat unter dem Einfluß der Schule von Salerno wieder eine Beruhigung zugunsten vieler in Italien heimischer und schon von Galen erwähnter Wildkräuter ein. In Frankreich wurden einige im übrigen Europa schon längst gebräuchliche Pflanzen erst später bekannt, z. B. das Maiglöckchen, ein sehr altes russisches Heilmittel. Der Fingerhut war im 10., hauptsächlich aber im 12. und 13. Jahrhundert in Großbritannien und dort besonders in Wales üblich, später auch in Deutschland. Er diente damals als Abführmittel und Wundkraut. In Frankreich wandte man ihn erst seit dem 18. Jahrhundert

Abbildung 1842
Arzneigefäße des 18. Jh.s für Quecksilber und Guajakholz, zwei Jahrhunderte lang angewandte Syphilismittel. (Paris, Faculté des sciences pharm. et bio. de l'Université R. Descartes)

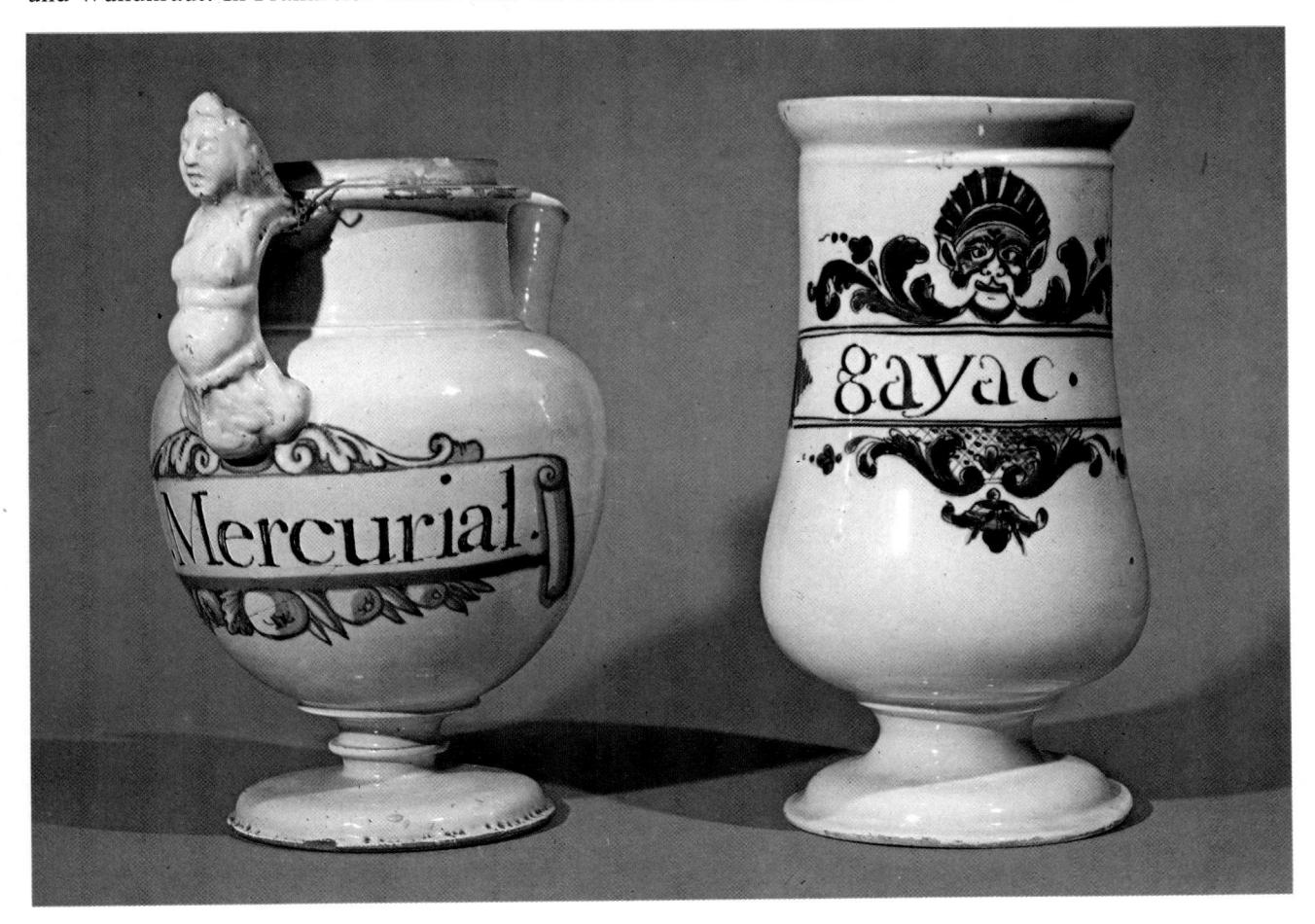

an, nachdem William Salmon 1710 und vor allem William Withering (1741 bis 1799) auf seine günstige Wirkung in der Behandlung der Wassersucht hingewiesen hatten.

In der Neuzeit. — Die am Ende des Mittelalters erworbenen Kenntnisse lassen sich nur schwer datieren. Arzneibücher wie das »*Ricettario fiorentino*« von 1496 oder Apothekeninventarlisten wie diejenigen von Dijon (1439) und Avignon (1453) liefern zumindest Hinweise darüber, welche Drogen Mitte bis Ende des 15. Jahrhunderts im Arzneischatz auftauchten. Als Beispiel seien genannt: Ingwer, Kurkume (die man schon im 8. Jahrhundert kannte), Scammonium, Rhabarber und Wiesenknöterich. Erwiesen ist außerdem, daß Claudius 1576 den Kirschlorbeer aus Kleinasien nach Europa brachte.

Vor allem liefert aber ab dem 16. Jahrhundert die Neue Welt viele neue kostbare Drogen nach Euopa: 1514 den Kardamom, 1517 das Guajakholz, 1530 die Jalappenknolle, 1545 die Sarsaparille und 1648 den Kopaivabalsam. 1737 bringt Collinson die Hamamelis mit. Vanille, Gummigutt und Tolubalsam, 1640 die Chinarinde, das berühmte Heilmittel des Engländers Talbot, die 1672 von Legras in die Medizin eingeführte Brechwurzel (Ipeca): alles kommt aus Amerika.

In der Folgezeit bereichert sich die medizinische Praxis ständig mit neuen Pflanzenarten. Seit Bestehen der »*Pharmacopée française*« wurden im 19. und 20. Jahrhundert zum erstenmal folgende pflanzliche Drogen amtlich anerkannt: *semen contra* (Zitwersamen) 1837; Mutterkorn, Kokablätter und Lobelie 1866; Boldo, Cascara, Sonnentau, Eukalyptus, Hydrastis und Jaborandiblätter 1884; Weißdorn, Faulbaum, Grindelia, Strophantus und Viburnum (prunifolium) 1908; Teufelsauge (Adonis), Mistel, Combretum micranthum und Passionsblume 1937; Ammi visnaga, Orthosiphon und *Temoe lawaq* (Curcuma) 1965. Eigentümlich erscheint, daß uns die therapeutischen Eigenschaften von Weißdorn, Faulbaum, Mistel, Sonnentau und Teufelsauge, die bei uns heimisch und, außer den beiden letzteren, weit verbreitet sind, so lange verborgen blieben. Die Physiologie der Strophantus-Arten wurde schon 1885 in England untersucht. Die Aufnahme in den *Codex* von 1818 genügte, um einige Pflanzen als Heilmittel so beliebt werden zu lassen, daß man ihnen in den Ausgaben ab 1937 komplette Monographien widmete. Dies gilt insbesondere für manche einheimische oder eingebürgerte Arten wie Blutweiderich, Artischocke, Esche, Schwarznessel, Wegrauke, Besenginster und Efeu.

Im Vergleich zu anderen nationalen Arzneibüchern ist die »*Pharmacopée française*« auch heute noch eine der am reichsten mit Monographien pflanzlicher Drogen ausgestatteten. Indes fielen in der 8. Ausgabe gegenüber der siebenten schon zweiundzwanzig Monographien fort, während nur sechs neue hinzukamen. In der 9. Ausgabe sind einundvierzig ausgelassen, aber nur vier neu aufgenommen. So behält also die letzte Ausgabe nur noch zweiundsiebzig Monographien pflanzlicher Drogen übrig, doch sind gemäß den französischen Vorschriften alle Arzneipflanzen, die irgendwann einmal in einer Ausgabe der Pharmakopöe erschienen, offizinell. In den Arzneibüchern anderer Länder räumt man Pflanzen immer weniger Platz ein, so daß das Drogengut allmählich verarmt. In der 17. Ausgabe der *US-Pharmakopöe* (1965) schrumpfte es bereits auf vierzehn Pflanzenmonographien. Im *Europäischen Arzneibuch* sind nur vierzehn der zweiundsiebzig pflanzlichen Drogen der »*Pharmacopée*

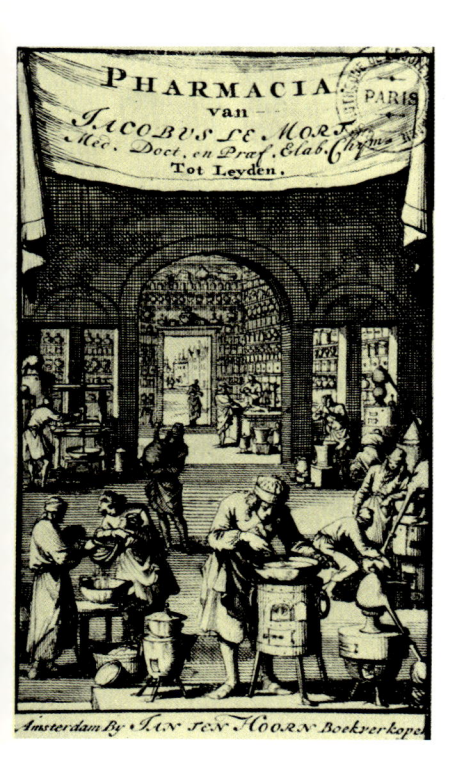

*Abbildung 1843
Frontispiz der* Pharmacia *von Jacobus Le Mort (oder Tot), Amsterdam 1696.
(Paris, Bibl. der Faculté des sciences pharm. et bio. de Paris-Luxembourg)*

française« verzeichnet. Japan hat bis jetzt die allgemeine Tendenz zur Eliminierung der pflanzlichen Drogen aus den Pharmakopöen ignoriert. In die 7. Ausgabe seiner *Pharmakopöe* hat dieses Land, eines der fortschrittlichsten auf der Welt, sechsundfünfzig neue Drogen aufgenommen; darunter befinden sich zweiundvierzig Pflanzen, die nie zuvor in irgendeinem Arzneibuch eines anderen Volkes verzeichnet worden sind.

Die tierischen Drogen

Gegen Ende des 3. Jahrtausends v. Chr. verordneten die sumerischen Ärzte Milch, Schlangenhaut und Schildpatt.

Den Papyri zufolge verwendeten die Ärzte des alten Ägypten viele verschiedene Insektenarten, Eidechsen- und Fledermausblut, Eingeweide und Exkremente diverser Tierarten, Nilpferd- und Krokodilfett.

Obwohl die Araber den grauen Amber, die Bezoarsteine, den Zibet und den Moschus ins Abendland eingeführt hatten, benutzte man im Mittelalter wenig tierische Drogen. Erst sehr viel später kamen sie groß in Mode. In Platearius' »*Circa instans*« finden wir nur zwölf solcher Drogen, acht davon erscheinen auch im »*Antidotarium des Nicolaus*«, dessen Autor zudem noch einige andere zitiert. Beide Werke lassen deutlich erkennen, daß man eine Vorliebe für bestimmte Tierarten hatte: vom Hirschen nahm man das Geweih, den (in der Herzwand gelegenen) Herzknochen, das Fersenbein sowie Fett, Knochenmark, Blut, Penis und Harnblase; vom Fuchs das Muskelfleisch, Lunge, Leber, Milz, Fett und das getrocknete Blut; vom Hecht das Herz, Schädelknöchelchen und Galle. Regelmäßige Verwendung fand auch tierisches Fett, das als Öl, Talg oder Schmalz gehandelt wurde und u. a. von Bär, Schwein, Huhn, Katze oder Regenwurm stammen konnte.

Man benutzte auch tierische Bildungen, meistens aus Kalziumsalzen, wie die kleinen Muscheln *belliculi marini* des Platearius (Lémery nannte sie »Meeresnabel«). In diese Kategorie lassen sich ebenfalls die sogenannten Byzanzwanzen (d. h. die hornigen Deckel mancher Meeresschnecken), die Korallen und Perlen einordnen. Gebräuchlich waren im übrigen Elfenbein, Knochen (wie oben beschrieben) und Bezoarsteine, auf die später näher eingegangen wird. Wichtig waren verschiedene Konkremente und Sekrete wie der graue Amber aus dem Darm des Pottwals, das Castoreum (Bibergeil), ein Produkt aus dem Epithel umgestalteter Drüsen, der Moschus, das Drüsensekret des männlichen Moschustieres, der Honig als Grundlage für innerlich anwendbare Arzneien und das Bienenwachs.

Platearius nennt außerdem Spinnweben und die berühmte *mumia*. Nach einer Untersuchung von W. Proot, der die Angaben Pomets aufgreift und präzisiert, ist man das ganze Mittelalter hindurch »von diesem außergewöhnlichen, in einer Unmenge von Zubereitungen als Grundwirkstoff enthaltenen Heilmittel höchst angetan gewesen«. Derselbe Autor beteuert, ägyptische Mumien seien damals als begehrte Handelsware in großer Zahl in die arabischen Länder und nach Europa exportiert worden.

Merkwürdigerweise sind bestimmte tierische Drogen, die im Mittelalter zweifellos bekannt waren, in keinem der entsprechenden Arzneibücher erwähnt. Dies trifft in erster Linie auf die *Bezoarsteine* zu, die man seit Beginn der christlichen Zeitrechnung in Indien benutzte. Die Araber propagierten sie im 12. Jahrhundert in Europa und lösten damit eine wahre Mode aus. Die Bezoarsteine sind krankhafte Bildungen in Magen, Pansen, Darm oder Gallenwegen gewisser Tierarten.

Abbildung 1844
Vase aus gebranntem Ton in Form eines Arzneigefäßes. Susa. (Paris, Musée du Louvre)

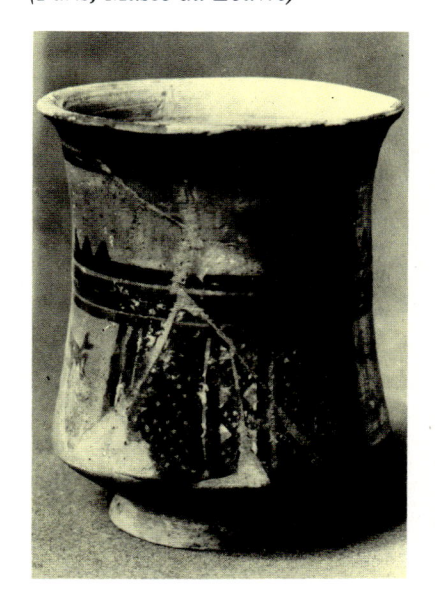

1693

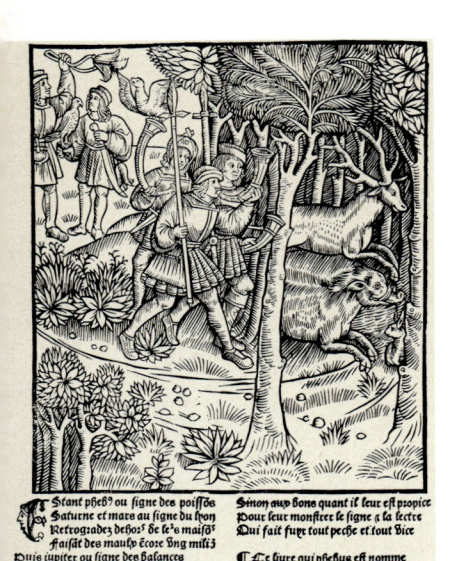

Abbildung 1845 (oben)
Hirschjagd. Illustration aus einer Ausgabe des 16. Jh.s vom »Traité de la chasse« von Gaston III. de Foix alias Phoebus.
(Frankreich, Maisons-Alfort, Bibl. der Ecole nationale vétérinaire)
Zu Spänen verarbeitetes Hirschgeweih war im Mittelalter ein gesuchtes Heilmittel. Dasselbe gilt für den »Herzknochen«, der sich zuweilen bei diesem Tier bildet. Auch ihn hielt man für besonders wirksam.

Abbildung 1846 (gegenüber)
La Dame à la Licorne *(»Die Dame und das Einhorn«). Ausschnitt des Gobelins* Le Goût *(»Der Geschmack«). Ende des 15. Jh.s*
(Paris, Musée de Cluny)
Im Mittelalter drängte sich alles nach den Hörnern einhörniger Tiere, denen man unzählige therapeutische Eigenschaften nachsagte. Unter anderem galt es als Antidot.

Auf dem Markt unterschied man orientalische Bezoarsteine, die von Bezoarziegen aus dem iranisch-indischen Raum, Stachelschweinen oder anderen asiatischen Tieren stammten, dann die neuweltlichen Bezoare aus Peru und Chile und letztlich auch europäische. Laut van Tassel, der ihre Zusammensetzung untersucht hat, enthalten die am meisten geschätzten orientalischen Bezoare auch organische Bestandteile (Lithofellinsäure oder Ellaginsäure), während die neuweltlichen fast ausschließlich aus Kalziumphosphat bestehen. »Baumés Bezoar« im Pariser Museum für Geschichte der Pharmazie besteht aus dem Eisenoxyd Goethit, mißt 2 mal 3 Zentimeter, ist hohl und hat im Inneren ein bewegliches Steinchen. Lange betrachtete man die Bezoare ernsthaft als Antidote oder Heilmittel. Man trug sie als Amulette, tauchte sie in Getränke oder schluckte sie. Zwangsläufig mußte man sich aber eines Tages ihrer gänzlichen Unwirksamkeit bewußt werden. Nur die größten und schönsten, die damals natürlich den meisten Wert besaßen, bewahren wir heute als Museumsstücke auf.

Ähnlich verhielt es sich mit den sogenannten »Krebssteinen«, denen man wie allen solchen tierischen Bildungen geheimnisvolle Kräfte nachsagte. Sie entstehen vor den Häutungen im Inneren der Krebse und setzen sich vor allem aus Kalziumkarbonat zusammen, so daß sie höchstens als Säurebinder in Frage kommen. In den Arzneibüchern unerwähnt blieb auch das »Horn vom Monoceros«, dem fabelhaften Einhorn, an dessen Existenz man im Mittelalter fest glaubte. Seinem Horn schrieb man wunderbare therapeutische Eigenschaften zu. Was man bei diesem Handel buchstäblich mit Gold aufwog, war allerdings meistens ein Narwalzahn. Im 17. Jahrhundert trug Pomet wesentlich dazu bei, den Aberglauben um diese nutzlose Droge zu beseitigen.

Auch Viper und Zibet wurden nicht verzeichnet. Pulverisierte Viper, zuweilen zu Pastillen geformt, diente als Zusatz zum Theriak. Der Zibet, eine Drüsenabsonderung der Zibetkatze, gelangte mit den Arabern nach Europa.

Im 16. und 17. Jahrhundert fanden die tierischen Drogen weite Verbreitung, doch fielen sie dann schnell in Ungnade. Jean de Renou zufolge verarbeitete man im beginnenden 18. Jahrhundert noch ganze Tiere wie Frösche, Flußkrebse (gegen Asthma und Verstopfung), Skorpione, Regenwürmer, Kantharide (»spanische Fliegen«), Ameisen und Kellerasseln (die man als appetitanregend und harntreibend schätzte, und tatsächlich enthalten sie viel Kaliumnitrat). Seltener verwendete man Eingeweide oder Muskelfleisch diverser Tierarten, Blut von Ziegenbock oder Nashorn und menschliches Blut, das Lémery noch als »verdauungsfördernd, resorbierend, erweichend, gegen Milzbrand geeignet« usw. pries.

Pomet nennt sogar noch die »Schale vom linken Huf des Elchs« (gegen Epilepsie), Horn und Hufe des Nashorns, Schulpe (als harntreibende Mittel), Wollschweiß von Widder, Schaf, Ziege und Ziegenbock, Dachs- und Wolfsfett sowie den aus den Schädelhöhlen des Pottwals gewonnenen Walrat (den Pomet für das Gehirn hält!). Letzteres Produkt benutzte man früher gegen Husten und Entzündungen, später aber nur noch als Salbengrundlage.

Im 18. Jahrhundert hatte man diese Drogen fast vollständig aufgegeben. Heute bleiben von all den Scheinmittelchen nur noch einige Fette, Wachse und Absonderungen als Arzneihilfsstoffe übrig. Nur den Kantharide war im *Codex* von 1937 noch einmal eine Monographie gewidmet.

Im ausgehenden 19. Jahrhundert bekam die pharmazeutische Anwendung tierischer Gewebe durch Brown-Séquards Entdeckung der endokrinen Drüsen

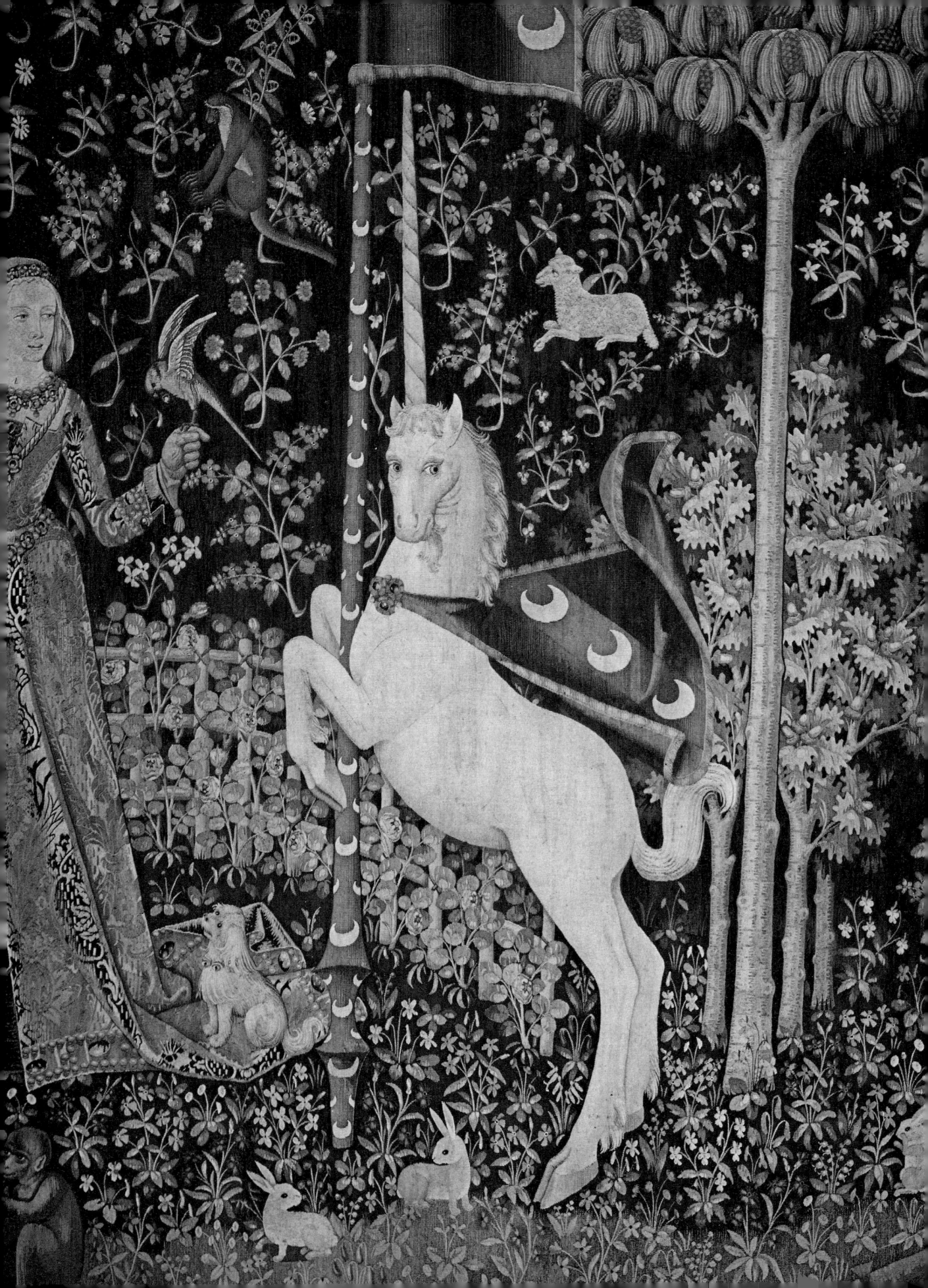

eine andere Richtung. Man bereitete aus ihnen jetzt opotherapeutische Mittel. Die Opotherapie verstand man als Methode der Behandlung von Hormonmangelkrankheiten mit tierischen Organen, welche das entsprechende Hormon enthalten. Schon die Hebräer empfahlen Fischleber, und die Araber verordneten stillenden Müttern, die nicht genügend Milch hatten, die Zitzen von weiblichen Tieren. Aus Gründen der Haltbarkeit stellte man aus den einzunehmenden Organen bald Extrakte oder Pulver her, indem man sie eindickte oder trocknete. Die Fortschritte der Kälte- und Vakuumtechnik haben entscheidend dazu beigetragen, daß die Zersetzung der Wirkstoffe in solchen Zubereitungen verhindert werden konnte.

Lange hatte man nur nebelhafte Vorstellungen von den Hormonen; mit der Zeit gelang es jedoch der Chemie, ihre Zusammensetzung zu erkennen und immer reinere Extrakte zu erhalten. Eines Tages wußte man sie dann sogar synthetisch oder halbsynthetisch herzustellen. Die neuen Methoden nahmen ihren Aufschwung ab 1901, als Stolz das Adrenalin aus der Nebennierenrinde isolierte. 1905 stellte er künstliches Adrenalin her. Alsbald folgte die Synthese des Thyroxins, der Jodthyronine und der Steroid-Hormone. Tierische Rohstoffe verarbeitete man jetzt nur noch im industriellen Maßstab; man extrahierte ihre Wirkstoffe, z. B. gewann man kristallines Insulin aus der Bauchspeicheldrüse.

Zu den tierischen Drogen des modernen Arzneischatzes zählt der Lebertran, der ab 1782 aufkam und bis vor kurzem noch in sehr ansehnlichen Mengen verbraucht wurde. In der 8. Ausgabe der *Pharmacopée française* (1965) steht er noch vereinzelt.

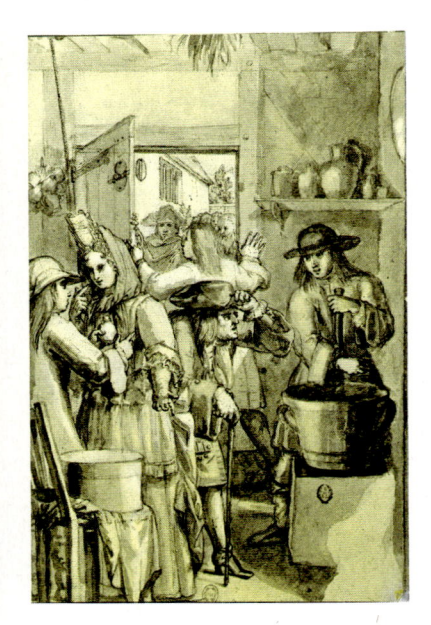

Abbildung 1847 (oben)
Le Marchand de thériaque (Der Theriakhändler). Tuschzeichnung unbekannter Herkunft aus dem 18. Jh.

Die mineralischen Drogen

Abbildung 1848 (unten)
Bezoarstein. Einfassung von 1651.
Bezoare sind Konkretionen, die sich im Magen von Tieren, z. B. der Antilope, bilden und die angeblich alle möglichen Gifte neutralisieren konnten.

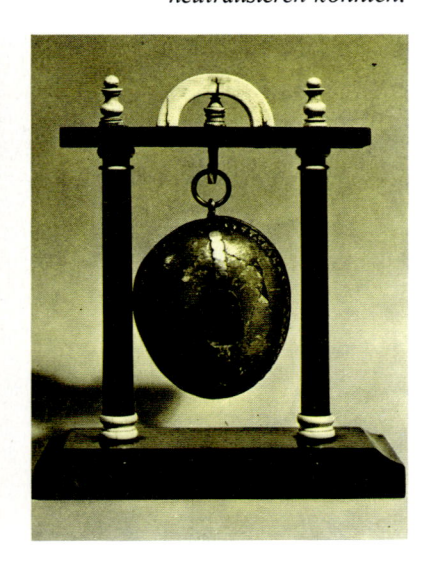

Die Sumerer sollen See- und Steinsalz sowie Kalisalpeter (Kaliumnitrat) als mineralische Drogen angewandt haben.

In den ägyptischen Papyri sind Salz, Kupfersulfat, Alaun, Natronsalpeter (Natriumcarbonat), Kaliumsulfat und Bleisalze vermerkt. Im klassischen Altertum benutzte man für Heilzwecke Erden und Edelsteine, darunter hauptsächlich den sogenannten »Saphir«, der laut E.-H. Guitard wohl eher mit unserem Lapislazuli identisch sein dürfte. Im 9. Jahrhundert entdeckte Rhazes die beiden Arsenblenden Auripigment und Realgar sowie den Borax (Natriumtetraborat).

Im Mittelalter führte Platearius in seinem Werk »*Circa instans*« sechsundzwanzig mineralische Drogen an; zwei Drittel finden wir im »*Antidotarium Nicolai*« wieder. Es handelte sich u. a. um:

— reine Metalle oder Halbmetalle wie Blei, Bronze, daneben aber hauptsächlich Schwefel, den man schon rationell anzuwenden wußte; mit Quecksilber bereitete Bartholomäus eine Salbe gegen verschiedene Hautkrankheiten, Constantinus Africanus verordnete vierhundertfünfzig Jahre vor Paracelsus Antimon innerlich;
— Minerale und Erze wie Eisenerz (Hämatit und Magnetit), Bleierz (Bleiweiß und Bleiglätte) sowie Arsenverbindungen; zu den Mineralen kann man auch den Lapislazuli, ein Natriumkalziumsilikat mit Schwefel, rechnen;
— natürliche Salze wie Alaun, Borax, Kalk, Salpeter, Seesalz, Steinsalz, Ammoniaksalz;
— organische Naturprodukte wie Asphalt (Bitumen), Petroleum und Weinstein;
— Terra sigillata (Siegelerde, Bolus alba) und andere Erden.

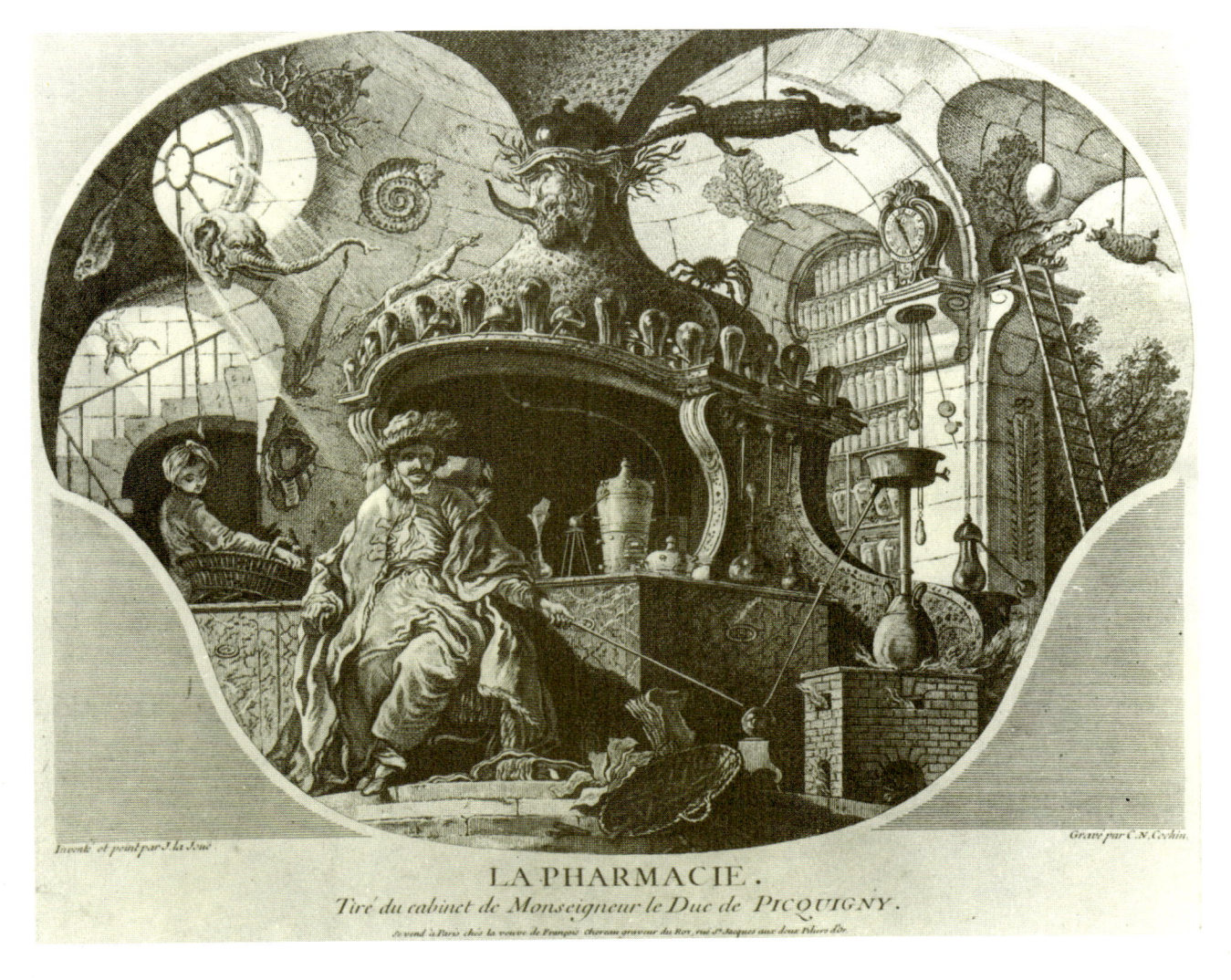

LA PHARMACIE.
Tiré du cabinet de Monseigneur le Duc de PICQUIGNY.

Erstaunlicherweise wird in den beiden zitierten Werken nur ein Edelstein erwähnt, nämlich der Lapislazuli, dessen Farbe ihn gegen Augenleiden geeignet erscheinen ließ. Dabei wissen wir durch Jean de Renou, wie sehr gerade die mittelalterlichen Ärzte auf die Kräfte der Edelsteine (Diamant, Smaragd, Rubin usw.) vertrauten. Der Bischof Marbod hatte sie im 12. Jahrhundert in seiner Abhandlung »*De gemmis*« gerühmt; sie waren in Pulverform einzunehmen oder dienten einfach als Amulette: wer sich zum Beispiel den Heliotrop umhängte, fühlte sich gegen Gicht und Rheuma gefeit.

Während die ägyptischen, griechischen und arabischen Ärzte den Edelsteinen wundersame Eigenschaften zuschrieben, soll die Schule von Salerno sie im frühen Mittelalter unbeachtet gelassen haben: kein einziger von ihnen befand sich in ihrem Arzneischatz. Dies mag erklären, warum in den — von Salernitanern verfaßten — Hauptwerken des 12. Jahrhunderts von Edelsteinen kaum die Rede ist.

Tonerden, nämlich die sogenannten Siegelerden, wandte man von alters her wegen ihrer absorbierenden, fäulniswidrigen Eigenschaften an. Bevor sie in den Handel kamen, stempelte man ihnen ein Siegel (lat. *sigillum*) auf. Der Armenien-Bolus, ein rotbrauner, ockerhaltiger Ton, genoß großes Ansehen.

Abbildung 1849
Allegorische Darstellung der Pharmazie. Kupferstich von C. N. Cochin, nach J. La Joue, 18. Jh.
(Paris, Musée d'Histoire de la médecine)

*Abbildung 1850
Antimonabbau. Miniatur aus einem provenzalischen Kräuterbuch des 14. Jh.s.
(Florenz, Nationalbibliothek, Ms. palat. 586)*

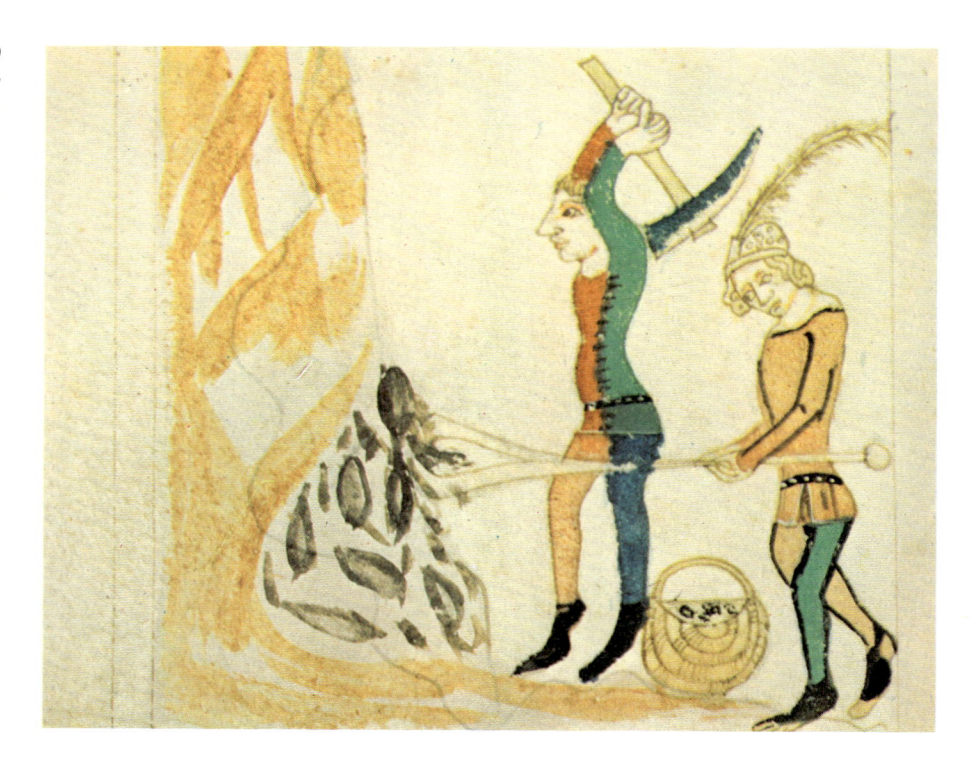

Die künstlichen Zubereitungen

Die im großen und ganzen in ihrem natürlichen Zustand angewandten mineralischen Drogen bekamen recht früh Konkurrenz in künstlich bereiteten chemischen Substanzen, welche allmählich Oberhand gewannen. Alchimisten stellten die ersten chemischen Präparate her; der Araber Geber erzeugte im 8. Jahrhundert Höllenstein (Silbernitrat) und Sublimat (Quecksilber[II]-chlorid), die aber bis Paracelsus noch keine Verwendung in der Medizin fanden; er konnte ebenfalls verschiedene Säuren wie Vitriolöl (Schwefelsäure), Scheidewasser (Salpetersäure) und Königswasser (eine Mischung aus Salpeter- und Salzsäure) herstellen. Die Araber lehrten das Abendland auch die Anwendung von Arsenverbindungen, Goldsalzen, Silber und Quecksilber.

Im 16. Jahrhundert empfahl Paracelsus gemäß seiner Lehre, daß Krankheit eine Störung des Gleichgewichts der Körperbestandteile bedeute, Metallsalze wie Sublimat, Bleiacetat, Silbernitrat, Arsensulfid sowie Antimon-, Wismut-, Zink- und Goldsalze. Zubereitungen auf Antimonbasis wurden später noch von vielen anderen Ärzten verschrieben, zum Beispiel gab Charles de Lorme, Leibarzt Ludwigs XIII., seinen Patienten »Bonhomme-Pulver« mit diesem Halbmetall als Bestandteil.

Bekanntlich kam es um das Antimon zu heftigen Auseinandersetzungen; seine Gegner, unter denen Guy Patin als eifrigster hervortrat, ließen es 1566 und 1615 vom Pariser Parlament verbieten. Seine Befürworter bekamen aber doch das letzte Wort, indem sie 1650 erreichten, daß die vorigen Entscheide für nichtig erklärt wurden. Ein erneuter Erlaß von 1688 garantierte den Ärzten das Recht zur Antimonverordnung. Davon abgesehen, kamen im 16. Jahrhundert auch goldhaltige, zum Trinken bestimmte Arzneien in Mode.

Manche Salze, die noch lange medizinischen Zwecken dienten, stellte man zum erstenmal im 17. Jahrhundert her. H. Wicker bereitete 1616 Magnesiumsulfat, Glauber um 1625 Natriumsulfat, Christoph Glaser um die Jahrhundertmitte Kaliumnitrat (Kalium nitricum) und das vielleicht schon zuvor von Jean Béguin hergestellte Kaliumsulfat (Kalium sulfuricum). 1608 veröffentlichte Béguin eine Herstellungsvorschrift für das lange geheimgehaltene Kalomel (Quecksilber[I]-chlorid) der Alchimisten; sehr begrüßt wurde sein Präparat als Abführmittel. Im 18. Jahrhundert machte Helvetius den bereits bekannten Alaun populär. Um 1714 bereitete man wasserhaltiges Antimonsulfid, Thomas Henry 1770 Magnesiumoxyd, Thomas Fowler 1786 seine arsenhaltigen »Fowlerschen Tropfen« und Bertholet 1787 das Kaliumchlorat.

Am Ende des 18. Jahrhunderts konnte man annähernd sämtliche jemals in der Medizin bekannte und zum Teil noch heute verwendete mineralische Substanzen künstlich herstellen. Zweiundsiebzig dieser Präparate waren in der 8. Ausgabe der »*Pharmacopée française*« noch in einer Monographie beschrieben, obwohl viele keine praktische Bedeutung mehr besitzen.

Die künstliche Bereitung organischer Substanzen entwickelte sich in mehreren Etappen. In der ersten Periode lernte man gewisse Substanzen zu erhalten,

*Abbildung 1851
Apothekerexamen. Anonymes Gemälde aus dem 18. Jh.
(Paris, Faculté des sciences pharm. et bio. de l'Université R. Descartes)*

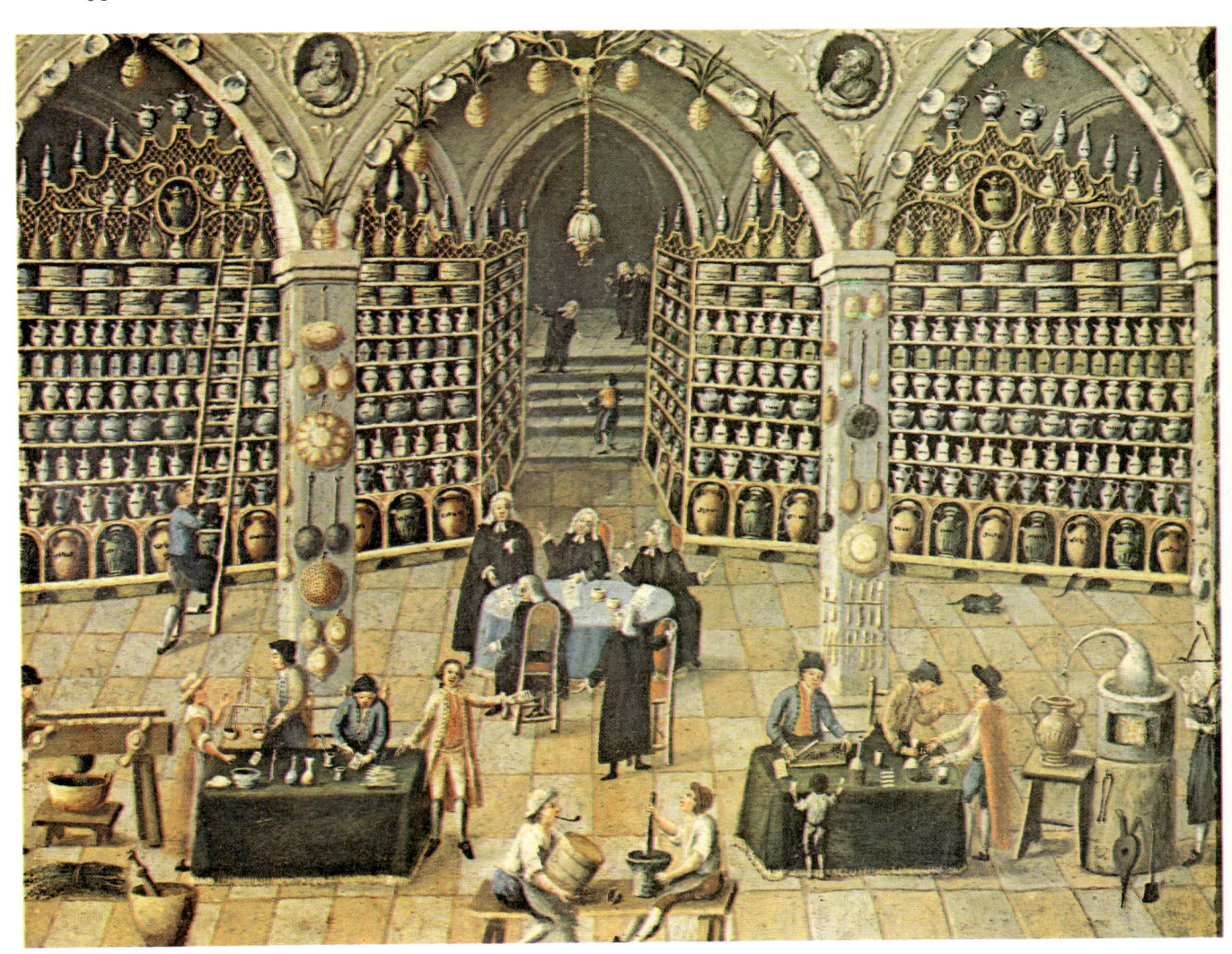

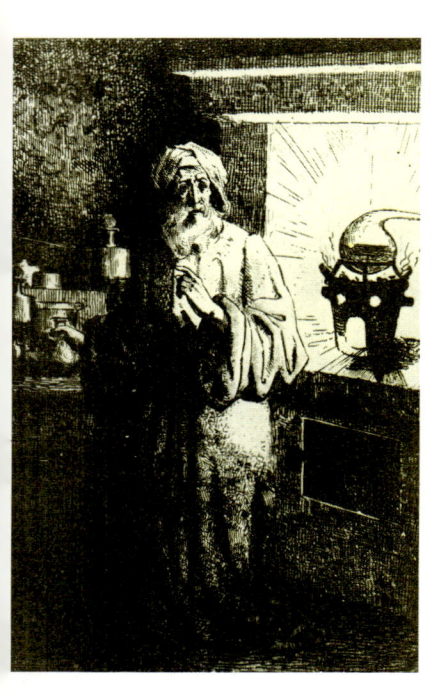

Abbildung 1852
Henning Brand entdeckt 1669 den Phosphor. *Kupferstich aus Ulm, beginnendes 20. Jh. (Paris, Ordre national des pharmaciens, Sammlg. Bouvet) Brand entdeckte den Phosphor zufällig, als er Urin destillierte.*

die zwar unter dem therapeutischen Gesichtspunkt nicht viel einbrachten, sich aber als Arzneihilfsstoffe bewährten. Zu diesen Erzeugnissen gehörte der Essig, vor allem jedoch der Zucker und der Alkohol. Im Altertum soll das Zuckerrohr in Bengalen bekannt gewesen sein. Manche Forscher meinen, daß die Chinesen es entdeckten. Jedenfalls fanden die Perser heraus, wie man Zucker raffiniert, und auch die Araber trieben in zunehmendem Maße Zuckerrohranbau; die Kreuzfahrer bestaunten die Plantagen in Syrien und verbreiteten das neue Produkt in Europa. Dort soll der Zucker zum erstenmal im Jahre 996 im Hafen von Venedig aufgetaucht sein; im 12. Jahrhundert war er schon in ganz Europa bekannt. Im Mittelalter ging man mit ihm noch sparsam um, und erst im 17. Jahrhundert begann sein Aufstieg als Konsumware.

Destillierapparate scheint es in rudimentärer Ausführung bereits im alten Mesopotamien gegeben zu haben. Die Araber verstanden es, sie zu verbessern und machten sie allgemein bekannt. Sie destillierten Alkohol oder Branntwein, dessen Entdeckung man Rhazes im 9. Jahrhundert zuschreibt.

Die folgende Periode stand im Zeichen der aufkommenden organischen Chemie. Man erzeugte nun einfach strukturierte Verbindungen, die zum Teil der Heilkunde großen Nutzen brachten. 1616 stellt Minderer das Ammoniumazetat dar, den Grundstoff für den »spiritus Mindereri«. Elie Seignette bereitet 1672 Kaliumnatriumtartrat (Seignettesalz), Le Fèvre 1728 Weinsteinrahm (Kaliumborotartrat). Vor allem aber gelingt es in der zweiten Hälfte des 18. Jahrhunderts dem großen schwedischen Chemiker und Apotheker Karl-Wilhelm Scheele (1742—1786), einem Pionier der organischen Chemie, Zitronensäure, Weinsäure, Apfelsäure, Benzoesäure, Oxalsäure und Glyzerin zu isolieren bzw. zu synthetisieren.

Die dritte Periode ist diejenige der extraktiven Chemie. Ihre Entfaltung setzte im 19. Jahrhundert ein und hat sich bis heute ohne Unterbrechung fortgesetzt. Die von diesem Zweig der Chemie erzielten brillanten Resultate können hier nicht einzeln aufgezählt werden. Es sei daher erlaubt, nur auf die frühesten und charakteristischsten einzugehen. Scheele hatte, wie bereits erwähnt, aus pflanzlichen Drogen organische Säuren isolieren können; alkalische Wirkstoffe hatte man zu seiner Zeit jedoch noch nie aus Pflanzen gewonnen.

1802 entdeckt man nun das erste Alkaloid, dem viele andere folgen werden. In diesem Jahr isoliert nämlich der französische Apotheker Jean-François Derosne das erste kristalline »Opiumsalz«, in Wahrheit ein Gemisch aus mindestens zwei Alkaloiden. Auf diesen Arbeiten aufbauend, gewinnt Seguin 1804 Kristalle, die sich wohl in saurer Umgebung, nicht aber in Wasser lösen; er macht die wichtige Feststellung, daß diese Kristalle Ammoniak freisetzen, wenn man sie über offener Flamme destilliert. Der deutsche Apotheker Friedrich Wilhelm Sertürner stellt 1804 Morphium aus Opium dar; er konstatiert, daß sein basisches Produkt der physiologisch wirksame Bestandteil des Opiums ist. Robiquet extrahiert 1817 das Narcotin, ein anderes Alkaloid des Opiumsalzes, und 1832 das Kodein. Pelletier und seine Mitarbeiter isolieren 1832 das Narcein und 1835 das Thebain.

Pelletier entzieht der Ipecacuanha 1817 zusammen mit Magendie das Emetin, mit Caventou isoliert er aus der Brechnuß 1818 das Strychnin sowie 1819 das Brucin, aus der Herbstzeitlose endlich 1820 das Colchicin.

Nach vielen anderen Forschern nehmen nun Pelletier und Caventou die Darstellung der Chinarindenwirkstoffe in Angriff. 1811 hatte der Portugiese Gomès aus der grauen Chinarinde ein kristallines Produkt gewonnen, das man

»Cinchonin« nannte; ob es jedoch eine Säure oder eine Base war, hatte er noch nicht feststellen können. 1820 zeigen Pelletier und Caventou, daß es sich um ein basisches Salz handelt. Wichtiger ist jedoch, daß sie das wirksamste Alkaloid dieser Rinden, nämlich das Chinin, isolieren. 1819 hatten die beiden schon an der Darstellung des Veratrins aus der Sabadilla mitgewirkt. Fast gleichzeitig war diese auch Meissner gelungen, der 1820 mit Runge das Coffein extrahiert.

1828 erzeugen Posselt und Reimann reines Nicotin aus Tabakblättern. Der Neustädter Apotheker Mein isoliert 1831 Atropin aus Nachtschattengewächsen. Auf die Existenz beider Substanzen hatte 1809 bereits Vauquelin hingewiesen.

Stenhouse isoliert 1851 das Spartein des Besenginsters, Niemann 1859 das Cocain aus Kokablättern, Groves 1862 das Aconitin aus den Knollen des Eisenhuts; Vée gewinnt 1864 das Eserin der Calabarbohne, Tanret 1875 das Ergotin des Mutterkorns und 1878 die Alkaloide der Granatrinden. Bis in die Gegenwart läßt sich diese Liste mit Hunderten von Alkaloiden fortsetzen.

Um 1830 beginnt man sich mit den Glykosiden zu befassen; zunächst isoliert Leroux das Salicin, Boutron und Robiquet erhalten Amygdalin. Einige dieser Stoffe, hauptsächlich die herzstärkenden Heteroside, erlangten große Bedeutung in der Therapeutik. Nachdem Hormolle und Quévenne 1844 ein »amorphes«, bereits Wirkung zeigendes »Digitalin« gewonnen hatten, verkündet Claude Nativelle 1869 im *Journal de pharmacie et chimie*, er habe aus den Blättern des roten Fingerhuts reines, kristallines Digitalin (Digitoxin) erhalten können; für seine Arbeiten zeichnet man ihn 1871 mit dem Prix Orphila der Académie de médecine aus. Anschließend gelingt die Darstellung zweier weiterer herzstärkender Heteroside: Gallois und Hardy isolieren 1878 das Strophantin, Arnaud produziert 1888 das Quabain.

Dank immer feinerer und ausgeklügelterer physikalischer Methoden häufte die extraktive Chemie Erfolg auf Erfolg. Die Heilkunde verdankt ihr viele kostbare natürliche Wirkstoffe.

Ohne chronologische Reihenfolge und unter Beschränkung auf die pflanzlichen Wirkstoffe seien folgende Substanzen als Beispiele genannt: die Flavoheteroside und ihre Genine, die Flavonoide sowie die Heteroside der Cumarinreihe; eine große Zahl chemisch sehr unterschiedlicher Substanzen aus der Terpengruppe wie die pentazyklischen Terpene und diverse Sapogenine; die Vitamine der B-Gruppe, Vitamin C (Askorbinsäure) und Provitamine wie die Karotenoide aus der Gruppe der Tetraterpene. Nicht zuletzt verdanken wir der extraktiven Chemie auch die Antibiotika, deren Isolierung anfangs mit erheblichen Schwierigkeiten verbunden war. Die vierte Periode gehört der therapeutischen Chemie, die als Zweig der organischen Chemie die Aufgabe hat, Stoffe mit interessanten therapeutischen Eigenschaften synthetisch herzustellen.

Genau läßt sich der Ausgangspunkt dieser letzten Periode nicht bestimmen; im großen und ganzen begann sie damit, daß man unter den von den Chemikern synthetisierten Molekülen eine systematische »pharmakologische Auslese« hielt (*screening* nennen die Angelsachsen diesen Vorgang), um alle unwirksamen auszuscheiden. Bevor Chemiker und Pharmakodynamiker in enger Zusammenarbeit die Suche nach pharmakologisch wirksamen Substanzen zum Gegenstand ihrer Forschungen erhoben, hatten einzelne Organiker schon längst Produkte synthetisieren können, deren Nutzen für die Heilkunde erst später hervortrat. Als Beginn der therapeutischen Chemie dürfen wir daher die praktische Anwendung synthetischer Präparate in der Heilkunde ansehen,

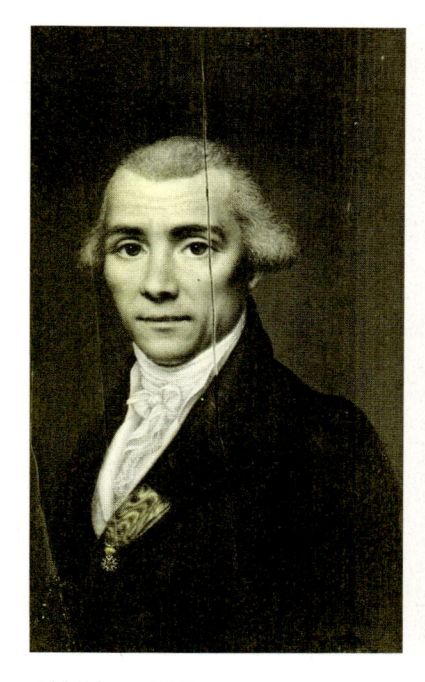

*Abbildung 1853
Nicolas-Louis Vauquelin (1763 bis 1829). Miniatur von Besselièvre auf Elfenbein. (Paris, Faculté des sciences pharm. et bio. de l'Université R. Descartes)*

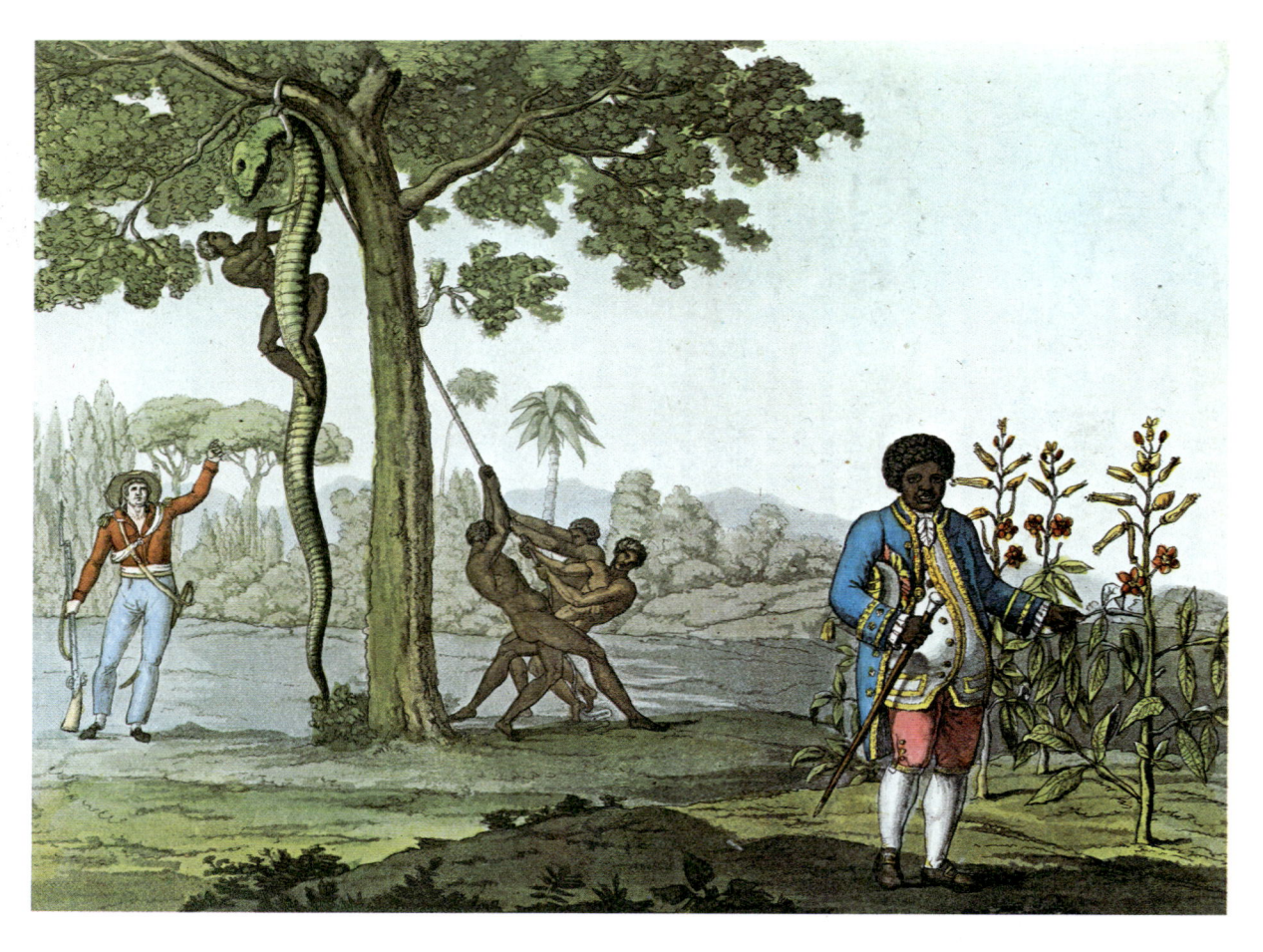

Abbildung 1854
Graman-Quacy entdeckt um 1730 in Guayana die Quassia amara, *deren Wurzel man als Fiebermittel benutzte. Italienischer Stich vom Beginn des 19. Jh.s.*
(Paris, Bibl. des Arts décoratifs)
Heute verarbeitet man die bitteren Quassiaspäne. Die daraus gewonnenen Tinkturen ergeben Stärkungstränke oder Bittermittel.

ungeachtet, ob diese etwa schon zuvor für andere Zwecke hergestellt worden waren. Aus der Vielzahl synthetischer Heilmittel greifen wir die folgenden als Beispiele heraus; andere finden sich an späteren Textstellen erwähnt. Das 1829 von Serullas hergestellte Jodoform empfahl erst 1836 Bouchardat als Medikament. 1831 gewannen Soubeiran und Liebig gleichzeitig das Chloroform; als Narkosemittel wurde es indes zum erstenmal 1847 von Simpson in der Geburtshilfe angewandt. Charakteristisch erscheint in diesem Zusammenhang auch der Fall des Dichlor-diphenyl-trichloräthan (DDT), eines Insektizids, das eine Hauptrolle im Kampf gegen die Malaria gespielt hat. 1874 hatte es der deutsche Chemiker O. Zeidler synthetisiert, aber erst 1948 erhielt der Schweizer Paul-Hermann Müller den Nobelpreis für Physiologie und Medizin für den entsprechenden Einsatz des Kontaktgiftes. Andererseits tauchten einige synthetische organische Substanzen als Wirkstoffe schon zu Beginn des 19. Jahrhunderts auf (z. B. Liebigs 1832 hergestelltes Chloral), ohne daß man sie vor der folgenden Jahrhundertwende in größerem Maße herzustellen vermochte. Die Voraussetzungen lieferten dann die deutschen Chemiker, bald aber auch diejenigen vieler anderer Nationen, unter denen Frankreich immer einen Ehrenplatz behaupten konnte. Der offiziellen französischen Freinamenliste und den Zählungen der Weltgesundheitsorganisation (WHO) zufolge dürfte die Zahl der künstlich bereiteten organischen Wirkstoffe heute etwa zweitausend betragen. Viele hat man zugunsten wirksamerer oder unschädlicherer aufgegeben, und während manche Präparate jahrelang das Vertrauen der Ärzte und Patienten besitzen, geraten andere schnell in Vergessenheit; als durchschnittliche »Lebensdauer« eines Medikaments gilt derzeit eine Zeitspanne von zehn Jahren (!). Der Historiker darf jedoch die aufgegebenen Substanzen auf keinen Fall übersehen, denn oftmals bildeten sie das Ausgangsmaterial für neue bewährte Verbindungen. Dem Leser kann hier natürlich nicht das gesamte moderne Heilmittelarsenal vorgeführt werden, und so haben die Autoren eine zwangsläufig subjektive Wahl getroffen, um zumindest einige historisch besonders interessante Wirkstoffgruppen vorstellen zu können.

Außer im Falle einiger weniger funktioneller Gruppen oder innerhalb bestimmter Verbindungsreihen lassen sich kaum Zusammenhänge zwischen dem molekularen Aufbau und der pharmakologischen Wirkung einer Substanz ausmachen. Die Arzneimittelforschung sucht daher im allgemeinen die Natur zu imitieren oder gewisse Theorien auf ihr Gebiet anzuwenden; indes basiert manche Entdeckung lediglich auf einer flüchtigen Beobachtung, wenn nicht gar dem Zufall ganz allein.

Die natürlichen Substanzen und die therapeutische Chemie. — Sobald die ersten Alkaloide isoliert waren, bemühten sich die Chemiker, sie synthetisch zu erhalten, teils zur wissenschaftlichen Erforschung ihrer Struktur, teils im Hinblick auf eine industrielle Verwertung. 1886 gelang Ladenburg die Synthese des Konizins, 1896 Nagai diejenige des Ephedrins. Ob man extrahiert oder synthe-

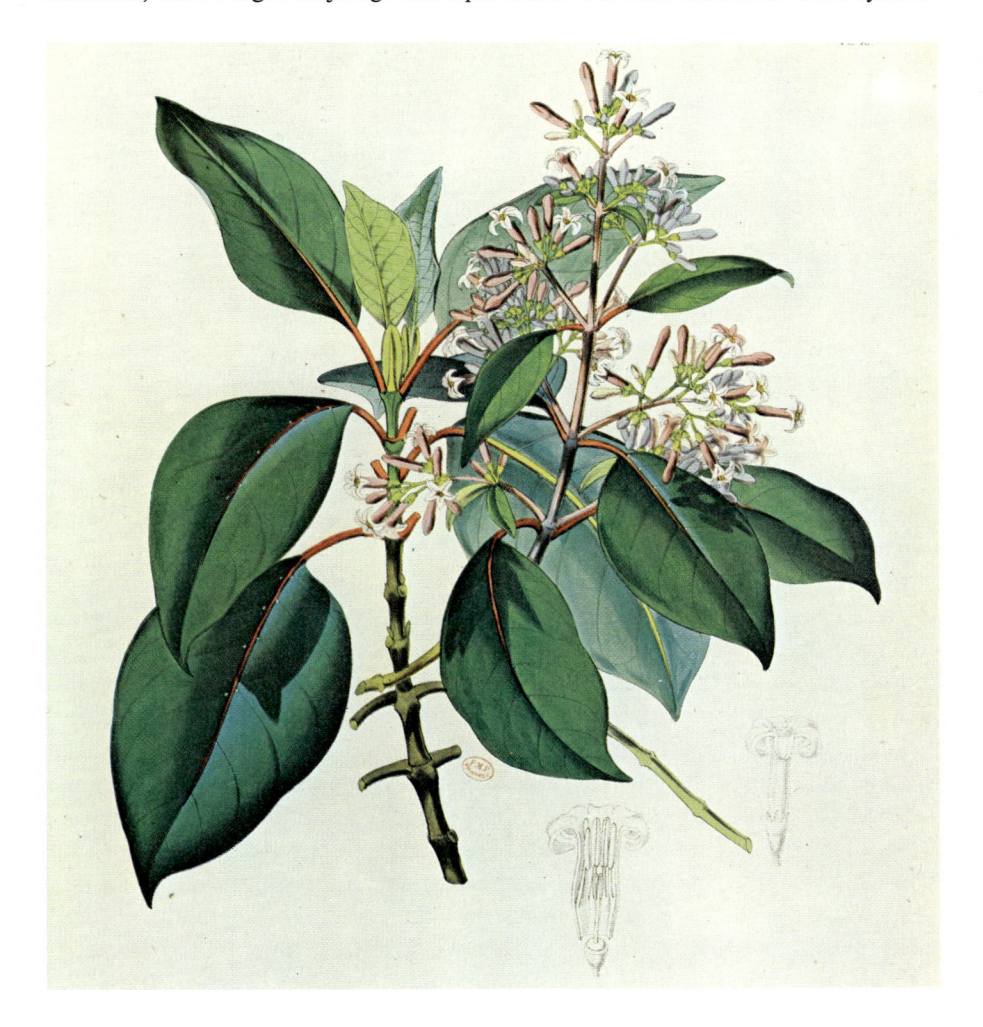

Abbildung 1855
Cinchona officinalis *oder* Chinarindenbaum. *Stich aus:* The Quinology of the East Indian Plantations, *London 1869—1876.*
(Paris, Bibl. der Alten Medizinischen Fakultät)
Bis Pelletier und Caventou das Chinin isolierten, benutzte man Chinarinde als Fiebermittel.

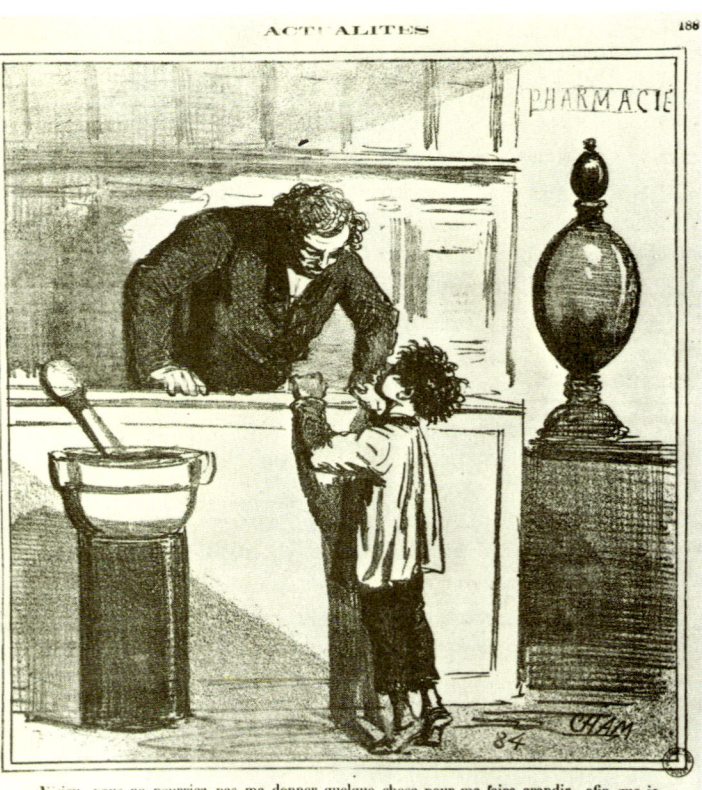

Abbildung 1856
»M'sieu, können Sie mir nicht etwas zum Wachsen geben, damit ich mit den anderen mithalten kann?« Humoristische Zeichnung von Cham, 1870. (Paris, Musée Carnavalet)

tisiert hängt letzten Endes davon ab, wie es um die — nicht immer einfache — Rohstoffbeschaffung bestellt ist und in wieviel Stufen die Synthese vor sich geht. Die Entscheidung trifft man also unter ökonomischen Gesichtspunkten. Relativ leicht zu erzeugende Stoffe wie Ephedrin und das Antibiotikum Chloramphenicol, das 1947 aus Kulturen von *Streptomyces venezuelae* extrahiert und ab 1950 künstlich hergestellt wurde, präsentieren sich daher auf dem Markt als Syntheseprodukte. An der Herstellung dieser beiden Substanzen gemessen, ist die industrielle Synthese des Reserpins, eines *Rauwolfia*-Alkaloids, das Robert B. Woodward 1956 in etwa zwanzig Etappen herstellte, ein kompliziertes Unterfangen.

Die chemische Erzeugung bestimmter natürlicher Wirkstoffe läßt sich dadurch bedeutend vereinfachen, daß eine aus der Natur gewonnene Substanz mit komplexem molekularem Aufbau als Ausgangsmaterial gewählt wird. Es handelt sich dann um eine Halbsynthese. Halbsynthetisch hat man ungefähr seit 1905 aus dem terpenischen Kohlenwasserstoff Pinen, dem Hauptbestandteil des Terpentinöls, das Keto-Terpen Kampfer herstellen können. Seit langem erzeugt man außerdem aus Morphin, das immer seltener in der Medizin angewandt wird, ein anderes, noch sehr gebräuchliches Opiumalkaloid, nämlich das Kodein. Zu dieser Umsetzung bedarf es lediglich einer einfachen Methylierung. Die 1934 von Tadeus Reichstein zum erstenmal synthetisierte Askorbinsäure (Vitamin C) wird heute in der Industrie halbsynthetisch aus Glukose hergestellt. Bestimmte Steroid-Genine der Agave oder der *Dioscorea*-Arten eignen sich als Ausgangsmaterial für die Synthese von Steroiden wie den Sexualhormonen oder Kortisonderivaten, jedoch hat sich die Beschaffung der pflanzlichen Rohstoffe als ausgesprochen mühselig erwiesen.

Nachdem nun die Chemiker natürliche Moleküle nachzuahmen gelernt hatten, machten sie sich an ihre Umformung. Indem sie von extrahierten oder einfachen synthetischen Verbindungen ausgingen und deren Moleküle umbauten, erhielten sie zuweilen Wirkstoffe, die sich ihrem natürlichen Modell weit überlegen zeigten. Als Beispiele seien nur einige noch näher zu besprechende halbsynthetische Penizilline und die Kortikoide genannt.

Manches Mal braucht das Ausgangsmolekül nur ein wenig umstrukturiert zu werden, z. B. erhält man durch Hydrierung von Streptomycin Dihydrostreptomycin und durch Abtrennung einer Methoxylgruppe aus Reserpin das Deserpidin.

Leider können aber solche Eingriffe ins Molekül auch schädliche Produkte ergeben. Durch Azetylierung des Morphins entsteht Heroin oder Diazetylmorphin, das 1898 von der Firma Bayer in die Medizin eingeführt wurde, heute aber als gefährliches Rauschgift verboten ist. Zweifelhaften Ruf genießt auch das LSD, chemisch Lysergsäurediäthylamid. Man gewinnt es aus der Lysergsäure, die als Bestandteil bestimmter Mutterkorn-Alkaloide in der Natur weit verbreitet ist.

Pflanzen wurden nicht selten als Träger eines brauchbaren Wirkstoffs genutzt. Die Amino-Alkoholgruppe diente als Modell für die örtlichen Betäubungsmittel, der fünfwertige Stickstoff der natürlichen Kurare-Alkaloide wies den Forschern die Struktur der künstlichen Kurarisierungsmittel; das Dikuma-

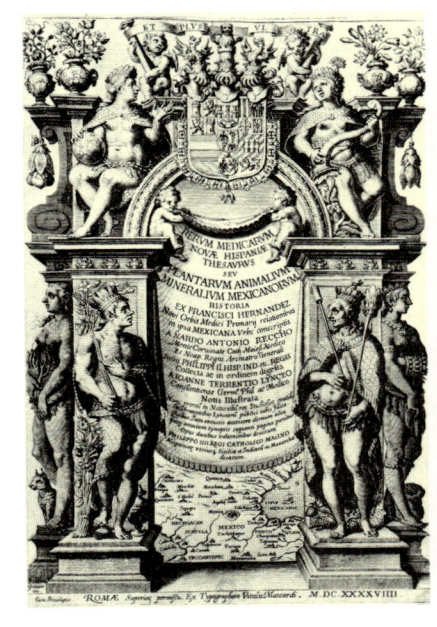

Abbildung 1857
Frontispiz des Werks »Rerum medicarum novae Hispaniae thesaurus« *von Francisco Hernandez, Rom 1649.*

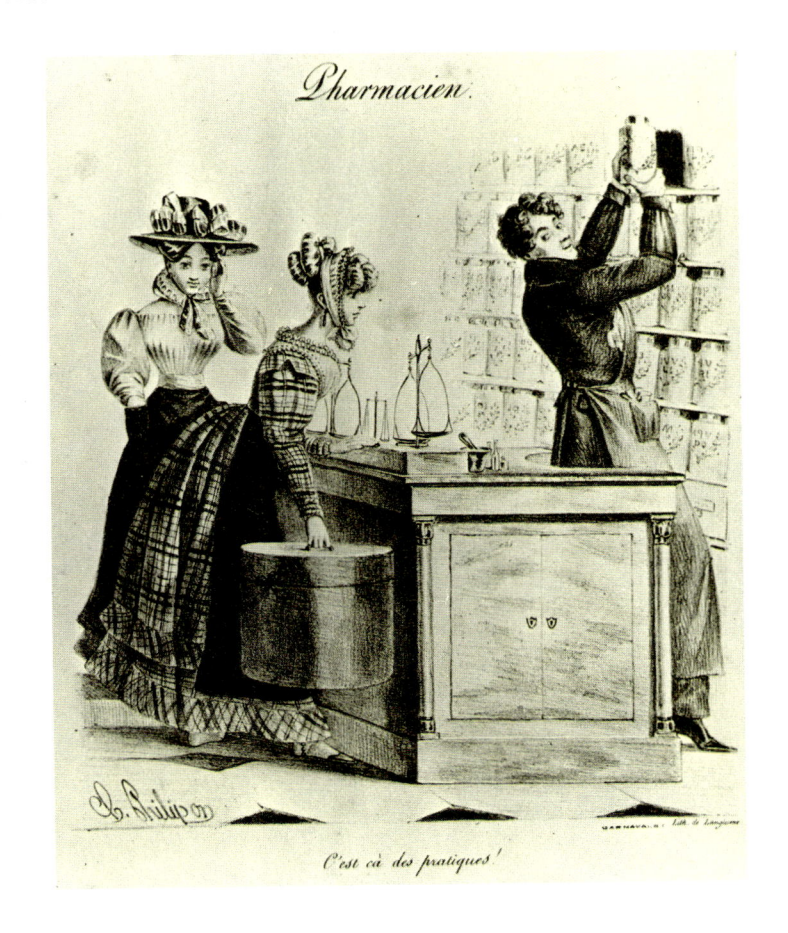

Abbildung 1858
Apotheke im 19. Jh.
(Paris, Musée Carnavalet)

1705

rol im Echten Steinklee regte zur Herstellung der Antikoagulantien an, und wenn man so will, gaben die Salizylverbindungen in Weide und Mädesüß letztlich den Anstoß zur Azetylsalizylsäure.

Die ersten großen Entdeckungen

In Anbetracht der fiebersenkenden Eigenschaften des überaus toxischen Anilins suchte man nach einem unschädlichen Derivat und erhielt durch Azetylierung das Azetanilin, welches als Antifebrin auf den Markt kam, heute jedoch nicht mehr angewendet wird. Riedel meldete 1888 in Deutschland sein Patent für das p-Azetylphenetidin oder Phenazetin an. Von welchen Überlegungen Ludwig Knorr ausging, ist nicht genau bekannt; als Ergebnis einer Versuchsreihe mit verwandten Verbindungen erhielt er 1883 das Antipyrin (Phenazon) und 1896 das Pyramidon (Aminophenazon). Diese Substanzen waren vor 1914 besonders gesucht, aber selbst noch im *Europäischen Arzneibuch* widmete man ihnen je eine Monographie; in zahlreichen modernen Handverkaufsmitteln sind sie enthalten.

Wegen des Agranulozytoserisikos wurde das Pyramidon in Frankreich vor kurzem auf die Liste der verschreibungspflichtigen Mittel gesetzt, und von einer längeren Einnahme des Phenacetins wird wegen möglicher Nierenschäden heute abgeraten.

Auf seiner Suche nach einem Rheumamittel, das sich besser als die Salizylsäure vertragen ließe, hatte Felix Hoffmann an ein Azetylderivat gedacht, nämlich die Azetylsalizylsäure, die schon 1859 H. von Glim dargestellt hatte; 1899 brachte die Firma Bayer aufgrund dieser Arbeiten das Aspirin auf den Markt. Seine schmerzstillenden und fieberwidrigen Eigenschaften haben sich nun schon seit fast einem Dreivierteljahrhundert bewährt.

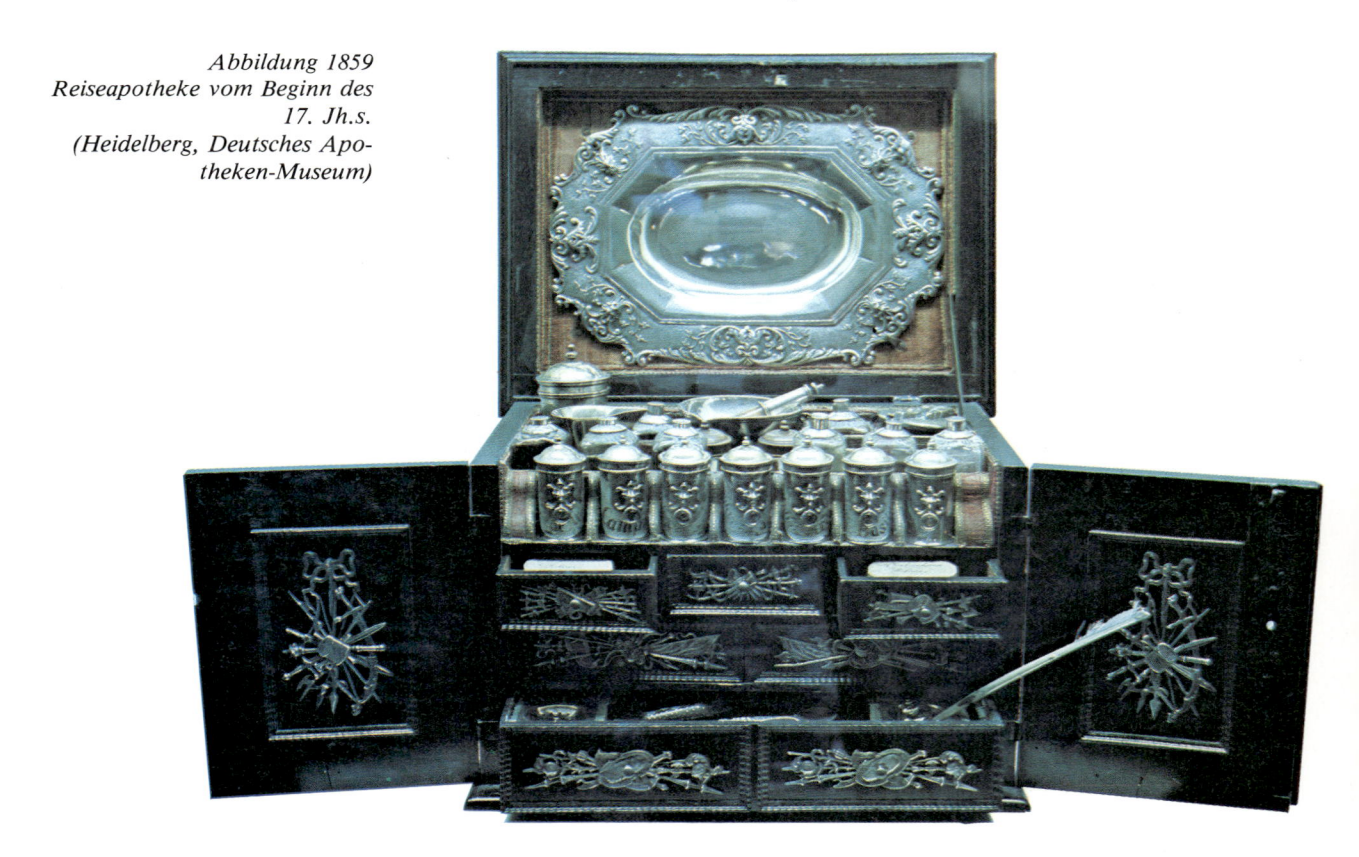

Abbildung 1859
Reiseapotheke vom Beginn des 17. Jh.s.
(Heidelberg, Deutsches Apotheken-Museum)

Alfred Einhorn erzeugte 1901 das örtliche Betäubungsmittel Novocain (oder Procain), dessen Erfolg noch lange andauern sollte. Möglicherweise hatte auch Einhorn sich vom Kokain inspirieren lassen, wie es ohne Zweifel bei Ernest Fourneau der Fall war. Der Franzose schloß aus seinen Untersuchungen über das neue Molekül, daß die betäubende Wirkung hauptsächlich auf der Benzoesäureester-Gruppe beruhte und die Löslichkeit auf einer Aminfunktion. Seine Folgerung führte ihn 1904 zur wohldurchdachten Synthese des Stovains (auch Amylein genannt).

1903 produzierte Emil Fischer das Veronal (Diäthylbarbitursäure), das wiederum eine Reihe von Barbituraten ergab. Ungefähr dreißig werden in der Medizin angewandt. Das bekannteste ist das immer noch geschätzte Gardenal (Phenobarbital), ein wertvolles Antiepileptikum.

Die Chemotherapie. — Die Chemotherapie, d. h. die Bekämpfung von Infektionskrankheiten mit chemischen Substanzen, kam ab 1904 auf. Die ersten Impulse gab der Deutsche Paul Ehrlich.

Eine Beobachtung hatte ihn zu wichtigen Erkenntnissen geleitet: 1885 bemerkte er, daß das Methylenblau die Erreger des Sumpffiebers aus der Gattung der *Plasmodium*-Arten und bestimmte Bakterien anzufärben vermochte; er stellte daraufhin fest, daß einige Farbstoffe diverse Bakterien, nicht aber sämtliche Gewebe anfärbten. Er folgerte daraus — und seine Hypothese hat sich als

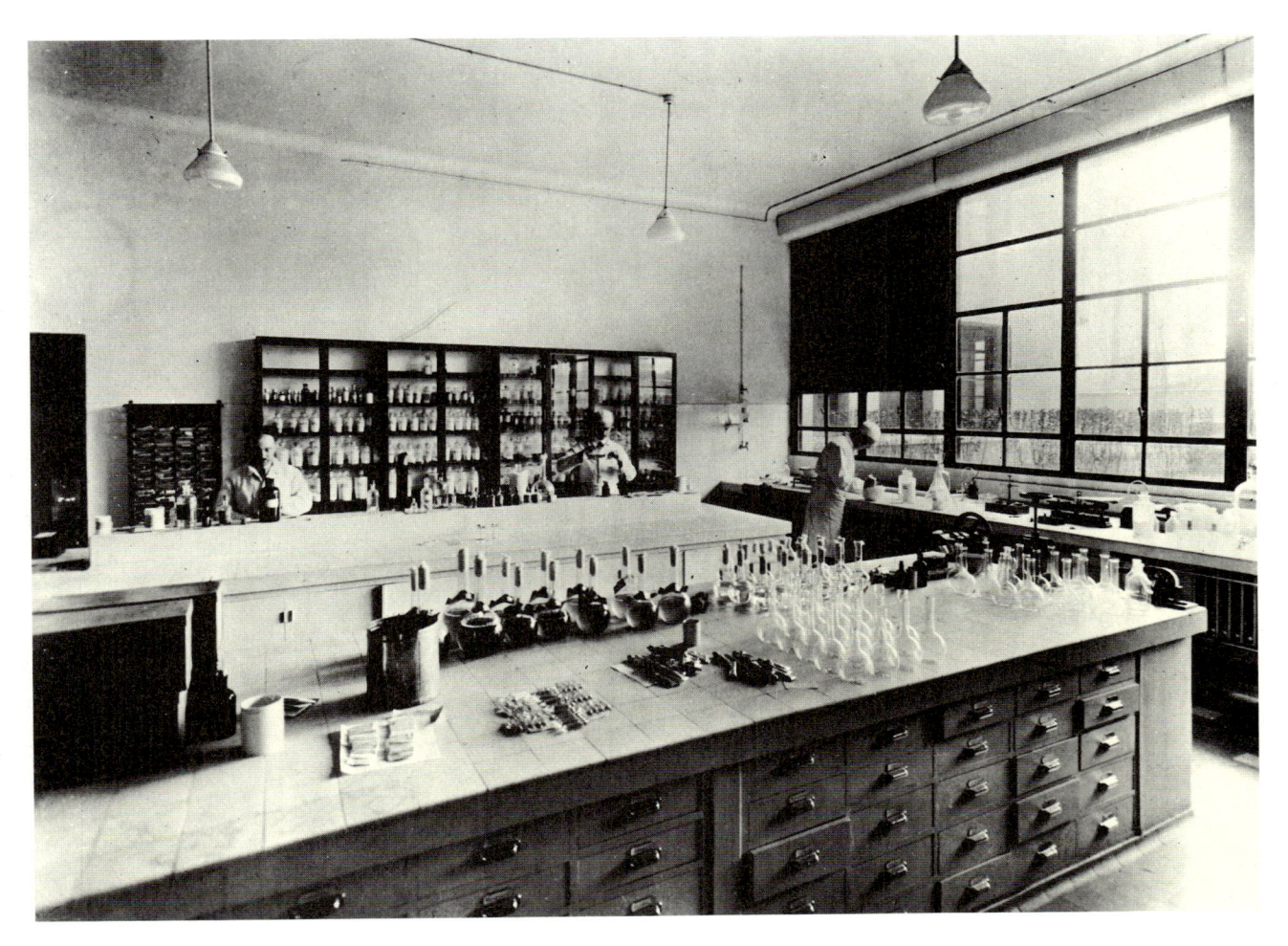

Abbildung 1860
Laboratorium des Hôpital Beaujon, gegen 1938.
(Paris, Photothèque de l'Assistance Publique)

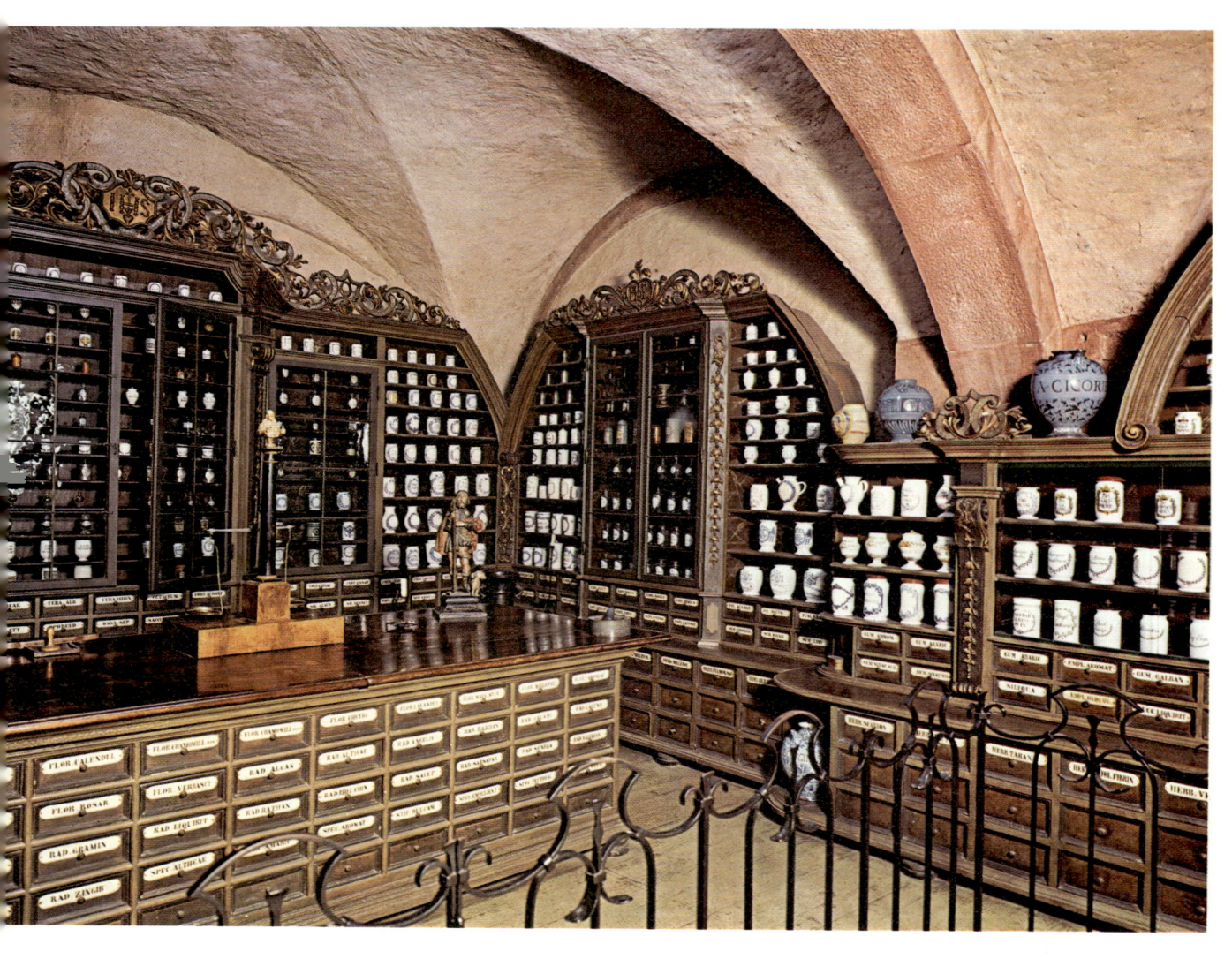

Abbildung 1861
Apotheke des Ursulinenklosters,
Klagenfurt, 1730.
(Heidelberg, Deutsches Apotheken-Museum)

sehr fruchtbar erwiesen —, daß es innerlich anzuwendende Mittel geben müßte, welche Mikroben vernichteten, ohne die Körpergewebe zu schädigen. 1904 stellte er mit Shiga das erste synthetische Trypanozid her, nämlich das Trypanrot, eine Diazoverbindung des Benzidins. 1907 entdeckten Ehrlich und seine Mitarbeiter, daß die Farbstoffe der Akridinreihe (Acriflavin, Trypaflavin und Gonacrin) nicht nur gegen Trypanosomen, sondern auch gegen Bakterien wie Gonokokken und Meningokokken wirksam sind. Dies war nun die erste Errungenschaft der antibakteriellen Chemotherapie. Später (1920) erhielt Ehrlich den hochmolekulären substituierten Harnstoff Germanin, dessen Formel Fourneau zu rekonstruieren gelang; der trypanozide Effekt dieses Mittels ist beachtlich, obschon es nur gegen einige Trypanosomenformen wirkt und Nierenentzündungen hervorrufen kann.

Die Arsenverbindungen. — Die erfolgreiche Anwendung des Atoxyls im Jahre 1905 gegen Trypanosen bildete den Ausgangspunkt für die Arbeiten Ehrlichs über die Arsenverbindungen. Ihm fiel auf, daß das Atoxyl therapeutisch zwar sehr effektiv war, dagegen *in vitro* überhaupt nicht wirkte. Er schloß daraus, daß die Substanz erst dadurch wirksam wurde, daß sie im Körper eine

Umsetzung erfuhr, wahrscheinlich eine Reduktion. Daher reduzierte er das Atoxyl, veränderte die Stellung der Aminogruppen und fügte eine Phenolgruppe hinzu, so daß schließlich 1906 seine Nr. 606, nämlich das m-Diamino-p-dioxyarsenobenzol, entstand. Bayer brachte das Produkt 1910 unter der Bezeichnung Salvarsan als erstes synthetisches Syphilismittel heraus. Durch Einbau von Natriumformaldehydsuloxylat stellte Ehrlich anschließend seine Nr. 914, d. h. das verträglichere Neosalvarsan, her.

Kurz nach 1920 belegte Ernest Fourneau, daß die Derivate des fünfwertigen Arsens entgegen Ehrlichs Auffassung ohne Gefahr in der Therapeutik angewandt werden konnten, und gemäß seinem Konzept synthetisierte er die unter der Bezeichnung Stovarsol bekanntgewordene 3-Acetylamino-4-hydroxyphenyl-1-arsonsäure. Nachdem die Arsenverbindungen eine Zeitlang mit gutem Erfolg zur Syphilisbehandlung eingesetzt worden waren, mußten sie dieses Anwendungsgebiet den Antibiotika überlassen, und sie sind daher heute nur noch ein Stück Historie.

Die Sulfonamide. — Die antimikrobielle Chemotherapie im eigentlichen Sinne war die logische Folge von Ehrlichs Theorien und Realisationen auf dem Gebiet der Farbstoffe. 1935 wies zunächst Gerhard Domagk nach, daß eine ursprünglich als Farbstoff dienende Azoverbindung, nämlich das durch Einbau einer Sulfonamidgruppe in das Chrysoidin erhaltene 4′-Sulfamyl-2,4-diaminobenzol oder Prontosil, Infektionskrankheiten heilen konnte.

1936 konstatierte jedoch ein Wissenschaftlerstab des Institut Pasteur, bestehend aus dem Ehepaar Tréfouel, F. Nitti und D. Bovet, daß nicht der Farbstoff, sondern allein der Sulfonamidrest für diesen Effekt verantwortlich war. Damit verfügte nun die Therapeutik wieder über einen neuen Wirkstoff, nämlich das p-Aminophenylsulfonamid oder Sulfanilamid, welches schon Gelmo 1908 dargestellt hatte.

Von dieser Substanz ausgehend, synthetisierte man zahlreiche Derivate, die sich speziell in der Behandlung der Puerperalseptikämie, der epidemischen Meningitis und der Pneumokokkenpneumonie bewährten. Nicht einmal die Antibiotika haben die Sulfonamide vollständig verdrängen können. Unentbehrlich bleiben sie einerseits zur Behandlung von Darm- und Harnweginfektionen, andererseits kombiniert man sie im Falle resistenter Bakterienstämme mit dem gewählten Antibiotikum, um dessen Wirksamkeitsverlust auszugleichen.

Einige positive Seiteneffekte der Sulfonamide eröffneten ihnen Einsatzgebiete, die sehr von der Antibiotikatherapie abweichen. Nachdem 1949 Schwartz in Boston die harntreibende Wirkung des Sulfanilamids entdeckt hatte, entwickelte man Sulfonamide als Diuretika, d. h. harntreibende Mittel. Auf Beobachtungen von Janbon und Loubatières, Montpellier, gründete die Anwendung von Sulfonamiden als Blutzuckersenker, doch ist an dieser Therapie seither Kritik geübt worden.

Die Antibiotika. — Im allgemeinen gelten, hält man sich an die Definition Fasquelles, als Antibiotika ausschließlich jene Substanzen, »welche von lebenden Organismen produziert werden und sich der Entwicklung pathogener Keime entgegensetzen, ohne in therapeutisch wirksamen Dosen toxisch zu wirken«. Daß manche Stoffe die Bakterienentwicklung hemmten, hatte man mehrfach beobachtet; das erstemal konstatierte es Pasteur 1877. Im allgemei-

Abbildung 1862
Fahrender Arzneikrämer. *Stich nach Oldendorp, Ende des 18. Jh.s.*
(Ordre national des pharmaciens, Sammlg. Bouvet)

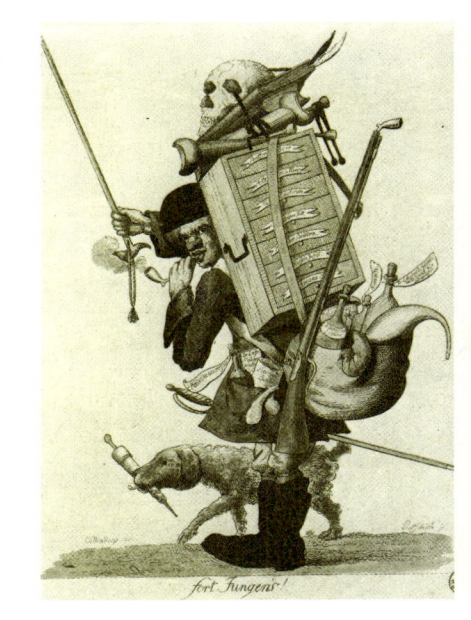

nen wird jedoch Sir Alexander Fleming die Entdeckung des ersten Antibiotikums zugeschrieben. 1928 bemerkte er, daß eine seiner Staphylokokkenkulturen durch einen Schimmelpilz kontaminiert und zerstört worden war. Er isolierte den Pilz und ordnete ihn in die Gattung *Penicillium* ein. (Thom sollte ihn 1945 als *Penicillium notatum* identifizieren.) Den in der Kulturbrühe gelöst vorliegenden Wirkstoff konnte Fleming zwar nicht aussondern, aber er nannte ihn Penicillin.

Zehn Jahre später, 1938, gelang es Sir Walter Florey und Ernst B. Chain in Oxford, eine kleine Menge fast reines Penicillin zu erhalten und dessen staphylokokkenwidrige Wirkung zu bestätigen. Während des Zweiten Weltkriegs entwickelten die Amerikaner ein Auszugsverfahren, das sich für die industrielle Herstellung des Antibiotikums eignete.

Später erhöhte man dessen Ausbeute, indem man statt des unbeständigen gelblichen Urprodukts das weiße kristalline Penicillin-G oder Benzylpenicillin herstellte. Ermöglicht wurde dies durch Verbesserungen am Pilzstamm sowie an den Züchtungs- und Extraktionsmethoden. Flemings *Penicillium notatum* wurde zunächst durch *P. chrysogenum* ersetzt. Nach physikalischen Methoden, wie z. B. Gammastrahlenbehandlung, züchtete man Mutanten, die noch mehr Wirkstoff produzierten, so daß man den Ertrag auf das Viertausendfache erhöhen konnte. Weiterhin verbesserte man das Kultursubstrat. Man versetzte es mit Maiswasser und einer Penicillinvorstufe wie Phenylessigsäure, um das gezüchtete Pilzmyzel zur Bildung von Penicillin-G zu bewegen.

Durch die Zugabe anderer Vorläufer animiert man die Bildung von Penicillinen, in denen das Benzyl durch andere Radikale ersetzt ist. Auch ohne Vorläufer erhält man mit einigen *P.-chrysogenum*-Stämmen Amino-6-penicillansäure, deren Molekül sich von den Penicillinen durch ein substituiertes Wasserstoffatom unterscheidet. Halbsynthetisch kann man dieser Verbindung also das gewünschte Radikal anfügen.

Bis heute hat man auf diese Weise über ein Dutzend Penicilline erzeugt. Einige sind beständig gegen die Verdauungssäfte, so daß sie sich für die orale Verabreichung eignen, andere können, da sie der Penicillinase widerstehen, gegen penicillinresistente Keime eingesetzt werden, ohne an Wirksamkeit einzubüßen; noch andere besitzen ein besonders breites Wirkungsspektrum. Mit diesen Stoffen verwandt sind die Cephalosporine, die als Produkt des Pilzes *Cephalosporium* oder halbsynthetisch gewonnen werden können.

Selbst wenn Sir Alexander Fleming seine zur Entdeckung des Penicillins führenden Beobachtungen nicht gemacht hätte, wären die Antibiotika früher oder später in der Therapeutik aufgetaucht. 1939 isolierte nämlich der Franzose Dubos im New Yorker Rockefeller Institut aus Kulturen von *Bacillus brevis* das Thyrothricin. Der Amerikaner Waksman gewann 1944 als Ergebnis seiner Untersuchungen an unzähligen Bodenproben aus *Streptomyces-griseus*-Zuchten das Streptomycin. Er wies nach, daß auch viele andere *Streptomyces*-Arten antibiotisch wirkten.

Heute verfügt die Medizin über mehr als fünfzig natürliche, von Actinomycetales-Bakterien oder Pilzen produzierte oder halbsynthetisch modifizierte Antibiotika. Diese große Auswahl ermöglicht es den Ärzten, auf ein anderes Antibiotikum auszuweichen, falls sich Keime als resistent erweisen oder der Patient gegen einen Wirkstofftyp allergisch ist. Keine Präparate haben jemals so viel Erfolg gehabt wie die Antibiotika. Während man 1945 nur einige Dutzend Kilogramm Penicillin herstellte, beträgt nach nur dreißig Jahren die heu-

Abbildung 1863
Erforschung neuer Antibiotika
(Photo USIS).
Auf ihrer Suche nach neuen Antibiotika verwenden die amerikanischen Forscher kleine Saugpapierscheibchen, die mit verschiedenen Arzneistoffen imprägniert sind; die dunklen Ringe zeigen an, daß einige Substanzen tatsächlich wirksam waren, d. h. die Keimentwicklung behindert haben.

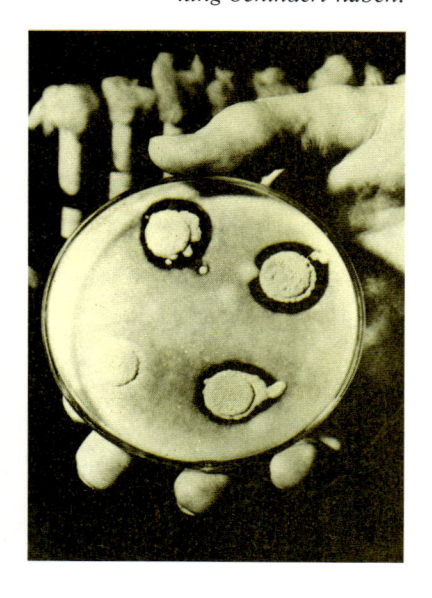

tige Weltproduktion an Antibiotika für therapeutische Zwecke Hunderte von Tonnen. Entsprechend sanken sie auch im Preis.

Die Kortikoide. — Obwohl die Kortikoide nicht antimikrobiell wirken, kann man sie insofern mit den Antibiotika vergleichen, als auch sie durch synthetische Nachahmung natürlicher Wirkstoffe, verbunden mit halbsynthetischer Nachbesserung, entstanden.

Im Rahmen ihrer Untersuchungen über die Nebennierenrindenhormone gelang es Tadeus Reichstein in der Schweiz und Edward C. Kendall in den USA, etwa dreißig Steroide zu isolieren. Da Hormone im tierischen Organismus nur in verschwindend kleinen Mengen vorkommen, bleibt für klinische Versuche oder die praktische Anwendung als einziger Ausweg die Rohstoffbeschaffung durch Synthese übrig. 1946 synthetisierten die Chemiker der Firma Merck, unterstützt von Kendall, Kortison in dreiunddreißig Etappen. Mit Gallensäuren als Ausgangsmaterial ließ sich das Hormon jedoch schon bald schneller herstellen. Die entzündungswidrige Wirkung des Kortisons (chemisch 17-Hydroxy-11-dehhydrocorticosteron) entdeckte 1949 Philipp S. Hench.

Sobald man die Synthese dieser Verbindungen vollständig beherrschte, entwickelte man eine große Zahl analoger Substanzen, in der Hoffnung, ein Produkt ohne unerwünschte Nebenwirkungen zu erhalten. Wie es scheint, synthetisierten die Chemiker an die eintausendvierhundert Steroide, um am Ende einige im Vergleich zu früheren Produkten spezifischere und effizientere »Korticoide« zu erhalten. Zufällig entdeckte man anschließend, daß sich die Wirksamkeit dieser Substanzen durch Anfügung eines Halogenatoms bedeutend erhöhen ließ. Zum Beispiel wirkt das fluorierte und hydrogenierte Derivat besser gegen Entzündungen als das Kortison selbst, doch hält es leider auch verstärkt Natrium zurück. Andere Modifikationen am Molekül ergaben nacheinander das Prednisolon, das Triamcinolon und das Dexamethason. War die Natriumretention beim Prednisolon bereits verringert, so fiel diese bei den folgenden Substanzen gänzlich fort. Alle drei sind gegen Entzündungen ebenso wirksam wie das Fluorhydrokortison.

Die Chemotherapie der Tuberkulose. — Die schier undurchdringbare Schutzkapsel des Tuberkulosebakteriums hat für die chemotherapeutische Behandlung der Tuberkulose lange ein unüberwindliches Hindernis dargestellt. Seit 1940 etwa wußte man auch dieses Problem zu bewältigen. Seitdem lösten immer wirksamere und verträglichere synthetische Chemotherapeutika oder echte Antibiotika einander ab. 1939 nahm zum erstenmal Noël Rist vom Pariser Institut Pasteur wahr, daß chemische Substanzen, in diesem Falle die Sulfone, die experimentell erzeugte Tuberkulose günstig beeinflußten, wenn sie auch wegen ihrer Toxizität nicht brauchbar waren. 1943 machte der Schwede Lehmann die denkwürdige Entdeckung, daß die p-Aminosalizylsäure, eine relativ einfache, schon seit 1902 dargestellte Verbindung, sehr stark bakterienhemmend wirkte. In den Jahren 1945/46 wurde diese Säure daher in großem Umfang hergestellt; später diente sie eine Zeitlang nur noch als Zusatz zum Isoniazid, und heute hat man für sie kaum noch Verwendung.

1947 empfahl Gerhard Domagk das Thiosemicarbazon, mit dem man in einigen Lungentuberkuloseformen recht gute Ergebnisse erzielte. Ungefähr in derselben Epoche erprobte man als Tuberkulosemittel die ersten Antibiotika, zunächst das Streptomycin, welches sich sofort als hochwirksam herausstellte;

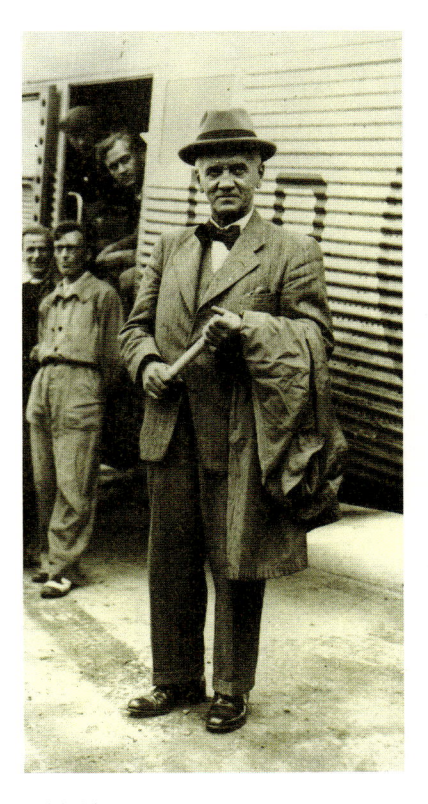

Abbildung 1864
Sir Alexander Fleming (1881 bis 1955) bei seiner Ankunft in Le Bourget am 3. September 1945. Beim Empfang in der Académie de médecine erklärte er: »Man hat mich bezichtigt, das Penicillin entdeckt zu haben. Kein Mensch hätte das Penicillin entdecken können, denn seit uralter Zeit produziert es die Natur und ein gewisser Schimmelpilz. Nein, ich habe nicht die Substanz entdeckt, die man Penicillin nennt, aber ich habe die Menschheit auf sie aufmerksam gemacht und ihr einen Namen verliehen.«

wegen seiner schädlichen Nebenwirkungen (z. B. Taubheit) mußte man sein Anwendungsgebiet jedoch drastisch einschränken. Dann kam 1949 das Neomycin, 1951 das Viomycin, 1955 das Cycloserin und schließlich 1957 das Kanamycin des Japaners Umezawa.

Den entscheidenden Fortschritt brachte jedoch 1952 die Entdeckung des besonders wirksamen Isoniazids (gleich Isonicotinylhydrazin), das schon 1912 dargestellt worden war. Wegen seiner einfachen Struktur kann es preisgünstig hergestellt werden. Die klinischen Prüfungen wurden hauptsächlich von J. Bernstein und Robitzek, USA, durchgeführt, und immer wieder haben sich seine positiven Eigenschaften bestätigt. Indes provozierte seine breite Anwendung bald die Entstehung resistenter Keime, so daß die ergänzende Verordnung

Abbildung 1865
Penicillium. *(Photo R. F. Thomas, Bordeaux)*

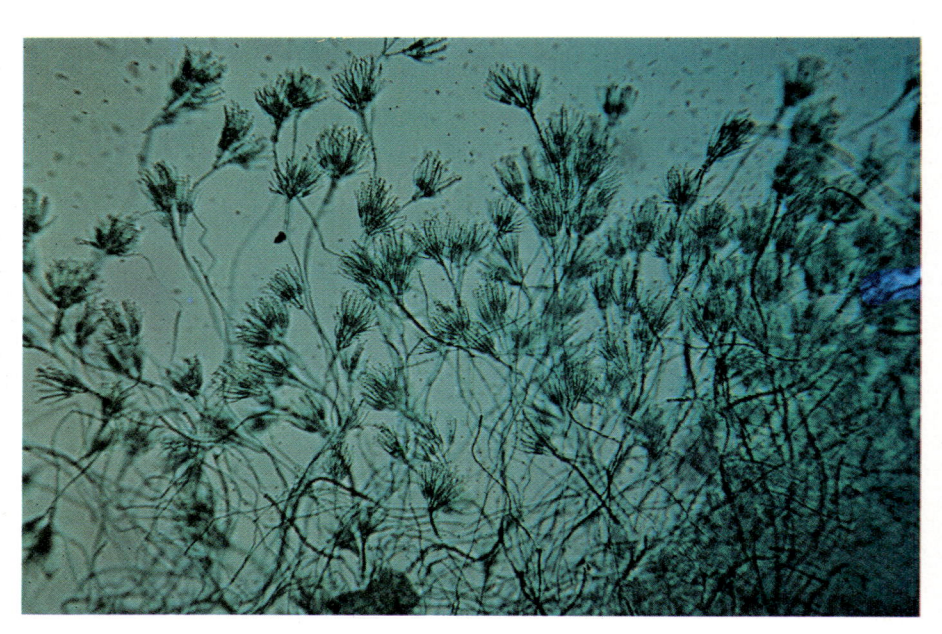

anderer, mehr oder minder wirksamer Substanzen, eventuell in der Form von Kombinationspräparaten, vorgeschlagen wurde. Für diesen Zweck kommen außer Antibiotika synthetische Substanzen in Frage, insbesondere das hochwirksame 2-Äthylthioisonicotinsäureamid, das 1956 von F. Grumbach, N. Rist und D. Libermann in Frankreich erhalten wurde. Zwischen 1959 und 1960 isolierte man zwei neue Antibiotika aus *Streptomyces mediterranei:* die Rifamycine A und B, aus denen nach Umstrukturierung der Moleküle 1966 das Rifampicin entstand. Offenbar lassen sich mit diesem Stoff in der Tuberkulosetherapie günstigere Resultate erzielen als mit sämtlichen zuvor erprobten Verbindungen.

Die Chemotherapie der Malaria. — Nachdem Pelletier und Caventou 1820 aus der Chinarinde das Chinin isoliert hatten, stellte dieses Alkaloid bis 1926 das einzige Malariamittel dar. Seit Ende des Ersten Weltkriegs forschte man in mehreren Ländern nach einem zugleich wirksamen, untoxischen und billig herzustellenden Syntheseprodukt. Dabei kam die Darstellung einer Unmenge von Substanzen (allein an Acridinen produzierte man in Deutschland über 12 000 und in Amerika über 15 000) und die Überschwemmung des Marktes mit mehr oder minder erfolgreichen Spezialitäten heraus. Zu den beliebtesten zählten unter den 8-Amino-chinolinen das 1927 von den Chemikern der Firma Bayer hergestellte Pamaquin (oder Plasmochin), unter den Acridinen das Mepacrin (gleich Atebrin) aus dem Jahre 1932 und unter den 4-Amino-chinolinen das Chlorochin (oder Resochin).

Die Chemotherapie der Geisteskrankheiten. — Es wäre durchaus angebracht, die mit synthetisch hergestellten chemischen Substanzen erzielten spektakulären Fortschritte auf dem Gebiet der Psychotherapie ausführlicher darzustellen, als es hier der Fall sein kann. Innerhalb dieses Kapitels sollen daher lediglich drei besonders erfolgreiche Stoffgruppen als Beispiele herausgegriffen werden:

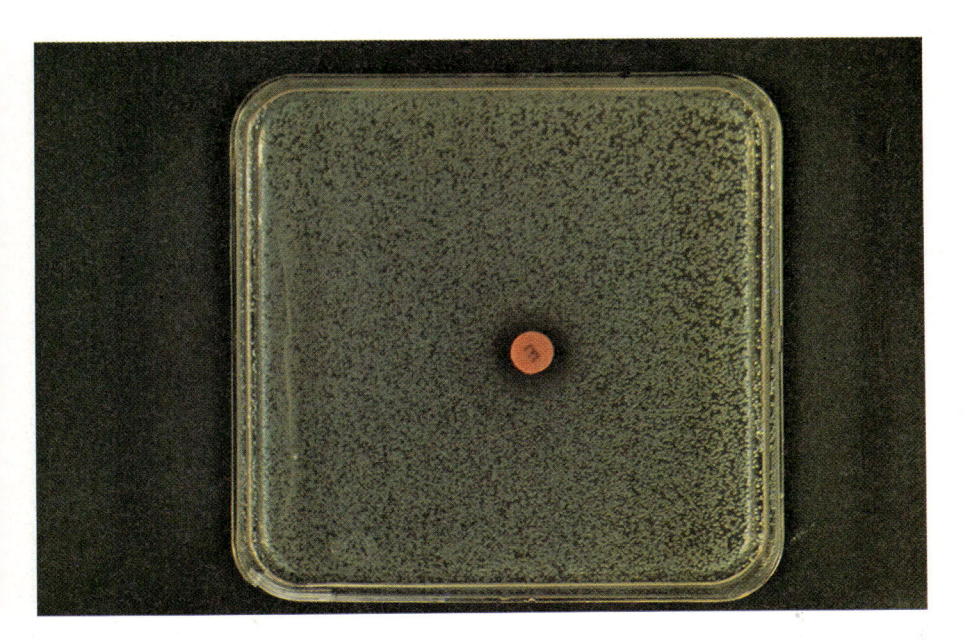

Abbildung 1866
Wirkung des Erythromycins auf eine Bacillus-pyocyaneus-Kultur. (Photo Dr. Yves Bruneau, Nantes)
Dieses Antibiotikum wird aus Kulturen von Streptomyces erythreus *gewonnen. Es wirkt ausgezeichnet gegen Pneumokokken, Streptokokken und Staphylokokken.*

Die Phenothiazine. — Eine Substanz, die 1945 gegen Würmer benutzt wurde, nämlich das Phenothiazin, führte in Frankreich zur Entdeckung gut verträglicher histaminwidriger Mittel. Es bedurfte lediglich einiger Veränderungen an den Radikalen des Moleküls, um alsbald das Promethazin (Phenergan) und das Thiazinamium (Multergan) zu erhalten. Untersuchungen über die Antihistaminwirkung des Chlorpromazins gipfelten in der Entdeckung der psychotropen, d. h. auf die psychischen Funktionen einwirkenden Substanzen. Jean Delay konnte 1952 zeigen, daß sich mit solchen Syntheseprodukten Geisteskrankheiten erfolgreich behandeln ließen. Vom Chlorpromazin kam man über die Phenothiazine zu anderen Neuroleptika (d. h. dämpfenden Mitteln). Bei der Prüfung des Imipramins, eines anderen Phenothiazinderivats, auf vermutete neuroleptische Eigenschaften gelangte der Schweizer Kuhn 1957 zu der Erkenntnis, daß diese Verbindung antidepressiv wirkte. Sie wurde zum Vorbild für alle trizyklischen Thymoleptika (d. h. aktivierenden Mittel).

Die Monoaminooxydasehemmer. — Als man im selben Jahr das Iproniazid, eine dem Isoniazid nahestehende Verbindung, auf antituberkulöse Eigenschaften untersuchte, entdeckte man nebenbei, daß es antidepressiv wirkte. Dies war der erste als solcher identifizierte Monoaminooxydasehemmer.

Die Butyrophenone. — Ab 1959 erzeugte der belgische Chemiker Janssen eine Reihe von Verbindungen, die sich in ihrer Struktur wesentlich von den Phenothiazinen unterschieden, jedoch alle Eigenschaften echter Neuroleptika besaßen. Das bekannteste Mittel dieser Gruppe ist zweifellos das Haloperidol.

Die Impfstoffe und Heilseren

Bevor sich die Sulfonamide um 1935 im Kampf gegen die Mikroben bewährten, war noch ein anderes Verfahren zur Behandlung oder Verhütung von Infektionskrankheiten entdeckt worden; seitdem hat es sich als so effektvoll erwiesen, daß einige dieser Krankheiten zurückgedrängt, andere praktisch ausgerottet sind.

Von jeher weiß der Mensch um die erworbene Immunität, d. h. die Fähigkeit des Organismus, sich gegen bestimmte pathogene Keime erfolgreich zu behaupten, soweit er eine erste Attacke überstanden hat. Seit den Arbeiten von Pfeiffer, Bordet und vor allem Pasteur wissen wir auch, wie es zur Immunität kommt, nämlich durch eine Antigen-Antikörper-Reaktion. Antigene sind körperfremde Substanzen, die die Bildung von Antikörpern, ihren Widerparts, anregen. Da Immunität sich nicht spontan einstellt, hoffte man, sie künstlich provozieren zu können. Präventiv gelang dies mit den Impfstoffen, kurativ mit den Seren. Impfstoffe (oder Vakzine) bestehen aus toten oder lebenden Erregern. Im letzteren Falle schwächt man die Mikroben so weit ab, daß sie den Körper noch zur Antikörperproduktion anregen, ohne ihn zu infizieren. Heilseren hingegen liefern fertige Antikörper aus dem Blut immunisierter Tiere.

Schon in uralten Zeiten praktizierten die Chinesen eine präventive, wahrlich riskante Blatternimpfung, indem sie die Haut der kleinen Kinder mit Schorf von Blatternkranken einrieben. Sie sammelten ihren Impfstoff während ver-

Abbildung 1867
Herstellung pharmazeutischer Präparate in einem keimfreien Raum.

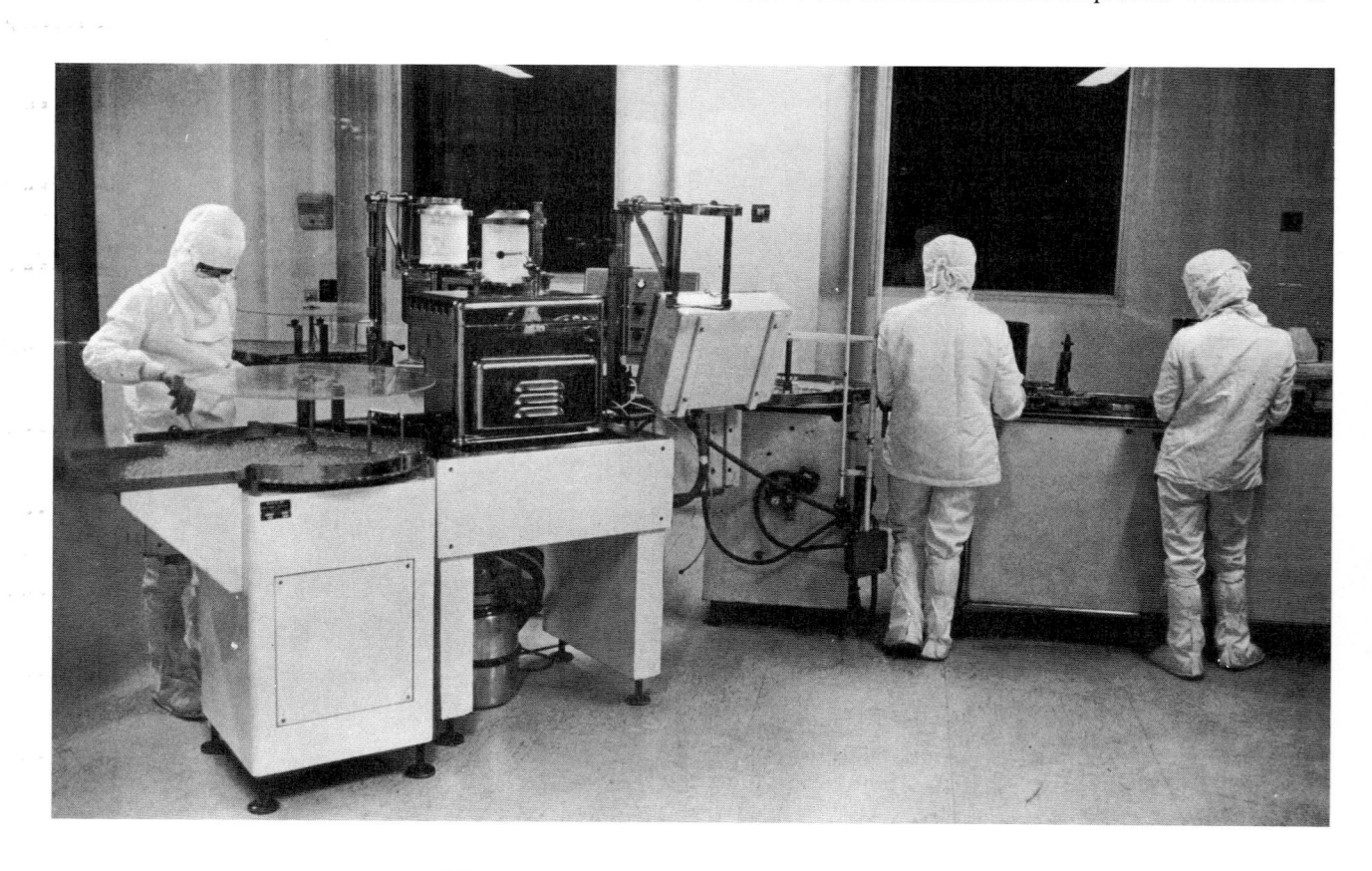

meintlich gutartigen Epidemien, die sich natürlich unvermittelt als lebensgefährlich herausstellen konnten. Im 18. Jahrhundert führte Lady Montagu diese Methode in Europa ein; leider wurde sie — zumindest in England — bald wieder aufgegeben. Große Verdienste erwarb sich der englische Arzt Edward Jenner dadurch, daß er zeigte, wie man sich auch durch Impfung mit den für den Menschen relativ ungefährlichen Kuhpocken, den *cow-pox,* schützen konnte. Die Pockenschutzimpfung, die am 15. Februar 1902 in Frankreich gesetzlich eingeführt wurde, hat diese schreckliche Virusinfektion aus unseren Breiten vertrieben. Noch im 17. und 18. Jahrhundert hatte sie in Europa unermeßlichen Schaden angerichtet. Auch andere in Frankreich entwickelte Impfstoffe fanden großen Widerhall, zunächst die am 6. Juli 1885 von Louis Pasteur zum erstenmal am Menschen praktizierte Tollwutimpfung. H. Vincent entdeckte 1913 den weithin bekanntgewordenen Typhusschutzstoff, der schon Ende 1914 systematisch angewandt werden konnte, so daß die französische Armee vor der großen Epidemie am Kriegsbeginn bewahrt blieb. Schließlich entwickelten Calmette und Guérin zwischen 1908 und 1921 aus einer speziell gezüchteten Rasse des Tuberkelbakteriums, nämlich dem Bacillus Calmette-Guérin, ihre BCG-Impfung gegen Tuberkulose.

Seit Pasteurs Untersuchungen über die Hühnercholera und den Arbeiten von Roux und Yersin (1888), die zur Entdeckung des Diphtherietoxins führten, wissen wir, daß gewisse Mikroben lösliche und diffusionsfähige Gifte, die Toxine, produzieren. In den Jahren 1922/1923 stellte der französische Tierarzt Gaston Ramon fest, daß, wenn man die Toxine mit Formalin behandelte, sie ihre schädliche Wirkung verloren, nicht aber ihre immunisierenden Eigenschaften. Mit diesen nun in »Anatoxine« verwandelten Stoffen erhielt man einen neuen, sehr wirksamen Schutzstofftyp. Spritzt man nämlich einem Tier Anatoxine ein, so bildet dieses Antitoxine, die als Grundlage zur Herstellung von Heilseren dienen. Gegen 1955/1960 wurde durch die Entdeckung der Gammaglobuline dann ein weiterer Fortschritt gemacht.

Arzneiinhaltsstoffe, seien es Drogen oder chemische Substanzen, können ihre Wirksamkeit im Körper nur dann entfalten, wenn sie zuvor angemessen aufbereitet worden sind. Seit eh und je bestand die Hauptaufgabe des Apothekers oder der mit den entsprechenden Funktionen betrauten Person darin, kunstgerecht Arzneien zu bereiten, d. h. die Rohstoffe in einer gewünschten Darreichungsform zu präsentieren. Für seine Manipulationen benötigt der Apotheker Geräte, deren Verbesserungen zum Fortschritt der Pharmazie beitrugen, indem sie u. a. auch neue Darreichungsformen hervorbrachten. Zum Teil besteht das pharmazeutische Handwerkszeug aus modernen Erfindungen, zum Teil geht es auf sehr alte Kulturen zurück. Die Ägypter besaßen Waagen und Gewichte, und ganz allgemein ist das Abwiegen der Arzneistoffe schon seit Jahrtausenden die wichtigste pharmazeutische Handlung überhaupt.

Pflanzliche Drogen, die man jahrhundertelang als Heilmittel vorzog, wurden zerstoßen, kleingeschnitten oder pulverisiert, bevor man sie einer fachgerechten Behandlung unterzog. Die dazu nötigen Mörser und Stößel aus verschiedenen Werkstoffen (Eisen, Bronze, Stein, Achat) kannte man schon im alten Ägypten, und die Erfindung des Siebs datiert schon aus der Zeit vor Plinius.

Die einfachste Darreichungsform ist der Tee, den man durch Aufgießen von beliebig temperiertem Wasser auf das Substrat erhält. Wärmequellen wie Öfen und Herde sowie besonders zum Erhitzen von Flüssigkeiten geeignete Gefäße

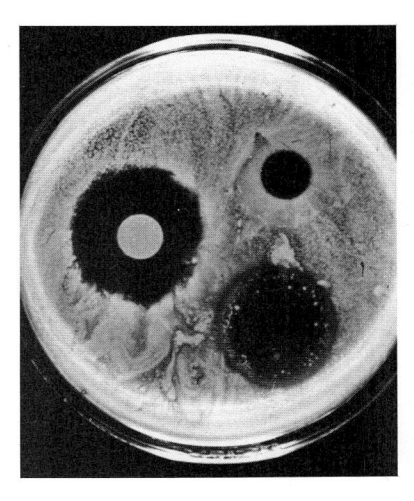

Abbildung 1868
Antibiogramm eines Staphylococcus aureus. (Photo Dr. Yves Bruneau, Nantes)
Antibiogramme dienen zur Prüfung der Empfindlichkeit von Mikroben gegenüber antibiotischen Substanzen in bekannter Verdünnung. Die gebräuchlichste Methode ist der Diffusionstest. Die isolierte Mikrobe wird auf einem agarhaltigen Nährboden gezüchtet, auf den man verschiedene Antibiotika bringt; je nach Wirksamkeit entstehen um sie herum »Hemmhöfe«.

Die Anfertigung der Arzneimittel

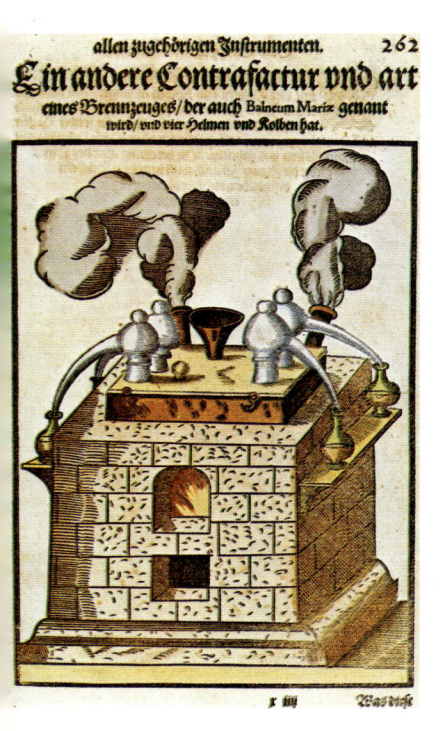

Abbildung 1869
Das Marienbad. *Stich aus dem Werk* »Das ist Augendienst« *von Georg Bartisch, Dresden 1583.*

aus Metall oder Keramik besaß der Mensch seit der Urzeit ohnehin. Die alten Völker Indiens fanden bereits heraus, daß man das Wasser verschieden auf die Drogen einwirken lassen konnte: goß man siedendes Wasser über sie, erhielt man einen Aufguß (lat. Infusum), leitete man angemessen temperiertes Wasser durch die pulverisierte Droge, konnte man die Wirkstoffe kontinuierlich auswaschen (Perkolation). Außerdem ließ sich die Droge in der Flüssigkeit erweichen (Mazeration) oder eine Zeitlang abkochen (Dekoktum).

Auf diese Weise gelang es ohne weitere Hilfsmittel, einen Anteil der Wirkstoffe in Lösung zu überführen. Zweifellos kam man in der Folge auf die Idee, die einmal gelösten Wirkstoffe durch Entfernung der Ballaststoffe, wie Zellulose und andere unwirksame Bestandteile, so stark wie möglich zu konzentrieren. Nachdem man also die Flüssigkeit auf die zweckmäßigste Weise mit der Droge in Kontakt gebracht hatte, filterte man sie ab und dampfte sie bis zum Erhalt eines weichen oder trockenen Satzes ein.

Diese »Extrakte« waren den Chinesen lange vor unserer Ära bekannt. Das *Kurare* ist ein Extrakt, den die südamerikanischen Primitiven längst vor der Conquista zu bereiten pflegten. Manche Wirkstoffe lösen sich leichter in Alkohol, und die sumerischen Ärzte benutzten daher Bier als Auszugsmittel; ein Teil der Droge löste sich darin auf, und der Rest wurde ausgeschwemmt.

Echte alkoholische Tinkturen, also konzentrierte alkoholische Drogenauszüge, wurden anscheinend erst im 13. Jahrhundert von Ramón Llull (Raimundus Lullus) hergestellt und anschließend von Paracelsus propagiert.

Die Polypharmazie. — Seit es Arzneien gibt, hat man diese offenbar am liebsten als zusammengesetzte Zubereitungen dargereicht. Jahrhundertelang bestand die Kunst der Arzneiherstellung hauptsächlich aus dem fachgerechten Mischen der Drogen und Substanzen. Auf sein »Rezeptbuch« hätte wohl kein Apotheker verzichten mögen. Ganze Ärztegenerationen lernten die Kunst des »Rezeptierens«, d. h. des Kombinierens von Inhaltsstoffen mit komplementären oder synergetischen Wirkungen. Sehr früh kam es aber auch zu Übertreibungen. Schon zur Zeit der Pharaonen, zweitausend Jahre vor Christus, existierte in Ägypten eine »Polypharmazie«, und manche Rezepte enthielten mehr als zwanzig Wirkstoffe. Diese Mode war auch dreihundert Jahre v. Chr. in Alexandrien im Schwange; dann wurde sie von Galen genährt, von den Salernitanern aufgegriffen und schließlich in einer arabisierten Form im Abendland verbreitet. Im 14. Jahrhundert verloren die Rezepte bereits einen Teil ihres arabischen Raffinements, und zweihundert Jahre später machte sich Paracelsus daran, ihren Ruf ausgiebig zu schädigen.

Im Grunde gibt die Polypharmazie nur insofern Anlaß zu Kritik, als man es mit ihr zu weit treibt. Heute bestehen zwar sehr viele Medikamente aus nur einer Substanz, dennoch sind 44 Prozent aller Spezialitäten zusammengesetzte Präparate. In Frankreich hat das amtliche Rezeptbuch »*Formulaire national*« dieselbe rechtliche Stellung wie die »*Pharmacopée*«. Auch der Arzt praktiziert Polypharmazie, wenn er, wie es oft geschieht, seinem Patienten nicht nur einen Wirkstoff, sondern mehrere so gut wie gleichzeitig einzunehmende Mittel verordnet. Um die unbequeme separate Anwendung zu vermeiden, hat man es sich außerdem angewöhnt, aus verschiedenen Spezialitäten Vermischungen herzustellen (die sogenannten »Cocktails«).

Das berühmteste zusammengesetzte Heilmittel war der *Theriak*. Ursprünglich enthielt er über hundert Bestandteile. Noch im *Codex* von 1884 wurde er, nun allerdings auf »nur« fünfundfünfzig Bestandteile reduziert, in einer Monographie beschrieben. Der »*Antidotarius magnus*« und das »*Antidotarium Nicolai*« beginnen mit dem Rezept für das Antidot *Aurea alexandrina,* das sich aus über sechzig Ingredienzien zusammensetzt. Berühmt wurde auch das »Hyazinth-Konfekt«, dessen Rezept eine Schöpfung Galens gewesen sein soll. Es enthielt zum ersten diverse Edelsteine wie Saphir (oder Lapislazuli?), Smaragd, Topas, Perlen und Hyazinth, einen gelbroten Zirkon, der als Vorbild für die Benennung des Mittels diente; außer den Edelsteinen nahm man zur Bereitung dieses Medikaments Gold, Silber, zerriebenes Elfenbein und Herzknochen vom Hirschen; das ganze wurde fein zermahlen und mit Siegelerde, Armenienbolus, Cochenille, diversen Aromaten und Honigsaft versetzt. Die Zubereitung war so beliebt, daß man ihren Namen bis eben nach 1844 beibehielt, wenn auch für eine andere Zusammensetzung, aus der man immerhin die Edelsteine, das Elfenbein, den Herzknochen und mehr oder weniger auch die Siegelerde verbannt hatte.

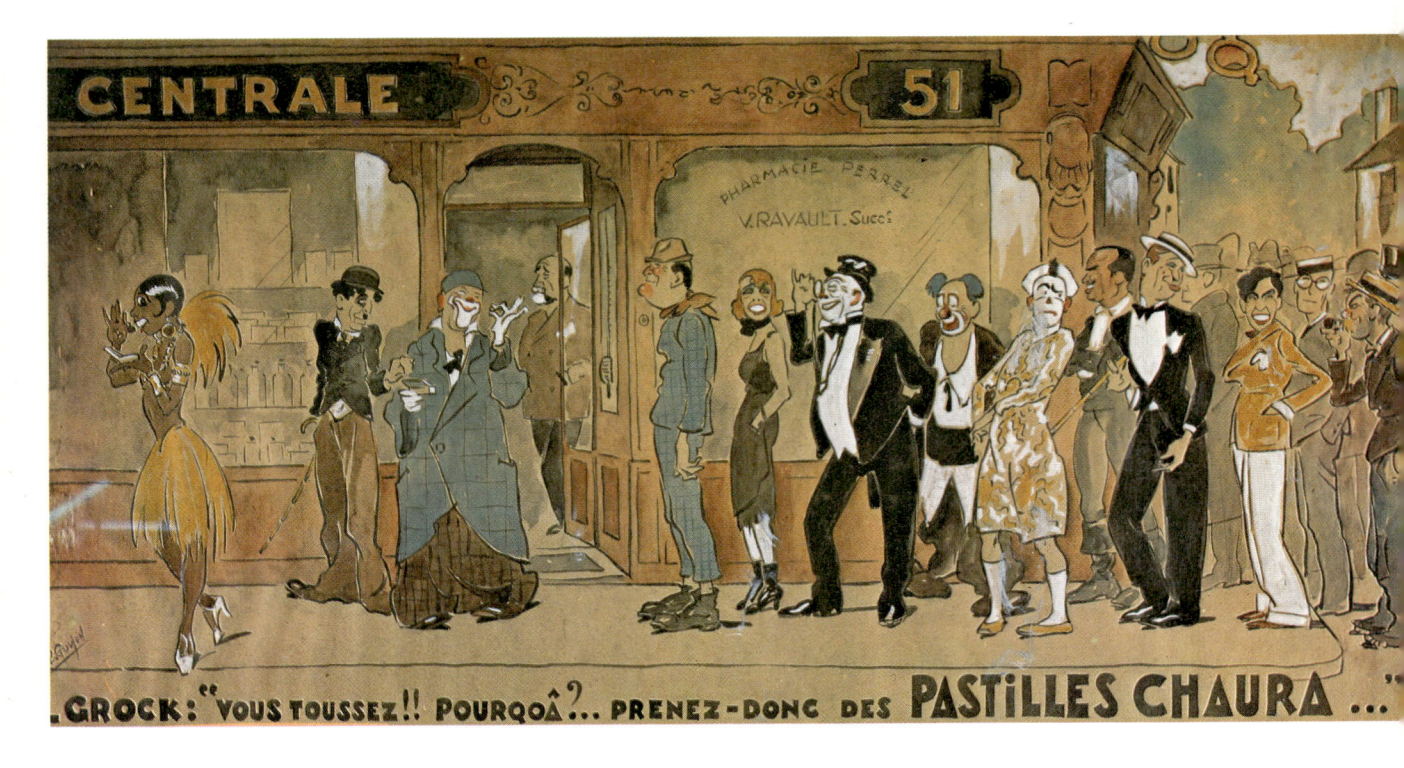

GROCK: "VOUS TOUSSEZ!! POURQOÂ?.. PRENEZ-DONC DES PASTILLES CHAURA..."

Die einzunehmenden Arzneien. — Die ersten über den oralen Weg in den Körper gelangenden Heilmittel waren sicher Flüssigkeiten, die sich zum Auswaschen eines Teils der Wirkstoffe aus den fein zermahlenen Drogen eigneten. Sehr früh schon, scheint es, erkannten die Gelehrten der Antike, wie günstig sich das Erhitzen auf die Löslichkeit der Substanzen auswirkte. So erfand man Infusionen, Mazerationen und Dekokte. Galen soll als erster auf die Idee gekommen sein, den Patienten die Medizin mit Honig zu versüßen. Daraus entwickelten sich die Honigsäfte. Mit Essig als Hilfsstoff erzeugten die Araber ihren »scanjab« oder Oxymel (Sauerhonig). Der einfache »oxymel« ist im französischen *Codex* von 1908 noch in einer Monographie beschrieben. Die Araber erdachten allmählich immer neue Arzneiformen: ihr Elixier wurde mit Alkohol

Abbildung 1870
Aquarell von P. Goujon, wahrscheinlich nur vorgetäuschte Reklame für ein Phantasie-Medikament. Zu sehen sind berühmte Persönlichkeiten der dreißiger Jahre: Josephine Baker, Chaplin mit Grock, Dranem, Mistinguett, ein Fratellini und Maurice Chevalier. (Paris, Sammlg. Mme. Degrange-Boisseau)

angesetzt, »Weine« mit dem Produkt der Reben und die »juleps« mit Obstsäften, die sie mit Honig oder Zucker süßten; die charakteristischste Darreichungsform der arabischen Pharmakopöe war jedoch der Sirup (arab. scharab), der im 12. Jahrhundert vom »*Antidotarius magnus*« in Europa verbreitet wurde. Im übrigen wußten die Araber auch Emulsionen (»laugats«) zu bereiten.

Die Latwergen. — Lange vor dem christlichen Zeitalter ging man von den flüssigen zu den breiartigen oder festen Darreichungsformen über, indem man dazu Honig benutzte. Mit solchen Pasten bereitete man zunächst Lutschstangen, indem man z. B. ein Stück Süßholz hineintauchte. Die berühmtesten weichen Darreichungsformen waren die Latwergen oder Elektuarien. Zu ihrer Herstellung versetzte man sehr fein pulverisierte Drogen mit Honig oder einer Honigzubereitung, später auch mit Sirup. Der Theriak war eine Latwerge, deren Rezept Neros Leibarzt Andromachus im 1. Jahrhundert zusammenstellte. Er orientierte sich dabei am »Mithridat«, dem sagenumwobenen Antidot des pontischen Königs Mithridates Eupator, der sein Mittel 67 v. Chr. erdachte. Nicht nur als Gegengift, sondern auch als Heilmittel gegen Infektionskrankheiten verordnete man jedoch den Theriak. Galen und seine arabischen Nachfolger empfahlen ihn mit so viel Überzeugung, daß er im Mittelalter im ganzen Okzident ein Schlager wurde. Der feinste Theriak kam aus Venedig, aber auch die Apotheker von Montpellier trieben einen florierenden Theriakhandel.

Die Latwerge formte man zu bohnen- oder nußgroßen Kügelchen, die sich mit ein wenig warmem Wein noch angenehmer schlucken ließen.

Die Pillen. — Indem man die Honigmenge verringerte, konnte man anstatt der Latwergen Pillen bereiten und sogar Pastillen, d. h. kleine gepreßte Pillen, die man unter die Zunge schob. Pillen sind eine althergebrachte Arzneiform.

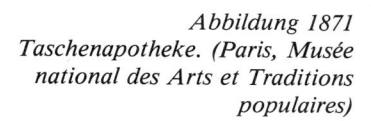

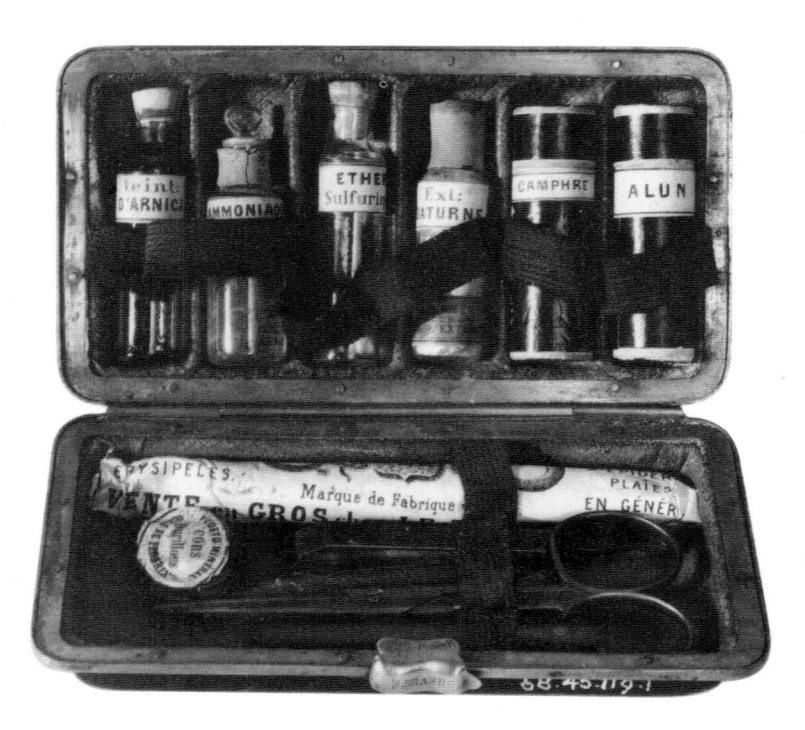

Abbildung 1871 Taschenapotheke. (Paris, Musée national des Arts et Traditions populaires)

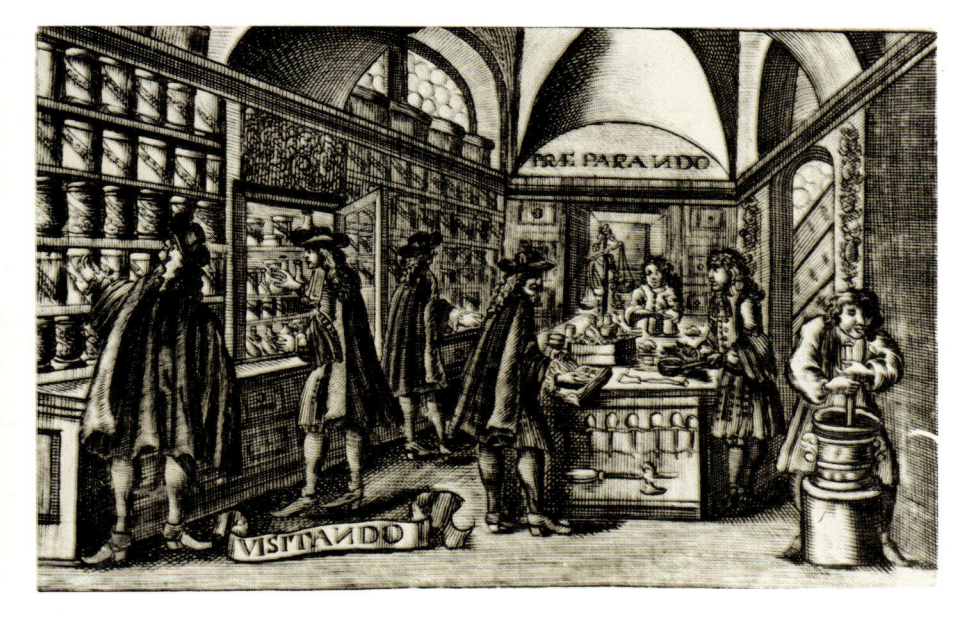

Abbildung 1872
Apotheke. Ende des 17. Jh.s.
(Paris, Musée Carnavalet)

Scribonius Largus kannte im 1. Jahrhundert zumindest die Aloepillen, und im 11. Jahrhundert fiel Avicenna ein, daß man sie vergolden oder versilbern könnte. Durch das »*Antidotarium des Nicolaus*« wissen wir, daß im Mittelalter mehrere Pillenarten gebräuchlich waren: pilulae aureae, pilulae sine quibus usw.

Die Pille war lange der Prototyp aller festen Arzneimittel. Auf jeden Fall gilt dies für die in Arztpraxis oder Apotheke hergestellten sogenannten Rezeptur-Arzneien, da sich Pillen industriell weniger günstig fabrizieren lassen. Vom 16. Jahrhundert an erleichterte man sich die Pillenherstellung durch die Erfindung einer kleinen Pillenmaschine, die im Laufe des 19. Jahrhunderts mehrfach verbessert wurde. Mit diesem Gerät fertigte man aus der Pillenmasse einen Strang, den man in gleiche Portionen teilen konnte. Neben den verordneten Wirkstoffen bedient man sich bei der Pillenherstellung eines oder mehrerer Hilfsstoffe, damit das Medikament die richtige Konsistenz bekommt und sich andererseits nach dem Einnehmen leicht im Verdauungstrakt auflöst. Die Boli sind große Pillen, die im allgemeinen tiermedizinischen Zwecken vorbehalten sind. Körner sind dagegen kleine Pillen mit häufig sehr stark wirkenden Arzneistoffen.

Die Tabletten. — Die viel später aufgekommenen Tabletten stellen im Gegensatz zu den Pillen eine Arzneiform dar, die sich hervorragend für die industrielle Fertigung, aber nur bedingt für die Bereitung in der Offizin eignet, es sei denn, der Apotheker schaffte sich eigens eine Tablettenpresse an. 1843 erhielt der Engländer William Brockedorn ein Patent auf die »Herstellung von Pillen ... durch Kompression« und hatte damit die ersten Tabletten geschaffen (in Frankreich heißen sie bezeichnenderweise »comprimés«). Die Tablettenpressen hat man mittlerweile so gründlich verbessert, daß sie heute in einer Stunde über hunderttausend Tabletten ausstoßen können.

Obwohl die Tablette erst 1937 in der »*Pharmacopée française*« Aufnahme fand, wird heute die Hälfte der Arzneimittelproduktion in dieser Darreichungsform angeboten. Im amtlichen Arzneibuch wird festgelegt, was man unter einer Tablette zu verstehen hat. Außerdem wird dort summarisch das im Prin-

Abbildung 1873 (unten)
Titelblatt eines Werks über Medikamente, 1629.
(Frankreich, Maisons-Alfort, Bibl. der Ecole nationale vétérinaire)

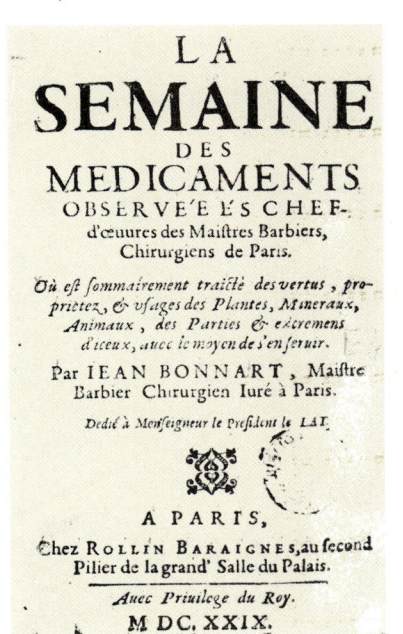

1719

zip einfache Herstellungsverfahren beschrieben, das sich allerdings nicht ganz leicht in die Praxis umsetzen läßt.

Der große Erfolg dieser Darreichungsform ist in Anbetracht ihrer zahlreichen Vorteile bezüglich der Wirkstoffdosierung und Haltbarkeit durchaus gerechtfertigt. Nicht zuletzt beruht die Beliebtheit der Tablette auch auf ihrer äußerlichen Variierbarkeit, so kann sie sich z. B. als Brausetablette, Sublingualtablette, Dragee, Manteltablette, Manteldragee usw. präsentieren.

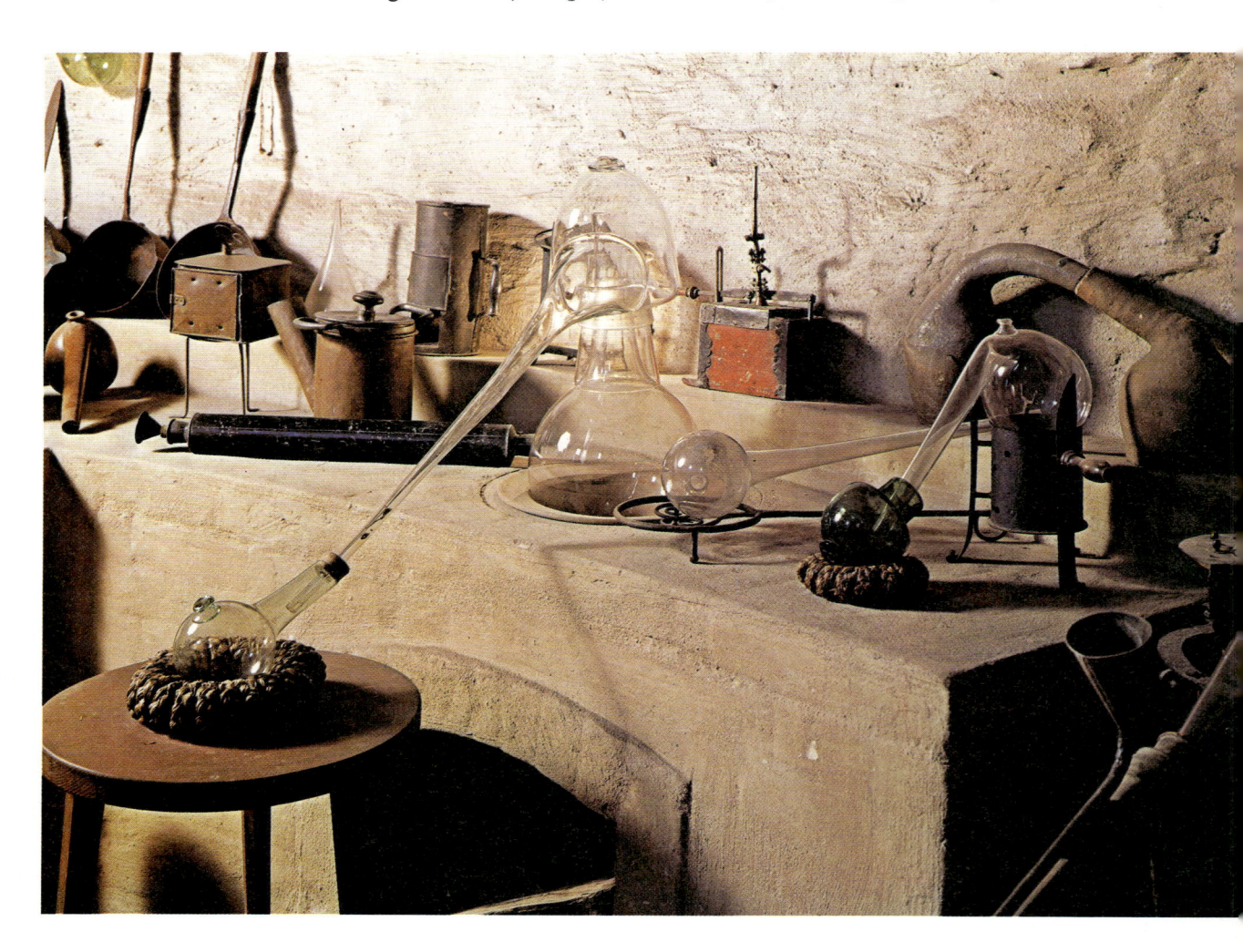

Abbildung 1874 Brennkolben, Retorten und andere Gerätschaften. 18.—19. Jh. (Heidelberg, Deutsches Apotheken-Museum)

Die Oblatenkapseln. — Seit dem 19. Jahrhundert reichte man bestimmte Arzneien in einer Umhüllung dar, die samt dem Inhalt zu schlucken war. 1853 hatte der Lyoner Apotheker Guillermond vorgeschlagen, plattgedrückte Pillen in eine Kapsel aus zwei Scheibchen ungesäuerten Brotes mit einem Durchmesser von je 20 mm zu stecken. Seine »Oblatenkapseln« waren zwanzig Jahre später vollständig in Vergessenheit geraten, als Stanislas Limousin wieder auf sie zurückkam, um diesmal nicht eine Pille, sondern ein Pulver hineinzugeben. »Zwei runde, am Rande flache und in der Mitte konkave Scheibchen aus ungesäuertem Brot, bestimmt zur Aufnahme fester Arzneimittel«: so wird die Oblatenkapsel in der »*Pharmacopée*« beschrieben. Limousin erfand hierzu eine von ihm selbst noch mehrfach verbesserte Kapselmaschine und einen

»compresso-doseur« zum Einfüllen des Medikaments. Dies waren die Vorläufer aller folgenden Kapselmaschinen. Außer in Frankreich wird die Oblatenkapsel heute kaum noch angetroffen; da sie sich im übrigen höchstens für die Herstellung in der Apotheke eignet, scheint ihr Schicksal besiegelt.

Die Gelatinekapseln. — Diese Darreichungsform erfand der Franzose François Mothes, der 1934 Inhaber eines Patents auf »ein Instrument zur Herstellung von Gelatinekapseln« wurde; sein Apparat erwies sich als recht mangelhaft, und so meldete der Erfinder bald ein Zusatzpatent auf die von ihm entwickelten Verbesserungen an. Auch in den anderen Ländern, selbst in den USA, erntete die Kapsel Erfolg. Viele Erfinder machten sich daran, immer perfektere Maschinen zu bauen.

1846 erfand der Pariser Apotheker Jules-César Lehuby einen neuen Kapseltyp. Man erteilte ihm ein Patent auf »zylindrische Medikamentumhüllungen von beliebiger Größe, bestehend aus zwei Fächern oder Hülsen, die sich schachtel- oder etuiförmig ineinanderstecken lassen«.

Man unterscheidet heute (abgesehen von den Oblatenkapseln) folgende Kapseltypen:

— *Die weichen Kapseln.* — Sie sind meistens eiförmig, zuweilen aber auch kugelrund (Perlen) oder zylindrisch. Ihre relativ dicke Wand besteht im allgemeinen aus Gelatine, Glyzerin und Wasser und soll im Verdauungstrakt zerfallen. Solche Kapseln sind vor allem für flüssige Arzneien bestimmt.

— *Die steifen Deckelkapseln.* — Im allgemeinen bestehen sie aus reiner Gelatine. Man steckt sie aus zwei zylindrischen Hülsen mit leicht abweichendem Durchmesser zusammen und füllt sie normalerweise mit Pulvern. Sie eignen sich sehr gut für die Arzneibereitung in der Offizin. Wie die Oblatenkapsel erleichtert diese Darreichungsform die Einnahme unangenehm schmeckender Heilmittel, aber im Gegensatz zur erstgenannten läßt sie sich auch sehr vorteilhaft industriell fertigen. Die Kapsel ist heute neben der Tablette die gebräuchlichste feste Darreichungsform.

Die Injektionslösungen. — Tabletten, Kapseln und Injektionslösungen genießen gleicherweise die Gunst der Arzneimittelhersteller. Der parenterale Weg, d. h. außerhalb des Verdauungstrakts, bietet nämlich gewisse Vorteile: der genau dosierbare Wirkstoff wird schnell aufgenommen, ohne daß er der Zerstörung durch die Verdauungssäfte ausgesetzt ist. Diese Darreichungsart wurde erst möglich, nachdem Gelehrte und praktische Ärzte eine »hypodermische Methode« entwickelt hatten. Schon 1785 hatte Fourcroy vorgeschlagen, Arzneimittel unter die Haut zu spritzen. 1838 trug Dr. Gabriel-Victor Lafargue der versammelten Académie de médecine vor, welcher Nutzen darin läge, dem Körper Morphin oder andere starke, zu einer Paste verarbeitete Medikamente mit einer rinnenförmigen Nadel einzuimpfen. Seine Idee stieß auf wenig Verständnis. So war es schließlich Alexander Wood, Edinburgh, der 1853 die ersten Arzneiinjektionen praktizierte, indem er sich einer Spritze bediente, die Pravaz zur Krampfaderbehandlung zu benutzen pflegte. Dr. Charles Gabriel Pravaz, ein ehemaliger Absolvent der Ecole polytechnique, hatte beim Bau seiner Spritze bereits für subkutane Injektionen vorgesorgt. Nach E.-H. Guitard soll man in den Ruinen von Pompeji eine kleine Spritze gefunden haben, die wohl für Ohrenspülungen gedacht war. Einige italienische Autoren versichern, die Klistierspritze habe Marco Gattinara im

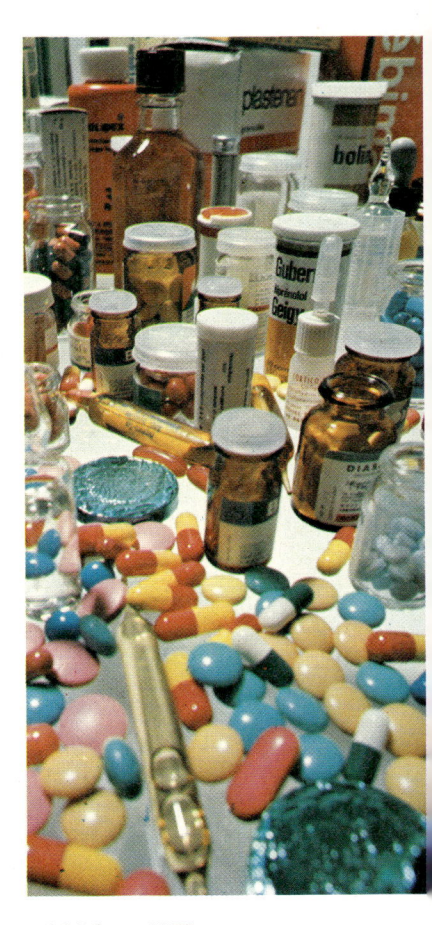

*Abbildung 1875
Moderne Medikamente.*

1721

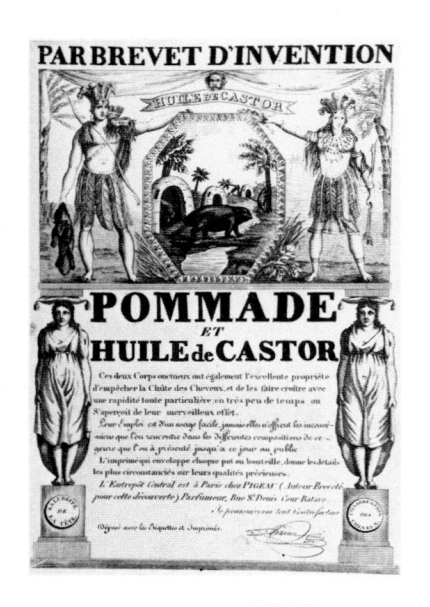

Abbildung 1876
Werbung für Bibergeil-Salbe und -öl. Die Mittel helfen angeblich gegen Haarausfall. 19. Jh.
(Paris, Musée Carnavalet)

Abbildung 1877
Reklame für ein herzstärkendes Mittel, erschienen in der Revue Aesculape, *März 1926.*

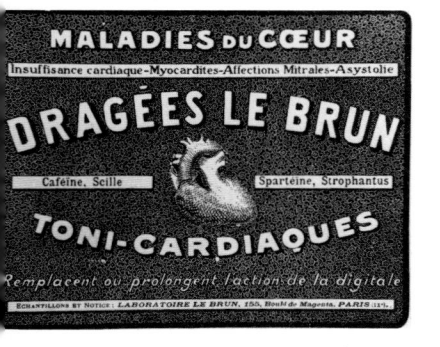

15. Jahrhundert in Pavia erfunden. Wie dem auch sei: das erste Modell nach Pravaz, konstruiert von Charrière 1852, bestand aus Silber, und der mit einem Gewinde versehene Kolben schraubte sich durch den Zylinderboden voran. Den Kolben machte man zunächst aus Leder, dann aus Kautschuk und anschließend aus Glas; den ursprünglich metallischen Zylinder fabrizierte man später aus Glas und Metall, bis es dem Glasbläser Fournier 1895 gelang, ihn ganz aus Glas herzustellen. Auch die Nadel wurde zusehends perfektioniert.

Bevor man jedoch gefahrlos injizieren konnte, mußten erst Pasteur, Robert Koch und Curt Schimmelbusch ihre Arbeiten über die Sterilisation und ihre Methoden publik machen. Einen anderen unerläßlichen Beitrag lieferte 1886 Stanislas Limousin mit der Erfindung der Glasampullen; erst durch sie wurde es möglich, die Injektionslösungen bequem keimfrei zu halten.

Der parenterale Verabreichungsweg umfaßt hauptsächlich die subkutane, intramuskuläre und intravenöse Injektion; seltener spritzt man in die Haut, in die Wirbelsäule usw.

Die rektale Verabreichung. — Als Darreichungsform fester Konsistenz sollen die Suppositorien oder Zäpfchen seit dem ägyptischen Altertum bekannt sein. Wie es scheint, bestanden sie damals aus einem Stückchen Holz oder Horn, das man mit dem Arzneimittel überzog. Die Araber benutzten sogenannte »chjafs«, d. h. Medikamente in Form kleiner Röllchen. Gemäß Alfons Lutz' Untersuchung über den *»Antidotarius magnus«* soll man im Mittelalter auch die vielseitig verwendbaren Latwergen rektal angewandt haben. Die Benutzung von Kakaobutter als Grundlage verhalf den Suppositorien zum Durchbruch. Nachdem man von ihnen zunächst nur eine örtliche Wirkung verlangte, wandte man sie schließlich auch zur Allgemeinbehandlung an, da ihr großer Vorteil darin besteht, die Wirkstoffe der Degradation durch die Verdauungssäfte zu entziehen. In Frankreich hat die moderne Industrie in manchen Jahren Dutzende von Millionen Zäpfchen hergestellt.

Rektal werden aber auch Flüssigkeiten verabreicht, und Einläufe machte man schon lange vor der Erfindung der Spritze. Anscheinend benutzte man dazu Blasen oder Ledersäcke, die an einem hohlen Holunderstab befestigt wurden. Im »Antidotarius magnus« aus dem 12. Jahrhundert sind Rezepte für Einlauflösungen angegeben. Im 17. und 18. Jahrhundert waren Einläufe geradezu ein Gesellschaftsspiel; Erzähler und Kupferstecher haben uns davon bekanntlich eindrucksvolle Zeugnisse geliefert.

Die äußerlichen Mittel. — 1. Aufnahme über die Schleimhäute: Nicht nur in den Mastdarm, sondern auch in die Vagina führten die Araber sogenannte »Pessarien«, die Vorläufer unserer Vaginaltabletten oder -kugeln, ein. Im Mittelalter bereitete man Vaginaltampons aus Latwergen. Auch inhalierte und gurgelte man, nicht zuletzt auf Hippokrates' Empfehlung. Im Mittelalter dienten dazu wiederum die Latwergen, die wir somit auch als Vorläufer der Aerosole ansehen dürfen. Collyrien, die über die Augenbindehaut wirken, waren schon zwischen dem beginnenden 2. und dem ausgehenden 4. Jahrhundert in Gallien üblich, soweit man sich auf die zahllosen Funde von Rezepten für nichtflüssige Augenmittel und von Siegeln römischer Okulisten verlassen kann. — 2. Aufnahme über die Haut: Salben und Linimente kannten im Altertum die Ägypter, Chinesen und Einwohner Indiens. Dank dem »Antidotarium des Nicolaus« wissen wir, welche dieser Mittel dem mittelalterlichen Arzneischatz angehörten. Einige wurden seither noch lange gern verwendet. Die weiße Salbe und die Malven-Salbe waren bis 1884 in der »*Pharmacopée française*« verzeichnet, die gelbe und die braune bis 1908, die Populeum-Salbe (aus Pappelknospen) sogar bis 1937 (!). Im alten Ägypten kannte man auch Kataplasmen, und Galen verschrieb Streichpflaster.

Ein Fortschritt wurde erst kürzlich durch die Entdeckung von Hilfsstoffen erreicht, die tief in die Haut einzudringen vermögen, so daß der Wirkungsort des Heilmittels schon so weit vorgeschoben wird, daß sich die Grenze zwischen äußerlicher und innerlicher Anwendung zu verwischen beginnt.

Vor die Frage gestellt, welche Darreichungsform für seine Zwecke am geeignetsten sei, wird der Pharmazeut zunächst die effektvollste wählen. Schon von alters her achtete man darauf, daß der Wirkstoff an den vorbestimmten Ort gelangen konnte, ohne vorher zersetzt zu werden, z. B. durch die Magensäfte. Aber erst seit der Entdeckung von Chemikalien, die mit zunehmender Wirk-

Abbildung 1878
»Und meiner verschreibt gar nichts!« Arzneimittelmißbrauch. Karikatur von Abel Faivre für »L'Assiette au beurre«, um die Jahrhundertwende.
(Paris, Ordre national des pharmaciens, Sammlg. Bouvet)

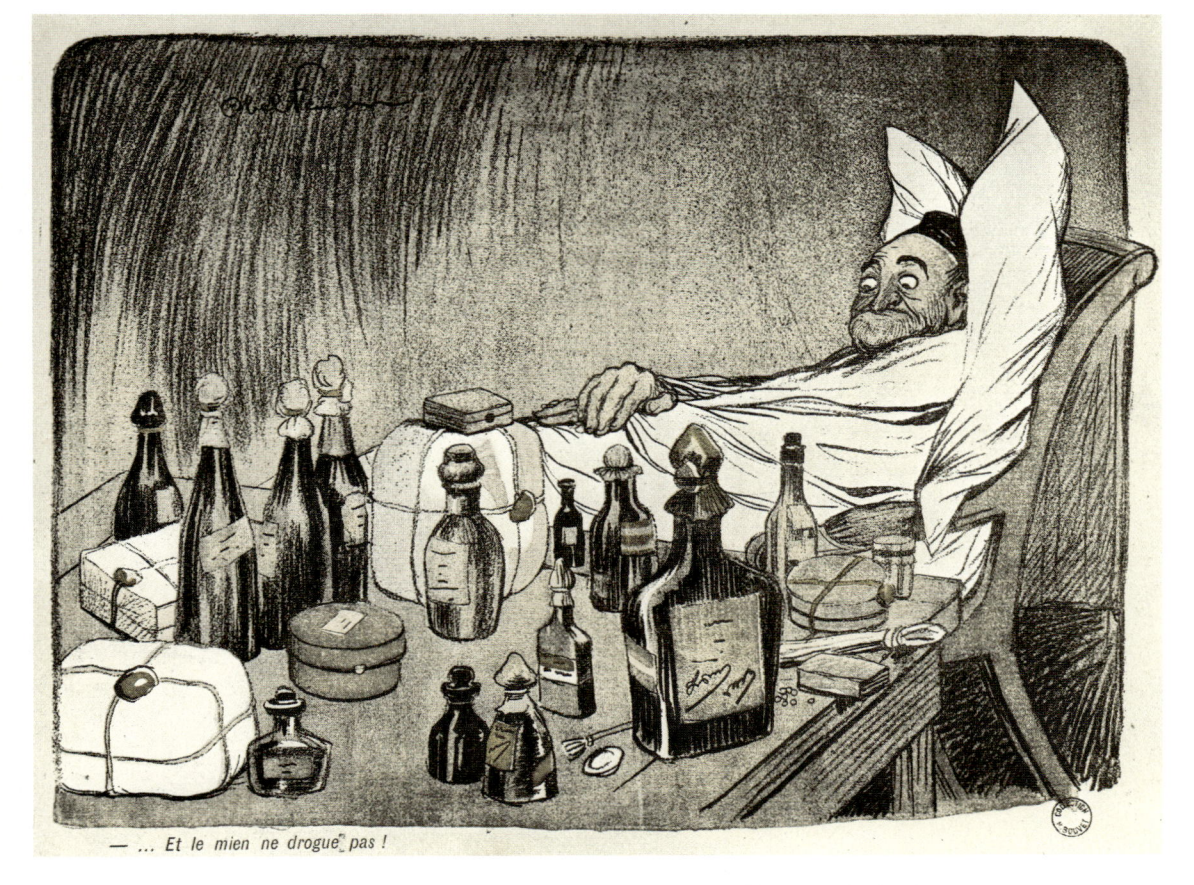

— ... *Et le mien ne drogue pas!*

samkeit auch an Unbeständigkeit gewannen, entwickelte sich die Arzneimittelherstellung zu einer wahren Wissenschaft.

Ein Forschungsergebnis neueren Datums erbrachte, daß verschiedene Zubereitungen derselben Substanz nicht immer proportionale Wirkstoffmengen freisetzen; es muß daher die Darreichungsform mit der optimalen Wirkstoff-Freisetzung gesucht werden. Die »biologische Verfügbarkeit«, d. h. die tatsächlich aus einer bestimmten galenischen Form dem Körper zugetragene Wirkstoffmenge, wurde zu einem Hauptproblem der modernen Arzneimittelherstellung.

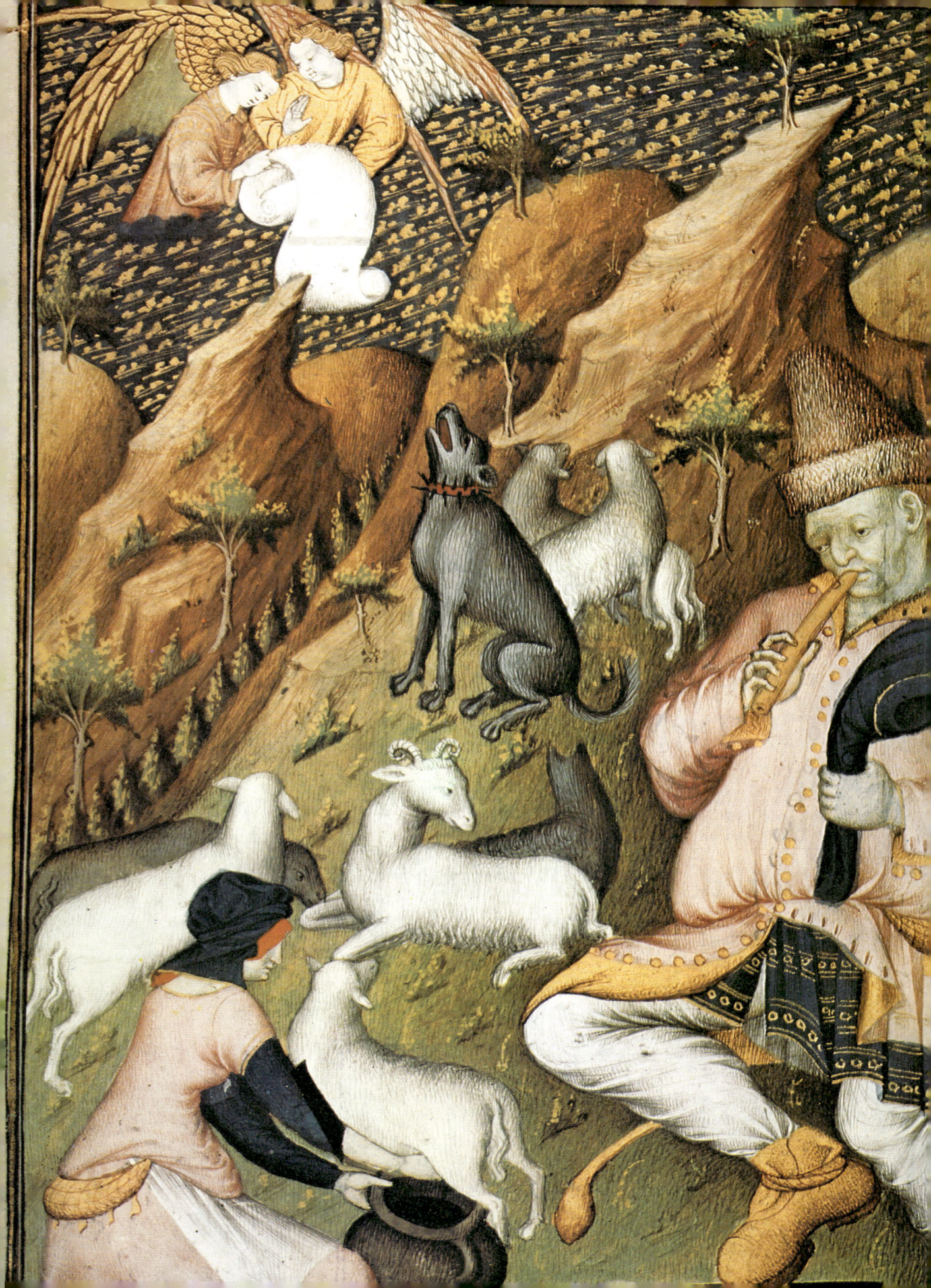

Die Veterinärmedizin vom Mittelalter bis zum Ende des 18. Jahrhunderts

von Emmanuel Leclainche

Die Kelten gehörten zu den Völkern, welche die Römer als »Barbaren« bezeichneten, obwohl sie eine relativ hohe Zivilisationsstufe erreicht hatten. Die keltische Führungsschicht bestand aus Druiden, die eine Art religiöses Kollegium und Senat bildeten. Unter ihrer Leitung verkörperten die Barden und Eubagen den niederen Klerus, dessen Aufgabe darin bestand, die Verbindung mit dem Volk aufrechtzuerhalten. Die als Priester und Heiler tätigen Eubagen betrieben auch botanische Studien; Strabo nannte sie deshalb »Priester der Natur«. Ein wenig präziser unterrichtet uns der Geschichtsforscher Ammianus Marcellinus, daß auch die Human- und Tiermedizin Sache der Eubagen war. Gang und gäbe waren bei ihnen als Heilmittel zumindest Salben aus gereinigtem Fett und Pflanzenextrakten, wie Plinius und Marcellus Empiricus berichten. Diese Autoren haben einige Rezepte der Kelten aufgeschrieben. Den Krankheiten suchten die Eubagen andererseits mit Amuletten und Beschwörungen beizukommen.

Auf den Gebirgsweiden der in Iberien angesiedelten Kelten tummelten sich große Viehherden. Diodorus schrieb bereits, daß die Adevaker hauptsächlich mit Viehzucht beschäftigt waren. In Kantabrien und Asturien rekrutierte Rom für seine Kavallerie keltiberische Hirten, die sich kaum jemals anders als hoch zu Roß fortbewegten.

Reich und blühend war Gallien, als die Römer in das Land einfielen, vorgeblich, um die Haeduer gegen Ariovist und die Sequaner in Schutz zu nehmen. Die Gallier waren passionierte Pferdezüchter und besaßen eine hervorragende Reiterei. »In ganz Gallien«, schreibt Cäsar, »liegen Macht und Ehre allein in der Hand zweier Kasten, nämlich der Druiden und Ritter (lat. *equites*). Der Militärdienst zu Pferde ist das Privileg der Adligen und Reichsten.« Ihre gefallenen Krieger begruben die Gallier mitsamt Pferd und Wagen. Der Stallmeister (der als *eporedirix* bezeichnet wurde) nahm bei ihnen eine wichtige Stellung ein; wer mindestens »zwölf Pferde« befehligte, wurde zum *marskalk* (vom keltischen *marc'h* = Pferd und *skalk* = Diener) ernannt und wurde nach dem damaligen Wergeldkatalog mit vierzig Goldsolidus aufgewogen.

Die Römer waren sehr beeindruckt von den viehzüchterischen Techniken ihrer Gegner. Die Gallier wußten bereits unter ihren Schafen und Schweinen eine richtige Zuchtwahl zu betreiben. Um besonders feine Wolle zu erhalten,

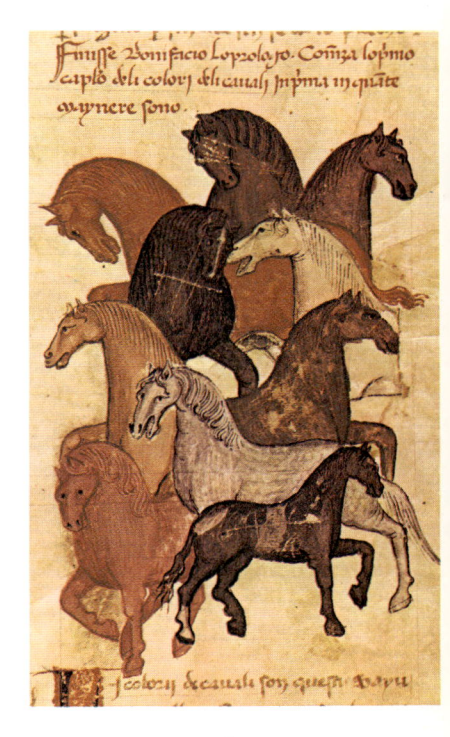

Abbildung 1880 (oben)
Miniatur aus dem Libro de Mascalcia *von Selecio Tarentino. Handschrift des 14. Jh.s. (Neapel, Bibliothek Gerolamini, Ms. CF 2.7)*

Abbildung 1879 (gegenüber)
Die den Hirten überbrachte Kunde. Miniatur aus einem Stundenbuch des 15. Jh.s. (Paris, Nationalbibl., Ms. latin 9471)

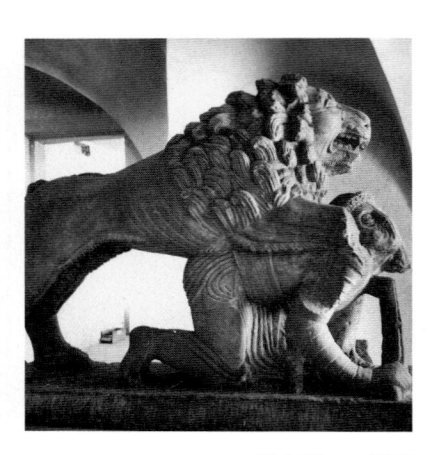

Abbildung 1881
Vom Löwen niedergestreckter Gladiator. Galloromanische Skulptur. (Frankreich, Museum von Chalon-sur-Saône)

legten sie ihren Schafen Decken auf. Gallisches Schweinefleisch und gallische Wurstwaren standen bei den Römern in hohem Ansehen; besonders schätzte man den geräucherten Schinken der Sequaner, und Martial erging sich in Lobeshymnen auf den Schinken des Menapierlands. Nicht minder wußte man an den Ufern des Tiber die stattlichen Gänse der Moriner zu würdigen.

Aus Britannien importierten die Gallier ihre großen Kriegshunde. Später hielten sich in Gallien die Grundherren, d. h. römische, gallische und fränkische Barone, Gestüte und Meuten für die Jagd auf Hirsch, Wildschwein, Wolf und Auerochs. Auch die Falkenjagd war bereits beliebt.

Des Franken größter Reichtum bestand aus seiner Viehherde, und nach fränkischem Recht rangierten Sklaven gleich neben den Haustieren: wer zum Beispiel ein Pferd stahl oder tötete, hatte ebensoviel Wehrgeld zu entrichten wie für einen Sklaven. Die *Lex salica emendata,* welche die Bußgelder festsetzte, schrieb Reparationszahlungen vor für Schädigung eines Tieres durch einen Menschen, eines Menschen durch ein Tier und eines Tieres durch ein anderes.

Mit dem Niedergang des römischen Imperiums erlosch auch die abendländische Kultur; ihre letzten Träger retteten sich nach Byzanz. Die hippokratischen Prinzipien und Traditionen überlebten dort zwar, jedoch konnten sie in der veränderten geistigen Atmosphäre nicht mehr recht gedeihen. Eine neue, alles bestimmen wollende Macht war nämlich geboren: das Christentum. Das christliche Byzanz vernachlässigte die wissenschaftliche Medizin, und erst der Islam ergriff die Fackel, welche den Römern entglitten war. Am Morgen nach ihren blutigen Eroberungszügen verwandelten sich die arabischen Kalifen in freigebige Beschützer der Künste und Wissenschaften. Sie finanzierten den Ausbau der bestehenden Schulen und gründeten neue. Während sich die militärisch erzwungene, gewaltsam aufrechterhaltene Herrschaft der Araber allmählich festigte, bildete sich im Zeichen des militanten Christentums mühsam eine neue Welt heran. Die Invasionen der Goten und Lombarden hatten nicht ganz Italien überschwemmt. Der nominell unter byzantinischer Herrschaft stehende Südteil der Halbinsel hatte die römischen Gesetze und Sitten bewahrt. Als die neue Religion das Abendland eroberte, blieb Rom Sitz des obersten Kirchenfürsten.

Die arabische Medizin

Vom 5. bis zum 7. Jahrhundert erlebte die Veterinärmedizin, speziell die Pferdeheilkunde, dank den Arabern eine ihrer brillantesten Perioden. Kein Volk hat jemals so sehr dem Kult des Pferdes gehuldigt. »Das Paradies der Erde liegt auf dem Rücken der Pferde und im Herzen der Frauen«, schrieb der Dichter Mirza Schaffy. Wenn arabische Chronisten Kriegsbeute schildern, heben sie vor allem die Zahl der dem Feind abgenommenen Pferde hervor; zum Beispiel erfahren wir, daß Sultan Mohammed bei der Plünderung Hamadans fünfhundert reinrassige Araberpferde gewann und Dun ar Rasibi bei seinem Tod fünfundsiebzig prächtige, edle Renner hinterließ. Das Pferd war nicht nur des Arabers treuer Gefährte und unerläßliches Kriegswerkzeug, sondern hatte auch gewisse andere Pflichten zu verrichten. Zur Zeit der Abbasiden, berichtet Schwarz, gab es in Persien unter Darius einen weitverzweigten Kurierdienst mit leichten Wagen und Reitern.

Im 6. Jahrhundert lebte jener mysteriöse Tierarzt, der sehr selbstbewußt den Namen Hippokrates angenommen hatte, aber von Delprato und anderen italienischen Kritikern zur Vermeidung von Verwechslungen in Ippokras umgetauft wurde. Ippokras behauptete, er stamme aus Indien und stehe in den Diensten

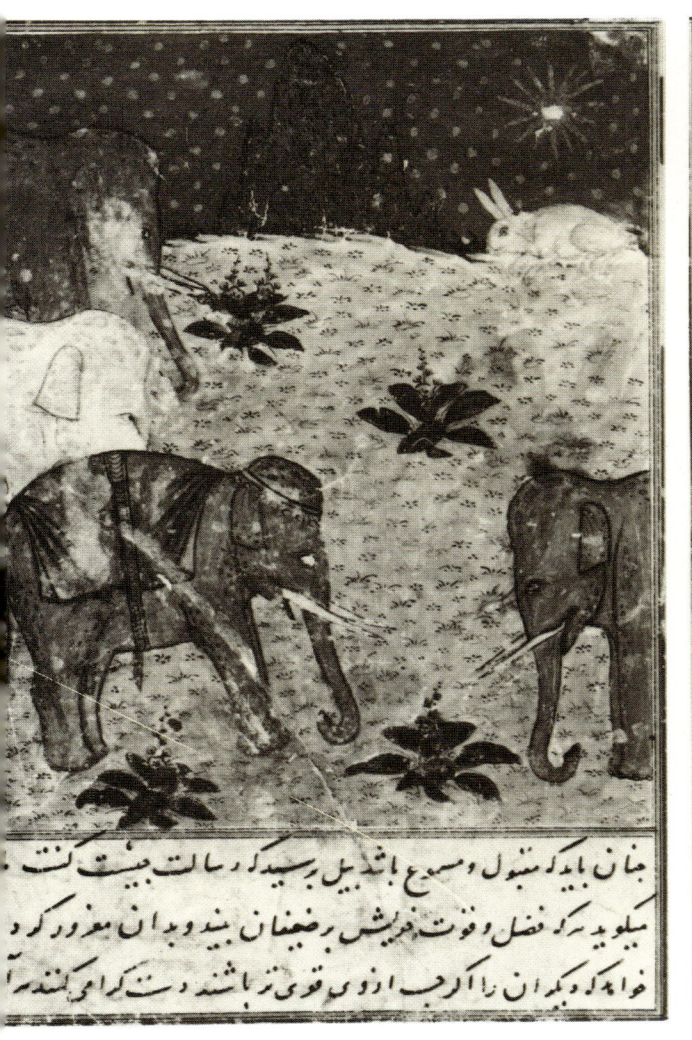

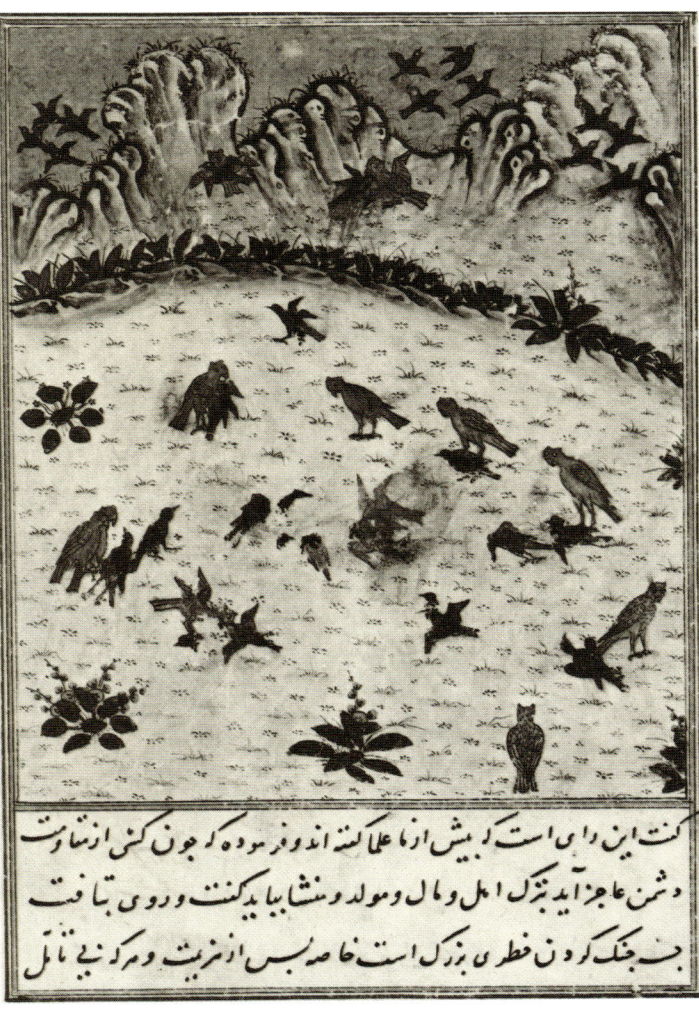

Chosraus II., des großen persischen Königs; dieser war in der Tat ein Mäzen der Literatur und Wissenschaften. Auf Befehl seines Fürsten schrieb Ippokras in Sanskrit eine Abhandlung über die Heilkunde der Pferde; sie wurde ins Griechische und Arabische sowie später von Moses von Palermo ins Lateinische übertragen. Obwohl dem Autor gewisse Qualitäten nicht abzusprechen sind, hat er im Grunde nicht viel Neues mitzuteilen. Mohammed ibn Jakub verfaßte um 695 mehrere Traktate über die Medizin des Pferdes. Ganz offensichtlich ließ er sich von griechischen, indischen, persischen und syrischen Veterinären inspirieren. Er berief sich außerdem auf seinen Vater, der Stallmeister und Tierarzt des Kalifen Al Motadhed war.

Der Gelehrte Hunain ibn Ishaq (gestorben 873) übersetzte die griechischen Hippiater, insbesondere Theomnestos und Apsyrtos.* Im Jahre 1080 regierte über das Land Ghilan am Kaspischen Meer König Kabus el Moali. Der überaus gebildete Kabus hatte in seiner Jugend an mehreren Höfen Dienst getan und sich gleichermaßen durch sein literarisches Talent, sein strategisches Geschick und sein politisches Gespür ausgezeichnet. Das Buch, welches er für seinen Sohn und Thronfolger Ghilan Schack verfaßte, stellt einen wahren Spiegel des zeitgenössischen Wissens dar; dreimal wurde es ins Türkische übersetzt: im Jahre 1421 von Sultan Murad II., dann 1431 und schließlich noch 1705. Der

Abbildung 1882 (oben links)
Seite aus einer persischen Handschrift des 18. Jh. Dargestellt ist ein Kampf zwischen Elefanten. (Paris, Nationalbibl., Ms. suppl. pers. 913, fol. 115)

Abbildung 1883 (oben rechts)
Kampf zwischen Falken und Raben.

* Einen Teil unserer Informationen entnehmen wir Moulés ausgezeichneter Studie über die Veterinärmedizin bei den Arabern. Vor ihm veröffentlichte Percheron einen summarischen Bericht über dasselbe Thema.

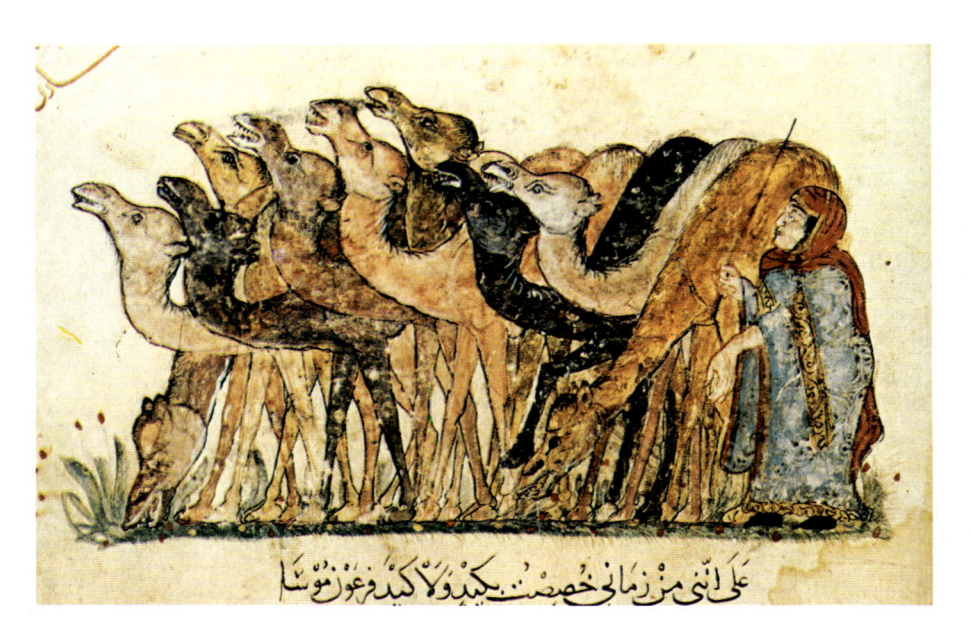

Abbildung 1884
Miniatur aus dem Maqamat *von Abu Mohammad al Kasim ibn Ali al Hariri, 18. Jh. (Paris, Nationalbibliothek, Ms. arabe 5847, fol. 101)*

Prälat von Dietz, der als Gesandter des preußischen Königs in Konstantinopel lebte, fertigte eine deutsche Übersetzung an, die 1811 in Berlin veröffentlicht wurde.

1886 übertrug der französische Konsul Querry den *Kabus* nach einer 1868 in Teheran erschienenen persischen Ausgabe von Reza Kuli Khan. Von Dietz hält König Kjekjavus Unsur il Maali für den wahren Autor. Er schreibt: »Zwar heißt das Werk Buch des Kabus, doch stammt es von seinem Enkel Kjekjavus, der von 976 bis 1012 unter dem Namen Kabus Schems il Maali regierte.«

Abu Zakariya Jahja ibn Mohammed ben Ahmed ibn el Awam brachte im 12. Jahrhundert das agrarwissenschaftliche Traktat *Kitab al Felahah* zustande, in dem ein großer Teil der Veterinärmedizin gewidmet ist. Es handelt sich um eine zusammenfassende Darstellung aller diesbezüglichen Kenntnisse des Orients im 12. Jahrhundert. Die ersten dreißig Kapitel handeln von der Bodenbewirtschaftung, die vier folgenden befassen sich mit Viehzucht sowie Hygiene und Krankheiten von Rindern, Schafen, Ziegen, Pferden, Eseln, Maultieren und Kamelen. Der Autor zeigt sich als ein Vorbild der Gelehrsamkeit. Kritiklos übernimmt er Angaben römischer, griechischer, aber auch zahlreicher arabischer Autoren, deren Werke uns nicht überkommen sind. Er bespricht die Aufzucht diverser Haustiere, ihre Hygiene, ihren Körperbau und dessen Mängel; er geht auf die Pferderassen, Dressur, Geburtshilfe und Pathologie ein. Die Pferdekrankheiten behandelt er gruppiert nach den Orten ihres Auftretens, also Augen, Nüstern, Maul und Zähne, Kopf und Hals, Rücken und Extremitäten; dann folgen die inneren Krankheiten. Im therapeutischen Teil werden Abführmittel, Einläufe und Aderlaß beschrieben. Seine Heilmittel sind sehr vielseitig; zahlreiche pflanzliche und tierische Produkte kommen in Betracht, zum Beispiel Tauben- und Fuchsblut, Butter, Bibergeil, Kanthariden, Eiweiß und Eigelb, Fleisch und Fleischsaft, Fette, Fliegen, gebratene Frösche, Kinder- und Rindsurin, Honig, Hirschgeweih, diverse Exkremente, Galle, Knochenmark, Talg usw. Seltener empfiehlt er Mineralien, nämlich Alaun, Arsen, Aschen, Bitumen, Borax, Eisen- und Kupferoxyde, Kalk und Gips, Salz, Ammoniak, Salpeter, Schwefel, Silber und Zinkoxyd. Die Medikamente werden in Form von Lösungen (in Wasser, Öl, Speichel oder Essig), Infusionen,

Pillen, Emulsionen, Linimenten, Salben, Pulver, Streichpflastern, Pasten, Seifen, Extrakten usw. dargereicht und über Maul, Nasenlöcher, Ohren*, Rektum oder Genitalorgane eingeführt. Außerdem kennt der Autor Bäder, Abreibungen, Waschungen, Räucherungen und Instillationen (in die Augen). Der Aderlaß wird mit dem Lanzettmesser an Drosselvene, Bugader, Rosenader oder Augenwinkelvene durchgeführt. Den Star sticht man mit einem Instrument, das in einer kurzen, scharfen Spitze endet; außerdem punktiert und inzisiert man Abszesse und Zysten, operiert Knochentumore, kauterisiert mit Glüheisen, durchtrennt den Oberlippenhebermuskel bei einseitiger Gesichtslähmung, zieht oder befeilt Zähne, akupunktiert und legt Pflaster an, u. a. unter Zuhilfenahme von Metallschildchen, Lederschuhen usw. Man setzt Fontanellen mit Chemikalien (z. B. ungelöschtem Kalk, Eisen- oder Kupfersalzen), vernäht Wunden, hängt kranke Tiere in Haltevorrichtungen, weiß, wie man Tiere bei Eingriffen niederhält usw. Abu Zakariya erkennt die Kontagiosität von Rotzkrankheit, Räude und Beschälseuche. Um einen Hengst von letzterer zu heilen, braucht man ihn nur eine Stute bespringen zu lassen; wird diese krank, gesundet der Hengst. Ganz offensichtlich hat dieser Autor unter der ihm reichlich zur Verfügung stehenden Dokumentation mit Bedacht seine Auswahl getroffen. Wenn er auch gelegentlich recht irrationelle und eigentümliche Eingriffe empfiehlt und in hoffnungslosen Fällen auf Beschwörungen zurück-

* Die Verabreichung von Medikamenten in die Ohren wurde im 18. Jh. von den französischen Roßärzten wiederaufgenommen.

Abbildung 1885
Miniatur aus einer persischen Handschrift.
(Paris, Nationalbibl., Ms. suppl. pers. 1113, fol. 155 verso)

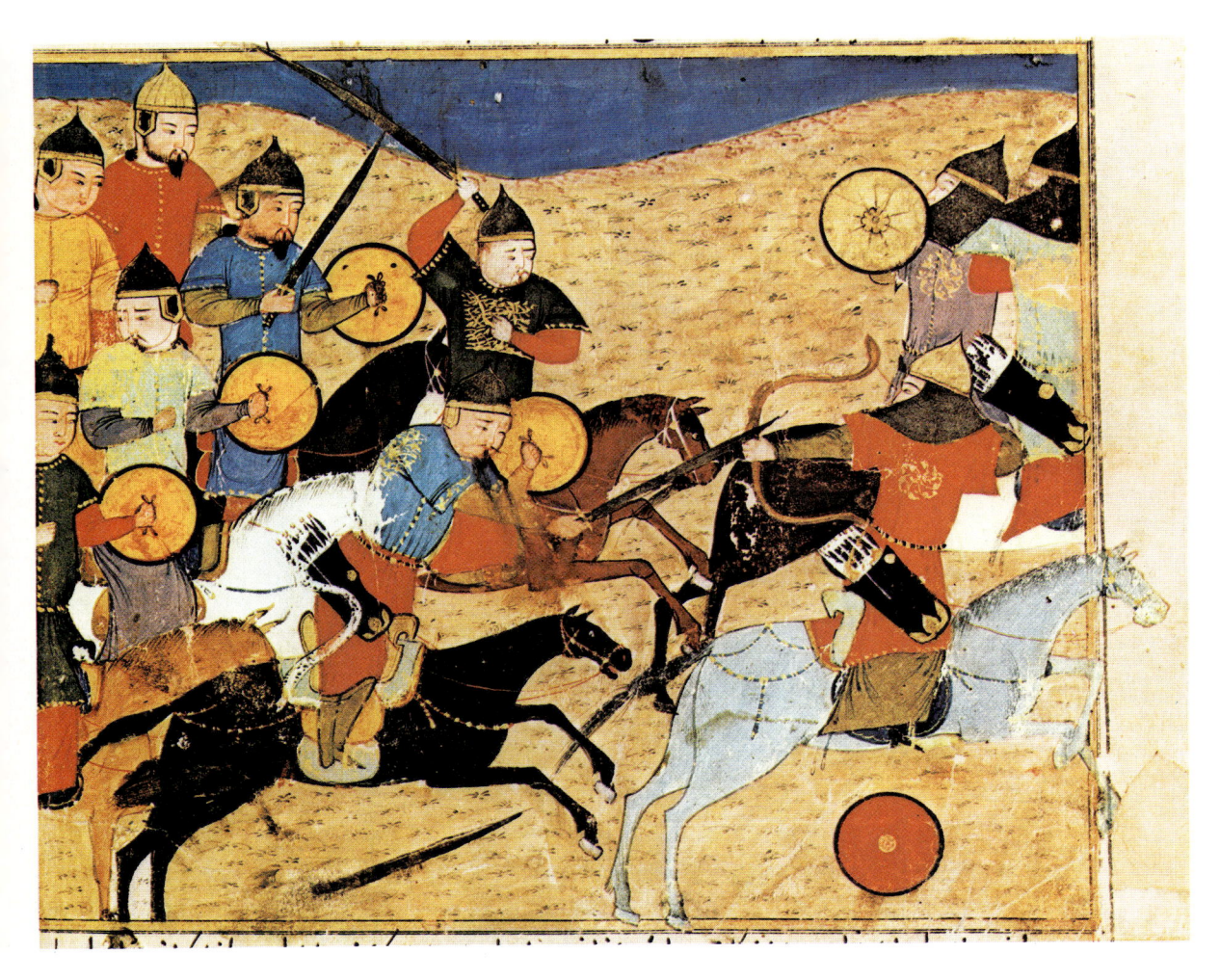

greift, bedeutet sein Werk im ganzen gesehen gegenüber dem früheren Schrifttum einen erheblichen Fortschritt.

Abu Bekr ibn Bedr, einst Stallmeister und Veterinär am Marstall des ägyptischen Sultans Mohammed el Nasser ibn Kala'un, hat im *Nassri* alles Wissenswerte über das Pferd zusammengetragen; sein Werk umfaßt die Bereiche Hippologie, Pathologie, Chirurgie, Obstetrik und Therapeutik. In seinem Vorwort teilt Abu Bekr mit, von wem er sich inspirieren ließ, nämlich u. a. von Aristoteles, Hermias, Galen, Hippokrates sowie den beiden Modernen Abu Jussef und Mohammed ibn Aki Hizam, dem Dscheberliden. »Nichts rechtfertigt uns zu der Annahme, daß Abu Bekr die griechischen Hippiater gekannt hat ... Sicher hat er keine Kenntnis von den Werken eines Vegetius, Columella, Albertus Magnus, Ruffus und Rusius gehabt ..., die ihm im übrigen in jeder Hinsicht das Wasser nicht reichten ...« (L. Moulé). Dem Wissen seiner Vorbilder fügte er eigene Beobachtungen hinzu. Dennoch zeigt er sich nur dann wirklich schöpferisch, wenn der Körperbau, Dressur, Gangarten, Zäumung und Beschlag des Pferdes behandelt.

Pierron übersetzte nach dem *Nassri* einen Teil eines namenlosen Manuskripts mit dem Titel *Kitab el Akual,* das aus dem Jahre 1327 datiert. Es handelt sich um eine summarische Abhandlung über Hygiene und Pathologie der Haustiere im allgemeinen sowie des Kamels und des Elefanten im besonderen. Unter anderem erwähnt der Autor darin eine schwere Seuche, die im Jemen den Pferdebestand dezimierte. Neben dem Pferd als seinem treuen Kampfgefährten schenkte der Araber seine Gunst dem Kamel. Niemals wurden die Dichter müde, es zu preisen. Bekannt sind aus der Zeit vor dem 12. Jahrhundert sechzehn Werke über Kamele, wenn auch nur den Autorennamen nach. In späteren Schriften, nämlich Sprichwortsammlungen, Wörter- und Zoologiebüchern, werden ebenfalls Kamelkrankheiten sowie einige empirische Heilverfahren erwähnt.

Das Kamel diente als Reit- und Zugtier, Milchproduzent und Schlachtvieh. Sein Alter erkannte man an den Zähnen. Die beim Kauf eines Tieres zu Rate

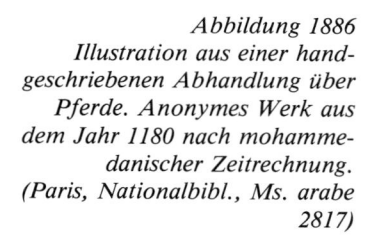

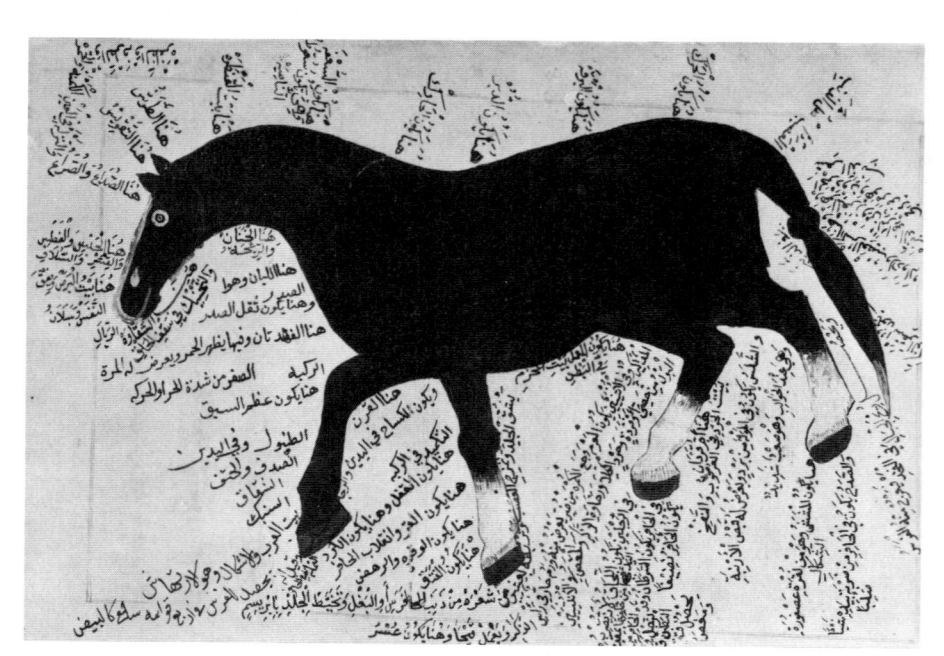

Abbildung 1886
Illustration aus einer handgeschriebenen Abhandlung über Pferde. Anonymes Werk aus dem Jahr 1180 nach mohammedanischer Zeitrechnung. (Paris, Nationalbibl., Ms. arabe 2817)

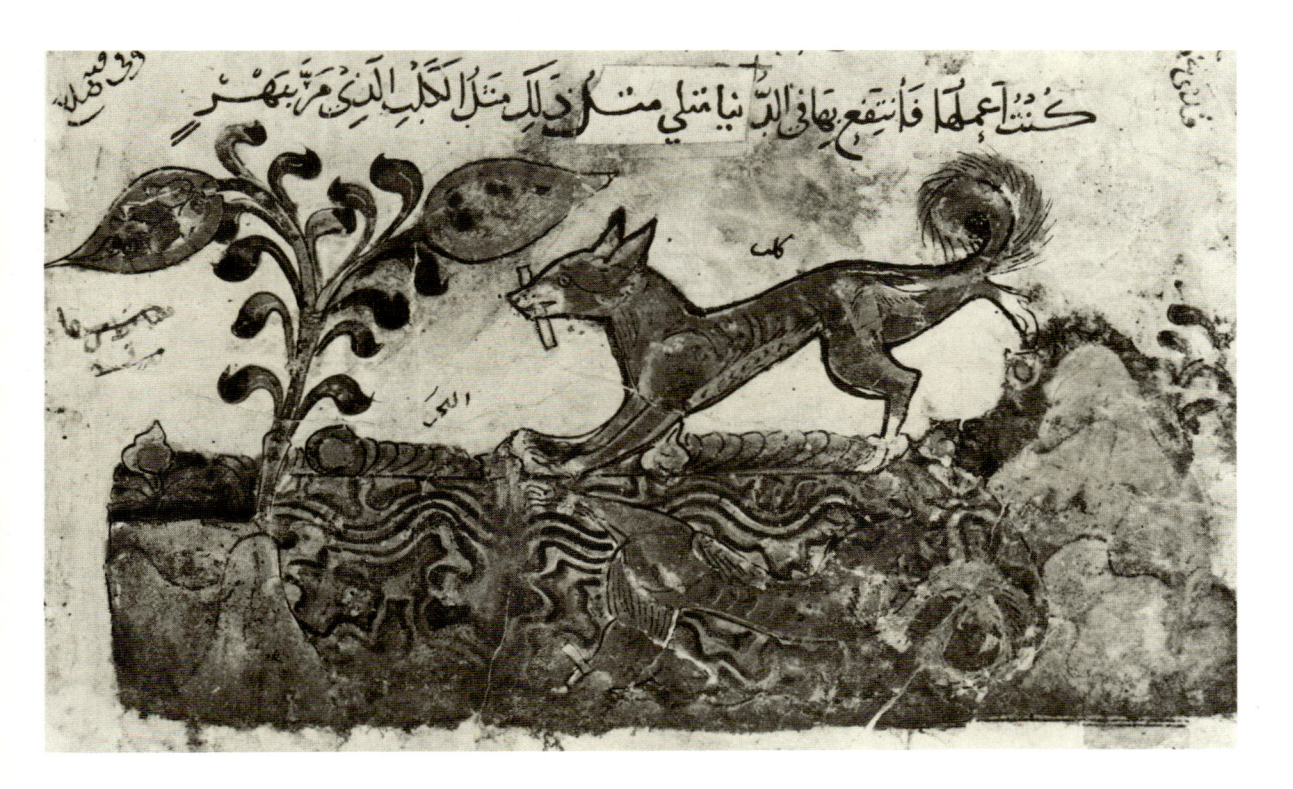

gezogenen Gutachter ehrte man wie Gelehrte oder Dichter. Wieviel Hochachtung man in arabischen Räumen dem Kamel erwies, läßt sich auch daran erkennen, daß das Volk hochgestellten Persönlichkeiten den Ehrentitel »El Dschemel« oder »El Kamel« zu verleihen pflegte. Ein alter Volkspoet heißt »El Dibil« (Altes Kamel). »Ja Nakati« (Oh, meine Kamelstute!) seufzt der arabische Dichter, wenn er an seine Geliebte denkt. Am gründlichsten gehen die veterinärmedizinischen Autoren im allgemeinen auf die wegen ihrer Übertragbarkeit auf den Menschen besonders gefürchteten (Kamel-)Räude und die Bubonenpest ein; außerdem erörtern sie Mittel gegen Vergiftungen mit Pflanzen, für Wunden, gegen Blutungen, Blindheit und Husten. Üblich sind auch Kauterisation und Aderlaß. Nicht alle Fehler eines Tieres hat ein Käufer hinzunehmen; der Kauf von Kamelstuten, die ihre Milch zurückhalten oder den Melker beißen, sowie von widerspenstigen Tieren und solchen, die beim Weiden die Graswurzeln mit ausreißen, kann rückgängig gemacht werden.

Auch im aufkommenden Christentum blieb die Gottheit zuständig für alle Hilfesuchenden. Christus ersetzte einfach Asklepios über den Altären und in der Vorstellung der Gläubigen. In allen Epochen und selbst heute erhielten sich Reste der heidnischen Praktiken. Auf den Kult der Erdgötter als Beschützer der Dörfer und des Viehs gehen die Pilgerfahrten zu Wäldern, Quellen und Brunnen zurück; in Märchen, die man sich gelegentlich noch in der Bauernstube erzählt, überleben poetische Erinnerungen an die heidnischen Götter. Kollektive oder individuelle Pilgerfahrten zu Naturdenkmälern kommen selbst heute noch vor; zumindest gehören sie der Folklore aller Völker an. Außer den folgenden Beispielen ließen sich noch viele andere nennen: In Frankreich glauben die Alteingesessenen der Gemeinde Corancy (im Département Nièvre) an die Wunderkraft der Fontänen von Faubouloin; zur Notre-Dame-Quelle bringen

Abbildung 1887
Seite aus einer Handschrift von Kalila et Dimna; es wurde um 1230 im Irak farbig ausgeschmückt.
(Paris, Nationalbibl., Ms. arabe 3465, fol. 40 verso)

Die religiöse Medizin

die Frauen Honigkuchen, wenn die Bienenschwärme zurückkehren sollen, oder ein Wollknäuelchen, um kranke Schafe zu heilen. Die Fontäne von Saint-Gengoux bei Larochemillay bewahrt die Schafe vor Schafpocken. Trotz der strengen kirchlichen Disziplin manifestieren sich abergläubische Einflüsse in manch einem Ritus, vor allem auch in vielen Anrufungsformeln.

Den christlichen Völkern dienen natürlich die Heiligen als Fürsprecher am Thron Gottes; welche Wunder sie vollbrachten, erzählen die *Acta sanctorum*. Die katholische Christenheit kennt eine Unmenge an gesundmachenden Heiligen — über hundert, versichert Fröhner. St. Antonius, St. Georg, St. Martin und St. Nikolaus genießen als Nothelfer weltweites Ansehen; St. Ulrich, St. Veit und St. Arnulf verehrt man in Deutschland, St. Lukas in Italien, St. Olaf in Norwegen usw. Neben den allgemeinmedizinisch tätigen Heiligen gibt es ausgesprochene Spezialisten. An den hl. Hiob wendet man sich bei Lepra, an die hl. Lucie bei Augenkrankheiten und an die hl. Apollonia bei Zahnschmerzen. Von anderen Heiligen erwartet man hauptsächlich tierärztliche Bemühungen. St. Antonius beschützt die Schweine und das Kleinvieh; das römische Ritual hat ihn zum Patron der Pferde ernannt, aber er hilft auch Kastraten und schützt vor Komplikationen nach Abtreibungen. St. Eligius, ehemals Goldschmied von Beruf und Schatzmeister des Königs Dagobert, ist der Schirmherr der Schmiede und Tierärzte. Eine Abbildung in der Mailänder

*Abbildung 1888
Reiterspiele unter jungen Männern. Miniatur aus einer lateinischen Handschrift über die Genealogie Christi, 11. Jh. (Paris, Nationalbibl., Ms. latin 8878)*

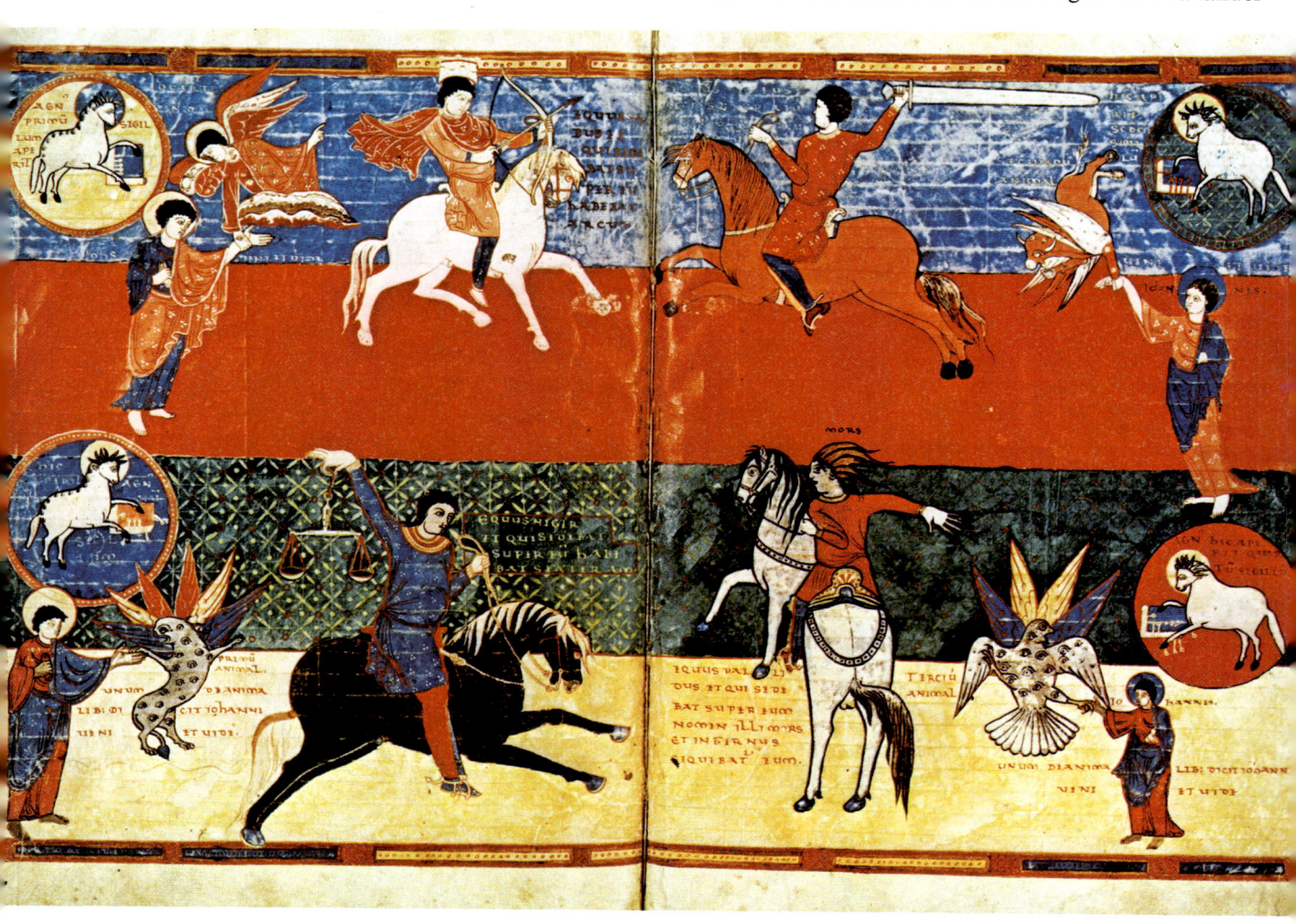

Ausgabe von Ruffus' Traktat (aus dem Jahre 1517) zeigt ein Pferd, dessen in Kniehöhe durchtrenntes Vorderbein der heilige Bischof auf dem Amboß zusammenschmiedet; Grisones Abhandlung über Pferde- und Rinderkrankheiten beginnt mit der Invokation *A nome di Dio e de santo Alo*. St. Blasius wird in Frankreich als mächtiger Schutzpatron des Viehs angesehen; Ronsard widmete ihm 1560 die reizende Hymne »der kleinen Herden«. St. Hubertus, ehemals Gebieter über die Ardennen, gestorben 727, ist für seine Tollwutheilungen berühmt; die ihm geweihte Abtei empfing noch vor wenigen Jahren ganze Pilgerscharen. Einen Sonderfall bilden die unter Diokletians Herrschaft als Märtyrer gestorbenen Brüder Kosmas und Damian, die angeblich in Kilikien Medizin studiert hatten und als heilige Ärzte und Chirurgen wirkten. »Die Tierärzte«, schreibt Amoureux, »wählten, wie auch die Schmiede und Goldschmiede, St. Eligius als Patron. Mir scheint jedoch, sie hätten nach dem Vorbild der Chirurgen Kosmas und Damian den Vorzug geben sollen, denn laut den Mitteilungen des vielwissenden Boerner (in: *De Cosmo et Damiano*) heilten diese beiden Seligen auch Haustiere, jedenfalls behauptet er es in folgenden Zeilen: *omnemque infirmitatem ab hominibus non solum, verum etiam a jumentis varias depellerent aegritudines*...« (Amoureux: Essai de bibliographie vétérinaire, Montpellier 1773, S. 52).

Oft geschah es, daß sich die Gottheit gegen die Bittgesuche ihrer Gläubigen taub stellte. Manche ergaben sich dann in ihr Schicksal, andere jedoch suchten Schutz und Hilfe, die ihnen Christus zu versagen schien, bei der Hexerei. Trotz der grausamen Unterdrückung durch die Kirche, trotz Folterungen und Schafott, überlebten in abgelegenen Dörfern unserer Heimat Hexer, deren Berufsstand selbst heute noch nicht völlig ausgestorben ist. Zur Behandlung von Tieren verordneten die Hexer die verschiedensten Gegenstände und Substanzen. Viele ihrer Heilmittel drangen bis in die offizielle Therapeutik vor und wurden von orthodoxen Autoren übernommen, wie z. B. Mandragora, Zypressenholz und Edelsteine von Äbtissin Hildegard. Viele Wunderärzte schrieben in der Natur gefundenen durchlöcherten Steinen (den sogenannten *Donnersteinen*) die Fähigkeit zu, Tiere gegen Krankheiten zu schützen und die Milchproduktion zu begünstigen.

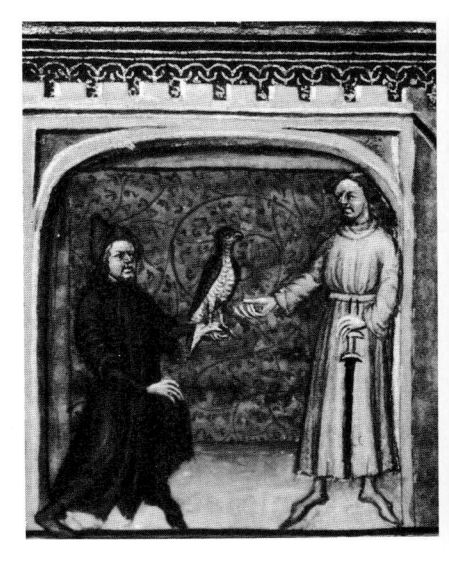

Abbildung 1889
Falknereiszene aus einer französischen Handschrift des 15. Jh.s.
(Paris, Nationalbibl., Ms. français 9221, fol. 75 verso)

Vom 10. bis zum 13. Jahrhundert

Die *Kapitulare* geben uns über die Bewirtschaftung der Latifundien Karls des Großen, seine großen Viehherden, sein Geflügel und seine Fischteiche Auskunft. »Der König gewinnt von seinen Gütern gesalzenen Speck, Schinken, gesalzenes oder eingelegtes Fleisch, insbesondere vom Ziegenbock, und große Mengen Fisch. Er läßt sich frisches Rindfleisch kommen, verkauft das Fleisch seiner hinkenden, aber gesunden Kühe und derjenigen Pferde, die keine Räude haben..., er verkauft Hörner und Häute seiner Ziegen.« Den Verwaltern der kaiserlichen Domänen obliegt es, zu Michaelis die Nachzucht an Fohlen nach Aachen zu bringen, »um sie dem Kaiser, sobald er die Messe gehört hat, zur Musterung vorzuführen«.

Die Herrschaft des großen Kaisers war nur eine Episode ohne Nachhall. Am Ende des 9. Jahrhunderts bestand der Staat nicht mehr, und Europa fiel wieder in Anarchie. Für den Okzident bedeutete der Zerfall des Imperiums Karls des Großen das Ende einer Kultur. Die von Krankheit und Hungersnot dezimierte Bevölkerung hatte sich nunmehr ständig gegen Plünderer zur Wehr zu setzen.

Über den Stand der Tiermedizin, die notwendig auch zwischen dem 10. und 13. Jahrhundert ausgeübt worden sein muß, wissen wir nichts. Nur die Konti-

Abbildung 1890 (gegenüber) Sankt Hubertus. Stich von Albrecht Dürer. (Paris, Bibl. des Arts décoratifs)

nuität der Dinge läßt schließen, daß man auch in diesen Epochen Tiere pflegte und ärztlich versorgte. Zweifellos hat es außer der religiösen Medizin eine heimlich betriebene Laienheilkunde gegeben. Die prekäre Existenz, die Zerstörung des römischen Wegenetzes und die Unsicherheit auf den Straßen zwangen die Menschen, an abgelegenen Orten kleine Gemeinschaften zu bilden und für das Nötigste selbst zu sorgen.

Unausgeprägter Empirismus dürfte sowohl die eine als auch die andere Medizin ersetzt haben; bestenfalls könnte man sich vorstellen, daß manche Kleriker sich noch in Rezeptbüchern Rat holen konnten.

Im 10. Jahrhundert legte man in den Walliser Gesetzen fest, »daß derjenige, der einem Tier oder Menschen ein Heilmittel verordnet, zu entlohnen ist«. Ob jedoch derselbe Heiler Mensch sowie Tier behandelte, bleibt ungewiß. Die zerbröckelnde königliche Macht verteilte sich auf eine Vielzahl lokaler Fürstentümer. Effizienz und Ausstattung der Reitertruppen eines Fürsten zeigten äußerlich an, wie mächtig und reich er war, sei er nun Lehensmann oder Freiherr. Über den Marstall gebot der Marschall oder Oberste Stallmeister als Bediensteter des herrschaftlichen »Hofes«. Er trug die Verantwortung für Pflege und Gesundheit der Pferde. Bei den romanischen Völkern machte der Begriff *ars veterinaria* daher mit der Zeit eine Wandlung durch und wurde zur »Kunst des Marschalls« (lat. *mariscalcus* oder *marescalcus*), nämlich der »marescalcia« oder »malscalia«; in Frankreich hieß sie später »maréchalerie«. Nachdem der lateinische Ausdruck »Veterinär« einmal vergessen war, bezeichnete man mehrere Jahrhunderte lang als »Marschälle« diejenigen Personen, die sich mit der Tierpflege befaßten, und als »Marschallskunst« die Tiermedizin, insbesondere die Medizin des Pferdes. Gegen Ende des 9. Jahrhunderts bestätigte sich die Redensart von den kleinen Ursachen mit großen Wirkungen: aus dem Orient wurde nämlich das mit Nägeln zu befestigende Hufeisen eingeführt. Bald wurde der Hufbeschlag in den Rang einer edlen Kunst gehoben, welche sich nicht einmal die Freiherren höchstpersönlich zu lernen scheuten; viele nahmen sogar ein Hufeisen in ihr Wappen auf. Die Schmiede, die das Eisen zurechtschlugen, lernten, wie man es kunstgerecht aufzubringen hatte. Im Laufe der Zeit übertrug man ihnen auch alle anderen manuellen Verrichtungen am Pferd, einschließlich der Verabreichung von Heilmitteln und selbst die kleine Chirurgie. Auf diese Weise wurden die Hufschmiede zu Gehilfen des »Marschalls« oder Stallmeisters; oftmals mußten sie ihn sogar vertreten. Wie mochte nun aber diese im Gegensatz zum Islam traditions- und führungslos ausgeübte Veterinärmedizin beschaffen sein? Während manche »Stallmeister« über gewisse Grundkenntnisse verfügten, waren die Hufschmiede völlig ungebildet. Noch zweihundert Jahre später beklagen sich die Chronisten über die unsinnigen und barbarischen Verfahren der zeitgenössischen »Marschälle« und »Medikaster«. Man darf sich also fragen, wie es um deren Vorgänger erst bestellt gewesen sein mochte.

Die seltenen profanen tiermedizinischen Abhandlungen stammen aus dem 10., 11. und 12. Jahrhundert. Das *Leech Book* wurde in England unter König Alfreds Regierung herausgegeben, und zwar noch vor dem Aufbruch der dänischen Invasoren in einem nicht genau bekannten Jahr. Das einzige erhaltene Exemplar dieses auf angelsächsisch abgefaßten Textes befindet sich heute im British Museum.

Es handelt sich um eine Sammlung empirischer Rezepte, die zum größten Teil die Humanmedizin betreffen. Nur drei Tierkrankheiten werden erwähnt,

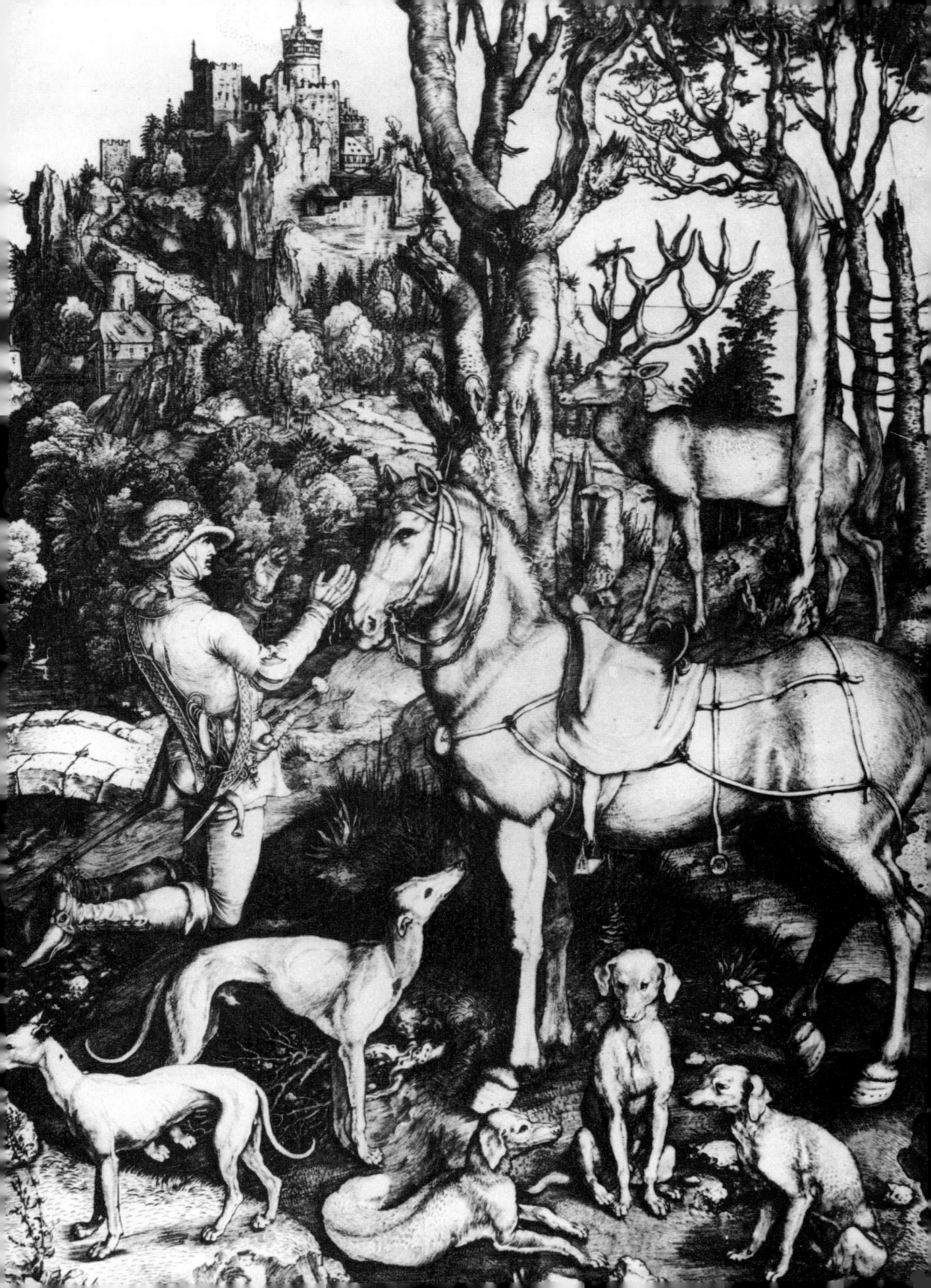

Abbildung 1891 (unten links)
Das Reich der Fische. *Kolorierter Holzschnitt aus einer lateinischen Ausgabe des* Hortus sanitatis *von Jean de Cuba, 1485.*
(Paris, Bibl. der Faculté des sciences pharmac. et bio. de Paris-Luxembourg)

Abbildung 1892 (unten rechts)
Das Tierreich. *Kolorierter Holzschnitt aus dem obengenannten Werk.*
(Paris, ibid.)

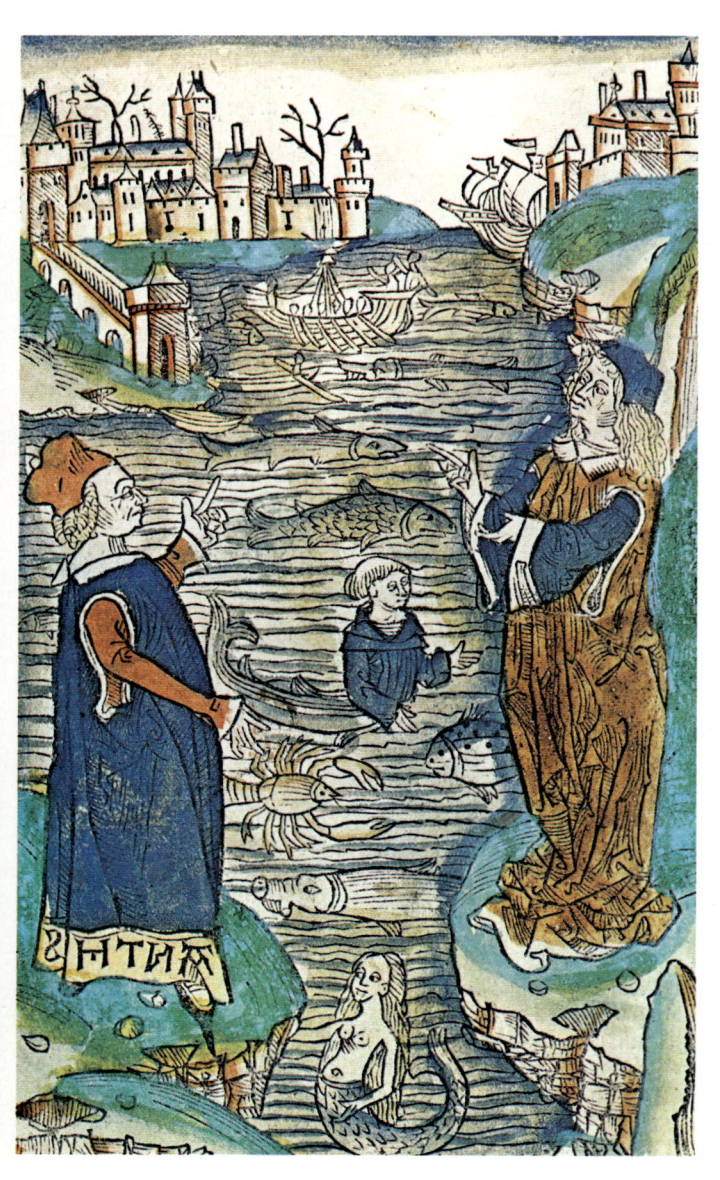

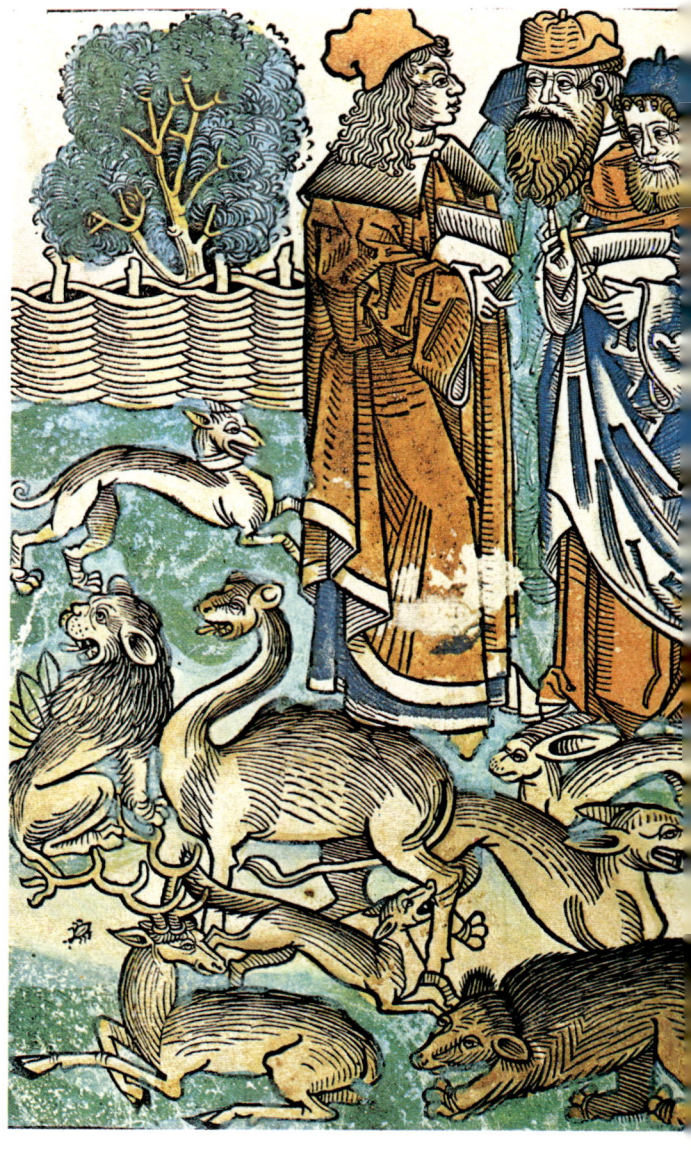

nämlich geschwollene Beine und Wunden beim Pferd sowie Trommelfellentzündung bei Pferd und Rind. Arzneien (außer frischer Butter und Kräutern) finden kaum Beachtung; vielmehr verläßt sich der Autor auf Beschwörungen der Art, daß man über Kopf und Beinen des kranken Pferdes ein Kreuz schlägt oder mit dem Messer in das Horn der Rinder folgende Worte einritzt: *Benedicite omnia opera domini, dominorum.* Ein anderes englisches Manuskript, nämlich das *Herbarium* des Apuleius Platonicus, enthält eine Abhandlung mit dem Titel: »Die Medizin der Vierfüßer«. Dieser kleine Traktat, das uns als Kopie aus dem 12. Jahrhundert überkommen ist, trägt die Unterschrift eines Sextus Placidus, dessen Name wahrscheinlich nicht authentisch ist. Dieser Autor behandelt alle kranken Tiere mit Organen von Hirsch, Fuchs, Hase, Ziege oder Löwe. Die Schriften der Alten sind ihm offensichtlich nicht bekannt gewesen, und seine Therapeutik gleicht jener der Heiler und Hexer. An diesem Werk interessiert im Grunde nur die Stelle, an welcher der Autor beschreibt, wie man sich gegenüber einer Person zu verhalten hat, die von einem tollwütigen Hund gebissen wurde, nämlich: den Wurm unter der Zunge des Hundes hervorziehen, ihn zerhacken und dem Verletzten in einer Feige darreichen. An dieser uralten Vorstellung vom »Zungenwurm« hielt man noch jahrhundertelang fest.

Von großem historischem Interesse ist dagegen das Werk der Äbtissin Hildegard, der Gründerin des Benediktinerklosters Rupertsberg bei Bingen. Sie lebte von 1098 bis 1156. Da sie aus einem Adelshaus stammte, besaß sie, trotz ihres recht fehlerhaften Lateins, eine vorzügliche Allgemeinbildung. In der Bibliothek des Klosters Disibodenberg bei Saarbrücken, in dem sie lange Jahre verbrachte, studierte sie die griechischen, lateinischen, byzantinischen und arabischen Autoren. Ihre *Physica* ist ein naturgeschichtlich-medizinischer Traktat. Die Mönche Godefried und Theoderich, denen wir eine Biographie der Äbtissin verdanken, versahen ihre Abhandlung daher mit dem Untertitel *Libri de natura hominis, elementorum diversarumque creaturarum.* An diesem Werk spürt der Leser die geistige Unsicherheit in den Intellektuellenorden des Mittelalters. Laut Hildegard kann Heilung nur mit Hilfe und Erlaubnis Gottes erwartet werden. Krankheiten muß man zunächst mit Benediktionen und Exorzismen zu Leibe rücken, da viele das Werk Luzifers und seiner Dämonen darstellen. Auch empfiehlt die Äbtissin Mandragora, Zypressenholz und Edelsteine, das heißt von der Magie inspirierte Mittel.

Einen beachtlichen Teil ihres Werks widmete Hildegard der Tiermedizin. Der Leser erfährt, daß die gewöhnliche Pest *(schelmo* genannt) Pferd, Esel, Schaf, Schwein »et omnia cetera pacora« befällt. Es gibt jedoch auch eine Pest, an der nur Rinder erkranken, und eine ausgesprochene Schweinepest. Die erste behandelt man mit einem wässrigen Brei aus geraspeltem Wisenthorn, die zweite mit Fischknochen- und die letzte mit Vogelschnabelpulver. Gegen Angina (die im Text als *strangel* bezeichnet wird), an der Pferd, Esel, Rind, Ziege, Schaf, Schwein und andere Tiere erkranken können, empfiehlt die Autorin Kupferwasser, gegen Nasenausfluß beim Pferd verordnet sie Brennnessel. Koliken bei Pferden werden mit Brennessel oder wildem Salat kuriert; gegen Trommelfellentzündung bei Rind oder Schaf gibt man Kastanienblätter; den Husten der Wiederkäuer bekämpft man mit Ringelblumensaft, den man in die Nüstern gießt. Eschenblätter eignen sich für alle Krankheiten der Ziege. Pulverisiertes Lungenkraut *(Pulmonaria officinalis)* erhält die Schafe gesund und läßt sie fett werden. Auch Aderlaß, Schröpfen und Kauterisieren mit Fichtenholz werden als Heilverfahren nahegelegt. Hildegards *Physica* stellt einen schüchternen Versuch zur Besinnung auf die alten Traditionen dar, und gerade deshalb ist ihr Werk heute noch von Bedeutung.*

Die in dieser Epoche in voller Blüte stehende medizinische Hochschule von Salerno übernahm nicht nur den Nachlaß der Antike, sondern profitierte auch von den Lehren der Araber. Einer ihrer Meister, nämlich Copho, verfaßte eine *Anatomie des Schweins,* in der bestimmte Einzelheiten mit bewundernswerter Präzision beschrieben sind; sein Kollege Urso dissertierte über vergleichende Embryologie. Die älteste Handschrift der *Anatomia Cophonis* (sie wird heute in der Münchner Bibliothek aufbewahrt) wurde um 1200 im Kloster Benediktbeuren angefertigt. Die Urschrift dürfte aus den Jahren 1100 bis 1120 datieren. Solange man keine menschlichen Leichen sezieren durfte, nahm man dazu Schweine. Ein Dekret des venezianischen Senats vom 7. Mai 1308 ermächtigte das Ärztekollegium dieser Stadt, jedes Jahr eine Leiche zu eröffnen. Pro Jahr gestand man den Universitäten eine oder einige wenige Leichen zu, bis 1325 ein

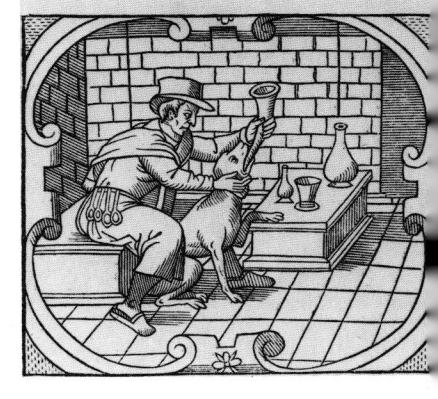

Abbildung 1893
Wie man einem Hund Medizin gibt. *Holzschnitt aus dem Buch* La Vénerie (Das Weidwerk) *von Jacques de Fouilloux, Paris 1601.*
(Frankreich, Maisons-Alfort, Bibl. der Ecole nationale vétérinaire)

* Hildegards *Physica* wurde verschiedentlich neu aufgelegt und kommentiert (z. B. von J. Schott, G. Kraut, J.-P. Migne, C. Daremberg und A. Reuss). Reinhard Froehner veröffentlichte eine hervorragende Arbeit über den tiermedizinischen Teil der *Physica: Tierheilkundliches in den naturwissenschaftlichen Schriften der Hildegard von Bingen* (Veterinärhistorische Mitteilungen, 1928, Nr. 6, S. 21 und Nr. 7, S. 26).

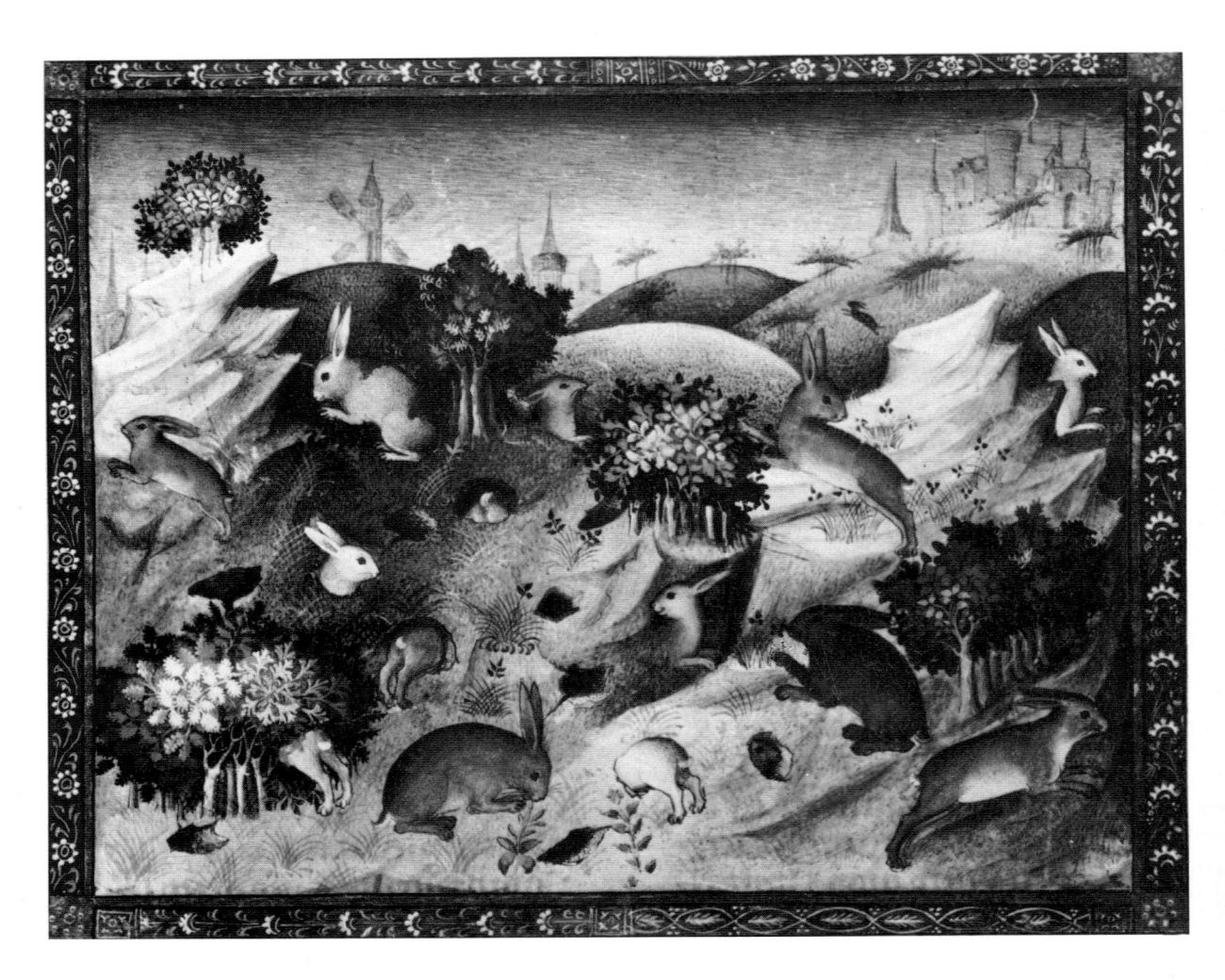

Abbildung 1894 Tollende Kaninchen. Miniatur aus Le livre de la chasse que fict le comte Gaston Phébus de Foys, seigneur de Beart *(Das Jagdbuch des Grafen... von Foys...), 14.—15. Jh. (Paris, Nationalbibl., Ms. français 616, fol. 26 verso)*

Dekret Bonifazius' VIII. erneut Sektionen verbot (siehe: Karl Sudhoff: *Die erste Tieranatomie von Salerno und ein neuer salernitanischer Anatomietext,* Archiv für Geschichte und Naturwiss. und der Technik, 1927, Bd. X, 1—2, Zitiert in: R. Froehner: *Veterinärhistorische Mitteilungen,* 1927, Nr. 9, S. 35). Als Illustrationen zu seiner vorgenannten Analyse legt R. Froehner dem Leser zwei sehr interessante Zeichnungen vor. Auf der ersten, aus Velsals Werk *De humanis corporis fabrica* (1543) stammenden Abbildung sieht man eine Initiale, zu deren Ausschmückung eine Sektionsszene dient: Putten eröffnen ein Schwein, das gefesselt auf einem Tisch liegt; die Sektion auf der zweiten Abbildung, eine Reproduktion nach einer 1567 in Venedig erschienenen Ausgabe des Galen, wird unter der Aufsicht eines würdig dreinblickenden Anatomenkollegiums vorgenommen.

Pestepidemien und Seuchen im Mittelalter

Fast ständig hatte das Mittelalter unter Pest und allen denkbaren anderen ansteckenden Krankheiten zu leiden. Viele Autoren haben sich bemüht, diese Ereignisse chronologisch einzuordnen, jedoch mußten sie immer wieder ihre Aufstellungen revidieren. Ab dem 6. Jahrhundert wütete mehrere Jahrhunderte lang in Mittel- und Westeuropa die Rinderpest. Wie es scheint, kam es auch zur Rückkehr jener bei Griechen und Römern gefürchteten Pestart, die den Menschen und diverse Tiere befiel. Letztere Pest war es auch, die im Jahre

580 während der Regierungszeit Childeberts Gallien verheerte. Gregor von Tours beschrieb sie folgendermaßen: »Keine Kreatur blieb von dieser Krankheit verschont: alle Herden waren angesteckt; in den Wäldern starben die wilden Tiere, in den Städten und auf den Dörfern die Menschen. Bei den Menschen machte sich die Seuche allein durch Kopfschmerzen bemerkbar, auf die alsbald der Tod folgte.«

Im Jahre 791, als Karl der Große im Kampf gegen die Hunnen stand, erkrankten die Armeepferde an einer Pest, die den Bestand zu neun Zehntel vernichtete, und, wie Eginhard berichtet, zum Abbruch der Operationen zwang. 810 wurde des Kaisers Feldzug abrupt von einer Rinderpest unterbrochen: erst im September hatte er sein Lager bei Aachen verlassen, Anfang Oktober traf er dort wieder ein. Die schlimme Seuche vernichtete nicht nur die Herden der Truppe, sondern entvölkerte ganze Landstriche. Vom Orient ausgehend, war sie nach Westen vorgedrungen und hatte allmählich ganz Europa überzogen. Anfangs fand man als einzige Erklärung für ihre Ursachen wieder einmal Gottes Strafgericht, einige Jahre später ließ sich jedoch Agobard aus Lyon zu der Behauptung hinreißen, Kaiser Karls Feind Herzog Grimoald von Benevent habe Quellen und Weiden vergiften lassen.

Über das Rindersterben ging tatsächlich das schmähliche Gerücht um, Grimoald, der erklärte Feind des christlichen Kaisers, habe Männer ausgeschickt, um in Feld und Wald, auf Weiden und in Quellen Pulver zu streuen, an dem die Rinder sich vergifteten. Auch habe man erfahren, daß viele Männer wegen dieses Delikts festgenommen worden seien; einige habe man an Ort und Stelle

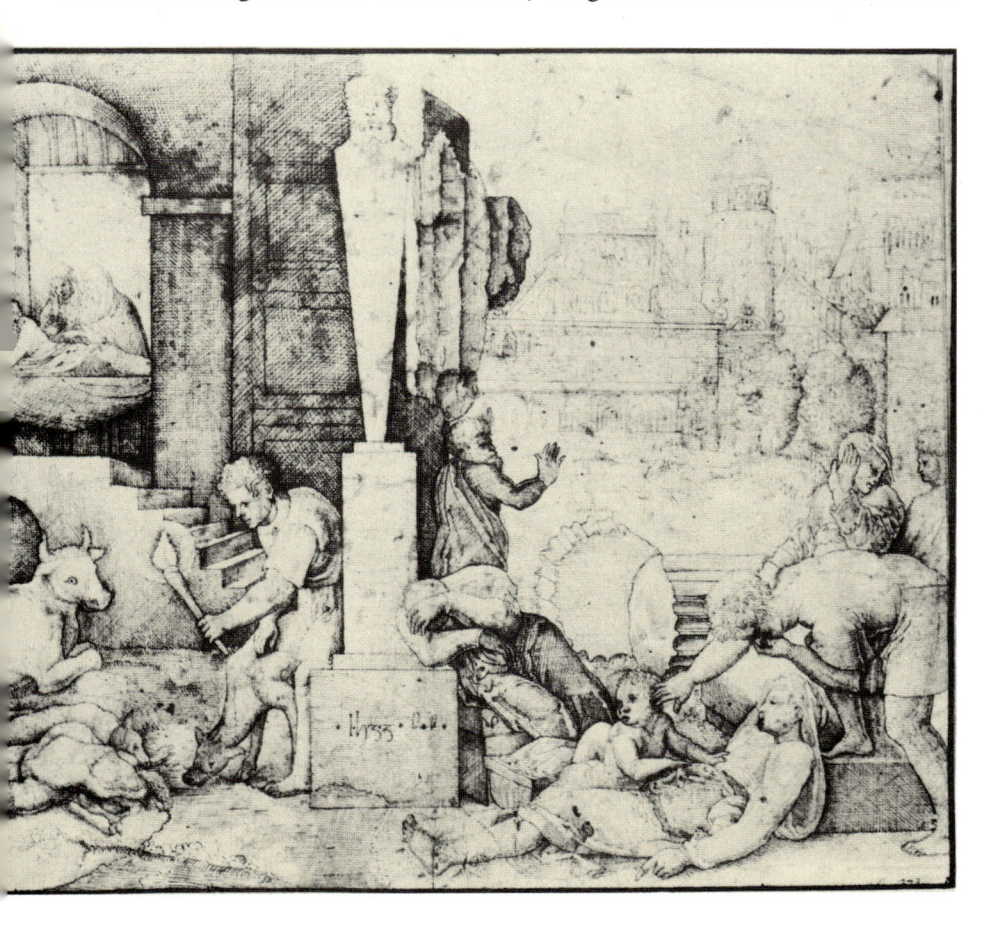

Abbildung 1895
Die Pest. Zeichnung von Hans Sebald Beham (1500—1550). (Paris, Louvre)

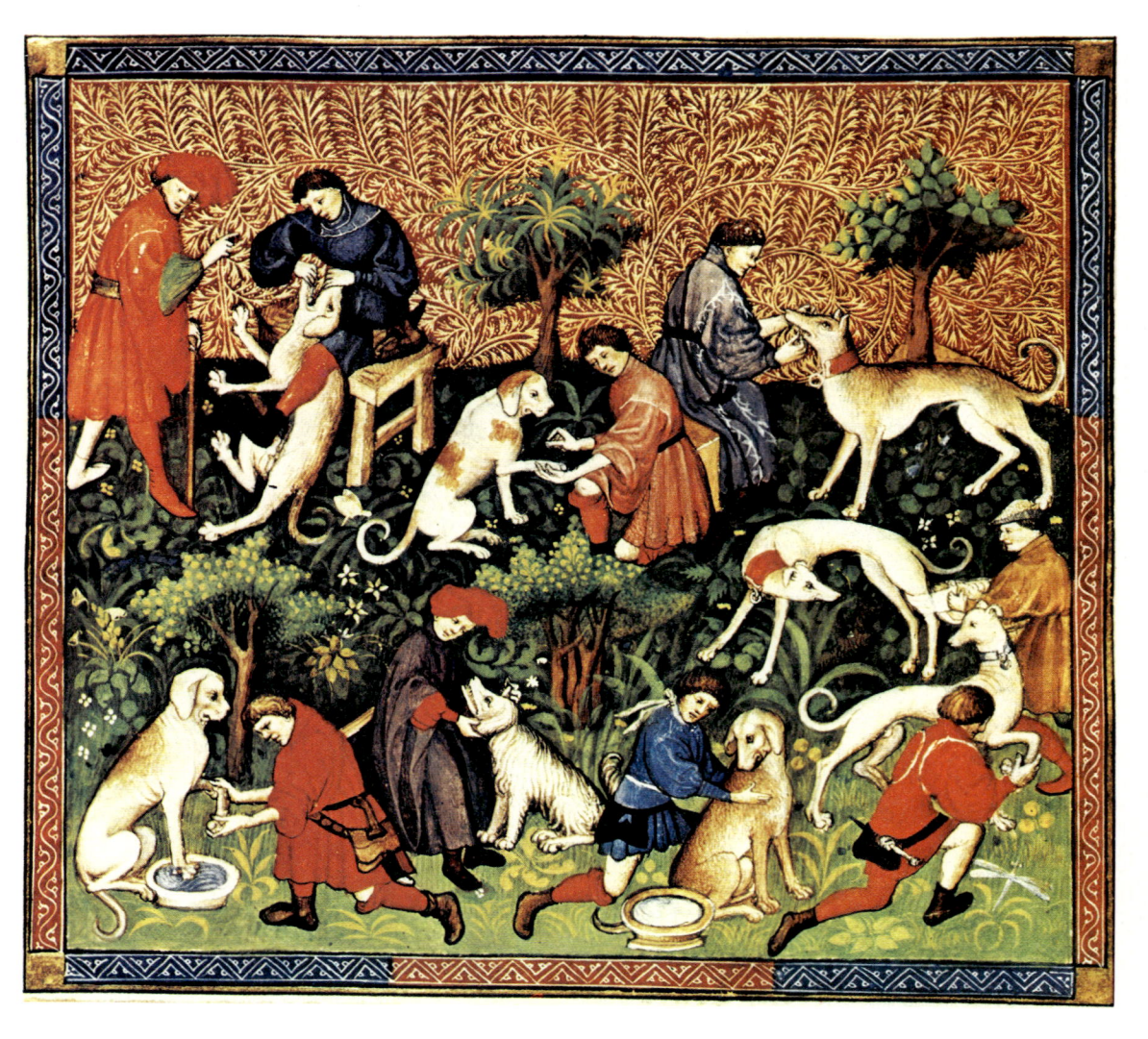

Abbildung 1896
»Hundekrankheiten und ihre Behandlung«. Miniatur aus einer handgeschriebenen Ausgabe des Livre de la chasse que fict le comte Gaston Phébus de Foys, seigneur de Beart, *14.—15. Jh. (Paris, Nationalbibl., Ms. français 616)*

umgebracht, die meisten aber auf Bretter gebunden und in den Fluß geworfen, wo sie dann ertranken. Das Erstaunlichste aber sei, daß die Verhafteten gestanden hätten, ein solches Pulver besessen und ausgestreut zu haben ...(!).

Um Rinderpest, die damals am häufigsten zu beobachtende Seuche, dürfte es sich auch bei den Viehkrankheiten gehandelt haben, die in folgenden Jahren und Gebieten wüteten: 569 in Gallien und Italien; 679 in Irland; 809 in Deutschland und Frankreich; 850 und 870 in Frankreich; 878 in Deutschland; 886 in Frankreich und Deutschland: 1098 in Frankreich; 1124 in Deutschland und Belgien; 941—942, 1170—1172 und 1223—1225 in ganz Europa; 1265 in Mitteleuropa; 1321—1324 in Irland; 1385—1387 in der Lombardei usw.

Andere Seuchen suchten sowohl den Menschen als auch verschiedene Tierarten heim. Die Pestepidemien von 889, 1145 und 1264 befielen Menschen, Pferde und Rinder. 840 und 990 erkrankten nur Menschen und Pferde; in letzterem Jahre wütete die Pest drei Jahre lang und rief schwere Hungersnöte hervor. Die von Ovid und Homer geschilderte Pest, nämlich eine Abart, die unterschiedslos den Menschen und sämtliche Tiere traf, beobachtete man im Mittelalter anscheinend nicht mehr. Während der schrecklichen Blatternepidemie, die 1345—1350 unter den Menschen aufräumte (sie bekam den Namen *Der schwarze Tod),* gingen ebenfalls Tausende von Pferden, Rindern, Schafen und Ziegen ein. Allerdings läßt sich heute wegen der ungenauen Beschreibungen nicht feststellen, um welche Krankheiten es sich dabei im einzelnen gehandelt haben mag. Die meisten Kalamitäten des Mittelalters wurden sicher von der Rinderpest verursacht, denn sie brachte nicht nur die Menschen um Fleisch und Milch, sondern zwang sie auch zur Niederlegung der Feldarbeit, zu der man fast ausschließlich Rinder benutzte. Es kam zu Hungersnöten, die wiederum in Unruhen und Bürgerkriege mündeten. Innerhalb weniger Monate konnte sich eine Seuche über ein riesiges Gebiet verbreiten. »Im fränkischen Königreich«, erklärt Eginhard, »hat die Plage nicht den kleinsten Winkel verschont.« Andere Chronisten erzählen, auf dem Land sei kein einziges lebendiges Stück Vieh mehr zu sehen gewesen. Wenn sich eine Seuche aus Mangel an Opfern endlich beruhigt hatte, bedurfte es mehrerer Jahre, um wieder einen bescheidenen Viehbestand heranzuziehen; oft scheiterten alle Versuche am Wiederaufflammen der Krankheit.

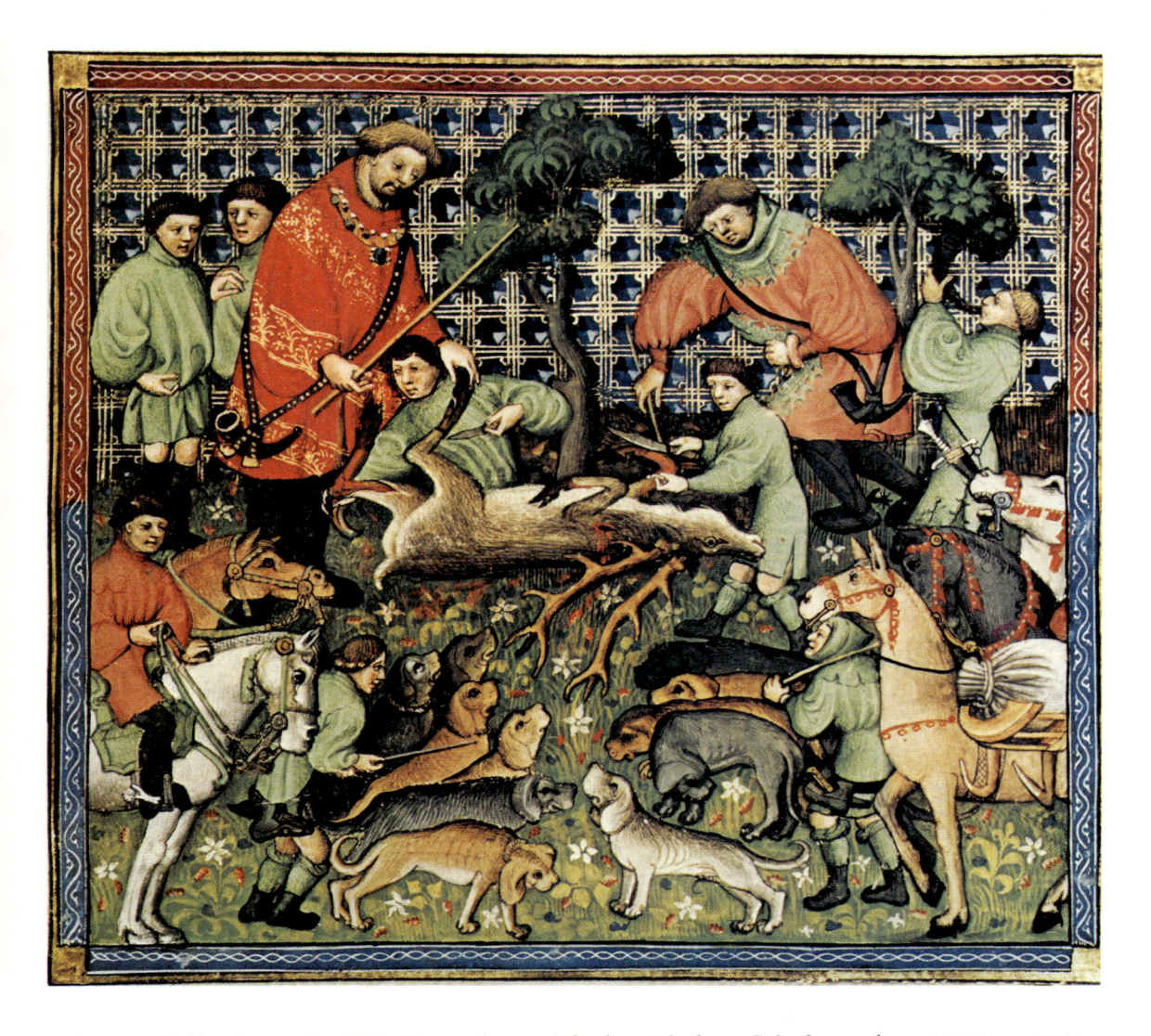

In den Chroniken sind Seuchen verzeichnet, an der sich nur Pferde ansteckten. Guizot schreibt dazu: »Die Seuche von 832 war so verheerend, daß man auf den Straßen fast nur noch Fußgänger zu Gesicht bekam.« 896 verlor

Abbildung 1897
»Wie man einen Hirsch abzieht und zerlegt«. Miniatur aus vorgenannter Handschrift. (Paris, ibid.)

1741

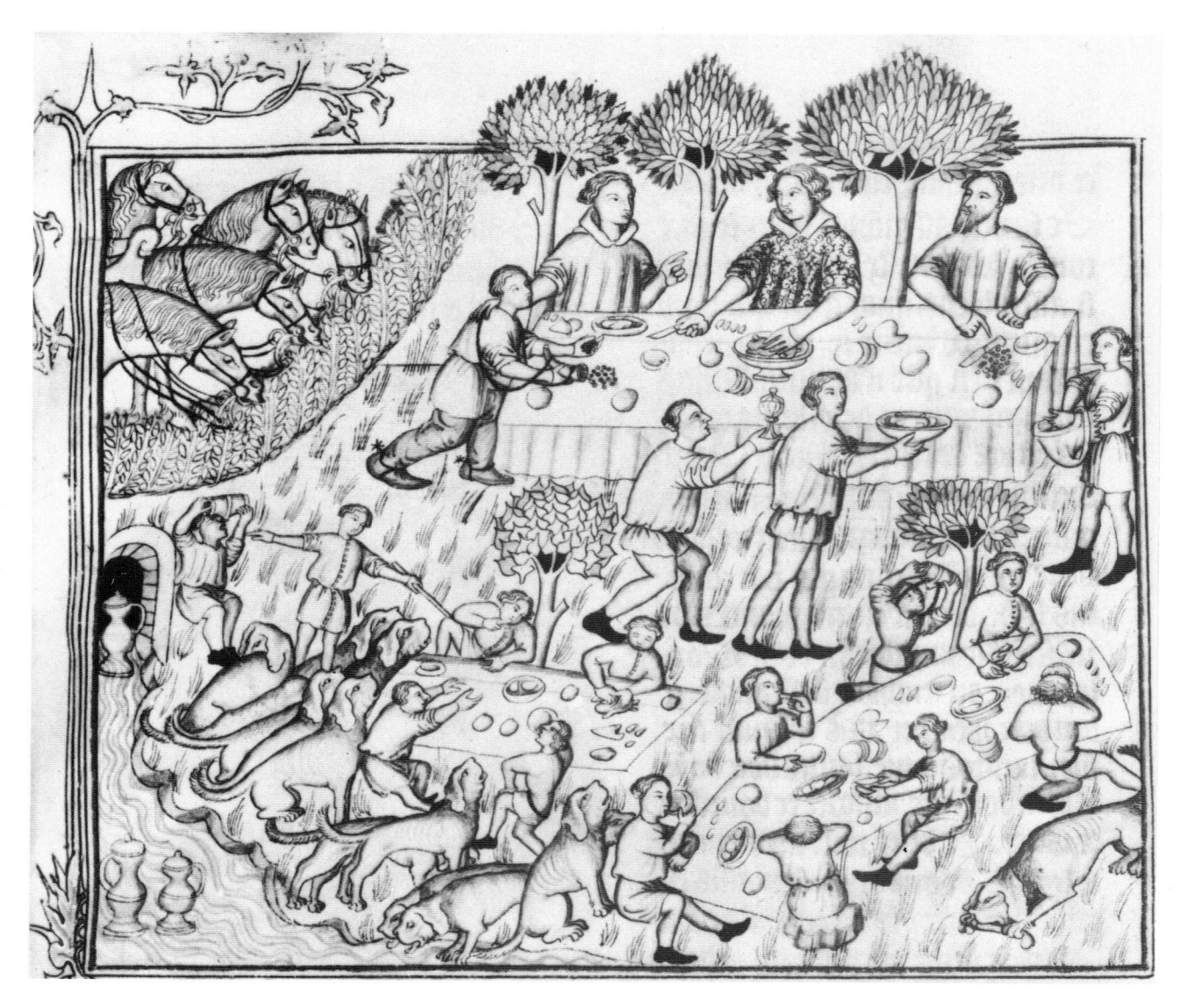

Abbildung 1898 Jagdgelage. Miniatur aus einem Manuskript vom Livre de la chasse que fict le comte Gaston Phébus de Foys, seigneur de Beart, *14.—15. Jh. (Paris, Nationalbibl., Ms. français 619, fol. 56)*

Arnulfs Heer auf der Rückkehr von einem Feldzug nach Italien bei der Alpenüberquerung fast seine gesamte Kavallerie. 1301 wütete eine schwere Seuche unter den Pferden Roms; Rusius' Beschreibung läßt erkennen, daß es sich um Influenza (auch Pferdestaupe oder Pferdetyphus genannt) handelte. Sie wiederholte sich noch einmal 1313 in Rom. In Timurs Chronik steht vermerkt, daß um 1360 »gemäß Gottes Willen unter den Pferden der Jamaks eine Pest ausgebrochen ist, so daß es an Reittieren für die Kuriere mangelt«.

Mehrfach wurden die Schafpocken aus dem gesamten Europa gemeldet. In Friesland und Westfalen grassierten sie 1272. Innerhalb von achtundzwanzig Jahren wurden die prachtvollen Herden einer verbesserten Schafsrasse, welche die Zisterzienser 1128 zu züchten begonnen hatten, vollkommen vernichtet. 1275 gingen die Schafpocken von Frankreich auf Northumberland über.

Das 13. Jahrhundert

Überall, wo in Europa die Araber lange geherrscht hatten, ganz besonders aber auf der Iberischen Halbinsel, blieben Spuren der arabischen Kultur. Im ausgehenden 12. Jahrhundert besaßen die Eroberer nur noch Sizilien und Südspanien, aber ihr Einfluß erstreckte sich immer noch auf die Nachbarstaaten. Roger II. von Sizilien, ein weitsichtiger Schirmherr der Künste und Wissenschaften, interessierte sich gleichmaßen für Human- und Tiermedizin. Er verbot die Ausübung der Medizin ohne Zulassung und bestärkte den Juden Moses von Palermo darin, die arabisch abgefaßten Manuskripte nach Ippokras dem Hindu ins Lateinische zu übertragen. Hier, in Süditalien, sollte künftig die Medizin des Hippokrates und der byzantinischen Hippiater wiedererstehen.

Kaiser Friedrich II., König beider Sizilien (1194—1250), war Literat, Gelehrter und enthusiastischer Jünger der Schule von Salerno. Er ergänzte König Rogers Vorschriften bezüglich des Arztberufs. Für die angehenden Ärzte erdachte er einen Studiengang, über den Huxley schrieb, er zeuge von »einem klaren und großzügigen Verständnis dessen, was eine wissenschaftlich fundierte Kultur zu erreichen fähig ist«. 1230 erlegte Friedrich den Ärzten ein einjähriges Anatomiestudium auf. Er selbst trieb begeistert Anatomie- und Zoologiestudien. Ein griechischer Traktat über Falkenzucht, -pflege und -gebrauch soll sein Werk gewesen sein. Es enthält unter anderem einige interessante Anmerkungen zur Anatomie der Vögel. Noch mehrere Jahrhunderte blieb übrigens die Falkenjagd, der man seit den Kreuzzügen frönte, der Lieblingssport aller Fürsten. Jordanus Ruffus, seines Zeichens Hoher Gerichtsherr und Oberstallmeister *(marescalcus major)* Friedrichs II., veröffentlichte gegen 1250 ein *Gestütereibuch*. Molin, der Ruffus' Leben gründlich untersucht hat, erklärt, dieser sei von edler Herkunft gewesen, und auch Ercolani vertritt diese Meinung. Um seine unhaltbare Theorie über die Rolle der Hufschmiede (frz.: maréchaux ferrants) in der Veterinärmedizin zu stützen, deklariert Moulé dagegen dreist, Ruffus sei als Plebejer geboren, und die auf ihn angewendete Bezeichnung »*miles et familiaris imperatoris*« bedeute »Soldat und Diener«, nicht aber, wie wir durchaus glauben dürfen und sollten, »Gefährte und Vertrauter« des Kaisers. Diese gänzlich abwegigen theoretischen Aufbauten brechen zusammen, sobald man die von Signorelli festgestellte Tatsache berücksichtigt, daß Ruffus in seiner Eigenschaft als Gerichtsherr als Zeuge anwesend war, während der Kaiser sein Testament machte. Ruffus bestätigte das Dokument mit folgenden Worten: »Ich, Jordanus, Hoher Gerichtsherr, genannt Ruffus von Kalabrien, imp. marescallus major, war zugegen und habe persönlich unterzeichnet.« (In: F. Smith: The Early History of Veterinary Literature..., I, S. 76.)

Den Kenntnissen der Hippiater fügte Ruffus nicht nur seine eigenen Erfahrungen hinzu, sondern auch das Wissen des Kaisers, der darauf bestanden hatte, mit seinem hohen Würdenträger und Freund zusammenzuarbeiten. Ruffus' Werk scheint für die »Marschälle«, d. h. Stallmeister, der kaiserlichen Gestüte bestimmt gewesen zu sein. Der Autor zeigt sich als kritisch abwägend, als unbeeindruckt von den abergläubischen Strömungen der Zeit. Wie Delprato sehr zutreffend bemerkt, mied er scholastische Haarspaltereien und auch die Finessen der arabischen Doktoren. Seine Untersuchungen über die Rotzkrankheit, Rheumatismus und Krankheiten der Extremitäten sowie seine Beobachtungen über angeborene Fehlbildungen verdienen auch die Anerkennung des modernen Lesers.

Ercolani und nach ihm Eichbaum (in: *Grundriß der Geschichte der Tierheilkunde* 1885, S. 43), getreulich gefolgt von Moulé, leugnen, was dennoch klar zutage liegt, nämlich daß Ruffus die griechischen Autoren kannte. Als ob der Marburger Medizinhistoriker Heusinger schon 1853 eine solche Annahme vor-

Abbildung 1899
Die Anatomie des Pferdes.
Federzeichnung aus dem Werk Lo libre de la marescalcia compost per lo noble mosseu Manuel Diez, en catalan *(Das Gestütereibuch... von Manuel Diez, in katalanisch), 1523. (Paris, Nationalbibliothek, Ms. espagnol 215, fol. 1) Manuel Diez war Haushofmeister König Alfons' V. von Aragón.*

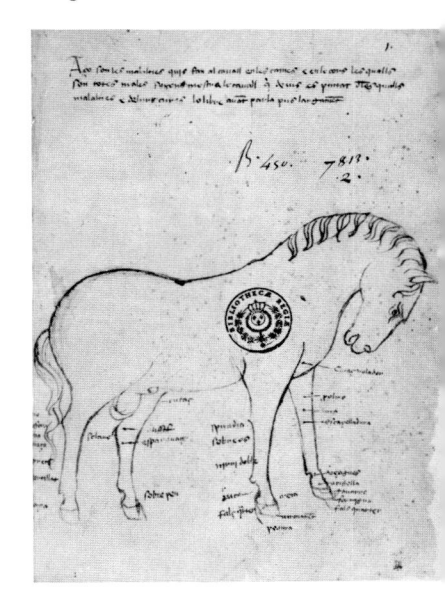

ausgeahnt hätte (vgl. seine Arbeit in: *Beiträge zur vergleichenden Pathologie,* Kassel 1853, S. 40), versuchte dieser Autor, sie von Anfang an zu widerlegen. »Wenn man weiß«, schrieb er, »wieviel Mühe Friedrich darauf verwandte, die wissenschaftliche Literatur der Griechen und Araber ins Lateinische oder Sizilianische übersetzen zu lassen, gelangt man zu der Überzeugung, daß sie [er und Ruffus] sich die Autoren der ihnen so sehr am Herzen liegenden Kunst sicher nicht als letzte verschafften...« Daß Ruffus bestimmte Stellen der *Hippiatrica,* speziell jene über die Darmkrankheiten, nicht gekannt hat, scheint festzustehen, doch beweist es nur, daß ihm bruchstückhafte Übersetzungen von diesem Werk zur Verfügung standen. Nichtsdestoweniger hat Ruffus die Schriften der byzantinischen Hippiater auf dem Wege über die Lateiner und Araber unbedingt kennen müssen.

Obwohl Ruffus' bedeutende *Gestüterei* seinerzeit in zahlreichen Versionen erhältlich war, übte sie auf das zeitgenössische Schrifttum keinerlei Einfluß aus: Die Autoren des 13. Jahrhunderts, zum größten Teil waren es Kleriker, zogen es — aus welchen Gründen auch immer — vor, ihre Informationen aus den Werken der Antike zu beziehen.

Der Dominikanerprovinzial und Bischof von Regensburg, Albert von Bollstädt (Albertus Magnus, 1193—1280), war Enzyklopädist und ein großer Philosoph dazu. In seinem Traktat über die Tiere *(De animalibus)* hat er sich auch mit der Pathologie beschäftigt. Seine Vorbilder waren Avicenna und die Araber; Ruffus, dessen Werk man wohl in Deutschland noch nicht kannte, wird von ihm nicht zitiert. Zwar ist Albertus nicht gerade dem vulgärsten Aberglauben verfallen, doch glaubt auch er an okkulte Einflüsse wie zum Beispiel die verderbliche Wirkung des Mondlichts auf Wunden. Obwohl er über keine eigene praktische Erfahrung verfügte, muß man ihm, wie F. Smith schreibt, bescheinigen, daß er sich »als erster veterinärmedizinischer Autor mit dem Problem der Infektion an sich auseinandersetzte«. Zunächst erörtert er in diesem Zusammenhang das *verdorbene Blut;* seiner Meinung nach können sich gesunde Tiere auf folgende drei Arten anstecken: 1. Einimpfung der Krankheit

Abbildung 1900 Untersuchung von Zunge und Gebiß beim Pferd. Illustration aus dem Libro de manescalcia y de albeyteria y de fisica de las bestias que compuso Johan Alvares de Salamellas, *15. Jh. (Paris, Nationalbibl., Ms. espagnol 214, fol. 26 verso)*

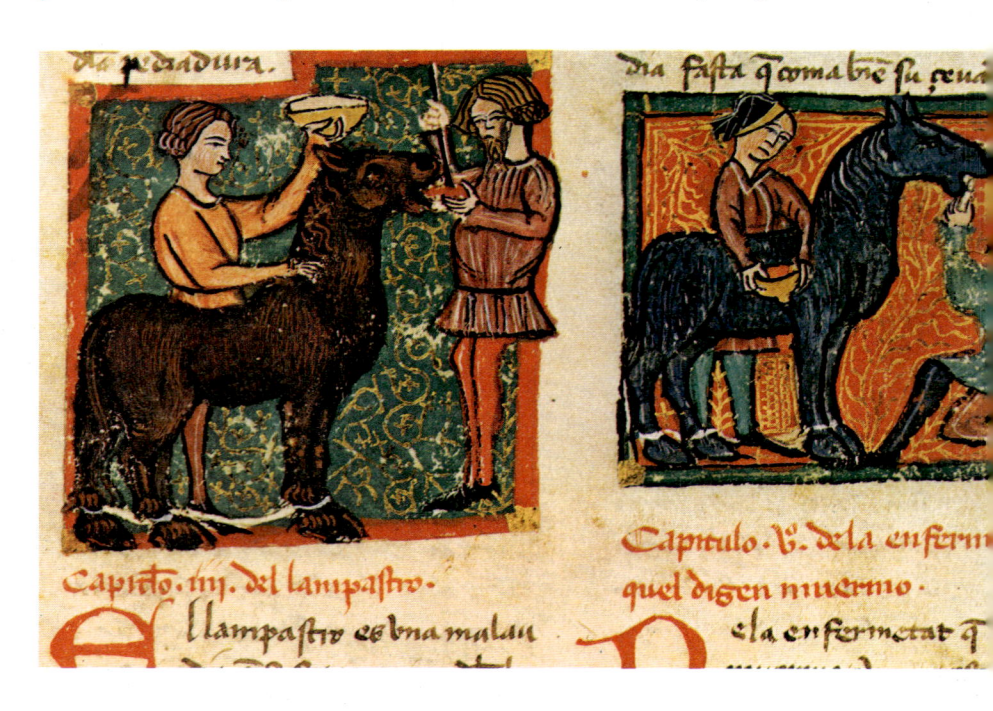

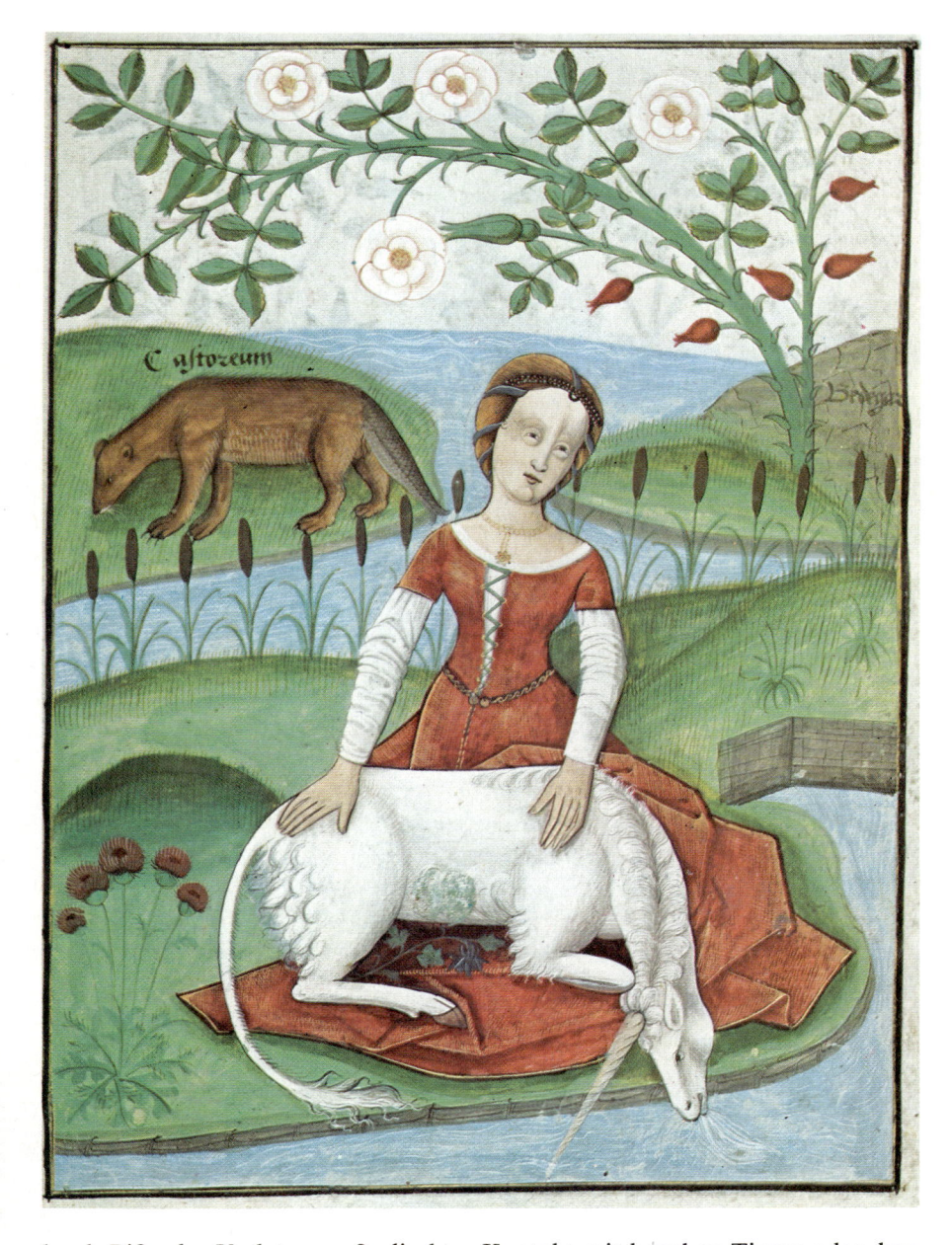

Abbildung 1901
»Das Einhorn«. Miniatur aus einer Handschrift von Matthaeus Platearius, 15. Jh. (Paris, Nationalbibl., Ms. français 13322, fol. 188)
Wir wissen nicht mit Sicherheit, ob die Alten die Antilope oder den Narwal für das Einhorn hielten. Ambroise Paré trug dazu bei, »dieses seltsame Tier« ins Reich der Fabel zu verweisen; dennoch schrieb man seinem Horn bis zum beginnenden 18. Jh. außerordentliche Heilkräfte zu, z. B. gegen Gifte, Tollwut, Pest und vieles andere mehr.

durch Biß oder Verletzung, 2. direkter Kontakt mit kranken Tieren oder dem Ort, an dem sich solche zuvor aufhielten, 3. Respiration der Atemluft kranker Tiere. In Kapitel II des siebenten Buches untersucht der Autor einige Pferde-, Esel-, Rinder-, Schweine-, Hunde- und Elefantenkrankheiten. Buch XXII besteht aus einer Abhandlung über die Pathologie der Beizvögel.

Der 1186 in der Brüsseler Umgegend geborene Thomas von Aquin war Unterprior bei den Dominikanern; in Köln nahm er bei Albertus Unterricht, anschließend hielt er sich in Paris und Löwen auf. Da er sich besonders für Naturgeschichte interessierte, sammelte er Informationen über die Haustierzucht in den von ihm besuchten oder bewohnten Klöstern. Eines seiner *Bienenzucht*-Bücher wurde 1595 von Georges Colvener in Douai gedruckt. Andere seiner Schriften werden heute in Deutschland aufbewahrt, unter anderem ein 1560 gedrucktes Buch mit dem Titel *Anatomia. Liber de natura rerum,*

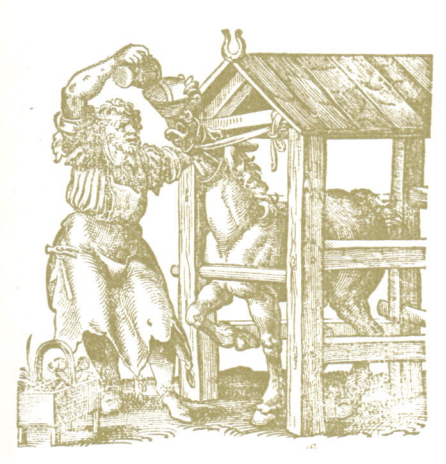

*Abbildung 1902
Ein Pferd bekommt Arznei.
Deutscher Holzschnitt des
16. Jh.s
(Paris, Bibl. des Arts décoratifs)*

* Der tiermedizinische Teil in Heckers Werk wurde von A. Gauthier ins Französische übersetzt (in: *Recueil de médecine vétérinaire pratique,* 1884, S. 592—616).

tantum hominum quam iumentorum et reptilium. Es enthält Anmerkungen über Fehlgeburten bei Stute und Ziege, über Lungenkrankheiten bei Rindern (z. B. »Tuberkulose« oder vielmehr die Lungenseuche) und Bienenkrankheiten. Anscheinend bespricht Thomas in seinen Schriften nur das, was er persönlich beobachtet oder gehört hatte. Er glaubt an die veterinärmedizinische Kompetenz der Hirten, schildert dem Volksglauben entsprungene Bräuche und Ansichten und deutet sie vom Standpunkt eines Esoterikers und Orthodoxen.

Der Franziskaner Bartholomew Glanville, mit Beinamen »der Engländer« genannt, veröffentlichte zwischen 1231 und 1281 das Werk *The Properties of Things;* im achtzehnten Buch kommt der Autor zum Thema Tiere. Sein naturgeschichtliches Wissen hat er aus Aristoteles' und Plinius' Werken geschöpft; die Araber lieferten ihm seine wissenschaftlichen und medizinischen Quellen. Der Autor erntete beachtliche Erfolge; dreiundvierzig Manuskripte kennen wir heute, mehrere davon befinden sich in Frankreich; im 15. Jahrhundert erschienen siebzehn Ausgaben in verschiedenen Sprachen (!). Vinzenz von Beauvais (Vincentus Bellovacensis, 1184—1264) gehörte dem Gelehrtenorden der Dominikaner an. Sein *Speculum naturale* stellt eine erneute humanwissenschaftliche Kompilation dar. Die Bücher XIX und XX handeln von Tieren und Tierkrankheiten, wie sie die Alten und Araber beschrieben. Vinzenz verschaffte sich seine Informationen in der Klosterbibliothek. Er machte Anleihen bei Aristoteles, Plinius und Avicenna und ließ die zeitgenössischen Autoren unbeachtet. Nur mit Albertus Magnus, seinem Ordensprovinzial, machte er darin eine Ausnahme.

Theoderich von Lucca (1205—1298), Sohn des Hugo von Lucca, des renommierten Chirurgen aus Bologna, studierte Medizin, wurde dann Mönch und schließlich Bischof von Cervia in Spanien; danach wandte er sich wieder dem Studium der Medizin und Tierheilkunde zu. In neun Handschriften beschreibt er leicht lesbar längst etablierte Lehren über die Medizin und Chirurgie des Pferdes; in einer anderen behandelt er (in Spanisch) Medizin und Chirurgie von Mensch, Pferd und Falken.

Bonifazius war ein Arzt aus Gerace in Kalabrien. Laut Heusinger wurde er während der Regierungszeit Karls von Anjou, König von Sizilien (1266—1285), geboren, indes vertritt Smith die Ansicht, er habe nach dem Tod des Ruffus gelebt. Bonifazius schrieb auf griechisch das Werk *Marescalcaria del cavallo;* eine mit sieben prächtig kolorierten Zeichnungen geschmückte Kopie der italienischen Version, die der Dominikaner Antonio Drapera anfertigte, befindet sich im British Museum. Vergeblich sucht man in diesem Text nach neuen Ideen; verdorben wurde er überdies durch astrologische Betrachtungen. Laut einer erst vor kurzem erschienenen Publikation soll in Spanien gleichzeitig noch ein anderer Theoderich gelebt haben: »Nach Lektüre seines *Tratado de veterinario* darf man schließen, daß es sich um eine Person handelte, die mit Tieren umzugehen verstand und über eine Praxis verfügte, die das Leben im Kloster nicht hätte inspirieren oder vermitteln können... Sein Buch enthält Lehrsätze, die in ihrer Logik modern anmuten, und beweist dadurch einmal mehr das hohe wissenschaftliche Niveau der spanischen *alveiteria,* die in nichts der Humanmedizin der Epoche nachsteht...«

Im Auftrag des byzantinischen Kaisers Michael VIII. Palaeologus (1251 bis 1281) verfaßte der Hofarzt Demetrios Pepagomenos einen Falknereitraktat. Hecker bespricht das Werk sehr ausführlich in seiner *Geschichte der Medizin*.* »Für die Epoche«, schreibt er, »stellte es ein Exempel an Beobachtungsgabe in der Tiermedizin dar. Autor eines Werks, das den anderen desselben Jahrhunderts so weit überlegen ist, kann nur ein aufgeklärter Mediziner sein, der bestens Bescheid wußte, welche Naturgesetze die organisierten Lebewesen regieren... Demetrios versichert, in den wenigen Schriften, die es zu seiner Zeit über das betreffende Thema gab und die sicher auch alle von Zeitgenossen verfaßt worden waren, kaum Anregung gefunden zu haben...« Tatsächlich scheint es so, als ob Demetrios die fast zeitgenössischen Arbeiten der Araber und, was als noch erstaunlicher angesehen werden kann, auch die gerade erschienene Veröffentlichung Kaiser Friedrichs, König beider Sizilien, nicht gekannt hat.

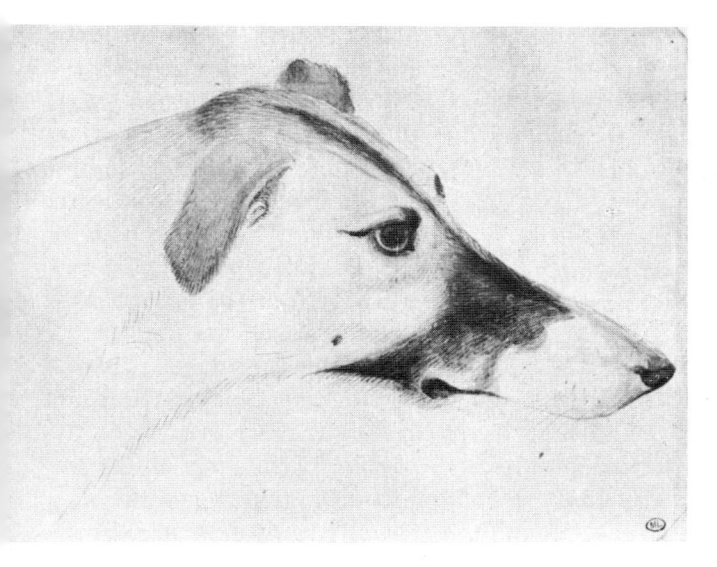

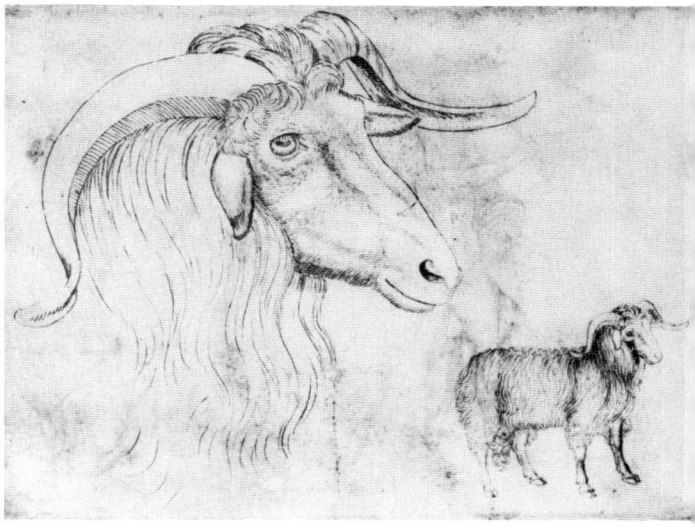

Petrus de Crescentiis (Peter Creszenzi, 1233—1307) wurde in Bologna als Sohn einer alten Patrizierfamilie geboren. Er studierte Medizin, Philosophie und Rechtswissenschaften. Auf lateinisch verfaßte er vor seinem Lebensende einen landwirtschaftlichen Traktat. Im Teil über die Tierkrankheiten reproduziert er wörtlich die wichtigsten Kapitel des Ruffus sowie Passagen der Lateiner und des Ippokras. 1474 druckte man sein Buch zum ersten Mal; über zehn Ausgaben erschienen noch in ganz Europa, und laut Smith übte es großen Einfluß aus.

Juan Alvarez Salamiellas betätigte sich als Autor eines Buches, das Johan von Béran, Seneschall von Bigorre, in Auftrag gegeben hatte. Das in der Bibliothèque nationale in Paris aufbewahrte Manuskript ist leider nur unvollständig. Das erste Buch mit dem Titel *Libro de marescalcia et de albeyteria et fisica de las bestias* besteht aus siebenunddreißig Kapiteln; das zweite, das mit *Libro que habla de las infirmitades de los cavallos et de sus curas* überschrieben ist, besticht durch die eigentümlichen vergoldeten Bildchen, die verschiedene Eingriffe am Pferd darstellen.

In dieser Epoche bleibt die Tiermedizin gänzlich empirisch, doch in vielen Ländern wird sie immerhin von Fachleuten ausgeübt. In Spanien, Portugal, Sizilien und Süditalien hinterließen die Araber zahlreiche Schüler, die nun ihrerseits Nachwuchs ausbilden. In Frankreich nehmen regulär einberufene »marécaux«, d. h. Tierärzte, an den Feldzügen teil. In einem Gedicht von 1206 über den Krieg der Albigenser wird neben dem Feldarzt auch ein »maréchal« erwähnt.

Abbildung 1903 (oben links)
Windhundkopf. *Zeichnung von Antonio Pisano, genannt El Pisanello (* um 1395, † um 1450).*
(Paris, Louvre, Cab. des Dessins)

Abbildung 1904 (oben rechts)
Widderkopf. *Zeichnung von Antonio Pisano. (Ibid.)*

1747

Das 14. Jahrhundert

Die tierheilkundlichen Werke dieses Jahrhunderts sind ebenso rar wie bedeutungslos. Zwei Autoren, über deren Lebenslauf wir nur wenig wissen, nämlich der in Köln geborene Maurus und der Grieche Marcos, verfaßten ungefähr 1316 einen lateinischen Traktat mit dem Titel *Il vero marescalco*. Das vierteilige Werk handelt von Anatomie, Hygiene und Pathologie des Pferdes sowie von den Krankheiten des Viehs und ihrer Therapie; fast alles stammt allerdings aus der *Feldbaukunst*.

Der einzige beachtenswerte Autor ist im Grunde Rusius. In seiner Eigenschaft als Veterinär in Rom eignete er 1340 seinem Protektor Kardinal Napoleon Orsini einen *Marescalcia*-Traktat zu. Laut Delprato soll die erste Ausgabe dieses Werks 1486 gedruckt worden sein; die zweite, 1490 in Rom veröffentlichte Ausgabe stellt eine Reproduktion des Manuskripts der Familie Malatesta dar und wird im allgemeinen als originalgetreuste Fassung angesehen.

Rusius hat die Veterinärmedizin kaum bereichert. Er machte sehr ausgiebig Anleihen bei Ruffus, Albertus Magnus, Crescentius, Vinzenz von Beauvais und Maurus und sehr wahrscheinlich ließ er sich auch von den Byzantinern inspirieren. Die Inhaltsangabe seines Buches gleicht verblüffend jener des Ruffus; auch dem Inhalt nach sind diese beiden Texte vergleichbar, wenn nicht gar identisch.

Rusius' Therapeutik ist kaum der Rede wert. Während Ruffus sich jedem Dogmatismus entzog, steht Rusius unter dem Einfluß der zeitgenössischen Ideen; mehrere seiner Heilverfahren gründen auf astrologischen Praktiken, und gern ahmt er die Seichtheiten der galenischen Physiologie nach. Dennoch

Abbildung 1905
Behandlung kranker Pferde. Miniatur aus dem Libro de marescalcia y de albeyteria y de fisica de las bestias que compuso Johan Alvares de Salamellas, *15. Jh. (Paris, Nationalbibl., Ms. espagnol 214, fol. 38 verso)*

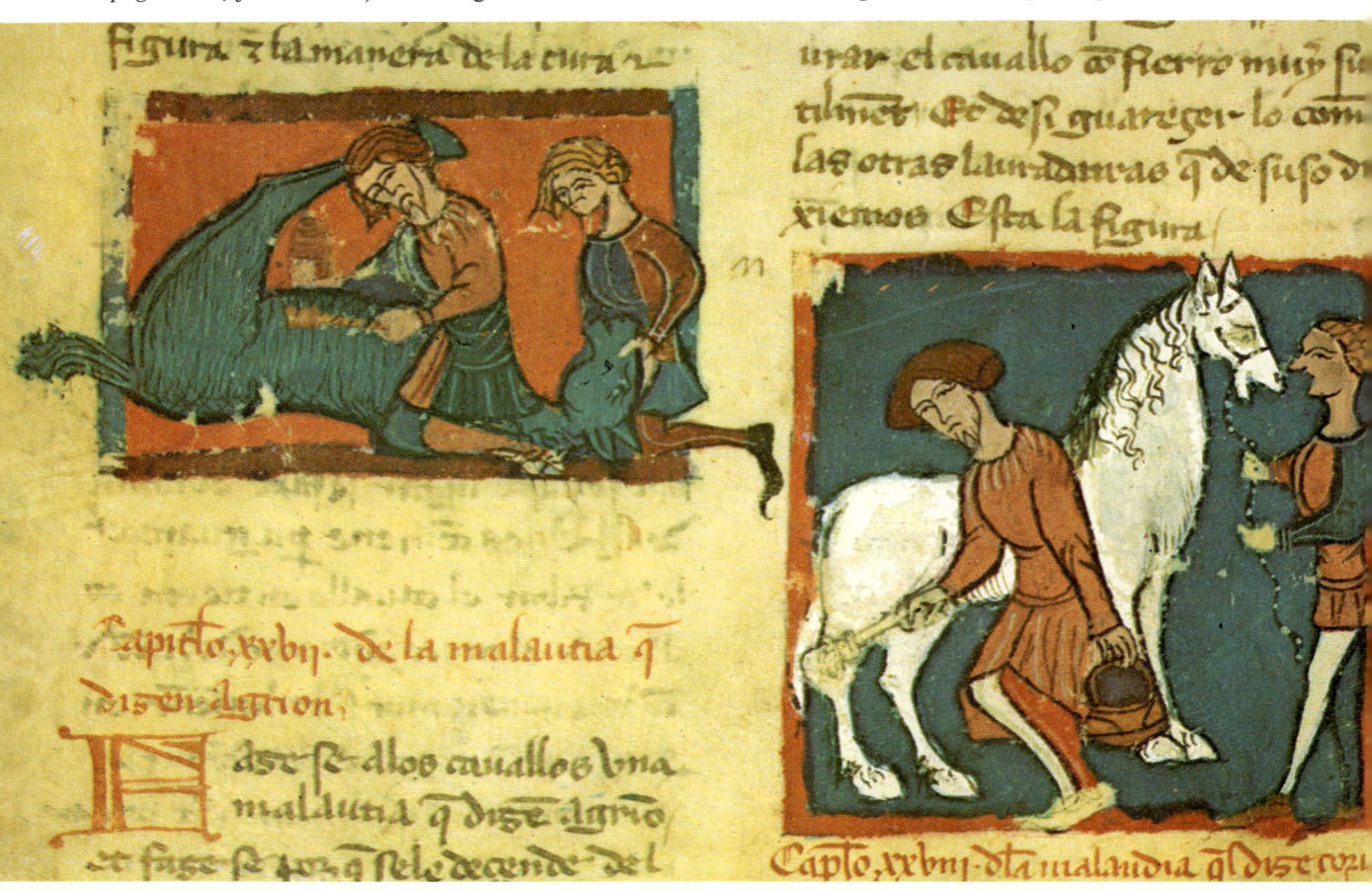

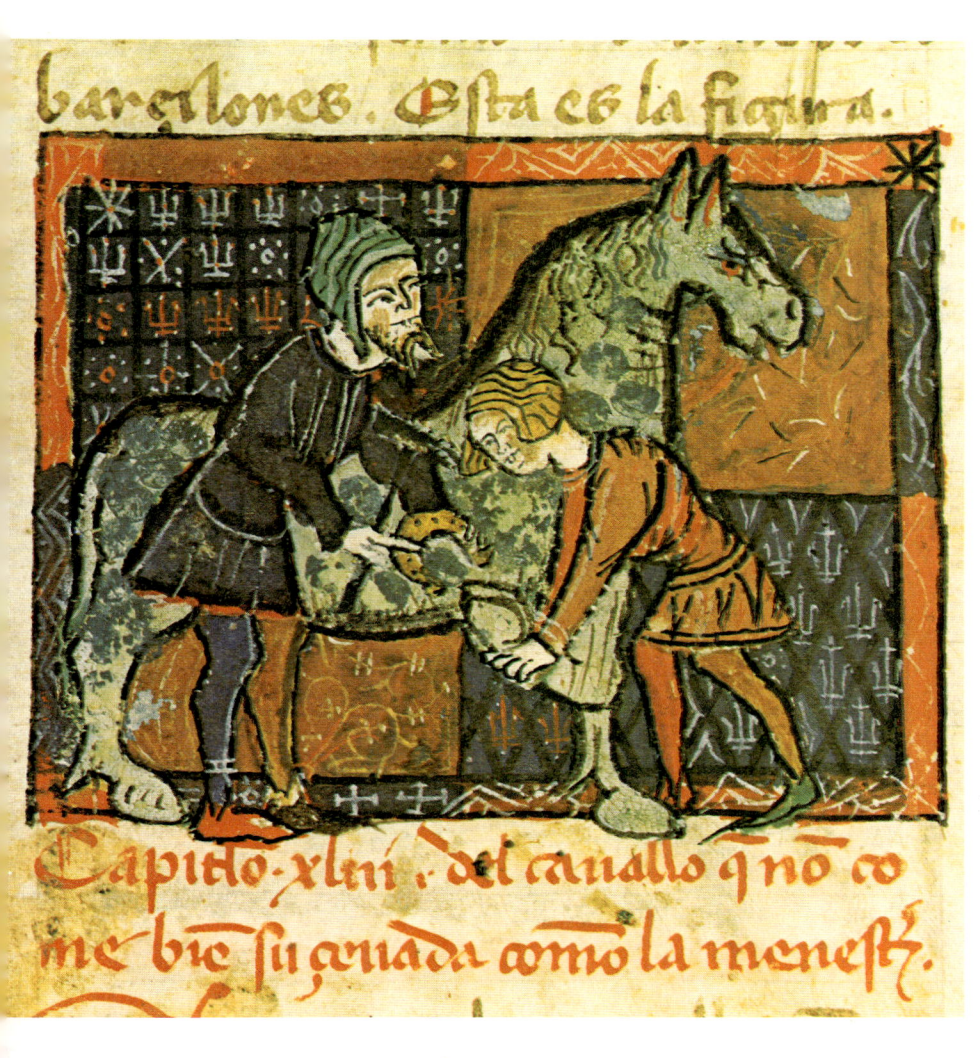

Abbildung 1906
Beschlagen eines Pferdes.
Miniatur aus vorgenanntem Werk.
(Paris, Nationalbibl., Ms. espagnol 214, fol. 46 verso)

übte sein Buch, das auf lateinisch, italienisch, französisch und deutsch gedruckt wurde, einen bedeutenden Einfluß aus; in den folgenden zwei oder drei Jahrhunderten entstand eine üppige Produktion an volkstümlichen Schriften, die sein Werk in kürzerer Form wiedergaben oder Passagen daraus entnahmen, die durch fleißiges Umgestalten am Ende völlig unkenntlich geworden waren. Der portugiesische König Don Diniz nahm sich besonders der Landwirtschaft an, so daß man ihm den Beinamen »König der Landmänner« (el rey labrador) verlieh. Im beginnenden 14. Jahrhundert beauftragte er seinen Leibarzt »el maestro« Giraldo mit der Abfassung zweier Bücher über allgemeine Veterinärmedizin *(alveiteria)* und Krankheiten der Hausvögel. Der erste Traktat datiert aus dem Jahr 1318.

Ubertus de Curtenova, Graf und Domherr von Bergamo, schrieb ein Büchlein mit dem Titel *De aegritudinibus equorum;* das Entstehungsdatum ist nicht genau bekannt. Da es sich um einen lateinischen Text handelt, faßt Ercolani ihn als Werk des 14. Jahrhunderts auf, doch er räumt selbst ein, die meisten der geschilderten Krankheiten nicht unter den sehr ungewöhnlichen Bezeichnungen wiedererkannt zu haben.

Dino di Pietro Dini stammte aus einer Florentiner Veterinärmedizinerfamilie. Auf dem Titelblatt seiner *Marescalcia* teilt er uns mit, daß er vom

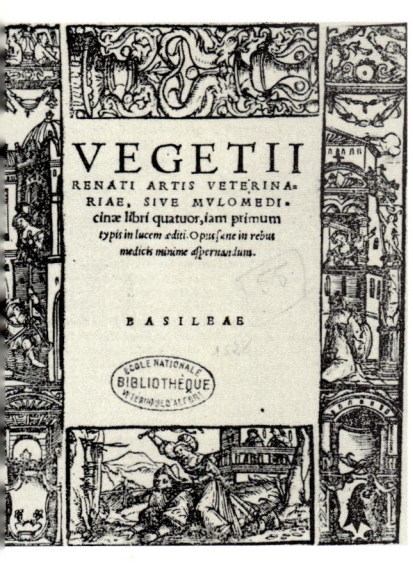

Abbildung 1907 (oben) Frontispiz der ersten Ausgabe von Vegetius' Werk Vegetii renati artis veterinariae sive mulomedicinae libri quattuor, Basel 1528. (Frankreich, Maisons-Alfort, Bibl. der Ecole nationale vétérinaire) *Diese Handschrift, eine umfangreiche Kompilation antiker Schriften, entstand wahrscheinlich um 500 n. Chr. und wurde erst 1528 in Ungarn wiederentdeckt. Über den Autor Publius Vegetius Renatus (450—510?) sind wir sehr unzureichend informiert.*

Abbildung 1908 Bereitung von Arznei für Pferde. Deutscher Stich des 16. Jh.s. (Paris, Bibl. des Arts décoratifs)

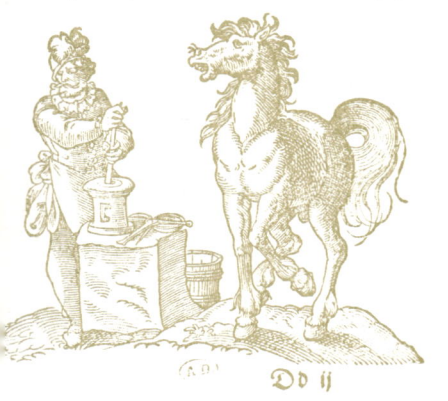

19. Januar 1352 bis zum 29. Dezember 1359 an seinem Werk arbeitete. Dino ließ sich vor allem von Vegetius inspirieren, den er als großen Meister der Tierheilkunst verehrte; außerdem bezieht er sich in seinen Texten auf die Traktate von Aristoteles, Ippokras dem Hindu, Ruffus und Theoderich von Cervia. Abgesehen von einigen offenbar eigenständigen Gedanken über die Pferderassen trägt das Werk zum Fortschritt der Tiermedizin so gut wie nichts bei.

Um 1350 verfaßte der Paduaner Jacobus Dondus, der als Medizinprofessor an der Universität wirkte, einen dicken Band, in dem er ein Kapitel der Tiermedizin nach antiken und arabischen Autoren widmete (siehe: venezianische Ausgabe von 1481, S. 262). Dondus behandelt Gifte, Mastmethoden, Aphrodisiaka, Geburtshilfe, Haut- und Augenleiden sowie Schweine- und Hundekrankheiten. In einem besonderen Abschnitt entwickelt er eine fast lückenlose Untersuchung über Hundetollwut. In dieser Epoche konnte man in Europa, speziell in Italien, durchaus schon praktisch tätige Tierärzte antreffen. In der Widmung, die Rusius in seiner *Marescalcia* an Kardinal Orsini richtet, gibt der Autor an, er habe diverse Probleme mit »Fachkollegen« besprochen, sich ihre Erfahrungen zunutze machen können und ihnen seine eigenen Beobachtungen mitgeteilt. Als er auf die Kastration eingeht, erwähnt er spezielle Verfahren für Tierärzte und Verschneider. Von Dino di Pietro Dini erfahren wir, daß zur selben Zeit in den italienischen Städten zugleich forschend und praktisch tätige Veterinäre lebten. Auch gehörten seiner eigenen Familie, wie er versichert, sieben Tierärzte an.

Schon in den ersten Jahren des 14. Jahrhunderts dienten am päpstlichen Hof *marescalli,* welche die Pferde und Maultiere zu versorgen hatten. Papst Innozenz VI. machte Johannes von Sergia zu seinem »*marescallus equorum pro cura equorum papae*« und sprach ihm einen Lohn von vier Schilling am Tag sowie eine Provision von fünfzig Gulden zu, »*quia erat bonus marescallus*«. In Avignon designierten die Päpste Fleischbeschauer *(macellarii)* zur Prüfung des Fleisches auf Finnen (ihr Auftrag lautete: »*linguas porcorum respicere, tangere et palpare*«). In Deutschland nahmen die Städte die Dienste von *Kurschmieden,* d. h. tierärztlich bewanderten Hufschmieden, in Anspruch, und auch auf dem Land gab es Tierärzte. In England werden »Marschälle« zum ersten Mal 1330 in der Chronik von Wace erwähnt; sie waren damals schon zahlreich und in einem Verband vereinigt. 1356 setzten nun die »Marschall-Meister« von London durch, eine Korporation bilden zu dürfen. Sie verpflichteten sich, bei der Behandlung von Pferden strenge Regeln zu befolgen. Wenn schwerere Eingriffe nötig waren, hatten die »Marschälle« im Interesse des Ansehens ihres Standes den Rat ihrer Oberen einzuholen. Über vorsätzliches Verschulden oder Fahrlässigkeit eines »Marschalls« wurde vor dem Lordmaire und den Aldermen verhandelt, die den Angeklagten nach eigenem Ermessen bestrafen dürfen. Wie F. Bullock feststellt, sind die Regeln, nach denen innerhalb der tierärztlichen Standesorganisation Recht gesprochen wurde, identisch mit jenen der Chirurgengilde.

Die dürftige veterinärmedizinische Literatur der Epoche entstand zum größten Teil in Spanien und Portugal als Relikt des arabischen Erbes. Bevor wir sie jedoch als belanglos abtun, sollten wir beachten, daß viele damals verfaßte Manuskripte für immer verlorengingen. Don Jaos *Libro de montarias,* das zwischen 1415 und 1433 entstand, enthält auch einige Kapitel zur *alveiteria.* Sein Sohn Don Duarte verfaßte das *Libro de enseñanza para bien cabalgar a todo silla.* Er verkündet darin, er werde auf die Tierkrankheiten nicht eingehen, da

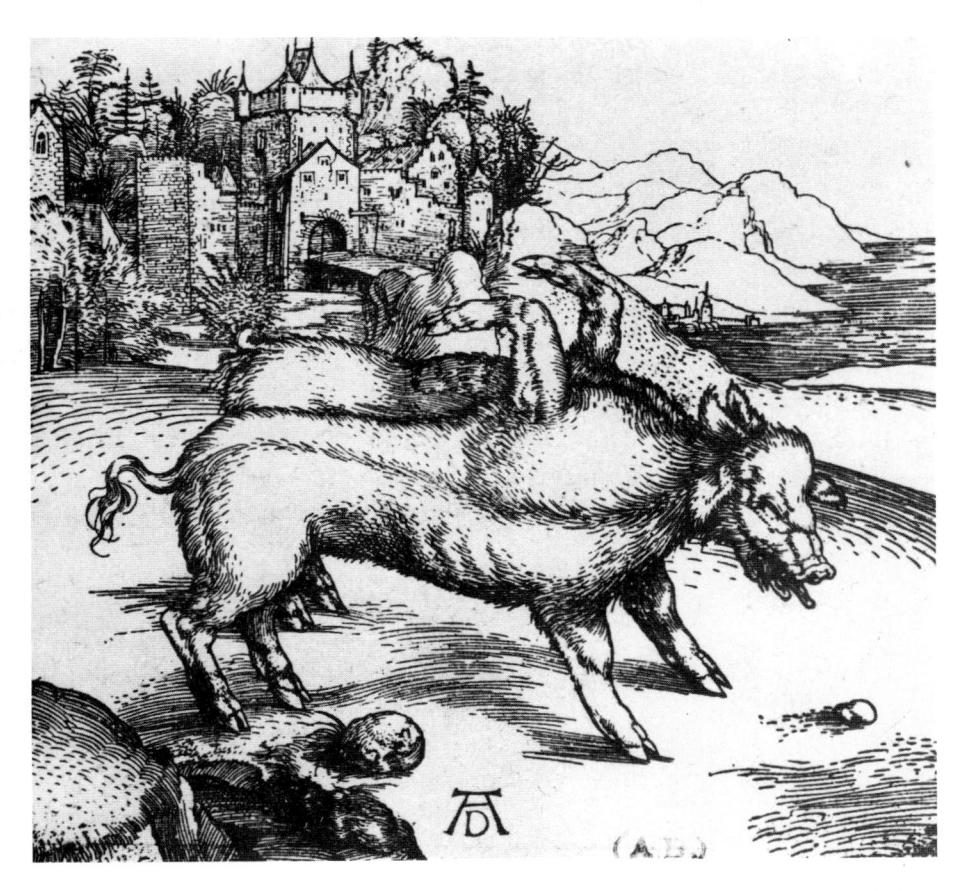

Abbildung 1909
Das monströse Schwein.
*Radierung von Albrecht Dürer.
(Paris, Bibl. des Arts décoratifs)*

»sie bereits in anderen *alveiteria*-Büchern zur Genüge besprochen« worden seien. Der Bologneser Bartolomeo Grisone schrieb 1429 eine Abhandlung über Pferde- und Rinderpathologie. Erwähnt hat er insbesondere den Augenwurm bei Rindern.

Manuel Diaz, Stallmeister des Königs Aragón Alfons V., verfaßte das zweiteilige *Libro de Albeyteria;* im ersten Teil beschäftigt er sich mit Züchtung, Exterieur und Krankheiten des Pferdes, im zweiten mit der Züchtungskunde des Maultiers. Ercolani stellte fest, daß diesem Buch ein arabisches Werk zugrundeliegt, das Moses von Palermo ins Italienische übersetzt hatte. In Spanien wurde das Buch des Diaz viermal gedruckt. Auch Piero Andrea war *albeytar* König Alfons'. Unter der Herrschaft König Ferdinands schrieb er eine ziemlich wertlose, von arabischen Autoren inspirierte *Marescalchia*.

Das 15. Jahrhundert

In Frankreich, Deutschland, Spanien, Portugal, England und Italien blühte im 15. Jahrhundert eine reichhaltige Literatur handgeschriebener oder gedruckter veterinärmedizinischer Abhandlungen. In sehr verbreiteten kleinen Broschüren fand der Ratsuchende Rezepte für komplizierte Arzneimischungen, die sich heute nur mühsam identifizieren lassen. Meistens enthielten solche Heftchen eine Fülle von Gebeten und Anrufungsformeln, die Texten des Mittelalters entnommen worden waren. Manche handelten von Magie und Hexerei, so daß ihr Verkauf und Gebrauch nur unter viel Geheimniskrämerei stattfand.

Während die Veterinärmedizin als Gegenstand der literarischen Produktion in dieser Epoche quasi ihren Tiefpunkt erreichte, setzte sich überall ihre praktische Ausübung durch. In Deutschland hielten sich Fürsten und Barone, Städte

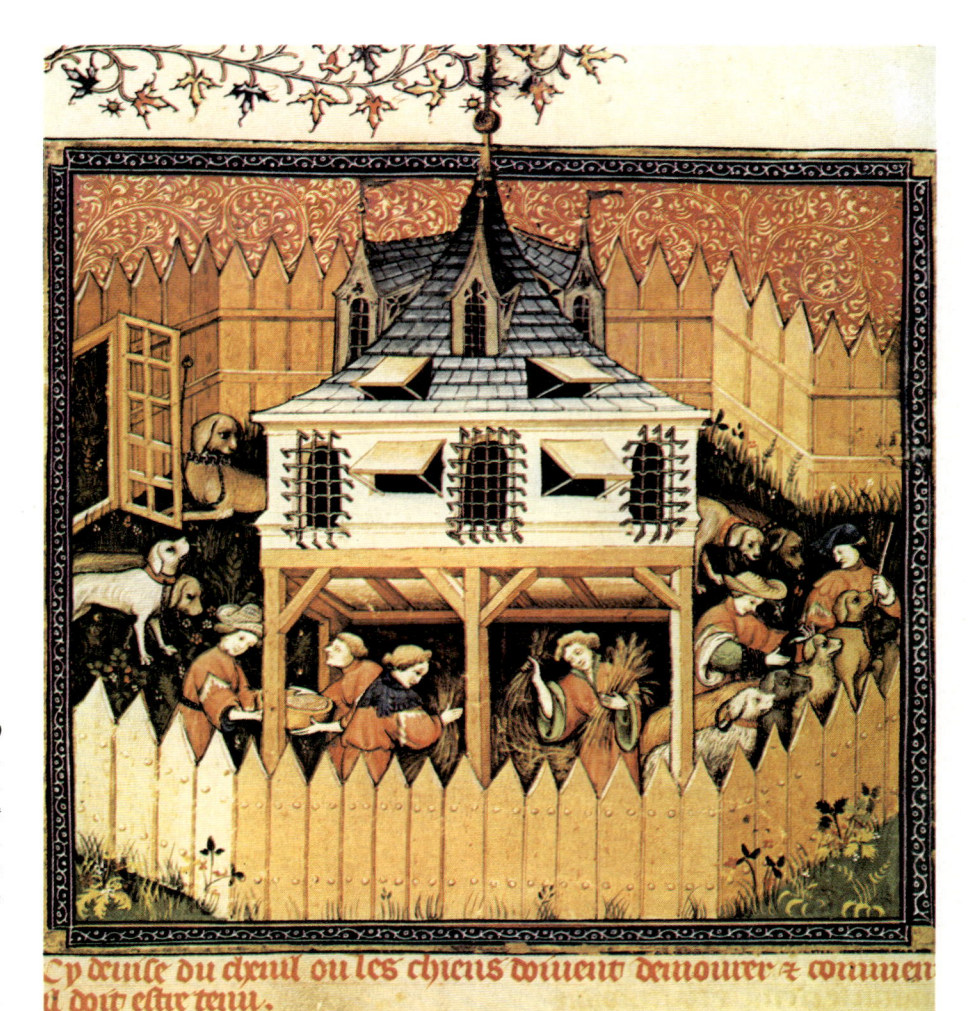

*Abbildung 1910
Illustration zum Kapitel »Zwinger, wo die Hunde unterzubringen sind, und wie er geführt werden soll« in einer handgeschriebenen Ausgabe vom Livre de la chasse que fict le comte Gaston Phébus de Foys, seigneur de Beart, 14.—15. Jh. (Paris, Nationalbibl., Ms. français 616, fol. 52 verso)*

und Klöster sogenannte *Marställer,* die mit Pflege und medizinischer Versorgung der Kavalleriepferde betraut waren. Wenn sie Auskünfte benötigten, schlugen sie in kleinen Traktaten über *Gestüterey,* Reitkunst, Falknerei und Hippiatrik nach.

Der *Marstaller,* den man, wie wir es heute gewohnt sind, bald nur noch als Stallmeister bezeichnete, entspricht in seinen Funktionen genau dem keltischen *Marskalc* und dem »Marschall« der Feudalzeit in den romanischen Ländern; er hat die Oberaufsicht über das Gestüt und das dort beschäftigte Personal. Dieselbe Stelle versieht in Frankreich der »écuyer d'écurie«; eine Eintragung im 1476 aufgestellten Bestandsverzeichnis von Graf Karl von Burgunds Besitztümern besagt, daß dem écuyer d'écurie das gesamte Personal an Knappen, Pferde- und Stallknechten sowie »Schmieden, welche die Pferde beschlagen und verarzten«, unterstellt war.

In der Zeit des Rittertums spielte das Pferd im Kriegswesen der Fürsten und Freiherrn eine wichtige Rolle*. Pferdepflege, einschließlich des Hufbeschlags, gehörte daher zum Ausbildungsprogramm des angehenden Stallmeisters oder Ritters. In einem Kapitel des Werks, das Kaiser Maximilian I., letzter Repräsentant des mittelalterlichen Rittertums, gegen Ende des 15. Jahrhunderts verfaßte, erklärt dieser, was ein ritterlicher König über Pferdepflege wissen muß.

* Ein deutsches Sprichwort des Mittelalters deutet in eigenartiger Kürze darauf hin, wie wichtig ein Hufnagel für das Schicksal eines Königreichs sein kann: »Ferrum per clavum, ferrum per equus, (et) per equum vir — perque virum castrum, per castrum patria durat.«

Währenddessen begann sich die praktische Tiermedizin einzubürgern. Köln, Göttingen, Frankfurt und andere Städte stellten *Roßärzte* für die medizinische Versorgung der Truppen- und Nutzpferde an; wenn eine Armee ins Feld zog, rekrutierte sie auch Spezialisten für diese Zwecke.

Das 16. Jahrhundert

Mit dem 16. Jahrhundert bricht ein neues Zeitalter an. Die Werke der Griechen und Lateiner werden in die modernen Sprachen übersetzt und dank dem Buchdruck jedermann zugänglich.

1530 legt Jean Ruel (oder Ruellius) in Frankreich eine lateinische Fassung der *Hippiatrica* vor. Jean Massé und Du Puy Montcler übertragen den Pariser Codex der *Hippiatrica* und das Werk des Vegetius ins Französische. In Deutschland analysiert Konrad Gesner (1516 bis 1565), den man den »deutschen Plinius« nennt, in seiner *Historia animalium* Werke von Aristoteles, Plinius und Columella. Auch Paracelsus widmet einige Seiten seiner Werke den Tierkrankheiten und ihrer Behandlung.

In Italien enthält Aldrovándis (1527—1597) trostlos weitschweifiges Werk neben müßigen Beschreibungen auch eine Reihe tiermedizinischer Betrachtungen, die er von antiken und mittelalterlichen Autoren übernommen hat. In der Tat hat sich die Tiermedizin jenseits der Alpen vom Elan der Renaissance nicht mitreißen lassen. Schon drei Jahrhunderte zuvor hatte sie die Gelegenheit verpaßt, welche ihr Friedrich, König beider Sizilien, bot, und selbst Ruffus' Versuche waren im Sande verlaufen.

Auch in Frankreich und Deutschland spornte die Heraufbeschwörung der Antike auf dem Gebiet der Tiermedizin keineswegs zum Wettstreit an; niemals wohl ist die literarische Produktion dort miserabler ausgefallen.

Die Pathologie (Buch I) im *Praedium rusticum* des Franzosen Charles Estienne (1564) ist diejenige des Vegetius. Die deutschen Publikationen von Camerarius, Colerus und Heresbach sind ebenso phantasie- wie bedeutungslos. In Spanien und Portugal überlebt noch die arabische Tradition, aber trotz der wohlwollenden Haltung der Machthaber läßt die Rekrutierung von Tierärzten zu wünschen übrig. Francisco de la Reyna, seines Zeichens *herrador* und *albeytar* in Zamora, schreibt 1522 ein *Libro de albeyteria,* in dem u. a. einige der Epoche durchaus bekannte Tatsachen bezüglich des Blutkreislaufs dargelegt werden.

Ein beneidenswerteres Los war jedoch der Tiermedizin des 16. Jahrhunderts in England beschieden. Es betätigten sich dort reiche, oftmals sehr gelehrte Großgrundbesitzer gern schriftstellerisch. Leidenschaftlich interessierten sie sich für Tierzucht. John Fitzherbert, der zwölfte Lord vom Manor of Norbury, präsentierte 1523 *The Book of Husbandry,* einen wahren Spiegel des Wissens, welches man bis zur Zeit Heinrichs VIII. über die Krankheiten des Viehs erworben hatte. Sehr zutreffend beschreibt er die Lungenseuche bei Rindern; ihre Übertragbarkeit stellt er nicht in Zweifel. Außerdem schildert der Autor die Drehkrankheit der Rinder und wie man die Quesenbandwurmfinne nach erfolgter Schädeltrepanation extrahiert. Sehr genau hat er außerdem die Schafkrankheiten beobachtet; er behandelt Räude, Klauenseuche und Leberfäule, welche er mit dem Auftreten weißer Schnecken auf den Weiden in Beziehung setzt.

Thomas Tusser, ein ehemaliger *scholar* von Eton und Cambridge, veröffentlicht formal sehr ausgefeilte Lehrgedichte, in denen er »hundert« bzw. »fünfhundert Regeln für die fachgerechte Haustierzucht« (*Five Hundred Points of*

Abbildung 1911
Titelblatt von Jean Ruels lateinischer Übersetzung der Hippiatrik: Veterinariae medicinae libri duo Johanne Ruello suessionensi interprete, *Paris 1530. Diese im Auftrage Franz' I. erstellte Übersetzung trug mit dazu bei, der Renaissance die hippiatrischen Kenntnisse der Byzantiner zu vermitteln. (Frankreich, Maisons-Alfort, Bibl. der Ecole nationale vétérinaire)*

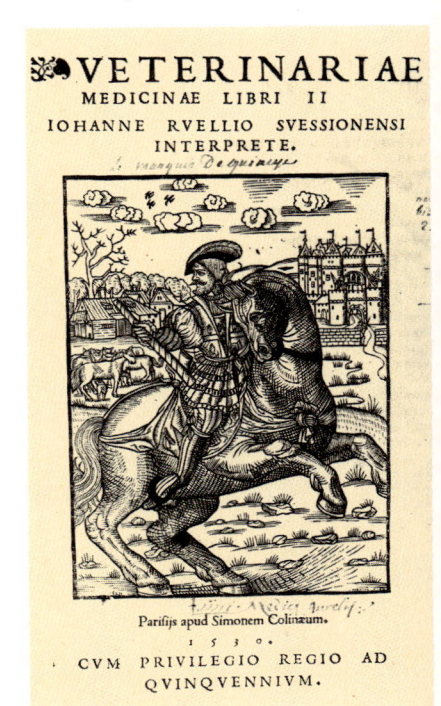

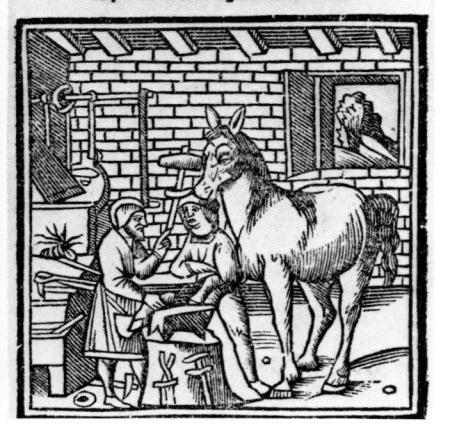

*Abbildung 1912
Frontispiz eines Werks mit dem Titel* Libro della natura delli cavalli *von 1537; dargestellt ist das Wunder des hl. Eligius. (Frankreich, Maisons-Alfort, Bibl. der Ecole nationale vétérinaire)*

Good Husbandry, 1557) aufstellt. Zum Beispiel empfiehlt er, die Kadaver verendeter Tiere zu verbrennen. Bei Rindern soll Durchfall nach einer schon modern anmutenden Methode, nämlich mit bestimmten Mitteln wie Backpflaumen und Kalkwasser behandelt werden. Darüber hinaus rät er, die Tiere einmal im Jahr, und zwar im Dezember, zur Ader zu lassen, wie es im übrigen jahrhundertelang noch an Mensch und Tier üblich war.

Auch Thomas Blundeville war ein *scholar* aus Cambridge; ein Aufenthalt in Italien, als dort gerade die ersten Kavallerieschulen entstanden, brachte ihn auf die Idee, ein Hippologiebuch zu verfassen. Der medizinische Teil gründet auf Galen, die Byzantiner, Vegetius und Rusius, doch hat der Autor auch das Wissen seiner Zeit berücksichtigt; umfangreiches Material liefert ihm Martin Shelley, Hofveterinär Königin Elisabeths. Die anderen englischen Schriften sind nur von geringem Interesse; manche wurden von Stallmeistern verfaßt, denen die Medizin offensichtlich ein Buch mit sieben Siegeln war.

Italien wäre in diesem Kapitel kaum der Erwähnung wert, wenn dort nicht Ruinis bedeutende *Anatomie des Pferdes* (1598) entstanden wäre. Abgesehen von diesem Autor ernennt Ercolani den »mareschalco de Sancto Severe« Columbre, der die 1518 in Venedig gedruckten *Libri della natura dei cavalli* verfaßte, zum Pionier der Tenotomie (d. h. der operativen Sehnendurchtrennung), »von der die modernen Humanchirurgen so viel gesprochen haben«.

Die Tiermedizin hatte an der allgemeinen Erneuerungsbewegung der Epoche keinen Anteil und wurde nur von ungebildeten Empirikern ausgeübt. In England deklarierte Blundeville, seine Schriften seien nicht für die »Ignorantensippschaft« der *keepers* und *ferrers* bestimmt; er würde es begrüßen, wenn ein Lehrsystem zustande käme, das auf dem Wissen der Antike gründe und speziell auf gebildete Schüler zugeschnitten sei. Bis solch ein Nachwuchs herangewachsen war, eignete er seine Werke zunächst einmal den Gentlemen zu. In deutschen und französischen Landen herrschten ähnliche Verhältnisse. In den Städten gab es einige relativ fachkundige Praktiker; die renommiertesten waren an den Höfen der Souveräne angestellt. 1541 ließ Heinrich VIII. den Tierarzt Hannibal aus Italien kommen; er übertrug ihm die Leitung der königlichen Gestüte und verlieh ihm den Titel eines *surgent farrier.* Laut Hannibals Arbeitsvertrag mußte dieser ebenfalls dem Surgent-Chirurgen bei der Verstümmelung Verurteilter zur Hand gehen. Während Elisabeths Regierungszeit stand Martin Shelley bei ihr als Hofveterinär und *prime marshal* in Sold.

In Deutschland oblag die Pferdemedizin den *Stallmeistern,* die in Wahrheit nichts anderes als Bereiter waren; auf dem Land überließ man die Ausübung der Tierheilkunde den Hufschmieden und Abdeckern. In Hans Sachsens Buch über die Berufe (1577) werden die Handlungen beschrieben, welche der Schmied am Pferd vorzunehmen hat. Auf dem Land sind Empiriker wie der *Rosarczt, Kuearczt, Kelbarczt* und *Sewarczt* tätig, die jeweils auf Pferde, Kühe, Kälber, Säue usw. spezialisiert sind. In England entsprechen ihnen die sogenannten *cow-leeches,* die man mit leicht ironischem Anflug auch *cow-doctors* nennt; ebenso respektlos titulieren die Deutschen ihren Tierarzt gern als *Kuhdoktor.* Spanien war in dieser Epoche das einzige Land, in dem eine reglementierte und hochangesehene Tiermedizin existierte; es war der arabischen Tradition treu geblieben.

Ruinis Anatomie

Gegen Ende des Jahres 1598 erscheint in Bologna eine umfassende Abhandlung über die Anatomie des Pferdes; Autor ist der Bologneser Senator Ruini.

Das Werk enthält als Illustrationen wundervolle Zeichnungen und überrascht vor allem durch eine bemerkenswert präzise Schilderung des Blutkreislaufs. Die knappen und genauen anatomischen Beschreibungen belegen, daß der Autor eine komplette anatomische Schulung sowie eine einwandfreie Technik besaß. Absolut sicher ist, daß er die menschliche Anatomie kannte; jedoch bemüht er sich niemals, diese zur Interpretation seiner Studien am Tier heranzuziehen. Immer bleibt er völlig objektiv, und die prächtigen Zeichnungen lassen erkennen, daß nichts dem Skalpell des Meisters entging. Es offenbart sich hier ein Mann, der sein Gebiet vollkommen beherrscht und in seinen morphologischen Studien vielmehr eine Grundlage für höhere Konzeptionen zu suchen scheint. An einer späteren Textstelle wird noch zu erörtern sein, wie der Autor eines der meistdiskutierten Probleme der Epoche, nämlich den Blutkreislauf, auffaßte.

Was wissen wir aber über seine Person? Die Beschäftigung mit dieser Frage mündet in eine Ansammlung von Unsicherheitsfaktoren. »Daß die Historie uns keine Belegstücke im Hinblick auf Leben und Werk Carlo Ruinis übermittelt hat«, schreibt Lanzillotti, »macht die Sache abenteuerlich.« Dies trifft um so mehr zu, als wir über seine Familie genau unterrichtet sind. Vom Autor der

Abbildung 1913 (unten links)
Einige innere Organe des Pferdes. Anatomiebild von Ruini, in La Vraye Cognoissance du cheval, ses maladies et remèdes avec l'anatomie de Ruini *von Jean Jourdin, Paris 1647. Jourdin hat diese Tafel Ruinis Werk entnommen, behauptet jedoch, Tizian, »der berühmte Maler der Antike« (!), habe sie nach der Natur gezeichnet.*

Abbildung 1914 (unten rechts)
»Arteriensystem des Pferdes«. Tafel aus Carlo Ruinis Werk Anatomia del cavallo, infermita et rimedii, *Venedig 1618. Diese Ausgabe ist bereits die vierte. In ganz Europa beging man an dem berühmten Werk geistigen Diebstahl.*

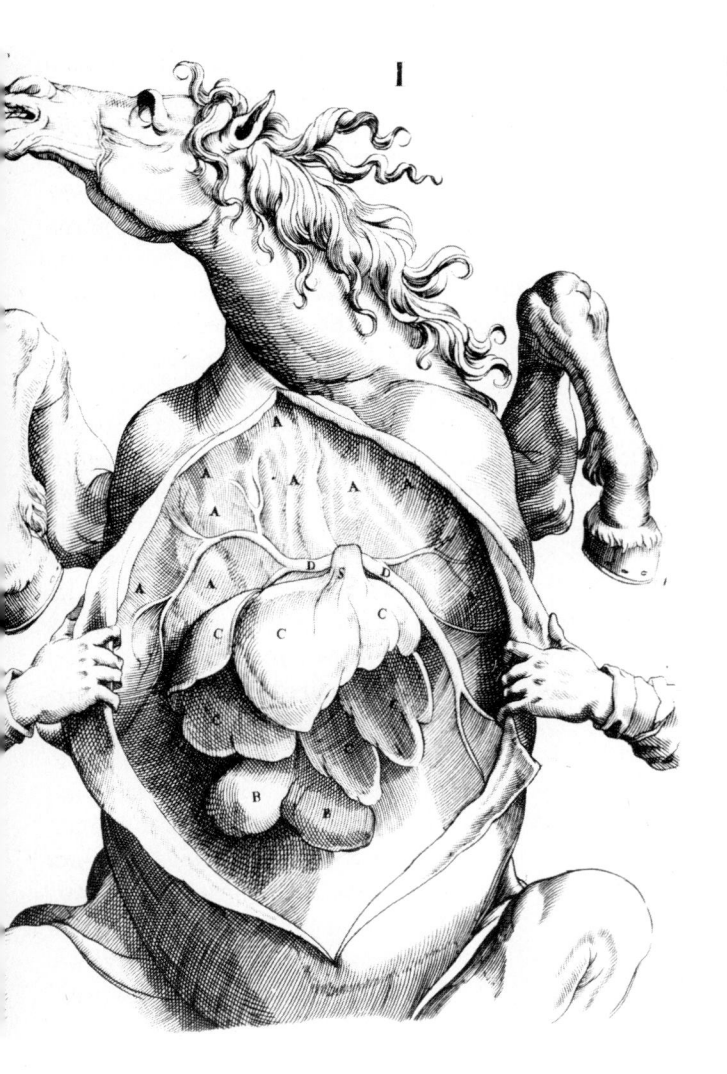

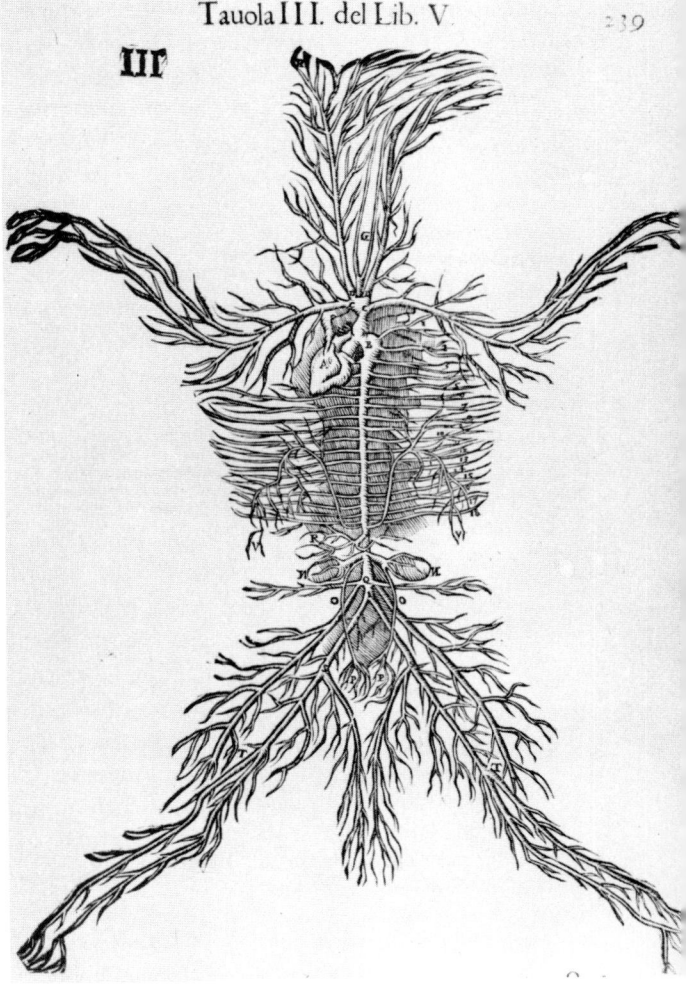

1755

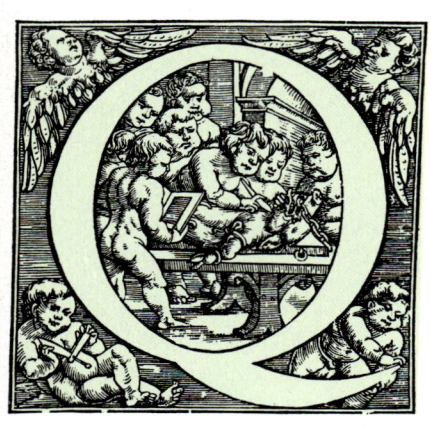

Abbildung 1915 (oben) Initiale in der zweiten Ausgabe (1555) von Vesals Werk De humani corporis fabrica. *(Paris, Bibl. der Alten Medizinischen Fakultät) Vivisektion eines am Rüssel angeketteten Schweins. Während die eine Putte mit der Eröffnung beginnt, verliest eine andere die Instruktionen. In der linken Ecke schärft ein Knirps die Schneide seines Seziermessers; rechts probiert noch ein anderer sein Messer an dem großen Q. Nach Galen entdeckten erst die Anatomen der Renaissance die Vivisektion als Grundlage für anatomische Forschungen wieder.*

Abbildung 1916 (gegenüber) Das abgehäutete Rind (1655) *von Rembrandt. (Paris, Louvre) Mit diesem Werk wollte Rembrandt zeigen, daß die Schönheit eines Gemäldes nicht vom Motiv, sondern von der Ausführung und der Harmonie der Farben abhängt.*

Anatomie wissen wir lediglich, daß er, wie Vater und Onkel, Jurist war, 1578 Mitglied des Ältestenrates der Stadt Bologna wurde und anschließend Senator. In der Bibliothek der Kommune Bologna werden die Nekrologien des Grafen Carati aufbewahrt, in denen ein Senator Carlo Ruini, gestorben am 3. Februar 1598 in Bologna und beerdigt in San Giovanni in Monte, vermerkt ist. In einem anderen Buch Caratis über die *Famiglie nobili* heißt es, Ruini sei am 2. Februar, am selben Tag wie seine Frau, gestorben und mit ihr in San Giovanni beerdigt worden. Ein Zusatz besagt, daß Ruini »für zwei sehr beachtete Bücher ausgezeichnet *(posto in luce)* worden war, nämlich für ein Anatomiebuch und eines über Pferdekrankheiten«.

Die gegen Ende des Jahres 1598 erschienene *Anatomia del cavallo* wäre demnach ein posthumes Werk. In seinen *Lettere ippiatriche* erklärte Graf Bonsi schon 1756, daß Ruini die Befriedigung, sein Werk gedruckt zu sehen, versagt blieb und daß es erst von seinem Sohn Ottavio Ruini veröffentlicht wurde, versehen mit einer Widmung für Kardinal Aldobrandini, den Neffen Clemens' VII. Entsprechend folgert Lanzillotti, daß Ruini achtundzwanzig Tage nach dem Datum dieser Widmung gestorben sein muß. Mehr als zwei Jahrhunderte lang fiel anscheinend niemandem auf, wie eigentümlich die Veröffentlichung einer Pferdeanatomie, die doch offenkundig nur aufgrund langer, mühsamer Sektionen erstellt werden konnte, durch einen reichen Rechtsgelehrten erscheinen muß. Als erster meldete Schrader 1855 Zweifel an: »Es ist kaum zu glauben«, schrieb er, »daß ein praktizierender Jurist die Anatomie des Pferdes so gründlich gekannt haben soll. Wie hätte er die nötige Zeit für Studien aufbringen können, mit denen sich bis dahin niemand beschäftigt hatte...?«

Nicht weniger merkwürdig erscheint die Tatsache, daß ein Teil der *Anatomie* einer Abhandlung über Gebrechen des Pferdes gewidmet ist, die, wie einmütig von den Kritikern anerkannt wird, ohne jegliche Eigenständigkeit beschrieben sind. Wie hätte ein so versierter Autor wie derjenige der *Anatomie* aber zugelassen, daß man seinem Werk eine banale, nichtssagende Glosse aufpfropfte? Kann man sich andererseits vorstellen, daß ein schon als Anatom und Physiologe hervorragender Senator Ruini überdies *maniscalco* war?

Noch ein anderer Umstand kann als Indiz gelten. Ruini hat uns nämlich nicht nur ein anatomisches Meisterwerk hinterlassen. Bei genauer Prüfung des Textes oder der wundervollen Illustrationen muß man staunen, wieviel Gewicht der Autor der Untersuchung des Blutkreislaufs aller Körperteile beigelegt hat. Minutiös ist die Anatomie des Herzens und der Blutgefäße wiedergegeben, und zwei Bildtafeln sind allein dem Blutkreislauf des Fetus und seiner Hüllen gewidmet. War also der Bologneser Rechtsgelehrte ein ebenso bedeutender Anatom wie erstrangiger Physiologe? Die Angelegenheit wird erst richtig spannend, wenn man Ruinis Veröffentlichung dem anatomischen Œuvre Leonardo da Vincis gegenüberstellt.

Das unsterbliche Universalgenie Leonardo war ein typischer Vertreter der Renaissance. Der geniale Maler, Bildhauer, Ingenieur und Naturforscher tat sich zudem als ein einzigartiger Anatom hervor. In seinen akribischen Sektionen suchte er nach dem Mechanismus der Ausdrücke und Haltungen, die er auf der Leinwand oder in Marmor so getreu wie möglich abzubilden bemüht war. Bevor er das Reiterstandbild des Francisco Sforza begann, verbrachte er mehrere Jahre mit dem Studium der Formen, Gänge und Anatomie des Pferdes. Indem er den Kopf als Maßeinheit für die Proportionen wählte, kam er sowohl Pinter von der Au (1664) als auch Bourgelat zuvor.

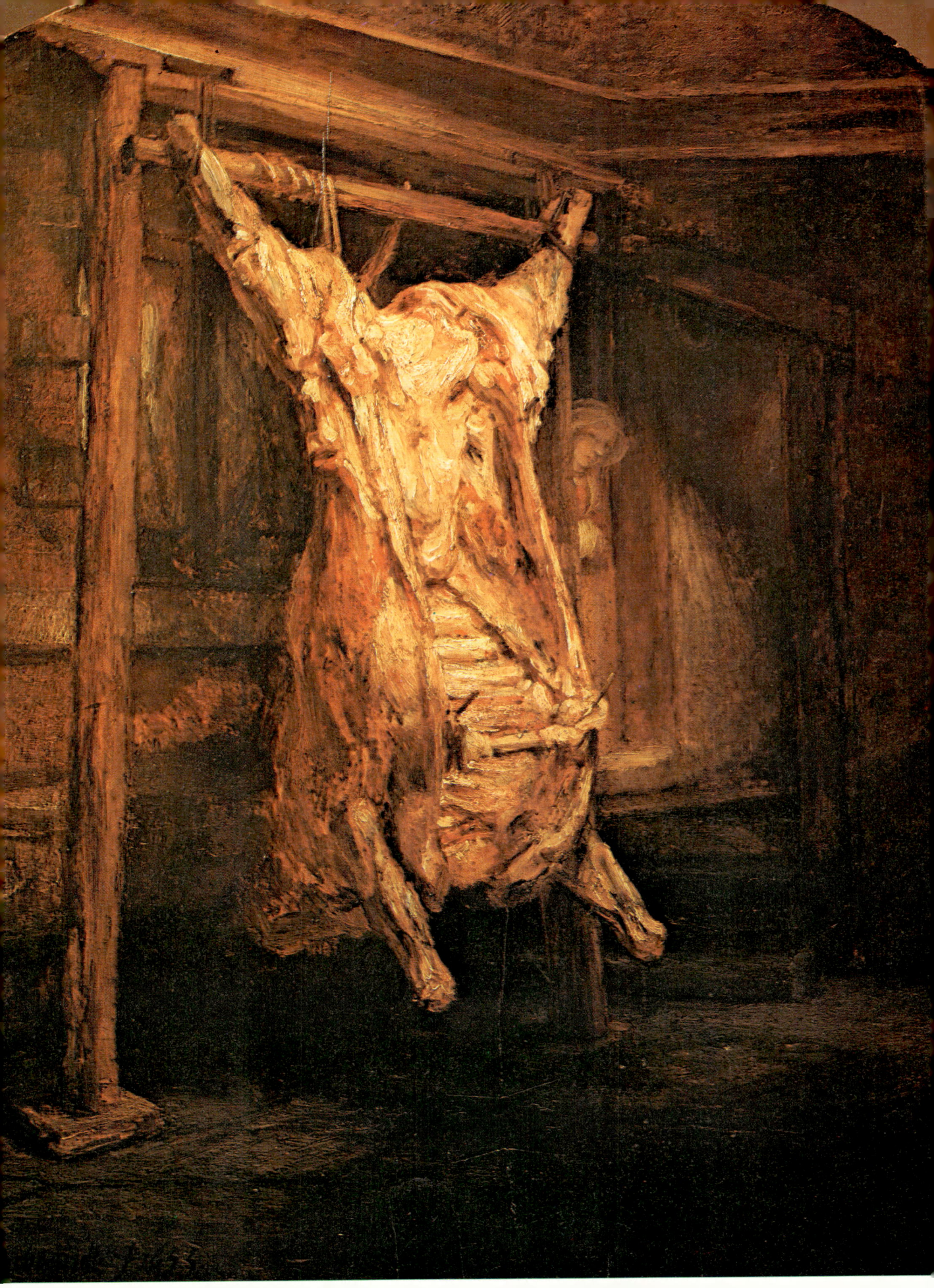

Leonardo war mit Marc Antonio della Torre befreundet, der, nachdem er die Anatomieschule von Pavia gegründet hatte, 1511 starb. Aus gutem Grund sind wir aber zu der Annahme berechtigt, daß Leonardo sich schon vor della Torre mit Anatomie beschäftigte und sie seinem Freund nahebrachte. »Della Torre«, schreibt Vasari, »hat sich in bewundernswerter Weise Leonardos Genie zu bedienen gewußt, indem er eine Serie von Rötelzeichnungen veröffentlichte, die nach anatomischen Präparaten angefertigt und mit der Feder ausgefüllt waren. Leonardo hatte die Präparate mit der größten Sorgfalt hergestellt und abgebildet, einschließlich aller Knochen mit den dazugehörigen Sehnen in der richtigen Reihenfolge.« Für einen geistig geprägten Menschen wie Leonardo waren die morphologischen Studien, die zweifelsohne seiner künstlerischen Technik zugute kamen, natürlich kein Selbstzweck. Leonardo sah in der Anatomie, insbesondere der vergleichenden, und im übrigen auch in der Physiologie, einen Ausgangspunkt für den Aufbau einer Naturphilosophie. Sein graphisches Werk blieb zumindest teilweise, nämlich in della Torres Veröffentlichung und als Einzeldarstellungen, die heute über ganz Europa verstreut sind, erhalten. In keinem Manuskript ist die Anatomie der Tiere, insbesondere jene des Pferdes, die Leonardo so minutiös studiert und auf zahlreichen Zeichnungen dargestellt hatte, festgehalten. Wir wissen aus direkter Quelle, daß ihn besonders das Problem des Blutkreislaufs in Anspruch nahm. Der Kardinal von Aragón erinnerte sich, daß er »über dreißig Männer- und Frauenleichen aller Altersstufen autopsierte; zehn benötigte er allein, um die Venen zu untersuchen«. Wir wissen außerdem, daß er vor menschlichen Embryonen zunächst Tierembryonen erforscht hatte. »Er interessierte sich leidenschaftlich für den Blutkreislauf«, schreibt dazu Castiglioni, »vielleicht im Hinblick auf seine mechanischen und hydraulischen Experimente..., er

Abbildung 1917
Stich aus dem Werk Tractatio nova auctior de re equaria *von Georg-Simon Winter, Nürnberg 1687.*
(Frankreich, Maisons-Alfort, Bibl. der Ecole nationale vétérinaire)

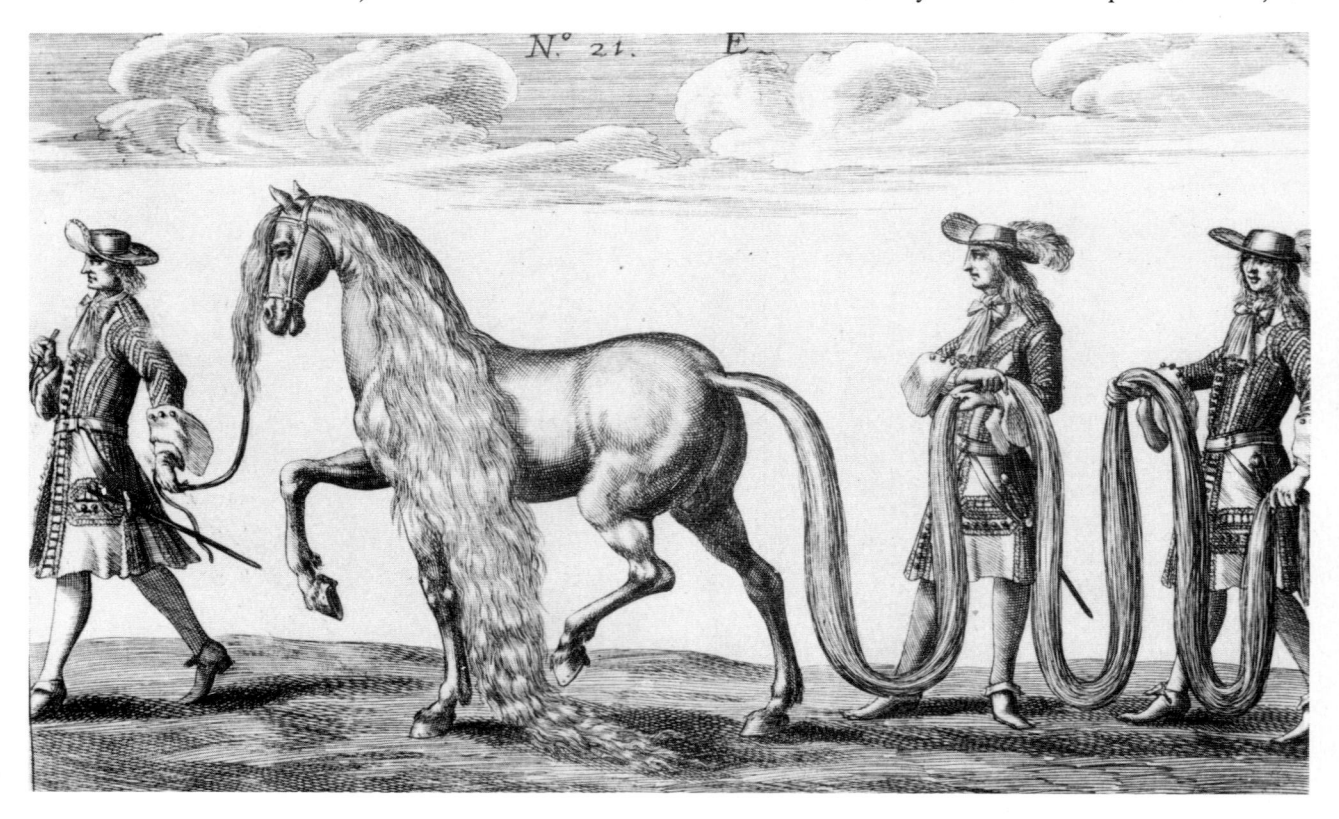

Abbildung 1918
Befruchtungsversuch mit Stier und Stute. Stich aus: Tractatio nova et auctior de re equaria *von Georg-Simon Winter, Nürnberg 1687.*
Da man die genetischen Gesetze nicht kannte, erhoffte man sich ein Produkt, das die Stärke des Stiers mit der Schnelligkeit des Pferdes vereinigte.

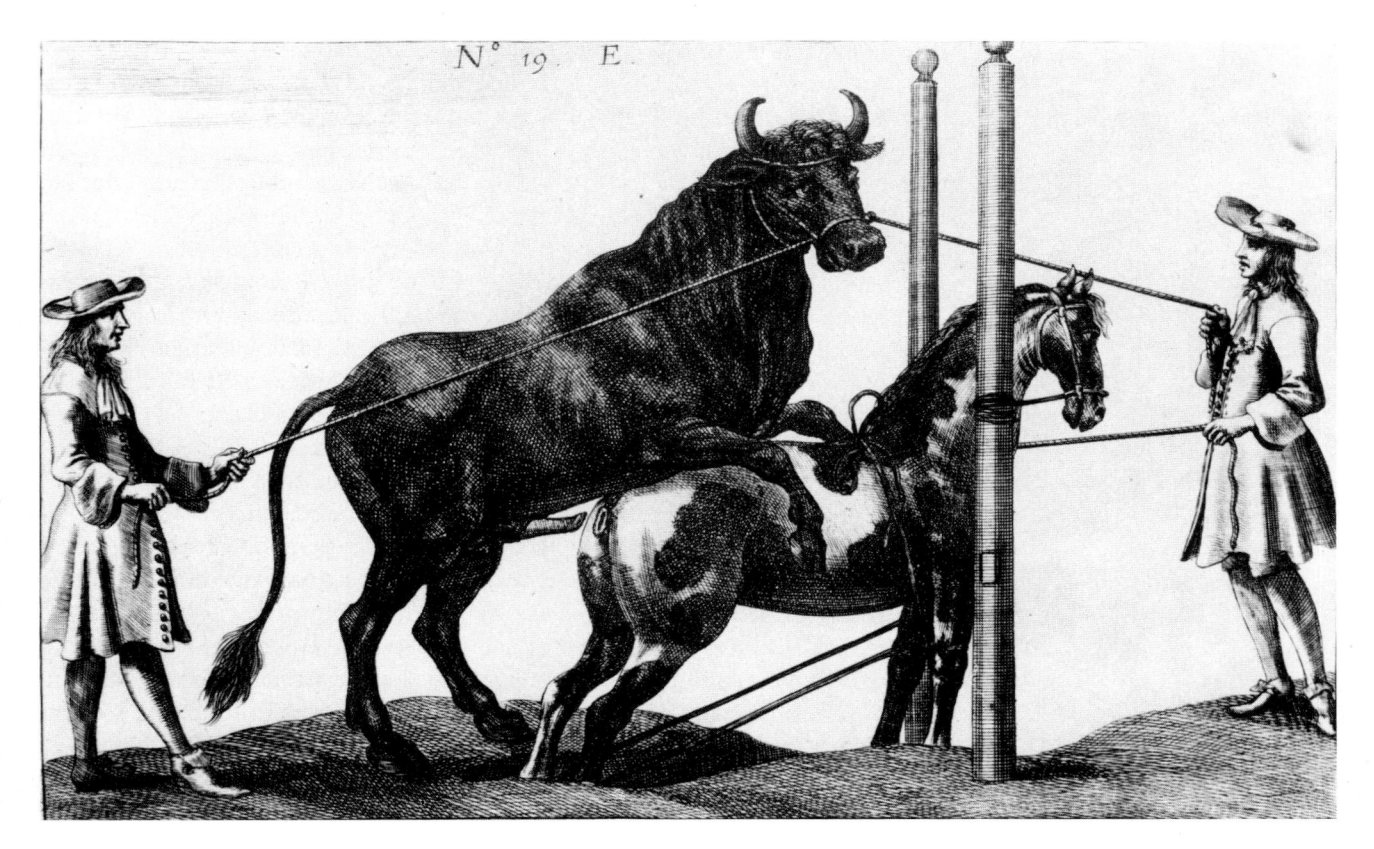

ergründete, wie die Herzklappen funktionieren, indem er Wachs in Rinderherzen spritzte...«

Dies führt uns nun wieder zu Ruini: 1598 erscheint im Namen eines Juristen, der jedenfalls nicht verlauten läßt, ob er fremde Hilfe in Anspruch nahm, ein Traktat über die Anatomie des Pferdes; der Autor macht ebenfalls keine Angaben über Zustandekommen und Ziel seiner Studie. Leonardo ist 1519 gestorben; seine Notizen über die Anatomie des Pferdes sind verschwunden: bei seinem Tod haben sie seine Vertrauten fortgeschafft oder seine Bediensteten an sich gebracht und verkauft. Erwiesen ist, daß auch andere seiner Manuskripte auf diese Weise in alle Winde verstreut wurden.

Man (d. h. vor allem Bayard) hat die Hypothese aufgestellt, daß Leonardos Zeichnungen vielen anderen Zeichnern als Modelle gedient haben mögen. Aus welchen Gründen, vom Standpunkt eines Künstlers, hätte jedoch der große Maler peinlich genau Herz und Blutgefäße nachbilden und auf zwei Bildtafeln allein den Kreislauf des Fetus und seiner Hüllen darstellen sollen? Wir dürfen nicht davon ausgehen, daß die Zeichnungen vom Text des Buches inspiriert waren, denn Leonardo starb schon annähernd achtzig Jahre vor der Veröffentlichung Ruinis; dennoch stimmen die Beschreibungen so perfekt mit den graphischen Darstellungen überein, daß man sie ein und demselben Urheber zuschreiben muß. Bei alledem drängt sich die Frage auf, ob Ruinis Anatomie nicht vielmehr das Werk Leonardos war.

In ganz Europa kümmerte die Veterinärmedizin immer noch dahin, während die Reitkunst wieder so stark auflebte, daß sie aller Aufmerksamkeit auf sich lenkte. Im Mittelalter hatte man Pferde nur für Turniere und als Kriegsinstru-

Das 17. Jahrhundert

mente benutzt, und für solche Zwecke mußten sie schwer gebaut sein. Mit mehr oder minder brutalen Dressurmethoden hatte man sie so weit fügsam zu machen gewußt, daß sie sich willig in Hindernisse hineinreiten ließen. Mit dem Aufkommen zivilisierterer Umgangsformen wurde auch eine neue Reitkunst geboren; man besann sich wieder auf die vergessenen Traditionen der Griechen und Xenophons; in der Reitbahn richtete man nun leichte, rittige Pferde dazu ab, sich auf Paraden und in sportlichen Konkurrenzen vorteilhaft in Szene zu setzen. Die in Italien von Piagnatelli und Grisone geschaffene »Manegenkunst« machte Schule, und erstklassig ausgebildete Reitlehrer schwärmten bald nach ganz Europa aus. Kaum einer hatte aber tiermedizinische Kenntnisse erworben, und so kümmerten sie sich auch nur insofern um Krankheiten und Fehler des Pferdes, als die Ausübung der Reitkunst dadurch beeinträchtigt wurde. Sehr zu Unrecht hat man die Reitlehrer mit den griechische Hippiatern gleichsetzen wollen, obwohl sie nichts mit jenen, die im Grunde genommen Ärzte waren, gemein hatten. Nur wenige teilten in Reitlehren Arzneirezepte mit oder fügten einige Kapitel über Pathologie hinzu. Auch interessieren sie uns nur wegen dieser Kleinigkeiten. Neues haben diese Autoren jedenfalls nicht im geringsten zu berichten gehabt.

In Venedig gab der Karmelitermönch Giuseppe Falcone 1619 ein Landwirtschaftbuch heraus, in dem er auch Heilmittelrezepte verrät. Sehr aufmerksam hat er die ansteckende Lungenseuche beobachtet; er empfiehlt, kranke Tiere zu isolieren, »da das Leiden so ansteckend ist wie die Pest«, und die Ställe zu desinfizieren.

Spanien wurde durch Paracuellos mit seinem *Libro de Albeyteria* (1658) vertreten, das auch einen Abschnitt über fachgerechtes Einrichten von Frakturen umfaßte. Ein anderer Spanier, nämlich Arredondo, lieferte ein Werk mit dem Titel *Obras de Albeyteria* (1661); seine anatomischen Beschreibungen hatte er Ruini, seine Therapeutik Rusius nachempfunden. Pedro Garcia Conde verfaßte die *Verdadera Albeyteria* (1684), ein Werk, das 1734 neu aufgelegt wurde. Der Portugiese Alvarez Borges, *albeitar major* der Kavallerie König Philipps V., war Autor des Buches *Pratica y observaciones para curar las mas graves enfermedades de los animales* (1680), welches die zeitgenössischen praktischen Veterinäre sehr zu schätzen wußten.

Die zahlreichsten und interessantesten Veröffentlichungen erschienen jedoch in England. 1613 gab der Arzt Thomas Spackman eine beachtenswerte Broschüre über Tollwut heraus. Der Autor beobachtete, daß sie durch Biß auf Mensch, Katze, Wolf und Pferd übertragen werden kann, und weist darauf hin, daß Hühner diese Krankheit nicht bekommen. Sofort nach einer Bißverletzung soll man »das Gift auswaschen und mit Schröpfköpfen abziehen sowie die Wunde tief ausbrennen, um den darin enthaltenen virulenten Stoff zu vernichten«. Richard Lower, Arzt und Physiologe in Oxford, veröffentlichte 1667 in den *Philosophical Transactions* der Royal Society eine Artikelserie über das Thema Tierpathologie. Er zeigt, daß die »schwarzen Körner« *(corpora nigra)* im Pferdeauge losgelöste Fetzen von der Traubenhaut sind; vor der Society demonstriert er, daß nach Durchtrennung des Zwerchfellnerven »die Atmung stoßweise geht wie beim dämpfigen Pferd«.*

Ein anderer Arzt, nämlich Michael Harward, brachte 1673 eine hundertzweiundzwanzig Seiten lange Broschüre mit dem Titel *The Herdman's Mate* heraus; Sir F. Smith betrachtet sie als eigenständigstes Werk des 17. Jahrhunderts. Harward praktizierte Chirurgie und Geburtshilfe am Vieh und entpuppt sich

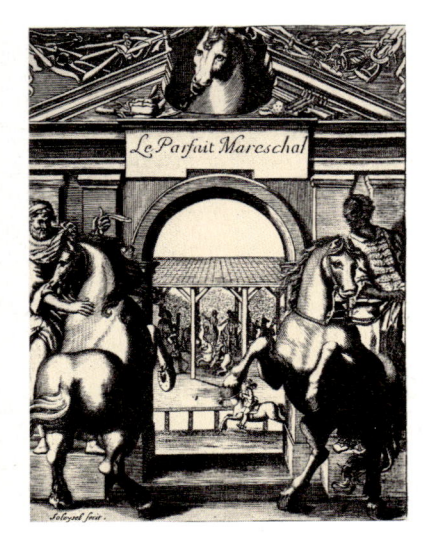

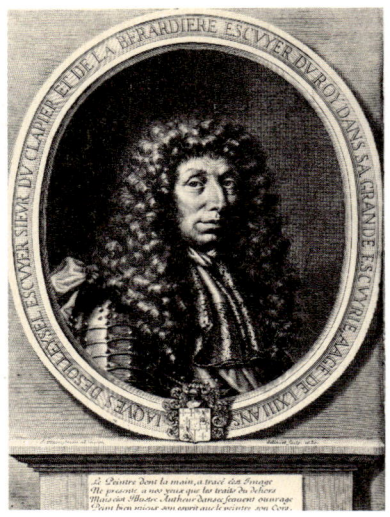

Abbildung 1920
Porträt des Königlichen Stallmeisters Jacques de Solleysel im Alter von dreiundfünfzig Jahren. Stich aus dem Buch Le Parfait Mareschal qui enseigne à connoistre la beauté, la bonté et les deffauts des chevaux... *(Der perfekte Stallmeister...), Paris 1676.*
(Frankreich, Maisons-Alfort, Bibl. der Ecole nationale vétérinaire)

* In seiner 1698 veröffentlichten Abhandlung über das *Asthma* erinnert Sir John Floyer an Lowers Experiment. Er erzählt, jener habe eine emphysematöse Stute seziert; er beschreibt die luftgefüllten Lungenbläschen.

vor allem als überaus geschickter Chirurg: er macht Herzbeutelpunktionen und Schädeltrepanationen, um Finnen anzustechen; bei seiner Schilderung, wie er Darmabschnitte herausoperiert und den Darm wieder vereinigt, fällt die Kühnheit des Eingriffs sowie seine saubere Technik auf; er beschreibt die möglichen Fetuslagen und erklärt, wie man sie mit Haken und Schlingen unter Erweiterung des Muttermundes korrigieren kann. Reverend Wallis berichtet in Band XIV der *Philosophical Transactions* (1685—1697), daß es einem Veterinär gelungen ist, eine tiefe Weichenverletzung durch Vernähen des perforierten Darms und der Bauchdecke zu heilen.

Das Newcastler *Reitkunstbuch* verdient unser Interesse weniger als sein Autor William Cavendish, der Erste Herzog von Newcastle (1592—1676), ein vornehmer Herr und ausgezeichneter Reitersmann. Nachdem König Karl II. ihn für die Niederlage der königlichen Truppen an der schottischen Grenze verantwortlich gemacht hatte, emigrierte er aus freien Stücken und gründete in Antwerpen eine Reitschule, die sehr bald Berühmtheit erlangte. Sein gewandt geschriebener Text enthält nur wenige therapeutische Ratschläge, die aber durchaus vernünftig sind. Im großen und ganzen traut er auf diesem Gebiet dem *marshal* mehr Kompetenz zu als sich selbst.

In Frankreich ist die medizinische Literatur inzwischen auf dem Nullpunkt angelangt. Allein Stallmeister und Reitlehrer betätigen sich als Autoren. Der medizinisch Gebildetste unter ihnen ist Gaspard de Solleysel, ein perfekter »Kavalier«; in seinem Buch *Le Parfait Maréchal* berichtet er, was er in seinem Heimatland und Deutschland über Pferdemedizin in Erfahrung bringen konnte. Obwohl er nichts mitteilt, was nicht bereits bekannt ist, und seine

Abbildung 1919 (gegenüber, oben)
Titelkupfer des Werks Le Parfait Mareschal... *von Jacques de Solleysel.*
(Frankreich, Maisons-Alfort, Bibl. der Ecole nationale vétérinaire)

Abbildung 1921
Eine Lektion in Pferdeanatomie. Unbekannter Meister des 18. Jh.s, inspiriert vom Frontispiz des Werks Cours d'hippiatrique *von Philippe-Etienne Lafosse, Paris 1772. (Frankreich, Maisons-Alfort, Bibl. der Ecole nationale vétérinaire)*

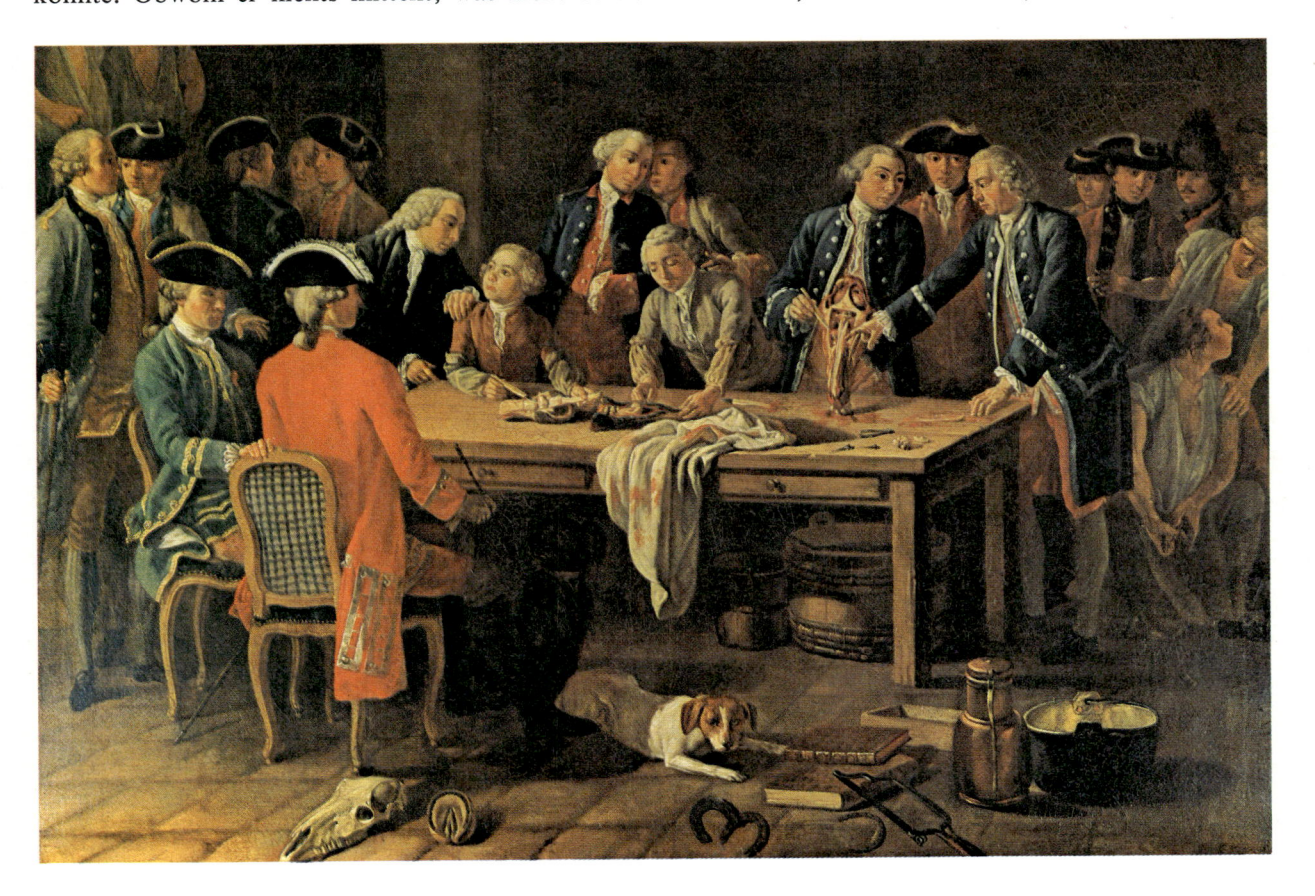

Dokumentation äußerst unvollständig genannt werden muß, hat sich sein Buch insofern nachhaltig segensreich ausgewirkt, als es die im folgenden Jahrhundert beginnende Umgestaltung der Veterinärmedizin vorbereitet hat.

Das 18. Jahrhundert

In der ersten Hälfte des 18. Jahrhunderts wurden in Spanien, Deutschland und Frankreich keine Fortschritte gemacht. Indes erschienen in England sehr interessante Werke von ehemaligen Humanchirurgen, die sich wegen beruflicher Probleme in großer Zahl der Tiermedizin zuwandten.

James Douglas stellte zwanzig Jahre vor Garengeot eine *Vergleichende Untersuchung des Muskelsystems von Mensch und Hund* vor. Diese Arbeit gründet auf Sektionen in der Londoner Surgeon's Hall und enthält ebenfalls eine Anatomie des Wiederkäuermagens sowie der Gebärmutter der Kuh.

Abbildung 1922
»Das Skelett des Pferdes«. Tafel aus dem Cours d'hippiatrique *von Philippe-Etienne Lafosse, Paris 1772. (Frankreich, Maisons-Alfort, Bibl. der Ecole nationale vétérinaire)*

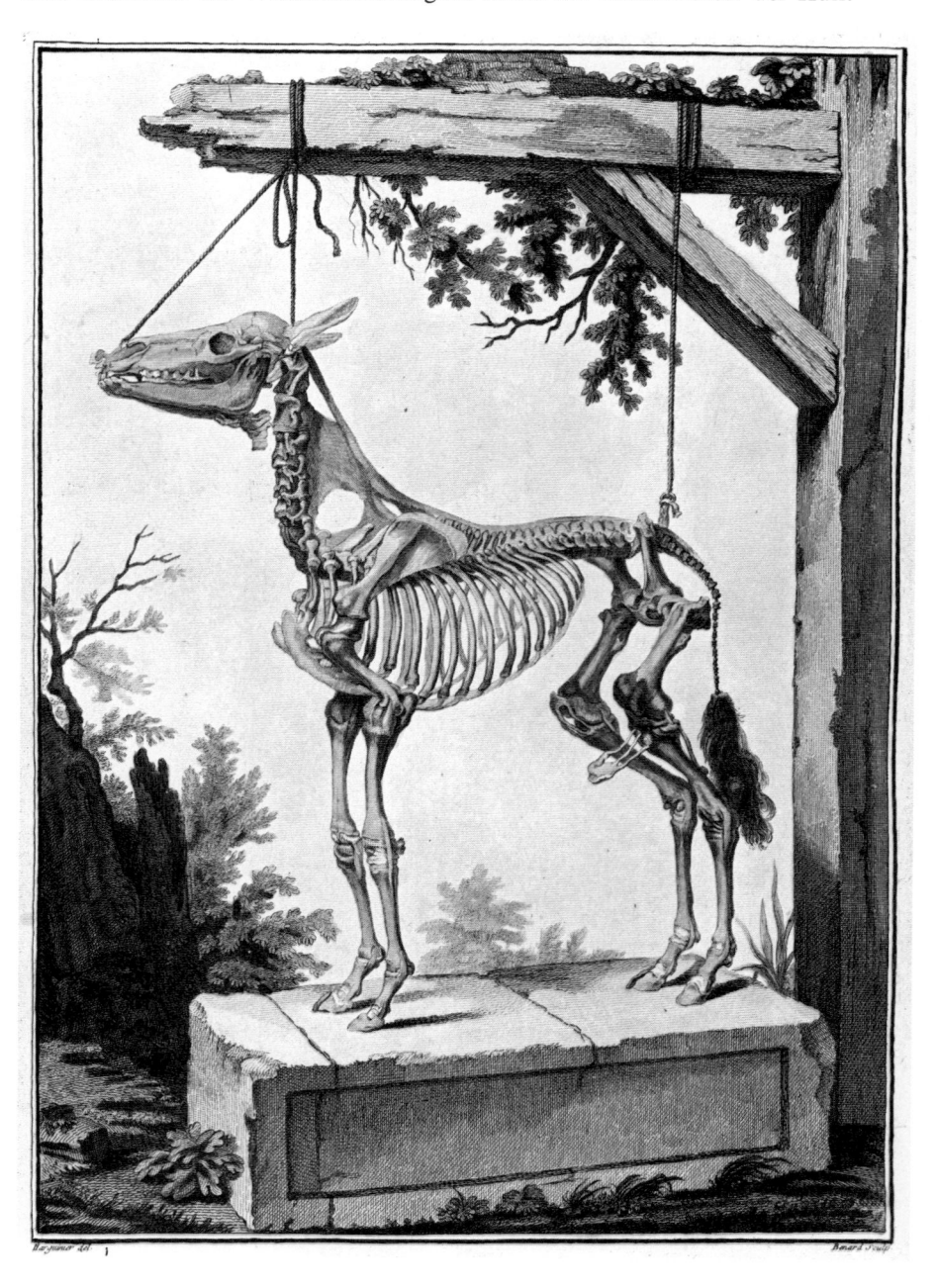

Der Feldchirurg William Gibson betätigte sich als Verfasser mehrerer Traktate, deren wichtigster *(A New Treatise on the Diseases of Horses)* 1750 gedruckt wurde. Henry Bracken, Chirurg und Doktor der Medizin, hatte in London, Paris und Leiden studiert. Großes Renommee erwarb er sich durch seine Star- und Steinoperationen, und er pochte selbstbewußt auf sein Vorrecht am Steinschnitt unterhalb der Schambeinfuge. Nachdem er dann eine Zeitlang als Roßhändler und -arzt tätig gewesen war, veröffentlichte er von 1735 bis 1751 tiermedizinische Elementarbücher.

Gegen alle anderen Gestalten der Epoche hebt sich sehr deutlich James Clark, königlicher »farrier« aus Edinburgh, ab. Clark hatte Physiologie und Hygiene studiert; er kannte die antiken und neuzeitlichen Autoren. In seinen Schriften gibt er sich als kultiviert und sicher im Urteil zu erkennen. Seiner Therapeutik sind grobschlächtige, abstoßende Behandlungsverfahren, die durchaus noch an der Tagesordnung waren, fremd. Nachdrücklich betont er die Bedeutung der Diätetik, und kranken Tieren will er nach Möglichkeit Qualen ersparen. Ähnlich Lafosse in Frankreich, forderte er die Schaffung eines veterinärmedizinischen Lehrsystems, sah aber auch mit Bedauern, daß die politische Situation (man schreibt das Jahr 1788) dafür vorerst nicht günstig ist.

In Frankreich veröffentlicht der Chirurg Croissant de Garenot 1729 eine gelungene Vergleichende Anatomie (mit dem Titel: *Myotomie humaine et canine, ou la manière de disséquer les muscles de l'homme et du chien),* die als Leitfaden für die praktischen Übungen der jungen Chirurgen am Hund dienen soll. Eine bedeutende Rolle spielten in der Tiermedizin Vater und Sohn Lafosse. Lafosse senior war von Beruf »maréchal des écuries du roi«. 1749 veröffentlichte er über die Rotzkrankheit eine Studie mit üblen Folgen, da er sie als nicht ansteckend darstellte. Sein Sohn Etienne Lafosse war zweifach, nämlich human- und veterinärmedizinisch, vorgebildet. Er arbeitete als Präparator beim Anatomen Ferrein und als Repetitor im Seminar für »Chirurgenlehrlinge«. Sein 1772 erschienenes Lehrbuch *Cours d'hippiatrique* ist das Werk eines hervorragenden Anatomen; der Autor faßt in ihm alle Kenntnisse der ehemaligen »maréchalerie« zusammen, stützt sich dabei auf die Alten, die er zum Teil rekonstruiert, aber berücksichtigt auch die Erwerbungen der unmittelbar vorausgegangenen Jahrhunderte.

Die zeitgenössischen Chronisten verurteilten übereinstimmend die Grobheit und Brutalität, mit der man auf dem Land Tiere behandelte. Solleysel teilte uns mit, daß es in den Städten zwar gute Praktiker gab, auf dem Land aber vieles zu wünschen übrig ließ: »Ich meine«, schreibt er, »daß man froh sein kann, fachkundige und geschickte Tierärzte [maréchaux] zur Verfügung zu haben, wie es in den Städten der Fall ist... Der gemeine Hufschmied auf dem Land hat nur die vom Vater auf den Sohn, vom Meister auf den Lehrling oder von Geselle zu Geselle übertragene Erfahrung erworben, die nicht unbedingt Erfolge garantiert; aus Mangel an Sachkenntnis und allgemeiner Bildung werden grundsätzlich heilbare Krankheiten oft unheilbar gemacht, weil man sie nicht rechtzeitig erkannt und behandelt hat.« – »Schon ab dem 16. Jahrhundert«, urteilt seinerseits Lafosse, »wurde man sich klar, daß die Hippiatrik reformbedürftig war. 1528 ließ man die vier Bücher des Vegetius drucken... Franz I. beauftragte den Arzt Jean Ruel, die auf Befehl Konstantins zustandegekommene griechische Sammlung ins Lateinische zu übertragen... Es hat sich jedoch herausgestellt, daß ihre Bemühungen keine Früchte getragen haben. Um den Inhalt dieser Texte in aller Tragweite begreifen zu können, hätte es

Abbildung 1923
Satzung der »Königlichen
Veterinärschulen Frankreichs«
aus dem Jahre 1777

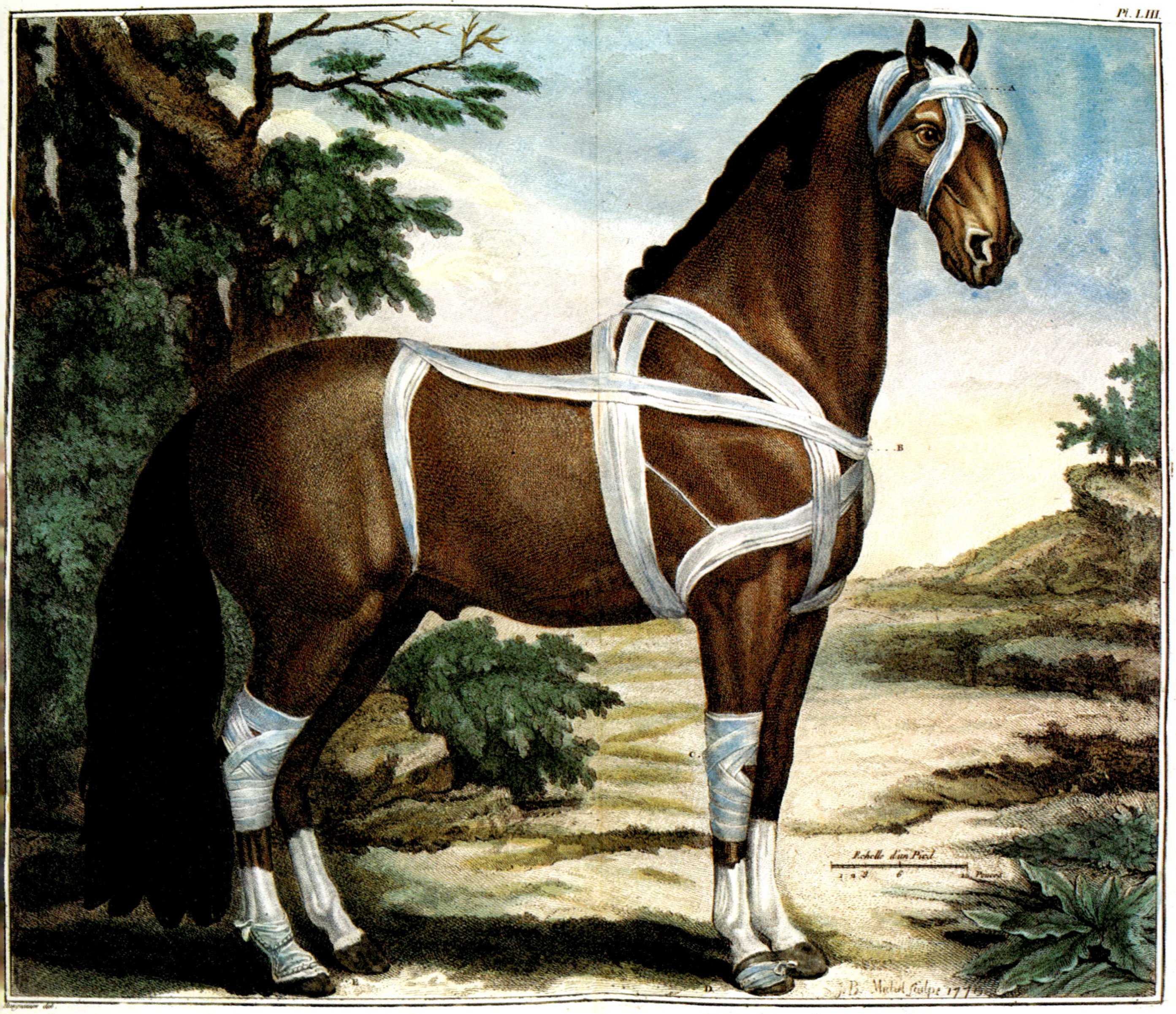

Pl. LIII.

Echelle d'un Pied

J. B. Michel sculp. 1775

einer gewissen Vorbildung bedurft; diese aber konnten die Schmiede, einfache Handarbeiter, welche recht grobschlächtig Hufeisen für die Pferde zurechtschlugen, nicht vorzeigen... Die Hippiatrik ist trotz der zahlreichen Schriften, mit der man sie bereichern wollte, im 16. und 17. Jahrhundert nicht aus den Kinderschuhen herausgekommen. Man könnte sogar sagen, daß in ihr unwürdige Zustände herrschen...«

Am Ende begann man aber doch einzusehen, daß eine rationelle Tiermedizin gute Dienste leisten konnte. In Deutschland richtete man daher an den *Marställen* sehr aktive Lehrlingsausbildungsstätten ein. In Kassel empfing Kersting Schüler aus mehreren Ländern. Etienne Lafosse und Edward Snape suchten jeweils in Frankreich und England einen Lehrbetrieb zu begründen.

Die Seuchen des 15. bis 18. Jahrhunderts

Zwischen dem 15. und 18. Jahrhundert grassierten in bestimmten Gegenden Europas ständig irgendwelche Tierseuchen. Manches Mal breiteten sie sich über den gesamten Kontinent aus. 1411 berichtet Pasquier über eine »*Tac*«-Epidemie in Europa. Es handelt sich dabei um eine eruptive Krankheit der Schafe und des Menschen, und wir können heute aus den Beschreibungen herleiten, daß auf seiten des Menschen eine exanthematische Krankheit vorgelegen haben muß, eventuell Masern, bei den Schafen aber eine besonders bösartige Schafpockenvariante.

Eine Rinderseuche wütete 1554 in Norditalien und gelangte dann nach Frankreich und England. Wie Heusinger vermutet, dürfte es sich dabei um eine bösartige Maul- und Klauenseuche gehandelt haben. In seinem Buch *De contagione et contagiosis morbis* (Venedig 1550) schildert nach eigenen Beobachtungen Fracastoro, der auch das berühmte Syphilis-Gedicht *(Syphilis sive morbus gallicus)* verfaßte, die Epidemie. Er erwägt dabei drei Ansteckungsarten: unmittelbare Ansteckung durch Kontakt — wie bei Krätze, Schwindsucht und Lepra; mittelbare oder indirekte Ansteckung durch Zwischenträger (z. B. Kleidung, diverse Gegenstände), welche die Keime *(seminaria prima)* von Ort zu Ort verschleppen; Ansteckung durch Keime in der Luft — wie bei Pocken. Außerdem stellt Fracastoro fest, daß manche Krankheiten sich auf den Menschen oder eine einzige Tierart wie Rind, Pferd, Schaf usw. beschränken, während sich an anderen verschiedene Arten anstecken können. 1515 räumte in Frankreich eine schwere Epizootie unter den Schafen auf. Die Chronisten sprechen wieder von einer »*Tac*«-Epidemie, die vermutlich in diesem Falle eine bösartige Räude war (Quelle: Gesner). Auch in Deutschland, wahrscheinlich sogar in ganz Europa, grassiert die Räude, so daß man dort nun erstmalig daran denkt, prophylaktische Maßnahmen zu ergreifen.

Wilhelm Rieck förderte ein überaus interessantes Dokument zutage, das uns eine der ersten Sanitärordnungen der Neuzeit enthüllt: 1550 erläßt der pommersche Herzog Philipp I. ein *Mandat wegen der räudigen Schaffe,* das alle ansteckenden Schafkrankheiten betrifft. Laut dieser Verordnung hatte man nun kranke Tiere zu töten oder außer Landes zu schaffen; die Einfuhr kranker Schafe wurde verboten, und Schäfer, deren Herden infiziert waren, mußten sie unter Verschluß halten. 1759 sandte auch Johann Georg, Kurfürst von Brandenburg, seinen Bannstrahl gegen die *Schmerschafe* aus und wies den Landreiter von Teltow an, die Krankheit augenblicklich einzudämmen.

In Südostfrankreich traten Schafpocken endemisch auf. Laurent Jobert meldet sie in seinem *Traité de la peste* (1567) aus Montpellier und bezeichnet sie dabei als »picotte«, wie es noch heute in Frankreich vorkommt. Dieser Autor

Abbildung 1924 (gegenüber) »Nach der Natur gezeichnetes, aus dem königlichen Gestüt in der Normandie stammendes Pferd, welches man den Satrapen nennt und dem man die wichtigsten Bandagen angelegt hat.« Tafel LIII im Cours d'hippiatrique ou Traité complet de la médecine des chevaux *von Philippe-Etienne Lafosse, Paris 1772. (Frankreich, Maisons-Alfort, Bibl. der Ecole nationale vétérinaire)*

Abbildung 1925
»Exposé über die kurativen und präventiven Mittel, die gegen die pestilentiellen Krankheiten des Hornviehs eingesetzt werden können...« von Félix Vicq d'Azyr, Paris 1776. (Frankreich, Maisons-Alfort, Bibl. der Ecole nationale vétérinaire)
Der renommierte Anatom Félix Vicq d'Azyr (1748—1794) interessierte sich wie Claude Bourgelat leidenschaftlich für Veterinärmedizin. An der Bekämpfung der verheerenden Epizootien von 1775 bis 1776 war er wesentlich beteiligt; er bemühte sich, für die Epoche exemplarische, rationale und wissenschaftliche Verfahren breiteren Kreisen nahezubringen.

EXPOSÉ
DES MOYENS
CURATIFS & PRÉSERVATIFS
QUI PEUVENT ÊTRE EMPLOYÉS CONTRE LES MALADIES PESTILENTIELLES DES BÊTES A CORNES.
DIVISÉ EN TROIS PARTIES.

La premiere contient les moyens curatifs. On y compare les maladies des hommes avec celles des bestiaux.
La seconde renferme les moyens préservatifs.
La troisième comprend les ordres émanés du Gouvernement : on y a joint les principaux Edits & Réglemens des Pays-Bas, relativement à la maladie épizootique, & le Mandement de Mgr. l'Archevêque de Toulouse, sur le même sujet.

PUBLIÉ PAR ORDRE DU ROI.

Par M. VICQ D'AZYR, Doct. Rég. de la Faculté de Médec. de Paris, Médecin Consult. de Mgr. le COMTE D'ARTOIS ; de l'Acad. Roy. des Sciences, Professeur d'Anatomie humaine & comparée, Commissaire-Général pour les Epidémies, & premier Correspondant avec les Médecins du Royaume.

A PARIS,
Chez MÉRIGOT l'aîné, Libraire, Quai des Augustins, près la rue Dauphine.

M. DCC. LXXVI.
Avec Approbation, & Privilège du Roi.

berichtet auch über zwei andere Epizootien: die erste befiel in Paris ausschließlich Katzen, und an der zweiten erkrankten in manchen Räumen Frankreichs nur Hühner.

Als 1599 eine Ruhrepidemie die Republik Venedig heimsuchte und gleichzeitig die Rinderpest wieder aufflammte, gab der Senat einen Erlaß heraus, nach dem es unter Todesstrafe verboten war, Rindfleisch, Butter, Milch oder Käse in den Handel zu bringen oder sonstwie abzugeben; nur Schaffleisch durfte bis zum Ende der Seuche verzehrt werden. Venedig und Padua schlossen ihre Grenzen gegenüber Rinderimporten aus Ungarn und Dalmatien, weil die Seuche durch sie ins Land kam (laut Ramazzini). Leider blieben diese ersten Maßnahmen, die übrigens auf Betreiben italienischer Ärzte ergriffen wurden, unzureichend; immerhin hatte man aber eine Gesundheitspolizei geschaffen und eingesehen, daß Mensch und Tier durch behördliche Eingriffe gegen ansteckende Seuchen geschützt werden mußten. Um 1609 fiel die Rinderpest in Mittel- und Westeuropa ein. Zuerst meldete man sie aus Böhmen und der Pfalz, dann erreichte sie das Elsaß (1610), Sachsen, Bayern und Holland. Der Dreißigjährige Krieg (1618—1648) trug durch Truppenbewegungen und Flüchtlingstrecks dazu bei, ganz Europa zu kontaminieren. Von 1625 bis 1645 kamen die Epizootien Schlag auf Schlag; in vielen Landstrichen gab es nicht einmal mehr Rinder für Feldarbeit und Gütertransport.

Zum Überfluß traten zwischendurch Parasitosen auf. Fromann, ein Coburger Arzt, verfolgte eine Distomatose-Epidemie, die in Franken, 1674 aber auch wieder in Holland ausbrach: »In Abrahamstorp und verschiedenen anderen Orten Seelands gab es kaum ein Rind, das symptomfrei blieb.«

Um Maul- und Klauenseuche handelte es sich offenbar bei der 1682 und 1683 aus Frankreich gemeldeten Krankheit, die auf Italien, die Schweiz, Deutschland und Polen übergriff. Winkler, Leibarzt des pfälzischen Prinzen, schrieb, daß die Seuche »stetig voranschritt, und zwar mit einer Geschwindigkeit von zwei deutschen Meilen am Tag, ohne ein einziges Kirchenspiel auf ihrem Weg oder in der Nähe zu verschonen. Auf der Zunge fand man eine schwarze oder violette Blase, die innerhalb von vier bis fünf Stunden geschwürig wurde«. Auch die Krankheit, welche Diderich 1686 in Deutschland beobachtete, war eine Maul- und Klauenseuche. Seiner Beschreibung zufolge verloren die kranken Tiere reichlich Speichel, »wie Syphilitiker, welche die alten Weiber von Hamburg mit Quecksilber behandeln«.

In Norditalien grassierte von 1690 bis 1692 eine schwere, nicht identifizierbare Viehseuche, die mit einer fiebrigen Erkrankung des Menschen zusammentraf; Ramazzini hat letztere beschrieben.

1696 bekam Hessen die Folgen einer schweren ansteckenden Lungenseuche zu spüren, kurz nachdem 1695 bereits die Maul- und Klauenseuche ausgebrochen war. Die von Ambros Stegmann 1698 untersuchte Mansfelder Epidemie bestand in Wahrheit aus einem Komplex von Krankheiten.

1711 brachten dalmatinische Viehhändler mit ihren ungarischen Rindern die Rinderpest nach der Provinz Padua. In den folgenden Jahren breitete sie sich über ganz Italien, aber auch Deutschland, Frankreich, die Schweiz, Holland und England aus. Lancisi, der Leibarzt von Papst Clemens VII., wurde um Rat gebeten, wie sich der Kirchenstaat gegen das Übel schützen könne. Er stellte daher eine erstaunlich präzise Liste von Maßregeln auf, denen wir selbst heute nichts hinzuzufügen haben: 1. Jeden Kontakt mit einem Tier, bei dem Verdacht auf vorherige Annäherung an ein pestkrankes besteht, ausschließen;

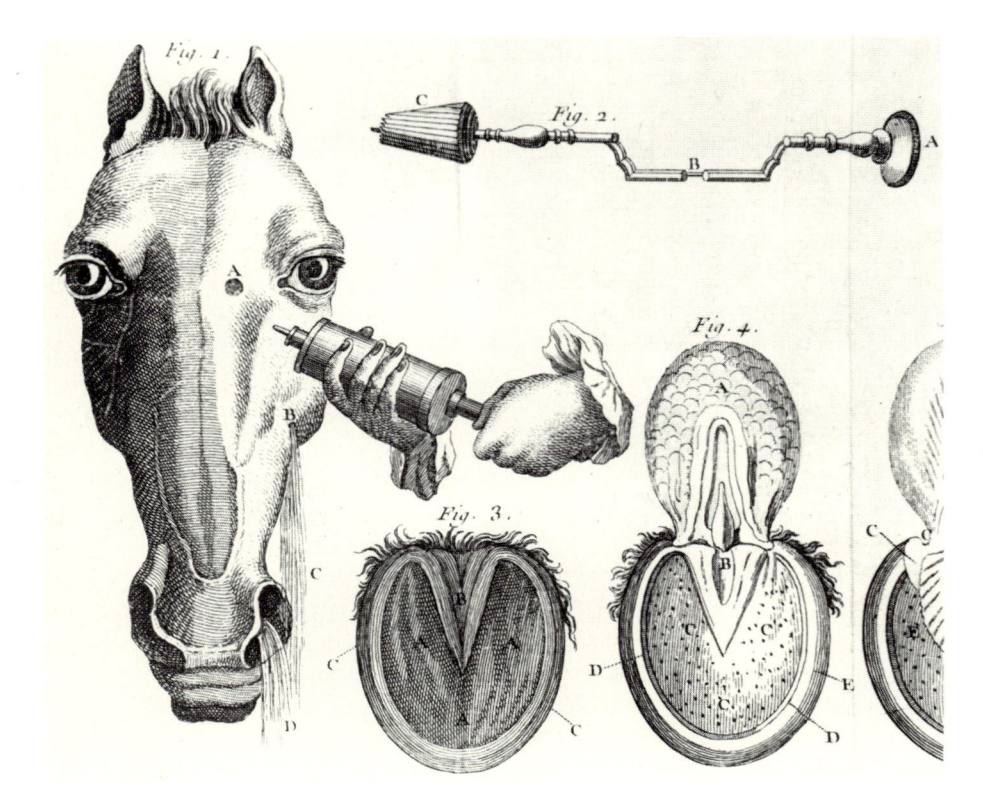

Abbildung 1926
Bildtafel aus einem Buch mit dem Titel Recueil de deux ouvrages relatifs à la médecine vétérinaire, *Paris 1776. Fig 1 zeigt die »Ansatzstelle für den Trepan, zur Einführung der Spritze, mit welcher man die Oberkieferhöhlen ausspritzt, reinigt und spült«.*
(Frankreich, Maisons-Alfort, Bibl. der Ecole vétérinaire nationale)

2. erkrankte Tiere erschlagen, anstatt sie durch Halsschnitt zu töten; 3. um die Ställe der Infizierten Wachen aufstellen, die weder Mensch noch Tier ein- und ausgehen lassen dürfen; 4. die *marescalchi* anweisen, sich vor dem Verlassen eines Stalles mit Erkrankten Hände und Gesicht mit Essig zu waschen, ihre *Wachstuchschürzen* abzulegen und sie »auszuräuchern«; 5. alles verbrennen, was kranke Tiere berührt haben könnten; Stallwände kalken und sie acht Tage lang morgens und abends mit Wacholderbeeren, Weihrauch, Knoblauch und Ysop beräuchern; Raufen und Krippen mit Kräuteressig, dem Schwefel in Suspension beigegeben ist, gründlich abwaschen; 6. alle Tränken oder Freßnäpfe kranker Tiere mit einer scharfen Kalklauge reinigen; 7. Ober- und Unterkleidung der Hirten räuchern und diese veranlassen, sich Gesicht und Hände mit Essig zu waschen; 8. Kadaver und Exkremente der Kranken in sehr tiefen, fern von Ställen und Wegen gelegenen Gruben vergraben; Heu und Stroh aus den Ställen holen und verbrennen; 9. die Milch kranker Kühe sofort in eine fern den Stallungen gelegene Grube schütten und mit reichlich Erde abdecken; 10. Ställe der Rekonvaleszenten genauso akribisch räuchern und scheuern wie diejenigen, in denen Tiere eingegangen sind; 11. den Bauern verbieten, ihr Dorf zu verlassen oder mit dem Nachbarort zu kommunizieren; 12. den Bauern befehlen, alle pestkranken oder verdächtigen Rinder zu erschlagen.

»Für den Fall, daß unserem Vieh solch eine fürchterliche Pest droht«, fügte Lancisi hinzu, »halte ich es für ratsamer, alle kranken oder verdächtigen Tiere zu töten, als die Seuche sich nur deshalb ausbreiten zu lassen, um eventuell als Entdecker eines Spezifikums dastehen zu können, nach welchem man dann doch vergeblich sucht.«

Lancisis Ratschläge wurden keineswegs befolgt, und wenig später mußte er denn feststellen, daß in der Campagna di Roma von Oktober 1713 bis April

1714 dreißigtausend Rinder umgekommen waren. Für das Phlegma des Heiligen Stuhls revanchierte er sich sehr geistreich, indem er den Wortlaut aller Gebete veröffentlichte, die jener erfolglos an Gott und die Jungfrau Maria gerichtet hatte. Auf den Einwand des Grafen Borromeo, daß in entfernteren Gegenden Herden erkrankt seien, während in der Nähe manche verschont wurden, antwortete Lancisi, »das Übel« habe »durch Stoffe, Kleidung, andere Tiere oder Menschen verbreitet werden können«; er berief sich auf Vallisneri, der beobachtet habe, wie Hunde die Krankheit verbreitet hätten. Ramazzini verfolgte die Rinderpest in Padua; auch er wies immer wieder auf die Ansteckungsgefahr hin und bemühte sich, diesen Sachverhalt Beamten und Privatleuten begreiflich zu machen. Wie er schreibt, »bewahrten die Prinzen Pamphile und Borghese ihre Herden vor der Seuche, indem sie in weiser Voraussicht verhinderten, daß ihre Tiere mit Verdächtigem in Berührung kamen«. Ramazzini vertrat die Ansicht, die Pest sei eine Blatternabart, und diese Idee wirkte sich sehr nachteilig aus, da man sie nun wie Blattern durch Einimpfung zu bekämpfen suchte.

Überall wandte man sich wegen der Seuchen an die Ärzteschaft um Rat. 1714 veröffentlichte die Pariser Fakultät den Artikel *Jugement sur les mémoires qui courent touchant la mortalité des bestiaux* (Verdikt bezüglich der Denkschriften, die über das Viehsterben zirkulieren). Als die Provinz Dauphiné durch Rinder aus dem Piémont angesteckt worden war, schickte man Drouin, den Ersten Chirurgen der Leibgarde, und Hecquet, seines Zeichens Dekan der

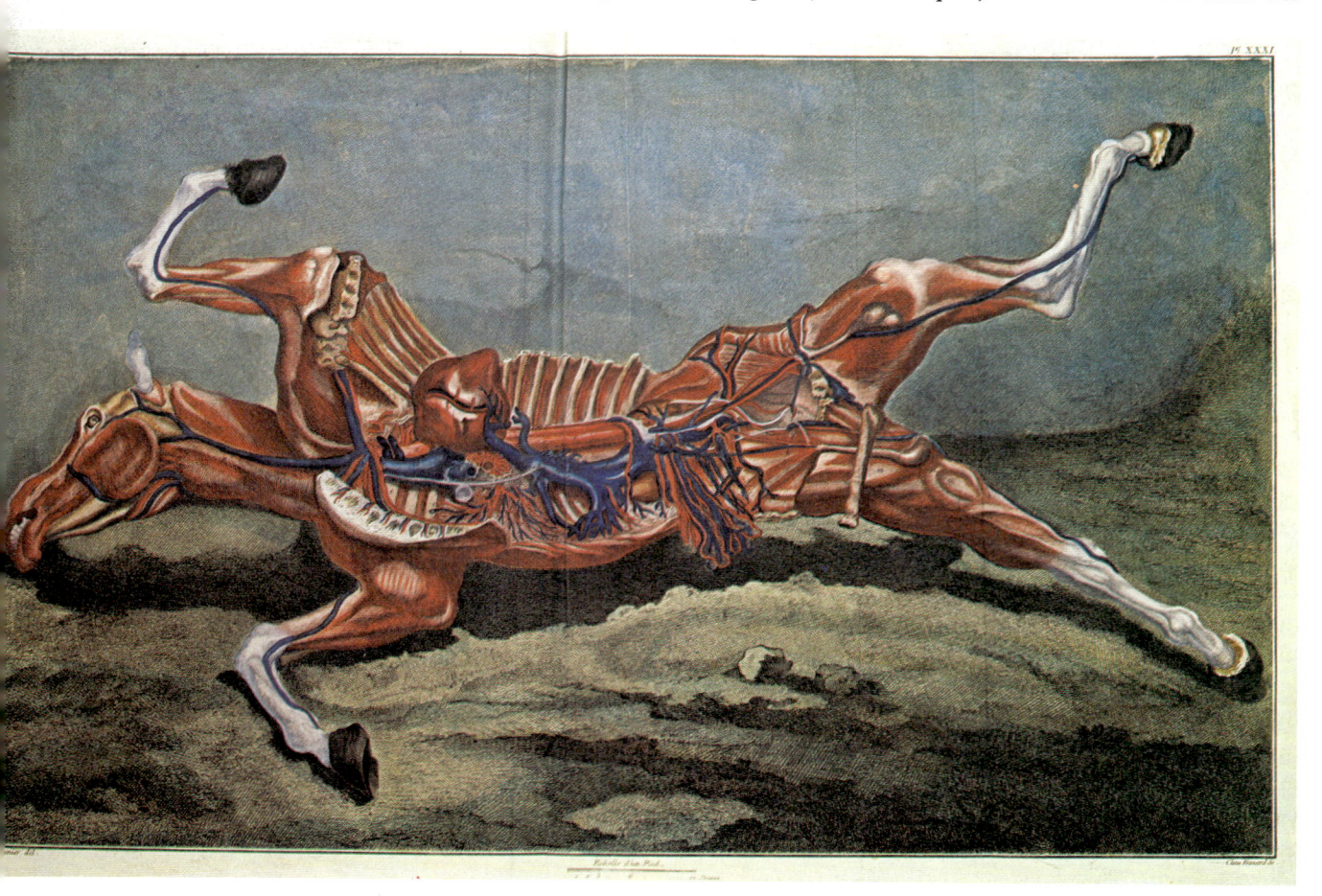

Abbildung 1927
Tafel XXXI aus dem Cours d'hippiatrique ou Traité complet de la médecine des chevaux *von Philippe-Etienne Lafosse, Paris 1772. Sie zeigt die Venen und Arterien des Pferdes. (Frankreich, Maisons-Alfort, Bibl. der Ecole nationale vétérinaire)*

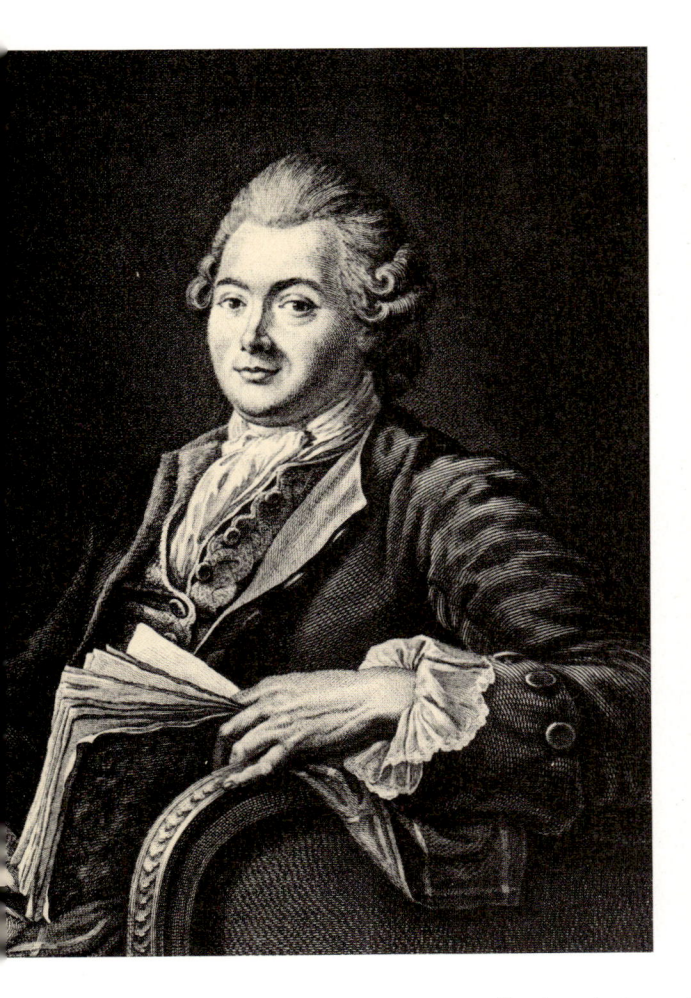

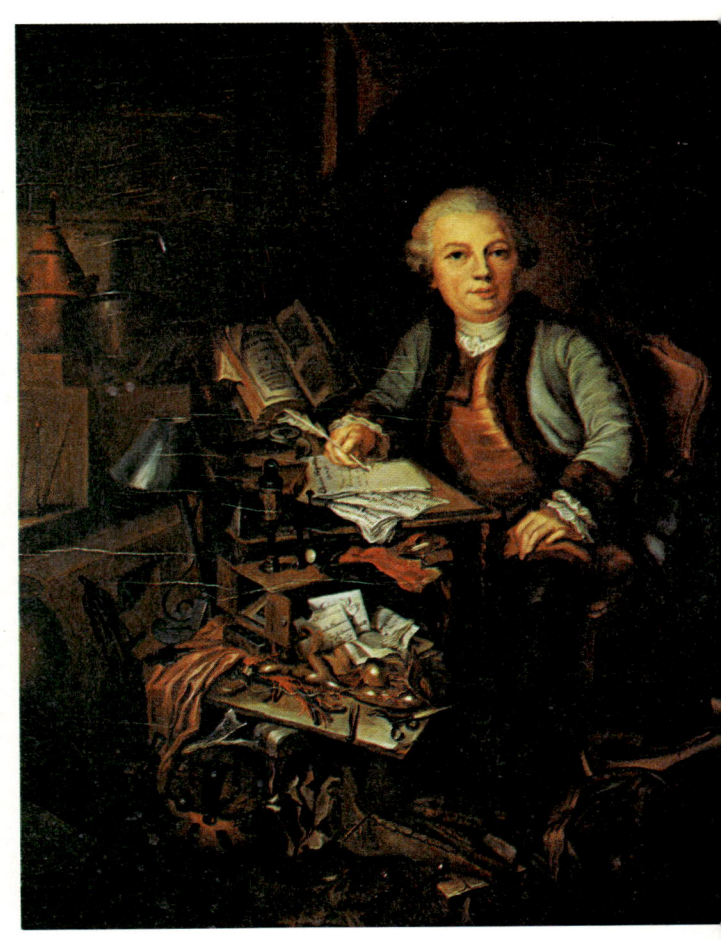

Fakultät von Paris, vor Ort, um das Übel zu bekämpfen. Im folgenden Jahr diskutierte das Genfer Ärztekollegium ausgiebig über die Beschaffenheit dieser Pest und gelangte wie Ramazzini zu der Überzeugung, es handle sich um eine »maligne, pestilenzialische« Pockenkrankheit.

In England flammte sie 1713 auf, aber man hielt sich dort konsequent an Lancisis System. In höherem Auftrag begab sich der Hofchirurg Thomas Bates auf den Schauplatz der Ereignisse; innerhalb von drei Monaten hatte er in den Grafschaften Middlesex, Essex und Surrey sechstausend Rinder töten lassen und dadurch die Seuche eingrenzen können. Vier Jahre später veröffentlicht Bates in Band XXX der *Philosophical Transactions* den Artikel *A Brief Account of the Contagious Disease which Raged Among the Milk Cows Near London in the Year 1714*. Er deklariert darin, man könne von den *cow-leeches*, den empirischen Kuhdoktoren, wegen ihrer Ignoranz keinerlei nützliche Auskünfte erwarten. Er empfiehlt, kranke Herden unter Entschädigungszahlungen vollständig zu vernichten, die Kadaver zu verbrennen und die Stallungen nach dreimonatigem Leerstehen zu desinfizieren. Als Mahnung solle man die »Große Pest« von London verstehen, die 1665 durch unbeseitigte Kadaver verursacht worden sei. Der Kontinent erleidet unterdessen enorme Verluste: hunderttausend Rinder sind in Schlesien eingegangen, dreihunderttausend in Holland, siebzigtausend im Königreich von Neapel; die Provinz Piémont, die schon 1714 betroffen war, hat dieses Mal wieder siebzigtausend Tiere verloren.

Abbildung 1928 (oben links) Porträt von Philippe-Etienne Lafosse in seinem Buch Cours d'hippiatrique..., *Paris 1772. (Frankreich, Maisons-Alfort, Bibl. der Ecole nationale vétérinaire)*

Abbildung 1929 (oben rechts) Porträt von Claude Bourgelat (1712—1779), dem Begründer der ersten europäischen Veterinärhochschule in Lyon. 1765 gründete Bourgelat dann die Hochschule von Alfort, die er selbst leitete. Der leidenschaftliche Pferdekundler beschäftigte sich vor allem mit der Anatomie der Haustiere und war entschlossen, der Tierheilkunde eine wissenschaftliche Basis zu schaffen. (Frankreich, Maisons-Alfort, Museum der Ecole nationale vétérinaire)

Überall verteidigt man sich nun mit gesundheitspolizeilichen Maßnahmen. In Frankreich läßt De Montigny von der Königlichen Akademie der Wissenschaften den Gemeinden der südlichen Provinzen Gefahrenhinweise und Instruktionen zugehen. Er gibt bekannt, welche Maßnahmen die Verbreitung der Seuchen zu verhindern geeignet sind. Seine Ratschläge werden alsbald in den Erlassen vom 10. April und 16. September 1714 für obligatorisch erklärt; Tierkadaver hat man nun einzugraben, ohne zuvor die Häute abzuziehen; in den betroffenen Provinzen darf unter Androhung von Geld- oder Gefängnisstrafen kein Tier mehr seinen Standort verlassen.

Auch die Deutschen rücken der Rinderpest mit strengen Sanitätsvorschriften zu Leibe. Eine Verfügung Friedrich Wilhelms von Preußen aus dem Jahre 1716

Abbildung 1930
»Das Muskelsystem des Pferdes, von der Seite gesehen«, Tafel im Cours d'hippiatrique... *von Philippe-Etienne Lafosse, Paris 1772.*
(Frankreich, Maisons-Alfort, Bibl. der Ecole nationale vétérinaire)

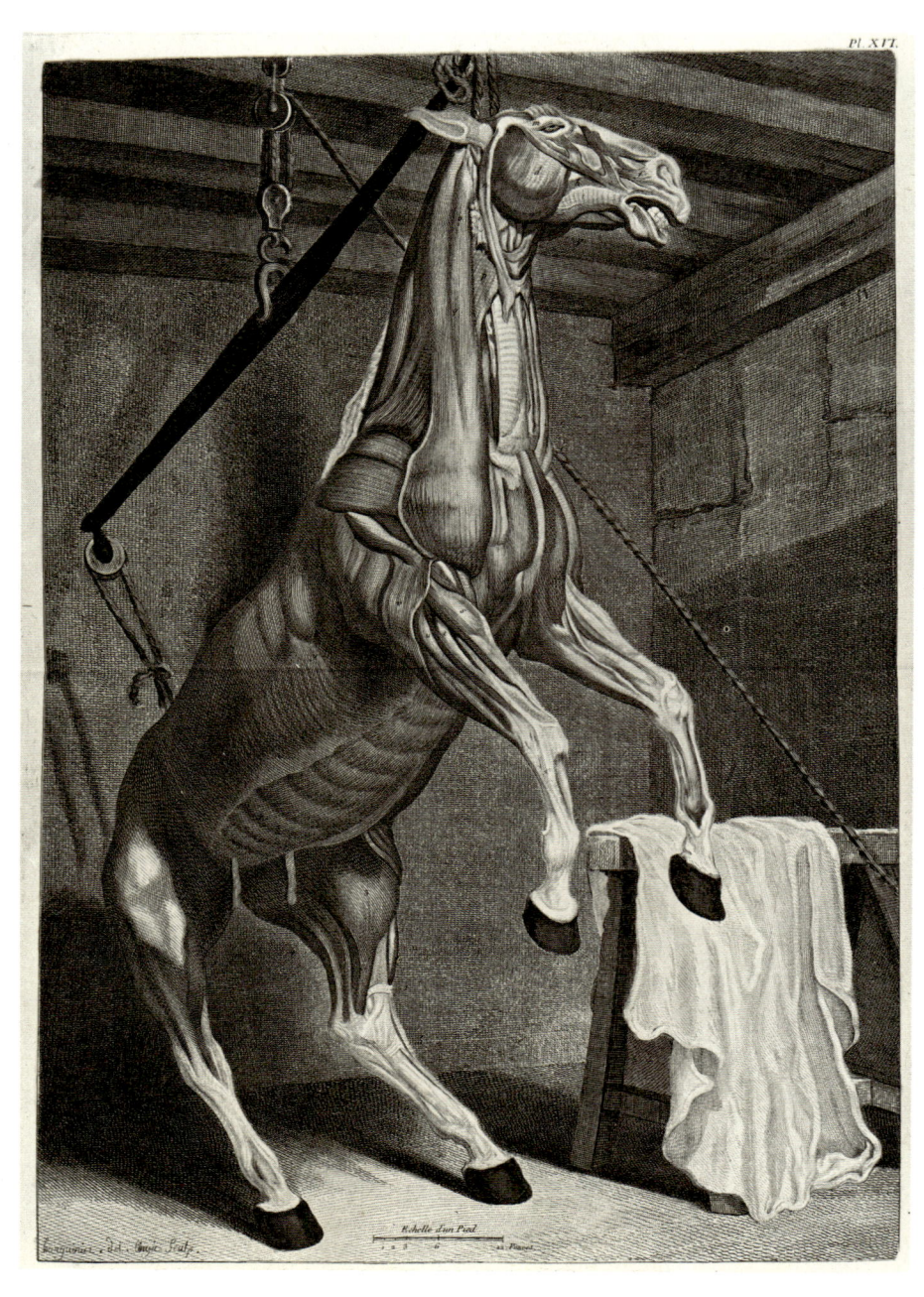

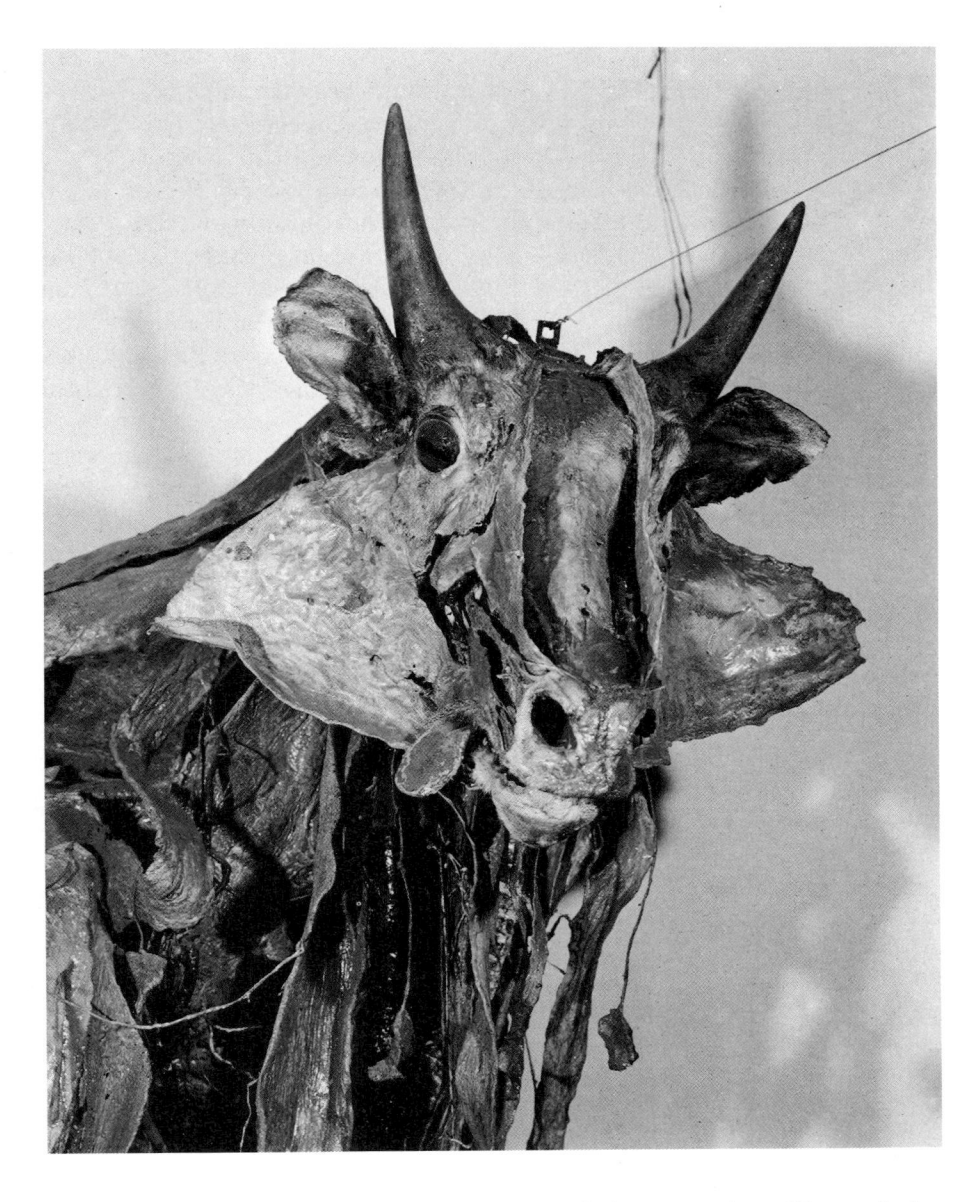

Abbildung 1931
Muskel- und Nervensystem der Antilope, präpariert von Honoré Fragonard und seinen Schülern, 1766—1771.
(Frankreich, Maisons-Alfort, Museum der Ecole nationale vétérinaire)
Dieses anatomische Präparat stand im Kabinett des Königs im Schloß von Alfort. Honoré Fragonard (1732—1799), ein Vetter des Malers, war vor der Revolution für seine von Sammlern heiß begehrten anatomischen Präparate berühmt. Die Ecole de santé beschloß gleich nach ihrer Gründung, »ihn an sich zu binden mit der Auflage, entweder Schüler auszubilden oder seine bisher unbekannten Verfahren preiszugeben«, aber Fragonard nahm sein Geheimnis mit ins Grab.

besagt, daß alle nach Preußen eingeführten Rinder am rechten Horn mit den Initialen F. W. zu kennzeichnen sind; es muß für sie ein Zertifikat vorgelegt werden, aus dem zu entnehmen ist, daß sie gesund sind und aus einer nicht kontaminierten Gegend stammen. Sowie sich die Krankheit wieder manifestiert, sollen die gesunden von den kranken Tieren getrennt, und die Plätze, an denen Kadaver eingegraben wurden, abgesperrt werden; jede Seuche ist alsbald den Behörden zu melden, während das Vieh nicht mehr zu Markte getrieben werden darf; Rinder, die man zur Zwangsschlachtung designiert hat, bekommen ein Brandzeichen aufgedrückt, und man beobachtet sie drei Tage, bevor man sie tötet und ihren Kadaver inspiziert. Als Strafen für Zuwiderhandlungen entdeckt man die Prozeduren des Mittelalters wieder: Brandmarkung und lebenslängliches Arbeitslager oder Auspeitschung und Galgen. Auch die übrigen deutschen Fürsten geben zahlreiche Erlasse heraus.

Während des ganzen 18. Jahrhunderts blieb die Rinderpest in Europa endemisch. In seinem Memorandum von 1768 an die Berliner Akademie schrieb

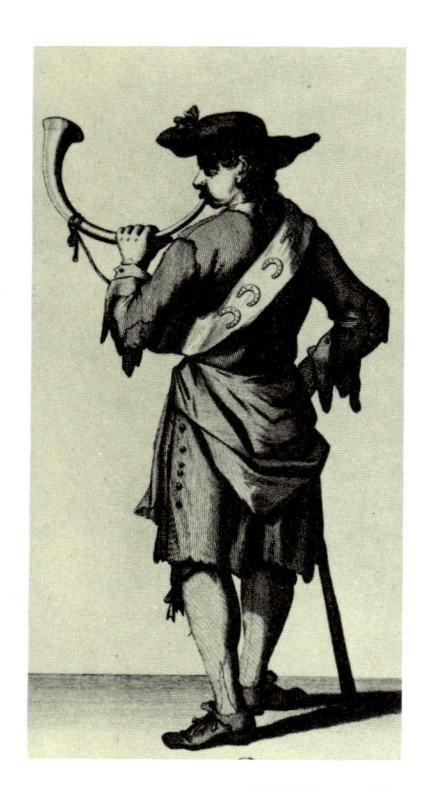

Abbildung 1932
Der Hundekastrierer. *Stich aus einem Album mit dem Titel* Les cris de Londres, *Ende des 18. Jh.s.*
(Paris, Bibl. des Arts décoratifs)

Cothenius, die Seuche des Jahres 1721 sei nie vollständig ausgerottet worden. Sie überdauerte nämlich in Galizien, Ungarn und Polen; hinter den österreichisch-ungarischen Truppen schleppte sich eine kranke Viehherde in den Österreichischen Erbfolgekrieg. Als die französischen Heere sich über Main und Rhein zurückzogen, kam mit ihnen der Typhus; 1743 erreichte er Bayern, das Elsaß sowie die französischen Provinzen Franche-Comté, Burgund und Dauphiné; in letzterer dauerte er bis 1747 an. Die Seuche ging von Deutschland auf Dänemark über (1745—1749), wo sie zweihundertachtzigtausend Rinder eingehen ließ; Holland verlor in zwei Jahren zweihunderttausend Stück Vieh. Von dort ging dann eine Epidemie aus, die zunächst bis nach Schweden und England gelangte. Von 1766 bis 1770 drang sie bis zur Türkei und Ungarn vor, anschließend nach Schlesien; darauf fiel sie in Sachsen, Preußen und die Mark Brandenburg ein. Holland verlor in einem Jahr dreihundertfünfundsiebzigtausend Rinder. Von den Niederlanden ging die Pest auf Nordfrankreich über. Mehr und mehr befaßten sich die Ärzte aller Länder mit den Seuchen, und immer zahlreicher wurden die gesundheitspolitischen Maßnahmen. In Frankreich wurde auf Erlaß vom 6. Januar 1739 die Einfuhr von Vieh und allen Waren aus infizierten Ländern verboten, soweit kein Herkunfts- und Gesundheitszeugnis vorgelegt werden konnte; selbst für Reisende galt letztere Vorschrift. So arm war der Viehbestand geworden, daß die Erlasse von 1720 und 1745 verbieten mußten, mehr als acht bis zehn Wochen alte Kälber und Färsen sowie Kühe unter zehn Jahren als Schlachtvieh zu verkaufen. Nach der Verordnung von 1746 wurden kranke und verdächtige Tiere deklariert, markiert und konfisziert; spätere Verordnungen (von 1771, 1774 und 1775) regelten die Beseitigung von Kadavern, Inspektion und Desinfektion der Stallungen und Entschädigungszahlungen für zwangsgeschlachtete Rinder. Zur Unterstützung der Aufseher konnten Truppen angefordert werden.

Wiederholte Pestepidemien in Schlesien veranlaßten Friedrich den Großen 1775, die erste Viehseuchenversicherung zu schaffen, gründend auf dem Pflichtbeitritt aller Viehbesitzer.

Die unablässigen Fehden machten die Sanitätsmaßnahmen jedoch allzu oft illusorisch, wobei sie schon in Friedenszeiten wegen des Mangels an geschulten Veterinären schwer durchführbar waren. Zur Zeit der Französischen Republik und Napoleons Kaiserreich trugen die Kriege die Rinderpest durch ganz Europa. In drei Jahren, nämlich von 1794 bis 1797, verlor Italien drei bis vier Millionen Rinder, aber auch die anderen Nationen hatten mehr oder minder großen Schaden erlitten. Faust hat nachgerechnet, daß von 1713 bis 1796 allein in Frankreich und Belgien zehn Millionen Rinder eingegangen sein müssen. Nur jene Länder, die am wenigsten in militärische Auseinandersetzungen hineingezogen wurden, konnten sich erfolgreich gegen die Seuche wehren. Am 7. September 1777 schrieb Haller aus der Schweiz an Vicq d'Azyr: »Die Epizootien können sich nur bei unseren Nachbarn nähren. Unsere Methode besteht darin, schonungslos alles infizierte Vieh auszumerzen; auf diese Weise haben wir immer wieder die Krankheit daran gehindert, sich in unserem Land auszubreiten, obschon sie ständig in unsere Grenzgebiete einfällt.«

In vergangenen Jahrhunderten grassierte außerdem fortwährend die Maul- und Klauenseuche in Europa. Sie flammte periodenweise auf und ließ mehr oder minder lange Atempausen. Manche Epidemien betrafen jedoch fast den gesamten Rinderbestand. Die ein Jahrhundert lang scheinbar gezügelten Schafpocken kehrten im 17. und 18. Jahrhundert als mörderische Epidemie zurück.

1712 erreichten sie Ungarn, Tirol und die Schweiz; in Mitteleuropa wiederholten sie sich in kurzen Abständen. Zu den schlimmsten Epizootien zählten jene von 1754 bis 1756 in der Picardie, der Champagne und Sachsen; von 1762 in der Picardie und der Pfalz; von 1773 bis 1775 im Pariser Becken und in der Provence; von 1786 an in der Beauce und der Brie; von 1795 an in der Beauce und in der Picardie. 1805 schätzte Salmuth die Zahl der eingegangenen Tiere auf über eine Million.

Die ansteckende Lungenseuche, die man erst ab dem 19. Jahrhundert eindeutig zu erkennen wußte, blieb auf bestimmte Regionen beschränkt, in denen sie allerdings großen Schaden anrichtete. Die bei den Heeren endemische Rotzkrankheit war dadurch besonders gefährlich, weil man sich von ihrer Übertragbarkeit noch keinen rechten Begriff machte: die erlittenen Verluste, deren Höhe wir nicht zu beziffern vermögen, bekamen um so mehr Gewicht, als sich häufig auch Menschen ansteckten.

Bei Hunden und fleischfressenden Wildtieren traten zeitweise Tollwutepidemien auf. Zwar ist die Erinnerung an manche noch wachgeblieben, doch werden wir von anderen sicher nie erfahren, da sie für immer in Vergessenheit gerieten. 1271 befiel die Tollwut in Frankreich Hunde und Wölfe; ein beträchtlicher Teil der Bevölkerung infizierte sich daran und starb. Gegen 1500 wurde sie wieder aus Flandern, dann aus ganz Europa gemeldet, 1586 aus Paris und 1604 aus dem Pariser Becken. Im 18. Jahrhundert grassierte die Tollwut in Italien (1708), Frankreich (1780), Deutschland (1720—1725 und 1785), Ungarn (1721), England (1769—1775), den Vereinigten Staaten (1770—1779), auf Barbados (1741), auf den Antillen (1776), in Westindien (1783) usw.

In unsere zweifellos unvollständige Kontagionsbilanz müßten wir außerdem die Verluste durch diverse Räudeformen aufnehmen; oft verliefen sie in bevorzugt aufgesuchten Kernzonen seuchenartig; aufnehmen müßten wir darüber hinaus die enzoischen, also einzeln oder sporadisch gehäuft auftretenden Tierkrankheiten, deren Ansteckbarkeit man meist verkannte oder höchstens ahnte.

Abbildung 1933
Sektion von Tieren und mikroskopische Untersuchung. *Stich unbekannter Herkunft vom Ende des 18. Jh.s.
(Paris, Bibl. des Arts décoratifs)*

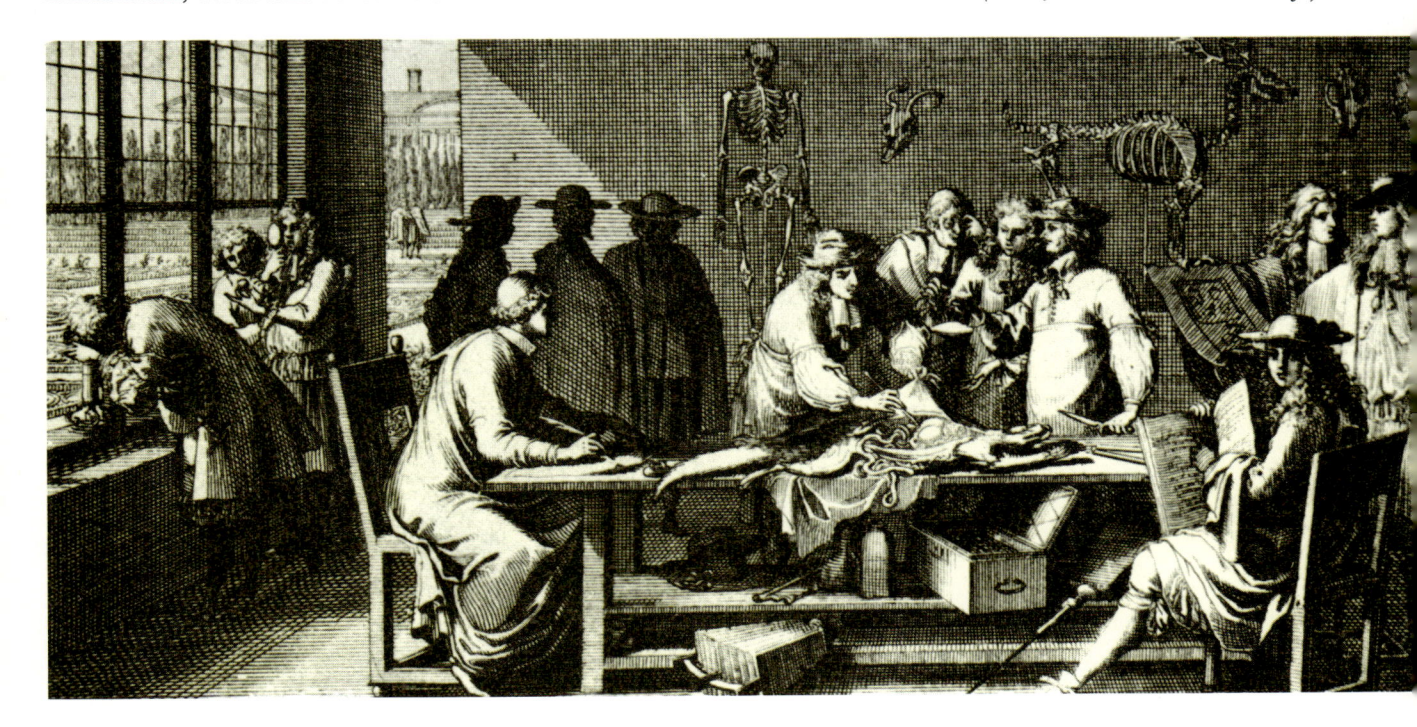

Bibliographie

FORTSETZUNG DER BIBLIOGRAPHIE ZU Bd. 2

VIEUSSENS, R., *Traité nouveau de la structure et des causes du mouvement naturel du cœur,* Toulose 1715.
WILLIUS, F.-A., DRY, T.-T., *A History of the Heart and the Circulation,* 1948.
WILLIUS, F.-A., KEYS, T.-E., *William Harvey in Classics of Cardiology,* Bd. 1, New York 1941.
WILLIS, R., *The Works of William Harvey,* New York und London, 1965.
WILLIS, Th., *Pharmaceutice rationalis,* Dring, Harper and Leigh, 2 Bde., London 1679—81.
WITHERING, W., *An Account of the Foxglove and Some of Its Medical Uses,* Birmingham 1785.

Geschichte der Neurologie

ALAJOUANINE, Th., »Achille Souques, 1860—1944«, *Press. Med.* 47, 1945, S. 46—47.
BABINSKI, J., *Œuvres scientifiques. Recueil des principaux travaux,* Paris 1934.
BAUDOIN, A., »Hommage à Charcot«, *Paris médical,* 21, 1925, S. 1—13.
BONNET, P., »L'Historique du syndrome de Claude Bernard. Le syndrome paralytique du sympathique cervical«, *Arch. d'ophtal.,* Bd. 17/2, 1957, S. 121, 138.
BUCY, P. C., »Percival Bailey, 1892 — 1973«, *Journ. of Neurosurg.,* 40 (2), 1974, S. 281—288.
CAPORAEL, L. R., »Ergotism: the Satan Loosed in Salem?«, *Science,* 192, 1976, S. 21—26.
CHATAGNON, C., CHATAGNON, P. A., »Les Pionniers français de la chimie cérébrale«, *Ann. médico-psychol.* 2, 14, 1954.
CHAUMARTIN, H., *Le Mal des ardents et le feu de saint Antoine,* Wien 1946.
CLARKE, E., O'MALLEY, C. D., *The human Brain and Spinal Cord. A historical study illustrated by Writings from Antiquity to the Twentieth Century,* Kalifornien 1968.
CLARKE, E., DEWHURST, K., *Histoire illustrée de la fonction cérébrale,* Paris 1975.
CRITCHLEY, M. D., *Sir William Gowers, 1845—1915,* London 1949.
DECHAUME, J., GIRARD, P. F., »Jules Froment«, *Journ. de méd. de Lyon,* 1946, S. 745—751.
DEVIC, A., »Nos vieux hôpitaux: Saint-Pothin, berceau de la neuropsychiatrie à Lyon«, *Lyon méd.,* 27, 1934.
FULTON, J. H., »Aperçu historique sur l'évolution des méthodes d'investigation des fonctions du cerveau«, *Physiologie des lobes frontaux et du cervelet,* Paris, S. 1—12.
— *Id.,* »Charles Scott Sherrington, philosophe du système nerveux«, *Physilogie des lobes frontaux et du cervelet,* Paris 1953, S. 119—133.
GARRISON, *History of Neurology revised and enlarged by Lawrence C. McHenry,* Springfield, U.S.A., 1969.
GAUCKLER, E., *Le Professeur J. Déjerine, 1849— 1917,* Paris 1922.
GEHUCHTEN, P. van (Hrsg.), *L'Œuvre scientifique de Arthur van Gehuchten,* Brüssel 1973.
GIRARD, P. F., »Encéphalopathie de Gayet-Wernicke ou syndrome de Gayet-Wernicke-Korsakoff. Un centenaire contesté«, *Lyon méd.,* 234, 14, 1975, S. 171—176.
— *Id.,* »De la syringomyelie de Charles P. Ollivier (d'Angers) à l'hydromyélie symptomatique de W. James Gardner (de Cleveland)«, *Cah. méd. Lyon.,* Bd. 1/25, 1976, S. 1719—24.
GIRAUD, G., »Le Pain maudit de Pont-Saint-Esprit et ses mystères«, *Journ. de méd. de Montpellier,* 8, 1973, S. 413—427.
GUILLAIN, G., *J. M. Charcot, 1825—1893. Sa vie. Son œuvre,* Paris 1955.
GUILLY, P., *Duchenne de Boulogne, Diss.,* Paris, 2. Aufl., 1936, Boulogne-sur-Mer, 1977.
GUINON, G., »Charcot intime«, *Paris méd.,* 1925, S. 511—526.
HAYMAKER, W., SCHILLER, E., *The founders of Neurology. One hundred and forty-six Biographical Sketches by Eighty-Eight Authors,* Springfield, U.S.A., 2. Aufl., 1970
HEDDERLY, F., *Phrenology. A study of Mind,* L. IV, London, 1970.
HOLMES, G., *The National Hospital, Queen Square, 1860—1948,* Edinburgh 1954.
HUARD, P., *Sciences, médecine, pharmacie de la Révolution à l'Empire, 1789—1815,* Paris 1970.
KEELE, K. D., *Anatomies of Pain,* Springfield, U.S.A., 1957.
KORNYEY, S., *History of Neurological Sciences in Hungary,* Hrsg.: The Hungarian Neurosurgical and Neuro-Psychiatric Societies, 1976.
KRUTA, V., TEICH, M., *Jan Evangelista Purkyne,* Prag 1962.
LECA, A. P., *La Médecine égyptienne au temps des pharaons,* Paris 1971.
LECUIRE, J., »Walter Edward Dandy«, *Press. méd.,* 38, 1946, S. 543.
LERICHE, R., »Harvey Cushing«, *Press. méd.,* 1—2, 1940, S. 17—18.
LOBO ANTUNES, J., »Egas Moniz and Cerebral Angiography«, *Journ. of Neurosurg.,* 40 (4), 1974, S. 427 bis 432.
MARIE, P., *Rev. neurol.,* Bd. 72, 6, 1939—40, S. 533—543.
MASSON, J. L., *Les Localisations anatomiques de l'âme à travers l'histoire, Diss.,* Lyon 1976.
MORSIER, G., de, »Leonardo da Vinci et l'anatomie du cerveau humain«, *Physis,* 6, 1964, S. 335.
OLMSTED, J. M. D., *Charles Edouard Brown-Séquard. A Nineteenth Century Neurologist and Endocrinologist,* 1946.
PEHU, M., BOUCOMONT, J., »Histoire et géographie de l'acrodynie infantile«, *Journ. de méd. de Lyon,* 1936, S. 129—135.
RIESE, W., *A History of Neurology,* New York 1959.
ROGER, H., »Le Professeur J. A. Sicard: sa vie et son œuvre, à propos du 25e anniversaire de sa mort«, *Marseille méd.,* 92 Jahrg., 2, 1955, S. 61 bis 75.
ROUSSY, »Charles Foix«, *Rev. neurol.* 1/4, 1927, S. 441—446.
SIEGEL, R. E., *Galen's System of Physiology and Medicine,* New York 1960.
— *Id., Galen on Sense Perception,* New York 1970.
— *Id., Galen on Psychology, Psychopathology and Function and Diseases of the Nervous System,* New York 1973.
SOUQUES, A., »Edouard Brissaud, 1852—1909«, *Rev. neurol.* Nr. 1, 1910, S. 1—4.
— *Id.,* »Les Connaissances neurologiques d'Hippocrate«, *Rev. neurol.,* 1934, Nr. 1, 5, 1—33, Nr. 2, S. 177—205.
— *Id.,* »Les Connaissances neurologiques de Galien«, *Rev. neurol.,* I, Nr. 3, 1938, S. 297—340.
— *Id.,* »Les Connaissances neurologiques d'Hérophile et d'Erasistrate«, *Rev. neurol.,* 63/2, 1935, S. 145 bis 176.
SOUQUES, A., MEIGE, H., »Jean Martin Charcot«, *les Biographies médicales,* 13. Jahrg., Nr. 4, S. 321 bis 336, 1939, Nr. 5, S. 337—352, 1939.
THOMAS, A., »J. Déjerine. Eloge prononcé à l'Académie nationale de médecine dans la séance annuelle le 13 déc. 1955«, *Bull. de l'Académie nationale de méd.,* 119, 3. Serie, Bd. 139, Nr. 33, 34 u. 35, Paris, S. 565 bis 574.
WALKER, A. E., *A History of Neurological Surgery,* 1951.
WALSHE, Sir Fr., *Further Critical Studies in Neurology,* Edinburgh 1965.
WILKINS, R. H., Neurosurgical Classics, New York 1965.
ZULCH, *The Place of Neurology in Medicine and Its Future Handbook of Clinical Neurology,* I, S. 1 bis 44.

BIBLIOGRAPHIE Bd. 3

Geschichte der Augenheilkunde

Grundlegende Arbeiten

ARRINGTON, G. E., *A History of Ophthalmology,* New York 1958.
GROSS, *L'Origine de l'enseignement officiel de l'ophtalmologie en France,* Sté d'ophtalm. Est de la France, Dez. 1926.
HIRSCHBERG, J., *Geschichte der Augenheilkunde, Graefe Saemich's Handbuch der gesamten Augenheilkunde,* Leipzig-Berlin, W. Engelmann Verlag, 1899—1918.
ONFRAY, R., *Notes pour servir à l'histoire de l'ophtalmologie française, Ophtalmologica,* CXXXIV (1957), Bd. 29, S. 29—61;
— Id., *Un demi-siècle de l'ophtalmologie française, 1900—1956, Clinique ophtalmologique,* 1957.
— Id., *Ophtalmologie des origines à nos jours (l'),* cours donné à l'université de Paris VI, 1971—1972, Annonay.
PANSIER, P., *Histoire de l'ophtalmologie, Encyclopédie française d'ophtalmologie,* Bd. I, Paris 1903.
PEARLMAN, J. T., *Hippocrates and ophthalmologie,* Amer. J. Ophtalmology, 68 (1969), S. 1069—76.
TERSON, A., *Etudes sur l'histoire de la chirurgie oculaire,* o. O. 1899.
TRUC, *Origine de l'enseignement officiel en France, Arch. d'ophtalm.,* Juli 1928.
VILLARD, H., *Histoire de l'ophtalmologie, Traité d'ophtalmologie,* hrg. u. d. Schirmherrschaft der Societé française d'ophtalmologie, Bd. I, Paris 1939.

Geschichte der Brille

DOLLFUS, M. A., *Les Lunettes et la profession d'opticien d'après les comptes royaux des XIVe et XVe siècles, Arch d'ophtalm., Bd. LXVII, 1967, S. 707—711.*
Katalog einer Bilderausstellung zur Geschichte der Brille, 13. internationaler Kongreß für Augenheilkunde, Amsterdam 1929.
PANSIER, P., *Histoire des lunettes,* Paris 1901.

Ägypten und Mesopotamien

BREASTED, H., *The Edwin Smith Surgical Papyrus,* Chicago 1930.
CONTENAU, G., *La Médecine en Assyrie et en Babylonie,* Paris 1938.
DOLLFUS, M. A., *L'Ophtalmologie dans l'ancienne Egypte, Arch. d'ophtalm.,* nouv. série, I, 11, Nov. 1937, S. 985—1001.
EBERS, G., *Papyros Ebers, das hermetische Buch über die Arzneimittel der alten Ägypter...* Glossar von Ludwig Stern, Leipzig 1875.
LABAT, R., *A propos de la chirurgie babylonienne, Journal asiatique,* Paris 1954, S. 207—218.
LECA, A. P., *La Médecine égyptienne au temps des pharaons,* Paris 1971.
LEFEBVRE, G., *Essai sur la médecine égyptienne de l'époque pharaonique,* Paris 1956.
MAC CALLAN, *L'Histoire de l'ophtalmologie égyptienne, British Journ. of Ophth.,* Dez. 1927, S. 602 bis 609.
MASPERO, G., *Les Fouilles de Petrie au Fayoum; le papyrus de Kahoun, Bibliothèque égyptologique,* Bd. VIII, S. 412.
SOBHY, G., *A Short Account of Ancient Egyptian Medicine,* Internationaler Kongreß für Tropenmedizin, Kairo, Dez. 1928.
THOMPSON, R. C., *Disease and Medicine (Assyrobabylonian), Encyclopedia of Religions and Ethics,* IV, 1911, S. 741—747, Edinburgh, o. J.

Griechenland, Rom, Romanische Spätantike

CARLIEU, *Les Médecins grecs depuis la mort de Galien jusqu'à la chute de l'empire d'Orient,* Paris 1885.
CHADWICK, J., u. MANN, W. N., *Medical Works of Hippocrates,* Oxford, Bendwell, Scientific publications, 1950.
COSTOMIRIS, *Sources primitives pour l'histoire de l'ophtalmologie grecque, Bull. Sté fr. d'ophtalm.,* 1889, S. 300.
DENEFFE, *Les Oculistes gallo-romains au IIIe siècle,* Paris 1896.
DOLLFUS, M. A., *Les Instruments d'ophtalmologie chez les Gallo-Romains, Arch. d'ophtalm.,* 6, Sept. 1958, S. 647;
— *Id., Chirurgie conjonctivo-palpébrale à l'époque romaine, d'après Celse, Arch. d'ophtalm.,* Bd. XXVIII, 8 (1968), S. 883—888.
ESPERANDIEU, E., *Recueil des cachets d'oculistes gallo-romains,* Paris 1893.
ESSER, *L'Opération de la cataracte dans la Grèce antique. Kl. Mon. f. Aug.,* 86 (1931), S. 679.
HIRSCHBERG, J., *Les Théories de la vision des philosophes grecs, Zeitschrift f. Augen,* 43 (1920), S. 1;
— *Id., Alcmaeon et la connaissance de l'œil, Arch. fr. d'ophtalm.,* Juni 1921, S. 129;
— *Id., Les Monographies et traités grecs concernant l'ophtalmologie, Arch. f. Augen,* 97 (1918), S. 301.
LE SCOUEZEC, H. L. G., *La Médecine en Gaule, Diss. med.,* Paris 1967.
MADER, H., *Die römische Augenheilkunde um die Zeitwende nach den Darstellungen des Celsus,* Altertum 12 (1966), S. 103—107.
NIELSEN, H., *Ancient Ophthalmological Agents,* XXXI, Universität Odense, Dänemark, 1974.
OVIO, G., *L'Optique d'Euclide,* Mailand 1918.
PEARLMAN, J. T., *Hippocrates and Ophthalmology, Amer. Journ. of Ophthalm.,* LXVIII, 6, Dez. 1968, S. 883—888.
SEDILLE-DECHAMBRE, *Les Ophtalmologists gallo-romains, Diss. med.,* Paris 1956.
VEDRENNES, *Les Œuvres de Celse,* Paris 1876.

Islamische Welt

BROWNE, E. C., *La Médecine arabe,* H. P. J. Renaud, Cambridge 1921, Paris 1933.
LECLERC, *Histoire de la médecine arabe,* Paris 1876;
— *Id., La Chirurgie d'Albucasis,* Paris 1861.
MAC CALLAN, *Naissance et développement de l'ophtalmologie dans la littératur arabique primitive, Brit. Journ. of Ophthalm.,* Febr. 1927.
MEYERHOF, M., *The Book of the Ten Treatises on the Eye Ascimbrd to Hinain ben Ishak,* Kairo 1928;
— *Id., Les Opérations de la cataracte d'Aman ibn Ali al Mausli,* Masnou-Barcelona, Lab. del. Norte de España, 1937;
— *Id., Le Guide d'oculistique par Mohamed ibn Gussaim ibn Aslam al Ghâfiqui,* Masnou-Barcelona, Lab. del Norte de España, 1933.
M'SADI, L., *Ibn al Haitlam* (Alhazen, 11. Jh.), Masnou-Barcelona, Lab. del Norte de España, 1937 bis 1957.
PANSIER, P., *Breve concepto de la ophtalmologia arabe,* Masnou-Barcelona, Lab. del Norte de España, 1956.

Vom Mittelalter bis ins 18. Jahrhundert

BAAS, *L'Oculistique à la fin du Moyen Age en Allemagne, Arch. fr. d'ophtalm.,* 1923, S. 86.
BARTISCH, G. (1535—1607), *Augendienst,* Masnou-Barcelona, Lab. del Norte de España, 1962.
BEER, *Guide pour l'ophtalmologie,* Wien 1792.
BERGER, *Die Ophthalmologie des Petrus Hispanus,* München 1899.
BONACIOLUS, I., *Livret sur la connaissance des maladies des yeux,* 1538.
BRISSEAU, *Traité de la cataracte et du glaucome,* Paris 1709.
DESMONCEAUX, *Traité des maladies des yeux et des oreilles,* Paris 1786.
HILL, *L'Organisation de l'œil et les différents maux qui troublent la vue,* London 1758.
LEONARDO DA VINCI, *Codice del ojo,* Masnou-Barcelona, Lab. del Norte de España, 1953;
— *Id., Dessins anatomiques* (P. Huard), Paris, Roger Dacosta.
MAITREJAN, A., *Traité des maladies des yeux et des remèdes propres à les guérir,* Troyes 1707.
METS, de, *L'Oculistique dans la chirurgie de Jehan Yperman (1280—*

1331), Bull. Sté fr. d'ophtalm., 1931, S. 222;
— Id., La Carrière de Henri et de Guillaume de Grandjean, oculistes de la cour de Louis XIV et Louis XV, Bull. Sté d'ophtalm. de Paris, April 1931.
NICAISE, *La »Grande Chirurgie« de Guy de Chauliac,* Paris 1890.
PANSIER, P., LABORDE, C., TOULIE, H., *Le Compendium de Bienvenu de Jérusalem pour la douleur et les maladies des yeux,* Paris 1901.
PELLIER DE QUENSY, *Mémoires et observations sur l'œil,* Montpellier 1783;
— Id., Chirurgie des yeux, 2 Bde., Montpellier 1786.
SAINT-YVES, *Nouveau traité des maladies des yeux,* Paris 1722.
TAYLOR, *Exposition de l'organisation de l'œil,* Norwich 1727;
— Id., Catalogue de deux cent quarante-trois maladies de l'œil, Edinburgh 1749.
VETTER, T., *Rencontre avec Jacques Daviel,* Paris 1973.
VILLARD, *Notre éminent confrère le pape Jean XXI* (Petrus Hispanus).

19. Jahrhundert

ABADIE, *Traité des maladies des yeux,* Paris 1876.
BOUCHUT, *Ophtalmologie médicale et cérébroscopie,* Paris 1876.
CARON DE VILLARDS, *Guide pratique des maladies des yeux,* 2 Bde., Paris 1838.
CUIGNET, *Kératoscopie, Revue d'ophtalm.,* 1873, S. 14.
DEMOURS, *Précis théorique et pratique sur les maladies des yeux,* Paris 1821.
DESMARES, *Traité théorique et pratique des maladies des yeux,* Paris 1854.
DONDERS, F. C., *Zur Pathogenie des Schielens, Arch. für Ophth.,* 9 (1863), S. 99—154.
GRAEFE, A. von, *Atlas,* 1838.
HELMOLTZ, *Optique physiologique,* übers. Javal et V. Jlein, Paris 1867.
HOFFMANN-AXTHELM, W., *Die Familie von Graefe und ihre Villa Finkenherd im Berliner Tiergarten,* Ber. dtsch. ophth. Ges., 69 (1969), S. 685—706.
JAVAL, E., *Mémoires d'ophtalmométrie,* Paris 1890.
LEROY, *De la skiascopie, Arch. d'ophtalm.,* 1884, S. 140.
NORDENSON, *Le Centenaire de l'ophtalmoscope, Bull et mémoires de la Sté fr. d'ophtalm.,* 1950.
PARENT, *Diagnostic et détermination de l'astigmatisme,* Paris 1881.
SICHEL, *Iconographie ophtalmologique,* 2 Bde., Paris 1852—1859.
SNELLEN, *Sur un nouveau tonomètre, Annales d'oculistique,* 61 (1869), S. 68—70.
WEBER, A., *Die Normale Linsenentbindung der »Modisicuten Linearextraction« gewidmet, Arch. für Ophth.,* 13 (1867), S. 187 bis 274.

20. Jahrhundert

ARRUGA, H., *La Chirurgie oculaire,* übers., 5. span. Ausgabe, Paris 1964.
BAILLART, P., *Les Oscillations du levier du tonomètre de Schiotz, Annales d'oculistique,* 156 (1919), S. 73—89.
CANTONNET, A., u. FILLIOZAT, J., Le *Strabisme, sa rééducation...,* Paris 1932, 366 S.
DOLLFUS, M. A., *Traitement des épithéliomas des paupières par les radiations, Bull. Sté d'ophtalm. de Paris,* Nov. 1946.
DUBOIS-POULSEN, A., *Le Champ visuel,* rapport Sté fr. d'ophtalm., Paris 1952.
FERREE u. RAND, *Studies of perimetry, Amer. Journ. of Ophthalm.,* 12 (1929).
GALLEMAERTS, *La Biomicroscopie oculaire,* rapport Sté fr. d'ophtalm., Paris 1926.
GONIN, J., *Le Décollement de la rétine,* Lausanne.
GULLSTRAND, *Demonstration der Nernstspatlampe,* Heidelberg 1911.
HARTMANN, E., *La Radiographie en ophtalmologie,* Paris 1936.
HAYE, C., JAMMET, H., u. DOLLFUS, M. A., *Œil et radiations ionisantes,* rapport Sté fr. d'ophthalm., 2 Bde., 1965.
KOBY, E., *Microscopie de l'œil vivant,* Paris 1924.
LANDOLT, *L'Œuvre de Gullstrand, Arch. d'ophtalm.,* 1913.
OURGAUD, A., u. ETIENNE, R., *Exploration fonctionnelle de l'œil glaucomateux,* rapport de la Sté fr. d'ophtalm., Paris 1961.
PAUFIQUE, SOURDILLE, G. P., u. OFFRET, G., *Les Kératoplasties,* rapport Sté fr. d'ophtalm., Paris 1948.
SAINT-MARTIN, de, *Extraction capsulo-lenticulaire de la cataracte,* rapport Sté fr. d'ophtalm., Paris 1935.
TRANTAS, A., *Sur la gonioscopie, Arch. d'ophtalm.,* 1928, S. 617.
TRONCOSO, U., *New Methods of Examination of the Angle of the Anterior Chamber, Arch. of ophthalm., 50 (1920), S. 87.*

Die Kardiologie im 19. und 20. Jahrhundert

BARIETY, M., u. COURY, C., *Histoire de la médecine,* Paris 1963.
BECLERE, Antoinette, *Antoine Béclère,* Paris 1973.
BOUILLAUD, J., *Traité clinique des maladies du cœur,* Paris 1835.
BOUVRAIN, Y., *Les Troubles du rythme et leurs traitements, Histoire de la cardiologie,* Paris 1976.
BRUNTON, T. L., *On the Use of Nitrite of Amyl in Angina Pectoris, Lancet,* 2 (1867), S. 97—98.
CLOWES, G. H. A. Jr., *The Historical Development of The Surgical Treatment of Heart Disease, Bull. Hist. méd.,* 34 (1960), S. 29—51.
CORRIGAN, D. J., *On Permanent Patency of the Mouth of the Aorta or Inadequacy of the Aortic Valves, Edinburgh Med. and Surg.,* 37 (1832), S. 225—245;
CORVISART, J. N., *Essai sur les maladies organiques du cœur et des gros vaisseaux,* Paris 1806;
— Id., Nouvelle Méthode pour reconnaître les maladies internes, Paris 1808.
COURY, C., *L'Examen d'un cardiaque au cours des âges, Histoire de la cardiologie,* Paris 1976;
— Id., Histoire des péricardites, Histoire de la cardiologie, Paris 1976.
DUROZIEZ, P., *Du rétrécissement mitral pur, Arch. gén. méd.,* 140 (1877), S. 32—54;
— Id., Traité clinique des maladies du cœur, Paris 1891.
EAST, C. F. T., *The Story of Heart Disease, Fitzpatrick Lectures* (1956 bis 1957), London 1957.
EINTHOVEN, W., *Die galvanometrische Registrierung des menschlichen Elektrocardiogramm, Pflüger Arch. ges. Phys.,* 99 (1903), S. 472 bis 480.
Encyclopédie médico-chirurgicale, *Cœur,* Paris.
ESCHMANN, E. W., et coll., *Das Herz,* 2 Bde., Biberach a. d. Riss, 1965—1966.
FALLOT, A., *Contribution à l'anatomie pathologique de la maladie bleue (cyanose cardiaque), Marseille méd.,* 25 (1888), S. 418—420.
FEIL, H., *History of the Treatment of Heart Disease in the Nineteenth Century, Bull. Hist. méd.,* 34 (1960), S. 19—28.
FROMENT, R., DUCHOSAL, P., u. GONIN, A., *Traité de médecine,* Bd. X, *Maladies du cœur,* Paris 1948.
GAUDART d'ALLAINES, F., *La Chirurgie du cœur,* Paris 1967, 128 S.
GIBBON, J. H. Jr., *Development of the Artificial Heart and Lung Extracorporel Blood Circuit, Journ. Amer. Med. Ass.,* 206 (1968), S. 1983—1986.
GRIFFENHAGEN, G. B., und HUGHES, C. H., *The History of the Mechanical Heart* (Smithsonian Report), 1955, S. 339—356.
HERRICK, J. B., *Clinical Features of Sudden Obstruction of the Coronary Arteries, Journ. Amer. Med. Ass.,* 59 (1912), S. 2015—2020;
— Id., A Short History of Cardiology, Springfield 1942.
HIS, W. Jr., *Die Tätigkeiten des embryonalen Herzens und deren Bedeutung für die Lehre von der Herzbewegung beim Erwachsenen, Arb. Med. Klin.,* Leipzig 1893, S. 14—50.
HOPE, J., *A Treatise on the Diseases of the Heart and Great Vessels,* London 1831.
KEITH, A., u. FLACK, M., *The Form and Nature of the Muscular Connections between the Primary Divisions of the Vertebrate Heart, Journ. Anat. Physiol.,* 41 (1907), S. 172—189.
IRKES, W. S., *On Some of the Principal Effects Resulting from the Detachment of Fibrinous Deposits from the Interior of the Heart and their Mixture with the Circulating Blood, Tr. Roy. Med. Chir.,* London 1852, S. 281—324.
LAENNEC, R. Th., *De l'auscultation médiate,* o. O., 1819.
LEIBOWITZ, J. O., *The History of Coronary Heart Disease,* London Wellcome Institute of the History of Medicine, 1970.
LEVY, J.-B., *Histoire des anévrismes et des artérites, Histoire de la cardiologie et des affections vasculaires,* Paris 1976.
MACKENZIE, J., *Diseases of the Heart,* 1908.
McKUSICK, V. A., *The History of Methods for the Diagnosis of Heart Disease, Bull. Hist. méd.,* 34 (1960), S. 16—18.
MURRELL, W., *Nitroglycerine as a Remedy for Angina Pectoris, Lancet,* 1 (1879), S. 80—81, 113—115, 151—152, 225—227.
OSLER, W., *Chronic Infections Endocarditis, Quart. Journ. Med.,* 2 (1909), S. 219—230.
POTAIN, P. C. E., *Des mouvements et des bruits qui surviennent dans les veines jugulaires, Bull. mém. Soc. hôp. Paris,* 4 (1867), S. 3 bis 27.
RICHARDSON, R. G., *The Surgeon's Heart: a History of Cardiac Surgery,* London 1969.
ROGER, H., *Recherches cliniques sur la communication congénitale des deux cœurs par inocclusion du septum interventriculaire, Bull. Acad. méd.,* 8 (1879), S. 1074—1094.
ROTHSCHUH, K. E., *Geschichte der Physiologie,* Berlin 1953.
SOULIÉ, P., *Cardiopathis congénitales,* 1952.
STOKES, W., *Observations on Some Cases of Permanently Slow Pulses, Dublin Quat. Journ. Med. Sc.,* 2 (1846), S. 73—85;
— Id., The Diseases of the Heart and the Aorta, 1854.
WHITE, P. D., *Heart Disease,* 3. Aufl., 1944.
WIGGERS, C. J., *Some Significant Advances in Cardiac Physiology During the Nineteenth Century, Bull. Hist. méd.,* 34 (1960), S. 1—15.
WILLIUS, F. A., u. DRY, T. J., *A History of the Heart and Circulation,* Philadelphia 1948.
WILLIUS, F. A., u. KEYS, T. E., *Classics of Cardiology,* 2 Bde., New York 1961.
WORMS, R., *Histoire de la phlébite, Histoire de la cardiologie et des affections vasculaires,* Paris 1976.

Die Gynäkologie vom 18. Jahrhundert bis heute

Assises françaises de gynécologie, *Le Traitement des prolapsus génitaux. Rapports,* Expansion scientifique française, 1954.
BALDY, J. M., *The Surgical Treatment of Retroversion of the Uterus, Surg. Gynec. Obstet.,* 1915, 20, 614.
BRUNSCHWIG, A., u. DANIEL, W., *Pelvic Exenteration Operations with Summary of Sixty-six Cases Surviring More Than Fixe Years, Ann. Surg.,* 151 (1960), S. 571.
CLARK, J. G., *A More Radical Method of Performing Hysterectomy for Cancer of the Uterus, Bull. Johns Hopk. Hosp.,* 6 (1896), S. 120.
COTTE, G., *Les Troubles fonctionnels de l'appareil génital de la femme,* Paris 1949.
DUMONT, M., u. MOREL, P., *Histoire de l'obstétrique et de la gynécologie,* Lyon 1968.
FOTHERGILL, W. E., *Anterior Colporrhaphy and Amputation of the Cervix Combined as a Single Operation fur Use in the Treatment of Genital Prolapse, Amer. J. Surg.,* 13 (1915), S. 195.
FREUND, W. A., *Zu meiner Methode der totalen Uterus-Exstirpation, Zbl. Gynäk,* 1878, S. 265.
KASER, O., u. IKLE, F. A., *Atlas der gynäkologischen Operationen,* Stuttgart 1960.
LABHARDT, A., *Kolpoperineokleisis Subtotalis..., Zentralbl. f. Gynäk.,* 56 (1932), S. 834—838.
LE FORT, L., *Nouveau Procédé pour la guérison du prolapsus utérin, Bull. gén. thér.,* Paris, 92 (1877), S. 337.
MACKENRODT, A., *Beitrag zur Verbesserung und Dauerresultate der Totalexstirpation bei Carcinoma Uteri, Z. Geburtsh. Gynäk.,* 29 (1894), S. 157.
MAGARA, M., *Operation of Cancer of the Cervix. Systematic and Complete Removal of the Pelvic Nodes and Radical Hysterectomy,* 1960.
MARCEL, J. E., u. FABRE, M., *Gynécologie médicale,* Paris 1947.
MEIGS, J. V., *Surgical Treatment of Cancer of the Cervix,* New York-London 1954.
MICHEL WOFROMM, H., *Gynécologie psychosomatique,* Paris 1963.
NAVRATIL, E., *Die Schautasche Operation, Arch. Gynäk.,* 186 (1955), S. 394.
OBER, K. G., u. MEINRENKEN, H., *Gynäkologische Operationen,* Berlin-Göttingen-Heidelberg-New York 1964.
PALMRICH, A. H., *Die Methode der Wertheim-Operation mit Lymphknotenentfernung an der I. Universitäts-Frauenklinik Wien, Geburtsh. u. Frauenheilk.,* 21 (1961), S. 829.
PECKER, A., *Hygiène et maladies de la femme au cours des siècles,* Paris 1961.
PEHAM, H., u. AMREICH, *Gynäkologische Operationslehre,* Berlin 1930.
POZZI, S., *Traité de gynécologie clinique et opératoire,* Paris 1890.
ROBERT, H. G., PALMER, R., BOURY-HEYLER, C., u. COHEN, J., *Précis de gynécologie,* Paris 1974.
SCHAUTA, F., *Die erweiterte vaginale Totalexstirpation des Uterus bei Kollumkarzinom,* Wien-Leipzig 1908.
SCHUCHARDT, K., *Eine neue Methode der Gebärmutterexstirpation, Zbl. Chir.,* 20 (1893), S. 1121.
SCHWARTZ, A. E., und BRUNSCHWIG, A., *Radical Panhysterectomy and Pelvic Node Excision for Carcinoma of the Corpus Uteri, Surg. Gynec. Obstet.,* 105 (1957), S. 675.
SHAW, N. F., *The Treatment of Prolapse Uteri with Special Reference to the Manchester Operation of Colporrhabhy, Amer. J. Obstet.,* 26 (1933), S. 667.
SPEERT, H., *Histoire illustrée de la gynécologie et de l'obstétrique,* a. d. Amer. übers. v. Suzanne Caton, Paris 1976.
THE LINDE, R. W., GALVIN, G. A., u. JONES, H. W. Jr., *Therapy of Carcinoma in situ. Implications from a Study of its Life History, Amer. Journ. Obstet. Gynec.,* 74 (1975), S. 792.
WAGNER, G. A., *Die abdominale Radikaloperation des Carcinoma Colli Uteri nach Wertheim, Chirurg.,* 1 (1928), S. 49.
WATKINS, I. J., *Transposition of the Uterus and Bladder in the Treatment of Extensive Cystocele and Uterine Prolaps, Amer. J. Obstet. Gynec.,* 65 (1912), S. 225.
WEBSTER, J. C., *A Satisfactory Operation for Certain Cases of Retroversion of the Uterus, J. Amer. Med. Ass.,* 37 (1901), S. 913.

Geschichte der Geburtshilfe

CIANFRANT, T., *A Short History of Obstretics and Gynecology,* Springfield 1959.
DEVRAIGNE, *L'Obstétrique à travers les âges,* 1939.
DUMONT u. MOREL, *Histoire de l'obstétrique et de la gynécolgie,* 1968.
FASBENDER, H., *Geschichte der Geburtshilfe,* Neudr. d. Ausg. Jena 1906, Hildesheim 1964.
LACOMME M., *Pratique obstétricale,* 2 Bde., 1960;
— Id., L'Accouchement à travers les siècles, in *Le Grand Livre de la femme enceinte,* Bd. I, Genf 1972.
MERGER, R., LEVY und MELCHIOR, *Précis d'obstétrique,* 1957 bis 1961 u. 1967.
TOURRIS u. HENRION, *Abrégé de gynécologie et d'obstétrique,* 1972.
VARANGOT, *Progrès en obstétrique,* 1970.

Geschichte der Urologie

DESNOS, E., *Histoire de l'urologie, Encyclopédie de l'urologie,* Bd. I, Paris 1914.

GURLT, E., Geschichte der Chirurgie und ihrer Ausübung, Bde. 1—3, Nachdr. d. Ausg. Berlin 1898, Hildesheim 1964.
KÜSTER, E., Geschichte der neueren deutschen Chirurgie, Stuttgart 1915.
MURPHY, Léonard J. T., The Development of Urology, The History of modern Urology, Springfield 1972, S. 11.
ALBARRAN, J., Médecine opératoire des voies urinaires, Paris 1909.
ALLAINES, Cl. d', Histoire de la chirurgie, 1. Bd., 1961.
AUVERT, J., u. MECHALI, P., Autotransplantation rénale après section du pédicule, Journ. urol. fr., 82 (1976), S. 555—579.
BOARI, La Uretero-cisto-neostomia, Rom 1899.
BRICKER, E. M., Bladder Substitution After Pelvic Evisceration, Surg. Clin. N. Amer., 30 (1950), S. 1511.
BRUNNER, Combined Report of Regular Dialysis and Transplantation in Europe, Proc. Eur. Dialys. Transpl. Assoc., 13 (1957), S. 3.
CAMPBELL, M. F., Urology, 2. Aufl., Philadelphia-London 1963.
CHEYMOL, J., Le Mireur d'urines, Ann. med., Nancy, 11 (1972), Okt.-Nov.-Dez.
CHILSHOLM, T. C., Exstrophy of Bladder, Amer. Journ. Surg., 101 (1961), S. 649.
COFFEY, R. C., Transplantation of the Ureter into the Large Instestine in the Absence of a Functioning Bladder, S.G.O., 32 (1921), S. 383.
COUVELAIRE, R., Journ. urol. fr., 66 (1950), S. 381; 67 (1951), S. 408; 69 (1953), S. 85.
DUHAMEL, B., Exclusion du rectum avec abaissement rétrorectal et transanal du côlon, Mém. Acad. chir., 85 (1959), S. 192—196.
HAMBURGER, J., La Transplantation rénale, 1. Bd., Paris 1972.
HAMBURGER, J., DAUSSET, J., u. CROSNIER, J., La Transplantation du rein, Bull. Acad. nat. méd., 160 (1976), S. 512—533.
HARRIS, H., Retrigonisation Suture, Brit. Journ. Surg., 21 (1934), S. 415.
HIGGINS, C. C., Exstrophy of Bladder. Report of 150 cases, S.G.O., 110 (1960), S. 570.
HUGGINS, Ch., u. HODGES, C. V., Studies on Prostatic Cancer, Cancer Res., 1 (1941), S. 293.
INNES-WILLIAMS, Urology in Childhood, Berlin, XVI (1958), S. 353.
MARION, G., Traité d'urologie, Paris 1940.
PAPIN, E., Chirurgie du rein, 2 Bde., Paris 1928.
RANDALL, A., The Origin and Growth of Renal Calculs, Ann. Surg., 105 (1937), S. 1009.
SCHEELE, K., Die narbig geschrumpfte Harnblase und ihre plastische Vergrößerung, Leipzig 1941, S. 36.
WALLACE, D. M., Ureteric Diversion Using a Conduit: a Simplified Technique, Brit. Journ. Urol., 38 (1966), S. 522.

Die Geschlechtskrankheiten

ASCHOFF, L., War die Syphilis von Alters her eine europäische Krankheit? Freiburger Forschungen zur Medizingeschichte, Freiburg im Breisgau, 2 (1939).
BLOCH, I., Der Ursprung der Syphilis, Jena 1901—1911.
BURGUN, R., Mesures de protection contre la lèpre et la syphilis à Strasbourg au cours des siècles, publication de la Société savante d'Alsace et des régions de l'Est, S. 53—67, Strasbourg 1976.
HAUSTEIN, H., Zur Frühgeschichte der Syphilis 1495—1498. Historische Kritische Untersuchung auf Grund von Archiven und Staatsdokumenten, Archiv für Dermatologie und Syphilis, Berlin, 161 (1930), Heft 2, S. 255—388.
JEANSELME, E., Traité de la syphilis, Paris 1931.
PFLEGER, L., Das Auftreten der Syphilis in Straßburg. Geiler von Kaysersberg und der Kult des Hl. Fiacrius, Zeitschrift für die Geschichte des Oberrheins, Heidelberg, XXXIII (1918), S. 153—172.
PROKSCH, J. K., Die Literatur über die venerischen Krankheiten von den ersten Schriften über Syphilis aus dem Ende des fünfzehnten Jahrhunderts bis zum Jahre 1889, Bonn 1889 u. 1900, 3 Bde., 1 Suppl.
PROKSCH, J. K., Die Geschichte der venerischen Krankheiten. Eine Studie, Bonn 1895.
PUSEY, W. M. A., The History and Epidemiology of Syphilis, Springfield-Baltimore 1933.
STICKER, G., Entwurf einer Geschichte der ansteckenden Geschlechtskrankheiten, Handbuch der Haut- und Geschlechtskrankheiten (J. Jadassohn), XXIII, Berlin 1931, S. 264—603.
UHLENHUT, P., u. MULZER, P., Über experimentelle Kaninchensyphilis mit besonderer Berücksichtigung der Impfsyphilis des Hodens, Arbeiten des Kaiserlichen Gesundheitsamtes, XXXIII, Berlin 1908.
WOLFF, A., Die venerischen Krankheiten, in KRIEGER, Topographie der Stadt Straßburg, Strasbourg, o. J.

Geschichte der Hautkrankheiten

NEKAM, L., De dermatologia et dermatologis, Erklärung vom 9. internationalen Kongreß für Dermatologie, Budapest, 13.—21. Sept. 1935, Budapest 1935.
RICHTER, P., Geschichte der Dermatologie, Handbuch der Haut- und Geschlechtskrankheiten, J. Jadassohn, Berlin 1928, XIV, 2. Teil, S. 1—252.
SCHÖNFELD, W., Kurze Geschichte der Dermatologie und Venerologie und deren kulturgeschichtliche Spiegelung, Hannover-Kirchrode 1954.
POULET J., Les Débuts de la dermatologie, Concours médical, 6 Jan., 95—1 (1973), S. 131—142.
SHELLEY, W. B., u. CRISSLEY, J. T., Classics in Clinical Dermatology, Springfield 1953.
WAGNER, G., Der Beitrag der Königlich-Hannoverschen Hof- und Leibärzte zur Entwicklung der Dermatologie im 18. und 19. Jahrhundert, Kiel 1955.

Geschichte des Hospital- und des Krankenhauswesens im deutschsprachigen Raum

ACKERKNECHT, E. H., Die Pariser Spitäler von 1800 als Ausgangspunkt einer neuen Medizin. Ciba Symp. 7 (1959), S. 98—105.
BAUDENS, L., Der Krimmkrieg. Die Lage, die Unterkunft, die Ambulancen, die Spitäler. Dt. Übers. W. Wencke. Vorw. F. Esmarch. 2. Aufl., Kiel 1864.
BLOCH, C., L'Assistance et l'Etat en France à la veille de la Révolution, Paris 1908.
BREUNING, G., Bemerkungen über Spitalsbau und Einrichtung, Wien 1859.
BRUNNER, C., Über Medizin und Krankenpflege im Mittelalter in schweizerischen Landen, Zürich 1922.
BÜLAU, G., Das Hamburgische Allgemeine Krankenhaus, Hamburg 1830.
CANDILLE, M., L'Hôpital, des origines au XIe siècle. Bull. de la Soc. Franc. Hist. Hôp. 20 (1968), S. 11—41.
CANDILLE, M., Les Soins à l'hôpital en France au XIXe siècle. Bull. de la Soc. Franc. Hist. Hôp. 28 (1974).
DISSELHOFF, J., Das Diakonissen-Mutterhaus in Kaiserswerth am Rhein und seine Tochterhäuser. 2. Aufl., Kaiserswerth 1892.
ELM, K., P. JOERISSEN u. H. J. ROTH (Hrsg.), Die Zisterzienser. Ordensleben zwischen Ideal und Wirklichkeit, Bonn 1980.
FOUCAULT, M., Naissance de la clinique. Une archéologie du regard, Paris 1963. Dt. Übers.: Die Geburt der Klinik. Eine Archäologie des ärztlichen Blicks, München 1978.
GREENBAUM, L. S., The commercial treaty of humanity. La tournée des Hôpitaux anglais par Jacques Tenon en 1787. Rev. Hist. Sciences 24 (1971), S. 317—350.
GREENBAUM, L. S., Measure of civilization: The hospital thought of Jacques Tenon on the eye of the French revolution. Bull Hist. Med. 49 (1975), S. 43—56.
GROBER, J., Das Deutsche Krankenhaus. Handbuch für Bau, Einrichtung und Betriebe der Krankenanstalten. 1. Aufl. Jena 1912. 3. Aufl. Jena 1932.
HUNCZOWSKY, J., Medizinisch-chirurgische Beobachtungen auf seinen Reisen durch England und Frankreich, besonders über die Spitäler, Wien 1783.
HUSSON, A., Etude sur les hôpitaux, considérés sous le rapport de leur construction, de la distribution de leurs bâtiments, de l'ameublement, de l'hygiène et du service des salles de malades, Paris 1862.
JETTER, D., Geschichte des Hospitals. Westdeutschland von den Anfängen bis 1850. Sudhoffs Arch. Gesch. Med. Naturw. Beiheft 5, Wiesbaden 1966.
JETTER, D., Grundzüge der Hospitalgeschichte, Darmstadt 1973.
JETTER, D., Grundzüge der Krankenhausgeschichte (1800—1900), Darmstadt 1977.
JETTER, D., Klosterhospitäler. St. Gallen, Cluny, Escorial. Sudhoffs Arch. 62 (1978), S. 313—338.
KÖNIG, G., Das kleine Krankenhaus, Halle a. S. 1901.
KUHN, O. F., Krankenhäuser. In: Handbuch der Architektur. Hrsg. J. Durm, H. Ende, E. Schmitt u. H. Wagner, 4. T. 5. Halbbd. 1. H. Stuttgart 1897.
LE GRAND, L., Les Maisons-Dieu et l'éproseries du diocèse de Paris au milieu du XIVe siècle. Mém. de la Soc. de l'Hist. de Paris et de l'Ile-de-France (1897), S. 61—365.
LESKY, E., Die Wiener medizinische Schule im 19. Jahrhundert, Graz u. Köln 1965.
LESKY, E., Das Wiener Allgemeine Krankenhaus. Seine Gründung und Wirkung auf deutsche Hospitäler. Clio Med. 2 (1967), S. 23—37.
LINGMANN, H., Die Geschichte der chirurgischen Klinik der Städtischen Krankenanstalten von 1907 bis 1968. Med.-Diss., Düsseldorf 1968.
MARKUS, A. F., Von den Vortheilen der Krankenhäuser für den Staat, Bamberg u. Würzburg 1790.
MARKUS, A. F., Kurze Beschreibung des allgemeinen Krankenhauses zu Bamberg, Weimar 1797.
MARTENS, A. E., Das Hamburgische Krankenhaus und dessen Einrichtung, Hamburg 1822.
MURKEN, A. H., Sanitärtechnische Einrichtungen im deutschen Krankenhaus des 19. Jahrhunderts. Zbl. Bakt. Hyg., I Abt. Orig. B 159 (1974), S. 234—268.
MURKEN, A. H., Das Bild des deutschen Krankenhauses im 19. Jahrhundert. Studien zur Geschichte des Krankenhauswesens Bd. 12, Münster 1977. 2. Aufl., Münster 1978.
MURKEN, A. H., Hier liegt mein Mann und läßt schön grüßen. Das Krankenhaus auf alten Postkarten, Münster 1978.
MURKEN, A. H., Die bauliche Entwicklung des deutschen Allgemeinen Krankenhauses im 19. Jahrhundert, Göttingen 1979.
MURKEN, A. H., Die Charité in Berlin von 1780 bis 1830. Ein 650 Betten umfassendes Krankenhaus der Biedermeierzeit. Arzt und Krankenhaus 5 (1980), S. 20—36.
MURKEN, A. H., Grundzüge des deutschen Krankenhauswesens von 1780 bis 1930 unter Berücksichtigung von Schweizer Vorbildern. Gesnerus 38 (1981).
MURKEN, A. H., u. HOFMANN, B., Die Heilige Elisabeth als Krankenpflegerin. Krankensäle des 15. und 16. Jahrhunderts im Zusammenhang mit Darstellungen der Heiligen Elisabeth von Thüringen. Historia Hospitalium (1979—1980), H. 13, S. 7—28.
NIGHTINGALE, F., Notes on hospitals: Being two papers read before the National Association for the Promotion of Social Science, at Liverpool, in October 1858. With evidence given to the Royal Commissioners on the State of the Army in 1857, London 1859.
NIGHTINGALE, F., Bemerkungen über Hospitäler. Dt. Übers. H. Senftleben. Memel 1866.
OPPERT, F., Die Einrichtung von Krankenhäusern. Auf wissenschaftlichen Reisen gemachte Studien, Berlin 1859.
OPPERT, F., Hospitäler und Wohltätigkeitsveranstaltungen. 3. Aufl., Hamburg 1872. 4. Aufl., Hamburg 1875.
PROBST, C., Helfen und Heilen. Hospital, Firmerie und Arzt. Der Deutsche Orden in Preußen bis 1525, Bad Godesberg 1969.
ROCHAIX, M., Essai sur l'évolution des questions hospitalières, de la fin de l'Ancien Régime à nos jours, Paris 1959.
SANDER, F., Welche Gründe sprechen für, welche gegen die Vereinigung verschiedener Krankheiten in einem Hospital. Vortrag. Dtsch. Vjschr. öff. Gesd. pfl. 7 (1875), S. 88—101.
SANNAZARO, M. de, Bemerkungen über Hospitäler besonders deren innere Einrichtung zur Verpflegung und Wartung der Kranken. Dt. Übers. S. C. Titius, Leipzig 1798.
SARASON, B., Das Freilufthaus, München 1913.
SCHEIBE, O., Zweihundert Jahre des Charité-Krankenhaus zu Berlin. Mitteilungen aus der Geschichte und Entwicklung der Anstalt von der Gründung bis zur Gegenwart. Charité-Ann. 34 (1910), S. 1—178.
SCHÖNBORN, C., Der Einfluß der Ärzte auf den Krankenhausbau. Festrede zur Feier des dreihundertzehnten Stiftungstages der Königlichen Julius-Maximilians-Universität. Gehalten am 2. Januar 1892, Würzburg 1892.
SCHWAKE, N., Die Entwicklung des Krankenhauswesens der Stadt Jerusalem vom Ende des 18. bis zum Beginn des 20. Jahrhunderts, Herzogenrath 1982.
STEINBRUNNER, W. F., Zwei Züricher Krankenhausplanungen, ihre ärztliche Experten, ihre Vorbilder. Med.-Diss., Zürich 1971.
STOLLENWERK, M., Krankenhausentwürfe, die noch nicht verwirklicht wurden. Ing.-Diss., Aachen 1971.
STROHMEYER, H. (Hrsg.), 350 Jahre Barmherzige Brüder in Bayern. Festschrift, Regensburg 1972.
TENON, J. R., Mémoires sur les hôpitaux de Paris, Paris 1788.
THOMPSON, J. D. u. GOLDIN, G., The hospital: A social and architectural history, New Haven u. London 1975.
TOLLET, C., Les Edifices hospitalières, depuis leur origine jusque'à nos jours. Résumé de l'Assistance publique et des hôpitaux au XIXe siècle, Paris 1892.
TOLLET, C., Les Hôpitaux modernes au XIXe siècle. Description des principaux hôpitaux francais et étrangers, Paris 1894.
WENDEHORST, A., Das Juliushospital in Würzburg. Bd. 1 Kulturgeschichte, Würzburg 1976.
WIENAND, A. (Hrsg.), Der Johanniter-Orden. Der Malteser-Orden. Der ritterliche Orden des hl. Johannes vom Spital zu Jerusalem. Seine Aufgaben, seine Geschichte, Köln 1970.

Geschichte der Orthopädie und Traumatologie

ACKERKNECHT, E. H., Geschichte und Geographie der wichtigsten Krankheiten, Stuttgart 1963.
BURNY, F. u. BLOIS, G. de, La Fixation externe des fractures. Rev. hist. Symposium Université libre de Bruxelles, Novembre 1965.
CRAWFORD, R. R., A history of the treatment of Non-Union of fractures in the 19th century in the U.S. J. Bone Joint Surg. 55 A (1971), S. 1685—1697.
DURAISWAMI, P. K. and TULI, S. M., 5000 years of the orthopaedics in India. Clin. orthop. rel. res. 75 (1971), S. 269—279.
FLORIO, L., Il Trappianto di un Arto perduto nella Legenda e nelle Realta. Archivio Putti di Chirurgia degli Organi di Movimiento 20 (1964).
FONTAINE, R., Histoire de la sympathectomie lombaire de sa naissance à ce jour. Acta Chirurgica Belgica (1977), Nr. 1, S. 2—16.
GARRISON, F. H., An introduction to the history of medicine, New York 1960.
HUARD, P. et GRMEK, J., Mille ans de chirurgie en Occident, V^e—XVe siècle, Paris 1966.
HUARD, P. u. GRMEK, J., La chirurgie moderne, Paris 1968.

FORTSETZUNG DER BIBLIOGRAPHIE IN Bd. 4